Carl-Auer

Woltemade Hartman (Hrsg.)

Ego-State-Therapie

Von den historischen Wurzeln zur innovativen Praxis

Mit Beiträgen von Sophie-Charlotte Adler • Ashkan Anbarzadeh • Ulrike Arras • Lucia Biberacher • Marlene Biberacher • Nadine da Cal • Gordon Emmerson • Elzette Fritz • Thomas Frodl • Yoshikazu Fukui • Stefanos Gkaitatzis • Cynthia Good • Silke Großbach • Carel Hattingh • Susanne Hausleithner-Jilch • Ursula Helle • Florian Huber • Verena König • Birte Köster • Margarethe Kruczek-Schumacher • Wendy Lemke • Susanne Leutner • Jörg Marr • Shirley McNeal • Dagmar Meyer-Anuth • Adriana-Daniela Müller • Claudia Müller-Quade • Joy Nel • Sandra Paulsen • Jochen Peichl • Olivier Piedfort-Marin • Fabian Schneider • Fred Schouwink • Enayatollah Shahidi • Joosten Theermann • Silvia Zanotta

2026

Themenreihe »Teile-Arbeit«
hrsg. von Bernhard Trenkle und Silvia Zanotta
Reihengestaltung: Uwe Göbel
Bildkomposition: © Brandbuilders
Redaktion: Nicola Offermanns
Satz: Verlagsservice Hegele, Heiligkreuzsteinach
Printed in Lithuania
Druck und Bindung: BALTO print

Erste Auflage, 2026
ISBN 978-3-8497-0622-7 (Printausgabe)
ISBN 978-3-8497-8561-1 (ePUB)

Ein Teil der Beiträge wurde aus dem Englischen übersetzt
von Eva Dempewolf.

Bibliografische Information der Deutschen Nationalbibliothek:
Die Deutsche Nationalbibliothek verzeichnet diese Publikation
in der Deutschen Nationalbibliografie; detaillierte bibliografische
Daten sind im Internet über http://dnb.d-nb.de abrufbar.

Informationen zu unserem gesamten Programm, unseren Autoren
und zum Verlag finden Sie unter: **https://www.carl-auer.de/**.
Dort können Sie auch unseren Newsletter abonnieren.

Inhalt

Geleitwort

»Panta rhei – alles fließt« – stellte der griechische Philosoph Heraklit fest; das heißt, ein lebendiges Konzept befindet sich in stetigem Wandel. Für diese alte Weisheit ist die Ego-State-Therapie ein überzeugendes Beispiel, wie das vorliegende Buch in beeindruckender Weise belegt. Es gibt kaum ein vergleichbares Phänomen im Bereich der Psychotherapie, das sich einerseits wie ein Lauffeuer in den letzten Jahrzehnten verbreitet hat und andererseits mit einer solchen Flexibilität in der Lage war, sich mit anderen Ansätzen unterschiedlicher Herkunft organisch zu verbinden und sich dabei kreativ weiterzuentwickeln.

Auf diese Weise ist sie eine Therapieform, die sich im ständigen Fluss befindet, auf dem viele Schiffe navigieren. Woltemade Hartman ist es durch seine offene und ermutigende Haltung gelungen, eine Vielzahl an Kolleginnen und Kollegen aus den unterschiedlichsten Bereichen und kulturellen Hintergründen zu inspirieren, Ego-State-Therapie in ihre jeweilige Methode und Arbeitsweise innovativ zu integrieren. Die daraus entstandene, erstaunliche Diversität bildet sich in den 33 Kapiteln dieses Buches in anschaulicher und spannender Weise ab.

Jedoch sind nicht nur Methode und Theorie der Ego-State-Therapie im Fluss. Das von Woltemade Hartman als »Lebensflussmodell« benannte Prozessmodell beschreibt das dynamische Zusammenspiel der Zustände, Körperreaktionen und Emotionen, die Menschen in unterschiedlichen Situationen durchlaufen. Begleitet von der »eingestimmten Präsenz«, die die Arbeit von Ego-State-Therapeutinnen auszeichnet, lernen Patienten, ihre Befindlichkeit so zu regulieren, dass der Lebensfluss wieder freier fließen kann. So ist der Fluss auch die Metapher für den sich ständig bewegten Fortgang der Entwicklung der Patienten.

Diese Arbeitsweise trägt der individuellen inneren wie auch äußeren Realität Rechnung und vermittelt gleichzeitig Grundstrukturen, die Orientierung und Sicherheit geben, sowohl für Behandler wie auch für Patienten. Wenn auf globaler Ebene Sicherheiten und Gewissheiten zunehmend abhanden kommen, wird es immer wichtiger, über Methoden zu verfügen, die helfen, die eigene emotionale Befindlichkeit selbst zu regulieren, um sich immer wieder neu in diesem Leben, in dieser Welt verorten zu können.

Endlich gibt es dieses Übersichtswerk, in dem ein wahrhaft pluralistischer Ansatz vorgestellt wird, der hilft, der Komplexität und Vielfalt seelischer Probleme in dieser turbulenten Zeit in wirksamer Weise und mit Zuversicht zu begegnen – ein Reichtum an Inspiration und Anleitung für alle, die in Therapie oder Beratung tätig sind!

Elsbeth Freudenfeld und Dirk Revenstorf

Vorwort

Jedes Buch beginnt lange, bevor die ersten Worte zu Papier gebracht werden. Dieses nahm seinen Anfang ganz allmählich, in den ruhigen Momenten zwischen Begegnungen mit Patienten[1], im Nachhall von Fragen, die noch lange nach Ende der Therapiesitzungen im Raum standen, und in Gesprächen unter Kollegen, die sich, jeder auf seine Weise, alle dem Verständnis der Komplexität unserer menschlichen Innenwelt verschrieben haben. Während ich weiterhin Zeuge der immensen Komplexität der inneren Systeme meiner Klienten wurde – der Vielfalt ihrer Persönlichkeiten, Geschichten und Ego-States, die sich als Reaktion auf Traumata gebildet hatten –, kam ich immer wieder auf eine zentrale Frage zurück: Wie können wir dieser Vielfalt mit klinischer Präzision und zugleich tiefer Menschlichkeit gerecht werden?

Dieses Buch geht auf die Beschäftigung mit diesem Thema zurück. Es entstand aus unzähligen Situationen, in denen sich die Arbeit mit Ego-States nicht als theoretische Abstraktion, sondern als ein lebendiger Prozess erwies, der sich in empathischen therapeutischen Beziehungen entfaltet. Es entstand auch aus der Erkenntnis heraus, dass dieses Wissen, wenngleich es von vielen engagierten Praktikern rund um den Globus geteilt wird, bislang oft nur in privaten Praxen, Workshop-Räumen oder flüchtigen Gesprächen auf Tagungen und Kongressen zu finden war. Diese Weisheit, die in unserem Bereich bereits so reichlich vorhanden ist, wollte ich festhalten und bewahren.

Ich habe dieses Buch geschrieben, weil der Bedarf an klinischem Material, das sowohl theoretisch fundiert als auch in der Praxis erprobt ist, beständig wächst. Die Ego-State-Therapie entwickelt sich durch die tagtägliche Arbeit von Klinikern, die Traumata, Dissoziation, Fragmentierung, Schutzbedürfnis, Angst und Resilienz mit Präsenz und Präzision begegnen, beständig weiter. In vielen verschiedenen Communitys und Ländern habe ich beobachtet, wie Fachleute besondere Methoden und Innovationen konzipiert haben – Techniken, die nicht aus abstraktem Denken, sondern aus praktischer Erfordernis entstanden. Einige entwickelten Interventionen für starre, traumaassoziierte Introjekte, die sich der Integration widersetzten; andere konzipierten phasenorientierte Modelle zur Behandlung komplexer Dissoziation und DIS; wieder andere übersetzten Ego-State-Prinzipien in Coachingansätze für nichtklinische Settings. Und wieder andere kreierten nonverbale, kreative Methoden, die Klienten einen sicheren Zugang zu präverbalen Ego-States ermöglichen. Ich habe dieses Buch geschrieben, weil diese Beiträge einen Platz verdient haben. Sie verdienen einen Raum, in dem sie studiert, verfeinert, geteilt und gewürdigt werden. Kliniker fragen häufig, wie sie in konkreten Situationen – während der

1 Den Autor:innen dieses Buches wurde freigestellt, wie sie das Gendern handhaben. Manche haben sich für die Doppelpunkt-Variante entschieden, andere für die Doppelnennung oder für das generische Maskulinum. In übersetzten Beiträgen wurde ebenfalls das generische Maskulinum verwendet, es sind jedoch immer alle Geschlechter mitgemeint.

Patient ihnen gegenübersitzt – reagieren sollen, wenn theoretisches Wissen auf die gelebte Komplexität eines Traumas trifft. Dieses Buch soll eine Antwort darauf geben – keine endgültige, aber eine praktisch umsetzbare, fundierte und mitfühlende.

Das Konzept für dieses Buch reifte über mehrere Jahre hinweg und nahm langsam Gestalt an, als ich mir der Tiefe und Umfänglichkeit der unerschlossenen klinischen Innovationen im Bereich der Ego-State-Arbeit bewusst wurde. Ursprünglich begann es als persönliche Sammlung von Notizen und Reflexionen, die Fälle, Lehrveranstaltungen, Workshops, Kongresse und Supervisionserfahrungen betrafen. Mit der Zeit wurde mir klar, dass der Reichtum dieses Materials meine individuelle Praxis bei Weitem überstieg und das Fachgebiet von einem vielstimmigen Band profitieren würde, der die polyphone Natur der Psyche widerspiegelt. Als ich Kollegen kontaktierte, traf ich auf großes Entgegenkommen und immense Großzügigkeit. Jeder Mitwirkende brachte nicht nur fachliche Expertise mit, sondern auch die Bereitschaft, die persönlichen Kämpfe und Durchbrüche realer klinischer Begegnungen offenzulegen. Die Struktur des Buches entstand organisch, geprägt von wiederkehrenden Themen – Arbeit mit Ego-States, schützenden Introjekten, der Komplexität von Dissoziation, traumasensitivem Coaching, kreativem Zugang zum impliziten Gedächtnis und relationaler Einstimmung. Anstatt einen starren Rahmen vorzugeben, ließ ich diese Themen die Architektur des Projekts leiten, was zu einem Band führte, der die Vielfalt der Ansätze würdigt und gleichzeitig fest in den gemeinsamen Prinzipien der Ego-State-Therapie verwurzelt bleibt.

Die Arbeit an diesem Buch war vielschichtig und stützte sich auf klinische Praxis, akademische Forschung, interdisziplinären Dialog und die praktische Erfahrung von Therapeuten, die an vorderster Front mit Traumata arbeiten. Das Buch kombiniert psychodynamische Theorie, Bindungsforschung, somatische Psychologie, polyvagale Erkenntnisse, klinische Hypnose, EMDR-Prinzipien, Methoden der Ausdruckskunst und das über Jahrzehnte hinweg entwickelte differenzierte Verständnis von Dissoziation. Ich begleitete die Entstehung der einzelnen Beiträge sorgfältig, um sicherzustellen, dass sie mit den Grundwerten Sicherheit, Einstimmung, Respekt gegenüber Schutzmechanismen und der Verpflichtung übereinstimmen, den Patienten das Tempo vorgeben zu lassen. Auch der Schreibprozess war beziehungsorientiert. Er schloss kontinuierliche Gespräche mit den mitwirkenden Autoren ein, den Austausch mit Kollegen, Studenten und Supervisanden sowie Reflexionen über die Klienten, deren Erfahrungen mein Verständnis tiefer geprägt haben, als es irgendein Lehrbuch jemals vermochte. Daher wird dieser Band nicht als eine Sammlung von Protokollen präsentiert, sondern als Einladung zu einer Art des Sehens, Zuhörens und Arbeitens, die auf Flexibilität, Beziehungsorientierung und Demut basiert.

Dieses Buch richtet sich an alle Praktiker, die mit der Komplexität des menschlichen Inneren konfrontiert sind. Es ist für Therapeuten, Berater, Coaches, Psychologen, Psychiater, Sozialarbeiter, Körpertherapeuten und alle anderen gedacht, die Menschen unterstützen, deren Innenleben von Schutzmechanismen, traumaassozierten States und tief verwurzelten Dissoziationsmustern geprägt ist oder die nichterklärbare Symptome mitbringen. Ihnen allen soll es helfen, besser zu verstehen, wie sich die Ego-State-Therapie bei Traumata und Dissoziation einsetzen lässt und wie man die Polyvagaltheorie sowie eine Reihe anderer Methoden in die angewandte Ego-State-Therapie integrieren kann. Konkret werden verschiedene Techniken beschrieben, bei denen es darum geht, wie man Zugang zu Ego-States erlangt, wie man therapeutisch mit ihnen arbeitet und wie es gelingen kann, bei Traumaopfern Sicherheit, Flow, Kohärenz, Selbstregulation und ein integriertes Selbstgefühl wiederherzustellen. Es richtet sich auch an Studierende und Berufseinsteiger, die sich von der schieren Dimension der Traumaarbeit überwältigt fühlen und nach einer Anleitung suchen, die ebenso eingängig wie klinisch fundiert ist. Ich hoffe, dass dieses Buch seine Leser dort abholt, wo immer sie sich auf ihrem beruflichen Weg gerade befinden – ob sie nun nach elaborierten Techniken, einem breiteren theoretischen Fundament oder nach der Gewissheit suchen, dass die Herausforderungen, mit denen sie konfrontiert sind, Teil eines gemeinsamen, sich entwickelnden Fachgebiets sind.

Dieses Buch verdankt seine Existenz der Großzügigkeit und Weitsicht vieler Menschen. Ich bin allen Mitwirkenden, deren Kapitel den Kern dieses Bandes bilden, zu tiefstem Dank verpflichtet. Ihre Bereitschaft, ihr Fachwissen, ihre Methoden und die intimen Realitäten der klinischen Arbeit zu teilen, hat dieses Projekt zu etwas weitaus Bedeutenderem als einem einfachen Handbuch werden lassen. Ich danke meinen Kollegen und Mentoren, deren Erkenntnisse, Debatten und Begleitung mein Denken über viele Jahre hinweg geprägt haben. Auch meine Studenten und Ausbildungskandidaten verdienen Anerkennung, da ihre Fragen und Entdeckungen mich immer wieder daran erinnern, wie wichtig Klarheit, Mitgefühl und Neugierde in dieser Arbeit sind. Den Klienten, deren Leben sich mit unserem kreuzt und deren Mut uns mehr lehrt, als jede akademische Quelle es jemals könnte, spreche ich meinen tiefsten Respekt und meine höchste Wertschätzung aus. Ebenso gilt mein Dank allen, die die Verwirklichung dieses Projekts ermöglicht haben. Ihre Unterstützung und Bemühungen haben maßgeblich dazu beigetragen, diese Vision zum Leben zu erwecken. Namentlich nennen möchte ich Dr. Ralf Holtzmann, Dr. Eva Dempewolf und Dr. Nicola Offermanns sowie, stellvertretend für das ganze Verlagsteam, Celine Eßlinger vom Carl-Auer Verlag. Und schließlich meinen Lieben: Danke, dass ihr mir die ruhige, beständige Unterstützung geboten habt, die es kreativer Arbeit ermöglicht, Wurzeln zu schlagen und zu gedeihen.

Dieses Buch ist sowohl als Begleiter als auch als Beitrag zum sich entwickelnden Feld der Ego-State-Arbeit gedacht. Im Zentrum steht die Überzeugung, dass ein Trauma nicht einfach eine Wunde ist, sondern eine Geschichte. Dass Dissoziation keine Störung ist, sondern eine adaptive intelligente Reaktion. Und dass die Innenwelt, wie fragmentiert sie auch erscheinen mag, immer auf Überleben, Sinnhaftigkeit und Sehnsucht nach Verbindung ausgerichtet ist. Ich hoffe, dass dieses Buch Praktiker dazu einlädt, sich tiefer, behutsamer und mit größerer Ehrfurcht vor der

Komplexität des menschlichen Geistes auf ihre Arbeit einzulassen. Möge es Sie in Momenten der Verunsicherung unterstützen, in Momenten der Einsicht inspirieren und Sie stets daran erinnern, dass Heilung möglich ist – nicht durch Zwang oder Druck, sondern durch einfühlsame Präsenz, geduldige Neugier und die mutige Bereitschaft, jedem inneren State mit Mitgefühl zu begegnen. Letztlich ist dieses Buch ein Zeugnis für die Resilienz, die jedem Selbstsystem innewohnt, und für das immense Potenzial von Integration, Verbundenheit und Entfaltungsmöglichkeiten, das entsteht, wenn diese Systeme mit Respekt, Umsicht und Achtsamkeit behandelt werden.

Meine Kollegen und ich möchten dieses Buch John und Helen Watkins widmen. Ihre Klugheit, Lebenserfahrung, Inspiration und unerschütterliche Unterstützung haben unsere Arbeit zutiefst geprägt. Ihr Vorbild, ihre Anleitung, ihr Weitblick und ihre Vision waren für uns alle eine Quelle der Motivation, und dieses Buch ist ein greifbares Zeugnis dafür, welchen Einfluss sie auf unseren jeweiligen beruflichen und persönlichen Werdegang hatten.

Woltemade Hartman
Klinischer und pädagogischer Psychologe und Psychotherapeut
Direktor des Milton Erickson Institute of South Africa (MEISA)
Ehemaliger Präsident von Ego State Therapy International (ESTI)
Ehemaliges Vorstandsmitglied der International Society of Clinical Hypnosis (ISH)

Ein Wort vorweg: Mein persönlicher Weg zur Ego-State-Therapie

Woltemade Hartman

»Ich möchte gerne leben, wie ein Fluss fließt, getragen von der Überraschung seiner eigenen Entfaltung.«
John O'Donohue

An alle Leser dieses Buches: Ganz zu Recht fragen Sie sich vielleicht: Warum dieses spezielle Buch über Ego-State-Therapie? Ich habe dieses Projekt aus mehreren Gründen in Angriff genommen. Erstens, und das ist das Wichtigste, wollte ich auf die Erfahrungen und das Fachwissen herausragender Kollegen Bezug nehmen, die ich über viele Jahre hinweg rund um den Globus unterrichtet habe, und ein Buch zusammenstellen, das Psychotherapeuten und Angehörige anderer helfenden Berufe anspornen soll, mehr über Ego-State-Therapie zu erfahren. Zweitens wollte ich einen kurzen Überblick über meine eigenen Lebenserfahrungen mit Trauma und Dissoziation sowie darüber geben, wie diese mich motiviert haben, das Konzept von John und Helen Watkins weiterzuverfolgen. Und drittens wollte ich meine Entwicklung als Kliniker, Wissenschaftler und Forscher beschreiben und die Gedanken meiner engen Fachkollegen (und meine eigenen) zu Persönlichkeitsanteilen darlegen, die gemeinhin als Ego-States bezeichnet werden. Im Zentrum steht die Ego-State-Therapie als therapeutischer Interventionsrahmen zur Heilung der schwächenden Auswirkungen von Trauma und Dissoziation.

Meine Beschäftigung mit dem Phänomen, das landläufig als »Dissoziation« bekannt ist, begann schon früh. Ich bin überzeugt, dass mein Interesse bereits in meiner Kindheit einsetzte, als ich mit Teilen meiner selbst sprach. Erst kürzlich erzählte mir meine Mutter, wie besorgt sie als junge Frau gewesen war, als sie bemerkte, dass ihr Erstgeborener mit imaginären Spielkameraden redete, als wären sie real anwesend. Es setzte sich fort, als ich mit 14 Jahren als Austauschschüler nach Deutschland kam. Bald nach meiner Ankunft erfuhr ich, dass das Land nach einem verheerenden Krieg geteilt worden war. Die deutsche Nation war in zwei separate Staaten geteilt worden. Ich war erschüttert. Vorsichtig spähte ich über die Berliner Mauer, um einen Blick auf die andere Seite zu erhaschen, und fragte mich, wie Menschen derselben Kultur und derselben Sprache auf derart grausame Weise voneinander getrennt werden konnten. Die Atmosphäre war spürbar angespannt. Ich nahm eine Bedrohung wahr, und mein erster Impuls war, nach Südafrika zurückzukehren – eine instinktive Reaktion, die, wie ich später erfuhr, als Neurozeption (Porges a. Dana 2018) bezeichnet wird. Der Begriff bezieht sich darauf, dass das Nervensystem – automatisch und ohne bewusste Wahrnehmung – laufend die Umgebung sowie das Körperinnere auf Anzeichen von Sicherheit, Gefahr und lebensbedrohlichen Situationen abscannt und darauf reagiert. In diesem Buch wird später noch ausführlicher auf die zwischenmenschliche Neurobiologie eingegangen – ihre Rolle bei Traumata, die Bildung reaktiver, dysregulierter Teile (auch Ego-States genannt) und ihre negativen Auswirkungen auf das tägliche Leben.

Schon in frühester Kindheit war ich traumatischen Ereignissen ausgesetzt und habe das Phänomen der Dissoziation persönlich erlebt. Es fing damit an, dass ich als »Weißer« im Südafrika der Apartheid geboren wurde, einem Land, das von Rassismus, Sexismus und Fremdenfeindlichkeit geprägt und gespalten war. Schon als kleines Kind konnte ich nie verstehen, warum Menschen aufgrund ihrer Ethnie, Religion oder Hautfarbe getrennt werden sollten. Ein solches Umfeld ist für ein Kind zutiefst verwirrend. Es machte mich rebellisch und wütend, und als junger Psychologiestudent schloss ich mich der Anti-Apartheid-Bewegung an, um das Regime zu bekämpfen. Ich entwickelte eine Vorstellung davon, was Freiheit bedeutet, und meine Sehnsucht nach Klarheit veranlasste mich, in die akademische Welt einzutreten.

Noch während des Grundstudiums nahm ich 1990 am 5. Europäischen Kongress für Hypnose in Psychotherapie und Psychosomatischer Medizin in Konstanz teil. Diese Veranstaltung erwies sich als in vielerlei Hinsicht wegweisend für mich. Unter anderem besuchte ich einen Workshop von John und Helen Watkins über Ego-State-Therapie. Fasziniert von dem Thema beschloss ich, meine Doktorarbeit über Ego-State-Therapie und die komplexen Beziehungen zwischen Trauma, Dissoziation und Hypnose zu schreiben, unter Betreuung von Professor John G. Watkins und seiner Frau Helen Watkins an der University of Montana in Missoula, USA.

Jack, wie er allgemein genannt wurde – der ernsthafte Akademiker, der uns die Theorie lehrte –, und Helen – die die Ego-State-Therapie zu einer Kunstform erhob – bereicherten beide wesentlich mein Wissensrepertoire und meine klinische Erfahrung als Psychotherapeut. Sie ermutigten mehrere Generationen von professionellen Therapeuten, die Konzepte der Ego-State-Therapie als Sprungbrett für ihre eigene Weiterentwicklung und das Wachstum in neue Bereiche der Theorie und klinischen Praxis hinein zu nutzen. Viele wurden von den »therapeutischen Selbsts« der Watkins', von ihrer Einfühlungsgabe und ihrer tiefen Menschlichkeit inspiriert und dazu angeregt, Menschen dabei zu helfen, die Vielfalt ihrer eigenen Ressourcen zu entdecken und ihr Potenzial zu entfalten. Das galt auch für mich. Die Zeit, die ich mit ihnen verbringen durfte, war eine bleibende Lektion in Sachen Humanität und Nächstenliebe und in Werten wie Glauben, Vertrauen, Hoffnung und, das vor allem, wertschätzendem Miteinander.

Zu unserer Psychotherapeuten-Ausbildung gehörte Selbsterfahrung bei Helen Watkins. Sie bestand darauf, dass wir teilnahmen, um unsere eigenen »Geisteszustände« wahrzunehmen (sie bezog sich dabei offensichtlich auf Ego-States). Ich erinnere mich noch lebhaft an ihre hypnotische und prosodische Stimme: »… und während du deine innere Treppe hinuntergehst, nimm dir einen Augenblick Zeit, um über deine Geschichte nachzudenken … nicht nur darüber, in welchem Land du geboren wurdest, sondern auch über die Umstände, die zu deinen Selbstzweifeln beigetragen haben. Denke daran, was du über dich selbst geglaubt hast, basierend auf dem, was andere dir direkt oder indirekt gesagt und wie sie dich behandelt haben. Das ist es, was festgelegt hat, wie verschiedene Teile von dir dich selbst und die Welt erlebt haben: sowohl die Momente, in denen du dich wertvoll und gebraucht gefühlt hast, als auch die Momente, in denen du verletzt und dir ganz sicher warst, niemals Erfüllung zu finden. Auch wenn es Zeiten gab, in denen du nicht weitermachen wolltest – du hast es überlebt. Du bist immer noch hier, stehst immer noch aufrecht, bedeutest anderen etwas … was für eine erstaunliche Entdeckungsreise dein Leben doch bereits gewesen ist!«

Helens Fähigkeit, Sicherheit herzustellen und intuitiv mit mir in Resonanz zu gehen, half mir, mit meinen eigenen Traumata und Dissoziationserfahrungen umzugehen und Zugang zu einem Teil von mir zu finden, der sich strikt weigerte, einzuknicken und die rassistischen Rollen zu akzeptieren, die ein unsensibles, feindseliges Umfeld mir aufdrücken wollte. Mir wurde klar: Ich durfte nicht zulassen, dass mein Unglück mich weiter festhielt, und ich musste meine Vergangenheit als Chance begreifen, tief in das einzutauchen, was für mich wirklich wahr ist, um dann nach dieser Wahrheit zu handeln und jeden Tag an Dankbarkeit und Engagement zu gewinnen. Dabei begleitet mich Helen Watkins' Stimme noch heute. Mit der Zeit begriff ich, was Deb Dana (2018) meinte, als sie sagte, Psychotherapie sei die Wissenschaft der Sicherheit und der Erkenntnis, dass das Leben mit Risiken verbunden ist.

Ich war 30 Jahre alt, als 1989 die Berliner Mauer fiel. Der Kalte Krieg ging zu Ende, und demokratische Werte erwachten in Europa zu neuem Leben. Wenig später folgte Südafrika diesem Beispiel und wurde zu einem demokratischen Staat, der auf menschlichen Grundwerten und der Achtung der Menschenwürde gründet. Ich begann zu begreifen, dass es bei einem Trauma darum geht, in einer Erfahrung gefangen oder festgefahren zu sein – so wie ich es gewesen war –, und dass mein Streben nach Freiheit, Wissen und Wachstum mir dabei half, ein Gefühl der Ganzheitlichkeit, der Ausgeglichenheit und der Fähigkeit zur Selbstfürsorge zu entdecken. Mit einem Mal wurde mir klar, dass das, was ich erlebt hatte, dasselbe Phänomen war, das nach dem Zweiten Weltkrieg Deutschland als Land und während der Apartheid meinem eigenen Land, Südafrika, widerfahren war. Es wird als »Dissoziation« bezeichnet – ein Überlebensmechanismus.

Die Selbsterfahrungsstunden mit Helen Watkins ließen mich erkennen, dass uns, als menschlichen Wesen, ein natürlicher Rhythmus innewohnt und dass das Leben manchmal zwischen Erfahrungen von Stress, Trauma oder Shutdown und Erfahrungen von Resilienz und Ressourcenreichtum schwankt. Levine (2010) zufolge verfügen wir alle über einen solchen angeborenen, intrinsischen, organismischen Rhythmus von Kontraktion und Expansion. Er nennt das »Pendeln«. Wir kontrahieren oder expandieren ständig. Eine Synthese dieser beiden Gegensätze kann innerhalb des menschlichen inneren Systems Homöostase erzeugen. Ich werde später in diesem Buch auf diesen Gedanken zurückkommen und seine Verbindung zum therapeutischen Einsatz von Ego-States erläutern.

Die Arbeit mit Helen ermöglichte es mir, meinen intrinsischen Lebensrhythmus aus Kontraktion und Expansion zu erkennen, und half mir zu verstehen, dass jeder von uns seinen eigenen Lebensweg hat und dass die wahre Kraft der Selbstdefinition im Selbst liegt und durch Kultivieren eines ausgewogenen Selbstgefühls erreicht wird. Das bedeutet, das Leben auf eine Weise zu entdecken, die es erlaubt, wieder ganz zu werden, das zu fühlen, was man fühlen möchte, zu tun, was man tun möchte, und – dies vor allem – mit anderen in Kontakt zu kommen, zu glauben, was man glauben möchte, und jeden einzelnen Tag das Leben bestmöglich zu leben. Levine (ebd.) würde sagen, dass unsere fundamentale Erfahrung immer in Richtung Expansion und Wachstum geht. Helen half mir, die verschiedenen Schichten meines Lebens freizulegen und zu hinterfragen, um mein wahres Ich zu entdecken. Meine Selbsterfahrungsreise hat mir klargemacht, dass es unabhängig davon, wie problembeladen oder glücklich das Leben ist, immer Potenzial für Wachstum gibt – um besser zu werden, Fortschritte zu machen und mit mehr Zielstrebigkeit, Vitalität und Sinn zu leben. Der Grundgedanke besteht darin, einem Menschen zu helfen, dass er sich weniger festgefahren, weniger erstarrt, weniger hilflos und stattdessen stärker, flexibler, verbundener und »ganzer« fühlen kann. Das Gleiche gilt für Deutschland und Südafrika, wie wir sie heute kennen. Diese Länder haben Chaos, Anarchie und Verzweiflung überwunden, sich in Richtung Freiheit, Harmonie und Resilienz bewegt und ihren rechtmäßigen Platz in der Gemeinschaft der Nationen eingenommen.

Die Ironie der Geschichte, die ich Ihnen erzähle, besteht darin, dass sie auch gut als Analogie für das dienen könnte, was wir als Fachleute heute mit Psychotherapie und insbesondere mit Ego-State-Therapie zu erreichen suchen. Es geht darum, Menschen dabei zu helfen, dass sie Zugang zu ihren eigenen reaktiven dysregulierten States finden und ihre eigenen Ressourcen nutzen, um sich aus ihrer Starre zu befreien, »Shutdown«-Erfahrungen zu überwinden und Selbststeuerung zu erreichen – hin zu Engagement, Freiheit, Flow, Expansion, Resilienz und Wiederganz-Werden. Der irische Philosoph, Priester und Schriftsteller John O'Donohue hat Selbststeuerung wunderbar poetisch beschrieben: »Ich würde gerne leben, wie ein Fluss fließt, getragen von der Überraschung seiner eigenen Entfaltung.«

Selbststeuerung macht uns flexibel und neugierig und ermöglicht uns den Zugang zum Fluss der Energie und Harmonie – etwas, was mich meine eigenen Lebenserfahrungen gelehrt haben und was ich mit anderen teile. In diesem Buch werde ich Ihnen auch meine eigenen Konzepte des Lebensflussmodells und des Leitermodells mit der Bildung von Ego-States vorstellen, die die neurophysiologischen Grundlagen von Traumata und den Ursprung und die Entstehung von Ego-States beschreiben, sowie, was es heißt, selbstreguliert zu leben, zu leben, »wie ein Fluss fließt«, und letztlich Sicherheit und den Fluss der Harmonie zu spüren.

Nachdem ich Anfang der 1990er-Jahre aus den Vereinigten Staaten in mein Heimatland zurückgekehrt war, nahm mein Leben eine spannende Wendung. Ich begann meine berufliche Laufbahn als Kliniker und war viele Jahre in eigener Praxis tätig, wo ich wertvolle Erfahrungen sammeln konnte. Fast zeitgleich begann auch meine internationale Lehrtätigkeit, als ich auf Einladung der Watkins' 1993 auf dem 6. Europäischen Hypnose-Kongress in Wien meinen ersten wissenschaftlichen Vortrag zum Thema Ego-State-Therapie hielt. Seit dieser Zeit unterrichte ich weltweit.

Die Zeit bei den Watkins hat mich dazu inspiriert, mehr über Teile-Therapien, den Ansatz der Ego-State-Therapie, über Hypnose als therapeutisches Instrument und natürlich über die Konzepte von Trauma und Dissoziation zu erfahren. Ich lernte, dass externe traumatische Reize die Innenwelt eines Menschen tiefgreifend beeinflussen können, was zu einer Fragmentierung und zur Bildung reaktiver, dysregulierter Ego-States führen kann. Dissoziation ist also eine natürliche Reaktion auf ein Trauma, und in der Psychotherapie lernen wir, durch eine heilende und unterstützende therapeutische Beziehung mit inneren und äußeren Lebensherausforderungen umzugehen.

Die beiden Watkins (1977) stellten mir die von ihnen entwickelte Ego-State-Therapie zunächst als eine hypnoanalytische Behandlungsform vor, die auf der Kombination von Techniken aus der Einzel-, Gruppen- und Familientherapie basiert. Ihre Theorie war eine kreative Weiterentwicklung der Arbeiten von Paul Federn (1952) und Eduardo Weiss (1960), beides Psychoanalytiker.

Parallel dazu gab es andere psychotherapeutische Ansätze zur Arbeit mit Teilen und Multiplizität, beispielsweise die Transaktionsanalyse (Berne 1961), die Psychosynthese (Assagioli 1965), die Gestalttherapie (Perls 1973) und das System der Inneren Familie (Schwartz 1995), um nur einige zu nennen. Mit Fortentwicklung der Wissenschaft von Traumatologie und Dissoziation traten weitere Theoretiker auf den Plan, und Teile-Therapien gewannen rasch an Popularität. Forscher wie Hilgard (1977), Ornstein (1987), Gazzaniga (1989, 1995), Phillips und Frederick (1995), Siegel (1996, 1999) und Nijenhuis, Van der Hart und Steele (2006), Schauer und Elbert (2010) gehören zu denen, die sich ausführlich zu den Themen Trauma, Dissoziation und zur Existenz von Teilen innerhalb der Persönlichkeitsstruktur äußerten. Andere wie Emmerson (2003), Peichl (2007, 2018), Fritzsche und Hartman (2014), Fritzsche (2013) und Zanotta (2024), um nur einige zu nennen, haben in jüngerer Zeit weitere Ausführungen über Trauma, Dissoziation und Ego-State-Therapie beigesteuert. Phillips und Frederick (1995) leisteten Pionierarbeit und entwickelten das erste Interventionsmodell der Ego-State-Therapie, bekannt als SARI-Modell, um traumatische und dissoziative Erfahrungen anzugehen und die Integration zu fördern. Viele Jahre lang diente dieses Modell als Grundlage für Ego-State-Interventionen.

Im Rahmen meiner klinischen Praxis wurde ich, wie bei ehemaligen Studenten nicht selten der Fall, jedoch kritischer gegenüber bestimmten konzeptionellen Aspekten der ursprünglichen Methode der Watkins'. Ich sah die Notwendigkeit, den wahren Ursprung und die Natur der sogenannten Ego-States zu untersuchen und eine fundierte theoretische und neurobiologische Grundlage für ihr Verständnis und die therapeutische Arbeit mit ihnen zu entwickeln. Darüber hinaus begann ich, mir Fragen zu stellen: nicht nur, warum Ego-States innerhalb der menschlichen Persönlichkeit überhaupt entstehen, sondern auch, und dies vor allem, zu welchem Zweck. Mehr und mehr hinterfragte ich den Ursprung von Ego-States. Dazu musste ich die breite Kluft zwischen meiner eigenen Erfahrung in der Arbeit mit Ego-States und den Theorien anderer Teile-Therapie-Ansätze sowie dem klassischen Ego-State-Therapie-Ansatz der Watkins' überbrücken. Meiner Meinung nach fehlte es ihm an einer neurobiologischen Erklärung sowie einer Erklärung dafür, was Ego-States wirklich sind, wie sie entstehen und sich entwickeln. Die Watkins'sche Herangehensweise war im Wesentlichen monolinear, monokausal, vergangenheitsorientiert und konzentrierte sich in erster Linie ausschließlich auf den psychischen Ursprung von Symptomen.

Bei allem Respekt für die Pionierarbeit der Watkins' sowie von Phillips und Frederick wurde mir zunehmend klar, dass die Watkins-Theorie zur Ego-State-Therapie und ihr ursprüngliches phänomenologisches Modell der Dissoziation (Watkins a. Watkins 1997) sowie das traditionelle SARI-Modell von Phillips und Frederick (1995) dringend einer Überarbeitung bedurften – insbesondere in Hinblick auf neue fortgeschrittene Theorien über die neurophysiologische Grundlage von Ego-States. Das Ganze musste einfach hinterfragt und an moderne Forschungsmethoden angepasst werden.

In Bezug auf die ursprüngliche Theorie der Ego-State-Therapie stellten die Watkins einmal fest:

> »Wir sind uns bewusst, dass unsere Sichtweise in kurzer Zeit überholt sein könnte« (Watkins a. Watkins 1997).

Theorien sind, wie alle Theorien, Rahmenwerke, auf deren Grundlage wir Daten praktisch verteilen und untersuchen können. Theorien sind von Natur aus dazu gedacht, nützlich zu sein, weder wahr noch falsch, und wie alle Theorien provisorisch. Ebenso

> »sollten [sie] Forschungshypothesen generieren, neue und bislang unbeobachtete Zusammenhänge aufzeigen und frühere Annahmen explizit machen« (ebd.).

Barabasz und Watkins (2005) ergänzen dies mit den Worten:

> »Theorien sind von Natur aus Vereinfachungen. In gewisser Weise gilt: Je einfacher eine Theorie erklärt werden kann, desto nützlicher ist sie als Entscheidungshilfe für Praktiker und Forscher. (Und desto häufiger wird sie vermutlich auch angewendet.) Beide Gruppen können sich auf eine vorhandene Theorie stützen, um ihre klinischen Behandlungspläne oder Erfahrungen zu konzeptualisieren und diese dann auf ihre Wirksamkeit zu testen. Psychotherapeuten sind bei ihrer Arbeit besser gerüstet, wenn sie erkennen, dass sämtliche klinischen Interventionen im Prinzip Mini-Experimente sind. Als Grundlage für eine Intervention sagt eine Theorie, wenn sie nützlich ist, das Ergebnis mit gewisser Zu-

verlässigkeit voraus. Eine Theorie ist nicht unbedingt wahr oder falsch. Die Nützlichkeit einer Theorie hängt dann davon ab, ob sich ihre Vorhersagen bewahrheiten und ob die Behandlungsergebnisse bei ihrer Anwendung überprüft werden können. Eine Theorie, die ein Phänomen am prägnantesten erklärt und die sich auch auf die reale Behandlung unserer Patienten anwenden lässt, wird somit zum Besten, was die Wissenschaft der Praxis bieten kann.«

Wie Sie in diesem Buch entdecken werden, stellen neue Theorien, modernere Methoden und sich wandelnde Paradigmen heute viele der erkenntnistheoretischen Techniken der Ego-State-Therapie auf den Prüfstand. Das ist etwas, was die Watkins sicherlich begrüßt hätten. Dennoch verdient die ursprüngliche Form der Ego-State-Therapie, wie von den Watkins vorgestellt, Anerkennung als bedeutender Beitrag zum aktuellen Wissensstand hinsichtlich Dissoziation, der Bildung reaktiver, dysregulierter Ego-States und ihrer komplexen Rolle bei einer traumatischen Erfahrung.

Heute bietet die Ego-State-Therapie einen einzigartigen, kurzen und praktikablen Weg, menschliche Erfahrungen therapeutisch anzugehen. Wie Sie in diesem Buch entdecken werden, ist diese Interventionsstrategie paradigmenübergreifend und besteht neben Techniken aus anderen theoretischen Konzepten, nutzt diese und kombiniert sie. Das ist auch einer der Hauptgründe, warum ich Studenten und enge Kollegen eingeladen habe, ihr Wissen und ihre Fachkenntnisse mit Ihnen, den Lesern dieses Buches, zu teilen. Auf diese Theorie aufbauend habe ich im Laufe der Jahre ausgewählte Methoden und wissenschaftliche Erkenntnisse aus unterschiedlichen Bereichen herangezogen, darunter Systemtheorie, kognitive Verhaltenstherapie, Erickson'sche Hypnotherapie, Somatic Experiencing® und unterschiedliche Körpertherapie-Ansätze. Doch erst als ich von Stephen Porges' Polyvagaltheorie (1995) und den bahnbrechenden Arbeiten von Daniel Siegel (2014) erfuhr, wurde mir klar, wie eng die Bildung von Ego-States mit der Funktionsweise unseres Nervensystems und unserem emotionalen Zustand zusammenhängt, was wiederum unser Verhalten, unsere kognitiven Funktionen und unser allgemeines Wohlbefinden beeinflusst. Dies bildete den entscheidenden Link.

Die Polyvagaltheorie lieferte einen neurophysiologischen Rahmen – eine neue Karte zum Verständnis, warum Menschen dissoziieren und welche Rolle die Reaktion des autonomen Nervensystems bei der Bildung von Ego-States spielt. Sie erklärte, warum Menschen bei Traumata in dysregulierte Teile, »ursprüngliche Bewusstseinszustände« oder sogenannte Ego-States dissoziieren. Mir wurde klar, dass Dissoziation ein habitueller, automatischer, schützender und adaptiver Mechanismus ist, der vom autonomen Nervensystem erzeugt wird und weit unterhalb der Ebene des Bewusstseins abläuft (Dana 2018). Dissoziierte Ego-States sind also reaktive, autonome Ich-Zustände, die zu dauerhaften Überlebensmustern geworden sind. Darüber hinaus erklärt es, welch zentrale Rolle die Sicherheit dabei spielt, selbstreguliert und wieder ganz zu werden – etwas, was die Watkins stets betont haben. Mittlerweile ist bekannt, dass Traumata unsere Fähigkeit beeinträchtigen, uns sicher zu fühlen und mit anderen Menschen in Beziehung zu treten. Vielmehr ersetzen sie unsere Beziehungsfähigkeit durch Überlebensmechanismen wie Dissoziation. Dies bietet ein klareres konzeptionelles Verständnis dafür, wie Ego-States auf neurobiologischer Ebene entstehen. Mein Modell zum Ursprung und zur Entwicklung von Ego-States werde ich in diesem Buch näher erläutern.

Ein zentrales Anliegen dieses Buches besteht darin, Forschungsergebnisse, theoretische Konzepte und klinische Erfahrungen meiner Schüler, Kollegen und meiner Person zu einem kohärenten, modernen Ansatz zusammenführen, den wir weiterhin Ego-State-Therapie nennen. Die Disziplinen Psychologie, Psychiatrie, Hypnose und Traumaforschung bilden zusammen mit den modernen Behandlungsstrategien ein sich ständig weiterentwickelndes Feld. De facto kann kein einzelner Wissenschaftler hinsichtlich aller neuen Entwicklungen ständig auf dem Laufenden bleiben.

Literatur

Assagioli, R. (1965): Psychosynthesis. A manual of principles and techniques. New York, NY (Hobbs, Dorman).

Barabasz, A. a. J. G. Watkins (2005): Hypnotherapeutic techniques. New York, NY (Brunner-Routledge/Routledge), 2nd ed.

Berne, E. (1961): Transactional analysis in psychotherapy. New York, NY (Grove).

Dana, D. (2018): The polyvagal theory in therapy. Engaging the rhythm of regulation. New York, NY (W. W. Norton).

Emmerson, G. (2003): Ego State Therapy. Camberwell, VIC (Crown House).

Federn, P. (1952): Ego psychology and the psychoses (E. Weiss, ed.). New York, NY (Basic).

Fritzsche, K. (2013): Praxis der Ego-State-Therapie. Heidelberg (Carl-Auer).

Fritzsche, K. u. W. Hartman (2014): Einführung in die Ego-State-Therapie. Heidelberg (Carl-Auer), 2. Aufl.

Gazzaniga, M. S. (1989): Organization of the human brain derived from split-brain studies. *Science* 245 (4921): 947–952.

Gazzaniga, M. S. (1995): Principles of human brain organisation derived from split-brain studies. *Neuron* 14 (2): 217–228.

Hilgard, E. (1977): Divided consciousness. Multiple controls in human thought and action. New York (Wiley).

Levine, P. A. (2010): In an unspoken voice. How the body releases trauma and restores goodness. Berkeley, CA (North Atlantic).

Nijenhuis, E. R. S., O. van der Hart a. K. Steele (2006): The haunted self. Structural dissociation and the treatment of chronic traumatization. New York, NY (W. W. Norton).

Ornstein, R. E. (1987): Multimind. London (Macmillan).

Peichl, J. (2007): Integration der Traumatherapie. Ego-State-Therapie und Ressourcenarbeit. Stuttgart (Klett-Cotta).

Peichl, J. (2018): Integration in der Traumatherapie. Vom Opfer zum Überlebenden. Stuttgart (Klett-Cotta).

Perls, F. S. (1973): The Gestalt approach & eye witness to therapy. Palo Alto, CA (Science and Behavior).

Phillips, M. a. C. Frederick (1995): Healing the divided self. Clinical and Ericksonian hypnotherapy for post-traumatic and dissociative conditions. New York, NY (W. W. Norton).

Porges, S. W. (1995): Orienting in a defensive world: Mammalian modifications of our evolutionary heritage. A polyvagal theory. *Psychophysiology* 32 (4): 301–318.

Porges, S. W. a. D. Dana (eds.) (2018): Clinical applications of the polyvagal theory. The emergence of polyvagal-informed therapies. New York, NY (W. W. Norton).

Schauer, M. a. T. Elbert (2010): Dissociation following traumatic stress: Etiology and treatment. *Zeitschrift für Psychologie/Journal of Psychology* 218 (2): 109–127.

Schwartz, R. C. (1995): Internal family systems therapy. New York, NY (Guilford).

Siegel, D. J. (1996): The developing mind. How relationships and the brain interact to shape who we are. New York, NY (Guilford).

Siegel, D. J. (1999): The developing mind. How relationships and the brain interact to shape who we are. New York, NY (Guilford), rev. ed.

Siegel, D. J. (2014). Brainstorm. The power and purpose of the teenage brain. New York, NY (TarcherPerigee).

Siegel, D. J. (2018): Aware: The science and practice of presence—A complete guide to the groundbreaking Wheel of Awareness meditation practice. New York, NY (W. W. Norton).

Watkins, J. G. a. H. H Watkins (1997): Ego states. Theory and therapy. New York, NY (W. W. Norton), 1st ed.

Weiss, E. (1960): Principles of psychoanalysis. New York, NY (Grune & Stratton).

Zanotta, S. (2024): Somatic ego state therapy for trauma healing. Whole again. Abingdon (Routledge).

I Ego-State-Therapie: Theoretische Grundlagen, historischer Hintergrund und Zukunftsperspektiven

1 Die Ego-State-Theorie – Entwicklung und Perspektiven

Susanne Leutner und Olivier Piedfort-Marin

Abstract

Die Ego-State-Theorie und -Therapie (EST) wurden von John G. Watkins und Helen H. Watkins entwickelt, die sich auf Paul Federn, der als Erster das Konzept des Ego-Zustands vorgeschlagen hatte, bezogen. Sie erklärten, dass die EST auf drei Säulen basiert: Psychoanalyse, Hypnose und Janets Konzept der Dissoziation. Die EST ist eine wichtige Theorie und Therapieform zur Behandlung komplexer Traumatisierungen, insbesondere dissoziativer Störungen, und hilft auch bei anderen Formen von Schwierigkeiten und Pathologien. Dieser Beitrag zielt darauf ab, den theoretischen Hintergrund der EST sowie die jüngsten Beiträge von EST-Therapeuten zu verdeutlichen und aufzuzeigen, wie neue Konzepte zu Trauma und Dissoziation die moderne EST herausgefordert und beeinflusst haben. Nach einer gründlichen Analyse der Literatur bieten wir eine detaillierte Darstellung der Hauptkonzepte der EST, ihrer Stärken und ihrer Kohärenz sowie der mangelnden Kohärenz einiger dieser Konzepte. Die Entwicklung der EST erstreckt sich über mehrere Jahrzehnte und zeugt von der Vielfalt dieser integrativen Therapie sowie der herausfordernden Entwicklung des Verständnisses von Trauma und seinen Folgen. Auch wenn die theoretische Grundlage der EST unvollkommen ist, hat dieser Ansatz ein integratives Modell der Psychotherapie für traumatisierte Personen entwickelt, das bis heute wertvoll ist. Der EST gebührt Anerkennung für ihren großen Einfluss auf die moderne Psychotraumatologie und die Behandlung Dissoziativer Identitätsstörungen.

Schlüsselwörter: Ego-State-Therapie, Ego-State-Theorie, Trauma, Dissoziation, Geschichte, Watkins, Federn

1.1 Einleitung[2]

Die Ego-State-Theorie und -Therapie waren in den 1970er-, 1980er- und 1990er-Jahren ein wichtiger Ansatz in der Psychotraumatologie und haben die Trauma-

2 Dieser Beitrag ist im Original auf Französisch erschienen: *La théorie des états du moi* von Piedfort-Marin, O., u. Leutner, S., S. 313–332, in: *Pratique de la psychothérapie EMDR*, 2. Aufl., hrsg. von Cyril Tarquinio, Marie-Jo Brennsthul, Ludwig Cornil, Hélène Dellucci, Martine Iracane-Coste, Jenny Ann Rydberg, Michel Silvestre, Pascale Tarquinio u. Eva Zimmermann © Dunod 2022, Malakoff. Aus dem Französischen übersetzt von Susanne Leutner. Die Autoren danken dem Verlag Dunod für die Übersetzungsrechte. Der Text wurde für die vorliegende Ausgabe geringfügig bearbeitet.

therapie maßgeblich beeinflusst, insbesondere bei der Behandlung komplexer Fälle. Dieser Beitrag soll die Prinzipien der Ego-State-Theorie beschreiben, insbesondere das Konzept der Ego-States sowie den theoretischen Kontext, der zur Entwicklung der EST durch John und Helen Watkins geführt hat. Wir beschreiben die verschiedenen Arten von Ego-States, wie sie sich bei Individuen entwickeln und wie sie sich hinsichtlich der Dissoziation unterscheiden lassen. Wir werden den Einfluss der drei o. g. Bereiche auf die EST beschreiben, neue Anwendungen diskutieren und anschließend mit einer Gesamtbewertung der Theorie abschließen.

»Ist es ein dissoziativer Teil oder ein Ego-State?« – »Ist es eine traumatische Erinnerung oder ein Ego-State?« Solche Fragen tauchen regelmäßig in Psychotraumatologie-Seminaren und -Supervisionen auf. Sie veranschaulichen die Schwierigkeit, bestimmte Phänomene zu beschreiben, die wir bei unseren Patienten beobachten. Diese Fragen sind auch ein Zeichen für Verwirrung und einen Mangel an Informationen zum Konzept der Ego-States sowie zur damit verbundenen Theorie. Sie veranschaulichen jedoch auch die Herausforderungen, denen Therapeuten bei der Frage nach der Indikation oder Kontraindikation bestimmter Methoden der Traumakonfrontation in komplexen Fällen gegenüberstehen.

Die Begriffe »Ego-State« und »Introjekt« werden in der Psychotraumatologie häufig verwendet, jedoch nicht immer in Bezug auf ihren theoretischen Kontext. Dieses Kapitel soll diese Konzepte in ihrem theoretischen Kontext verdeutlichen, nämlich der Ego-State-Theorie (EST), die von John und Helen Watkins entwickelt und in ihrem 1997 veröffentlichten Buch zusammengefasst wurde (dt. Ausgabe: Watkins u. Watkins 2003). Sie und ihre Schüler entwickelten zahlreiche therapeutische Techniken, die bei der Behandlung komplexer Traumata eingesetzt werden, insbesondere bei der Dissoziativen Identitätsstörung (DIS). Diese Interventionsmethoden werden sogar im Rahmen anderer konzeptioneller Ansätze bei traumabezogenen Pathologien eingesetzt. So hat sich beispielsweise die EMDR-Therapie[3] bei der Behandlung der Posttraumatischen Belastungsstörung (PTBS) als wirksam erwiesen, steht jedoch in komplexen Fällen vor Herausforderungen. Auch in der Hypnotherapie spielt die Frage nach einer angemessenen Dosierung der Interventionen zur Traumabearbeitung eine Rolle. Die Beiträge der EST hatten einen großen Einfluss auf die gesamte Traumatherapie, insbesondere bei der Behandlung komplexerer Fälle. Zahlreiche Autoren haben zur Integration von Ego-State-Therapie und EMDR beigetragen (Forgash a. Copeley 2008; Forgash a. Knipe 2012; Paulsen 1995, 2008, 2009; Phillips 2008; Shapiro 2005). Zunächst werden wir auf die theoretischen Aspekte und die Entstehung der EST eingehen, anschließend die Anwendung erörtern, die Bedeutung des Dissoziationskonzepts und der Hypnose erklären sowie die Kombination mit EMDR diskutieren. Das Kapitel schließt mit einer historischen Würdigung der EST und einem Ausblick ab.

3 Eye Movement Desensitization and Reprocessing.

1.2 Das Konzept der Ego-States

Der Begriff »Ich-Zustand« (Ego-State) wurde erstmals vom Psychoanalytiker Federn (1952/1978) verwendet. In seinem Vorwort zu Federns Buch (1978) fasst Weiss dieses Konzept klarer zusammen als Federn selbst:

> »Federn betont die Flexibilität der Ich-Grenzen, die von Geburt an fortschreitende Veränderungen erfahren und in verschiedenen Perioden unterschiedliche Inhalte umfassen. Gewisse Änderungen der dynamischen Ichgrenzen treten auch im Alltag in verschiedenen Lebenslagen des Individuums auf. Während all dieser Änderungen stellt das Ich jedoch durchwegs eine Kontinuität dar und bemüht sich, in jedem Zustand seine Kohärenz und Integration herzustellen und zu bewahren. Die jeweils von der Ichgrenze eingeschlossenen spezifischen Inhalte bestimmen den spezifischen Ichzustand. Verschiedene Ichgrenzen stehen mit verschiedenen Ichzuständen in Wechselbeziehung.
>
> Die Verdrängung von Ichzuständen ist eine der wichtigsten Funde bei Federn. Es kann experimentell bewiesen werden, dass Ichzustände früherer Altersstufen nicht verschwinden, sondern bloß verdrängt werden. In Hypnose können die entsprechenden Affektlagen, Erinnerungen und Triebregungen einschließender früherer Ichzustände im Individuum wieder erweckt werden. Nach Federn besteht der unbewusste Anteil des Ichs in der Schichtung der verdrängten Ichzustände. Doppelte und multiple Personalitäten, wie auch Somnambulismus, entstehen, wenn verschiedene Ichzustände alternierend wiedergeweckt werden« (Anm. d. A.: Schreibweise der »Ichzustände« entspricht dem Original).

Später definierten J. und H. Watkins den Ego-State als ein

> »organisiertes Verhaltens- und Erfahrungssystem, dessen Elemente durch ein gemeinsames Prinzip zusammengehalten werden und das von anderen Ich-Zuständen durch eine mehr oder weniger durchlässige Grenze getrennt ist« (Watkins u. Watkins 2003, S. 45).

Wenn die Grenzen starr und undurchlässig werden, spricht man von einem dissoziierten Ego-State, der »sobald er aktiv ist, zu einer echten Alter-Person einer multiplen Persönlichkeit« wird (ebd. S. 53).

Was genau die Starrheit oder Undurchlässigkeit eines Ego-States ausmacht, der dann als »dissoziiert« gilt, wird von J. und H. Watkins nicht in die Definition aufgenommen.

Diese Definition ist zwar vage, da nach dieser Sichtweise ein Ego-State vielen verschiedenen Arten von Erfahrungen entsprechen kann. Aber somit ist es ihnen gelungen, eine viel einfachere und direktere Sichtweise einzunehmen als Federn. Für sie ist ein Ego-State die Einheit, mit der wir in der Therapie arbeiten.

In einer Weiterentwicklung der Definition von Ego-States hat Frederick (2007, S. 19) eine präzisere Definition von Ego-States gegeben, die Fragen der Entwicklung und Bindung der inneren Anteile einbezog:

> »Ich-Zustände sind Energien der Persönlichkeit, die aus der Interaktion mit der Umwelt entstanden sind und oft der Notwendigkeit entspringen, Probleme zu lösen oder Konflikte zu bewältigen. Sie sind kreative Ausgestaltungen, sowohl des Gehirns als auch der Persönlichkeit im Bemühen des menschlichen Organismus, durch die Welt zu kommen,

> in der er lebt. Jeder Ich-Zustand besitzt seine eigenen, relativ überdauernden Affekte, Körperempfindungen, Erinnerungen, Fantasien und Verhaltensweisen, und er hat auch seine eigenen Wünsche, Träume und Bedürfnisse. Ich-Zustände stehen in ähnlicher Beziehung zueinander wie Familienmitglieder. Obgleich sie voneinander getrennt sind, tauschen sie doch Informationen aus, stehen in ständiger Kommunikation, weisen sich (auch leitende) Rollen zu, verfolgen gemeinsame Projekte, Zwecke und Ziele. Wie in Familien kann es auch hier Grüppchen und Allianzen geben und ebenso Feindseligkeiten und Konflikte.«

Man könnte argumentieren, dass diese Definition noch nicht präzise genug ist. Frederick weist jedoch auf etwas Wichtiges hin: Jeder Ego-State dient dazu zu helfen, auch wenn manche Ich-Zustände mit selbstschädigendem Verhalten verbunden sind.

In Deutschland, wo die EST gut entwickelt ist, hat die deutsche Arbeitsgruppe für Ego-State-Therapie eine Definition der Ich-Zustände formuliert, indem sie die Definition von J. und H. Watkins übernimmt und wie folgt erweitert (EST-DE 2017):

> »Jeder dieser Ego-States hat eine ihm eigene Selbst- und Weltsicht und ist Ausdruck einer Beziehungs- und Entwicklungserfahrung. Damit zeigt ein Ego-State auch charakteristische Muster in der Wahrnehmung, im körperlichen Ausdruck und im Beziehungsverhalten.«

Leutner und Cronauer (2022) haben eine detaillierte Definition vorgeschlagen:

> »Ego-States
> - haben eine ihnen eigene Selbst- und Weltsicht,
> - sind Ausdruck einer Beziehungs- und Entwicklungserfahrung,
> - zeigen charakteristische Muster,
>   - in der Wahrnehmung,
>   - im körperlichen Ausdruck,
>   - im Beziehungs- und Bindungsverhalten,
> - haben eine zeitlich überdauernde Kontinuität,
> - haben ein bestimmtes Entwicklungsniveau,
> - haben eine Gender-Identität,
> - entstehen,
>   - im Rahmen von Entwicklung und Selbstentwicklung,
>   - innerhalb spezifischer Bindungserfahrung,
>   - durch Trauma und im Rahmen dessen insbesondere durch Flucht, Kampf, Unterwerfung, Totstellen.«

Zusammenfassend lässt sich sagen, dass das Konzept der Ego-States psychoanalytischen Ursprungs ist und sich seine Definition im Laufe der Zeit kaum verändert hat. Dieses Konzept mag als vage angesehen werden, aber man muss bedenken, dass es Teil eines größeren konzeptionellen Rahmens ist, auf den wir später näher eingehen werden. Darüber hinaus suchten J. und H. Watkins nach Konzepten, die ihre klinische Arbeit mit traumatisierten Klienten bestmöglich untermauerten und zugleich ihrer psychoanalytischen Ausbildung möglichst weit entsprachen.

1.3 Die Entwicklung der Ego-States

Adaptive Entwicklung der Ego-States durch Integration und Differenzierung

J. und H. Watkins (1997, p. 28) haben vorgeschlagen, dass eine adaptive menschliche Entwicklung auf Integration und Differenzierung beruht. Kinder lernen beispielsweise, dass ein Hund ein Tier ist (Integration), aber dass nicht alle Tiere Hunde sind (Differenzierung). Auf diese Weise integrieren und differenzieren sie Verhaltensweisen, Gedanken, Emotionen und Körperempfindungen. Wenn die Entwicklung von Kindern frei von widrigen Ereignissen ist, werden sie später im Erwachsenenalter in der Lage sein, ihr Verhalten, ihre Emotionen, Gedanken und Empfindungen adaptiv an den jeweiligen Kontext anzupassen. In solchen Fällen einer normalen adaptiven Entwicklung eines Individuums »entstehen normalere Ich-Zustände durch die adaptive Segmentierung der Persönlichkeit bei der Lösung relativ normaler Lebensprobleme« (Watkins a. Watkins 1997, p. 78, Übers.: S. L.).

Die Ich-Zustände koexistieren dann auf adaptive Weise, um die täglichen Aktivitäten angepasst zu lösen (Frederick 2005).

Wir alle haben Ego-States, die aus verschiedenen alltäglichen Lebenserfahrungen entstanden sind. Zum Beispiel können wir einen ernsten Ego-State haben, der am besten eingesetzt wird, wenn wir eine wichtige Aufgabe für die Arbeit vorbereiten müssen, und einen spielerischen Ego-State, der auftritt, wenn wir mit engen Freunden bei einem guten Abendessen zusammen sind. Wenn der spielerische Ego-State während eines ernsthaften Gesprächs mit einem Vorgesetzten bei der Arbeit auftritt, kann dies zu Schwierigkeiten führen. Wenn der ernsthafte Ego-State während eines Essens mit Freunden auftritt, wird das Abendessen möglicherweise nicht sehr erholsam sein. Dieses einfache Beispiel zeigt uns, dass die Art und Weise, wie verschiedene Ich-Zustände im Leben zum Tragen kommen, Auswirkungen auf unsere Erfahrungen und unsere Beziehungen zu anderen hat.

Die Entwicklung von Ego-States durch Introjektion

Introjektion ist ein psychoanalytisches Konzept, das J. und H. Watkins herangezogen haben, um eine andere Form der Entstehung von Ego-States zu beschreiben. Erfahrungen mit bedeutenden Personen werden auf diese Weise verinnerlicht, seien sie positiv oder negativ. Das bedeutet, dass das Kind Emotionen, Gedanken oder Verhaltensweisen verinnerlicht (oder introjiziert). Die Introjektion positiver Botschaften von wichtigen Bezugspersonen (Eltern, anderen Familienmitgliedern, Lehrern, Freunden usw.) kann später im Leben zu einer Ressource werden und sich in Gedanken und Überzeugungen wie »Ich bin ein guter Mensch«, »Ich kann es schaffen« usw. manifestieren.

Wenn eine explizite oder implizite Botschaft einer gewalttätigen oder vernachlässigenden Bezugsperson introjiziert wird, kann das Individuum anschließend von Gedanken oder Emotionen blockiert bzw. überwältigt sein und sich dann wertlos, hoffnungslos, schlecht, schuldig usw. fühlen. Introjektion kann auch aus negativen Erfahrungen mit Lehrern oder zuvor unbekannten Tätern resultieren. Klinische Anzeichen einer Introjektion können schmerzhafte Gedanken sein wie »Ich bin wertlos«, »Ich kann nicht erfolgreich sein«, »Ich bin schuldig« usw. Manchmal können diese Kognitionen von den Patienten in der zweiten Person empfunden werden, zum Beispiel: »Du bist wertlos«, »Du kannst nicht erfolgreich sein«, »Du bist schuldig« usw. Introjekte können auch in Form tiefen Scham- oder Schuldgefühls auftreten, das möglicherweise nicht direkt mit Kognitionen zusammenhängt.

Die Entwicklung von Ego-States durch Trauma

Ego-States können sich auch aus einer traumatischen Erfahrung entwickeln: »Wenn ein Kind mit einem schweren Trauma, Ablehnung oder Missbrauch konfrontiert wird, kann es dissoziieren« (Watkins a. Watkins 1997, p. 31, Übers.: S. L.).

In sehr belastenden Situationen, wie z. B. körperlicher oder sexueller Gewalt oder Vernachlässigung, können bestimmte Ego-States entstehen, die das Erlebnis des Schmerzes in sich tragen. Ein solcher traumatischer Ego-State wird oft als »verletztes Kind« (Reddemann 2011; Fritzsche 2014; Piedfort-Marin et Reddemann 2016) oder »verletztes inneres Kind« bezeichnet. Interessanterweise beziehen sich J. und H. Watkins (1997) auf das Konzept der Dissoziation für die Entstehung solcher Ich-Zustände, die aus Traumata resultieren, jedoch nicht für die Entstehung einer negativen Introjektion, die ebenfalls oft aus Traumata resultiert.

Ich-Zustände und Bindung

Obwohl J. und H. Watkins in ihrem Modell nicht wirklich auf Bindungsfragen eingegangen sind, plädierte Frederick (2005) für ein stärkeres Bewusstsein für das Thema Bindung im Zusammenhang mit Ego-States, da sich die meisten Ich-Zustände in der Kindheit entwickeln, zu einer Zeit, in der Bindung eng mit dem Bedürfnis des Kindes nach Sicherheit verbunden ist. Ein Ego-State kann aus einer Situation entstanden sein, in der die Bindung gefährdet war – beispielsweise, wenn ein Elternteil vernachlässigend oder gewalttätig war. Ein Ego-State kann auch entstehen, um Verluste, Trennungsängste oder emotionale Vernachlässigung zu kompensieren: Man spricht dann von imaginären Ressourcen-Ego-States, die unter dem Druck eines grundlegenden Bedürfnisses entwickelt werden (Fritzsche 2014).

Die körperlichen Ausdrucksformen von Ego-States haben J. und H. Watkins ebenfalls außer Acht gelassen, doch diese Lücke wurde schnell von Phillips (2000) geschlossen. Sie widmete den versteckten Ego-States bei Patienten mit chronischen Schmerzen besondere Aufmerksamkeit und integrierte Körperarbeit wie Somatic

Experiencing (SE; Levine 1997) in ihre Behandlung. In jüngerer Zeit haben Cronauer (2016) und Hartman (2015) in Deutschland Methoden entwickelt, um den gestörten somatischen Ausdruck traumatisierter Ich-Zustände sowie die damit verbundenen Symptome zu heilen.

Das Kern-Ich der Persönlichkeit

Ein interessantes Konzept, das von J. und H. Watkins nur kurz als Kern-Ich oder Kern-Selbst (*core ego, core self*) erwähnt wird (Watkins a. Watkins 1997, p. 26), tauchte später auf: das Konzept des zentralen Kerns der Persönlichkeit. Verschiedene EST-Autoren haben versucht, den Kern oder eine Art zugrunde liegende Energie zu erfassen, die allen Ego-States gemeinsam ist oder von ihnen geteilt wird (Leutner a. Piedfort-Marin 2021). Dieses Konzept wurde später zu einem wichtigen Bestandteil der Arbeit von Frederick (2005) auf der Basis von Torem und Gainer (1995). Laut Frederick (2007, S. 25) vermittelt der zentrale Kern der Persönlichkeit »dem Individuum ein Gefühl der Vollkommenheit«. Für Torem und Gainer (1995, S. 127) gilt:

> »Das Kern-Ich kann verstanden werden als einer tieferen existenziellen Funktion dienend. Als natürliche Fähigkeit eines integrierten Lebens erfährt der Einzelne das Gefühl der Einheit und Ganzheit des Selbst. Wir behaupten, dass dieses Erleben des Selbst als Einheit eine Leistung der persönlichen Wahrnehmung ist, und im Fall einer traumatischen Erfahrung akut gestört wird.«

Der zentrale Kern lässt sich als ressourcenreiche zentrale Energie, als innerer Ratgeber und als sicherer innerer Ort definieren, der Zugang zum Wissen der gesamten Person bietet.

Diese Entwicklung der EST hat neue therapeutische Möglichkeiten zur Stärkung und Stabilisierung des Selbst eröffnet, insbesondere bei traumatisierten Patienten, was ein wichtiger Aspekt der Ego-State-Therapie ist und von Frederick (2005) und Phillips (2000) entwickelt wurde (vgl. auch Frederick a. McNeal 1999; Phillips a. Frederick 1995).

1.4 Die Kategorisierung von Ego-States in der Psychotraumatologie

In den letzten Jahren hat sich eine leichte Veränderung in der Benennung der Ich-Zustände vollzogen, die nun nach ihren Eigenschaften und nicht mehr nach ihrer Entstehungsweise betrachtet werden (Fritzsche 2014; Piedfort-Marin 2017; Piedfort-Marin et Reddemann 2016; Reddemann 2011).

Negative Introjekte werden nun als »verletzende Ego-States« oder »böswillige« bzw. »zerstörerische« Ego-States bezeichnet. Verletzende Ego-States können unterschiedlicher Art sein: innere Kritiker, Teile, die bestimmte Handlungen hemmen, destruktivere Ego-States bis hin zu Ego-States, die dem Aggressor gegenüber loyal sind oder sich mit ihm identifizieren.

Zu den Ressourcen-Ego-States gehören diejenigen der inneren Stärke, der inneren Helfer, der inneren Beobachter und natürlich des zentralen Kerns, wie oben beschrieben. In der klinischen Praxis neigen EST-Therapeut:innen dazu, Ego-States sehr phänomenologisch zu bezeichnen: »der Kind-Anteil« oder »das innere Kind« oder »die kleine Marie« oder jeder andere Name, der für den Patienten oder den Ego-State eine Bedeutung hat.

Es stellt sich die Frage, ob es eine Art Erwachsenen-Ego-State gibt. J. und H. Watkins beziehen sich fast nie darauf. Wenn sie über DIS-Patienten sprechen, verwenden sie den Begriff »Gastgeber« (*host*) oder »Gastgeberpersönlichkeit« und an einer Stelle (Watkins a. Watkins 1997, p. 105) »wache Persönlichkeit«, eine im Bereich der DIS gebräuchliche Formulierung (Frederick 2005; Kluft 1988; Philipps a. Frederick 1995; Putnam 1989; Ross 1989). Während diese Formulierungen in den USA wahrscheinlich noch gebräuchlich sind, hat das Konzept des anscheinend normalen Teils der Persönlichkeit (ANP) in der Theorie der strukturellen Dissoziation der Persönlichkeit (TSDP; van der Hart, Nijenhuis a. Steele 2006) inzwischen viel Aufmerksamkeit auf sich gezogen und könnte nun in Europa im Bereich der DIS-Studien ein häufiger verwendeter Begriff sein.

In Deutschland schlägt Reddemann (2011) das Konzept eines Erwachsenenanteils vor, das gut zu allen traumabedingten Störungen passt. Die »Erwachsene von heute« ist diejenige, die in die Therapie kommt und den Alltag bewältigt, auch mit den verletzten inneren Kindern und Introjekten.

Auf einer anderen Ebene lassen sich die Ego-States nach ihrer verborgenen oder offenen Natur unterscheiden - eine Unterscheidung, die Emmerson (2003) als »Oberflächenzustände« (auf der Ebene des Bewusstseins) und »zugrunde liegende Zustände« (auf einer tiefen unbewussten Ebene) beschrieben hat. Letztere erfordern eine hypnotische Aktivierung für therapeutische Interventionen.

1.5 Die Integration von Ego-States

Integration ist ein Begriff, der in der Psychotraumatologie häufig verwendet wird, für den es jedoch keine einheitliche Definition gibt. J. und H. Watkins (2003) erklärten, dass die therapeutische Arbeit mit schwer traumatisierten Klienten die Integration fördern sollte, definierten jedoch nicht genau, was Integration sei.

Phillips und Frederick (1995) beschrieben die Integration als einen Prozess, der sich in sieben Schritten entwickelt.

> »Die Therapeutin kann – falls sie dies für nützlich hält – die innere Kooperation durch die folgenden Schritte fördern:
>
> 1) indem sie den Ich-Zuständen hilft, sich der Präsenz anderer Ich-Zustände bewusst zu werden

2) indem sie die Kommunikation zwischen den Ich-Zuständen fördert; findet schon Kommunikation statt, kann sie verstärkt werden
3) indem sie den Ich-Zuständen hilft, Empathie füreinander zu entwickeln; diese fehlt in der inneren Familie leider oft, spielt aber für den Reifungsprozess eine wichtige Rolle und ist eine unverzichtbare Vorbereitung auf die Kooperation
4) indem sie zwei Ich-Zuständen erläutert, wie sie voneinander lernen, zusammenarbeiten, einander helfen oder einander trösten können
5) indem sie niemals einen bestimmten Ich-Zustand begünstigt; alle sind wichtig, alle sind entstanden, um zu helfen, und alle können lernen, am Heilungsprozess mitzuwirken
6) indem sie Co-Bewusstheit und angemessene Co-Präsenz als positive Zeichen gesteigerter Harmonie bestätigt
7) indem sie die Integration als das darstellt, was sie ist: eine Situation, in der Ich-Zustände viel von der durch die Unterdrückung dissoziierten Materials gebundenen Energie wiedererlangt haben, in der sie gelernt haben, das Bewusstsein miteinander zu teilen und zu kooperieren und in der sie erwachsen und reif genug geworden sind, um ihre nun ausreichend verfügbare Energie so zu steuern, dass die Bedürfnisse des inneren Familiensystem Vorrang vor ihren eigenen haben.«

Später, im Jahr 2005, definierte Frederick Integration als einen Zustand der inneren Kommunikation, der Zusammenarbeit und der Wiederverbindung fragmentierten Materials sowie als ein dauerhaftes gemeinsames oder geteiltes Bewusstsein.

Integration ist also eine Entwicklungsphase und ein Ziel, durch das alle Ego-States die Existenz der anderen erkennen und lernen zusammenzuarbeiten. In der EST sind Integration, Ressourcenarbeit und Ich-Stärkung eng miteinander verbunden. Diese Definition unterscheidet sich vom Janet'schen Konzept der Integration nach van der Hart, Nijenhuis und Steele (2006).

Wir sind jedoch der Meinung, dass die Sichtweise der EST auf Integration den Bereich der Psychotraumatologie, einschließlich EMDR, stark beeinflusst hat.

Auch wenn Phillips und Frederick (1995) betonen, dass die Integration von Anfang an gefördert werden sollte, wird sie im Allgemeinen als letzter Teil der Traumabehandlung angesehen. Beeinflusst von Pionieren auf diesem Gebiet wie Herman (1992), schlugen Phillips und Frederick (1995) eine phasenorientierte Behandlung traumatisierter Patienten vor, das sogenannte SARI-Modell, eine vierphasige, speziell auf die Traumatherapie zugeschnittene Behandlungsform:

1) ***s**afety and stabilisation* – Sicherheit und Stabilisierung (mit Ich-Stärkung), die als wichtigste Phase angesehen wird
2) ***a**ccessing* – Zugang zum traumatischen Gedächtnis
3) ***r**esolving and restabilisation* – Aufarbeitung und Neuverbindung des traumatischen Materials und erneute Stabilisierung
4) ***i**ntegration and identity* – Integration und Identität

Diese Behandlung entspricht dem allgemeinen Vorschlag einer phasenorientierten Therapie (ISSTD 2011; van der Hart, Nijenhuis a. Steele 2006).

1.6 Das Differenzierungs-Dissoziations-Kontinuum oder das Spektrum der Ego-States

Mehrere Autoren haben argumentiert, dass Ego-States sich von dissoziativen Teilen bei DIS oder anderen schweren dissoziativen Störungen unterscheiden, und einige haben sogar die Einführung von »Ego-States-Störungen« nahegelegt (Gysi 2020; Dellucci 2011; Steele, Boon a. van der Hart 2017). Diese Autoren haben ein Kontinuum vorgeschlagen, in dem die Ego-States auf der einen Seite und die dissoziativen Teile auf der anderen Seite dieses Kontinuums stehen.

Wir stellen fest, dass dies weder die Ideen von J. und H. Watkins noch die ihrer Anhänger widerspiegelt und dass es eher zu noch mehr Verwirrung als zu Klarheit führen kann. J. und H. Watkins (1997) haben zwar ein Kontinuum vorgeschlagen, aber ein ganz anderes. Ihr Kontinuum umfasst an einem Ende adaptive Ich-Zustände, die durch den Differenzierungsprozess in der normalen kindlichen Entwicklung entstehen, und am anderen Ende dissoziierte Ich-Zustände, die sich infolge eines Traumas entwickelt haben, mit – in den schwerwiegendsten Fällen – den dissoziativen Anteilen der DIS.

Dies haben Phillips und Frederick (1995) als Spektrum der Ich-Zustände bezeichnet. Laut J. und H. Watkins (2003, S. 48) können Differenzierung und (Janet'sche) Dissoziation »einfach einen verschiedenen Grad des ›Trennungs- und Unterscheidungprozesses‹« darstellen, und wenn dieser Trennungs- oder Differenzierungsprozess übermäßig und maladaptiv wird, bezeichnen sie ihn als Dissoziation. Leider gehen sie nicht näher auf dieses Thema ein. Ihr Verständnis des Janet'schen Konzepts der Dissoziation ist möglicherweise begrenzt.

Später definierte Frederick (2005, pp. 363–364/2007, S. 31) dieses Kontinuum als »eine Art Spektrum in Bezug auf ihre Beziehungen (Trennung vs. Nähe)« zwischen den Ego-States und beschrieb es genauer:

> »An einem Rand des Spektrums befinden sich Ich-Zustände mit sehr durchlässigen Grenzen, die nicht sehr getrennt sind voneinander. Ein Individuum, bei dem diese Art von Ich-Zuständen vorherrscht, kann sich als eine etwas farblose Persönlichkeit darstellen. Wie wir gesehen haben, trägt eine normale Differenzierung zu einer ausgeprägteren Trennung der einzelnen Ich-Zustände bei. Diese normale Trennung ermöglicht Komplexität, bisweilen kann sie aber auch der Ursprung innerer Konflikte sein, die sich intrapsychisch oder interpersonell niederschlagen. Verfolgt man das Ich-Zustands-Spektrum weiter, so kann man feststellen, dass Ich-Zustände mit etwas undurchlässigeren Grenzen als ›normal‹ mit klinischen Symptomen in Zusammenhang stehen können. Wenn solche Ich-Zustände die Führung übernehmen, können die betroffenen Individuen verschiedenerlei Probleme erleben, wie posttraumatische Belastungsstörungen, Depressionen, Obsessionen, Zwänge, Panikattacken, sexuelle Zwangshandlungen und Identitätsstörungen, antisoziales Verhalten, somatische Störungen, unstillbare Schmerzen, Essstörungen, Psychotherapie-Resistenz usw. Diese Ich-Zustände sind eher dissoziiert als differenziert.
>
> Noch randständiger auf dem Kontinuum bzw. im Spektrum befinden sich die voll ausgebildeten dissoziativen Störungen. Hier finden sich klinische Störungen wie das Konver-

> sionssyndrom, Amnesien und Somatisierungsstörungen. Die Extremposition am Rande des Spektrums integrierter Ich-Zustände nimmt die zutiefst getrennten und dissoziierten Ich-Zustände ein. Sie zeigen sich als die Alter der Dissoziativen Identitätsstörung (DIS). Ist die Trennung unter den Ich-Zuständen extrem und die Ich-Zustände aktivieren sich selbst (übernehmen die Führungsrolle innerhalb der Persönlichkeit, ohne dass sie hypnotisch aktiviert worden wären), sind sie nicht kontrollierbar von der umfassenden Persönlichkeit, und zeigen sie sich spontan, dann liegt eine Dissoziative Identitätsstörung vor. Die Ich-Zustände werden dann als Alter bezeichnet.«

Es ist nun klarer, dass Frederick Dissoziation als eine Trennung zwischen Ego-States definiert hat, in Übereinstimmung mit dem Kontinuum »Trennung vs. Nähe«. Es muss noch geklärt werden, welche Arten von Ego-States »eher dissoziiert als differenziert« sind und welche Grade oder Qualitäten der Differenzierung oder Dissoziation dieser Ich-Zustände möglich sind. Das ist genau der Bereich des Spektrums, der für therapeutische Zwecke geklärt werden muss – unabhängig davon, auf welcher Theorie die Überlegungen der Kliniker basieren.

Allerdings wurde selbst unter EST-Spezialisten (z. B. der deutschen EST-Arbeitsgruppe) dafür plädiert, dissoziierte Ich-Zustände im Vergleich zu anderen Arten von Ego-States als strukturell besonders anzusehen. Wie wir an anderer Stelle dargelegt haben (Leutner a. Piedfort-Marin 2021), sind wir der Ansicht, dass im Rahmen der Ego-State-Therapie diese dissoziierten Ich-Zustände eine spezifische Benennung erhalten und nicht mehr einfach als am Ende eines Spektrums angesiedelt betrachtet werden sollten.

Unabhängig vom gewählten Kontinuum stellt sich die Frage, wie sich die verschiedenen Arten von Phänomenen, die in der EST als Ego-States bezeichnet werden, unterscheiden lassen:

- Ego-States, die mit Störungen der exekutiven Fähigkeiten und mit Amnesie verbunden sind, wie bei der DIS
- Ego-States, die leicht miteinander in Kontakt treten können, wie in den einfachsten Fällen
- Ego-States, die eine mehr oder weniger lange Vorbereitung brauchen, bevor sie miteinander in Kontakt treten können, wie in vielen komplexen Fällen

1.7 Die psychoanalytischen Wurzeln der Ego-States-Theorie

J. und H. Watkins haben die EST auf drei Säulen aufgebaut: Psychoanalyse, Dissoziation und Hypnose. Wir werden diese in den nächsten Abschnitten behandeln, beginnend mit dem psychoanalytischen Kontext der EST.

J. und H. Watkins bezogen sich nicht direkt auf Freud, sondern hauptsächlich auf seinen Schüler Paul Federn. Die wichtigsten Artikel von Federn wurden nach seinem Tod von Edoardo Weiss im Buch *Ichpsychologie und die Psychosen* (Federn 1978) zusammengestellt. Sein Werk erscheint schwer zugänglich, und das Vorwort von Weiss, das auf ihren Gesprächen basiert, ist eine große Hilfe. Weiss wurde von Federn analysiert und John Watkins von Weiss; es ist daher möglich, dass Federns Arbeit auf der Grundlage subjektiver Erfahrungen aus erster Hand weitergegeben wurde.

Federns Konzept basierte auf seinem enormen klinischen Wissen und seiner Fachkompetenz, war jedoch nicht sehr systematisch entwickelt. Er arbeitete mit Gertrud Schwing (1940) zusammen, die einen großen Beitrag zu einer auf Empathie gegenüber den Schwächsten basierenden klinischen Praxis leistete und Freuds Prinzipien zur Behandlung von Psychosen infrage stellte. Die Lektüre ihrer Fallstudien vermittelt den Eindruck, dass viele dieser Patienten heute als DIS diagnostiziert würden.

Das Konzept des Ich

Paul Federn ist bekannt für seine Überarbeitung des Ich-Konzepts, das in der Tradition Freuds stand (Roudinesco et Plon 2011). Dennoch wirkt es so, als habe er es nicht gewagt, seine Ideen vollständig zum Ausdruck zu bringen – vielleicht, um zu vermeiden, dass er sich zu weit von Freuds Ansatz entfernt. In diesem Sinne berichtet Weiss von einem Brief, den Federn 1950 geschrieben hat: »Ich muss alle Widersprüche zwischen Freud und meiner Ich-Psychologie klären. Sie sind grundlegender, als ich jemals angenommen habe« (Weiss 1995, S. 156–157).

Für Leser, die sich für psychoanalytische Konzepte interessieren, können wir Folgendes hinzufügen: Federns Idee war, dass das Ich nicht nur seine beiden Gegenstücke, Es und Über-Ich, hat, sondern dass es wichtig ist, die Grenzen des Ichs zu erforschen. Das Ich wird durch seine sich verändernden Grenzen definiert. Es ist möglich, innerhalb dieser Grenzen auf Erinnerungen oder Gefühle zuzugreifen und sie bewusst zu erleben. Sind die Grenzen des Ichs eng, gibt es keinen Platz für widersprüchliche oder ambivalente Gefühle. Gefühle, die sich daher außerhalb der Grenzen des Ichs befinden, können weder gefühlt noch abgerufen werden. Aus diesem Grund sprach Federn von der Veränderbarkeit der Ich-Grenzen. Gefühle oder Erinnerungen werden nur dann als Ich-Zustände bezeichnet, wenn sie sich innerhalb der Ich-Grenzen befinden. Die Grenzen sind aber eben nicht statisch, sondern flexibel und können je nach Umständen weiter oder enger werden. Beispielsweise könnte eine Person den Eindruck haben, etwas in sich zu bemerken, das sie nicht fühlen kann (»Ich trauere und ich fühle es nicht«), während Federn lebhafte Ausdrucksformen ihrer Trauer in ihrem Gesicht und ihrem Körper sah.

Wenn die Ich-Grenzen enger werden, sind die früheren Ich-Zustände außerhalb des Ich in Schichten gespeichert. Im Laufe des täglichen Lebens und in verschiedenen Situationen kann es zu Veränderungen der Ich-Zustände kommen, aber »trotz all dieser Veränderungen bildet das Ich eine Kontinuität und bemüht sich, in jeder Phase seine Kohärenz und Integration herzustellen und aufrechtzuerhalten« (Weiss 1978).

Federn schlug vor, dass »der unbewusste Teil des Ichs aus den Schichten der verdrängten Ich-Zustände gebildet wird« (ebd.).

Die Schichtung der verdrängten Ich-Zustände innerhalb des Ichs und die Verwendung von Hypnose, um Zugang zu diesen verdrängten Ich-Zuständen zu erhalten, bilden den Kern von Federns Beitrag, auf dessen Grundlage J. und H. Watkins die EST entwickelten. Federn war der Ansicht, dass Ich-Zustände aus den unteren Schichten des Ichs auftauchen können und, wenn die Grenzen des Ichs zu eng sind, wieder verschwinden. Er betonte ihren vorübergehenden Charakter. Es wird deutlich, dass Federn die Ich-Zustände nicht als parallele Entitäten betrachtete, wie es später J. und H. Watkins taten, sondern eher als vorübergehende Erfahrungen des Ich. Die Wechselbeziehung zwischen Ich-Grenzen und Ego-States wurde möglicherweise von J. und H. Watkins übersehen, die die Theorie in dieser Hinsicht vereinfachten.

Ich-Besetzung und Objekt-Besetzung: das Zwei-Energien-Modell

Ein weiteres Element war für Federn von zentraler Bedeutung: die Investition von Energie in das Ich (engl.: *ego cathexis*), aus der J. und H. Watkins ihr Zwei-Energien-Modell entwickelten. Die Konzepte des Bewussten/Unbewussten und des Subjekts/Objekts sind grundlegende Elemente der EST und der Zwei-Energien-Theorie von Federn, weshalb wir zunächst diese beschreiben, bevor wir uns dem Zwei-Energien-Modell zuwenden.

J. und H. Watkins (2003, S. 24; S. auch Watkins 1978) schlugen vor, dass

> »die menschliche Existenz ein ›Aufeinandereinwirken‹ [ist], eine Wechselwirkung zwischen einer Entität, die mit Ich- oder Selbst-Energie erfüllt ist, und einem Element, das von einem Objekt oder einer Nicht-Selbst-Energie ›besetzt‹ ist. Nach dieser Konzeption wären zwei Parteien involviert, damit so etwas wie Bewusstsein entstehen kann: der Teil, der das ›Sich-bewusst-Machen‹ vollbringt, und der Teil, der ›bewusst gemacht wird‹«.

Eine Person kann sich beispielsweise einer Bewegung oder Lähmung ihres Beines bewusst sein, aber nicht die Gründe für dieses Phänomen kennen. Dies könnte bei einem Patienten mit DIS der Fall sein, wenn ein dissoziativer Teil das Bein bewegt oder lähmt, während der Patient sich dieses Teils nicht bewusst ist. Dies könnte auch der Fall sein, wenn sich ein Klient in einem durch Hypnose induzierten Trancezustand befindet und der Therapeut die Bewegung oder Lähmung des Beins suggeriert. In diesem Zusammenhang betrachten J. und H. Watkins das Bewusstsein/Unbewusste als mit dem Konzept des Selbst verbunden und dass »Personen Mulitplizitäten sind, nicht Einheiten« (Watkins u. Watkins 2003, S. 25).

Dennoch:

> »Die Tatsache allein, dass ich mir einer Sache bewusst bin (einer Wahrnehmung oder eines Gedankens), gibt ganz offensichtlich keine adäquate Beschreibung meiner wirklichen ›Existenz‹. Es ist noch ein anderer Prozess involviert. Dieser Prozess ist mit dem Phänomen Subjekt – Objekt zu umschreiben« (ebd., S. 26).

Wenn wir von Subjekt sprechen, dann sprechen wir nicht nur von etwas, das erfahren wird, sondern zugleich von etwas, das als Reiz erfahren wird, dessen Ursprung in meinem eigenen Selbst liegt, in mir (ebd.). Das Objekt bezieht sich auf die Erfahrung von etwas, das nicht ich bin.

Dieses Konzept ist wichtig, da ein Subjekt sich einer Hand bewusst sein kann, die sich auf und ab bewegt, aber davon ausgehen kann, dass diese nicht von ihm selbst stammt (entspricht »Objekt«) oder dass sie von ihm selbst stammt (entspricht »Subjekt«). Verschiedene »Segmente« der Persönlichkeit (oder Ich-Zustände) können denselben Reiz unterschiedlich erleben; ein Segment kann ihn als Objekt erleben, während ein anderes ihn als Subjekt erlebt. »Das Selbst ist eine Energie, nicht ein Inhalt, eine Energie, die nur ein Merkmal hat, nämlich das *Gefühl des Selbst*« (ebd., S. 31, Hervorh. im Orig.).

J. und H. Watkins haben dies als wichtigen Bestandteil ihres Modells in die EST integriert. Sie beschreiben die Besetzung des Objekts als eine Energie,

> »die aufgrund ihrer Besetzung (*investment*) dafür sorgt, dass das so besetzte Element oder jeder auf diese Weise besetzte psychische Vorgang, als ›Nicht-Ich‹ erfahren wird« (ebd., Hervorh. im Orig.).

Wenn sie mit der Energie des Subjekts besetzt wird, wird eine Empfindung, ein Teil meines Körpers, ein Gedanke oder ein Gefühl als »meins« , »mein Körperteil«, »mein Gedanke«, »mein Gefühl« erlebt. Allerdings existieren »Ich« und »Nicht-Ich« nur in Bezug zueinander.

Die Besetzung und ihre Bedeutung für die Definition des Ichs

Es ist interessant festzustellen, dass Federn die Ich-Zustände ausschließlich aus Elementen bestehend betrachtete, die vom Ich besetzt wurden. Dagegen werden Elemente, denen die Ich-Energie entzogen wurde, als außerhalb des Ichs liegend angesehen – also als Objektrepräsentationen.

J. und H. Watkins hingegen betrachteten sowohl die vom Ich als auch die vom Objekt besetzten Elemente als Teile des Ichs: Beide sind Ich-Zustände; Ich-Zustände können Repräsentationen des Ichs und des Objekts enthalten. Diese Änderung war höchstwahrscheinlich auf den therapeutischen Nutzen zurückzuführen, der darin lag, die mit Objektenergie investierten Elemente als Ich-Zustände zu betrachten. Wie wir an anderer Stelle dargelegt haben (Leutner a. Piedfort-Marin 2021),

> »macht diese Konzeptänderung den therapeutischen Prozess viel klarer und leichter handhabbar. Gleichzeitig führt er zu konzeptioneller Verwirrung darüber, warum beide Arten unterschiedlicher Zustände als Ich-Zustände bezeichnet werden. Dies ist umso verwirrender, als einige dieser Einheiten gleichzeitig in unterschiedlichem Maße Subjekt- und Objektbesetzung enthalten können« (Übers.: S. L.).

Und man kann ihn später wieder mit Energie aufladen, wie im Fall eines verletzten Kind-Ego-States.

Wie J. und H. Watkins sagen:

> »Aufgrund der *Introjektion bedeutsamer anderer* errichtet das Kind Verhaltensmuster, die, sobald sie eine Besetzung erfahren, zu Rollen werden, die es selbst erfährt, und sobald sie eine Objektbesetzung erfahren, innere Objekte repräsentieren, mit denen es in Beziehung treten und interagieren muss« (Watkins u. Watkins 2003, S. 52).

Die Besetzung mit Ich-Energie entspricht dem Prozess der Identifikation. Beispielsweise in Fällen von Gewalt gegen Kinder:

> »Erfährt dieser Ich-Zustand später jedoch eine Ich-Besetzung (besetzt die betreffende Person ihn also mit Selbst-Energie), dann wird diese Person nicht leiden, sondern nun ihrerseits ihre Kinder schlecht behandeln. In diesem Fall würden wir sagen, die betreffende Person habe sich mit dem schlechten Elternteil ›identifiziert‹« (ebd.).

Den Begriff der Introjektion eines Objekts hat erstmals von Ferenczi (1916) auf Grundlage seiner Beobachtungen traumatisierter Patienten vorgeschlagen. Federn lehnte diesen Begriff ab, »da bei der Identifizierung nichts ins Ich ›geworfen‹ werde«.

Er zog es vor, diesen Vorgang als »Verinnerlichung« eines Objekts zu bezeichnen. Die Ausdehnung der Ich-Besetzung auf ein Objekt nannte Federn »Verichung« oder »Einichung« (Anm. v. Weiss in Federn 1978, S. 325).

Ein Introjekt oder eine Objektdarstellung ist ein internes Objekt, das sich entwickelt hat, wenn die Wahrnehmung einer anderen Person über einen bestimmten Zeitraum hinweg mit Objektenergie besetzt wurde. J. und H. Watkins geben nicht an, von welchen Autoren sie bei der Verwendung des Introjektionskonzepts beeinflusst wurden: von Federn oder von Ferenczi. Wir haben jedoch zuvor festgestellt, dass sie sich in ihrem Verständnis von Introjekten hinsichtlich des Ichs von Federn unterscheiden. Der Begriff Introjektion wird auch heute noch verwendet, da J. und H. Watkins diesen akzeptierten Begriff beibehalten und in ihr Modell integriert haben.

In der Therapie besteht die Schwierigkeit oft darin, Empathie für einen Teil oder eine Person zu empfinden, die gewalttätiges Verhalten zeigt. Dieses Konzept hilft daher vielleicht zu verstehen, warum eine Person wie ein Täter handelt und gleichzeitig die durch den Täter zugefügten Verletzungen verkörpert. Diese widersprüchlichen Ausdrucksformen könnten sich – nach Federns Ansicht, modifiziert von J. und H. Watkins – entwickeln, weil Menschen beide Energien nutzen können. Während der verletzende Teil ichbesetzt ist, ist der verletzte Teil es nicht und umgekehrt.

1.8 Das Konzept der Dissoziation nach EST und Janet

J. und H. Watkins brachten Janets Arbeit Anerkennung entgegen, insbesondere dem Konzept der Dissoziation. Janet betrachtete Dissoziation als eine Trennung zwischen »den Systemen von Ideen und Funktionen, die die Persönlichkeit ausmachen« (Janet 1907, p. 332, Übers.: S. L.) nach einem traumatischen Ereignis, wenn die Person nicht über die notwendige Integrationsfähigkeit verfügt, um mit einem traumatischen Ereignis umzugehen. Unter »Systemen von Ideen« verstand Janet Gedanken, Affekte, Empfindungen, Verhaltensweisen und Erinnerungen (van der Hart, Nijenhuis a. Steele 2006). Laut Janet können Gedankensysteme auf einer unbewussten Ebene der Persönlichkeit koexistieren, und der Einsatz von Hypnose kann es ermöglichen, sich mit diesen unbewussten Persönlichkeiten zu verbinden, ohne die volle Kontrolle über das Individuum zu übernehmen. J. und H. Watkins erklärten, dass »diese [Janets] Definition einer Persönlichkeit unterhalb der Bewusstseinsschwelle [...] fast identisch mit der Definition eines Ich-Zustandes [ist]« (Watkins u. Watkins 2003, S. 20).

J. und H. Watkins stellen Janets Konzept der Dissoziation als einen wichtigen Bestandteil ihrer Theorie dar; ihre Beschreibung ist jedoch knapp (nur wenige Seiten) und bezieht sich weder auf Janets Gesamtkonzept noch auf seine Handlungspsychologie.

Sie haben sich nicht zu den möglichen Unterschieden zwischen Freuds Konzept der Verdrängung und Janets Konzept der Dissoziation geäußert. Tatsächlich befasst sich ihr Hauptwerk (ebd.) mit der Behandlung von DIS und anderen schweren dissoziativen Störungen in einer Weise, die darauf hindeutet, dass er sich auf Janets Konzept der Dissoziation bezieht. Nachdem Freud sich von der traumatischen Ursache der Psychopathologie distanziert hatte (Freud u. Breuer, 1953), ließ er den Einfluss Janets auf seine frühen Arbeiten außer Acht.

Möglicherweise fühlten sich Federn und andere Psychoanalytiker mit dem Konzept der Dissoziation unwohl, hin- und hergerissen zwischen der Freud'schen Schule und Janets Arbeiten zur Hysterie. Wir dürfen jedoch nicht vergessen, dass Janets Arbeiten in den 1970er- und 1980er-Jahren selbst in der französischsprachigen Welt fast in Vergessenheit gerieten und dass Übersetzungen seiner Werke kaum verfügbar waren. Zweitens können die Herausforderungen, die sich aus der Kombination von zwei oder mehr Ansätzen mit sehr unterschiedlichen Ursprüngen ergeben, die Schwierigkeiten von J. und H. Watkins bei der Integration von Janets Arbeit erklären.

Wie wir an anderer Stelle dargelegt haben (Leutner a. Piedfort-Marin 2021, Übers.: S. L.):

> »Janets Arbeit verlor im Laufe des 20. Jahrhunderts in der wissenschaftlichen Gemeinschaft an Bedeutung, höchstwahrscheinlich aufgrund der Entwicklung von Freuds Arbeiten, die anderes in den Schatten stellten, und aufgrund der Kontroverse über mögliche Unterschiede oder Ähnlichkeiten zwischen Psychose und Dissoziation. Die Watkins' haben zweifellos wesentlich dazu beigetragen, dass Janet in den 1970er- und 1980er-Jahren nicht völlig in Vergessenheit geriet, insbesondere im Hinblick auf die Behandlung traumatisierter Patienten.«

1.9 EST und Hypnose

Die Hypnose ist die dritte Säule der EST, und wahrscheinlich bedurfte es der Anwendung von Hypnose und ihrer Weiterentwicklung zur Hypnoanalyse, um den Nutzen und die Möglichkeiten dieses Konzepts der Ego-States und der Multiplizität des Menschen zu erkennen. Hypnose setzte man zunächst ein, um Zugang zu verdrängten (oder verdeckten) Ego-States zu gewinnen. Dann entwickelten J. und H. Watkins und ihre Schüler eine Vielzahl hypnotherapeutischer Techniken zur Behandlung traumatisierter Patienten. Viele dieser Techniken werden auch in anderen Bereichen als der Ego-State-Therapie eingesetzt, beispielsweise in der EMDR-Therapie.

Später integrierten sie die Arbeiten von Hilgard (1973, 1977a, 1977b, 1984) in die EST, darunter auch das Phänomen des »versteckten Beobachters«. J. und H. Watkins und Hilgard hatten in ihrer Ausbildung und Praxis der Hypnose eine Gemeinsamkeit: Alle drei betrachteten Hypnose als »eine Form der Dissoziation« (Watkins u. Watkins 2003, S. 57), eine Sichtweise, die das Konzept der Dissoziation noch unschärfer werden lässt.

Das Phänomen des versteckten Beobachters ist eigentlich eine Hypnosetechnik, die Hilgard ursprünglich in Experimenten entwickelt hat, um suggerierte Taubheit und Analgesie mittels Hypnose zu erzeugen. Er schlug die Anwesenheit eines versteckten Beobachters vor, der sich des Geräusches (im Experiment zur Taubheit) oder des Schmerzes (im Experiment zur Analgesie) bewusst sein konnte, während die hypnotisierte Person dies nicht war.

Hilgard (1973) schlug die Anwesenheit eines versteckten Beobachters als Metapher vor, um eine Gedächtnisstruktur zu beschreiben, die auf Informationen basiert, die die Person während des Analgesie- oder Taubheitsexperiments aufgezeichnet und im Gedächtnis gespeichert hatte, ohne sich jedoch bewusst zu sein, dass die Informationen verarbeitet worden waren (aufgrund der hypnotischen Induktion von Taubheit oder Analgesie). In einer Zusammenfassung seiner Experimente aus einem Jahrzehnt erwähnte Hilgard (1984), dass das Phänomen des versteckten Beobachters bei bestimmten hoch hypnotisierbaren Personen zu beobachten war, jedoch nicht bei allen Individuen. Es ist anzumerken, dass Hilgard seine Experimente hauptsächlich mit Studenten durchgeführt hat. Er nannte seine Entdeckung »Neodissoziation« (Übers.: S. L.), da er sie von Janets Konzept der Dissoziation unterscheiden wollte, nachdem er eine übermäßige Assoziation des Phänomens vom versteckten Beobachter mit Janets Konzept der Dissoziation festgestellt hatte (Hilgard 1977a). Tatsächlich wurde die durch Hypnose induzierte Anwesenheit eines »versteckten Beobachters« von einigen als Zeichen einer pathologischen Dissoziation bei Personen angesehen, die nicht an einer dissoziativen Störung litten – eine Ansicht, der Hilgard (ebd.), zumindest in den 1970er-Jahren, nicht zustimmte. Hilgards Experimente gaben dem ursprünglichen Konzept der Dissoziation von Janet eine breitere Definition, was Hilgard zumindest ursprünglich vermeiden wollte.

J. und H. Watkins integrierten seine Theorie der Neodissoziation in die EST – sowohl, weil sie sie für die Behandlung nützlich fanden, als auch, weil sie beobachtet hatten, dass viele Patienten mit DIS dissoziative »Beobachter«-Anteile aufwiesen. Der versteckte Beobachter wurde in der Tat zu einer sehr nützlichen Technik, um bei der Arbeit mit bestimmten Klienten verborgene Ich-Zustände aufzudecken. Die Integration von Hilgards Entdeckung war für J. und H. Watkins möglicherweise besonders attraktiv, da sie das Konzept der Dissoziation von Janet ergänzte, ihm jedoch nicht widersprach.

1.10 Neuere Anwendung: EST und EMDR

EMDR (Eye Movement Desensitization and Reprocessing; Shapiro 2001, 2018) gilt als Behandlung der Wahl bei PTBS. Allerdings stößt EMDR bei der Behandlung komplexerer Fälle traumabedingter Störungen auf Schwierigkeiten. Die EST war auf verschiedenen Ebenen eine Ressource für die EMDR-Therapie. Zunächst wurden viele Stabilisierungsverfahren, die in Phase 2 der EMDR-Therapie bei komplexen Fällen angewendet werden, von EST-Therapeuten entwickelt. Mehrere Psychotraumatologen haben Verfahren entwickelt, die EMDR und Ego-States-Therapie kombinieren (Forgash a. Copeley 2008; Forgash a. Knipe 2008, 2012; Paulsen 1995, 2008, 2009; Phillips 2008; Shapiro 2005; Leutner 2019; Leutner u. Cronauer 2022).

In Deutschland, Österreich und der Schweiz wurden viele EMDR-Therapeuten von Luise Reddemann ausgebildet, die ihren eigenen Ansatz der Ego-State-Therapie entwickelt hat. Viele Kliniker integrieren ihre Lehre ins EMDR. In Europa wurden in den letzten zehn Jahren viele Therapeuten stark von den Autoren des Buches *The haunted self* (van der Hart, Nijenhuis a. Steele 2006) beeinflusst. Vor der Veröffentlichung dieses wichtigen Buches war jedoch die EST das einzige Modell, das eine Erklärung für komplexe traumabezogene Störungen, einschließlich Dissoziativer Identitätsstörungen (DIS), lieferte. Es war – und ist immer noch – ein wichtiges Modell zur Erklärung der dissoziativen Prozesse, die bei komplexen Traumata und dissoziativen Störungen eine Rolle spielen. Für EMDR-Therapeuten kann es hilfreich sein zu wissen, dass die EST in der amerikanischen EMDR-Gemeinschaft eine wichtige Rolle gespielt hat, indem sie Behandlungsverfahren für komplexe Fälle entwickelt hat. Die Ergänzung der EST durch EMDR war auch ein natürlicher Schritt für EST-Therapeuten, die von J. und H. Watkins dazu ermutigt wurden, die Psychotherapie traumatisierter Klienten als integrativ zu betrachten. In diesem Zusammenhang hat John Watkins sogar ein Vorwort zu Carol Forgashs Buch über EMDR verfasst (Watkins 2008).

Es gibt eine Reihe von Ähnlichkeiten zwischen EST und dem Modell der adaptiven Informationsverarbeitung (AIP) des EMDR. Sandra Paulsen (1995), eine amerikanische Therapeutin, die sich auf EST und EMDR spezialisiert hat, ist der Ansicht, dass sich Ich-Zustände als dysfunktional gespeicherte neuronale Netzwerke betrachten lassen. Sie stellt fest, dass EMDR auch als »Dissoziationssucher« (Übers.: S. L.) und als Mittel zur Wiederverknüpfung zuvor dissoziierter neuronaler Netzwerke dient. Die Ego-State-Therapie ist daher nützlich, um den Rhythmus der Verknüpfung neuronaler Netzwerke/Ego-States bei stark dissoziierten Patienten zu regulieren (Paulsen a. Lanius 2009).

Genau wie bei EMDR arbeiten EST-Therapeuten mit (Ego-)States, die in neuronalen Netzwerken repräsentiert sind und durch ein Trauma, eine Introjektion oder eine normale Differenzierung entstehen. Wie bei EMDR arbeiten sie daran, eine bessere Verbindung zwischen den mit Traumata oder Widrigkeiten verbundenen Zuständen und den Ressourcen-Zuständen herzustellen (Leutner 2008, 2014, 2019; Leutner u. Cronauer 2022; Paulsen a. Lanius 2009). Die theoretischen Grundlagen von EMDR und Ego-State-Therapie stimmen gut überein: Bei EMDR ist es das Ziel, fragmentierte, dysfunktional gespeicherte Erinnerungen zu verbinden, während die Ego-State-Therapie darauf abzielt, verschiedene Erfahrungen zu verbinden, die in verschiedene Ego-States oder Teile der Persönlichkeit dissoziiert sind. EMDR ebnet den Weg für fehlende Informationen im episodischen Gedächtnis, während in der Ego-State-Therapie fehlende Informationen durch verschiedene Ego-States kontaktiert werden, ausgehend von der Annahme, dass jeder Teil gekommen ist, um zu helfen. Bei EMDR bilden innere Bilder und Empfindungen die Grundlage für eine Veränderung, die Heilung bringt, während man bei EST Vorstellungen, Trance und Körperempfindungen nutzt, um das gemeinsame Bewusstsein der Ego-States zu fördern.

Bei beiden Ansätzen wird vom Therapeuten erwartet, dass er aufmerksam ist und den individuellen Heilungsweg jedes Klienten respektiert. EST-Therapeuten fördern einen besseren Zugang zu fehlenden Informationen (auf kognitiver, emotionaler oder körperlicher Ebene), indem sie den Kontakt zwischen mehr oder weniger streng getrennten Ego-States unterstützen (Leutner a. Piedfort-Marin 2021).

EMDR und Ego-State-Therapie lassen sich auch leicht in eine integrative klinische Praxis einbringen, indem sie Ressourcen erweitern, Leiden minimieren, Mittel zur Stabilisierung des Klienten anbieten und die Verarbeitung belastender Erinnerungen erleichtern.

1.11 Diskussion und Schlussfolgerung: Stärken und Schwächen der EST

Im Laufe der Zeit integrierten J. und H. Watkins Konzepte, die nicht wirklich zusammenpassten. Ihr grundlegender konzeptioneller Rahmen war die Psychoanalyse mit Federns Konzept der Ich-Zustände. Sie fügten weitere Konzepte hinzu (Janets »Dissoziation« und Hilgards »Neodissoziation«), um ihren Beobachtungen von Patienten mit DIS und anderen komplexen traumabedingten Störungen gerecht zu werden, die in der Psychoanalyse nicht gut zu identifizieren waren. Es scheint, dass ihr Hauptinteresse darin bestand, einen konzeptionellen Rahmen zu schaffen, der für wirksame klinische Interventionen ausreichend nützlich war (ebd.).

Wir verdanken J. und H. Watkins die Entwicklung einer Theorie der inneren Anteile einer Persönlichkeit, die wahrscheinlich der erste Ansatz zur Polypsychie war, nachdem Janets Arbeiten in Vergessenheit geraten waren. Ihnen und ihren Schülern verdanken wir die Entwicklung der Behandlungsplanung und von Möglichkeiten zur Unterstützung von Patienten, bei denen die Arbeit mit inneren Anteilen im Mittelpunkt der Therapie stehen muss: Menschen, die an komplexen traumabezogenen Störungen leiden, darunter auch schwere dissoziative Störungen wie die DIS. Besonders, weil in ihrer damaligen Zeit und für eine längere Phase der Einfluss der Traumatisierung auf die Psychopathologie vergessen war, verdient ihr Engagement Anerkennung.

Die EST wurde durch neue Modelle der traumaorientierten Psychopathologie infrage gestellt, darunter das AIP-Modell der EMDR-Therapie und die TDSP[4]. Wir haben gesehen, dass AIP und EST eine gemeinsame Grundlage haben, die es ermöglicht, EMDR und Ego-State-Therapie zu kombinieren, wie zahlreiche Artikel, Bücher und Seminare zu diesem Thema zeigen. Die TDSP hat die EST in verschiedenen konzeptionellen Punkten infrage gestellt. Es ist klar, dass J. und H. Watkins das Konzept der Dissoziation von Janet nicht vollständig verstanden haben, während van der Hart und Kollegen Janets Arbeit ein modernes Herangehen verliehen haben, indem sie Janets gesamte Handlungspsychologie übernommen haben (van der Hart, Nijenhuis a. Steele 2006). Wir glauben, dass die Schwierigkeiten, mit denen J. und H. Watkins bei der Auseinandersetzung mit Janets Konzept der Dissoziation konfrontiert waren, darauf beruhten, zwei so unterschiedliche Theorien wie die Psychoanalyse und Janets Handlungstheorie miteinander zu verbinden. Sie hatten höchstwahrscheinlich die Motivation, den Bedürfnissen schwer traumatisierter Patienten (wie bei DIS) gerecht zu werden, da sie feststellten, dass die Psychoanalytiker ihrer Zeit diese Pathologien nicht zufriedenstellend behandeln konnten. Das Ziel von J. und H. Watkins war es, die EST als integrativen, klientenzentrierten Ansatz zu entwickeln, da sie neugierig auf neue Behandlungsmöglichkeiten für Klienten waren.

Das Konzept der Ego-States umfasst verschiedene Phänomene: vom gut angepassten Ego-State, der sich aus der normalen Entwicklung des Individuums ergibt, bis hin zu dissoziativen Persönlichkeitsteilen, wie sie bei DIS auftreten. So gesehen kann das Konzept der Ego-States aufgrund seiner Ungenauigkeit kritisiert werden. Wir müssen aber deutlich machen, dass es nie die Absicht von J. und H. Watkins war, jede Emotion, jeden Gedanken oder jede Empfindung als Ego-State zu bezeichnen. Das Gefühl eines eigenen Selbst und die Kontinuität im Leben einer Person sind die Mindestkriterien für die Definition eines Ego-States.

4 Theorie der strukturellen Dissoziation der Persönlichkeit (van der Hart, Nijenhuis a. Steele 2006).

Das Konzept der Ego-States basiert nicht nur auf dem Differenzierungs-Dissoziations-Kontinuum, sondern von zentraler Bedeutung ist die Kategorisierung der Art und Weise, wie Ego-States entstehen: ob durch Differenzierung, Introjektion oder Trauma. Das Differenzierungs-Dissoziations-Kontinuum und die Kategorisierung sind zwei untrennbare Elemente der Definition von Ego-States.

Wir glauben, dass sich das Differenzierungs-Dissoziations-Kontinuum oder das Spektrum der Ich-Zustände in erster Linie auf die Schwere der durch die Ich-Zustände zum Ausdruck gebrachten Symptome und auf die Dynamik zwischen den Ego-States bezieht. In dieser Hinsicht sollten wir die »Dicke der Membran« zwischen den Ego-States als Metapher für deren Interaktionen betrachten. Die Kategorien beziehen sich indes stärker auf die Ursprünge der Ich-Zustände und deren Entstehung.

Wir haben Versuche beobachtet, die Ego-States von den emotionalen Teilen der Persönlichkeit gemäß der TDSP, von den Modi gemäß der Schematherapie (Young, Koslo a. Weishaar 2003) oder nach anderen Teilemodellen der Persönlichkeit zu unterscheiden. Wir glauben, dass es ein Irrweg sein könnte, verschiedene Theorien mit sehr unterschiedlichen Ursprüngen zu vergleichen. Aber die phänomenalen und subjektiven Erfahrungen unserer Klienten sind dieselben. Umso mehr müssen wir darauf achten, dass wir uns nicht von der Realität der Patienten entfernen, wenn wir versuchen, ihr Leid zu beschreiben. Theorien sind lediglich Werkzeuge, mit denen wir versuchen, die Realität zu erfassen. Diese Versuche können zudem ein Anliegen zum Ausdruck bringen, das wir teilen: Wie können Therapeuten erkennen und lernen, zwischen Fällen zu unterscheiden, in denen Traumakonfrontation möglich und einfach ist, und solchen Fällen, in denen die Behandlung zunächst gute Modifikationen erfordert, und wieder anderen Fällen, in denen eine Traumakonfrontation (zumindest vorübergehend) kontraindiziert wäre? Problematisch wäre zudem, die Konfrontation mit dem Trauma aufzuschieben, wenn sie unmittelbar angezeigt würde.

Eine Theorie der inneren Anteile scheint für eine gut abgestimmte Arbeit bei komplexen traumabedingten Störungen notwendig. Therapeuten sollten in der Lage sein zu beurteilen, ob traumatische Erinnerungen behandelt werden können und wann und mit welcher Methode dies erfolgen soll. Sie sollten auch in der Lage sein, die Erfolgsaussichten einzuschätzen und zu beurteilen, ob diese Methoden für den Patienten schädlich sein könnten. Hier sind einige Fragen, die Kliniker in diesem Zusammenhang hilfreich finden könnten (Nijenhuis 2015, S. 328; Piedfort-Marin 2017, S. 108):

- Wie gut kann der Patient seine Emotionen regulieren?
- Wie gut kann er traumatische Erinnerungen abrufen oder vermeiden?
- Wie gut kann er traumatische Erinnerungen verarbeiten oder integrieren?
- Über welche mentalen und motorischen Fähigkeiten verfügt der dissoziative Teil oder der Ego-State?

- Wie groß ist das Maß an Empathie und Akzeptanz zwischen den Teilen oder den Ego-States?
- Welche Vorbereitung benötigen die Teile oder Ich-Zustände, um miteinander in Kontakt zu treten?
- Welche innere Stärke ist vorhanden und kann ausgebaut werden?

Abschließend hoffen wir, dass dieser Beitrag einen Überblick über die EST vermittelt hat.

> »Die Watkins' und ihre Nachfolger strebten die Entwicklung eines integrativen Modells der Psychotherapie mit offenem Geist an. Heute beobachten wir, wie schwierig es ist, mehrere Ansätze oder Techniken zu integrieren, und wie manche Theorien dazu neigen, sich in sich selbst zu verschließen. Wir könnten etwas vom Geist der Begründer der EST gebrauchen: nämlich eine offene Haltung und Neugier« (Leutner a. Piedfort-Marin 2021, Übers.: S. L.).

Viele Therapeuten weltweit wenden Techniken der Ego-State-Therapie an, vor allem in der Hypnotherapie oder der EMDR-Therapie – manchmal, ohne sich dessen bewusst zu sein. Wir vertreten die Ansicht, dass es hilfreich wäre, über einen geeigneten theoretischen Hintergrund zu verfügen, wenn man sich auf EST-basierte Interventionen einlässt, sei es eigenständig oder integriert in andere Therapien. Das Konzept der Ego-States mag manchmal etwas unscharf sein und die Grundlagen der EST mögen, wie jede Theorie, unvollkommen sein. Dennoch bildet sie eine wertvolle und flexible Grundlage für die therapeutische Arbeit, die sich gut in andere Methoden integrieren lässt.

1.12 Literatur

Cronauer, E. (2016): Ressourcenorientiertes Bottom-Up-Protokoll. *EMDRIA Deutschland Rundbrief* 34: 50–57.

Dellucci, H. (2011): EMDR, komplexe PTBS und dissoziative Störungen. (Vortrag auf der ESTD-Konferenz in Paris, Dezember 2011).

EST-DE (Deutsche Arbeitsgemeinschaft für Ego-State-Therapie) (2017): New definitions and therapeutic principles in ego state therapy. (Unveröffentl. Arbeitspapier. Verfügbar unter: www.est-de.eu [16.1.2026]).

Federn, P. (1952): Ego Psychology and the psychoses. New York (Basic Books). [dt. Orig. (1978): Ichpsychologie und die Psychosen. Frankfurt a. M. (Suhrkamp).]

Ferenczi, S. (1916): Introjection and transference. In: ders. (ed.): Contributions to psychoanalysis. Boston (R. G. Badger), pp. 30–80.

Forgash, C. a. M. Copeley (2008a): Healing the heart of trauma and dissociation with EMDR and Ego State Therapy. New York, NY (Springer).

Forgash, C. a. J. Knipe (2008b): Integrating EMDR and Ego State Treatment for clients with trauma disorders. In: ders. (eds.): Healing the heart of trauma and dissociation with EMDR and Ego State Therapy. New York, NY (Springer), pp. 1–59.

Forgash, C. a. J. Knipe (2012): Integrating EMDR and Ego State Treatment for clients with trauma disorders. *Journal of EMDR Practice and Research* 6 (3): 120–128.
Frederick, C. (2005): Selected topics in Ego State Therapy. *International Journal of Clinical and Experimental Hypnosis* 53 (4): 339–429. [dt. (2007): Ausgewählte Themen zur Ego-State-Therapie. *Hypnose. Zeitschrift für Hypnose und Hypnotherapie* 2 (1+2): 5–100.]
Frederick, C. a. S. McNeal (1999): Inner Strengths. New York (Routledge).
Freud, S. a. J. Breuer (1953): On the psychical mechanism of hysterical phenomena. In: Collected papers, Vol. 1. London (Hogarth).
Fritzsche, K. (2014): Praxis der Ego-State-Therapie. Heidelberg (Carl-Auer).
Gysi, J. (2020): Diagnostik von Traumafolgestörungen. Multiaxiales Trauma-Dissoziations-Modell nach ICD-11. Bern (Hogrefe).
Hartman, W. (2015): Ego-State-Therapie und heilsame Körperarbeit. (Keynote-Vortrag auf der Teile-Therapie-Tagung in Heidelberg).
Herman, J. L. (1992): Complex PTSD: A syndrome in survivors of prolonged and repeated trauma. *Journal of Traumatic Stress* 5 (3): 377–391.
Hilgard, E. R. (1973): A neodissociation interpretation of pain reduction in hypnosis. *Psychological Review* 80 (5): 396–411.
Hilgard, E. R. (1977a): The problem of divided consciousness: A neodissociation interpretation. *Annals of the New York Academy of Sciences* 296 (1): 48–59.
Hilgard, E. R. (1977b): Divided consciousness. Multiple controls in human thougt and action. New York (Wiley).
Hilgard, E. R. (1984): The hidden observer and multiple personality. *International Journal of Clinical and Experimental Hypnosis* 32 (2): 248–253.
International Society for the Study of Trauma and Dissociation (ISSTD) (2011): Guidelines for treating dissociative identity disorder in adults. 3rd revision. *Journal of Trauma and Dissociation* 12 (2): 115–187.
Janet, P. (1907): The major symptoms of hysteria. London & New York (Macmillan).
Kluft, R. P. (1988): The dissociative disorders. In: J. A. Talbott, R.-E. Hales a. S. C. Yudofsky (eds.): The American psychiatric textbook of psychiatry. Washington, DC (American Psychiatric Press), pp. 557–584.
Leutner, S. (2008): Einheit von Stabilisieren und Prozessieren. In: C. Rost (Hrsg.): Ressourcenarbeit mit EMDR, Paderborn (Junfermann), S. 171–180.
Leutner, S. (2014): Arbeit mit inneren Anteilen. In: A. Hofmann (Hrsg.): EMDR – Praxishandbuch. Stuttgart (Thieme), S. 168–171.
Leutner, S. (2019): Heilsame Netzwerke – EST und EMDR. Ein roter Faden für den Behandlungsprozess. In: H. Rießbeck u. G. Müller (Hrsg.): Traumakonfrontation – Traumaintegration: Therapiemethoden und ihre Wirksamkeit im Vergleich. Stuttgart (Kohlhammer), S. 90–119.
Leutner, S. u. E. Cronauer (2022) Traumatherapie-Kompass. Begegnung, Prozess und Selbstentwicklung in der Therapie mit Persönlichkeitsanteilen. Göttingen (Vandenhoeck & Ruprecht).
Leutner, S. a. O. Piedfort-Marin (2021): The concept of ego state: From historical background to future perspectives. *European Journal of Trauma and Dissociation* 5 (4): 100184. DOI: 10.1016/j.ejtd.2020.100184.
Levine, P. (1997): Waking the tiger. Healing trauma. Berkeley, CA (North Atlantic Books).
Nijenhuis, E. R. S. (2015): The trinity of trauma: ignorance, fragility, and control. The evolving concept of trauma/The concept and facts of dissociation in trauma. Göttingen (Vandenhoeck & Ruprecht).

Paulsen, S. (1995): Eye movement desensitization and reprocessing: Its cautious use in the dissociative disorders. *Dissociation: Progress in the Dissociative Disorders* 8 (1): 32–44.
Paulsen, S. (2008): Treating Dissociative Identity Disorder with EMDR, Ego State Therapy and adjunct approaches. In: C. Forgash a. M. Copeley (eds.): Healing the heart of trauma and dissociation with EMDR and Ego State Therapy. New York, NY (Springer), pp. 141–180.
Paulsen, S. (2009): Looking through the eyes of trauma and dissociation. Brainbridge Island (The Brainbridge Institute).
Paulsen, S. a. U. Lanius (2009): Toward an embodied self: Integrating EMDR with somatic and ego state interventions. In: R. Shapiro (ed.): EMDR Solutions II. For depression, eating disorders, performance, and more. New York (Norton), pp. 335–388.
Phillips, M. (2000): Finding the energy to heal. New York (Norton).
Phillips, M. (2008): Combining hypnosis with EMDR and Ego State Therapy for ego strengthening. In: C. Forgash a. M. Copeley (eds.): Healing the heart of trauma and dissociation with EMDR and Ego State Therapy. New York, NY (Springer), pp. 91–120.
Phillips, M. a. C. Frederick (1995): Healing the divided self. New York (Norton). [dt. (2003): Handbuch der Hypnotherapie bei posttraumatischen und dissoziativen Störungen. Heidelberg (Carl-Auer).]
Piedfort-Marin, O. (2017): Les états du moi: clarification du concept et de son utilité en psychotraumatologie. *European Journal of Trauma and Dissociation* 1 (2): 101–109.
Piedfort-Marin, O. et S. Leutner (2022): Théorie des états du moi. *Pratique de la psychothérapie EMDR*. Malakoff (Dunod), pp. 313–332.
Piedfort-Marin, O. et L. Reddemann (2016): Psychothérapie des traumatismes complexes: Une approche intégrative basée sur la théorie des états du Moi et des techniques hypno-imaginatives. Bruxelles (SATAS).
Putnam, F. (1989): Diagnosis and treatment of multiple personality disorder. New York (The Guilford Press).
Reddemann, L. (2011): Psychodynamisch-imaginative Traumatherapie, PITT. Das Manual. Stuttgart (Klett-Cotta), 3., erw. Aufl.
Ross, C. J. (1989): Multiple personality disorder. New York (John Wiley & Sons).
Roudinesco, E. et M. Plon (2011): Dictionnaire de la psychanalyse. Paris (Fayard & Le Livre de poche).
Schwing, G. (1940): Ein Weg zur Seele des Geisteskranken. Zürich (Rascher).
Shapiro, F. (2001): Eye movement desesitization and reprocessing, basic principles, protocols and procedures. New York, NY (Guilford Press), 2nd ed.
Shapiro, F. (2018): Eye movement desensitization and reprocessing: Basic principles, protocols, and procedures. New York, NY (Guilford), 3rd ed.
Shapiro, R. (2005): EMDR solutions. Pathways to healing. New York (Norton).
Steele, K., S. Boon a. O. van der Hart (2017): Treating trauma-related dissociation. A practical, integrative approach. New York (Norton).
Torem, M. S. a. M. J. Gainer (1995): The centre core: Imagery for experiencing the unifying self. *Hypnos* XXII: 125–131.
Van der Hart, O., E. Nijenhuis a. K. Steele (2006): The haunted self. New York (Norton). [dt. (2008): Das verfolgte Selbst. Strukturelle Dissoziation und die Behandlung chronischer Traumatisierung. Paderborn (Junfermann).]
Watkins, J. G. (1978): The therapeutic self. New York (Human Sciences).
Watkins, J. G. (2008): Foreword. In: C. Forgash a. M. Copeley (eds.): Healing the heart of trauma and dissociation with EMDR and Ego State Therapy. New York, NY (Springer), pp. xiii-xv.

Watkins, J. G. a. H. H. Watkins (1997): Ego States Theory and Therapy. New York (Norton).
Watkins, J. G. u. H. H. Watkins (2003): Ego-States – Theorie und Therapie. Ein Handbuch. Heidelberg (Carl-Auer).
Weiss, E. (1978): Einleitung. In: P. Federn (Hrsg.): Ichpsychologie und die Psychosen. Frankfurt a. M. (Suhrkamp), S. 9–27.
Weiss, E. (1995): Paul Federn, the theory of the psychosis. In: F. Alexander, S. Eisenstein a. M. Grotjahn (eds.): Psychoanalytical pioneers. New Brunswick, London (Transaction Publishers), pp. 142–159.
Young, J. E., J. S. Koslo a. M. E. Weishaar (2003): Schema therapy: A practitioner's guide. New York (Guilford).

2 Was sind Ego-States eigentlich genau? – Historischer Hintergrund, Entwicklung und Zukunftsperspektiven[5]

Woltemade Hartman, Cynthia Good, Nadine da Cal, Ashkan Anbarzadeh und Joosten Theermann

Abstract

Dieser Beitrag bietet einen umfassenden Überblick über die Ego-State-Therapie (EST) und erläutert ihre historischen Wurzeln, theoretischen Grundlagen und modernen klinischen Anwendungen. Ausgehend von frühen Konzepten geteilten Bewusstseins und Pierre Janets Pionierarbeit zur Dissoziation beleuchtet er Paul Federns Einführung des Begriffs »Ego-State« und dessen Transformation in einen strukturierten therapeutischen Ansatz durch John und Helen Watkins. Die EST betrachtet die Persönlichkeit als ein dynamisches System aus Teilen (Ego-States), die unterschiedliche Erinnerungen, Emotionen und physiologische Muster enthalten. Ursprünglich in Psychoanalyse und Hypnoanalyse begründet, hat sich die EST zu einer integrativen, neurowissenschaftlich fundierten Methode zur Behandlung von Traumata und Dissoziation entwickelt. Die moderne EST bezieht die Polyvagaltheorie mit ein und betrachtet Ego-States als neurophysiologische und psychische Manifestationen von Reaktionen des autonomen Nervensystems. Dieser Rahmen ermöglicht eine Klassifizierung in ventral-vagale (ressourcenreiche), sympathische (symptomassoziierte), dorsal-vagale (traumaassoziierte) und hybride States und dient als Leitfaden für Interventionen, die Sicherheit und Regulation wiederherstellen. Die klinische Hypnose bleibt wichtig, da sie den Zugang zu implizitem Gedächtnis und dissoziierten States erleichtert, während somatische Techniken verkörperte Traumareaktionen behandeln. Fallvignetten veranschaulichen praktische Anwendungen, darunter titrierte Bearbeitung, Co-Regulation und Integration abgespaltener Teile. Der Beitrag betrachtet auch die Rolle der interpersonellen Neurobiologie, der somatischen Verankerung und der hypnotischen Sprache zur Förderung von Regulation und Beziehung. Zudem beinhaltet er die Genealogie der Ego-State-Therapie und zeichnet deren Entwicklung von frühen Dissoziationstheorien bis zur heutigen polyvagalen Praxis nach. Er schließt mit einem Hinweis auf

5 Teile des Beitrags sind übernommen aus Good 2025a (adaptiert mit Genehmigung d. A.) und Hartman 2025 (adaptiert mit Genehmigung d. A.).

die globale Expansion der EST, ihre Anpassungsfähigkeit an verschiedene Kulturen und ihre Übereinstimmung mit modernen Traumatherapien, während gleichzeitig Herausforderungen in den Bereichen Forschung, Standardisierung und Ausbildung für die weitere Entwicklung angesprochen werden.

Schlüsselwörter: Ego-State-Therapie (EST), Trauma, Dissoziation, klinische Hypnose, Polyvagaltheorie, autonomes Nervensystem (ANS), Neurophysiologie, Traumabehandlung, somatische Psychotherapie, ressourcenreiche Ego-States, symptomassoziierte Ego-States, traumaassoziierte Ego-States, hybride Ego-States, Genealogie

2.1 Einleitung

Die Ego-State-Therapie (EST) hat eine reiche Geschichte, eine aktive Gegenwart und eine vielversprechende Zukunft. Um ihr therapeutisches Potenzial zu verstehen, muss man zunächst folgende Fragen stellen: Was sind Ego-States und sind sie der Schlüssel zur Transformation unserer traumatisierten Klienten?

Frühe Denker beobachteten, dass die menschliche Persönlichkeit möglicherweise nicht vollständig einheitlich ist. Wir finden Hinweise auf Polypsychismus in verschiedenen Kulturen und historischen Epochen sowie Konzepte von mehreren Seelen oder Unterpersönlichkeiten, die einem Individuum innewohnen. In der christlichen Tradition kann ein Mensch beispielsweise vom Heiligen Geist »bewohnt« sein, und in der griechischen und römischen Mythologie konnten Individuen positive oder negative Energien oder Geister beherbergen (Assagioli 1965). Bourguignon (1973) fand heraus, dass der Glaube an Geistbesessenheit in 77 % der 488 weltweit untersuchten Gesellschaften vorkommt. Ende des 18. Jahrhunderts hatte das Konzept der »gespaltenen Persönlichkeit« im westlichen Denken erwiesenermaßen Fuß gefasst.

Historische Ursprünge der Ego-State-Therapie

Im 19. Jahrhundert untersuchten Forscher offiziell dissoziative Phänomene und damit verbundene Störungen. Autoren wie der französische Psychologe Pierre Janet beschrieben Fälle von Doppelbewusstsein, bei denen zwei Bewusstseinsströme innerhalb eines Individuums zu koexistieren schienen. Janet war ein Pionier auf diesem Gebiet. Er führte das Konzept der unterbewussten *idées fixes* ein, um zu erklären, wie bestimmte Gedanken, Erinnerungen oder Emotionen sich vom normalen Bewusstsein lösen und unabhängig agieren können (van der Hart a. Horst 1989). Diese losgelösten Elemente konnten als separate »Persönlichkeitsfragmente« wirken, was hysterische Symptome oder Traumawiederholungen zur Folge hatte, die sich der bewussten Kontrolle der Person entzogen. Janets Studien führten ihn zu dem Schluss, dass diese fragmentierten Teile ein eigenes Selbstgefühl besitzen. Im Kern erkannte Janet, dass es innerhalb einer einzelnen Person mehrere Bewusstseinszentren oder »Selbste« geben kann, von denen jedes seine eigene Sichtweise hat (Howell 2005). Diese frühe Erkenntnis legte den Grundstein für spätere Konzepte über Ego-States und dissoziierte Teile.

Janets Beobachtungen standen im Einklang mit einem wachsenden wissenschaftlichen Interesse an Hysterie und Dissoziation. Der Neurologe Jean-Martin Charcot zeigte im 19. Jahrhundert, dass Symptome wie Lähmungen durch Hypnose hervorgerufen oder gelindert werden können, was auf einen psychischen (und nicht rein neurologischen) Ursprung dieser Phänomene hindeutet (Waraich a. Shah 2017). Beeinflusst von Charcot, verbreitete sich die Auffassung, dass traumatische Erlebnisse zu einer »Spaltung« des Geistes führen könnten. In ihrer berühmten Schrift *Ueber den psychischen Mechanismus hysterischer Phänomene. Vorläufige Mittheilung* (1893) stellten Josef Breuer und Sigmund Freud die These auf, dass hysterische Symptome aus dissoziierten Bewusstseinszuständen entstehen, die sie als »hypnoide Zustände« bezeichneten. Sie konstatierten, Grundlage und unabdingbare Voraussetzung für Hysterie sei das Vorhandensein solcher hypnoiden Zustände, und betonten, dass der Geist traumatische Erinnerungen in einzelne getrennte Zustände bzw. States aufspalten könne, ähnlich denen, wie man sie bei Hypnose beobachten könne. Der Begriff »hypnoid«, der aus Charcots Werk entlehnt wurde, brachte diese Phänomene dezidiert in Verbindung mit klinischer Hypnose und bezeichnete Zustände hochkonzentrierter, dissoziierter Wahrnehmung (Breger 2000).

Freud unterstützte dieses Dissoziationsmodell zunächst (er versetzte sogar Patienten in Hypnose, um traumatische Erinnerungen wachzurufen), verlagerte seinen theoretischen Schwerpunkt später jedoch auf Verdrängung und Konflikte innerhalb einer einzelnen Persönlichkeit. Nichtsdestotrotz setzten Freuds Zeitgenossen und Anhänger – darunter Pierre Janet, Sandor Ferenczi und William James – die Erforschung dissoziativer Phänomene fort (Janet 1889, 1898, 1925, 1928; Howell 2026; Alvarado a. Krippner 2010). Sie beschrieben Patienten, die offenbar mehrere »Selbste« oder mentale Self-States besaßen, die abwechselnd die Kontrolle übernehmen konnten.

Auf diesem fruchtbaren Boden tat sich als Schlüsselfigur Paul Federn (1952) hervor, der den Begriff »Ego-State« einführte. Federn war Psychoanalytiker und ein vertrauter Fachkollege Freuds. In den 1920er- und 1930er-Jahren entwickelte Federn die These, dass das Ego (das Selbstgefühl) keine monolithische Einheit sei, sondern aus verschiedenen Bewusstseinszuständen (Ego-States) bestehe, die Menschen zu unterschiedlichen Zeiten als »Ich« erlebten (ebd.). Bemerkenswerterweise beschrieb er jeden Ego-State als einen realen, erfahrbaren Seinszustand und weniger als ein abstraktes Konzept. Federn postulierte, dass dieses Gefühl von »Ich« und »Nicht-Ich« aus Verschiebungen der psychischen Energie resultiere: »Ich« entstehe durch die Kathektisierung oder Bindung der psychischen Energie an das Ego, »Nicht-Ich« durch die Kathektisierung dieser Energie an das Objekt. In seiner Einleitung zu der posthum veröffentlichten Sammlung von Paul Federns Schriften *Ego psychology and the psychoses* (1952) konstatierte Edoardo Weiss, dass

> »Federn das Ego als eine Erfahrung [beschreibt], als die Empfindung und das Wissen des Individuums um die Dauerhaftigkeit oder Kontinuität seines körperlichen und geistigen Lebens in Zeit, Raum und Kausalität. Diese Kontinuität wird als ›Einheit‹ empfunden und wahrgenommen, die aus Ego-States besteht, welche die sich verändernde Kathexis ›voneinander abhängiger körperlicher und geistiger Funktionen und Inhalte‹ sind« (Federn 1952).[6]

Federn glaubte, dass jeder Mensch Ego-States besitzt (also nicht nur Menschen mit einer Pathologie), erkannte aber auch, dass Traumata oder Konflikte dazu führen können, dass bestimmte States stärker abgetrennt werden. Nun wurde Federns Vorstellung, dass alle Ego-States sich in der frühen Kindheit entwickeln, im Laufe der Zeit revidiert. Klinische Erfahrungen zeigen, dass neue Ego-States auch über die Kindheit hinaus entstehen können (Frederick a. McNeal 2024), beispielsweise bei extremen Traumata und selbst im fortgeschrittenen Erwachsenenalter. Moderne Kliniker fördern die Entwicklung hilfreicher neuer Ego-States in der Therapie (beispielsweise einen »Inneren Beschützer«-State) und haben traumaassoziierte States in verschiedenen Altersstufen beobachtet (Ginandes 2004; Frederick 2005). Diese Erkenntnisse deuten auf eine größere Persönlichkeitsflexibilität hin, als Federn ursprünglich angenommen hatte. Dennoch legte Federns bahnbrechende Idee, dass innerhalb des Selbst verschiedene »Ego-States« existieren, die entweder selbst- bzw. ego- oder objekt-orientiert sind (Kathexis), das Fundament für spätere therapeutische Ansätze.

Wie van der Hart und Dorahy (2009) feststellten, herrschte zu Beginn des 20. Jahrhunderts in puncto Terminologie eine regelrechte »Sprachverwirrung«. Forscher und Kliniker verwendeten Begriffe wie »Alter-Persönlichkeiten«, »Identity-States«, »dissoziative Anteile« oder »Self-States«, die sich oft auf sich überschneidende Konzepte bezogen. Nichtsdestoweniger war die Vorstellung, dass die Psyche in Teile unterteilt werden könne, inzwischen fest etabliert, auch wenn verschiedene Denkschulen für diese Teile unterschiedliche Bezeichnungen und Theorien verwendeten.

Die Ego-State-Theorie und die Rolle der beiden Watkins

Mitte des 20. Jahrhunderts hatten Denker wie Janet und Federn den Grundstein für die Ego-State-Theorie gelegt. Janet zeigte auf, wie ein Trauma die Psyche in Teile mit eigenständigen Erinnerungen und Identitäten aufspalten kann (van der Hart a. Horst 1989; Howell 2005). Federn (1952) schlug ein theoretisches Modell des Ego vor, das mehrere States umfasst und das subjektive Erleben dieser States (das Gefühl von Ich versus Nicht-Ich) betont.

Erst in den 1970er-Jahren verschmolzen diese Ideen jedoch zu einem formalen Ansatz, der heute als Ego-State-Therapie bekannt ist. Den Auslöser für diese Ent-

6 Alle englischen Zitate sind nach Rücksprache mit dem Herausgeber Woltemade Hartman von der Übersetzerin übersetzt worden.

wicklung bildete die Arbeit der amerikanischen Psychologen (und Eheleute) John G. Watkins und Helen H. Watkins. John Watkins beschrieb, dass er während seiner hypnoanalytischen Behandlung eines hospitalisierten jungen Weltkriegs-Leutnants die Aktivierung von mehr als einer »Entität« erkannte – seine »erste Begegnung mit diesen verdeckt segmentierten Persönlichkeitsstrukturen, die wir heute als ›Ego-States‹ bezeichnen« und die er von offen und stark dissoziierten Persönlichkeitsstrukturen unterschied (Watkins 1949; Watkins a. Watkins 1997). John Watkins lernte Federns Konzept der »Ego-States« über Edoardo Weiss kennen (bei dem er auch in Analyse war). Weiss war ein Schüler Freuds, hatte mit Federn zusammengearbeitet und wurde der erste italienische Psychoanalytiker, bevor er in die Vereinigten Staaten auswanderte und Federns Ideen dorthin mitbrachte (Watkins a. Watkins 1997; Weiss 1966). John Watkins schrieb seiner Erfahrung mit der Psychoanalyse bei Weiss zu, dass sie sein und Helen Watkins' »Verständnis der menschlichen Persönlichkeit als Multiplizität bzw. Vielheit und nicht als Einheit« gefestigt habe (Watkins a. Watkins 1997). Während John Watkins Erfahrungen mit und Erkenntnisse über dissoziierte Persönlichkeiten sammelte, entdeckte Helen Watkins im Rahmen ihrer Hypnosearbeit mit College-Studenten, die mit »normalen und neurotischen« Problemen zu kämpfen hatten, zunehmend »verborgene Alters«, die »intrapersonelle Konflikte verursachten und Verständnis erforderten« (Watkins a. Watkins 1997). Auch John Watkins begann, bei »verborgenen Persönlichkeits-Anteilen sowie bei der Gesamtperson« hypnoanalytische Techniken einzusetzen, wodurch sich eigenen Angaben zufolge sowohl sein klinisches Verständnis als auch sein therapeutischer Erfolg verbesserten. Er wurde sich der Relevanz der Theorien von Federn und Weiss bewusst, mit denen er zwei Jahrzehnte früher in Berührung gekommen war (ebd.).

Beim Austausch über ihre Fälle erkannten die beiden Watkins die Bedeutung der therapeutischen Arbeit mit den verschiedenen Teilen des Selbst. In der Tradition von Hypnotherapie und Psychoanalyse begannen sie, die einzelnen Ego-States ihrer Patienten direkt anzusprechen. Gestützt auf frühere Theorien (insbesondere die von Federn) und eigene klinische Beobachtungen, entwickelten sie Techniken, einzelne Ego-States zu identifizieren, mit ihnen Kontakt aufzunehmen und therapeutisch mit ihnen zu arbeiten. Die Watkins begriffen Ego-States als Teile eines Gesamt-Ego, wobei jeder State

> »ein organisiertes System von Erfahrungen und Verhaltensweisen bildet, dessen Elemente durch ein gemeinsames Prinzip miteinander verbunden sind, aber von anderen solchen Systemen durch Grenzen mit unterschiedlicher Durchlässigkeit getrennt sind« (ebd.).

Sie fanden ihr Ego-State-Konzept bestätigt in Studien von Bower und Kollegen (Bower 1981; Bower, Monteiro a. Gilligan 1978) zu Stimmung und Gedächtnis sowie in Untersuchungen von Hilgard (1977), die »Co-Bewusstheit« in Zusammenhang mit dem »Phänomen des verborgenen Beobachters« nachwiesen und »kognitive Struktursysteme« benannten, die den Ego-States ähnelten (Watkins a. Watkins 1997).

In Übereinstimmung mit Federns Beschreibung des Ego als der Erfahrung eines Individuums von »Beständigkeit oder Kontinuität […] seines körperlichen und geistigen Lebens« propagierten die Watkins die Existenz eines Kern-Egos, das

> »eine Reihe von Verhaltens- und Erfahrungselementen enthält, die beim normalen Individuum mehr oder weniger konstant sind und die dem Individuum und der Welt eine relativ gleichbleibende Art und Weise präsentieren, wie er und andere sein ›Selbst‹ wahrnehmen« (ebd.).

Verschiebt sich die Energie des Egos (entsprechend Federns Ego- und Objekt-Kathexis), werden unterschiedliche Ego-States aktiver oder weniger aktiv und werden als »Selbst« erlebt. Die Watkins (ebd.) beschrieben Ego-States auch als unterschiedlich stark in Bezug auf Überlappungen oder Abtrennung ihrer Inhalte, abhängig von Faktoren wie Alter, Entwicklungsstadium, Zweck, Erfahrungen, kulturellem Umfeld und Sprache zum Zeitpunkt ihrer Entstehung.

Die klinische Hypnose ist seit ihren Anfängen ein grundlegendes Instrument der EST. Die Watkins setzten klinische Hypnose häufig in ihrer therapeutischen Arbeit mit Ego-States ein. Wie oben erwähnt, hatte John Watkins Erfahrung mit Militärpsychologie und Hypnoanalyse. Er hatte Hypnose zur Behandlung von Soldaten des Zweiten Weltkriegs mit »Kriegsneurosen« eingesetzt und brachte seine Erkenntnisse in die EST ein. Den beiden Watkins (ebd.) zufolge stellt klinische Hypnose eine geeignete Methode dar, um die Verschiebung und Neuverteilung psychischer Energie zwischen Ego-States zu erleichtern. Über eine Trance kann der Therapeut dem Klienten helfen, den vorherrschenden Alltags-Ego-State zu umgehen und sich mit anderen States zu beschäftigen, die normalerweise im Hintergrund bleiben. In Trance werden die üblichen Barrieren zwischen den States durchlässiger; zuvor verborgene Teile können zum Vorschein kommen, um zu kommunizieren, und präverbale, nonverbale und unbewusste Ego-States können zugänglich werden.

Wie die beiden Watkins glaubt auch Hartman (WH), dass klinische Hypnose wichtig ist, um Zugang zu den tieferen, impliziten Schichten der Psyche zu erhalten, die im normalen Wachbewusstsein nicht ohne Weiteres zugänglich sind. Er (WH) verwendet oft die Metapher, Hypnose sei gleichsam das »U-Boot« der Therapie: Sie ermöglicht es uns, unter die Oberfläche des Bewusstseins abzutauchen, um abgetauchte oder unbewusste Ego-States wie frühkindliche Anteile oder traumaassoziierte States zu entdecken. Mithilfe des »Periskops« Hypnose können wir diese inneren Gefilde betrachten und uns mit ihnen befassen, ohne den Klienten zu überfordern, ähnlich eben einem U-Boot, das die tiefen Schichten des Ozeans erkundet, die auf anderen Wegen nicht zugänglich sind. Cynthia Good (2025a; vgl. auch 2026b und i. Vorb.) bestätigt die wichtige Rolle, die klinische Hypnose innerhalb der EST spielt, und führt aus, dass

> »die Anwendung klinischer Hypnose […] eine Steigerung der Vorstellungskraft ermöglicht, die weit über das hinausgeht, was außerhalb von Trance möglich ist; klinische Hypnose als beziehungsorientierter Ansatz (d. h. mit ventral-vagaler Aktivierung) ermög-

> licht den Zugang zu und die Verarbeitung von traumatischen Einflüssen, die unbewusst im impliziten Gedächtnis, im Körper und im Nervensystem gespeichert sind, und zwar auf eine Weise, die mit nichthypnotischen, kognitiven Psychotherapietechniken nicht möglich ist.«

Aus Sicht der Watkins' war Hypnose für die EST derart wesentlich, dass sie die EST zunächst als eine Form der Hypnoanalyse charakterisierten. Sie induzierten eine Trance, luden einen bestimmten Ego-State (z. B. das wütende Kind, den depressiven Teil, ...) ein und kommunizierten mit ihm, verhandelten mit ihm und ermöglichten schließlich Heilung, indem sie die unerfüllten Bedürfnisse dieses Ego-States weitestmöglich erfüllten und zudem die Zusammenarbeit zwischen den einzelnen Ego-States und ihre Integration in das Gesamtsystem förderten.

In den 1980er-Jahren lehrten die Watkins EST-Methoden an Kliniker weltweit. 1997 veröffentlichten sie ihr einflussreiches Buch über Ego-States mit dem Titel *Ego States: Theory and therapy* und etablierten die EST als anerkannten therapeutischen Ansatz (Watkins a. Watkins 1997).

Seit der ersten offiziellen Einführung der EST durch die beiden Watkins hat sich das Fachgebiet kontinuierlich weiterentwickelt. In den letzten Jahrzehnten wurde die EST durch neue Studien zu Trauma, Dissoziation, interpersoneller Neurobiologie und somatischer Psychologie bereichert und ergänzt. Moderne EST-Therapeuten halten an den Kernprinzipien der EST fest – an der Arbeit mit inneren Anteilen, sei es mit oder ohne klinische Hypnose – und blicken zugleich über den Tellerrand hinaus, um den Ansatz zu erweitern und Erkenntnisse aus verwandten Bereichen einzubeziehen.

Weitere Entwicklungen in der Ego-State-Theorie

Ich (CG) habe die Beiträge mehrerer Kliniker zur Entwicklung der Ego-State-Theorie untersucht, darunter die von Claire Frederick, Shirley McNeal, Maggie Phillips, Gordon Emmerson, Woltemade Hartman und Silvia Zanotta (Good 2025a). Die Psychiaterin Claire Frederick und die Psychologin Shirley McNeal, beide aus den Vereinigten Staaten, betrachteten Ego-States als adaptive »Komponenten einer inneren Bündelung von Energien, die in dynamischer Wechselwirkung existieren« und deren einzigartige Geschichte, Gedanken, Gefühle und Verhaltensweisen es unmöglich machen, sie auf allgemeine Kategorien oder Jung'sche Archetypen zu reduzieren (Frederick a. McNeal 2024, ursprünglich veröffentlicht 1999). Sie beschrieben Ego-States als etwas, das sich bildet, um Bedürfnisse des kulturellen Umfelds einer Person zu erfüllen, als Introjekte von Bezugspersonen oder bedeutenden Lebensereignissen oder um mit überwältigenden Traumata (meist in der Kindheit) umzugehen. Maggie Phillips, eine klinische Psychologin aus den Vereinigten Staaten, und Claire Frederick erklärten:

> »Der Ego-States-Therapeut arbeitet mit einem System fluktuierender Energien. Das Ziel ist die Integration der Teile oder ›Sub-Selbste‹, nicht deren Verschmelzung oder Eliminie-

> rung. Integration bedeutet, dass die Teile miteinander kommunizieren und harmonisch und kooperativ zusammenarbeiten« (Phillips a. Frederick 1995).

Laut Gordon Emmerson (2007), einem australischen Psychologen, der in den 1980er-Jahren einen Sommer bei den Watkins verbrachte, ist

> »ein Ego-State einer aus einer Gruppe ähnlicher States, die sich jeweils durch eine bestimmte Rolle, Stimmung und mentale Funktion auszeichnen und die, wenn sie bewusst sind, eine Ich-Identität annehmen. Ego-States sind normaler Bestandteil einer gesunden Psyche und sollten nicht mit den Alters (multiplen Persönlichkeiten/Persönlichkeitszuständen) der dissoziativen Identitätsstörung verwechselt werden. Ego-States beginnen als Abwehrmechanismen und entwickeln sich bei Wiederholung zu abgegrenzten Teilen der Persönlichkeit, die bei Aktivierung »exekutiv«, das heißt bewusst werden und offen zutage treten. Unser Unbewusstes enthält unsere Ego-States, die nicht exekutiv sind, sowie einige Ego-States, die seit vielen Jahren nicht mehr exekutiv waren«.

Ich (CG) sehe Ego-States als etwas, das sich

> »im Laufe des Lebens automatisch entwickelt, wenn wir uns wiederholt auf eine bestimmte Weise verhalten. Diese States werden ›fest verdrahtet‹, weil sie in bestimmten Situationen hilfreich und anpassungsfähig sind. In künftigen Situationen, in denen ein Ego-State hilfreich wäre, können wir auf das Wissen und die Fähigkeiten zurückgreifen, die er besitzt« (Good 2022).

Daniel Siegel (1999) hat sich ebenfalls mit entsprechenden Fragen beschäftigt: Was ist das Selbst, und was ist ein Ego-State? Laut Siegel gibt es viele »Selbste« eines gesunden Menschen. Das Selbst wird gewöhnlich als Singular- oder Einzahlwort betrachtet, lässt sich aber vielleicht besser als »plurales Verb« verstehen. Das »Selbst« umfasst Funktionen wie das somatische, das sprachliche, das emotionale, das reflektierende und das soziale Selbst. In diesem Sinne verweist der Ausdruck »Selbst als plurales Verb« darauf, dass das Selbst ein sich ständig entwickelnder Prozess ist, der aus verschiedenen Elementen erwächst, darunter unsere Beziehungen zu anderen Menschen und zur Natur. Siegel (ebd.) zufolge haben wir

> »mehrere und unterschiedliche ›Selbste‹, die benötigt werden, um die vielfältigen Aktivitäten unseres Lebens ausführen zu können. […] Entwicklungsstudien und die Kognitionswissenschaft scheinen darauf hinzuweisen, dass wir viele Selbste haben. Innerhalb eines spezialisierten ›Selbst‹ oder ›Selbst-Zustands‹, wie wir ihn jetzt definieren, besteht ein Zusammenhalt im Moment und eine Kontinuität über die Zeit hinweg«.

Ich (CG) freue mich, dass sich die EST dank kontinuierliche neuer Beiträge vieler brillanter Köpfe von rund um den Globus weiterentwickelt (Good 2025a). Auch wenn die EST als psychoanalytischer Ansatz begann, ist die moderne EST selten psychoanalytisch, da sie im Laufe der Zeit durch Erkenntnistheorien wie Somatic Experiencing®, die Arbeit von Daniel Siegel und Stephen Porges' Polyvagaltheorie (Hartman 2025) geprägt wurde. Aufgrund von Fortschritten in der Neurophysiologie definiert Hartman (2019) Ego-States neu als »neurophysiologische und psychische Manifestationen der Reaktion des autonomen Nervensystems auf positive und/oder negative Lebensreize«.

Silvia Zanotta (2024), eine integrative Psychotherapeutin aus der Schweiz, betont, Ego-States entstünden, um zu helfen, dass sie sich wünschen, ihre gute Absicht würde gesehen und gewürdigt, und dass sie somatische, neurophysiologische und psychische Grundlagen haben.

2.2 Aktuelle Entwicklungen in der Ego-State-Therapie

Ein bedeutender moderner Einfluss auf die EST bestand darin, die Rolle des Körpers bei der Dissoziation anzuerkennen. In der Vergangenheit wurde Dissoziation ausschließlich als psychisches Phänomen betrachtet. Heute versteht man sie jedoch als einen Prozess, der sowohl Geist als auch Körper einbezieht. Untersuchungen zu traumatischem Stress haben gezeigt, dass der Körper häufig Dinge »erinnert«, an die sich der Geist nicht erinnern kann. Dissoziation kann abgespaltene Erinnerungen und somatische Aspekte umfassen, namentlich starre Körperhaltungen, Schmerzen oder traumabedingte Sinneserfahrungen (Scaer 2014; van der Kolk 2014). Hartman zufolge sollte Dissoziation eher in einem neurophysiologischen als in einem rein kognitiven Rahmen betrachtet werden. De facto sind dissoziative Reaktionen (z. B. Erstarrung, Ohnmacht) in biologischen Überlebensmechanismen verwurzelt. Stephen Porges' Polyvagaltheorie beispielsweise hat wesentlichen Einfluss auf die Erklärung der Zustände des autonomen Nervensystems (ANS) gewonnen, die der Dissoziation zugrunde liegen, und EST-Praktiker dazu veranlasst, bei der Arbeit mit Ego-States körperlichen und neurophysiologischen Zuständen (z. B. Hyperarousal, Hypoarousal) ihrer Klienten mehr Aufmerksamkeit zu schenken (Porges 2011; Porges a. Porges 2023).

Polyvagaltheorie und Ego-State-Klassifizierung

Eine der spannendsten Bereicherungen für die moderne EST ist die Polyvagaltheorie, die von dem Neurowissenschaftler Stephen Porges entwickelt wurde. Die Polyvagaltheorie (Porges 2011; Porges a. Porges 2023) beschreibt, wie das ANS, insbesondere der Vagusnerv, emotionale Zustände und Reaktionen auf Stress und Sicherheit vermittelt. Entsprechend dem Ausmaß, in dem Individuen sich sicher oder bedroht fühlen, identifiziert sie drei primäre neuronale Schaltkreise des autonomen Nervensystems: den ventralen Vagus-, den sympathischen und den dorsalen Vagus-Schaltkreis. Porges und Porges (2023) schlagen außerdem zusätzliche »hybride« oder »gemischte« Zustände des ANS vor, die Elemente der drei primären Schaltkreise kombinieren. Diese Zustände des Nervensystems lassen sich wie folgt beschreiben:

Zustände des autonomen Nervensystems

1) *Der ventral-vagale Zustand (soziale Interaktion):* Wenn wir uns sicher fühlen, übernimmt der ventrale Ast des Vagusnervs die Kontrolle. In diesem Zustand ist der Herzschlag regelmäßig, die Atmung ruhig, und wir sind sozial orientiert. Wir fühlen uns verbunden, präsent und fähig, mit anderen in Kontakt zu treten. Emotional fördert dieser Zustand Neugierde, Mitgefühl und ein Gefühl des Geerdet-Seins. Er bildet im Wesentlichen die Grundlage für das, was man als »normales, anpassungsfähiges Alltags-Selbst« bezeichnen könnte. Was die Ego-States betrifft, so dominieren in der Regel die ressourcenreichen und gesunden States einer Person, die Geselligkeit, klares Denken und den resilienten Umgang mit alltäglichen Herausforderungen ermöglichen. Ressourcenreiche oder positive Ego-States (die die Stärken, die Kreativität und die sicheren Bindungen einer Person bergen) sind im ventral-vagalen Zustand am besten zugänglich. Beispielsweise würden ein nährender, fürsorglicher Innerer-Betreuer-State oder ein selbstbewusster professioneller State unter ventral-vagalen Bedingungen florieren.
2) *Der sympathische Erregungszustand (Kampf/Flucht):* Sinkt unser Sicherheitsgefühl und wir nehmen eine Bedrohung wahr, löst das sympathische Nervensystem die bekannte Kampf-oder-Flucht-Reaktion aus. Adrenalin strömt ein, das Herz schlägt schneller, die Atmung beschleunigt sich, und die Muskeln bereiten sich auf Flucht oder Verteidigung vor. Psychisch gesehen entspricht dieser Zustand Gefühlen von Angst, Wut oder Furcht, die Energie mobilisieren, um der Gefahr zu begegnen oder ihr zu entkommen. In Bezug auf die Ego-States treten während der sympathischen Erregung häufig symptomassoziierte States auf. Dazu können Panik, Wut oder Hypervigilanz gehören. Beispielsweise würde ein »Beschützer«-Ego-State, der bei Bedrohung wütend oder aggressiv wird, durch sympathische Erregung aktiviert werden. Ebenso würde ein panischer Kind-Ego-State, der die Flucht antreten will, in diesem physiologischen Zustand in den Vordergrund kommen. Sympathikus-gesteuerte States sind für viele akute Symptome verantwortlich (z. B. plötzliche Wutanfälle, Panikattacken). Wichtig ist, dass diese States über beträchtliche Energie und Beweglichkeit verfügen. Sie versuchen, zu schützen und eine Bedrohung zu beseitigen.
3) *Der dorsal-vagale Zustand (Freeze/Erstarrung/Shutdown):* Dieser Zustand dient als letzte Verteidigungsmaßnahme, wenn Kampf-oder-Flucht-Reaktionen versagen oder unmöglich werden. Der dorsale Ast des Vagusnervs verursacht einen Kollaps: Die Herzfrequenz sinkt rapide, der Blutdruck fällt und die Atmung wird flach. Der Körper kann ganz schlaff werden wie bei einer Ohnmacht oder in einer Erstarrung verharren. Psychisch gesehen steht dieser Zustand in Zusammenhang mit Gefühlen von Hilflosigkeit, Taubheit und extremer Dissoziation, während der die Person »auscheckt« oder etwas erlebt, das einem emotionalen Tod ähnelt. Dieses Phänomen wird oft bei Tieren beobachtet, die sich

tot stellen, wenn sie von einem Raubtier geschlagen werden. Bei Menschen tritt es während eines unentrinnbaren Traumas auf (viele Opfer beschreiben, dass sie während eines Übergriffs ihren Körper verlassen oder nichts gefühlt haben). Traumaassoziierte Ego-States werden häufig mit einer dorsal-vagalen Aktivierung in Verbindung gebracht. Diese States bergen intensive Angst, Scham oder Schmerzen, die so überwältigend waren, dass das System sich abschaltete. So agiert beispielsweise ein Ego-State, der die Erinnerung daran birgt, missbraucht zu werden (z. B., indem er sich zusammenrollt, bewegungsunfähig und möglicherweise ohne Körperempfindungen ist), unter einer dorsal-vagalen Abschaltung. Wird eine traumatisierte Person im Alltag retraumatisiert und gerät in einen (dissoziativen) Shutdown-Modus, deutet dies darauf hin, dass ein traumaassoziierter Ego-State auftritt (z. B. kann die Person sehr still und distanziert werden, den Muskeltonus verlieren und frieren). Dies ist in erster Linie auf die dorsal-vagale Reaktion zurückzuführen, die Porges als »Freeze« oder Immobilitätsreaktion bezeichnet.

4) *Der hybride Zustand (Schreck/Abschalten):* Porges und Porges (2023) beschreiben hybride States als physiologische Zustände, in denen neuronale Schaltkreise aus verschiedenen ANS-Subsystemen – ventraler Vagus, Sympathikus und dorsaler Vagus – gleichzeitig aktiv sind. Anstatt in einem reinen Zustand sozialer Interaktion (ventral-vagal), Mobilisierung (sympathisch) oder Immobilisierung (dorsal-vagal) zu agieren, kombiniert das Nervensystem Merkmale dieser Schaltkreise und erzeugt Reaktionsmuster. Hybride States treten häufig auf, wenn das System versucht, Sicherheit aufrechtzuerhalten und gleichzeitig Bedrohungssignale zu verarbeiten, was zu einer teilweise erfolgenden Aktivierung von Verteidigungsstrategien neben sozialem Interaktionsverhalten führt. Klinisch manifestieren sich diese States als widersprüchliche Symptome: Beispielsweise kann eine Person sozial zugänglich erscheinen, während sie innerlich Hyperarousal, Muskelverspannungen und Kampf-oder-Flucht-Bereitschaft erlebt. Andere Erscheinungsformen sind Immobilisierung mit sympathischem Tonus – wie Erstarrung mit Herzrasen und angespannten Muskeln – oder Shutdown, begleitet von verbleibenden Mobilisierungsimpulsen. Diese hybriden States spiegeln den adaptiven, aber dysregulierten Versuch des ANS wider, konkurrierende Überlebensimperative in Einklang zu bringen.

Ich (WH) arbeite mit dem Konzept eines hybriden Ausdehnungsbereichs zwischen sympathischer Aktivierung und dorsal-vagalem Shutdown, in dem die oben genannten neuronalen Schaltkreise gleichzeitig aktiv sind und einen hybriden ANS-Zustand hervorrufen (siehe das Lebensflussmodell auf der vorderen Umschlagklappe). Diese Zone fördert die innere Fragmentierung, was zur Bildung von dissoziierten symptom- und traumaassoziierten Ego-States sowie von Introjekten wichtiger Bezugspersonen und Täter-Introjekten führt. Eine solche Fragmentierung spiegelt die Dynamik der Abwehr- und Verteidigungskaskade von Schauer und Elbert (2010) wider – Erstarrung *(freeze)*, Flucht *(flight)*, Kampf *(fight)*, Schreck *(fright)*, Shutdown *(flag)*, Ohnmacht *(faint)* –, in der fortschreitende Stadien mit zunehmender Dissoziation verbunden sind; Hybridpräsentationen lassen sich daher als ein Schwanken zwischen Schreck (tonische Immobilität mit starker Angst) und Shutdown/Abschalten verstehen, wobei gleichzeitig auftretende sympathische Mobilisierung die klinische Phänomenologie prägt (ebd.). In der Schreck-Phase geht der Organismus als Reaktion auf eine extreme Bedrohung in tonische Immobilität über, die durch Tachykardie, Vasokonstriktion, Hypertonie, Hypervigilanz und erhöhte emotionale Erregung gekennzeichnet ist. In der Shutdown-Phase geht der Organismus in einen Zustand der Energieeinsparung und Abschaltung über. Zu den Symptomen gehören schlaffe Immobilität, gekennzeichnet durch parasympathische Aktivierung, Bradykardie, Vasodilatation, Hypotonie, Kapitulation, kognitive Einschränkungen und Betäubung aller Emotionen.

Ich (WH) glaube, dass sich innerhalb dieser hybriden ANS-Zustände dissoziierte Ego-States bilden können, da das ANS Erfahrungen um zustandsabhängige Verarbeitung herum organisiert. Kann eine überwältigende Bedrohung nicht aufgelöst werden, werden prozedurale und somatische Erinnerungen in überlebensorientierten Subsystemen verkapselt, wobei die narrative Integration beeinträchtigt bleibt. In einem hybriden Zustand führt die Koexistenz von Mobilisierungs- und Immobilisierungssignalen zu innerer Unruhe und Konflikten, was die Fragmentierung der Selbstdarstellung fördert. Mit diesen Schaltkreisen verbundene Ego-States können implizite Erinnerungen an Bedrohungen und Abwehrreaktionen enthalten, die automatisch auftreten, wenn Reize hybride Muster des ANS auslösen. Diese States dominieren oft die exekutive Kontrolle während einer empfundenen Bedrohung und führen zu Verhaltensweisen – wie plötzlicher Wut oder Panik –, die dem reflektierenden Selbst des Individuums fremd sind.

Die Polyvagaltheorie bietet der EST somit eine machtvolle Sichtweise auf die ANS-Zustände, die mit jeder Aktivierung eines Ego-States einhergehen. Moderne EST-Therapeuten bewerten den »Inhalt« eines Ego-States (was er sagt oder denkt) in Verbindung mit der physiologischen Reaktion des Klienten, wenn dieser Ego-State anwesend ist. Ashkan Anbarzadeh (AA) hat daraus eine Art »Ego-State-Profiling« entwickelt. So könnte man fragen: »Ist die Herzfrequenz des Klienten erhöht, sind seine Muskeln angespannt, sieht sein Gesicht wütend aus?« Dies deutet darauf hin, dass ein sympathisch gesteuerter Ego-State aktiv ist (möglicherweise ein Beschützer oder ein wütender Teil). »Ist der Klient blass, verlangsamt oder reagiert er nicht?« Das deutet auf einen dorsal-vagalen Shutdown-Zustand hin (möglicherweise einen kollabierten Kind-State oder einen unterwürfigen Teil). »Ist der Klient entspannt und engagiert?« Das deutet darauf hin, dass der ventral-vagale Zustand und wahrscheinlich das exekutive Selbst oder andere gesunde States die Kontrolle über das tägliche Leben haben.

Mir (WH) ist wichtig, dass die zeitgenössische EST anerkennt, dass wir Ego-States auf Basis funktionaler Kriterien des ANS genauer verstehen können als auf

Basis einfacher Labels. In der Vergangenheit und in einigen zeitgenössischen Teilemodellen haben Therapeuten Teile möglicherweise als »inneres Kind«, »ärgerlicher Jugendlicher«, »kritischer Elternteil«, »Manager« usw. bezeichnet, die sie zwar beschreiben, die aber 1) nicht eine direkte Behandlung anweisen, 2) nicht nuanciert genug sind, um die Vielfalt der tatsächlichen Erfahrungen, Absichten und Funktionen der Ego-States zu erfassen, und 3) die Klienten ihrer Autonomie hinsichtlich des Verständnisses und Kommunizierens über ihre Ego-States (wie sie sie erleben und verstehen) berauben. Das Anerkennen eines Ego-States als beispielsweise »sympathischer Kampf-/Flucht-State« versetzt den Therapeuten in die Lage zu verstehen, dass es unerlässlich ist, das Nervensystem zu beruhigen – durch Erdung, Atmung oder möglicherweise Umleitung der Kampfenergie in nichtdestruktive Handlungen –, bevor eine tiefergehende Arbeit in Angriff genommen werden kann.

Um dies innerhalb der EST-Praxis zu formalisieren, schlage ich (WH) *vier Haupt-Kategorien von Ego-States* vor, die sich mit den Schaltkreisen des polyvagalen Nervensystems decken, wobei abwechselnd mehr als eine Kategorie aktiv sein kann.

Die Ego-State-Kategorien

1) ressourcenreiche/positive Ego-States (ventral-vagal)

Dies sind die States, die wir verankern und stärken wollen. Sie spiegeln die Coping-Fähigkeiten, die Resilienz, die positiven Erfahrungen und die positiven Introjekte der Person wider. Beispiele hierfür sind etwa ein kompetentes berufliches Selbst, ein fürsorglich-liebevolles Eltern-Selbst, ein spirituell oder philosophisch verbundenes Selbst oder unterstützende innere Gestalten wie ein »innerer Coach« oder ein beschützender imaginärer Freund. Diese States treten typischerweise auf, wenn sich die Person sicher und unterstützt fühlt. In der Therapie nutzen wir diese States als Verbündete und Co-Therapeuten. So kann beispielsweise ein starker, resilienter State einen verletzten Kind-State trösten. Ein wichtiger Aspekt der Traumatherapie besteht in der Stärkung dieser ventral-vagalen States, damit sie zur Regulierung des Gesamtsystems beitragen können. Ich (WH) beschreibe klinische Hypnose oft als eine therapeutische Methode, Zugang zu inneren Ressourcen zu erhalten, insbesondere die Fähigkeit, positive Ego-States wie selbstsichere oder resiliente States zu aktivieren, auch und vor allem in Zeiten der Not.

Fallvignette 1: Zugang zu innerer Stärke und Resilienz als ressourcenreichem Ego-State

Als Sara mit der Therapie begann, war ihr Körper stark verspannt, ihre Schultern waren leicht hochgezogen, die Atmung war unregelmäßig. Ich (AA) forderte sie auf, beide Füße flach auf dem Boden zu spüren und einige Gegenstände im Raum bewusst wahrzunehmen *(exterozeptive Orientierung)*. Dann wandten wir uns ihr zu, und sie spürte ihr Körpergewicht auf dem Stuhl und den Rhythmus ihrer Atmung *(propriozeptive Orientierung)*. Als sie tiefer ausatmete, entspannten sich ihre Schultern.

Ich (AA) führte sie nach innen *(interozeptive Orientierung)* und versetzte sie in eine leichte Trance:

> »Erlauben Sie sich, nach innen zu gehen, bis ins Zentrum Ihres Inneren … zu einem Ort der Ruhe, des Friedens und der Stille.«

Nachdem sie zur Ruhe gekommen war, stellte ich (AA) eine *Aktivierungsfrage, um einen Ego-State herbeizurufen:*

> »Sara hat mir erzählt, dass sie [dissoziative Sprache] sich manchmal angespannt und unsicher fühlt. Ich frage mich, ob es einen Teil von Sara gibt, der mehr über ihre Stärke und ihre Widerstandsfähigkeit weiß, den Teil, der ihr geholfen hat, vergangene Herausforderungen zu bestehen, und der ihr das Überleben ermöglicht hat.«

Sie nickte mit dem Kopf.

> »Danke«, sagte ich (AA) leise. »Ich möchte diesen Teil einladen, jetzt hier zu sein … den Teil, der etwas mit ihrer Ruhe, Stärke und Widerstandsfähigkeit zu tun hat.«

Nach einer kurzen Pause flüsterte sie:

> »Er ist hier, wie ein warmes Licht in meiner Brust.«

Ein kraftvoller, mit Stärke verbundener Ego-State tauchte auf und manifestierte sich als Körperempfindung in Form eines warmen Lichts. Wir blieben bei dieser Empfindung und ließen sie sich in ihrem ganzen Körper ausbreiten, wobei Sara diese Ausbreitung aufmerksam verfolgte (sogenanntes Tracking). Ich (AA) ermutigte sie, ihren Brustraum zu berühren und zu spüren, wie es sich anfühlte, mit diesem warmen Licht in Verbindung zu treten. Mit jedem Atemzug vertiefte sich das Gefühl der Stabilität. Bevor wir zum Ende kamen, schlug ich (AA) ihr vor, dass sie sich jederzeit an diese Empfindung erinnern könne, indem sie ihre Hand auf dieselbe Stelle ihres Körpers lege. Sie lächelte leise, noch mit geschlossenen Augen.

Erläuterung

Diese Vignette veranschaulicht, wie die *Trichtertechnik* (Hartman 2025) in Verbindung mit dem Innere-Stärke-State einen starken, ressourcenreichen Ego-State hervorruft, der mit dem Körper verbunden ist. Der Therapeut verwendet eine permissive, dissoziative Sprache, um das verkörperte Gefühl von Stärke und Resilienz der Klientin zu aktivieren (anstelle einer kognitiven Vorstellung von Selbstvertrauen). Durch die kombinierte Anwendung von klinischer Hypnose und somatischer Verankerung wird die Erfahrung zu einer inneren Ressource, die sich später zur Co-Regulation anderer, stärker belasteter Ego-States nutzen lässt.

2) *symptomassoziierte Ego-States (sympathische Aktivierung)*

Diese Ego-States verursachen viele beunruhigende Symptome, die Klienten dazu veranlassen, eine Therapie aufzusuchen (daher der Name »symptomassoziiert«). Sie sind keine »schlechten« oder »bösen« Anteile, sondern erfüllen oft eine schützende oder reaktive Funktion und sind aufgrund vergangener Erfahrungen im Kampf-oder-Flucht-Modus gefangen. Beispiele hierfür sind ein wütender Verteidiger-Ego-State, der immer dann zuschlägt, wenn sich der Klient gekränkt fühlt (möglicherweise aufgrund einer Kindheitserfahrung, in der er gemobbt wurde), oder ein ängstlicher, besorgter Anteil, der ständig nach Gefahren Ausschau hält (entstanden in einem unberechenbaren oder bedrohlichen Umfeld). Während einer sympathischen Erregung kann eine Person sich gezwungen fühlen, zu schreien, wegzulaufen oder sich selbst zu verletzen, um Energie abzubauen. Wir identifizieren diese States in der Therapie und arbeiten mit ihnen, um ihre Energie zu entladen und zu transformieren. Wir könnten sagen: »Es scheint, dass ein Teil von Ihnen sehr wütend wird und kämpfen will, wenn Sie sich abgelehnt fühlen. Können wir mit diesem Teil sprechen?« Das Anerkennen seiner schützenden Absicht kann ihm helfen, in ventral-vagaler Beziehung zum Therapeuten gefahrloser zum Ausdruck zu kommen. Wir vermitteln dem Klienten auch Fähigkeiten, sympathische Erregung zu reduzieren (z. B. tiefe Atmung, Achtsamkeit), was den mit den Symptomen verbundenen State häufig beruhigt und verhindert, dass er die Person überwältigt.

Fallvignette 2: Zugang zu einem symptomassoziierten Ego-State und die therapeutische Arbeit mit ihm

Ich (WH) beriet Roxanna, eine 49-jährige afroamerikanische Frau, die unter wiederkehrenden Angstattacken und plötzlichen, unkontrollierbaren Wutanfällen litt, nachdem sie zwei Jahre zuvor in New York City Opfer eines gewalttätigen Übergriffs durch einen Polizisten geworden war. Obwohl sie den Vorfall ohne lebensbedrohliche körperliche Verletzungen überstanden hatte, berichtete sie, dass sie sich seit dem Angriff in ihrem Körper nicht mehr sicher fühle. Zu ihren Symptomen gehörten Hypervigilanz, physiologische Angstzustände, schnelle Eskalation in Wut, Schwierigkeiten, sich zu beruhigen, sozialer Rückzug sowie Schamgefühle und emotionale Entfremdung im Anschluss an die Episoden. Sie beschrieb diese Reaktionen als automatisch auftretend und berichtete oft, dass sie sich von ihren Reaktionen »übermannt« fühlte.

Aus Perspektive der Polyvagaltheorie blieb Roxannas Nervensystem mehrheitlich in einem Zustand chronischer sympathischer Aktivierung. Sympathische Aktivierung ist ein Mobilisierungszustand, der auf Überleben gerichtet und durch erhöhte Herzfrequenz, Muskelverspannungen, eingeschränkte Aufmerksamkeit und Kampf-oder-Flucht-Bereitschaft gekennzeichnet ist. Während des Übergriffs schaltete Roxannas Nervensystem als Reaktion auf eine Lebensbedrohung rasch in diesen Zustand um. Da die Bedrohung überwältigend war und zu diesem Zeitpunkt nicht vollständig verarbeitet oder gelöst werden konnte, normalisierte sich dieser mobilisierte Zustand nicht wieder, nachdem die Gefahr vorüber war, und ihr System reagierte auf aktuelle Reize anhaltend so, als bestünde weiterhin akute Gefahr.

In diesem chronischen sympathischen Zustand entwickelte sich ein dissoziierter Ego-State. Dieser Ego-State war auf Schutz und schnelle Reaktion ausgerichtet und speicherte eher prozedurale und somatische Erinnerungen an die Bedrohung als narrative Erinnerungen. Wird er durch eine gefühlte Bedrohung (z. B. überraschende Geräusche, zwischenmenschliche Konflikte, überfüllte Räume) aktiviert, übernimmt dieser State die Kontrolle, was zu Wutanfällen oder panikartigen Angstzuständen führt. Während dieser Episoden sind die Reflexionsfähigkeit und der Zugang zum ventralen Vagussystem eingeschränkt, was ein Gefühl des Kontrollverlusts und anschließender Scham zur Folge hat. Die Dissoziation ist abhängig vom Zustand, vom ANS gesteuert und deutet nicht auf eine primäre dissoziative Störung hin.

Die diagnostischen Überlegungen umfassten eine posttraumatische Belastungsstörung mit ausgeprägtem Hyperarousal und Dysregulation des ANS sowie Merkmale, die häufig mit komplexen Traumata assoziiert werden, wie Affektdysregulation, Veränderungen der Selbstwahrnehmung und emotionaler Rückzug. Eine Angst- bzw. Impulskontrollstörung wurde in Betracht gezogen, doch ihre Symptome lassen sich besser durch traumabasierte sympathische Aktivierung als durch eine primäre Psychopathologie erklären.

Die Behandlung basierte auf einem polyvagalen, Bottom-up- (körperorientierten) Ansatz, der sich auf die Wiederherstellung von ANS-Flexibilität und Sicherheit konzentriert und nicht auf Unterdrückung der Symptome. Zu Beginn stand Psychoedukation über das Nervensystem im Vordergrund, um Schamgefühle abzubauen und Roxannas Bewusstsein für ihre ANS-States zu schärfen. Die therapeutische Beziehung bot einen co-regulierenden Kontext, der den Zugang zu ventral-vagalen ressourcenreichen States erleichterte und gleichzeitig die sympathische Aktivierung des symptomassoziierten Ego-States schonend tolerierte und titrierte.

Wir verwendeten einen Ego-State-Behandlungsansatz, kombiniert mit klinischer Hypnose, um direkt mit dem sympathisch aktivierten Ego-State zu arbeiten. Die aktivierende Frage lautete:

> »Es scheint, dass es einen Teil von Roxanna gibt, der sich benachteiligt fühlt und der sehr, sehr wütend wird, wenn er nicht fair behandelt wird. Dieser Teil taucht jetzt oft auf und geht dann unerwartet in die Luft. Es ist ein Teil, der kämpfen oder Roxanna irgendwie verteidigen will. Ich frage mich, ob ich direkt mit diesem Teil sprechen könnte, um ihm zu helfen, dafür zu sorgen, dass Roxanna in Zukunft in Sicherheit ist – darf ich mit diesem Teil sprechen?«[7]

7 Gewöhnlich kläre ich (WH) im Vorfeld mit dem Klienten – und ggf. einzelnen Ego-States –, ob wir im Rahmen unserer Sitzungen ggf. auf ein »Arbeits-Du« umschalten können. Im Normalfall spreche ich mit dem Klienten in der Sie-Form, mit einzelnen Ego-States – kontextabhängig bzw. ihrem jeweiligen Status und Alter entsprechend – meist in der Du-Form. So gut wie immer ergibt sich der richtige Umgangston automatisch, sobald sich der Ego-State zeigt.

Nach einigen Sekunden nickte Roxanna und antwortete:

»Ich bin hier, was wollen Sie von ihr?«

(Es ist wichtig, zu beachten, dass diese Antwort nicht von dem exekutiven Selbst, also von Roxanna, stammte, sondern vielmehr direkt von dem Ego-State, der mit den Wutanfällen verbunden war.) In dissoziativer Sprache erklärte ich, dass Roxanna unter den Nachwirkungen eines gewalttätigen Übergriffs leide und dass ihr Körper, ihre Muskeln und Gelenke sämtlich von diesem unerwarteten Übergriff betroffen seien, was die gesamte Wut-Energie in ihrem Körper binde und Symptome wie Angst, Wut, Rückzug, seelisches Leid und ungerechtfertigte Scham verursache.

Die klinische Hypnose erleichterte einen Bottom-up-Zugang (körperorientiert) zu diesem symptomassoziierten Ego-State, ohne die Klientin zu überfordern. Sie ermöglichte interne Kommunikation und eine Differenzierung zwischen dem aktuellen exekutiven Selbst und dem Überlebens-State. Der aktivierte Ego-State wurde eher als Beschützer (Überlebens-State) denn als Pathologie betrachtet, seine ursprüngliche positive Funktion während des Traumas – Überleben und Verteidigung – wurden validiert. Durch die Kombination von hypnotischen und somatischen Techniken wurde der State dabei unterstützt, die in ihrem Körper gespeicherte Wut titriert abzubauen und die dabei erlebten Empfindungen sorgfältig zu verfolgen.

Ich (WH) sagte:

»Wir wollen niemanden angreifen; unser primäres Ziel ist es, sicherzustellen, dass Roxanna in Sicherheit ist und dass sie überleben und ihr Leben gut weiterleben kann. Spüre jetzt, dass ich da bin, und öffne deine Augen [die Augen des Ego-States]. Sag mir, wer bin ich?«

Der Ego-State kommunizierte direkt mit mir und antwortete:

»Sie sind Dr. Hartman, Roxannas Therapeut, der versucht, ihr zu helfen« [ventralvagale Verbindung].

Ich antwortete:

»Genau, das ist richtig. Okay, erlaube dir jetzt, ganz langsam und ganz sanft, die Wut zu spüren, die du in ihrem Körper festhältst, und sag mir, wo in ihrem Körper sich diese Wut befindet, die ihren Körper und ihre Beziehungen zu Freunden und Familie so sehr stört.«

Der Ego-State antwortete:

»In meinen Armen und Händen fühle ich den Drang, ihn [den Polizisten] jetzt zu schlagen.«

Ich antwortete:

»Das liegt daran, dass Roxanna überraschend und gewaltsam angegriffen wurde. Der Polizist ist jetzt aber nicht mehr da, er ist fort. Du bist jetzt hier bei mir.

> Berühre jetzt sanft meine Hände und erlaube dir, dich mit der Wut zu verbinden, die deine Arme und Hände in sich tragen, und drücke sanft gegen meine Hände (fortgesetzte ventral-vagale Verbindung und Zusammenarbeit). Ja, genau. Gut so. Nimm Kontakt auf zu dieser Wut und drücke meine Hände so weg, als ob du die Wut, die dein Körper in sich trägt, in meine Hände drücken könntest, damit dein Körper sie loswerden kann. Ja, gut so, genau, bleib dabei. Jetzt drücke noch einmal und schau mich an. Wer bin ich?«

Der Ego-State antwortete:

> »Sie sind Dr. Hartman.«

Ich sagte:

> »Genau. Das ist richtig. Drücke die Wut in meine Hände, um Roxannas Körper und ihre Muskeln von all der Wut zu befreien. Roxanna, sagen Sie mir, was Sie jetzt in Ihrem Körper spüren.«

Ich (WH) fing allmählich wieder an, Roxanna anzusprechen, um die Auflösung und Integration zu erleichtern und zu verstärken. Roxanna antwortete:

> »Ein Gefühl von Erleichterung.«

Ich (WH) sagte:

> »Das ist gut. Drücken wir jetzt noch einmal, aber dieses Mal möchte ich, dass Roxanna sehr langsam drückt und dabei spürt, wie *Ihr* [Roxannas] ganzer Körper, *Ihre* Arme und *Ihre* Hände von dieser Anspannung, von diesem ungerechtfertigten Angriff befreit werden.«

Die Erfahrung wurde sorgfältig titriert, alle damit verbundenen Empfindungen wurden einbezogen (Bottom-up-Techniken aus dem Somatic Experiencing®) und mindestens vier Mal wiederholt. Um sicherzustellen, dass alle betroffenen Muskeln und Gelenke eingebunden waren, wurden die Bewegungen in die Länge gezogen. Die Bewegungen wurden von langsamer Atmung begleitet – Einatmen, kurzes Luftanhalten und langsames Ausatmen –, kombiniert mit einem »Wuuh«-Laut (eine Somatic-Experiencing®-Technik). Als Roxanna gegen Ende gefragt wurde, was sie in ihrem Körper spüre, antwortete sie:

> »Erleichtert und müde.«

Ich (WH) sagte daraufhin:

> »Ja, Sie sind müde; Ihr Körper ist seit dem Übergriff müde. Jetzt sind Sie in Sicherheit. Sie sind jetzt hier bei mir. Ihre Wut war berechtigt, aber jetzt können Sie sich ausruhen und sich in Ihrem Körper sicher fühlen. Sie haben überlebt; diese Erfahrung ist jetzt vorbei, und Sie sind hier bei mir.«

Ich (WH) verwendete dann einen Top-down-Ansatz, den ich »Re-Storying« (oder: ein neues Narrativ aufbauen) nenne, um die Tatsache, dass sie überlebt hat, dass sie jetzt in Sicherheit ist und dass sie mit ihren Lieben wiedervereint ist (ventral-vagale Wiederverbindung), in einen neuen Kontext zu stellen. Dann informierte ich die Patientin nochmals über die aktuelle Situation (dass diese Erfahrung der Vergangenheit angehört und dass sie überlebt hat). Unterstützend wirkten Co-Regulation (mit dem Therapeuten, ihren Lieben und anderen ressourcenreichen Ego-States wie ihrem Innere-Stärke-State) und dass ich diesen State nach und nach mit einem weiteren ressourcenreichen Ego-State (ihrem künftigen Selbst) verband, der mit Hoffnung, Sicherheit, Wahlmöglichkeiten und Verbundenheit assoziiert ist.

Erläuterung

Das übergeordnete Ziel dieser Sitzung war nicht die Beseitigung der sympathischen Aktivierung, also des symptomassoziierten Ego-States, sondern vielmehr die subtile Entladung der dissoziierten Wut, die in dem dissoziierten Ego-State festgehalten wurde, die Wiederherstellung von Selbstregulation und die Auflösung der Dissoziation durch Integration und Neugestaltung des inneren Flusses. Daraufhin ließ sich der Ego-State integrieren und in Fluss bringen, was dazu führte, dass Roxanna sich weniger hilflos und isoliert und nach der Intervention deutlich verbundener und regulierter fühlte. Roxanna gewann zunehmend die Fähigkeit zurück, angemessene Affekte zu erleben, ohne die Kontrolle zu verlieren, was wiederum zu einer Verringerung der Angst- und Wutattacken und zu einem neugewonnenen Gefühl von Embodiment und Selbstkohärenz führte.

3) traumaassoziierte Ego-States (dorsal-vagaler Shutdown)

Dies sind oft die verletzlichsten States; sie bergen die intensiven Schmerzen, Angst, Scham und/oder andere überwältigende Affekte, die mit Traumaerfahrungen verbunden sind. Häufig zeigen sie sich als (sehr junge) Kind-States oder als »eingefrorene« States, die die Augenblicke plötzlichen, unerwarteten Schocktraumas in sich tragen (z. B. ein State, der irgendwo versteckt festsitzt, oder ein State, der immer noch glaubt: »Ich werde sterben«). Manifestieren sich diese States, dissoziiert der Klient, wirkt abwesend oder als hätte er einen Schwächeanfall und zeigt Anzeichen von Beschwichtigung, indem er sich extrem unterwürfig verhält. Er kann tiefe Gefühle der Einsamkeit, Hoffnungslosigkeit und sogar Selbstmordgedanken durchleben (da die ursprüngliche Traumasituation möglicherweise unausweichlich war und der Ego-State eben diese Gefühle in sich trägt).

Meiner (WH) Erfahrung nach sind therapeutische Interventionen bei diesen States diffizil und erfordern in der Regel ein schrittweise erfolgendes Titrieren des Traumamaterials. Der Therapeut kann klinische Hypnose in Kombination mit Imaginationen nutzen, um eine sichere Umgebung zu schaffen, und dann den traumatisierten State einladen, von seinen Erfahrungen zu berichten. Dabei wird die Erfahrung schrittweise titriert, und der Therapeut muss absolut sicherstellen, dass der Klient in einem physiologischen Toleranzbereich bleibt (um eine Retraumatisierung zu vermeiden). Techniken wie Pendeln (Wechseln zwischen traumatischem Material und sicheren, positiven, gegenwärtigen Erfahrungen und ressourcenreichen Ego-States) helfen diesen States, das, was sie festhalten, loszulassen (mit Bottom-up-, also körperorientierten Techniken). Das Ziel besteht darin zu erkennen, dass das Trauma vorbei und der Klient in Sicherheit ist (Top-down-Neuinterpretation, Re-Storying und Rekontextualisierung). Das Schaffen einer Verbindung zwischen traumaassoziierten und ressourcenreichen States ist ein wichtiger Schritt – etwa, indem ein ressourcenreicher, fürsorglicher Ego-State einen traumatisierten Kind-State schützt und tröstet (nachträgliches Nähren). Physiologisch entspricht dies der Reaktivierung des ventral-vagalen Systems und damit der Rückregulation des Klienten aus dem dorsalen Shutdown, indem ein Gefühl der Sicherheit vermittelt wird.

Fallvignette 3: Zugang zu einem traumaassoziierten Ego-State in Kombination mit einer Trance

Ich (AA) hatte zu Leila bereits eine verlässliche sichere Beziehung und zuverlässigen Zugang zu ihren ressourcenreichen States aufgebaut. Im Gegensatz zu der Arbeit mit symptomassoziierten Ego-States erforderte die Auseinandersetzung mit den traumaassoziierten Reinszenierungen ihrer Erfahrungen eine intensivere Trance und eine noch sanftere therapeutische Präsenz.

Beim Beschreiben eines traumatischen Erlebnisses während eines Krankenhausaufenthalts in ihrer Kindheit brach Leilas Körperhaltung nach und nach zusammen. Ihr Blick wurde unfokussiert, ihre Stimme flach und dünn. Sie zeigte deutliche Anzeichen einer dorsal-vagalen Verschiebung. Anstatt sie zu schnell zu aktivieren, verstärkte ich ihre dissoziative Erfahrung durch vorsichtig dosierte positive hypnotische Aussagen, damit ihr System sich in einen unterstützten, nach innen gerichteten Zustand einpendeln konnte.

> »Lassen Sie Ihren Blick dort ruhen, wo er ganz natürlich hinfällt«, sagte ich leise. »Lassen Sie die Geräusche um sich herum den Raum von außen halten.«

Ich lud sie ein, propriozeptive Anker wahrzunehmen, etwa den Boden unter ihren Füßen, den Kontakt ihrer Beine mit dem Stuhl und meine Stimme, um einen gleichmäßigen Rhythmus aufrechtzuerhalten. Erst als ihr Körper eine leichte Reaktion zeigte, ein winziges Anheben ihrer Schultern, fuhr ich fort, sie zu führen, wobei ich mich auf das Innen konzentrierte:

> »Wenn es auch nur den kleinsten Ort in Ihrem Körper gibt, der sich vertraut oder sicher anfühlt, dann lassen Sie Ihr Bewusstsein ihn sanft berühren.«

Nach langem Schweigen flüsterte sie:

> »Da ist … ein kleines Gefühl von Wärme.«

Nachdem dieses Fragment der Sicherheit anerkannt war, nutzte ich die Aktivierungsfrage, angepasst für traumaassoziierte Ego-States, die eine flüsterleise Stimme erforderte:

»Leila hat erzählt, welch furchtbare Angst sie damals hatte. Ich frage mich, ob es vielleicht einen Teil von ihr gibt, der diese Angst noch immer in sich trägt?«

Ihr Kopf zeigte ein unwillkürliches Nicken.

»Danke«, sagte ich leise. »Ich möchte diesen Teil gerne kennenlernen, aber nur so, wie er es möchte.«

Als der dorsal-vagale Ego-State auftauchte, war die Stimme zerbrechlich und distanziert:

»Ich verstecke mich immer noch.«

Ich versuchte nicht, etwas zu mobilisieren oder freizusetzen. Diese Sitzung war ausschließlich darauf ausgerichtet, den Kontakt zu dem Ego-State innerhalb der intensiveren Trance herzustellen und zu stabilisieren.

»Du musst mir nichts erzählen«, sagte ich zu dem Ego-State. »Deine Anwesenheit hier ist genug. Ich bin direkt neben dir. Ich bin jetzt bei dir.«

Als diese Worte fielen, begann ihr Körper heftig zu zittern. Zuerst zeigten die Fingerspitzen, dann die Arme ein leichtes Beben, was darauf hindeutete, dass sich die dorsale Erstarrung aufzulösen begann und ihr System anfing, sich auf der polyvagalen Leiter (siehe das Leitermodell von Hartman in seinem Beitrag »Ego-State-Therapie neu gedacht«, Abb. 3.3, S. 125) nach oben zu bewegen, hin zu einer leichten sympathischen Aktivierung und ventral-vagaler Integration. Ich ließ diese körperliche Entladung weiterlaufen und versicherte ihr, dass ich bei ihr bleiben würde, bis sich ihr Körper wieder sicher fühle. Dem Ego-State versicherte ich, dass Leila in Sicherheit war; sie hatte überlebt, war jetzt viel älter, gesund und in der Lage, ihren Körper durch fundierte Entscheidungen zu schützen.

Erläuterung

Diese Fallvignette zeigt die besondere Sorgfalt, die beim Zugang zu traumaassoziierten Ego-States erforderlich ist, die oft mit einer dorsal-vagalen Immobilisierung einhergehen. Der Zugang zu solchen States verlangt in der Regel eine recht intensive Trance, einen langsameren Rhythmus und eine erhöhte Sensibilität hinsichtlich Pacing. Die Trichtertechnik (Hartman 2025) und die Aktivierungsfrage stellen den ventral-vagalen Kontakt wieder her, wobei der Fokus streng auf der Aufarbeitung der dorsal-vagalen Abschaltung und der Wiederherstellung von Sicherheit und Verbindung bleibt.

Das Zittern deutet darauf hin, dass das ANS-System der Klientin dabei ist, von dorsaler Abschaltung zu einer leichten sympathischen Aktivierung überzugehen, und dass der traumaassoziierte Ego-State sicher mit dem Therapeuten in Kontakt getreten ist. Eingestimmte Präsenz und ein geschütztes Tranceumfeld ermöglichten diesen Kontakt, ohne die Klientin zu überfordern, und legten den Grundstein für weitere Integration und die Wiederherstellung der Selbstregulation.

4) *hybride Ego-States (gleichzeitige sympathische und parasympathische Aktivierung)*
Wenn Ego-States schnell oszillieren oder teilweise gleichzeitig mit sympathischer Mobilisierung und dorsal-vagaler Immobilisierung aktiviert werden, kann das Nervensystem keine Lösung finden, sodass der Klient in einem hybriden Zustand gleichzeitiger Mobilisierung und Immobilisierung gefangen bleibt. In diesem Zusammenhang entstandene dissoziierte Ego-States behalten eher prozedurale und somatische Erinnerungen an Bedrohungen als narrative Erinnerungen, und sie treten automatisch auf, wenn Reize diese Muster auslösen. Diese Ego-States dominieren oft die exekutive Kontrolle während einer empfundenen Bedrohung und führen zu Verhaltensweisen – wie plötzlicher Wut, Panik oder Erstarrung –, die sich für das reflektierende Selbst des Individuums fremd anfühlen. Therapeutisch ist es für Interventionen, die auf Wiederherstellung der ANS-Flexibilität abzielen, unerlässlich, den Ausdehnungsbereich wie im Lebensflussmodell und im Leitermodell dargestellt und beschrieben als Manifestation der Schreck-/Abschaltungsdynamik und ihre Verbindung zu hybriden States zu erkennen. Die Behandlung sollte sich darauf konzentrieren, Sicherheit zu schaffen, Co-Regulation zu unterstützen und dissoziierte Teile durch kombinierte Bottom-up- und Top-down-Ansätze wieder zu integrieren, damit sich die Abwehrkreisläufe entkoppeln und das gesamte Selbstsystem wieder Kohärenz erlangen kann.

Fallvignette 4: Zugang zu einem hybriden Ego-State und therapeutische Arbeit mit ihm

Amir und ich (AA) hatten bereits mehrere Wochen damit zugebracht, seine ressourcenreichen, mit Kompetenz, Erdung, Vertrauen und Beziehungsfähigkeit verbundenen Ego-States zu stärken. Erst nachdem diese Fähigkeiten zuverlässig zugänglich waren, begannen wir, uns den langjährigen Symptomen von Depression, überraschend auftretenden Wutanfällen und unverhältnismäßigem Rückzug nach Kritik, die er in seiner Kindheit erfahren hat, zu nähern, die einen Großteil seines Lebens geprägt hatten und weiterhin in verschiedenen Alltagssituationen auftraten.

Beobachtungen und Selbstberichte deuteten auf einen hybriden Zustand hin: gleichzeitige sympathische Erregung und dorsal-vagale Merkmale entsprechend der von Hartman in diesem Beitrag erläuterten hybriden Ausdehnungsbereiche.

An diesem Tag betrat Amir den Raum angespannter als sonst. Seine Schultern waren hochgezogen, sein Blick wirkte etwas distanziert und sein Atemrhythmus unruhig. Ich lud ihn ein, beide Füße auf den Boden zu stellen und sich in Ruhe im Raum umzusehen und einige Gegenstände zu benennen, um durch Exterozeption seine Orientierung zu stärken. Anschließend gingen wir zur propriozeptiven Erdung über – d. h., er spürte das Gewicht seines Körpers auf dem Stuhl – und daran anschließend weiter zur Interozeption, wobei er seinen inneren Empfindungen aufmerksam nachspürte.

»Da ist ein Druck … und etwas Schweres in meiner Brust«,

sagte er. Aufgrund unseres etablierten Vertrauensverhältnisses verwendete ich dissoziative Sprache, um den Ego-State hervorzulocken:

> »Amir hat mir viele interessante Dinge über sich erzählt [dissoziative Sprache] – insbesondere, wie der Druck in seinem Körper [Hitze] wächst, wenn er sich kritisiert fühlt. Ich frage mich, ob es vielleicht einen Teil von ihm gibt, der mehr über dieses Gefühl weiß.«

Sein Kopf nickte unwillkürlich.

> »Danke«, fuhr ich leise fort. »Ich würde gerne mit dem Teil sprechen, der mit diesem Druck und dieser Hitze in seinem Körper verbunden ist, wenn er sich kritisiert fühlt.«

Nach einer Pause veränderte sich Amirs Stimme, sie wurde fester, schneller, aber auch angespannt – so, als würde er sich angestrengt zurückhalten.

> »Ich habe es satt, von oben herab behandelt zu werden«, sagte er.

Ich erkannte dies als einen hybriden sympathisch-dorsal-vagalen State: Wut verbunden mit drohendem Kollaps, bereit zur Mobilisierung, aber gleichzeitig gehemmt. Ich dankte dem Ego-State, dass er sich gemeldet hatte.

> »Du hast diese Wut lange Zeit zurückgehalten, um Amir vor weiterer Demütigung und Scham zu schützen. Jetzt musst du nicht länger kämpfen oder ihn verteidigen … Ich bin jetzt hier bei ihm« (ventral-vagale Verbindung mit mir, dem Therapeuten).

Seine Fäuste ballten sich einen Moment lang, dann lockerten sie sich. Um keine große Entladung zu provozieren, leitete ich die allmähliche Freisetzung der Aktivierung durch wiederholte kleinere Hand- und Beinbewegungen an, damit die Energie sich bewegen konnte, ohne ihn zu überwältigen. Wir kombinierten diese Bewegungen mit co-regulierter Atmung, sanftem Ausatmen und einem kurzen Gespräch mit dem State, um ein Gefühl von Sicherheit zu schaffen. Der hybride State verschob sich langsam in Richtung ventral-vagaler Aktivierung, die Wut löste sich in kontrollierten Wellen entspannter Körperempfindungen, statt sich in emotionalen Ausbrüchen zu entladen.

In der folgenden Sitzung griffen wir auf einen ressourcenreichen Ego-State zurück, der mit Stolz und Würde verbunden war. Dieser Ego-State wurde gebeten, den Stolz, die Würde und das Selbstwertgefühl in seinem Körper zu spüren:

> »Was spürst du jetzt in deinem Körper?«

Er antwortete:

> »Ein Gefühl von Stolz in meiner Haltung und in meiner Wirbelsäule.«

Ich antwortete:

> »Genau. Fragen wir jetzt einmal den Körper. Wenn er eine eigene Stimme hätte und für sich selbst sprechen könnte: Wie würde die Antwort des Körpers lauten?«

Amir antwortete:

> »Aufrecht stehen und atmen, meine Arme, Hände und Beine bewegen.«

Ich fuhr fort:

> »Genau. Spüre diesen Stolz und diese Würde in deinem Körper und in deiner Wirbelsäule und bewege deine Arme, Hände und Beine so, wie du es gerne tun möchtest.«

Amir machte noch eine Weile lang Körperbewegungen und lächelte dabei. In den Folgesitzungen berichtete Amir, dass er sich gefestigter und selbstbewusster fühlte. Die depressive Stimmung verschwand.

Erläuterung

Diese Fallvignette zeigt, dass hybride Ego-States erst nach dem Aufbau einer starken therapeutischen Allianz zugänglich sind. Der hier auftretende wütende State ist eine langjährige Mischung aus sympathischer und dorsal-vagaler Aktivierung, die sich in psychosomatischer Anspannung, in Wutanfällen, Scham und Phasen des Rückzugs äußerte.

Mithilfe der Trichtertechnik (Hartman 2025), dissoziativer Sprache und achtsamem Pacing schuf der Therapeut einen sicheren Einstieg. Anstatt eine kathartische Entladung zu provozieren, nutzte der Therapeut wiederholte langsame Körperbewegungen, Co-Regulation und Beziehungsgespräche, um die Traumaenergie ganz langsam und dosiert zu bewegen und zu entladen. Dieser Ansatz erleichterte den Übergang des Ego-States von defensiver Aktivierung und gleichzeitiger dorsal-vagaler Aktivierung (Scham und Rückzug) zu ventral-vagaler Regulation und sensorischen Körperbewegungen, was Integration und innere Kohärenz ermöglichte.

5) ***alternierende Ego-States (sequenzielle Präsentation von Ego-States mit unterschiedlicher ANS-Aktivierung)***

Da Ego-States nicht isoliert existieren, kann die Aktivierung der genannten vier Hauptkategorien von Ego-States, die mit den Schaltkreisen des polyvagalen Nervensystems korrelieren, gleichzeitig oder abwechselnd auftreten, mit unterschiedlichem Grad an Ego- und Objekt-Kathexis. Von Beginn der Therapie an achte ich (CG) auf Anzeichen für innere Konflikte (z. B. widersprüchliche Emotionen, Verhaltensweisen, Kognitionen) sowie auf Anzeichen für Schwankungen in der ANS-Aktivierung, die Hinweise geben auf die relationalen Interaktionen zwischen den Ego-States und deren strukturelle Organisation innerhalb des Selbstsystems eines Klienten. Während wir diese Komplexität explorieren, sollte die Behandlung sich darauf konzentrieren, welche EST-Intervention am ehesten von Nutzen ist, insbesondere angesichts der Tatsache, dass einige Ego-States möglicherweise weniger bereit sind, sich auf die Heilungsarbeit einzulassen als andere. In einem Kontext mehrerer Ego-States mit unterschiedlichen positiven Zielen und ANS-Aktivierung müssen wir uns auf die Bedürfnisse unserer Klienten einstimmen und darauf reagieren: Wir können uns nur so schnell bewegen, wie es der am wenigsten bereite Ego-State zulässt.

Fallvignette 5: Zugang zu einem hybriden, ressourcenreichen Ego-State und dessen Stärkung ohne Trance unter gleichzeitiger Berücksichtigung der Bedürfnisse alternierender Ego-States mit unterschiedlicher ANS-Aktivierung

Ich (CG) hatte vor Kurzem begonnen, eine therapeutische Beziehung zu Marjorie aufzubauen, die Mutter eines Neugeborenen war und eine Therapie aufsuchte, um ihre traumatische Geburtserfahrung im Kontext eines komplexen Traumas zu verarbeiten. Sie hatte ihr Baby während der Therapiesitzungen dabei, was klinische Hypnose zur Herbeiführung einer tiefen Trance ausschloss: Marjorie musste wachsam bleiben, um sich um die Bedürfnisse ihres Babys zu kümmern, während sie gleichzeitig versuchte, ihr eigenes Bedürfnis nach Heilung zu erfüllen. Darüber hinaus erschwerten Schlafmangel in der frühen postpartalen Phase und die daraus resultierende Beeinträchtigung ihrer Exekutivfunktionen die Aufnahme neuer Informationen, wie etwa Psychoedukation über klinische Hypnose oder Ego-States. Daher erschien es therapeutisch noch nicht sinnvoll, ihr diese ungewohnten Konzepte näherzubringen.

Während der Schwangerschaft und zu Beginn ihrer Elternschaft dachte Marjorie intensiv darüber nach, wie sie ihr Kind erziehen wollte, was in starkem Kontrast zu ihrer eigenen Erziehung stand. Zu Marjories Symptomen gehörten Wutanfälle (sympathische Aktivierung), die sich oft gegen ihren wenig unterstützenden Partner richteten oder auftraten, wenn sie über körperliche Misshandlungen in ihrer Kindheit nachgedacht hatte. Zu anderen Zeiten fühlte sie sich taub und distanziert (dorsal-vagale Aktivierung). Außerdem litt sie regelmäßig unter Hypervigilanz und Schlaflosigkeit (sympathische Aktivierung). Im Gegensatz dazu verspürte sie zu wieder anderen Zeiten ein intensives Gefühl der Isolation und Ohnmacht (dorsal-vagale Aktivierung), und zwar nicht nur aufgrund der tatsächlich unzureichenden Unterstützung während und nach der Geburt, sondern auch, wenn sie ihre guten Vorsätze als Mutter mit der Realität ihrer eigenen Kindheit verglich. Marjorie erzählte, dass ein wesentlicher Faktor für ihre traumatische Geburtserfahrung das Gefühl war, während eines Großteils der Wehen allein, nicht gesehen, ungehört und machtlos zu sein – genau so, wie sie sich in ihrer Kindheit gefühlt hatte (dorsal-vagale Aktivierung) – und dass sie während einer Reihe ungünstiger medizinischer Ereignisse, die zu einem Notkaiserschnitt führten, unter fürchterlicher Angst litt (sympathische Aktivierung). Ihr innerer Konflikt war offensichtlich: Einerseits wollte sie ihre traumatische Geburtserfahrung sowie ihr früheres Trauma verarbeiten, andererseits hatte sie genau davor Angst, da sie in der postpartalen Phase erschöpft und überfordert war.

In einer frühen Sitzung, die sich auf Beziehungsaufbau konzentrierte, zeigte Marjorie Interesse an Genealogie. Insbesondere hatte sie Freude daran, ihre schottische Abstammung zu erkunden, und sie hoffte, eines Tages Schottland zu besuchen, insbesondere die wilden Gegenden, da sie es liebte, in der Natur zu sein. Ihre Augen leuchteten auf, ihre Stimme wurde lebhafter, und ihre Haltung entspannte sich (ventral-vagale Aktivierung), als ich ihr sagte, dass sie sicherlich viele schottische Vorfahren hatte, die Kinder geboren und sich davon erholt hatten, die Babys aufgezogen, Muttererfahrungen gemacht und andere Mütter unterstützt und ihre Weisheit und Stärke eingesetzt hatten, um Herausforderungen zu meistern – eine Generation nach der anderen. Schließlich war sie (Marjorie, die Klientin) ja heute hier, um mit mir zu sprechen. Während einer Sitzung, in der ihr Neugeborenes beim Stillen eingeschlafen war, vereinbarten wir, geführte Imaginationen auszuprobieren, in denen sie sich vorstellte, von diesen Vorfahren unterstützt zu werden.

Ich begann damit, dass ich Marjorie einlud, sich vorzustellen, an einem Ort in Schottland zu sein, den sie recherchiert und als bedeutsam empfunden hatte, wobei ich Worte verwendete, die sie zuvor selbst erwähnt hatte, und meine Stimmlage und Sprechgeschwindigkeit anpasste, um mehr Sanftheit zu vermitteln.

> »Sie sind in dem Tal und stehen an dem Bach, den Sie mir beschrieben haben. Sie müssen gar nichts tun. Dies ist eine Zeit und ein Ort, an dem Sie einfach nur sein können. Alles ist grün: das Gras, das Moos, die Bäume … Sie hören das Rauschen des Wassers und riechen den Duft der Erde. Sie spüren, dass dies ein guter Ort ist, ein schöner Ort, ein sicherer Ort, geschützt von den Hügeln und den Bäumen … Sie spüren, dass Ihre Vorfahren in Ihrer Nähe sind und Sie unterstützen wollen. Was nehmen Sie wahr?«

Marjorie blickte auf das schlafende Baby in ihren Armen.

> »Ich höre den Bach über die Steine fließen und die Vögel zwitschern«, antwortete sie, »ich halte mein Baby im Arm. Und ich höre in der Ferne Stimmen.«

Ich ermunterte sie:

> »Genau. Ihre Vorfahren sind für Sie da. Sie nähern sich Ihnen und möchten Ihnen ihre Unterstützung anbieten. Woran merken Sie, dass sie Sie unterstützen wollen?«

Sie sagte:

> »Ich kann sie jetzt sehen. Sie sind um mich herum. Ihre Kleidung stammt aus früheren Zeiten, und sie sprechen Schottisch. Ich verstehe ihre Worte nicht, aber ich spüre ihre Liebe. Sie lächeln mich und mein Baby an. Irgendwie weiß ich, dass sie mir sagen, dass alles gut werden wird. Sie haben es geschafft, und ich kann es auch schaffen …«

Marjorie erkundete weiter ihre Vorstellung, von starken, liebevollen Vorfahren umgeben zu sein und die Unterstützung und den Schutz der Natur zu spüren. Ich wiederholte und betonte ihr Bedürfnis, dazuzugehören und sich gesehen, gehört und unterstützt zu fühlen (mit sanfter Intonation) und ihre Fähigkeit zu Weisheit und Handeln zu spüren (mit energischerer Intonation). Währenddessen schloss Marjorie immer wieder einmal die Augen, und manchmal schaute sie ihr schlafendes Baby an und liebkoste es.

Gegen Ende dieser Imagination fragte ich Marjorie, wo sie die Unterstützung, Weisheit und Kraft ihrer Vorfahren in ihrem Körper spüre. Sie antwortete »In meinen Händen« und legte dabei eine Hand auf die andere. Ich ermutigte sie, sich ganz auf dieses Gefühl einzulassen und dessen Eigenschaften zu erkunden, die sie nach und nach als warm, golden, pulsierend und strahlend erkannte. Dann sagte ich Marjorie, dass sie, wann immer sie die Unterstützung ihrer Vorfahren spüren wolle, eine Hand auf die andere legen könne, so wie sie es jetzt gerade tat, und dass es ihr von Mal zu Mal leichter fallen werde, ihre Unterstützung zu spüren.

Erläuterung

Diese Fallvignette veranschaulicht, dass man Ego-States nicht nur direkt bearbeiten kann, indem man die Sprache der Teile verwendet und sie dezidiert einlädt, sich zu zeigen, sondern auch indirekt. Sie zeigt auch die Nuancen, die den Ego-States innewohnen, wenn Therapeuten die Erfahrungen ihrer Klienten mit Ego-States nutzen, ohne sie auf vorgefasste Klassifizierungen oder Labels zu beschränken (vgl. Good 2026a). Auch wenn Marjorie begierig darauf war, ein traumatisches Erlebnis zu bearbeiten, und seit ihrer Kindheit traumaassoziierte Ego-States hatte, musste sie doch zuerst einmal in der Lage sein, einen ressourcenreichen Ego-State zu aktivieren, um ihn für die Emotionsregulation nutzbar zu machen und in Beziehung zu ihren traumaassoziierten Ego-States zu treten. Sie hatte berichtet, dass es ihr seit ihrer Kindheit an Unterstützung gefehlt habe, und ich (CG) hatte noch keine bereits vorhandenen, positiv introjizierten Ego-States (ventral-vagal) entdeckt, die sich aktivieren ließen. Gleichwohl berichtete sie von Gefühlen der Verbundenheit mit der Natur und mit ihrem kulturellen Erbe, und sie lebte sichtbar auf, wenn sie über diese Themen sprach (ventral-vagal).

Nachdem dieser nun verkörperte, nährende und schützende Ego-State ihrer kollektiven Vorfahren und ihr Gefühl, Teil der Natur zu sein, verankert und gestärkt worden waren, verfügte Marjorie über eine neue innere Ressource, auf die sie zurückgreifen konnte, wann immer sie sich allein und ohne Unterstützung fühlte und wann immer Wut in ihr aufstieg. Dieser neu entwickelte Ego-State bot ihr einen Weg zurück zur ventral-vagalen Aktivierung sowie zu konstruktiver Selbstbehauptung in einer Lebensphase, in der sie abwechselnd dorsal-vagale und kampforientierte sympathische Aktivierung erlebte – und all das, ohne dass ich (CG) die Begriffe »Ego-State« oder »Teil des Selbst« oder gar formale hypnotische Induktionstechniken verwendet hätte. Darüber hinaus war allein die Entwicklung dieses ressourcenreichen Ego-States bereits eine Art »Durchsprechen« mit ihren traumaassoziierten Ego-States, das diesen vermittelte, dass ihre unerfüllten Bedürfnisse – nach Zugehörigkeit und Unterstützung sowie nach dem Ausdrücken von Wut und danach, Grenzen zu setzen – sowohl von Marjorie als auch von mir gesehen und ernst genommen wurden. Marjories Entwicklung dieses wertvollen ressourcenreichen Ego-States, den sie später als ihre »starken, liebevollen Vorfahren inmitten der Natur« bezeichnete, stellte ihre erste korrigierende Erfahrung dar – zum ersten Mal fühlte sie sich wirklich unterstützt und erlebte, dass ihre Wut gewürdigt wurde. Er fungierte als hybrider, ressourcenreicher Ego-State, der sowohl die Sicherheit und Verbundenheit (ventral-vagale Aktivierung) als auch ausreichende Mobilisierung (moderate sympathische Aktivierung) umfasste, wie Marjorie sie benötigte, um ihre Gefühle und Bedürfnisse zu kommunizieren und Grenzen zu setzen. Als sie in einem späteren Stadium der Therapie dazu bereit war, stärkten wir diesen Ego-State durch formale klinische Hypnose weiter und setzten ihn beim Pendeln ein, sodass sie sowohl Geburts- als auch Kindheitstraumata in einem sicheren und händelbaren Tempo verarbeiten konnte. Die Beziehungen zwischen ihren traumaassoziierten Ego-States und diesem ressourcenreichen Ego-State wurden weiterhin so gefördert, dass sie zunehmend in der Lage war, innerhalb ihres Toleranzfensters (Siegel 1999) zu bleiben, bei Bedarf zur Regulation zurückzukehren, während der Verarbeitung des Traumas Stabilität in ihrem Leben aufrechtzuerhalten, Ärger ohne Scham auszudrücken und konstruktive Maßnahmen zu ergreifen, die die Berechtigung ihrer Gefühle unterstrichen und die Erfüllung ihrer Bedürfnisse unterstützten.

Die Rolle des Nervensystems und des Körpers

Die Einbeziehung der Polyvagaltheorie hat eine stärkere Integration somatischer Techniken in die EST erleichtert (Ogden, Minton a. Pain 2006; Steele, Boon a. van der Hart 2017). So können Therapeuten beispielsweise sanfte Bewegungen, Atemübungen oder Erdungstechniken als Teil von Ego-State-Interventionen einsetzen – etwas, das in der traditionellen Gesprächstherapie keine große Rolle spielte. Hockt beispielsweise der Kind-Anteil eines Klienten zusammengekauert und erstarrt da, kann der Therapeut den Klienten (in Trance) auffordern, mit den Zehen zu wackeln oder einen tiefen Atemzug zu nehmen, um eine physiologische Veränderung einzuleiten. Alternativ können Therapeuten die somatische Brücke (Phillips 1995) einsetzen und den Klienten bitten, sich auf eine Körperempfindung (z. B. Engegefühl in der Brust) zu konzentrieren und daraus ein Bild oder eine Erinnerung entstehen zu lassen – was oft direkt zu einem Ego-State führt, der eine damit verbundene Emotion oder Erinnerung birgt. Dieser »Bottom-up«-Ansatz (vom Körper zum Geist) ergänzt die traditionellere »Top-down«-Methode (vom Geist zum Körper via Einsicht) und bietet einen zusätzlichen Weg, Zugang zu impliziten States zu erhalten.

Wir möchten auch die Bedeutung der Regulation des Nervensystems während der EST hervorheben. Bevor man sich mit dem Traumainhalt befasst, ist häufig nötig, Atemübungen, Erdungstechniken oder Ressourcing (Verbinden mit positiven Körperempfindungen) einzusetzen, um sicherzustellen, dass sich der Klient – und seine Ego-States – innerhalb ihres Toleranzfensters (Siegel 1999) befinden – jenem optimalen Bereich, in dem sie weder zu ängstlich/zu sehr darauf erpicht noch zu empfindungslos sind, um Emotionen zu verarbeiten (siehe das Lebensflussmodell). Diese Fokussierung auf somatische Regulation ist in der zeitgenössischen EST heute Standard. Ego-State-Therapeuten sind darin geschult, während der Ego-State-Exploration einen übererregten State zu beruhigen (z. B. durch Verlängerung der Ausatmung, wodurch die ventral-vagale Reaktion aktiviert wird) oder einen unteraktivierten State munterer zu machen (z. B. durch Fördern von Bewegung, Verlängerung der Einatmung bei gleichzeitiger Verkürzung der Ausatmung, Einsatz von »aufweckenden« Imaginationen).

Moderne EST-Therapeuten wissen, dass es nicht möglich ist, einen Ego-State wirklich zu verstehen oder zu behandeln, ohne die Rolle des Körpers zu berücksichtigen. Ein verängstigter Ego-State ist nicht nur eine Reihe von Erinnerungen, sondern auch eine verkörperte Abwehrreaktion (z. B. Kampf, Flucht, Erstarrung, Schreck, Abschalten, Mischformen davon). Indem sie sich auf diese Ebene konzentriert – indem sie dem Körper hilft, wieder Sicherheit zu erlangen –, kann Therapie Geist und Körper dabei unterstützen, effektiver zu heilen. Diese Kombination stellt eine bedeutende Entwicklung seit den Anfängen der EST dar und verbindet sie mit den neuesten Erkenntnissen der neurophysiologischen Forschung und dem breiteren Feld der traumainformierten und körperorientierten Psychotherapie im 21. Jahrhundert.

Darüber hinaus haben Erkenntnisse aus der interpersonellen Neurobiologie den Einsatz von klinischer Hypnose und Einstimmung *(attunement)* in der EST bestätigt. Wir wissen, dass die therapeutische Beziehung durch Aspekte wie Intonation, Sprechrhythmus etc. und Blickkontakt zur Regulierung des Nervensystems eines Klienten beitragen kann. Bei der EST, insbesondere in einem hypnotischen Setting, verwendet der Therapeut oft bewusst eine ruhige, rhythmische Stimme und eine mitfühlende, eingestimmte Präsenz, um dysregulierten Ego-States mehr Sicherheit zu vermitteln – ähnlich wie eine Bezugsperson, die ein trauriges oder verzweifeltes Kind beruhigt und einen ventral-vagalen Zustand der Sicherheit und Verbundenheit aufkommen lässt.

Zusammenfassend lässt sich sagen, dass die Polyvagaltheorie die EST vertieft hat, indem sie deutlich machte, dass Ego-States die Verflechtung von physiologischen (ANS) Zuständen, somatischen Erfahrungen und psychischen Zuständen darstellen, die an den Bedrohungs- und Sicherheitsreaktionen beteiligt sind. Es ist auch offensichtlich, dass Geist und Körper in der Traumatherapie miteinander verbunden sind und dass Ego-States nicht nur durch Worte und Einsichten, sondern auch durch verkörperte Erfahrungen zugänglich gemacht, transformiert und geheilt werden können. Dieser ganzheitliche Ansatz steht in Einklang mit den heute gängigen bewährten Methoden der Traumatherapie, etwa EMDR, sensomotorischer Psychotherapie und anderen Teilemodellen mit somatischem Fokus.

2.3 Die weltweite Verbreitung der EST: Ein vielfältiges Selbst in einer vielfältigen Welt

Die moderne EST bleibt ihren Wurzeln in der klinischen Hypnose und der Dissoziationstheorie treu. Sie kategorisiert und versteht Ego-States jedoch auch anhand neurowissenschaftlicher und somatischer Prinzipien und integriert aktiv somatische Techniken zur Behandlung traumaassoziierter Ego-States. Das Ergebnis ist eine reichhaltigere, vielseitigere und besser anpassbare Therapie, die komplexe Traumata auf mehreren Ebenen – kognitiv, emotional und physiologisch – behandeln kann und damit das Versprechen, »wieder ganz [zu] werden« (Zanotta 2024), für diejenigen, die eine Fragmentierung erlebt haben, leichter erreichbar macht.

Seit ihren Anfängen Mitte des 20. Jahrhunderts hat sich die EST erheblich weiterentwickelt. Was als innovativer, kombinierter hypnoanalytischer und hypnotherapeutischer Ansatz der beiden Watkins begann, ist heute eine umfassende, interdisziplinäre Methode zur Behandlung von komplexen Traumata, Dissoziation und zahlreichen damit verbundenen psychischen Problemen. Das Kernprinzip der EST bleibt erhalten: Es betrachtet das Selbst als aus dynamischen Teilen bestehend und zielt darauf ab, diesen Teilen zu helfen, zu heilen und in harmonischen Beziehungen miteinander zu existieren, indem es die psychische Energie (Ego- oder Objekt-Kathexis) fließend zwischen den Ego-States verschiebt, und zwar jeweils auf die Art und Weise, die den Bedürfnissen und Funktionen im gegenwärtigen Kontext am besten entspricht. Durch den Einsatz klinischer Hypnose erleichtert die EST die direkte Kommunikation mit den ansonsten »unsichtbaren« Schichten des Geistes und schafft eine fast greifbare Erfahrung des Umgangs mit der inneren Familie der Ego-States.

Moderne Fortschritte haben die Wirksamkeit der EST weiter verbessert. Durch Übernahme neuerer Ansätze wie der Polyvagaltheorie können EST-Therapeuten mit größerer Präzision durch die Schichten der Psyche eines Klienten navigieren, ähnlich einem U-Boot, das Sonar einsetzt, um die Tiefen zu erkunden. Therapeuten nutzen nun physiologische Hinweise, um zu erkennen, welcher Ego-State gerade aktiv ist und was dieser zu seiner Heilung benötigt. Durch ergänzende somatische Arbeit wird ein wichtiger Aspekt des Traumas angesprochen, der bei Gesprächen allein oft übersehen wird: die Auswirkungen auf den Körper und dessen Bedürfnisse. Ego-State-Interventionen, die sich auf Atmung, Körperhaltung und -empfindungen des Klienten konzentrieren, stellen sicher, dass die Heilung nicht nur intellektuell, sondern auch körperlich erfolgt und die Gesamtperson in den Veränderungsprozess einbezogen wird.

Beiträge vieler Ego-State-Therapeuten von rund um den Globus belegen, dass die EST eine dynamische, sich weiterentwickelnde Therapie ist. Sie zeigen durch ihre Arbeit, dass es möglich ist, den Kernprinzipien der Watkins', wie der Bedeutung von klinischer Hypnose und der Anerkennung von Ego-States, treu zu bleiben und gleichzeitig durch das Einbeziehen neuer Methoden und wissenschaftlicher Erkenntnisse innovativ zu sein. Zusammen mit denen der *Ego State Therapy Inter-*

national (ESTI)-Community haben ihre Anstrengungen die Reichweite der EST auf vielfältige Klientengruppen und kulturelle Umfelder ausgeweitet.

Beachtung verdient auch, dass sich die EST immer weiter ausbreitet, und zwar weltweit. In den letzten Jahrzehnten wurden Ausbildungsinstitute und Zertifizierungsprogramme in Europa, Nordamerika, Asien, Afrika, Südwestasien, Nordafrika und Australien gegründet. Aktive EST-Organisationen – wie ESTI und regionale EST-Gruppen (z. B. in Europa, Nordamerika, Iran, Japan, China, Israel, Südafrika, Australien) – befördern die Forschung sowie neue Aus- und Weiterbildungen. Ebenso tragen Kliniker aus aller Welt weiterhin zur Evolution der zeitgenössischen EST bei. Diese weltweite Verbreitung der EST unterstreicht ihre Anpassungsfähigkeit. Der Ausdruck »ein vielfältiges Selbst in einer vielfältigen Welt« ist treffend: Die EST zelebriert von Natur aus die Vielfalt innerhalb von Individuen und zwischen Nationen und passt daher besonders gut in eine Welt, die die menschliche Vielfalt sowie das angeborene Recht der Menschen, ihre eigenen Erfahrungen (einschließlich ihrer Ego-States) zu verstehen und zu beschreiben, zunehmend anerkennt und wertschätzt.

2.4 Diskussion

In diesem Beitrag präsentieren wir ein Rahmenkonzept zum Verständnis von Ego-States, das historische, klinische und neurophysiologische Sichtweisen vereint. Von Janets geteiltem Bewusstsein und Federns früher Verwendung des Begriffs »Ego-State« über die hypnotische Arbeit der Watkins' bis hin zu aktuellen Entwicklungen stellt sich uns dabei immer wieder die Frage: Mit was arbeiten wir eigentlich, wenn wir uns mit einem Ego-State befassen? Sind Ego-States am ehesten als strukturelle Entitäten, als Beziehungsstandpunkte, als Metaphern oder als sich verändernde Muster der ANS-Aktivierung zu verstehen? Das hier skizzierte Modell betrachtet Ego-States als neurophysiologische und psychische Manifestationen von Überlebensreaktionen (Hartman 2019), ohne ihre narrativen, symbolischen und relationalen Dimensionen zu leugnen. Dies ist keine endgültige Antwort, sondern eine Hypothese, die zu weiterem Dialog und Verfeinerung einlädt.

Die Betrachtung von Ego-States durch eine polyvagale Brille hat klare klinische Vorteile. Sie stellt Sicherheit und Regulation in den Vordergrund und hilft Therapeuten dabei zu ermitteln, ob ein Ego-State in seiner aktuellen Ausprägung primär ventral-vagal, sympathisch oder dorsal-vagal (oder eine Mischform davon) ist. Dies wiederum vereinfacht Entscheidungen hinsichtlich Tempo, Titration und Abfolge von Interventionen. Gleichzeitig wirft diese Perspektive wichtige Fragen auf: Wie vermeiden wir es, komplexe innere Erfahrungen auf »ausschließlich Physiologie« zu reduzieren? Wie kombinieren wir körperliche Regulation mit Sinnfindung, Bindungsgeschichte und der Sprache des Klienten für seine innere Welt? Die EST-Community diskutiert intensiv darüber, wie stark und auf welche Weise wir uns in unseren Formulierungen auf die Polyvagaltheorie stützen sollten und wie wir das

Modell klinisch nutzen können, ohne dabei übertrieben fachspezifisch zu werden oder in Exklusivität abzurutschen.

Gleiches gilt für die Rolle der klinischen Hypnose. In Watkins' ursprünglicher Formulierung waren Hypnoanalyse und EST fast untrennbar miteinander verbunden. Die heutige Praxis ist pluralistischer: Einige Therapeuten wenden formelle Tranceinduktionen in großem Umfang an, andere arbeiten eher gesprächs- und beziehungsorientiert, greifen aber dennoch auf hypnotische Prinzipien zurück und verwenden »hypnotische Sprache«, während wieder andere beide Ansätze den Bedürfnissen der Klienten entsprechend abwägen. Diese Vielfalt ist eine Stärke, birgt aber auch die Frage, welche Prinzipien der EST als »Kernprinzipien« zu betrachten sind. Inwieweit ist Hypnose unverzichtbar, und inwieweit ist EST ein breiterer Rahmen für die Arbeit mit Ego-States, der mit unterschiedlichen Graden formeller Hypnose umgesetzt werden kann? Wie wir diese Fragen beantworten, wird sich auf die Ausbildungsstandards, auf die Forschungsprotokolle sowie auf die Art und Weise auswirken, wie wir EST anderen Disziplinen gegenüber präsentieren.

Eine weitere Debatte betrifft den Platz der EST innerhalb des breiteren Traumafeldes. Ansätze wie EMDR und andere protokollbasierte, traumafokussierte Therapien wurden in zahlreichen kontrollierten Studien untersucht und haben Eingang in internationalen Behandlungsrichtlinien für PTBS und verwandte Störungen gefunden. Die empirische Grundlage für EST ist derzeit kleiner und weniger standardisiert, auch wenn klinische Erfahrungen und Fallberichte ermutigend sind und vielversprechende Ergebnisse zeigen. Ich (CG) finde dies nicht überraschend, angesichts des hohen Grades an Einstimmung und Reaktionsfähigkeit, den die EST bietet: Jedes EST-basierte Protokoll wird immer nur einen Bruchteil der Leistungsfähigkeit der EST und der ihr zugrunde liegenden Prinzipien darstellen können (vgl. Good 2025b zu einer Untersuchung von protokoll- vs. prinzipienbasierten Therapien; vgl. Good i. Vorb. zu einer Untersuchung zur Integration von EMDR, EST und klinischer Hypnose). Die Tatsache, dass eine umfangreiche randomisierte Studie an der Universität Aachen, initiiert von Thomas Frodl und Woltemade Hartman, derzeit ein strukturiertes EST-Protokoll mit EMDR vergleicht und gleichzeitig neurobiologische und physiologische Marker untersucht, zeigt indes, dass die EST dabei ist, in diese anspruchsvollere Forschungsarena vorzudringen. Ebenso bedeutsam ist, dass derartige Forschungen ein transparentes und replizierbares EST-Protokoll erfordern – ein Schritt in Richtung Standardisierung, der unweigerlich zu Diskussionen führt: Wie können wir die Notwendigkeit von Handbüchern und reproduzierbaren Verfahren mit der kreativen, intuitiven und hochgradig individualisierten Natur der Arbeit mit Ego-States, wie viele Kliniker sie derzeit praktizieren, in Einklang bringen?

All diese Fragen verweisen auf zentrale Entwicklungsaufgaben für die kommenden Jahre. Eine betrifft die Definition und Standardisierung: zu artikulieren, was für EST unverzichtbar ist, und gleichzeitig Raum für lokale Anpassungen und persönlichen Stil zu lassen. Ein weiteres Thema sind Ausbildung und Ethik: sicherzustellen, dass Therapeuten, die mit komplexen Traumata und Dissoziationen arbeiten, nicht nur über die erforderlichen Techniken und Protokolle verfügen, sondern auch mit den Prinzipien der Bindungstheorie, der Neurophysiologie und dem sorgfältigen Umgang mit Pacing und Sicherheit vertraut sind (vgl. Good 2025b). Ein drittes Aufgabenfeld ist die Forschung: Studien zu konzipieren, die streng genug sind, um skeptische Kollegen zu überzeugen, aber dennoch sensibel genug, um die vielschichtige, prozessorientierte Natur von Ego-State-Interventionen zu erfassen. Die Studie der Universität Aachen ist ein Beispiel dafür, doch es wird weitere Projekte brauchen, wenn die EST zeigen soll, dass sie nicht nur in der klinischen Praxis, sondern auch innerhalb der wissenschaftlichen Community neben etablierten Traumatherapien bestehen kann.

Zu guter Letzt enthalten die hier skizzierten Entwicklungen Fragen, die in weiteren Beiträgen dieses Buches aus verschiedenen Blickwinkeln betrachtet werden: Wie manifestieren sich Ego-States im Körper? Wie kann man sich ihnen durch klinische Hypnose, Bewegung, Imaginationen, Beziehungsarbeit oder Kombinationen davon nähern? Wie prägen kulturelle, soziale und systemische Kontexte die inneren »Charaktere«, denen wir in der Therapie begegnen? Diese Diskussion soll das Thema nicht abschließen, sondern diese Fragen umreißen und den Leser einladen, sich mit der Vielfalt der Stimmen auseinanderzusetzen. Im Folgenden fassen wir die wichtigsten Punkte kurz zusammen.

2.5 Fazit

Auf einen Nenner gebracht lässt sich sagen, dass die Geschichte und Entwicklung der EST einen Weg hin zu größerer Verfeinerung und Integration aufzeigt. Wir würdigen die frühen Pioniere wie Federn für die Einführung des Konzepts der Ego-States und die beiden Watkins für die Weiterentwicklung von Federns Ideen zu einer Therapie. Wir würdigen auch diejenigen, die die EST an vorderster Front gehalten und sie mit moderner Wissenschaft und somatischer Weisheit verknüpft haben (s. Abb. 2.1 für einen Überblick über den EST-»Stammbaum« von Hartman a. Theermann). Das Ergebnis ist eine Therapie, die ebenso tiefgreifend wie weitreichend ist: tiefgreifend, weil sie Zugang zu den tiefen Ebenen des Unbewussten bietet, wo echte Traumaheilung stattfindet, und weitreichend, weil sie Geist, Körper und auch soziale Verbindungen umfasst (da innere States nicht nur intern miteinander in Beziehung stehen, sondern auch mit den States des Therapeuten und wichtiger Bezugspersonen im Alltag).

Wie John Watkins es ausdrückt, ermöglicht uns die EST, »intrapsychisch zu reisen« und diese verlorenen Passagiere in sich selbst zu entdecken und »nach Hause zu bringen«. Heute, mit verbesserten Landkarten (Neurowissenschaften) und einem breiteren Spektrum an Werkzeugen (z. B. somatische Techniken), ist diese intrapsychische Reise sicherer und effektiver denn je. Die EST entwickelt sich weiter und weitet sich aus, bleibt im Kern aber eine auf Sicherheit, Empathie, Beziehung und Ganzheit konzentrierte Therapie. Sie hilft dem Einzelnen, sämtliche Teile seines Selbst wieder zu integrieren, um als ganzheitlicheres, gestärktes, »empowered« Selbst voranzukommen. Wir schließen uns der Aussage von John Watkins an: »Psychotherapie wird als Wissenschaft studiert, aber als Kunst praktiziert« (Hartman 1991).

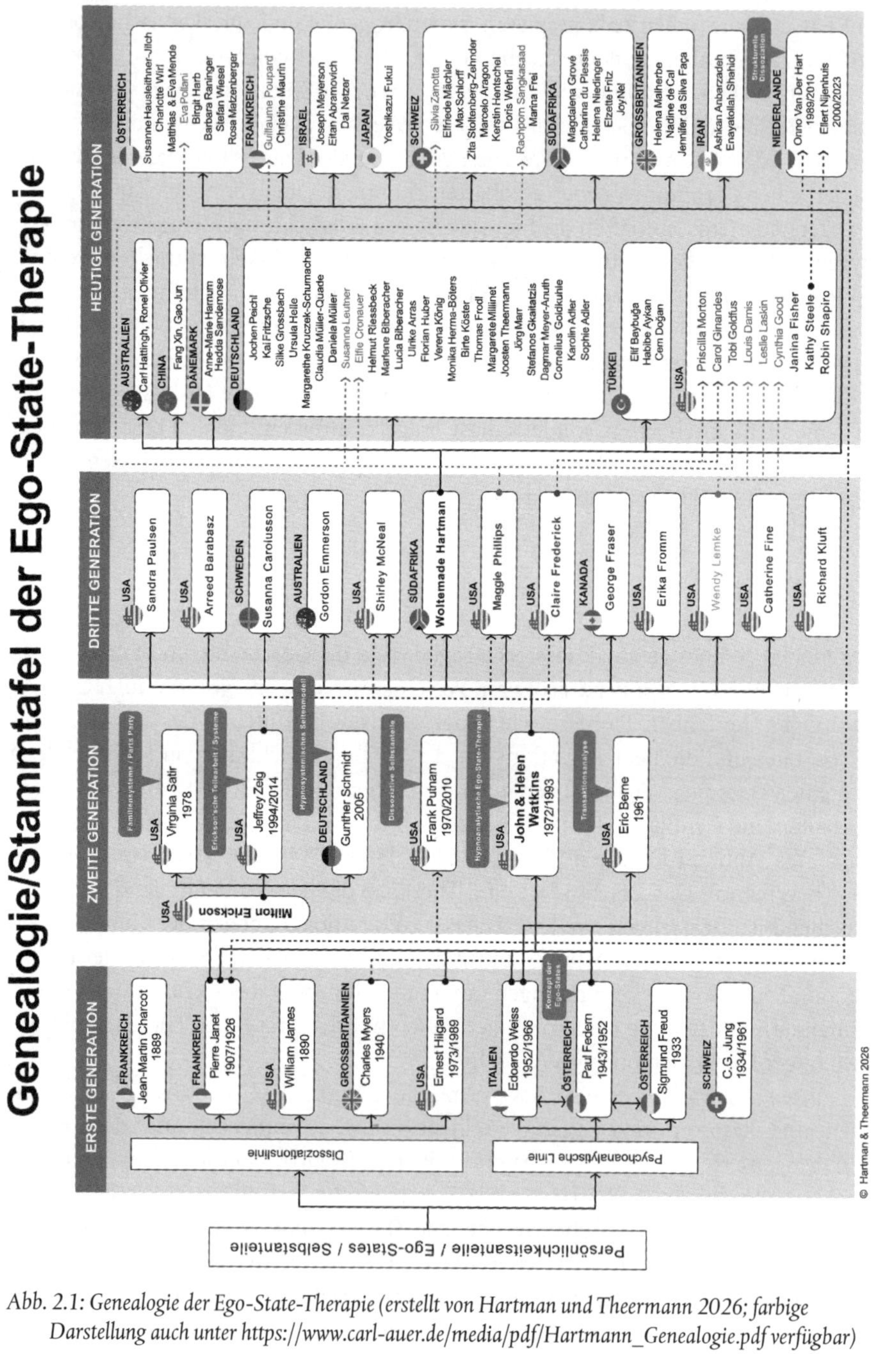

Abb. 2.1: Genealogie der Ego-State-Therapie (erstellt von Hartman und Theermann 2026; farbige Darstellung auch unter https://www.carl-auer.de/media/pdf/Hartmann_Genealogie.pdf verfügbar)

2.6 Literatur

Alvarado, C. a. S. Krippner (2010): Nineteenth-century pioneers in the study of dissociation: William James and Psychical Research. *Journal of Consciousness Studies* 17 (11–12): 19–43.

Assagioli, R. (1965): Psychosynthesis. A manual of principles and techniques. New York/NY (Hobbs, Dorman & Co.).

Bourguignon, E. (1973): Introduction: A framework for the comparative study of altered states of consciousness. In: E. Bourguignon (ed.): Religion, altered states of consciousness and social change. Columbus/OH (Ohio State University Press), pp. 3–38.

Bourguignon, E. (2004): Possession and Trance. In: C. R. Ember a. M. Ember (eds.): Encyclopedia of medical anthropology. Health and illness in the world' cultures. New York/NY (Springer).

Bower, G. (1981): Mood and memory. *American Psychologist* 36 (2): 129–149.

Bower, G., K. Monteiro a. S. Gilligan (1978): Emotional mood as a context of learning and recall. *Journal of Verbal Learning and Verbal Behavior* 17 (5): 573–585. DOI: 10.1016/S0022-5371(78)90348-1.

Breger, L. (2000): Freud. Darkness in the midst of vision. Hoboken/NY (John Wiley & Sons).

Breuer, J. u. S. Freud (1893): Ueber den psychischen Mechanismus hysterischer Phänomene. Vorläufige Mittheilung. *Neurologisches Centralblatt* 12 (1+2): 4–10 u. 43–47. Leipzig (Veit).

Emmerson, G. (2007): Ego State Therapy. Carmarthen/Wales (Crown House).

Federn, P. (1952): Ego psychology and the psychoses. New York/NY (Basic).

Frederick, C. (2005): Innovations in ego state therapy. Meeting the challenges of dissociative clients. (Tagungsband der 22. internationalen Konferenz der ISSTD, San Antonio/TX).

Frederick, C. a. S. McNeal (2024): Inner strengths. Contemporary psychotherapy and hypnosis for ego-strengthening. New York/NY (Routledge).

Ginandes, C. (2004): Creating helpful ego states for clinical healing. *American Journal of Clinical Hypnosis* 46 (3): 281–295.

Good, C. (2022): Ego State Therapy. Hrsg. v. Ego State Therapy North America [Brochure]. Verfügbar unter: https://www.estna.info/_files/ugd/d783d5_3ceff15f6f434eadb6e08 2357dc0a99b.pdf [22.4.2026].

Good, C. (2025a): What are ego states, anyway? *On the One Hand*. Verfügbar unter: https://ontheonehand.com/2025/01/01/what-are-ego-states-anyway/ [22.4.2026].

Good, C. (2025b): Protocol- vs. principle-based therapy. *On the One Hand*. Verfügbar unter: https://ontheonehand.com/2025/05/03/protocol-vs-principle-based-therapy/ [22.4.2026].

Good, C. (2026a): Map or terrain? Avoiding reification of parts of self. *On the One Hand*. Verfügbar unter: https://ontheonehand.com/2026/01/02/map-or-terrain-avoiding-reification-of-parts-of-self/ [7.6.2026].

Good, C. (2026b): What is clinical hypnosis, anyway? *On the One Hand*. Verfügbar unter: https://ontheonehand.com/2026/05/16/what-is-clinical-hypnosis-anyway/ [7.6.2026].

Good, C. (i. Vorb.): Principle-based integration of EMDR, Ego State Therapy, and clinical hypnosis in the perinatal time period. In: M. Tesler Steinn (ed.): EMDR for reproductive, perinatal, and infant mental health. New York (Springer).

Hartman, W. (1991): Personal communication with John. G. Watkins. (Vorlesung zur Ego-State-Therapie an der University of Montana, Missoula/MT).

Hartman, W. (2019): Einführung in die Ego-State-Therapie. (Unveröffentl. Schulungsunterlagen für Seminar 1 in Wiesbaden, 4.–8.11.2019).

Hartman, W. (2025): Einführung in die Ego-State-Therapie. (Unveröffentl. Schulungsunterlagen für Seminar 1 in Wien, 10.–12.9.2025).

Hilgard, E. (1977): Divided consciousness. Multiple controls in human thought and action. New York/NY (Wiley).

Howell, E. F. (2005): The dissociative mind. Hillsdale/NJ (Analytic Press).

Howell, E. (2026). The buried, but recently unearthed treasure of Sandor Ferenczi's work: Its relevance to current practice and sociocultural life. *Journal of Trauma & Dissociation* 27 (1): 50–62. DOI: 10.1080/15299732.2025.2589152.

Janet, P. (1889): L'automatisme psychologique. Essai de psychologie expérimentale sur les formes inférieures de l'activité humaine. Paris (Félix Alcan).

Janet, P. (1898): Névroses et idées fixes. Vol. 2. Fragments des leçons clin. du mandi sur le névroses, les maladies produites par les émotions, les ídées obsédantes et leur traitement. Paris (Félix Alcan).

Janet, P. (1925): Psychological healing. A historical an clinical study. Vol. 1–2. New York/NY (Macmillan).

Janet, P. (1928): L'évolution de la mémoire et de la notion du temps. Paris (Chahine).

Ogden, P., K. Minton a. C. Pain (2006): Trauma and the body. A sensorimotor approach to psychotherapy. New York/NY (W. W. Norton).

Phillips, M. (1995): Our bodies, our selves: Treating the somatic expressions of trauma with ego-state therapy. *American Journal of Clinical Hypnosis* 38 (2): 109–121.

Phillips, M. a. C. Frederick (1995): Healing the divided self. Clinical and Ericksonian hypnotherapy for posttraumatic and dissociative conditions. New York/NY (W. W. Norton).

Porges, S. W. (2011): The polyvagal theory. Neurophysiological foundations of emotions, attachment, communication, and self-regulation. New York/NY (W. W. Norton).

Porges, S. W. a. B. Porges (2023): Our polyvagal world. How safety and trauma change us. New York/NY (W. W. Norton).

Scaer, R. C. (2014): The body bears the burden. Trauma, dissociation, and disease. New York/NY (Routledge), 3rd ed.

Schauer, M. a. T. Elbert (2010): Dissociation following traumatic stress: Etiology and treatment. *Zeitschrift für Psychologie/Journal of Psychology* 218 (2): 109–127.

Siegel, D. (1999): The developing mind. Toward a neurobiology of interpersonal experience. New York/NY (Guilford).

Steele, K., S. Boon a. O. van der Hart (2017): Treating trauma-related dissociation. A practical, integrative approach. New York/NY (W. W. Norton).

Van der Hart, O. a. M. J. Dorahy (2009): History of the concept of dissociation. In: P. F. Dell a. J. A. O'Neil (eds.): Dissociation and the dissociative disorders. DSM-V and beyond. New York/NY (Routledge/Taylor & Francis), pp. 3–26.

Van der Hart, O. a. R. Horst (1989): The dissociation theory of Pierre Janet. *Journal of Traumatic Stress* 2 (4): 1–11.

Van der Kolk, B. (2014): The body keeps the score. Brain, mind, and body in the healing of trauma. New York/NY (Penguin).

Waraich, M. a. S. Shah (2017): The life and work of Jean-Martin Charcot (1825–1893): »The Napoleon of Neuroses«. *Journal of Intensive Care Society* 19 (1): 48–49.

Watkins, J. (1949): Hypnotherapy of war neuroses. A clinical psychologist's casebook. New York/NY (Ronald).

Watkins, J. G. a. H. H. Watkins (1997): Ego States. Theory and Therapy. New York/NY (W. W. Norton).

Weiss, E. (1966). Paul Federn: The theory of the psychosis. In: F. Alexander, S. Eisenstein a. M. Grotjahn (eds.): Psychoanalytic pioneers. New York/NY (Basic), pp. 142–168.

Zanotta, S. (2024): Somatic ego state therapy for trauma healing. Whole again. London/UK (Routledge/Taylor & Francis).

3 Ego-State-Therapie neu gedacht: Von den klassischen Grundlagen zu Erickson'scher Utilisation, somatischen Perspektiven und der polyvagalen Wissenschaft

Eine Hommage an John G. und Helen H. Watkins

Woltemade Hartman

Abstract

Dieser Beitrag zeichnet die historische Entwicklung und die moderne Neuerfindung der Ego-State-Therapie (EST) nach, beginnend mit frühen Theoretikern wie Janet (1919, 1976), Federn (1952), Weiss (1960), Milton H. Erickson (1980) und C. G. Jung (1969) und gipfelnd in den bahnbrechenden klinischen Innovationen von John und Helen Watkins (1979). Die EST geht über die klassische Sichtweise des Ego als singuläre Einheit hinaus und konzeptualisiert die Persönlichkeit als eine Gruppe von Teilpersönlichkeiten (Ego-States), deren wechselnde Energien, Grenzen und Funktionen adaptive Reaktionen auf Entwicklungs- und Traumaerfahrungen widerspiegeln. Dieser Beitrag untersucht den methodologischen Kern der EST – das Lösen innerer Konflikte und die Förderung von Integration – und hebt dabei den anhaltenden Einfluss von Milton H. Ericksons Utilisationsprinzip (Erickson 1980) hervor. Ericksons Betonung der individuellen Erfahrung, der unbewussten Ressourcen und der therapeutischen Reagibilität wurde oft als von der EST abweichende Denkhaltung angesehen, doch dieser Beitrag zeigt, dass beide Traditionen perfekt miteinander vereinbar sind. Aufbauend auf der modernen klinischen Wissenschaft legt dieser Beitrag dar, wie somatische Sichtweisen die Arbeit mit Ego-States bereichern, indem sie den Körper als primären Speicher impliziter Erinnerungen und Überlebensreaktionen ansehen. Die Prinzipien der Polyvagaltheorie verdeutlichen, wie Veränderungen der Zustände des autonomen Nervensystems (ANS) die Entstehung und Funktionsweise von Ego-States beeinflussen und wie Co-Regulation als grundlegender Mechanismus therapeutischer Veränderung dient. Aus dieser »verkörperten« Perspektive wird Dissoziation neu definiert als neurophysiologisches Muster und nicht als rein psychisches Phänomen, was von Klinikern verlangt, sich auf Körperhaltung, Atmung, Mimik, Muskeltonus und Bewegung als Ausdruck innerer Zustände einzustimmen. Solche Signale helfen dem Therapeuten dabei, die

Aktivierung zu steuern, traumatisches Material zu titrieren und durch Bottom-up-Regulation wieder Sicherheit herzustellen. Insbesondere stellt der Autor auch neue Modelle vor, darunter ein ANS-informiertes Ego-State-Framework, ein Leitermodell, das die ANS-Zustände mit der Entstehung von Ego-States zusammenbringt, sowie ein überarbeitetes Lebensflussmodell, um die neuesten Entwicklungen auf diesem Gebiet zu erläutern und Klinikern klarere, neurophysiologisch fundierte Herangehensweisen für die Beurteilung und ihre Interventionen an die Hand zu geben. Diese Innovationen positionieren die EST an der Schnittstelle zwischen psychodynamischem, somatischem und neurobiologischem Denken und vergrößern ihre Relevanz für die moderne Traumabehandlung. Da diese somatischen Erkenntnisse mit der klassischen EST und der Erickson'schen Utilisation zusammenfließen, schlägt der Autor neue Grundlagen für einen stärker integrierten, körperverankerten und erfahrungsorientierten Ansatz innerhalb der Ego-State-Therapie vor.

Schlüsselwörter: Ego-State-Therapie, Ego-States, somatische Psychotherapie, Erickson'sche Utilisation, Polyvagaltheorie, Integration, Traumabehandlung, Regulation des ANS, Dissoziation, klinische Hypnose, Co-Regulation

3.1 Einleitung

Der Titel dieses Buches – *Ego-State-Therapie. Von den historischen Wurzeln zur innovativen Praxis* – bietet uns allen eine einzigartige Gelegenheit, gemeinsam unsere fortwährenden Bemühungen zu erkunden, die innovativen Methoden und Lehren von John Watkins bezüglich Ego-State-Therapie (EST) im Speziellen und Hypnotherapie und Psychotherapie im Allgemeinen zu würdigen und weiterzuentwickeln. Mittlerweile sind wir uns alle bewusst, dass wir eine wunderbar vielfältige und breit gefächerte Gruppe von Ego-State-Therapeuten sind, von denen jeder einen bestimmten Aspekt von John Watkins' facettenreichem Ansatz zur Persönlichkeit verfolgt – insbesondere seine Sichtweise dessen, was das Selbst ausmacht. Wie können wir einen gemeinsamen Kern bewahren und gleichzeitig unsere höchst individuellen und kreativen Wege in die Zukunft unserer Wissenschaft und Therapie verfolgen? Ich glaube, dass jede Antwort auf diese Frage unsere individuelle Suche nach persönlicher Bedeutung und Entwicklung sowie die kollektiven Beiträge, die wir zu unserem Beruf leisten können, zum Ausdruck bringen muss. Vielleicht finden wir genau hier einen gemeinsamen Kern der Übereinstimmung: Wir alle wurden von John und Helen Watkins' therapeutischem Selbst, ihrer Resonanzfähigkeit und ihrer tiefen Menschlichkeit dazu inspiriert, Menschen dabei zu helfen, die Vielfalt ihrer inneren Ressourcen zu erkennen und ihr Potenzial zu entfalten. Um die Beiträge der Watkins zur psychodynamischen Psychotherapie, Hypnoanalyse und klinischen Hypnose zu würdigen, will ich hier einen erkenntnistheoretischen Überblick über die Entwicklung der Ego-State-Theorie geben und einige interessante neue Ideen mit Ihnen teilen.

3.2 Ego-State-Therapie – die erste Generation: Ein Energiemodell

Die EST wurde ursprünglich als Energie- und Teilemodell der Persönlichkeit beschrieben (Frederick 1994; Phillips a. Frederick 1995; Watkins a. Watkins 1997).

Die Vorstellung, dass die menschliche Persönlichkeit aus Teilen oder Teilpersönlichkeiten besteht, wird seit vielen Jahren von zahlreichen renommierten Theoretikern vertreten. Kliniker wie Janet (1976), William James (1983), Morton Prince (1906), Franz Alexander (1930), C. G. Jung (1969) und Milton H. Erickson (1980) glaubten, dass der menschliche Geist sich aus mehreren Teilen zusammensetzt. Es war jedoch Paul Federn (1952), der ein Energiemodell konzipierte, das konkret Ego-States in das Ich einbezog. Federn betrachtete die Psyche als ein energetisches System, in dem die Verbreitung und der Fluss psychischer Energie das geistige Leben aufrechterhalten. Er stellte die These auf, dass das Ich keine einzelne, feststehende Einheit ist, sondern eine Sammlung von Ego-States, unterschiedlichen Konstellationen von Gedanken, Gefühlen und Körperempfindungen, die jeweils durch eigene Grenzen und ein eigenes Identitätsgefühl definiert sind. Diese States entstehen durch Energieverschiebungen innerhalb der Persönlichkeit und erklären, warum Menschen plötzliche Veränderungen in ihrer Stimmung, Wahrnehmung oder ihrem Verhalten erleben können. Federns Theorie beleuchtete, wie es zu Dissoziation und Fragmentierung kommt, wenn Energie ungleichmäßig verteilt wird, und legte den Grundstein für moderne Ansätze, die die adaptive Funktion dieser States bei der Bewältigung von Traumata und Stress anerkennen. John und Helen Watkins (Watkins 1978, 1992; Watkins a. Watkins 1979, 1991) erweiterten die Konzepte von Paul Federn (1952) und seinem Schüler Edoardo Weiss (1960) und entwickelten eine Form der hypnoanalytischen Therapie, die heute als Ego-State-Therapie bekannt ist.

Die beiden Watkins (1991) konzeptualisierten das Ich als aus mehreren Ego-States bestehend, die durch mehr oder weniger undurchlässige Grenzen voneinander getrennt sind. Jeder dieser Ego-States wird als adaptiv angesehen, und sie existieren gemeinsam als eine Familie von Teilpersönlichkeiten, die, wie die meisten Familien, zusammenleben und dabei unterschiedliche Grade an Dysfunktionalität aufweisen können. Kommt es zu Meinungsverschiedenheiten oder mangelnder Zusammenarbeit zwischen den Ego-States, entsteht eine Pathologie. Das ultimative Ziel der EST ist Integration. In der EST wird Integration als ein Zustand definiert, in dem sämtliche Ego-States miteinander kommunizieren, sich austauschen und in harmonischer und kooperativer Beziehung zueinander stehen (Watkins 1992; Frederick a. McNeal 1999). Bei klassischen EST-Interventionen werden Ego-States mittels Hypnose aktiviert und therapeutisch behandelt. Sie kommunizieren in der Regel über die Sprache des hypnotisierten Patienten oder über innerlich visualisierte Figuren.

3.3 Ego-State-Therapie – die zweite Generation: Ein hypnoanalytisches Modell und Ich-Stärkung

Auch wenn die EST ursprünglich als Gruppen- oder Familientherapie innerhalb des Individuums definiert wurde stand von Anfang an fest, dass Therapeuten, die mit Ego-States arbeiten, jede Technik einsetzen können, die sie auch in der Einzeltherapie nutzen würden (Frederick 1996). Nach Watkins und Watkins (1997) trug die Arbeit von Hilgard (1977), Coons (1984), Braun (1986), Putnam (1989), Kluft (1987), Ross (1989), Frederick (1993), Frederick und McNeal (1993), Phillips und Frederick (1995) und Hartman (1995) u. a. maßgeblich dazu bei, sowohl die Theorie als auch die Praxis der Ego-State-Psychologie zu kodifizieren und zu entwickeln. Helen Watkins (1993) zufolge setzte diese zweite Generation von Ego-State-Therapeuten (Torem 1987; Frederick 1990; Frederick a. McNeal 1993; Phillips 1993, 1995) die Tradition der inneren Diplomatie fort, allerdings mit verstärktem Gewicht auf hypnoanalytische und ichstärkende Techniken bei der Arbeit mit einzelnen Ego-States (Frederick 1996). Diese Gruppe legte größeren Wert auf das Konzept von Ego-States und arbeitete dessen Definition detailliert aus, verfeinerte und erweiterte sie, um größere konzeptionelle Klarheit zu erreichen. Wenden wir uns nun der Frage zu, wie diese erweiterte Definition konkret formuliert wurde.

Konzeptualisierung und Entwicklung von Ego-States: Die Perspektive der Watkins

Die beiden Watkins (Watkins a. Watkins 1997) definierten einen Ego-State als ein organisiertes System von Verhaltensweisen und Erfahrungen, als eine Teilpersönlichkeit mit einer gewissen individuellen Autonomie gegenüber anderen States sowie der Persönlichkeit als Ganzem. Nach dieser Auffassung besteht das Ich aus dynamischen oder zusammengehörigen Ego-States, die durch mehr oder weniger durchlässige Grenzen voneinander getrennt sind (Phillips a. Frederick 1995; Frederick a. McNeal 1999). Das Watkins'sche Verständnis von Ego-States basierte auf der Vorstellung, dass sich alle Ego-States ursächlich bilden, um dem Patienten zu helfen, mit einem überwältigenden Trauma fertigzuwerden und somit zu überleben (Watkins 1992). Sie definierten drei Möglichkeiten zum Umgang mit überwältigenden Ereignissen, die traumatisierten Patienten zur Verfügung stehen:

- das Trauma als Gesamtperson zu ertragen und dabei Fragmentierung, Zusammenbruch oder Suizid zu riskieren
- vorübergehend zu dissoziieren und einen kreativen Selbstausdruck zu entwickeln, um die Belastung zu minimieren
- einen neuen Ego-State zu bilden, der traumatisches Material bindet, sodass der Rest der Persönlichkeit weiterhin funktionieren kann

Weiterhin unterschieden die beiden Watkins (1997) drei primäre Arten der Entstehung von Ego-States:

- *Entwicklungsdifferenzierung:* Ego-States bilden sich auf natürliche Weise während der Kindheit, wenn sich die Persönlichkeit anhand von Rollen, Entwicklungsstadien und Umweltanforderungen organisiert.
- *Introjektion wichtiger anderer Personen:* Ego-States können sich durch Internalisieren bestimmter Aspekte von Bezugspersonen oder einflussreichen Personen bilden, wodurch Teilpersönlichkeiten entstehen, die diese Beziehungen widerspiegeln.
- *traumabedingte Dissoziation:* Unter überwältigendem Stress oder bei einem Trauma kann die Persönlichkeit Erfahrungen auf separate States aufteilen, um die Funktionsfähigkeit aufrecht und seelischen Schmerz in Grenzen zu halten.

Watkins und Watkins (ebd.) postulierten, dass Ego-States auf einem Kontinuum existieren, das von *normaler Differenzierung* bis zu *pathologischer Dissoziation* reicht (s. Abb. 3.1). Dieses Konzept hilft Klinikern, die dynamische Natur der Persönlichkeitsorganisation und die adaptive Funktion von Ego-States zu verstehen. Es wird im folgenden Abschnitt näher erläutert.

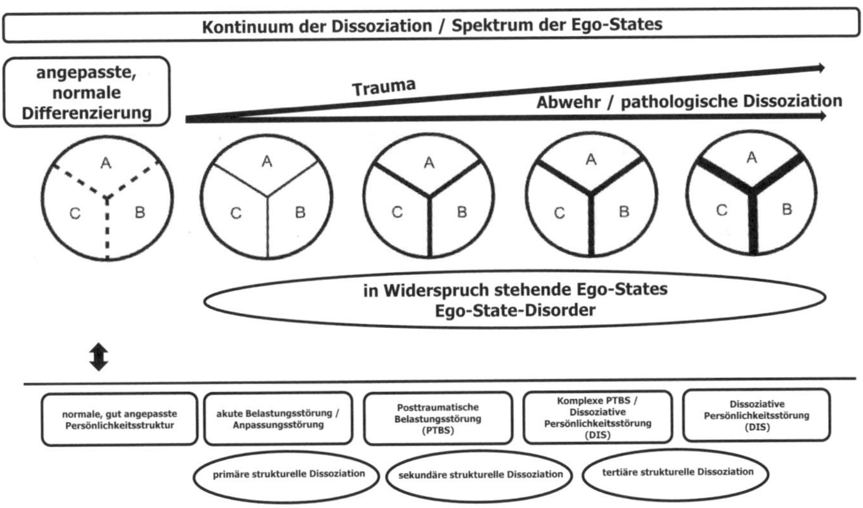

Abb. 3.1: Das Differenzierungs-Dissoziations-Kontinuum (nach Watkins a. Watkins 1997)

Differenzierung

Am gesunden Ende des Spektrums bezieht sich Differenzierung auf die normale Entwicklung von Ego-States oder Rollen innerhalb einer kohärenten Persönlichkeit. Diese States, z. B. »Vater/Mutter«, »Berufstätiger« oder »Freundin«, sind integriert und kommunizieren reibungslos miteinander. Sie ermöglichen Flexibilität und

Anpassungsfähigkeit im sozialen und emotionalen Funktionieren. Differenzierung gilt als Kennzeichen psychischer Gesundheit, da sie es dem Einzelnen ermöglicht, Rollen zu wechseln, ohne das Gefühl einer einheitlichen Identität zu verlieren (Fourie 2009).

Dissoziation

Am anderen Ende des Spektrums findet sich die Dissoziation, bei der Ego-States starr voneinander abgegrenzt/getrennt sind und keinerlei Verbindung zueinander haben. Dissoziation entsteht oft als Abwehrmechanismus gegen überwältigende Traumata und schafft undurchlässige Grenzen zwischen den States. In schweren Fällen kann dies zu Erkrankungen wie der Dissoziativen Identitätsstörung (DIS) führen. Watkins und Watkins betonen, dass Dissoziation zunächst eher ein adaptiver Überlebensmechanismus ist und nicht per se eine Pathologie. Sie ermöglicht es der Persönlichkeit, traumatisches Material abzuspalten und so die Funktionsfähigkeit im Alltag aufrechtzuerhalten.

Zwischenpositionen

Zwischen diesen Polen liegen verschiedene Grade der Abgrenzung, darunter teilweise dissoziierte States, die unter Stress zum Vorschein kommen können, aber eine gewisse Durchlässigkeit bewahren. Diese Fluidität unterstreicht, dass Differenzierung und Dissoziation keine festen Kategorien sind, sondern Punkte auf einem Kontinuum.

Fazit

Das Watkins-Spektrum und das Differenzierungs-Dissoziations-Kontinuum bieten einen differenzierten Rahmen für die Konzeptualisierung von Ego-States. Sie zeigen, dass die Persönlichkeitsorganisation dynamisch ist und von Entwicklungsprozessen und Umweltstressoren geprägt wird. Das Erkennen der adaptiven Ursprünge von Ego-States hilft Klinikern, die Behandlung mit Empathie und Entschiedenheit anzugehen und eher eine Integration als eine Eliminierung von Teilen anzustreben.

Watkins' Konzeptualisierung des Ego-State-Spektrums und des Differenzierungs-Dissoziations-Kontinuums ist in erster Linie phänomenologisch. Die Gründe dafür sind wie folgt:

- Es konzentriert sich auf subjektive Erfahrungen und die Art und Weise, wie Ego-States innerlich erlebt werden (als »Ich« oder »Nicht-Ich«), anstatt sie auf rein strukturelle oder diagnostische Kategorien zu reduzieren.
- Das Kontinuum wird anhand von gelebten Phänomenen beschrieben, etwa der Durchlässigkeit von Grenzen, der Co-Bewusstheit und dem inneren Gefühl von Integration im Gegensatz zu Fragmentierung, anstatt ausschließlich anhand neurobiologischer oder verhaltensbezogener Marker.
- Das Kontinuum ist ein Versuch, die Vielfalt und Komplexität von Ego-States zu betonen und ihre *Erfahrungsqualitäten* und *adaptiven Funktionen* zu sehen und

zu würdigen, was sich mit den phänomenologischen Prinzipien der Beschreibung von Phänomenen deckt, wie sie dem Bewusstsein erscheinen.

Konzeptualisierung und Entwicklung von Ego-States: Perspektiven der Schüler der beiden Watkins

Frederick und McNeal (1999) argumentieren, dass alle Ego-States grundsätzlich adaptiv sind, auch wenn sie später maladaptiv werden. Ursprünglich erfüllen diese States Schutzrollen oder Funktionen, z. B. das Bewältigen von Bedrohungen und Gefahren, die Aufrechterhaltung von Bindungen oder die Erfüllung sozialer Erwartungen. Im Laufe der Zeit jedoch können starre Grenzen oder ungelöste Traumata zu Funktionsstörungen führen, was die Notwendigkeit einer therapeutischen Integration unterstreicht. Ego-States entstehen also als kreative Lösungen für Entwicklungs- und Umweltprobleme und spiegeln den der Persönlichkeit innewohnenden Drang nach Anpassung und Überleben wider.

Frederick und McNeal (1999) argumentieren weiter, dass ihrer klinischen Erfahrung zufolge Ego-States zu jedem Zeitpunkt im Leben entstehen können. Sie erweiterten die Definition der Watkins' und beschrieb Ego-States als ein organisiertes System von Persönlichkeitsenergie, dessen Elemente durch gemeinsame Aspekte wie Alter, Geschichte, Ursprung, Funktion, Verhalten, Überzeugungen und Bedürfnisse miteinander verbunden sind. Sie konstatiert, dass ein Ego-State die Einzigartigkeit und Individualität der Selbstentwicklung verdeutlicht. Im Alltag zeigen die meisten Menschen ein gewisses Maß an Persönlichkeitsvariation. Menschen fühlen, denken, handeln oder sehen die Welt nicht immer auf die gleiche Weise (Frederick a. McNeal 1999). Manchmal lösen äußere Faktoren widersprüchliche Reaktionen innerhalb einer Person aus, weil ein anderer Teil aktiviert wurde und vorübergehend die Führung übernimmt. Einige Ego-States scheinen begrenzte Persönlichkeitsfragmente zu sein, die möglicherweise zu einem bestimmten Zweck geschaffen wurden, beispielsweise für eine bestimmte Rolle, um bei Bedarf für angemessenes Verhalten zu sorgen, während andere Ego-States bis zu einem gewissen Grad wie vollständige Personen funktionieren können, dabei aber innerhalb des Normalbereichs bleiben (Hartman 1995).

Die Verteilung der Energie auf die Ego-States kann sich zu jedem Zeitpunkt ändern. Der Ego-State, der innerhalb des inneren Systems die meiste Energie (Kathexis) enthält, wird zu diesem Zeitpunkt als exekutiver State bezeichnet und als »Ich« oder Selbst erlebt, während die anderen Ego-States als »Nicht-Ich« oder »Dinge« erlebt werden (Phillips a. Frederick 1995; Watkins a. Watkins 1997).

Emmerson (2006) unterscheidet zwischen Oberflächen- (häufig zum Einsatz kommenden, bewussten) und tieferliegenden (selten zum Einsatz kommenden, unbewussten) Ego-States und bezeichnet den State, in dem die Person das Leben gerade erlebt, als den exekutiven State oder das exekutive Selbst. Ego-States können auch entlang anderer Kriterien organisiert sein (z. B. Kind, Teenager, Erwachsener,

Großvater/Großmutter). Helen Watkins zufolge handeln und denken jedoch alle Ego-States wie Kinder, das heißt auf eine sehr greifbar-konkrete, »buchstäblich-wortwörtliche« Weise (Fourie 2009).

Man hat auch neurophysiologische Korrelate von Ego-States vorgeschlagen. Meinem eigenen Konzept zufolge sind Ego-States neuronale Verschaltungswege, die durch wiederholte synaptische Entladungen gebildet und durch axonale und dendritische Synapsen vermittelt werden (Hartman 2019). Demzufolge werden Ego-States biologisch durch synaptisches Training gebildet und durch Wiederholung und den wiederholten Einsatz nützlicher Bewältigungstechniken erlernt.

Fourie (2009) sieht die Natur von Ego-States als komplex und vielfältig an. Das Spektrum kann von kleineren Launen und Nebenrollen bis hin zu echten, offen dissoziativen Teilen der Persönlichkeit bei Dissoziativer Identitätsstörung (DIS) reichen. Daher halten Frederick und McNeal (1999) es für problematisch, Ego-States auf allgemeine Beschreibungen wie »das innere Kind«, den Elternteil oder den Erwachsenen zu reduzieren, wie Berne (1961) es vertrat. Auch seien diese Ego-States weder Jung'sche Archetypen noch Young'sche Modi wie das verletzliche Kind, das wütende Kind, der strafende Elternteil oder der gesunde Erwachsene, sondern vielmehr Bestandteile einer inneren Gruppierung von Energien, die in dynamischer Wechselwirkung stehen.

Das SARI-Modell für Ego-State-Interventionen (Phillips a. Frederick 1995)

Zu den Beiträgen der zweiten Generation zählt das von Phillips und Frederick (1995) entwickelte SARI-Modell der EST. Phillips und Frederick erweiterten die ursprünglichen Vorstellungen um Erickson'sche Prinzipien und andere eher indirekte Ansätze, die es Patienten ermöglichen, von einem »gespaltenen Selbst« zu einem integrierten »neuen Selbst« zu gelangen. Diese Idee hat später Fourie (2009) weiterentwickelt. Das Modell bietet einen strukturierten, phasenorientierten Rahmen für die EST. Das Akronym SARI steht für ***S**afety* (Sicherheit), ***A**ctivation* (Aktivierung), ***R**epair* (korrigierende Erfahrung) und ***I**ntegration* und spiegelt die aufeinanderfolgenden Schritte wider, die für eine wirksame therapeutische Intervention erforderlich sind. Das Modell gilt nach wie vor als Eckpfeiler der traumafokussierten EST und betont sowohl die psychische Sicherheit als auch die systemische Integration. Es lässt sich wie folgt zusammenfassen:

Phase 1: Sicherheit und Stabilisierung (S)

In der ersten Phase steht die Herstellung sowohl äußerer als auch innerer Sicherheit im Vordergrund, bevor eine tiefere therapeutische Arbeit aufgenommen wird. Äußere Sicherheit beinhaltet das Schaffen einer sicheren therapeutischen Umgebung, während innere Sicherheit die Stabilisierung der Ego-States und die Entwicklung von Bewältigungsressourcen wie imaginationsbasierten sicheren Orten und Erdungstechniken umfasst (Fourie 2009; Phillips a. Frederick 1995). Diese Phase ist unerlässlich, um eine Retraumatisierung zu verhindern und sicherzustellen, dass der Patient über ausreichende Resilienz verfügt, um die Aktivierung traumatischen Materials zu bewältigen. Phillips und Frederick betonen darüber hinaus, dass zur Stabilisierung auch die Förderung kooperativer Beziehungen zwischen den Ego-States, die Verringerung innerer Konflikte und die Verbesserung der Emotionsregulation gehören (Forgash a. Copeley 2008).

Phase 2: Aktivierung von Ego-States (A)

Sobald Sicherheit hergestellt ist, fördert der Therapeut die Aktivierung relevanter Ego-States, unabhängig davon, ob diese verletzt, adaptiv oder ressourcenreich sind. Die Aktivierung umfasst häufig (aber nicht ausschließlich) Hypnose, geführte Imaginationen und Gesprächstechniken, die eine direkte Kommunikation mit den Ego-States erlauben (Fourie 2009). Dieser Prozess ermöglicht es dem Therapeuten, States zu identifizieren, die traumatische Erinnerungen oder maladaptive Muster enthalten, sowie solche, die innere Unterstützung bieten können. Die Aktivierung ist nicht nur ein diagnostischer Schritt, sondern bereitet auch den Boden für korrigierende Erfahrungen, indem dissoziiertes Material auf kontrollierte Weise ins Bewusstsein gebracht wird.

Phase 3: »Reparatur« durch eine korrigierende Erfahrung (R)

Diese Phase ist der therapeutische Kern des SARI-Modells. Hier werden zuvor aktivierte traumaassoziierte States in Erfahrungen eingebunden, die dem ursprünglichen pathogenen Lernen entgegenwirken. Fourie (ebd.) erklärt, dass dieser Prozess auf neurobiologischen Prinzipien der Gedächtnisrekonsolidierung basiert: Wenn Traumanetzwerke reaktiviert und mit neuen, unterstützenden Erfahrungen gepaart werden, können sich synaptische Bahnen verändern. Zu den Techniken gehören innere Dialoge, symbolische Inszenierungen und hypnotische Rekontextualisierung, die es dem Patienten ermöglichen, anstelle von Angst und Hilflosigkeit Kompetenz, Sicherheit und Fürsorge zu erfahren. Phillips und Frederick integrieren *Eye Movement Desensitisation and Reprocessing* (EMDR) in diese Phase und belegen so die Anpassungsfähigkeit des Modells an multimodale Traumainterventionen (Forgash a. Copeley 2008).

Phase 4: Integration (I)

Die Integration beginnt während der Aktivierung und setzt sich über die korrigierenden Erfahrungen hinaus fort – mit dem Ziel, isolierte Ego-States in kooperative Bestandteile eines einheitlichen Persönlichkeitssystems zu verwandeln. Ich unterscheide acht Ebenen der Integration (Hartman 2019): Anerkennung, Kommunikation, Empathie, gegenseitige Wertschätzung, Zusammenarbeit, gemeinsame innere Erfahrungen, Co-Bewusstheit, fortgesetzte Co-Bewusstheit und systemisches Bewusstsein. Diese Ebenen spiegeln eine Fortentwicklung vom bloßen Bewusstsein der Teile hin zu vollständiger systemischer Harmonie wider. Integration stellt sicher, dass die therapeutischen Erfolge konsolidiert werden und der Patient im Alltag adaptiv funktionieren kann.

Klinische und theoretische Bedeutung und Schwachstellen: Das SARIA-Modell – eine Erweiterung

Der strukturierte Ansatz des SARI-Modells befasst sich mit den wichtigsten Herausforderungen in der Traumatherapie: dem Umgang mit Dissoziation, der Verhinderung von Retraumatisierung und der Förderung des systemischen Zusammenhalts. Die Betonung von Sicherheit und schrittweiser Progression steht im Einklang mit den aktuellen Best Practices in der Behandlung komplexer Traumata (Chu et al. 2011). Darüber hinaus verortet das neurobiologische Grundprinzip, das die korrigierende Erfahrung mit der synaptischen Umstrukturierung verbindet, SARI im breiteren Kontext der Forschung zur Gedächtnisrekonsolidierung (Ecker, Ticic a. Hulley 2012).

Das SARI-Modell bleibt ein grundlegendes Rahmenwerk für die EST und bietet eine klare Roadmap für Kliniker, die mit dissoziativen und traumabedingten Störungen arbeiten. Durch die Integration der Prinzipien Stabilisierung, Aktivierung, korrigierende Erfahrung und systemische Integration bietet es sowohl theoretische Kohärenz als auch praktische Flexibilität. Laut Phillips und Frederick unterstreichen spätere Anpassungen – wie die Integration mit EMDR und psychoedukativen Anwendungen – seine Vielseitigkeit in verschiedenen klinischen Kontexten (Forgash a. Copeley 2008).

Trotz seiner Stärken ist das SARI-Modell jedoch nicht ohne Mängel. Ich bin der Meinung, dass das Modell die Bedeutung posttraumatischen Wachstums nicht ausreichend berücksichtigt, da es zwar Traumaverarbeitung und -integration effektiv angeht, aber nicht ausreichend auf die Förderung von Resilienz, Sinnstiftung und positiver Transformation über die Symptomreduktion hinaus eingeht. Es sollte sich darauf konzentrieren, Integration in realen Situationen zu üben, um die Nachhaltigkeit der Veränderung zu stärken. Dieses Manko legt nahe, dass Fortentwicklungen Strategien beinhalten sollten, die wachstumsorientierte Ergebnisse fördern und sicherstellen, dass Patienten sich nicht nur von einem Trauma erholen, sondern im Anschluss daran auch wachsen. Ich habe daher eine zusätzliche Phase zum SARI-Modell vorgeschlagen (Hartman 2019), siehe unten.

Bei dem Gedanken, das SARI-Modell zu erweitern, geht es nicht darum, das Rad neu zu erfinden. Ich möchte daher die ursprüngliche Beschreibung von Phillips und Frederick beibehalten, empfehle jedoch, eine fünfte Phase zu ergänzen, die ich als *Anpassung und posttraumatisches Wachstum (A)* bezeichne.

Phase 5: Anpassung und posttraumatisches Wachstum (A)

In dieser Phase besteht das primäre Ziel darin, dem Patienten zu helfen, sich an den Alltag anzupassen und die therapeutischen Erfolge in realen Situationen zum Einsatz zu bringen. In erster Linie geht es darum, wieder Verbindung zum Alltag, zu wichtigen Bezugspersonen und zu realen Problemsituationen herzustellen. Es geht um die Reintegration aller relevanten Ego-States in die Haupt- oder Kernpersönlichkeit auf einer exekutiven Funktionsebene (auch als exekutives Selbst bezeichnet), als eine Alternative zur Dissoziation. Die beiden Watkins bezeichneten dies als eine innere »Familie der Ego-States« (*familiy of selves*; Watkins a. Watkins 1997). Ich ziehe es vor, es als »State- und Kontext-Integration« zu bezeichnen. Dies bezieht sich auf die Integration der Ego-States in ein einheitliches Ganzes, die anschließende Rekontextualisierung der Lebensumstände des Patienten und die Reflexion der alltäglichen Realität. Wie meine Kollegin Silvia Zanotta (2018) es höchst treffend formuliert hat, geht es darum, »wieder ganz [zu] werden«. Ich stelle einige Möglichkeiten vor, was diese Phase des Modells beinhalten sollte, und überlasse es meinen Studenten und Kollegen, diese Phase auf Grundlage ihrer eigenen praktischen Erfahrungen weiter zu verfeinern. Ziel dieser Phase ist unter anderem, vielfältige Methoden aus unterschiedlichen psychotherapeutischen Richtungen einzusetzen, die explizit auf die Anpassung des Patienten an den Alltag und seine Coping-Fähigkeiten ausgerichtet sind.

Integrative Techniken zur Bewältigung des Alltags

Patienten dabei zu helfen, die therapeutischen Erfolge aus den vorhergehenden Phasen des Modells auf den Alltag zu übertragen, ist entscheidend, um sicherzustellen, dass die Heilung über den Therapieraum hinaus in das reale Leben hineinreicht und fortbesteht. Dieser Ansatz fördert Autonomie, Flexibilität und Resilienz. Zu den Techniken gehören Strategien aus der Verhaltenstherapie und der kognitiven Verhaltenstherapie, Realitätsorientierung und Psychoedukation, die allesamt darauf abzielen, Fähigkeiten wie Problemlösung, soziale Kompetenzen und Selbstbewusstsein zu stärken.

Ein zentraler Bestandteil dieser Arbeit ist das WOOP-Modell (Oettingen 2014), das einen strukturierten Rahmen für die Zielerreichung bietet. Die vier Schritte lauten wie folgt:

- *Schritt 1* – Wunsch (***W****ish*): Identifizieren Sie ein sinnhaftes und realistisches Ziel.
- *Schritt 2* – Ergebnis (***O****utcome*): Visualisieren Sie das optimale Ergebnis und dessen emotionale Wirkung.
- *Schritt 3* – Hindernisse (***O****bstacles*): Erkennen Sie innere Barrieren wie bestimmte Gedanken, Gewohnheiten oder Emotionen.
- *Schritt 4* – Plan (***P****lan*): Entwickeln Sie konkrete »Wenn-dann«-Strategien, um diese Hindernisse zu überwinden. Ein Patient könnte sich beispielsweise vornehmen: »Wenn ich mich nach der Arbeit müde fühle, dann mache ich einen 10-minütigen Spaziergang, bevor ich meine Abendaktivitäten starte.« Dieser Prozess fördert eine realistische Planung und stärkt das Selbstwirksamkeitserleben.

Über die Zielsetzung hinaus sollte sich diese Phase darauf konzentrieren, gesundes Funktionieren in den Alltag zu integrieren, posttraumatisches Wachstum zu unterstützen und Selbstfürsorgepraktiken zu fördern, darunter Achtsamkeit, Bewegung, Yoga und kreatives Engagement. Soziale Kompetenzen werden durch Rollenspiele, Gespräche über kulturelle Normen und das Setzen von Grenzen gestärkt, gesunde Beziehungen durch Kommunikationstraining und, falls angezeigt, Paartherapie unterstützt. Existenzielle Themen wie der Sinn des Lebens, Vertrauen, das Wesen der Liebe u. a. werden mit dem Ziel exploriert, das Sinnhaftigkeits- und Zugehörigkeitsgefühl des Patienten zu vertiefen. Zu den praktischen Strategien gehören das Vermitteln von Lernfertigkeiten, die Förderung von Flexibilität gegenüber Starrheit sowie Reframing: Rückfälle als Zwischenfälle ansehen, nicht als Katastrophen. Letztlich zielen all diese Interventionen darauf ab, therapeutische Erfolge zu festigen, die Autonomie wiederherzustellen und ein ressourcenreiches, integriertes Selbst zu entwickeln, das in der Lage ist, den Herausforderungen des Lebens mit Zuversicht und Anpassungsfähigkeit zu begegnen.

Fallvignette Susan: Vor der Geburt – ein hypnoanalytischer Ansatz

Ich habe mich entschlossen, mit Ihnen, den Lesern, einen außergewöhnlich interessanten Fall zu teilen, der Helen Watkins' einzigartigen Ansatz der hypnoanalytischen EST veranschaulicht. Sie stellte ihn uns 1990 im Rahmen der Ausbildung zum Ego-State-Therapeuten vor und hat mir später erlaubt, ihn zu Ausbildungszwecken zu verwenden, was ich bisher noch nicht getan habe. Meines Wissens wurde diese Fallvignette noch nie veröffentlicht. Leider habe ich keine detaillierten Hintergrundinformationen über die Patientin und weiß auch nicht, warum sie eine Therapie aufsuchte. Was ich weiß, ist, dass Helen die Gelegenheit nutzte, um mit einem ungeborenen Fötus (Ego-State) zu kommunizieren, dass sie während der Sitzung klinische Hypnose einsetzte und dass die Erfahrung ein pränatales Trauma beinhaltete.

Bei vergleichbaren Fällen werde ich von meinen Schülern immer wieder gefragt, wie denn der Ego-State eines Fötus in einer Sitzung sprechen kann, wo er doch vor der Geburt noch keine Sprache hatte. Meine Antwort ist simpel: Geschieht dies, wie in diesem Fall, spontan während einer Sitzung, zeigt es, dass der Therapeut Zugang zur verborgenen, impliziten, unlogischen Welt des Unbewussten gefunden hat, zu einer anderen Ebene als der logischen äußeren Realität. Dann ist es von zentraler Bedeutung, dass der Therapeut in der Lage ist, sich der inneren, impliziten, unlogischen Welt des Unbewussten anzupassen. Aus diesem Grund sollte man bei entsprechenden traumatischen Erlebnissen immer in Betracht ziehen, klinische Hypnose einzusetzen. Während der gesamten Sitzung war Helen in der Lage, dies zu tun, und kommunizierte mit verschiedenen Ego-States, um das traumatische Erlebnis zu verarbeiten. Die Fallvignette veranschaulicht auch, wie sie in einer einzigen Sitzung mit verschiedenen verdeckten Ego-States kommunizierte. Es folgt ein wortgetreues Transkript des Sitzungsablaufs:

Wortwörtliche Wiedergabe des Gesprächs zwischen Helen Watkins (H) und Susan (S)	**Anmerkungen der Therapeutin (Helen Watkins)**
H: »Zurückweisung. Wenn du zu dem ersten Mal zurückkehrst, wo du dieses Gefühl erlebt hast, dann sag mir, wo du bist.« S: »Allein.« H. »Zu Hause?« S: »Allein.«	Ende einer langen Induktion; eine »Affektbrücke« rund um das Gefühl der Zurückweisung
H: »Allein. Wie fühlt sich das an? Kannst du irgendetwas sehen?« S: »M-mh.« (Nein)	Ich habe keine Ahnung, in welche Richtung wir uns bewegen …
H: »Streck deine Hand aus und du wirst etwas fühlen. Was fühlst du? Ich sehe, dass sich deine Hände bewegen.« S: »Ich kann meine Hand nicht mehr ausstrecken.«	Es muss irgendeine Art von Umgebung geben, die man berühren kann.
H: »Was berührst du?« S: »Ich weiß nicht. Es bewegt sich.« H: »Was?« S: »Es bewegt sich.«	Ist sie in einem Kinderbett?
H: »Es bewegt sich. Wie fühlt sich das an, was sich bewegt? Beschreibe das Gefühl von dem, was sich bewegt.« S: »Es gibt nach, wenn ich draufdrücke.« H: »Es gibt nach, wenn du draufdrückst. Ist es weich? Oder ist es … wie fühlt es sich an?« S: »Weich … nun ja, weich …« H: »Wie fühlst du dich?« S: »Allein.« H: »Noch andere Gefühle?« S: »Große Angst.« H: »Angst vor was?« S: »Vor allem.« H: »Vor allem. Hast du irgendeine Vorstellung davon, was dieses alles sein könnte?«	Ich muss aufpassen, nichts zu suggerieren, habe es gerade noch rechtzeitig bemerkt.

S: »Vor dem Dasein.« H: »Wovor hast du so große Angst?« S: »Geboren zu werden.« H: »Geboren zu werden. Weißt du warum?« S: »Weil ich dann allein bin.« H: »Was bringt dich auf diesen Gedanken?«	Jetzt frage ich mich, ob das eine Erfahrung wie im Mutterleib ist.
S: »Ich spüre es einfach in meinem ganzen Körper.« H: »Oh, du spürst es in deinem Körper. Weißt du, wie du das überhaupt spüren kannst? Kannst du mir das etwas genauer erklären?« S: »Ich spüre Druck.« H: »Druck. Woher kommt dieser Druck?« S: »Von überall um mich herum.« H: »Woher kommt dieser Druck?«	biologische Beklemmung/Unruhe
S: »Von über mir.« H: »Von über dir. Was wirst du tun?« S: »Ich kämpfe dagegen an.« H: »Du kämpfst dagegen an. Wie kämpfst du dagegen an?« S: »Mit meinen Händen.«	Was könnte einen Druck von oben verursachen? Ich gebe die Suche nach der Ursache auf, wende mich der Frage zu, wie sie damit umgegangen ist.
H: »Mit deinen Händen. Wie machst du das?« S: »Ich drücke ihn weg.« H: »Wie willst du diesem Druck entkommen?« S: »Geboren werden.« H: »Wie kommt das?« S: »Ich habe keine Wahl.« H: »Was passiert jetzt?« S: »Mein Arm.« H: »Dein Arm. Was ist mit deinem Arm?« S: »Er steckt fest.« H: »Er steckt fest. Was passiert jetzt? Wie fühlst du dich?« S: »Ganz schrecklich.« H: »Es fühlt sich ganz schrecklich an. Der Arm steckt fest. Was passiert jetzt?« S: »Hat sich gelöst.« H: »Hat sich gelöst. Was jetzt?« S: »Mein Kopf.«	Sie bewegt ihre Hände vor sich und drückt nach außen.

H: »Dein Kopf. Was ist mit deinem Kopf?« S: »Er tut weh.« H: »Was passiert jetzt? Was fühlst du?«	Wenn sie geboren wird, kommt ihr Kopf nach ihrem Körper. Wenn dem so ist, würde dies eine Steißgeburt erfordern.
S: »Ekel.« H: »Warum?« S: »Dass ich in ihr war.« H: »Dass du in ihr warst. Du willst nicht in ihr sein.« S: »M-mh.« (Nein)	Das überrascht mich. Ich hatte eine körperliche Reaktion erwartet.
H: »Hast du sie zurückgewiesen?« S: »Nach dem Druck.« H: »Nach dem Druck hast du sie zurückgewiesen. War der Druck, dass sie dich zurückgewiesen hat?«	Versuch, den Ursprung der Zurückweisung zu verstehen
S: »Ich weiß es nicht.« H: »Nach dem Druck hast du sie zurückgewiesen. Wie fühlst du dich jetzt?« S: »Eklig.«	stimmt nicht zu, obwohl ich etwas angedeutet habe
H: »Bist du auch eklig? Oh, ich verstehe. Du bist eklig. Warum bist du eklig?« S: »Weil ich da bin.« H: »Weil du da bist. Bist du auch eklig, weil du in ihr warst?«	(nickt zustimmend)
S: »Mhm.« (stimmt zu) H: »Ich verstehe. Also macht es dich eklig, in ihr zu sein.« S: »Mhm.« (stimmt zu) H: »Du magst dich also nicht.« S: »Mhm.« (stimmt zu) H: »Ich verstehe.« S: »Aber es gibt einen Teil von mir, der gut ist.« H: »Oh. Es gibt einen Teil von dir, der gut ist.« S: »Der kam nicht von ihr.« H: »Der kam nicht von ihr. Woher kam er dann?« S: »Von mir.« H: »Er kam von dir. Erzähl mir von diesem Teil.«	Jetzt scheint sich mein Verdacht zu bestätigen.

S: »Es ist der Teil, der mir helfen wird zu leben.« H: »Der Teil, der dir helfen wird zu leben. Ich würde jetzt gern mit diesem Teil sprechen. Mit dem Teil, der nicht von Mutter gekommen ist. Ich möchte mit diesem Teil sprechen. Wenn dieser Teil da ist, sag: ›Ich bin hier.‹« S: »Ich bin hier.« H: »Erzähl mir von dir.« S: »Ich bin der starke Teil.« H: »Woher kommst du?« S: »Ich bin gekommen, damit sie überleben kann.«	Zwang oder Ego-State oder was? Ich beschließe, direkt Kontakt aufzunehmen, anstatt es von einem anderen Ego-State zu erfahren.
H: »Du bist gekommen, damit sie überleben kann. Wie bist du so?« S: »Ich sorge dafür, dass sie weitermacht.« H: »Was denkst du von ihr?« S: »Sie ist wichtig.« H: »Du musst dich um sie kümmern.« S: »Sie hat eine Bestimmung.« H: »Sie hat eine Bestimmung. Was ist das für eine Bestimmung?« S: »Ich weiß nicht. Es passiert noch immer. Es geschieht immer noch.«	Sie gibt mir eine Absicht vor, aber nicht das »Wie« oder »Wo«.
H: »Ist es ihre Bestimmung zu leben?« S: »Ich weiß es nicht. Als ich geboren wurde, habe ich nicht daran gedacht, dass sie im wahrsten Sinne des Wortes leben würde. Was das reale Leben angeht, war sie bereits tot. Allein ihr Überleben war schon etwas, und ich wollte, dass sie überlebt, weil sie Potenzial hat.«	Ich will nicht über das hinausgehen, was sie zuvor gesagt hat.
H: »Du wolltest, dass sie überlebt, weil sie Potenzial hat. Mit anderen Worten, es hat sich für sie gelohnt zu leben, und du wolltest ihr die Chance geben, zu überleben und dieses Potenzial zu erfahren. Stimmt das?«	Ich spiegele ihr, was ich gehört habe.
S: »Ich hatte nicht den Eindruck, dass sie irgendetwas erleben könnte. Damals konnte sie das nicht, aber sie konnte großartig sein.« H: »Sie konnte damals nichts erleben, weil sie was war?«	kein Erleben (schizoid)

S: »Sie hatte sich in diesem Teil selbst getötet. Sie hatte das Selbst in sich bereits getötet. Es war weg. Ich konnte das nicht zurückbringen, aber ich konnte sie physisch am Leben erhalten.«	die Abspaltung
Im weiteren Verlauf der Therapie kam sie immer wieder darauf zu sprechen, dass sie das Gefühl habe, dass sie eigentlich nicht leben sollte, also machte ich eine weitere Affektbrücke, wie folgt:	
H: »Ich möchte, dass du dich mit dem Gefühl verbindest: ›Ich bin nicht gewollt. Ich bin nicht gewollt. Ich soll leben.‹« S: »Das war schon immer so.« H: »Ich möchte, dass du an den Punkt zurückgehst, wo es angefangen hat. Lass dich einfach führen – egal, wo es dich hinführt.« S: »Es liegt so weit zurück, wie ich mich erinnern kann.«	Ende der langen Induktion
H: »Geh zurück zu dem Punkt, an dem alles begann. Folge diesem Gefühl. Wo auch immer dich dieses Gefühl hinführt, du wirst etwas erleben, das dir erklärt, wie dieses Gefühl entstanden ist.« S: »Ich kann das wirklich spüren, wie ein Aufgewühltsein, als würde mein ganzer Körper aufgewühlt, wie auf einem wirklich stürmischen Ozean oder so, in einem Boot …« H: »Bleib dabei. Bleib bei dem Gefühl. Tauche noch tiefer ein in das Gefühl.«	Affektbrücke rund um das »Ich sollte nicht leben«
S: »Das Einzige, was ich mir vorstellen kann, ist das Aufgewühltsein, wie ein Boot, das durch einen wirklich heftigen Sturm fährt. Einfach hin und her geworfen zu werden.« H: »Bleib bei dem Sturm. Schau, was passiert. Bleib dort in diesem Sturm in dem Boot. Bleib bei dieser Erfahrung.«	Wodurch könnte ein »aufgewühltes« Gefühl im Mutterleib ausgelöst werden?
S: »Ich habe das Gefühl, seekrank zu sein.« H: »Seekrankheit. Bleib dabei. Wie alt fühlst du dich?« S: »Ich bin ganz klein.«	Und warum die Anspielung auf einen Sturm auf See?

H: »Ganz klein. Bleib bei der Erfahrung. Was passiert jetzt?« S: »Es ist immer dasselbe. Nichts anderes ändert sich.« H: »Was geht dir durch den Kopf, während du so seekrank bist?« S: »Nichts. Ich fühle es einfach nur.« H: »Nichts? Kannst du mir das näher erklären?« S: »Mein Verstand konnte noch nicht denken.«	Konkretes Denken, angemessen für ein Kind; sie sagt »Ich bin klein«, anstatt ein Alter anzugeben.
H: »Aber jetzt beschreibst du diese Erfahrung mit Worten.« S: »Mhm.« (stimmt zu) H: »Sag mir, was du denkst, fühlst und erlebst, wenn du auf diesem Ozean bist, in diesem Sturm.« S: »Ich frage mich, was passiert. Wie eine Angst, vermute ich, oder Beklemmung oder Unruhe.«	zu klein, unterentwickelt
H: »Weißt du, wovor du Angst hast?« S: »Ich glaube, vor dem Sterben.« H: »Was ist passiert? Wie kam es dazu? Hat dich jemand gerettet?« S: »Nein.« H: »Irgendetwas muss doch passiert sein.« S: »Hätte ich es noch länger gespürt, wäre mein Körper gestorben.« H: »Dann kam etwas zur Rettung.« S: »Etwas hat es ausgeschaltet.«	biologische Beklemmung/Unruhe
H: »Was ist dieses Etwas, das es ausgeschaltet hat?« S: »Es war Chemie.« H: »Es war Chemie. Könntest du dieser Chemie einen Namen geben?« S: »M-mh.« (Nein) H: »Nennst du das später ›Überleben‹? S: »Überleben ist nicht Chemie. H: »Was ist Überleben? S: »Später – ›das Überleben‹ ist eine Kraft.« H: »Und die kam wann?« S: »Unter dem Druck.« H: »›Das Überleben‹ war eine Kraft, als der Druck kam. Das war noch im Mutterleib, oder? War der Druck die Nabelschnur?«	stimmt nicht mit meiner Interpretation überein

S: »Nein. Der Druck war da, und dann wurde die Chemie ausgeschaltet, aber ›das Überleben‹ hat gesagt, dass sie zu wichtig ist, um die Chemie auszuschalten, also ging ›das Überleben‹ in ihren Körper.« H: »›Das Überleben‹ wollte dich nicht sterben lassen.« S: »Mhm.« (stimmt zu) H: »Sie sagte, du wärst zu wichtig, also sorgte sie dafür, dass die Chemie in den Körper des Babys ging. Ist das so?« S: »Nein. Nun, sie ließ nicht zu, dass die, die den Körper ausschalteten, ihn ausschalteten.« H: »Sie hat verhindert, dass die schädliche Chemie hineingelangt ist. Ist es das – das, was den Körper sterben lassen würde?« S: »Der Körper war am Leben, aber so viel war ausgeschaltet worden.«	scheint das »Ausschalten« eines das Leben begünstigenden chemischen Gleichgewichts zu bedeuten
H: »Dass was?« S: »Dass der Körper und ›das Überleben‹ geboren wurden.« H: »Zwei getrennte Wesenheiten?«	Was war ausgeschaltet worden?
S: »Nein. ›Das Überleben‹ war im Körper. Sie hielt den Körper am Leben.« H: »Ist irgendetwas gestorben?« S: »Es hat sich einfach ausgeschaltet. Es hat sich ausgeschaltet, weil es zu viel Angst hatte.« H: »Zu viel Angst, sich dem Sturm noch mal zu stellen.« S: »Zu viel Angst zu sterben.« H: »Es hatte Angst, dass es im Sturm sterben würde, ist das richtig?« S: »Nun, zuerst, und später war es der Druck. Der Körper würde durch den Druck zerquetscht werden.«	Ich versuche zu verstehen.
H: »Also ist es aus Angst irgendwie an einen Ort geflohen, den es selbst gewählt hat, ist das so?« S: »Es hat sich abgeschaltet. Ich weiß nicht, ob es gegangen ist …«	Jetzt verstehe ich die Abfolge.

H: »Es hat sich einfach irgendwie ausgeschaltet.« S: »Mhm.« (stimmt zu) H: »In Ordnung. Jetzt würde ich gern mit dem ›Überleben‹ sprechen und möchte, dass du dich zurückziehst. Ich möchte nur mit dem ›Überleben‹ sprechen. Und wenn ›das Überleben‹ da ist, sag einfach: ›Ich bin hier.‹«	ging in eine schizoide Versteckhaltung
S: »Mhm.« (stimmt zu) H: »Wie geht es dir mit dem, was du gerade gehört hast?« S: »Es ist wahr.« H: »Du hast diesen Teil, der ausgeschaltet war, irgendwie wie eine Maschine benutzt?« S: »Ich habe diesen Teil auch, damit der Körper überleben konnte. Das war alles, was wichtig war, damit er überleben konnte.«	der heutige Ego-State, ›das Überleben‹
H: »Gibt es jetzt irgendeine Möglichkeit, diesen ausgeschalteten Teil wieder mit Energie zu versorgen und dieser Maschine Leben einzuhauchen?« S: »Ich weiß nicht. Er hat sich ausgeschaltet, bevor ich gekommen bin.« H: »Du weißt also nicht, ob du irgendetwas kontrollieren kannst, außer es Dinge tun zu lassen, ist es das? Es im Sinne des physischen Überlebens leben zu lassen?«	Das Leben muss mechanisch aufrechterhalten werden.
S: »Mhm.« H: »Der Teil, der ausgeschaltet wurde, weißt du, welcher Teil das war?«	überleben, aber nicht leben
S: »Es war alles, was nicht physisch war. Die Angst war immer noch da. Aber alle emotionalen Teile und die Teile, die sie zu einer Person machten, wurden ausgeschaltet.«	das Gefühl, dass wichtige Teile ausgeschaltet wurden und eine ängstliche schizoide Hülle zurückblieb
Helen H. Watkins, Therapeutin (1990)	

Zusammenfassung des Falls

Helen Watkins führte eine klinische Hypnosesitzung mit einer Patientin durch, die Zugang zu einer vorgeburtlichen Erfahrung fand. Während der Sitzung kommunizierte Helen mit mehreren Ego-States, um ein Trauma zu lösen, das offenbar vor der Geburt entstanden war. Der therapeutische Prozess umfasste die Identifizierung und das Gespräch mit diesen States, um Verständnis und Integration zu erleichtern.

Obwohl das genaue Problem und die Vorgeschichte der Patientin nicht bekannt waren, konzentrierte sich die Intervention darauf, das Leiden zu verringern und zwischen den Ego-States Harmonie wiederherzustellen.

Eindrücke

Dieser Fall veranschaulicht den Tiefgang und die Flexibilität der EST, insbesondere ihre Fähigkeit, Erfahrungen jenseits der Grenzen herkömmlicher Erinnerungen anzusprechen. Helens Ansatz demonstriert den therapeutischen Wert klinischer Hypnose beim Zugang zu dissoziiertem Material und beim Einbeziehen von Ego-States in ein korrigierendes Gespräch. Der Fall unterstreicht auch die Anpassungsfähigkeit der EST bei der Auflösung komplexer Traumata, selbst wenn deren Ursprünge im Dunkeln liegen, und betont die Bedeutung von Kreativität und Sensibilität in der klinischen Praxis.

3.4 Die dritte Generation: Die Kombination aus Erickson'scher Utilisation und Ego-State-Therapie – eine perfekte Verbindung

Vor etwa 23 Jahren schrieb ich in einem wissenschaftlichen Artikel (Hartman 2002), dass eine dritte Generation von Ego-State-Therapeuten im Entstehen begriffen sei – eine Generation, die das Ego-State-Konzept (Watkins a. Watkins 1991) mit Milton H. Ericksons Utilisationsprinzip (Erickson 1959) verknüpft. Die Unterschiede zwischen diesen beiden scheinbar divergenten Ansätzen der Psychotherapie fallen mir beim Lesen und Analysieren entsprechender Arbeiten immer wieder auf. Dennoch scheint es bemerkenswerte Ähnlichkeiten zwischen den Arbeiten von Watkins (1978) und Erickson (1959) zu geben, auch wenn diese einen solchen Vergleich vielleicht nicht begrüßt hätten. Beispielsweise nutzten beide strategisch das, was ihnen die Patienten präsentierten, und beide konzeptualisierten Hypnose als einen inneren Fokus, der Zugang zu den persönlichen, unbewussten und kreativen Dimensionen jedes Einzelnen ermöglicht. Ericksons eigene Erfahrungen ließen ihn therapeutische Hypnose als einen Prozess betrachten, bei dem man auf die lebenslangen Erfahrungswerte des Patienten zugreift und diese zur Problemlösung nutzt (Zeig 1994). Umgekehrt legten die Erfahrungen der beiden Watkins und ihre Beobachtung von Patienten mit Dissoziativer Identitätsstörung (Watkins a. Watkins 1997) den Grundstein für das Verständnis der therapeutischen Hypnose in Bezug darauf, zur inneren Welt der Ego-States des Patienten Zugang zu finden, sie zu nutzen und zu integrieren. Aufbauend auf diesen Parallelen schlägt dieser Beitrag neue Grundlagen der EST vor, indem er untersucht, wie sich Ericksons Utilisationsprinzip (Erickson 1959) mit Watkins' Ego-State- Konzept (Watkins a. Watkins 1991) verknüpfen lässt. Dies erfordert freilich eine etwas andere Konzeptualisierung der EST.

Das Erickson'sche Utilisationsprinzip besagt, dass der Therapeut sich kontinuierlich an die Wahrheit des Patienten anpassen sollte (Frederick a. McNeal 1999). Zeig (1992) unterstreicht diesen Punkt, indem er feststellt, dass das Utilisieren der idiosynkratischen Ausdrucksweisen der Patienten »die Bereitschaft des Therapeuten voraussetzt, auf sämtliche Aspekte des Patienten und seiner Umgebung strategisch zu reagieren«. Yapko (1986) bringt diese Bereitschaft in dem Ausdruck »akzeptieren und utilisieren« auf den Punkt. Jeder Aspekt der Erfahrung des Patienten lässt sich nutzen, einschließlich seiner Ausdrucksweise, Kleidung, Eigenheiten, seiner Geschichte und sogar seiner Familie. Der Therapeut kann auch Symptome, Symptommuster, Widerstand, unbewusste Verarbeitungsprozesse und Persönlichkeitsintegration nutzen. Zeig weist zudem darauf hin, dass Utilisation die Grundhaltung jedes Therapeuten sein müsse. Ich behaupte, dass Utilisation als eine »Geisteshaltung« zu verstehen ist, die der Therapeut einnimmt, um eine wirksame Behandlung zu bieten und die therapeutische Beziehung zu fördern. Im Wesentlichen sollte der Therapeut in einen »Zustand therapeutischer Reaktionsfähigkeit« eintreten, wenn er mit Patienten und ihren Ego-States arbeitet. Das bedeutet, dass der Therapeut auf sein eigenes »therapeutisches Selbst« (einen Ego-State) zugreifen muss, um diese Verantwortung zu übernehmen.

In der EST bezieht sich Utilisation auf die Arbeit mit dem Kaleidoskop verbaler und nonverbaler Selbstausdrücke, die Patienten und ihre Ego-States während der Therapie präsentieren. Diese Selbstausdrücke sollten wir als Ressourcen betrachten und als Lösungen nutzen, um therapeutische Veränderung auf mehreren Funktionsebenen zu erreichen. Die EST spiegelt die Utilisation der inneren Realität eines Patienten wider – insbesondere, wenn es um seine verschiedenen Ego-States geht. Darüber hinaus bilden Akzeptanz und Utilisation der inneren Realität des Patienten und der Selbstausdrucksmuster der Ego-States die Grundlage für therapeutische Veränderung. Konkrete Beispiele werden in der folgenden Fallvignette vorgestellt.

Da sich Ego-State-Therapeuten am Utilisationsprinzip orientieren, müssen sie die Aktualisierung spezifischer Therapieziele antizipieren. Um die Ziele seiner Intervention zu erreichen, muss der Ego-State-Therapeut mehrere Schlüsselaspekte berücksichtigen. Um diese zentralen Aspekte und die Rolle, die die Utilisation bei EST-Interventionen spielen kann, zu veranschaulichen, habe ich ein Utilisationsmodell der EST entwickelt, das auf zehn Hauptaspekten basiert (s. Abb. 3.2).

Ego-State-Therapeuten, die sich der Doktrin der Utilisation verschrieben haben, sollten sich auf einen bestimmten Aspekt konzentrieren oder darauf abzielen, eine Kombination von mehreren zu etablieren. Diese Aspekte dienen als *Fokusaspekte*: Stößt der Therapeut auf Widerstand oder überdenkt seinen Ansatz nochmals, kann er an einem oder mehreren dieser Punkte Anpassungen vornehmen. Nachfolgend werden die Fokusaspekte kurz beschrieben.

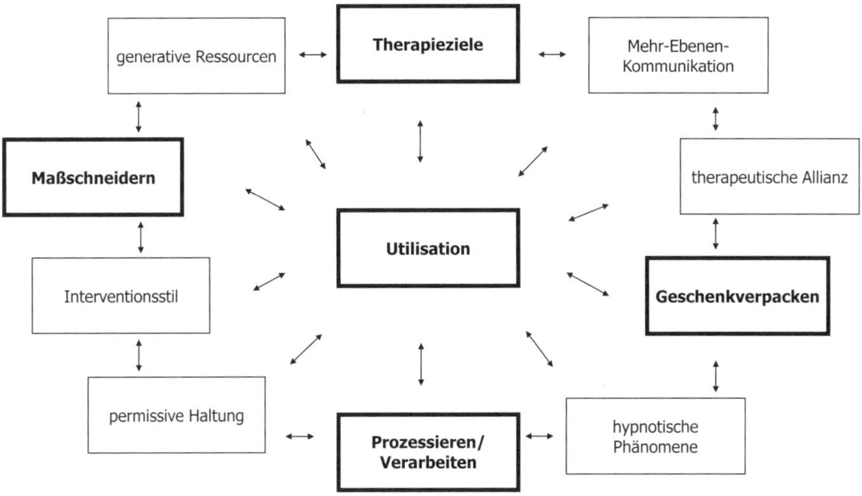

Abb. 3.2: Utilisationsmodell der Ego-State-Therapie (Hartman 2002). Die vier wichtigsten Aspekte sind fett hervorgehoben.

Die zehn Fokusaspekte

Therapieziele

Therapeuten sollten sich bei der Behandlung von Ego-State-Pathologien an einem bestimmten Ziel orientieren, da die Utilisation von Natur aus auf das Erreichen eines bestimmten Ergebnisses ausgerichtet ist. Die zentrale Frage für den Therapeuten lautet: *Was möchte ich vermitteln?* Welche Botschaft sollte der Therapeut beispielsweise vermitteln, wenn er mit einem traumatisierten, depressiven Ego-State im »Shutdown«-Modus arbeitet? Sicherlich nicht »Entspannen Sie sich«, sondern vielmehr das genaue Gegenteil davon: »Kommen Sie in Bewegung, fangen Sie an zu handeln, Entscheidungen zu treffen, zu kooperieren« und so weiter. Die Induktion lenkt beispielsweise die Aufmerksamkeit des Patienten nach innen und löst eine Reaktion der Ego-States aus. Zu den Zielen der Therapie können gehören: die Verarbeitung von Informationen auf einer eher erfahrungsbezogenen Ebene, die Stabilisierung des Patienten, die Stärkung der Ich-Funktionen, der Zugang zu Ego-States und die Entwicklung innerer Ressourcen, die Aufarbeitung traumatischer Inhalte, die Neuverhandlung und Neuzuordnung von Erfahrungen, die Neujustierung der Reaktionen des autonomen Nervensystems sowie die Wiederherstellung eines Gefühls von Sicherheit und einer optimalen Persönlichkeitsintegration. Zusammenfassend bleibt die Leitfrage: *Was wollen wir in dieser Sitzung erreichen?*

Geschenkverpacken

Wenn ich unterrichte, sage ich oft, dass psychotherapeutische Interventionen wie das Verpacken und Auspacken von Geschenken sind: Sie müssen den Empfänger ansprechen, sonst sind sie nicht attraktiv und werden nicht angenommen. Sie sollten zudem immer ein Überraschungselement enthalten. Es geht darum, wie Sie als Therapeut das Geschenk verpacken. Ist es attraktiv? Wird der Patient es nutzen können? Das sind die Fragen, die zu berücksichtigen sind. Dieses Prinzip gilt für die Psychotherapie im Allgemeinen und noch mehr für EST-Sitzungen. Nachdem ein konkretes Ziel formuliert wurde, muss sich der Therapeut fragen: *Wie möchte ich mein Ziel präsentieren?* Die Methode, ein Ziel zu »verpacken«, wird als »Geschenkverpacken« bezeichnet. Techniken der Psychotherapie und klinischen Hypnose können wir als Wege zum Verpacken therapeutischer Ziele verstehen; Techniken allein heilen nicht.

In der EST stehen Geschenkverpacken und Utilisation wie folgt in Beziehung: Der Patient »verpackt« sein Problem als ein spezifisches Symptom, und das Symptom wird wiederum oft in einem Ego-State »verpackt«. Der Therapeut kann dann eine Lösung in eine bestimmte Technik »verpacken«. Techniken sind lediglich Formate oder »Werkzeuge« zum Aufzeigen therapeutischer Ziele und Lösungen; Techniken heilen nicht. So kann der Therapeut das Ziel etwa in einer Metapher, einem Symbol, einer Anekdote, einer Redewendung oder einer Geschichte verpacken. Das Ziel lässt sich auch durch Altersregression, Altersprogression, Affekt- und somatische Brücke, Interpretation, Konfrontation, Dialog zwischen Ego-States oder systematische Desensibilisierung darstellen.

Darüber hinaus kann man die Art und Weise, wie der Patient oder der Ego-State ein Problem verpackt, auch zum Verpacken einer Lösung verwenden (Zeig 1994). Spricht beispielsweise ein destruktives Introjekt den Therapeuten wütend an, kann der Therapeut Höflichkeit und respektvolle Kommunikation strategisch als Geschenk »verpacken«, um Akzeptanz und Respekt zu vermitteln. Ich werde das Konzept des »Geschenkverpackens« in der Fallvignette von Jane demonstrieren, die später in diesem Beitrag vorgestellt wird.

Maßschneidern

Eine wirksame Psychotherapie ist vergleichbar mit Haute Couture: Sie muss individuell, maßgeschneidert und sorgfältig auf die einzigartige Persönlichkeit zugeschnitten sein. Der Therapeut muss die Behandlung an die spezifischen Bedürfnisse, Werte und Eigenschaften des Patienten sowie an dessen Ego-States anpassen und individualisieren. Um dies zu erreichen, sollte sich der Therapeut fragen: *Wie möchte ich meine Intervention auf diesen bestimmten Patienten zuschneiden? Was passt zu diesem Patienten und seinen Umständen?* Ein solcher Ansatz erhöht die Aufnahmebereitschaft und Reaktionsfähigkeit – sowohl des Patienten als auch seiner Ego-States. Interventionsmethoden, der Grad an Direktheit oder Indirektheit, Sprachmuster, Wortspiele und Wortwahl bieten dem Ego-State-Therapeuten zusätzliche Möglichkeiten, Interventionen individuell anzupassen. Darüber hinaus ist es wichtig, die Intervention auf die Kultur, Religion, Spiritualität, Überzeugungen, Geschichte, Weltanschauung und Eigenheiten des Patienten abzustimmen.

Prozessieren/Verarbeiten/»Übermalen« (Repainting)

Sobald die Therapieziele festgelegt, die Geschenkverpackungstechniken ausgewählt und die Individualisierung der Therapie geplant sind, sollte sich der Therapeut auf die Erreichung dieser Ziele konzentrieren. *Wie möchte ich das maßgeschneiderte und ansprechend verpackte Ziel präsentieren?* In dieser Phase geht es darum, die Traumareaktion zu verarbeiten (zu »prozessieren«), eine innere korrigierende Erfahrung zu ermöglichen, Ressourcen zu erschließen, Resilienz aufzubauen, um den Herausforderungen des Lebens standzuhalten, Akzeptanz zu fördern, sich wieder mit der Welt zu verbinden und vor allem das Gefühl innerer Kohärenz und Sicherheit wiederherzustellen. Ich nenne diesen Fokusaspekt auch »Übermalen« *(Repainting)*. Stellen Sie sich vor, Sie als Therapeut wären ein Künstler, der ein außergewöhnlich wertvolles Gemälde restauriert. Die Arbeit ist diffizil und erfordert handwerkliches Können, Hingabe und Geschick. Doch während Sie an der Arbeit sind, scheint das Gemälde zu Ihnen zu sprechen: »Ohh, bitte noch ein bisschen mehr von dieser einen Farbe. Nein, nicht diese Farbe. Machen Sie das so. Das ist es, was ich brauche. Oh, das tut gut. Das ist genau das, was ich gebraucht habe, um wieder mein ursprüngliches Selbst zu werden.«

Dies lässt sich durch »Seeding« erreichen, das heißt strategische, subtile Hinweise und Vorschläge, um neue Ideen zu generieren und die Reaktionsfähigkeit mithilfe von Bottom-up-Techniken (körperorientierten Techniken) wie Bewegung, Atmung und dem Ausdruck von Bedürfnissen zu stimulieren (Zeig 1990). Befindet sich ein Patient oder ein Ego-State beispielsweise in einem traumatisierten Shutdown-Modus und steckt in Hilflosigkeit und Handlungsunfähigkeit fest, kann der Therapeut langsame Körperbewegungen oder Seufzen als Mittel zum Seeding von Fortentwicklung und Stabilität anregen.

Weitere Strategien umfassen das Wecken der Ansprechbarkeit und Reagibilität des Patienten und der entsprechenden Ego-States, das Aufdecken traumatischer Erlebnisse, das Zurücksetzen der Reaktionen des autonomen Nervensystems, die Rekonstruktion traumatischer Erlebnisse, Neuverhandlung und Neuzuordnung traumatischen Materials, die Umdeutung von Erfahrungen, die Bestätigung von Veränderungen, das Anbieten und gemeinsame Schaffen innerer, emotionaler korrigierender Erfahrungen sowie die Förderung von inneren Dialogen und Flow. Das Prozessieren/Verarbeiten können wir durch direkte oder indirekte Methoden wie Geschichtenerzählen, Mehr-Ebenen-Kommunikation sowie Metaphern, Symbole, Wortspiele[8] und Redewendungen erleichtern, um die angestrebten Behandlungsziele zu erreichen. Dies wird in der nachfolgenden Fallvignette veranschaulicht.

---

8 Wortspiele sind Ausdrucksformen, die mit Mehr- und Doppeldeutigkeit, Lautähnlichkeiten und Wortstrukturen spielen, um Überraschung, Nachdenklichkeit oder humorvolle Effekte zu erzeugen. Für die Therapie lassen sich Wortspiele hervorragend nutzen. So habe ich in der Arbeit mit einer Klientin, die nur noch flüstern konnte, beispielsweise ganz bewusst Wörter benutzt, die in explizitem Kontrast zu der Symptomatik (Aphonie) stehen: »laut«, »eine Stimme geben«, »äußern«, »laut aussprechen« u. ä. (s. Fallvignette Jane).

Interventionsstil

Der Therapeut sollte während EST-Interventionen einen bestimmten Interventionsstil anwenden. Der gewählte Interventionsstil prägt das Behandlungsergebnis maßgeblich. Beispielsweise können Therapeuten Rollen einnehmen wie freundlich sein, konfrontativ, intellektuell, motivierend oder entgegenkommend. Der Interventionsstil des Ego-State-Therapeuten entscheidet mit über die Therapieziele, die »Verpackung«, den maßgeschneiderten »Zuschnitt« und die Prozessierung/Verarbeitung.

Therapeutische Allianz und therapeutischer Charme

Therapeuten, die mit Ego-State-Pathologie arbeiten, sollten dem Aufbau einer therapeutischen Allianz – sowohl mit ihren Patienten als auch mit einzelnen Ego-States – Priorität einräumen. In der Terminologie der Polyvagaltheorie wird dies als ventral-vagale Verbindung bezeichnet, also die Fähigkeit, mit der Welt und mit wichtigen Bezugspersonen in Verbindung zu kommen (Dana 2018). Die therapeutische Allianz wird oft als der Kontext angesehen, in dem Patienten und Ego-States ihre psychosoziale Entwicklung (Frederick a. McNeal 1999) durch Dinge wie Urvertrauen, Eigeninitiative und Kooperation vorantreiben können. Beispielsweise können der wahrgenommene Widerstand und die Nichtgreifbarkeit von Ego-States zurückgehen, wenn sie den Therapeuten als jemanden erleben, der nicht versucht, ihre Grundüberzeugungen zu ändern, sondern mit ihnen zusammenarbeitet, um akzeptable Lösungen zu finden.

Ein permissiver Kommunikationsstil ist bei der Arbeit mit traumatisierten Patienten und Ego-States unerlässlich. Porges und Porges (2023) bezeichnen dies als »polyvagales Charisma«, was bedeutet: Wenn man sich sicher fühlt oder sicher klingt, tun dies auch die Menschen in der Umgebung. Was zählt, ist, *wie* wir etwas sagen. Ich nenne dies »therapeutischen Charme« – die Fähigkeit, anderen durch die Art und Weise, wie man kommuniziert und mit jemandem umgeht, ein Gefühl der Sicherheit zu vermitteln, was sich in Dingen wie äußerem Erscheinungsbild, Körpersprache, Stimmlage und Prosodie widerspiegelt. Der strategische Umgang mit Ego-States und therapeutischer Charme stärken die therapeutische Allianz.

Generative Ressourcen

Ego-State-Therapeuten sollten sich immer darauf konzentrieren, die Ressourcen und Stärken jedes Patienten und jedes Ego-States herauszuarbeiten. So betrachtet wird EST zu einem evokativen Prozess, der vorhandene kognitive, psychische und physiologische Funktionen aktiviert und utilisiert, um Wachstum und Heilung des Patienten zu fördern. Utilisation dient daher dazu, die Ressourcen von Ego-States, einschließlich derer, die durch Konflikte belastet sind, zu verstärken und die ihnen innewohnenden Fähigkeiten zu erschließen, um produktive Veränderung einzuleiten.

Permissive Haltung

Therapeuten sollten bei Ego-State-Interventionen eher einen permissiven als einen direktiven Kommunikationsstil anwenden. Ein permissiver Ansatz zeugt von größerem Respekt gegenüber der Kompetenz des Patienten, eigenständig Entscheidungen zu treffen. Der Therapeut sollte Wörter und Ausdrücke wie »können«, »dürfen«, »sich erlauben, …« oder »vielleicht möchten Sie …« häufiger verwenden als »werden« und »müssen« (Yapko a. Criswell 2025). Dies ändert die Interaktion zwischen Therapeut und Patient, weg von einer eher autoritären Haltung hin zu einem kooperativen Miteinander. Eine permissive Haltung ist besonders hilfreich bei der Arbeit mit feindseligen, oppositionellen, unreifen, schweigsamen, nonverbalen und präverbalen Ego-States.

Mehr-Ebenen-Kommunikation

Mehr-Ebenen-Kommunikation bezieht sich darauf, dass Menschen Botschaften simultan auf mehreren Wahrnehmungsebenen vermitteln, um indirekt Einfluss auf Verhalten, Gefühle oder Einstellungen zu nehmen (Edgette a. Edgette 1995). Diese indirekten Kommunikationsformen sind aus dem offensichtlichen Inhalt der Botschaft nicht erkennbar, sondern darauf ausgelegt, Reaktionen ohne bewusste Wahrnehmung hervorzurufen. Yapko und Criswell (2025) betonen, dass der Kern der klinischen Hypnose in Kommunikation und Einflussnahme liegt. Klinische Hypnose lässt sich insofern als ein Prozess richtunggebender und interaktiver Kommunikation definieren, der darauf abzielt, eine Reaktion hervorzurufen. Ego-State-Therapeuten sollten die Mehr-Ebenen-Kommunikation immer im Hinterkopf haben – nicht nur während hypnotischer Interventionen –, wenn sie mit Patienten und Ego-States in Kontakt sind. Dieser Ansatz stimuliert und lenkt indirekt verschiedene kognitive Assoziationen und Körperempfindungen und fördert so Veränderungen im Verhalten, in Gefühlen und Einstellungen. Kommunikationsmuster wie Metaphern, Wortspiele, Redewendungen u. ä. entstehen ganz natürlich im therapeutischen Prozess. Ich teile Gilligans Ansicht, dass die Kraft der Mehr-Ebenen-Kommunikation – durch Metaphern, Geschichten, Redewendungen und Wortspiele – in ihrer Fähigkeit liegt, die primärere Sprache des Unbewussten zu sprechen und dadurch die unbewusste Verarbeitung zu fördern (Gilligan 1987). Dies wird auch anhand des Fallbeispiels von Jane deutlich, das später in diesem Beitrag vorgestellt wird.

Hypnotische Phänomene

Therapeuten sollten sich auch damit auskennen, die verschiedenen Trancephänomene, die bei der Ego-State-Arbeit auftreten, zu identifizieren und strategisch zu steuern. Die zentrale Frage für den Therapeuten lautet hier: *Was sind hypnotische Phänomene und wie können sie als Interventionsmittel in der EST eingesetzt werden?* Laut Battino und South (1999) sind hypnotische Phänomene ungewöhnliche oder außergewöhnliche Verhaltensweisen, die von Personen in einem Zustand der Hypnose aktiviert werden. Auch wenn diese Verhaltensweisen oft während oder nach Tranceerfahrungen suggeriert und hervorgerufen werden, sind sie doch keineswegs ungewöhnlich. Tatsächlich treten derartige Phänomene häufig im Alltag auf. Edgette und Edgette (1995) beschreiben hypnotische Phänomene als natürliche verhaltens- und erfahrungsbezogene Manifestationen des Trancezustands. Dazu gehören Regression in die Vergangenheit, Progression in die Zukunft, gesteigertes Erinnerungsvermögen (Hypermnesie) und selektives Vergessen (Amnesie), Wahrnehmungsverzerrungen, Wahrnehmungsdissoziationen (positive und negative Halluzinationen) sowie beobachtbare Phänomene wie die Armlevitation oder das automatische, unbewusst gesteuerte Kritzeln von Wörtern auf Papier.

Viele Hypnosepraktiker haben die Ähnlichkeiten zwischen klinischen Symptomen und Trancephänomenen festgestellt. Beahrs (1982) beispielsweise definierte Symptome neu als Missbrauch hypnotischer Fähigkeiten, während Gilligan (1987) Symptomphänomene als natürliche, alltägliche Versionen klassischer Trancephänomene beschrieb. Symptome, die bei einer Ego-State-Pathologie auftreten, kann man somit als Amok laufende hypnotische Phänomene verstehen. Die Verwendung hypnotischer Phänomene in der EST reflektiert das Utilisationsprinzip – es beinhaltet die therapeutische Nutzung eben der Phänomene, die Teil des Problems waren. Die Aufgabe des Ego-State-Therapeuten besteht daher darin, diese Symptomphänomene zu validieren und den Weg für ihre Umwandlung in psychisch adaptivere Lösungen zu ebnen.

Fazit

Ähnlichkeiten zwischen der Arbeit von John Watkins und Milton H. Erickson liegen, wie oben dargelegt, also auf der Hand. Diese Erkenntnis veranlasste mich, nach Wegen zu suchen, Ericksons Utilisationsprinzip mit Watkins' Ego-State- Konzept in einem Utilisationsmodell der EST zu verbinden. Ich bin überzeugt, dass Watkins' Ego-State-Konzept uns einem tieferen Verständnis des Selbst und seiner Bestandteile näherbringt.

Die Prinzipien der Utilisation (Zeig 1992) und der Mehr-Ebenen-Kommunikation (Erickson a. Rossi 1976) haben mich bei der Verwendung spezifischer Fokusaspekte, wie zuvor beschrieben, geleitet, um im Fall einer Patientin mit der Diagnose dissoziative neurologische Symptomstörung (Weltgesundheitsorganisation 2019), früher bekannt als Konversionsstörung, eine rasche Wiederherstellung der Stimmfunktion und Symptomlinderung zu erreichen. Bevor wir fortfahren, wollen wir zunächst die dissoziative neurologische Symptomstörung (DNSS) definieren.

Dissoziative neurologische Symptomstörung (DNSS)

Die dissoziative neurologische Symptomstörung (DNSS) umfasst gemäß der Klassifizierung der ICD-11 (Weltgesundheitsorganisation 2019) neurologische Symptome wie motorische oder sensorische Defizite, für die es keine medizinische Erklärung gibt und die mit psychischen Faktoren in Verbindung stehen. Diese Symptome werden nicht absichtlich hervorgerufen und spiegeln in der Regel Störungen der willentlichen Kontrolle wider. DNSS kann sich durch Lähmungen, sensorische Ausfälle oder sprachbezogene Symptome wie Aphonie äußern, bei der die betroffene Person trotz intakter Stimmbänder und ohne organische Ursache die Fähigkeit zu sprechen verliert. Die Störung kann sich als Aphonie (Stimmverlust), Dysphonie (Sprachstörungen) oder Dysarthrie (undeutliche Artikulation) manifestieren, wobei keines dieser Symptome mit organischen Erkrankungen oder anderen psychischen Störungen korrespondiert.

Motorische Symptome können Koordinations- oder Gleichgewichtsstörungen, Krampfanfälle oder Schüttelkrämpfe, Schluckbeschwerden oder das Gefühl eines Kloßes im Hals sein. Dem Auftreten oder einer Verschlimmerung dieser Symptome gehen in der Regel symbolische, unbewusste psychische Konflikte oder andere Stressfaktoren voraus, die die Angst reduzieren und den Konflikt aus dem Bewusstsein verdrängen – ein Prozess, der als »primärer Gewinn« bezeichnet wird. Wichtig ist, dass die Symptome nicht absichtlich hervorgerufen oder vorgetäuscht werden. Eine genaue Einschätzung erfordert eine sorgfältige Differenzialdiagnose, um neurologische Erkrankungen auszuschließen, sowie die Berücksichtigung des psychosozialen Umfelds.

Aphonie oder Stimmlosigkeit bezeichnet schwere Störungen der Tonbildung (Phonation) bis hin zum Stimmverlust. Der Begriff bezieht sich auf unwillkürliches Flüstern trotz eines im Allgemeinen normalen Kehlkopfes (van Riper a. Emerick 1984). Aronson (1990) stellt fest, dass Patienten, die als Anzeichen einer Aphonie flüstern, eine extreme muskuloskelettale Anspannung aufweisen. Häufig steht der Kehlkopf im Hals in erhöhter Position, und die gesamte Zungenbein-Kehlkopf-Aufhängung ist auffallend starr. Somit flüstert die an Aphonie leidende Person nicht aufgrund muskulärer Inaktivität, vielmehr ist genau das Gegenteil der Fall. Das heißt, das Flüstern ist Resultat eines massiv erhöhten Muskeltonus. In die Kategorie Aphonie fallen eine Vielzahl von Flüstervarianten: praktisch geräuschlos oder rau, scharf, durchdringend, sowie intermittierende hohe Quietsch- und Kreischlaute.

Die Schärfe im Flüsterton rührt daher, dass die inneren Kehlkopfmuskeln übermäßig stark kontrahiert sind, ohne dass sich die Stimmbänder dabei annähern können (Aronson 1990). Van Riper und Emerick (1984) zufolge kann die Störung plötzlich auftreten, innerhalb von Sekunden oder Minuten, oder allmählicher, beginnend mit Heiserkeit, die schließlich zu völliger Stimmlosigkeit führt. Aphonie tritt typischerweise als Reaktion auf psychischen Stress, Trauma und Dissoziation auf, was die für dissoziative Störungen zentrale Verbindung zwischen Körper und Geist verdeutlicht.

Die Rolle der Ego-State-Therapie

In der EST werden Ego-States häufig in Hypnose aktiviert und kommunizieren in der Regel über die Sprache des hypnotisierten Patienten. Wie einzelne Patienten kommunizieren auch einzelne Ego-States über symbolische, sensorische und motorische Signale (Frederick 1990, 1994) und über symbolische Sprache wie Redewendungen und Wortspiele sowie die Aufteilung des Geschehens in einzelne Schritte (Sequenzierung) (Hartman 1997). Die Akzeptanz und Utilisation der einzigartigen Selbstausdrucksmuster von Ego-States und der strategische Einsatz von Sprachmustern, um eine schnelle, erfolgreiche Stimmproduktion und Besserung bei Patienten mit aphoner Konversionsstörung zu erreichen, haben in der Literatur jedoch bisher kaum oder gar keine Beachtung gefunden.

Utilisation von Selbstausdrucksmustern in der Ego-State-Therapie

Laut Gilligan (1987) drückt sich die einzigartige Identität einer Person auf vielfältige Weise aus, darunter durch Gangart, Sprechstil, verbale Ausdrucksweise, Gewohnheiten, Kleidung, Eigenheiten/Marotten etc. Wie George Steiner (1975) schrieb, kommt durch alles, was wir sagen und wie wir es sagen, unsere ganze Persönlichkeit zum Ausdruck.

Die Utilisation, das heißt Nutzung des Sprachstils und der sprachlichen Ausdrucksformen einer Person, kann in der EST mehrere klinische Funktionen erfüllen. Beispielsweise können vermeintlicher Widerstand und ausweichendes Verhalten von Ego-States plötzlich verschwinden, wenn diese den Therapeuten als jemanden wahrnehmen, der nicht versucht, ihre Grundüberzeugungen zu ändern, sondern stattdessen mit ihnen zusammenarbeitet, um Lösungen zu finden. Dies kann auch mehrere unbewusste Assoziationen für Veränderung anregen und leiten (Hartman 1997).

Ego-States, die sich in eigentümlichen Ausdrucksstilen manifestieren, versuchen wiederholt, indirekt mit dem Therapeuten zu kommunizieren (Frederick a. Phillips 1995). Die Akzeptanz der Bedeutung und Nützlichkeit dieser Phänomene kann als Ressource für die unbewusste Verarbeitung dienen und dem Patienten und Therapeuten helfen, die beteiligten Ego-States besser zu verstehen. Sie kann auch wichtige Einblicke in die tiefsten Konflikte des Patienten liefern und therapeutische Ziele wie Reifung und Integration fördern (Frederick a. Phillips 1995). Darüber hinaus lassen sich die einzigartigen Selbstausdrucksmuster, mit denen Patienten und einzelne Ego-States ein Problem präsentieren, auch zur Lösung des Problems nutzen. Aus dem Vorstehenden geht klar hervor, dass Ego-State-Therapeuten die durchgängigen Selbstausdrucksmuster von Patienten und einzelnen Ego-States bestätigen müssen, während sie gleichzeitig durch Verwendung verschiedener Sprachmuster Flexibilität und therapeutische Veränderungen fördern.

Nutzen von Sprachmustern zum Herbeiführen (»eliciting«) von Veränderungen

Poesie wird oft als Sprache der Seele angesehen, und man könnte argumentieren, dass die Sprache der Therapie häufig einen poetischen Ausdruck spiegelt. Genau wie in der Poesie können Worte in der Therapie mehrere Bedeutungsebenen haben und die Kraft besitzen, Verhaltensänderungen auf einer unbewussten Ebene anzuregen (Hartman 1997). Kershaw (1994) zufolge verleiht erst der Kontext Wörtern ihre Bedeutung, wobei wir sowohl auf bewusster als auch auf unbewusster Ebene sprachlich Kontexte schaffen. Folglich besteht die Aufgabe des Ego-State-Therapeuten darin, die Art und Weise, wie sich Patienten selbst ausdrücken, zu akzeptieren und dann kreative Sprachmuster einzusetzen, um therapeutischen Lösungen den Weg zu ebnen.

Erickson und Rossi (1981), Lankton und Lankton (1987), O'Hanlon (1987) und Kershaw (1994) haben mehrere Sprachmuster identifiziert, mit denen sich Veränderungen bewirken lassen. Nachfolgend stelle ich einige davon vor:

Einstreuen

Die Einstreutechnik ist ein hypnotisches Sprachmuster, bei dem Wörter und Sätze, die therapeutische Suggestionen enthalten, in die verbalen Äußerungen des Therapeuten beiläufig eingeflochten (»eingestreut«) und häufig wiederholt werden (Yapko 1995). Beispiel:

»... und während Sie auf Ihre innere Stimme hören, können Sie Ihre eigene Meinung äußern, indem Sie sie laut aussprechen, während Sie meiner Stimme zuhören.«

Eingebettete Befehle

Laut Yapko (1995) sind eingebettete Befehle Vorschläge oder Handlungsaufforderungen, die in einen breiteren Kommunikationskontext eingebettet sind und daher der bewussten Wahrnehmung entgehen können. Dies wird in der Regel durch eine leichte Veränderung des Tonfalls erreicht, die die Handlungsaufforderung betont und so eine bestimmte Zielrichtung vorgibt. Beispiel:

»Und ist es nicht schön zu wissen, dass Sie in der Lage sind, all die Bedenken, die Sie seit Langem hegen, hörbar zu äußern – ist es nicht das, was Sie wirklich wollen?«

Konfusions-Suggestionen

Ziel der Konfusionsmethode oder Verwirrungstechnik ist es, beim Klienten bewusst eine Verwirrung zu erzeugen, ihn zu desorientieren und zu überladen, um ihn dadurch empfänglicher zu machen. Beispiel:

»Sie meinen vielleicht, Sie verstünden den Kern dieses Problems, aber auch Ihr Unbewusstes schätzt Klarheit! Wenn Sie also bewusst glauben, es arbeite bewusst für Sie, indem es unbewusst die Lösung findet und unbewusste Muster, damit Sie bewusst auf einer unbewussten Ebene wissen, dass Sie die Lösung finden können, dann brauchen Sie sich nur darum zu kümmern, dass Sie sich erlauben, dies als einen Teil von sich selbst zu akzeptieren.«

Paradoxe Suggestionen

Paradoxe Suggestionen enthalten innerhalb ein und derselben Aussage Komponenten, die auf den ersten Blick unvereinbar erscheinen (Yapko 1995). Beispiel:

»Und Sie können sich alle Zeit nehmen, die Sie brauchen, um Ihre Bedenken innerhalb der nächsten Minute still zu äußern.«

Präsuppositionen

Präsuppositionen oder Vorannahmen sind implizite Voraussetzungen, das heißt, man geht – unausgesprochen – davon aus, dass eine bestimmte Reaktion erfolgen wird; es geht lediglich noch darum, *wann* (Präsupposition der Zeit), *wie* (Präsupposition des Prozesses), *wie viel* (Präsupposition der Intensität) und *wo* (Präsupposition des Ortes) (Yapko 1995). Beispiel:

»Ich weiß nicht, wo [Pause] Ihre Stimme geblieben ist, Jane, aber vielleicht gibt es einen Teil von Ihnen, der weiß, wie sehr Sie gelitten haben, als [Pause] all das passiert ist. Und vielleicht weiß dieser Teil auch, wie sehr Sie sich darüber im Klaren sind, dass Sie ihm jetzt erlauben, seine Bedenken zu äußern.«

Bewusst-unbewusste Doppelbindung

Dies deutet darauf hin, dass das Bewusste und das Unbewusste unabhängig voneinander arbeiten und unterschiedliche Funktionen erfüllen. Die Bindung wird aufgebaut, indem man den Geist als etwas beschreibt, das in die polaren Kategorien Bewusstes und Unbewusstes aufgeteilt ist, und die Auffassung äußert, dass jedes seinen eigenen Weg geht (Kershaw 1994). Beispiel:

»Ihr Unbewusstes kann Ihnen all die Dinge zuflüstern, die Ihr Bewusstes über sein Problem sagen muss.«

Verknüpfen vergleichbarer Alternativen

Indem man dem Patienten vergleichbare Alternativen präsentiert, schafft man eine Situation der »erzwungenen Wahl« *(forced choice)*, in der beide Optionen zu einem gleichermaßen wünschenswerten Ergebnis führen (Yapko 1995). Beispiel:

»Sie erinnern sich vielleicht daran, dass Ihre Stimme verschwand, als Sie auf die verschiedenen Geräusche im Raum gelauscht haben, und ich frage mich, welches Geräusch Ihnen zuerst in den Sinn kommen wird?«

Fallvignette – Jane

Die folgende Fallvignette veranschaulicht die Utilisation der einzigartigen Selbstausdrucksmuster von Ego-States und den strategischen Einsatz von Sprachmustern, um bei aphonischen Konversionsreaktionen eine erfolgreiche Stimmerzeugung zu erreichen.

Jane, eine 18-jährige Studentin, wurde von einem Facharzt wegen Verdachts auf eine dissoziative neurologische Symptomstörung (DNSS) und eine mögliche psychogene Aphonie an mich (WH) überwiesen. Jane war seit mehr als einem Jahr nicht mehr in der Lage, normal zu sprechen, und hatte seither nur noch geflüstert. Eine laryngoskopische Untersuchung ergab unauffällige Stimmlippen, eine neurologische Untersuchung blieb ohne Befund. Jane litt unter Depressionen, Angstzuständen und chronischem sozialen Rückzug, nachdem ihre Stimme verschwunden war. Auf die Frage, ob ihre Aphonie eine Reaktion auf ein traumatisches Ereignis sein könne, flüsterte Jane, dass ihre Stimme verschwunden sei, nachdem der Nachbarssohn sie vergewaltigt hatte.

Die ersten Phasen von Janes Hypnosebehandlung konzentrierten sich darauf, eine therapeutische Allianz mit einem Introjekt namens »Matthew« aufzubauen, einem ehemaligen Klassenkameraden von Jane aus der Grundschule, der sie vor Jungen in ihrer Klasse beschützt hatte, die ihr wiederholt sexuelle Avancen gemacht hatten. Im Gespräch mit dem Introjekt beschrieb *Matthew* (mit flüsternder Stimme), wie Jane Stimmprobleme entwickelte, als sie erfuhr, dass sie infolge der Vergewaltigung durch den Nachbarssohn schwanger war. Dieser Vorfall veranlasste *Matthew*, »ihr stillschweigend die Stimme zu nehmen, um sie vor Männern zu schützen, die ihr wehtun könnten« (Fokusaspekt: hypnotisches Phänomen der Dissoziation, siehe Beschreibung der Fokusaspekte oben). Als *Matthew* diese Information preisgab, zeigten sich Janes Frustration und Wut in beschleunigter Atmung, gefolgt von hartem, schnellem Flüstern. Ich passte mich dem an und beschloss, dieses Selbstausdrucksmuster (kongruentes Atmen und Flüstern) zu utilisieren. Ihrem Muster folgend änderte ich meine Stimme allmählich zu einem ähnlichen geräuschlosen Flüstern (ventral-vagale Verbindung, Einsatz von Intonation und Prosodie als strategische Intervention und Utilisation, Fokusaspekte: Maßschneidern und Interventionsstil) und erhöhte dann allmählich die Lautstärke meiner Stimme.

Die Kommunikation verlief wie folgt:

»Nun, Jane, während ich mit Ihnen spreche, werden Sie überrascht feststellen [Neugier wecken], dass bestimmte Veränderungen [Säen (»Seeding«) von Hoffnung und Fokusaspekt: Mehr-Ebenen-Kommunikation] anfangen einzutreten. Ihre Atemfrequenz verändert sich, und Sie flüstern Ihre Erfahrungen so anders – und ich weiß nicht wirklich, *wohin* [Präsupposition des Ortes] Ihre Stimme gegangen ist, Jane, aber vielleicht weiß Matthew, *wie sehr* [Präsupposition der Intensität] Sie wirklich gelitten haben, *als* [Präsupposition der Zeit] das alles passiert ist [Fokusaspekte: Geschenkverpacken und Maßschneidern]. Und vielleicht weiß *Matthew* auch, *wie* [Präsupposition des Prozesses] Sie bemerkt haben, dass Sie Ihren wahren Sorgen eine *Stimme* geben [Wortspiel].«

> »Ist es nicht schön zu wissen, *Matthew*, dass du in der Lage bist, *laut zu flüstern* und deinen Sorgen eine *Stimme* zu geben [Wortspiel] – ist es nicht das, was du wirklich willst [eingebetteter Befehl – Fokusaspekt: Geschenkverpacken]?«

Klinisch relevant ist, dass ich eine allmähliche Veränderung im Flüsterton bemerkte, als *Matthew* schroff antwortete:

»Wissen Sie, Ihr Ton gefällt mir gar nicht!«

Als *Matthew* klar wurde, was ich tat, reagierte er zunächst wehrhaft und wütend. Indem ich jedoch freundlich blieb und meinen aufrichtigen Wunsch zum Ausdruck brachte, ihm zu helfen (Fokusaspekte: Interventionsstil und Aufbau einer therapeutischen Allianz), half ich *Matthew*, bereit zu werden, Alternativen in Betracht zu ziehen.

Ich machte ihm folgenden Vorschlag, wobei ich meine Stimme allmählich von einem Flüstern zu einem leisen Sprechen und schließlich zu meiner normalen Lautstärke erhob:

»*Matthew*, auf einer *unbewussten* Ebene *Matthew* [Wiederholung und Einstreuen, Konfusions-Suggestionen; Fokusaspekt: Maßschneidern], du kannst jetzt alle Bedenken, die du *bewusst* zu diesem Problem *äußern* musst, flüstern oder *laut aussprechen* [bewusst-unbewusste Doppelbindung, Fokusaspekte: Mehr-Ebenen-Kommunikation und Prozessieren].«

»Und, *Matthew*, du kannst dir alle Zeit nehmen, die du brauchst, um in den nächsten Minuten still deine Bedenken über den Schutz von Jane *auszusprechen* [paradoxe Suggestion, Fokusaspekte: Mehr-Ebenen-Kommunikation und Geschenkverpacken]. Vielleicht kannst du, während du auf den *Klang* deiner inneren *Stimme* hörst, deine Meinung noch einmal *äußern*, Matthew, indem du sie *laut aussprichst*, während du meiner *Stimme* zuhörst [Einstreuen, Fokusaspekte: generative Ressourcen, Prozessieren und Geschenkverpacken].«

An diesem Punkt verschwand *Matthews* aggressives Flüstern nach und nach und wurde durch ein lautes Quietschen ersetzt. Im Laufe der nächsten Minuten übernahm *Matthew* die Funktion der Stimmerzeugung, und Janes Stimme normalisierte sich spontan wieder (Fokusaspekt: hypnotisches Phänomen).

Matthew (jetzt mit normaler Stimme; Reassoziation; Fokusaspekt: hypnotisches Phänomen) brachte seine Wut über die sexuellen Annäherungsversuche gegenüber Jane in der Vergangenheit, über die Vergewaltigung sowie seine Sorgen um ihre zukünftige Sicherheit im Umgang mit Männern zum Ausdruck (Fokusaspekt: hypnotisches Phänomen der Reassoziation). Daraufhin schlug ich Folgendes vor:

»Vielleicht magst du dich daran erinnern, welche Männer in deinem Leben eine positive und konstruktive Rolle gespielt haben [Vorschlag ressourcenreicher alternativer Introjekte – fürsorglicher Bezugspersonen, Fokusaspekte: Prozessieren und generative Ressourcen].«

Dann schwenkte ich um und wandte mich wieder an Jane, die Patientin (Fokusaspekt: Prozessieren):

»Ich weiß nicht, wer Ihnen als Erstes in den Sinn kommen wird. Wird es Ihr Vater sein oder *Matthew* [Verknüpfen vergleichbarer Alternativen, Fokusaspekt: generative Ressourcen]?«

Jane antwortete, jetzt laut mit ihrer natürlichen Stimme:

»Beide, ich liebe sie beide; sie waren immer für mich da [Fokusaspekt: hypnotisches Phänomen der Reassoziation].«

Daraufhin sagte ich:

»Nun, dann erlauben Sie ihnen [permissive Sprache, Fokusaspekt: permissive Haltung], jetzt bei Ihnen zu sein, und spüren Sie ihre Anwesenheit. Wo in Ihrem Körper spüren Sie jetzt ein Gefühl von Sicherheit [Reassoziation, Fokusaspekt: hypnotische Phänomene]? Möchten Sie es mir sagen?«

Jane antwortete, jetzt mit deutlich selbstbewussterer Stimme:

»Nein, das ist privat!«

Ich respektierte diese Antwort (Fokusaspekt: therapeutische Allianz).

Jane war vollkommen überrascht von dieser plötzlichen und unerwarteten Veränderung ihrer Stimme, nachdem sie so lange nicht hatte sprechen können. Sie fing an, spontane Assoziationen herzustellen, und verband ihre Stimmstörung mit ihren vergangenen sexuellen Erlebnissen und ihrer Beziehung zu Männern im Allgemeinen. Letzteres wurde in den folgenden Sitzungen genauer eruiert. Nach dieser Sitzung gewann sie ihre normale Stimmfunktion zurück, ließ die Therapie auslaufen und berichtete von anhaltendem Wohlbefinden.

Fazit

Grundlegend für den therapeutischen Veränderungsprozess ist das Pacing der Selbstausdrucksmuster der Patienten und ihres Sprachsystems, insbesondere der Sprache, die außerhalb der bewussten Wahrnehmung verwendet wird. Um Patienten im assoziativen Prozess zu begleiten und/oder zu führen, sollten Therapeuten lernen, bei der Behandlung ihrer Patienten ihrem eigenen unbewussten Prozess zu vertrauen. Wie Erickson (1980) es einmal formulierte: »Man sollte seine Arme weit genug öffnen, um neue Ideen aufzugreifen, die die Grenzen unseres Denkens erweitern.«

3.5 Die vierte Generation: Ego-State-Therapie trifft auf somatische Sichtweisen – Verknüpfung von Ego-State-Therapie, Polyvagaltheorie und somatischen Sichtweisen

Auf dem Weg zur vierten Generation der EST – die Entwicklung neuer Verständnismodelle

Die Ego-State-Therapie (EST) hat sich von ihren psychoanalytischen Ursprüngen entscheidend weiterentwickelt zu einem komplexen, integrativen Rahmen, der auf Neurophysiologie und klinischer Erfahrung basiert. Ich stelle die These auf, dass es mittlerweile eine vierte Generation von EST-Therapeuten gibt, die Techniken aus Somatic Experiencing® (SE) (Levine 2010) und Stephen Porges' Polyvagaltheorie (Porges 2022) explizit mit dem EST-Ansatz verbinden. Diese Entwicklung nahm ihren Anfang bei einer unserer Kolleginnen, Maggie Phillips, die um 2012 herum begann, SE-Techniken in ihre Arbeit, ihre Ausbildungen und Veröffentlichungen zu integrieren, nachdem sie mit Peter Levine zusammengearbeitet hatte. Sie kombinierte SE, Hypnose und Traumatherapie zu einem klinischen Ansatz. Silvia Zanotta und ich begannen 2011 unsere Somatic Experiencing®-Ausbildung bei Maggie und integrierten nach und nach SE-Techniken in unsere EST-Arbeit mit Patienten. Ich fokussierte mehr auf die Kombination von SE-Methoden mit klinischer Hypnose, EST und Polyvagaltheorie (PVT), während Silvia sich auf die Kombination von EST, SE und PVT konzentrierte. Das Ganze führte dazu, dass wir unsere gemeinsame Arbeit – in enger Kooperation mit Maggie Phillips – als *Somatic Ego State Therapy* bzw. »Somatische Ego-State-Therapie« bezeichneten.

Diese Zusammenarbeit und die Kombination unserer Expertise führte uns zu einem soliden neurophysiologischen Verständnis der Grundlagen, wie Ego-States sich entwickeln und funktionieren, wodurch wir nicht nur auf der Ebene von Narrativen und Kognitionen, sondern auch in Bezug auf Zustände des autonomen Nervensystems (ANS) beurteilen und intervenieren konnten, die Wahrnehmung, Gedächtnis, Emotionen und Verhalten prägen (Hartman 2019, 2025; Zanotta 2024).

Obwohl die EST als psychoanalytischer Ansatz begann, ist die moderne EST selten psychoanalytisch, da sie im Laufe der Zeit durch Erkenntnistheorien wie Somatic Experiencing® (Levine 2010), die Arbeit von Daniel Siegel (2012) und Stephen Porges' Polyvagaltheorie (Porges 2022) geprägt wurde. Dies löste eine intensive Debatte darüber aus, was genau ein Ego-State ist. Eine ausführliche Erörterung dieser Frage würde den Rahmen dieses Beitrags sprengen. Ich beziehe mich auch auf die Definition von Ego-States, wie sie von den beiden Watkins (1997), Frederick und McNeal (1999) und anderen, weiter oben in diesem Beitrag Genannten, vorgeschlagen wurde. Es lohnt sich jedoch, darauf hinzuweisen, was Siegel (1999, 2016) zu diesem Thema sagt, da dies häufig übersehen wird.

Siegel (1999) führte das Konzept der »Geisteszustände« (*states of mind*) als vorübergehende Muster neuronaler Aktivierung ein, die Wahrnehmung, Emotionen und Verhalten prägen. Diese Zustände sind fließend und kontextabhängig, sie spiegeln momentane Konfigurationen von Aufmerksamkeit und Gedächtnis wider. In seinen späteren Schriften betonte Siegel, dass solche Zustände, wenn sie starr und repetitiv werden – oft aufgrund von Traumata oder frühen Bindungserfahrungen – sich zu Ego-States verfestigen können, die als eigenständige Teilpersönlichkeiten mit eigenen Sichtweisen und Grundstimmungen fungieren. Dieser Wandel markiert einen Übergang von vorübergehenden Geisteszuständen zu *dauerhaften Mustern*, die die Identität und das zwischenmenschliche Verhalten beeinflussen (Siegel 1999, 2016).

Siegel unterscheidet darüber hinaus das »Selbst« als einen integrativen Prozess, der diese unterschiedlichen Zustände zu einem kohärenten Ganzen verbindet.

Während Geisteszustände flüchtig und Ego-States eher fest verankert sind, steht das Selbst für die Fähigkeit zur Integration, was Flexibilität und Resilienz ermöglicht. Durch Praktiken wie Achtsamkeit und zwischenmenschliche Einstimmung können Menschen, so Siegel, das Bewusstsein für diese inneren Zustände schärfen und so Fragmentierung reduzieren und Kohärenz fördern. Diese Sichtweise unterstreicht seine Ansicht, dass psychische Gesundheit nicht von der Beseitigung von Ego-States abhängt, sondern von ihrer Integration in ein dynamisches, beziehungsbezogenes Selbstverständnis (ebd.).

Zur Veranschaulichung: Ein Geisteszustand spiegelt in der Regel eine vorübergehende Stimmung wider, beispielsweise Gereiztheit oder Fröhlichkeit. Diese Zustände sind von Natur aus flüchtig, wechseln im Laufe des Tages mehrfach und können daher nicht als Ego-States eingestuft werden. Wird ein bestimmter Geisteszustand jedoch im Laufe der Zeit wiederholt aktiviert und ausgelebt, kann er sich verfestigen und zu einem Ego-State entwickeln, einem stabileren und stärker organisierten Erfahrungsmuster. Wenn eine Person beispielsweise ständig Glück empfindet und eine gefühlte Körperwahrnehmung *(felt sense)* dieser Emotion entwickelt, kann sich dieses wiederholte Ausleben zu einem Ego-State verfestigen, der durch Zufriedenheit, Erfüllung und eine positive Lebenseinstellung gekennzeichnet ist.

Es ist wichtig, zu betonen, dass diese Transformation nicht allein psychischer Natur ist, sondern stark von den Reaktionen des autonomen Nervensystems auf interne und externe Umweltreize beeinflusst wird. Diese physiologischen Reaktionen prägen die Dauer und Intensität der Erfahrung und bestimmen, ob eine vorübergehende Stimmung flüchtig bleibt oder sich zu einem dauerhafteren Ego-State verfestigt.

Mit den Fortschritten in der Neurophysiologie habe ich Ego-States neu definiert als

> »neurophysiologische und psychische Manifestationen der Reaktion des autonomen Nervensystems, die sich als Antwort auf bestimmte positive und/oder negative Lebensreize entwickeln können« (Hartman 2019).

Diese Sichtweise verankert Ego-States in verkörperten Prozessen und verdeutlicht, dass Verschiebungen zwischen Ego-States nicht lediglich narrative Neukonfigurationen sind, sondern zustandsabhängige Übergänge, die den Überlebensmechanismen untergeordnet sind. In Übereinstimmung damit betont Zanotta (2024), dass Ego-States entstehen, um zu helfen, Anerkennung für ihre positive Absicht suchen und somatische, neurophysiologische und psychische Grundlagen haben. Die moderne EST stellt somit den Körper und das Nervensystem in den Mittelpunkt und bietet einen kohärenten Weg für eine traumainformierte Praxis.

Dissoziation als Geist-Körper-Prozess

Eine wichtige aktuelle Entwicklung in der EST ist die Anerkennung von Dissoziation als ein Phänomen von Körper und Geist und nicht als ein rein psychisches Phänomen. Die Forschung zu traumatischem Stress hat gezeigt, dass der Körper sich oft an Dinge »erinnert«, an die sich der Geist nicht erinnern kann, und dass dissoziative Phänomene häufig abgespaltene somatische Elemente, starre Körperhaltungen, Schmerzen, Sinneswahrnehmungsfragmente usw. umfassen, die Überlebensreaktionen kodieren, wenn das narrative Gedächtnis versagt (Scaer 2014; van der Kolk 2014). Dissoziation muss daher innerhalb eines neurophysiologischen Rahmens betrachtet werden und nicht allein als kognitive Abweichung. Erstarrungs-, Shutdown- und Ohnmachtsreaktionen sind in biologischen Überlebensmechanismen verwurzelt, und ihr Auftreten signalisiert, dass das ANS eine Immobilisierung orchestriert, um Energie zu sparen oder eine Aufdeckung zu vermeiden. Als besonders bedeutsam hat sich die Polyvagaltheorie zur Erklärung der ANS-Zustände gezeigt, die der Dissoziation zugrunde liegen. Daher sollten EST-Praktiker bei der Arbeit mit Ego-States besonders sorgfältig auf körperliche Signale und Marker des ANS achten, beispielsweise Hyperarousal (sympathische Mobilisierung) und Hypoarousal (dorsal-vagale Abschaltung) (Porges 2011; Porges a. Porges 2023). In der Praxis bedeutet dies, dass man neben dem Inhalt eines States auch Körper und Atemmuster, Gesichtsausdruck, Muskeltonus und Herzratenvariabilität beurteilen muss, um sicherzustellen, dass das Toleranzfenster des Patienten respektiert und eine Retraumatisierung durch vorzeitiges Eintauchen in traumatisches Material vermieden wird.

3.6 Die kombinierte Leiter der ANS-Zustände und der Entstehung von Ego-States

Dieser Abschnitt soll keine detaillierte Beschreibung der Polyvagaltheorie liefern; vielmehr möchte ich einen kurzen Überblick über mein neues Leitermodell geben, das ich in Anlehnung an Porges und Porges (2023) und Dana (2018) entwickelt habe, um zu verdeutlichen, wie Zustände des ANS die Entstehung von Ego-States beeinflussen und mit ihnen einhergehen.

In der zeitgenössischen Traumaforschung bietet die Regulation der Zustände des ANS einen einheitlichen Rahmen für das Verständnis von Symptomen, Beziehungsmustern und therapeutischen Veränderungen. Die Polyvagaltheorie (PVT) konzeptualisiert menschliches Verhalten innerhalb eines hierarchischen Repertoires des autonomen Nervensystems: den ventral-vagalen Zustand der sozialen Bindung und Sicherheit, die sympathische Mobilisierung für Kampf oder Flucht und die dorsal-vagale Immobilisierung oder Abschaltung, wenn eine Flucht unmöglich ist (Porges 2022; 2025). Deb Danas polyvagale Leiter überträgt diese Konstrukte in die klinische Praxis, indem sie Neurozeption[9] und Co-Regulation als Kernprozes-

9 Der Begriff Neurozeption bezieht sich darauf, dass das Nervensystem – automatisch und ohne bewusste Wahrnehmung – laufend die Umgebung sowie das Körperinnere auf Anzeichen von Sicherheit, Gefahr und lebensbedrohlichen Situationen abscannt und darauf reagiert.

se hervorhebt (Dana 2018; 2022). Parallel dazu sieht die EST (Watkins a. Watkins 1997) traumaassoziierte Phänomene als mit zustandsabhängigen Aspekten der Persönlichkeit verbunden, die ich als Ego-States bezeichne, deren Funktionen und Beziehungsfähigkeiten durch den Kontext des ANS geprägt sind. Das hier vorgestellte Modell der Leiter der ANS-Zustände und der Entstehung von Ego-States (in Anlehnung an Dana 2018 und Porges a. Porges 2023) kombiniert diese Sichtweisen (s. Abb. 3.3): Links sind die Zustände des autonomen Nervensystems abgebildet, rechts die entsprechenden Ego-States. Das Modell hebt zwei hybride Bereiche hervor: einen hybriden Abwehr-Ausdehnungsbereich im unteren Drittel (wo Schreck-/Shutdown-Reaktionen und Dissoziation auftreten) und einen hybriden Ressourcen-Ausdehnungsbereich weiter oben. Bevor ich diesen Ansatz näher erläutere, möchte ich kurz auf die jüngsten Forschungen zu Trauma und Polyvagaltheorie (PVT) eingehen.

Teil I: Forschung zu Trauma und Polyvagaltheorie

Hierarchie der ANS-Zustände, die Wissenschaft von Sicherheit und Interozeption

Die aktuelle Forschung bestätigt eine Wissenschaft der Sicherheit und legt nahe, dass Sicherheitsgefühle messbare neurophysiologische Vorgänge sind und nicht rein subjektiv (Porges a. Porges 2023; Porges 2025). In ventral-vagalen Zuständen werden homöostatische Funktionen, Aufgeschlossenheit gegenüber sozialen Interaktionen und flexible Regulation unterstützt. Bei wachsender Bedrohung dominiert die sympathische Mobilisierung. Und besteht keine Möglichkeit zur Flucht, tritt eine dorsal-vagale Immobilisierung ein. Die Neurozeption scannt Körper, Umgebung und Beziehungen rasant auf Hinweise für Willkommensein bzw. Warnsignale ab und kann nach einem Trauma verzerrt werden, was eine chronische Dysregulation zur Folge hat (Dana 2018; Porges 2025). Untersuchungen zur Interozeption zeigen, dass traumatisierte Personen Störungen hinsichtlich interozeptiver Genauigkeit und Integration aufweisen, mit nachgelagerten Auswirkungen auf Affektregulation, Schmerzen, Entscheidungsfindung und Selbstbezogenheit (Fani, Fulton a. Botzanowski 2024; Ueno, Ohira a. Narumoto 2023). Diese Ergebnisse unterstreichen die Bedeutung von Bottom-up-Interventionen (körperorientiert), die den Zustand des ANS verändern, neben kognitiven Strategien (Dana 2018, 2022; Porges a. Porges 2023).

Klarstellungen, Kritik und translationale Richtungen

Ein 2025 veröffentlichtes Paper untersucht die empirischen Grundlagen der Polyvagaltheorie, Fortschritte bei der Messung (z. B. vagale Effizienz) des ANS und breite klinische Anwendungen bei Traumata, chronischen Schmerzen, Autismus, Entwicklungsstörungen und affektiven Störungen (Porges 2025). Gleichzeitig drängen wissenschaftliche Kritiker auf anatomische Präzision und eine sorgfältige Behandlung evolutionärer Behauptungen, um Kernprämissen zu verfeinern, anstatt sie zu leugnen (Porges 2025; Doody, Burghardt a. Dinets 2023). Klinisch bleibt Danas polyvagale Leiter eine wichtige Metapher, die Patienten dabei unterstützt, Veränderungen im Zustand des ANS abzubilden und hybride Zustände wie Mobilisierung ohne Angst und Immobilisierung ohne Angst als Ziele für die therapeutische Praxis zu nutzen (Dana 2018).

Trauma, Dissoziation und die Abwehrkaskade (Schreck/Shutdown)

Die Abwehrkaskade (Schauer a. Elbert 2010) schlägt eine kohärente Abfolge vor: Erstarrung – Flucht – Kampf – Schreck – Shutdown – Ohnmacht, wobei die späteren Stadien (Schreck, Shutdown) eine parasympathisch dominierte Abschaltung widerspiegeln, die eng mit Dissoziation verbunden ist. Die *Shutdown Dissociation Scale* (Shut-D) operationalisiert diese Phänomene und zeigt eine starke Psychometrie und klinische Nützlichkeit für die Bewertung der Anfälligkeit für dissoziative Reaktionen (Schalinski, Schauer a. Elbert 2015). Im Rahmen der funktionellen neurologischen Störung stützen erhöhte psychoforme und somatoforme Dissoziation, schwerwiegende funktionelle Symptome und Veränderungen im Gehirn auf Netzwerkebene ein zustandsabhängiges Modell der Symptombildung und die Notwendigkeit ANS-informierter Interventionen (Campbell et al. 2023).

Toleranzfenster und hybride Zustände

Das Toleranzfenster (Siegel 2012) bleibt zentral für die traumainformierte Arbeit: Hyperarousal (Sympathikus) und Hypoarousal (Shutdown) markieren eine optimale Zone flexiblen Engagements. Praxisorientierte Ressourcen betonen Co-Regulation, Bottom-up-Techniken (Atmung, Geräusche, Bewegung, Klänge) und ANS-Mapping, um das Fenster zu erweitern. Danas Leitermetapher ermöglicht es Patienten, ihre aktuelle Position (auf welcher Sprosse) zu ermitteln und hybride Zustände mit größerer Klarheit zu sehen, was ihnen das Gefühl gibt, dass sie Gestaltungs- und Wahlmöglichkeiten haben sowie in der Lage sind, vorsätzlich zu handeln, anstatt sich passiv, festgefahren oder von automatisch ablaufenden Überlebensreaktionen kontrolliert zu fühlen (Dana 2018).

Teil II: Kombination aus der Leiter der ANS-Zustände und der Entstehung von Ego-States

Das hier vorgestellte Modell bringt die Sprossen der ANS-Zustände auf der linken Seite mit Ego-State-Ursprüngen auf der rechten Seite zusammen. Das Modell benennt auch zwei wichtige hybride Bereiche:

1) den hybriden Abwehr-Ausdehnungsbereich im unteren Drittel, in dem es zu einer Immobilisierung durch Angst, Schreck/Shutdown und das Einsetzen von Erstarrung/Dissoziation kommt

2) den hybriden Ressourcen-Ausdehnungsbereich deutlich weiter oben, in dem Mobilisierung/Immobilisierung ohne Angst positive Introjekte und ressourcenreiche Ego-States fördert (in Anlehnung an Dana 2018; Porges 2022, 2025)

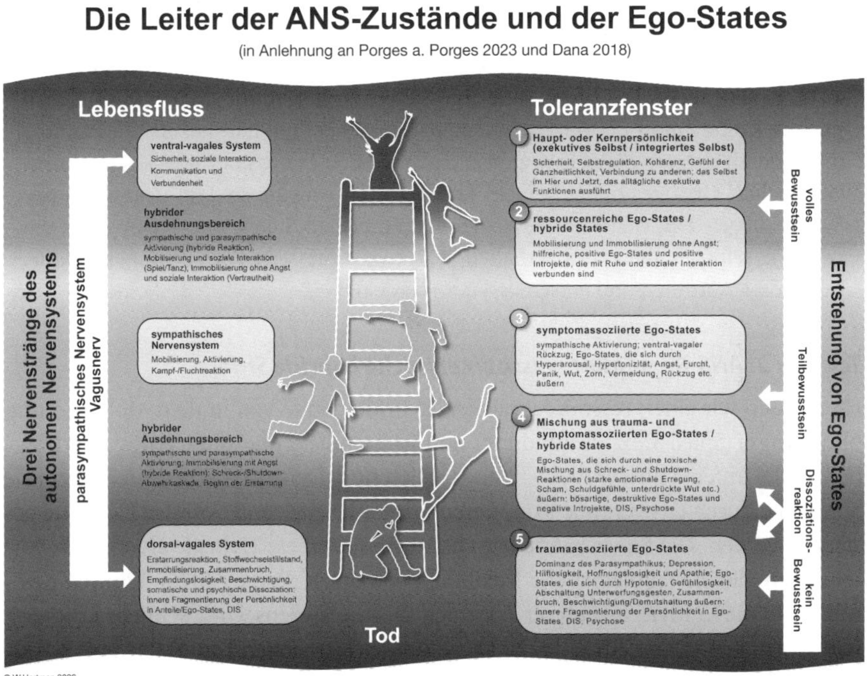

Abb. 3.3: Das Leitermodell – ANS-Zustände und Entstehung von Ego-States (in Anlehnung an Deb Dana; farbige Darstellung siehe hintere Umschlagklappe)

Textbox 1 (rechts oben): Das ventral-vagale System: Sicherheit, soziale Interaktion und Verbundenheit; Toleranzfenster/Haupt- oder Kernpersönlichkeit (exekutives/integriertes Selbst)

In einem ventral-vagalen Zustand, der dem Toleranzfenster entspricht (Siegel 2012), zeigt der Patient homöostatische Regulation, Beziehungsfähigkeit und flexible Selbstorganisation. Herzratenvariabilitäts-Indizes und eine höhere Vagus-Effizienz spiegeln die Flexibilität des Parasympathikus wider (Porges 2022, 2025). Die Neurozeption erkennt Sicherheitssignale (z. B. Prosodie, Gesichtsausdruck) schneller und erleichtert so soziale Interaktion, Co-Regulation und Überblicksgewinnung (Dana 2018). In diesem Zusammenhang koordiniert das exekutive/integrierte Selbst die alltäglichen Funktionen, vermittelt zwischen bewussten Ego-States für innere Kohärenz und ermöglicht kollaboratives Funktionieren als integriertes Selbst. Dies ist die Basis für Sicherheit, soziale Interaktion, Co-Regulation, Integration und Exekutivfunktionen.

Fallvignette A: Ventral-vagale Verbindung/exekutives Selbst (Textbox 1)

Thabo, ein 42-jähriger Therapeut, bemerkt vor einer schwierigen Fallbesprechung mit Kollegen eine leise Angst. Er atmet bewusst langsamer, senkt seine Stimme, lächelt und nimmt Blickkontakt zu einem Kollegen auf, der ihm seine Fachkenntnisse, seine Ressourcen und seine Stärken bestätigt. Als seine Neurozeption Sicherheitssignale registriert (eine beruhigende prosodische Stimme, positive Mimik und die verbale Unterstützung seines Kollegen), weitet sich seine Aufmerksamkeit, und er fühlt eine verstärkte Verbindung mit diesem Kollegen und Neugier auf dessen positive Kommentare. Es taucht ein ressourcenreicher Ego-State auf, der die Planung mit anderen ressourcenreichen, zuversichtlichen Ego-States koordiniert (z. B. einem akribischen Organisator und einem kompetenten exekutiven Teil). Das exekutive Selbst integriert Botschaften dieser ressourcenreichen States, und Thabo zeigt ein verstärkt selbstregulierendes Verhalten, wie etwa verbesserte Entscheidungsfindung, gewandtes Auftreten und entschlossenes Handeln.

Textbox 2: ANS-Regulation; ressourcenreiche hybride States

Hier finden wir einen ressourcenreichen hybriden State vor, in dem Mobilisierung ohne Angst (Spiel, Tanz, Erkundung) und Immobilisierung ohne Angst (Vertrautheit, Stille) unter ventraler Aufsicht zugänglich sind. Dana (2018) beschreibt hybride States, die durch das ventrale Kooptieren sympathischer und dorsaler Elemente gesteuert werden. Die Polyvagaltheorie charakterisiert diese Hybride als adaptive Mischungen, die die regulatorische Flexibilität erweitern (Porges 2025). Klinisch gesehen stärkt die Kultivierung dieser Zone den Zustandswechsel und schnelle Erholung von Störungen (Dana 2018, 2022). Diese ressourcenreichen Ego-States und positiven Introjekte arbeiten mit einem Gefühl von Sicherheit, wobei sie entweder Energie (sympathisch) oder Ruhe (parasympathisch) ohne Angst heranziehen._Verhaltensweisen, die co-regulatorische Signale (Prosodie, Blickkontakt, Mimik), vagale Regulation (Atmung, Geräusche) und Regulation des ANS verstärken, verbreitern dieses Band und sorgen für Flexibilität, was wiederum Stärke, Resilienz, soziale Interaktion und die Zusammenarbeit der Ego-States auch unter Stressbedingungen fördert.

Fallvignette B: Regulation des ANS, ressourcenreiche hybride States (Textbox 2)

Naledi, eine 29-jährige Führungskraft, bereitet sich auf ihre Rede bei einer Konferenz vor. Sie spürt Mobilisierung (Energie) ohne Angst und verbindet diese mit regelmäßigen Pausen zwischen bestimmten Sätzen, während sie Blickkontakt zum Publikum hält. Ein selbstbewusster Redner-Ego-State *(die Performerin)* arbeitet mit einem beruhigenden, zuversichtlichen Teil *(die Fürsorgliche)* zusammen. Gemeinsam steuern sie Tempo und Vagustonus, und Naledi beendet ihre Präsentation erfolgreich und selbstbewusst. Dieser hybride Zustand veranschaulicht Mobilisierung/Immobilisierung ohne Angst bei einer inneren ventral-vagalen Verbindung.

Textbox 3: Sympathische Aktivierung – Mobilisierung: Kampf/Flucht, Hyperarousal; symptomassoziierte Ego-States

Bei ventralem Rückzug führt die sympathische Aktivierung zu Angst, Panik, Wut, Vermeidung und Hypertonizität (Porges 2025; Dana 2018). Die Ego-States, die hier auftreten, sind handlungsorientiert, aber von Angst geprägt, wie z. B. sorgenvolle States oder innere Beschützer-States. Während sie bei echter Gefahr funktional sind, fragmentiert ihre chronische Vorherrschaft die Zusammenarbeit mit dem exekutiven Selbst und schränkt den Zugang zum hybriden Ressourcen-Ausdehnungsbereich ein. Eine Zustandsänderung durch Co-Regulation, Orientierung, Atem/Klang und Signale sozialer Interaktion kann die Mobilisierung von angstverbunden auf ressourcenverbunden (Zweck, Spiel, klare Grenzen) umstellen und solche Ego-States auf der Leiter der ANS-Zustände effektiv nach oben »begleiten«.

Fallvignette C: Sympathische Mobilisierung/symptomassoziierte Ego-States (Textbox 3)

Eva, eine 60-jährige Universitätsprofessorin, ist ständig am Arbeiten und Leistung-Erbringen, verbunden mit Gedankenrasen, Wutanfällen, Angst, Verspannungen im Kieferbereich und Rückenschmerzen. Ein wachsamer, kritischer und kontrollierender Ego-State treibt sie zu ständiger Leistungsbereitschaft, Angst und Reizbarkeit an. Durch Co-Regulation, verbesserte Planungskompetenzen und die Ausrichtung auf aktuelle Sicherheitsvorkehrungen wie regelmäßige Bewegung und häufigere Urlaube aktivierten wir einen Ego-State, der klare Grenzen zwischen Arbeit und Freizeit installierte. Dies führte dazu, dass die ständige Aktivierung und Mobilisierung eher zweckgebunden und effektiv als angstgetrieben und zwanghaft wurde. So konnten wir mit einem Ego-State mit klareren Grenzen arbeiten, der seinerseits mit einem ressourcenreichen Ego-State und dem exekutiven Selbst kooperierte, um Mitverantwortung zu übernehmen und die Arbeitsbelastung neu auszuhandeln. Dies versetzte Eva in die Lage, auf der ANS-Leiter ein paar Sprossen nach oben zu steigen, in Richtung innere Kohärenz, Selbstregulation und Selbstfürsorge sowie erhöhtes Selbstwirksamkeitserleben.

Textbox 4: Übergangszone – hybrider Ausdehnungsbereich/Mischung aus trauma- und symptomassoziierten Ego-States/hybride States

Dieser hybride Ausdehnungsbereich ist gekennzeichnet durch sympathisch-parasympathische Co-Aktivierung mit Immobilisierung bei Angst, einhergehend mit Schreck- (tonische Immobilität) und Shutdown-Phasen, in denen eine Flucht unmöglich ist (Schauer a. Elbert 2010). In diesem Bereich entstandene Ego-States zeigen oft eine toxische Mischung aus Scham, Schuld, Wut und verdrängten Affekten etc. Dies kann die Bildung von feindseligen/destruktiven Ego-States oder negativen Introjekten einschließen, was oszillierende Dynamiken und Symptomverstärkung zur Folge hat, wie sie einer Shutdown-Dissoziation entsprechen (Schalinski, Schauer a. Elbert 2015).

Fallvignette D: Hybrider Ausdehnungsbereich/Schreck-Shutdown – Mischung aus trauma- und symptomassoziierten Ego-States/hybride States (Textbox 4)

SHANE, ein 34-jähriger Arzt, erlebt wiederholt starke Rückzugstendenzen, wenn seine Partnerin etwas bemängelt. Er versteift sich (tonische Immobilität), fröstelt und bringt kaum ein Wort heraus. Ein bösartiger, selbstkritischer Ego-State verbindet sich mit einem verzweifelten, dichtmachenden, depressiven Teil, der als Teenager häufig kritisiert und gescholten wurde und sich dann von Freunden und Familie zurückzog. Als Therapeut nutzte ich (WH) die Pendeltechnik (Levine 2010), um Shane dabei zu helfen, zwischen den Erfahrungen eines vielkritisierten jugendlichen Ego-States, der sich aus sozialen Kontakten zurückzieht und depressiv ist (tonische Immobilität im Nacken und Kiefer, Kältegefühl), und dem selbstkritischen Ego-State zu pendeln. Ich titrierte Schritt für Schritt (Atemrhythmus) die Körperempfindungen, die mit denen der beiden Ego-States zusammenhingen. Der Wechsel erfolgte drei bis fünf Mal, während ich seine aktuellen Lebensumstände neu interpretierte und ihn daran erinnerte, dass er kein Teenager mehr sei, sondern ein Erwachsener, dass er die volle Unterstützung seiner Partnerin habe und dass er jetzt konstruktive Kritik von einem anderen, wohlgesinnten Erwachsenen annehmen könne. Shane reagierte darauf mit den Worten:

> »Mein Körper fühlt sich jetzt so ruhig und sicher an, so entspannt.«

Ich bestätigte die schützenden Absichten des selbstkritischen Ego-States und nutzte die Neuinterpretation, um die hybriden dysregulierten Ego-States allmählich in ressourcenreiche, regulierte hybride States mit verbesserter innerer Kohäsion umzuwandeln (Schauer a. Elbert 2010; Schalinski, Schauer a. Elbert 2015; Dana 2022).

Textbox 5: Dorsal-vagales System – Erstarren, Abschaltung, Zusammenbruch; traumaassoziierte Ego-States

In diesem Bereich kommt die parasympathische Vorherrschaft (dorsal-vagales System) einer Immobilisierung gleich. Zu den Symptomen gehören Depression, Hilflosigkeit, Hoffnungslosigkeit, Gefühllosigkeit und Beschwichtigung mit potenzieller somatischer/psychischer Dissoziation und Stoffwechselverlangsamung (nach Porges 2022). Die Ego-States zeigen sich hier typischerweise als hypotonisch, kollabiert, unterwürfig oder taub, mit impliziten lebensbedrohlichen Symptomen und Kontaktverweigerung; sie erschweren die Bildung einer Allianz, den Zugang zu Sprache und das Abrufen von Hinweisen auf eine sichere Beziehung (nach Campbell et al. 2022).

Der Gesamtbereich der Leiter (volles Bewusstsein → Teilbewusstsein → Dissoziationsreaktion → kein Bewusstsein) unterstreicht, wie Bewusstsein und Handlungsfähigkeit abhängig vom Zustand des ANS schwanken. Studien zur funktionellen Konnektivität im Ruhezustand (z. B. DMN: Default Mode Network) bei traumabedingter Dissoziation weisen auf Veränderungen auf Netzwerkebene hin, die mit der Schwere der Symptome zusammenhängen, was eher eine zustandsbezogene Neurobiologie als rein kognitive Auslegungen bestätigt (Menon 2021; Campbell et al. 2022; Lebois et al. 2022).

Fallvignette E: Dorsal-vagale Abschaltung/traumaassoziierte Ego-States (Textbox 5)

Johan, ein 45-jähriger Ingenieur, berichtet, dass er sich aufgrund chronischen emotionalen und körperlichen Missbrauchs durch seine Adoptiveltern seit seiner frühen Kindheit schwer depressiv fühlt. Die unbewältigten Erlebnisse und Erinnerungen haben Einfluss auf sein gesamtes Erwachsenenleben. Sie belasten seine Ehe und beeinträchtigen die Beziehung zu seinen Kindern. Johan beschreibt eine Unfähigkeit, positive Gefühle zu empfinden, anhaltenden Rückzug aus dem familiären und sozialen Umfeld und eine alles überschattende Anhedonie. Er leidet unter wiederkehrenden Suizidgedanken und äußert Hoffnungslosigkeit hinsichtlich einer Veränderung.

Johan zeigt einen vorherrschend dorsal-vagalen Zustand – das ANS-Profil, das mit Immobilisierung und Zusammenbruch verbunden ist, wenn Kampf- oder Fluchtreaktionen versagen. Physiologisch ist dieser Zustand durch reduzierte Herzfrequenz, flache Atmung, einen niedrigen Muskeltonus und eine verminderte Mimik gekennzeichnet. Psychisch manifestiert er sich in Taubheit, Entfremdung, Depression und Verzweiflung: Johans Unfähigkeit, Freude zu empfinden oder Beziehungen einzugehen, steht in Einklang mit diesem Muster dorsal-vagaler Abschaltung. Seine Suizidgedanken und seine Anhedonie deuten auf ein System hin, das in Energieerhaltung gefangen ist und eine ständige Lebensbedrohung und Kapitulation signalisiert.

Aus Perspektive der Ego-State-Theorie vermutete ich, dass ein traumaassoziierter Ego-State implizite Erinnerungen an Missbrauch (wiederholte Schläge ohne Fluchtmöglichkeit) und völlige Hilflosigkeit birgt. Dieser Ego-State dominiert seine exekutive Kontrolle unter dorsaler Aktivierung und führt zu ständigem Rückzug, Burnout-Symptomen und Beziehungsbrüchen.

Die therapeutische Intervention konzentrierte sich auf die Wiederherstellung der Flexibilität des ANS und der ventral-vagalen Aktivierung durch Bottom-up-Selbstregulationsübungen, darunter Pendeln und das Titrieren von Empfindungen, die mit frühen ressourcenreichen Erfahrungen verbunden sind, bevor traumatische Inhalte thematisiert wurden. Die Intervention beginnt mit Orientierung und Erdung, um dissoziative Phänomene zu unterbrechen, gefolgt von strukturierten Atemübungen (z. B. langsames Ein- und Ausatmen), um den Vagustonus zu stimulieren. Johan reagierte sehr gut auf diese Interventionen und kooperierte voll und ganz.

Das Pendeln zwischen neutralen Ressourcen (z. B. den Kontakt seiner Füße zum Boden zu spüren und das Aktivieren innerer ressourcenreicher Ego-States wie beispielsweise seiner inneren Stärke) und Distress-Signalen vergangener traumatischer Inhalte erweiterten Johans Toleranzfenster, ohne ihn zu überwältigen.

Als sich eine leichte Selbstregulation abzeichnete, führte ich mit eingestimmter Präsenz und sicherheitsbestätigenden Affirmationen eine korrigierende emotionale Erfahrung ein – das genaue Gegenteil zu Johans früher Vernachlässigung. Wir gelangten zu einem traumatisierten Kind-Ego-State, der in der dorsal-vagalen Erstarrungsreaktion stecken geblieben war und ventral-vagale Unterstützung benötigte. Auf die Frage, ob ihn als Kind jemand geliebt habe, fand Johan Zugang zu ressourcenreichen inneren »Helfer«-Ego-States, namentlich seinen Großeltern. Er imaginierte, wie seine inneren Großeltern sich um ihn kümmerten, ihn unterstützten und ihn einfach liebten.

Ich schlug ihm dann vor, ihre Umarmung und ihre liebevollen, fürsorglichen Worte zu spüren, und erinnerte ihn an ihre innere Präsenz, auch wenn sie realiter bereits verstorben waren. Die Hilfe bei dieser inneren Beziehungsreparatur rief ihm die Personen ins Gedächtnis, die sich in seiner Kindheit am meisten um ihn gekümmert hatten. Die von mir initiierte emotionale korrigierende Erfahrung war eine »innere therapeutische Berührung« zwischen seinen Großeltern-Introjekten und dem verzweifelten Kind-Ego-State, der ganz dringend liebevolle Fürsorge brauchte. Ich sagte:

> »Spüren Sie einfach ihre sanfte Berührung auf Ihrem Gesicht. Bemerken Sie, wie sie lächeln, während sie Sie berühren?«

Dieser co-regulierte Moment steht in starkem Kontrast zu Johans frühen Erfahrungen von Verlassenheit und Missbrauch und bietet eine neue implizite Erinnerung an Sicherheit. Die Intervention brachte Johan eindeutig ein paar Sprossen auf der ANS-Leiter voran in Richtung stärkerer ventral-vagaler Aktivität, verbunden mit liebevoller Güte. Mit Tränen in den Augen antwortete er:

> »Ich spüre immer noch ihre sanfte Berührung auf meinem Gesicht, wie sie mich als Kind ansahen, und ich höre sie sagen: ›Wir lieben dich weiterhin.‹«

Zu den beobachtbaren Anzeichen von Zustandsveränderungen gehörten eine tiefere Atmung, besserer Blickkontakt und eine spontan geäußerte Hoffnung:

> »Ich fühle mich leichter … vielleicht kann ich heute Abend mit meiner Frau sprechen.«

Dieses Beispiel zeigt, dass therapeutische Berührungen eine wertvolle Intervention zur Linderung von dissoziiertem frühkindlichem Leid sein können. Schließlich kontaktierten wir einen »weisen Teil« (einen ressourcenreichen Ego-State) von Johan, der ihm Ratschläge dazu geben konnte, wie er den Mitgliedern seiner heutigen Familie, die ihn allesamt lieben und für ihn da sind, mehr Liebe und Zuwendung entgegenbringen kann. Sicherheitswissenschaftlich spiegelt dieser Übergang eine Aufwärtsbewegung auf der ANS-Leiter wider, hin zu ventral-vagalem Engagement und einer verbesserten emotionalen Selbstregulation (Toleranzfenster). Darüber hinaus veranschaulicht es das Prinzip, dass Zustandsveränderungen des ANS einer Veränderung der »Geschichte« vorausgehen (durch einen Top-down-Ansatz zur Rekontextualisierung, der ein neues Narrativ für seine gegenwärtigen Lebensumstände konstruiert). Dies ermöglichte es Johan, wieder positive Emotionen zu erleben und durch verkörperte Sicherheit und Integration eine neue Verbundenheit mit seiner Familie aufzubauen.

Fazit

Die Leiter der ANS-Zustände mit der Entstehung von Ego-States zu verknüpfen, bietet eine praxisreife Synthese: Sprossen der ANS-Leiter links und Ego-State-Entstehung rechts, verbunden durch zwei hybride Bereiche: den hybriden Ressourcen-Ausdehnungsbereich (hybride States ohne Angst, positive Introjekte, ressourcenreiche Ego-States) und den hybriden Abwehr-Ausdehnungsbereich (Schreck/Shutdown, Dissoziation, hybride Ego-States). Als sicherheitswissenschaftlicher Rahmen (Porges 2022, 2025; Dana 2018) unterstützt dies Kliniker dabei, neurophysiologische Zustände und Ego-States gleichzeitig abzubilden, die Co-Regulation zu unterstützen, um die Neurozeption und den Zustand des ANS zu verändern und hybride Dysregulation in hybride Ressourcen umzuwandeln. Kurz gesagt: Veränderung hängt in erster Linie mit dem Zustand zusammen und erst in zweiter Linie mit der Geschichte: Wenn sich ventrale Anker festigen, lässt sich hybride Dysregulation in ressourcenreiche Hybride umgestalten, wodurch das exekutive Selbst in die Lage versetzt wird, sich zu integrieren, Verbundenheit herzustellen, sich selbst zu regulieren und zu heilen.

3.7 Das Lebensflussmodell

Die Kombination aus Polyvagaltheorie, Ego-State-Therapie und somatischen Ansätzen markiert einen entscheidenden Fortschritt in der Traumabehandlung und bietet eine subsummierende Brille, durch die gesehen wir die psychischen, somatischen und neurophysiologischen Dimensionen menschlicher Erfahrung verstehen und behandeln können. Indem sie Ego-States als zustandsabhängige Manifestationen der ANS-Regulation ansieht, geht die moderne EST über reines Labelling hinaus und offeriert funktionale Kriterien, die präzise, phasenorientierte Interventionen vorgeben. Dieser Ansatz der vierten Generation, der sich auf die Arbeiten von Porges, Dana und anderen stützt, würdigt die adaptive Absicht von Ego-States und gibt Therapeuten gleichzeitig Werkzeuge an die Hand, um ANS-Flexibilität, emotionale Sicherheit, Verbundenheit mit anderen und narrative Kohärenz wiederherzustellen. Mit vertiefter Forschung und steter Weiterentwicklung der klinischen Praxis liegt die Zukunft der EST in ihrer Fähigkeit, wissenschaftliche Erkenntnisse, die Kunst der Methode, Intuition und Mitgefühl zu verknüpfen und die Kluft zwischen Körper und Geist zu überbrücken, um dauerhafte Heilung und Integration zu fördern. Um dies zu erreichen, stelle ich hier eine überarbeitete Version des Lebensflussmodells vor (s. Abb. 3.4), das die wissenschaftlichen, erfahrungsbezogenen und wissensbasierten Beiträge namhafter Forscher und Kollegen beinhaltet und zusammenführt – darunter Dana (2018), Levine (2010), Porges (2011) und van der Kolk (2014).

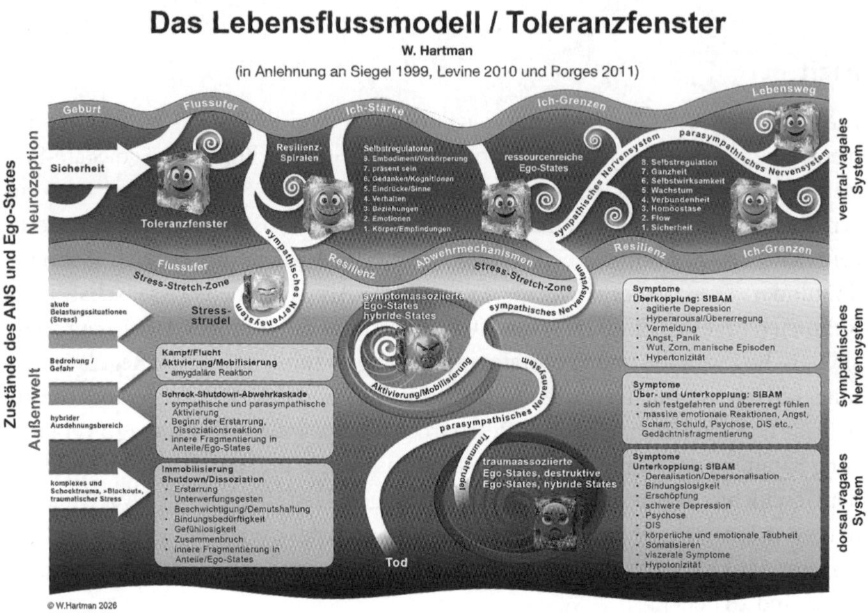
Das Lebensflussmodell / Toleranzfenster
W. Hartman
(in Anlehnung an Siegel 1999, Levine 2010 und Porges 2011)
Zustände des ANS und Ego-States
Neurozeption
Außenwelt
Geburt
Flussufer
Ich-Stärke
Ich-Grenzen
Lebensweg
Sicherheit
Toleranzfenster
Resilienz-Spiralen
Selbstregulatoren
8. Embodiment/Verkörperung
7. präsent sein
6. Gedanken/Kognitionen
5. Eindrücke/Sinne
4. Verhalten
3. Beziehungen
2. Emotionen
1. Körper/Empfindungen
ressourcenreiche Ego-States
sympathisches Nervensystem
parasympathisches Nervensystem
8. Selbstregulation
7. Ganzheit
6. Selbstwirksamkeit
5. Wachstum
4. Verbundenheit
3. Homöostase
2. Flow
1. Sicherheit
ventral-vagales System
Flussufer
Resilienz
Abwehrmechanismen
Stress-Stretch-Zone
Resilienz
Ich-Grenzen
akute Belastungssituationen (Stress)
Stress-strudel
sympathisches Nervensystem
symptomassoziierte Ego-States hybride States
Aktivierung/Mobilisierung
Bedrohung / Gefahr
Kampf/Flucht
Aktivierung/Mobilisierung
• amygdaläre Reaktion
hybrider Ausdehnungsbereich
Schreck-Shutdown-Abwehrkaskade
• sympathische und parasympathische Aktivierung
• Beginn der Erstarrung, Dissoziationsreaktion
• innere Fragmentierung in Anteile/Ego-States
komplexes und Schocktrauma, »Blackout«, traumatischer Stress
Immobilisierung
Shutdown/Dissoziation
• Erstarrung
• Unterwerfungsgesten
• Beschwichtigung/Demutshaltung
• Bindungsbedürftigkeit
• Gefühllosigkeit
• Zusammenbruch
• innere Fragmentierung in Anteile/Ego-States
Traumastrudel
traumaassoziierte Ego-States, destruktive Ego-States, hybride States
Tod
Symptome
Überkopplung: SIBAM
• agitierte Depression
• Hyperarousal/Übererregung
• Vermeidung
• Angst, Panik
• Wut, Zorn, manische Episoden
• Hypertonizität
sympathisches Nervensystem
Symptome
Über- und Unterkopplung: SIBAM
• sich festgefahren und übererregt fühlen
• massive emotionale Reaktionen, Angst, Scham, Schuld, Psychose, DIS etc., Gedächtnisfragmentierung
Symptome
Unterkopplung: SIBAM
• Derealisation/Depersonalisation
• Bindungslosigkeit
• Erschöpfung
• schwere Depression
• Psychose
• DIS
• körperliche und emotionale Taubheit
• Somatisieren
• viszerale Symptome
• Hypotonizität
dorsal-vagales System
© W.Hartman 2026

Abb. 3.4: Das Lebensflussmodell (farbige Darstellung siehe vordere Umschlagklappe)

Navigieren durch Sicherheit, Stress, Trauma und Integration

Wann befinden wir uns in unserem Lebensfluss? Diese Frage bildet den Kern des von mir vorgeschlagenen Modells: Das Leben entfaltet sich als dynamischer Fluss, manchmal ruhig und voll von Ressourcen, manchmal turbulent und aufgewühlt, ja mitunter abgetrennt. Angelehnt an Siegels Konzept des Toleranzfensters (Siegel 1999) und inspiriert von Levines somatischen Prinzipien und Porges' Polyvagaltheorie (Porges 2011; Porges a. Porges 2023; Dana 2018), bietet das Modell des Lebensflusses eine weitere vereinfachte und doch zugleich fundierte und umfassende Karte menschlicher Erfahrung von Sicherheit, Stress und Trauma.

Im Kern repräsentiert der Fluss eine Hierarchie der Zustände des autonomen Nervensystems: ventral-vagale Aktivierung, sympathische Mobilisierung und dorsal-vagale Immobilisierung sowie gemischte bzw. hybride Zustände, die jeweils über unser Denken, Fühlen und unsere Interaktionsfähigkeit bestimmen. Die Flussufer repräsentieren unsere Ich-Grenzen, und wenn wir uns sicher fühlen, können wir diese erweitern, widerstandsfähiger werden und leichter mit anderen und der Welt in Verbindung treten. Ich bezeichne dies als unseren Ressourcen-Ausdehnungsbereich.

Die Mitte des Flusses: Das ventral-vagale System (soziale Interaktion) und die Entstehung ressourcenreicher Ego-States (blauer/grüner Bereich)

Wenn wir uns in der Mitte des Flusses befinden, liegen wir innerhalb unseres Toleranzfensters (das das ventral-vagale System repräsentiert), einem Bereich der Flexibilität, in dem Selbstregulation möglich ist und ressourcenreiche Ego-States vorherrschen. Hier fließt die Strömung ruhig dahin: Wir fühlen uns sicher, verbunden und wachstumsfähig. Es ist der Bereich der Ganzheitlichkeit, Selbstwirksamkeit und Integration, in dem die Resilienz spiralförmig aufwärtssteigt, ressourcenreiche Ego-States entstehen und die Lebensenergie frei fließt. Man kann dies als den *ventral-vagalen Zustand sozialer Interaktion* bezeichnen (*Farben Blau und Grün*): Ist Sicherheit gegeben, unterstützt das ventral-vagale System eine geregelte Herzfrequenz, ruhige Atmung und soziale Hinwendung. Der Einzelne fühlt sich verbunden, präsent und fähig zu Interaktion; Neugierde, Empathie und das Gefühl von Geerdetsein entstehen. Dieser Zustand bildet die Grundlage für das, was man als »normales, anpassungsfähiges Alltags-Selbst« bezeichnen könnte. Aus EST-Sicht dominieren, wenn sich eine Person im ventral-vagalen Modus befindet, ihre ressourcenreichen und gesunden Ego-States, die Geselligkeit, klares Denken und resiliente Bewältigungsstrategien ermöglichen. Ressourcenreiche oder positive Ego-States, die sich durch Stärken, Kreativität und die Fähigkeit zu sicherer Bindung auszeichnen, sind unter ventral-vagalen Umständen am leichtesten zugänglich. Ein Ego-State der inneren Stärke, ein weiser innerer Ratgeber oder ein selbstbewusster professioneller Ego-State prosperieren unter ventral-vagalen Bedingungen gewöhnlich (Porges 2011; Porges a. Porges 2023).

Ressourcenreiche Ego-States sind als Spiralen der Resilienz im Zentrum des Flusses verortet und entwickeln sich im Laufe des Lebens. Das Modell zeigt, dass Heilung die Rückkehr zum eigenen Fluss (Flow) oder Toleranzfenster beinhaltet – nicht gewaltsam oder durch Zwang, sondern durch achtsame und empathische Co-Regulation in Verbindung mit verschiedenen psychotherapeutischen Methoden (Titrieren, Pendeln usw.), darunter somatische Bottom-up-Techniken (körperorientiert), die als somatische Verankerung bezeichnet werden. Der Einstieg ist Sicherheit: eine Neurozeption von Sicherheit aktiviert das ventral-vagale System und sorgt so für soziale Interaktion und Neugierde. Aus dieser Position heraus gedeihen ressourcenreiche Ego-States. Wachstum, Flow, Homöostase, Verbundenheit, Selbstwirksamkeit und ein ultimatives Gefühl der Ganzheit entfalten sich, wobei jedes einzelne Element die Fähigkeit stärkt, durch die Strömungen des Lebens zu navigieren, ohne in Extreme hineingezogen zu werden.

Selbstregulatoren: Indikatoren für Integration und Flow

Woher aber wissen wir also, ob wir uns im Flow-Bereich unseres Lebensflusses befinden?

Das Toleranzfenster, das in der Mitte des Flusses liegt, umfasst acht sogenannte Selbstregulatoren, die als Indikatoren für Selbstregulation und Integration dienen.

Dabei handelt es sich nicht um bloße Skills, sondern um verkörperte Kompetenzen, die die Fähigkeit des Nervensystems widerspiegeln, das Gleichgewicht aufrechtzuerhalten. Dazu gehören:

1) *Körper/Empfindungen:* Bewusstsein für somatische Anzeichen, wie wir uns körperlich fühlen (Mimik, Körperhaltung, Muskeltonus, körperliche Präsenz und Sicherheitshinweise).
2) *Emotionen:* Die Fähigkeit, Emotionen zu spüren und zu benennen, ohne davon überwältigt zu werden, zeugt von der Flexibilität des ANS.
3) *Beziehungen:* Die Verbundenheit mit anderen fördert Sicherheit, Co-Regulation und Resilienz.
4) *Verhalten:* adaptives, situationsgerechtes Handeln, das die Kontrolle des exekutiven Selbst widerspiegelt.
5) *Eindrücke/Sinne:* Die Integration sensorischer Erfahrungen unterstützt eine kohärente Wahrnehmung.
6) *Gedanken/Kognitionen:* Organisiertes rationales Denken entsteht, wenn die Erregung reguliert ist.
7) *Dasein im Hier und Jetzt:* Achtsamkeit stabilisiert Aufmerksamkeit und Konzentration.
8) *Verkörperung/Embodiment:* ein vollständiges Gefühl der Verkörperung – physisch, psychisch, emotional und spirituell; Integration von Geist und Körper und ein Gefühl von Vitalität und »Ganzsein«.

Zusammenfassung

Diese Selbstregulatoren fungieren als Indikatoren für den Flow-Zustand: Sind sie zugänglich, befindet sich der Patient innerhalb seines Toleranzfensters und kann flexibel statt reflexartig reagieren. Sind sie mit Stress- oder belastenden Situationen konfrontiert – z. B. Abhandenkommen von Embodiment, ungeordneten Gedanken oder Rückzug aus Beziehungen –, signalisiert dies ein Abdriften zum Rand des Flusses, wo sich Über- oder Untererregung entwickeln und erleben lassen. Somit sind Selbstregulatoren sowohl Ziele als auch Indikatoren der Regulation und gleichzeitig Anzeiger therapeutischen Fortschritts, die auf Interventionen verweisen, die Flow und Resilienz wiederherstellen sollen.

Ziele der Intervention: Was wollen wir erreichen?

Auf der rechten Seite des Flusses sind die acht primären Ziele der EST-Interventionen aufgeführt, die anzeigen, wann sich eine Person in ihrem Lebensfluss oder in ihrem Toleranzfenster befindet. Dies ist auch der Bereich, in dem sich ressourcenreiche Ego-States als Spiralen der Resilienz über die gesamte Lebensspanne hinweg entwickeln können. Die Ziele lassen sich wie folgt beschreiben:

1) *Sicherheit:* Schaffen Sie eine sichere therapeutische Umgebung, in der sich der Patient körperlich und emotional sicher fühlt, wodurch Vertrauen in und

Engagement für den Heilungsprozess gefördert werden. Sicherheit ist die Grundlage jeder therapeutischen Arbeit.

2) *Fließen/Flow:* Bestärken Sie einen natürlichen, adaptiven Fluss zwischen Gedanken, Emotionen und Körperzuständen. Das reduziert Starrheit und fördert flexibles Reagieren.
3) *Homöostase/Kohärenz:* Helfen Sie bei der Wiederherstellung eines physiologischen und psychischen Gleichgewichts durch Stabilisierung der ANS-Zustände und Abschwächung von Extremen wie Hyperarousal oder Shutdown.
4) *Verbundenheit:* Stärken Sie Beziehungen – sowohl intern (zwischen den Ego-States) als auch extern (mit anderen), um Co-Regulation und Zugehörigkeit zu fördern.
5) *Wachstum:* Unterstützen Sie die Lernfähigkeit, Resilienz und Transformationsfähigkeit des Patienten über eine Linderung der Symptome hinaus und regen so seine persönliche Entwicklung an.
6) *Selbstwirksamkeit:* Stärken Sie das Vertrauen des Patienten in seine Fähigkeit, Herausforderungen zu bewältigen, Emotionen zu regulieren und Entscheidungen zu treffen, die mit seinen Werten übereinstimmen.
7) *Ganzheit:* Fügen Sie fragmentierte Teile des Selbst zu einer kohärenten Identität zusammen. Das reduziert Dissoziation und begünstigt ein Gefühl von Einheit und Kontinuität.
8) *Selbstregulation:* Unterstützen Sie die Entwicklung von Fähigkeiten zur Emotions- sowie zur ANS-Regulation, damit der Patient stabil bleiben und in Stress- und belastenden Situationen angemessen reagieren kann.

Zusammenfassung

Diese acht Ziele sind extrem wichtig, da sie die Voraussetzung für Heilung und Integration innerhalb des Toleranzfensters eines Patienten bilden. Sie alle liegen innerhalb seines »Lebensflusses«, in dem ressourcenreiche Ego-States entstehen, wachsen und gedeihen können. Eine Ausrichtung der Therapie auf diese Ziele stellt sicher, dass Interventionen nicht allein symptomorientiert bleiben, sondern auch Sicherheit, Regulation, Verbundenheit und Wachstum fördern, die ihrerseits Voraussetzung für dauerhafte Veränderungen sind. Wenn Therapeuten diese Ziele priorisieren, schaffen sie einen strukturierten Weg, der das Gleichgewicht im ANS wiederherstellt, Resilienz fördert und abgespaltene Ego-States in ein kohärentes, adaptives Selbst integriert.

Die Abwehrkaskade

Eine der spannendsten Bereicherungen für die moderne EST ist die Polyvagaltheorie (PVT). Sie beschreibt, wie der Vagusnerv und verwandte Schaltkreise emotionale Zustände und Reaktionen auf Stress und Sicherheit übermitteln. Je nach dem Grad, in dem Individuen sich sicher oder bedroht fühlen, unterscheidet die Polyvagaltheorie drei primäre neuronale Schaltkreise des autonomen Nervensystems: ventral-vagal, sympathisch und dorsal-vagal. Porges und Porges (2023) schlagen darüber hinaus hybride Zustände des ANS vor, die Eigenschaften dieser Schaltkreise kombinieren. Der EST bietet dieses Konzept eine klinisch präzise Möglichkeit, Ego-States nicht nur nach Inhalt oder Rolle, sondern auch nach den funktionellen Kriterien des ANS zu klassifizieren, die Interventionen, Ablauf und Risikoabschätzung der Therapie unmittelbar mitbestimmen.

Die von Schauer und Elbert (2010) entwickelte Abwehrkaskade beschreibt eine Abfolge neurobiologischer Reaktionen und Verhaltensmuster, die Patienten zeigen, wenn sie mit einer Bedrohung konfrontiert sind. Die Autoren illustrieren, wie Abwehrreaktionen von anfänglichen Phasen erhöhter Erregung und aktiver Bewältigung (z. B. Kampf oder Flucht) in passivere und immobilisierende Zustände (z. B. Erstarren oder tonische Immobilität) übergehen, wenn keine Flucht möglich ist. Indem sie diese Reaktionen als fortlaufendes Kontinuum und nicht als isolierte Einzelreaktionen darstellt, bietet die Abwehrkaskade eine subsummierende Brille zum Verständnis traumaassoziierter Verhaltensweisen und physiologischer Veränderungen, insbesondere in Situationen mit überwältigendem Stress oder gefühlter Ausweglosigkeit. Es ist wichtig, zu beachten, dass keiner der in diesen Phasen entstandenen »Abwehr«-States von Natur aus schädlich oder gar »böse« ist, da sie alle adaptive, überlebensnotwendige Funktionen erfüllen. Ich habe mich entschlossen, die Abwehrkaskade in das Lebensflussmodell aufzunehmen, da sie nicht nur den Verlauf der neurophysiologischen Reaktionen und Verhaltensmuster von Patienten erklärt, wenn diese mit einer Bedrohung konfrontiert sind, sondern auch, wie sich unter solchen Bedingungen Ego-States bilden. Diese Entwicklung werde ich anhand einer Farbcodierung erläutern.

In dem Modell sind Ego-States als Eiswürfel dargestellt, was symbolisiert, dass ein Ego-State, der während eines überwältigenden oder bedrohlichen Ereignisses entsteht, in der Zeit »eingefroren« wird. Er bleibt in dem Alter, in dem Entwicklungsstadium und in dem emotionalen Kontext verhaftet, in dem das Nervensystem dysreguliert oder überlastet wurde. Dieses Eingefrorensein bringt das Wesen traumaassoziierter Ego-States auf den Punkt: Sie bewahren die sensorischen, emotionalen und physiologischen Eindrücke des ursächlichen Moments und warten darauf, durch therapeutische Arbeit »aufgetaut«, verstanden und integriert zu werden.

Hybrider Abwehr-Ausdehnungsbereich (grüner/gelber Bereich)

Wenn wir unter Stressorenaktivierung (z. B. in aufreibenden, stressvollen, gefühlt bedrohlichen Situationen) in Richtung Flussufer treiben, wird das Wasser turbulenter. Hier beginnt die Abwehrkaskade ihren Aufstieg. Wir gelangen dann in einen hybriden Abwehr-Ausdehnungsbereich (grün/gelb), in dem wir Stress und Aktivierung erleben, aber dennoch die Fähigkeit behalten, den an uns gestellten Anforderungen gerecht zu werden, und sozusagen lebenstüchtig bleiben, da wir noch über einen ausreichenden ventralen Vagustonus verfügen. Bleiben wir länger in einem

Zustand von Stress und Aktivierung, können wir in den gelben Bereich geraten. Hier kommt unser Nervensystem allmählich in die Gefahrenzone, was sich in Hyperarousal und anderen stressbedingten Symptomen zeigt. Nimmt unsere Neurozeption eine Gefahr welcher Art auch immer wahr, kann eine sympathische Aktivierung ausgelöst werden, ein Kampf-oder-Flucht-Impuls, der durch Übererregung, Angst, Wut und verzweifelte Versuche gekennzeichnet ist, die Kontrolle zurückzugewinnen. Hier können symptomassoziierte Ego-States entstehen.

Der Zustand sympathischer Erregung (Kampf/Flucht) und die Entstehung symptomassoziierter Ego-States (gelber/orangefarbener Bereich)

Nimmt die Sicherheit ab und wird eine Bedrohung wahrgenommen, löst das sympathische Nervensystem die Kampf-oder-Flucht-Reaktion aus: Der Adrenalinspiegel steigt, Herzfrequenz und Atmung beschleunigen sich, und die Muskeln bereiten sich auf Gegenwehr oder Flucht vor. Psychisch gesehen entspricht dies Angst, Wut oder Furcht, wodurch Energie mobilisiert wird, um der Gefahr zu begegnen oder ihr zu entkommen. Peter Levines SIBAM-Modell (***S****ensation*/Körperempfindung, ***I****mage*/innere Bilder, ***B****ehaviour*/Verhalten, ***A****ffect*/Emotionen, ***M****eaning*/Bedeutung, Sinnhaftigkeit) beschreibt, wie traumatische Erlebnisse bzw. sympathische Aktivierung über fünf miteinander verbundene Wahrnehmungskanäle im Körper gespeichert werden. Durch Verfolgen und Verknüpfen dieser Kanäle können Menschen Traumata verarbeiten und loslassen und so ein Gefühl von Regulation und Kohärenz im Nervensystem zurückgewinnen. Eine übermäßige Aktivierung des sympathischen Nervensystems – die sich häufig in Form von Übererregung, Vigilanz und Kampf-oder-Flucht-Mobilisierung äußert – neigt dazu, sich über diese Kanäle hinweg einzubrennen und starre Reaktionsmuster zu schaffen. Die Verknüpfung der SIBAM-Kanäle hilft, diese sympathische Ladung herunterzuregulieren und eine parasympathische Balance wiederherzustellen (Levine 2010).

Überkopplung bezieht sich auf die Art und Weise, wie traumatische Erlebnisse bestimmte Empfindungen, Bilder, Emotionen und Bedeutungen derart fest miteinander verbinden, dass die Aktivierung eines Kanals automatisch auch die anderen auslöst, und zwar unverhältnismäßig stark. Diese starre Verknüpfung verstärkt die sympathische Aktivierung, da schon ein kleiner Reiz eine vollständige Stressreaktion in Gang setzen kann. Indem er die Kanäle differenziert und vorsichtig voneinander trennt, hilft der SIBAM-Prozess dem Nervensystem, Reize als weniger überwältigend zu empfinden, was wiederum die sympathische Überaktivierung reduziert und die Flexibilität wiederherstellt.

In der EST tauchen symptomassoziierte States häufig während sympathischer Erregung auf, also bei Panik, Wut oder Hypervigilanz. Ein schützender Ego-State, der als Reaktion auf eine wahrgenommene Bedrohung wütend oder aggressiv wird, wird durch sympathische Erregung aktiviert; ebenso zeigt sich häufig ein panischer Kind-Ego-State, der vor der Bedrohung fliehen will. Sympathisch gesteuerte States legen erhebliche Energie an den Tag, die schützend wirken und die Gefahr abwenden soll. Eine Behandlung beginnt mit Erdung, rhythmischem Atmen, Orientierung und einem sicheren Ableiten der Mobilisierung, das heißt, die Kampfenergie wird in nichtdestruktive Handlungen umgelenkt, bevor eine tiefere Bearbeitung erfolgt (Porges 2011; Porges a. Porges 2023). Wird die Kampf-oder-Flucht-Reaktion unterbunden oder ist aus welchen Gründen auch immer nicht verfügbar, folgt die nächste Stufe der Abwehrkaskade, und wir geraten in einen weiteren Ausdehnungsbereich, in dem sich hybride Ego-States entwickeln können.

Der hybride Zustand (Schreck/Shutdown; blauer/orangefarbener/roter Bereich) – Mischung aus symptomassoziierten und traumaassoziierten Ego-States

Porges und Porges (2023) beschreiben hybride Zustände als Umstände, in denen neuronale Schaltkreise aus ventral-vagalen, sympathischen und dorsal-vagalen Subsystemen gleichzeitig aktiv sind. Anstelle von reiner sozialer Interaktion, reiner Mobilisierung oder Immobilisierung kombiniert das Nervensystem verschiedene Merkmale und erzeugt gemischte Reaktionsmuster. Hybride States treten häufig auf, wenn das System versucht, die Sicherheit aufrechtzuerhalten und gleichzeitig Bedrohungssignale zu verarbeiten, was zu einer Aktivierung von Verteidigungsstrategien neben Verhaltensweisen sozialer Interaktion führt.

Unter hybriden Bedingungen zeigt das Nervensystem *gleichzeitig Überkopplung und Unterkopplung*. Das bedeutet, dass bestimmte SIBAM-Kanäle fest miteinander verbunden sind (Überkopplung) – beispielsweise löst eine Körperempfindung umgehend eine Gefühlsaufwallung und Katastrophendenken aus –, während andere Kanäle gleichzeitig getrennt oder gedämpft sind (Unterkopplung), sodass beispielsweise kaum Zugang zu Bildern, narrativen Bedeutungen oder bestimmten Empfindungen in Zusammenhang mit dem Ereignis besteht.

Dieses duale Muster entsteht, weil das Nervensystem versucht, überwältigende Bedrohungen irgendwie in den Griff zu bekommen, indem es einige Elemente eng miteinander verbindet, um schnelle Überlebensreaktionen zu ermöglichen, während es andere abspaltet, um eine Überlastung zu verhindern. Infolgedessen kann eine Person durch einen kleinen Reiz sofort aktiviert werden (aufgrund von Überkopplung), aber dennoch nicht in der Lage sein, die Erfahrung zu verstehen oder Teile ihres Körpers zu spüren (aufgrund von Unterkopplung). Solche Vermengungen zu erkennen, ist der Schlüssel, um dem System dabei zu helfen, sukzessive zu unterscheiden, was verschmolzen ist, und Fragmentiertes wieder zu verbinden, um eine flexible Regulation zu ermöglichen.

Klinisch manifestieren sich diese als widersprüchliche Symptome: Beispielsweise kann eine Person sozial zugänglich erscheinen, während sie innerlich Hyperarousal, Muskelverspannungen und Kampf-oder-Flucht-Bereitschaft erlebt. Ebenso möglich sind Immobilisierung mit sympathischem Tonus (Angst), Erstarren mit Herzrasen und Muskelanspannung oder Shutdown begleitet von verbleibenden Mobilisierungsimpulsen. Diese hybriden Zustände spiegeln den adaptiven, aber dysregulierten Versuch des ANS wider, konkurrierende Überlebensimperative in Einklang zu bringen (Porges a. Porges 2023).

Ich konzeptualisiere diesen hybriden Abwehr-Ausdehnungsbereich (blau/orange/rot) als einen hybriden ANS-Bereich zwischen sympathischer Aktivierung und dorsal-vagalem Shutdown, der manchmal sogar teilweise mit dem ventral-vagalen System (blau/grün) verbunden ist, in dem diese Kreisläufe gleichzeitig aktiv sind und einen hybriden ANS-Zustand erzeugen (siehe Lebensfluss- und Leitermodell). Dieser Bereich fördert eine innere Fragmentierung und führt zur Entstehung von dissoziierten symptom- und traumaassoziierten Ego-States, von Introjekten wichtiger Bezugspersonen, Täter-Introjekten sowie von feindseligen und destruktiven Ego-States. Diese Ego-States zeigen sich in einer toxischen Mischung aus Schreck-/Shutdown-Reaktionen (starke emotionale Erregung, Scham, Schuldgefühle, unterdrückte Wut usw.).

Eine solche Fragmentierung spiegelt die Abwehrkaskade von Schauer und Elbert (2010) wider: Erstarrung, Flucht, Kampf, Schreck, Shutdown, Ohnmacht, wobei mit jeder Stufe die Dissoziation zunimmt. Hybride Erscheinungsformen lassen sich als ein Schwanken zwischen Schreck (tonische Immobilität mit starker Angst) und Shutdown (Abschaltung) verstehen, wobei gleichzeitig auftretende sympathische Mobilisierung die klinische Phänomenologie prägt (Schauer a. Elbert 2010). In der Schreckphase gerät der Organismus unter extremer Bedrohung in tonische Immobilität, die durch Tachykardie, Vasokonstriktion, Hypertonie, Hypervigilanz und gesteigerte emotionale Erregung gekennzeichnet ist. In der Shutdown-Phase geht der Organismus zu Energieerhaltung und Abschaltung über, mit Schlaffheit, Immobilität, parasympathischer Aktivierung, Bradykardie, Vasodilatation, Hypotonie, Kapitulation, Denkeinschränkungen und Affektverflachung.

Ich glaube, dass sich innerhalb dieser hybriden Zustände des ANS dissoziierte Ego-States bilden können, da das ANS Erfahrungen um zustandsabhängige Verarbeitungsprozesse herum organisiert. Kann eine überwältigende Bedrohung nicht gelöst werden, werden prozedurale und somatische Erinnerungen in überlebensorientierten Subsystemen eingekapselt, wobei die narrative Integration beeinträchtigt bleibt. In einem hybriden Zustand führt die Koexistenz von Mobilisierungs- und Immobilisierungssignalen zu innerer Unruhe und Konflikten, was wiederum die Fragmentierung der Selbstdarstellung vorantreibt. Mit diesen Schaltkreisen verbundene Ego-States können implizite Erinnerungen an Gefahren und Abwehrreaktionen enthalten, die automatisch ans Licht kommen, wenn Reize hybride Muster des ANS auslösen. Diese States dominieren oft die exekutive Kontrolle während einer wahrgenommenen Bedrohung und führen dann zu Verhaltensweisen wie plötzlicher Wut oder Panik, die dem reflektierenden Selbst des Patienten fremd sind. Vermag das Nervensystem aus irgendeinem Grund den Druck nicht zu unterdrücken und ist überfordert, gerät es in einen Zustand parasympathischer Dominanz und dorsal-vagaler Abschaltung; es kann zu einer Dissoziation kommen und sogar zu Bewusstlosigkeit führen.

Der dorsal-vagale Zustand (Erstarrung/Abschaltung) und die Entstehung traumaassoziierter Ego-States (roter Bereich)

Wenn Kampf oder Flucht fehlschlagen oder nicht mehr möglich sind, kann der dorsale Ast des Vagusnervs einen Kollaps auslösen, um den Tod zu verhindern: raschen Abfall der Herzfrequenz, Blutdruckabfall und flache Atmung. Der Körper kann erschlaffen, was auf eine Erstarrungs- oder Shutdown-Reaktion hindeutet. Psychisch gesehen geht dies mit Hilflosigkeit, Taubheit und extremer Dissoziation einher. Menschen beschreiben, dass sie während eines unausweichlichen Traumas »den Körper verlassen« oder nichts mehr fühlen, ähnlich wie Tiere, die sich tot stellen.

Im Zustand dorsal-vagaler Abschaltung kann eine Person das Gefühl haben, dass die Welt dunkel und fern geworden ist, während ihr Körper taub und schwer wird und Empfindungen außer Reichweite geraten. Emotionen verflachen zu einer stillen Leere, sodass sie nicht mehr in der Lage sind, Gefühle mit bestimmten Erinnerungen oder Bedeutungen in Verbindung zu bringen. Bilder können in den Hintergrund treten oder ganz verschwinden – so, als ob der Verstand sie nicht lange genug festhalten könnte, um ein großes Ganzes zu formen. Die Gedanken werden diffus, und das Gefühl für »was das bedeutet« löst sich auf, was ein Erleben von »Schwimmen« und absoluter Bindungslosigkeit zur Folge hat. In diesem Zustand driften die SIBAM-Elemente auseinander – *unterkoppelt* –, sodass die Person sich durch den Moment bewegt, losgelöst von ihrem Körper, ihren Emotionen und ihrer Geschichte; als hätte sich das System abgeschaltet, um zu überleben.

Traumaassoziierte Ego-States werden häufig mit dorsal-vagaler Aktivierung in Verbindung gebracht. Diese States beinhalten Angst, Scham, Schuldgefühle oder Schmerzen, die das System überwältigt haben und letztlich zu Abschaltung führen. Im Alltagsleben deutet ein erneut ausgelöster Shutdown, der durch Rückzug, Distanz, verminderten Muskeltonus und/oder Kälte- und Taubheitsgefühle gekennzeichnet ist, auf das Erscheinen eines traumaassoziierten Ego-States hin, der häufig als Erstarrung/Immobilität bezeichnet wird (Porges 2011; Porges a. Porges 2023).

Fazit

Das Lebensflussmodell bietet eine wirkmächtige Metapher für das Navigieren durch Traumata und Resilienz, indem es ANS-Zustände, Ich-Grenzen und therapeutische Ziele miteinander verbindet. Indem es ressourcenreiche States und Selbstregulatoren innerhalb des Toleranzfensters verortet und Abwehrreaktionen entlang der Flussufer und Ausdehnungsbereiche abbildet, gibt es Therapeuten und Patienten einen praktischen Rahmen an die Hand, um den Fluss und die Kohärenz wiederherzustellen. Bei der Heilung geht es nicht darum, Turbulenzen zu beseitigen, sondern darum, das Zentrum zurückzugewinnen, wo Sicherheit, Verbundenheit und Ganzheitlichkeit es fragmentierten Ego-States ermöglichen, sich wieder in ein verkörpertes, resilientes Selbst zu integrieren.

Levines SIBAM-Modell hilft, zu verdeutlichen, wie traumatische Erlebnisse das Nervensystem und das erlebte Selbstgefühl prägen. Traumata führen oft zu einer

Überaktivierung des Sympathikus, wobei bestimmte Sibam-Elemente *überkoppelt* werden, sodass eine einzelne Empfindung oder ein einzelnes Bild eine Kaskade von Affekten, Bedeutungen und Abwehrverhaltensweisen in Gang setzt. Gleichzeitig kann ein Trauma auch zu einer *Unterkopplung* führen, insbesondere in Zuständen dorsal-vagaler Abschaltung, wo Empfindungen, Emotionen und Bilder gedämpft oder abgetrennt werden, sodass die Person sich taub und benommen fühlt und nicht in der Lage ist, ihre Erfahrungen zu einem kohärenten Ganzen zusammenzufügen. Diese hybriden Zustände, in denen einige Kanäle miteinander verschmolzen, andere völlig abgetrennt sind, erzeugen ein System, das einerseits übermäßig auf Reize reagiert und andererseits keinerlei innere Kontinuität aufweist. Zu einer Heilung gehört, Verschmolzenes sanft *zu entkoppeln* und Abgetrenntes wieder zu integrieren, sodass die Sibam-Elemente auf regulierte und verträgliche Weise zusammenwirken können und die Kohärenz und Flexibilität des Nervensystems wiederhergestellt wird.

Diese *Kopplungsdynamik* beeinflusst auch die Entstehung unterschiedlicher Ego-States, hier verstanden als Strukturen aus Physiologie, Emotion, Wahrnehmung und Bewältigungsstrategien, die jeweils als Reaktion auf Bedrohungen gebildet wurden. Überkoppelte Muster führen oft zu hypervigilanten oder schützenden Ego-States, während unterkoppelte Muster häufig kollabierte, taube oder dissoziierte States hervorbringen, denen jedweder Zugang zu Empfindungen und Bedeutung/Sinn fehlt. Sobald die Sibam-Elemente differenzierter und besser integriert sind, werden diese Ego-States häufig milder, beginnen, miteinander zu kommunizieren, und fügen sich nach und nach wieder in ein einheitlicheres, reguliertes Selbstgefühl ein.

Um die interpretatorischen und praktischen Dimensionen des Lebensflussmodells zu veranschaulichen, möchte ich beispielgebend den Fall Esti vorstellen.

Fallvignette: Über dem Regenbogen – farbenfrohe Lösungen für Ego-States, damit sie als Ressourcen glänzen können: der Fall Esti

»Sind wir nicht alle Teil einer Regenbogennation?«
Erzbischof Desmond Tutu

Einleitung

Der Fall von Esti, den ich hier ausführlich vorstelle, zeigt, wie sich traumatisierte und dissoziierte Ego-States in lebendige, hilfreiche, nährende und schützende Teile der Persönlichkeit verwandeln lassen. Die in dieser Fallvignette verwendete Methode und der Therapieplan basieren auf dem Traumainterventionsmodell, das gemeinhin als Saria-Modell bezeichnet wird (Hartman 2025). Dieses Modell umfasst fünf Phasen, die sich wie folgt beschreiben lassen (in Anlehnung an Phillips a. Frederick 1995):

- *Phase 1 (S):* das Schaffen von Sicherheit und Stabilisierung
- *Phase 2 (A):* die Aktivierung der mit dem Problem verbundenen Ego-States und der Zugang zur Traumaerfahrung
- *Phase 3 (R):* in der das Trauma durch Finden einer geeigneten inneren Lösung/korrigierenden Erfahrung aufgelöst wird
- *Phase 4 (I):* die Integration der inneren Familie des Selbst und die Fortsetzung eines gesunden Lebens
- *Phase 5 (A):* die Anpassung an den Alltag und das posttraumatische Wachstum

Meiner Erfahrung nach glauben Traumatherapeuten oft, eine Therapie müsse langwierig und intensiv sein, um Wirkung zu zeigen. Ich bin jedoch der Meinung, dass kurze, praktische, gut durchdachte und geplante Interventionsstrategien häufig wirksamer sind, um dauerhafte Lösungen für Traumaopfer zu erreichen. Dies gilt auch für den Fall von Esti, den ich nun beschreiben möchte.

Hintergrundinformationen

Esti, ein 5-jähriges (weißes) Mädchen, wurde von ihrer Mutter Susan zu mir in die Therapie gebracht, nachdem die Familie an einem Sonntagabend von einer fünfköpfigen Gang Schwarzer Jugendlicher überfallen und festgehalten worden war. An jenem schicksalhaften Sonntagabend wollte die Familie zur Kirche. Gegen 18:00 Uhr fuhren sie in ihrem Mercedes Geländewagen aus der Garage. Die Gangster bedrohten sie mit einer Waffe und befahlen ihnen, auszusteigen und sich mit dem Gesicht nach unten auf den Boden zu legen. Dann fesselten sie Esti, ihre Mutter, ihren Vater und ihren Bruder Leon (9 Jahre alt) mit Nylonstrumpfhosen und Seilen, die Hände auf dem Rücken. Estis dreieinhalbjährigen kleinen Bruder ließen sie auf dem Gehweg liegen. Die Familie lag etwa 30 Minuten lang gefesselt da. Da die Garage hinter dem Haus lag, konnte niemand sie sehen und ihnen zu Hilfe kommen. Die Diebe durchwühlten das Haus, während die Familie gefesselt draußen lag. Die ganze Zeit über versuchte die Mutter, die Kinder zu beruhigen, indem sie ihnen Geschichten erzählte und ihnen versicherte, dass alles gut werden würde. Nachdem die Räuber fort waren, rief die Mutter lauthals um Hilfe, und schließlich kamen Nachbarn zu ihrer Rettung.

Erstgespräch und Vorstellungsgrund

Estis Mutter brachte das Kind etwa einen Monat nach dem Vorfall zu mir, nachdem der Hausarzt der Familie eine Psychotherapie angeraten hatte. Esti litt unter Panikattacken und Symptomen wie Übelkeit, Hyperventilation, Wutanfällen, Albträumen und häufigem Weinen.

Während des Erstgesprächs schilderte die Mutter Estis Symptome und äußerte sich besorgt um ihr Wohlergehen. Insbesondere betonte sie, dass Esti auch gegenüber Precious ausrastete, der Schwarzen Haushälterin und Estis Au-pair, die sie liebte und bei der sie sich normalerweise sicher und geborgen fühlte.

Es war offensichtlich, dass auch die Mutter selbst durch den Überfall schwer traumatisiert war; sie zeigte ebenfalls Symptome einer akuten Stressreaktion, etwa Agitiertheit, Angstzustände, Paniksymptome und übermäßige Gereiztheit gegenüber Schwarzen Afrikanern. Daher beschloss ich, die psychotherapeutischen Interventionen für Mutter und Kind zu trennen. Ich entschied mich dafür, mit Sicherheits- und Stabilisierungstechniken mit der Mutter allein zu beginnen – beispielsweise, wie sie ihre Wut rein verbal und angemessen zum Ausdruck bringen konnte. Außerdem zeigte ich ihr Visualisierungsübungen zur Selbstkontrolle und Atemübungen, und sie lernte, ressourcenreiche Körpererfahrungen aus Zeiten abzurufen, in denen sie sich ruhig, entspannt, sicher und wohl gefühlt hatte.

Ich hatte mich entschlossen, zuerst mit der Mutter zu arbeiten, da mir klar geworden war, dass ihre Stabilisierung eine beruhigende, wohltuende Wirkung auf ihre Tochter Esti haben würde. Ich war überzeugt, dass die Notlage ihrer Mutter auch Estis akute Belastungsreaktion verstärkt hatte. Daher entschied ich mich für drei aufeinanderfolgende Sitzungen zu Sicherheit und Stabilisierung im Abstand von jeweils zwei Tagen.

Während der Sicherheits- und Stabilisierungsarbeit mit der Mutter sah ich mich auch verpflichtet, deren rassistische Äußerungen über Schwarze und ihre Beschimpfungen anzusprechen. Ich erklärte ihr, dass ich zwar Verständnis für ihre Vorurteile in Zusammenhang mit dem Geschehenen hätte, sie sich jedoch bewusst sein müsse, dass Esti auch Schwarze Freunde in ihrer Schule habe, zu denen sie eine Beziehung pflegen müsse, und dass es nicht in ihrem Interesse sei, wenn ihre Mutter weiterhin Vorurteile und rassistische Beleidigungen gegenüber Afrikanern im Allgemeinen verstärke, indem sie sie als Mörder und Räuber bezeichne.

Die Mutter, Susan, reagierte sehr positiv auf meine Vorschläge, entschuldigte sich für ihre Äußerungen und erkannte, dass es nicht im besten Interesse von Esti wäre, wenn sie weiterhin solche rassistischen Beleidigungen äußern würde. Gleichzeitig vereinbarte ich separate Sitzungen für Esti, um das Mädchen zu stabilisieren und ihr Sicherheits- und Stabilisierungstechniken beizubringen, darunter Atem- und Bewegungsübungen.

Ich gab Estis Mutter einen Überblick über den geplanten Therapieverlauf und erklärte ihr in diesem Zusammenhang die fünf Phasen des SARIA-Modells und die spezifischen Prozesse und Ziele der einzelnen Phasen.

Phase 1 des Therapieplans: Sicherheit, Beruhigung und Stabilisierung

Während der ersten Sitzung mit Esti lernten wir uns besser kennen, indem wir über die Schule, ihr Lieblingsspielzeug, ihre Freunde und die Beziehung zu ihrem Au-pair Precious, die sie sehr liebte, plauderten. Sie fragte, ob sie Bilder für mich malen dürfe, und ich ermutigte sie dazu. Ich bat sie zu zeichnen, was immer sie wolle. Sie malte für mich ein schönes Bild von einem Tiger inmitten von Schmetterlingen. Lebhaft erzählte sie mir, dass sie alle Arten von Tieren liebe und dass der Tiger böse sei, die Schmetterlinge aber freundlich. Ich forderte sie auf, mir ein paar freundliche Blumen zu zeichnen, die zu ihren freundlichen Schmetterlingen passten. Damals wusste ich noch nicht, dass dieses Bild in den folgenden Sitzungen eine wichtige Rolle spielen würde.

Ich bat sie um ein zweites Bild von ihrer Familie, in dem auch sie selbst vorkam. Ich gab ihr bewusst keine weiteren Vorgaben, damit sie selbst frei entscheiden konnte, was sie zeichnen wollte. Spontan zeichnete sie ein Bild von dem Überfall, auf dem alle Familienmitglieder ausgeraubt und auf dem Boden liegend zu sehen waren. Ich bat sie behutsam, mir zu erklären, wer wer war, damit ich ihre Erfahrungen mit dem Überfall besser verstehen könne. Das gelang ihr ohne Probleme, ohne dass sie sich aufregte oder aufgelöst wirkte.

Aufgrund dieser positiven Reaktion bat ich sie dann, mir zu erzählen, welche Emotionen oder Gefühle sie nach dem Überfall empfunden hatte. Sie erklärte, sie sei wütend auf die Räuber und auf Schwarze afrikanische Menschen, weil sie ihnen das angetan hatten. Die Sitzung endete erfreulich und positiv, indem sie sich selbst als einen gesunden, glücklichen Sommerbaum malte, den sie mir gerne näher erklärte. Ich bat sie, sich vorzustellen, sie sei dieser starke, gesunde und glückliche Baum, was ihr ausgesprochen leichtfiel. Mit ihrer lebhaften Fantasie erklärte sie mir weiter, wie stark ihre Wurzeln seien, welche Farbe der Stamm habe und dass in ihrem Baum viele Vögel nisteten, die sich an den hübschen Blumen und den köstlichen Früchten laben könnten.

In der zweiten Sitzung zwei Tage später war Esti kooperativ, fühlte sich entspannter und wollte wissen, was ich für diese Sitzung geplant hatte. Wir konzentrierten uns erneut auf die Stärke ihres Baumes, die Vögel und Blumen, die Blätter usw. und nutzten das, was sie angegeben hatte, als Beispiel für ihre eigene innere Stärke. Insbesondere konzentrierten wir uns darauf, wie solche riesigen, tief verwurzelten Bäume Stürme und widrigste Umstände überstehen und wie sie unter solch ungünstigen Bedingungen sogar noch stärker als zuvor werden. Wir sprachen darüber, wie ähnlich sie diesem Baum gewesen war. Esti erinnerte sich dann an die Wut, die sie nach dem Vorfall mit den Räubern empfunden hatte. Ich bat sie, ihre Gefühle zu zeichnen. Daraufhin malte sie mir ein Bild von einem Kopf und einem Gesicht, mit ihrem Namen »Esti« in der linken oberen Ecke. Die Zeichnung machte das kognitive und emotionale Chaos offensichtlich, insbesondere durch auffällige Verwendung der Farbe Rot. Gegen Ende der Sitzung bat ich Esti, ein fröhliches, liebenswertes Gesicht von Precious zu zeichnen, der Schwarzen afrikanischen Haushälterin und Au-pair, die sie so sehr liebte. Sie willigte etwas widerstrebend ein, und ich fragte sie, ob sie denn davon überzeugt sei, dass Precious sie liebe. Das bejahte sie. Ich war zufrieden, dass diese Sitzung so günstig verlaufen war, gut ausgewogen zwischen Traumakonfrontation und positiven Emotionen gegenüber einer Schwarzen Person, der sie vertraute. Mir war wichtig, als positive Stabilisierungstechnik zwischen einer ersten, schrittweise erfolgenden und kontrollierten Traumaexposition und ressourcenreichen und von Sicherheit geprägten Erfahrungen mit Schwarzen Personen zu *pendeln* und zu *titrieren*. *Pendeln* bezieht sich auf das natürliche rhythmische Hin- und

Herschwingen zwischen Zuständen der Aktivierung und Deaktivierung innerhalb des Nervensystems, das es Klienten ermöglicht, sich sicher zwischen unangenehmen Empfindungen und besser regulierten inneren Erfahrungen zu bewegen. Diese Technik erleichtert die graduelle Integration dysregulierter Erregung, indem sie dem Klienten hilft, sich nach kurzem Kontakt mit belastendem Material sofort wieder zu stabilisieren. *Titrieren* beinhaltet, vorsichtige und schrittweise kleine Portionen traumatischer Aktivierung einzuführen, damit der Klient diese Empfindungen verarbeiten kann, ohne überwältigt zu werden. Durch die Arbeit mit kleinsten »Dosen« von Aktivierung unterstützt der Therapeut den Klienten dabei, Toleranz zu entwickeln und eine regulierte Reaktion des ANS zu fördern.

Am Ende dieser Sitzung fragte ich Esti vorsichtig, ob sie bereit wäre, Precious zu unserer nächsten Sitzung einzuladen. Esti erklärte sich einverstanden.

In der dritten Sitzung traf ich Precious, die sich als fürsorgliche, fröhliche Frau erwies. Es war interessant, dass Esti, als ich Precious bat, in meinem Praxisraum Platz zu nehmen, sich spontan neben sie auf denselben Stuhl setzte und Precious liebevoll und beschützend ihren Arm um sie legte. Diese Geste veranlasste mich, Precious zu fragen, was sie während des Raubüberfalls erlebt hatte. Sie antwortete, dass sie in ihrem Zimmer gesessen habe, wie versteinert und ohne zu wissen, wie sie reagieren sollte – besorgt um ihre eigene Sicherheit und die der Familie. Ich erkundigte mich nach ihren (Precious') inneren Konflikten und Gefühlen. Sie antwortete, dass sie Angst gehabt habe, schockiert und wütend auf die Diebe gewesen sei wegen dem, was sie der Familie angetan hatten, insbesondere Esti. Ganz bewusst fragte ich sie, ob sie glaube, dass alle Schwarzen Afrikaner Weiße so behandeln und ob alle Schwarzen Diebe seien. Precious erklärte energisch, dass dem natürlich nicht so sei und dass es auch viele Schwarze gebe, die Opfer von Verbrechen und Raubüberfällen würden. Ich setzte die Unterhaltung mit Precious fort und gab Esti dabei indirekt zu verstehen, dass alle Menschen, unabhängig von ihrer Kultur und Hautfarbe, häufig Opfer von Verbrechen und Raubüberfällen würden. Esti reagierte positiv auf dieses Gespräch, und Precious und ich unterhielten uns weiter, wobei wir unsere Überzeugung betonten, dass es gute weiße Menschen und schlechte weiße Menschen, gute Schwarze Menschen und schlechte Schwarze Menschen, gute indische Menschen und schlechte indische Menschen, gute chinesische Menschen und schlechte chinesische Menschen usw. gebe. Obwohl Esti nicht verbal reagierte, war es klar, dass sie das Gesagte verstanden und aufgenommen hatte. Die Sitzung endete positiv, indem Precious Estis Hand hielt.

Nach dieser Sitzung kam ich zu dem Schluss, dass Esti positiv auf die Sicherheits- und Stabilisierungsphase der Therapie reagiert hatte und wir mit Phase 2 unseres Interventionsplans fortfahren konnten.

Phase 2: Aktivierung der relevanten Ego-States und Zugang zum Trauma

Im Verlauf der vierten Sitzung beschloss ich, Ego-State-Therapie als Interventionsstrategie einzusetzen, und zwar in erster Linie, um die Traumaerfahrung zu bewerten. Precious nahm auch an dieser Sitzung teil, um den Eindruck zu festigen, dass eine Schwarze Person keinerlei Gefahr darstellen muss und vertrauenswürdig sein kann.

Ich entschied mich für eine tranceähnliche Zugangsmethode und sagte Esti, dass wir nun unsere Vorstellungskraft nutzen würden. Ich bat sie, die Augen zu schließen und sich einen Regenbogen mit verschiedenen Farben vorzustellen. Sie solle die unterschiedlichen Farben nennen, die sie wahrnahm. Ich bat sie zu beachten, wie unterschiedlich jede Farbe sei, es sei aber auch nötig, den Regenbogen zu vervollständigen. Esti gefiel diese Metapher sehr gut. Sie ließ sich ganz darauf ein und stellte sich sogar vor, wie sie auf den verschiedenen Farben ritt und mit ihnen sprach. An diesem Punkt erklärte ich Esti, dass genau so, wie verschiedene Farben den Regenbogen ausmachen, auch jeder von uns verschiedene Teile von sich selbst hat, mit denen wir sprechen können. Dann bat ich Esti, sich vorzustellen, wie sie ihren starken Sommerbaum malt. Esti konnte ihren Baum erneut lebhaft und in allen Einzelheiten beschreiben und fügte sogar noch mehr Details hinzu, als sie beim ursprünglichen Malen erwähnt hatte. Anschließend machten wir mit einer dritten Imaginationsübung weiter, bei der sie tief einatmen, die Augen schließen und sich vorstellen sollte, wie sie zu Hause zusammen mit Precious etwas Lustiges unternimmt. Das konnte sie intensiv erleben, und sie gab sich große Mühe, mir ein paar der afrikanischen Geschichten zu erzählen, die Precious ihr in der Vergangenheit erzählt hatte. Sie erzählte mir diese Geschichten sehr detailreich, und ich kommentierte sie zwischendurch mit Bemerkungen wie »Oh, ist das nicht erstaunlich!« oder »Mensch, wie wunderbar!« oder »Ist das wirklich wahr?« Diese positiven Kommentare sollten die imaginäre, tranceähnliche Erfahrung noch lebendiger und erfahrbarer machen.

Dann fragte ich Esti, ob sie in ihrer inneren Vorstellung eine imaginäre Freundin habe, die uns erzählen könne, was sie gedacht habe, als sie während des Überfalls auf dem Boden gelegen habe. Sie antwortete sofort und nannte ihre echte Freundin Heike, die in dieselbe Vorschule geht. Mir wurde klar, dass Esti Heike als Freundin introjiziert/verinnerlicht hatte und dass *Heike* zu einer engen Vertrauten und inneren Freundin innerhalb ihrer eigenen Persönlichkeit geworden war. Ich bat Esti, mir ein Bild von ihrer Freundin *Heike* zu malen, so, wie sie sie sich vorstellte. Esti malte *Heike* und sich selbst mit Schmetterlingsflügeln. Es war auch klar, dass *Heike*, als Schmetterling, ein ressourcenreicher Ego-State oder Teil der Persönlichkeit war, der mir mehr Informationen darüber geben konnte, was sich während des Überfalls in Estis Innerem abgespielt hatte.

Nun fragte ich Esti, ob sie glaube, dass *Heike* durch Estis Stimme direkt mit mir sprechen würde, was sie bejahte. Ich nahm daraufhin Kontakt zu ihrem Teil namens *Heike* auf, der mir die Fakten des Überfalls detailliert schildern konnte, und erklärte, dass es auch einen Teil von Esti gäbe, der sehr wütend über das Geschehene ist. Diese dissoziative Technik setzte ich ein, um Esti nicht zu retraumatisieren, indem sie den gesamten Vorfall buchstäblich noch einmal durchleben musste. Vielmehr konnte so das Introjekt *Heike* die Fakten des Geschehens berichten. Zu meiner Überraschung führte *Heike* mich zu einem dissoziierten, wütenden Ego-State, von dem ich annahm, dass er auch für das wütende Gesicht verantwortlich war, das Esti in einer früheren Sitzung gezeichnet hatte. Ich bedankte mich bei *Heike* für die Information und fragte sie, ob sie bereit wäre, mich in unserer nächsten Sitzung mit dem wütenden Teil in Kontakt zu bringen. Sie stimmte zu. Wir beendeten die Sitzung, indem ich Esti bat, zu der Erfahrung zurückzukehren, innerlich den afrikanischen Geschichten zu lauschen, die Precious ihr üblicherweise erzählt. Anschließend wurde Esti reorientiert.

Die fünfte Sitzung folgte einige Tage später. Wir nahmen Kontakt zu einem zweiten Teil von Estis Persönlichkeit auf, der *der Tiger* genannt wurde. Nach einer kurzen Begrüßung und Vorstellung fragte ich den *Tiger*, ob er sich für mich selbst malen würde, damit ich ihn besser kennenlernen könne. Auf diese Weise baute ich eine therapeutische Beziehung zu dem *Tiger* auf und machte ihn zu einem Verbündeten im Therapiekontext. *Der Tiger* zeichnete sich selbst als afrikanischen Tiger, der hoch oben in Estis Baum lag und mit einer dicken Schicht Blätter bedeckt war, damit er nicht so leicht bemerkt oder beobachtet werden konnte. Interessanterweise bemerkte *der Tiger*, dass der Baum in einem farbenprächtigen Garten stand, in dem Blumen blühten und Schmetterlinge herumflogen, die seine Freunde waren. In diesem Moment wurde mir als Therapeut klar, dass Estis erste Zeichnung, die sie während der ersten Sitzung angefertigt hatte und die einen Tiger mit Blumen und Schmetterlingen zeigte, der erste Hinweis auf die in dieses Narrativ involvierten Ego-States war. Obwohl er von Laub bedeckt war, waren die Krallen und großen Zähne des *Tigers* auf dem Bild deutlich zu erkennen. Zu meiner Überraschung zeigte sich *der Tiger* sofort kooperativ. Dennoch war klar, dass die Wut, die Esti empfunden hatte, in diesem Ego-State dissoziiert war, was Estis zeitweilige Ausraster und Wutanfälle erklärte. Ich fragte den *Tiger*, was er gerne tun würde. *Der Tiger* antwortete, dass er die Räuber zerfleischen und auffressen möchte, weil sie Esti und ihrer Familie wehgetan hatten. Um meine Arbeitsbeziehung zu dem *Tiger* aufrechtzuerhalten, bekundete ich ihm Anerkennung dafür, dass er gekommen war, um Esti vor Räubern und Kriminellen zu beschützen. Ich sagte ihm, dass ich sehr froh sei, dass er hoch oben in ihrem Baum liege, sie beschütze und wachsam nach möglichen Gefahren Ausschau halte.

Ich drückte weiterhin mein Verständnis für die Wut und den Zorn des *Tigers* aus und sagte ihm, dass ich nun seine innere Aufgabe vollständig verstehe: Esti zu beschützen. Ich erwähnte auch, dass mir klar geworden sei, warum Esti manchmal Wutanfälle habe, und fragte den *Tiger*, ob er etwas damit zu tun habe. *Der Tiger* bestätigte tatsächlich, dass er für die Ausraster und Wutanfälle nach dem Raub verantwortlich war, denn Schwarze Afrikaner seien nun mal Kriminelle und gefährlich, und Estis Mutter stimme dem ja auch zu. Die Kommunikation mit dem Ego-State *Tiger* erstreckte sich über zwei Sitzungen (Sitzung fünf und sechs). Mithilfe von Precious, die während der Sitzungen anwesend war, gelang es uns schließlich, dem *Tiger* klarzumachen, dass Precious, obwohl ebenfalls Schwarz und Afrikanerin, nur das Wohl weißer Kinder im Sinn hat, dass sie Esti liebt und dass sie selbst während des Raubüberfalls Angst vor den Verbrechern hatte. *Der Tiger* fing ganz allmählich an,

Precious und mir zu glauben. Dennoch wurde mir zu diesem Zeitpunkt klar, dass eine Art innerer Korrekturerfahrung notwendig sein würde, um den *Tiger* davon zu überzeugen, dass man auch Schwarzen Menschen vertrauen kann, dass sie freundlich und mitfühlend sein können und dass man nicht unbedingt Menschen »beißen und zerfleischen« muss, wie es *der Tiger* ursprünglich vorgehabt hatte.

Die sechste Sitzung endete damit, dass *Heike* gefragt wurde, ob sie freundliche, nette Schwarze Afrikaner kenne. *Heike* antwortete sofort, dass Precious Schwarz, nett und freundlich sei. Ich fragte *Heike*, ob sie noch andere Schwarze kenne, denen sie vertrauen könne, aber da kam keine Antwort. Als Therapeut machte mir ich zu diesem Zeitpunkt wirklich Gedanken darüber, wie wir aus dieser Situation heil herauskommen könnten, und in letzter Verzweiflung beschloss ich, den *Tiger* zu fragen, ob er denn einen freundlichen und netten Schwarzen Menschen kenne. Überraschenderweise antwortete *der Tiger*, ohne zu zögern, dass es neben Precious auch den (damaligen) Präsidenten Südafrikas, Nelson Mandela, gäbe, auf den diese Beschreibung zuträfe. Ich dankte dem *Tiger* für seine Weisheit und diese Information und bat ihn, Esti bis zu unserer nächsten Sitzung weiterhin von seinem Baum aus zu beschützen.

Phase 3: Auflösen des Traumas und Finden einer korrigierenden Erfahrung

Nach der siebten Sitzung folgte ein weiterer Kontakt mit dem Ego-State *Tiger*. Ich drückte dem *Tiger* meine Dankbarkeit dafür aus, dass er mir die Informationen über den (damaligen) Präsidenten, Herrn Mandela, gegeben hatte. In dieser Phase erzählte ich dem *Tiger*, dass Herr Mandela einst von Weißen für 27 Jahre ins Gefängnis gesteckt worden war und in dieser langen Zeit enorm gelitten hatte. Er war von seiner Familie getrennt worden, war sehr angeschlagen und einsam. Man hatte ihm das angetan, obwohl er ein vollkommen unschuldiger Mann war, der sich nie etwas hatte zuschulden kommen lassen – nur, weil er gleichberechtigt mit Weißen behandelt werden und nicht unfair diskriminiert werden wollte. Ich erzählte dem *Tiger*, dass Herr Mandela nach 27 Jahren aus der Haft entlassen worden war, dass er nun ein freier Mann war, glücklich, und dass auch weiße Menschen und weiße Kinder ihn als neuen Präsidenten unseres Landes liebten. Ich erzählte dem *Tiger* weiter, dass die Aufgabe des Präsidenten der seinen (der Aufgabe des *Tigers*) sehr ähnlich sei, da er das Land beschütze, so wie *der Tiger* Esti beschütze, indem er auf dem Baum sitzt, aufpasst und wachsam ist.

In dieser Phase schien mir eine imaginäre Psychodrama-Übung angebracht, bei der Esti sich vorstellen sollte, mit Herrn Mandela, dem Präsidenten, zu sprechen. Ich wollte so tun, als wäre ich Herr Mandela, und seinen typischen Tonfall und Kommunikationsstil imitieren. Ich schlug dem *Tiger* und *Heike* vor, dass es doch eine gute Idee wäre, mit dem Präsidenten, Herrn Mandela, über den Raubüberfall zu sprechen, um seine Meinung zu hören, da er ja der Präsident ist, der die Menschen beschützt, und da er ein Schwarzer ist, freundlich und gütig. Sowohl *Heike* als auch *der Tiger* stimmten diesem Vorschlag sofort zu. Dann wandte ich mich an Esti und bat sie, mich in ihrer Vorstellung zum Büro des Präsidenten in Pretoria, der Hauptstadt, zu begleiten. Mithilfe ihrer lebhaften Fantasie klopften wir an die Tür des Präsidenten; seine (weiße) Sekretärin empfing uns und sagte, der Präsident erwarte uns schon. Als Therapeut begrüßte ich Herrn Mandela mit den Worten:

> »Herr Mandela, wir sind sehr glücklich, dass Sie sich bereit erklärt haben, mit uns über den Raubüberfall auf diese Familie zu sprechen, und wir wissen, dass Sie als Präsident sehr beschäftigt sind, aber dass Sie sich ein wenig Zeit nehmen wollen, um sich mit uns zu unterhalten.«

Dies sagte ich, um eine Zeitverzerrung zu bewirken und um zu vermeiden, dass die Sitzung sich über die normale Dauer hinaus in die Länge ziehen würde. Nun wollte ich beginnen, die Stimme von Herrn Mandela und seine Art zu sprechen zu imitieren. Zuvor aber sagte ich:

> »Herr Mandela, was halten Sie von diesen Schwarzen Räubern, die Esti und ihrer Familie so schreckliches Leid zugefügt haben?«

Zu meiner großen Überraschung antwortete Esti und ahmte von sich aus Herrn Mandela nach, indem sie sagte:

> »Ich finde das schockierend und bin empört, wenn ich das höre. Nicht alle Schwarzen handeln und verhalten sich so, und die Räuber sollten bestraft werden.«

Als Therapeut war mir klar, dass *Herr Mandela* als positive, ressourcenreiche Bindungsfigur in Estis Persönlichkeit introjiziert worden war und dass ich dies nutzen musste, um eine innere korrigierende Erfahrung für sie zu finden. Als Therapeut unterbrach ich Esti und forderte sie auf, den Präsidenten zu fragen, wie die Räuber bestraft werden könnten. Wieder ahmte Esti *Herrn Mandela* nach und sagte:

> »Verbrecher gehören ins Gefängnis.«

Als Therapeut stimmte ich Mandelas Aussage sofort zu, um diese deutliche Aussage zu bekräftigen. Außerdem fragte ich Esti, wie lange die Räuber denn ihrer Meinung nach hinter Gittern bleiben sollten, und sie antwortete spontan und im Brustton der Überzeugung:

> »27 Jahre!«

Die Sitzung wurde fortgesetzt, indem ich, der Therapeut, Esti und *Heike* fragte, wie wir ihrer Meinung nach die Verbrecher gefangen setzen sollten. Esti und *Heike* antworteten beide, dass sie von der Polizei hinter Gitter gebracht werden sollten. Ich kam zu dem Schluss, dass es sinnvoll sei, *Heike* noch aktiver in den Therapieprozess einzubeziehen, um die Zusammenarbeit und Kommunikation zwischen den verschiedenen Ego-States zu verbessern. Dazu bat ich den Ego-State *Heike*, für uns die Polizei zu rufen, die Verbrecher festzunehmen und sie für 27 Jahre hinter Gitter zu bringen. Ich wollte sicherstellen, dass alle Ego-States mit dieser Entscheidung einverstanden waren, und sie bejahten das einstimmig.

In Phase 3 der Intervention ist es für den Therapeuten auch wichtig, nicht nur die innere Zusammenarbeit und Kommunikation zwischen den dissoziierten Ego-States zu fördern. Es geht auch darum, gemeinsame Unternehmungen und Mitverantwortung beim Finden, Vorantreiben und Prozessieren/Verarbeiten der inneren Lösung anzuregen. Außerdem ist es wichtig, dass das ursächliche traumatisierende Ereignis in der Vorstellung des Kindes mit einem positiven, gesunden Ergebnis abgeschlossen werden kann.

Die Sitzung endete damit, dass ich, der Therapeut, *Herrn Mandela* dafür dankte, dass er sich so viel Zeit für uns genommen hatte. Damit wollte ich sicherstellen, dass Esti sich von nun an tief in ihrem Inneren sicher fühlen kann, in dem Wissen, dass auch Schwarze Menschen freundlich und gut sein können und dass Schwarze Menschen ebenso vertrauenswürdig sein können wie andere Menschen unterschiedlichster Kulturen, Hautfarben und Nationalitäten.

Esti wurde reorientiert, und ihre Reaktion nach der Sitzung war offensichtlich: Sie war tief in die innere Geschichte versunken, die sich entfaltet hatte. Als Therapeut tat ich nun mein Möglichstes, um die visuellen, auditiven und somatisch-physischen sensorischen Aspekte von Estis innerer und dissoziierter Erfahrung für die Suche nach der inneren korrigierenden Erfahrung zu nutzen. Dazu bezog ich die visuellen Bilder der Verbrecher, *Heike* als Schmetterling, den *Tiger* und den ressourcenreichen introjizierten Ego-State *Herr Mandela* ein. Ich achtete auch darauf, die auditiven Aspekte von Herrn Mandelas Stimme in die Verarbeitung einzubinden und *Herrn Mandela* als innere, ressourcenreiche, fürsorgliche und weise Figur zu nutzen. Zusätzlich utilisierte ich Körperempfindungen, indem ich Precious' Berührung während der Therapiesitzung als Schutzmaßnahme einer Schwarzen afrikanischen Person gegenüber einem weißen Kind hervorhob, was in diesem Fall sehr gut funktionierte.

Phase 4: Integration der Erfahrung und Wiederherstellung des Flows

Im Laufe der achten Sitzung reaktivierte ich im Rahmen der integrativen Arbeit Estis Ego-States. Ich begann damit, den *Tiger* zu kontaktieren und ihn zu fragen, ob er denn nun überzeugt sei, dass Esti in Zukunft sicher sein würde, und zu meiner Enttäuschung antwortete er:

»Nein!«

Obwohl *Heike*, das Introjekt, froh war, dass die Räuber nun im Gefängnis saßen, antwortete *der Tiger*, dass Verbrecher immer wieder zurückkommen könnten.

An dieser Stelle muss angemerkt werden, dass Estis anfängliche Symptome wie Übelkeit, Angstzustände, Hyperventilation, Panikreaktionen und Wutanfälle laut Esti und ihrer Mutter zu diesem Zeitpunkt verschwunden waren. Ich bat den *Tiger* dann, von der Baumkrone aus einen genauen Blick auf das Haus zu werfen, in dem Esti und ihre Familie lebten, und mir zu sagen, ob er denn glaube, dass ihr Zuhause nun sicherer sei als vor dem Raubüberfall. Zu diesem Zeitpunkt beschloss ich, den *Tiger* nicht nur aus einer Position der Stärke heraus einzusetzen, sondern auch als inneren Berater für Maßnahmen, die ergriffen werden könnten, damit Esti und ihre Familie sich in ihrem Zuhause besser geschützt und sicherer fühlen. *Der Tiger* antwortete, dass er mit der Sicherheit der Familie überhaupt nicht zufrieden sei. Ich fragte den *Tiger* weiter, welche Maßnahmen seiner Meinung nach ergriffen werden könnten, damit sich die Familie sicherer fühlen könne. Obwohl *der Tiger* Estis innere Stärke repräsentierte und als innerer Beschützer fungierte, war er nicht so weise, wie ich gedacht und gehofft hatte. Er beschränkte sich auf die Äußerung, dass er dazu nichts sagen könne. Trotzdem beschloss ich, den *Tiger* nicht nur als einen ressourcenreichen, beschützenden Teil der Persönlichkeit, sondern auch als einen weisen, inneren Berater weiter aufzubauen und zu stärken. Deshalb fragte ich, ob *der Tiger* mir erlauben würde, meine Ideen mit ihm zu teilen, womit er einverstanden war. Ich stellte dann die Frage, was man denn generell mit seinem Auto und seinem Zuhause tun könne, um es sicherer zu machen.

Der Tiger erklärte, dass man beim Fahren die Autotüren verriegeln und immer angeschnallt sein sollte. Außerdem erwähnte *der Tiger,* dass man Estis Haus mit einer Alarmanlage ausstatten sollte, um sie zu schützen. Als Therapeut fragte ich sowohl den *Tiger* als auch *Heike,* ob sie sich freuen würden, wenn diese Anforderungen erfüllt würden, und beide bejahten dies. Ich dankte den Ego-States für ihre Mitarbeit und ihre wertvollen Ideen und bat sie, ihre gute Arbeit fortzusetzen. Ich beendete diese Sitzung, indem ich die Ego-States daran erinnerte, dass sie in Zukunft enger zusammenarbeiten, sich gegenseitig respektieren und einander helfen sollten, um immer für Esti da zu sein. Sie könnten dazu beitragen, sie zu beschützen, indem sie in Zukunft in ihrem Inneren mit ihr sprechen und ihr Ratschläge geben, wie sie sich ggf. verteidigen und ein Gefühl von Sicherheit bekommen kann.

Phase 5: Anpassung an den Alltag und posttraumatisches Wachstum

Die neunte Sitzung wurde in Anwesenheit von Precious, der Haushälterin, und Susan, Estis Mutter, durchgeführt. Ich bat Esti, ihrer Mutter und Precious zu erzählen, was *der Tiger* und *Heike,* ihre inneren Anteile, ihr als den besten Weg zum künftigen Schutz der Familie geraten hatten. Während der ganzen Sitzung war Esti sichtlich gut gelaunt und erklärte ihrer Mutter und Precious sofort, dass man im Auto immer die Türen verriegeln sollte, um sicherer zu sein, und dass sie sich für ihr Zuhause eine Alarmanlage anschaffen sollten, um sich zu schützen. An dieser Stelle schaltete ich mich ein und ergänzte Estis Ausführungen gegenüber ihrer Mutter und Precious um meine Meinung, dass sie meiner persönlichen Ansicht nach nicht nur eine Alarmanlage installieren lassen, sondern diese auch mit dem bewaffneten Einsatzteam einer privaten Sicherheitsfirma verbinden sollten, die ihr Wohnviertel überwacht. In Südafrika ist dies allgemein als *Neighbourhood Watch* bekannt, wobei es sich um private Sicherheitsfirmen handelt. Estis Mutter reagierte positiv auf diesen Vorschlag und erklärte, dass sie auch schon darüber nachgedacht habe. Auch Precious zeigte sich begeistert von der Idee. An diesem Punkt bat ich Precious und Esti, den Praxisraum zu verlassen und sich einen Moment in den Wartebereich zu setzen. In dem folgenden Gespräch mit Estis Mutter betonte ich nochmals, wie wichtig es ist, diese Sicherheitsmaßnahmen so schnell wie möglich umzusetzen, und erklärte, dass das Kind nur dann angemessene innere und äußere Sicherheit erfahren könne, wenn dies geschehen sei. Estis Mutter stimmte dem zu und sicherte zu, eine Alarmanlage installieren zu lassen. Anschließend wurden Precious und Esti wieder in die Sitzung eingeladen, und ich beschloss, allen dreien eine »Hausaufgabe« mitzugeben.

Als Therapeut bin ich von jeher überzeugt, dass es im Rahmen einer therapeutischen Behandlung immer ein Überraschungsmoment geben sollte, wenn nicht gar muss. Die therapeutische Überraschung dieser Intervention bestand darin, dass ich die ganze Familie, einschließlich des Vaters, der Geschwister und Precious, bat, eine Collage mit freundlichen, netten Schwarzen Menschen zu gestalten, wobei sie bei der Auswahl der Fotos bzw. Abbildungen vollkommen frei seien. Die drei waren tatsächlich überrascht von diesem Wunsch und erklärten sich bereit, dies bis zur nächsten Sitzung zu tun, wobei sie bei der Aussicht auf ihre gemeinsame Aufgabe aus Vorfreude glucksten und kicherten.

Die zehnte und letzte Sitzung begann damit, dass ich die gesamte Familie begrüßte und ihnen zu einer fantastischen Collage mit markanten Beispielen freundlicher, netter Schwarzer afrikanischer Menschen gratulierte. Erstaunt bemerkte ich ein Foto von Precious in der Mitte der Collage, außerdem gab es Bilder von Herrn Mandela und dem Zulu-König (dem König der Zulu-Nation in Südafrika) und seiner Familie sowie ein Foto einer schönen Schwarzen ehemaligen Miss Südafrika (s. Abb. 3.5). Ich wählte diese »Hausaufgabe« ganz bewusst, weil ich nicht nur die innere Integration erleichtern und stärken wollte, sondern auch auf den Prozess der Rassenintegration des Landes hinweisen und die Idee vermitteln wollte, dass Schwarze Menschen absolut vertrauenswürdig, freundlich und kooperativ sein können.

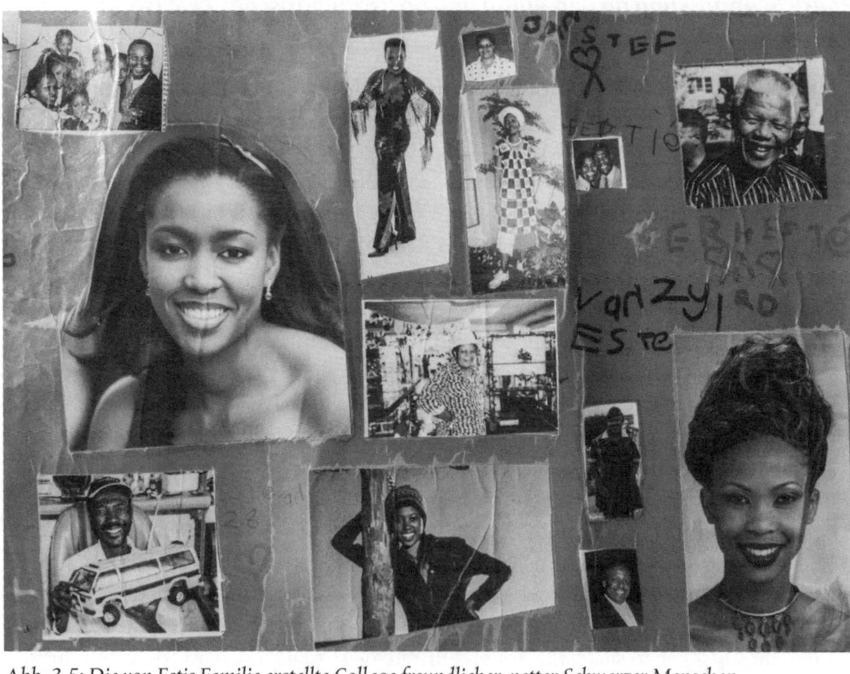

Abb. 3.5: Die von Estis Familie erstellte Collage freundlicher, netter Schwarzer Menschen

Epilog

Zwei Jahre später, Esti war inzwischen sieben, wurde ich von Nelson Mandelas Sekretärin kontaktiert, die Esti, ihre Familie und mich einlud, ihn zu besuchen. Nelson Mandelas Sekretärin war von einer Drittperson über den Fall informiert worden, was zu der Einladung führte. Wir besuchten Herrn Mandela, und nachdem ich ihm kurz die Prinzipien der Ego-State-Therapie erläutert hatte, erzählte Esti ihm alles über den Raubüberfall, die anschließende Behandlung und ihre innere Unterhaltung mit ihm. Herr Mandela war hocherfreut, die Geschichte zu hören, und fasziniert von den Techniken, mit denen dieses Trauma gelöst worden war.

Diskussion

Ich möchte mit dieser Fallvignette deutlich machen, wie wichtig innere Diplomatie ist, um eine angemessene Traumabehandlung zu ermöglichen und eine innere korrigierende Erfahrung zwischen den dissoziierten und ressourcenreichen Teilen der Persönlichkeit eines Kindes zu erreichen. Es ist von größter Bedeutung, dass ein Kind angemessen auf eine solche innere imaginäre Arbeit vorbereitet wird und dass es ausreichend stabilisiert ist und innere und äußere Sicherheit erlebt. Dies lässt sich dadurch erreichen, dass man einen sicheren inneren Arbeitsraum/Ort schafft und eine therapeutische Allianz mit allen beteiligten Ego-States aufbaut. Anschließend ist wichtig, sich nicht nur mit den Ego-States vertraut zu machen, sondern auch eine therapeutische Allianz mit ihnen aufzubauen und ihre schützende Natur und ihre ursprüngliche gute Absicht anzuerkennen. Darüber hinaus ist klar, dass Therapeuten, um Integrationsziele zu erreichen, bemüht sein müssen, jeden einzelnen Ego-State eingehend kennenzulernen und mit ihm durch innere Diplomatie zusammenzuarbeiten. Die innere imaginäre Arbeit, wie sie in dieser Fallvignette erläutert wird, muss immer auf die äußere Realität des Kindes übertragbar sein. Daher ist Phase 5 des SARIA-Modells zum Erreichen dieses Ziels von größter Bedeutung. Das heißt, jede korrigierende Erfahrung, die im Rahmen der inneren Traumaverarbeitung angeboten wird, muss immer durch eine schützende Lösung in der äußeren Realität ergänzt werden. In diesem Fall wurden nicht nur innere Sicherheits- und Containment-Maßnahmen als Lösung aktiviert, sondern obendrein durch äußere Sicherheitsvorkehrungen ergänzt, beispielsweise die Gewährleistung, dass die Familie in Zukunft immer die Autotüren verriegelt und eine Alarmanlage installieren lässt. Diese letztere Technik wird auch als bewusst-unbewusste Komplementarität bezeichnet, was nichts anderes bedeutet als die Suche nach einer passenden inneren und äußeren Lösung des Traumas.

Ich halte es für nötig, nochmals darauf hinzuweisen, wie wichtig es ist, in den psychotherapeutischen Prozess ein Element der Überraschung und des Staunens einzubauen, um eine korrigierende Erfahrung zu erleichtern und zu verstärken. In diesem Fall wurde dies durch die »Hausaufgabe« erreicht, eine Collage von freundlichen, netten Schwarzen Menschen zu erstellen. Last not least ist wichtig, das übergeordnete Ziel der Ego-State-Therapie zu betonen, nämlich die Suche nach einer gemeinsamen Basis zwischen inneren dissoziierten Ego-States, was ich gemeinhin als »Prozess der Demokratisierung der Psyche durch innere Diplomatie« bezeichne. Dies trifft auch in diesem Fall zu. Ich möchte diese Diskussion mit einem Zitat von Erzbischof Desmond Tutu schließen, der einmal gefragt hat: »Sind wir nicht alle Teil einer Regenbogennation?« Dies trifft ganz besonders zu, wenn wir das Ziel der Ego-State-Therapie erreichen wollen: einen Regenbogen von Ego-States zu einer inneren Familie des Selbst zu gestalten.

Das Lebensflussmodell: Eine narrative Interpretation und der Einsatz in Estis Fall

Ein narratives Verständnis des Lebensflussmodells

Stellen Sie sich vor, Sie stehen am Ufer eines breiten, dahinfließenden Flusses, dessen Wasser unser physisches und psychisches Leben, den Rhythmus unseres Nervensystems und das Wechselspiel zwischen Sicherheit, Eingebundensein, Belastung/Stress und Trauma repräsentiert. Manchmal fließt der Fluss ruhig und trägt uns mit einem Gefühl der Leichtigkeit, Verbundenheit und Sinnhaftigkeit voran. Zu anderen Zeiten bilden sich Strudel, oder das Wasser schäumt oder gefriert sogar. Das Lebensflussmodell greift diese kraftvolle Metapher auf und bietet eine Möglichkeit zu verstehen, wie sich unsere inneren Erfahrungen, Empfindungen, Emotionen, Gedanken und Ego-States als Reaktion auf unsere Umwelt organisieren.

In der Mitte des Flusses fließt das Wasser ruhig. Dieser zentrale blaue Kanal steht für das Toleranzfenster, den Bereich optimaler Selbstregulation. Hier führt das ventral-vagale System Körper und Geist in einen Zustand unaufgeregter Gegenwärtigkeit. Hier fühlen wir uns sicher, verbunden, engagiert und geerdet. Unsere Aufmerksamkeit erweitert sich, unsere Atmung wird langsamer, und unser Körper fühlt sich wohl. In diesem zentralen Fluss entstehen ressourcenreiche Ego-States, innere Teile der Persönlichkeit, die mit Neugierde, Kreativität, Resilienz, Empathie und effektiver Problemlösungsfähigkeit verbunden sind. Diese Teile des Selbst bilden die Spiralen der Resilienz, die Wachstum, Expansion und Integration definieren.

Dieser zentrale Korridor wird von acht Selbstregulatoren gestützt – Markern, die uns zeigen, dass wir im Flow sind. Wir erleben Körperbewusstsein und Präsenz. Wir können unsere Emotionen spüren und benennen, ohne in ihnen zu versinken. Unsere Beziehungen sind ruhig und unterstützend. Unser Verhalten wird zielgerichtet und anpassungsfähig. Unsere Sinne, einschließlich unserer Eindrücke, Bilder und Intuition, funktionieren kohärent. Unsere Gedanken sind klar organisiert. Wir fühlen uns präsent und nicht in der Vergangenheit oder Zukunft verloren. Und schließlich erleben wir Embodiment, das Gefühl, kohärent und vital in unserem Körper zu leben. Sind diese Fähigkeiten aktiv, befinden wir uns »im Fluss«, umgeben von Sicherheit und Chancen.

Doch kein Fluss fließt immerzu gleich. Das Leben drängt uns an die Ränder, wo das Wasser turbulent wird. Nimmt der Stress zu, gelangt der Fluss in die Stress-Stretch-Zone (grün/gelb), einen Bereich, in dem die sympathische Aktivierung unsere Herzfrequenz erhöht. Sofern die Herausforderungen beherrschbar bleiben, hilft uns diese Zone, uns mit Energie und Entschlossenheit den Anforderungen zu stellen. Verstärkt sich der Stress jedoch oder nimmt unser Nervensystem eine Bedrohung wahr, werden wir weiter nach außen in Zonen der Übererregung (orange) gespült – wo das Herz bis zum Hals schlägt, die Gedanken rasen und die Muskeln sich anspannen. Die in diesen Bereichen gebildeten Ego-States werden wachsam, reaktiv und schützend. Diese symptomassoziierten Ego-States entstehen, um uns durch Wut, Angst, Vermeidung oder Kontrolle zu verteidigen.

Zwischen der ruhigen Mitte des Flusses und seinen gefährlichen Rändern liegt ein komplexer Bereich, in dem sich sympathische und dorsal-vagale Kreisläufe vermischen. Hier wird das Wasser unberechenbar. Das Nervensystem versucht gleichzeitig zu mobilisieren und zu immobilisieren (orange und rot). In dieser wirbelnden Mischung entstehen Schreck-/Shutdown-Reaktionen – Momente tonischer Immobilität, Verwirrtheit, emotionaler Überflutung und Dissoziation. Die hier gebildeten Ego-States können verängstigt, beschämt, wütend oder überwältigt sein. Sie kämpfen oft mit einem inneren Hin- und Her – zwischen dem Drang zu handeln und dem Drang zu verschwinden.

Am äußersten Rand des Flusses schließlich liegt die dunkle Stille der dorsal-vagalen Abschaltung (roter Bereich). Hier bewegt sich das Wasser kaum. Dieser Bereich entspricht Zusammenbruch, Hilflosigkeit, Rückzug, Taubheit und Dissoziation. Traumaassoziierte Ego-States, die in diesem Bereich entstehen, tragen die erstarrten Überreste unerträglicher Erfahrungen in sich – Fragmente von Angst, Verzweiflung oder Sinnlosigkeit, die das System zu diesem Zeitpunkt nicht integrieren konnte. Wenn diese States die Oberhand gewinnen, geht der innere Fluss verloren, und die Person bleibt in einem psychischen »Winterschlaf« hängen.

Die Flussufer, die unsere Ich-Grenzen darstellen, dehnen sich aus und verengen sich, je nach den Lebenserfahrungen. Wenn Sicherheit, Liebe und Beziehungsharmonie diese Grenzen stärken, wird der Fluss breiter; es gibt mehr Raum für Anpassung, mehr Widerstandsfähigkeit und ein größeres Vermögen, Turbulenzen zu bewältigen. Wenn Traumata, Vernachlässigung oder chronischer Stress die Grenzen schwächen, verengt sich der Fluss, und die Person wird von inneren oder äußeren Anforderungen leichter überwältigt.

Das Ziel der Therapie innerhalb dieses Modells besteht nicht darin, Turbulenzen zu beseitigen – oder so zu tun, als könne der Fluss jemals auf Dauer vollkommen ruhig dahinfließen. Unser Ziel ist es vielmehr, den Menschen dabei zu helfen, zum zentralen Strom zurückzukehren. Die Psychotherapie zielt darauf ab, Sicherheit wiederherzustellen, das Toleranzfenster zu erweitern, Kohärenz zwischen den Ego-States herzustellen und dem Menschen zu helfen, seinen inneren Flow zurückzugewinnen. Es ist eine Reise hin zu *Integration und Ganzheitlichkeit*, auf der zuvor fragmentierte Teile des Selbst lernen, miteinander zu kommunizieren, zusammenzuarbeiten und gut zusammenzuleben. Glückliche Teile, glückliches Selbst!

Anwendung des Lebensflussmodells im Fall Esti

Die Geschichte von Esti, einem 5-jährigen Mädchen, das nach einem brutalen Raubüberfall traumatisiert ist, veranschaulicht die Anwendung des Lebensflussmodells in der Praxis. Am Abend des Überfalls wurde Estis Nervensystem aus dem zentralen Lauf in die wildbewegten äußeren Zonen getrieben. Terror, Hilflosigkeit und Verwirrung überwältigten sie. Danach machten ihre Symptome – Panikattacken, Albträume, Hyperventilation, Übelkeit, Wutanfälle und rassistische Ängste – deutlich, dass sie nicht in der sanften Strömung der Sicherheit lebte, sondern abwechselnd in sympathische Übererregung gerissen und von dissoziativer Abschaltung unter Wasser gezogen wurde, also in einen hybriden Zustand geriet.

Ihre Zeichnungen offenbarten die innere Geografie ihres Flusses. Das wütende rote Gesicht, der zwischen Blättern versteckte *Tiger* und ihre Darstellung der Überfallszene signalisierten das Vorhandensein sowohl symptom- als auch traumaassoziierter Ego-States. Diese inneren Anteile hielten ihre Wut, ihren Schrecken und ihre Verwirrung fest. Sie wurden durch Erinnerungen an das Trauma aktiviert, darunter ihre plötzliche Angst vor Precious, einer ansonsten geliebten Bezugsperson. Diese innere Fragmentierung spiegelte ein Nervensystem wider, das zwischen Übererregung und Erstarrung gefangen war, in einem hybriden Zustand, in dem sich Bedeutung, Emotion und Körperempfindung unentwirrbar verknäueln.

Vor Beginn der direkten Arbeit mit Esti stabilisierte der Therapeut klugerweise zuerst ihre Mutter. Der Fluss eines Kindes kann nicht ungestört dahinfließen, wenn die Umgebung, das Nervensystem der Eltern, in Aufruhr ist. Sobald die Mutter zu innerer Ausgeglichenheit zurückfand, begann Estis Fluss, an den Rändern sanfter zu werden. Sicherheit war in diesem Fall nicht nur ein abstraktes Konzept, sondern ein gelebter Beziehungszustand, der wiederhergestellt werden musste.

In den ersten Sitzungen half der Therapeut Esti, nach und nach in die Mitte ihres Flusses zurückzukehren. Einfache Erdungsübungen, spielerische Unterhaltungen, Malen und die Exploration ihres »starken Sommerbaums« unterstützten die ventral-vagale Aktivierung. Der Baum wurde zu einem Symbol für ihre Verwurzelung, ihre Widerstandsfähigkeit und ihr Vermögen, Stürmen zu trotzen. Indem sie sich selbst als stark, groß und standfest darstellte, gelangte sie zu einem ressourcenreichen Ego-State, der aus der Mitte des Flusses auftauchte.

Als der Therapeut Esti aufforderte, ihre Emotionen zu malen, kehrte das Bild des *Tigers* zurück, diesmal mit einer klareren Bedeutung. *Der Tiger* war nicht nur ein imaginäres Tier, sondern ein mächtiger Beschützer-Ego-State, der inmitten einer sympathischen Aktivierung entstanden war. Er barg ihre Wut, wehrhafte Wachsamkeit und ihren Instinkt, sich vor wahrgenommenen Gefahren zu schützen. Der Therapeut näherte sich dem *Tiger* mit Respekt anstatt mit Angst und erkannte seine schützende Absicht an. Diese innere Diplomatie trug dazu bei, dass *der Tiger* zu einem Verbündeten werden konnte und nicht zu einem Widersacher.

Um dem zielstrebigen Vorhaben des *Tigers*, »die Räuber zu zerfleischen«, entgegenzuwirken, führte der Therapeut *Heike* ein, einen sanften, schmetterlingsartigen Begleiter-Ego-State (oder Introjekt), der Unschuld, Freundschaft und Sicherheit repräsentierte. Indem *Heike* und *der Tiger* nebeneinander bestehen durften, wurde Estis Innenwelt weniger polarisiert und fähiger zu Integration.

Einer der tiefgreifendsten therapeutischen Momente entstand jedoch, als Esti der imaginären Figur *Nelson Mandela* begegnete. Durch diese symbolische Interaktion verinnerlichte sie ein weises und mitfühlendes Introjekt – jemanden, der Gerechtigkeit, Fairness und gewaltfreie Konfliktlösung verkörperte. *Mandela* fungierte als »ventral-vagale Figur« innerhalb ihrer Persönlichkeit, die die angstgesteuerten Befürchtungen des *Tigers* beruhigte und eine korrigierende emotionale Erfahrung anbot. Dieser Moment erweiterte Estis Fluss und schuf Raum für neue Bedeutungen, neue Möglichkeiten und eine neue Beziehung zu Gefahr und (ethnischer) Vielfalt.

Die Integration entwickelte sich fort, als der Therapeut Estis Ego-States zur Zusammenarbeit bewegen konnte. Gemeinsam stellten sie sich die Festnahme und die Haftstrafe der Räuber vor, nicht durch Gewalt oder Rachsucht, sondern via Gerechtigkeit und Wiedergutmachung. Durch diese gemeinsam konstruierte innere Erfahrung brachte Esti das Traumanarrativ auf eine Art und Weise zu Ende, die ihr das Gefühl von Sicherheit und Handlungsfähigkeit zurückgab.

In den letzten Phasen der Therapie wurde sichergestellt, dass die innere Sicherheit mit der äußeren Sicherheit übereinstimmte. Die Installation einer Alarmanlage, das Verriegeln der Autotüren und die Einbeziehung der ganzen Familie in eine kreative Collage aus freundlichen, netten Schwarzen Menschen stärkten ihre neue Weltsicht und unterstützten den Übergang von den turbulenten Ufern des Flusses zurück zu seinem ruhigen Mittellauf. Diese Handlungen demonstrierten das Prinzip der bewusst-unbewussten Komplementarität des Modells: Um wirklich Wurzeln schlagen zu können, muss innere Heilung sich in der realen Welt widerspiegeln.

Zwei Jahre später, als Esti bei unserem Besuch bei Mandela offen und selbstbewusst alles erzählte, wurde deutlich, dass der Fluss breiter und tiefer geworden war und zu seinem natürlichen Lauf zurückgefunden hatte. Sie hatte sich von Fragmentierung zu Ganzheit, von Angst zu Verbundenheit und von reinem Überleben hin zu Wachstum bewegt.

Fazit

Das Lebensflussmodell illustriert den eleganten Tanz zwischen Nervensystem, Ego-States und gelebter Erfahrung. An Estis Reise wird deutlich, wie Traumata das ruhige Dahinfließen des Flusses stören und wie sorgfältige, eingestimmte therapeutische Arbeit die Bewegung in Richtung Sicherheit, Integration und Resilienz wiederherstellt. Durch Stabilisierung, Imaginationsarbeit, innere Diplomatie und Beziehungsreparatur kehrte Esti in die Mitte ihres Flusses zurück, wo ihre ressourcenreichen Ego-States gedeihen konnten und wo sie ihr Selbstbewusstsein und ihr Zugehörigkeitsgefühl zurückgewinnen und ihren rechtmäßigen Platz in der Welt als ganzheitliches und lebendiges Kind einnehmen konnte.

3.8 Die fünfte Generation: Ego-State-Therapie mit KI-Unterstützung?

Angesichts der rasanten technologischen Entwicklung fragt man sich zunehmend, wie sich zukünftige EST-Sitzungen gestalten könnten, wenn künstliche Intelligenz, immersive Technologien und intelligente Assistenzsysteme zu einem festen Bestandteil der therapeutischen Praxis werden. Während diese Innovationen voranschreiten, laden sie dazu ein, uns vorzustellen, wie Psychotherapie aussehen könnte, wenn menschliche Präsenz und fortschrittliche digitale Begleiter Seite an Seite arbeiten. Wie könnten Ego-States in einer Welt auftauchen, kommunizieren oder sich verändern, in der holografische Umgebungen, neurosomatische Schnittstellen und reaktionsfähige KI-Systeme die therapeutische Landschaft prägen? Diese Fragen bilden den Hintergrund für die folgende, mit einem Augenzwinkern verfasste Geschichte:

Eine EST-Sitzung im Jahr 2089: Eine futuristische Erzählung, basierend auf dem Lebensflussmodell[10]

Ich möchte Sie zu einer imaginären EST-Sitzung einladen. Mein Name ist Dr. Woltemade Hartman IV. Ich bin Psychotherapeut, und wir schreiben das Jahr 2089. Die Psychotherapie hat sich zu immersiven neurosomatischen Erfahrungen entwickelt, in denen Patienten unter Anleitung intelligenter therapeutischer KI-Systeme ihre Innenwelt erkunden. Die »Lebensfluss«-Erfahrung – eine holografische Simulation der ANS-Leiter, der Ego-State-Ökologie und der Resilienzspiralen eines Menschen – ermöglicht es dem Einzelnen, seine inneren Anteile zu treffen, mit ihnen in Verhandlung zu treten und sie zu integrieren.

In dieser Zukunftsvision leitet AURA 9, ein moderner therapeutischer KI-Koordinator, zusammen mit dem zukünftigen Dr. Hartman IV eine Therapiesitzung, in der sich die Innenwelt der Patientin bildlich entfaltet. Ego-States erscheinen als Avatare – neurophysiologische und psychische Manifestationen, die in dem sanft leuchtenden Lauf des inneren Lebensflusses der Patientin treiben und schimmern.

10 Anmerkung des Autors: Teile der futuristischen EST-Geschichte wurden mit dem KI-Sprachmodell M365 Copilot (Microsoft Corporation 2025, https://copilot.microsoft.com [23.4.2026]) erstellt. Ich habe das Material sorgfältig bearbeitet und in das endgültige konzeptionelle und klinische Rahmenwerk integriert.

Nachfolgend das Protokoll einer solchen imaginären Sitzung, in der Technologie, polyvagale Präsenz, somatische Einstimmung und Ego-State-Diplomatie miteinander verschmelzen.

Sitzungstranskript: Reise durch den Fluss des Lebens

Patientin: Nora A. (37 Jahre)

Therapeuten: Dr. Hartman IV (Therapeut), AURA 9 (KI-Co-Therapeutin)

<table>
<tr><td colspan="2">Das Licht im Therapieraum wird gedimmt. Dünne tragbare Sensoren um Noras Schläfen pulsieren sanft, während die neurosomatische Erfahrung aktiviert wird.</td></tr>
<tr><td>AURA 9 intoniert mit ihrer warmen, modulierten Stimme:</td><td>»Nora … dein innerer Lebensfluss erscheint. Folge dem Gefühl deines Atems.«</td></tr>
<tr><td colspan="2">Der Boden des Praxisraums verwandelt sich in einen leuchtenden Fluss. In der Mitte erscheinen Blau- und Grüntöne. Es ist der ventrale Strom, der in rhythmischen, herzkohärenten Wellen dahinfließt. Abseits der Mitte verdunkelt sich das Wasser zu wirbelnden Orange- und Rottönen, und Turbulenzen werden sichtbar, als sich schmerzhafte Erinnerungen einstellen.</td></tr>
<tr><td>AURA 9 wendet sich an Nora:</td><td>»Wir sind hier, um deine inneren Anteile zu treffen, die heute bereit sind zu sprechen.«</td></tr>
<tr><td>Nora atmet tief ein und flüstert:</td><td>»Ich spüre … einen Druck in meiner Brust. Etwas zieht mich zum roten Wasser hin.«</td></tr>
<tr><td>Dr. Hartman IVs Stimme wird so moduliert, dass sie näher bei ihr zu sein scheint:</td><td>»Wir machen das gemeinsam, Nora, bleib jetzt bei mir, du bist in der Mitte deines Lebensflusses, du bist in Sicherheit, hier ist es gut auszuhalten. Wir bleiben in deiner Mitte verankert.«</td></tr>
<tr><td colspan="2">Während wir uns mit dem Fluss bewegen, taucht aus dem türkisfarbenen Nebel der erste Avatar auf – eine schimmernde Gestalt mit samtweichen, vornehm gezeichneten Flügeln, die über dem blauen Strom in der Luft schwebt.</td></tr>
<tr><td>AURA 9 vermeldet:</td><td>»Ressourcenreicher Ego-State erkannt: der geflügelte Beobachter. Ventral-vagal dominant. Bereit zu helfen.«</td></tr>
<tr><td>Die Flügel des Avatars flattern leicht und werfen wechselnde Farben auf Nora:</td><td>»Ich bin hier …«</td></tr>
<tr><td>Avatar:</td><td>»… aber sie …«</td></tr>
<tr><td colspan="2">Der Avatar blickt in Richtung der roten Zone.</td></tr>
<tr><td>Avatar:</td><td>»… hat wieder Angst.«</td></tr>
<tr><td colspan="2">Nora hält den Atem an. Am anderen Ufer des Flusses kauert eine kleine Gestalt, eingehüllt in einen Kokon aus dunklem, flackerndem Licht.</td></tr>
<tr><td>Nora flüstert:</td><td>»Wer ist das?«</td></tr>
</table>

<table>
<tr><td>AURA 9 antwortet:</td><td>»Traumaassoziierter Ego-State erkannt. ANS-Wert: dorsal-vagale Abschaltung. Hybride Spuren vorhanden.«</td></tr>
<tr><td>Dr. Hartman IV gestikuliert in Richtung geflügelter Beobachter:</td><td>»Bitte hilf uns, uns ihr zu nähern.«</td></tr>
<tr><td colspan="2">Der Avatar mit den samtweichen Flügeln schwebt voraus und gibt einen leisen harmonischen Ton von sich – polyvagale Resonanz, die Sicherheit in die innere Erfahrung einbringt. Das rote Wasser wird ruhiger, zieht sich leicht zurück und gibt den Blick frei auf eine schmale Brücke aus pulsierendem Licht. Während wir die Brücke überqueren, hebt die zusammengekauerte Gestalt – das Schattenkind – den Kopf. Ihre Augen spiegeln ein Meer aus Angst, Scham und den stummen Spuren der Bedrohung wider.</td></tr>
<tr><td>Nora streckt die Hand aus, zögert dann jedoch und zittert.
Das Schattenkind flüstert:</td><td>»Ich weiß nicht, wo ich hingehöre. Ich bin verloren zwischen Weglaufen und Verschwinden.«</td></tr>
<tr><td>AURA 9 verkündet leise:</td><td>»Hybrider Zustand bestätigt: Schreck-/Shutdown-Muster. Sympathischer Anstieg gepaart mit parasympathischer Erstarrung. Bereit für Verhandlungssequenz.«</td></tr>
<tr><td>Dr. Hartman IV zu Nora:</td><td>»Du hast überlebt. Du bist jetzt nicht allein.«</td></tr>
<tr><td colspan="2">Die Farbe des Flusses um Nora herum wird zarter.
Plötzlich erwächst hinter ihnen ein riesiger Avatar, gestreift, stark, aus flüssigem Gold und glühendem Licht. Seine Augen blitzen wie schützendes Feuer.</td></tr>
<tr><td>AURA 9 identifiziert ihn:</td><td>»Beschützer-State: der feurige Wächter. Sympathische Mobilisierung. Hohe Aktivierung.«</td></tr>
<tr><td>Der feurige Wächter knurrt und scannt die Umgebung auf eine Bedrohung hin ab:</td><td>»Niemand kommt ihr zu nahe. Ich habe einmal versagt. Ich werde nicht noch einmal versagen.«</td></tr>
<tr><td>Nora zuckt zusammen, doch Dr. Hartman IV bleibt ruhig:</td><td>»Feuriger Wächter, wir sehen und ehren deine Stärke. Wir brauchen dich auf unserer Seite – nicht gegen uns.«</td></tr>
<tr><td colspan="2">AURA 9 projiziert einen kohärenten Strahl ventraler Sicherheitstöne auf den feurigen Wächter. Sein mächtig-massiger Körper wirkt nun weniger martialisch, die Glut kühlt ab zu einem warmen Gold.</td></tr>
<tr><td>Das Schattenkind wirft vorsichtige Blicke nach oben:</td><td>»Du musst nicht mehr kämpfen. Nicht in unserem Inneren.«</td></tr>
<tr><td>Nora reagiert mit bebender, aber klarer Stimme:</td><td>»Ich wusste nicht, dass ihr beide versucht habt, mich zu beschützen, jeder auf seine Weise …«</td></tr>
<tr><td>AURA 9 erklärt mit sanfter Stimme:</td><td>»Integrationspunkt erkannt. Multi-State-Kohärenzfeld wird initiiert.«</td></tr>
<tr><td colspan="2">Eine Welle warmen Lichts, ausgehend von der Mitte des Flusses, umfängt alle drei Avatare. Der geflügelte Beobachter breitet seine vornehmen Schwingen weit aus und stellt so eine Resonanzbrücke zwischen feurigem Wächter und Schattenkind her.</td></tr>
</table>

<table>
<tr><td>Dr. Hartman IV leitet Nora sanft an:</td><td>»Atme in die Mitte hinein. Lass den Fluss deine Intention tragen.«</td></tr>
<tr><td colspan="2">Nora nimmt einen tiefen Atemzug, und der Fluss reagiert darauf, indem seine Farbe von Blau zu Smaragdgrün wechselt.
Der Kokon des Schattenkinds löst sich auf.
Der feurige Wächter senkt sein mächtiges Haupt.
Der geflügelte Beobachter berührt beide mit je einer leuchtenden Schwingenspitze.
Zum ersten Mal sehen sich alle drei Avatare bewusst an.</td></tr>
<tr><td>AURA 9 schließt die Integrationsphase ab:</td><td>»Co-Regulation erreicht. Ego-State-Kommunikation wiederhergestellt. Systemkohärenz steigt. Verkörperung nimmt zu.«</td></tr>
<tr><td colspan="2">Nora spürt nun die Veränderung, eine innere Weite, als würden sich ihre Grenzen ausdehnen. Der Druck löst sich auf. Wärme erfüllt ihren Brustraum.</td></tr>
<tr><td>Nora flüstert:</td><td>»Ist es das … fühlt sich so Ganzsein an?«</td></tr>
<tr><td>Dr. Hartman IV erklärt mit einem Lächeln:</td><td>»Das Fließen, der Flow fängt an, in dein Leben zurückzukehren.«</td></tr>
<tr><td colspan="2">Die Avatare verschmelzen mit dem smaragdgrünen Strom – sie verschwinden nicht, sondern wandeln sich – schimmernde Fäden, die sich zu einem einheitlichen, fließenden Strom verweben. Der Lebensfluss wird heller, seine Randbereiche verwandeln sich in Spiralen der Möglichkeiten und Chancen.</td></tr>
<tr><td>AURA 9 bietet die abschließende Reflexion:</td><td>»Deine innere Welt wartet darauf, weiter erforscht zu werden. Heute hast du eine Brücke wiederaufgebaut. Der Flow kehrt zurück. Du bist wieder in deinem Flow.«</td></tr>
<tr><td colspan="2">Die Lampen im Praxisraum werden langsam wieder heller, während Nora die Augen öffnet. Sie ist ruhiger, ausgeglichener, neu verbunden mit einem inneren Ökosystem, das sich nicht mehr fragmentiert anfühlt, sondern wieder lebendig und ganz.</td></tr>
</table>

Fazit

Diese Fantasie-EST-Sitzung, die im Jahr 2089 spielt, schildert eine tiefgreifende neurosomatische Therapieerfahrung, bei der moderne holografische Simulationen und KI-gestützte Interventionen mit einem menschlichen Therapeuten zusammenarbeiten. Der »Lebensfluss« wird zu einer visuellen und sensorischen Landschaft, in der die Patientin auf innere Ego-States trifft, die sich als symbolische Avatare manifestieren. Unter Anleitung von Dr. Hartman IV und dem KI-System AURA 9 navigiert die Patientin durch ventrale Sicherheit, sympathische Mobilisierung und dorsale Abschaltung, jeweils dargestellt als lebende Wesen. Jeder Ego-State, vom *geflügelten Beobachter* über das *Schattenkind* bis hin zum *feurigen Wächter*, offenbart unterschiedliche ANS-Muster und Schutzfunktionen. Durch abgestimmte Co-Regulation, polyvagale Signale und KI-gestütztes Monitoring verläuft die Sitzung in Richtung Integration und stellt die innere Kommunikation und Kohärenz wieder her. Betont wird ein therapeutisches Ökosystem, in dem somatische Einstimmung,

Beziehung und modernste Technik harmonisch zusammenwirken, um eine tiefe innere Heilung zu unterstützen.

Bei allem Augenzwinkern wirft diese Fantasiesitzung doch ernsthafte Fragen darüber auf, wie Psychotherapie in Zukunft aussehen könnte. Da KI-Systeme physiologische Muster und emotionale Signale immer besser und nuancierter erkennen, könnten sie sich zu hochqualifizierten Therapieassistenten entwickeln, die den menschlichen Therapeuten unterstützen, ohne ihn freilich zu ersetzen. Die Vision deutet an, dass zukünftige Therapien immersive Simulationen, Neurofeedback und KI-gesteuerte Zustandserkennung kombinieren könnten, um den Zugang zu Emotionen zu erleichtern, Embodiment zu vertiefen und Integrationsprozesse zu beschleunigen. Den Kern der Heilung bilden jedoch nach wie vor therapeutische Beziehung, Empathie und menschliche Präsenz. Weit davon entfernt, den Therapeuten zu ersetzen, erhöht die KI in diesem Szenario die therapeutische Präzision und wahrt gleichzeitig die zentrale Rolle des Therapeuten. Sollten solche Technologien entstehen, könnten zukünftige EST-Sitzungen tatsächlich dieser kollaborativen, multisensorischen und gemeinsam regulierten Erfahrung ähneln, bei der Menschlichkeit und KI-Systeme zusammenarbeiten, um innere Welten zum Leben zu erwecken und damit Patienten zu mehr Ganzheitlichkeit zu führen.

3.9 Zusammenfassung

Dieser Beitrag bietet einen umfassenden, historisch fundierten und zugleich zukunftsorientierten Überblick über die Entwicklung der Ego-State-Therapie und verfolgt ihren Weg von den frühen psychoanalytischen Ursprüngen bis hin zu zeitgenössischen kombinierten somatisch-neurophysiologischen Ansätzen. Ausgehend von grundlegenden Theoretikern wie Janet, Federn, C. G. Jung, Erickson und den Pionierarbeiten von John und Helen Watkins habe ich skizziert, wie sich das Verständnis der Persönlichkeit von einem Einheitskonzept hin zu einem dynamischen System differenzierter Ego-States gewandelt hat, die adaptiv als Reaktion auf Entwicklungsanforderungen und Traumata entstehen.

Der Beitrag bietet eine systematische Darstellung von vier EST-Generationen, die jeweils eine Erweiterung der Theorie und Methode enthalten. Die *erste Generation*, die auf Federns Energiemodell basiert, konzeptualisierte Ego-States als adaptive Konfigurationen psychischer Energie.

Die *zweite Generation* verfeinerte die klinischen Methoden, kodifizierte die theoretischen Grundlagen der EST und führte das wichtige SARI-Modell ein – *Safety* (Sicherheit), *Activation* (Aktivierung), *Repair* (korrigierende Erfahrung) und *Integration* –, das später von mir um eine fünfte Phase erweitert wurde: Anpassung und posttraumatisches Wachstum, wobei der Schwerpunkt auf der Funktionsfähigkeit in der realen Welt und auf Resilienz liegt. Diese Ergänzung stellt einen wichtigen klinischen Vorteil dar: Sie schlägt eine Brücke zwischen inneren therapeutischen Gewinnen und äußeren Verhaltensänderungen.

Die *dritte Generation* konzentrierte sich auf die Integration des Erickson'schen Utilisationsprinzips in die EST. Diese Synthese zeigt auf, wie Therapeuten die spontanen verbalen, somatischen und symbolischen Äußerungen ihrer Patienten utilisieren, das heißt kreativ »nutzen« können, um Veränderung in Gang zu setzen und Heilung zu fördern. Das vorgeschlagene zehn Aspekte umfassende Utilisationsmodell bietet einen praktischen Fahrplan – mit Themen wie: Therapieziele, Geschenkverpacken, Maßschneidern, Prozessieren/Verarbeiten, Interventionsstil, therapeutische Allianz und hypnotische Phänomene –, der die EST flexibler, reagibler und patientenzentrierter macht.

Die *vierte Generation* führt einen transformativen Wandel ein, indem sie Somatic Experiencing®, die Polyvagaltheorie und zeitgenössische Neurowissenschaften in die EST integriert. Ego-States werden neu definiert als neurophysiologische und psychische Manifestationen von Zuständen des ANS. In diesem Beitrag habe ich zwei innovative Modelle vorgestellt:

1) die *Leiter der ANS-Zustände und Entstehung von Ego-States*, die ventrale, sympathische, dorsale und hybride ANS-Muster mit der Entstehung spezifischer Ego-States verknüpft und Klinikern eine präzise Roadmap für Pacing, Titrieren und Co-Regulation an die Hand gibt
2) das überarbeitete *Lebensflussmodell*, eine leicht verständliche Illustration, die Sicherheit, Belastung/Stress, Trauma und Integration als einen fließenden Fluss konzeptualisiert, der durch Zustandsveränderungen des ANS geformt wird. Dieses Modell verdeutlicht klinische Ziele, unterstützt die Aufklärung der Patienten und integriert somatische, emotionale, kognitive und relationale Selbstregulation in einen einheitlichen therapeutischen Weg

Beide Modelle bieten große Vorteile für die Traumabehandlung: Sie übersetzen komplexe Neurowissenschaften in praktische klinische Instrumente, erhöhen durch die Berücksichtigung des Toleranzfensters die Sicherheit und helfen Therapeuten, Dissoziation als einen verkörperten Prozess und nicht als ein rein psychisches Phänomen zu verstehen.

Ausführliche Fallvignetten, darunter Helen Watkins' bislang unveröffentlichter Fall eines vorgeburtlichen Traumas, die Heilung einer psychogenen Aphonie und die Behandlung eines traumatisierten Kindes mithilfe innerer Diplomatie, demonstrieren die Tiefe, Kreativität und Anpassungsfähigkeit der EST über alle Altersgruppen und Symptombilder hinweg. Diese Fallvignetten veranschaulichen, wie sich dissoziierte States durch erfahrungsbezogene, somatische und narrative Techniken kontaktieren, verstehen, reorganisieren und integrieren lassen.

Der Beitrag schließt mit der visionären Erkundung einer *fünften Generation* von EST-Therapeuten, in der – nicht ohne Augenzwinkern – vorgestellt wird, wie KI-gestützte, immersive, neurosomatische Technologien die therapeutische Arbeit der Zukunft unterstützen könnten.

3.10 Literatur

Alexander, F. (1930): The neurotic character. *International Journal of Psychoanalysis* 11: 292–311.
Aronson, A. E. (1990): Clinical voice disorders. An interdisciplinary approach. New York/NY (Thieme Medical), 3rd ed.
Battino, R. a. T. L. South (1999): Ericksonian approaches. A comprehensive manual. Carmarthen, Wales/UK (Crown House).
Beahrs, J. O. (1982): Unity and multiplicity. Multilevel consciousness of self in hypnosis, psychiatric disorder and mental health. New York/NY (Brunner/Mazel).
Berne, E. (1961): Transactional analysis in psychotherapy. A systematic individual and social psychiatry. New York/NY (Grove).
Braun, B. G. (1986): Issues in the treatment of multiple personality disorder. *American Journal of Psychotherapy 40* (2): 161–178.
Campbell, M. C., A. Smakowski, M. Rojas-Aguiluz, L. H. Goldstein, E. Cardeña et al. (2023): Dissociation and its biological and clinical associations in functional neurological disorder: Systematic review and meta-analysis. *British Journal of Pychiatry 9* (1): e2.
Chu, J. A. , P. F. Dell, O. Van der Hart, E. Cardeña, P. M. Barach et al. (2011): International Society for the Study of Trauma and Dissociation: Guidelines for treating dissociative identity disorder in adults, 3rd rev. *Journal of Trauma and Dissociation* 12: 115–187.
Coons, P. M. (1984): The differential diagnosis of multiple personality. *Dissociation* 1 (1): 2–9.
Dana, D. (2018): The polyvagal theory in therapy. Engaging the rhythm of regulation. New York/NY (W. W. Norton).
Dana, D. (2022): Polyvagal theory in practice [Workshop handouts]. Northampton/MA (Western Region Homeland Security Advisory Council).
Doody, J. S., G. Burghardt a. V. Dinets (2023): The evolution of sociality and the polyvagal theory. *Biological Psychology* 180: 108569. Verfügbar unter: https://polyvagalteen.com/wp-content/uploads/2023/08/2304.09238.pdf [22.4.2026].
Ecker, B., R. Ticic a. L. Hulley (2012): Memory reconsolidation. How the brain unlearns. In: dies. (eds.): Unlocking the emotional brain. New York/NY (Routledge), pp. 13–38.
Edgette, J. H. a. J. S. Edgette (1995): The handbook of hypnotic phenomena in psychotherapy. New York/NY (Brunner/Mazel).
Emmerson, G. (2006): Advanced skills and interventions in therapeutic counseling. Norwalk/CT (Crown House).
Erickson, M. H. (1959): Further clinical techniques of hypnosis: Utilization techniques. *American Journal of Clinical Hypnosis* 2: 3–21.
Erickson, M. H. (1980): The collected papers of Milton H. Erickson on hypnosis (vol. 1–4). New York/NY (Irvington).
Erickson, M. H. a. E. L. Rossi (1976): Hypnotic realities. The induction of clinical hypnosis and forms of indirect suggestion. New York/NY (Irvington).
Erickson, M. H. a. E. L. Rossi (1981): Experiencing hypnosis. Therapeutic approaches to altered states. New York/NY (Irvington).
Fani, N., T. Fulton a. B. Botzanowski (2024): The neurophysiology of interoceptive disruptions in traumaexposed populations. In: S. Khalsa a. A. Powers (eds.): Perceptual dysregulation in psychiatric nosology. Cham (Springer), pp. 217–244.
Federn, P. (1952): Ego psychology and the psychoses. New York/NY (Basic).
Forgash, C. a. M. Copeley (2008): Healing the heart of trauma and dissociation with EMDR and ego state therapy. New York/NY (Springer).

Fourie, G. (2009): Ego state therapy in the treatment of trauma. An exploratory study. University of Johannesburg, South Africa (Doctoral dissertation).
Frederick, C. (1990): Hypnotically facilitated ego state therapy in the treatment of dissociative disorders. *American Journal of Clinical Hypnosis* 33 (1): 1–10.
Frederick, C. (1993): Ego state therapy for dissociative disorders. *Dissociation* 6 (3): 162–170.
Frederick, C. (1994): Silent partners: The hypnotherapeutic relationship with non-verbal ego states. *Hypnos* 21: 141–149.
Frederick, C. (1996): Clinical applications of ego state therapy. *American Journal of Clinical Hypnosis* 38 (4): 237–249.
Frederick, C. a. S. McNeal (1993): Ego state therapy for complex trauma. *American Journal of Clinical Hypnosis* 36 (1): 1–12.
Frederick, C. a. S. McNeal (1999): Inner strengths. Contemporary psychotherapy and hypnosis for ego-strengthening. Mahwah/NJ (Lawrence Erlbaum).
Frederick, M. a. M. Phillips (1995): Decoding mystifying signals: Translating symbolic communications of elusive ego states. *American Journal of Clinical Hypnosis* 38 (2): 87–96.
Fritzsche, K. u. W. Hartman (2010): Einführung in die Ego-State-Therapie. Heidelberg (CarlAuer).
Gilligan, S. G. (1987): Therapeutic trances. The cooperation principle in Ericksonian hypnotherapy. New York/NY (Brunner/Mazel).
Hartman, W. (1995): Ego state therapy with sexually traumatized children. Pretoria, Südafrika (Kagiso).
Hartman, W. (1997): Advanced techniques of Ericksonian utilization. The use of symptom words, figures of speech, and sequences in guiding ego state associations. (Paper presented at the meeting of the International Society of Hypnosis, San Diego/CA).
Hartman, W. (2002): Ego state therapy – then and now: Towards a naturalistic utilisation approach. *Hypnos* 29: 52–58.
Hartman, W. (2019): Einführung in die Ego-State-Therapie. (Unveröffentl. Schulungsunterlagen für Seminar 1 in Wiesbaden, 4.–8.11.2019).
Hartman, W. (2025): Einführung in die Ego-State-Therapie. (Unveröffentl. Schulungsunterlagen für Seminar 1 in Wien, 10.–12.9.2025).
Hilgard, E. R. (1977): Divided consciousness. Multiple controls in human thought and action. New York/NY (Wiley).
James, W. (1983): The principles of psychology (vol. 1–2). Cambridge/MA (Harvard University).
Janet, P. (1919): Les médications psychologiques (vol. 1–3). Paris (Félix Alcan).
Janet, P. (1976): Psychological healing. A historical and clinical study (vol. 1–2). New York/NY (Arno).
Jung, C. G. (1969): The structure and dynamics of the psyche (The collected works of C. G. Jung, vol. 8). Princeton/NJ (Princeton University), 2nd ed.
Kershaw, K. (1994): The healing power of the story. In: S. R. Lankton a. K. K. Erickson (eds.): The essence of a single session success (Ericksonian Monographs, vol. 9). New York/NY (Brunner/Mazel).
Kluft, R. P. (1987): The phenomenology and treatment of extremely complex multiple personality disorder. *Dissociation* 1 (4): 47–58.
Lankton, S. R. a. C. Lankton (1987): Central themes and principles of Ericksonian therapy. New York/NY (Brunner/Mazel).
Lebois, L. A. M., J. D. Wolff, S. B. Hill, B. Bigio, S. Winternitz et al.(2022): Resting-state functional connectivity correlates of dissociation and symptom severity in trauma-exposed individuals. *Neuropsychopharmacology* 47 (2): 346–354.

Levine, P. A. (2010): In an unspoken voice. How the body releases trauma and restores goodness. Berkeley/CA (North Atlantic).

Menon, V. (2021): Dissociation by network integration. *American Journal of Psychiatry* 178 (2): 97–100.

Oettingen, G. (2014): Rethinking positive thinking. Inside the new science of motivation. New York/NY (Current/Penguin Random House).

O'Hanlon, W. (1987): Taproots. Underlying principles of Milton Erickson's therapy and hypnosis. New York/NY (W. W. Norton).

Phillips, M. (1993): The use of ego-state therapy in the treatment of post-traumatic stress disorder. *American Journal of Clinical Hypnosis 35 (4):* 241–249.

Phillips, M. (1995): Our bodies, our selves: Treating the somatic expressions of trauma with ego-state therapy. *American Journal of Clinical Hypnosis 38* (2): 109–121.

Phillips, M. a. C. Frederick (1995): Healing the divided self. Clinical and theoretical perspectives in ego state therapy. New York/NY (Irvington).

Porges, S. W. (2011): The polyvagal theory. Neurophysiological foundations of emotions, attachment, communication, and self-regulation. New York/NY (W. W. Norton).

Porges, S. W. (2022): Polyvagal theory: A science of safety. *Frontiers in Integrative Neuroscience* 16: 871227. DOI: 10.3389/fnint.2022.871227.

Porges, S. W. (2025): Polyvagal theory: Current status, clinical applications, and future directions. *Clinical Neuropsychiatry* 22 (3): 169–184.

Porges, S. W. a. S. Porges (2023): Our polyvagal world. How safety and trauma change us. New York/NY (W. W. Norton).

Prince, M. (1906): The dissociation of a personality. A biographical study in abnormal psychology. New York/NY (Longmans, Green, and Co.).

Putnam, F. W. (1989): Diagnosis and treatment of multiple personality disorder. New York/NY (Guilford).

Ross, C. A. (1989): Multiple personality disorder. Diagnosis, clinical features, and treatment. New York/NY (Wiley).

Scaer, R. (2014): The body bears the burden. Trauma, dissociation, and disease. New York/NY (Routledge), 3rd ed.

Schalinski, I., M. Schauer a. T. Elbert (2015): The Shutdown Dissociation Scale (Shut-D). *European Journal of Psychotraumatology 6 (1):* 25652.

Schauer, M. a. T. Elbert (2010): Dissociation following traumatic stress: Etiology and treatment. *Zeitschrift für Psychologie/Journal of Psychology 218* (2): 109–127.

Siegel, D. J. (1999): The developing mind. Toward a neurobiology of interpersonal experience. New York/NY (Guilford).

Siegel, D. J. (2012): The developing mind. How relationships and the brain interact to shape who we are. New York/NY (Guilford), 2nd ed.

Siegel, D. J. (2016): Mind. A journey to the heart of being human. New York/NY (W. W. Norton).

Steiner, G. (1975): After Babel. Aspects of language and translation. London (Oxford University Press).

Torem, M. S. (1987): Ego state therapy in the treatment of dissociative disorders. *American Journal of Clinical Hypnosis 30* (1): 1–10.

Ueno, D., H. Ohira a. J. Narumoto (2023): Editorial: Interoception and the autonomic nervous system: Investigating affect, decision-making, and mental health. *Frontiers in Neuroscience* 16: 1–2.

Van der Kolk, B. (2014): The body keeps the score. Brain, mind, and body in the healing of trauma. New York/NY (Viking).

Van Riper, C. a. L. Emerick (1984): Speech correction. An introduction to speech pathology and audiology. Englewood Cliffs/NJ (PrenticeHall), 8th ed.
Watkins, H. H. (1993): Ego-state therapy: An overview. *American Journal of Clinical Hypnosis 35 (4)*: 232–240.
Watkins, J. G. (1978): The therapeutic self. Developing resonance – key to effective relationships. New York/NY (Human Sciences Press).
Watkins, J. G. (1992): Hypnoanalytic techniques (The practice of clinical hypnosis, vol. 2). New York/NY (Irvington).
Watkins, J. G. a. H. H. Watkins (1979): Ego states: Theory and therapy. *American Journal of Clinical Hypnosis* 21 (4): 254–268.
Watkins, J. G. a. H. H. Watkins (1991): Hypnosis and ego-state therapy. In: P. A. Keller a. S. R. Heyman (eds.): Innovations in clinical practice, vol. 10. Sarasota/FL (Professional Resources Exchange), pp. 23–37.
Watkins, J. G. a. H. H. Watkins (1997): Ego states. Theory and therapy. New York/NY (W. W. Norton).
Weiss, E. (1960): The structure and dynamics of the human mind. New York/NY (Grune & Stratton).
World Health Organization (2019): International classification of diseases for mortality and morbidity statistics (11th rev.). Genf (World Health Organization).
Yapko, M. D. (1986): Hypnosis and the treatment of depressions. Strategies for change. New York/NY (Brunner/Mazel).
Yapko, M. D. (1995): Essentials of hypnosis. New York/NY (Brunner/Mazel).
Yapko, M. D. a. S. R. Criswell (2025): Trancework. An introduction to the practice of clinical hypnosis. New York/NY (Routledge), 6th ed.
Zanotta, S. (2018): Wieder ganz werden. Traumaheilung mit Ego-State-Therapie und Körperwissen. Heidelberg (Carl-Auer).
Zanotta, S. (2024): Somatic ego state therapy for trauma healing. Whole again. London (Routledge).
Zeig, J. K. (1990): Seeding. In: J. K. Zeig a. S. G. Gilligan (eds.): Brief therapy. Myths, methods, and metaphors. New York/NY (Brunner/Mazel), pp. 221–246.
Zeig, J. K. (1992): The virtues of our faults. A key concept of Ericksonian psychotherapy. In: ders. (ed.): The evolution of psychotherapy. The second conference. New York/NY (Brunner/Mazel), pp. 252–269.
Zeig, J. K. (1994): Ericksonian methods. The essence of the story. New York/NY (Brunner/Mazel).

4 Der Ego-State-Kosmos: Philosophie trifft Ego-State-Therapie

Florian Huber

Abstract

Ziel dieses Kapitels ist es, mehr Integration und Raum im Ego-State-Therapie-Diskurs zu schaffen – auch historisch. Wir wollen den Wurzeln der Ego-State-Therapie nachspüren, die noch weiter zurückreichen als die Arbeiten von Paul Federn (1956). Deshalb teilt sich der Artikel in einen mythologischen, einen philosophischen und einen sozialpsychologischen Beitrag zur Ego-State-Arbeit. Im Buddhismus und in der christlichen Mythologie finden sich bereits Teilekonzepte. Ebenso in der Götterwelt des antiken Griechenland. Ich werde zeigen, dass diese vielfältigen Geschichten in unseren Hirnstrukturen plastisch repräsentiert sind. Im Anschluss werde ich das Konzept der Archetypen beleuchten und ihre Beziehung zur Ego-State-Arbeit veranschaulichen. Dazu werde ich ein Modell präsentieren, das einen neuen Blick auf die Ego-State-Arbeit wirft. In der zweiten Hälfte werde ich Montaignes Widersprüchlichkeit als Beispiel für die Erzählung einer modernen Ego-State-Perspektive nutzen. Im Weiteren stelle ich die Wirksamkeit von Philosophie und Psychotherapie gegenüber. Hier werden dann auch die Grenzen sichtbar. Dabei werden wir Descartes' Weltbild und seinen Einfluss auf die moderne Wissenschaft streifen. Schließen möchte ich mit einer sozialpsychologischen Perspektive, die zeigt, dass es die historischen Gegebenheiten sind, die erst die Teile-Therapien – und insbesondere die Ego-State-Therapie – begünstigt haben. Fallvignetten runden die Beiträge ab.

Schlüsselwörter: Ego-State-Therapie, Körperorientierte Ego-State-Therapie, Ego-State-Coaching, Polytheismus, Mythologie, Philosophie, Archetypen, Sozialpsychologie, Integration

4.1 Einleitung

»Warum Philosophie?« Eine Frage, die schon seit Jahrtausenden Debatten auslöst und nie befriedigend beantwortet werden kann. Nun, wir tun es trotzdem. Genau wie die Psychotherapie. Obwohl die Frage »Warum Psychotherapie?« – und in diesem Falle »Warum Ego-State-Therapie?« – einfacher zu beantworten scheint: Wir wollen Menschen dabei unterstützen, ihre Ich-Anteile besser zu integrieren. Da ich sowohl in der Philosophie als auch in der Ego-State-Arbeit zu Hause bin, ist es mein

Anliegen, dem Leser beide Seiten näherzubringen –, auch weil es dieses Vorhaben im Ego-State-Diskurs meines Wissens bisher noch nicht gab.

Ich verfolge damit zwei grundlegende Aspekte: Einerseits möchte ich darauf hinweisen, dass die Vorstellung der Seele als kohärentes Ganzes womöglich selbst ein Mythos ist. Antike Erzählungen weisen bereits auf die Vielgestaltigkeit hin, die sich in der späten Moderne zusehends zur Zerrissenheit entwickelt. Und diese Zerrissenheit hat nicht nur individuelle Gründe wie Traumatisierung, sondern auch gesellschaftliche. Zum anderen möchte ich den Diskurs über Teilidentitäten und Ego-State-Therapie im zweiten Teil selbst wieder ein Stück weit in eine ganzheitliche Betrachtung führen. Denn spätestens seit Descartes stellt sich die Frage nach dem Leib-Seele-Problem erneut.

4.2 Mythology meets Ego State Therapy

Im Anfang

In der Ego-State-Theorie (Watkins u. Watkins 2019) führen die frühesten Bezüge auf Paul Federn (1956) zurück. In der hebräischen Ausgabe der *Bibel* steht aber bereits im Buch Genesis:

> »בְּרֵאשִׁ֖ית בָּרָ֣א אֱלֹהִ֑ים אֵ֥ת הַשָּׁמַ֖יִם וְאֵ֥ת הָאָֽרֶץ׃«
> – übersetzt: »Im Anfang schuf (*sic.*) *Götter* Himmel und Erde« (Elliger u. Rudolph 1997, Gen 1,1; Hervorhebung d. A.).

Das Wort *Elohim* – »die Götter« – ist in der ursprünglichen, hebräischen Fassung großgeschrieben und lässt darauf schließen, dass hier die Mehrzahl gemeint ist, auch wenn wir uns an den Singular gewöhnt haben. Aber wer ist dieser Gott, der auch *mehrere* ist? Er ist Gott Vater, Gott Sohn und Gott, der Heilige Geist. Er verkörpert die heilige Trinität in *einem*.

Seibel (2023)[11] erklärt dazu:

> »Die hebräische Sprache hat eine Besonderheit im Unterschied zur deutschen: Es gibt nicht nur Einzahl und Mehrzahl, sondern auch einen Dual (Zweizahl). Das heißt, das Hebräische ist in der Lage, die Menge von zwei Personen usw. durch eine besondere Wortform auszudrücken. Bei ›Elohim‹ aber werden *weder die Einzahl noch dieser Dual* gewählt, sondern die Mehrzahl (also mehr als zwei). Gott ist *einer* und doch *drei Personen*! Bezeichnend ist dabei, dass mit diesem Gottes-Namen in der Mehrzahl ›Elohim‹ oft ein Verb in der Einzahl verbunden wird: ›Im Anfang schuf [Einzahl] Gott [Mehrzahl: Elohim] den Himmel und die Erde.‹ Das verdeutlicht, dass die drei Personen der Gottheit nicht unabhängig oder getrennt voneinander handeln. Sie sind *eins*!«

Hier ist also die Teile-Idee schon in der biblischen Erzählung angelegt. In diesem Kontext erinnere ich mich an ein Erlebnis, das ich vor einigen Jahren in Freiburg

11 Zur weiteren Diskussion siehe auch: https://www.die-bibel.de/ressourcen/wibilex/altes-testament/gottesbezeichnungen-gottesnamen-at [1.6.2025].

hatte. Es begann zu regnen, und ich hatte keinen Schirm dabei. Also flüchtete ich in ein Gotteshaus. Zu meiner Überraschung war dort gerade eine katholische Messe. Der Pfarrer blickte in seiner Predigt auf das irdische Lebensende und versicherte seiner Gemeinde: »Am Ende gehen wir alle als Fragmente. Und es liegt an Gott, uns wieder ganz zu machen.« »Tröstlich«, dachte ich, »dass hier auch davon ausgegangen wird, dass wir ›Fragmente‹ sind.« Aber war dem Pfarrer bewusst, dass der hebräische Gott selbst mehrere Seiten oder Facetten hat?

Das Teilemodell polytheistischer Mythologien

Wenn wir noch ein Stück weiter zurückblicken, finden wir in der antiken Mythologie der Griechen noch offensichtlichere Hinweise auf ein psychisches Teilekonzept. Jeder Teil der olympisch-göttlichen Ordnung – jeder Gott, jede Göttin und jeder Halbgott – kann als eine Personifizierung von Eigenschaften und Prinzipien der menschlichen Welt gelesen werden. Personifizierungen, die über Internalisierungsvorgänge Einzug in unsere Seelen finden. Das ist die psychoanalytische Deutung und damit eine von sieben verschiedenen Lesarten der griechischen Mythologie (Rose 1997, S. 1–12). Man kann die mythischen Erzählungen als Vorbild oder gar als *Urbild* des Teile-Gedankens sehen, der heute seine Entsprechung im therapeutisch ausgearbeiteten Ego-State-Modell findet – so, als wäre die griechische Mythologie selbst ein Abbild einer uralten Seele mit vielen verschiedenen Teilen. Sie wirkt im Rückblick wie eine gewaltige »innere Familie« mit all ihren Konflikten und all ihrem Potenzial.

Allerdings besteht der Unterschied zur Ego-State-Theorie darin, dass sich Ego-States nie, wie die mehr oder weniger klar umrissenen Gottheiten der Griechen, im Vorfeld beschreiben lassen. Wir müssen sie vielmehr nach den therapeutischen Prinzipien der Compliance, den Gesetzen des Unbewussten, der Verdrängungsmechanismen und Widerstände im Klienten kennenlernen. Das unterscheidet das Ego-State-Modell von anderen Teile-Modellen, die davon ausgehen, dass es ein »inneres Kind« oder einen »inneren Kritiker« gibt. In meinem Verständnis von Ego-State-Therapie gehen wir zwar davon aus, dass es zum Beispiel auch kindliche oder kritische Anteile in uns geben könnte, aber man kann sie eben nicht einfach als »inneres Kind« oder »inneren Kritiker« bezeichnen. Sie wollen kennengelernt werden und können dafür auch eigene Namen oder eine eigene Umschreibung haben wie zum Beispiel der »wilde Matrose« (siehe unten). Das ist der Vorteil einer Methode, bei der wir direkt in Kontakt mit Persönlichkeitsanteilen treten und eine Verhandlung der inneren Dynamik anregen.

Urbilder und Bedürfnisse

Die griechische Mythologie selbst hat mehrere Entstehungsgeschichten. So gibt es neben anderen den pelasgischen und den weitaus bekannteren olympischen

Schöpfungsmythos (vgl. Rose 1997, S. 14 ff.). Das ist der kollektive Aspekt. Individuell betrachtet zeigen sich ebenfalls verschiedene Ursprünge. So weiß die griechische Götterwelt von Paarungen der Götter untereinander, der Götter mit Menschen, der Götter mit Tieren oder wie bei Athena, gar von einer fantastischen »Kopfgeburt« durch Zeus zu erzählen (ebd., S. 9 u. 101). Manche Gottheiten stammen aus der Begegnung von Teilen der göttlichen Welt mit Naturelementen. So entspringt Aphrodite den schäumenden Wogen des Meeres, als ihr Bruder (Kronos) ihren Vater (Zeus) mit einer Sichel entmannte und das Glied ins Meer warf (ebd., S. 20).

Ebenso haben Ego-States eine eigene Geschichte und auch einen eigenen Charakter, der sich in Stimme, Habitus, Erinnerungen, Gefühlszuständen, Gewohnheiten und vielem mehr zeigt. Auch sie haben eine individuelle Geburtsstunde – eben Situationen oder Umstände, aus denen sie in unserer Persönlichkeit entwachsen sind. Fritzsche (2018, S. 38 ff.) verweist in diesem Zusammenhang auf die vier menschlichen *Grundbedürfnisse* nach Grawe: erstens »das Bedürfnis nach Orientierung, Kontrolle und Kohärenz«, zweitens »das Bedürfnis nach Lust«, drittens »das Bedürfnis nach Bindung« und viertens »das Bedürfnis nach Selbstwerterhöhung«. Watkins und Watkins nennen dazu bereits in ihrem Handbuch der Ego-State-Therapie »Anpassung« als zentrales Moment der Entstehung (Watkins u. Watkins 2019, S. 49). Das sind allesamt Bedürfnisse, die sich schon in der griechischen Mythologie entdecken lassen. Die Mythologie ist voll von Kriegen und Intrigen, von Lust und Macht, Kontrolle und dem Bedürfnis nach Bindung und Selbstwerterhöhung.

Die griechische Mythologie ist eine *erzählende Psychologie,* die also weit mehr ist als eine Ansammlung überlieferter Geschichten. Deswegen fasziniert sie uns in abgewandelter Form noch heute. Wir blicken in unsere eigenen Seelen, wenn wir den Erzählungen von Göttern und Helden lauschen – nur dass die Helden heute Superhelden oder eben Stars einer bunten Popkultur sind. Dabei kennen viele die Ursprungsmotive gar nicht mehr. Doch die Popkultur ist nahezu immer von ihren Vorbildern beeinflusst. So weiß der Altertumswissenschaftler Filippo Carlà-Uhink:

> »Ich rede dabei von Rezeptionsketten. Ich kann nichts, was aus der Antike kommt, getrennt von den Rezeptionsformen betrachten, die sich in den letzten 16 Jahrhunderten aneinandergereiht haben« (in Krafzik 2019, S. 23).

Das Teilemodell im Buddhismus

Die Idee, dass mehrere Gottheiten das individuell Menschliche widerspiegeln, findet sich nicht nur in der psychoanalytischen Deutung der griechischen Götterwelt – die natürlich auch viele vorgriechische, asiatische oder ägyptische Gottheiten »importiert« hat –, sondern auch in der buddhistischen Lehre.

> »Der Buddhismus postuliert einen Gott, der in die 40, 400 und 4000 Facetten dieser einzigen Gottheit teilbar ist; all diese Aspekte haben einen eigenen Namen und eine eigene Geschichte«,

schreibt Carol S. Pearson (2019, S. 27). Und auch hier ist der Hinweis auf die Vielgestaltigkeit der Seele bereits benannt. Pearson spricht von »Facetten«, wenn sie Ego-States meint.

In der Technik des »Dämonenfütterns« (Allione 2009) findet sich im Weiteren ein für unsere Zeit adaptiertes Konzept aus der alten buddhistischen Welt. Allione beschreibt in ihrem Buch *Den Dämonen Nahrung geben* einen Weg, der auch an die Stühlearbeit im Ego-State-Prozess erinnert. Darin werden Konflikte in der Imagination individuell personifiziert und abwechselnd auf verschiedenen Stühlen erfahren – eine Technik, die ihren Ursprung schon im 11. Jahrhundert hat. Machig Labdrön, deren Schriften Allione studiert hat, schreibt dazu:

> »Was wir Dämonen nennen, sind keine real existierenden greifbaren riesenhaften schwarzen Gestalten, die jedem, der sie sieht, Angst und Entsetzen einjagen. Ein Dämon ist alles, was die Befreiung behindert« (Labdrön zit. in Allione 2009, S. 61).

Dazu möchte die Ego-State-Arbeit einen Beitrag leisten. An dieser Stelle sei ergänzt, dass es dabei nicht darum geht, möglichst viele Teile zu entdecken! Sondern darum, ihre *Integration* zu fördern. Wir wollen in der Ego-State-Therapie wie im Ego-State-Coaching das Verständnis der einzelnen Facetten einer Person wecken, sie zu einer Änderung einladen und diese zu mehr Ganzheit begleiten. Wenn wir uns mit unseren Klienten auf diesen Erweckungsweg begeben, führt er uns am Stufenmodell von Phillips und Frederick (2015) entlang. Er führt uns vom Zustand des »Sich-erkennen-Könnens« in acht Stufen bis zur »kontinuierlichen Co-Bewusstheit« aller Teile (ebd.). Dann haben wir das höchste Maß an Integration erreicht und können all unsere Facetten im Zustand des Gewahrseins betrachten.

Archetypen und Ego-States

Die vielen Götter alter Mythologien bergen – wie auch moderne Drehbücher und künstlerisch inszenierte Geschichten – »Archetypen«, die über alle Kulturen hinweg zu finden sind. Sie säumen den Weg unserer eigenen »Heldenreise« (Campbell 1999). Die *archteypische Psychologie* nach C. G. Jung (vgl. Jung 1926, Kap. VI) geht davon aus, dass wir in unserer Persönlichkeit alle Seiten und Facetten tragen, die sich aus Archetypen speisen. In der männlichen Psyche wären beispielsweise der »König«, der »Krieger«, der »Liebhaber« oder der »Magier« zu nennen (vgl. Moore u. Gillette 1990). Je nachdem, welcher Anteil vorherrschend ist, ist unsere Persönlichkeit anders aufgestellt. Vor allem haben diese vier beispielhaften Archetypen – die es natürlich auch in weiblicher Form gibt – eine unterschiedliche Wahrnehmung der Welt und reagieren anders auf sie. So gibt es Klienten, die es geschafft haben, den »Krieger« und »Magier« in ihr Leben zu integrieren, aber der »Liebhaber« und der

»König« sind noch wenig entwickelt oder zeigen sich gar in ihrem Schattenaspekt. Diese Anteile werden in der Ego-State-Arbeit anders heißen, aber sie werden die Funktion und Struktur der vererbten Archetypen in verschmolzener Form aufzeigen. Im Idealfall wären alle vier Archetypen in einem harmonischen Einklang. Das hieße nach Phillips und Frederick (2015): Sie können sich selbstverständlich erkennen, miteinander kommunizieren, sind empathisch und bemühen sich gegenseitig um Kooperation. Sie teilen Anerkennung und Phänomene, sind sich gegenseitig bewusst und das über einen langen Zeitraum.

Folgt man Pearson, sind es gar zwölf Archetypen, die für unsere seelische Entwicklung ausschlaggebend sind. Und sie

> »tragen [...] dazu bei, dass wir uns mit dem Ewigen verbinden; sie machen die großen Geheimnisse zugänglicher, indem sie uns viele Bilder geben, über die der Verstand nachsinnen kann« (Pearson 2019, S. 27).

Das Wissen um die in Mythen, Märchen, Kunst und Träumen transportierten Archetypen wird uns helfen, das Modell des Ego-State-Kosmos (siehe unten) besser verstehen zu können. Ich möchte aber zuvor im folgenden Abschnitt zeigen, dass die Ideenwelt der Mythologie und Religion mit ihren vielen Gestalten und Akteuren plastisch in unserem Gehirn abgebildet ist.

Mythologische Landkarten in unserem Gehirn

Mythologische Landschaften sind eine Sammlung kollektiv unbewusster Inhalte, die transgenerational vererbt werden. Inhalte, die in jedem von uns Eindrücke hinterlassen haben – sei es durch das Hören von Märchen oder das Ansehen von Filmen, in denen moderne Helden auf der Leinwand glänzen. Und wir können diese Inhalte nutzen, um eigene Parallelen in diesen Geschichten zu verhandeln. Die Akteure dieser Geschichten sind Helden, die zu unseren »inneren Lehrern« werden können (ebd., S. 25). »Sie leben in uns, aber, was noch wichtiger ist, wir leben in ihnen«, schreibt Pearson (ebd.). Aber wie soll man sich diese Beziehung vorstellen? Was soll das bedeuten: »Wir leben in ihnen«? Sie schreibt weiter:

> »Wir können sie [...] finden, indem wir nach innen (zu unseren Träumen, Fantasien und oft auch Taten) oder nach außen gehen (zu Mythen, Legenden, Kunst, Literatur und Religion und, wie die heidnischen Kulturen, zu den Konstellationen der Sterne am Himmel und den Vögeln und Tieren der Erde). Sie geben uns ein Bild von dem Helden in und außerhalb von uns selbst« (ebd.).

Das sind Bilder, die es gerade mit etwas mehr Abstand möglich machen, sich auch an eigene, schmerzhafte, schamhafte oder schuldbesetzte Themen heranzuwagen (vgl. Zanotta 2019). So können wir auch unseren Schattenaspekten, unseren »Dämonen« (Allione 2009) begegnen.

Doch wie können wir uns diese Internalisierungen vorstellen? Ego-States können wir nun als Ich-Zustände definieren, die sich in neuronalen »Landkarten« abzeichnen (vgl. Hartman 2022; Siegel 2012, S. 32 ff.). Das ist eine erste materialistische Antwort auf die Frage »Was sind Ego-States?«. Jeder für uns emotional bedeutsame Vorgang hinterlässt Spuren in unserem Gehirn. Und jedes Mal, wenn wir bestimmten Situationen begegnen, werden diese Landkarten aufgerufen. Das kann über den Tastsinn, den Geschmacks- und Geruchssinn, über akustische und optische Reize oder auch Emotionen geschehen. Später im Leben kommen noch Gedankenmuster, Erzählungen oder Erinnerungen dazu. Aus solchen »Mustern« oder eben »Landkarten« entstehen dann Teile unserer Persönlichkeit. Diese Teile sind aber nicht beliebig und etwas anderes als *states of mind*, die mehr Stimmungsschwankungen beschreiben und keine eigene Geschichte haben (Hartman 2022; Siegel 2012, S. 297 ff.; 2015, Kap. 41, S. 4 f.).

Ego-States formen sich ebenso durch Wiederholung oder »brennen« sich durch *Über- bzw. Unterkopplung* (Levine 1991; 2020, S. 29) von Empfindungen, Eindrücken, Verhalten, Gefühlen und bedeutungsvollen Zuschreibungen in unser Verhaltensrepertoire ein. Wobei die Stärke der Reaktion nicht vom Ereignis, sondern von der Fähigkeit unseres autonomen Nervensystems abhängt, bestimmte Reize zu verarbeiten. Man könnte mit Peter Levine (2020) sagen: »Trauma ist die unvollständige Abreaktion des autonomen Nervensystems.« Deswegen arbeitet man im Somatic Experiencing® auch mit der *Restaktivierung* (ebd.). Das Gleiche gilt für Erfahrungen, die uns Freude bereiten. Bei Freude vernetzen sich die Neuronen um ein Vielfaches, und wir lernen dadurch schneller. So können sich Ego-States auch durch bewusstes Ausformen in freudigen Aktivitäten bilden und weiterwachsen. Die *Neuroplastizität* (so in Doidge 2017; Siegel 2012, S. 75 ff.; 2015, Kap. 8, S. 1 f.) lehrt uns, dass diese Prozesse ein Leben lang möglich sind. Und: »Wir können uns gegenseitig darin bestärken, neue und effektive Ansätze zu finden, um in unseren Beziehungen, im Gehirn und im Geist Wohlbefinden zu fördern« (Siegel 2015, S. 4–5).

Diese Skizzen sollen zeigen, dass das Panoptikum von Göttern und Helden eine plastische Entsprechung in unserem Gehirn hat. Internalisierungsprozesse und Identifikationen haben ein neurophysiologisches Korrelat. Andernfalls könnten wir sie nicht denken, nachahmen und fühlen. Die neurophysiologische Erklärung liefert also eine materialistische Idee, wie die »Heldenreise« (Campbell 1999) – so könnte man das Erleben von psychologischen Herausforderungen durchaus nennen – in unseren Ego-States repräsentiert wird. Die Frage ist nun:

- Werden dadurch tatsächlich alte Inhalte in uns immer wieder neu lebendig?
- Oder leben diese Geschichten in einem anderen, zeitlosen Kosmos?
- Wenn ja, gibt es eine Kommunikation zwischen diesem Kosmos und unserer seelischen Welt?
- Und: Wäre es möglich, dass die früheren, kulturellen Erzählungen von Göttern und Helden in unseren Gehirnen neurologische Vernetzungen begünstigt haben, die uns von der Idee einer ausgeprägten Identität als die *eine* Person abbringen?

Das sind große Fragen, die unsere persönlichen Glaubensmuster aktivieren. Es scheint zumindest so zu sein, dass wir in manchen Bereichen unseres Lebens die Heldenreise schon abgeschlossen haben – beispielsweise in der Arbeit oder im Beruf –, während sie in anderen Bereichen (Liebe, Beziehung, Familie) gerade erst beginnt. Und in jedem dieser Bereiche können mehrere Ego-States miteinander vernetzt sein. Wir werden im nächsten Abschnitt auf diese Fragen eingehen.

Im Übrigen stammt der Begriff »Therapeut« aus dem Altgriechischen und kommt von *therapon*, das so viel wie »Diener«, »Begleiter« oder »Weggefährte« bedeutet. In diesem Sinne verstehe ich auch die Aufgabe von Coaches und Therapeuten. Wir begleiten Klienten mit ihrem *Gewebe* aus verschiedenen Ego-States in Richtung einer neuen, funktionaleren Struktur. Wenn nun auch mythologische Bilder diese Prozesse im Gehirn aufrufen oder anregen können, können wir auch sie als »Therapeutikum« im Sinne eines Wegbegleiters bezeichnen – so wie beispielsweise im Roman *Die Schopenhauer-Kur*. Darin erzählt Irvin Yalom (2005) von einem Klienten, der behauptet, dass für ihn das Lesen von Schopenhauer hilfreicher war als die psychoanalytische Therapie. Und ich habe in meiner Dissertation nachgewiesen, dass Erzählungen – ob nun fachlich oder literarisch – tatsächlich wirksam im Hinblick auf unsere Identitätsarbeit sein können (Huber 2008).

Der Ego-State-Kosmos

Kosmos ist in der griechischen Mythologie das Gegenstück zum *Chaos*. In ihm steckt ein Versprechen und ein Anspruch, den wir als Ego-State-Therapeuten haben – nämlich, unsere Klienten ein Stück weit aus dem Chaos in Richtung Harmonie und geordneter Ganzheit zu begleiten. Der Ego-State-Kosmos, den ich hier zur Diskussion stellen möchte, ist ein Modell. Er beschreibt die Welt der individuellen Identitätsarbeit und geht über die Einteilung von Ego-States in ressourcenreich, destruktiv wirkend, traumaassoziiert/traumatisiert oder symptomassoziiert hinaus. Und er geht auch über den Aspekt hinaus, dass Ego-States nur neurologische Aktivitäten sind, und stellt die metaphysische Frage: Kann es etwas Immaterielles geben, was unsere Wahrnehmung beeinflusst?

Das Ego-State-Kosmos-Modell zeigt drei Sphären, die die Identitätsarbeit beeinflussen (s. Abb. 4.1): die Sphäre der Gegenwart mit ihren Ego-States (1), die Sphäre der bedeutsam anderen (2) und die Sphäre der kollektiven Identitätserzählungen mit ihren Figuren, Mythen und Geschichten (3). Alle drei Sphären sind miteinander vernetzt. Im Modell ist auch die Polarität von Licht- und Schattenseiten angelegt, ebenso eine Zeitlinie, die von der Urzeit über die Gegenwart in die Zukunft führt. Sie zeigt an, dass eine Sphäre (3) noch weiter existieren wird, wenn wir schon nicht mehr leben. Vielleicht haben die Cro-Magnon-Menschen schon 45.000 Jahre vor Christus begonnen, diese mythische Sphäre (3) mit ihren Höhlenmalereien aufzuladen.

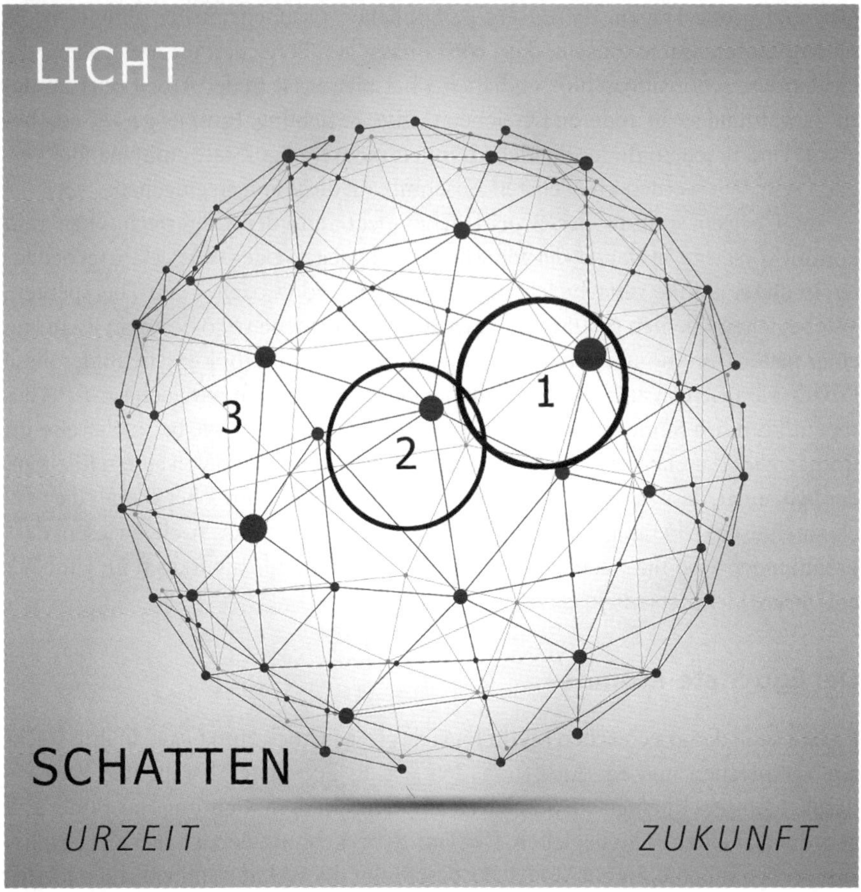

Abb. 4.1: Das Ego-State-Kosmos-Modell

Die drei Sphären

Wenn wir uns nun diese Sphären vorstellen, die umeinander gelagert sind, ist in der Mitte das Ich mit seinen Ego-States (1). Es ist – so die These des somatischen Ansatzes – als Antwort des autonomen Nervensystems auf die Einflüsse der Umwelt entstanden und mehr oder weniger abhängig von der *Responsivität* (Porges u. Geller 2023) der Welt, in der wir leben. Das ist die *erste Sphäre*. Hier verkörpern sich alle Erfahrungen in unserem Ich-Erleben – seien sie durch Anpassungsprozesse, durch Internalisierung oder durch Traumatisierung entstanden. Über diese Prozesse ist an anderer Stelle schon ausführlich geschrieben worden (Watkins u Watkins 2019; Fritsche u. Hartman 2016; Fritsche 2018; Zanotta 2019).

In der *zweiten Sphäre* (2) befinden sich Personen außerhalb von uns, die unsere Identität maßgeblich geprägt haben – sei es durch Lob oder durch Tadel und Traumatisierung. Die Erfahrungen und Introjekte, die aus dieser Sphäre stammen, sind uns lebensweltlich so nah gekommen, dass sie uns verletzen konnten. Diese Sphäre ist beispielsweise über die Identifikation mit uns verbunden. Sie ist uns zeitlich relativ nah und hat unsere Biografie entscheidend beeinflusst. Es ist die »Welt« der anderen, die unsere Identität positiv oder negativ gefärbt haben. Ein positives Beispiel dafür ist die Introjektion von »Mr. Mandela« im Fall Esti von Woltemade Hartman (2014, S. 212 ff.; s. auch der Beitrag in diesem Buch, S. 142).

Beide Sphären (1 und 2) sind in diesem Modell in eine größere, alles überspannende *dritte Sphäre* (3) eingewoben. Sie ist eine mythische Sphäre, in der kollektiv unbewusstes, archetypisches Material »gespeichert« ist. Die dritte Sphäre ist eine Art »Cloud« – eine Sphäre, in der Helden, Götter und zauberhafte Wesen im Zeitlosen wandeln, wenn auch in immer wieder wechselnden Gestalten. Zu ihnen können Klienten aktiv Kontakt aufnehmen. Oder wir kommen in Träumen mit ihr in Berührung. Die Wesen dieser Sphäre sind nicht unmittelbar in unserer alltäglichen Nähe und manchmal nur mit einem Stück mehr an Kraftaufwand zu erreichen – sei es durch ein Gebet, Tagträume oder schöpferisches Schaffen. Aus diesem Kontakt heraus können sich Ego-States entwickeln, wenn wir Eigenschaften internalisieren oder Verhaltensweisen nachahmen. In jedem Fall ist die Sphäre für die meisten Menschen einer materialistischen Kultur nur über Umwege zu erreichen. Trauma ist einer dieser Umwege, ebenso eine spirituelle oder stark künstlerische Ausprägung. Auch Ego-States, die sich einen kindlichen Blick bewahrt haben, sind hilfreich, um mit dieser Sphäre in Kontakt zu kommen.

Kulturen, die von einer weit idealistischeren Sozialisierung geprägt sind, haben womöglich einen leichteren Zugang zu dieser Sphäre. Beispielsweise wachsen Menschen in Island gewöhnlich mit der Vorstellung auf, dass Elfen als Wesen aus der vorindustrialisierten Welt die Natur noch immer bewohnen. So gibt es auch eine »Elfenbeauftragte«, die vor Entscheidungen zum Bau neuer Straßen angehört wird (Gawenda 2015). Oder blicken wir in die Mongolei, wo der Schamanismus noch Teil der Nomadenkultur ist (vgl. »Eine größere Welt« 2019). Und auch auf dem Stadtplatz Djemaa el Fna in Marrakesch lauschen junge Männer abends noch den alten Geschichtenerzählern und lassen für eine halbe Stunde ihre Handys in der Hosentasche.

Die großen Erzählungen manifestieren und materialisieren sich unter anderem in Form von Büchern, Musik, Sportereignissen, Theaterstücken und Filmen immer wieder neu. Diese Welt scheint unerschöpflich, aber nicht beliebig. So wissen wir genau, was einen Mann, der ein Don Juan ist, von einem Mann unterscheidet, der sich wie ein Don Quijote verhält. Es gibt also eine gewisse Logik in dieser mythischen Sphäre. Die dritte Sphäre »in-spiriert« uns zudem mit Licht oder »infiziert« uns mit dem Schatten. Sie birgt als riesige Geschichtensammlung alle Aspekte des Menschseins. Diese Sphäre ist die Heimat von Hexen und Zauberern wie Merlin oder Gandalf, angsteinflößenden Kreaturen (Drachen) und starken Helfern wie Engeln und Feen (vgl. dazu Wirl 2017). Sie lässt sich auch durch Träume, vor allem luzides Träumen (Klarträumen), aktivieren. So können wir beispielsweise einen

Teil bitten, sich im Traum zu melden und uns dafür im Alltag in Ruhe zu lassen. Erfahrungen dazu finden sich in Watkins und Watkins (2019, S. 152). Wenn der Therapeut aus Sicht des Klienten (durch Hypnose oder andere Trancezustände) etwas »Magisches« macht, kann auch er für den Klienten als Magier wirken. Man kann durch Meditation oder Anrufung (Beten) mit dieser Sphäre in Kontakt treten, ebenso durch existenzielle Erlebnisse und Nahtoderfahrungen (van Lommel 2023). Ich möchte für den letzten Aspekt ein Beispiel aus meiner Praxis geben.

Fallvignette: »Die blaue Frau«

Anna (23) wurde von ihrer Hausärztin an mich empfohlen, weil diese wusste, dass ich mit körperorientierter Ego-State-Therapie arbeite. Anna hatte aufgrund von Endometriose mehrere Operationen hinter sich. Sie litt immer wieder an starken, multiplen Schmerzzuständen, die sie an den Rand der Bewusstlosigkeit brachten. Begleitet wurden die Unterleibsschmerzen von Migräne, Angst- und Panikattacken sowie dissoziativen Zuständen. Ebenso stand ein Geburtstrauma im Raum. Hydromorphon, ein starkes Opioid, das sie im Notfall einnahm, half nur bedingt. Anna malte und zeichnete seit ihrer Kindheit. Diese Liebe hatte sie auch ein Architekturstudium beginnen lassen. Ihre Schmerzen beschrieb sie als »rot« und »laut« und die Erstarrungszustände (Freeze), die sie in ihren Dissoziationen hatte, als »schwarz« und gleichzeitig »verhallt«. Auf die Klänge der Koshis, die ich im Prozess einsetzte, um ihr Nervensystem über das auditive System anzuregen, reagierte sie auf drei der vier Klänge angenehm ruhig (Wasser, Erde, Äther/Luft). Aber der Klang des Elements Feuer erzeugte Ablehnung in ihr – verständlich, denn sie hatte schon genug rote Energie (Schmerzen, Blutungen, Panikattacken). Anna hatte ein Therapietagebuch angelegt, in dem sie ihre Zustände in Selbstportraits festhielt. Die Portraits malte sie ausschließlich mit roten und schwarzen Farben.

Von einem dieser starken Schmerzzustände, die sie vor dem Beginn der Therapie zu Hause hatte, berichtete sie, dass sie plötzlich rechts an ihrer Seite eine »blaue Frau« wahrgenommen habe. Als die Frau erschien, wurden die Schmerzzustände erträglicher, und sie konnte ins Hier und Jetzt zurückkommen. Diese Frau war nur einmal und nur außerhalb der Praxis aufgetaucht und anschließend nicht mehr zu aktivieren. Aber sie zeigte an, dass es auch einen anderen Zugang für die Klientin geben musste. Die »blaue Frau« erinnerte mich an die heilige Maria, die immer im blauen Gewand dargestellt wird. Anna sagte nur, sie habe ihr in einem der stärksten Schmerzmomente geholfen – dann, als sie schon aufgeben wollte und bereit war zu gehen. Sie hatte, nach dem oben genannten Modell, Kontakt mit der dritten Sphäre.

Im folgenden Verlauf stießen wir bei der Begleitung ihrer dissoziativen Zustände (Freeze), nach Dissoziationsstop-Übungen, die Suche nach einem weiteren Helferwesen an. Ich formulierte die Aktivierung wie folgt:

> »Gibt es jemanden oder etwas, der oder das mutig genug ist, diesen schwarzen Zuständen entgegenzutreten?«

Es meldete sich ein Anteil, den sie als »Schutzengel« bezeichnete. Er strahlte helles Licht aus, das sie in der Brust spürte, und sie nahm den Geruch von Vanille wahr. Der Engel half ihr, mit dem »schwarzen Anteil« in Kontakt zu kommen, den sie bisher nicht kontrollieren konnte. Er tauchte dann noch einmal nachts in einer anderen Szene im Traum auf. Dort brachte er helles Licht in die Szenerie und sagte:

> »Ich sehe dich und deinen Schmerz. Ich kann ihn dir nicht abnehmen, nur abmildern. Aber du sollst wissen, dass du nicht alleine durch das Schlachtfeld gehst.«

Die Energie dieses Engels stammte ebenso aus der mythischen Ebene der fantastischen Helfer (3). Sie erinnerte mich an die Christusenergie und auch an den »lichten Tunnel«, den viele Klienten mit Nahtoderlebnissen beschreiben (van Lommel 2023, S. 36 ff.). Auch dieser Kontakt ist, nach obigem Modell, wieder aus der symbolischen dritten Sphäre.

Im weiteren Verlauf kombinierten wir Elemente der Ego-State-Therapie und des Somatic-Experiencing®. Als Anna erzählte, dass sie die Welt wie durch ein »Glas« betrachte und keinen Zugang zu ihr habe, näherten wir uns diesem dissoziativen Erleben mithilfe einer Technik aus der Begleitung von Restaktivitäten der Nahtoderfahrung (vgl. Levine 2024). Glas ist – wie Beton oder Eis – ein typisches Symbol für solche Zustände. Anschließend malte die Klientin zum ersten Mal ein großformatiges Bild in leuchtend bunten Farben, die an ein Mandala oder Kirchenfenster erinnerten. In der Mitte war es strahlend weiß, und bunte Felder bahnten sich nach außen, während der Betrachter »hypnotisch« in das lichte Zentrum hineingezogen wurde. Anna ärgerte sich darüber, dass ihr das reine Weiß in der Mitte durch einen Blutstropfen, der ihr am Ende des Malens aus dem Finger floss, gedämpft wurde. Auf meine Frage, an was sie das denn erinnert, sagte sie überrascht:

> »An meine Schmerzen durch die Blutungen und an die Sitzung mit dem Schutzengel. Es ist, als würde er sagen, du konntest nur durch deinen Schmerz zu mir finden.«

Der Kontakt mit diesen beiden im Vorfeld aktivierten Helfer-States bewegte einen Wandel in ihrem künstlerischen Schaffen. Sie malte nun sowohl inhaltlich als auch formal andere Bilder. So entstanden bunte, abstrakte Werke. Und statt kleinen Portraits malte sie große Formate auf Staffelei. Sie experimentierte mit neuen Farben und Materialien. Anna malte die Lösung dieser sie vom Leben abschneidenden Blockade (Glas) in ihren Bildern, ohne es zu wissen. Zwischen den Glasmosaiken, die, wie sie es empfand, an »Kirchenfenster« erinnerten, ging es ins Licht. Sie sagte, sie war wie »hypnotisiert« in diesem Prozess, und sie konnte förmlich die Klänge der Koshis dazu hören. Und sie ergänzte:

> »Aber es war auch richtig Arbeit. Ich musste mich da durchkämpfen.«
>
> »Ja«, sagte ich, »Und sie waren nicht allein. Sie hatten einen starken Begleiter an ihrer Seite.«

Die folgenden Bilder aus ihrem Therapietagebuch zeigten nun mehr Farben, mehr Konturen und mehr Details. Man konnte den Entwicklungssprung in ihr sehen.

Ich habe im Verlauf der Therapie einmal von der Klientin geträumt. Sie hat begonnen, aus herumliegenden Steinen einer Schlucht eine Ruine wieder aufzubauen. Sie war fest entschlossen, an dieser Stelle im Flussbett *ihr* Haus zu bauen. Als Erstes hatte sie dafür die natürliche Quelle neben dem Haus gefasst, also ummauert. Sie machte ihre Arbeit alleine und hatte einen männlichen Helfer bei sich. Ich war nur zu Besuch und ging anschließend wieder. Die Hausmetapher stammte ebenso aus der dritten, mythologischen Sphäre und steht psychoanalytisch für die Identitätsentwicklung (vgl. Leuner 2003, S. 90 ff.), die ich in der Gegenübertragung geträumt hatte.

Ich erzähle diese Geschichte, weil sie verdeutlicht, dass auch wir Therapeuten möglicherweise in Träumen über die dritte Sphäre mit Klienten und ihren unbewussten Anteilen vernetzt sind und daraus Informationen ziehen können. Die dritte Sphäre könnte man sich wie eine Art »Cloud« vorstellen, in der »Uploads« und »Downloads« stattfinden. In dieser mythischen Sphäre können natürlich auch starke Bilder wie das des »Hauses« oder der »Quelle« aus dem Unbewussten auftauchen, die zu unserer kollektiven Menschheitsgeschichte gehören.

Manche Klienten wirken durch Traumatisierung wie aus ihrer unmittelbaren Lebenswelt (1) herausgeworfen und kommunizieren ständig mit angsteinflößenden Figuren der mythischen Welt (3), die es dort ebenso gibt. Das sind die Drachen und Dämonen. Angsteinflößend sind die Figuren nicht nur, weil sie Schattenaspekte verkörpern, sondern auch, weil sie viel zu groß für unsere lebbare Welt scheinen. Viele traumatisierte Klienten haben einen guten »Draht nach oben« (3). Dieser lässt sich auch dadurch erklären, dass das, was Klienten im Hier und Jetzt erleben (1), sie aus dem Körper heraustreten lässt (Dissoziation). Wenn sie sich alleingelassen fühlen, bleibt nur die Welt der Tiere und Pflanzen oder eben die der fantastischen Wesen (3), mit denen sie in Verbindung stehen. Bei Nahtoderfahrungen können sie in dieser Sphäre auch mit erschreckenden Wesen in Kontakt kommen.

Diese Ausschnitte sollen das Chaos verdeutlichen, das im Inneren mancher Klienten herrscht. Und sie sollen zeigen, wie vielschichtig und multisensorisch angelegt Ego-State-Arbeit sein kann, wenn wir unsere Klienten auf dem Weg vom Chaos zum Kosmos begleiten.

Vom Chaos zum Kosmos

Die drei Sphären sind nun nicht hermetisch voneinander getrennt. Sie wirken vielmehr ineinander. Es ist ein dynamisches, aber nicht beliebiges Wechselspiel. Es verdeutlicht das Geschehen in unserer Praxis und kann unser Verständnis dafür fördern, was unsere Klienten erleben. Was ich hier künstlich trenne, kann sich für unsere Klienten ganz »organisch« anfühlen. Wir Menschen haben die Fähigkeit, diese narrativen (mythologischen) Schablonen in unserem Geist real werden zu lassen. Sie wirken kraft unserer Fantasie in uns. Sie werden körperlich erfahrbar, indem sie sich als Ideen neuronal vernetzen und damit buchstäblich plastisch werden. Das ist einzigartig unter den Säugetieren. Und es bedeutet: Wenn wir geistig Jahrtausende »überspringen« und unterschiedliche Sphären zur integrativen Erfahrung nutzen können, haben wir auch die Macht, Brücken vom Chaos zum Kosmos zu bauen. Wir selbst sind die Schöpfer unseres Erlebens. Das ist die wunderbare Botschaft dieses Modells, von dem ich im Folgenden noch eine Geschichte aus der Praxis erzählen möchte.

Die Seefahrt: Ein archetypisches Bild in der Ego-State-Arbeit

Wenn ich mit meinen Klienten spreche, verwende ich fast nie den Begriff »Ego-States«. Ich verwende gerne Begrifflichkeiten, die uns im Alltag zugänglicher sind und eine bildhafte, haptische Sprache anregen. Ich sage dann etwa:

> »Wir haben alle verschiedene Facetten oder Seiten in unserer Persönlichkeit. Wenn ich zum Beispiel mit meinem Hund spiele, bin ich manchmal wie ein Achtjähriger (Verweis auf die Lebensenergie des Kindes respektive des Tieres und die Freundschaft zwischen beiden). Hier, in der Praxis hingegen kommen meine reifsten und ressourcenreichsten Anteile zum Tragen. Diese entwickeln sich auch ständig weiter.«

Meist füge ich humorvoll hinzu:

> »Oder würden Sie lieber mit dem Achtjährigen sprechen wollen?«

Wenn die Klienten schmunzeln, ergänze ich:

> »Keine Sorge, die Kreativität kann man auch so ins Leben einladen. Es geht vielmehr darum, wer das Ruder in der Hand hat.«

Hiermit nehme ich den Klienten den »Wind aus den Segeln«, indem ich ihnen vermittele, dass nicht nur sie verschiedene Stimmen im Kopf haben oder sich bei Entscheidungen hin- und hergerissen fühlen. Ich mache damit deutlich, dass die Vielgestaltigkeit der Seele nicht notwendig pathologisch, sondern ganz normal ist. Und weiter:

> »Nur manchmal versuchen bestimmte Anteile, unser *Über*leben zu sichern (Daran kann man sehr gut das Modell der Polyvagaltheorie anschließen; Porges 1995). Und das haben sie offensichtlich getan, denn sie sitzen hier. Jetzt geht es darum, in Ruhe (Aussicht auf Stressreduktion) herauszufinden, welche Seite Ihrer Persönlichkeit was, wann und vor allem wie getan hat und offensichtlich immer noch tut (Bezug auf das Anliegen). Wir können sie einladen und kennenlernen, wenn Sie wollen (*wenn* verweist auf das Grundbedürfnis der Kontrolle, die beim Klienten liegen soll). Dann können Sie (Wiederholung der Kontrolle) in Zukunft (posthypnotische Suggestion) besser festlegen, wer *heute* bei Ihnen am Steuer stehen soll (erneute Betonung des Entscheiden*könnens*). Die Zeiten haben sich geändert, und vielleicht braucht Ihre innere Mannschaft ein Update (ein moderner Begriff, der als Anglizismus bewusst

reifere Anteile ansprechen soll). Es geht eben mehr darum, wie gut wir unseren Kurs und unsere innere Mannschaft im Blick haben (doppelte und wiederholte Bedeutung von »wir«: erstens im Sinne von »wir als therapeutisches Team«; diese Perspektive bezieht sich auf das Grundbedürfnis nach Bindung versus Alleinsein; und zweitens »wir als innere Familie«). Dann macht das Surfen auf den Wellen des Lebens auch wieder mehr Freude (hier kann man alternativ das Gegenteil vom Anliegen des Klienten einfügen).«

Das Bild der Seefahrt habe ich auch in meinem Roman *Die letzte Stunde – Sokrates und die Ego-State-Therapie* verwendet (Huber 2023). Man benutzte es bereits in der antiken Astrologie, um die Psyche als Konstruktion verschiedener Seiten zu beschreiben und ähnlich dem Erzählen von Geschichten Ego-States aktivieren zu können (vgl. Fritzsche u. Hartman 2016, S. 28 f.). Es deutet an, dass wir mehrere Anteile bei uns »an Bord« haben. Ich biete meistens auch andere Optionen an wie:

»Ich weiß nicht, was Sie für ein Bild dazu im Kopf haben. Manche Klienten mögen das Bild, dass sie mit ihren Anteilen in einem alten Bulli (VW-Bus) unterwegs sind. Dort kann es dann im Bus mehr oder weniger ruhig zugehen. Je nachdem, wo die Reise hingeht und wer am Steuer sitzt oder eben das Radio fest im Griff hat. Andere Klienten wiederum finden Gefallen am Bild des inneren Orchesters. Sie sehen ihre eigenen Anteile beim Musizieren. Und da kommen mal harmonischere Töne heraus, und mal wirkt es ziemlich schräg. Manchmal liegt es am Dirigenten, manchmal an einzelnen Musikern. Und wieder andere finden sich zu der Vorstellung einer inneren Mannschaft, eines inneren Teams hingezogen.«

Letzteres Beispiel wird oft von männlichen Klienten genutzt, die Team-Sport ausüben und diesen als »auftankend« und besonders ressourcenreich erleben. Und sie sehen mich dabei mehr als Coach denn als Therapeut.

Das Bild, das in der folgenden Fallvignette skizziert wird, ist das Bild der Seefahrt. Und man kann es vielseitig nutzen – zum Induzieren einer Trance, zum Aktivieren von Ego-States oder zum Sprechen *über* Ego-States in der Psychoedukation. Und es sei daran erinnert: *Krisen* gehören zur normalen Entwicklung dazu. Man kann seine Ressourcen ausschöpfen, erweitern oder neue dazugewinnen. Das ist der Vorteil von Krisen. Die Krise (lat. *crisis*) beschreibt einen, vielleicht *den* Wendepunkt. *Der* Punkt, weswegen Klienten uns aufsuchen.

Fallvignette »Der wilde Matrose«

Ich erinnere mich an die Arbeit mit einem psychotischen Klienten (29), dem das oben genannte Bild der »Seefahrt« sehr geholfen hat. Jedes Mal, wenn Max auf seine psychotischen Schübe zurückblickt, spricht er vom »wilden Matrosen«, der immer für die manischen Phasen in seinem Leben zuständig war. Wir haben dann entlang dieser Metapher gemeinsam erkundet, wie es zu den hohen Wellen kam, was sie verursacht hat und warum der *wilde Matrose* das Steuer übernommen hat.

»Er war immer zur Stelle«, sagte er, »wenn die Fahrt ins Stocken geraten war. Dann, wenn nichts mehr vorwärtsging und ich in der Depression feststeckte.

> In diesem Fall hatte nur der *wilde Matrose* die Möglichkeit, das Steuer rumzureißen.«

Aber der Klient hatte zu wenig Erfahrung und zu wenig Gespür für die richtige Dosierung.

> »Der *wilde Matrose* war eben zu *wild* und immer eine Notfalllösung«, erzählte er weiter.

So musste er mehrmals stationär in die Klinik aufgenommen werden, bevor er zu mir kam. Wir haben nun gemeinsam das Erspüren von verschiedenen Seiten kognitiv betrachtet und mit Abstand auch imaginativ eingeübt. Er hat begonnen, seine weisen Seiten im stabilen Zustand kennenzulernen und zu schätzen.

> »Heute ist jemand anderes dauerhaft Kapitän auf meinem Schiff«, sagt er. »Ich bin seit drei Jahren nicht mehr mit dem *wilden Matrosen* am Steuer gesegelt, habe das Abitur nachgeholt, ein Studium begonnen und bin seit mehr als einem Jahr in einer glücklichen Beziehung.«

Auf die Frage, was er heute tun würde, wenn der wilde Matrose wieder ans Steuerruder kommt, sagt er:

> »Wenn ich Sorge habe, dass der *wilde Matrose* wieder ans Steuerruder kommt, weiß ich heute, was ich tun kann und wen ich anrufen kann. Bisher war diese Angst aber immer ungerechtfertigt.«

Das zeigt, wie gut seine innere Mannschaft jetzt unter Aufsicht in den Wogen des Lebens unterwegs ist und er seine Zustände besser unter Kontrolle hat. Und: Er spürt Auftrieb und wieder mehr *Flow*.

4.3 Philosophy meets Ego State Therapy

Mythologie und Philosophie sind nicht immer scharf voneinander zu trennen. Die eine ist mehr bildlich, archaisch, erzählend, die andere mehr nüchtern analysierend (vgl. beispielsweise Huber 2017). Bei Montaigne oszillieren beide hin und her. Er sagt selbst dazu:

> »So vermag ich den Gegenstand meiner Darstellung nicht festhalten, denn auch er wankt und schwankt in natürlicher Trunkenheit einher« (Montaigne 1580, zit. in Bakewell 2013, S. 17).

Man könnte fast glauben, auch die Wissenschaft habe »ach zwei Seelen in ihrer Brust« (frei nach Goethe). Und es gibt Philosophen, die beides in ihrem Schaffen integriert haben.

Montaignes »Patchwork-Identität«

Wenn wir nun in das 16. Jahrhundert blicken, stellen wir mit Erstaunen fest, dass es schon einen französischen Philosophen gab, der sich den inneren Widersprüchlichkeiten und »Multiplizitäten« (Watkins u. Watkins 2019, S. 25) ausgesetzt sah und diese auch beschrieben hat. Michel de Montaigne schrieb 1580 in seinen Essais:

> »Wir bestehen alle nur aus buntscheckigen Fetzen, die so locker und lose aneinanderhängen, dass jeder von ihnen jeden Augenblick flattert, wie er will; daher gibt es ebenso viele Unterschiede zwischen uns und uns selbst wie zwischen uns und den anderen« (Montaigne 2000, S. 18).

Montaignes »Versuche« (vgl. franz. *essais*) waren einzigartig zu seiner Zeit. Deswegen wirken sie fast 500 Jahre später so frisch, als wären sie heute verfasst. Montaigne hatte einen Anteil, dem es egal war, was er schrieb. Er schrieb aus dem Leben, dem Alltäglichen, den Niederungen seiner Seele und den Widersprüchen. Er war ein sehr »menschlicher« Schriftsteller, stellt Sarah Bakewell in ihrer Biografie über ihn fest (Bakewell 2013, S. 16). Und sie resümiert: »Er folgt seinen irrationalen und träumerischen Gedanken und schreibt sie auf« (ebd., S. 17). Er hat uns ein sich ständig änderndes Selbstportrait hinterlassen. Und er wäre – wenn er sich nicht selbst durch Schreiben therapiert hätte – sicher ein Kandidat für die Ego-State-Therapie gewesen. Ich denke, er hätte gefallen an der Idee gefunden, dass wir alle aus verschiedenen Facetten bestehen. Die Themen, die er miterleben musste, waren vielfältig: Eltern, die ihn als Säugling in ein anderes Haus weggaben, weil Montaigne als Adliger bei den Menschen aufwachsen sollte, die später für ihn arbeiteten. Als er im Kindesalter zu seiner Familie zurückkam, sprachen seine Eltern und Bediensteten nur Latein mit ihm. Er erlebte die Zeit der Religionskriege mit, bewirtschaftete sein Landgut, war Gerichtsrat in Prozessen und Bürgermeister von Bordeaux. Er verlor fünf Töchter noch im Säuglingsalter und einen geliebten Freund. Wenn er Probleme mit seiner Frau hatte, zog er sich in den Turm seines Schlosses in der Nähe von Bordeaux zurück. Das Verhältnis zu seiner Mutter blieb lebenslang schwierig. Wie sollte es auch anders sein, bei allem, was wir heute über die Entwicklung des Kindes wissen? Ich möchte hier einen kleinen Ausschnitt von Montaignes Erleben wiedergeben, weil wir an diesem Selbstzeugnis sehen können, wie viele Facetten oder Hinweise auf Seiten seiner Persönlichkeit der Mensch Michel Eyquem de Montaigne 1580 für uns freilegt. Sie klingen wie das Resümee einer Ego-State-Therapie:

> »Alle Gegensätzlichkeiten lassen sich abwechselnd irgendwie in mir entdecken: Ich bin schüchtern und auch frech; keusch und geil; geschwätzig und schweigsam; schwerfällig und fein; ideenreich und stumpf; grämlich und freundlich, verlogen und wahrhaftig; gelehrt und unwissend; freigiebig und auch geizig und verschwenderisch: alles das sehe ich irgendwie in mir, je nachdem ich mich drehe; und jeder der sich aufmerksam studiert, findet in sich, und gerade auch in der Art seiner Selbstbeurteilung, diese Unbeständigkeit und diese Widersprüche. Ich kann nichts im Ganzen von mir sagen, nichts einfach

> und eindeutig, nichts ohne Unbestimmtheit und ohne Beimischung. ›Je nachdem‹ ist der Gesichtspunkt, der in meiner Logik am häufigsten vorkommt« (Montaigne 2005, S. 171).

Wir können also nicht sagen, dass erst die Postmoderne Fragen der Identität aufgeworfen hat. Es scheint vielmehr so zu sein, dass der furchtlose Blick nach innen, die radikale Innenschau, schon immer diese Widersprüchlichkeiten freigelegt hat. Aber die Postmoderne hat diese Prozesse definitiv beschleunigt.

Montaigne hat uns mit seinem Mut, seine Innenwelt öffentlich zu dechiffrieren, einen Blick auf die moderne Seele hinterlassen. Er war damit der Vorläufer einer »Patchwork-Identität« wie Heiner Keupp es nennen würde (Keupp et al. 2002). Er hätte sicher von einem Ego-State-Coaching oder einer Ego-State-Therapie profitiert. Aber zu seiner Zeit gab es weder Psychotherapie noch Coachingangebote. Es gab für Lebensfragen nur die kirchlichen Ansprechpartner oder eben die erzählende Philosophie. Und die hat er selbst für sich erfunden.

Auf dem Grund des Meeresbodens: Descartes und der ontologische Schock

Ich möchte im Folgenden die Beziehung zwischen philosophischer Praxis und Ego-State-Therapie näher ausleuchten. Petra von Morstein schreibt für die philosophische Praxis: »Eine Handlung folgt niemals zwingend aus noch so sorgfältigem, kohärentem Denken. Wir alle erleben oft quälend die Lücke zwischen Denken und Handeln« (von Morstein 2008, S. 47). Diese Lücke beschreibt etwas, das man nach Levine (2020, S. 29) auch als *Entkopplung* beschreiben könnte. Eine Lücke, die vor allem dann quälend wird, wenn wir nicht wissen, was in dieser Lücke ist (Amnesie), oder andere Anteile (Dissoziation) die Abwesenheit des Kapitäns nutzen und das Steuer ohne unser Bewusstsein übernehmen (siehe die Fallvignette »Der wilde Matrose« oben). Und sie schreibt weiter:

> »Wenn ich handle, besonders wenn ich gegen eine vernünftig durchdachte Entscheidung handle, ist es oft, als ob *etwas* in mir handelt, dem ich nicht auf die objektive Spur kommen kann« (von Morstein 2008, S. 47, Hervorhebung d. A.).

Diesem »etwas« auf die Spur zu kommen, hat sich die Ego-State-Therapie zur Aufgabe gemacht. Sie will die unbewussten Seiten erforschen, aufdecken und integrieren. Sie will wissen, *wer* da im inneren System handelt und warum.

Was in der philosophischen Praxis »nur« mit Denken versucht wird, ist der Ego-State-Therapie zu wenig. Aktuelle Ego-State-Ansätze beinhalten neben tiefenpsychologischen und hypnotherapeutischen Zugängen auch Methoden, die aus der Körperpsychotherapie stammen (vgl. Zanotta 2019). Ihnen gelingt der Zugang gerade an den Stellen, an denen die Philosophie ihre Grenzen hat. Und diese Grenzen sind nun einmal die Körperlichkeit. Der *somatische Ansatz* ist das Wesentliche, was Philosophie und Therapie eigentlich – neben dem Anspruch, das Pathologische zu behandeln – trennt. Die Philosophie hat sich von ihrer eigenen Körperlichkeit entfremdet. Zum Vergleich: Im Ursprung der platonischen Akademie hatte sie diese Ganzheit noch. Es gab neben dem Philosophieren musische Feste, Symposien, gemeinsame Mahle, Ringkämpfe und Poesie. Platons Akademie-Entwurf war eine sehr verleiblichte Erfahrung. Dort Mitglied zu sein bedeutete, Teil einer Lebensgemeinschaft zu sein – einer Lebensgemeinschaft, die für alle offen war, kostenlos und Frauen wie Männer gleichbehandelte. Sie hatte »Mindsight«, würde Daniel J. Siegel heute sagen (2012).

Von Morstein verwendet nun Descartes' Metapher, um uns den »ontologischen Schock« (von Morstein 2008, S. 39 ff.) zu demonstrieren, den die Philosophie seit der Moderne bereithält. Descartes hatte 1641 versucht, diesen Schock in seinen *Meditationes de prima philosophia* abzupuffern. Damit hat dieses Werk auch eine psychologische Qualität. Es war eine Zeit, in der sich viele geglaubte Wahrheiten auf den Kopf gestellt sahen. Man denke nur an die kopernikanische Wende (Nikolaus Kopernikus 1543, *De revolutionibus orbium coelestium*). Man kann sagen: Descartes hat mit seinem radikalen methodischen Zweifel (zuerst 1637 in der Abhandlung über die Methode, die vorerst anonym erschien) die *moderne Subjektivität* ins Leben gerufen. Zentral war dabei die These, dass er nur noch das für wahr halten kann, was er sicher und einleuchtend erkennen kann. »Ich denke, also bin ich« ist die bekannteste Essenz, die unser Weltbild radikal verändern sollte. »Das Denken ist's«, schreibt er, »es allein kann von mir nicht getrennt werden: Ich bin, ich existiere, das ist gewiß« (Descartes 1994, S. 20). Im Übrigen soll Descartes, der als Rationalist in die Geschichte eingehen sollte, durch drei Träume vom 10. auf den 11. November 1619 zu seinem Schaffen als Philosoph inspiriert worden sein (Philosophie Magazin 2025).

Von Morstein greift Descartes' Bild auf. Einmal angenommen,

> »ihnen ist, als würden Sie in einem Strudel im Ozean herumgewirbelt und könnten weder mit den Füßen den Meeresboden erreichen noch mit dem Kopf die Luft. [...] Der Philosoph führt Sie nun nicht aus dem Strudel hinaus. Vielmehr zieht er Sie auf den Grund. Mit dem Philosophen gehen Sie Ihrer Desorientierung auf den Grund, und die Grundfrage, die sich einstellt, ist noch radikaler als die Frage ›Was kann ich wissen?‹. Sie lautet: ›Kann ich überhaupt irgendetwas wissen?‹« (Descartes 1994, S. 43).

Und weiter: »Im Zustand der Angst bleibt Ihnen als erste und bisher einzige Erkenntnistätigkeit die Aufmerksamkeit« (ebd.). Um diesen Zustand aushalten zu können, braucht es die Fähigkeit, klar denken zu können. Es ist, als würden wir aus dem ventral-vagalen[12] Zustand, in dem klares Denken und *Flow* möglich ist, auf den sympathikotonen oder dorsal-vagalen Strudel blicken (vgl. Polyvagaltheorie, Porges 1995). Wir brauchen also die Fähigkeit, Abstand zu nehmen – auch von uns selbst. Das heißt, wir setzen die sichere Körperlichkeit voraus und sind mindestens

12 Abgeleitet von »Vagusnerv«.

auf Stufe 7 (Kognitionen) oder 8 (Mindsight) der Selbstregulatoren[13] von Woltemade Hartman (2022). Wir haben die Fähigkeit, Aufmerksamkeit zu kontrollieren. Wir sehen das »innere Meer« (Siegel 2012, S. 13). Dieser Zustand ist für unsere Klienten ein ersehntes Ziel in der Therapie.

Man kann also sagen: Philosophie beginnt, wo die Therapie aufhört. Wenn wir auf den Grund des Meeresbodens mit hinuntergezogen würden, hieße das, wir haben unsere sichere Position im Hier und Jetzt verloren. Wenn das geschieht, sind wir als Therapeuten der toxischen Empathie verfallen. Unser Kapitän ist nicht dort, wo er gebraucht wird. Der Therapeut muss also klug und ritterlich agieren: Er muss nicht nur ethisch integer, sondern auch furchtlos sein. Symptomassoziierte Anteile, die angreifen oder verteidigen, haben keinen Respekt vor Schwäche. »Ansonsten kann es zu einem Kampf kommen, den der Therapeut nur verlieren kann. Und wenn der Therapeut verliert, verliert auch der Patient« (Watkins u. Watkins 2019, S. 136). Was für den Therapeuten ein ernstes Problem ist, ist für den Philosophen im besten Falle eine existenzielle Erfahrung.

Zumindest hat die philosophische Praxis in jüngerer Zeit Versuche unternommen der »historischen Dissoziation« von Philosophie und Psychologie, respektive Psychotherapie, nachzuspüren (vgl. Gutknecht, Himmelmann u. Polednitschek 2008; Fenner 2005). Leider gibt es immer noch mehr Bedenken der Philosophen gegenüber den Psychologen als umgekehrt. Und das liegt an grundsätzlicheren Fragen, für deren Klärung die Psychotherapie keine Zeit hat und die vielleicht auch letztendlich gar nicht zu klären sind. Aber ein Diskurs in diesem Bereich fehlt meines Erachtens. Vielleicht kann dieser Artikel dazu beitragen, ihn anzuregen. Eine Anregung zur wissenschaftlichen Reintegration. Denn letztendlich stammen beide Disziplinen von der gleichen Mutter ab – der *Alma Mater*.

Die Philosophie bewegt sich hauptsächlich in der kognitiven Ebene. Sie will das erdenken, was uns bewegt. Die Psychologie holt die Ebene des limbischen Systems, der Emotionen und Bindungen, mit dazu – eine wichtige Ergänzung. Aber erst mit der methodischen Beachtung der Hirnstammaktivitäten, die im Zweifel Vorrang haben, weil sie uns seit über 500 Millionen Jahren Entwicklung begleiten und diese auch beschützen, können wir aus Schockzuständen wieder herausfinden. Manchmal braucht es den »körperlichen Blick«. Wir brauchen eine ganzheitliche Psychotherapie – gerade weil Klienten verschiedene States mit unterschiedlichen Entwicklungsstufen und Bedürfnissen mit in unsere Praxis bringen.

13 Die acht Selbstregulatoren nach Hartman im Lebensflussmodell (angepasst nach Stephen Porges und Peter Levine) sind in aufsteigender Reihenfolge: 1) Körper, 2) Propriozeption (Wahrnehmung des Körpers im Raum), 3) Emotionen, 4) Beziehung, 5) Verhalten, 6) Eindrücke/Sinne, 7) Gedanken/Kognitionen, 8) Mindsight, 9) Präsent-Sein, 10) Embodiment. Sie zeigen an, welche Hirnregionen mit beteiligt sind. Sie sind vorhanden, wenn wir uns im »Flow« befinden und uns sicher fühlen.

4.4 Reality meets Ego State Therapy

Als Letztes möchte ich die Frage streifen, warum Ego-State-Therapie gerade in den 1950er-Jahren und in den folgenden Jahrzehnten populär werden konnte. So macht u. a. Philip Cushman den Individuationsprozess dafür verantwortlich – ein Prozess, der schon länger andauert, aber in der zweiten Hälfte des 20. Jahrhunderts beschleunigt wurde. Er schreibt: »During the last 2,000 years in the Western society the self has become increasingly more individualistic, more subjective, and *deeper*« (Cushman 1990, S. 601). Wenn wir den Blick in die nähere Vergangenheit werfen, sehen wir also das Thema der Identität in der Postmoderne und vor allem ihre Auswirkungen auf das Identitäts*gefühl* des Subjekts. Ich habe dazu auch einen Artikel geschrieben, der die Entwicklung der Identität anhand von Fontanes Roman *Effi Briest* nachzeichnet (Huber 2019). Entwicklungen, die den Gegenstand von Ego-State-Theorie und -Therapie vielleicht überhaupt erst ermöglicht haben.

Der Mythos vom kohärenten Selbst

Brunner hat 1987 das Wort »Identität« zum »Inflationsbegriff Nr. 1« erklärt (Huber 2008, S. 19). Das gegenwärtige Spektrum an Coaching- und Beratungsangeboten scheint dieses Statement zu untermauern. Nicht zuletzt leben wir – zumindest in der westlichen Welt – in einer Zeit, in der sich das Erleben von persönlicher Kohärenz zunehmend als schwierig, wenn nicht gar als unmöglich erweist. Gesunde Menschen erleben sich als »fragmentiert« und jagen ihren *Ideal-Selbsten* hinterher, während die »Basisselbstverständlichkeiten« (SFB 536 der Universität München) der Moderne – wie Kohärenz und Kontinuität – zunehmend zur *Unsicherheit* (Keupp 1989) geworden sind – vor allem im Hinblick auf die »Konstruktion von Identität« (z. B. Keupp et al. 2002).

Ambivalenzen im Selbst-Erleben gehören damit eher zur postmodernen Normalität (vgl. Kraus 2000; Huber 2008, 2019). Da wir Menschen ein Leben lang Identität als Anpassungsversuche auf die verschiedenen, zum Teil widersprüchlichen Normen und Werte unserer Gesellschaft formulieren, stellen sich auch heute häufiger Fragen wie »Was soll ich in der Situation X tun?« oder »Wie finde ich eine harmonische Lösung?«. Die Beantwortung dieser Fragen ist dann dem überforderten Individuum überlassen, das heute stärker als in der Vergangenheit auf mehrere Optionen zurückgreifen könnte. Und dieses »könnte« ist das, was es dem Individuum schwer macht. Es gibt so viele Normen und Werte, selbst bei den besten Freunden; so viele mögliche Perspektiven und Glaubenssysteme, die uns dabei überfordern. Wir leben in Zeiten der potenziellen Möglichkeiten, der *Zuvielfalt* der *Zuvielisation*. Diese Vielfalt hat leider aber auch die Fähigkeit, uns in Entscheidungsfragen zu blockieren. Dann ist das »leere Selbst« (*the empty self*, Cushman 1990) am Steuer und wird dann im besten Fall noch als Normalsituation erlebt.

Ein primäres Ziel der Ego-State-Arbeit zeigt sich in der Unterstützung dabei, die innere »demokratische Beziehung« wiederherzustellen (Watkins u. Watkins 2019, S. 128). Denn »Harmonieren und Zusammenarbeiten« (ebd.) erzeugen in der »Selbstfamilie« (ebd.) immer noch den geringsten psychischen Stress. Deshalb ist Ego-State-Coaching und -Therapie gerade jetzt, in unserer Zeit, ein hilfreiches Handwerkszeug, um Fragen der Identität neu zu verhandeln. Es braucht nicht erst traumatische Erfahrungen, um vom Ego-State-Ansatz profitieren zu können. Es ist eine sinnvolle Ergänzung für Menschen, die sich irgendwo zwischen ihren Anteilen verloren fühlen oder haben. So sind wir nach diesem Streifzug wieder beim Anspruch des Kosmos angelangt, der uns auffordert, Menschen auf ihrem Weg zu mehr Integration und geordneter Ganzheit zu begleiten – bei allen Ungereimtheiten und Herausforderungen, die das Leben im 21. Jahrhundert mit sich bringt.

4.5 Diskussion: Eine neue Leiblichkeit?

Dass eine verleiblichte Erfahrung im Prozess der Identitätsfindung und -begleitung sehr hilfreich sein kann, habe ich sowohl mit der plastisch gewordenen Idee der mythischen Teilemodelle (mythologische Landkarten im Gehirn) als auch mit dem ontologischen Schock und der dadurch entstandenen »historischen Dissoziation« von Leib und Seele versucht zu zeigen. So hat die dritte Sphäre in dem Modell des Ego-State-Kosmos Aspekte, die Platon zum »Reich der Ideen« zählen würde – vor allem in Hinblick auf die Raum- und Zeitlosigkeit sowie die Klarheit, die uns daraus anweht. Wir gehen mit der Geburt, so könnte man Platon folgen, durch den Schleier des Vergessens. Wir vergessen das »Reich der Ideen« (idealistische Sphäre) und kommen in die Welt der Wahrnehmungen (materialistische Sphäre).

> »Beide Welten werden durch die Seele verbunden. Sie stammt aus dem Reich der Ideen, verbindet sich mit dem Leib auf Zeit, um ihm Kenntnis vom Reich der Ideen, vom Wahren, Schönen, Guten zu geben, und verlässt ihn nach dem Tode wieder, um in ihre Heimat zurückzukehren« (Vogt 2005, S. 54).

Und so stellt sich abschließend die metaphysische Frage noch einmal anders:

- Können States in Extremsituationen (Nahtoderlebnissen) einen Blick auf die von Platon beschriebene Heimat der Seele werfen?
- Lassen sich alle Vorgänge im Bewusstsein auf geistige Aktivitäten reduzieren – vor allem, wenn keine Gehirnströme mehr messbar sind, die die Voraussetzung für unser Bewusstsein darstellen?
- Gibt es States, die einen Zugang zu anderen Welten haben?
- Und wenn ja, wie kommen wir mit ihnen in Kontakt?
- Und was bringen wir aus der Zeit vor uns mit?
- Tragen wir möglicherweise mit unserem Denken und Verhalten dazu bei, dieses zeitlose Feld zu nähren?

Diese Fragen sind groß und sie berühren vielleicht unsere *Essenz* – vorausgesetzt, wir haben das Gefühl, uns unserer *Existenz* einigermaßen sicher zu sein. Dabei führt der Weg vom Chaos zum Kosmos – zumindest, solange wir leben – über die Leiblichkeit. Ego-State-Arbeit kann dazu, vor allem unter Einbezug körperpsychotherapeutischer Methoden, einen fruchtbaren Beitrag leisten.

4.6 Literatur

Allione, T. (2009): Den Dämonen Nahrung geben. Buddhistische Techniken zur Konfliktlösung. München (Arkana), 13. Aufl.

Bakewell, S. (2013): Wie soll ich leben? Oder das Leben Montaignes in einer Frage und zwanzig Antworten. München (Beck), 3. Aufl.

Eine größere Welt (2019) [DVD]. Regie F. Berthaud. Frankreich/Belgien.

Campbell, J. (1999): Der Heros in tausend Gestalten. Frankfurt a. M. (Insel).

Cushman, P. (1990): Why the self is empty. Toward a historically situated psychology. *American Psychologist* 45 (5): 599–611.

Descartes, R. (1994): Meditationen über die Grundlagen der Philosophie. Hamburg (Meiner).

Doidge, N. (2017): Neustart im Kopf. Wie sich unser Gehirn selbst repariert. Frankfurt/New York (Campus), 3. Aufl.

Elliger, K. u. W. Rudolph W. (Hrsg.) (1997): Biblia Hebraica Stuttgartensia. Stuttgart (Deutsche Bibelgesellschaft), 5., verb. Aufl.

Federn, P. (1956): Ichpsychologie und die Psychosen. Bern/Stuttgart (Huber).

Fenner, D. (2005): Philosophie contra Psychologie? Zur Verhältnisbestimmung von philosophischer Praxis und Psychotherapie. Tübingen (Francke).

Fritzsche, K. (2018): Praxis der Ego-State-Therapie. Heidelberg (Carl-Auer), 3. Aufl.

Fritzsche, K. u. W. Hartman (2016): Einführung in die Ego-State-Therapie. Heidelberg (Carl-Auer), 3. überarb. Aufl.

Gawenda, L. (2015): Islands »Elfenbeauftragte« – (nur) eine Medieninszenierung? Verfügbar unter: https://www.lukas-gawenda.de/islands-elfenbeauftragte-nur-eine-medieninszenierung/ [5.5.2025].

Gutknecht, T., B. Himmelmann u. T. Polednitschek (2008): Philosophische Praxis und Psychotherapie. Gegenseitige und gemeinsame Herausforderungen (Jahrbuch der Internationalen Gesellschaft für Philosophische Praxis, Bd 3). Berlin (LIT).

Hartman, W. (2014): Over the Rainbow – Wie man farbenfrohe Lösungen entwickelt, um Ich-Zustände als Ressourcen glänzen zu lassen. Der Fall Esti. In: W. Brächter (Hrsg.): Der singende Pantomime. Ego-State-Therapie und Teilearbeit mit Kindern und Jugendlichen. Heidelberg (Carl-Auer), S. 212–226.

Hartman, W. (2022): Unveröffentlichtes Ausbildungsskript der Ego-State-Therapie.

Huber, F. (2008): Durch Lesen sich selbst verstehen. Bielefeld (transcript).

Huber, F. (2017): Sokrates und Orpheus. Ein Duett. In: T. Gutknecht et. al.: Kulturen des Dialogs. Münster (LIT), S. 223–229.

Huber, F. (2019): Subjekt- und Identitätstheorien. In: S. Neuhaus (Hrsg.): Effi Briest. Handbuch. Stuttgart (Metzler), S. 298–305.

Huber, F. W. (2023): Die letzte Stunde. Sokrates und die Ego-State-Therapie. Norderstedt (bod).

Huber, F. W. (2025): The Last Hour. Socrates and Ego State Therapy. Norderstedt (bod).

Jung, C. G. (1926): Das Unbewusste im normalen und kranken Seelenleben. Zürich (Rascher).

Keupp, H. (1989): Auf der Suche nach der verlorenen Identität. In: H. Keupp u. H. Bilden (Hrsg.): Verunsicherungen. Das Subjekt im gesellschaftlichen Wandel. Göttingen/Toronto/Zürich (Verlag für Psychologie), S. 47–69.

Keupp, H. et al. (2002): Identitätskonstruktionen. Das Patchwork der Identitäten in der Spätmoderne. Hamburg (Rowohlt), 2. Aufl.

Krafzik, C. (2019): Von Odysseus' Reisebüro bis Aquaman. Warum die Antike bis heute begeistert. *Portal Wissen. Das Forschungsmagazin der Universität Potsdam* 2: 20–23.

Kraus, W. (2000): Das erzählte Selbst. Die narrative Konstruktion von Identität in der Spätmoderne (Münchner Studien zur Kultur- und Sozialpsychologie, Bd. 8). Herbolzheim (Centaurus), 2. Aufl.

Leuner, H. (2003): Lehrbuch der Katathym-imaginativen Psychotherapie. Bern (Hans Huber), 3. Aufl.

Levine, P. (1991): The Body as healer. A revisioning of trauma an anxiety. In: M. Sheets-Johnstone (ed.): Giving the body its due. New York (State University New York).

Levine, P. (2020): Somatic Experiencing. Ausbildungsmanual 1.–3. Jahr. Unveröffentlichtes Ausbildungsskript, dt. Fassung. Österreich (APSYS).

Levine, P. (2024): Im Zentrum des Nadelöhrs. Trauma-Begleitung nach Nahtod-Erfahrungen. Unveröffentlichte Aufzeichnung eines Workshops.

Lommel P. van (2023): Endloses Bewusstsein. Neue medizinische Fakten zur Nahtoderfahrung. Ostfildern (Patmos), 3. Aufl.

Montaigne, M. de (2000): Essais. Erste moderne Gesamtübersetzung von Hans Stillet. II. Buch. München (btb).

Montaigne, M. de (2005): Die Essais. Köln (Anaconda).

Moore, R. u. D. Gillette (1990): König, Krieger, Magier, Liebhaber. Die Stärken des Mannes. München (Kösel).

Morstein, P. von (2008): Denken wendet Lebensnot. Lebensfragen und philosophische Methoden oder die tiefe Verbundenheit von Psychologie und Philosophie. In: T. Gutknecht et al.: Philosophische Praxis und Psychotherapie. Gegenseitige und gemeinsame Herausforderungen. Berlin (LIT), S. 39–49.

Pearson, C. S. (2019): Die 12 seelischen Archetypen: Der Schöpfer, Der Herrscher, Der Zerstörer, Der Suchende, Der Krieger, Der Narr, Der Magier, Der Gebende, Der Liebende, Der Verwaiste, Der Unschuldige, Der Weise. München (Knaur), 3. Aufl.

Phillips M. u. C. Frederick (2015): Handbuch der Hypnotherapie bei posttraumatischen und dissoziativen Störungen. Heidelberg (Carl-Auer), 3. Aufl.

Philosophie Magazin (2025): René Descartes. Verfügbar unter: https://www.philomag.de/philosophen/rene-descartes [16.12.2025].

Porges, S. W. (1995): Orienting in a defensive world. Mammalian modifications of our evolutionary heritage. A polyvagal theory. *Psychophysiology* 32: 301–318.

Porges, S. W. u. S. M. Geller (2023): Therapeutische Präsenz. Neurophysiologische Mechanismen, die in therapeutischen Beziehungen ein Gefühl der Sicherheit vermitteln. In: S. W. Porges: Die Polyvagal-Theorie und die Suche nach Sicherheit. Lichtenau/Westfalen (Probst), 2. Aufl., S. 189–214.

Rose, H. J. (1997): Griechische Mythologie. Ein Handbuch. München (C. H. Beck).
Seibel, M. (2023): Elohim – El – Eloah: Wie nennt sich Gott? Verfügbar unter: https://www.bibelpraxis.de/a7039.html [5.5.2025].
SFB 536 (1999): Sonderforschungsbereich 536 der Universität München. Reflexive Modernisierung. Verfügbar unter: https://webarchiv-ulrich-beck.soziologie.uni-muenchen.de/projekte [5.5.2025].
Siegel, D. J. (2007): Das achtsame Gehirn. Freiburg (Arbor).
Siegel, D. J. (2012): Mindsight. Die neue Wissenschaft der persönlichen Transformation. München (Goldmann), 5. Aufl.
Siegel, D. J. (2015): Handbuch der Interpersonellen Neurobiologie. Ein umfassender Leitfaden zum Verständnis der Funktion von Gehirn und Geist. Freiburg (Arbor).
Vogt, M. (2005): Philosophie. Von der Antike bis zur Gegenwart. Augsburg (Jokers).
Watkins J. G. u. H. H. Watkins (2019): Ego-States – Theorie und Therapie. Ein Handbuch. Heidelberg (Carl-Auer), 4. Aufl.
Wirl, C. (2017): Ego-State-Geschichten, Ressourcen States und Kraftwesen – Möglichkeiten der Teilearbeit bei Angst. In: W. Brächter (Hrsg.): Der singende Pantomime. Ego-State-Therapie und Teilearbeit mit Kindern und Jugendlichen. Heidelberg (Carl-Auer), 2. Aufl.
Yalom, I. D. (2005): Die Schopenhauer-Kur. München (btb), 7. Aufl.
Zanotta, S. (2019): Wieder ganz werden. Traumaheilung mit Ego-State-Therapie und Körperwissen. Heidelberg (Carl-Auer), 2. Aufl.

5 Auf dem Weg zu Ego-State 2.0: Sind die Kontinuum-Hypothese der Dissoziation und andere Vorannahmen von John und Helen Watkins noch zeitgemäß?

Jochen Peichl

Abstract

Der Beitrag untersucht die Möglichkeit, wie sich die Ego-State-Therapie, die von John und Helen Watkins begründet wurde, weiterentwickeln lässt, und hinterfragt deren Relevanz im heutigen psychotherapeutischen Kontext. Der Autor betont die Notwendigkeit, die ursprünglichen Theorien an aktuelle wissenschaftliche Erkenntnisse anzupassen und gleichzeitig die Arbeit der Watkins' im historischen Rahmen zu würdigen. Die klassische Ego-State-Therapie wird als eine Form der Hypnoanalyse beschrieben, die darauf abzielt, unbewusste psychische Inhalte zu integrieren und innere Konflikte zu lösen. Die ursprünglichen Ideen der Ego-State-Theorie, die eine radikal vereinfachende Sicht auf die menschliche Persönlichkeit bieten, lassen sich als Differenzierungs-Dissoziations-Kontinuum beschreiben. Dies bedeutet, dass die Unterschiede zwischen normalen Persönlichkeitsanteilen und dissoziativen Störungen quantitativ sind, nicht qualitativ. Der Autor plädiert für eine differenzierte Betrachtung der Dissoziation und eine klare Abgrenzung zwischen der klassischen Ego-State-Therapie und anderen therapeutischen Ansätzen.

Schlüsselwörter: Hypnoanalyse, Pluralität, Dissoziationskontinuum, Ego-State-Theorie 2.0

5.1 Einleitung

Die Herausforderung, der ich mich in diesem Beitrag für das Buch gegenübersehe, ist, die Theorie und Methode der Ego-State-Therapie, wie sie von John und Helen Watkins begründet wurde, zum einen in ihrem Bezug zum Zeitgeist und dem Kontext ihrer Entstehung zu würdigen und zum anderen die theoretischen Folgen aufzuzeigen, die durch die Kombination der »klassischen Ego-State-Theorie« mit neueren Teilemodellen entstanden sind. Bei der intensiven Beschäftigung mit diesem Thema wurde mir eines sehr deutlich: J. und H. Watkins verstanden Ego-State-Therapie immer als eine von ihnen weiterentwickelte Form der Hypnoanalyse, wie sie in den 70er-Jahren des letzten Jahrhunderts in den USA populär wurde.[14] Sowohl das »Hypno« als auch die »Analyse« im Namen sind aus meiner Sicht bis heute zunehmend verloren gegangen.

Vorab eine Zielbestimmung: Bei der Diskussion meines Beitrages mit Kollegen fiel mir auf, dass Meinungsunterschiede zu meiner Position meist aus der Perspektive der interpersonellen Neurobiologie und körperorientierten Traumatherapie kamen. Die Forschung von Daniel Siegel, Stephen Porges und Peter Levine gehört zum Bereich der Psychophysiologie, Neurobiologie sowie Traumaforschung und beschäftigt sich insbesondere mit dem autonomen Nervensystem und dessen Rolle bei der Verarbeitung von Stress, Bindung und Trauma. Das ist sicher sehr interessant, aber mir für die Betrachtung der Watkins'schen Hypnoanalyse zu einseitig – ich versuche hier, weitgehend auf einer psychologischen und psychodynamischen Ebene zu bleiben.

5.2 Was ist Hypnoanalyse?

Der Terminus Hypnoanalyse wurde von 1940 Hadfield geprägt (zit. nach Kinzel 1993, S. 151) und ist vor allem mit den Namen Simmel, Gill, Wolberg, Watkins und Erika Fromm, der Grand Dame der Hypnoanalyse, verbunden. Ich würde Hypnoanalyse als eine Methode beschreiben, die darauf abzielt, durch hypnotische Techniken Zugang zu unbewussten psychischen Inhalten zu erhalten. Sie dient der Integration des Selbst und der Auflösung innerer Konflikte. Somit ist das übergeordnete Ziel der Hypnoanalyse die Förderung der Selbstintegration. Dabei verfolgten die oben genannten Autoren aber auch unterschiedliche Ziele und Bedeutungen der Nutzung von Hypnose:

- *James Hadfield:* Zentrale Idee ist die Regression in die Kindheit zur Konfliktauflösung, die Hypnose dient der Regression (z. B. Altersregression in Trance).
- *Erika Fromm:* Sie nutzt Hypnose als erweitertes Werkzeug der Psychoanalyse zur schnelleren und gezielteren unbewussten Einsicht.
- *John und Helen Watkins:* Zentrale Idee war die Arbeit mit Ego-States, das Ziel lautete, innere Persönlichkeitsanteile zu erkennen und zu integrieren. Der Einsatz von Hypnose diente dazu, in direkte Kommunikation mit Ich-Zuständen zu treten.

Bei J. und H. Watkins wurden sogenannte Ego-States – autonome Persönlichkeitsanteile mit eigenen Erinnerungen, Emotionen und Verhaltensmustern – identifiziert und angesprochen. Diese Ego-States können isoliert sein, verletzt sein oder im Widerstreit stehen, was zu inneren Spannungen und Blockaden führt. Ziel der

14 Dieses hypnoanalytische Konzept der Begründer nenne ich »klassische Ego-State-Therapie« um sie von Kombinationsmodellen abzugrenzen.

Hypnoanalyse ist es, diese Anteile zu erkennen, ihre Ursprünge zu verstehen und sie in das Gesamt-Selbst zu integrieren.

Lassen Sie mich festhalten: Im Ego-State-Modell der Watkins' hilft Hypnose, innere Anteile (Ego-States) direkt zu kontaktieren, statt nur über Gespräch, Vorstellung, Imagination oder Verhaltenstherapie zu arbeiten. Das ist ein Alleinstellungsmerkmal dieser Teiletherapie.

Was den Teil »Analyse« im Namen angeht, dazu schreiben die Watkins:

> »Zwar handelt es sich bei der Ego-State-Therapie um eine *analytische Behandlung*, sie unterscheidet sich jedoch (sowohl konzeptionell als auch hinsichtlich des praktischen Vorgehens) in signifikanter Weise von der klassischen Psychoanalyse« (Watkins u. Watkins 2003, S. 23, Hervorh.: J. P.).

Wenn ich den Kern der Psychoanalyse prägnant auf den Punkt bringen wollte, würde ich sagen: Die Psychoanalyse ist im Wesentlichen die Arbeit mit dem Unbewussten – mit jenen verborgenen Gedanken, Wünschen, Erinnerungen und Konflikten, die unser Verhalten beeinflussen, ohne dass wir sie bewusst wahrnehmen. Danach ist die klassische Ego-State-Therapie der Watkins' eine »analytische Behandlung«.

Teilemodelle

In den letzten Jahren haben sich verschiedene Teiletherapien am Markt etabliert – die Ego-State-Therapie von John und Helen Watkins ist nur eine davon. Gemeinsam ist den meisten Modellen:

- die Konstruktion eines übergeordneten narrativen Selbst (Grossmann u. Russinger 2011), eines Kern-Selbst (Watkins u. Watkins 2003), eines Teamleiters (Schulz von Thun u. Stegemann 2004), eines »wahren Selbst« (Schwartz u. Sweezy 2021), eines Erwachsenen-Ich (Reddemann 2021) oder einer steuernden Instanz (Schmidt 2004); die Funktion ist: Koordination, Integration und Steuerung prozessualer Selbstanteile
- die Auflistung unterschiedlicher Selbst-Anteile wie Ego-States, Ich-Zustände, Teammitglieder, Kindheits-Ich, Komplexe (Jung 2022), Teilpersönlichkeiten, ANP/EP-f und EP-K[15] (Nijenhuis 2015) usw.
- die Interaktionsprozesse zwischen den Teilen: »In den meisten Modellen wird die pathologisierende Wirkung von Dissoziationsprozessen bzw. die Probleme generierende Auswirkung der Ausgrenzung einzelner prozessualer Selbstaspekte hervorgehoben« (Grossmann u. Russinger 2011, S. 46)

Bei allen Gemeinsamkeiten mit den bekannten Teilemodellen hat die klassische Ego-State-Theorie von John und Helen Watkins in den 70er-Jahren des letzten Jahrhunderts eine ganz einzigartige Lösung für das Zusammenspiel der oben genannten drei Komponenten gefunden. Für die Entstehung des Modells hat die Erfahrung

15 ANP = anscheinend normaler Teil der Persönlichkeit; EP-f = emotionaler Teil der Persönlichkeit – fragil; EP-K = emotionaler Teil der Persönlichkeit – Kontrolle.

von John Watkins mit der Psychoanalyse und die Praxis des Ehepaares mit Hypnose eine entscheidende Bedeutung. Was davon nach 50 Jahren noch Bestand hat, was überdacht werden muss und was davon auf dem Weg zu Ego-State 2.0 weiterentwickelt werden sollte, davon handelt dieser Beitrag.

5.3 Die Grundideen der klassischen Ego-State-Theorie 1.0

Ein Grundgedanke der Ego-State-Theorie 1.0, wie sie von John und Helen Watkins entworfen wurde, ist eine radikal vereinfachende Idee: Die menschliche Persönlichkeit ist aus einer Vielzahl von »Segmenten« oder Teilen zusammengesetzt, und Unterschiede lassen sich entlang eines Differenzierungs-Dissoziations-Kontinuums anordnen – mit der adaptiven Differenzierung am einen Pol und der pathologischen Dissoziation am anderen. Die Unterschiede der Persönlichkeitsanteile von »Normalos« und Menschen mit »multipler Persönlichkeit« (heute Dissoziative Identitätsstörung = DIS) sind rein quantitativ und nicht qualitativ. Somit ist Dissoziation aus dieser Sicht der klassischen Ego-State-Theorie ein *phänomenaler* Begriff zur Beschreibung von Interaktionsgrenzen zwischen Anteilen und kein klinischer Begriff zur Beschreibung von dissoziativen Symptomen oder Krankheitszuständen innerhalb einer Krankheitstheorie. »Dissoziation ist ein Prozess des Trennens und Differenzierens« (Watkins u. Watkins 2003, S. 61), und damit wird der psychologische Terminus Dissoziation für Durchlässigkeit oder Rigidität von Bewusstseinsgrenzen benutzt und daraus folgend für die Integration oder Ausgrenzung/Ausschließung von Ego-States (s. dazu Abb. 5.1).

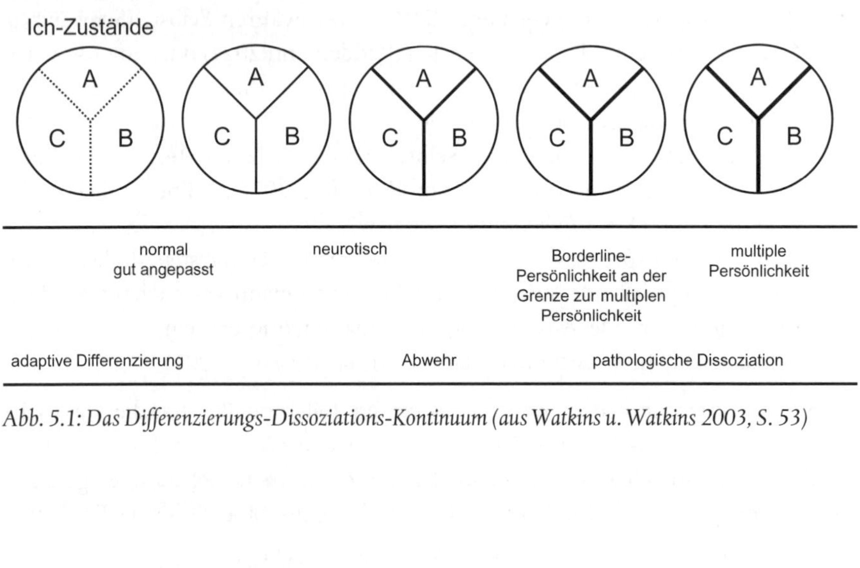

Abb. 5.1: Das Differenzierungs-Dissoziations-Kontinuum (aus Watkins u. Watkins 2003, S. 53)

Die sogenannte multiple Persönlichkeit in den 1970er-Jahren

Dieser beschriebene Grundgedanke entstand meiner Einschätzung nach aus der Faszination der 70er-Jahre bezüglich der sog. Multiplen Persönlichkeitsstörung – eine Faszination, die wohl auch John Watkins erfasst hatte. Er schreibt dazu im Vorwort des Handbuches:

> »Während Helen in diesen Jahren in erster Linie mit der allgemeinen klinischen Praxis zu tun hatte, beschränkte ich meine Behandlungsfälle immer mehr auf offenkundig multiplen Persönlichkeiten« (Watkins u. Watkins 2003, S. 13).

Als ich das im Lehrbuch las, war ich überrascht: Warum gab es plötzlich so viele Patienten mit der Diagnose multiple Persönlichkeit in der Praxis von John Watkins?

Zwischen 1880 und 1920 wurde die Dissoziative Identitätsstörung (DIS) – wie sie heute heißt – zunehmend erforscht, und 1944 waren 67 % aller bekannten Fälle in diesem Zeitraum gemeldet worden. Danach gingen die Fallberichte über die Dissoziative Identitätsstörung drastisch zurück, was vielleicht auf die zunehmende Anwendung der Diagnose Schizophrenie für diese Fälle und die verbreitete Akzeptanz Freud'scher Theorien in den USA zurückzuführen ist. Freud hatte in seiner späteren Schaffensperiode die Dissoziationstheorie von Pierre Janet – nach erstem offenen Interesse – vehement abgelehnt, ebenso wie die sehr konservative US-amerikanische Analytiker-Community zu Watkins' Zeiten, die sich auch sehr vehement gegen die aufkommende Hypnoanalyse ausgesprochen haben.

> »In den 1970er-Jahren stieg die Diagnose der Dissoziativen Identitätsstörung nach der Veröffentlichung des äußerst populären Buches *Sybil*[16] im Jahr 1973 drastisch an. Es wird angenommen, dass allein in den 1970er-Jahren mehr Fälle von DIS gemeldet wurden als in der gesamten Geschichte seit 1816 und dem berühmten Fall von Mary Reynolds. Zwischen 1991 und 1997 wurden über 500 Fälle von DIS in einem einzigen Behandlungszentrum für Dissoziative Störungen in Dallas, Texas, aufgenommen.«[17]

In diesen 1970er-Jahren wühlte das Buch *Sybil* von Flora Schreiber die Nation auf. Das Buch wurde 1976 von Hollywood ziemlich reißerisch verfilmt, und die Zweifel an der Echtheit der Geschichte nahmen zu. Das Buch spielte eine wichtige Rolle bei der Popularisierung der DIS, sowohl unter Klinikern als auch in der breiten Öffentlichkeit. Heute wissen wir jedoch, dass die Geschichte ein fast vollständiger Betrug war. Die Frau, die Flora Schreiber im Buch Sybil nannte, war Shirley Ardell Mason, über deren Leben und Therapie Debbie Nathan (2012) eine detaillierte Studie schrieb, in der sie die Manipulation schonungslos aufdeckte.

Aber die Faszination für die sog. Multiple Persönlichkeitsstörung (MPS) und der Hype darum waren in der Welt. Es ist denkbar, dass die Dynamik der Persönlichkeitsanteile bei der DIS John Watkins dazu anregte, diese Prinzipien auch auf ein

16 *Sybil* ist ein 1973 erschienenes Buch von Flora Rheta Schreiber (1973) über die Behandlung von Sybil Dorsett (wegen Dissoziativer Identitätsstörung) durch ihre Psychoanalytikerin Cornelia B. Wilbur.
17 Verfügbar unter: https://www.healthyplace.com/abuse/dissociative-identity-disorder/the-amazing-history-of-dissociative-identity-disorder-did [2.9.2025] (Übers.: J. P.).

erweitertes Spektrum seelischen Funktionierens anzuwenden, und das stand Pate dafür, das sogenannte Differenzierungs-Dissoziations-Kontinuum (Watkins u. Watkins 2003, S. 53) zu entwerfen. Diese Idee hatte den unschlagbaren Vorteil, ein Kontinuum zwischen den Selbstanteilen der normalen Persönlichkeit und den Teilpersönlichkeiten bei DIS zu postulieren.

> »Es scheint uns daher zum gegenwärtigen Zeitpunkt notwendig, eine Theorie auszuarbeiten, welche eine Brücke herstellen kann zwischen dem normalen Funktionieren der Persönlichkeit und den extremen Formen der Dissoziation, wie sie sich bei den multiplen Persönlichkeitsstörungen, den Amnesien und den Fugue-Zuständen finden« (Watkins u. Watkins 2003, S. 14).

Diese Brücke ist die Ego-State-Theorie.

Der Gebrauch von »Dissoziation« in der Hypnotherapie

Der phänomenologische Gebrauch des Terminus »Dissoziation« ist bis heute in der Hypnotherapie und in der Systemischen Therapie weit verbreitet und ein wichtiger Teil der Theoriebildung, um Symptomentstehung und Konfliktbildung in einem Persönlichkeitssystem zu erklären, ohne dieses zu pathologisieren. Das Gegenwort zu »dissoziiert« ist »assoziiert« und beschreibt die Veränderung in einem Bewusstseinszustand oder dem Grad der Aufmerksamkeitsfokussierung. In der Entstehungszeit von Hypnotherapie und dem Neuro-Linguistischen Programmieren (NLP) im letzten Jahrhundert lautete die damals übliche Bedeutung von Dissoziation: die Dissoziation von Gefühlen und der Intensität des Erlebens. Dissoziiert bedeutet in diesem Duktus: Abstand haben, nicht voll dabei sein, nicht zugehörig sein, innerlich Distanz halten, emotional wenig beteiligt sein, einen Außenstandpunkt einnehmend oder nicht in Kommunikation mit einem Bewusstseinsinhalt zu sein (dissoziierter Ego-State). Dagegen steht assoziiert für ganz da sein, intensiv in einem Zustand sein, voll auf etwas konzentriert oder in Kontakt sein. Wenn man sich über etwas intensiv freut oder wenn man sehr verärgert ist, ist man aus Sicht der Hypnotherapie und NLP assoziiert.

Das Ego-State-Konzept der Watkins' ist deshalb ein revolutionärer Schritt, weil es weitgehend beschreibend und praxisorientiert ist und auf eine Systematik der psychischen Krankheitsbilder und ihrer Psychodynamik verzichtet – im Gegensatz zu der damals (und bis heute) üblichen psychoanalytischen Defektorientierung.

> »Traditionell definiert sich systemische Therapie also über den Verzicht auf eine dezidierte Störungslehre und die Ablehnung der Diagnose von ›Störungen‹ oder gar ›psychische Krankheiten‹ samt traditionellen Psychopathologie-Konzepten und störungsspezifischen Behandlungsansätzen« (Wagner, Henz u. Kilian 2022, S. 19).

Die Hypnotherapie, vor allem in der hypnosystemischen Interpretation von Gunther Schmidt, folgt auch dem oben Zitierten. Aus hypnosystemischer Perspektive entstehen psychische Störungen nicht als Folge von eindeutig identifizierbaren »Ursachen«. Sie resultieren somit nicht aus Kausalkonstruktionen, die Gegenwärtiges kausal auf Früheres zurückführen, sondern Leid resultiert aus der Wechselwirkung vielfältiger zirkulärer Prozesse in biologischen, psychischen und sozialen Systemen. Im Laufe der Zeit können sich so stabile psychosoziale Muster ergeben, welche die Freiheitsgrade des Individuums massiv einschränken und zirkulär zur Aufrechterhaltung der Störung beitragen. Auf diese Weise ist der Terminus Ego-State anschlussfähig an andere Begriffe wie: Schemata/Modi (Young, Klosko a. Weishaar 2005), die »Fühl-Denk-Verhaltens-Programme« (Ciompi 1982), »prozedurales Wissen« (Ecker, Ticic a. Hulley 2016) oder »Muster« (Schmidt 2004).

Theorien sind in der Regel nicht statische, sondern dynamische Konstrukte, sie folgen dem Zeitgeist und dem Stand unseres Wissens über die Psyche und die Neurobiologie des Gehirns. Aber was passiert mit einer Leitidee, die dem gesamten Theoriekonstrukt der Ego-State-Theorie der Watkins' wie eben aufgezeigt zugrunde liegt, wenn wir aus der heutigen Perspektive – mit dem heutigen Wissen über die Entstehung, Psychopathologie und Neurobiologie von Trauma und daraus resultierenden Dissoziativen Störungen auf das Konzept der Hypnoanalyse schauen? Es gibt auch für mich gute Gründe, heute zu überlegen, ob das Verständnis von Dissoziation über die phänomenologische quantitative Sicht hinaus erweitert werden muss, ob ein Persönlichkeitsanteil der DIS nicht doch qualitativ etwas ganz anderes ist als ein beschämter oder wütender Inneres-Kind-Ego-State bei mir oder bei unseren Patienten?

Was aus alledem folgt, möchte ich nun untersuchen.[18]

Die Idee der Pluralität

Die Ego-State-Theorie kann als Persönlichkeitsmodell, als Strukturmodell des Selbst betrachtet werden, und die von dem Ehepaar Watkins daraus in den 1970er-Jahren entwickelte Ego-State-Therapie erscheint mir heute breit anwendbar in der Psychotherapie, im Coaching usw. und nicht nur in der Psychotraumatologie.

In ihrer Arbeit *The management of malevolent ego states in multiple personality disorder* zitieren J. und H. Watkins die damals gängige Vorstellung der 1970er- und 80er-Jahre über die Aufteilung der Persönlichkeit:

> »Eine Position, die frühe Arbeiten in diesem Feld bestimmt hat, ist, dass das ›normale‹ Selbst eine Einheit ist. MPD [gemeint ist Multiple Persönlichkeitsstörung, J. P.] konnte deshalb nicht in den Begriffen normaler Theorie der Persönlichkeit verstanden werden. […] ›Normale‹ Individuen haben keine ›aufgeteilten‹ Persönlichkeiten« (Watkins a. Watkins 1988, S. 67, Übers.: J. P.).

John und Helen Watkins vertreten in diesem Artikel abweichend von dem gerade zitierten damaligen Mainstream die Auffassung, dass die Aufteilung der Persönlichkeit auf einem Kontinuum angesiedelt ist,

18 Ausführlich habe ich mich in Peichl 2023 damit auseinandergesetzt.

»von normaler adaptiver Differenzierung am einen Ende bis zur pathologischen maladaptiven Dissoziation am anderen Ende, wo die echte Multiple Persönlichkeitsstörung auftritt. Der Zwischenbereich auf dem Kontinuum besteht aus ›Ich-Zuständen‹ – verdeckten Verhaltens- und Erlebnismustern, die normalerweise nur unter Hypnose zugänglich sind« (ebd., S. 67).

Das war ein völlig innovativer Ansatz.

In ihrem Handbuch von 2003 schreiben sie:

»Viele frühere Autoren hatten bereits erkannt, dass die menschliche Persönlichkeit *keine* Einheit ist (auch wenn sie für gewöhnlich als eine solche erfahren wird), sondern aus verschieden Teilen besteht, einzigartigen Entitäten, die unterschiedlichen Zwecken dienen« (Watkins u. Watkins 2003, S. 45, Hervorh.: J. P.).

So gewinnt man den Eindruck, dass die Persönlichkeit eines Menschen aus einer Ansammlung von einzelnen Ego-States besteht, man könnte sagen: Die Persönlichkeit ist die Summe der Ego-States.

»Sie entstehen nicht spontan wie bei multiplen Persönlichkeiten. Sie lassen sich offen nur durch Hypnose aktivieren, aber sie können einen unbewussten Einfluss auf die Persönlichkeit ausüben, der normalerweise offenkundig ist. Wenn sie aktiviert werden, verhalten sie sich ähnlich wie echte multiple Persönlichkeiten. Indem sie verschiedene Persönlichkeitsfunktionen aufteilen, können sie sich gegenseitig nicht bewusst sein, können kooperieren oder miteinander in Konflikt stehen und sich, wie echte multiple Persönlichkeiten sich selbst Namen geben« (Watkins a. Watkins 1988, S. 68, Übers.: J. P.).

Die Idee mit dem Dissoziationskontinuum klingt elegant und für damals revolutionär gelöst – aber was sind »*echte* multiple Persönlichkeiten« (ebd., Hervorh.: J. P.)?[19] Auch dafür gibt es eine Antwort im Handbuch:

»Gleich links von der echten Multiplen Persönlichkeitsstörung (MPS) (Dissoziative Identitätsstörung; DIS) finden wir die multiple Persönlichkeit, die als Borderline-Störung in Erscheinung tritt. Jeder der verschiedenen Zustände ist sich der Existenz der anderen bewusst, aber sie sprechen voneinander, als ›er‹, ›sie‹ oder ›es‹, nicht als von einem Teil des ›Ich‹« (Watkins u. Watkins 2003, S. 54).

Noch ein Stück weiter auf dem Dissoziationskontinuum nach links käme dann erst die Borderlinepersönlichkeit, die man mit dem oben Gesagten nicht verwechseln sollte. Das alles ist eine sehr differenzierte, phänomenologische Beschreibung der Organisation von Ego-States in Bezug auf Durchlässigkeit ihrer Ich-Grenzen für Kommunikation und Amnesie – entlang eines Kontinuums.

Daraus leitet sich für mich ein Verständnisproblem ab: Den fließenden Übergang in einem Kontinuum eines Kriteriums – hier durchlässige Ich-Grenzen am linken Pol vs. rigide und undurchlässige Ich-Grenzen am rechten Pol – nennt man einen dimensionalen Ansatz, im Gegensatz zu einem kategorialen Ansatz in der Klassifikation psychischer Störungen.

19 Zum Thema »Imitierte DIS« siehe Gysi 2021, S. 167.

Zur Erinnerung: In der *kategorialen* Klassifikation werden psychische Störungen als diskrete, klar voneinander und von psychischer Normalität abgrenzbare und unterscheidbare Störungseinheiten beschrieben. Psychische Störungen werden somit in klare Kategorien eingeteilt: Entweder man erfüllt die Kriterien – oder nicht. Jemand hat eine Krankheit, z. B. Schizophrenie, PTBS – oder man ist gesund. Bei der *dimensionalen* Klassifikation werden psychische Störungen nicht durch die Zuweisung zu Kategorien (gesund vs. pathologisch), sondern anhand kontinuierlich verteilter Merkmalsdimensionen auf einem Spektrum beschrieben. Angst kann zum Beispiel leicht, mittel, stark oder extrem ausgeprägt sein, ohne harte Grenzen.

Wenn Sie sich oben die Abbildung 5.1 anschauen, wird die multiple Persönlichkeit am rechten Pol als pathologische Dissoziation bezeichnet – eine kategoriale in einer dimensionalen Unterteilung und zusätzlich noch die Abbildung der Genese von Ego-States: links normale Differenzierung und rechts Folgen von Traumatisierung. Die Darstellung ist zumindest ungewöhnlich. Die Verwirrung löst sich auf, wenn wir uns klarmachen, dass die Hypnoanalyse auf das Unbewusste, auf das implizite Wissen in uns fokussiert: In der Trancelogik können verschiedene »Wahrheiten« konfliktfrei nebeneinanderstehen.

Und noch eine scheinbare Unklarheit: J. und H. Watkins schreibt, dass die »Dissoziative Identitätsstörung oder ›DID‹, die eine echte mentale Krankheit ist« (Watkins u. Watkins 2003, S. 137), durch »frühe traumatische Erfahrungen in der Kindheit oder durch Internalisierung unserer Wahrnehmung von wichtigen Personen unseres Lebens« (ebd., S. 138) verursacht wird. Für ihn ist die MPS eine neuropsychologische Organisation der Psyche nach schwerer Traumatisierung. Das würde ich auch so sehen, aber in dem Kontinuumsmodell werden am linken Pol einen »normale« Organisation des Geistes einer »echten mentalen Krankheit« (ebd.) am anderen Pol gegenübergestellt. Wenn die Dissoziation rechts als pathologisch betrachtet wird, wie kann dann der von Claire Frederick stammende Merksatz für die Therapie »Alle Teile sind gekommen, um zu helfen« gelten? Etwas Pathologisches kann doch nicht helfen!? Auf den ersten Blick ist das sicher richtig, denn diese Art der Beschreibung, bei der ein Sachverhalt *bewertet* wird – also z. B. krank oder gesund, normal oder pathologisch – nennt man in der Regel eine normative oder evaluative Beschreibung. Aus einer funktionalen, psychodynamischen Sicht können aber Anteile, z. B. auch dissoziierte Teile auch als Abwehrmechanismus bei überwältigendem Stress eingesetzt werden. In der Psychologie ist es zentral, zwischen *normativen* und *funktionalen* Perspektiven zu unterscheiden.

Was ich aus allem Gesagten schlussfolgern kann: John und Helen Watkins beschreiben als Phänomen die Kommunikation und den Austausch zwischen inneren Anteilen, genannt Ego-States, unabhängig von der Genese ihrer Entstehung (normal vs. pathologisch) auf der Ebene des Unbewussten. Entscheidend ist für mich ein wichtiger Punkt: Dieses Denken der Watkins' ergibt nur Sinn, wenn ich den Teil »Hypno« in »Hypnoanalyse« wirklich ernst nehme. Wenn ich mit Ego-States in Hypnose spreche, dann bin ich ja auf einer Tranceebene, und es gilt die Trancelogik, und ich bin auf der Subjektperspektive der Ego-States. Auf dieser Ebene ist es dann entscheidend, ob ich mit den Ego-States kommunizieren kann oder ob sie verborgen sind und »dissoziiert«. Durch die Trance lassen sie sich leichter aktivieren, weil man in Trance Zugang zum Impliziten findet – zur unlogischen Welt des Unbewussten und Impliziten. Trancezustände gibt es auf einem Spektrum: Schon leichte Trancezustände (z. B. tiefe Entspannung, fokussierte Aufmerksamkeit) reichen oft aus, um mit dem Unbewussten zu arbeiten, wenn auch nicht auf einer sehr tiefen Ebene. Ähnliche Techniken gibt es ohne formale Hypnose: Viele hypnotherapeutische Methoden (wie Imagination, Arbeit mit inneren Anteilen oder Visualisierung) können wir auch ohne klassische Hypnose einsetzen.

Wenn man aber nicht in Hypnose arbeitet, dann ist alles etwas anders – da steht einem oft das rationale Bewusstsein im Wege. Dieses Nachdenken über meine inneren Anteile kann leicht zu einem inneren Rollenspiel oder einer Imagination oder inneren Vorstellung über die Psyche führen. Ich nutze dabei die Möglichkeit der Beobachterperspektive top-down, ich imaginiere und beschreibe innere Anteile. Dies könnte man auch die Objektperspektive der Ego-States nennen. Für »Hypnoanalyse« wäre das sicher zu wenig.

Die Definition von Ego-State

Diese oben beschriebenen einzigartigen »Entitäten« (Watkins u. Watkins 2003, S. 51) der Persönlichkeit bezeichnen John und Helen Watkins als Ego-States. Was ist ein Ego-State, ein Ich-Zustand? Die klassische Definition im Handbuch lautet:

> »Ein Ich-Zustand kann definiert werden als organisiertes Verhaltens- und Erfahrungssystem, dessen Elemente durch ein gemeinsames Prinzip zusammengehalten werden und das von anderen Ich-Zuständen durch eine mehr oder weniger durchlässige Grenze getrennt ist« (ebd., S. 45).

Diese Sichtweise erklärt den Persönlichkeitscharakter dieser phänomenologisch abgrenzbaren psychischen Einheiten. Claire Frederick (2007, S. 19 ff.) betont dagegen die Wichtigkeit der Auffassung von Ego-States als Energiezustände.

Bleibe ich bei der Definition der beiden Watkins', dann ist ein Ego-State eine mentale Struktur[20] mit folgenden Eigenschaften:

- *Namensgebung:* Es geht um *Ich-Zustände* (States), die eine Persönlichkeit ausmachen, im Sinne von Selbstanteilen, einer »Entität im Dienste des normalen Anpassungsprozesses« (Watkins u. Watkins 2003, S. 47). Sind seine Grenzen starr und undurchlässig, »dann bezeichnen wir einen solchen Ich-Zustand als *dissoziiert*, was in extremer Form dazu führen kann, dass er zu einer Alter-Person einer multiplen Persönlichkeit werden kann« (ebd., kursiv im Orig.)

20 Der Schwerpunkt der Betrachtung lag auf »mentale Struktur«, weil damals die Dissoziation fast ausschließlich als etwas Mentales beschrieben wurde und weniger als etwas Somatisches.

- *Inhalt:* Ein Ego-State besteht aus *Verhalten* und *Erfahrungen* eines Menschen, diese Elemente sind in einem *System* organisiert.
- *Struktur:* Diese Elemente werden durch ein *Prinzip* zusammengehalten. Lange hatte ich geglaubt, das Prinzip, das laut Watkins alles zusammenhält, meint ein gemeinsames Thema, eine gemeinsame Zeit der Entstehung eines Ego-States in der Biografie eines Menschen und vieles mehr. Heute glaube ich, das Prinzip bedeutet die Theorie der »Ich-Besetzung« und »Objekt-Besetzung« von Ich-Zuständen, die J. und H. Watkins aus der Energietheorie von Freud und später Paul Federn (1956), einem Schüler Freuds, übernommen hatten.
- *Beziehungsverhalten:* Zwischen den Entitäten gibt es *Grenzen*, die mehr oder weniger durchlässig sind – hierbei spielt Dissoziation und Assoziation eine entscheidende Rolle.

Ich bin davon überzeugt, dass ganz viel von dem Versuch der Watkins', die innere Welt ihrer Patienten zu verstehen und zu therapieren, in diesem innovativen Verständnis der Ego-States als die Grundbausteine der Persönlichkeit eines Menschen zu finden ist. Bei allem Respekt vor der Leistung der beiden scheint es mir aber auch notwendig, die historische Dimension dieser Theoriebildung zu würdigen und auf dem Weg zu Ego-State 2.0 einige Fragen zu klären, die noch mit Ungewissheit und Unschärfe belastet sind.

5.4 Meine Fragen auf dem Weg zu einer Ego-State-Theorie 2.0

Die oben beschriebene basale Definition von Ego-States, wie sie John und Helen Watkins in ihrem Handbuch (2003, S. 45) vorgelegt haben, soll mir Stichwörter dafür liefern, was wir auf den Weg zu Ego-State 2.0 noch einmal neu betrachten müssen.

- *Punkt 1:* Brauchen wir für die Aktivierung immer die Hypnose?
- *Punkt 2:* Zur Namensgebung »Ego-State« (Ich-Zustand)
- *Punkt 3:* Das Prinzip – was für ein Prinzip?
- *Punkt 4:* Dissoziation: quantitativ oder qualitativ?

Punkt 1: Brauchen wir für die Aktivierung immer die Hypnose?

Auch wenn J. und H. Watkins schreiben, es sei für die Aktivierung der verborgenen Ich-Zustände »die Hypnose fast unabdingbar« (Watkins u. Watkins 2003, S. 58), so ist das Wort »fast« entscheidend. Im Handbauch findet sich auch die »nicht-hypnotische Technik mithilfe von Stühlen« (ebd., S. 173 ff.). Bei ihr kommt es, wie bei der Hypnose, zu einer Fokussierung, und beim Wechsel des Patienten von einem Stuhl zum anderen »findet eine zunehmende Fokussierung statt« (ebd.). Daraus leite ich ab, dass eine Aufmerksamkeitsfokussierung auf innere Zustände auch durch andere Methoden möglich sein muss, nicht nur durch formale Tranceinduktion oder Erickson'sche Techniken. Dennoch ist es sicher richtig, dass »verborgene States« viel leichter mithilfe der klinischen Hypnose zu erreichen sind als ohne. Nicht mithilfe einer »leichten Trance«, sondern mit einer intensiveren Tranceerfahrung. Warum? Weil sie prozedural implizit gespeichert und im Freeze sind und nicht bewusst erkennbar sind.[21]

Da sind wir bei einem heiklen Thema. Im jetzigen Ego-State-Curriculum spielt die Hypnoseweiterbildung nur eine untergeordnete Rolle, und kaum jemand entschließt sich, die vollständige Weiterbildung der MEG[22] in »klinischer Hypnose« zu machen und eine internationale Ego-State-Zertifizierung anzustreben. Nach meiner klinischen und einzelsupervisorischen Erfahrung der letzten Jahre wird Hypnose kaum angewandt – aus Unkenntnis, Angst und Unsicherheit beim Therapeuten, oft auch wegen Ablehnung durch den Patienten. Deshalb entstanden in den letzten Jahren Verschmelzungen des Ego-State-Ansatzes mit anderen, nichthypnotischen Teiletherapie-Konzepten, zum Beispiel mit PITT[23] von Luise Reddemann (2021), mit IFS[24] von Richard Schwartz (2021) oder dem hypnosystemischen Seitenmodell von Gunther Schmidt (2004).

Vorschlag zur Weiterentwicklung

Wir sollten genauer abgrenzen, was die klassische Ego-State-Therapie als Hypnoanalyse der Watkins' von den Fusionskonzepten (Ego-State + anderes Teilekonzept) unterscheidet – hinsichtlich Theorie und Behandlungspraxis. Ich habe seit Längerem begonnen, mein Fusionskonzept nicht mehr Ego-State-Therapie, sondern hypnotherapeutische Teiletherapie zu nennen, um den Unterschied zu verdeutlichen. Zusätzlich sollten wir für den klassischen hypnoanalytischen Ansatz überlegen, ob es noch andere fokussierende Therapiestrategien gibt, wenn Hypnose nicht möglich ist. So könnte die klassische Hypnoanalyse erhalten bleiben.

Punkt 2: Zur Namensgebung »Ego-State« (Ich-Zustand)

Eine der großen Debatten in der Persönlichkeitspsychologie der letzten Dekaden bezog sich auf die Situationsabhängigkeit des menschlichen Verhaltens und Erlebens. Bei dem Versuch, die Persönlichkeit eines Menschen zu erfassen, können wir nach gängiger Meinung der Persönlichkeitsforschung von zwei Bestandteilen ausgehen:

1) *Trait:* Eigenschaften, Dispositionen als *zeitlich stabile* zustands- und situationsunabhängige Merkmale (z.B. Extraversion oder Gewissenhaftigkeit).

21 Persönl. Mitteilung von Woltemade Hartman.
22 Milton Erickson Gesellschaft.
23 Psychodynamisch Imaginative Traumatherapie.
24 System der Inneren Familie.

Gemeint sind charakteristische Muster des Denkens, Fühlens und Verhaltens, die sich über ähnliche Situationen hinweg verallgemeinern, sich systematisch zwischen Individuen unterscheiden und über die Zeit hinweg relativ stabil bleiben.

2) *State:* Ein Zustand ist ein *zeitlich instabiles,* situationsabhängiges Merkmal (z. B. aktuelle Stimmung oder momentanes Befinden). Gemeint ist eine situationsspezifische Komponente, die auch die Wechselwirkung von Person und Situation im Moment der Beobachtung abbildet.

Ich gehe bei dem vielbelesenen Jack Watkins einmal davon aus, dass er diese Unterscheidung kannte. Soweit ich sein Werk kenne, geht Watkins aber an keiner Stelle explizit darauf ein und begründet nicht, wie und warum er zu dem Terminus »Ego-State« kam. In einem Interview[25] mit Jack Rowan von der Mansfield Library der Universität von Montana/Missoula am 20.9.2004 sagte er:

> »Na ja, ich hatte die Idee, weil ich vorher schon mit multiplen Persönlichkeiten gearbeitet hatte. Sie [Helen, J. P.] und ich haben es gemeinsam entwickelt. Im Grunde genommen ist es die einfache Idee, dass wir Menschen keine Einheiten sind, dass wir Vielheiten sind. Sie haben Segmente von sich selbst.«

Ausgehend von der Erfahrung mit multiplen Persönlichkeiten kam Watkins die Idee, dass auch die »normale« Persönlichkeit in »Segmente«[26] aufgeteilt ist. Der einzige Unterschied bestand darin, dass die Segmente bei der MPS (hier als Teilpersönlichkeiten bezeichnet) spontan auftauchten und bei den »Normalos« durch Hypnose erkundet werden mussten.

Die Wahl des Terminus »State« (Zustand) in »Ego-State« durch John und Helen Watkins hat aus meiner Sicht keine Referenz zur Theorie der Persönlichkeitspsychologie und der Unterscheidung zwischen »Trait« und »State«, denn dann wäre »Ego-Trait-Therapie« angemessener und logischer, da wir mit den Segmenten ja zeitüberdauernde »Entitäten« (Watkins) meinen. Ich denke, er kannte den Begriff Ego-State aus den Schriften von Paul Federn und seiner persönlichen Analyse bei Eduard Weiss sehr gut. Schon in der Krankengeschichte der Anna O. spricht Breuer, der Kollege von Sigmund Freud um 1895, von »Ich-Zuständen«. Die englische Übersetzung ist dann eben »Ego-State«.

Vorschlag zur Weiterentwicklung

Den Markennamen Ego-State-Therapie können und wollen wir nicht mehr ändern. Wir sollten aber klarer herausarbeiten, was mit Ego-States gemeint ist: kontextabhängige, flüchtige »Zustände« im Sinne von neuronalen Mustern wie im hypnosystemischen Konzept der »Seiten« bei Gunther Schmidt – oder zeitüberdauernde Strukturen im Sinne von Segmenten, also Identitäten und Teilpersönlichkeiten.

25 S. 27, verfügbar unter: https://scholarworks.umt.edu/cgi/viewcontent.cgi?filename=0&article=1025&context=umhistory_interviews&type=additional [2.9.2025].

26 Laut Duden ist ein »Segment« ein Abschnitt, Ausschnitt, Teil, Teilbereich eines größeren Ganzen.

Lassen Sie mich einen Vorschlag machen und etwas tiefer einsteigen: Wenn ich im hypnoanalytischen Modell in Trance einen verborgenen Ich-Zustand aktivieren will, dann passiert das häufig über ein Körpergefühl, eine Emotion oder ein inneres Bild. Was dann auftaucht, könnten wir im ersten Schritt *an enduring state of mind*[27] nennen. Dabei geht es um eine geistige oder emotionale Haltung, die nicht nur vorübergehend ist, sondern über längere Zeit anhält – ein dauerhafter psychischer Zustand. Es kann sich z. B. um

- eine langfristige Einstellung handeln (z. B. Optimismus, Pessimismus),
- eine stabile emotionale Grundverfassung (z. B. Gelassenheit, Angst),
- oder eine tief verwurzelte Überzeugung oder Denkweise.

Daraus kann in einem weiteren Schritt durch Aufmerksamkeitsfokussierung ein Ego-State gebildet werden.

Was John und Helen Watkins aus meiner Sicht vermutlich nicht im Sinn hatten, war, die Ego-States zu festen Persönlichkeitsrollen zu ver-DING-lichen. In seinem Werk gibt es weder einen Erwachsenen-Ego-State (das kommt aus der Transaktionsanalyse (TA) oder der Theorie des PITT von Luise Reddemann) noch das heute populäre »innere Kind« (es wurde durch Bücher von John Bradshaw, Erika Chopich, Margaret Paul und v. a. durch Stefanie Stahl in Deutschland einer breiteren Öffentlichkeit zugänglich) oder einen »inneren Kritiker« (kommt ebenfalls aus der TA). Diese sehr griffigen Rollen-Persönlichkeiten können aus dem seriösen Hypnoanalyse-Modell der Watkins' leicht ein Rollenspiel auf einer inneren Bühne machen – manchmal mit leicht esoterischen Touch.

Leider hat gerade eine Schülerin der Watkins', Claire Frederick dieser Reifikation der »einzigartigen Entitäten« (Watkins u. Watkins 2003, S. 45, über Ego-States) den Boden bereitet. Sie schreibt:

> »Jeder Ich-Zustand besitzt seine eigenen, relativ überdauernden Affekte, Körperempfindungen, Erinnerungen, Fantasien und Verhaltensweisen, und er hat auch seine eigenen Wünsche, Träume und Bedürfnisse. Ich-Zustände stehen in ähnlicher Beziehung zueinander wie Familienmitglieder« (Frederick 2007, S. 19).

Über diese Art Personalisierung sollten wir noch einmal nachdenken.

Punkt 3: Das Prinzip – was für ein Prinzip?

Was ist das Prinzip[28], das das organisierte Verhaltens- und Erfahrungssystem als ein »gemeinsames Prinzip« (Watkins u. Watkins 2003, S. 45) zusammenhält? Das ist in den Schriften der Watkins' gar nicht so leicht zu verstehen – zumindest wird es aus meiner Sicht nie explizit so erwähnt.

27 »*An enduring state of mind*« bedeutet auf Deutsch sinngemäß »ein andauernder Geisteszustand« oder »eine beständige mentale Verfassung« oder »ein dauerhafter psychischer Zustand«.

28 Laut Duden bedeutet »Prinzip«: 1) Grundsatz, den jemand seinem Handeln und Verhalten zugrunde legt, und 2) allgemeingültige Regel, bestimmte Idee, bestimmte Grundlage, auf der etwas aufgebaut ist, nach der etwas abläuft.

Im Abschnitt »Die Entwicklung von Ich-Zuständen« sprechen die Watkins' von »normaler Differenzierung« (ebd., S. 51). Hierin beschreiben sie, wie Kinder schon von früh an lernen, zwischen den Dingen ihrer Welt zu unterscheiden und die Prinzipien von Integration und Differenzierung zu verinnerlichen.

> »Diese Unterschiede betrachten wir als ganz normal, aber es handelt sich dabei tatsächlich um Verhaltens- und Erfahrungssyndrome, die sich um ein zentrales Motiv herum ausgeformt haben. Als solche können wir sie als Ich-Zustände betrachten« (ebd.).

Dieses Zitat ist anschlussfähig an die klassische Definition von Ego-States.

Durch normale Differenzierung lernt das Kind, wie oben gezeigt, zu unterscheiden. Aber das Kind macht nicht nur solche einfachen Unterscheidungen wie die zwischen Obstsorten oder Gummibären, sondern entwickelt auch unterschiedliche Verhaltensweisen, die für den Umgang mit Eltern, Lehrern und Spielkameraden zielgenau geeignet sind.

> »Diese Veränderungen werden als ganz normal angesehen, und die Verhaltens- und Erfahrungsmuster werden unter *einigen gemeinsamen Prinzipien* gebündelt und organisiert, die als Ich-Zustände betrachtet werden können« (Fourie 2008, S. 47, Hervorh.: J. P.).

Dieses »gemeinsame Prinzip« ist in der oben zitierten Definition der Watkins' für Ego-States gemeint.

Vorschlag zur Weiterentwicklung

Wer oder was setzt aber die Differenzierung bzw. Integration in Gang, die dann zu Ego-States führt? Hierzu greifen John und Helen Watkins auf die »Zwei-Energien-Theorie« mit Objekt-Besetzung und Ich-Besetzung von Paul Federn, einem Schüler von Sigmund Freud, zurück, denn »das Selbst [ist] nicht ein Inhalt, sondern einfach eine Energie [...], charakterisiert lediglich durch das Ich-Gefühl« (Watkins u. Watkins 2003, S. 41).

Ehrlich gesagt habe ich die Ausführungen der Watkins' in Verlängerung von Paul Federn über »organische« und »anorganische« »Ich-Energie« und »Objekt-Energie« im Handbuch nie verstanden. Ich kann heute darin einen ehrenwerten, historischen Versuch sehen, die damals schon von Freud lange verlassene »Libido-Theorie« noch einmal neu zu denken.

Diese angestaubte »Energietheorie« aus der Frühzeit der Psychoanalyse (um 1895) hat für mich heute keine Erklärungskraft, da aus der Hirnforschung bekannt ist, dass das Gehirn kein energieverarbeitendes System ist, sondern dass Informationsverarbeitung und Sinnkonstruktion im Vordergrund stehen. Ich empfehle zum einen, die Termini »Integration« und »Differenzierung« für eine Ego-State-Theorie 2.0 durch »Assimilation« und »Akkommodation« nach Jean Piaget zu ergänzen und die Ego-State-Bildung aus dieser »Schemata«-Perspektive neu zu betrachten. Ich vermute, dass John Watkins die Theorien von Piaget (1896–1980) kannte, auch wenn er ihn beim Thema »Integration« und »Differenzierung« nicht ausdrücklich erwähnt.

Zum anderen müssen wir noch einmal intensiv über den Entstehungsmodus von Ego-States im emotionalen Unbewussten auf Mittelhirnebene nachdenken. Vielleicht können neuere Erkenntnisse der Hirnforschung und der Neurobiologie der Traumatisierung dabei hilfreich sein.

Punkt 4: Dissoziation: quantitativ oder qualitativ?

Das »Dissoziationskontinuum« ist das Herzstück der Ego-State-Theorie der Watkins' im Sinne der Hypnoanalyse und die Verwendung von Hypnose ihr Alleinstellungsmerkmal. Dissoziation ist hier ein *quantitatives* Merkmal.

Bei Bettina Overkamp (2005, S. 27–28) lesen wir:

> »Der Streit darum, ob es sich bei Dissoziation um eine kontinuierliche (quantitative) oder diskontinuierliche (qualitative) Variable handelt, geht zurück bis ins letzte Jahrhundert. Pierre Janet (1889) ging davon aus, dass klinische Dissoziation eine Diskontinuität im Bewusstsein bedeutet und von gesunden Personen eher selten erlebt wird. Seine Zeitgenossen James (1890/1977) und Prince (1906) hielten die Dissoziation für eine kontinuierliche oder quantitative Variable, die in unterschiedlichem Ausmaß von jedem Menschen erlebt wird. Diese zweite Ansicht hatte sich Anfang des 19. Jahrhunderts weitestgehend durchgesetzt, sodass man lange Zeit in der Forschung zu dissoziativen Phänomenen von einem Kontinuum der Dissoziation ausging, in dem von links nach rechts immer mehr psychisches Material abgespalten wird.«

Obwohl Watkins sich auf Pierre Janet bezieht, scheint mir hier ein Widerspruch vorzuliegen.

Die Einführung eines *qualitativen* Verständnisses der Dissoziation (Taxon-Theorie) wie bei Pierre Janet oder Ellert Nijenhuis in der enaktiven Traumatherapie würde der klassischen Ego-State-Theorie den Boden entziehen. Die im ersten Moment so geniale Idee »Wir alle sind etwas multipel« – der ich in meiner Ausbildung zum Ego-State-Therapeuten damals sofort begeistert gefolgt bin – würde in sich kollabieren.

Auch Leutner und Piedfort-Marin (2021) spekulieren darüber, warum das Konzept der Dissoziation bei John und Helen Watkins und ihren Schülern so viele Widersprüche und Missverständnisse aufweist. Das eine mag der Anspruch der Watkins' gewesen sein, das Freud'sche Verdrängungskonzept und das Dissoziationskonzept von Janet zu integrieren – wollten sie doch mit der Ego-State-Therapie eine Form der Hypnoanalyse erschaffen. »Vielleicht war den Watkins' der Unterschied zwischen Verdrängung und Dissoziation gar nicht klar?« (Leutner a. Piedfort-Marin 2021, S. 5–6). Zum anderen war Janet in den 70ern des letzten Jahrhunderts in Europa und noch mehr in den USA in Vergessenheit geraten, und es gab von Janet viele zum Teil schwer verdauliche Publikationen in einer sehr eigenen Sprache und auch bis heute nur auf Französisch.

Ich bekomme heute im Rückblick auf die 1970er-Jahre mehr und mehr den Eindruck, dass John Watkins – und ich nenne jetzt nur ihn, denn er war der Theoretiker von beiden – versuchte, ganz vieles unter einen Hut zu kriegen: Die Neo-Dissoziations-Theorie von Ernest Hilgard, die sich bedeutsam von der Dissoziationstheorie von Pierre Janet unterschied (deshalb auch *Neo*-Dissoziations-Theorie), die Hypnose mit ihren veränderten Bewusstseinszuständen (assoziiert vs. dissoziiert) und die Energietheorie (Ich-Besetzung vs. Objektbesetzung) von Paul Federn. Das sollten wir aus einer historischen Sicht würdigen, gleichzeitig aber nach neuen Erklärungsmodellen suchen.

Vorschlag zur Weiterentwicklung

Wenn das Differenzierungs-Dissoziations-Kontinuum das Herzstück der Ego-State-Theorie der Watkins' ist, dann sollte es als Einheit gewürdigt werden und für den klassischen hypnoanalytischen Ansatz paradigmatisch sein. Dieses Denkmodell ist in sich schlüssig und ist eine Hinterlassenschaft der beiden Pioniere John und Helen Watkins.

Man könnte sagen: Wir haben hier einen phänomenologischen, quantitativen Dissoziationsbegriff auf der Integrationsebene, wie er in der Hypnose und Hypnotherapie bis heute Verwendung findet. Davon unterscheidet sich ein qualitativer, klinischer Begriff von Dissoziation nach Trauma auf der Differenzierungsebene, wie er von Pierre Janet oder Ellert Nijenhuis gemeint ist.

Als Kliniker habe ich aber zwei Herzen in meiner Brust: Zum einen gibt es die beschriebene *phänomenaler Dissoziation* der Watkins', zum anderen kann ich mich nicht den Erkenntnissen der Traumaforschung der letzten Dekaden verschließen. Ich brauche auch in der täglichen Arbeit den Begriff der *physiologisch-klinischen Dissoziation* aus der Traumaforschung, den wir bei Menschen mit Traumafolgestörungen sehen und der auf den Forschungen von Pierre Janet (1889) Ende des 19. Jahrhunderts gründet.

> »Die Dissoziation ist ein psychischer und neurobiologischer Schutzmechanismus. Ziel der Dissoziation ist die Verminderung beziehungsweise Ausschaltung von seelischem und körperlichen Schmerz [...]. Bei schweren Dissoziationen sind zwei Formen zu beobachten: In der einen Variante kommt es schlagartig zu einer Art Totstellreflex mit vollständiger Nichtansprechbarkeit der betroffenen Person (›freezing‹) [...]. Bei der anderen Variante ›kippt‹ der/die Betroffene unvermittelt in einen etwas veränderten, abwesenden Bewusstseinszustand« (Bauer 2006, S. 80–81).

Auf diese Weise möchte ich das Dissoziationskontinuum der Watkins um die physiologisch-klinische Dissoziation ergänzen, die erst spät im rechten Teil des Kontinuums eintritt, wenn Flucht oder Kampf bei Bedrohung nicht mehr möglich ist und die sog. tonische Immobilisierung mit Ausschüttungen von körpereigenen Endorphinen und Cannabinoiden[29] zur Schmerzreduktion einsetzt. Dieses und die Forschung dazu von Ulrich Lanius (Lanius u. Bergmann 2014; Lanius, Paulsen

29 Der Mensch besitzt körpereigene Cannabinoide, sogenannte Endocannabinoide. Für diese gibt es Rezeptoren im gesamten Körper – von einem Typ besonders viele im Gehirn: die CB1-Rezeptoren, z. B. in jenen Regionen, die das Kurzzeitgedächtnis, die Motorik, Emotionen, den Appetit oder das Schmerzempfinden regulieren.

a. Cottigan 2014) habe ich 2023 ausführlich dargestellt (Peichl 2023). Durch diese von mir vorgeschlagene Erweiterung des Dissoziationsbegriffs bleibt eine moderne Ego-State-Therapie 2.0 anschlussfähig an die moderne Trauma- und Hirnforschung.

5.5 Diskussion und Ausblick

Wie wir mit dem Erbe von John und Helen Watkins weiter verfahren wollen, müssen wir in den nächsten Jahren intensiv diskutieren, wenn Ego-State-Therapie mehr sein soll als eine gut handhabbare Interventionstechnik in der Psychotherapie, die beliebig mit anderen Teilekonzepten fusioniert wird und dabei ihren Wesenskern verliert. Die von mir in diesem Beitrag getroffenen Unterscheidungen und Lösungsvorschläge könnten helfen, die klassische Ego-State-Theorie zu Ego-State 2.0 weiterzuentwickeln, ohne dabei das Vermächtnis der Gründer der Ego-State-Therapie als Hypnoanalyse zu verleugnen.

5.6 Literatur

Bauer, J. (2006): Das Gedächtnis des Körpers. Wie Beziehungen und Lebensstile unsere Gene steuern. München (Piper), 8. Aufl.

Ciompi, L. (1982): Affektlogik. Über die Struktur der Psyche und ihre Entwicklung. Ein Beitrag zur Schizophrenieforschung. Stuttgart (Klett-Cotta).

Ecker, B., R. Ticic u. L. Hulley (2016): Der Schlüssel zum emotionalen Gehirn. Mit Gedächtnisrekonsolidierung die Ursachen von Symptomen beseitigen. Paderborn (Junfermann).

Federn, P. (1956): Ichpsychologie und die Psychosen. Bern/Stuttgart (Huber).

Fourie, A. E. (2008): Discovering the essential self by means of subconscious resources. A psycho-educational approach. Psychology of Education, University of South Africa (Doktorarbeit). Verfügbar unter: https://ir.unisa.ac.za/bitstream/handle/10500/2124/thesis.pdf?sequence=1&isAllowed=y [30.3.2026].

Frederick, C. (2007): Ausgewählte Themen zur Ego State Therapie. *Hypnose. Zeitschrift für Hypnose und Hypnotherapie* 2 (1+2): 5–100.

Grossmann, K. P. u. U. Russinger (2011): Verwandlung der Selbstbeziehung. Therapeutische Wege zur Freundschaft mit sich selbst. Heidelberg (Carl-Auer).

Gysi, J. (2021): Diagnostik von Traumafolgestörungen. Multiaxiales Trauma-Dissoziations-Modell nach ICD-11. Bern (Hogrefe).

Janet, P. (1889): L'automatisme psychologique. Essai de psychologie expérimentale sur les formes inférieures de l'activité humaine. Paris (Alcan).

Jung, C. G. (2022): Zur inneren Erfahrung finden. Grundfragen der praktischen Psychologie. Ostfildern (Patmos).

Kinzel, C. (1993): Psychoanalyse und Hypnose. Auf dem Weg zu einer Integration. München (Quintessenz).

Lanius, U. (2014a): Dissoziation and endogenous opioids. A fundamental role. In: U. Lanius, S. Paulsen a. F. Cottigan (eds.): Neurobiology and treatment of traumatic dissociation toward an embodied self. New York (Springer), pp. 81–104.

Lanius, U. a. U. Bergmann (2014): Dissoziation, EMDR, and adaptive information processing. The role of sensory stimulation and sensory awareness. In: U. Lanius, S. Paulsen a. F. Cottigan (eds.): Neurobiology and treatment of traumatic dissociation toward an embodied self. New York (Springer), pp. 213–242.

Lanius, U., S. Paulsen a. F. Cottigan (2014): Neurobiology and treatment of traumatic dissociation toward an embodied self. New York (Springer), pp. 5–28.

Leutner, S. a. O. Piedfort-Marin (2021): The concept of ego state: from historical background to future perspectives. *European Journal of Trauma and Dissociation* 5 (4): 100184. DOI: 10.1016/j.ejtd.2020.100184.

Nathan, D. (2012): Sybil exposed. The extraordinary story behind the famous multiple personality case. New York/NY (Free Press).

Nijenhuis, E. (2015): The trinity of trauma. Ignorance, fragility, and control. The evolving concept of trauma/The concept and facts of dissociation in trauma. Göttingen (Vandenhoeck & Ruprecht).

Overkamp, M. (2005): Differentialdiagnostik der dissoziativen Identitätsstörung (DIS) in Deutschland – Validierung der Dissociative Disorders Interview Schedule (DDIS). Fakultät für Psychologie und Pädagogik, Ludwig-Maximilians-Universität München (Inaugural-Dissertation zur Erlangung des Doktorgrades der Philosophie). DOI: 10.5282/edoc.4409.

Peichl, J. (2023): Ego-States, Seiten, Parts und Co. Modelle der Teiletherapien (Leben Lernen, Bd. 341). Stuttgart (Klett-Cotta).

Reddemann, L. (2021): Psychodynamisch Imaginative Traumatherapie – PITT. Ein Mitgefühls- und Ressourcen-orientierter Ansatz in der Psychotraumatologie. Stuttgart (Klett-Cotta), 11., vollst. überarb. u. erw. Aufl.

Schmidt, G. (2004): Liebesaffären zwischen Problem und Lösung. Heidelberg (Carl-Auer).

Schreiber, F. R. (1973): Sybil. The true story of a woman possessed by sixteen separate personalities. Chicago (Regnery).

Schulz von Thun, F. u. W. Stegemann (2004): Das Innere Team in Aktion. Praktische Arbeit mit dem Modell. Frankfurt a. M. (rororo).

Schwartz, R. u. M. Sweezy (2021): Systemische Therapie mit der inneren Familie. Stuttgart (Klett-Cotta).

Wagner, E., K. Henz u. H. Kilian (2022): Persönlichkeitsstörungen. Heidelberg (Carl-Auer).

Watkins, J. G. a. H. H. Watkins (1988): The management of malevolent ego states in multiple personality disorder. *Dissociation* (1) 1: 67–72. Verfügbar unter: https://scispace.com/pdf/the-management-of-malevolent-ego-state-s-in-multiple-2kpmxto5pf.pdf [31.3.2026].

Watkins, J. G. u. H. H. Watkins (2003): Ego-States – Theorie und Therapie. Ein Handbuch. Heidelberg (Carl-Auer), 5. Aufl. 2025. [am. Orig.: (1997): Ego states: Theory and therapy. New York/NY (W. W. Norton).]

Young, J. E., J. S. Klosko u. M. E. Weishaar (2005): Schematherapie. Ein praxisorientiertes Handbuch. Paderborn (Junfermann).

II Sicherheit, Stabilisierung und Ich-Stärkung

6 Ich-Stärkung und Ego-States: Vergangenheit, Gegenwart und Zukunft

Shirley A. McNeal

Abstract

Die Literatur über Ich-Stärkung, sowohl mit als auch ohne Hypnose, belegt eine enge Beziehung zwischen Ego-States und Ich-Stärkung und benennt die Ich-Stärkung als Bestandteil nahezu aller Psychotherapie- und Behandlungsmodelle. Dieser Beitrag beginnt mit Definitionen von Ich-Stärkung und der Art, wie diese mit und ohne Hypnose eingesetzt wird. Es werden verschiedene Techniken der Ich-Stärkung beschrieben, sowohl direkte als auch indirekte und jeweils mit Beispielen, wann was am nützlichsten ist. Ebenfalls vorgestellt wird das Konzept der inneren Stärke und dessen Anwendung zur Stärkung einzelner Ego-States. Es hat sich Folgendes gezeigt: Die Ich-Stärkung von Ego-States trägt dazu bei, dass diese sich sicher fühlen, dass Ängste abgebaut, innere Ressourcen zugänglich gemacht und gekräftigt werden, dass die Entwicklung von Reife gefördert und dass durch die Steigerung von Kontrollerleben, Empowerment, Selbstvertrauen und Selbstwert das Selbst gestärkt wird. Die Ich-Stärkung einzelner Ego-States kann die Zusammenarbeit, Kommunikation und Problemlösung zwischen den Ego-States erleichtern, was zu einem besseren Funktionieren der Gesamtperson führt. Zudem behandelt dieser Beitrag neuere theoretische Konzepte des Ichs, die neue Techniken anregen könnten, die ihrerseits den Anwendungsbereich von Ich-Stärkung als Ergänzung zur Ego-State-Therapie und zur Psychotherapie im Allgemeinen erweitern und weiter verbessern.

Schlüsselwörter: Ego-State-Therapie, Ich-Stärkung, Empowerment, klinische Hypnose, stilles Ich, SARI-Modell, System der inneren Familie, konfliktfreie Ich-Sphäre, innere Stärke, konfliktfreie Ego-States

6.1 Einleitung

Den Begriff »Ich-Stärkung« verwendet man in der Literatur über klinische Hypnose häufig, um auf Techniken zu verweisen, die die Behandlung in Medizin, Psychotherapie, Zahnheilkunde und andere Methoden der Heilung und Genesung ergänzen. Ich-Stärkung ist bei der Arbeit mit Ego-States sehr wichtig, da diese Techniken sowohl auf einzelne Ego-States als auch auf die Gesamtperson angewandt werden können. Bevor wir konkret in die Ich-Stärkung mit Ego-States einsteigen, seien einige Definitionen von Ich-Stärkung vorausgeschickt.

6.2 Definitionen von Ich-Stärkung

Das Ich als Aspekt der Persönlichkeit und der psychischen Struktur wurde im Laufe der Jahre auf vielfältige Weise definiert – von der frühen psychoanalytischen Theorie über die Objektbeziehungstheorie, die Selbstpsychologie, die Jung'sche Theorie, die kognitive Verhaltenstheorie, die Erickson'schen Ansätze und die Bindungstheorie bis hin zu aktuellen Achtsamkeitskonzepten. Ich habe die historische Entwicklung der einschlägigen Theorien untersucht und das Ich sowie die Ich-Stärkung im Kontext dieser Theorien definiert (McNeal 2020). Es genügt zu sagen, dass in diesem Beitrag das Ich als Teil des Verstandes, als organisierendes Prinzip, als Träger von Handlung und aller exekutiven Funktionen betrachtet wird. In diesem Zusammenhang beinhaltet Ich-Stärkung, den Einfluss des Ichs auszuweiten, die Effektivität der Ich-Funktionen zu erhöhen und einen erweiterten Zugang zu allen internen Ressourcen des Bewussten und Unbewussten zu ermöglichen. Eine wirksame Ich-Stärkung kann die psychische Struktur stärken, die Reifung unterstützen und zur Entwicklungsreparatur beitragen. Hat eine Ich-Stärkung stattgefunden, fühlt sich die Person befähigt, Veränderungen einzuleiten und von einer Erkenntnis in konstruktives Handeln überzugehen (McNeal a. Frederick 1993). Die Person fühlt sich stärker, fähiger, resilienter und besser in der Lage, die Belastungen des Lebens zu bewältigen. Banduras Konzept der »Selbstwirksamkeit« (Bandura 1977) ist ganz ähnlich. Das ich-gestärkte Individuum erfährt Gefühle von erhöhtem Selbstwert und Selbstvertrauen. Bietet man Techniken zur Ich-Stärkung während einer hypnotischen Trance an, besteht ein erweiterter Zugang zu inneren Ressourcen und zu Erinnerungen, Imagination, Fantasie, Kreativität und Emotionen bei gleichzeitigem Rückgang von Widerstand und Abwehrhaltung (Brown a. Fromm 1986; Frederick a. McNeal 1999; McNeal a. Frederick 1994). Slonena bietet eine, wie sie es nennt, integrierte Definition der Ich-Stärkung. Sie definiert diese als

> »hypnotische Suggestionen, die darauf abzielen, Selbstvertrauen, Selbstwirksamkeit und Selbstwert zu erhöhen, adaptive Bewältigungskompetenzen zu fördern, persönliche Stärken weiter auszubauen, emotionale Stabilität zu bewahren, Resilienz zu verbessern und das Selbstmitgefühl und generelle Wohlbefinden zu steigern« (Slonena 2022, S. 208).

Diese Definition fokussiert auf die Ziele und erwarteten Ergebnisse der Ich-Stärkung.

Bei der Behandlung muss die Ich-Stärkung innerhalb eines sicheren therapeutischen Bündnisses erfolgen. Der Patient muss sich in der therapeutischen Beziehung sicher und verstanden fühlen und sich vertrauensvoll öffnen können, unabhängig davon, ob es sich um Psychotherapie, Psychiatrie, Medizin, Zahnheilkunde, Krankenpflege oder einen anderen Gesundheitsberuf handelt (Frederick a. McNeal 1999). Gewöhnlich werden die ich-stärkenden Suggestionen in einer hypnotischen Trance vermittelt, obwohl das nicht wirklich nötig ist. Helen Watkins (Watkins a. Watkins 1997) hat Beispiele für Ich-Stärkung ohne Hypnose vorgestellt, bei denen sie den Patienten bittet, Ego-States einzuladen, an einem imaginären runden Tisch Platz zu nehmen, oder sie wendet ihre Variante der Gestalt-Stuhlarbeit an. Bestimmte Teile-Modelle der Psychotherapie, die später in diesem Artikel erwähnt werden, nutzen die Ich-Stärkung auch ganz ohne Hypnose.

6.3 Geschichte und Anwendungen der Ich-Stärkung

Die Geschichte der Ich-Stärkung in der Therapie geht auf Hartland (1965, 1971) zurück, der möglicherweise als Erster den Begriff Ich-Stärkung verwendete. Als Arzt vertrat er die Ansicht, dass einer Beseitigung der Symptome stets eine Ich-Stärkung vorangehen solle, da ein Patient seiner Meinung nach Symptome nicht aufgeben wird, bevor er sich dazu stark genug fühlt. Hartland nutzte sehr direkte Suggestionen, die sich auf mentale und physische Stärkung, Sicherheit und Geborgenheit sowie auf mehr Zufriedenheit und gesteigertes Selbstvertrauen bezogen. Er wurde später Psychiater und war überzeugt, die Kombination aus ich-stärkenden Suggestionen und analytischer Arbeit verkürze die Behandlungsdauer. Calnan (1977) berichtete, dass seine Patienten nach Ich-Stärkungs-Suggestionen ihre Erfahrungen mit denselben Worten beschrieben wie Hartlands Patienten. Stanton (1977) war der Erste, der eine experimentelle Studie zur Ich-Stärkung durchführte. Er fand heraus, dass Patienten Hartlands Suggestionen denjenigen der rational-emotiven Therapie vorzogen, wobei beide Versuchsgruppen ihre Bewältigungskompetenzen verbesserten. In einer anderen Studie untersuchte Stanton (1979) Gruppen, die unterschiedliche Arten von Suggestionen erhielten, und kam zu dem Schluss, dass – gemessen an der Internalitäts-Externalitäts-Skala nach Rotter – Ich-Stärkungs-Suggestionen (Stanton 1989) zu einer erhöhten inneren Kontrollüberzeugung führten. In all diesen frühen Artikeln wurden ich-stärkende Suggestionen und Skripte mit sehr direkten hypnotischen Suggestionen vorgestellt, die sich auch heute noch bei Patienten verwenden lassen, die gut auf Anweisungen von Menschen reagieren, die sie als vertrauenswürdige Autoritätspersonen wahrnehmen.

Der nächste Entwicklungsschritt der Ich-Stärkungs-Techniken umfasste neben verbalen Suggestionen auch Imaginationen. In den 1970er- und 1980er-Jahren nutzten viele neue Therapiemethoden geführte Imaginationen (Achterberg 1985; Rossman 1987; Sheikh 1983; Simonton, Matthews-Simonton a. Creighton 1978). In einem hypnotischen Trancezustand erleben Menschen mehr Bilder als im Wachzustand (Assagioli 1965; Brown a. Fromm 1986; Frederick a. McNeal 1999). Zudem haben Menschen im Trancezustand einen erweiterten Zugang zu anderen Sinneserfahrungen wie Berührung (*kinästhetisch*), Geschmack (*gustatorisch*), Geruch (*olfaktorisch*) und Geräuschen (*auditiv*) (Brown a. Fromm 1986; Frederick a. McNeal 1999). Auch Emotionen können intensiver gefühlt und erlebt werden (Brown a. Fromm 1986; Frederick a. McNeal 1999; McNeal a. Frederick 1994). Stanton (1989) erweiterte sein Fünf-Schritte-Verfahren um Imaginationen zur Ich-Stärkung. Er wurde patientenzentrierter, forderte seine Patienten auf, Bilder zu ihren Problemen zu entwickeln, und empfahl Selbsthypnose zur fortlaufenden Ich-Stärkung. Gardner (1976) vertrat die Ansicht, dass die Fokussierung auf Bilder des Kontrollerlebens die Hypnoseinduktion erleichtert, die Trance vertieft und den Gewinn für diejenigen Patienten erhöht, die Kontrollverlust während der Hypnose fürchten. Sie betrachtete die Entwicklung eines Kontrollgefühls als ich-stärkend. Barber (1990) und Helen Watkins (1990) konzipierten ich-stärkende Suggestionen zur Steigerung des Selbstwertgefühls. Cory Hammonds »Rotes Handbuch« (1990a) enthält ein Kapitel zur Ich-Stärkung mit zahlreichen Suggestionen und Skripten zu vielen Themen. Es beginnt mit einem Beitrag von Moshe Torem (1990), demzufolge jede medizinische Behandlung eine Ich-Stärkung beinhalten solle.

Aufbauend auf früheren Arbeiten mit verbalen Suggestionen und Imaginationen zur Ich-Stärkung, beinhaltete ein neuerer und umfassenderer Ansatz projektive/evokative Techniken zur Ich-Stärkung. Diese Techniken konzentrierten sich darauf, den Zugang des Einzelnen zu seinen eigenen inneren Ressourcen zu erschließen und zu verbessern. Die Erickson'sche Hypnose war insofern einflussreich, als sie das Unbewusste als Speicher vieler Ressourcen betrachtet, die sich utilisieren lassen (Erickson a. Rossi 1976; Frederick a. McNeal 1999; Moss a. Willmarth 2017). Carl Rogers' (1957) Konzept einer personzentrierten Therapie war ebenfalls ein wesentlicher Schwerpunkt dieser Methoden. Projektive/evokative Techniken zur Ich-Stärkung haben sich als diagnostisch, prognostisch und hochinformativ erwiesen, was die Innenwelt einer Person angeht (Phillips a. Frederick 1992). Diese Techniken geben Aufschluss über die Abwehrmechanismen, die innere Grenzziehung und die Fähigkeiten des Patienten zu Heilung, Liebe, Selbstberuhigung sowie über den Zugang zu seiner eigenen inneren Stärke (Frederick a. McNeal 1999). Phillips und Frederick (1992) berichteten: Wenn ein Patient bei der Zukunftsprogression eine Zeit visualisieren kann, in der die Probleme gelöst sind, hat eine Ich-Stärkung stattgefunden. McNeal und Frederick (1993) beschrieben den Zugang zu Ressourcen aus Vergangenheit, Gegenwart und Zukunft, die als ich-stärkend angesehen werden können. Mittels Altersregressionstechniken wurden Bilder von nährenden Gestalten aus der Vergangenheit aufgerufen, die den Patienten an positive Beziehungserfahrungen jenseits der Kernfamilie erinnern sollten. Das Konzept der inneren Stärke hat man entwickelt, um auf gegenwärtige Ressourcen zuzugreifen, die auf der Idee des Überlebensinstinkts und der Überzeugung beruhen, dass jedermann Zugang zu diesem Teil seiner selbst haben und ihn stärken kann. Das Skript für *Meeting inner strength* wurde seither in vielen klinischen Situationen verwendet (Moss a. Willmarth 2017; Slonena 2022).

Frederick und McNeal (1999) listen ein Spektrum von Techniken zur Ich-Stärkung auf, an dessen einem Ende die direkten verbalen Suggestionen und Skripte und am anderen Ende die projektiven/evokativen Techniken stehen. Kontrolltechniken und geführte Imaginationen liegen irgendwo in der Mitte, wo der Patient die Bilder liefert und der Therapeut für Struktur sorgt. Projektive/evokative Techniken wie McNeals Skript *Inner strength* (McNeal a. Frederick 1993) oder Torems *Back from the future* (1992) führen den Patienten an einen inneren Ort, an dem sich Ressourcen aufdecken lassen. Andere projektive/evokative Techniken sind teilweise noch weniger strukturiert, ein Beispiel wären unstrukturierte Altersprogressionen (Frederick a. Phillips 1992; Phillips a. Frederick 1992). Diese projektiven/evokativen Techniken sind zeitlos und werden weithin genutzt, da sie gänzlich patientenzentriert sind und komplett davon abhängen, welche Inhalte und wie viel Material das Unbewusste des Patienten preiszugeben bereit ist.

Projektive/evokative Techniken zur Ich-Stärkung wurden in mehreren medizinischen Studien eingesetzt. Catherine Guse (2002) verwendete in ihrer Arbeit mit Frauen, die ihre erste Schwangerschaft erleben, die hypnotischen Techniken *Inner strength* (McNeal a. Frederick 1993), den *Inner advisor* (Rossman 1987, 2000), das Skript *Inner love* (Frederick a. McNeal 1999) sowie ein Skript zur Altersprogression (Frederick a. Phillips 1992). Sie stellte fest, dass diese hypnotischen Interventionen Stress und Depressionen während der Perinatalperiode reduzieren, eine Verschlimmerung der Symptome verhindern und das Wohlbefinden steigern können.

De Klerk (de Klerk, de Pessis, Steyn a. Botha 2004) untersuchte die Auswirkungen von ich-stärkenden Suggestionen vor und nach einer koronaren Bypass-Operation im Vergleich zu einer Kontrollgruppe ohne entsprechende Intervention. In der Versuchsgruppe wurde eine signifikante Verringerung von Ängsten und Depressionen festgestellt, während in der Kontrollgruppe Depressionen zunahmen. Mit den Ehefrauen der Männer, die eine Bypass-Operation hatten, wurde ebenfalls eine Studie durchgeführt. Man teilte die Frauen der gleichen Gruppe wie ihre Ehemänner zu, und sie erhielten dieselben Interventionen zur Ich-Stärkung. Bei den Ehefrauen, die eine Ich-Stärkung bekamen, gingen Ängste und Depressionen gleichfalls zurück, während die Kontrollgruppe keinerlei Veränderung zeigte (de Klerk, de Plessis a. Steyn 2006). In klinischen Settings wurde eine Vielzahl von medizinischen und zahnmedizinischen Problemen mit hypnotischen Verfahren behandelt, wobei in vielen Fällen Ich-Stärkungs-Suggestionen und -Skripte zum Einsatz kamen. Man muss nur in Gary Elkins' »Grünem Handbuch« blättern (Elkins 2017). Viele medizinische Behandlungen beinhalten Ich-Stärkungs-Suggestionen zur Vorbereitung auf Eingriffe, zur Verringerung von Ängsten während des Eingriffs, zur Schmerzlinderung und zur Unterstützung der Heilung und Nachsorge nach dem Eingriff. Phillip Shenfelt (2017) setzte Ich-Stärkung zur Linderung von Beschwerden und zur Entspannung während der Operation von Hauterkrankungen ein. Außerdem arbeitet er mit posthypnotischen Suggestionen und gibt den Patienten Tonaufzeichnungen mit, die diese zur Selbsthypnose verwenden können, um die Suggestionen zu verstärken. Viele Anwendungen hypnotischer Ich-Stärkung schließen den Umgang mit antizipatorischen Ängsten ein, wenn ein zahnärztlicher Eingriff oder eine OP ansteht. Auch bei Prüfungsangst, Flugangst, Angst vor Autobahnfahrten und Klaustrophobie sowie bei Angst vor öffentlichen Auftritten und ähnlichen Situationen, in denen Performance-/Leistungsängste respektive Versagensängste auftreten, kommen Ich-Stärkungs-Techniken zur Anwendung.

Im Bereich der Psychotherapie wurde die hypnotische Ich-Stärkung umfänglich bei der Behandlung komplexer klinischer Zustände wie Angststörungen (Daitch 2018), affektiven (Newey 1986) und dissoziativen Störungen (Frederick a. McNeal 1999) eingesetzt. Maggie Phillips und Claire Frederick entwickelten ein Modell zur Behandlung von Traumata, das SARI-Modell (Phillips a. Frederick 1995):

- Phase 1: Sicherheit und Stabilisierung *(**S**afety and stability)*
- Phase 2: Schaffung eines Zugangs zum Traumamaterial *(**A**ccessing traumatic material)*
- Phase 3: Aufarbeitung der Traumaerfahrung *(**R**esolving traumatic experiences)*
- Phase 4: Integration und neue Identität *(**I**ntegration and new identity)*

Ich-Stärkung ist in Phase 1 besonders wichtig, und Ich-Stärkung mit projektiven/evokativen Techniken kann enorm hilfreich sein, um vor Beginn der Arbeit an traumatischen Erinnerungen Geborgenheit und Sicherheit zu vermitteln. Eine Retraumatisierung des Patienten lässt sich vermeiden werden, wenn in den Phasen 2 und 3 Ich-Stärkung abwechselnd mit der Traumabearbeitung zum Einsatz kommt. In Phase 4 kann Ich-Stärkung gezielt Kontrollerleben und Empowerment betreffen, um den Aufbau eines neuen Identitätsgefühls zu unterstützen. Hypnotische Suggestionen und Skripte zur Ich-Stärkung wurden und werden auf vielfältige Weise vor, während und nach der Behandlung eingesetzt. Ich-Stärkung kann helfen, eine Person darauf vorzubereiten, ihre Fähigkeit zu stärken, mit Schwierigkeiten innerer wie äußerer Art umzugehen. Ich-Stärkung kann Patienten helfen, missliche Situationen zu bewältigen bzw. zu verkraften, sich selbstbestimmt zu fühlen und mehr Kontrolle über ihr Leben zu haben. Anschließend ist es möglich, Symptome loszulassen und den Weg der Genesung zu beschreiten.

6.4 Neurophysiologie der Ich-Stärkung

Die Neurophysiologie von Hypnose und Ich-Stärkung ist ein ständig wachsendes und sich weiter entwickelndes Forschungsgebiet. Es scheint allgemeines Einvernehmen darüber zu bestehen, dass Hypnose das *Default Mode Network* (DMN, dt.: Ruhezustandsnetzwerk) beeinflusst, wobei eine Abnahme im vorderen Teil mit der Tiefe der Hypnose korreliert und mit einer Reduzierung der von der Außenwelt abgerufenen Informationen sowie einem verringerten spontanen Denken einhergeht (Vanhaudenhuyse, Marie a. Faymonville 2022). In einer früheren Studie wurde die

EEG-Aktivität im mittleren Frontalbereich des Gehirns während einer hypnotischen Induktion mit Augenrollen, Armlevitation, progressiver Entspannung und ich-stärkenden Suggestionen untersucht. Die Ergebnisse zeigten, dass Ich-Stärkung zu einer vermehrten Aktivierung von Beta- und Thetawellen führte als die anderen hypnotischen Interventionen, insbesondere bei den am stärksten hypnotisierbaren Probanden (Stevens et al. 2004). In ihrer Zusammenfassung der Studien zur Neurophysiologie der Hypnose erörtern Landry und Raz (2017) die Schwierigkeiten bei der Erstellung eines Modells aufgrund mehrerer wichtiger Faktoren. In den durchgeführten Studien gab es große Unterschiede bei der Hypnotisierbarkeit, den Induktionsverfahren sowie bei Art und Inhalt der hypnotischen Suggestionen, was eine Verallgemeinerung erschwert. Die Autoren fanden jedoch heraus, dass präzise Suggestionen relevante Gehirnregionen so zu beeinflussen vermögen, dass es sich auf bestimmte Wahrnehmungs-, kognitive oder motorische Prozesse auswirken kann. Diese Ergebnisse unterstreichen die Bedeutung der Struktur ich-stärkender Suggestionen, denn: Je spezifischer diese sind, desto ausgeprägter ist das Resultat.

6.5 Ich-stärkende Suggestionen und Skripte

Cory Hammond (1990b) führt in seinem »Roten Handbuch« vierzehn verschiedene Arten von Suggestionen auf, die ursprünglich von Milton Erickson beschrieben wurden (Erickson a. Rossi 1979). David Godot (2017) hat in Gary Elkins' »Grünen Handbuch« darüber geschrieben, wie man Suggestionen am besten formuliert. Auch Eric Wilmarth und Michael Vinson (2022) erörtern die Formulierung von Suggestionen, mit Schwerpunkt auf Erickson'schen Suggestionen. Suggestionen können direkt oder indirekt, unmittelbar oder posthypnotisch und auf Vergangenheit, Gegenwart und Zukunft gerichtet sein. Sie können sich auf Wahrnehmungen, Empfindungen, Kognitionen, Verhalten, Beziehungen und Imaginationen beziehen (Hammond 1990b). Slonena (2022) hat eine nützliche Tabelle vorgelegt, in der die Verwendung direkter und indirekter ich-stärkender Suggestionen vor, während und nach der Hypnose dargestellt ist. Diese sind nach Zweck, Absicht, Ziel, Anwendungsideen und Beispielen gegliedert. Slonena nennt vier Arten von ich-stärkenden Suggestionen:

- allgemeine Ich-Stärkungs-Suggestionen, die eher genereller Natur sind
- spezifische Ich-Stärkungs-Suggestionen, um auf Stärken zuzugreifen und Bewältigungskompetenzen zu entwickeln
- Ich-Stärkungs-Suggestionen, die die Selbstwirksamkeit und Selbstbeherrschung zur Zielerreichung verbessern
- Ich-Stärkungs-Suggestionen zur Förderung von Selbstmitgefühl und des »stillen Ich«

Hammonds Untersuchungen zeigen, dass es hinsichtlich der Auswirkungen auf die Ergebnisse keine signifikanten Unterschiede zwischen direkten und indirekten Suggestionen gibt (Hammond 1990b). Indirekte Fragen gelten als effektiver für Patienten mit einem gewissen Widerstand oder Angst vor Kontrollverlust. Bei dieser Art von Suggestion werden Formulierungen wie »Möglicherweise erleben Sie etwas« oder andere reichlich Spielraum lassende Formulierungen verwendet, die es dem Patienten ermöglichen, Entscheidungen zu treffen und das Gefühl zu haben, dass er die Kontrolle behält. Auch die Verwendung von Metaphern oder Geschichten kann eine indirekte Ich-Stärkung bewirken. Der Einsatz von projektiven/evokativen Suggestionen zur Ich-Stärkung beugt Kontroversen zwischen direkt und indirekt vor, da die Suggestionen der geführten Imaginationen darauf ausgerichtet sind, den Patienten seine eigene Innenwelt und die darin vorhandenen Ressourcen entdecken zu lassen (Frederick a. McNeal 1999). In Studien, die Ich-Stärkung einschließen, wird oft nicht wirklich detailliert beschrieben, wie die Suggestionen formuliert und strukturiert sind. Dabei ist die Formulierung der Suggestionen besonders wichtig (Barabasz et al. 1999). Areed Barabasz und David Spiegel (Spiegel a. Barabasz 1988) führten ähnliche Studien mit sehr unterschiedlichen Ergebnissen durch. Bei näherer Betrachtung ließ sich feststellen, dass Unterschiede in der Formulierung von Suggestionen für die unterschiedlichen Ergebnisse verantwortlich waren. Für Kliniker ist es sehr wichtig, die Suggestionen für jeden einzelnen Patienten zu strukturieren und dabei die Spezifität sowie Wortwahl und Ausdrucksweise zu berücksichtigen. Es ist ausgesprochen dienlich, sich Gedanken über das Ziel, die Umstände, das Timing, die erwarteten Ergebnisse und insbesondere die gewählten Worte zu machen.

6.6 Andere Behandlungsmodelle

Ich-stärkende Suggestionen sind auch in andere psychotherapeutische Modelle eingeflossen. EMDR *(Eye Movement Desensitization and Reprocessing)*, von Francine Shapiro (2017) entwickelt, beinhaltet die Ich-Stärkung in der Phase der Ressourcenverankerung ihres adaptiven Informationsverarbeitungsmodells, wo sie die Verankerung positiver Kognition beschreibt. Maggie Phillips (2001) plädierte für die Verwendung von Bildern eines Sicheren Orts und Altersprogressionstechniken, um Patienten zu stärken, die traumatische Erinnerungen mittels EMDR bearbeiten. Auch Techniken der Ego-State-Therapie werden zusammen mit EMDR eingesetzt. Die Klinikerin Parnell (2008) hat das Skript *Innere Stärke* als Ressource für Empowerment in ihr EMDR-Modell aufgenommen und bezeichnet es als *innere Kernstärke*. Die Ich-Stärkung während einer EMDR-Behandlung dient im Allgemeinen der Herstellung von Sicherheit, dem Empowerment, der Förderung und dem Aufbau von Stärken sowie dem Zugang zu bewussten und unbewussten Ressourcen und deren Verankerung.

Das 12-Phasen-Modell *Somatic Experiencing* von Peter Levine (2008) zur Bearbeitung und Heilung von Traumata beinhaltet eine Phase zum Aufbau von Ressourcen für Unterstützung, Fürsorge und Wohlbefinden – sowohl innerlich als auch äußerlich –, was sich auf den Einzelnen körperlich, geistig, emotional und spirituell auswirken kann.

Das Modell des Systems der inneren Familie *(Internal Family System,* IFS) von Richard Schwartz (Schwartz a. Sweezy 2020) weist viele Ähnlichkeiten mit der Ego-State-Therapie auf. In Schwartz' Modell ist das Selbst bei der Geburt vorhanden und wird als »Ich« oder Grundwesenszug der Person erlebt. Er betrachtet es als den Teil, der für die Selbstführung verantwortlich ist und weiß, was zu tun ist. Das Konzept ähnelt Hartmanns (1961, 1965) Konzept der »konfliktfreien Ich-Sphäre«, dem Konzept der inneren Stärke und anderen Auffassungen des »Kernselbst« (Frederick a. McNeal 1999). Im IFS-Modell muss das Selbst vom Einfluss der Beschützeranteile befreit werden. Wenn dies geschieht, ist die Person in der Lage, die Herausforderungen des Lebens zu bewältigen, was den Ergebnissen eines gestärkten Ichs in der Literatur zur Ich-Stärkung entspricht.

Die drei oben genannten Behandlungsmodelle beinhalten sämtlich eine Ich-Stärkung, die ohne Hypnose durchgeführt wird. Es ist jedoch möglich, dass Personen während einer solchen Behandlung auch eine spontane Trance erleben, ohne dass dies als Hypnose bezeichnet wird. Allen Teile-Modellen ist gemeinsam, dass sie dazu neigen, vorrangig die erwünschte Reaktion und weniger die Symptomminderung zu betonen. Und in allen gibt es ein zentrales Organisationsprinzip, einen zentralen Kern, ein beobachtendes Ich, ein Selbst oder einen Teil, der konfliktfrei und von Natur aus gesund ist (McNeal 2020).

Ich-Stärkung und Achtsamkeit

Derzeit wird viel über Hypnose und Achtsamkeitspraktiken geschrieben. Michael Yapko (2011) ermutigte Kliniker, Achtsamkeit mittels hypnotischer Techniken zu integrieren, und Olendzki und Kollegen haben sich zur aktuellen Integration von Achtsamkeit und Hypnose geäußert (Olendzki, Slonena a. Elkins 2022). Gary Elkins (2022) unterscheidet zwischen Achtsamkeit und Hypnose dahingehend, dass er Achtsamkeit als Akzeptanz ansieht, während Hypnose Veränderung einschließt. Es wurden Modelle entwickelt, die Hypnose und Achtsamkeit kombinieren (Alladin 2014; Daitch 2018; Elkins, Roberts a. Simicich 2018; Slovena a. Elkins 2021). In der Achtsamkeitsbasierten Kognitiven Hypnotherapie *(Mindfulness-based Cognitive Hypnotherapy,* MBCH) von Assen Alladin wird Hypnose zur Ich-Stärkung im Rahmen der Intentionskomponente seines Modells eingesetzt. Die Intention bezieht sich dabei auf die bewusste Absicht, Symptome selbst zu regulieren und Achtsamkeit zu praktizieren. Seiner Meinung nach ist Ich-Stärkung nötig für die Motivation, Entschlossenheit und Ausdauer, um Achtsamkeit wirklich täglich zu üben. Carolyn Daitch (2018) hat eine generalisierte Angststörung mit einer Kombination aus

Achtsamkeit, Hypnose und kognitiver Verhaltenstherapie behandelt. Sie wandte die ich-stärkenden Techniken der Altersregression und Altersprogression an. Elkins und Kollegen konzentrieren sich auf Achtsamkeit zur Selbstfürsorge und beziehen hypnotische Suggestionen für gegenwärtiges Bewusstsein und Akzeptanz ein (Elkins, Roberts a. Simicich 2018).

Slonena und Elkins (2021) untersuchten die Auswirkungen einer hypnotischen Achtsamkeitsintervention auf die Stressreaktivität. Weitere Anwendungen von Achtsamkeit in der therapeutischen Behandlung sind die Modelle der Akzeptanz-und-Commitment-Therapie (ACT), der achtsamkeitsbasierten Stressreduktion (*Mindfulness-based Stress Reduction,* MBSR) und der Dialektisch-Behavioralen Therapie (DBT, auch Dialektische Verhaltenstherapie), um nur einige zu nennen. Ein umfassendes Buch von Rachael Turow (2017) stellt Theorie und Selbsthilfestrategien vor, die Achtsamkeitsfertigkeiten für die Behandlung von Trauma und PTBS detailliert beschreiben. Es ist vorstellbar, dass Ich-Stärkung – zusätzlich zur Unterstützung der fortlaufenden Übung – auch Toleranz stärken und bei der Akzeptanz von Material helfen könnte, das im Rahmen einer Achtsamkeitsmeditation möglicherweise auftaucht.

Ein populärer Aspekt von Achtsamkeitsansätzen ist die Diskussion über das »stille Ich« (*quiet ego*) (Slonena 2022), das sich aus der positiven Psychologie, der humanistischen Psychologie und der buddhistischen Philosophie entwickelt hat. Nach Bauer und Wayment (2008, 2018) wird das stille Ich als eine Ich-Identität definiert, die Gleichgewicht und Wachstum mittels vier Werten fördert: aufmerksames Bewusstsein für sich und andere, eine inklusive Identität, die Fähigkeit zu empathischem Perspektivwechsel sowie der Fokus auf Wachstum.

Es wurde eine Quiet-Ego-Skala entwickelt, bei der höhere Messwerte auf ein gesundes Selbstwertgefühl, die Fähigkeit, positive Erfahrungen zu machen, Lebenszufriedenheit und Widerstandsfähigkeit sowie Wohlbefinden und ein sinnvolles Leben hinweisen (Bauer, Sylaska a. Wayment 2015). Ständig kommen neue Stilles-Ich-Suggestionen dazu. Slonena (2022) betont, dass das stille Ich dem narzisstischen »lauten Ich« entgegenwirkt.

Die Autorin geht jedoch nicht nur von zwei Arten von Ichs aus, sondern definiert das Ich breiter: als den Teil des Geistes, der für die Exekutivfunktionen zuständig ist – unabhängig davon, ob diese auf sich selbst oder auf andere gerichtet sind, und auch unabhängig davon, ob die in Angriff genommenen Handlungen positive oder negative Auswirkungen haben. In der Therapie besteht das Ziel natürlich immer darin, Genesung, Heilung und positive Ergebnisse zu fördern.

Ich-Stärkung mit Ego-States: »innere Stärke«

Die erste veröffentlichte Studie zur Ich-Stärkung mit Ego-States stammt von Frederick und McNeal (1993). In diesem Artikel werden Ego-States im Rahmen der von John und Helen Watkins (Watkins a. Watkins 1997) und Claire Frederick (2005,

2017) entwickelten Ego-State-Theorien definiert – und zwar als Teile der Persönlichkeit einer Person, als Teilpersönlichkeiten, die jeweils ihren eigenen Ursprung, ihre eigene Geschichte, ihre eigenen Absichten, ihre eigenen Gedanken, Gefühle und Verhaltensweisen haben und durch eine halbdurchlässige Membran voneinander getrennt sind. Zu jeder beliebigen Zeit kann derjenige Ego-State mit der größten Energie in der Person dominant sein und wird dann als »exekutiv« bezeichnet. Es kann zu Konflikten zwischen den einzelnen Ego-States kommen, sodass das Ziel der Ego-State-Therapie darin besteht, mit den Ego-States jeweils einzeln, gemeinsam oder als Gruppe zu arbeiten, um den Bedürfnissen jedes Ego-States gerecht zu werden und gegenseitiges Verständnis, Kooperation, Kommunikation sowie Harmonie zu erreichen und so das Gefühl eines vereinten Ganzen zu schaffen. Dazu können Techniken der Einzeltherapie, Paar-, Familien- und Gruppentherapie eingesetzt werden. Hypnose ist nützlich, um Ego-States zu aktivieren, die mit einem bestimmten Problem verbunden sind. Ego-States können auf vier verschiedene Arten entstehen (Frederick 2017):

- durch normales Wachstum und Differenzierung
- durch Introjektion wichtiger Personen
- durch traumatische Erfahrungen
- durch unangemessenes Bindungsverhalten der Bezugsperson

Ego-States unterscheiden sich von den »anderen Persönlichkeiten« der dissoziativen Identitätsstörung dadurch, dass die Person sich der Ego-States bewusst ist und keine Amnesie vorliegt. Die »anderen Persönlichkeiten« sind voneinander getrennt und die Grenzen klar und feststehend, während die Grenzen der Ego-States halbdurchlässig und flexibel sind. Eine Person kann ihre Ego-States als sehr reale Teile ihrer selbst erleben. Patienten, die mit der Theorie der Ego-States nicht vertraut sind, sprechen oft über sich selbst mit Aussagen wie »Ein Teil von mir fühlt so, aber ein anderer Teil von mir fühlt anders«. So lässt sich das Konzept der Ego-States Patienten sehr gut erklären, wobei wichtig ist zu betonen, dass es sich dabei um einen ganz normalen Sachverhalt handelt – vergleichbar der Tatsache, dass wir in verschiedenen Lebenssituationen unterschiedliche Rollen spielen. In der Studie von Frederick und McNeal (1993) wurde das Skript *Meeting inner strength* bei Ego-States eingesetzt, die durch Hypnose aktiviert wurden und mit bestimmten Symptomen einhergingen. Dasselbe Verfahren hat man bei zwei Patienten angewandt: Der Patient wurde jeweils hypnotisiert und der mit dem Symptom verbundene Ego-State aufgerufen. In beiden Fällen war das therapeutische Bündnis gut etabliert und die Ego-State-Therapie bereits angewandt worden, sodass beide bereits über die Ego-States, die aktiviert wurden, informiert waren. In beiden Fällen wurde der Ego-State gefragt, ob er einen stärkeren Teil der Gesamtperson kennenlernen möchte. Sobald eine Einigung erzielt war, folgte das Skript für die *Innere Stärke*.

»Ich möchte Sie einladen, eine Reise in Ihr Inneres zu unternehmen, zu einem Ort, der sich wie der Kern Ihres Wesens anfühlt. Einem Ort, an dem es sehr ruhig ... und friedlich ... und still ist. Und wenn Sie an diesem Ort angekommen sind ... ist es möglich, dass Sie das Gefühl haben, einen Teil von sich selbst zu treffen ... einen Teil, den ich als Ihre ›innere Stärke‹ bezeichnen möchte. Das ist ein Teil von Ihnen, der schon immer da war, seit dem Moment Ihrer Geburt ... auch wenn es manchmal vielleicht schwierig für Sie war, ihn zu spüren ... und er ist auch jetzt bei Ihnen ... Es ist dieser Teil von Ihnen, der es Ihnen ermöglicht hat zu überleben ... und in der Vergangenheit viele, viele Hindernisse zu überwinden ... genauso, wie er Ihnen jetzt hilft, Hindernisse zu überwinden, wo immer sie Ihnen begegnen ... Vielleicht mögen Sie sich ein paar Momente Zeit nehmen, um mit diesem Teil von sich in Kontakt zu kommen ... Und Sie können wahrnehmen, welche Bilder ... oder Gefühle ... welche Gedanken ... welche Körperempfindungen damit verbunden sind, wenn Sie mit Ihrer ›inneren Stärke‹ in Kontakt sind ... Und wenn diese Bilder oder Gedanken oder Gefühle oder Körperempfindungen oder was immer Ihnen kommt für Sie in Ihrem inneren Geist klar sind, und wenn Sie das Gefühl haben, dass die Erfahrung für Sie abgeschlossen ist ... lassen Sie es mich einfach wissen.

Wenn Sie in Zukunft mit Ihrer ›inneren Stärke‹ in Kontakt kommen wollen, werden Sie feststellen, dass Sie dies tun können, indem Sie diese Bilder, Gedanken, Gefühle und Körperempfindungen aufrufen, und dass Sie auf diese Weise jederzeit wieder mit Ihrer ›inneren Stärke‹ in Kontakt kommen.

Und wenn Sie mit diesem Teil Ihrer selbst in Kontakt sind, sind Sie in der Lage, sich zuversichtlicher zu fühlen ... zuversichtlich in dem Wissen, dass Sie in sich selbst alle Ressourcen haben, die Sie brauchen, um Schritte in die Richtung zu machen, in die Sie gehen wollen ... um sich Ziele zu setzen und sie zu erreichen ... und um die Erfahrung zu machen, dass Träume wahr werden können. Wenn Sie mit diesem Teil von sich selbst in Kontakt sind, ist es möglich, sich ruhiger zu fühlen, optimistischer, und in die Zukunft zu blicken. (An dieser Stelle können bestimmte Ziele genannt werden, die der Patient dem Therapeuten mitgeteilt hat.)

Und in den kommenden Tagen und Wochen werden Sie vielleicht feststellen, dass Sie ruhiger werden und optimistischer auf Ihr Leben blicken ... Und Sie werden feststellen, dass Sie tagsüber jederzeit mit Ihrer eigenen ›inneren Stärke‹ in Kontakt treten können, indem Sie einfach für einen Moment die Augen schließen, Ihre Hand an die Stirn legen, das Bild Ihrer ›inneren Stärke‹ aufrufen und sich daran erinnern, dass Sie alle Ressourcen, die Sie brauchen, in sich tragen. Je öfter Sie diese Methode anwenden, um mit Ihrer ›inneren Stärke‹ in Kontakt zu kommen, desto besser werden Sie in der Lage sein, Ihrem inneren Selbst, Ihrer Intuition und Ihren Gefühlen zu vertrauen und sie als Ihren Wegweiser zu nutzen.«

6.7 Fallvignetten

Die folgenden Fälle wurden in dem Artikel von Frederick und McNeal (1993) ausführlich dargestellt. Hier sind sie verkürzt wiedergegeben.

Fallvignette 1

In einem Fall ging es um eine Frau, die süchtig nach *Nicorette* war, einem nikotinhaltigen Kaugummi, der bei der Raucherentwöhnung hilft. Sie konsumierte den

Kaugummi jedoch im Übermaß und wollte damit aufhören, weil sie mit dem Gedanken spielte, schwanger zu werden. Es wurde ein Ego-State aktiviert, der große Schwierigkeiten hatte, den Kaugummikonsum einzuschränken. Auf diesen speziellen Ego-State wurde das Innere-Stärke-Skript angewandt. Der Ego-State erlebte religiöse Bilder und Gefühle von Ruhe und Frieden. In der folgenden Sitzung wurde die Patientin gebeten, einen hypnotischen Traum über die Zukunft ihrer Nicorette-Gewohnheit zu haben. Sie berichtete von Bildern amerikanischer Ureinwohner auf Pferden. Sie erklärte: »Ich war diese Frau, stark und gelassen« (Frederick a. McNeal 1993, S. 253). »Ich wusste, dass sie – egal, was passieren würde – damit umgehen konnte.«

Später berichtete sie, dass sie ihren Kaugummiverbrauch von 20 auf zwei Stück pro Tag reduziert hatte. Bei einem späteren Nachfolgetermin hatte sie seit zehn Monaten keinen Kaugummi mehr konsumiert.

Fallvignette 2

Der zweite Fall betraf eine Frau, die zur Therapie kam, weil sie das Gefühl hatte, ihr müsse etwas sehr Schlimmes widerfahren sein, weil sie sich oft deprimiert und pessimistisch fühlte. Sie interessierte sich für Hypnose und ging leicht in Trance. Es wurde ein Modell der Ego-State-Therapie verwendet, das die Aktivierung mehrerer Ego-States ermöglichte. Einige davon schienen Eltern-Introjekte zu sein. Den Ego-State, der sich am häufigsten und lautesten meldete, nannte sie *Langläufer*. Dieser Ego-State war ein junger Mann mit einem Rucksack auf dem Rücken, der mit großer Beharrlichkeit mühsam der Loipe folgte, bergauf und bergab. Er musste und wollte unbedingt vorankommen, fühlte sich gleichzeitig jedoch bedrückt und verzagt – so, als wäre der Weg endlos und er hätte kaum mehr Hoffnung, jemals an seinem Ziel anzukommen.

Sein Rucksack war schwer und voller Belastungen und Probleme. Die Technik der inneren Stärke wurde angewandt, während dieser Ego-State in der Trance dominant war. Als die Patientin aus der Trance kam, berichtete sie, ein neues Gefühl der Gelassenheit zu verspüren. In ihrer Vorstellung hatte der *Langläufer* seinen Rucksack abgelegt, sich zum Ausruhen hingesetzt und an der Aussicht erfreut. In der folgenden Sitzung erzählte sie, sie sei zwischenzeitlich Langlaufen gewesen und habe das sehr genossen. Sie wirkte entspannt, lebhaft, und war begierig darauf, die Ego-State-Arbeit fortzusetzen. In diesem Fall steigerte die Ich-Stärkung die Motivation zur Behandlung und erleichterte die Remission der Depression.

In beiden genannten Fällen zielte die Ich-Stärkung auf diejenigen Anteile ab, von denen man annahm, dass sie für die Symptome verantwortlich waren. Die Autorinnen schlussfolgerten, dass die Innere-Stärke-Technik dazu beitrug, durch Einbeziehen der Botschaften der inneren Stärke eine reifere Perspektive zu entwickeln. Frederick und McNeal (1993) wählten Ego-States aus, die mit bestimmten Symptomen in Verbindung standen, eine therapeutische Allianz bilden und in eine hypnotische Trance eintreten konnten, zur Verringerung ihrer Symptome motiviert waren sowie bereit und willens waren, eine Ego-State-Therapie zu machen. Die Autorinnen warnten davor, Ich-Stärkungs-Techniken bei psychotischen, fragmentierten, grandiosen oder gewalttätigen Ego-States anzuwenden. Sie wiesen auch darauf hin, dass die Technik bei negativer oder erotischer Übertragung möglicherweise nicht funktioniert, und schließlich, dass sie nur von Therapeuten angewendet werden sollte, die in Ego-State-Therapie ausgebildet und erfahren sind. Die Ausbildung sollte eine Zertifizierung in Hypnose und eine spezielle Weiterbildung in Ego-State-Therapie umfassen.

Fallvignette 3

Eine weitere, aktuelle Fallstudie betrifft eine Patientin aus meiner Praxis.

Jan ist eine Frau mittleren Alters, die mit dem Gefühl von Unzulänglichkeit und Mutlosigkeit zur Therapie kam und hoffte, ihre Lebensqualität zu verbessern. Sie war bereits viele Jahre bei verschiedenen Therapeuten in Behandlung gewesen und wollte nun mit jemandem arbeiten, der etwas anderes als die traditionelle psychodynamische Psychotherapie bieten konnte. Bei ihr war eine Bipolar-II-Störung diagnostiziert worden, und sie war in medikamentöser Behandlung bei einem Psychiater. Sie hatte eine Reihe verschiedener Medikamente eingenommen und schien nun endlich mit Lamotrigin eine Verbesserung und Stabilisierung zu erfahren. Sie sprach von sich selbst als von »verschiedenen Teilen von sich«. Nachdem das therapeutische Bündnis gut etabliert war, wurde sie in die Theorie und Praxis der Ego-State-Therapie eingeführt. Sie wollte es unbedingt ausprobieren und war auch an Hypnose sehr interessiert. Im Laufe der Behandlung wurden verschiedene Techniken zur Ich-Stärkung angewandt, sowohl mit der Gesamtperson als auch mit einzelnen Ego-States. Es stellte sich heraus, dass viele ihrer Probleme mit dem Einfluss ihrer Mutter zusammenhingen, die ihr gegenüber häufig aggressiv und verbal missbräuchlich gewesen war. Sie hatte wiederkehrende Träume von einer »dunklen Macht«, die sie bedrohte und von der sie glaubte, dass sie ihre Mutter repräsentiere. Es wurde Zugang zu einem Ego-State gefunden, den sie »die Böse« nannte – ein Introjekt ihrer Mutter, das dafür sorgte, dass sie sich böse vorkam und sich schämte. *Die Böse* hatte das Gefühl, dass »etwas an ihr ganz und gar verkehrt war«. Jan hatte das Gefühl, dass *die Böse* sie daran gehindert hatte, ihr volles Potenzial zu entwickeln. Ein weiterer Ego-State war »die kleine Jan«, ein kindlicher State, der unruhig, ängstlich und schwermütig war. Unter Hypnose wurde *die kleine Jan* gefragt, ob sie einen Sicheren Ort finden könne, und augenblicklich kam ihr das Bild, dass sie auf dem Schoß ihres Vaters saß und sich sicher und geborgen fühlte. Jans Vater war im Jahr zuvor gestorben, und sie trauerte noch immer und vermisste ihn sehr. Sie fühlte sich durch das starke Bild getröstet, sicher in seinem Schoß gehalten zu werden. In Trance konnte Jan sich auch vorstellen, *die kleine Jan* zu halten und ihr zu sagen, dass sie immer für sie da sein und sie beschützen werde. Ein Ego-State, den sie »Janelle«

nannte, war älter – eine junge Frau, die Schwierigkeiten mit Beziehungen hatte. Sie litt unter niedrigem Selbstwertgefühl, wurde von Selbstzweifeln geplagt, besaß kein Selbstvertrauen, ging missbräuchliche Beziehungen mit Männern ein und neigte zu Unterwürfigkeit und Passivität. Bei *Janelle* wurde die Technik der *inneren Stärke* angewandt, und sie sah einen riesigen Baum mit vielen Ästen und tiefen Wurzeln, den sie »die Riesin« nannte. Während der Therapie benutzte Jan eine Tonaufnahme des *Innere Stärke*-Skripts und kehrte oft tagsüber zu dem Bild des Baumes zurück. Das half ihr stets, sich zentrierter, geerdeter, ruhiger und stärker zu fühlen. Mit *Janelle* wurde auch eine Technik der Altersprogression angewandt, bei der sie gebeten wurde, ihr künftiges Selbst zu visualisieren: zu einer Zeit, in der die Probleme, mit denen sie kämpfte, gelöst wären und hinter ihr lägen. Ihr kam das Bild einer selbstbewussten Frau, die Krisensituationen erfolgreich meistern konnte und mit anderen gut zurechtkam. Sie nannte dieses Bild »Janette«. In den folgenden Sitzungen berichtete Jan, dass *Janette* immer öfter die führende Rolle übernahm. Zunehmend verwendete Jan Worte wie, sie würde »mehr ihr echtes Selbst«. Sie zog sich nicht mehr so sehr zurück, nahm häufiger Kontakt zu Familienmitgliedern auf und machte in dem Apartmenthaus, in dem sie wohnte, neue Bekanntschaften. Jan begann auch, mehr über den Ego-State *die Böse* zu verstehen. Nach Einsatz einer Altersregressionstechnik mit *der Bösen* wurde Jan klar, wie schwierig es für ihre Mutter gewesen war, die aus einer kleinen Stadt im Süden der USA nach San Francisco gezogen war und in ihrer neuen Heimat niemanden außer ihrem frischgebackenen Ehemann kannte. Ihr Mann stellte wohl hohe Ansprüche und konnte sehr herrschsüchtig sein. Jan war das erstgeborene Kind, und sie nahm an, ihre Mutter habe an einer postpartalen Depression gelitten. Im Laufe der Therapie war Jan in der Lage, Empathie für ihre Mutter zu entwickeln, und hatte das Gefühl, ihr verzeihen zu können. Sie fasste den Entschluss, sich weniger mit der Vergangenheit und mehr mit der Gegenwart und der Zukunft zu beschäftigen. Sie fing an, Tagebuch zu schreiben, nahm an einem Malkurs teil und schaute sich nach einer neuen Wohnung um. Kürzlich erwähnte sie, sie fühle sich »echter« und »mehr wie sie selbst«. Sie erklärte, dass sie »sich selbst mehr schätze« und sich weniger kritisch beurteile. Es war offensichtlich, dass sie zudem Sinn für Humor entwickelt hatte. Kürzlich erklärte sie, ihre Ego-States würden sich so anfühlen, als seien sie »mehr im Einklang«. Ich glaube, wir nähern uns dem Ende unserer psychotherapeutischen Reise. Die Ich-Stärkung mit Ego-States war ein wichtiger Teil der Behandlung. Offenbar hat die Ich-Stärkung den Reifungsprozess, die Heilung und Integration gefördert.

6.8 Diskussion

Frederick und McNeal (1993) halten eine Ich-Stärkung mit Ego-States für sehr nützlich, weil sie den Ego-States hilft, eine reifere Perspektive zu entwickeln, und wie in der Familientherapie kann ein gesünderes und stärkeres Familienmitglied angemessenes Verhalten vorleben, was zu einer verbesserten Kommunikation innerhalb der inneren »Familie der Ichs« und auch mit der Außenwelt führt. Ich-Stärkung kann den Austausch zwischen positiven und gesunden Ego-States verstärken und ihren Einfluss auf weniger konstruktive und eher kindliche Ego-States ausweiten, sodass die positiven Ego-States über längere Zeiten hinweg exekutiv sein können (Watkins a. Watkins 1997; Frederick a. McNeal 1999). Die Ich-Stärkung mit Ego-States muss mit dem Aufbau der therapeutischen Beziehung mit der Gesamtperson und mit jedem Ego-State einzeln beginnen. Danach kann jede Intervention, die sich bei der Gesamtperson anwenden lässt, auch bei den Ego-States eingesetzt werden. Hilfreiche Ego-States, die aktiviert wurden, können wir mit Techniken wie Altersprogression und posthypnotischen Suggestionen stärken, um eine erhöhte und anhaltende Hilfsbereitschaft zu erleichtern. Konfliktfreie Ego-States wie »innere Stärke« und »innere Liebe« können innere Ressourcen sein, die für die Stärkung eines jeden positiven Ego-States zur Verfügung stehen. Einige der Vorteile einer Ich-Stärkung mit Ego-States sind:

- Sicherheit geben
- Ängste abbauen
- Zugang zu inneren Ressourcen finden und diese stärken
- die Entwicklung von Reife fördern
- das Selbst kräftigen
- Gefühle von Kontrollerleben, Empowerment, Selbstwert und Selbstvertrauen steigern

Ich-Stärkung kann die Zusammenarbeit, Kommunikation und Problemlösung zwischen den Ego-States erleichtern, was zu einem besseren Funktionieren der Gesamtperson führt. Ich-Stärkung mit Ego-States kann über ein angemessenes Funktionieren hinausgehen und es den Ego-States ermöglichen, noch resilienter, hoffnungsvoller, optimistischer und liebevoller zu werden, was zu einem befriedigenderen und sinnvolleren Leben führt.

Das Konzept der Ich-Stärkung wird, insbesondere in Zusammenhang mit Selbstwertgefühl, manchmal kritisiert, weil es angeblich zu Arroganz, einem »aufgeblasenen« Ich und Narzissmus führen würde. Das stimmt so nicht, denn Ich-Stärkung, wie sie in diesem Artikel besprochen und in der Behandlung angewandt wird, wird in der Psychotherapie bei Personen mit einem geschwächten, unreifen oder unterentwickelten Ich eingesetzt oder bei Personen, die sich festgefahren, ohnmächtig oder unfähig fühlen, an ihrer eigenen Genesung oder Selbstoptimierung mitzuwirken. Bei einem »zu schwachen« Ich kann sich die Person unzulänglich fühlen und ein geringes Selbstwertgefühl haben. Ein »zu starkes«, aufgeblasenes Ich kann sich in erhöhter Abwehrhaltung, Arroganz und Grandiosität äußern. Das therapeutische Ziel besteht darin, das Ich so weit zu stärken, dass die Betroffenen ihre Symptome aufgeben und ihr Verhalten ändern können (Frederick a. McNeal 1993). Bei Menschen mit einer gesunden Ich-Entwicklung kann Ich-Stärkung bekräftigend wirken und hilfreiche Hinweise zu Motivation, Kontrollerleben, Problemlösung und Zielerreichung geben. Techniken zur Ich-Stärkung können Narzissmus aufdecken und sollten bei Patienten mit Persönlichkeitsstörungen nur mit Vorsicht und Bedacht eingesetzt werden (McNeal 2008). Auch das Konzept des Selbstwertgefühls wurde kritisiert, und einige plädieren dafür, es durch das Konzept des Selbstmitgefühls zu ersetzen (Neff 2011; Neff a. McGehee 2010), wenngleich die Autorin dies anders sieht. Nach Ansicht der Verfasserin umfasst das Selbstwertgefühl tendenziell Einstellungen und Gefühle in Bezug auf das eigene Selbst und kann positiv oder negativ sein. Menschen, die sich in Therapie begeben, fühlen sich oft unzulänglich und wollen sich ändern, um sich selbst vollwertiger, sicherer und positiver zu fühlen. Bei Selbstmitgefühl geht es eher um Gefühle und Einstellungen gegenüber dem Selbst, die positiver Natur sind und in unterschiedlichem Ausmaß vorhanden oder nicht vorhanden sein können. Yapko (2019) hat sich dafür ausgesprochen, den Begriff Ich-Stärkung durch einen anderen Begriff zu ersetzen. Es wird jedoch ständig neue relevante Literatur veröffentlicht, ohne dass der Begriff geändert würde; insofern dürfte er mit hoher Wahrscheinlichkeit auf absehbare Zeit weiterhin gebräuchlich bleiben.

Höchstwahrscheinlich werden weitere Behandlungsmodelle entwickelt werden, die Ich-Stärkung und Ego-State-Therapie mit anderen Konzepten wie Selbstmitgefühl, Dankbarkeit, Glück, Spiritualität und vielen Bereichen der Positiven Psychologie kombinieren (McNeal 2020). Ohne jeden Zweifel werden auch neue Modelle aufkommen, die die Ego-State-Therapie mit Achtsamkeit verbinden. Im Buddhismus wird das Ich als narzisstisch angesehen, und das Ziel lautet, das Ich zu eliminieren und es durch Selbstmitgefühl und liebende Güte zu ersetzen. Das Konzept des »stillen Ichs« (Slonena 2022) ist für die Ich-Stärkung in der Psychotherapie jedoch nützlicher. Auch in Zukunft werden weitere Behandlungsmodelle entstehen und mit anderen Modellen verflochten werden. In der Medizin, der Zahnheilkunde, der Krankenpflege und anderen Behandlungsfeldern werden Ich-Stärkung und Ego-State-Therapie verstärkt zum Einsatz kommen. Ein neuer und sich rasch entwickelnder Bereich ist die Psychedelika-assistierte Psychotherapie. Laut Therapeuten, die in Hypnose ausgebildet sind, kann eine entsprechende Ausbildung Patienten, die mit Psychedelika behandelt werden, hilfreich unterstützen. Dies ist sicherlich ebenfalls ein Bereich, in dem sich die Ich-Stärkung mit Ego-States erforschen ließe.

Bedarf an weiterer Forschung und präziseren Begriffsdefinitionen besteht immer. Studien mit funktioneller MRT könnten uns mehr über die Neurophysiologie verraten, die an der Entstehung von Ego-States beteiligt ist, und darüber, wie diese durch Ich-Stärkung beeinflusst werden. Da die Beziehung in der Behandlung eine so bedeutende Rolle spielt, könnte es mehr Studien zu Patienten- und Therapeutenvariablen in Ich-Stärkungs-Techniken und in der Ego-State-Therapie geben. Die Zukunft scheint hochinteressant und spannend zu werden, da sich ständig neue Behandlungsmethoden entwickeln.

6.9 Literatur

Achterberg, J. (1985): Imagery in healing. Shamanism and modern medicine. Boston/MA (Shambala).
Alladin, A. (2014): Mindfulness-based hypnosis: Blending science, beliefs, and wisdoms to catalyze healing. *American Journal of Clinical Hypnosis* 56 (3): 285–302.
Assagioli, R. (1965): Psychosynthesis. A manual of principles and techniques. New York/NY (Hobbs, Dorman & Co.).
Bandura, A. (1977): Self-efficacy. Toward a unifying theory of behavior change. *Psychological Review* 84: 191–215.
Barabasz, A. et al. (1999): Cortical event-related potentials show the structure of hypnotic suggestions is crucial. *International Journal of Clinical and Experimental Hypnosis* 47 (1): 5–22.
Barber, T. X. (1990): Suggestions for raising self-esteem. In: D. C. Hammond (ed.): Handbook of hypnotic suggestions and metaphors. New York/NY (W. W. Norton), pp. 118–119.
Bauer, J. J. a. H. A. Wayment (2008): Transcending self-interest. Psychological explorations of the quiet ego. Washington, DC/London (APA).
Bauer, J. J. a. H. A. Wayment (2018): The quiet ego: Motives for self-other balance and growth in relation to well-being. *Journal of Happiness Studies* 19 (3): 881–896.
Bauer, J. J., K. Sylaska a. H. A. Wayment (2015): The quiet ego scale. Measuring the compassionate self-identity. *Journal of Happiness Studies* 16 (4): 999–1033.
Brown, D. P. a. E. Fromm (1986): Hypnotherapy and hypnoanalysis. Hillsdale/NJ (Lawrence Erlbaum).
Calnan, R. D. (1977): Hypnotherapeutic ego-strengthening. *Australian Journal of Clinical Hypnosis* 5 (2): 105–118.
Daitch, C. (2018): Cognitive behavior therapy, mindfulness, and hypnosis as treatment methods for generalized anxiety disorder. *American Journal of Clinical Hypnosis* 61 (1): 57–69.
De Klerk, J. E., W. F. du Plessis a. H. S. Steyn (2006): The effect of hypnotherapeutic ego-strengthening with female spouses of South African coronary bypass surgery patients. *American Journal of Clinical Hypnosis* 49 (1): 59–72.
De Klerk, J. E., W. F. du Plessis, H. S. Steyn a. M. Botha (2004): Hypnotherapeutic ego-strengthening with male South African coronary artery bypass patients. *American Journal of Clinical Hypnosis* 47 (2): 79–92.
Elkins, G. R. (2013): Hypnotic relaxation therapy. Principles and applications. New York/NY (Springer).
Elkins, G. R. (ed.) (2017): Handbook of medical and psychological hypnosis. Foundations, applications, and professional issues. New York/NY (Springer).
Elkins, G. R. (2022): Introduction to clinical hypnosis. The basics and beyond. Waco/TX (Mountain Pine).
Elkins, G. R., L. R. Roberts a. L. Simicich (2018): Mindful self-hypnosis for self-care: Integrative model and illustrative case example. *American Journal of Clinical Hypnosis* 61 (1): 45–56.
Erickson, M. H. a. E. L. Rossi (1976): Two-level communication and the micro-dynamics of trance and suggestion. *American Journal of Clinical Hypnosis* 18 (3): 153–171.
Erickson, M. H. a. E. L. Rossi (1979): Hypnotherapy. An exploratory casebook. New York/NY (Irvington).

Frederick, C. (2005): Selected topics in ego-state therapy. *International Journal of Clinical and Experimental Hypnosis* 53 (4): 339–428.
Frederick, C. (2017): Ego state therapy. In: G. Elkins (ed.): Handbook of medical and psychological hypnosis. New York/NY (Springer), pp. 147–157.
Frederick, C. a. S. McNeal (1993): From strength to strength: Inner strength with immature ego states. *American Journal of Clinical Hypnosis* 35 (4): 250–256.
Frederick, C. a. S. McNeal (1999): Inner strengths. Contemporary psychotherapy and hypnosis for ego-strengthening. London (Routledge).
Frederick, C. a. M. Phillips (1992): The use of hypnotic age progressions as interventions with acute psychosomatic conditions. *American Journal of Clinical Hypnosis* 35 (2): 89–98.
Gardner, G. G. (1976): Hypnosis and mastery: Clinical contributions and directions for research. *International Journal of Clinical and Experimental Hypnosis* 24 (3): 202–214.
Godot, D. (2017): Formulating hypnotic suggestions. In: G. R. Elkins (ed.): Handbook of medical and psychological hypnosis. New York/NY (Springer), pp. 57–58.
Guse, C. (2002): The effect of a prenatal hypnotherapeutic program on postnatal maternal psychological well-being. (Unpublished doctoral dissertation). Potchefstroom, South Africa (Potchefstroom University).
Hammond, D. C. (1990a): Ego-strengthening. Enhancing esteem, self-efficacy, and confidence. In: ebd. (ed.): Handbook of hypnotic suggestions and metaphors. New York/NY (W. W. Norton), pp. 109–151.
Hammond, D. C. (1990b): Formulating hypnotic and posthypnotic suggestions. In: ebd. (ed.): Handbook of hypnotic suggestions and metaphors. New York/NY (W. W. Norton), pp. 11–44.
Hammond, D. C. (ed.) (1990c): Handbook of hypnotic suggestions and metaphors. New York/NY (W. W. Norton).
Hartland, J. (1965): The value of »ego-strengthening« procedures prior to direct symptom removal under hypnosis. *American Journal of Clinical Hypnosis* 8 (2): 89–93.
Hartland, J. (1971): Further observations on the use of ego-strengthening techniques. *American Journal of Clinical Hypnosis* 14 (1): 1–8.
Hartmann, H. (1961): Ego psychology and the problems of adaption. New York/NY (International Universities Press).
Hartmann, H. (1965): Essays on ego psychology. New York/NY (International Universities Press).
Landry, M. a. A. Raz (2017): Neurophysiology of hypnosis. In: G. Elkins (ed.): Handbook of medical and psychological hypnosis. New York (Springer), pp. 19–28.
Levine, P. (2008): Healing trauma. A pioneering program for restoring the wisdom of the body. Boulder/CO (Sounds True).
McNeal, S. (2008): Healthy narcissism and ego state therapy. *International Journal of Clinical and Experimental Hypnosis* 56 (1): 19–36.
McNeal, S. (2020): Hypnotic ego-strengthening: Where we've been and the road ahead. *American Journal of Clinical Hypnosis* 62 (4): 392–408.
McNeal, S. a. C. Frederick (1993): Inner strength and other techniques for ego-strengthening. *American Journal of Clinical Hypnosis* 35 (3): 170–176.
McNeal, S. a. C. Frederick (1994): Internal self-soothing. Other implications of ego-strengthening with ego states. (Paper presented at the annual meeting of the American Society of Clinical Hypnosis, Philadelphia/PA).
Moss, D. a. E. Willmarth (2017): Ego-strengthening. In: G. Elkins (ed.): Handbook of medical and psychological hypnosis. New York/NY (Springer), pp. 535–545.

Neff, K. D. (2011): Self-compassion. Stop beating yourself up and leave insecurity behind. New York/NY (Harper Collins).

Neff, K. D. a. P. McGehee (2010): Self-compassion and psychological resilience among adolescents and young adults. *Self and Identity* 9 (3): 225–240.

Newey, A. B. (1986): Ego state therapy with depression. In: B. Zilbergeld, M. G. Edelstein a. D. L. Aroz (eds.): Hypnosis. Questions and answers. New York/NY (W. W. Norton), pp. 197–203.

Olendzki, N., L. Slonena a. G. Elkins (2022): Integration of mindfulness and clinical hypnosis. In: G. R. Elkins (ed.): Introduction to clinical hypnosis. The basics and beyond. Waco/TX (Mountain Pine), pp. 431–456.

Parnell, L. (2008): Tapping in. A step-by-step guide to activating your healing resources through bilateral stimulation. Boulder/CO (Sounds True).

Phillips, M. (2001): Potential contributions of hypnosis to ego-strengthening procedures in EMDR. *American Journal of Clinical Hypnosis* 43 (3–4): 247–262.

Phillips, M. a. C. Frederick (1992): The use of hypnotic age progressions as prognostic, ego-strengthening, and Integrating techniques. *American Journal of Clinical Hypnosis* 35 (2): 99–108.

Phillips, M. a. C. Frederick (1995): Healing the divided self. Clinical and Ericksonian hypnotherapy for dissociative and post-traumatic conditions. New York/NY (W. W. Norton).

Rogers, C. R. (1957): The necessary and sufficient conditions of therapeutic personality change. *Journal of Consulting Psychology* 21 (2): 95–103.

Rossman, M. L. (1987): Healing yourself. A step-by-step program for better health through imagery. New York/NY (Walker).

Rossman, M. L. (2000): Guided imagery for self-healing. Novato/CA (New World).

Schwartz, R. C. a. M. Sweezy (2020): Internal family system therapy. New York/NY (Guilford), 2nd ed.

Shapiro, F. (2017): Eye Movement Desensitization and Reprocessing (EMDR) therapy. Basic principles, protocols, and procedures. New York/NY (Guilford), 3rd ed.

Sheikh, A. (ed.) (1983): Imagery. Current theory, research, and application. New York (Wiley), pp. 391–435.

Shenfelt, P. D. (2017): Skin disorders. In: G. Elkins (ed.): Handbook of medical and psychological hypnosis. New York (Springer), pp. 409–417.

Simonton, O. C., S. Matthews-Simonton a. J. Creighton (1978): Getting well again. Los Angeles/CA (Tarcher).

Slonena, L. (2022): Hypnotic induction and suggestion for ego-strengthening. In: G. Elkins (ed.): Introduction to clinical hypnosis. The basics and beyond. Waco/TX (Mountain Pine), pp. 205–230.

Slonena, E. E. a. G. R. Elkins (2021): Effects of a brief mindful hypnosis intervention on stress reactivity: A randomized active control study. *International Journal of Clinical and Experimental Hypnosis* 69 (4): 453–467.

Spiegel, D. a. A. Barabasz (1988): Effects of hypnotic instructions on P300 event-related-potential amplitudes: Research and clinical applications. *American Journal of Clinical Hypnosis* 31 (1): 11–17.

Stanton, H. E. (1977): The utilization of suggestions derived from rational-emotive therapy. *International Journal of Clinical and Experimental Hypnosis* 25 (1): 18–26.

Stanton, H. E. (1979): Increasing internal control through hypnotic ego enhancement. *Australian Journal of Clinical and Experimental Hypnosis* 7 (3): 219–223.

Stanton, H. E. (1989): Ego-enhancement: A five-step approach. *American Journal of Clinical Hypnosis* 31 (3): 192–198.

Stevens, L. et al. (2004): Electrophysiological alterations during hypnosis for ego-enhancement: A preliminary investigation. *American Journal of Clinical Hypnosis* 46 (4): 323–344.

Torem, M. (1990): Ego-strengthening. In: D. C. Hammond (ed.): Handbook of hypnotic suggestions and metaphors. New York/NY (W. W. Norton), pp. 110–112.

Torem, M. (1992): »Back from the future«: A powerful age-progression technique. *American Journal of Clinical Hypnosis* 35 (2): 81–88.

Turow, R. G. (2017): Mindfulness skills for trauma and PTSD: Practices for recovery and resilience. New York/NY (W. W. Norton).

Vanhaudenhuyse, A., N. Marie a. M. Faymonville (2022): Neurophysiology of hypnosis. In: G. Elkins (ed.): Introduction to clinical hypnosis: The basics and beyond. Waco/TX (Mountain Pine), pp. 70–110.

Watkins, H. H. (1990): Suggestions for raising self-esteem. In: D. C. Hammond (ed.): Handbook of hypnotic suggestions and metaphors. New York/NY (W. W. Norton), pp. 127–130.

Watkins, J. G. a. H. H. Watkins (1997): Ego states. Theory and therapy. New York/NY (W. W. Norton).

Wilmarth, E. K. a. M. Vinson (2022): Fundamentals of hypnotic communication and formulation of hypnotic suggestions and metaphors. In: G. Elkins (ed.): Introduction to clinical hypnosis. The basics and beyond. Waco/TX (Mountain Pine), pp. 165–186.

Yapko, M. D. (2011): Mindfulness and hypnosis. The power of suggestions to transform experience. New York/NY (W. W. Norton).

Yapko, M. D. (2019): Where's the strength in ego-strengthening? (Paper presented at the annual meeting of the American Society of Clinical Hypnosis, San Antonio/TX).

7 Ego-State-Therapie in der Behandlung Traumatisierter: Die Bedeutung von Sicherheit, Selbstregulation und Stabilisierung

Jörg Marr

Abstract

Die Förderung des Gefühls von Sicherheit, Stabilisierung und Selbstregulation gelten in der modernen Traumatherapie, insbesondere in der Ego-State-Therapie, als zentrales Fundament für eine erfolgreiche Behandlung. Philosophisch-existenzielle, psychologische, neurobiologische und klinisch-therapeutische Perspektiven verdeutlichen alle eindrücklich, wie wichtig für Menschen ein Gefühl von Sicherheit, Schutz und Geborgenheit ist. Neurobiologisch betrachtet reguliert ein als stabil empfundenes Umfeld die Aktivität von Amygdala und HPA-Achse und erleichtert den Zugriff auf präfrontale Funktionen wie Emotionskontrolle und Handlungsplanung. Gerade bei schwer traumatisierten Personen, die häufig in ständiger Alarmbereitschaft leben, ist eine sichere therapeutische Beziehung maßgeblich, um das Nervensystem wieder in einen sozial-offenen Modus (ventraler Vagus) zu führen. Stabilisierung umfasst Methoden wie Psychoedukation, Ressourcenarbeit und achtsamkeitsbasierte Techniken, durch die Betroffene ausreichend Halt und Orientierung bekommen. Diese Phase bereitet den Boden für die eigentliche Traumabearbeitung und verhindert Überflutungen oder Retraumatisierungen. In der Ego-State-Therapie ermöglicht eine konsequente Schaffung von Sicherheit überhaupt erst die Arbeit mit traumatisierten, teilweise auch abgespaltenen Persönlichkeitsanteilen und deren Integration. Die Ergebnisse zeigen, dass Sicherheit weit über ein subjektives Wohlgefühl hinausgeht: Sie bildet das essenzielle Gerüst, an dem sich Selbstregulation und therapeutisches Wachstum orientieren. Eine systematische Weiterentwicklung entsprechender Konzepte, die genauere Untersuchung von Sicherheitsaspekten und eine intensivere Einbindung des Themas in Aus- und Weiterbildung sowie Therapie, könnte die Effektivität traumatherapeutischer Ansätze künftig noch steigern.

Schlüsselwörter: Sicherheit, Stabilisierung, Selbstregulation, Ego-State-Therapie, Traumatherapie, Polyvagaltheorie, Bindung, Co-Regulation

7.1 Sicherheit

Sicherheit in der Arbeit mit traumatisierten Menschen klingt zunächst selbstverständlich – doch ist es das wirklich? Was bedeutet das, wenn wir über Sicherheit in der Therapie sprechen und warum ist sie überhaupt so wichtig? Wie lässt sie sich herstellen und wie erkennen wir, ob unsere Patient:innen sich tatsächlich sicher fühlen?

In der modernen Traumatherapie, insbesondere in der Ego-State-Therapie (EST), wird mittlerweile deutlich, dass die Förderung des Gefühls von Sicherheit keine beiläufige Randbedingung, sondern ein grundlegendes Therapieelement, also das Fundament der Behandlung ist. Ohne ein solches tragendes, stabiles Fundament, das Betroffene spürbar schützt und hält, sind tiefergehende Prozesse wie Traumabearbeitung oder -integration kaum möglich.

Historisch wurde das Thema Sicherheit innerhalb des therapeutischen Kontextes zwar vielfach erwähnt, blieb aber weiterhin eher unterrepräsentiert. Begriffe wie »Traumatisierung« und »Stabilisierung« sind erst in den letzten Jahrzehnten in den Fokus gerückt, sodass auch Sicherheitsaspekte lange eher implizit behandelt wurden. Heute nehmen wir es quasi als selbstverständlich, doch gerade diese »Selbstverständlichkeit« kann dazu führen, dass ein systematisches Konzept von Sicherheit, klare Rahmenbedingungen und ausreichend Forschung zu diesem Aspekt sowie eine tiefere Beschäftigung innerhalb der Traumatherapie und auch der Ego-State-Therapie fehlen. Gerade deshalb ist es sinnvoll, das Thema der Sicherheit ausdrücklich zu beleuchten – denn nur, wer sich sicher fühlt, kann sich öffnen, vertrauen, sich auf einen therapeutischen Prozess einlassen und aktiv daran teilnehmen.

Dieser Beitrag widmet sich der zentralen Bedeutung, die das Gefühl von Sicherheit für traumatisierte Menschen hat, und zeigt auf, wie es mit Stabilisierung und Selbstregulation Hand in Hand geht. Er beleuchtet, weshalb Sicherheit als Grundlage sämtlicher traumatherapeutischer Arbeit, insbesondere in der Ego-State-Therapie, so wichtig ist. Wie gelingt es, innere und äußere Rahmenbedingungen so zu gestalten, dass verletzte Anteile gesehen, gehalten und schließlich integriert werden können? Und wie kann das Wissen aus Philosophie, Psychologie und Neurowissenschaften helfen, ein therapeutisches Setting zu schaffen, das Sicherheit nicht nur verspricht, sondern auch spürbar werden lässt – insbesondere für Menschen, deren Welt kein sicherer Ort mehr ist?

Philosophische und existenzielle Aspekte

Philosophen wie Thomas Hobbes betrachten Sicherheit vor allem als Schutz vor Gewalt und Anarchie und betonen, dass Menschen Regeln und soziale Strukturen benötigen, um sich sicher zu fühlen (Hobbes 1651). In anderen, moderneren politischen Theorien, wie denen von John Rawls, rücken unter anderem die Grundrechte in den Mittelpunkt; hier versteht sich Sicherheit als Garant für Stabilität und Gerechtigkeit in einer Gesellschaft (Rawls 1971). Innerhalb der Existenzphilosophie wird – wie z. B. bei Søren Kierkegaard (1844/1980) – Sicherheit als Abwesenheit von Angst oder Verzweiflung diskutiert. Andere Denker wie Martin Heidegger (1927) oder Jean-Paul Sartre (1956) weisen darauf hin, dass menschliches Leben grundsätzlich von Unsicherheit und der Angst vor dem Nichtsein geprägt ist. Sartre betonte in diesem Zusammenhang, dass der Mensch »verurteilt ist, frei zu sein« – und Freiheit hier zugleich Unsicherheit bedeutet, weil wir ohne vorgegebene Regeln unsere eigenen Entscheidungen treffen müssen.

Dementsprechend müssten wir davon ausgehen, dass Sicherheit keine Selbstverständlichkeit ist und wir uns als Menschen grundsätzlich mit existenziellen Ängsten und Unsicherheit auseinandersetzen müssen. Die philosophischen Sichtweisen zeigen außerdem, wie wichtig Regeln und soziale Strukturen für unser Gefühl von Sicherheit sind. Darin würde sich widerspiegeln, wie bedeutsam ein klarer Rahmen und klare Strukturen sowie vertrauenswürdige Absprachen für therapeutische Prozesse sind, in denen existenzielle Ängste und Unsicherheit einen Raum bekommen und gehalten werden können.

Psychologische Aspekte

Abraham Maslow, als humanistischer Psychologe, sah in seiner bekannten Bedürfnishierarchie (Bedürfnispyramide) das Bedürfnis nach »Sicherheit« bereits direkt nach den physiologischen Grundbedürfnissen (Maslow 1954). Erst wenn das Bedürfnis nach Schutz, Stabilität und Vorhersehbarkeit einigermaßen gestillt ist, können sich höhere Bedürfnisse wie soziale Zugehörigkeit, Selbstachtung und Selbstverwirklichung entfalten. Aus dieser Perspektive ist es notwendig, zunächst das Sicherheitsgefühl auf physischer, psychischer und sozialer Ebene zu fördern, damit eine Weiterentwicklung möglich wird – also einen schützenden Rahmen zu schaffen, in dem dies gelingt.

Aus lerntheoretischer Perspektive entsteht Angst, wenn wir einen Reiz mit einer bedrohlichen Erfahrung verknüpfen (Pawlow 1927; Skinner 1938). Das bedeutet: Sicherheit – im Sinne von Abwesenheit von Angst – zu empfinden lernen wir wieder, indem wir neue, positive und korrigierende Erfahrungen machen, also gezielte Sicherheitserfahrungen initiieren.

Im Verständnis kognitiver Modelle, wie beispielsweise dem von Ehlers und Clark (2000), halten negative Interpretationen von Situationen (»Ich bin überall in Gefahr«) ein Unsicherheitsgefühl aufrecht. Neue Lernerfahrungen und Kognitionen, die realistische Einschätzungen unterstützen, sind dann zentral in entsprechenden therapeutischen Ansätzen. Durch behutsame Konfrontationen mit angstbesetzten Reizen (wenn genügend Stabilität vorhanden ist) kann das Gehirn lernen, dass nicht jede Situation gefährlich ist, und das Gefühl von Sicherheit bekommt allmählich wieder mehr Raum.

John Bowlby, Begründer der Bindungstheorie, betont, dass eine »sichere Basis« (*secure base*) in der Kindheit entscheidend ist, um die Welt neugierig erkunden und stabile Beziehungen entwickeln zu können (Bowlby 1969). Kinder, die eine verlässliche, einfühlsame Bindungsperson haben, können von diesem sicheren Hafen aus die Welt entdecken und entwickeln ein »inneres Arbeitsmodell« von Selbst und Beziehungen, das von Vertrauen und Sicherheit geprägt ist.

Erik H. Erikson beschreibt, dass bereits im ersten Lebensjahr das Vertrauen in die Welt entsteht – während einer psychosozialen Entwicklungsstufe, in der das Grundvertrauen (*basic trust*) versus Grundmisstrauen im Zentrum steht (Erikson 1963). Wird das Bedürfnis nach Sicherheit und Stabilität in dieser frühen Phase nicht ausreichend erfüllt, entsteht ein tief verankertes Gefühl von Misstrauen.

Traumatisierte Menschen haben oft unsichere oder ambivalente Bindungsmuster entwickelt, sodass in der Traumatherapie ein zentraler Aspekt darin liegen sollte, korrigierende Beziehungserfahrungen zu ermöglichen und eine »sichere therapeutische Basis« anzubieten (Herman 1992). Gerade entwicklungstraumatisierte Patient:innen leiden unter frühen Verletzungen des Grundvertrauens, sodass die therapeutische Arbeit an der behutsamen Wiederherstellung von Vertrauen in andere Menschen und in die eigene Weltwahrnehmung ansetzen sollte.

Joseph Sandler hebt in seiner Arbeit (Sandler 1960a, 1960b) das Konzept eines »Hintergrunds von Sicherheit« (*background of safety*) hervor, wonach Menschen schon früh eine konstante emotionale Stütze benötigen, um sich angstfrei zu entwickeln. Fehlt dieses sichere Fundament – beispielsweise durch strenges, unberechenbares oder vernachlässigendes Verhalten der Bezugspersonen –, wird die innere Alarmbereitschaft erhöht, was langfristig ein tiefes Unsicherheitsgefühl begünstigt. Spätere Schriften, etwa zusammen mit Anna-Marie Sandler, verdeutlichen, dass sich diese »Sicherheitsbasis« eng mit positiv verankerten inneren Objekten verbindet (Sandler a. Sandler 1998). Sind die internalisierten Beziehungserfahrungen stabil und zuverlässig, fördert dies das Empfinden von Sicherheit; sind sie ambivalent oder bedrohlich, wirkt sich das negativ auf den gesamten Entwicklungs- und Bindungsprozess aus. Aus moderner traumatherapeutischer Sicht spricht dies dafür, dass gerade bei Menschen mit traumatischen Vorerfahrungen ein »Hintergrund von Sicherheit« therapeutisch gezielt initiiert oder gestärkt werden muss.

Daniel Stern, ein wegweisender Entwicklungspsychologe, hat in seinen Untersuchungen zur frühen Eltern-Kind-Beziehung eindrücklich aufgezeigt, wie unverzichtbar die feine, wechselseitige Abstimmung (*attunement*) zwischen Eltern und Kind für die Entwicklung eines Grundgefühls von Sicherheit ist (Stern 1985). Entscheidend ist dabei, dass das Baby nicht nur körperlich versorgt wird, sondern auch eine innere Resonanz erfährt, indem die Bezugsperson sich einstimmt, die Signale, Regungen und Bedürfnisse des Kindes wahrnimmt, liebevoll darauf reagiert und sie angemessen beantwortet.

Aus solchen wiederkehrenden Momenten des wechselseitigen Einlassens und Antwortens entsteht – so betont Stern – ein geteilter emotionaler Raum, den er als

»Intersubjektivität« bezeichnet. Hier erlebt das Kind sich selbst als wahrgenommenes, handlungsfähiges, kompetentes Wesen und spürt, dass seine Gefühle »gesehen« werden. Das schafft die Grundlage für den Aufbau einer stabilen inneren Sicherheit. Sterns Konzept der Intersubjektivität verdeutlicht, dass die Entwicklung von Sicherheit nicht im isolierten »Inneren« des Kindes stattfindet, sondern in einer feinen, geteilten Beziehungserfahrung. Genau diese Erkenntnisse lassen sich auch gut auf psychotherapeutische Prozesse übertragen, wo das Gefühl, »gesehen und gespiegelt« zu werden, für den Heilungsweg zentral ist.

Neurobiologische Aspekte

Das Gefühl von Sicherheit ist nicht allein eine subjektive Empfindung, sondern tief in den biologischen und neurophysiologischen Prozessen unseres Körpers und Gehirns verankert (Bear, Connors a. Paradiso 2015). Die Amygdala – häufig als »Mandelkern« bezeichnet – spielt hierbei eine zentrale Rolle, indem sie potenzielle Gefahren registriert und durch Stress- bzw. Angstreaktionen den Körper in Alarmbereitschaft versetzt. Bessel van der Kolk nennt sie in diesem Zusammenhang einen »Rauchmelder«, der insbesondere bei traumatisierten Menschen ständig anschlägt, selbst wenn objektiv keine Bedrohung besteht (van der Kolk 2015). In einem Zustand gefühlter Sicherheit bleibt die Amygdala weniger aktiv und wird vom präfrontalen Kortex reguliert, der unter anderem für Handlungsplanung, Entscheidungsfindung, Emotionsregulation und Empathie zuständig ist (ebd.).

Eine besonders relevante Komponente hierbei ist die Hypothalamus-Hypophysen-Nebennierenrinden-Achse (HPA[30]-Achse): Erleben wir dauerhaft Unsicherheit oder Bedrohung, führt dies zu einer chronischen Aktivierung dieses Systems und einem stetig erhöhten Cortisolspiegel (Sapolsky 2004). Langfristig kann dies unser Immunsystem schwächen, die Gedächtnisbildung beeinträchtigen – vor allem durch Schädigung des Hippocampus – und das Risiko für psychische Erkrankungen erhöhen (Perry a. Szalavitz 2006).

Wesentlich für ein stabiles Sicherheitsgefühl sind nach Daniel Siegel (2010) verlässliche, empathische Beziehungen, die uns in einem »Toleranzbereich« (*window of tolerance*) halten. Innerhalb dieses Bereiches bleiben wir ausgeglichen und anpassungsfähig, sind weder über- noch untererregt. Besonders sein Konzept der »Mindsight« ist hervorzuheben: Damit beschreibt Siegel die Fähigkeit, innere Vorgänge wie Gedanken, Gefühle und Körperempfindungen bewusst wahrzunehmen und aktiv zu beeinflussen. Es geht nicht allein um reine Selbstbeobachtung, sondern darum, eine empathische Verbindung zu anderen Menschen aufzubauen. Mindsight hilft uns, die eigenen Emotionen besser zu regulieren und gleichzeitig offen für die Bedürfnisse anderer zu bleiben. Dieses Verständnis steht in enger Beziehung zum

30 Hypothalamus pituitary adrenal.

Konzept der Mentalisierung und Affektregulation in der Bindungs- und Entwicklungsforschung (Fonagy et al. 2002).

Gerade in herausfordernden Situationen oder bei Stress ermöglicht diese innere Achtsamkeit einen »inneren Abstand«: Statt von den eigenen Gefühlen überwältigt zu werden, kann man sie klarer erkennen und konstruktiv damit umgehen. Wer weiß, was in ihm vorgeht, und mit den eigenen Reaktionen umgehen kann, ist seltener von Unsicherheit oder Angst getrieben. Außerdem fördert eine solche Selbstwahrnehmung das Vertrauen in die eigenen Fähigkeiten, schwierige Momente zu bewältigen.

Antonio Damasio unterstreicht ebenfalls, wie eng Sicherheit mit unseren körperlichen Zuständen verknüpft ist. Mit dem Begriff »direkte physiologische Repräsentation« beschreibt er, dass jede Emotion eine körperlich messbare Reaktion auslöst – etwa Veränderungen in Herzschlag, Atemfrequenz oder Muskelspannung –, die das Gehirn wiederum registriert und in unsere Wahrnehmung integriert (Damasio 1994). Eine sichere Umgebung hält diese Reaktionen im Gleichgewicht und erlaubt konstruktives Denken und Handeln. Ist unser Körper durch chronische Anspannung geprägt, wie es oft bei traumatisierten Personen vorkommt, bleibt das gesamte System in Alarmbereitschaft. Selbst in eigentlich sicheren Situationen können diese Menschen dann kaum Entspannung empfinden, da Körper und Gehirn sich nicht auf Ruhe umstellen können (van der Kolk 2015). Der präfrontale Kortex, der normalerweise mit der Amygdala »verhandelt«, ist in solchen Fällen häufig abgekoppelt oder nur eingeschränkt aktiv. Van der Kolk betont daher, wie wichtig ein sicherer therapeutischer und sozialer Rahmen ist, damit traumatisierte Personen neue, stabilisierende Erfahrungen machen und das überaktivierte Stresssystem allmählich herunterfahren können. Ähnlich unterstreicht Cozolino (2017), wie eine gezielte Förderung von Sicherheit in der therapeutischen Beziehung die Neuroplastizität des Gehirns aktiviert und so langfristige Veränderungen in jenen Netzwerken begünstigt, die für Emotions- und Stressregulation verantwortlich sind.

Weitere Forschungen im Bereich der Neurowissenschaft verdeutlichen noch einmal, wie grundlegend das Gefühl von Sicherheit bereits in den ersten Lebensjahren, also unserer frühen Entwicklung, ist. Allan Schore (1994) beispielsweise betont, wie wichtig einfühlsame und verlässliche Bezugspersonen in den ersten Lebensjahren sind, weil sie Gehirnregionen stärken, die für die Verarbeitung von Gefühlen, für die Regulation von Affekten und den Aufbau von Stressresistenz zuständig sind. Jaak Panksepp (1998) erklärt in seiner *Affective Neuroscience*, dass das sogenannte SEEKING-System, das für Neugier und Offenheit steht, sich besonders gut entfalten kann, wenn Menschen – insbesondere Kinder – sich sicher fühlen. Ergänzend hierzu hebt Joachim Bauer hervor, dass die Fähigkeit zur sozialen Resonanz – vermittelt u. a. durch Spiegelneuronen – und der Aufbau empathischer Bindungen nicht nur emotionale Sicherheit bieten, sondern auch essenzielle neurophysiologische Prozesse aktivieren. Seine Arbeiten zeigen, dass sichere, empathische Beziehungen als Katalysator wirken, indem sie zur Regulation von Stressreaktionen und zur Stabilisierung sowie

Neubildung von neuronalen Schaltkreisen beitragen (Bauer 2006, 2008, 2013, 2019). Auch Bruce Perry weist in seinem *Neurosequential Model of Therapeutics* (NMT) darauf hin, dass chronische Unsicherheit oder traumatische Erlebnisse im Kindesalter die Hirnentwicklung beeinträchtigen und oft zuerst diejenigen basalen Hirnareale, die zuständig für Überlebens- und Stressreaktionen sind, überaktiviert werden, weshalb diese frühzeitig reguliert werden müssen. Frühkindlicher Stress verändert die Stressachse und kann in sensiblen Phasen Strukturen wie den Hippocampus und die präfrontale Rinde mit weitreichenden Folgen beeinträchtigen. Zugleich zeigen Perrys Arbeiten, dass sichere Beziehungen und nachträglich erlebte Geborgenheit dazu beitragen können, negative Folgen zu mildern, und eine Reorganisation von gestörten Schaltkreisen unterstützen (Perry a. Szalavitz 2006). Wir kennen dieses hoffnungsvolle Phänomen unter dem Schlagwort »Neuroplastizität«.

Insgesamt wird deutlich, dass das Empfinden von Sicherheit ein grundlegendes Element für unsere Entwicklung sowie für unsere körperliche und seelische Gesundheit darstellt. Es beeinflusst unter anderem die Aktivität der Amygdala, den Zustand des präfrontalen Kortex und die Regulation der HPA-Achse und entscheidet, ob wir uns konstruktiv neuen Erfahrungen zuwenden oder in einem belastenden Alarmzustand verharren. Sicherheit ist damit weit mehr als ein angenehmes Gefühl – sie ist ein Kernfaktor, der auf allen Ebenen unsere Fähigkeit zur Selbstregulation, Resilienz und persönlichen Weiterentwicklung prägt. Und sie zeigt, dass es nie zu spät ist, an sicheren Beziehungen und dem Gefühl von Geborgenheit zu arbeiten.

Aspekte der Polyvagaltheorie

Einen der sicherlich wesentlichsten Beiträge zur Bedeutung von Sicherheit lieferte Stephen W. Porges mit seinen Arbeiten zur Polyvagaltheorie (Porges 2011). Die zentrale These lautet, dass unser autonomes Nervensystem (ANS) fortlaufend auf Signale von (Un-)Sicherheit reagiert und unser Verhalten, unsere Gefühle und zwischenmenschlichen Beziehungen maßgeblich steuert. Diese Theorie bietet ein neurophysiologisches Erklärungsmodell dafür, warum wir uns in manchen Situationen offen und verbunden fühlen – und in anderen abwehrend, ängstlich oder erstarrt reagieren.

Porges beschreibt drei hierarchisch aufgebaute »Schaltkreise« des ANS:

- *ventrales Vagus-System (soziales Engagement):* Befinden wir uns in diesem Modus, erleben wir ein Gefühl von Sicherheit und Verbundenheit. Wir sind gelassen, offen, kontaktfreudig und neugierig und können gut in Resonanz mit anderen gehen.
- *sympathisches Nervensystem (Kampf oder Flucht):* Bei wahrgenommener Bedrohung oder Gefahr reagiert unser Körper mit erhöhter Erregung. Typische Reaktionen sind Anspannung, erhöhter Herzschlag und gesteigerte Vigilanz; Kampf oder Flucht stehen im Vordergrund.

- *dorsales Vagus-System (Erstarren oder »Shutdown«):* Erleben wir eine extreme oder unvermeidlich scheinende Gefahr, kann der Organismus in eine Starre oder einen Kollapszustand gehen. Der Totstellreflex ist evolutionsbiologisch hier angesiedelt.

Der Schlüsselbegriff hierbei ist die *Neurozeption.* Porges (ebd.) beschreibt damit die unbewusste Bewertung von Reizen aus der Umwelt, aus Beziehungen und aus dem eigenen Körper, die permanent stattfindet. Abhängig von dieser Einschätzung aktiviert unser Nervensystem einen der drei genannten Zustände. Je nachdem, ob wir uns sicher oder bedroht fühlen, färbt sich unsere Wahrnehmung – erleben wir die Welt als wohlwollend, sind wir handlungsfähig, erleben wir sie als bedrohlich, sind wir in unseren Handlungsmöglichkeiten stark eingeschränkt.

Ist unser autonomes Nervensystem durch den ventralen Vagus reguliert, stehen uns soziale und emotionale Ressourcen leichter zur Verfügung. Wir können besser kommunizieren, zeigen Mimik und Stimmmodulation, die Nähe und Verbundenheit fördern, sind lernfähig und können uns kreativ entfalten. Aus polyvagaler Perspektive ist Sicherheit somit nicht nur ein psychologisches Gefühl, sondern ein physiologisch verankerter Zustand, der durch den ventralen Vagus orchestriert wird. In Momenten echter Sicherheit regulieren sich Herzschlag, Atmung, Muskeltonus und andere Organsysteme auf ein entspannt-wachsames Niveau. Für die Entwicklung und Heilung in der Therapie bedeutet das: Solange sich ein Mensch nicht sicher fühlt, bleibt das Nervensystem in Alarmbereitschaft oder im Rückzug. Erst wenn echte Sicherheit spürbar ist, öffnen sich die »Tore« für soziale Interaktion und tiefere therapeutische Prozesse wie emotionale Bearbeitung, Reflexion oder Integration.

Ein weiterer zentraler Aspekt ist der Gedanke der *Co-Regulation:* Menschen sind in der Lage, sich gegenseitig Sicherheit zu vermitteln. Gerade in engen Beziehungen – wie der Beziehung zwischen Therapeut:in und Patient:in – kann diese wechselseitige Regulation sehr deutlich spürbar werden und stellt eine wichtige Ressource dar. In seinem neuen Buch *Sicherheit und Heilung finden* erweitert Porges diesen Blick auf gesellschaftliche und kulturelle Ebenen (Porges a. Porges 2024): Sicherheit und Verbundenheit sind nicht nur persönliche, sondern auch gemeinschaftliche und globale Themen. Damit zeigt sich, dass die Förderung von Sicherheit eine Grundlage für Gesundheit, Kooperation und Wohlbefinden auf vielen Ebenen ist.

Schlussfolgerung

Sicherheit zeigt sich auf verschiedenen Ebenen – philosophisch-existenziell, psychologisch, neurobiologisch und klinisch-therapeutisch. Das Empfinden von Sicherheit ist nicht nur ein angenehmes Gefühl, sondern die entscheidende Grundlage dafür, dass Therapie überhaupt gelingt. Menschen mit traumatischer Vorgeschichte müssen häufig zunächst lernen, Sicherheit als ein verlässliches Gefühl wahrzunehmen. In einem sicheren therapeutischen Rahmen (in Bezug auf Setting, Beziehung, Methodik) kann sich das Nervensystem regulieren, alte negative Überzeugungen werden hinterfragt, und neue, korrigierende Erfahrungen können entstehen. Ist die Umgebung oder die innere Situation unsicher, schaltet das ANS in Stress- oder Überlebensmodi, und ein vertieftes Eingehen auf innere Prozesse wird erschwert oder gar blockiert.

7.2 Selbstregulation

Begriffsdefinition

Unter Selbstregulation versteht man die Fähigkeit, eigene innere Zustände (Gedanken, Gefühle, Impulse, Bedürfnisse) zu beobachten, zu beurteilen und so zu steuern, dass sie langfristigen Zielen, persönlichen Werten sowie äußeren Anforderungen entsprechen (Fisher 2017; Nijenhuis 2015). Darin enthalten sind:

- die Regulation von Emotionen
- kognitive Kontrolle
- die Lenkung des eigenen Verhaltens sowie
- die Fähigkeit zur Selbstbeobachtung und -bewertung

Woltemade Hartman führt in seinem Lebensflussmodell »Körper«, »Präsent sein« und »Embodiment« als weitere wesentliche Selbstregulatoren an.[31] Embodiment-Ansätze wie SOMA-Embodiment und auch Somatic Experiencing basieren auf der Idee, dass Körper und Geist untrennbar miteinander verbunden sind und dass die Heilung von Traumata im Körper selbst beginnt und verankert wird (Levine 2010; Gomes 2025). Laut dem Modell des SOMA-Embodiment trägt der Körper nicht nur die Verletzungen, sondern hält auch die wesentlichen Ressourcen zur Genesung bereit. Eine zentrale Rolle spielt dabei die Wahrnehmung von Schwerkraft und das Erleben von Verkörperung. Letzteres bezeichnet den Prozess, den Körper ganzheitlich zu bewohnen und sich u. a. seiner inneren und äußeren Empfindungen bewusst zu werden. Wenn Traumatisierte lernen, ihre Aufmerksamkeit auf die inneren Körperempfindungen zu richten und diese nicht mehr nur als bedrohlich wahrzunehmen, kann dies den Weg zu einer tieferen Selbstregulation ebnen (ebd.).

Eine gut entwickelte Fähigkeit zur Selbstregulation hilft Menschen, auch in Stress- oder Konfliktsituationen angemessen zu reagieren. Nach einer traumatischen Erfahrung unterstützt die Förderung der Selbstregulation dabei, aus Zuständen der Dysregulation herauszufinden, die sich zum Beispiel durch wechselnde und überwältigende Emotionen, Dissoziation oder selbstverletzendes und riskantes Verhalten äußern können.

31 W. Hartman, persönl. Kommunikation 2025.

Entwicklung von Selbstregulation vor dem Aspekt von Sicherheit

Ein zentrales Merkmal der menschlichen Entwicklung besteht darin, dass Kinder zunächst auf eine äußere Unterstützung angewiesen sind, um eigene Gefühle und Impulse zu steuern. In der Objektbeziehungstheorie wird deutlich, dass die Erfahrung einer »haltenden«, verlässlichen Beziehung (z.B. Winnicott 1965) entscheidend dazu beiträgt, dass ein Kind lernt, starke Gefühle auszuhalten und schrittweise eigenständig zu steuern. Ist diese Sicherheit von Beginn an zu labil oder fehlt sie gänzlich, bleibt das Kind oft in dysfunktionalen Mustern gefangen, die sich im Erwachsenenalter als gravierende Störungen äußern können. Aus psychoanalytischer Sicht betonen frühe Autoren wie Freud (1923, 1940) oder Ferenczi (1949), wie sehr traumatische Erfahrungen oder Konflikte das innere Gleichgewicht beeinträchtigen und die Fähigkeit zur Selbstregulation stören können.
Bindungs- und entwicklungspsychologische Erkenntnisse (u.a. bei Bowlby 1969; Ainsworth et al. 1978) bestätigen, dass sichere Bindungen eine tragende Rolle spielen: Kinder, die eine feinfühlige, verlässliche Bezugsperson erleben, entwickeln häufiger eine stabile »innere Arbeitsweise«, mit der sie eigene Emotionen regulieren und konstruktiv mit Stress umgehen können. Stern (1985) zeigt neben seinen bereits erwähnten Erkenntnissen über den Aufbau einer stabilen inneren Sicherheit, wie sich durch affektive Abstimmung – also das Eingehen auf den erlebten Gefühlszustand des Kindes – eine Art Landkarte für Emotionen aufbaut, die im späteren Leben Grundlage für eine flexible, selbstgesteuerte Emotionsbewältigung wird. In ähnlicher Weise beschreibt der Entwicklungspsychologe Sroufe (1996) das Zusammenspiel von Co-Regulation und zunehmender Autonomie: Über die Co-Regulation und die Unterstützung der Eltern bei der Bewältigung von Emotionen gelangt das Kind hin zur Selbstregulation. Eine sichere Umgebung fördert die Entwicklung der Fähigkeit zur Bewältigung.

Kognitiv-behaviorale Modelle (z.B. Carver a. Scheier 1998; Baumeister a. Heatherton 1996) lenken den Blick auf die Prozesse des Zielsetzens, des Feedbacks und der Willenskraft – allesamt Fähigkeiten, deren Entwicklung durch stabile Bindungen begünstigt wird. Das Erleben von Sicherheit schafft die Basis dafür, dass Menschen überhaupt langfristige Ziele formulieren und daran festhalten können. Wo emotionale Turbulenzen überhandnehmen, fällt es deutlich schwerer, Impulse zu kontrollieren oder reflektierte Entscheidungen zu treffen. Bandura (1997) macht mit seinem Konzept der Selbstwirksamkeit in diesem Zusammenhang sichtbar, dass eine Person, die ihre Fähigkeiten aufgrund konsistenter Rückmeldungen als wirksam empfindet, eher in der Lage ist, sich selbst zu regulieren. Ebenso belegen Mischel, Shoda und Rodriguez (1989) in ihren Studien zum Belohnungsaufschub, dass ein gewisses Vertrauen in die Verlässlichkeit der Umwelt nötig ist, um eine sofortige Befriedigung aufzuschieben.

Marsha Linehan (1993, 2014) knüpft mit der Dialektisch-Behavioralen Therapie (DBT) an ähnliche Überlegungen an: Menschen mit chronischer Dysregulation –

etwa bei einer Borderline-Persönlichkeitsstörung – mangelt es häufig an dem Gefühl, in einer sicheren Umgebung akzeptiert zu sein.

Auf neurobiologische Forschungen wurde bereits eingegangen, sie veranschaulichen, dass ein Kind, das sich geborgen fühlt, bessere Voraussetzungen hat, neuronale Netzwerke im präfrontalen Kortex und limbischen System so auszubilden, dass Stressreaktionen sich adaptiver regulieren lassen (Siegel 2010, 2012). Die Verarbeitung von Gefühlen, die Hemmung impulsiver Reaktionen und die Integration kognitiver Kontrollmechanismen entwickeln sich erfolgreicher in einem Umfeld, das Grundvertrauen vermittelt. Umgekehrt erschwert eine unsichere oder gar traumatisierende Umgebung die Reifung dieser neuronalen Systeme.

Letztendlich zeigen all diese Ansätze, dass das Erleben von Sicherheit die konstituierende Basis für den Aufbau einer tragfähigen Selbstregulation ist. Psychoanalytische, bindungsorientierte, kognitiv-behaviorale und neurobiologische Theorien treffen sich in dem Punkt, dass die Fähigkeit, innere Zustände zu steuern, nicht aus sich selbst heraus entstehen kann, sondern immer auf einer sicheren, unterstützenden Grundlage fußt.

Zusammenfassend können wir feststellen, dass Selbstregulation ein komplexes Konzept ist, das von verschiedenen Einflussfaktoren bestimmt wird, u. a. von folgenden:

- *frühe sichere Bindung und Co-Regulation:* Kinder, die sichere Bindungserfahrungen machen (Bowlby 1969; Ainsworth et al. 1978), lernen schrittweise, Gefühle zu erkennen und zu steuern.
- *intrapsychische Prozesse:* Nach psychoanalytischen und psychodynamischen Modellen (z. B. Freud 1923, 1940; Winnicott 1965; Balint 1968; Kohut 1971; Wurmser 1981; Kernberg 1975) spielen innere Konflikte, Abwehrmechanismen und strukturelle Aspekte (etwa Spaltung) eine wichtige Rolle für die Selbststeuerung.
- *kognitive und behaviorale Faktoren:* Fähigkeiten wie Belohnungsaufschub, Willenskraft, Selbstwirksamkeit und Zielorientierung sind wesentliche Bausteine (Mischel, Shoda a. Rodriguez 1989; Baumeister a. Heatherton 1996; Bandura 1997; Carver a. Scheier 1998).
- *neurobiologische Reifung:* Sichere emotionale Beziehungen tragen zur funktionellen Vernetzung jener Gehirnareale bei, die für Emotionsverarbeitung und Impulskontrolle verantwortlich sind (Siegel 2010, 2012).
- *therapeutische Korrektur:* Bei Defiziten, die oft auf belastende oder traumatische Erfahrungen zurückzuführen sind, können unterschiedliche Psychotherapiemethoden, darunter auch die Ego-State-Therapie, den Prozess der Selbstregulation fördern (Watkins a. Watkins 1997).

Jochen Peichl (2017) beschreibt, dass in traumatisierten inneren Systemen häufig verletzte innere »Kindanteile« oder andere schutzbedürftige Ego-States zunächst in einem sicheren Rahmen stabilisiert und behutsam gestärkt werden müssen. Fehlt es diesen Anteilen an Stabilität, kann das die gesamte Selbstregulation beeinträchtigen, weil emotionale Alarmzustände – beispielsweise aus alten traumatisierenden Zeiten – fortbestehen. Wer diese Anteile einbezieht und ihre Bedürfnisse anerkennt, legt hingegen einen wichtigen Grundstein für eine nachhaltige Regulation.

Damit wird deutlich, dass Selbstregulation grundsätzlich erlern- und verbesserbar ist, jedoch auf tiefgreifende Beziehungs- und Entwicklungserfahrungen angewiesen bleibt. Wo Entwicklungschancen gefehlt haben oder Traumata aufgetreten sind, braucht es häufig therapeutische Unterstützung, um ein gesundes Maß an innerer Stabilität und Selbstlenkung (wieder)herzustellen.

Spezielle Aspekte zur Förderung von Selbstregulation in der Ego-State-Therapie

In der Ego-State-Therapie wird Selbstregulation als Kernkompetenz betrachtet, die es ermöglicht, innere Konflikte zu bewältigen, emotionale Stabilität zu erreichen und eine autonome Selbstführung auszubilden. Folgende Schritte sind dabei zentral (vgl. Watkins a. Watkins 1997; Fritzsche u. Hartman 2016; Fritzsche 2021):

- *Wahrnehmung und Identifizierung verschiedener Ego-States:* Die unterschiedlichen Persönlichkeitsanteile (Ego-States) werden bewusst und respektvoll wahrgenommen.
- *strukturierte Kommunikation mit und zwischen den Anteilen:* Die Ego-States lernen, miteinander in Kontakt zu treten.
- *Stärkung eines klaren, empathischen Exekutiv-Ichs (executive self) bzw. Gesamt-Selbst:* Das Exekutiv-Ich wird gefördert, es koordiniert die Kommunikation und vermittelt Klarheit. Nur so ist letztendlich eine Integration der Anteile möglich.
- *Achtsamkeits- und ressourcenorientiertes Vorgehen:* Ressourcenzentrierte Methoden und achtsamkeitsbasierte Übungen helfen, die Ego-States und das gesamte innere System ins Gleichgewicht zu bringen.

Dieses Vorgehen kann die Selbstregulationsfähigkeit dauerhaft verbessern, da Patient:innen lernen, eigene Bedürfnisse, Ängste und Schutzmechanismen bewusst zu steuern. Gerade bei hoch dissoziativen oder stark traumatisierten Personen erweist sich dieser Ansatz als besonders hilfreich, weil er zunächst Sicherheit und Stabilität schafft und anschließend die schonende Bearbeitung tiefliegender Konflikte und Traumata ermöglicht.

Silvia Zanotta (2024) hebt in diesem Kontext die Bedeutung klarer Strukturen und einer kooperativen inneren Beziehungsgestaltung zwischen Ego-States hervor, um Sicherheit und Selbstregulation zu fördern.

Ungeachtet unterschiedlicher theoretischer Ausrichtungen verfolgen verschiedene Teilemodelle – auch jenseits der Ego-State-Therapie (etwa nach Janina Fisher, Ellert Nijenhuis und Luise Reddemann; vgl. Fisher 2017; Nijenhuis 2015; Reddemann 2021) – ein gemeinsames Ziel:

- dysregulierte Ego-States/Anteile empathisch zu verstehen
- neue Erfahrungen und Handlungsspielräume zu ermöglichen
- das Sicherheitsgefühl dieser Anteile zu stärken
- sie in ein stabiles Gesamtselbst zu integrieren

7.3 Stabilisierung in der Traumatherapie

Begriffseinordnung

In der (psycho)traumatherapeutischen Arbeit ist »Stabilisierung« ein zentraler Begriff. Er beschreibt die Phase, in der Betroffene zunächst ein ausreichendes Maß an innerer und äußerer Sicherheit entwickeln, bevor sie sich intensiv mit traumatischen Erlebnissen auseinandersetzen (Herman 1992; Courtois a. Ford 2013; Fischer u. Riedesser 2009). Aspekte von Sicherheit und Stabilisierung hängen also eng miteinander zusammen, und ist mit dem Stabilisierungsprozess wiederum auch die Fähigkeit zur Selbstregulation verknüpft, deren Förderung das wesentliche Ziel in dieser Phase darstellt (Reddemann 2021). Dies zeigt, wie eng das Erleben von Sicherheit, Stabilität und die Fähigkeit zur Selbstregulation miteinander verwoben sind.

Stabilisierung bildet einen grundlegenden Bestandteil des 3-Phasen-Modells (Stabilisierung – Traumakonfrontation/Bearbeitung – Integration/Neuorientierung), das auf die Arbeiten von Pierre Janet (1894, 1909) zurückgeht und in vielen Traumatherapieansätzen angewendet wird (Fischer u. Riedesser 2009; Herman 1992; Reddemann 2021; van der Hart, Nijenhuis a. Steele 2006). In der Ego-State-Therapie bildet das von Phillips und Frederick (2003) entwickelte vierphasige SARI-Modell, das Hartman (2019) zu einem fünfphasigen SARIA-Modell erweiterte, eine zentrale Grundlage für die Behandlung. Dieses Modell besteht aus den Phasen:

1) *S*icherheit, Stabilisierung und Einstimmung
2) *A*ktivierung der Ego-States und Kennenlernen
3) *R*ehabilitation, Neuverhandlung, korrigierende Erfahrung und Auflösung der traumatischen Erfahrung
4) *I*ntegration der Persönlichkeit – Flow und Kohärenz ermöglichen
5) *A*lltagsbewältigung, posttraumatisches Wachstum

Auch hier bilden Sicherheit und Stabilisierung die Grundlage aller weiteren Behandlung. Fischer und Riedesser (2009) betonen, dass ohne ein ausreichendes Sicherheitsgefühl und eine gewisse Restabilisierung der Patient:innen oft keine nachhaltige Bearbeitung der traumatischen Erinnerungen möglich ist. Unter Stabilisierung verstehen sie eine Reihe von Maßnahmen und Interventionen, mit denen Patient:innen

- *mehr Sicherheit empfinden* – gegenüber der Therapeut:in, sich selbst und ihrem Umfeld (Janet 1909; Herman 1992; Fischer u. Riedesser 2009),

- *Kontrolle (wieder)erlangen* – insbesondere über Körperreaktionen, Gefühle und Gedanken (Briere a. Scott 2015),
- *Ressourcen entwickeln und nutzen* – innere wie äußere Unterstützungsmöglichkeiten entdecken, stärken und erweitern (Reddemann 2021; Fisher 2017).

Auf diese Weise schaffen wir eine Basis, um einerseits mit der eigentlichen Traumabearbeitung beginnen zu können und andererseits Überflutung (z. B. starke Flashbacks), Überforderung oder eine Retraumatisierung zu vermeiden (Courtois a. Ford 2013; Briere a. Scott 2015). Eine ausreichende Stabilisierung schafft somit das Fundament, auf dem im weiteren Therapieverlauf die Bearbeitung traumatischer Inhalte stattfinden kann (Janet 1909; Fischer u. Riedesser 2009; Herman 1992).

Inhalte und Methoden der Stabilisierung

- *Psychoedukation:* Vermittlung grundlegender Kenntnisse über Trauma, seine Auswirkungen und Bewältigungsstrategien
- *Ressourcenarbeit:* Förderung und Stärkung innerer (z. B. positive Selbstbilder, Hilfsanteile) und äußerer Ressourcen (z. B. soziale Kontakte, Netzwerke). Gordon Emmerson (2019) unterstreicht hier die Bedeutung, die jeweiligen »Ressourcen-States« gezielt als Stärken zu aktivieren. Dies unterstützt die Stabilisierung, indem sich Betroffene schneller und effektiver in herausfordernden Situationen selbst regulieren können.
- *Aufbau von Selbstregulationsfähigkeiten:*
  - emotionale Regulation: Erlernen von »Skills«, um starke Emotionen besser zu steuern, sowie Techniken, die eine hilfreiche Distanzierung von belastenden Erinnerungen unterstützen
  - körperliche Regulation: Einbindung von Erdungs- und Körperwahrnehmungsübungen, Atemtechniken und Entspannungsverfahren, um Ressourcen zu stärken und neue neuronale Verschaltungen für Vertrauen und Sicherheit zu schaffen
  - hypnotische Interventionen: Wie Frederick und McNeal (2024) darlegen, kann Hypnose dabei helfen, spezifische Ego-States anzusprechen und innere Schutzmechanismen besser zu verstehen und zu regulieren. Hier spielt auch die Arbeit mit Imaginationen (wie z. B. sicherer Ort, Tresor) eine wesentliche Rolle (vgl. Reddemann 2024).
- *Grenzen setzen und Selbstfürsorge:*
  - das eigene Limit wahrnehmen und respektieren
  - Übungen zur Selbstfürsorge in den Alltag integrieren
- *therapeutische Beziehung:* Eine zuverlässige, sichere Arbeitsbeziehung ist essenziell und trägt wesentlich zur Beziehungsstabilisierung bei (Reddemann 2021).

7.4 Sicherheit in der Behandlung Traumatisierter mit Ego-State-Therapie

Bei Menschen mit traumatischen Erfahrungen kann es vorkommen, dass einige Ego-States in sehr belasteten oder kindlichen Zuständen verharren (vgl. Peichl 2017; Watkins a. Watkins 1997). In manchen Fällen sind sie sogar abgespalten und tragen traumatische Erinnerungen sowie intensive Gefühle. Damit sich diese Anteile in den therapeutischen Prozess einbeziehen und langfristig integrieren lassen, ist es wesentlich – und damit schließt sich der Kreis –, ein Gefühl von Sicherheit zu schaffen (Herman 2015). Nur wenn Patient:innen innen und außen ausreichend Geborgenheit erfahren bzw. sich sicher genug fühlen, können sich Ego-States öffnen, kooperieren und so zur Heilung beitragen, anstatt verdeckt zu agieren oder sich in dysfunktionalen Bewältigungsstrategien zu äußern (Frederick a. McNeal 2024).

Therapeut:innen legen daher zunächst Wert darauf, einen »Sicherheitsraum« herzustellen. Dazu gehören störungsfreie Rahmenbedingungen, ein verlässliches Setting sowie eine vertrauensvolle Arbeitsbeziehung (Frederick a. McNeal 2024). Ergänzend spielen innere Bilder von Sicherheit, die Förderung ressourcenvoller Ich-Zustände (Zanotta 2024) und ein wertschätzender Umgang mit den verschiedenen Anteilen (Peichl 2017) eine wichtige Rolle. Kai Fritzsche (2013, 2021) hebt dabei hervor, dass man Stabilisierung und Ressourcenaktivierung fortlaufend überprüfen und flexibel an den aktuellen Zustand der Klient:innen anpassen sollte, um Sicherheit kontinuierlich zu erhalten.

In der Ego-State-Therapie gilt Sicherheit als Dreh- und Angelpunkt, um traumatisierten oder konflikthaften Anteilen einen geschützten Raum zu geben (Watkins a. Watkins 1997). Erst wenn Stabilisierung innerhalb und außerhalb der Person ausreichend vorhanden ist, lassen sich traumatische Erfahrungen angehen, ohne dass die Patient:innen von ihren Symptomen überwältigt werden (Herman 2015; Peichl 2017). Auch die Forschung zur therapeutischen Präsenz und zur therapeutischen Allianz unterstreicht, dass sich Patient:innen nur dann belastenden Inhalten zuwenden können, wenn sie sich in der therapeutischen Beziehung sicher genug fühlen (Geller a. Porges 2014; Howard, Berry a. Haddock 2022).

Der Zugang zu den Ego-States erfolgt häufig mithilfe von Hypnose oder tranceähnlichen Verfahren (Frederick a. McNeal 2024). Diese verändern das Bewusstsein so, dass innere Bilder und Suggestionen leichter zugänglich sind. Voraussetzung hierfür ist eine vertrauensvolle Atmosphäre mit klarer Kommunikation und einem subjektiven Empfinden von Geborgenheit. Laut der Polyvagaltheorie (Porges 2011) ist hierfür eine Aktivierung des ventralen Vagus förderlich, was für das Gefühl von Sicherheit und sozialer Verbundenheit steht.

Zusammengetragene und erweiterte wesentliche Sicherheitsaspekte für die Ego-State-Therapie

- *Sicherheit und Stabilisierung als oberste Priorität (phasenorientiertes Vorgehen):* Stabilisierung vor tiefgehender Traumabearbeitung (Janet 1889; Janet 1925; Herman 2015); Fritzsche (2013, 2021) empfiehlt, die Stabilisierungsmaßnahmen fortlaufend zu evaluieren
- *verlässliche, empathische und würdevolle therapeutische Grundhaltung:* Basis für Vertrauen und Bindung, gerade für hochtraumatisierte Anteile (Frederick a. McNeal 2024); auch therapeutische Präsenz und Allianz gelten als zentrale Wirkfaktoren einer konstant sicheren Beziehungsgestaltung (Geller a. Porges 2014; Howard, Berry a. Haddock 2022).
- *empathisches, wertschätzendes Eintreten für alle Anteile:* einschließlich Schutz- und Wächteranteilen, deren Funktion verstanden und anerkannt werden sollte (Peichl 2017)
- *gut verkörperte, präsente und »aufgeräumte« Therapeut:in, die co-regulierend wirkt:* die innere Stabilität der Therapeut:in unterstützt das Sicherheitsgefühl bei der Klient:in (Geller a. Porges 2014)
- *Struktur, Klarheit und Transparenz im Vorgehen:* Informationen zum Ablauf und Setting (Herman 2015)
- *Transparente Kommunikation und Mitbestimmung/Kontrolle:* Einführen von Stoppsignalen, gemeinsame Therapieplanung und klare Absprachen (Frederick a. McNeal 2024); u. a. Fritzsche (2013, 2021) betont das Einbinden der Patient:innen in Entscheidungsprozesse
- *Absprachen zu Krisenmanagement, Notfallplänen und Grenzen:* schaffen zusätzliche Sicherheit, falls starke Belastung auftritt (Peichl 2017)
- *behutsames Vorgehen und Anpassung an das Tempo der Patient:innen:* vermeidet Überforderung und stärkt das Gefühl von Kontrolle (Herman 2015)
- *von Beginn an Förderung ressourcenreicher Ego-States (fortlaufende Stabilisierung):* Aufbau und Bewahrung von Stabilität im gesamten Prozess (Watkins a. Watkins 1997)
- *Identifikation und Stärkung unterstützender Anteile:* können das Gesamtsystem in Krisen stabilisieren (Peichl 2017)
- *Etablierung eines sicheren inneren Ortes:* bietet sicheren Raum bzw. Rückzugsort für Ego-States und fördert Selbstregulation (Frederick a. McNeal 2024); eine qualitative Studie mit traumatisierten Geflüchteten zeigte zudem, dass Betroffene dies als sehr hilfreich zur Reduktion von Anspannung und Angst erlebt haben (Zehetmair et al. 2018)
- *Beziehung zu den Anteilen aufbauen, Vertrauen und Sicherheitsgefühl fördern:* Stark traumatisierte Ego-States brauchen ein Gefühl der sicheren Bindung – sowohl nach außen als auch nach innen (Zanotta 2024)
- *Einbindung von Hilfsanteilen (»innere Helfer«):* entlastet das Gesamtsystem und unterstützt die Selbstwirksamkeit (Peichl 2017)

- *Re-Parenting verletzter Anteile (ggf.):* eine korrigierende, fürsorgliche Erfahrung, wenn früher die benötigte Zuwendung fehlte (Frederick a. McNeal 2024)
- *liebevolle, sichere Führung durch die Therapeut:in:* signalisiert den Ego-States ein Willkommensein, das Heilungsprozesse fördert (Watkins a. Watkins 1997)
- *Einbeziehung von Körpertechniken:* Achtsamkeitsübungen, Atemübungen und Erdung dienen der körperlichen Regulation (Porges 2011)
- *Techniken zur Selbstberuhigung und Affektregulation:* erleichtern es den Patient:innen, eigenständig starke Gefühle zu steuern (Frederick a. McNeal 2024)
- *Sicherheit nicht nur kognitiv, sondern auch leiblich-sinnlich erfahren lassen:* verankert das Gefühl von Geborgenheit nachhaltig im Körpergedächtnis (van der Kolk 2015)
- *Rücksichtnahme auf Schuld- und Schamthematiken:* Scham als Schutzmechanismus für die persönliche Integrität; Scham und Schuld sind oft zentrale Themen bei der Bearbeitung von Traumata; die Bewältigung dieser Gefühle ist essenziell (Wurmser 1990)

7.5 Fallvignette

Ausgangssituation

Die Patientin (50 Jahre) kam zu mir, nachdem mehrere stationäre psychiatrisch-psychotherapeutische Behandlungen und ambulante Psychotherapien gescheitert waren. Sie leidet an einer komplexen Posttraumatischen Belastungsstörung (kPTBS). Zu Beginn wirkte sie hochängstlich, angespannt und äußerst vorsichtig-misstrauisch. Deutlich sichtbar war ihr »Fluchtmodus«: Schuhe und Jacke behielt sie an, saß ständig auf der Vorderkante des Sessels und machte insgesamt den Eindruck, jederzeit aufspringen und weglaufen zu wollen.

Im Kontakt zeigte sie sich stark beschämt, vermied weitgehend Blickkontakt und sprach mit einer sehr unsicheren, beinahe kindlichen Stimme. Ihre Erzählungen waren nur zögerlich und sehr vorsichtig, viel Einsicht in ihr inneres Erleben gab sie zunächst nicht. Der für sie größte Leidensdruck lag im sozialen Bereich: Sie fühlte sich ständig »falsch«, schuldig und beschämt, wagte es nicht, Grenzen zu setzen oder für sich selbst einzustehen, und lebte dementsprechend sehr zurückgezogen. Für die Patientin war die Welt ein unsicherer Ort, Menschen erschienen ihr bedrohlich. Alleinsein empfand sie als am sichersten, zugleich litt sie unter der damit verbundenen Einsamkeit und dem Nicht-gesehen-Werden. Ein von der Patientin gemaltes Bild (s. Abb. 7.1) zeigt, »wie klein, unsichtbar und verloren« (Zitat der Patientin) sie sich fast permanent fühlte.

Darüber hinaus wurde sie immer wieder von eigenen Emotionen regelrecht überwältigt: Sie sprach vom »Durchbrennen der Sicherungen«, das schließlich in Ohnmacht und Hilflosigkeit (dorsal-vagaler Zustand) – in einem Gefühl des Gefangenseins – endete und aus dem sie nur schwer herausfand. Eine weitere Zeichnung

(s. Abb. 7.2) veranschaulicht diesen Zustand eindrücklich. Zudem litt sie unter ausgeprägter Schlaflosigkeit. Ihr dringlichstes Anliegen war es, sich selbst besser beruhigen und zumindest etwas Schlaf finden zu können.

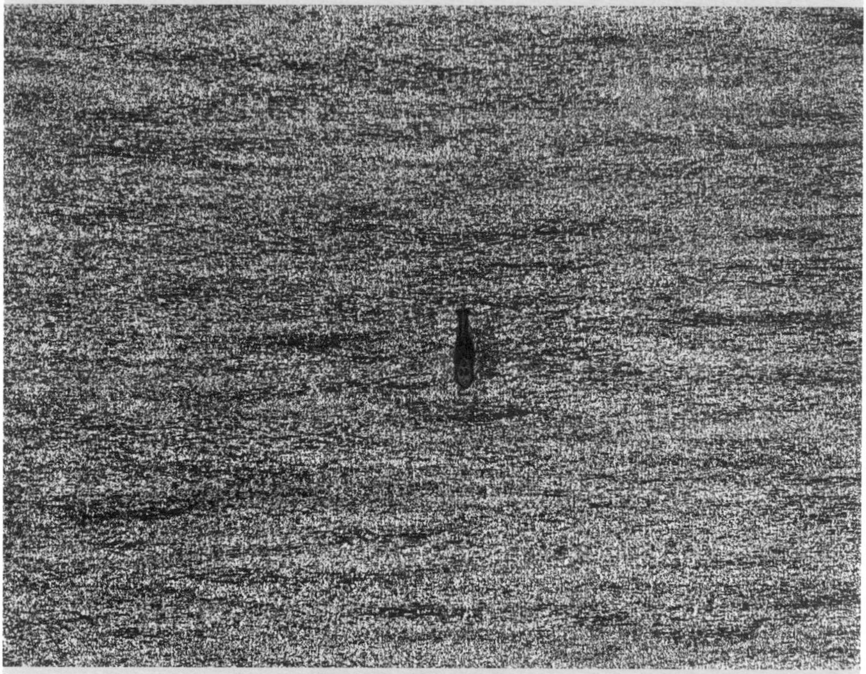

Abb. 7.1: Bild der Patientin zu einem fast permanenten Gefühlszustand

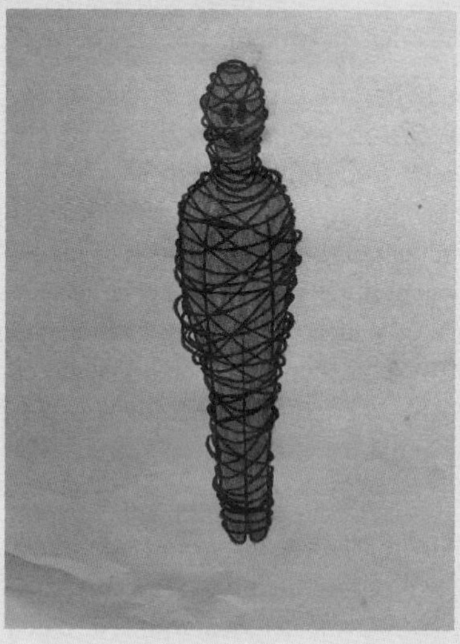

Abb. 7.2: Darstellung der Patientin zum eigenen Erleben des dorsal-vagalen Zustandes

Biografischer Hintergrund

Beziehungen waren für die Patientin immer wieder mit Enttäuschung, Missbrauch und Schmerz verbunden, schon seit frühester Kindheit. In ihrem Elternhaus existierte kein Raum für eigene Meinungen oder Bedürfnisse; stattdessen erfuhr sie emotionale Kälte, körperliche Gewalt und psychische Manipulationen (Gaslighting). Die Eltern drängten ihr ihre eigenen Sichtweisen der Realität auf und erklärten die Wahrnehmung des Kindes permanent als »falsch«. Das führte zu dauerhafter Verunsicherung, Selbstzweifeln und einem anhaltenden Gefühl, »falsch« zu sein.

Gehorsam, Unterordnung, Anpassung und Rückzug dominierten ihr Verhalten, hinzu kamen sexuelle Grenzüberschreitungen durch den Vater. All diese Erfahrungen hatte die Patientin verinnerlicht und zu einer komplexen Struktur verarbeitet, die eine gesunde psychische Entwicklung blockierte. Psychisch entwickelte sich eine Urmatrix von Scham- und Schuldgefühlen, die den Glauben beinhaltet, es müsse an ihr liegen, dass die Eltern sich abwenden, feindlich und zurückweisend auf sie reagieren. Aus dem Nicht-gesehen-Werden und dem Mangel an Respekt für die eigene Identität und Individualität sowie der Missachtung von Bedürfnissen, Willen und Gefühlen kam es zu einer tiefen und massiven Verwundung des Selbst. Dies führte zu einer schweren Beeinträchtigung ihres Selbstbilds und Selbstgefühls. Die selbst zugeschriebenen Defekte sollen dabei die elterliche Ablehnung, Feindseligkeit und Kälte sowie deren Fehler und Versäumnisse erklären. Dies hilft, mit der unerträglichen Trennungsangst und dem Grauen des Nichtgewolltseins fertigzuwerden. Nach Léon Wurmser wird so die unerträgliche Angst in die akzeptablere Scham eingetauscht (Wurmser 1981).

Schaffung von Sicherheit und Kontrollmöglichkeiten

Mir war es sehr wichtig, der Patientin ein Höchstmaß an Kontrolle zu ermöglichen und sie in die Gestaltung des therapeutischen Settings und Ablaufes einzubeziehen, unter anderem durch:

- freie Sitzwahl mit Schutzmöglichkeiten (Kissen, Decken, Abstände)
- Möglichkeit, die Sitzungsdauer individuell anzupassen
- Transparenz hinsichtlich meiner Beobachtungen und diagnostischen sowie therapeutischen Überlegungen
- Mitbestimmung im Vorgehen

Dieser Ansatz sollte ihr zeigen, dass ich sie mit ihren Erfahrungen und ihrem Leid ernst nehme, ohne über sie hinweg zu entscheiden oder vorschnelle Ratschläge zu erteilen und – wie die Eltern – immer zu wissen, was »richtig« ist. Ich war bemüht, sie selektiv authentisch, empathisch und würdevoll zu begleiten, aber dennoch nicht passiv zu bleiben.

Arbeit auf mehreren Ebenen: Kognition, Emotion und Körper

Um einen ganzheitlichen Zugang zu ermöglichen, setzte ich früh auf Psychoedukation, unter anderem zu:

- der diagnostischen Einschätzung (Bindungs-/Entwicklungstraumatisierung)
- neurobiologischen Aspekten (z.B. Traumagedächtnis, Polyvagaltheorie nach Porges, vgl. Abschn. »Schlussfolgerung«, S. 242)
- psychologischen Zusammenhängen (Bindung, Trauma, Dysregulation)

Der Aspekt beispielsweise, dass ihr Körper samt Nervensystem gar nicht anders könne, als in ständiger Alarmbereitschaft zu sein, entlastete sie. Sie fühlte sich verstanden und konnte ihre Symptome endlich besser einordnen. Bisher galt sie stets als Angstpatientin, die sich im Rahmen von Expositionen einfach nur ihren Ängsten stellen müsse, oder als Medikamentenabhängige, die sowieso nur Schlafmittel einfordern wolle.

Auf körperlicher Ebene brachte ich ihr verschiedene Erdungs- und Körperwahrnehmungsübungen sowie Atemübungen zur Förderung von Selbstregulation, Selbstwirksamkeit und Verankerung im Hier und Jetzt (vgl. Abschn. »Selbstregulation«, S. 243) bei.

Imagination und Sicherheit: »sicherer Ort« und »hilfreiche Begleiter«

Mit dem Einverständnis der Patientin begannen wir rasch mit Imaginationsübungen in leichten Trancezuständen – jeweils mit der Förderung eines Gefühls von Halt und Erdung im Rahmen der Induktion. Sie erarbeitete sich dialogisch in meiner präsenten Begleitung über mehrere Sitzungen hinweg einen inneren »sicheren Ort«, der angeleitet wurde als Ort in einer Landschaft, die ihr gefällt und an dem sie alles hat, was sie braucht, um sich wohl, geborgen und geschützt zu fühlen. Das Motiv ist heute in dieser oder ähnlicher Weise Standard in vielen Traumatherapien (vgl. auch Reddemann 2024). Die Vorstellung eines eigenen sicheren Ortes sollte ihr als innere Rückzugsmöglichkeit dienen, wenn Anspannung oder Bedrohungsgefühle auftauchten. Gleichzeitig stärkt dieses Vorgehen das Gefühl von Selbstwirksamkeit – sie lernt, aktiv Einfluss auf ihr inneres Erleben zu nehmen. Bei der Begleitung war es mir immer besonders wichtig, dass sie sich diesen Ort nicht nur vorstellt, sondern mit allen Sinnen spürbar erlebt, was Wohlgefühl, Geborgenheit und Schutz bedeuten, und es auf diese Weise allmählich körperlich verankert.

Relativ rasch führte ich parallel das Motiv der »hilfreichen Begleiter« ein. Es ging mir dabei darum, der Patientin eine weitere Ich-Stärkung zu ermöglichen und ihr ein wirksames Gegengewicht zu den Erinnerungen an schädigende Beziehungspersonen anzubieten. Ziel war außerdem, ihr einen neuen Erfahrungsschatz an hilfreichen und unterstützenden Interaktionserfahrungen zu verschaffen und ihr dabei zu helfen, dass sie den unsicheren, desorganisierten Bindungsmodus zusammen mit den korrigierenden Beziehungserfahrungen zu mir in einen sichereren verwandeln kann. Es sollte ihr ermöglicht werden, Gefühle der Bindung, Geborgenheit, Sicherheit und der körperlichen Nähe noch intensiver zu erleben und zu verankern. So kann es auch zu einer besseren Regulierung von Erregung und Affekten, zu einem ausgeglicheneren Selbstempfinden kommen, und negative Interaktionserwartungen werden im Optimalfall reduziert (Steiner 2022).

Im Verlauf mehrerer Imaginationen tauchten in der Vorstellung der Patientin verschiedene, teils aus ihrer Lebensgeschichte stammende Tiere - drei Hunde, ein Pferd, eine Giraffe und ein Elefant – als hilfreiche Begleiter auf. Die von ihr im Kontakt erlebten Qualitäten von Schutz und Wehrhaftigkeit, (körperlicher) Wärme und aufrichtiger Zuneigung, Beruhigung und Vertrauenswürdigkeit stellen fortlaufend wertvolle Interaktionsrepräsentanzen sowie Schutz- und Fürsorgeressourcen dar und fungieren als innere Co-Regulatoren – genau dort, wo reale Bindungen früher fehlten oder verletzt waren. Auf polyvagaler Ebene wirken diese Helfer wie sichere ventral-vagale Signale, die das autonome Nervensystem aus der Alarmbereitschaft in einen Zustand sozialer Verbundenheit überführen (vgl. Abschn. »Schlussfolgerung«, S. 242).

Während einer dieser Imaginationen sagte die Patientin, zu Tränen gerührt:

> »... ist alles entspannt, wie eine innere Wärme, nicht mehr so erstarrt, ganz leicht, nicht mehr so schwer. Ich brauche mich nicht mehr verstecken, darf auch lachen oder mal weinen, auch mal wütend sein, Bedürfnisse haben, ohne mich schämen zu müssen. Endlich kann ich mal sein, nicht mehr so eingesperrt.«

Die sinnliche Detailfülle verankerte diese Erfahrung leiblich – ein zentrales Prinzip des Embodiment-Ansatzes.

Zwei weitere, von der Patientin gemalte Bilder (s. Abb. 7.3) veranschaulichen eindrücklich, wie sie eine dauerhafte innere Bezogenheit zu Zuwendung, Fürsorglich-

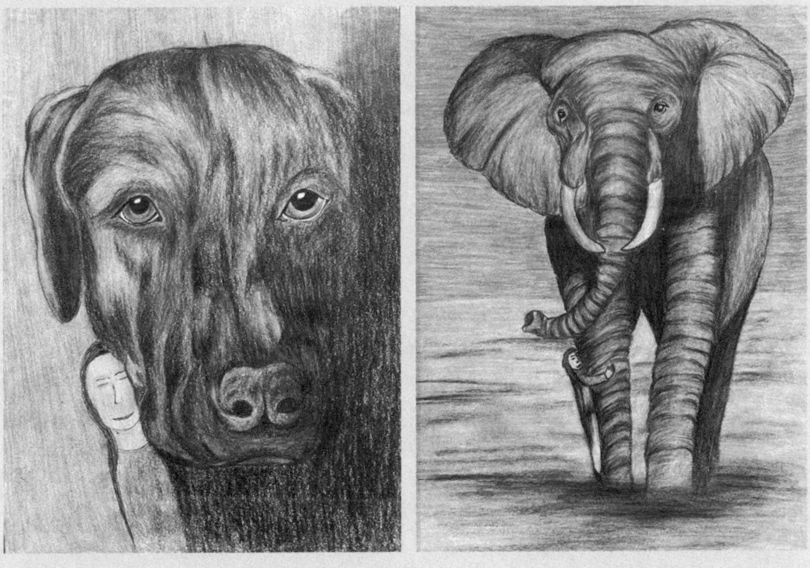

Abb. 7.3: Hilfreiche Begleiter

keit, Warmherzigkeit, Stärke und Schutz, aber auch Offenheit und Neugier entwickeln konnte. Das wiederholte Aufrufen derselben Helfer stabilisiert gemäß Sandler (1960b) ihren »Hintergrund von Sicherheit«. Zugleich gewann das Malen selbst an Bedeutung als zusätzliche Ressource, die sie aktiv für ihre Selbstregulation und den weiteren Therapieprozess nutzen kann.

Erste Veränderungen im Alltag

Mit der Zeit zeigte sich eine deutliche Verbesserung ihrer Affektregulation. Sie erlebt inzwischen seltener ein »Durchbrennen der Sicherungen« und kann die aufkommende Angst früher bemerken und besser steuern. Die Schlafprobleme sind zwar noch vorhanden, haben sich aber leicht gebessert, weil sie das Gefühl hat, auf sich selbst beruhigend einwirken zu können.

Darüber hinaus hat sie begonnen, sozial etwas aktiver zu werden. Sie suchte Kontakt zu einer psychosozialen Begegnungsstätte, besucht dort einige Kurse und lässt sich allmählich auf neue Bekanntschaften ein. Auch zu einer früher eher entfernten Bekannten nimmt sie häufiger Verbindung auf und plant inzwischen gemeinsame Aktivitäten wie Saunagänge. Gleichzeitig hat sie den Kontakt zu den Eltern und weiteren Personen mit missbräuchlichen Beziehungsangeboten endgültig abgebrochen. In den Sitzungen wirkt sie deutlich vertrauensvoller und zeigt weniger misstrauisches, alarmiertes Verhalten.

Kurzer Abriss zur weiterführenden Arbeit mit Ego-State-Therapie

Über die inneren Helfer hinaus wurden ressourcenreiche Ego-States eingeladen, sich am »sicheren Ort« zu zeigen – mit der Idee, diese zunächst einmal kennenzulernen, aber auch zu stärken; so erschien u. a. ein kluger, kreativer Anteil, der genau weiß, was er will, eine eigene Meinung hat, aber fürchtet, wieder ignoriert zu werden oder gar inneren Verboten ausgesetzt zu sein.

- Symptom- und traumaassoziierte Anteile erhielten und erhalten auch weiterhin einen geschützten Rahmen, Gehör, Zuwendung und Fürsorge. So zeigte sich beispielsweise am sicheren Ort ein sehr ängstlich-eingeschüchterter, verletzter, kindlicher Anteil von etwa vier Jahren, zu dem zunächst erst über einen der Hunde als innerer Helfer ein Zugang möglich war. Der Hund ließ diesen kindlichen Anteil spüren, dass ihm nichts passiert, und sorgte durch seine Präsenz und aufrichtige Fürsorge für ein erstes Containment und Re-Parenting (s. Abb. 7.4), bevor sich die Patientin als Exekutiv-Ich diesem Ego-State weiter zuwenden und sich mit den Verletzungen auseinandersetzen konnte, ohne von ihren Emotionen in der Konfrontation überwältigt zu werden.
- Destruktive oder verbietende States wurden respektiert und einbezogen, um Kooperation statt Sabotage zu fördern.

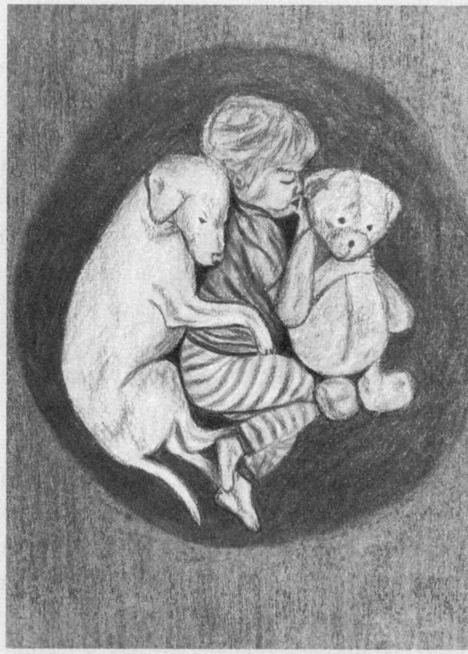

Abb. 7.4: Zeichnung der Patientin zur Versorgung eines traumaassoziierten, kindlichen Anteils

Ziel bleibt die Förderung von Flow, Containment, Selbstwirksamkeit und die Entwicklung eines funktionsfähigen inneren Teams bis hin zur Integration dissoziierter Ego-States. All dies ist erst möglich, weil sich die Patientin bereits ausreichend Sicherheit im Setting und im Inneren aufbauen konnte. Durch wiederkehrende, korrigierende Beziehungserfahrungen und einen sicheren Rahmen zeigen sich auch ihre verletzten, traumatisierten und verängstigten Anteile und erfahren allmählich, dass heute eine andere Zeit ist, dass es einen Ort gibt, an dem sie willkommen sind, an dem Bindung kein Risiko mehr darstellt und an dem Nähe und Geborgenheit tatsächlich erlebbar sind.

7.6 Diskussion

Sicherheit erweist sich in der modernen Traumatherapie, insbesondere in der Ego-State-Therapie, als entscheidender Faktor für einen gelingenden Heilungsprozess (Watkins a. Watkins 1997; Emmerson 2003). Die vorgestellten Ansätze zeigen, dass Sicherheit auf mehreren Ebenen geschaffen werden muss: von einer stabilen therapeutischen Beziehung und klaren Strukturierungen bis hin zur Förderung von Körperwahrnehmung und Selbstregulation. Dabei wird deutlich, dass Sicherheit weit mehr ist als ein bloßer »Wohlfühlfaktor«: Sie ist die Grundvoraussetzung, um traumatische Inhalte achtsam zu bearbeiten, ohne Überflutung oder Retraumatisierung zu riskieren (Herman 1992; van der Kolk 2015).

Gerade die Ego-State-Therapie demonstriert eindrücklich, wie Konzepte von Sicherheit, Stabilisierung und Selbstregulation in einem konkreten Vorgehen miteinander verschränkt sind. Hier bietet der Ansatz die Möglichkeit, über innere Anteile (Ego-States) nicht nur Ressourcen freizulegen, sondern auch aktiv eine innere Co-Regulation anzubahnen. Dadurch entsteht ein sicherer Rahmen sowohl im äußeren Setting als auch im Innern der betroffenen Person, was die Traumabearbeitung wirksam unterstützt und ermöglicht, auch traumatisierte und zuvor dysregulierte Ego-States zu erreichen. Ergebnisse aus kontrollierten Studien stützen diese Einschätzung: Bereits Barabasz (2013) zeigte, dass Ego-State-basierte Interventionen bei PTBS-Symptomen hoch effektiv und nachhaltig waren, was unter anderem der Fokussierung auf tiefe emotionale Verarbeitung und unterstützende Korrekturerfahrungen zugeschrieben wird.

Aus der aktuellen Literatur geht hervor, dass es einerseits neben der klassischen Ego-State-Therapie noch zahlreiche weitere Methoden gibt – darunter Imaginationstechniken (Reddemann 2024; Steiner 2022) und körperzentrierte Verfahren –, die auf die Förderung von Sicherheit und Stabilisierung abzielen, andererseits fehlen bislang systematische Untersuchungen zu den einzelnen Sicherheitsmerkmalen (»Sicherheitsmarker«) und deren längerfristiger Wirkung auf den Therapieerfolg.

Eine recht aktuelle Metaanalyse bestätigt dies empirisch: Demnach erreichen Patient:innen, die bereits in frühen Therapiephasen eine starke therapeutische Allianz – und damit ein hohes Maß an wahrgenommener Sicherheit – aufbauen, langfristig signifikant bessere Ergebnisse in Bezug auf Affektregulation und Symptomreduktion (Howard, Berry a. Haddock 2022). Dies verdeutlicht eindrücklich, wie bedeutsam Sicherheit als protektiver Faktor im gesamten therapeutischen Prozess ist.

Zwar existiert eine Vielzahl an Fallberichten und praktischen Ansätzen, doch braucht es noch mehr umfassende Studien, die Sicherheit, Stabilisierung und Selbstregulation in unterschiedlichen Traumatherapie-Konzepten untersuchen. Obwohl etablierte Modelle wie die Ego-State-Therapie bereits klar aufzeigen, dass Sicherheit, Stabilisierung und Selbstregulation eng miteinander verwoben sind (Watkins a. Watkins 1997; Fritzsche 2013), fehlt es an Längsschnittstudien, die die langfristige Wirksamkeit spezifischer Sicherheitsinterventionen messen (vgl. Howard, Berry a. Haddock 2022).

7.7 Literatur

Ainsworth, M. D. S. et al. (1978): Patterns of attachment. A psychological study of the strange situation. Hillsdale, NJ (Lawrence Erlbaum).

Balint, M. (1968): The basic fault. Therapeutic aspects of regression. London (Tavistock).

Bandura, A. (1997): Self-efficacy. The exercise of control. New York (W. H. Freeman).

Barabasz, A. (2013): Evidence-based abreactive ego state therapy for PTSD. *American Journal of Clinical Hypnosis* 56 (1): 54–65.

Bauer, J. (2006): Warum ich fühle, was du fühlst. Intuitive Kommunikation und das Geheimnis der Spiegelneurone. Hamburg (Hoffmann & Campe).

Bauer, J. (2008): Prinzip Menschlichkeit. Warum wir von Natur aus kooperieren. Hamburg (Hoffmann & Campe).

Bauer, J. (2013): Das Gedächtnis des Körpers. Wie Beziehungen und Lebensstile unsere Gene steuern. München (Piper).

Bauer, J. (2019): Wie wir werden, wer wir sind. Die Entstehung des menschlichen Selbst durch Resonanz. München (Blessing).

Baumeister, R. F. a. T. F. Heatherton (1996): Self-regulation failure: An overview. *Psychological Inquiry* 7 (1): 1–15.

Bear, M. F., B. W. Connors a. M. A. Paradiso (2015): Neuroscience. Exploring the brain. Philadelphia (Wolters Kluwer), 4th ed.

Bowlby, J. (1969): Attachment and loss. Vol. 1. Attachment. New York (Basic Books), 2nd ed. 1982.

Briere, J. a. C. Scott (2015): Principles of trauma therapy. A guide to symptoms, evaluation, and treatment. Thousand Oaks/CA (Sage), 2nd ed.

Carver, C. S. a. M. F. Scheier (1998): On the self-regulation of behavior. Cambridge (Cambridge University Press).

Courtois, C. A. a. J. D. Ford (eds.) (2013): Treatment of complex trauma. A sequenced, relationship-based approach. New York (Guilford).

Cozolino, L. (2017): The neuroscience of psychotherapy. Healing the social brain. New York (W. W. Norton), 3rd ed.

Damasio, A. (1994): Descartes' error. Emotion, reason, and the human brain. New York (Putnam).

Ehlers, A. a. D. M. Clark (2000): A cognitive model of posttraumatic stress disorder. *Behaviour Research and Therapy* 38 (4): 319–345.

Emmerson, G. (2003): Ego State Therapy. Carmarthen (Crown House).

Emmerson, G. (2019): Ressourcen-Therapie. Die Einführung. Heidelberg (Carl-Auer).

Erikson, E. H. (1963): Childhood and society. New York (W. W. Norton), 2nd ed.

Ferenczi, S. (1949): Confusion of tongues between the adults and the child. *International Journal of Psychoanalysis* 30: 225–230. Verfügbar unter: https://www.oregonpsychoanalytic.org/assets/FerencziS.%201949%20Confusion%20of%20the%20tongues%20between%20the%20adults%20and%20the%20child%20International%20Journal%20of%20psychoanalysis%2030%20pp.225-230%20.pdf [29.1.2026].

Fischer, G. u. P. Riedesser (2009): Lehrbuch der Psychotraumatologie. München (Ernst Reinhardt), 4. Aufl.

Fisher, J. (2017): Healing the fragmented selves of trauma survivors. Overcoming internal self-alienation. New York/London (Routledge).

Fonagy, P. et al. (2002): Affect regulation, mentalization, and the development of the self. New York (Other Press).

Frederick, C. a. S. McNeal (2024): Inner strengths. Contemporary psychotherapy and hypnosis for ego-strengthening. New York (Routledge).

Freud, S. (1923): Das Ich und das Es. Leipzig/Wien/Zürich (Internationaler Psychoanalytischer Verlag).

Freud, S. (1940): An outline of psycho-analysis. *International Journal of Psycho-Analysis* 21: 27–84.

Fritzsche, K. (2013): Praxis der Ego-State-Therapie. Heidelberg (Carl-Auer).

Fritzsche, K. (2021): Ego-State-Therapie bei Traumafolgestörungen. Handbuch für die Praxis. Heidelberg (Carl-Auer).

Fritzsche, K. u. W. Hartman (2016): Einführung in die Ego-State-Therapie. Heidelberg (Carl-Auer), 3., überarb. Aufl.

Geller, S. M. a. S. W. Porges (2014): Therapeutic presence: Neurophysiological mechanisms mediating feeling safe in therapeutic relationships. *Journal of Psychotherapy Integration* 24 (3): 178–192.

Gomes, S. (2025): Seminarunterlagen zum SOMA Embodiment Training. (Unveröffentlichtes Trainingsmaterial, UTA-Akademie, Köln).

Hartman, W. (2019): Einführung in die Ego-State-Therapie: Seminar 1. (Unveröffentlichtes Trainingsmanual, Wiesbaden, 4.–8.11.2019).

Heidegger, M. (1927): Sein und Zeit. Halle (Niemeyer).

Herman, J. L. (1992): Trauma and recovery. New York (Basic Books).

Herman, J. L. (2015): Trauma and recovery: The aftermath of violence. From domestic abuse to political terror. New York (Basic Books).

Hobbes, T. (1651): Leviathan. London (Andrew Crooke).

Howard, R., K. Berry a. G. Haddock (2022): Therapeutic alliance in psychological therapy for posttraumatic stress disorder: A systematic review and meta-analysis. *Clinical Psychology & Psychotherapy* 29 (2): 373–399.

Janet, P. (1889): L'automatisme psychologique. Essai de psychologie expérimentale sur les formes inférieures de l'activité humaine. Paris (Félix Alcan).

Janet, P. (1894): Hystérie et somnambulisme, Vol. 1: Les phénomènes mentaux. Paris (Félix Alcan).

Janet, P. (1909): Les névroses et les idées fixes, Vol. 2. Paris (Félix Alcan).

Janet, P. (1925): Psychological healing. A historical and clinical study. New York/NY (Macmillan).

Kernberg, O. (1975): Borderline conditions and pathological narcissism. New York (Jason Aronson).

Kierkegaard, S. (1980): The concept of anxiety. Princeton/NJ (Princeton University Press). [dän. Orig. (1844): Begrebet Angest. Kopenhagen (C. A. Reitzel).]

Kohut, H. (1971): The analysis of the self. New York (International Universities Press).

Levine, P. A. (2010): In an unspoken voice. How the body releases trauma and restores goodness. Berkeley/CA (North Atlantic Books).

Linehan, M. M. (1993): Cognitive-behavioral treatment of borderline personality disorder. New York (Guilford Press).

Linehan, M. M. (2014): DBT skills training manual. New York (Guilford), 2nd ed.

Maslow, A. H. (1954): Motivation and personality. New York (Harper & Row).

Mischel, W., Y. Shoda a. M. L. Rodriguez (1989): Delay of gratification in children. *Science* 244 (4907): 933–938.

Nijenhuis, E. R. S. (2015): The trinity of trauma. Ignorance, fragility, and control, Vol. 1–2. Göttingen (Vandenhoeck & Ruprecht).

Ogden, P., K. Minton a. C. Pain (2006): Trauma and the body. A sensorimotor approach to psychotherapy. New York (W. W. Norton).
Panksepp, J. (1998): Affective neuroscience. The foundations of human and animal emotions. London (Oxford University Press).
Pawlow, I. P. (1927): Conditioned reflexes. London (Oxford University Press).
Peichl, J. (2017): Innere Kinder, Täter, Helfer & Co. Ego-State-Therapie des traumatisierten Selbst. Stuttgart (Klett-Cotta), 6., durchges. Aufl.
Perry, B. D. a. M. Szalavitz (2006): The boy who was raised as a dog. And other stories from a child psychiatrist's notebook. New York (Basic Books).
Phillips, M. u. C. Frederick (2003): Handbuch der Hypnotherapie bei posttraumatischen und dissoziativen Störungen. Heidelberg (Carl-Auer).
Porges, S. W. (2011): The polyvagal theory. Neurophysiological foundations of emotions, attachment, communication, and self-regulation. New York (W. W. Norton).
Porges, S. W. u. S. Porges (2024): Sicherheit und Heilung finden. Lichtenau (Probst).
Rawls, J. (1971): A theory of justice. Cambridge/MA (Harvard University Press).
Reddemann, L. (2021): Psychodynamisch Imaginative Traumatherapie – PITT. Ein Mitgefühls- und Ressourcen-orientierter Ansatz in der Psychotraumatologie (Leben Lernen, Bd. 320). Stuttgart (Klett-Cotta), 11., vollst. überarb. u. erw. Neuaufl.
Reddemann, L. (2024): Imagination als heilsame Kraft. Zur Behandlung von Traumafolgen mit ressourcenorientierten Verfahren. Stuttgart (Klett-Cotta), 24. Aufl.
Sandler, J. (1960a): On the concept of superego. *The Psychoanalytical Study of the Child* 15: 128–162.
Sandler, J. (1960b): The background of safety. *International Journal of Psycho-Analysis* 41: 352–356.
Sandler, J. a. A.-M. Sandler (1998): Internal objects revisited. London (Karnac Books).
Sapolsky, R. M. (2004): Why zebras don't get ulcers. New York (Henry Holt), 3rd ed.
Sartre, J.-P. (1956): Being and nothingness. An essay in phenomenological ontology. New York (Philosophical Library).
Schore, A. N. (1994): Affect regulation and the origin of the self. The neurobiology of emotional development. Hillsdale, NJ (Lawrence Erlbaum).
Siegel, D. (2010): The mindful therapist. New York (W. W. Norton).
Siegel, D. (2012): Pocket guide to interpersonal neurobiology. New York (W. W. Norton).
Skinner, B. F. (1938): The behavior of organisms. An experimental analysis. New York (Appleton-Century).
Sroufe, L. A. (1996): Emotional development. The organization of emotional life in the early years. Cambridge (Cambridge University Press).
Steiner, B. (2022): Beziehungstraumatisierungen aus der Kindheit mit Imaginationen behandeln. Stuttgart (Schattauer).
Stern, D. N. (1985): The interpersonal world of the infant. New York (Basic Books).
Van der Hart, O., E. R. S. Nijenhuis a. K. Steele (2006): The haunted self. Structural dissociation and the treatment of chronic traumatization. New York (W. W. Norton).
Van der Kolk, B. (2015): The body keeps the score. Brain, mind, and body in the healing of trauma. New York (Penguin Books).
Watkins, J. G. a. H. H. Watkins (1997): Ego states. Theory and therapy. New York (W. W. Norton).
Winnicott, D. W. (1965): The maturational processes and the facilitating environment. London (Hogarth).
Wurmser, L. (1981): The mask of shame. Baltimore (Johns Hopkins University Press).

Wurmser, L. (1990): Die Maske der Scham. Berlin/Heidelberg (Springer).
Zanotta, S. (2024): Wieder ganz werden. Traumaheilung mit Ego-State-Therapie und Körperwissen. Heidelberg (Carl-Auer), 4. Aufl.
Zehetmair, C. et al. (2018): Psychotherapeutic group intervention for traumatized male refugees using imaginative stabilization techniques – a pilot study in a German reception center. *Frontiers in Psychiatry* 9: 533.

III Trauma, Dissoziation und klinische Anwendungen

8 Präverbalen Ego-States eine Stimme geben: Die Behandlung von Entwicklungs- und Bindungstraumata mit hypnosomatischer Ego-State-Therapie

Silvia Zanotta

Abstract

Eine komplexe therapeutische Herausforderung liegt in der Behandlung frühkindlicher Traumatisierungen, insbesondere in der Kommunikation mit Ego-States, die vor dem Spracherwerb entstanden sind. Diese stammen aus der prä-, peri- oder postnatalen Phase der menschlichen Entwicklung. Neuronale Repräsentationen von Bindungsmustern der ersten zwei Lebensjahre sind im impliziten Gedächtnis gespeichert, beeinflussen das Hirnwachstum und prägen die weitere psychische und physische Entwicklung des Kindes.

Die Ego-State-Therapie bietet als interaktive Beziehungstherapie die Möglichkeit, auf frühe Bindungsmuster korrigierend und nachträglich nährend einzuwirken, sodass innere sichere Bindungen gebildet werden. Auf der neurobiologischen Ebene werden dadurch Neuvernetzungen im Gehirn angeregt, die alte dysfunktionale neurophysiologische Schaltkreise ablösen.

Präverbale States sind oft nicht über sprachliche Inhalte erreichbar. Sie tragen aber aus dem Hintergrund entscheidend zur Dysregulation des Nervensystems bei. Wie, wenn nicht über den Körper, lässt sich ein Zugang zu ihnen finden? In diesem Artikel wird – basierend auf dem Polyvagaltheorie-Modell – eine Methodenkombination aus Ego-State-Therapie, Somatic Experiencing®, Hypnose und Somatic Ego State Therapy vorgestellt. Es wird gezeigt, wie Klient:innen lernen – anfänglich durch Co-Regulation mit der Therapeut:in, im Verlauf zunehmend kompetenter und eigenständiger –, ihr Nervensystem zu beruhigen und sich mit Ressourcenzuständen zu verbinden, was zur Linderung von Symptomen und zur Stärkung der ganzen Persönlichkeit führt. Klinische Fallbeispiele illustrieren praxisnah, wie sich frühe Traumatisierungen und die damit verbundenen Ego-States erkennen und integrieren lassen.

Schlüsselwörter: Entwicklungstrauma, Bindungstrauma, frühkindliches Trauma, Somatische Ego-State-Therapie, präverbales Trauma, präverbale Ego-States, hypnosomatische Ego-State-Therapie, Co-Regulation, Selbstregulation, Nervensystem, Polyvagaltheorie, Somatic Experiencing, Hypnose, Ego-State-Therapie, korrigierende Beziehungserfahrung, Mentalisierung, desorganisierte Bindung, Resilienz, Psychoedukation, Körpergedächtnis, Kohärenz, Containment

8.1 Einleitung

Ein junger Mann, der als Säugling und Kleinkind über längere Zeit der verbalen und körperlichen Gewalt seiner komplex traumatisierten und psychisch kranken Mutter ausgeliefert war, imaginiert – begleitet von der Therapeutin – einen angenehmen Ort und entspannt sich: Er liegt auf einer Bergwiese in der warmen Sonne, atmet die reine Luft, spürt eine sanfte Brise auf der Haut und kuschelt sich an einen großen schwarzen Hund mit weichem Fell, der ihn beschützt. Als die Therapeutin ihn fragt, wie es sich im Körper anfühlt, kippt seine Stimmung. Er errötet, wird unruhig, die Gesichtsmuskeln beginnen zu zucken, der Kopf wendet sich ab, kleine Ausweichbewegungen in Schultern, Nacken und Oberkörper folgen. Er bleibt stumm, es hat ihm buchstäblich die Sprache verschlagen.

Was ist hier passiert? Hat die Frage nach den Körperempfindungen (Interozeption) Stress und Überforderung und damit einen Ohnmachtszustand aus der Vergangenheit hochgespült? Oder haben die intensiven positiven Gefühle und Empfindungen das Nervensystem zum Kippen gebracht und ihn in einen frühkindlichen Zustand der Angst katapultiert, in die Hilflosigkeit von damals – unfähig, sich zu wehren? In diesem Artikel werde ich versuchen, solche Phänomene auszuleuchten, um sie besser zu verstehen und Wege aufzuzeigen, wie sich diese Zustände regulieren und integrieren lassen.

Präverbale Ego-States sind in einer hochsensiblen und für das Hirnwachstum prägenden Zeit entstanden. Waren die Umstände der ersten Lebensjahre ungünstig, können diese leidenden oder erstarrten Persönlichkeitsanteile und die daraus resultierenden inneren Konflikte sowohl den Therapieprozess blockieren als auch die Alltagsbewältigung von Klient:innen massiv beeinträchtigen – eine Herausforderung für Therapeut:innen! Wie zeigen sich diese frühkindlichen, oft vorsprachlich oder vorgeburtlich entstandenen Ego-States, und wie kann die Therapeutin mit ihnen kommunizieren?

8.2 Bindungstrauma – die Entstehung präverbaler Traumatisierung

Um ein Verständnis dafür zu gewinnen, wie frühe Traumata entstehen, braucht es eine Exkursion in die Entwicklungspsychologie: Welche Rahmenbedingungen sind für eine gesunde Bewältigung der anstehenden Entwicklungsaufgaben erforderlich?

Bereits intrauterin können das sich entwickelnde Gehirn und der Körper des Ungeborenen von Stresshormonen der Mutter überflutet werden. Sichere Bindungserfahrungen nach der Geburt wirken jedoch regulierend und bringen das dysbalancierte Nervensystem wieder ins Gleichgewicht. Im ersten Lebensjahr stimmen sich Bezugsperson und Säugling aufeinander ein. Je nachdem, wie gut das gelingt, entstehen entweder Urvertrauen und eine sichere Bindung oder aber »Urmisstrauen« und Unsicherheit. Dabei spielen das feinfühlige Eingehen auf die Bedürfnisse des Babys und die Erregungsregulierung über die Co-Regulation durch die Bezugsperson eine wichtige Rolle. Fehlende Einstimmung führt zu einer fragilen Selbstregulation mit Neigung zu Flucht-, Kampf-, Erstarrungs- oder Kollaps-Zuständen (Zorzi 2019). Eine »hinreichend gute Bezugsperson« geht darauf ein, wenn das Kind Kontakt möchte, und lässt ihm ebenso seinen eigenen Raum, wenn es diesen braucht. Sie tröstet und beruhigt das Baby, wenn es weint. Diese frühe Kommunikation geschieht intuitiv. Je mehr Sicherheit die Bezugsperson vermitteln kann, desto besser gelingt die Co-Regulation. Auch eine »hinreichend gute Bezugsperson« ist nicht immer im Einklang mit dem Kind, aber dazu in der Lage, die normalen kurzfristigen Bindungsabbrüche zu »reparieren«.

Bei Bindungstraumata fehlen diese »Reparaturen«, können jedoch in der Psychotherapie nachgeholt werden. Die Ego-State-Therapie (EST) bietet als interaktive Beziehungstherapie die Möglichkeit, auf frühe Bindungsmuster im Nachhinein korrigierend und nährend einzuwirken, sodass innere sichere Bindungen entstehen. Auf der neurobiologischen Ebene werden dadurch Neuvernetzungen im Gehirn angeregt, die alte dysfunktionale neuronale Schaltkreise ablösen.

Therapeut:innen machen im Idealfall dasselbe, was eine gute Mutter gemacht hätte: Sie erkennen Missstimmungen, benennen und ordnen diese durch Psychoedukation ein und versprachlichen sie, sodass es zur Mentalisierung kommen kann. Ähnlich gehen Bezugspersonen eines Säuglings intuitiv vor, indem sie mit dem Kleinkind sprechen, benennen, was es wahrnimmt und fühlt, und ihm so die Einordnung und Konzeptbildung erleichtern (Feldman Barrett 2023). Das Bindungshormon Oxytocin wird ausgeschüttet und verstärkt die Entstehung einer sicheren Bindung.

Versprachlichung und Korrektur über die Mentalisierung nonverbaler Konzepte

Obwohl das Baby diese Erfahrungen noch nicht benennen kann, werden auf präverbaler Ebene Konzepte gebildet. Denn bereits Neugeborene haben die Fähigkeit, Erwartungen über raum-zeitliche Zusammenhänge zu bilden. Dazu gehört auch, dass das Gehirn hochrechnet, wie viel Energie für eine bestimmte Situation mobilisiert werden soll, und diese mit dem »Körperbudget« abgleicht (ebd.). Die neuronale Entwicklung passt sich der Umgebung an – also der interaktiven Wechselwirkung zwischen Bezugsperson und Kind. Mit etwa zwei Jahren hat sich ein festes Bindungsmuster im Gehirn gebildet, das sich in späteren Entwicklungsphasen wieder zeigt. Fehlt die Reparatur beziehungsweise Korrektur, kann das Kind bestimmte Entwicklungsphasen nicht vollenden. Die damit verbundenen Schwierigkeiten tauchen im späteren Leben wieder auf, beispielsweise in der Adoleszenz, wenn romantische Beziehungen eingegangen werden. Erst über den verbalen Austausch lassen sich Fehler der Konzeptbildung korrigieren.

Im Kleinkindalter entwickelt sich über den Gebrauch von Worten das verbale Selbst und die Fähigkeit zur Mentalisierung (Zorzi 2019). Über die Versprachlichung vermag das Kind seine Konzepte über eigene Zustände und Gefühle zu bilden. Nicht nur die eigenen Gefühle werden mit Worten kodiert, sondern das Kind kann allmählich auch die Perspektive eines anderen Menschen einnehmen (*Theory of Mind*). Die begleitenden Worte der Bezugspersonen ermöglichen es Kindern, differenziertere und abstrakte zielorientierte Konzepte zu bilden, zu denen auch Emotionskonzepte gehören.

Fehlende oder misslungene Mentalisierung

Um mentale Modelle über sich selbst, die eigenen Gefühle und die Perspektiven anderer Menschen entwickeln zu können, braucht ein Kind viel Austausch mit seinen Bezugspersonen. Es ist darauf angewiesen, dass seine Gefühle adäquat gespiegelt und verbalisiert werden und dass es über die verbale Einordnung angemessene Kategorien bilden kann. Dieser Prozess gilt als Voraussetzung dafür, später die eigenen Gefühle erkennen, einordnen und somit regulieren zu können und sich gleichermaßen in die Lage anderer Menschen zu versetzen. Können Eltern diesen Prozess nicht adäquat begleiten, besteht die Gefahr, dass sich ein FALSCHES SELBST (Winnicott 2002) bildet. Das Kind findet sich in einer Umwelt wieder, die nicht zu ihm passt und zu der es nicht passt – überfordert von Gefühlen, denen es allein ausgesetzt ist. Das Verhalten anderer Menschen bleibt unberechenbar, da das Kind nur diese Erfahrung gemacht hat. Findet keine Korrektur kindlicher Konzepte statt, resultieren daraus viele Fehlinterpretationen und Schlussfolgerungen, welche nicht verbalisiert werden, jedoch handlungsbildend und -leitend sein können. Beispielsweise werden inadäquate oder destruktive Überzeugungen gebildet: »Ich muss noch mehr leisten, sonst werde ich nicht geliebt.« Ein dauerhaft mobilisiertes Nervensystem, das ohne genügend Erholung zwischendurch Höchstleistungen erbringen muss, wird ausgebrannt. Das wird sich schädigend auf den Körper auswirken.

Übersicht: Störfaktoren, die frühkindliche Traumata begünstigen

- Stressoren in der Schwangerschaft
- Fehlen einer sicheren Bindung
- fehlende Reparatur von Bindungsabbrüchen
- misslungene Mentalisierung

Desorganisierter Bindungsstil

Bindungsabbrüche, schwierige Lebensumstände und unzuverlässige Bezugspersonen in den ersten Lebensjahren können komplexe posttraumatische Belastungsstörungen bis hin zu dissoziativen Episoden auslösen. Betroffene leiden an einem ständigen inneren Ringen zwischen einer verzweifelten Sehnsucht nach Liebe einerseits und großer Angst und Panik vor Nähe andererseits. Nicht nur eine, sondern viele Übertragungen sind zu erwarten. Wiederholte Psychoedukation wirkt hier immer wieder entlastend. Ebenso die Bündnisarbeit mit abwehrenden, sprich schützenden, States und deren Würdigung. Alle inneren Anteile sollen in der EST miteinbezogen werden, denn sie alle sind einmal gekommen, um das Überleben zu sichern oder zu helfen. Die Therapeutin muss also dem Impuls widerstehen, sich auf eine Seite zu schlagen!

Menschen mit unsicherer oder desorganisierter Bindungserfahrung leben in ständiger Verunsicherung. Schon kleine Irritationen destabilisieren sie und aktivieren bedrohliche Traumainhalte mit starkem Sog. Um nicht hineingezogen zu werden, ist immer wieder das Aktivieren von mindestens gleich starken Ressourcen als Gegenkraft nötig. Durch das Shiften oder Pendeln zwischen den beiden Polen vergrößert sich das Toleranzfenster der Klient:innen allmählich, und es gelingt ihnen immer besser, mehr Gleichgewicht zu erlangen und beide Polaritäten im Bewusstsein zu halten.

Ressourcen als heilende Gegenkraft

Die berühmte amerikanische CDC-Kaiser-Studie (Felitti 2002) zeigt, dass belastende Kindheitserfahrungen verbreiteter sind als allgemein angenommen. Je mehr ACEs (*Adverse Childhood Experiences*, also belastende Kindheitserfahrungen) ein Erwachsener als Kind erleben musste, desto eher kam es im späteren Leben zu chronischen körperlichen und psychischen Erkrankungen oder zu Gewalttätigkeit (Delinquenz). Bei systematischer Vernachlässigung oder gar Missbrauch in den ersten drei Lebensjahren wird die kognitive, neurologische und psychologische Entwicklung des Kindes grundlegend gestört. Die Bindung zur erwachsenen Bezugsperson ist dauerhaft beeinträchtigt.

8.3 Präverbale Phänomene und Entwicklungstraumata: Der Körper erinnert sich

Alle prägenden Erfahrungen, auch jene in den ersten Lebensjahren oder vor dem Spracherwerb und solche, die nicht bewusst erinnert werden, sind im *impliziten* Körpergedächtnis abgespeichert. Schmerzhafte und traumatische Erlebnisse werden im späteren Leben immer wieder durch äußere oder innere Stimuli aktiviert. Bei der kleinsten Irritation feuert die Amygdala und löst eine Kaskade von Verteidigungsmechanismen aus, um den Menschen vor erneuten Verletzungen zu schützen. Dies geschieht unwillkürlich, autonom und automatisch, der Betroffene wird von Gefühlen der Panik oder Ohnmacht überflutet, das Nervensystem gerät außer Kontrolle. In der folgenden Tabelle sind mögliche Folgen früher Traumata aufgelistet.

Anzeichen für Entwicklungstraumata nach Kain und Terrell (2020)

- Schwierigkeiten, innere Erfahrungen zu spüren, wahrzunehmen: beeinträchtigte Interozeption
- panische Angst, auf das eigene innere Erleben zu fokussieren
- unbegrenzt starke Reaktionen auf kleine Reize; unerklärliche Symptome, die sich nicht in bestimmte diagnostische Kategorien einordnen lassen
- komplexe Kombinationen von Reaktionen, die sich als Syndrome darstellen können (z. B. Fibromyalgie, Chronic Fatigue, Lupus)
- paradoxe Reaktionen auf Medikamente und andere Behandlungen, selbst bei subklinischen, minimalen Dosen
- Betroffene werden oft als hypochondrisch eingestuft; Symptome scheinen eingebildet, ohne medizinischen Befund
- Physiologie korreliert mit Reaktionen, die schnell in hohe Aktivierungszustände oder in tiefe dissoziative bzw. Erstarrungs- oder Kollaps-Zustände entgleisen
- plötzliche, intensive Reaktionen oder eskalierende Schmerzen
- verzögerte Reaktionen auf Interventionen, zuerst Besserung, dann starke Verschlimmerung

Diese im impliziten Gedächtnis verankerten Überlebensstrategien beeinflussen unser Verhalten viel mehr als episodische Erinnerungen. Sie formen das subjektive Gefühl über die Realität im Hier und Jetzt, ein Gefühl, wer wir sind, von Moment zu Moment. Mit ihnen wird die Vergangenheit wieder lebendig und als gegenwärtig im Jetzt erlebt. Die Betroffenen fühlen sich genauso hilflos und ausgeliefert wie damals und haben keinen Zugang zu ihren aktuellen Erwachsenen-Kompetenzen (Fisher 2019). Deshalb sind nicht die traumatischen Ereignisse an sich, sondern die Reaktionen darauf im Hier und Jetzt von Bedeutung, auch in der Therapie. Gerade weil das Gehirn ständig vergangene und aktuelle Erfahrungen abgleicht, bietet sich die Chance für korrigierende Erfahrungen.

Erkennen präverbaler States

Weil Sprache und Imagination noch nicht ausreichend entwickelt sind, erkennt man präverbale States eher an den aktuellen Reaktionen des Nervensystems, z. B. durch autonome Bewegungen, plötzliche hohe Sympathikus-Aktivierung, Erstarren oder Kollaps, durch Veränderungen von Körperhaltung, Atmung, Stimme oder Körperempfindungen (z. B. plötzliches Frieren), durch diffuse Körpersensationen, die nicht benannt werden können, starke Emotionen wie Angst, alleingelassen oder vernichtet zu werden. Oft tauchen gleichzeitig selbstabwertende Kognitionen auf (»Ich bin nichts wert«), Hoffnungslosigkeit (»Es wird nie wieder gut«) oder aber Widerstand. Aus der Ego-State-Theorie wissen wir, dass das schützende Anteile sind, die versuchen, vom schmerzhaften traumatischen Material abzulenken.

Präverbale States können aber auch über Aussagen der Klientin oder anderer Ego-States (»Sie kann noch nicht sprechen« oder »Er ist noch ganz klein«) in Erscheinung treten, von anderen Ego-States, etwa inneren Beobachtern, beschrieben werden, oder sie zeigen sie sich in nächtlichen Träumen, sensorischen Flashbacks wie plötzlichem Erstarren mit Taubheitsgefühlen oder somatischen Symptomen.

Somit gewinnt das achtsame Beobachten der Körpersprache und des Nervensystems enorm an Bedeutung. Therapeut:innen können hierbei ihre Wahrnehmung nonverbaler Signale verfeinern und vertiefen. Dies betrifft auch die eigene Körperwahrnehmung wie das eigene, meist sehr verlässliche »Bauchgefühl«. Die Nervensysteme von Therapeut:in und Klient:in kommunizieren stets miteinander. Ebenso bedeutsam sind die Interventionen der Ego-State-Therapie; sie ermöglichen die Kommunikation mit vorsprachlichen Zuständen.

Resilienz und Trauma

Wenn Kinder ein resilientes Nervensystem haben, heilen sie sich selbst, was oft im Spielverhalten zu beobachten ist. Das Kind übt, Aufregung zu erleben, ohne überflutet zu werden, oder es bevorzugt Bewegungsabläufe, die seine Gehirnentwicklung fördern, und holt damit Fehlendes nach. Bei geringer Resilienz reicht diese Selbstorganisation nicht aus, doch es besteht immer noch die Chance, dass Traumatisierungen durch korrigierende Erfahrungen mit fürsorglichen Menschen geheilt werden.

Resilienzfaktoren bei Kindern sind:

- Selbstregulationskompetenz
- Selbstvertrauen, Selbstwirksamkeit, Interesse, Zuversicht und positive Zielsetzungen
- Wertschätzung durch Bezugspersonen in und außerhalb der Familie
- Erfolg in der Schule
- Hobby, Aufenthalt in der Natur, Sport, Tiere und Musik, Zugehörigkeit zu einer Gruppe
- Religion und Spiritualität

Nicht der Inhalt, sondern die Reaktion zählt

Traumafolgestress wird als Geschehen im Hier und Jetzt erlebt, ausgelöst durch die gegenwärtigen Reaktionen des Nervensystems auf Stimuli der Innen- oder Außenwelt. Diese Reaktionen müssen verlernt und neu gelernt werden. Das entlastet Therapeut:in und Klient:in davon, über das Traumageschehen genau Bescheid wissen zu müssen, das ja bei frühkindlichen Ereignissen nicht bewusst erinnert wird und sich oft nur über diffuse Körper- oder Gefühlswahrnehmungen bzw. durch Symptome zeigt. Trotzdem ist eine Anamneseerhebung über Schwangerschaft, Geburt und die ersten Lebensjahre, soweit dies möglich ist, sinnvoll und wichtig. Gab es belastende Lebensereignisse in der Familie, Trennungen, medizinische Eingriffe, Spitalaufenthalte, Fremdplatzierungen?

Wichtiger als die Festlegung auf detaillierte Inhalte ist das achtsame Beobachten von Körpersignalen und das Explorieren von (Bewegungs-)Impulsen, um so dem Organismus die Möglichkeit zu geben, sich auszudrücken und jene Bewegungen auszuführen, die damals unterdrückt wurden oder nicht möglich waren. Denn im Unterschied zu den Erinnerungen, die im expliziten, narrativen Gedächtnis gespeichert sind und sprachlich erreichbar sind, erfolgt Lernen auf der sensorischen Ebene nicht durch Wissensabgleich, sondern über *(korrigierende) Körpererfahrungen.*

Wenn Überlebensmodi »feststecken«

Wird das Sicherheitserleben immer wieder unterbrochen und fehlt die Möglichkeit zur Selbstregulation, kommt es regelhaft zu Entgleisungen des Nervensystems, die das Verhalten steuern und durch Wiederholungen zur Gewohnheit werden: Flucht, Vermeidung, Aggression, Rage, Abwehr oder Erstarren, Dissoziation, Kollaps, Unterwerfung. Alle diese vom periaquäduktalen Grau über den Vagusnerven ausgelösten Überlebensreaktionen sind reversibel, wenn die Neurozeption von Gefahr/Bedrohung wieder von Sicherheit abgelöst wird. Fehlt aber die zwischenmenschliche Unterstützung nach Schreckmomenten und damit das Wiederverbinden mit der Gemeinschaft, stecken diese Verteidigungsmechanismen oft im Körper fest.

Anzeichen des Verteidigungssystems Mobilität		
Flucht/Vermeidung	**gemeinsame Anzeichen**	**Kampf/Abwehr**
Weglaufen, Verstecken, Lügen, Angst, Panik, Suchttendenzen	Hypervigilanz, Hyperaktivität, Nervosität, Anspannung, oberflächlicher Schlaf, erhöhter Muskeltonus, Verdauungsbeschwerden, gerötete Haut, Hitzegefühl	Widerstand, Dominanz, fehlende Empathie, Aggression, Wut, Gewalt, Distanziertheit, Überheblichkeit

Anzeichen des Verteidigungssystems Immobilität
Erstarrung oder Kollaps
Schwierigkeiten zu sprechen, emotionslos, Körperhaltung zusammengesunken, flache Atmung, Augen nicht fokussiert, bleiches Gesicht, Taubheitsgefühle, »nicht ganz da sein«, sich starr oder verkrampft fühlen, nicht im Körper sein, Gefühllosigkeit, wie gelähmt, Klient:in wirkt abwesend, Mimik wirkt wie eingefroren, Kältegefühl, Schlottern, blaue Lippen

Ego-States sind in allen drei Systemen – also im ventral-vagalen bei Sicherheit und in den beiden Verteidigungsmodi bei Gefahr – vorhanden. »Viele Merkmale, die als Persönlichkeitsanteile bezeichnet wurden, können auch als Eigenschaften spezifischer physiologischer Zustände verstanden werden (Porges 2019).[32] Dies eröffnet neben dem Zugang über das Nervensystem die Möglichkeit, auch mit den involvierten Ego-States zu kommunizieren, was den ganzheitlichen Ansatz der somatischen Ego-State-Therapie so wertvoll macht.

8.4 Somatische Ego-State-Therapie – die drei wichtigsten Elemente

Die amerikanische Psychotherapeutin, Autorin und Expertin für Hypnose, Ego-State-Therapie und Somatic Experiencing® Maggie Phillips war eine Pionierin auf dem Gebiet der Trauma- und Schmerztherapie. Sie wusste um die Bedeutung des Nervensystems und kombinierte all diese Methoden auch mit EMDR und Klopftechniken. Durch die somatischen Bottom-up-Zugänge erweiterte sie als Erste die EST zu einem ganzheitlichen Behandlungskonzept, das sie Somatic Ego State Therapy nannte.

Maggie Phillips schlug folgende drei Hauptelemente für Traumaheilung vor:

- Ressourcen im Körper finden, um traumabelastete Beziehungen durch positive Körpererfahrungen zu verändern
- Re-Regulation der Reaktionen des Nervensystems auf Trigger durch Aktivierung des ventralen Vagus-Systems, um Co-Regulation und Selbstregulation zu fördern
- »Reparatur« und Neu- oder Wiederverbinden: dauerhafte Selbstintegration und sichere Bindungen mit anderen, Allianzen auf allen Ebenen, Entwicklungsdefizite «reparieren«, nachträgliches Nähren ermöglichen, um Ganzheit und Resilienz zu fördern

Von der Co-Regulation zur Selbstregulation

Menschen verfügen, wie Säugetiere auch, über ein soziales Kontaktsystem (ventrales Vagus-System), welches uns ermöglicht, Signale aus der Interaktion von Angesicht zu Angesicht zu nutzen, um unsere Physiologie wirksam zu beruhigen und vom Flucht-/Kampf-Verhalten zu vertrauensvollen Beziehungen zu wechseln. Verbessert sich die Regulation unseres Nervensystems, gibt uns das die nötige Resilienz, mit Brüchen in unserem Leben umzugehen.

Resiliente Kinder haben die Fähigkeit, nach einer bedrohlichen Erfahrung ihr Gleichgewicht wiederzufinden. Spiele wie Räuber und Gendarm oder »Wer hat

32 Interview S. Zanotta mit S. Porges (2019).

Angst vor dem bösen Wolf?« sind traumaheilend und ein Training für das Nervensystem. Sie sind freiwillige Übungsfelder mit sicherem Rahmen und klaren Regeln, in denen Kinder eine Strategie entwickeln, um einer brenzligen Situation zu entkommen und einen sicheren Ort zu erreichen. Auf freudige Aufregung und Anspannung folgt lustvolle Flucht, Verteidigung und schließlich rettende Sicherheit, Beruhigung und Entspannung. Auch in der Psychotherapie kommt es vorübergehend zu Sympathikus-Erregung oder dorsal-vagalen Reaktionen, wie am Beispiel des jungen Mannes einleitend beschrieben. Wird die Klient:in von der sicheren therapeutischen Beziehung gehalten, kann sich durch immer besser gelingende Co-Regulation zwischen Therapeut:in und Klient:in das Toleranzfenster vergrößern und die Resilienz des Nervensystems wachsen.

Psychoedukation: das eigene Nervensystem kennenlernen

Früh und komplex traumatisierte Menschen fürchten sich vor intensiven Gefühlen und vor ihrem unberechenbaren und unkontrollierbaren Innenleben. Deshalb ist Regulieren die Conditio sine qua non und kommt vor dem Explorieren. Denn nur, wenn sich die Selbstregulation und damit auch Kontrolle und Selbstwirksamkeit verbessern, kann Neugier auf innere Empfindungen behutsam entstehen. Dabei spielt die Psychoedukation eine zentrale Rolle, damit Klient:innen Signale des eigenen Nervensystems erkennen, verstehen und einordnen können. Hier hat sich die Polyvagal-Leiter bzw. »Flipchart-Polyvagal-Theorie« von Deb Dana (2023) als hilfreiches Tool erwiesen, mit dem Klient:innen die Reaktionen ihres Nervensystems anhand ihrer eigenen individuellen Erfahrungen nachvollziehen können.

Das Training der Selbstregulation

Auf Einladung der Therapeut:in werden verschiedene Selbstregulationsübungen erlernt und eingeübt. Dazu gehören neben Überkreuzen, Klopftechniken, Achtsamkeitsübungen, Atemübungen auch konfliktfreie Erfahrungen und Imaginationen, das Auffinden von Körper-Ressourcen, das Entwickeln von Gegenbildern oder Gegengedanken sowie das Pendeln oder Hin- und Her-Shiften vom Trauma-Vortex zum Ressourcen-Wirbel (vgl. Zanotta 2026). Mit den Klient:innen probiert man möglichst viele verschiedene Techniken aus, um herauszufinden, was passt und die größte Wirkung hat.

Dabei behält die Therapeut:in immer auch ihr eigenes Nervensystem im Blick, um sich gegebenenfalls selbst zu regulieren, um Sicherheit und Ruhe zu vermitteln, was für die Co-Regulation entscheidend ist. Zur Co-Regulation gehört auch, den Redefluss anzuhalten, immer wieder innezuhalten, gemeinsam herauszufinden, »wie es gerade ist«, zu benennen, zu verbalisieren, damit sich neue Konzepte bilden, kortikale Neuvernetzungen im Hier und Jetzt entstehen und eingeordnet werden können. Nicht zuletzt geht es allgemein darum, Prozesse zu verlangsamen, damit der ganze Organismus genug Zeit hat, das einst überwältigende traumatische Material mittels kleiner verdaubarer Bröckchen zu integrieren, zu »titrieren«.

In der nachfolgenden Tabelle sind mögliche Regulierungsmöglichkeiten aufgelistet – beruhigende bei sympathischer Aktivierung sowie aktivierende bei dorsalvagalen Phänomenen:

Co- und Selbstregulation
Beruhigend: Stimulation des ventralen Vagus-Systems
- verlängertes Ausatmen
- Summen und Singen
- Seufzen, Wuu-Ton, Ohm
- (Selbst-)Berührung: Oberarme, Torso, Stirn, Hinterkopf
- Klopfen: Brustbereich, unter den Augen und den Schlüsselbeinen

Aktivierend: Stimulation des Sympathikus
- nach außen orientieren
- bewusste Bewegung ausführen
- Mikrobewegungsimpulse erfragen und in der Imagination langsam ausführen lassen
- bei Immobilität: »Wenn sie irgendetwas bewegen könnten, was wäre das wohl?«
- Klopfen: Brustbein, unter den Schlüsselbeinen

Fähigkeiten zur Mentalisierung fördern

Werden Klient:innen wiederholt dazu angeregt, ihre Empfindungen zu benennen und auszudrücken, bilden sich neuronale Vernetzungen zwischen emotionalen und mentalen Funktionen, wodurch erlebbare Veränderungen geschehen. Die Emotionsforscherin Lisa Feldman Barrett (2023) unterstreicht die konstruktivistische Rolle des Gehirns bei der Erzeugung emotionaler Erfahrungen und postuliert, mit mannigfachen Studien belegt, dass Emotionen keinen universellen Charakter besitzen, sondern immer wieder durch die individuellen Lebenserfahrungen abgeglichen und neu konstruiert werden, somit also wandelbar sind. Geschieht dies auf vielen Ebenen (sensorisch, imaginativ, rational), führt dies zu nachhaltigen Veränderungen der individuellen emotionalen Konzepte.

Korrigierende Erfahrung über den Körper anregen

Durch das neugierige wertfreie Beobachten des Körpers lässt sich gemeinsam mit der Klient:in herausfinden, was der Organismus ausdrücken will. Die Therapeut:in begleitet und coacht, fragt nach Empfindungen und Mikrobewegungsimpulsen. Das Körperwissen wird utilisiert.

- »Ich sehe, ganz feine Bewegungen in den Fingern Ihrer rechten Hand. Was möchte die Hand gerne tun?«

Oder:

- »Wenn die Hand sich bewegen würde, was würde sie tun?«
- »Angenommen, es gäbe einen ersten Impuls, etwas zu tun, welcher könnte das sein?«
- »Was möchte Ihr Körper tun, wenn Sie ihn lassen?«

Dank der behutsamen, kleinschrittigen Begleitung der Therapeut:in imaginiert die Klient:in, wie sie den Bewegungsimpulsen folgt und die Bewegungen langsam ausführt. Immer wieder wird pausiert und nachgespürt (»Wie ist es jetzt?«). Durch dieses Titrieren geschieht die Entladung wohldosiert und kontrolliert, blockierte Energien können wieder strömen. Kommt es dennoch zu einer hohen sympathischen Aktivierung, beruhigt die Therapeut:in:

»Sie sind in Sicherheit. Ich bin da. Ihr Körper weiß, was er tun muss, um zu heilen. Lassen Sie das einfach geschehen.«

Wieder hält die Therapeut:in den Raum und vermittelt Sicherheit (Containment). Es kommt nicht nur zur Integration, sondern auch zu einer neuen Erfahrung, einem »Aha-Erleben«. Klient:innen äußern spontan Sätze wie »Ich kann mich wehren« oder »Das ist mein Raum! Mein Raum gehört mir« oder »Ich darf mir erlauben, mir meinen Raum zu nehmen«.

Verpasste Bindungserfahrungen auf der inneren Bühne nachholen

Um uns orientieren zu können, was traumatisierte frühkindliche Ego-States benötigen, kann es hilfreich sein, sich in Erinnerung zu rufen, welche Ressourcen bei Kindern und Jugendlichen essenziell sind. Es braucht mindestens eine verlässliche Ressource im Außen: Das kann ein Erwachsener sein, der sich kümmert, auch außerhalb der Familie (Lehrperson, Patin), eine Gruppe (Sport- oder Jugendverein), ein Tier oder die Natur, z. B. ein Baum, der in der Verzweiflung einziger Tröster war.

Daneben sind verlässliche innere Ressourcen wichtig. Oftmals war das Imaginieren innerer Begleiter in der Kindheit eine zentrale Überlebensstrategie, wenn man Betroffene fragt, wie sie die schlimme Zeit überlebt haben. Spiritualität und Religionszugehörigkeit fördern die Resilienz ebenfalls.

Die EST bietet mannigfaltige Möglichkeiten, im Inneren sichere Bindungen und starke Allianzen aufzubauen und diese im Körper als bleibende Erfahrungen zu verankern. Innere Helfer- und Heiler-Figuren oder archetypische Ego-States, zuverlässige ideale Eltern, Fantasie-Begleiter oder Helden aus Geschichten und Filmen, Krafttiere oder auch überirdische Beschützer geben dauerhaft die Sicherheit, Orientierung und Stärke, die in der Kindheit gefehlt haben. Studien (Brown a. Elliott 2016; Parra et al. 2017) haben gezeigt, dass wiederholte Imaginationen von sich selbst als Kind mit idealen Elternfiguren im impliziten Gedächtnis als Erfahrung automatisch und unbewusst verinnerlicht werden (Damis 2023). Diese sicheren Bindungserfahrungen auf der inneren Bühne können also die Vergangenheit wirksam korrigieren. Als weitere Möglichkeit lassen sich innere Dyaden bilden: Ältere, reifere Ego-States werden mit jüngeren, bedürftigen verbunden. Hilfreich ist auch die Einberufung eines inneren Teams: Alle Ego-States, die helfen wollen, werden zu einer inneren Konferenz gerufen, was die inneren Bindungen verstärkt.

Überblick: Stärkung schwacher Ego-States

- verlässliche Beziehungen und Allianzen schaffen
- sichere Orte, sichere Aktivitäten, Ressourcen-Ego-States, Grenzen aktivieren
- Stärken, Schützen und Nähren von verletzten Ego-States
- Verbindung mit sicheren Ego-States
- Transformation destruktiv agierender Ego-States
- inneres Team
- korrigierende Erfahrungen auf der Körperebene wie: Selbstregulation, Shiften/Pendeln, blockierte Bewegungsmuster vollenden

4.1 Fallvignetten

Fallvignette 1: Verpasste Entwicklungsschritte nachholen

Ein komplex bindungstraumatisiertes Mädchen wurde schon im ersten Lebensjahr grob vernachlässigt und von ihren getrennt lebenden drogenabhängigen Eltern hin und her geschoben. Es folgten weitere traumatische Erfahrungen wie der gewaltsame Tod der Mutter, ein schwerer Motorradunfall des Vaters, den das 4-jährige Kind miterlebte, bis es von seiner Großmutter aufgenommen wurde. In den ersten Therapiesitzungen offeriert die Therapeutin der mittlerweile 6-Jährigen eine Hängematte. Das Mädchen legt sich begeistert hinein und kriegt unter Anregungen der Therapeutin alles, was sie braucht: Kuscheltiere, Kissen und eine Zauberdecke, die sie über sich ziehen kann – geborgen, ganz in ihrem Kokon und sicheren Raum. Die Therapeutin wiegt sie, summt und erzählt Geschichten. Das Mädchen saugt diese umsorgenden Zuwendungen auf wie ein Schwamm, probt das Öffnen und Schließen des Kokons. Neben dem Nähren frühkindlicher Anteile im Tun kann hier auch das Nervensystem Verpasstes nachholen und üben: Will sie den Kokon öffnen und in Blickkontakt mit der Therapeutin sein oder ihn ganz zumachen und vollkommen geschützt sein?

Dasselbe muss mit erwachsenen Klient:innen auf der inneren Bühne geschehen, wenn frühkindliche Zustände aktiviert werden. Dabei ist es wichtig, neben den Bedürfnissen auch den Reife- und Entwicklungsgrad des kindlichen Ego-States und seine kognitiven Fähigkeiten zu beachten und altersgerecht zu kommunizieren.

Oft lehnen Klient:innen ihre inneren bedürftigen Kinder ab, hassen oder verachten sie oder ekeln sich gar vor ihnen. Wenn es um ihre eigenen kindlichen Ego-States geht, fehlt ihnen ein inneres Konzept, eine innere Vorstellung davon, was diese benötigen. Deshalb muss die Therapeut:in sanft und in kleinen Schritten an korrigierende Interventionen heranführen:

»Diese Kleine tut mir leid, die ist so verzweifelt! Ich würde mir wünschen, dass sie irgendwann das bekommt, was jedes Kind auf der Welt verdient: unvoreingenommene Liebe, Wärme, Geborgenheit und Schutz, auch wenn das jetzt vielleicht noch zu früh ist.«

So werden neue Perspektiven eröffnet, auch wenn Veränderung noch nicht möglich ist. Durch sanftes Heranführen kann die Klient:in allmählich einen liebevollen Blick auf ihre kleinen bedürftigen Anteile entwickeln[33] und sie willkommen heißen[34]. Die Therapeut:in begleitet aktiv und macht altersentsprechende Vorschläge des Nährens, Umsorgens und Schützens. Das wären für einen Säugling Geborgenheit, Körperkontakt, Wärme, haltende, wiegende Arme, eine sanfte, liebevolle Stimme, liebende Augen. Dieses »Nachnähren« benötigt mehrere Runden, bis die genau richtige korrigierende Erfahrung geschehen kann, bis die kindlichen Anteile gut aufgehoben und die sie schützenden States mit einer neuen Aufgabe im Hier und Jetzt angekommen sind. Die Therapeut:in bleibt beharrlich am Ball, bis sichere Bindungen etabliert sind.

Auch mit präverbalen Ego-States kann man direkt kommunizieren. Wenn sie noch nicht sprechen können, kann ein Übersetzer-State gerufen werden, ebenso, wenn die präverbalen States in einem anderen Sprachgebiet aufgewachsen sind.

Grenzen erfahren und sich selbst behaupten

Grenzverletzungen sind bei Bindungstraumata häufig, daher ist das Erleben eines eigenen geschützten Raumes mit klaren Grenzen wichtig. Dieser Raum lässt sich auch körperlich erfahren – entweder, indem die Klient:in ein Seil rund um sich auf den Boden legt und sich in die Mitte dieses Kreises stellt, oder auch, indem sie mit Händen und Armen ihren Raum zeigt und abgrenzt. Die daraus entstehende Erkenntnis »Das ist mein Raum!« ist neu, tief berührend und alles andere als selbstverständlich für jemanden, der Grenzverletzungen und Gewalt erlebt hat. Diese neue Erfahrung des eigenen Raumes wirkt heilend. Ergänzend zu dieser

33 *Liebende Augen* von Jim Knipe (2024).
34 *Willkommen auf der Welt* von Diane Heller (2024).

Intervention lassen sich unklare Grenzen durch das Einüben gesunder Selbstbehauptung festigen.

Auch klare Abmachungen bezüglich der therapeutischen Beziehung verleihen Sicherheit und Orientierung. Therapeut:innen sollten für sich klare Rahmenbedingungen schaffen, unter denen sie wohlwollend und präsent bleiben können. Für komplex oder frühkindlich traumatisierte Menschen ist wiederholte Psychoedukation wichtig, damit möglichst viele Teile lernen und die ganze Persönlichkeit erreicht werden kann.

Fallvignette 2: Plötzlich und unverhofft

Dieses Beispiel einer Intervention in Südfrankreich soll veranschaulichen, dass auch vermeintlich harmlose Situationen unbewusste frühe Zustände hervorrufen können.

Die 42-jährige Klientin berichtet, dass ihre zuvor mäßige Angst vor Hunden plötzlich eskaliert sei und sie überflutet habe. Sie kann sich keinen Reim darauf machen. Es kommt ihr in den Sinn, dass ihre Mutter Zwillinge erwartete, als sie mit ihr schwanger war, und einen der beiden Föten im letzten Trimester der Schwangerschaft verlor. Die Therapeutin lädt sie ein, sich die spezifische Situation zu vergegenwärtigen, in der sich diese überwältigende Furcht vor Hunden manifestierte. Schnell gerät die Klientin in einen hohen Erregungszustand, kriegt fast keine Luft mehr und beginnt zu wimmern wie ein Baby.

Die Therapeutin sagt zur Klientin: »Ich glaube, sie ist noch ganz klein. Darf ich mit der Kleinen sprechen?«

Die Klientin nickt.

»Es tut mir leid, dass du so Angst haben musst, wo bist du?«

Die Klientin schluchzt: »Ich sehe nur rötliches Licht …«

»Könnte es sein, dass du noch im Bauch deiner Mama bist?«

Auf das erneute Nicken der Klientin fährt die Therapeutin fort: »Es tut mir leid, dass du so Angst haben musst. Du warst von Anfang an mit deinem Zwilling zusammen, hast ihn immer gespürt … und plötzlich bist du allein … Das ist furchtbar. Das dürfte gar niemandem zustoßen.«

Es ist wichtig, zuerst das Leiden gebührend zu würdigen, bevor Veränderung geschehen kann.

»Das war ganz schlimm für dich. Immer war der andere da und plötzlich nicht mehr. Kein Wunder, dass du verzweifelt und traurig bist. Du weißt nicht, was geschieht … Aber jetzt muss ich dir etwas sagen, eine Überraschung. Hör gut zu! Es IST VORBEI! Du bist jetzt in Sicherheit. Es ist eine schlimme Erinnerung in deinem Gehirn und in deinem Körper. Doch weil es vorbei ist, kannst du diese verändern. Von jetzt an kannst du deinen Zwilling immer bei dir haben. Wo möchtest du ihn haben? Vielleicht spürst du ihn schon?«

Die Klientin zeigt auf ihre rechte Seite.

Therapeutin: »Spürst du ihn dort?«

Die Klientin nickt.

Die Therapeutin: »Er ist da, spürst du das? Es ist wichtig, dass auch dein Körper versteht, dass es vorbei ist. Von jetzt an kannst du für immer mit ihm verbunden bleiben.«

Allmählich entspannen sich Körper und Gesichtszüge der Klientin, ihr Atem wird ruhiger. Die Therapeutin schlägt weitere sensorische Elemente vor, die dem pränatalen State Sicherheit verleihen könnten. Die Klientin berichtet von Harfenklängen.

Die Therapeutin spricht wieder mit der Kleinen im Bauch der Mama: »Hast du jetzt alles, was du brauchst? Weißt du jetzt, dass von heute an dieser Zwilling immer bei dir bleiben wird? Dass ihr für immer verbunden bleibt?«

Wieder nickt die Klientin.

»Braucht ihr noch eine Zaubergrenze rundherum oder einen Kokon, damit ihr für immer sicher zusammen und geschützt seid?«

Die Klientin schüttelt den Kopf.

Dann verabschiedet sich die Therapeutin von der Kleinen und sagt:

»Ich spreche jetzt wieder mit Ihnen, der Erwachsenen von heute. Hat die Kleine jetzt alles, was sie braucht? Weiß sie, dass sie von jetzt an immer mit ihrem Zwilling zusammen in Sicherheit sein wird?«

Nach der Zustimmung der Klientin fährt die Therapeutin fort: »Wie ist es jetzt für Sie, die Erwachsene?«

Die Klientin erwidert: »Ich höre immer noch diese Harfenklänge und ich rieche das Meer. Ab jetzt werde ich ganz oft ans Meer gehen, die salzige Luft riechen und schmecken, die Wellen und die Harfenklänge hören.«

Darauf angesprochen, wie es denn jetzt sei, wenn sie sich die Situation mit dem Hund noch einmal vergegenwärtige, antwortet die Klientin, sie habe nicht mehr wirklich Angst, einfach großen Respekt. In der nächsten Sitzung berichtet sie, sie habe oft Harfenmusik gehört, sei oft am Meer gewesen. Sie fühle sich gefestigter und irgendwie mehr ganz.

8.5 Diskussion

Kombinierte Interventionen aus Ego-State-Therapie, Somatic Experiencing® und Hypnose ermöglichen tiefgreifende korrigierende Beziehungserfahrungen, die das implizite, unbewusste (Körper-)Gedächtnis dauerhaft verändern und zu innerer Stabilität verhelfen. Mit zunehmender innerer Sicherheit und Kohärenz nehmen auch Selbstregulation und Resilienz zu. Nährende und schützende Ego-States wie z. B. ideale Elternfiguren bleiben verlässliche innere Begleiter, nicht nur in Bezug auf vergangene Traumata, sondern auch für die Bewältigung von gegenwärtigen und zukünftigen herausfordernden Lebenssituationen.

8.6 Literatur

Brown, D. P. a. D. S. Elliott (2016): Attachment disturbances in adults. Treatment for comprehensive repair. New York (W. W. Norton).

Damis, L. F. (2023): The relevance of attachment repair for Ego State Therapy. *ESTI Newsletter* 2: 6–7. Verfügbar unter: www.egostateinternational.com.

Dana, D. (2018): Die Polyvagal-Theorie in der Therapie. Den Rhythmus der Regulation nutzen. Lichtenau/Westfalen (G. P. Probst). [am. Orig. (2018): The Polyvagal Theory in therapy. Engaging the rhythm of regulation. New York (W. W. Norton).]

Dana, D. (2023): Leben mit der Polyvagal-Theorie. In Sicherheit verankert. Wege zum Rhythmus der Regulation. Lichtenau/Westfalen (G. P. Probst). [am. Orig. (2023): Polyvagal practices. Anchoring the self in safety. New York (W. W. Norton).]

Duarte, A. (2022). Five phases. 6-week immersive training. Verfügbar unter: aleduarte.com [24.11.2023].

Ecker, B. (2020): Erasing problematic emotional learning. In: R. D. Lane a. L. Nadel: Neuroscience of enduring change. Implications for Psychotherapy. Oxford (Oxford University Press), pp. 273–299.

Feldman Barrett, L. (2023): Wie Gefühle entstehen. Eine neue Sicht auf unsere Emotionen. Hamburg (Rowohlt Polaris). [engl. Orig. (2017): How emotions are made. The secret life of the brain. New York (Houghton Mifflin Harcourt).]

Felitti, V. J. (2002): The relation between adverse childhood experiences and adult health. Turning gold into lead. *The Permanente Journal* 6 (1): 44–47.

Fisher, J. (2019): Die Arbeit mit Selbstanteilen in der Traumatherapie. Paderborn (Junfermann).

Frederick, C. a. S. McNeal (1999): Inner strengths. Contemporary psychotherapy and hypnosis for ego-strengthening. New York (Routledge).

Heller, D. (2024): Willkommen in der Welt. In: S. Zanotta: Wieder ganz werden. Traumaheilung mit Ego-State-Therapie und Körperwissen. Heidelberg (Carl-Auer), 4. Aufl., S. 238–239.

Kain, K. L. u. S. J. Terrell (2020): Bindung, Regulation und Resilienz. Körperorientierte Therapie des Entwicklungstraumas. Paderborn (Junfermann). [am. Orig. (2018): Nurturing resilience. Helping clients move forward from developmental trauma. An integrative somatic approach. Berkeley (North Atlantic Books).]

Knipe, J. (2008): Loving eyes. Procedures to therapeutically reverse dissociative processes while preserving emotional safety. In: C. Forgash a. M. Copeley (eds.): Healing the heart of trauma with EMDR and ego state therapy. New York (Springer), pp. 181–225.

Kumbier, D. (2015): Das Innere Team in der Psychotherapie. Methoden- und Praxisbuch. Stuttgart (Klett-Cotta), 3. Aufl.

Levine, P. A. (2018): The interface of developmental and shock trauma. Master class with Peter Levine. (Ausbildungsunterlagen in Weggis/Schweiz).

Parra, F. et al. (2017): Ideal Parent Figure method in the treatment of complex posttraumatic stress disorder related to childhood trauma: A pilot study. *European Journal of Psychotraumatology* 8 (1): 1400879. DOI: org/10.1080/20008198.2017.1400879.

Phillips, M. (2011): Our bodies, our selves: Treating the somatic expressions of trauma with Ego State Therapy. *American Journal of Clinical Hypnosis* 38 (2). DOI: https://doi.org/10.1080/00029157.1995.10403189.

Porges, S. W. (1995): Orienting in a defensive world: Mammalian modifications of our evolutionary heritage. A polyvagal theory. *Psychophysiology* 32 (4): 301–18.

Porges, S. W. (2010): Die Polyvagal-Theorie. Neurophysiologische Grundlagen der Therapie. Emotionen, Bindung, Kommunikation und ihre Entstehung. Paderborn (Junfermann).

Winnicott, D. W. (2002): Reifungsprozesse und fördernde Umwelt. Studien zur Theorie der emotionalen Entwicklung. Gießen (Psychosozial). [engl. Orig. (1965): The maturational processes and the facilitating environment. Studies in the theory of emotional development. London (Hogarth Press).]

Zanotta, S. (2026): Wieder ganz werden. Traumaheilung mit Ego-State-Therapie und Körperwissen. Heidelberg (Carl-Auer), 5., überarb. Aufl.

Zorzi, H. (2019): Psychotherapie mit komplex traumatisierten Jugendlichen. Ein integrativer Ansatz für die Praxis. Stuttgart (Klett-Cotta).

9 Der Einsatz von Ego-States im Rahmen der Neuroaffective Embodied Self-Therapy (N.E.S.T.®): Modifizierung von EMDR bei der Aufarbeitung sehr früher Traumata und Vernachlässigung im impliziten Gedächtnis

Sandra Paulsen

Abstract

EMDR (*Eye Movement Desensitization and Reprocessing*, auf Deutsch etwa: Desensibilisierung und Aufarbeitung durch Augenbewegungen) ist bei einfacher PTBS wirksam, bei komplexen Fällen aber schwieriger anzuwenden. In diesem Beitrag werden Modifikationen beschrieben, die erforderlich sind, um eine strukturelle bzw. somatische Dissoziation zu berücksichtigen und die Arbeit im impliziten Gedächtnis zu ermöglichen, wenn keine explizite Erinnerung an ein traumatisches Ereignis vorhanden ist. N.E.S.T. ist ein systematischer Ansatz zur Integration von EMDR, somatischen und Ego-State-Therapien, mit Modifikationen der Zielstrategien für derart komplexe Fälle. Bei der Arbeit mit dem impliziten Gedächtnis arbeiten Therapeut und Klient zusammen, um die unerzählte, ungehörte Geschichte von sehr frühen Traumata und Vernachlässigung zu hören, anstatt sich auf narrative und »bildhafte« Erinnerungen zu verlassen. Diese Geschichte tritt durch verschiedene Informationskanäle zutage, darunter der erzählte Bericht des Klienten, der Bericht seines Affekts und seines Somas, die Beobachtung des Klientenverhaltens durch den Therapeuten, die Spiegelneuronen und die Intuition des Therapeuten sowie Wiederholungen (Reenactments) im Beziehungsumfeld.

EMDR hat man entwickelt, um PTBS bei bestimmten traumatischen Erlebnissen zu behandeln. In den letzten drei Jahrzehnten ist die EMDR auf jedes belastende Lebensereignis angewandt worden, aus dem maladaptives Verhalten entwickelt wurde (Shapiro 2017). Kurz gesagt: Therapeut und Klient wählen gemeinsam eine Zielerinnerung mit dem entsprechenden Bild, kognitiven Korrelaten, Emotionen und Körperempfindungen und bearbeiten diese, bis keine Störung mehr vorhanden ist und sich eine gewünschte positive Kognition vollkommen wahr anfühlt (ebd.). Für das Verfahren ist die Auswahl eines Ziels vonnöten, das mitsamt dem Bild und Narrativ im expliziten Gedächtnis gespeichert ist. Es gibt zahlreiche Studien, die

die Wirksamkeit von EMDR bei der Behandlung von PTBS belegen (De Jong et al. 2019). Gleichwohl sind viele sehr frühe traumatische Erlebnisse, darunter Vernachlässigung und Bindungsverletzungen, komplexer als einfache PTBS, da sie im impliziten Gedächtnis ohne Bild oder Narrativ gespeichert sind und daher nicht bewusst abgerufen werden können.

Schlüsselwörter: EMDR, Ego-State-Therapie, Neuroaffective Embodied Self-Therapy (N.E.S.T.), somatische Dissoziation, implizites Gedächtnis, PTBS, komplexe PTBS, ET-EMDR, Energieverschiebungen, frühes Trauma und Vernachlässigung, Bindungsverletzung, strukturelle Dissoziation, temporale Integration, duales Aufmerksamkeitsbewusstsein

9.1 Einleitung – Herausforderungen der Arbeit am impliziten Gedächtnis

Zu den Herausforderungen bei der Arbeit am impliziten Gedächtnis mit EMDR gehören:

- Wie kann man eine Erinnerung anpeilen, für die es kein Bild oder Narrativ gibt?
- Wie kann man die negativen Selbstaussagen artikulieren, die aus unsichtbaren traumatischen Erfahrungen resultieren, einschließlich Traumata durch Unterlassung, wie bei Vernachlässigung?
- Wie erzeugt man eine erwünschte positive Selbstaussage, wenn das relevante Schema einem direkten Abruf nicht zugänglich ist?
- Wie kann man den Klienten in einen Prozess einbeziehen, der die Arbeit im Dunkeln beinhaltet?
- Woher weiß man, wo man ist, woran man arbeitet und wann man fertig ist, wenn man im Dunkeln arbeitet?
- Wie entsteht überhaupt eine Geschichte, wenn der Klient glaubt, dass er sich an nichts aus den ersten Lebensjahren »erinnert«, weil »Erinnerungen« nach landläufigem Verständnis Bilder und Geschichten beinhalten?

Obendrein kann ein Klient somatisch oder strukturell dissoziiert sein, was die Arbeit auf unterschiedliche Weise erschwert.

Im Falle der somatischen Dissoziation hat der Klient unter Bedingungen von Trauma und Vernachlässigung früh gelernt, Gefühle, Körperempfindungen und Bedürfnisse abzuschalten.

- Wie kann der Therapeut den Klienten befähigen, subtile Nuancierungen der Körperempfindung wahrzunehmen, wenn er somatisch dissoziiert ist?
- Wie geht man bei struktureller Dissoziation mit der Loyalität gegenüber dem Aggressor um, die in jeder Therapie und bei EMDR ganz besonders ein ein-

schränkender Schritt ist, weil Täter-Introjekte die Arbeit ausbremsen können?

Per definitionem – bei struktureller Dissoziation ganz sicher – entstehen »anscheinend normale Persönlichkeitsanteile«, wenn aus einer schlimmen Situation in der Ursprungsfamilie das Beste gemacht werden muss, was in der Regel erfordert, dass ein oder mehrere Teile des Selbst die Bedürfnisse und Gefühle der »emotionalen Persönlichkeitsanteile« vollständig aufgibt (Steele, van der Hart a. Nijenhuis 2009). Eine ähnliche, aber subtilere Dynamik findet sich bei der somatischen Dissoziation, wo der Klient sich schon früh angewöhnt hat, nichts zu fühlen und nichts zu brauchen, weil die Bedürfnisse ohnehin nicht erfüllt wurden. Ein solcher Klient bemerkt subtile Nuancierungen von Emotionen und Körperempfindungen möglicherweise gar nicht, da sie schließlich nicht sehr schmerzhaft sind und insofern nicht zählen – so, wie die Nuancierungen seiner Bedürfnisse und Gefühle in den ersten Lebensjahren nicht zählten (s. Abb. 9.1).

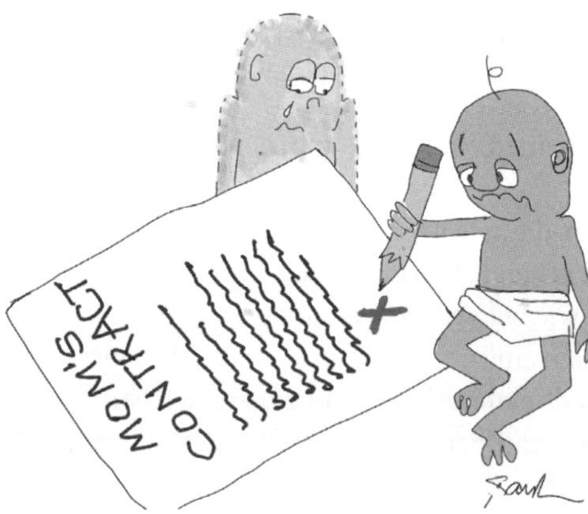

Abb. 9.1: *Ein Kind hat keine andere Wahl, als »auf der gestrichelten Linie zu unterschreiben« – ganz gleich, wie die Vertragsbedingungen lauten. Das Kind, das tut, was die Betreuungsperson verlangt oder erwartet, ist die »anscheinend normale Persönlichkeit«. Die wahren Bedürfnisse und Gefühle des Kindes, die ungesehen und ungehört im Hintergrund bleiben, sind die »emotionale Persönlichkeit« (Steele et al. 2009).*

Nun sind ausgerechnet die Menschen, die diese Arbeit – aufgrund von Traumata und/oder Vernachlässigung in den ersten Lebensjahren – am dringendsten benötigen, durch eine somatische oder strukturelle Dissoziation gewöhnlich am wenigsten in der Lage oder willens, sich um diese frühen Schmerzen zu kümmern. Als *dust bunnies* oder Nuancierungen der gespürten Körperwahrnehmung (*felt sense*) müssen diese im Rahmen der EMDR-Arbeit jedoch auftauchen. Gleichzeitig liegt es in der Natur der anscheinend normalen Persönlichkeit, dass sie aufgrund der Loyalität gegenüber dem Aggressor, die damals überlebenswichtig war, die tatsächlichen Gefühle und Bedürfnisse der emotionalen Persönlichkeit zurückweist.

9.2 Anfänge des Traumaarbeit-Ansatzes

Ich (Paulsen 2009) hatte seit 1995 Ego-State-Therapie und EMDR unterrichtet, als Katie O'Shea einen Vortrag von mir hörte und diese Methoden in ihre eigene Arbeit mit sehr frühen Traumata und Vernachlässigung integrierte. Wir beide begannen, 2005 zusammenzuarbeiten und stellten 2007 gemeinsam das EMDR-Protokoll für frühe Traumata vor (*early trauma EMDR*, ET-EMDR). Ich erweiterte die Arbeit auf komplexe Fälle von Dissoziation (Paulsen 2014, 2017). Ebenso wie O'Shea wandte ich EMDR schon Anfang der 1990er-Jahre an, wir waren frühe EMDR-Vermittler, arbeiteten als Ausbilder für das EMDR-Institut und unterrichteten das ET-Protokoll viele Jahre lang, bevor andere begannen, die Methode ohne meine Erlaubnis zu verwenden. Unserem ursprünglichen Konzept und O'Sheas Formulierung zufolge bestand der Ablauf aus vier Schritten:

1) Container
2) sicherer State
3) Zurücksetzen der affektiven Schaltkreise
4) temporale Integration

Inzwischen betrachte ich Container und sicherer State als zwei von vielen möglichen neuroaffektiven Strategien zur Verbesserung der Affektregulation.

9.3 Neuroaffective Embodied Self-Therapy (N.E.S.T.)

N.E.S.T. beschreibt die Integration neuroaffektiver (N steht für *Neuroaffektive*) Strategien für Affektregulierung, somatische Therapie (E steht für *Embodiment*), Ego-State-Therapie (S steht für *enlisting the Self-system*) und Therapie (T steht für *Therapy*) respektive die acht Phasen der EMDR-Therapie und auch für temporale Integration. In diesem Artikel wird N.E.S.T. unter besonderer Berücksichtigung des Ego-State-Ansatzes beschrieben, einschließlich der Anwendung bei frühen Traumata und Vernachlässigung, was eine Weiterentwicklung des ursprünglichen Ansatzes darstellt. Eine detaillierte Erläuterung von N.E.S.T. erfolgte bereits an anderer Stelle (Paulsen 2018). Gleichzeitig bildet die neuroaffektive Strategie des Zurücksetzens der affektiven Schaltkreise, die Bestandteil des von O'Shea und mir ursprünglich angebotenen ET-Protokolls war, eine wichtige und wirksame Methode zur Affektregulierung. Jaak Panksepp, dem »Vater der affektiven Neurowissenschaften«, zufolge wirkt sie direkt auf die fest verdrahteten emotionalen Schaltkreise im Gehirn (Brown a. Panksepp 2009). Dies habe ich bereits ausführlich beschrieben (Paulsen 2017). Das Konzept nutzt bilaterale Wechselstimulation, ist aber nicht EMDR an sich.

9.4 Modifikationen von EMDR, die zur Verarbeitung sehr früher Traumata erforderlich sind

Bei der Arbeit mit Trauma im impliziten Gedächtnis beinhaltet der Aufklärungs- und Einwilligungsprozess konkrete Unterschiede wie

a) die nuancierte, bisweilen drastische Eigenheit der Erinnerung, die in subtilen Körperempfindungen und unterschiedlichen Assoziationen auftaucht,
b) die kooperative Natur des gemeinsamen Zuhörens durch Therapeut und Klient, um die Geschichte des »Babys« zu hören, wie sie in subtilen Kanälen auftaucht,
c) die Verwendung meiner Original-Cartoons zur Erläuterung und »Normalisierung« gemeinsamer Themen in Zusammenhang mit frühem Trauma und Vernachlässigung sowie
d) das duale Aufmerksamkeitsbewusstsein.

Beispiele für psychoedukative, erkenntnisorientierte Cartoons sind in diesem Artikel enthalten. Sie bringen Objektivität in das lebenslang subjektiv empfundene Störungsempfinden des Klienten.

Die Zielsetzung ist anders

Anstatt auf ein bestimmtes erinnertes Bild zu fokussieren, wird ein zeitlicher Rahmen anvisiert. Auch wenn es kein Schema F gibt, sind dies die typischen Zeitabschnitte: die Zeit vor der Empfängnis, Empfängnis, erstes Trimester, zweites Trimester, drittes Trimester, Geburt, die Zeit unmittelbar nach der Geburt, die ersten drei Monate, Alter 3–6 Monate, Alter 6–9 Monate, Alter 9–12 Monate, Alter 12–18 Monate, Alter 18–24 Monate und Alter 24–36 Monate. Sobald das explizite Gedächtnis verfügbar ist, kehrt man zum Standard-EMDR-Verfahren zurück, das durch die Forschung sehr unterstützt wird. Diese Zeitabschnitte modifiziert man je nach bekannten Tatsachen – etwa komplizierte Geburt, Tod eines Zwillings, frühe Operationen, Adoption usw. –, die entsprechend der Reihenfolge ins Visier genommen werden. Bisweilen wird die Arbeit durch den Sog eines bekannten Big-T-Traumas[35] unterbrochen, das einen Zeitsprung nach vorne erfordert, um dieses Trauma zu bearbeiten. Danach kehrt man in die normale Zeitabfolge zurück. Ist der Klient sicher, dass bis zum, sagen wir, plötzlichen Tod der Mutter in seinem dritten Lebensjahr alles gut war, kann man in größeren Zeitabschnitten als den bis zum Alter von drei Jahren üblichen vorgehen. Das genaue Prozedere habe ich bereits ausführlich beschrieben (Paulsen 2017).

Dass wir vor der Empfängnis mit der Frage beginnen:

> »Wo, wenn irgendwo, glauben Sie, dass Sie waren, bevor Sie gezeugt wurden?«

35 Big-T-Traumata sind nach Francine Shapiro (der Begründerin des EMDR) Ereignisse von existenzieller äußerer und innerer Bedrohung durch Angriff auf den Körper, das Leben und die emotionale und soziale Existenz (Anm. d. Ü.).

hängt damit zusammen, dass wir einsteigen wollen, *bevor* etwas Schlimmes passiert. Natürlich erwarten wir nicht, dass sich aus dieser Frage irgendeine Form von Erinnerung ergibt. Doch es kann ein mentales Konstrukt entstehen, das besagt, dass man vorherbestimmt ist, von Gott geliebt wird, eins mit dem Universum ist oder – im Falle von Atheisten oder Agnostikern – »nirgendwo« oder an zwei Orten (Ei und Sperma) war. Natürlich kann es selbst in diesem Stadium bereits Komplikationen geben.

Der Zeitpunkt der Empfängnis ist wichtig, da viele sich wie ein »Unfall« vorkommen oder das Gefühl haben, nicht gewollt gewesen zu sein. Das erste Trimester ist wichtig, weil hier die Eltern von der Schwangerschaft erfahren und sich entweder freuen oder nicht. Natürlich weiß man es nie genau, doch die Arbeit konzentriert sich auf das, was sich emotional stimmig anfühlt. So geht es der Reihe nach durch alle Zeitabschnitte. Sobald der Klient eine Erkenntnis oder die gespürte Körperwahrnehmung einer Verletzung hat, hält der Therapeut den Raum, um bei der gespürten Körperwahrnehmung zu bleiben, und pendelt dann mit der Aufmerksamkeit des Klienten hin zu einer imaginären »Reparatur« – oft mit idealen Eltern, die dem Klienten das geben, was er braucht, und zwar nach dessen eigenen Wünschen und Vorstellungen, komplett unabhängig von tatsächlichen Gegebenheiten und selbst ohne Beachtung der Naturgesetze. Sobald die Körperwahrnehmung einer Heilung spürbar ist, lenkt der Therapeut die Aufmerksamkeit des Klienten zurück auf die tatsächliche bzw. biografische Geschichte, um zu prüfen, ob es für diesen Zeitraum möglicherweise weitere Verletzungen oder Beeinträchtigungen wichtiger Meilensteine gibt. Der Therapeut überprüft den Zeitraum so lange, bis sämtliche Beschwerden, Verletzungen und Enttäuschungen des Klienten gehört, gefühlt und angenommen sowie in der Imagination geheilt bzw. repariert sind. Tipps zu Fehlersuche und Problembehandlung werden an anderer Stelle en détail angeboten (Paulsen 2017).

Fallvignette: Der Intellektualisierer

Larry, ein 47-jähriger Rechtsanwalt, war seit vielen Jahren in Gesprächstherapie gewesen, doch seine generalisierte Angststörung und anhaltende Dysphorie hatten sich durch die Behandlung nicht gebessert. Nun wollte er EMDR versuchen, und der überweisende Therapeut berichtete, dass er zum Intellektualisieren neige. Da seine Symptome schon aufgetreten waren, solange er sich zurückerinnern konnte, riet ich zu ET-EMDR. Larry nahm diese Empfehlung skeptisch an, betonte aber, er glaube nicht, dass ein »Trauma« per se vorliege, und seine Familie sei eine normale Familie der oberen Mittelschicht ohne Probleme. Während wir die Zeit seiner Empfängnis bearbeiteten, wurde ihm zum ersten Mal die folgende Kombination von Umständen bewusst, von denen er zwar als Einzelereignissen Kenntnis gehabt, jedoch nicht bedacht hatte, dass sie sich zum Zeitpunkt seiner Empfängnis überschnitten: Sein Vater hatte eine PTBS aus dem Vietnamkrieg, war beruflich viel unterwegs und trank täglich Alkohol, sodass er für Larrys Mutter, die bereits vier Kinder hatte – zwei davon unter fünf und alle unter zehn Jahre alt –, aller Wahrscheinlichkeit nach emotional nicht verfügbar war. Bekümmert stellte Larry fest, dass er wahrscheinlich ein Unfall war. Zumindest fühlte es sich so an. Die Bearbeitung des Kummers schloss das Gefühl ein, von Anfang an eine unerwünschte Belastung für seine Familie gewesen zu sein. Nachdem er sich diesen Kummer eingestanden hatte, regte ich eine imaginäre Reparatur an, in der die idealen Eltern auf ein Kind gehofft hatten und gesund sowie bereit für die Empfängnis waren. Außerdem wurden sie aus dem »richtigen Grund« schwanger – nämlich, weil sie so viel Liebe zu geben hatten.

Ich schlug das Bild vor, dass die idealen Eltern einander in den Armen lagen und einer sagte: »Schatz, glaubst du, wir sind heute Nacht schwanger geworden?« Und der andere Partner sagte: »Ich weiß es nicht, aber wenn wir das Glück haben, heute Nacht ein Kind empfangen zu haben, werden wir es so lieben, wie es ist, und es wird rein gar nichts tun müssen, um unsere Liebe zu verdienen.«

Dies löste bei Larry heftiges Weinen aus, und er spürte, wie die Last der Symptome von ihm abzufallen begann. Mehr über Larry später.

Die Bestimmung negativer und positiver Kognitionen ist anders

Bei der Standard-EMDR-Behandlung mit dem expliziten Gedächtnis werden negative und positive Kognitionen ermittelt, bevor die Desensibilisierung beginnt. Das heißt: Wenn eine Störung vorliegt, sagt der Klient so gut wie immer etwas Negatives über sich selbst, das ist die negative Kognition. Umgekehrt ermittelt der Klient beim Standard-EMDR auf die Frage, was er über sich selbst lieber glauben würde, eine gewünschte positive Kognition bzw. positive Zielkognition, die parallel zur negativen Kognition verläuft, aber eben genau entgegengesetzt. Ein Beispiel: »Ich bin nicht gut genug« ist eine mögliche negative Kognition, »Ich bin gut genug« könnte die gewünschte positive Kognition sein. Mit Trauma und Vernachlässigung im impliziten Gedächtnis lassen sich negative und positive Kognitionen jedoch nicht im Voraus identifizieren, da es weder ein erinnertes Bild noch eine Geschichte gibt. Negative und positive Kognitionen zeigen sich dann also während der Bearbeitung. Entweder äußert der Klient sie explizit während der Arbeit, oder aber der Therapeut, der den Prozess des Klienten genau beobachtet, schlägt sie vor. Die auftauchenden positiven Kognitionen werden erfasst (aufgezeichnet) und vor dem Verlassen des entsprechenden Zeitraums mittels bilateraler Stimulation verankert. Bei Standard-EMDR wählt der Klient die positive Kognition, bei ET-EMDR könnte der Therapeut implizierte positive Kognitionen erkennen und anbieten – selbstverständlich mit dem Hinweis, sie einfach durchzuwinken, wenn es nicht passt. Bei Standard-EMDR versucht man, eine Generalisierung der positiven Kognitionen in die Zukunft hinein zu erreichen, während bei ET-EMDR eine kritische Menge an Zeitabschnitten bearbeitet werden muss, bevor ein künftiges Muster in Angriff genommen werden kann; alles andere wäre verfrüht.

Die Desensibilisierung ist anders

Im Standard-EMDR kommen, sofern dies nicht kontraindiziert ist, Augenbewegungen zum Einsatz, da sie wirkkräftiger sind als taktile und auditive bilaterale Wechselreize. Im Gegensatz dazu wird die Bearbeitung von frühen Traumata in der Regel mit taktiler bilateraler Stimulation und nicht mit Augenbewegungen durchgeführt, damit der Klient auf die Varianten an inneren Körperempfindungen und die Nuancen der Emotionen und Gedanken achten kann, die ohne Ablenkung durch das äußere Umfeld auftauchen können.

Bei der Standardbehandlung mit EMDR kann der Klient Emotionen, Bilder, Gedanken oder Körperempfindungen haben, über die er während der Desensibilisierung berichtet. Bei ET-EMDR ist die Arbeit vergleichsweise differenzierter. Der Therapeut kann, je nach den Bedürfnissen des Klienten, zu Beginn der Bearbeitung eines Zeitraums die für viele Menschen typischen entsprechenden Meilensteine der Entwicklung beschreiben. Manche Klienten nehmen während der Bearbeitung überhaupt nichts wahr – sei es aufgrund somatischer Dissoziation, Alexithymie oder Intellektualisierung etc. Der Therapeut weist darauf hin, dass es sich um eine nuancierte Arbeit handelt, und stellt seine eigenen Informationskanäle zur Verfügung, was der Klient möglicherweise als hilfreich empfindet und die ich weiter unten beschreiben werde. Sobald der Klient versteht, dass *jeder* Gedanke und *jede* Emotion – egal, wie subtil – Teil des »Anhörens der Geschichte des Babys« und von Wert ist, kann die Arbeit weitergehen.

Fällt dem Klienten nichts auf oder ein, kann der Therapeut Fragen stellen wie:

> »So, wie Sie Ihre Eltern später kennengelernt haben: Was, meinen Sie, würden sie dafür tun, dass Sie … bekommen (nennen Sie spezifische Meilenstein-Bedürfnisse, die jedes Kind haben würde)?«

Oder:

> »Haben Sie den Eindruck, dass Sie genug berührt wurden? Hatten Sie genug zu essen? Hatten Sie das Gefühl, in Sicherheit zu sein?« etc. etc.

Schon *eine* positive Erkenntnis kann zu einer positiven Verankerung wie beispielsweise »Ich wurde umsorgt« führen.

Verantwortung muss korrekt zugewiesen werden. Ein Kind ist nie für das Wohlergehen der Eltern verantwortlich, und Parentifizierung zählt zu den Verletzungen, die am häufigsten geheilt werden müssen.

Fallvignette: Der Intellektualisierer, revisited

> Während der Bearbeitung des ersten Schwangerschafts-Trimesters mit modifizierter EMDR wurde Larry klar, dass seine Mutter, als sie von der erneuten Schwangerschaft erfuhr, wahrscheinlich bestenfalls ambivalent war. Schließlich trug sie schon

die Verantwortung für die bereits vorhandenen Kinder weitgehend allein. Auch schien es Larry unwahrscheinlich, dass sein Vater, als sie ihm von der Schwangerschaft erzählte, begeistert war. Diese Erkenntnisse deckten sich mit dem lebenslangen Gefühl, dass beide kein Interesse an ihm hatten. Bei der Durcharbeitung des ersten Trimesters berichtete Larry, was man ihm erzählt hatte: dass der Vater seines Vaters bei einem Autounfall ums Leben kam und dass Larrys Vater zunehmend zur Flasche griff, bis er seinen Job verlor, was zu einem entscheidenden Zeitpunkt – Larry war damals knapp ein Jahr alt – den Stress in der Familie weiter verstärkte.

Als Teil des Prozesses führte ich psychoedukativ auf, was ein Kind im Alter zwischen neun und zwölf Monaten in Zusammenhang mit den typischen Meilensteinen der Entwicklung braucht. Natürlich braucht ein Kind mit aufkeimendem Selbstempfinden und Selbstwirksamkeit eine liebevolle, aufmerksame Bezugsperson, die auf seine körperlichen und emotionalen Bedürfnisse eingeht und seine Gefühlsäußerungen akzeptiert und es in seinem Lernen unterstützt. Larry erkannte, dass seine Mutter wahrscheinlich nicht sehr präsent für ihn gewesen sein konnte, da sie noch weitere Kleinkinder zu versorgen hatte – und dies ohne ausreichende finanzielle und emotionale Unterstützung durch ihren alkoholkranken Ehemann. Larry vermutete, dass sie wahrscheinlich mit sich selbst beschäftigt war, aber er fühlte nicht viel. Ich fragte mich, ob das Defizit an Gefühlen Teil der Geschichte des Babys war, und sagte:

> »Das Baby Larry, der erwachsene Larry und ich fragen uns, ob das Nur-wenig-Fühlen nicht Teil von dem ist, was Sie in diesem Alter gelernt haben.«

Larry sagte trocken:

> »Es fühlt sich so an, als ob sie es nicht mochte, wenn ich weinte, als ob sie damit nicht umgehen konnte. Ich glaube, sie wollte, dass ich mich um sie kümmere, indem ich nicht viel brauchte. Das macht mich wütend.«

Die Wut über die Ungerechtigkeit wurde in einer imaginären Korrektur der Eltern bearbeitet, die sich umeinander kümmerten und sich an andere Erwachsene wandten, um ihre Bedürfnisse erfüllt zu bekommen. Dort war das Baby Larry frei, eigene Emotionen zu entwickeln und zu fühlen und sich nicht um die Missbilligung der Mutter zu sorgen. Die neuen idealen Eltern wollten, dass ihr Baby in vollem Umfang auf seine Emotionen zugreifen konnte, wie auf eine Art Dashboard, das alle nötigen Informationen bereithält. Sie wollten, dass ihr Baby sich gesehen und wertgeschätzt fühlt. Diese Verankerung der idealen Eltern wurde fortgesetzt, wobei ich so lange fortfuhr, bis der Klient berichtete, er fühle sich liebenswert, und die Last, die ihn stets begleitet hatte, werde leichter.

Die Verankerung ist anders

Im Standard-EMDR erfolgt die Verankerung in Phase 5, die ihrerseits auf die Desensibilisierung, Phase 4, folgt. Bei ET-EMDR findet die Verankerung wiederholt während eines bestimmten Zeitraums statt, bevor man zum nächsten übergeht, da die positiven Kognitionen sogleich oder am Ende des Zeitabschnitts erfasst und verankert werden. In diesem Sinne treten die Phasen 4 und 5 bei der Behandlung früher Traumata fast gleichzeitig und iterativ auf.

In Larrys Fall fühlte er sich vor der Bearbeitung seiner Empfängnis nicht offen unerwünscht, die negative Kognition »Ich bin unerwünscht« tauchte jedoch im Zuge der Bearbeitung auf. Als eine reparative Verflechtung imaginärer Eltern eingesetzt wurde, fragte ich daher, ob die Worte »Ich bin erwünscht« für ihn passten, und das taten sie, ebenso wie die Aussage »Ich gehöre zu (nicht zu) diesen Menschen«. Daher wurden diese Sätze mit bilateraler Stimulation verankert – mit dem Ziel, das Ergebnis zu verstärken. Die Aussagen »Ich bin liebenswert« und »Ich bin wertvoll« passten jedoch nicht, was mich auf Material hinwies, das in späteren Zeiträumen auftauchen könnte.

In ähnlicher Weise wurden bei der Verankerung der erfassten positiven Kognitionen, die bei der Bearbeitung seiner Parentifizierung im Alter von neun bis zwölf Monaten auftauchten, die Sätze »Ich darf Gefühle haben« und »Es ist mein Leben und mein Körper« verankert, die die negativen Kognitionen »Es ist nicht in Ordnung zu fühlen« und »Ich muss dafür sorgen, dass es ihr gut geht« ersetzten.

Die Informationskanäle sind anders

Bei der Standard-EMDR-Behandlung führt die Bearbeitung nach dem EMDR-Protokoll in der Regel zu einer Auflösung der Störungen und dem Gefühl, dass eine erwünschte positive Kognition wahr ist. Die Informationskanäle, die beim EMDR bearbeitet werden, sind im Allgemeinen auf kognitive, affektive und somatische beschränkt. Bei ET-EMDR ist die Arbeit subtiler und nuancierter, weil sie früh und im impliziten Gedächtnis stattfindet und weil die Fähigkeit des Klienten, Emotionen und Körperempfindungen zu erkennen und zu vermelden, infolge von Trauma und Vernachlässigung beeinträchtigt sein kann. Daher werden zusätzliche Informationskanäle wichtig – so, wie man einen Geigerzähler benötigt, um andernfalls nicht wahrnehmbare Radioaktivität zu erkennen, oder ein Metalldetektor hilfreich ist, wenn es darum geht, verlorene Gegenstände an einem Strand zu finden.

Ich nutze folgende Informationsquellen, um Hinweise auf die Puzzleteilchen zu erhalten, die zusammengenommen die Geschichte des Patienten über seine ersten Jahre ergeben – sofern sie vom Klienten bestätigt werden: Erzählung des Klienten, Emotionen des Klienten, Körperempfindungen und Gedanken, Verhaltensbeobachtungen des Therapeuten, Spiegelneuronen, Wiederholungen (Reenactments) im Beziehungsumfeld und Energieverschiebungen im Raum.

9.5 Informationsquellen

Erzählung des Klienten

Der Klient könnte erfahren haben, dass er adoptiert wurde, dass er einen Zwilling hatte, der gestorben ist, oder dass er ein Unfall war. Der Klient könnte berichten, dass er sogar Fragmente aus den allerersten Jahren erinnert, selten beispielsweise auch eine Traumlandschaft mit dem Gesicht einer Hexe. Auch hier spielt es keine Rolle, ob das Berichtete faktisch richtig ist: Uns interessiert, was *gefühlsmäßig* wahr ist. Der Therapeut sollte genau dies vermitteln und nicht etwa dazu anregen, wahre Erinnerungen herzuholen, die verloren gegangen sind. Manche Klienten haben am Ende das Gefühl, nun zu wissen, was passiert ist. Doch das sollte aus ihrem eigenen Gefühl heraus kommen und nicht auf einer Äußerung des Therapeuten darüber beruhen, was ihnen passiert ist oder wer es getan hat.

Emotionen, Körperempfindungen und Kognitionen des Klienten

Während der Desensibilisierung kann der Klient möglicherweise subtile Nuancen von Emotionen erkennen und auf Nachfrage angeben, wo die entsprechende Emotion im Körper spürbar ist. Die Arbeit durchläuft die Emotionen, bis sie sich spontan verlagern oder – was wahrscheinlicher ist – bis der Therapeut fragt, was der Klient gebraucht hätte, wenn es nach ihm gegangen wäre. Manchmal hat der Klient eine Erkenntnis, beispielsweise: »Mir ist gerade klar geworden, dass in der Zeit, als ich drei bis neun Monate alt war, mein Vater offenbar irgendwo weit weg in irgendeinem U-Boot war, und meine Mutter, die bereits zwei Kinder hatte, mit der ganzen Verantwortung und Belastung allein in San Diego saß.« Durch Fragen wie

> »Ist das angenehm oder unangenehm?«

kann der Therapeut dann Emotionen bewusst machen.

Verhaltensbeobachtungen

Der Therapeut kann eine Gesichtsrötung, Tränen, Zappelbewegungen, einen geänderten Tonfall oder andere Veränderungen als Hinweis auf eine Emotion oder Erkenntnis deuten, die dem Klienten möglicherweise bewusst ist, möglicherweise aber auch nicht. Gegebenenfalls muss der Therapeut dann nachfragen, etwa:

> »Ist das eine Träne?«

oder

> »Was ist jetzt gerade passiert?«

Spiegelneuronen des Therapeuten

Viele Therapeuten sind in der Lage, in ihrem eigenen Körper wahrzunehmen, was im Körper des Klienten vor sich geht, weil sie jahrelange Übung mit Spiegelneuronen haben (Kilner a. Lemon 2013). Ich frage in solchen Fällen vorsichtig nach, ob es in Ordnung ist, wenn ich diese Informationen nutze, um Hypothesen zu bilden. Bisher haben die Patienten noch immer Ja gesagt. Ich bemerke in meinem eigenen Körper das Vorhandensein von Informationen typischerweise entlang der Hauptchakren.

Geht die Arbeit nicht voran, forsche ich nach, was sich etwa so anhören könnte:

»Ist da etwas in Ihrem Hals?«

oder

»Gibt es da so etwas wie Traurigkeit in der Brust? Ich glaube nicht, dass das meine ist.«

Natürlich muss der Therapeut scharfsinnig erkennen, was seine eigene Emotion ist und was nicht. Häufig bestätigt der Klient, dass die erwähnte Emotion tatsächlich da ist. Manchmal kommt als Antwort auch »Nein«, und kurz darauf bricht er in Tränen aus, weil die Emotion sehr wohl da war. Nichtsdestotrotz muss der Therapeut immer damit rechnen, sich zu irren, und der Klient muss immer »die absolut führende Autorität in Bezug auf seine Gefühle« sein.

Wiederholungen (Reenactments) im Beziehungsumfeld

Häufig zeigt sich die Geschichte des Klienten auf dem einzigen Weg, der zur Verfügung steht, nämlich durch Wiederholung unbewusster Familiendynamiken und Beziehungserwartungen in der therapeutischen Beziehung. Mit etwas Glück taucht dies in der Arbeit auf und liefert Informationen über die gerade in Bearbeitung befindliche Zeitspanne.

Fallvignette: Shirley

Shirley, eine 29-jährige Hispanoamerikanerin, kam wegen schwachen Selbstwertgefühls und lebenslanger leichter Depression in Therapie. Als sie während der EMDR-Arbeit in Bezug auf den Zielzeitraum so gut wie keine Gedanken, Emotionen oder Körperempfindungen nennen konnte, sagte sie zu mir:

»Sie müssen mich für dumm halten«,

woraufhin ich antwortete:

»Ich denke, Sie sind völlig in Ordnung, aber ich frage mich, ob das Gefühl, dumm zu sein, Teil der Erfahrung Ihres jüngeren Ich war.«

Shirley hielt inne, dann nickte sie, und die Arbeit wurde mit der Erkenntnis fortgesetzt, dass dieses Puzzleteilchen nun auf dem Tisch lag.

Dies veranschaulicht das Problem des dualen Aufmerksamkeitsbewusstseins bei der Arbeit im impliziten Gedächtnis, dass der Therapeut einen Gedanken oder ein Gefühl wahrnimmt und dies der Gegenwart zuordnet, ohne zu erkennen, dass es in Wahrheit Teil der Erinnerung ist, die gerade bearbeitet wird. Der Therapeut muss ständig auf das duale Aufmerksamkeitsbewusstsein achten und Hypothesentests durchführen, um herauszufinden, ob der Bericht des Klienten sich auf etwas bezieht, das zum gegenwärtigen Zeitpunkt im Praxisraum passiert, oder ob es Teil einer Erinnerung ist, die über einen einzelnen Kanal auftaucht.

Verschiebungen im Energiefeld

ET-EMDR-Arbeit im impliziten Gedächtnis ist derart nuanciert, dass bisweilen Energieverschiebungen im Raum wichtige Hinweise geben können. Am einfachsten ist dies bei struktureller Dissoziation zu erkennen, wo der Klient Emotionen verdrängt und Druck erlebt. Aufmerksame Therapeuten registrieren es aber auch in weniger extremen Fällen.

Ich bemerke vier typische Arten von Energieverschiebungen:

1) Freisetzung eingeschlossener Energie des Klienten während der Desensibilisierung – solche Freisetzungen sind gerichtet, wie eine Schallwelle, bestehen aber aus subtilen Energieabgaben und weisen Crescendos und Decrescendos auf. Nach der Freisetzung fühlt sich der Klient anders, leichter oder gelöster.
2) Blockierte Energien – dies ist die bereits erwähnte spiegelneuronale Information. Sie wird an dieser Stelle noch einmal erwähnt, weil sie hier ohne Verschiebung auftritt, wobei eine Verschiebung möglich ist, falls die Aufmerksamkeit des Klienten während der Bearbeitung darauf gelenkt wird.
3) Subtile Energie, die sich in Worten manifestiert – ich sehe Worte, die mir in altmodischer Schreibmaschinenschrift erscheinen und die, laut vorgelesen, vom Klienten fast immer als auf ihn im gegenwärtigen Moment zutreffend bestätigt werden (»Anerkennung«, »Wertschätzung« etc.) – selbst wenn ich als Therapeutin die Emotion nicht als gespürte Körperwahrnehmung fühlte, sondern nur das Wort sah.
4) In ähnlicher Weise kommt es vor, dass ich Bilder sehe, die für den Klienten, nicht aber für mich als Therapeutin von Bedeutung sind, wie im folgenden Beispiel. Ich erwarte, dass die Wissenschaft eines Tages in der Lage sein wird, derartige feinstoffliche Energien zu erklären.

Fallvignette: Denken Sie an Alamo[36]

Eine 52-jährige Frau kam wegen komplizierter Trauer zur Therapie, nachdem drei Jahre zuvor ihre beiden Eltern gestorben waren. Sie hatten sich sehr nahegestanden, vielleicht auch deshalb, weil die Klientin aufgrund der ständigen vielfältigen Erwartungen ihrer alternden Eltern nie geheiratet hatte. Nun konnte die Klientin einfach nicht aufhören, über den Verlust zu trauern. Eine EMDR-Therapie zum Tod der Eltern förderte nicht viel zutage, und die Arbeit schien in der dritten Sitzung ziemlich festgefahren, bis ich das Risiko einging, von den Bildern zu berichten, die mir erschienen. Ich fragte:

»Haben Sie eine Ahnung, warum ich immer wieder das Bild vom Fort Alamo sehe?«

Die Klientin antwortete, ihre Mutter hätte in Alamo, Kalifornien, gelebt.

»Warum wohl sehe ich immer wieder eine Kochmütze?«

»Meine Mutter war Sous-Chefin.«

Und dann sagte ich – wobei ich in mir ein Gefühl verspürte, das im Vergleich zu der gewissen Aggression, die die vorherigen Bilder begleitet hatte, eher passiv-neutral war:

»Okay, und warum sehe ich einen Wäschetrockner?«

Die Patientin lachte und sagte, ihr Vater sei Monteur für Haushalts-Großgeräte gewesen. Überzeugt, die Geister ihrer Eltern hätten sie während der ins Stocken geratenen EMDR-Sitzung besucht, um die Blockade zu lösen, konnte die Klientin daraufhin die Bearbeitung ihrer Trauer abschließen. Sie fühlte sich durch diese Begegnung gelöst – so, als würden sie sie entlassen, damit sie ihr Leben unabhängig von ihnen leben konnte, nun, da sie nicht mehr da waren. Ich war mir nicht sicher, ob es sich tatsächlich um einen Geisterbesuch handelte, ob ich irgendwie Informationen direkt aus dem Nervensystem der Klientin erahnte oder ob es eine andere harmlose Erklärung dafür gibt. Bemerkenswert war allerdings nicht nur die Information, die in den Bildern verschlüsselt war, sondern auch die Art und Weise, wie diese intuitiv aufpoppten, und dass sie Energien trugen, die der Klientin zufolge mit den Persönlichkeiten ihrer Eltern übereinstimmten – eher aggressiv im Falle der Mutter und eher passiv-neutraler Natur im Fall des Vaters –, was ich spürte und die Klientin deutlich wahrnahm. Für die Klientin waren die Bilder derart charakteristisch und gleichzeitig mir als Therapeutin zuvor absolut unbekannt, sodass sie sie als Bestätigung dafür ansah, dass die beiden anwesend gewesen waren. Dieses Fallbeispiel habe ich ausgewählt, weil es so markant ist, auch wenn es sich um ein Beispiel aus Standard-EMDR und nicht aus ET-EMDR handelt. Bei ET-EMDR mache ich ähnliche, wenngleich dezentere intuitive Erfahrungen, die bei sorgfältigem Einsatz die Arbeit bereichern.

---

36 Gemeint ist hier das Fort Alamo in Texas, bekannt geworden durch die Schlacht von Alamo (Anm. d. Ü.).

9.6 Die Rolle der somatischen Therapie

Da die Arbeit am frühen Trauma (ET) im Normalfall ausgesprochen differenziert ist und viele der Menschen, die diese Therapieform benötigen, um frühe Verletzungen in der Bindungsphase zu reparieren, entweder unter somatischer oder struktureller Dissoziation leiden, brauchen die Klienten zur Vorbereitung auf eine solche Arbeit am frühen Trauma somatisches Wahrnehmungsvermögen, und der Therapeut muss wissen, wie er dies anleiten kann. Ich verwende drei Methoden, um das somatische Wahrnehmungsvermögen zu steigern:

1) Ein kurzer Einführungskurs vor dem Einsatz von ET-EMDR- oder jeglicher EMDR-Arbeit, in dem der Klient – unter anderem – lernt, sich zu erden, von Augenblick zum nächsten zu folgen, langsamer zu werden, um den Raum für die Unterscheidung zu halten, und einen Bodyscan durchzuführen. Bei manchen Klienten ist diese Zeit der somatischen Arbeit sehr kurz, bei anderen kann sie sich über mehrere Sitzungen erstrecken. Ich nutze diese Methode fast gar nicht mehr und bevorzuge die nachfolgend genannten Methoden 2 und 3.
2) Während der ET-EMDR-Arbeit selbst fragt der Therapeut immer wieder:

> »Was nehmen Sie in Ihrem Körper wahr, wenn Sie sagen, dass ...«

oder

> »Was passiert gerade? Nehmen wir uns einen Moment Zeit; spüren Sie in die gespürte Körperwahrnehmung hinein; ganz langsam, einfach nur wahrnehmen«

und:

> »Wie wäre es, wenn Sie einfach nur wahrnehmen würden, was jetzt gerade im Körper los ist, von einem Augenblick zum nächsten?«

Ich tue dies oft, wann immer es mir sinnvoll dünkt. Die somatische Arbeit läuft parallel zu der EMDR-Arbeit.

3) Da ich nur im Intensivformat arbeite und die Klienten dazu für drei Tage einfliegen, muss ich sehr wohlüberlegt vorgehen. Kann ein Klient seine Emotionen und Körperempfindungen nicht wahrnehmen, schränkt dies die Arbeit sehr ein. Deshalb prüfe ich im Rahmen des Erstgesprächs gewöhnlich, ob die Person möglicherweise Schwierigkeiten haben wird, Zugang zu positiven und negativen Affekten und körperlichen Wahrnehmungen zu finden und/oder diese zuzulassen. Ist dem so, fordere ich den Klienten auf, sich von einem Arzt Low Dose Naltrexon[37] (nicht mehr als 4,5 mg pro Tag) verschreiben zu

---

37 Low Dose Naltrexon (LDN), ein langwirksamer Opioidantagonist (Anm. d. Ü.).

lassen. Low Dose Naltrexon hat den Vorteil, dass es somatisch dissoziativen/alexithymen oder intellektualisierenden Personen hilft, Emotionen und Körperempfindungen leichter wahrzunehmen, ohne dass es zu Nebenwirkungen kommt (Lanius a. Corrigan 2014). Auch bei Klienten im Autismus-Spektrum kann die gleiche Dosis Naltrexon zu einer besseren Wahrnehmung beitragen (Brown a. Panksepp 2009). Ich empfehle häufig die Einnahme von Low Dose Naltrexon bei Personen, die aufgrund von somatischer Dissoziation oder Autismus Probleme mit der Wahrnehmung von Körperempfindungen haben. Auf diese Weise lassen sich Therapiezeit und -kosten besser nutzen, und es wird für alle Beteiligten einfacher.

So oder so ist es unerlässlich, dass der Klient in der Lage ist, die mit der Arbeit verbundenen Körperempfindungen zu scannen, wahrzunehmen, zu unterscheiden und zu berichten – bei Bedarf unter Anleitung des Therapeuten.

Fallvignette: Die Ärztin ohne Körper

Eine Ärztin meldete sich selbst für eine Behandlung eines frühen Traumas mittels ET-EMDR an, und wir hatten drei anstrengende Tage, da sie hinsichtlich der Affekte oder Körperempfindungen aus ihrem frühen Leben so gut wie nichts benennen konnte. Sie recherchierte und las in einem Artikel, den meine Mitautoren geschrieben hatten, über Low Dose Naltrexon. Dann vereinbarte sie einen zweiten Intensivtermin, währenddessen Sie Low Dose Naltrexon einnahm. Bei dieser zweiten Zusammenarbeit hatte sie einen neu gefundenen Zugang zu ihren Emotionen und Körperempfindungen, sodass wir in der Lage waren, die Geschichte ihres frühen Traumas und der Vernachlässigung zusammenzufügen. Als wir die typischen Entwicklungsmeilensteine für bestimmte Zeitabschnitte in ihrem frühen Leben durcharbeiteten, war sie fähig, Trauer, Scham, Wut und Angst zu erkennen und diese in ihrem Körper zu lokalisieren. Die Klientin war am Ende sehr zufrieden mit der Arbeit und der Heilung ihrer frühen Verletzungen. Diese Erfahrung machte aus mir, die ich Low Dose Naltrexon anfänglich skeptisch gegenübergestanden hatte, eine eindeutige Fürsprecherin.

9.7 Die Rolle der Ego-State-Therapie

Die Krux der meisten sehr frühen Traumata und Vernachlässigungen besteht darin, dass die Bedürfnisse des Kindes nicht erfüllt wurden und das Menschsein des Kindes nicht gesehen und gewürdigt wurde. In vielen Fällen ist dies auf eine Pathologie in der Familie zurückzuführen – etwa Narzissmus der Eltern, Psychosen, Drogenmissbrauch etc. Ist ein Kind einer düsteren und verletzenden Umwelt ausgesetzt, hat es keine andere Wahl, als seine Bedürfnisse und Gefühle zu verwerfen und »mit dem Strom zu schwimmen«, d. h., sich der elterlichen Sichtweise anzuschließen. Auf diese Weise übernimmt oder introjiziert das Kind den Blickwinkel der Eltern:

dass es ein Flegel ist, eine Last, eine Enttäuschung, eine Quelle narzisstischer Versorgung etc. Das missbrauchte oder vernachlässigte Kind erhöht den Standpunkt des Elternteils entsprechend dessen Narzissmus und stellt den Elternteil oft auf einen Sockel, weil die Alternative darin bestünde zu erkennen, dass *niemand* Ehrenwertes in Sicht ist und das Kind absolut allein und ohne echte Beziehung dasteht. Da Bindung das A und O ist, wäre dies unerträglich. Deshalb muss das Kind den Preis zahlen, wie hoch dieser auch sein mag.

Alle Kinder verinnerlichen oder introjizieren ihre Eltern, doch ein traumatisiertes und vernachlässigtes Kind entwickelt seine Persönlichkeit und sein Objektbeziehungslernen (oder seine Beziehungsmuster) um diese Introjekte herum. Die Loyalität gegenüber dem Aggressor ist der Eckpfeiler dieser Introjektion bei betroffenen Personen und der einschränkende Schritt in der Psychotherapie. Aus diesem Grund muss der Therapeut mit Ego-States arbeiten, um die Loyalität zum Aggressor anzusprechen. Nur so kann der Standpunkt des unsichtbaren verletzten Kindes schließlich gehört, bearbeitet und geheilt werden.

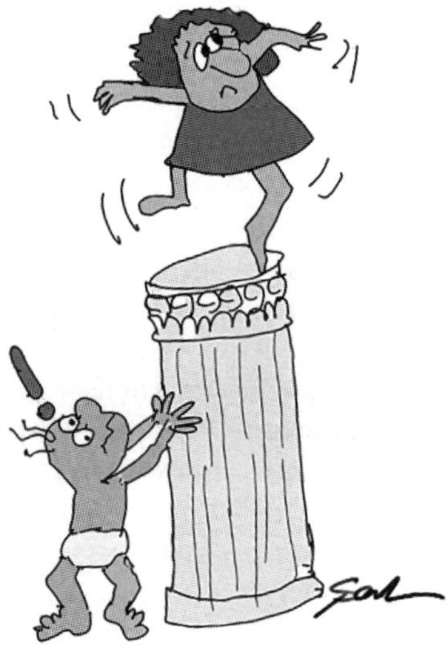

Abb. 9.2: Da Bindung das A und O ist, liegt es im besten Interesse des Kindes, die Betreuungsperson auf ein Podest zu heben und dort zu halten, selbst auf Kosten des eigenen Selbstwertgefühls und der Scham, weil es ansonsten gar keine liebevolle Bezugsperson hat. Dies ist das Merkmal von Loyalität gegenüber dem Aggressor sowie der Introjektion des Täters in Fällen von frühem Trauma und Vernachlässigung.

Treten bei der Arbeit Kopfschmerzen auf, ist dies oft ein somatischer Indikator für einen inneren Konflikt, und der häufigste ist Loyalität gegenüber der Sichtweise des Versorgers/Elternteils. In der Ego-State-Therapie spricht man direkt mit dem Introjekt des Elternteils. Hinsichtlich Bindungsbedürfnissen in den ersten Lebensjahren ist dies in der Regel die Mutter. Es kann jedoch auch der Vater oder eine andere

Person sein, insbesondere dann, wenn es um offenen körperlichen oder sexuellen Missbrauch geht. Ich habe ausführlich beschrieben, wie man mit Ego-States, einschließlich Täter-Introjekten, arbeitet, um die Loyalität weg vom Aggressor hin zum Selbst zu verlagern (Paulsen 2008, 2009) (s. Abb. 9.2).

Bei der Behandlung früher Traumata steht das duale Aufmerksamkeitsbewusstsein für die gleichzeitige Wahrnehmung des kindlichen und des erwachsenen States. Der Therapeut und der erwachsene State arbeiten gemeinsam an der »Rettung« der nicht erzählten und nicht gehörten Geschichte des unsichtbaren Kindes (auch emotionale Persönlichkeitsanteile genannt) sowie der Opfer, die derjenige Anteil bringen musste, der schlichtweg keine andere Wahl hatte, als »auf der gestrichelten Linie zu unterschreiben« – egal, wie ungerecht die Bedingungen waren (auch anscheinend normaler Persönlichkeitsanteil genannt). In dem Maße, in dem die Verletzungen des Kindes in voller Gänze gehört und in der Imagination geheilt werden, gehen die Symptome zurück bzw. lösen sich auf.

Fallvignette: Das Baby, das wie Luft behandelt wurde

Während der Aufarbeitung des frühen Traumas einer 37-jährigen verheirateten Mutter von Zwillingen versuchte das erwachsene Ich der Klientin immer wieder, reine Gesprächstherapie zu machen und über gegenwärtige oder später geschehene Dinge zu sprechen anstatt über den Zeitraum, an dem wir vorgeblich arbeiten wollten. Nachdem ich die Klientin immer wieder sanft ermahnt hatte, sich der Reihe nach auf die ersten Lebensjahre zu konzentrieren, wurde ich deutlicher. Ich sagte:

> »Wenn ein Baby hier hereingekrabbelt käme, das offensichtlich Hilfe braucht, würden Sie dann einfach weiterreden? Würden Sie das Leid des Babys ignorieren?«

Die Klientin antwortete:

> »Natürlich nicht!«
>
> »Warum nicht?«
>
> »Weil es hilflos ist und es nicht allein schaffen kann.«
>
> »Genau. Wie lange wollen Sie also Ihr Baby noch wie Luft behandeln, indem Sie sämtliche Emotionen und Körperempfindungen ignorieren, die sich während der Arbeit ganz subtil zeigen? Denn genau das ist es, worauf wir bei diesem Prozess achten müssen.«

Diese Intervention – in Kombination mit meinen erkenntnisorientierten Cartoons, die diese ET-Konzepte illustrieren – bewirkte, dass die Klientin begann, ihren Kind-Ego-State zu integrieren, indem sie den Emotionen und Körperempfindungen, die die Geschichte des Babys offenbarten, ernsthaft Aufmerksamkeit schenkte.

9.8 Kombination aus somatischer und Ego-State-Arbeit

Ich als Therapeutin spreche den Körper des Klienten häufig direkt an – so, als wäre er ein Ego-State. Das hört sich dann an wie:

»Wir hören dir zu, Herz, da ist eine Schwere«

– basierend auf der Beobachtung von Schwere über die spiegelneuronalen Informationen der Therapeutin.

»Wir hören dich, Körper, da ist eine Verengung in der Brust«

oder:

»Direkt an das gewandt, was hinter den Kopfschmerzen steckt: Wir hören dir zu, was willst du uns sagen?«

Dies ist ein wirkungsvolles Mittel, um verleugnete oder dissoziierte Körperzustände oder -empfindungen in die Arbeit einzubeziehen (indem man ihnen zusätzliche Energie verleiht) (Paulsen a. Doige 2023; Paulsen a. Watkins 2005).

Fallvignette: Die erwachsene Penelope und das Kind Penny

Penelope, eine 42-jährige Frau, kam in Therapie, um ihre Ängste zu lindern, die sie ihr Leben lang begleitet hatten und die sie darauf zurückführte, dass sie als Kind immer wieder angebrüllt worden war. Die Angst zu verdrängen und zu unterdrücken war ihr zur Gewohnheit geworden. Außerdem tendierte sie dazu, ungeduldig mit sich zu sein und sich dafür zu kritisieren, dass sie schwach und voller Fehler war. Penelope hatte zahlreiche Gesprächstherapien hinter sich, neigte zum Intellektualisieren und zum Zerreden und brauchte während der EMDR-Arbeit eine durchgehende, lückenlose Anleitung zur achtsamen Wahrnehmung von Emotionen und Körperempfindungen. Wenn Penelope redefreudig wurde, anstatt sich Gefühlen und Körperempfindungen zuzuwenden, drängte ich sie, sich bewusst zu machen, dass ihre Körperempfindungen die Geschichte ihres frühen Traumas, die Geschichte der *kleinen Penny*, erzählen würden – wenn sie nur zuhören würde. Mit sanfter Unterstützung war der erwachsene Ego-State von Penelope schließlich in der Lage, der Geschichte der *kleinen Penny* mitfühlend zuzuhören. Erzählt wurde diese primär von Emotionen und Körperempfindungen, denen ich und die Klientin in jedem einzelnen Augenblick folgten. Teils wurde die Geschichte auch durch Wiederholungen (Reenactments) im Beziehungsumfeld aufgedeckt (beispielsweise die Sorge, dass ich ungeduldig sei, was ich nicht war; doch die Mutter der *kleinen Penny* wurde immer wieder ungeduldig und kritisch, was die *kleine Penny* introjiziert hatte). Ich intervenierte früh mit dem Mutter-Introjekt, würdigte dessen Rolle und wies diesen Anteil auf die gegenwärtigen Umstände hin (namentlich, dass die Mutter seit zwölf Jahren tot und die *kleine Penny* inzwischen eine erwachsene Frau war). Einmal orientiert, war das Mutter-Introjekt bereit, die Arbeit zuzulassen, und suchte zudem Entlastung von ihrer beschwerlichen Aufgabe, stets wachsam und beschützend zu sein. Dank dieser Erlaubnis war die erwachsene Penelope frei, sich auf die Erinnerungen der *kleinen Penny* einzustimmen, die sich bei den unvorhersehbaren Wutausbrüchen ihrer Mutter verängstigt, verletzt und verraten fühlte. Die erwachsene Penelope erkannte, dass sie sich als Kind bei zahlreichen Gelegenheiten gefangen gefühlt und keinen Ausweg gesehen hatte. Nachdem sie mit EMDR nun eine Lösung entwickelt hatte, fühlte Penelope sich mehr »ganz« und mitfühlender mit sich selbst und berichtete von einer spürbaren Verringerung ihrer ständigen Ängste.

9.9 Duales Aufmerksamkeitsbewusstsein und Ego-State-Arbeit

Bei der Standard-EMDR-Behandlung ist die Fähigkeit des Klienten, das duale Aufmerksamkeitsbewusstsein aufrechtzuerhalten, von zentraler Bedeutung. Das duale Aufmerksamkeitsbewusstsein lässt sich als »mit einem Bein im Praxisraum und einem Bein in der Erinnerung« beschreiben. Bei ET-EMDR ist eine Ego-State-Intervention notwendig oder hilfreich, um das duale Aufmerksamkeitsbewusstsein während der Arbeit aufrechtzuerhalten.

Ein Problem besteht immer darin, dass der Klient sich im gegenwärtigen Moment sicher fühlen muss, um sämtliche schmerzhaften Emotionen und Erkenntnisse anzusprechen, die aus der Erinnerung an die Vergangenheit auftauchen, während diese bearbeitet wird. Bei der Standard-EMDR-Behandlung, etwa eines Verkehrsunfalls mit brennendem Fahrzeug, *weiß* der Klient, der bei der Bearbeitung des Moments, in dem es zum Zusammenstoß kam, Panik (oder eine andere starke Emotion) fühlt, dass es sich um eine Erinnerung handelt – auch wenn er die Panik *spürt* –, weil er vor seinem geistigen Auge ein Bild von dem Unfall hat. Bei ET-EMDR gibt es jedoch kein erinnertes Bild und möglicherweise auch kein Wissen darüber, was bearbeitet wird. Es gibt vielleicht nur die gespürte Körperwahrnehmung von, sagen wir, Schrecken. In aller Regel ist diese eher subtil und/oder unterschwellig. Ist sie jedoch intensiv, kann der Klient leicht die Orientierung im gegenwärtigen Moment verlieren, weil er automatisch schlussfolgert, dass die Panik mit dem gegenwärtigen Moment zu tun haben muss. Nur wenn der Klient im Vorfeld gut über das duale Aufmerksamkeitsbewusstsein aufgeklärt wurde, also weiß, dass ein Gefühl sehr real erscheinen und so wirken kann, als würde es jetzt passieren, gleichwohl aber Teil einer Erinnerung ist, wird er in der Lage sein, die Bearbeitung fortzusetzen, während er die Panik durchläuft.

Ist der Klient gut vorbereitet und bereit, die Geschichte des Kindes zu hören, einschließlich all der schmerzhaften Gefühle, über die wir Bescheid wissen müssen, dann können wir, wenn der erwachsene Ego-State das schmerzhafte Gefühl zu vermeiden scheint, den erwachsenen Ego-State zunächst sanft, dann immer eindringlicher fragen:

»Wie lange wollen Sie dieses Kind ignorieren?«

oder vielleicht etwas Dezenteres. Man kann dem implizit anwesenden kindlichen State auch sagen:

»Wir hören dir zu, Kleines, zumindest ich höre dir zu, und ich tue mein Bestes, dass auch der erwachsene Ego-State dir zuhört. Er ist es gewohnt, dich wegzudrücken, aber er fängt an zu verstehen, dass die Symptome wegen deines Schmerzes da sind, den er verstehen und offen eingestehen muss. Insofern tut es mir leid, wenn du noch ein bisschen länger warten musst, Kleines.«

Dann wende ich mich wieder dem erwachsenen State zu und sage:

»Was meinen Sie, Erwachsener: Würde es sich lohnen, zeitweises Unbehagen zu tolerieren, wenn das heißt, dass Sie durch das Anhören und Zulassen der Erfahrung, darunter auch der schmerzvollen Gefühle des kleinen Ichs, anschließend von Ihren Symptomen frei sind? So, wie der Gang zum Zahnarzt letztlich zu Schmerzfreiheit führt.«

Das obige Fallbeispiel veranschaulicht, dass Ego-State-Arbeit in der ET-EMDR-Therapie in Form von Erwachsenen- und Kind-States sowie in gleichzeitigem Gegenwarts- und Vergangenheitsbewusstsein allgegenwärtig ist. Kurz gesagt: Die Symptome sind ein Speicher für die unerzählte, ungehörte Geschichte des Kindes. Der Therapeut hört zunächst zu und ermuntert je nach Erfordernis den erwachsenen Ego-State, sich auf die Geschichte des Kindes, die in den Emotionen und Körperempfindungen zutage tritt, einzustimmen, sich wirklich mitfühlend darauf einzulassen. Bei Bedarf werden die Verletzungen in der Imagination repariert, indem man sich vorstellt, dass liebevolle ideale Eltern einem das geben, was man damals wirklich gebraucht hat. Die Vorstellung, das zu bekommen, was man als Kind brauchte, ist eine Ressourcenarbeit, die sowohl frühe Verletzungen repariert als auch die Bindungsfähigkeit verbessert.

9.10 Puzzleteilchen zusammensetzen

Im Standard-EMDR verarbeitet der Klient üblicherweise die Erinnerung an das Ereignis sowie die damit verbundenen Erinnerungen, die während des Prozesses spontan damit assoziiert werden. Der Klient könnte auch zusätzliche sensorische, affektive, kognitive oder verhaltensbezogene Elemente erkennen, die ihm zuvor nicht bewusst waren. Der Therapeut muss die einzelnen Teile nicht zusammensetzen, sofern der Prozess nicht ins Stocken gerät. Ist dies der Fall, schiebt der Therapeut eine kognitive Vernetzung ein, meist in Form eines sokratischen Dialogs oder psychoedukativ, die aber selten deduktiv ist. Im Gegensatz dazu ist der Klient bei ET-EMDR eher passiv beteiligt, entsprechend der Passivität eines Kindes im Alter von unter 15 Monaten, das auf die Hilfe anderer angewiesen ist, um die Meilensteine der Entwicklung zu erreichen. Die Arbeit versetzt den Klienten häufig automatisch in einen passiveren und jüngeren Ego-State. Der Therapeut bewegt sich dabei auf einem schmalen Grat: Er darf nicht über die vorliegenden Hinweise hinausgehen, aber auch subtile Anzeichen nicht übersehen. Eine Haltung der Neugier, nicht der Beurteilung oder gar Urteilsfällung erleichtert diese Gratwanderung – ohne zu führen. Ich lehne es prinzipiell ab, zu dem Geschehenen Stellung zu beziehen, bis der Klient dies tut. Zudem vertrete ich eine Grundhaltung der Neutralität gegenüber der Arbeit. Wir können schließlich nie *wirklich wissen*, was passiert ist. Doch wir können herausfinden, was für den Klienten emotional wahr ist.

Der Therapeut sollte in Zusammenarbeit mit dem Klienten eine Haltung des Hypothesenprüfens und der Neugier einnehmen – gerade so, als würden die beiden ein Puzzle zusammensetzen. Das Erkennen der subtilen und leicht zu übersehenden *dust bunnies* der frühen Erfahrungen des Klienten ist nicht zuletzt deshalb im Intensivformat einfacher, weil sie meist so lange fortbestehen, bis sie bemerkt werden. Werden sie in einer kurzen Sitzung übersehen, haben sie sich bis zur nächsten Sitzung allerdings häufig verflüchtigt, ohne dass Therapeut oder Klient sie bewusst wahrnehmen konnten.

9.11 Intensivformat

Ich arbeite ausschließlich im Intensivformat, in der Regel drei volle Tage, mit Pausen alle zwei Stunden oder 90 Minuten. Dies ermöglicht es sowohl mir als Therapeutin als auch dem Klienten, tief in die subtilen Nuancen der Arbeit einzutauchen und auf die unausgesprochenen Fäden zu achten, die durch die verschiedenen oben beschriebenen Informationskanäle offenkundig werden. Wie bereits erwähnt, kann ein Therapeut in einer Sitzung herkömmlicher Länge leicht eine in der Luft hängende Nuance versäumen, die dann bis zur nächsten Sitzung verschwunden ist, während im Intensivformat viele Fäden Beachtung finden können, die unerlässlich sind, um die Kindheitsgeschichte des Klienten zu hören und zu reparieren. Natürlich birgt Intensivarbeit auch Risiken. Einige davon sind: Hochgradig strukturell dissoziierte Klienten könnten in diesem Format dekompensieren, da es sie an das Ertragen lang anhaltender Traumata erinnern kann – insbesondere dann, wenn der Klient dem Therapeuten noch nicht gut bekannt ist. Ich verwende das Multidimensionale Inventar der Dissoziation (MID) sowie ein Screening-Interview, um festzustellen, ob bei dem Klienten möglicherweise eine nichtdiagnostizierte hochgradige strukturelle Dissoziation vorliegt. Ich behandele hochgradig strukturell dissoziierte Klienten nicht im Intensivformat, es sei denn, die Arbeit ist weit fortgeschritten und/oder das Selbstsystem ist ungewöhnlich kooperativ.

Wie bereits erwähnt, kann die Arbeit mühsam und ineffizient sein, wenn der Klient somatisch dissoziiert ist und kein Low Dose Naltrexon einnimmt – eine Verschwendung von Therapiekosten und -zeit. Auch wenn der Therapeut nicht über ein umfassendes Rüstzeug an therapeutischen Skills verfügt – d. h. nicht nur hinsichtlich EMDR, sondern auch im Bereich somatische Arbeit, Ego-State-Arbeit und dem Ansatz der temporalen Integration sowie sämtlicher indizierter neuroaffektiver Regulationsstrategien –, könnte die Arbeit erfolglos sein, was ebenfalls Zeit und Geld des Klienten verschwendet.

9.12 Häufig auftauchende Themen

Wenn Therapeut und Klient die Puzzleteilchen zusammensetzen, tauchen als Themen häufig auf: dass das Kind unerwünscht war oder als Quelle narzisstischer Versorgung diente; dass das Kind seine Bedürfnisse nicht äußern konnte, ohne die Eltern zu verärgern, die das Kind beschämten, weil es Bedürfnisse hatte oder eine Last war; dass das Menschsein des Kindes für die Eltern keine Rolle spielte, etc. etc. Der Therapeut kann den Klienten kurz vor einer Pause oder am Ende einer Sitzung fragen:

»Wie würden Sie, basierend auf den Puzzleteilchen (Paulsen a. Golston 2005), die wir bis jetzt zusammengesetzt haben, Ihre Geschichte jetzt zusammenfassen?«

Ist, was bisweilen vorkommt, der Klient nicht in der Lage, von sich aus eine Art Resümee zu ziehen, könnte der Therapeut sagen:

»Was sollen wir mit (ein übersehenes Puzzleteilchen) machen? Wie passt das hinein?«

Dann, aber erst dann, könnte der Therapeut versuchen, die Geschichte zusammenzufassen, weil er in derartigen Zusammenfassungen vielleicht geübter ist und sich besser ausdrücken kann. Anschließend sagt er:

»Habe ich das richtig oder falsch verstanden?«

De facto ist

»Habe ich das falsch oder richtig verstanden, ich lasse mich gern korrigieren«

der Satz, der in meiner Praxis am häufigsten geäußert wird. Denn er validiert die Erfahrung des Klienten und lässt gleichzeitig Raum für den Therapeuten, Hypothesen zu testen. Auf gar keinen Fall sollte sich der Therapeut als Autorität für das Leben und die Erfahrungen des Klienten aufspielen, denn das könnte die frühe Familiendynamik wiederaufleben lassen. Ich sage gerne:

»Wenn es zwischen dem, was Sie glauben, dass Sie fühlen, und dem, was ich glaube, dass Sie fühlen, eine Diskrepanz gibt, dann haben Sie recht. Was Ihre Gefühle angeht, sind Sie die weltweit führende Kapazität.«

Gleichzeitig kommt es nicht selten vor, dass der Therapeut dank Spiegelneuronen und Intuition erkennt, was der Klient fühlt, bevor der Klient selbst es tut. Dies ist ein heikles Thema – nicht nur, weil es die Gefahr von Beeinflussung birgt, sondern auch wegen des Risikos, dass sich frühere Familiendynamiken wiederholen: wo ein Elternteil dem Kind sagte, was es fühlte, was möglicherweise nicht mit dem übereinstimmte, was das Kind tatsächlich fühlte. Geschah dies in böser Absicht, können wir es »Gaslighting« nennen. Doch selbst gut gemeint ist es immer noch verletzend, da die menschlichen Bedürfnisse und Gefühle des Kindes für den Elternteil unsichtbar waren oder keinerlei Bedeutung hatten.

Ein weiteres häufig auftauchendes Thema ist Parentifzierung. Das heißt, vom Klienten wurde erwartet, sich als Kind um die Eltern zu kümmern. Dies wird mitunter daran deutlich, dass der Klient versucht, sich um den Therapeuten zu kümmern. Derartige Inszenierungen der Familiendynamik sind Gold wert, um zu verstehen, was passiert ist. Der Therapeut muss sich über seine eigene Geschichte im Klaren sein, um die Gefahr möglichst gering zu halten, dass er unbewusst zu Inszenierungen der Übertragungs- oder Gegenübertragungserfahrung beiträgt. Das Ganze umfasst weit mehr als das hier Erwähnte und wird an anderer Stelle ausführlich beschrieben (Paulsen 2017; 2018).

9.13 Diskussion

Während EMDR ein wirksames Mittel zur schnellen Behandlung einfacher PTBS ist, sind bei komplexer PTBS, struktureller und somatischer Dissoziation sowie bei einer Bindungsverletzung aufwendigere und integrierte Verfahren erforderlich, um die Symptome in ihrer Gesamtheit zu behandeln. Ego-State-Arbeit, somatische Arbeit, EMDR und temporale Integration nach Entwicklungszeiträumen sind ausgesprochen wirksam, um sehr frühe Traumata und Vernachlässigung anzugehen und zu reparieren. Als Erstes muss festgestellt werden, ob eine strukturelle oder somatische Dissoziation vorliegt. Ist dies der Fall, ist Ego-State-Arbeit notwendig, um innere Konflikte zu reduzieren und Zugang zur Störung zu ermöglichen. Bei somatischer Dissoziation sind somatische Therapieverfahren und/oder Low Dose Naltrexon erforderlich, um die kleinen Feinheiten der Geschichte der kindlichen Ego-States von der der erwachsenen Ego-States unterscheiden zu können. Liegt das Trauma in der Bindungsphase, ermöglichen ET-Modifikationen von Standard-EMDR mit Ego-State-Therapie und somatischen Anpassungen die Verarbeitung des Traumas und die Reparatur vereitelter Meilensteine der Entwicklung. Hat der Therapeut all diese Skills an der Hand und arbeitet nach individuell zugeschnittenen Behandlungsplänen, ist sehr viel mehr Heilung möglich, als viele Therapeuten erwarten.

Fallvignette: Ein Trauma verliert an Macht

Eine Psychiaterin kam wegen einer lebensbegleitenden generalisierten Angststörung, leichten Depressionen und einer tiefen Abneigung gegen ihre narzisstische Mutter zur Behandlung. Jahrzehntelange Gesprächstherapie hatte ihre Symptome nicht beseitigen können. Nach einer dreitägigen Intensivbehandlung, die EMDR, Ego-State-Arbeit, somatische Arbeit und temporale Integration einschloss, verfasste sie den folgenden Bericht, den ich mit ihrer Zustimmung hier zitiere:

»Ich bin so beeindruckt von dieser Arbeitsweise und glücklich, dass ich die Chance hatte, das zu erleben. Mein Update ist, dass ich jetzt weder depressiv noch beklommen bin. Ich habe nicht mehr das Gefühl, dass mir die Angst im Nacken sitzt. Ich fühle mich hell, fröhlich und hoffnungsvoll. […] Ich bemerke eine große Veränderung im Vergleich zu dem, wie ich mich in der Woche fühlte, bevor ich zu Ihnen kam. Ich bin, wenn man so sagen will, weniger erschöpft und nehme die Bedürfnisse meines Körpers besser wahr. Außerdem spüre ich die Abwesenheit einer gewissen Art von Schwere oder Verzweiflung, die mich über lange Zeit ständig begleitet hat. Ich weiß nicht genau, was das ist oder war, aber ich spüre es nicht mehr. Ich fühle mich zentrierter, gestützt und ganz. Viel mehr scheint möglich zu sein. Ich habe weniger das Bedürfnis, anderen zu gefallen als mir selbst. Die Imagination der neuen Eltern ist etwas, über das ich immer wieder nachdenke und das in Gedanken übe. Ich habe mit meinem Mann ausführlich über unsere Sitzungen gesprochen, und er freut sich, wieder ein Strahlen in meinen Augen zu sehen.«

9.14 Literatur

Brown N. a. J. Panksepp (2009): Low-dose naltrexone for disease prevention and quality of life. *Med Hypotheses* 72 (3): 333–337. DOI: 10.1016/j.mehy.2008.06.048.

De Jongh, A., B. L. Amann, A. Hofmann, D. Farell a. C. W. Lee (2019): The status of EMDR therapy in the treatment of posttraumatic stress disorder 30 years after its introduction. *Journal of EMDR Practice and Research* 13 (4): 261–269. DOI: 10.1891/1933-3196.13.4.261.

Chu, J., P. Dell, O. van der Hart, E. Cardeña, E. Somer, R. J. Loewenstein, B. L. Brand, C. A. Courtois et al. (2011): Guidelines for treating dissociative identity disorder in adults, third revision. *Journal of Trauma & Dissociation* 12 (2): 115–187.

Kilner, J. M. a. R. N. Lemon (2013): What we know currently about mirror neurons. *Curr Biol* 2 (23): R1057-62. DOI: 10.1016/j.cub.2013.10.051.

Lanius, U. F. a. F. M. Corrigan (2014): Opioid antagonists and dissociation. Adjunctive pharmacological interventions. In: U. F. Lanius, S. L. Paulsen a. F. M. Corrigan (eds.): Neurobiology and treatment of traumatic dissociation. Toward an embodied self. New York/NY (Springer), pp. 471–498.

Lanius, U. F. a. S. L. Paulsen (2014): Toward an embodied self. EMDR and somatic interventions. In: U. F. Lanius, S. L. Paulsen a. F. M. Corrigan (eds.): Neurobiology and treatment of traumatic dissociation. Toward an embodied self. New York/NY (Springer), pp. 447–470.

Levine, P. (2015): Trauma and memory. Brain and body in a search for the living past: A practical guide for understanding and working with traumatic memory. Berkeley/CA (North Atlantic).
Panksepp, J. a. L. Bivens (2011): Archaeology of mind. Neuroevolutionary origins of human emotions. New York/NY (W. W. Norton).
Paulsen, S. L. (2008): Treating dissociative identity disorder with EMDR, ego state therapy and adjunct approaches. In: C. Forgash a. M. Copeley (eds.): Healing the heart of trauma and dissociation with EMDR and ego state therapy. New York/NY (Springer), pp. 141–180.
Paulsen, S. L. (2009): Looking through the eyes of trauma and dissociation. An illustrated guide for EMDR clinicians and clients. Charleston/NC (Booksurge). [dt. (2014): Trauma und Dissoziation mit neuen Augen sehen. Ego-State-Therapie und EMDR bei DIS und PTBS. Lichtenau (G. P. Probst).]
Paulsen, S. L. (2014): Temporal integration of early trauma and neglect. In: U. F. Lanius, S. L. Paulsen a. F. M. Corrigan (eds.): Neurobiology and treatment of traumatic dissociation. Toward an embodied self. New York/NY (Springer), pp. 423–446.
Paulsen, S. L. (2017): When there are no words. Repairing trauma and neglect from the attachment period. Bainbridge Island/WA (Bainbridge Institute for Integrative Psychology).
Paulsen, S. L. (2018): Neuroaffective Embodied Self Therapy (NEST): An integrative approach to case formulation and EMDR treatment planning for complex cases. *Frontiers in the Psychotherapy of Trauma and Dissociation* 1 (2): 125–148.
Paulsen, S. L. a. D. Doige (2023): We're listening, body. Integrating EMDR, somatic and Ego State Therapies. Bainbridge Island/WA (Paulsen Integrative Psychology, PLLC).
Paulsen, S. L. a. J. C. Golston (2005): Taming the storm: 43 secrets of successful stabilization. (Workshop at the EMDRIA Conference, Seattle, 15.–18.9.2005).
Paulsen, S. L. a. J. Golston (2014a): Stabilizing the relationship among self-states. In: U. F. Lanius, S. L. Paulsen a. F. M. Corrigan (eds.): Neurobiology and treatment of traumatic dissociation. Toward an embodied self. New York, NY (Springer), pp. 321–340.
Paulsen, S. L. a. J. Golston (2014b): Stabilization Basics. In: U. F. Lanius, S. L. Paulsen a. F. M. Corrigan (eds.): Neurobiology and treatment of traumatic dissociation. Toward an embodied self. New York, NY (Springer), pp. 289–320.
Paulsen S. L. a. U. F. Lanius (2014): Seeing that which is hidden: Identifying and working with dissociative symptoms. In: U. F. Lanius, S. L. Paulsen a. F. M. Corrigan (eds.): Neurobiology and treatment of traumatic dissociation. Toward an embodied self. New York/NY (Springer), pp. 247–268.
Paulsen, S. L. a. J. G. Watkins (2005): Best techniques from the armamentarium of hypnoanalytic, EMDR, somatic psychotherapy and cognitive behavioral methods. (International Society for the Study of Dissociation. Fall Conference. Toronto/Canada).
Shapiro, F. (2017): Eye Movement Desensitization and Reprocessing (EMDR) therapy. Basic principles, protocols, and procedures. New York/NY (Guilford), 3rd ed.
Stanley, S. (2016): Relational and body-centered practices for healing trauma. Lifting the burdens of the past. New York/NY (Routledge).
Steele, K., O. van der Hart a. E. R. S. Nijenhuis (2009): The theory of trauma-related structural dissociation of the personality. In: P. F. Dell a. J. A. O'Neil (eds.): Dissociation and the dissociative disorders: DSM-V and beyond. New York/NY (Routledge), pp. 239–258.
Watkins, J. G. a. H. Watkins (1997): Ego state theory and therapy. New York/NY (W. W. Norton).

10 Ego-State-Therapie bei der Bewältigung von Fehlgeburt

Ursula Helle

Abstract

Eine Fehlgeburt bringt in den allermeisten Fällen großes Leid über die werdenden Eltern. Trotzdem stehen die Mütter und Väter mit ihrem Leid oft ganz allein da, denn eine Fehlgeburt wird häufig von der Umwelt tabuisiert oder gar nicht wahrgenommen. Oft tragen auch die medizinische Behandlung und gesetzliche Regelungen dazu bei, dass Eltern von den Erfordernissen überrollt werden und erst retrospektiv erkennen, wo sie gezielt Unterstützung benötigt hätten.

Die Schwangerschaft ist in jedem Fall eine tiefgreifende Veränderung in Körper und Seele einer Frau. Mehr als in anderen Lebenssituationen werden essenzielle biologische Prozesse aktiviert, die die Schwangere auf die Geburt des Kindes vorbereiten. Dieser Prozess beginnt nicht erst bei Geburt, sondern zu Beginn der Schwangerschaft.

In allen Kulturen sind die essenziellen Übergangsprozesse wie Geburt und Sterben bzw. Tod rituell ausgeformt. Häufig tragen die Rituale dazu bei, dass die Personen sich in die Gemeinschaft eingebettet fühlen können. Bei der Fehlgeburt kommen die beiden Grenzerfahrungen Geburt und Tod zusammen, und dennoch fehlt oft die Einbettung für die Betroffenen, vielmehr erleben sie Verlassenheit im Trauma. Die EST bietet eine Möglichkeit, den sich entwickelnden Mutter-Ego-State trotz Verlust des Babys weiterzuentwickeln, dem Baby-Introjekt einen angemessenen Platz zu geben und damit die unterbrochenen emotionalen, oft im Freeze stecken gebliebenen Reaktionen zu transformieren.

Schlüsselwörter: Fehlgeburt, Totgeburt, autonomes Nervensystem, Neokortex, Amygdala, Oxytocin, Mikrochimärismus, Mutterwunde, doppelte Leere, Ego-State-Therapie, Mutter-Ego-State, Baby-Introjekt, bipersonale Beziehung, dissoziierte Ego-States, Reintegration

10.1 Einleitung

Fehlgeburten oder Totgeburten kommen häufig vor, insbesondere auch bei Eltern, die sich in Kinderwunschbehandlung befinden. Dennoch wird der Verlust eines ungeborenen Kindes aus Sicht der psychischen Bewältigung kaum thematisiert. Häufig bekommen die Eltern Rituale zur Verabschiedung und zum Loslassen angeboten, die sicher ihre Berechtigung haben und für viele Eltern hilfreich sind.

Die Ego-State-Therapie (EST) bietet hier einen entgegengesetzten Ansatz, denn sie geht als Grundprinzip von der Integration der inneren Anteile aus, sodass ein gereiftes inneres Team entstehen kann, in dem jeder Ego-State seinen angemessenen Platz hat. Wir werden weiter unten sehen, dass sich während der Schwangerschaft in der Psyche der Mutter ein neuer Ego-State und ein neuer innerer Repräsentant formt: das Baby-Introjekt. Mit den Techniken der EST können wir diesen inneren Anteilen gezielt begegnen und an den spezifischen Folgen der Fehlgeburt in den Anteilen arbeiten. So kann eine effiziente Integration gelingen.[38]

10.2 Familienplanung

Ein Kind zu bekommen ist für viele Menschen ein sehnlicher Wunsch. Der Kinderwunsch ist oft so allgemein präsent, dass er ganz selbstverständlich in die Lebensplanung aufgenommen wird (Frick-Bruder 1995, S. 234). In der Biologie kennen wir die zentrale Bedeutung der Fortpflanzung für die Arterhaltung. Wir sind von diesen Prozessen ständig umgeben – egal, ob wir Flora oder Fauna betrachten. Ein Kind zu bekommen berührt viele Aspekte der persönlichen Entfaltung für Eltern und erreicht darin auch oft tiefgreifende Dimensionen von partnerschaftlicher Liebe, Sinnfindung oder Transzendenz (Einbindung in ein größeres Ganzes oder Einklang in den Fluss des Lebens über Generationen).

Wie bedeutend dieser Bereich ist, zeigt sich nicht zuletzt in der Reproduktionsmedizin, die hochtechnisiert auf verschiedensten Wegen versucht, den Kinderwunsch von Paaren zu erfüllen (Griesinger, Fellerbaum u. Diedrich 2008). Nicht überall auf der Welt herrschen gleiche ethische und rechtliche Standards, sodass sich für Eltern mit Kinderwunsch im Ausland Möglichkeiten eröffnen, die im Heimatland nicht erlaubt sind (Kissler 2012). Werdende Eltern investieren oft sehr viel Zeit und Geld und nehmen hohe gesundheitliche und emotionale Strapazen und Risiken in Kauf, um ein Baby zu bekommen (Rauprich 2008).

38 Ich werde im Folgenden beide Geschlechtsformen der Sprache benutzen und möchte sie in dem Sinne verstanden wissen, dass mit jeder Form beide Geschlechter gemeint sind. Der Text insgesamt spricht häufig aus der weiblichen Perspektive im Wissen, dass das Thema Schwangerschaft und Geburt für Männer und Väter ein ebenso wichtiges und lebensveränderndes Erlebnis ist. Physiologische Anpassungen durch Schwangerschaft, Geburt und Fehlgeburt finden zunächst nur im weiblichen Körper statt. Erst nach Geburt und in der Interaktion mit dem Säugling entstehen hormonelle Veränderungen auch bei den Vätern und weiteren Bezugspersonen des Kindes.

10.3 Wenn es anders kommt als erwartet

Im Gegensatz dazu findet die Schattenseite des Themas kaum Beachtung. Der ungewollte Verlust eines ungeborenen Babys wird in der Öffentlichkeit selten wahrgenommen, weder als Thema noch als Problem (Funk 2019). Wenn eine Fehlgeburt bekannt wird, entstehen oft sehr konträre Reaktionen: von empathischem Mitgefühl bis hin zu schroffer Verleugnung oder emotional distanzierten technisierten Anleitungen über das weitere medizinische Vorgehen (Kozjak-Storjohann u. Brendebach 2021, S. 28; Bellhouse, Temple-Smith a. Bilardi 2018).

Häufigkeit von Fehlgeburten

Eine Fehlgeburt ist kein seltenes Phänomen: In den ersten acht Schwangerschaftswochen (SSW) verliert etwa jede zehnte Schwangere ihr Baby. Danach sinkt das Risiko einer Fehlgeburt auf ca. 1,5 %. Etwa 80 % aller Fehlgeburten ereignen sich in den ersten acht Schwangerschaftswochen. Bei höherem Lebensalter der Schwangeren steigt das Risiko für eine Fehlgeburt (Vomstein et al. 2021). Auch eine frühe Fehlgeburt ist für die Schwangere und ihren Partner oft ein schwerwiegendes und sehr belastendes Ereignis (Kersting 2001).

Auch eine Schwangerschaftsunterbrechung kann ähnliche Auswirkungen wie eine Fehlgeburt haben. Das betrifft Mütter, die mit einem unehelichen Kind früher ein hohes gesellschaftliches Stigma erwartete, oder solche, die aus gesundheitlichen, psychosozialen oder anderen Gründen eine Schwangerschaft vorzeitig beenden müssen. Hier sind auch jene Väter zu nennen, die sich ein Kind wünschen, deren Partnerinnen sich aber für eine Abtreibung entscheiden. In vielen Fällen entsteht auch hier ein namenloses und tabuisiertes Leid für die Betroffenen.

Definition von Fehl- oder Totgeburt nach WHO-Richtlinien

Die Weltgesundheitsorganisation (WHO) definiert Fehl- oder Totgeburt ausgehend von einer Lebendgeburt.

> »Ein lebendgeborenes ist eine aus der Empfängnis stammende Frucht, die unabhängig von der Schwangerschaftsdauer vollständig aus dem Mutterleib ausgestoßen oder extrahiert ist, nach Verlassen des Mutterleibes atmet oder irgendein anderes Lebenszeichen erkennen lässt, wie Herzschlag, Pulsation der Nabelschnur oder deutliche Bewegung der willkürlichen Muskulatur, gleichgültig, ob die Nabelschnur durchtrennt oder die Plazenta ausgestoßen wurde oder nicht. Jedes unter diesen Voraussetzungen neugeborene Kind ist als lebendgeborenes zu betrachten.
>
> Fetaltod ist der Tod einer aus der Empfängnis stammenden Frucht vor der vollständigen Ausstoßung oder Extraktion aus dem Mutterleib, unabhängig von der Dauer der Schwangerschaft; der Tod wird dadurch angezeigt, dass der Fetus nach Verlassen des Mutterleibs

weder atmet noch andere Lebenszeichen erkennen lässt, wie Herzschlag, Pulsation der Nabelschnur oder deutliche Bewegung der willkürlichen Muskulatur.«[39]

In Deutschland wird zusätzlich unterschieden zwischen Totgeburt und Fehlgeburt. Die Definitionsgrundlage ist § 29, Abs. 2 und 3, der Verordnung zur Ausführung des Personenstandsgesetzes in der Fassung der Bekanntmachung vom 23.4.1979 (BGBl. I, S. 493), zuletzt geändert durch die Verordnung vom 24.3.1994 (BGBl. I, S. 621). Um eine *Fehlgeburt* handelt es sich, wenn sich keine der genannten Lebensmerkmale zeigen und das Gewicht der Leibesfrucht *weniger als 500 Gramm* beträgt. Eine Fehlgeburt wird in den Personenstandsbüchern nicht beurkundet. Wenn sich keine der genannten Lebensmerkmale zeigen, das Gewicht der Leibesfrucht jedoch *mindestens 500 Gramm* beträgt, so gilt sie im Sinne des § 24 des Gesetzes als ein *tot geborenes oder in der Geburt verstorbenes Kind.*

Diagnostik der Fehl- und Totgeburt

Je nachdem, ob die Schwangerschaft intakt ist und ob das (geborene oder ungeborene) Baby Lebenszeichen zeigt, wird in der medizinischen Diagnostik unterschieden zwischen:

- Abortus imminens: drohende Fehlgeburt mit intakter Schwangerschaft
- Abortus incipens: beginnende Fehlgeburt bei bereits irreversibel gestörter Schwangerschaft bzw. irreversibel geschädigtem Kind
- Abortus incompletus: unvollständige Fehlgeburt, bei der bereits Teile der Frucht ausgestoßen wurden
- Abortus completus: vollständige Fehlgeburt, bei der die Frucht und Plazenta komplett ausgestoßen wurden
- Missed Abortion: abgestorbene Frucht, keine äußeren Zeichen (wie z. B. eine vaginale Blutung) und keine Geburtsreaktion. Dieser Zustand wird oft erst bei Routineuntersuchungen durch den Gynäkologen festgestellt, v. a. durch fehlende Herztöne.

Die medizinische Behandlung einer Fehlgeburt

Vor der Behandlung steht die Diagnostik einer Fehlgeburt, d. h. die zweifelsfreie Klärung des intrauterinen Kindstodes, im Allgemeinen durch Ultraschalluntersuchung und Feststellung fehlender kindlicher Herzaktion (Funk 2019). Die weitere Behandlung wird durch die oben genannte Form des Abortes bestimmt. Beim Abortus completus ist in der Regel keine Behandlung nötig. Bei den anderen Formen gibt es drei Möglichkeiten: Abwarten, bis die Geburt einsetzt, medikamentöse Einleitung der Geburt oder die operative Beendigung der Schwangerschaft durch Ausschabung der Gebärmutterhöhle (Abrasio uteri) (Fillenberg u. Lasch 2017).

39 WHO 2013, verfügbar unter: http://klassifikationen.bfarm.de/icd-10-who/kode-suche/htmlamtl2013/zusatz-definitionen.htm [29.4.2025].

Der Vorteil der Abrasio ist die schnelle Beendigung der Schwangerschaft und Verhinderung einer möglichen Infektion der Gebärmutter. Das ist oft auch im Sinne der Eltern. Der Vorteil des Abwartens liegt darin, dass die hormonelle Umstellung auf »nicht schwanger« erfolgen kann. Es kommt zum Absinken des vom Kind produzierten schwangerschaftserhaltenden Hormons hCG (humanes Choriongonadotropin), wodurch die Geburt initiiert wird. Die Eltern haben mehr Zeit, die Veränderung zu verarbeiten und zu einer eigenen Entscheidung zu gelangen. Das medikamentöse und das exspektative Vorgehen sind die Empfehlung bei fehlender akuter Indikation zur operativen Behandlung. Beide Möglichkeiten sind in Form der Begleitung durch niedergelassene Ärzte möglich (Musik et al. 2011).

Die medizinische Behandlung einer Totgeburt

Wenn bei einer Totgeburt das Gewicht des Kindes über 500 g beträgt, wird die Geburt abgewartet oder eingeleitet. Grundsätzlich ist bei einem Kind in dieser Größe und Reife die vaginale Geburt der beste und schonendste Weg für die Mutter. Neben der psychischen Belastung eröffnet die vaginale Geburt eines toten Kindes für die Eltern auch die Möglichkeit, den Prozess von Geburt und Tod als Teil des individuellen Lebens zu begreifen. In dieser Zeit kann ein Abschiedsprozess beginnen, und die Eltern können sich darüber klar werden, was nach der Geburt mit dem Kind geschehen soll (Lothrop 2001).

Die Eltern bei allen Schritten einzubeziehen ist ein wichtiger Punkt für die Verarbeitung einer Fehl- oder Totgeburt. Je aktiver die Eltern Entscheidungsprozesse über die weitere medizinische Behandlung mittragen, desto höher sind die Chancen für eine integrative psychische Verarbeitung des Geschehens. Wird zu früh auf eine ausschließliche medizinische Behandlung fokussiert, kann eine aus Angst gesteuerte Unterwerfungsreaktion entstehen (Speckhard 1987). Neben der medizinischen Behandlung bieten Hebammen, Ärztinnen und Pflegefachkräfte Hilfen zur psychischen Bewältigung der Erfahrung an (Funk 2019).

Was passiert mit dem toten Kind nach der Geburt?

Im föderalen Deutschland ist das Bestattungsgesetz durch das jeweilige Bundesland geregelt. Diesem Beitrag liegt das Bestattungsgesetz des Freistaates Bayern zugrunde, das seit 1970 gilt und zuletzt 2016 geändert wurde (BestG 2016).
Im Art. 6 BestG heißt es:

> »(1) Für eine tot geborene oder während der Geburt verstorbene Leibesfrucht mit einem Gewicht von mindestens 500 Gramm (Totgeburt) gelten die Vorschriften dieses Gesetzes.«
>
> »(2) Eine tot geborene oder während der Geburt verstorbene Leibesfrucht mit einem Gewicht unter 500 Gramm (Fehlgeburt) kann bestattet werden«

> »Verfügungsberechtigte sind unverzüglich in angemessener Form vom Inhaber des Gewahrsams über ihr Bestattungsrecht nach Satz 2 und ihre Pflichten nach Satz 3 zu unterrichten.«

Das bedeutet: Für tote Kinder ab einem Gewicht von 500 Gramm besteht eine *Bestattungspflicht*, für Kinder mit einem Gewicht unter 500 Gramm besteht ein *Bestattungsrecht*. Und es besteht eine *Informationspflicht:* Mindestens ein Elternteil muss über die Möglichkeit einer Bestattung des Kindes aufgeklärt werden, damit die Eltern entscheiden können. Wollen sie ihr Kind nicht selbst bestatten, organisieren die Kliniken in größeren Zeitabständen Sammelbestattungen. Auch daran können Eltern teilnehmen oder erfahren, wo das stattfindet, um bei Bedarf einen Ort für ihre Trauer zu haben (Franz 2017). Seit 2013 gibt es für Eltern in Deutschland die Möglichkeit, ihr fehlgeborenes Kind ohne Gewichtsgrenze im Standesamt eintragen zu lassen, auf Wunsch auch mit Namen (§ 31 Personenstandsverordnung, PStV 2022).

10.4 Die Mutterwunde

Für viele Frauen bleibt nach einer Fehl- oder Totgeburt trotz Trauer- und Bestattungsritualen eine kaum benennbare emotionale Leere. Oft wird diese emotionale Leere – ich nenne sie im Folgenden die *Mutterwunde* – mit anderen Gefühlen besetzt, wie z. B. Trauer, Wut, Schuld- oder Versagensgefühlen mit Vorwürfen gegen sich und/oder andere. All diese Gefühle können auftreten, treffen den Kern der Leere aber oft nicht. Die Mutterwunde befindet sich im Zwischenraum zwischen äußerer und innerer Realität, findet kaum Spiegelung oder trifft auf Unverständnis in der Frau selbst und/oder in ihrer sozialen Umgebung. Die Mutterwunde führt oft zu einem »Verstummen« nach außen und einem Vergraben des Leids im Inneren.

Um die Mutterwunde besser zu verstehen, benötigen wir weitere Informationen über die physiologischen, hormonellen, neuronalen und in deren Folge auch die psychischen Veränderungen einer Frau während der Schwangerschaft. Ziel dieser Veränderungen ist es, den mütterlichen Organismus für die Bedürfnisse des Kindes umfassend zu sensibilisieren.

Biologisches Erbe

Im Laufe der Evolution hat die Fortpflanzung als biologische Notwendigkeit vielfältige Formen gefunden. Offensichtlich bietet die intrakorporale Entwicklung des Babys bei Säugetieren einen entscheidenden Vorteil zur Entwicklung der Spezies. Aus der Anthropologie wissen wir, dass sich im Laufe der Menschheitsentwicklung eine reziproke Beziehung zwischen aufrechtem Gang, Gehirnentwicklung (insbesondere Neokortex und präfrontaler Kortex) und Unreife des Säuglings bei Geburt herausgebildet hat. Die Entwicklung des aufrechten Ganges bot entscheidende Vorteile wie zum Beispiel das Freiwerden der vorderen Extremitäten für den Gebrauch von Werkzeugen, eine Veränderung der Blickachsen und weiterer Sinneseindrücke und die Neuausrichtung der Propriozeption. Die Verarbeitung dieser Eindrücke erforderte komplexere Strukturen im Gehirn und führte zu dessen Weiterentwicklung, insbesondere des Neokortex. Das ist ein Prozess, der bis heute andauert. Mit der Aufrichtung des Körpers passen sich Skelett und Muskulatur den Anforderungen entsprechend neu an (Suhr 2018).

In Bezug auf Schwangerschaft und Geburt ändert sich durch diese Entwicklung vor allem, dass der Geburtsweg nun senkrecht steht und der Schwerkraft standhalten muss. Damit der Fötus geschützt im Mutterleib gehalten bleibt, verschließt die verstärkte Beckenbodenmuskulatur den Geburtsweg. Durch die Weiterentwicklung des Neokortex haben Menschenkinder im Verhältnis zum Gesamtkörper einen großen Kopfumfang. Daraus folgen die typischen Anforderungen in der Geburtshilfe: Das kindliche Köpfchen muss bei Geburt durch den knöchernen Beckenausgang der Mutter passen und den hohen muskulären Widerstand des Beckenbodens überwinden. Neben der Feinjustierung durch bewegliche Schädelplatten des kindlichen Köpfchens und die durch Hormonwirkung aufgeweichten, dehnbareren Nahtstellen im mütterlichen Beckenring heißt die evolutionsbiologische Lösung für dieses komplexe Problem: *optimaler Ausgleich der begrenzenden Komponenten durch Lebendgeburt eines relativ unreifen Säuglings mit nachfolgender Reifungsphase im »sozialen Uterus«* (Portmann 1969, S. 77). Evolutionsbiologisch ist das ein weiterer Vorteil für die Entwicklung der Spezies, denn die intensive soziale Interaktion nach der Geburt regt die neuronale Entwicklung entscheidend an und wird so ein bedeutender Faktor in der weiteren Entwicklung des Gehirns. In der sozialen Interaktion können sich zwei Gehirne und zwei Nervensysteme komplementär verbinden und sich gegenseitig fördern. Mit Gerald Hüther formuliert: Das Gehirn endet nicht an der Schädeldecke (Hüther 2015).

Anpassung im Gehirn und Nervensystem

Dieser hochkomplexe Prozess aus Schwangerschaft, Geburt und Versorgung der Kinder musste schon in frühen Kulturen und primitiveren Entwicklungsstufen des Menschen funktionieren. Als wesentliche menschliche Erfahrung in Grenzbereichen des Lebens finden Schwangerschaft und Geburt ebenso wie Sterben und Tod als *neokortikale* Leistung eine vielfältige kulturelle Überformung auf der ganzen Welt und in allen Entwicklungsstufen.

Die biologische Absicherung für das Gelingen des Prozesses muss jedoch in älteren Hirnstrukturen als dem Neokortex verortet werden. Ähnlich dem autonomen Nervensystem ist die Funktionalität von Schwangerschaft, Geburt und nachfolgender Interaktion mit dem Baby im *Hirnstamm und Zwischenhirn* verankert. Besondere Bedeutung kommen Thalamus, Amygdala und Hypothalamus zu (Moberg 2016). Der Thalamus ist eine Region im Zwischenhirn, die sensorische Eindrücke filtert, sie weiterleitet und unsere Aufmerksamkeit steuert (Tucker 2021). Die Amygdala übersetzt Sinneseindrücke in Emotionen und regt über den Hypothalamus die Ausschüttung von Hormonen an, die dann in den Erfolgsorganen zu einer körperlichen Reaktion führen. So werden schnelle Antworten auf Reize gewährleistet, durch die Emotionen werden unter anderem persönliche Lernerfahrungen in diese schnellen Reaktionen eingebunden.

Hormonelle Steuerung

In der Schwangerschaft erfährt der mütterliche Organismus eine Veränderung durch die Ausschüttung von Hormonen. Bevor der winzige Keim sich in der Gebärmutter einnistet, bereitet ihm das Hormon Progesteron optimale Bedingungen dafür (Silbernagl u. Despopoulos 1991). Nach der Einnistung beginnt die Bildung der Plazenta aus kindlichem Gewebe: Diese übernimmt zunehmend die Hormonproduktion zum Erhalt der Schwangerschaft und zur Vorbereitung auf Geburt und Mutterschaft. Während das Baby im Mutterleib wächst, wächst die Mutter in ihren physischen und psychischen Fähigkeiten, das Baby nach Geburt zu versorgen. Zentrales Organ für die »physische Kommunikation« zwischen Mutter und Kind während der Schwangerschaft ist die Plazenta. Ähnlich einem Klettverschluss verbinden sich Ausläufer der Plazenta (Zotten) mit der Schleimhaut der Gebärmutter. An den Nahtstellen sind der kindliche und mütterliche Organismus nur durch eine hauchdünne Membran getrennt, die für notwendige Stoffe (z. B. Hormone, Nahrung, Sauerstoff, Kohlendioxid) durchlässig ist. Durch die sogenannte Plazentaschranke können aber auch Giftstoffe (z. B. Alkohol, Drogen, Medikamente) in den Kreislauf des Kindes gelangen (ebd.).

Immunsystem und Mikrochimärismus

Interessant an der Tatsache, dass sich die Plazenta aus kindlichen Zellen entwickelt, ist: Durch das Erbgut des Kindes kommt der mütterliche Organismus auch mit einem Teil väterlicher Gene in Kontakt. Es bedeutet für das Immunsystem eine große Herausforderung, das genetisch andere Kind intrauterin zu versorgen und gedeihen zu lassen (Kiechle, Wallwiener u. Würfel 2022). Möglicherweise leistet hier der Mikrochimärismus einen Beitrag zum immunologischen Lerneffekt auf Zellebene: Der fetale Mikrochimärismus bedeutet, dass fetale Zellen im Körper der Mutter noch Jahre nach der Entbindung nachgewiesen werden können. Umgekehrt bedeutet der mütterliche Mikrochimärismus, dass Zellen der Mutter im Körper des Kindes zirkulieren (Bianchi et al. 1996).

»Sensibilisierung« des mütterlichen Organismus auf die Bedürfnisse des Kindes nach der Geburt

Während die intrauterine Phase durch körperliche Veränderungen gekennzeichnet ist, benötigt die extrauterine Phase darüber hinaus die Vorbereitung psychosozialer

Fähigkeiten der Mutter, damit diese vorrangig auf das Baby und seine Bedürfnisse fokussieren kann. Dabei ist das Hormon *Oxytocin* entscheidend. In der Wissenschaft war der Artikel »*Oxytocin increases trust in humans*« von Kosfeld und Kollegen (2005) bahnbrechend. Seither gab es eine Vielzahl von Studien, die die Wirkung des Oxytocins auf mütterliches Verhalten belegen. Wegen seiner bindungsfördernden und angstlösenden Wirkung wurde Oxytocin einem breiten Publikum als »Kuschelhormon« bekannt.

Oxytocin wird im Hypothalamus gebildet. Der Hypothalamus bildet die Schaltstelle zwischen Gehirn und Körper, indem er neuronale Reize (s. o.) in eine Hormonausschüttung übersetzt. Der Hypothalamus ist über zahlreiche neuronale Ausläufer (Axone) mit anderen Gehirnarealen gut vernetzt. Die axonalen Verbindungen zum dopaminreichen Belohnungssystem in der Area tegmentalis ventralis vermehren sich unter dem Einfluss der Schwangerschaftshormone (Tucker 2021). Die Zuwendung zum Baby wird durch die Dopaminausschüttung belohnt und als beglückend erlebt (Riem et al. 2019).

Oxytocin wirkt breit gefächert: Es bremst in der Amygdala die Erregung für negative Reize, die Angst, Stress oder Abwehrreaktionen auslösen (*stress-buffering effect*). Die subjektiv erlebte Anspannung auf solche Reize wird ebenfalls gedämpft. Damit verringert sich auch die Erregung der Hypothalamus-Hypophysen-Nebennierenrinden-Achse (HPA), und der Cortisolspiegel im Blut bleibt erniedrigt (Rupp et al. 2012). Oxytocin fördert die Empfänglichkeit der Mutter, auf kindliche Signale zu reagieren. Die Reaktion erfolgt nicht nur beim direkten Anblick des Babys, sondern wird auch durch Fotos von Babys ausgelöst (ebd.). Oxytocin wird gleichermaßen durch das Lachen oder das Weinen des Kindes ausgeschüttet (Riem et al. 2019). In allen Fällen wird eine Zuwendung ausgelöst. Oxytocin fördert die funktionelle Verbindung der Amygdala mit anderen Gehirnarealen, die an der Regulation von Emotionen beteiligt sind, u. a. Hippocampus und Hypophyse (Kanat, Heinrichs a. Domes 2013). Oxytocin fördert soziales Erkennen, das Erinnern von Gesichtern und prosoziales Verhalten (Domes et al. 2007; Rimmele et al. 2009). Letztlich begünstigt es die Bildung von Vertrauen: »Thus, oxytocin seems to permit animals to overcome their natural avoidance of proximity and thereby facilitates approach behaviour« (Kosfeld et al. 2005, S. 673). Oxytocin löst die Wehentätigkeit aus. Das Gehirn der Mutter wird mit Oxytocin geflutet, so werden die auf Interaktion vorbereiteten Gehirnareale für die Kontaktaufnahme mit dem Baby geboostert (Moberg 2016).

Die beschriebenen Veränderungen der Plastizität des Gehirns werden zu Beginn der Schwangerschaft angestoßen, dann bis zur Geburt kontinuierlich ausgebaut und bleiben anschließend im Kontakt mit dem Baby etwa zwei Jahre lang erhalten (Hoekzema et al. 2017). So ist das mütterliche Verhalten nicht auf einer Instinktebene im Sinne eines genetisch festgelegten Verhaltens kodiert, sondern es entsteht *eine Bereitschaft, auf bestmögliche Weise auf das vorbereitet zu sein, was das Baby an Interaktionsreizen von außen anbietet.* Diese Bereitschaft stellt die Voraussetzung für das

Bonding zwischen Mutter und Baby mit höchstmöglicher individueller Anpassung dar. In der Beziehung zwischen Mutter und Kind findet eine Synchronisation beider Gehirne statt. Damit kann die Mutter sehr schnell auf jegliche Äußerung ihres Kindes positiv empathisch reagieren und für das Wohlbefinden ihres Babys sorgen (Anderson a. Keltner 2002).

Zugunsten der schnellen Reaktion auf die Bedürfnisse des Kindes werden evolutionsbiologisch ältere Strukturen des Hirnstammes, Mittel- und Zwischenhirns bevorzugt. Das ermöglicht vom Moment der Geburt an eine schnelle empathische Zuwendung, Berührung und Spiegelung, die dem Baby hilft, sein Nervensystem weiter ausreifen zu lassen, seine Stressbewältigung zu initiieren, Emotionen kennen und regulieren zu lernen, Sprache zu erlernen usw. (ebd.).

Nicht nur das Baby braucht die Spiegelung, auch bei der Mutter läuft anhand der Spiegelung durch das Kind der begonnene Prozess der Hirnplastizität in der Interaktion weiter, und sie erfährt darin tiefe Befriedigung und Glück. Nach der Geburt führt die Interaktion mit dem Baby auch in anderen Bezugspersonen zur Ausschüttung von Oxytocin und initiiert ähnliche Prozesse. Ohne die somatische Initiation wie in der Schwangerschaft dauert der Ausbau des Gehirns bei anderen Bezugspersonen länger (Moberg 2016).

Doppelte Leere nach Fehl- oder Totgeburt

Die Schwangerschaft stellt einen hochkomplexen Vorgang dar, in dem sich die Organismen von Mutter und Baby aufeinander abstimmen. Durch hormonell initiierte Veränderungen bereitet sich die Mutter auf ihre neue Aufgabe vor. Die Mutterwunde bekommt vor diesem Hintergrund eine Dimension, die nicht nur den Verlust des Kindes bedeutet, sondern auch die vorbereitenden psychischen, somatischen und neuronalen Veränderungen der Schwangeren »ins Leere laufen lässt«.

Die Fehl- oder Totgeburt hinterlässt eine »doppelte Leere«:

- *interpersonal* durch den Abbruch der begonnenen bipersonalen Beziehung zwischen Mutter und Baby
- *intrapersonal* durch die Diskrepanz zwischen neokortikalem, abstraktem und emotionalem Wissen aus den mittleren Hirnbereichen und dem Hirnstamm: Das zeigt sich als Diskrepanz zwischen der äußeren Realität (Ende der Schwangerschaft) und der inneren Realität der noch weiterhin anhaltenden Veränderungen im mütterlichen Organismus mit Zielrichtung auf die bipersonale Beziehung nach der Geburt.

Erschwerend wirkt die oft fehlende soziale empathische Spiegelung der inneren Realität einer Schwangeren, was eine Verflüchtigung der inneren Realität begünstigt. Dadurch können Dissoziation und Derealisation entstehen (Rohde, Hocke u. Dorn 2018).

10.5 Ego-State-Therapie

Ohne ausführlich auf die Geschichte und Entwicklung der Ego-State-Therapie (EST) einzugehen, seien John und Helen Watkins (2003) als diejenigen erwähnt, die die EST als therapeutische Intervention in Kombination mit der Hypnotherapie entscheidend begründet haben. Die Nutzung hypnotherapeutischer Techniken wie der fokussierenden Trance erlaubt es, Informationen aus dem impliziten Gedächtnis und aus Hirnstrukturen wie dem limbischen System (Emotionen) und dem Hirnstamm (Körperreaktionen) abzurufen. In der Trance lässt sich die Aufmerksamkeit exklusiv auf einen Ego-State (ES) legen, sodass es möglich wird, wichtige Teilinformationen des Ego-States zu erfahren, die dem Wissen aus Bewusstsein und explizitem Gedächtnis unzugänglich sind. Die Trancetechnik ermöglicht und erleichtert es, den Ego-State direkt anzusprechen.

Teilemodell der Persönlichkeit

Der Ego-State-Therapie liegt ein Teilemodell der Persönlichkeit zugrunde. Das Teilemodell beschreibt, dass für verschiedene Notwendigkeiten der Anpassung an Herausforderungen des Lebens verschiedene Fertigkeiten entwickelt und entsprechend der Situation exklusiv angewandt werden. In der EST werden diese unterschiedlichen Anteile als Ego-States (ES) bezeichnet. Diese Anteile der Persönlichkeit können bewusst oder unbewusst sein (Fritzsche 2013).

Ego-States entstehen grundsätzlich bei allen Menschen, um innere Konsistenz herzustellen oder zu erhalten. Die konkrete Ausprägung der Ego-States ist jedoch sehr unterschiedlich. Relevant werden die Ego-States bei Störungen des Gleichgewichts. In der EST geht es dann darum, die Funktionen der einzelnen Ego-States für die Persönlichkeit zu erkennen. Die Grundannahme dabei ist, dass der Ego-State kein Symptom ist, sondern ein Symptom bewirkt. Einzelne Ego-States können als problematisch erlebt werden, allerdings sind sie nicht das Problem, sondern stellen die dysfunktionale Lösung eines Problems dar (ebd.).

Wenn z. B. eine Person einen öffentlichen Vortrag halten muss, wird sie einen Ego-State aktivieren, der dies bewerkstelligen kann, vielleicht den Experten-Ego-State. Für den Vortrag ist es sinnvoll, wenn ein ängstlicher Ego-State, der die Herausforderung des Sprechens vor einem Publikum als Bedrohung erlebt, in den Hintergrund tritt. Beide Teile, der ängstliche Ego-State und der Experten-Ego-State, können in einer Person nebeneinander existieren und für verschiedene Situationen die jeweils genau richtige Anpassungsstrategie bereithalten. So wird der ängstliche Ego-State bei einem Fußmarsch auf einem schneeglatten Weg für ausreichend Vorsicht sorgen.

Entstehung und Definition von Ego-States

Ego-States entwickeln sich vor allem in der Kindheit, aber auch über das gesamte weitere Leben hinweg (Fritzsche 2020). Nach Watkins und Watkins kann ein

> »Ich-Zustand […] definiert werden als ein organisiertes Verhaltens- und Erfahrungssystem, dessen Elemente durch ein gemeinsames Prinzip zusammengehalten werden und das von anderen Ich-Zuständen durch eine mehr oder weniger durchlässige Grenze getrennt ist« (Watkins u. Watkins 2003, S. 45).

Nach Peichl (2007) handelt es sich um »komplexe neuronale Netzwerke, die Gefühle, Körperempfindungen, Kognitionen und Verhaltensweisen in einem bestimmten Augenblick oder über einen bestimmten Zeitraum festhalten«.

Es gibt verschiedene Wege, wie Ego-States entstehen:

- durch die normale Differenzierung der Persönlichkeit: Entwicklungsschritte der körperlichen Reifung und der Reifung von Nervensystem und Gehirn fließen ein
- durch die Introjektion bedeutsamer anderer Personen (bedeutende Bezugspersonen, Idole, bei Gläubigen oft auch Heilige oder religiöse Führer)
- durch Traumatisierung: Traumatisierte oder ein Trauma tragende Ego-States sind oft vom Rest der Persönlichkeit, der die Funktionalität im Alltag gewährleistet, abgekoppelt oder dissoziiert
- als Anpassungsreaktion auf besondere Lebensumstände in verschiedenen Lebensphasen, auch im Erwachsenenalter

Wir können Ego-States als kreative neuronale Konzepte verstehen, die die Anpassungsleistung eines Individuums an Herausforderungen des Lebens zu optimieren versuchen.

Trancetechnik

In der EST nutzen wir spezielle Fokussierungstechniken oder Techniken aus der Hypnotherapie, um direkt in Kontakt mit den Ego-States zu treten. Die Spezifität der EST liegt darin, dass sich das Wissen einzelner Ego-States im direkten Gespräch mit ihnen abrufen lässt. In der Arbeit mit Ego-States können so auch isolierte Erfahrungen erkannt werden. Das trägt zu einem größeren Verständnis der inneren Organisation des Menschen bei und ermöglicht durch weitere therapeutische Interventionen korrigierende Erfahrungen. Die EST lässt sich als »innere Familientherapie« (Phillips u. Frederick 2015, S. 97) verstehen, weil es darum geht, zwischen den einzelnen Ego-States zu vermitteln und ihre jeweiligen Funktionen für die Person zu verstehen.

Wesentliche Grundlage für die therapeutische Haltung ist das Wissen, dass jeder Ego-State im inneren Organisationssystem seinen Sinn und seine Berechtigung hat, die sich aus seiner Entstehungsgeschichte und inneren Aufgabe erschließt. Einfach formuliert heißt das: Jeder Ego-State ist vorhanden, um die Funktionalität des

Gesamtsystems zu erhalten und zu verbessern. Es geht in der Therapie also um die Integration der Ego-States, nicht um ihre Elimination (ebd.).

Aufgaben der EST sind im Allgemeinen:

- Ressourcen aktivieren
- ein funktionsfähiges inneres Team entwickeln
- dissoziierte Ego-States wieder in das Team integrieren
- die Ganzheit des inneren Teams wiederherstellen
- die Möglichkeit zur Reifung der Persönlichkeit fördern
- das Ermöglichen von Flow, Containment, Kohärenz, Selbsteffizienz, Selbstregulation und Selbstversorgung[40]

Hartman (2021) versteht die EST als einen Stimulations-, Stärkungs- und Durcharbeitungsprozess. Das Ziel ist es, eine Kommunikation zwischen dissoziierten und ressourcenhaltigen Teilen einer Person zu fördern und dadurch Integrationsmuster zu schaffen.

10.6 Die Ego-State-Therapie in der Bewältigung einer Fehlgeburt

Die Verfasserin hat in ihrer eigenen therapeutischen Arbeit die Erfahrung gemacht, dass sich die EST bei der Bewältigung einer Fehlgeburt gut einsetzen lässt. Im folgenden Abschnitt wird dargestellt, wie es durch Ego-States-Arbeit gelingen kann, das Fehlgeburtserlebnis in die Gesamtpersönlichkeit zu integrieren. Im anschließenden Abschnitt wird die Theorie mit Fallbeispielen illustriert.

Hypothese

Aus dem Bisherigen lässt sich die Hypothese ableiten, dass während der Schwangerschaft in der Mutter ein neuer Ego-State entsteht: Die vielfältigen Veränderungen im Körper und Gehirn der Schwangeren entsprechen der Definition und der Bildung von Ego-States. Es erfolgt eine Anpassung an besondere Lebensumstände durch Bildung von funktionalen Netzwerken im Gehirn. Mutter zu werden ist neben dem körperlichen Prozess der Schwangerschaft ein intrapsychischer Prozess der Differenzierung: Es formt sich der für das Überleben des Kindes notwendige Mutter-Ego-State, der die Bereitschaft zur hochspezifischen Interaktion mit dem neugeborenen Baby implementiert. Es entwickeln sich innere somato-psychische und kognitive Konzepte von Muttersein, in die komplexe Denk-, Fühl- und Reflexmuster einfließen, die u. a. aus Weltanschauung, Überzeugungen, Religion, Idealen und Vorbildern und dem biologischen Säugetier-Erbe stammen. Einflüsse stammen

40 Lebensflussmodell von Hartman, persönliche Mitteilung.

aber auch aus expliziten und impliziten Erinnerungen an die eigene Erfahrung des »Kindseins« und »Bemuttertwerdens«.

Synchronizität

Wie im Abschnitt »Die Mutterwunde« dargestellt (s. S. 313), bildet sich dieses Konzept von »Muttersein« in einer komplexen neuronalen Vernetzung ab, die eng mit dem dopaminergen Belohnungssystem verbunden ist. Ziel ist die umfassende mütterliche Bereitschaft, sich hochflexibel auf die Bedürfnisse des Babys nach der Geburt einzustellen. Diese Bereitschaft tritt vom ersten Moment des Kontaktes mit dem Neugeborenen in die Feinabstimmung mit den realen und individuellen Bedürfnissen des Babys. Mutter und Baby stimmen sich aufeinander ein und entwickeln sich (und ihre neuronalen Vernetzungen) synchron aneinander weiter.

Ein Beispiel für die Möglichkeiten dieser Synchronizität ist der Spracherwerb des Kindes: Das Kind bringt die Voraussetzungen für den Spracherwerb mit. Die Mutter nutzt und trainiert diese Voraussetzungen, indem sie sofort nach der Geburt anfängt, mit ihrem Kind zu sprechen (Roskos a. Neuman 1993). Explizit weiß die Mutter, dass das Baby weder ihre Worte versteht noch antworten kann. In ihrem neu vernetzten Mutter-Ego-State hat sie aber implizites Wissen über die Sinnhaftigkeit und erlebt die nonverbalen Reaktionen des Kindes als überaus beglückend. Mutter und Baby beginnen diesen Entwicklungs- und Reifungsprozess des Spracherwerbs spielerisch und erhalten ihn in der reziproken Interaktion.

Entwicklung des Mutter-Ego-States und des Baby-Introjektes

Die werdende Mutter aktiviert in sich eigene kindliche Ego-States (Baby-Ego-States), auch aus der eigenen Säuglingszeit *vor* der Individuation (*Theory of Mind,* Oerter u. Montada 2008). Frühkindliche Ego-States tragen ein vorindividuelles Verschmelzungs-Ich und gehen hervorragend nonverbal mit einem Baby in Resonanz (Babysprache, Anhebung der Stimmlage, Reaktion auf die Stimmfrequenz beim Schreien des Babys). Daneben aktiviert die Schwangere auch das *Introjekt ihrer eigenen Mutter (Mutter-Introjekt),* das sie je nach realer Beziehungserfahrung als mehr oder weniger unterstützend erlebt. Beide Selbstanteile braucht die Schwangere nach der Geburt für die rasche nonverbale Kommunikation mit ihrem Baby. Diese Anteile sind sehr effektive Speicher von implizitem Wissen.

Darüber hinaus muss die Schwangere einen eigenen *Mutter-Ego-State* bilden (s. Abb. 10.1). Sie muss eine Essenz aus den impliziten Erfahrungen der Ego-States und den expliziten Erfahrungen und Überzeugungen bilden. Die Bildung des *Mutter-Ego-States* ist eng mit der Entwicklung der Bindung zum ungeborenen Kind verbunden. Wie wir oben gesehen haben, gibt es dafür biologische Pendants wie z. B. den Mikrochimärismus. Das ungeborene Kind konzeptualisiert sich intrapsychisch in der Schwangeren als eigene Person (Baby-Introjekt). Während der Schwangerschaft etabliert sich bereits eine innere, intrapersonale bipersonale Beziehung zwischen Mutter-Ego-State und Baby-Introjekt, die nach der Geburt des Kindes in eine äußere, interpersonale bipersonale Beziehung zwischen Mutter und Kind transformiert wird.

Diese Prozesse finden als innere subjektive Realität statt, die in der ersten Schwangerschaftshälfte nicht oder kaum im Sinne einer geteilten Realität objektiviert werden kann. Das ist einerseits eine Verunsicherung, andererseits biologisch äußerst sinnvoll, weil die werdende Mutter den Fokus ihrer Aufmerksamkeit von kognitiven auf emotionale und körperlich wahrnehmbare Erfahrungen lenkt, d. h. von evolutionsbiologisch jüngeren (Neokortex) zu älteren Gehirnstrukturen (limbisches System und Hirnstamm). Die älteren Strukturen sind in der Informationsverarbeitung schneller und konkreter und damit eine exzellente Vorbereitung für den Umgang mit einem Baby, das ja seine Bedürfnisse nicht in elaborierter Sprache äußert.

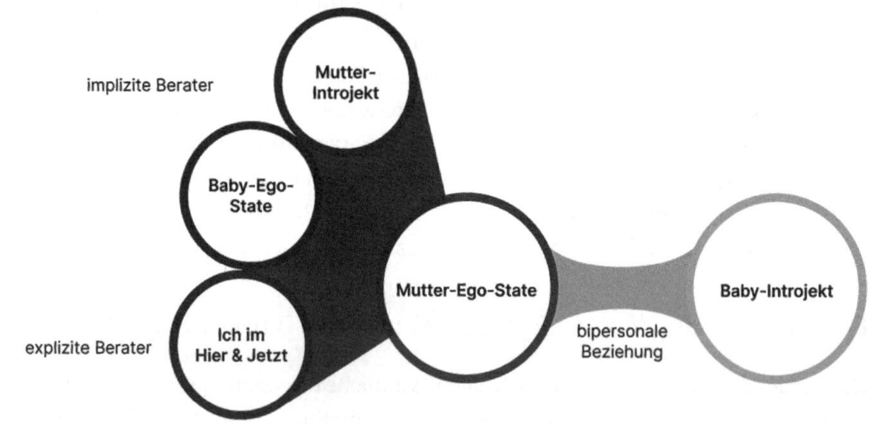

Abb. 10.1: Mutter-Ego-State während der Schwangerschaft: Entstehung des Mutter-Ego-States mit Einfluss von impliziten Beratern und expliziten Beratern und Ausbildung der bipersonalen Beziehung zwischen Mutter-Ego-State und Baby-Introjekt

Auswirkungen einer Fehl- oder Totgeburt

Durch eine Fehl- oder Totgeburt geht die Zielrichtung »gelingende äußere, interpersonale bipersonale Beziehung zwischen Mutter und Baby« als synchronisierter Entwicklungs- und Reifungsprozess plötzlich verloren (s. Abb. 10.2). Dadurch entsteht eine Verwirrung und Orientierungslosigkeit, es muss eine Neuausrichtung mit Anpassung an die veränderten Umstände erfolgen. Es wäre also zu kurz gegriffen, in der Behandlung von Symptomen, die nach Fehlgeburten entstehen, nur auf den Verlust des Babys zu fokussieren. Vielmehr müssen wir die therapeutische Intervention beide Aspekte berücksichtigen: den Verlust des Kindes *und* den Verlust der Ausrichtung des neu geformten Mutter-Ego-States.

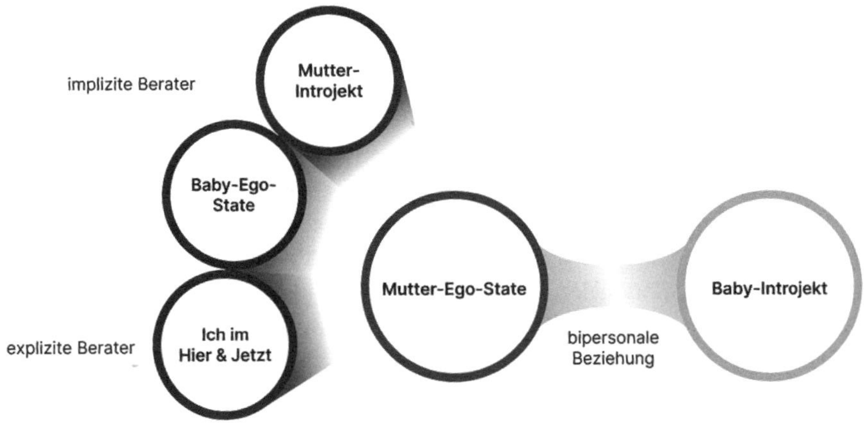

Abb. 10.2: Mutter-Ego-State nach einer Fehlgeburt: Abbruch der bipersonalen Beziehung zwischen dem sich ausbildenden Mutter-Ego-State und Baby-Introjekt, sowie der intrapersonalen Beziehungen zwischen Mutter-Introjekt, Baby-Ego-State und dem Ich im Hier und Jetzt

10.7 Interventionsstrategie

In der EST geht es darum, Verbindungen zu und zwischen Teilen der Persönlichkeit wiederherzustellen.

> »Das Ziel der Ego-State-Therapie ist die Befähigung von Menschen, mithilfe ihrer Ego-States eine höhere innere Konsistenz im Austauschprozess mit der Umwelt herzustellen und damit Wachstumsprozesse, Entwicklungspotenziale, Beziehungsfähigkeit und Selbstbestimmtheit zu fördern« (Fritzsche 2013, S. 131).

Gemäß den oben gezeigten Abbildungen ist das therapeutische Ziel die Re-Integration des Mutter-Ego-States in das gesamte innere Team und der Erhalt oder die Wiederherstellung der bipersonalen Beziehung zwischen Mutter-Ego-State und Baby-Introjekt. Das Baby-Introjekt ist per definitionem ein neuronales Netzwerk im mütterlichen Organismus und kann deswegen weder sterben noch verabschiedet oder eliminiert werden. Die Fehlgeburt bezieht sich auf das Baby, nicht auf den neuronalen Repräsentanten des Babys im mütterlichen Organismus.

Die Re-Integration dissoziierter Ego-States

Zielrichtung der Entwicklung in der Schwangerschaft ist die Mutter-Kind-Beziehung, auf die die Organismen von Mutter und Baby umfassend in Körper und Psyche vorbereitet werden. Die Mutter-Kind-Beziehung ist für das Baby essenziell, Mutter und Baby treten nach der Geburt in eine »creative zone« ein, in der sie hochkomplex und hochflexibel vorbereitet sind auf eine dynamische und reziproke Synchronizität beider Nervensysteme. In der »creative zone« findet eine dynamisch fließende nonverbale Kommunikation statt.

Während das Baby im Mutterleib heranwächst, wächst durch die Bildung neuer neuronaler Netzwerke auch die mütterliche Kompetenz, adäquat auf das Baby zu reagieren. Wird diese Entwicklung durch eine Fehlgeburt oder Totgeburt unterbrochen, wird einerseits die bipersonale Beziehung zwischen Mutter-Ego-State und Baby-Introjekt zerrissen und andererseits die intrapersonale Entwicklung des Mutter-Ego-States jäh beendet. Es kommt zu einer Stressreaktion im Nervensystem, die Hormonwirkung begünstigt die Abkopplung des Neokortex, es entsteht ein Wissen ohne Verstehen. Symptome tauchen oft auf als: Affektüberflutung (mit Trauer, Verzweiflung, Wut), emotionale und kognitive Verwirrung, Verlust der Orientierung in der Realität und ggf. Dissoziation (Schuth 2004).

Für die Therapie leiten sich daraus zwei wesentliche Punkte ab. Im Fokus sollten stehen:

1) die Beruhigung des Nervensystems
2) die Wiederherstellung folgender Beziehungen:
   - intrapersonal zum Mutter-Ego-State
   - bipersonal zwischen Mutter-Ego-State und Baby-Introjekt

Häufig wird in der therapeutischen Arbeit der Mutter-Ego-State nicht berücksichtigt, Verarbeitungskonzepte fokussieren auf das verstorbene Baby. Oft soll die Mutter das Kind »loslassen« und mit Ritualen verabschieden. Das ist hilfreich und inkludiert Erfahrungen aus der Trauerarbeit. Es wird jedoch zu wenig berücksichtigt, dass die Ausrichtung des Mutter-Ego-States auf der *Beziehung* und nicht auf Trennung und Abschied liegt. Ebenso wenig wird beachtet, dass sich der Mutter-Ego-State – egal, wie ausgereift er zum Eintritt der Fehl- oder Totgeburt ist – in einer substanziellen Veränderung im Körper und Nervensystem abbildet, die vorhanden bleibt und sich nicht verabschieden lässt.

Während die Wiederherstellung der oben genannten Beziehungen schrittweise aufgebaut wird, ist die Down-Regulation der Stressreaktion und die Neuregulation des Nervensystems der Klientin in jeder Arbeitsphase zentral, denn sie bereitet den Boden für die gelingende Integration. Einer der wesentlichen Faktoren zur Down- und Neuregulation im Nervensystem ist der akzeptierende und wertschätzende therapeutische Kontakt, ggf. auch mit Berührung, um die Anwesenheit der Kontaktperson ins Körpergewahrsein der Klientin zu bringen. Da eine körperliche Berührung im therapeutischen Kontakt ausschließlich nach Erlaubnis der Klientin stattfinden darf, sollten auch Hilfsmittel wie Kissen, Tücher, Decken, Kuscheltiere, Puppen etc. zur Verfügung stehen. Wenn wir verbale Interventionen mit nonverbalen Techniken verknüpfen, erreichen wir damit neben dem Neokortex durch Emotionen und Körperempfindungen direkt auch die Amygdala und den Hirnstamm.

Zwei weitere wesentliche Faktoren zur Beruhigung des Nervensystems liegen in unseren elementaren Anpassungsstrategien an die Bedingungen außerhalb des Mutterleibs: Luft und Schwerkraft. Der Fokus auf Atmung oder Kontakt mit dem

Boden (dem Stuhl) erhöht sofort das Körpergewahrsein, bringt eine Verbindung zu elementaren Kompetenzen und zur Realität im Hier und Jetzt. Gemeinsames Atmen schafft eine interpersonelle Erfahrung von Verbindung.

Einzelne Schritte

Die Ego-State-Therapie mit einer Frau nach Fehl- oder Totgeburt umfasst folgende Schritte:

Anamnese

Wir sorgen für eine angenehme Atmosphäre, um die Klientin im unterstützenden und interessierten Gesprächssetting kennenzulernen und sie zu ermutigen, über sich und die Problematik zu erzählen. Wenn wir eine hohe Anspannung bemerken, können wir das ansprechen und fragen, was die Situation verbessern könnte. Wir können ein paar gemeinsame Atemzüge vorschlagen oder die Aufmerksamkeit der Klientin auf die Wahrnehmung richten, wie sie auf dem Stuhl sitzt.

Aufgabe der Anamnese ist es, einerseits die Geschichte zu hören und Informationen zu sammeln, andererseits den Grad der Belastung im autonomen Nervensystem einzuschätzen sowie Bewältigungsstrategien kennenzulernen. Wichtig ist, immer wieder auf Ressourcen zu fokussieren. Die Klientin wird mit dem Fokus auf der Problematik sprechen, und wir hören aufmerksam zu. Bei unseren Rückfragen interessieren wir uns aber auch für die Lebensumstände außerhalb der Problematik, fragen nach Stärken, mit denen die Klientin schwierige Situationen bisher bewältigt hat. Wir fragen nach der Familiensituation, nach Freundeskreis, Beruf, Hobbys, Werten, Glaube etc.

Ziel der Anamnese ist, dass wir eine Vorstellung vom inneren Organisationsystem der Klientin und ihren ressourcenreichen Ego-States bekommen, die wir später in der gezielten Intervention nutzen können. Es ist sinnvoll, die im Gespräch erfahrenen Ressourcen-Ego-States als solche zu benennen. Des Weiteren machen wir die Klientin mit der Technik des Shiftens vertraut, indem wir abwechselnd auf mehr und weniger problembeladene Situationen und deren Körperwahrnehmung fokussieren. Psychoedukativ erklären wir die Bedeutung der Regulation von Erregungszuständen und die Wiederentdeckung der Selbstwirksamkeit anhand der Steuerung des Erregungsniveaus durch das aktive Shiften.

Es empfiehlt sich, Informationen darüber einfließen zu lassen, welche Veränderungen es in Psyche und Organismus der Mutter während der Schwangerschaft gibt. Hilfreich ist, das Teilemodell und die sinnvolle Aufteilung von Kompetenzen an verschiedene Ego-States zu erklären. Als wesentliche Information benötigen wir aus der Anamnese Fakten zur Fehl- oder Totgeburt: wann sie stattgefunden hat, wie Diagnostik und Behandlung waren, ob es Unterstützung gab, und wenn ja, durch wen und wie, ob es ein Begräbnis, einen rituellen Abschied gab etc. Wir müssen danach fragen, was der *schlimmste Moment* der Erfahrung war, weil wir aus diesem

Moment die korrigierende Erfahrung entwickeln. Hier ist die aktive und empathische Fragetechnik sehr wichtig, z. B.:

- »Möchten Sie mir davon erzählen?«
- »Sollen wir gemeinsam noch einmal diese Situation durchleben?«

Wir aktivieren mit dieser Intervention einen Ego-State, der sich wahrscheinlich in einem höheren Erregungsniveau befindet und vermutlich Aspekte einer Traumatisierung trägt. Während die Klientin die Situation schildert, begleiten wir aktiv mit Äußerungen wie »Ja«, »Ich verstehe«, »Das ist wirklich schlimm« etc., um der Klientin unsere empathische Präsenz zu vermitteln. Steigt das Erregungsniveau der Klientin beim Erzählen sehr stark (körperliche Unruhe, emotionale Äußerungen, Weinen, Wut, körperliche Symptome wie Verflachung der Atmung, Ballen der Fäuste, Versagen der Stimme), haben wir einen Hinweis, dass die Aktivierung im limbischen System und Hirnstamm stark ansteigt und durch neokortikale Steuerung nicht mehr gut erreichbar ist. Unsere Intervention richtet sich dann gezielt auf das limbische System und den Hirnstamm, das heißt: Wir unterbrechen die Schilderung, sorgen für eine empathische Beziehung und geben der Körperwahrnehmung Raum (zur Beruhigung des Nervensystems durch Kontakt, Atmung, Schwerkraft siehe S. 323).

Ego-State-Arbeit

In der Ego-State-Arbeit versuchen wir zunächst, die intrapersonale Beziehung zu dem Mutter-Ego-State wiederherzustellen und weiterzuentwickeln. Davon ausgehend wird dann die bipersonale Beziehung zwischen dem Mutter-Ego-State und dem Baby-Introjekt etabliert.

Wiederherstellen der intrapersonalen Beziehung zum Mutter-Ego-State

Durch die Fehl- oder Totgeburt wurde der Mutter-Ego-State mit den hormonell initiierten und gesteuerten neuronalen Umbauprozessen einerseits jäh unterbrochen und andererseits seiner Zielrichtung beraubt. Zusammen mit der hohen Stressbelastung führt das oft zu einer psychischen Regression oder Dissoziation. In beiden Fällen haben wir den Effekt, dass ein subjektives Hilflosigkeitsgefühl entsteht und das Steuerungsvakuum von anderen Ego-States übernommen wird. Je nach Vorerfahrung kann hier z. B. ein angepasster funktionaler Ego-State übernehmen oder auch ein destruktiv wirkender Ego-State, der Schuldzuweisungen und Anklagen ausspricht.

Um Zugang zum impliziten Wissen zu bekommen, leiten wir eine Trance ein. Wir versuchen, Kontakt zum Mutter-Ego-State herzustellen. Informationen aus der Anamnese können den inneren Suchprozess unterstützen. Einleitend können wir danach fragen, welche Veränderungen Frau X im Körper bemerkt hat, ob sie bestimmte Dinge gerne oder überhaupt nicht mehr mochte. Wenn es solche Veränderungen gegeben hat, lautet die Aktivierungsfrage für den Ego-State, ob es jemanden in Frau X gibt, der diese Veränderungen bewirkt hat. Wir werden hier höchstwahrscheinlich mit dem biologisch hormonell initiierten Mutter-Ego-State Kontakt kommen. Es ist wichtig, sich ausführlich mit diesem Mutter-Ego-State zu unterhalten und ihn zu bestärken, wie gut er seine Sache gemacht hat, und ihm zu versichern, dass er sich im Einklang mit der Biologie, dem Wunder des Entstehens von neuem Leben, befindet. Dem Mutter-Ego-State sollte mitgeteilt werden, dass dieser Prozess tiefgreifende Veränderungen bewirkt und dass er *unumkehrbar* ist. Es ist wichtig, danach zu fragen, wie der Mutter-Ego-State sich in Frau X bemerkbar macht, wie sie ihn fühlt, ob es einen bestimmten Ort im Körper gibt, an dem er spürbar ist. Man kann auch fragen, was der Mutter-Ego-State sich für das Baby gewünscht hat, ob er wusste, ob es ein Junge oder Mädchen war. Es geht vor allem darum, dem Mutter-Ego-State wieder Raum im inneren Organisationsteam von Frau X zu geben und seine Informationen als inneres Wissen zu validieren und wertzuschätzen.

Wiederherstellen der bipersonalen Beziehung zwischen Mutter-Ego-State und Baby-Introjekt

Bis hierher haben wir an der Regulation des inneren Ego-State-Teams gearbeitet *und* den Mutter-Ego-State in das innere System integriert. Was noch offenbleibt, ist die spezifische bipersonale Interaktion zwischen dem Mutter-ES und dem Baby-Introjekt.

Zu beachten ist: Wir befinden uns während der Arbeit in einem Trance-Setting: Auch wenn wir in der konkreten Arbeit direkt von/mit Mutter und Baby sprechen, ist der Rahmen, dass wir im inneren System die Beziehung vom Mutter-Ego-State und Baby-Introjekt regulieren. Das Baby-Introjekt wird oft als Gegenüber erlebt. Das entspricht der Ausrichtung auf die Beziehung nach der Geburt, bei der ja eine Trennung der beiden Organismen von Mutter und Kind vollzogen wird. Es liegt also nahe, nach einer Fehl- oder Totgeburt auf diesen Umstand zu fokussieren, denn genau darauf ist der Mutter-Ego-State spezialisiert.

Die einleitenden Fragen müssen auch hier sehr empathisch und interessiert sein. Da wir den Mutter-Ego-State in der bisherigen Arbeit schon aktiviert haben, können wir direkt mit ihm weiterarbeiten: Noch in Trance oder nach erneuter Tranceinduktion sprechen wir dann direkt mit dem Mutter-Ego-State und fragen, ob er uns nun noch etwas über das Baby erzählen möchte (Aktivierungsfragen für das Baby-Introjekt) – z. B., wie es sich angefühlt hat, von der Schwangerschaft zu erfahren, ob sie schon vor dem Ergebnis des Schwangerschaftstests eine Ahnung hatte, oder ob sie einen Unterschied von »Kopfwissen« und »Bauchwissen« wahrgenommen hat. Wir aktivieren mit diesen Fragen die Wahrnehmung innerer Signale aus der Beziehung zum Baby von Anfang an. Was uns der Mutter-Ego-State hier erzählt, ist weniger eine Fantasiegeschichte, sondern vielmehr die innere, emotionale und aus dem Körperempfinden gestützte Realität, die letztendlich die Bildung des Mutter-Ego-States und des Baby-Introjektes begünstigt hat. Es ist wichtig, diese emotionale Realität als solche zu benennen und zu validieren.

Im nächsten Schritt geht der Fokus unserer Fragen auf das Baby-Introjekt:

- »Haben Sie Ihr Baby manchmal vor sich gesehen?«
- »... oder eine Ahnung gehabt, ob es ein Junge oder ein Mädchen wird?«
- »Haben Sie schon Namen ausgesucht?«
- »... sich vorgestellt, welche Eigenschaften das Baby haben könnte?«

Wir validieren damit die Existenz des Babys, und dass es – egal, wie lange oder kurz es gelebt hat – aus Frau X eine Mutter gemacht hat. Das ist nicht umkehrbar, und diese Mutterschaft bleibt immer mit diesem Baby verbunden. Auch wenn Frau X noch andere Kinder hat oder haben wird, sie bleibt immer auch Mutter dieses Babys, das nur kurz gelebt hat. Hier kann ein psychoedukativer Einschub aus der Wissenschaft, z. B. über die Neuvernetzung des Gehirns oder den Mikrochimärismus, sehr hilfreich sein. An diesem Punkt lösen sich oft die Leere und/oder andere Gefühle auf und machen einer sichtbaren Beruhigung des Nervensystems Platz (Entspannung in der Mimik und anderer muskulärer Haltemuster, tiefe Ausatmung u. a.). Das ist Ausdruck der Verbindung. Mit der Polyvagaltheorie von Stephen Porges (2011) gesprochen ist es die Einschaltung der (säugetierspezifischen) beruhigenden prosozialen Wirkung des ventralen Vagus (vgl. auch Dana 2021).

Erst jetzt ist der Zeitpunkt, einen guten Platz für das Baby zu suchen: nicht ein Platz, an dem es getrennt bleibt und losgelassen werden muss, sondern ein Platz, an dem es bleiben kann und wo der Mutter-Ego-State es jederzeit besuchen kann. Es verhält sich eher so, wie man ein Baby ins Bettchen schlafen legt und weiß, dass es da ist, auch wenn es im anderen Zimmer schläft. Dieser Platz kann im Körper sein oder als Imagination wahrgenommen werden. Wir schließen damit ab, dass wir das Erlebte noch mal auf der Körperebene nachspüren und validieren.

10.8 Falldarstellungen

Anhand von drei Falldarstellungen möchte ich im Folgenden deutlich machen, wie die EST bei Frauen mit Fehlgeburt wirken kann. Nach einer kurzen Vorstellung der Anamnese folgt jeweils das Protokoll der Ego-State-Arbeit.

Frieda

Anamnese

Frieda, geb. 1948, kam wegen einer chronischen Schmerzthematik in die Therapie. Sie war im Nachkriegsdeutschland bis zum Schuleintritt in einer liebevollen Pflegefamilie aufgewachsen und wurde dann zur Mutter geholt. Ihren Vater hat Frieda nicht kennengelernt, das Verhältnis zur Mutter war schwierig: Frieda wurde abgelehnt, abgewertet und wie eine Dienstmagd behandelt. Eine adäquate Schulausbildung entsprechend ihrer Intelligenz wurde ihr verwehrt. Erst nach etwa einem Jahr

Therapie berichtete sie, damals fast 68 Jahre alt, zum ersten Mal in ihrem Leben über eine Erfahrung, die sie als junge Erwachsene gemacht hatte: Sie hatte mit Anfang 20 einen Partner gefunden, der sehr gebildet und weltgewandt war. Als sie schwanger wurde, träumte sie von der gemeinsamen Familie. Der Partner wollte das Kind aber nicht und trennte sich mit der Begründung, sie sei nicht standesgemäß. Frieda war zu dieser Zeit in Berufsausbildung, und Ende der 1960er-Jahre bedeutete eine uneheliche Geburt massive gesellschaftliche Ächtung von Mutter und Kind. Schwangerschaftsabbruch war in Deutschland illegal und musste im Geheimen durchgeführt werden. Auf sich allein gestellt wählte Frieda die Möglichkeit der Abtreibung. Sie war verzweifelt, sah keine Möglichkeit, sich mit dem Kind ein Überleben zu sichern, und litt nach dem Eingriff unter starken Schuldgefühlen.

Frieda heiratete später einen anderen Mann und brachte zwei Kinder zur Welt. Das Jüngste, ein Sohn, erlitt während der Geburt einen Sauerstoffmangel und entwickelte daraus eine schwere geistige und körperliche Behinderung. Er wurde von Frieda aufopferungsvoll gepflegt und verstarb mit Anfang 20 an Nierenversagen. Frieda gab sich lange auch dafür die Schuld und dachte, sie hätte den Tod des Kindes durch intensivere Pflege und mehr Achtsamkeit verhindern können.

Ego-State-Intervention

Ego-State 1 (ES1): Zunächst zeigte sich ein anklagender und moralisch strenger Ego-State 1, der Frieda verurteilte und sagte, sie würde ihre Schuld am Tod ihres Kindes nie los, sie müsse ihr Leben lang dafür büßen. Auch therapeutische Interventionen könnten nichts daran ändern. Die Schuld, ein Leben zu nehmen, sei nicht zu tilgen. Der ES1 würde nicht zulassen, dass sich Frieda mit »billigen therapeutischen Tricks« aus der Verantwortung stehle. Sie sei verachtenswert und könne froh sein, dass sie überhaupt eine Familie habe. Sie müsse dienen und sich für andere aufopfern. Ein Recht auf eigenes Glück habe sie verwirkt.

Im würdigenden Gespräch mit diesem ES1 konnten wir herausfinden, dass er im Inneren von Frieda dafür sorge, dass sie ihr erstes Kind niemals vergessen konnte.

Ego-State 2 (ES2): Ich fragte nach einem anderen Ego-State, der an der Pflege des schwerbehinderten Kindes beteiligt gewesen war. Es zeigte sich ein ES2, der sehr fürsorglich und liebevoll war, das »Herz einer Löwenmutter« hatte und die Bedürfnisse von Frieda zugunsten der Fürsorge des Kindes zurückstellen konnte. Dieser ES2 verstand den schwer sprachbehinderten Sohn, konnte seine Bedürfnisse nonverbal lesen und freute sich, wenn es dem Kind gut ging. Die Beziehung zwischen Mutter und Sohn war herzlich und eng. ES2 zeigte viele Elemente des Mutter-Ego-States. ES1 und ES2 kannten sich, hatten aber wenig miteinander zu tun.

Reaktivierung der durch die Abtreibung unterbrochenen Beziehung zum Mutter-Ego-State

Wir arbeiteten zunächst mit ES2 und fragten, ob ES2 denn auch das erste Kind kenne, von dem Frieda noch niemandem erzählt hatte. Das war der Fall: ES2 kannte sowohl das erste Kind als auch sein Geschlecht und seinen Namen. ES2 war sehr entlastet, dass er endlich darüber sprechen konnte. ES2 war dem ersten Kind innig verbunden, hatte es immer geliebt und war zutiefst betrübt darüber, dass Frieda in der damaligen Situation so allein und ohne jede Unterstützung gewesen war, dass sie sich zur Abtreibung entschlossen hatte. ES2 meinte, Frieda sei ohne Frage Mutter von drei Kindern, das bleibe auch immer so, auch wenn bereits zwei Kinder verstorben seien. Genauso, wie der dritte, schwerstbehinderte und verstorbene Sohn immer Friedas Kind bleibe, verhalte es sich mit dem ersten Sohn.

Frieda war sehr erleichtert, das zu hören. ES1 allerdings war nicht zufrieden und bestand auf Friedas Schuld.

Transformation von Ego-State 1

Im nächsten Arbeitsschritt mit ES1 konnten wir herausfinden, dass ES1 viele Handlungs- und Sichtweisen von Friedas leiblicher Mutter in Frieda vertritt (Nähe zum destruktiv wirkenden Mutter-Introjekt). ES1 zeigte sich aber auch ein wenig irritiert darüber, dass auch ES2 das Andenken an den ersten Sohn in Frieda aufrechterhielt und das mit ganz anderen Mitteln. ES1 kam in seiner Rigidität dadurch etwas ins Wanken und öffnete sich für die Möglichkeit, dass er seine Aufgabe in Frieda, das Andenken an das erste Kind zu wahren, auch im Team mit ES2 erfüllen könnte. Er beharrte aber auf seinem zweiten Anliegen, die moralische Schuld nicht leichtfertig abzugeben. Ich bestärkte ihn darin, wie wichtig es für Frieda sei, Werte zu haben und sich an ihnen zu orientieren. Und ohne Zweifel sei Frieda damals in einer bitteren Konfliktlage gewesen, in der sie nicht nach ihren Werten handeln konnte. Sie habe aber ihre Werte nicht verraten, sonst hätte sie niemals den dritten Sohn so aufopferungsvoll gepflegt. Ich fragte, ob ES1 sich eine Lösung vorstellen könnte, bei der sowohl die Werte als auch Friedas Würde geachtet werden. ES1 schlug als Lösung vor, dass Frieda nicht als Schuldige klein gemacht werden sollte, sondern dass sie stark genug sei, Verantwortung für ihre Entscheidung zu tragen, und dass es eine neue Aufgabe für ihn sein könnte, Frieda dabei zu unterstützen.

Wiederaufnahme der inneren bipersonalen Beziehung

In einem imaginativen Dialog in Trance fragten wir die Introjekte der beiden verstorbenen Söhne, was sie über Friedas Fähigkeiten zur Mütterlichkeit wissen:

Das erste, abgetriebene Sohn-Introjekt sagte, er sei Frieda sehr liebevoll verbunden und mit seinem Schicksal, nur kurz gelebt zu haben, einverstanden. Das zweite – zu Lebzeiten schwerbehinderte – Sohn-Introjekt sagte, er habe von Frieda in ihrer Fürsorge Mutterliebe für zwei bekommen. Damit wurde eine korrigierende Erfahrung eingeleitet.

ES1 verarbeitete diese Information und stellte eine Verbindung her zwischen den beiden Sohn-Introjekten – so, als habe der frühe Tod des ersten Sohnes und die damit verbundenen Trauer-, Verlust- und Schuldgefühle Frieda die Kraft gegeben, sich so intensiv um den schwerbehinderten Sohn kümmern zu können. Das bestätigte für ES1, dass Frieda nicht leichtfertig ist, und gab dem Geschehen einen späten Sinn.

Frieda war durch diese Arbeit sehr entlastet, fand in einer Imagination einen guten gemeinsamen Platz für ihre beiden verstorbenen Söhne und war glücklich, nun Mutter von drei Kindern zu sein, die trotz des Todes von zweien alle in ihrem Herzen präsent waren.

Klara

Anamnese

Klara, geb. 1977, wuchs mit einer zehn Jahre älteren Schwester bei der Mutter auf, die Eltern waren getrennt. Da die Mutter arbeitete, wurde Klara bis zum Vorschulalter viel von der Großmutter versorgt. Vor Klaras Schuleintritt zog die Familie um, die Tochter wurde an der Schule eingeschult, an der die Mutter auch als Lehrerin arbeitete. Von da an musste sie allein zurechtkommen, es wurde erwartet, dass sie sich anpasst und fügt. Klara erlebte die Mutter als streng, emotional unerreichbar und ungerecht, fühlte sich alleingelassen und als »das ungeliebte Kind«. Klara war fleißig, absolvierte Schule und Studium ausgezeichnet, ist heute erfolgreich im Beruf, verheiratet und Mutter von drei Söhnen im Schulalter.

Klara kam zu der Konsultation aus einem aktuellen Anlass: Ihre ganze Familie war an Covid-19 erkrankt gewesen, einer der Söhne hatte sich in der Schule infiziert. Obwohl alle die Erkrankung mit milden Symptomen überstanden hatten, fühlte Klara sich dünnhäutig und reizbar, sie war wütend auf die Mutter des Kindes, das die Infektion in die Schule gebracht hatte, und warf ihr insgeheim Verantwortungslosigkeit vor. Sich selbst warf sie vor, ihre Familie nicht geschützt zu haben. Gleichzeitig hatte Klara in einer beruflichen Veränderung entgegen ihrer Annahme, dafür Kritik zu ernten, sehr viel wohlwollende Bestätigung von Kollegen und Kunden erfahren. Klara fühlte sich in der Selbstreflexion wie ein Spielball ihrer Gefühle, war zunehmend angespannt und wünschte sich eine Klärung.

Ego-State-Intervention

Wir begannen die Ego-State-Arbeit damit, auf das Erleben des Wohlwollens ihrer Umgebung zu fokussieren. Klara erzählte, sie könne das Wohlwollen im Körper spüren, es sei in ihr eingekapselt, wie ein Ball in einer Hülle. Immer, wenn sie sich darauf einlassen wolle, tauche jemand auf, der es »wegkicke«.

Die Ego-State-Arbeit in diesem Fallbeispiel wird in der dialogischen Form wiedergegeben, dadurch wird auch die Bedeutung des therapeutischen Sprechens anschaulich.

THERAPEUTIN (TH) Das ist ja interessant. Es scheint diesem »Jemand« sehr wichtig zu sein, dass Klara sich nicht auf das Wohlwollen einlässt. Nach meiner Erfahrung gibt es dafür meistens wichtige innere Gründe, die dem Alltagswissen oft gar nicht zugänglich sind. Wäre es denn möglich, dass ich mit diesem »Wegkicker« direkt spreche? …

EGO-STATE 1 (ES1) Ja, ich bin da.

TH Vielen Dank, dass Sie gekommen sind und mit mir sprechen. Ich bin sehr froh darüber, weil ich denke, dass Sie wichtige Gründe dafür haben, wenn Sie dafür sorgen, dass Klara sich nicht wohlfühlt. Ist das so?

ES1 Ja, ich lasse nicht zu, dass in der Harmonie das »ungeliebte Kind« vergessen wird. Diese Gefahr ist viel zu groß, wenn das Wohlwollen auftaucht. Deshalb kicke ich es weg. Ich behalte den Überblick über das innere System und passe auf, dass keiner verloren geht!

TH Ah ja, ich verstehe. Das ist eine sehr wichtige Aufgabe, die Sie da machen. Was ich noch nicht ganz verstehe, ist: Klara hat mir erzählt, sie habe sich oft wie »das ungeliebte Kind« gefühlt, da könnte es ihr doch guttun, wenn sie etwas Wohlwollen erfährt. Was meinen Sie?

ES1 Es geht hier nicht darum, was Klara guttut! Sie hat kein Wohlwollen verdient, und es darf ihr auch nicht mehr gut gehen in diesem Leben! Sie hat ihr Kind getötet!

TH Oh, das ist schlimm! Darüber weiß ich gar nichts. Erzählen Sie mir bitte, was da passiert ist.

ES1 Klara war im 8. Monat und hatte eine Schwangerschaftsvergiftung. Wahrscheinlich hat sie sich überanstrengt und nicht genug aufgepasst! Sie war zwar bei der Frauenärztin, und da war alles ok`, aber sie hat sich müde und kaputt gefühlt und ist trotzdem zur Arbeit gegangen. Am Tag darauf hat sie sich noch schlechter gefühlt und noch mal bei der Frauenärztin angerufen. Sie wurde abgewimmelt und hat sich davon beruhigen lassen! Weil sie es immer anderen recht machen will! Sie hat sich dann hingelegt und den ganzen Tag und die Nacht geschlafen, frühmorgens hat sie dann endlich klar erkannt, dass etwas nicht stimmt: Das Kind hat sich nicht mehr bewegt und ihr Blutdruck war massiv erhöht. Ihr Mann hat sie gleich in die Klinik gefahren, aber das Kind war schon gestorben. Sie sind dann dortgeblieben, bis die Wehen eingesetzt haben. Klara hat ihr totes Kind geboren.

TH Das tut mir sehr leid, das ist wirklich sehr schlimm. Ich bin froh, dass du dafür sorgst, dass das kleine Baby nicht vergessen wird. Weißt du, ich bin ja auch Ärztin und weiß, dass eine Schwangerschaftsvergiftung für die Frau kaum spezifische Symptome zeigt und wirklich schwer zu erkennen ist. Sie ist nicht nur für das Baby lebensgefährlich, sondern auch für die Mutter. Und es kann blitzschnell gehen, manchmal innerhalb weniger Stunden. Aus diesem Grund werden in den Vorsorgeuntersuchungen immer Blutdruck und Eiweiß im Urin gemessen, denn das sind die wichtigsten Parameter, um eine Gefahr früh zu erkennen. Meiner Ansicht nach hat die Sprechstundenhilfe, die Klaras besorgten Anruf abgewimmelt hat, einen Fehler gemacht und – du hast recht: Klara hat sich vielleicht zu schnell beruhigen lassen. Trotzdem sehe ich mehr eine Verkettung von unglücklichen Umständen als ein schuldhaftes Versagen. Was meinst du?

ES1 Ja, aber Klara hätte besser aufpassen müssen.

TH Es gibt noch etwas, was mich irritiert: Du hast gesagt, Klara hat ihr Kind getötet. Ich frage mich, welchen Grund sie dafür gehabt hätte. Sie hat doch schon drei Söhne, die sie über alles liebt. Wollte sie denn kein viertes Kind? Aber warum hat sie diese Entscheidung dann nicht früher gefällt? Oder hat sie das vierte Kind nicht geliebt?

Hier meldet sich spontan der ES2 (Mutter-Ego-State), und es kam zur:

Reaktivierung der unterbrochenen Beziehung zum Mutter-Ego-State

Mutter-Ego-State 2 (ES2) Nein! Das war ein sehr geliebtes Kind. Wir hatten uns alle schon sehr darauf gefreut. Es war ein sehr geliebtes Kind!

TH Oh, aus diesem Statement hört man gleich die ganze Liebe! Das war wirklich ein sehr geliebtes Kind!

Mutter-ES2 Ja, sehr geliebt. Es war so schwer, es gehen zu lassen. Ich bin froh, dass ich die Zeit der Geburt hatte, wenigstens das fühlte sich »normal« an. Ich konnte das Kind aber nicht anschauen danach, das tat zu weh.

TH War es denn ein Mädchen oder ein Junge, und hast du einen Namen für das Kind?

Mutter-ES2 Es war ein Bub, und wir hatten keinen Namen. Wir haben auch ein Abschiedsritual gemacht und eine Grabstätte für das Kind.

Wiederaufnahme der inneren bipersonalen Beziehung

TH Ja, das hilft oft sehr. Wenn ich so überlege, wir sprechen über das Kind in der Vergangenheit, und doch ist es sehr lebendig, während wir darüber sprechen. Ich weiß nicht, ob du weißt, es gibt einen biologischen Mechanismus, bei dem sich Zellen von Mutter und Kind während der Schwangerschaft austauschen und lebenslang im Körper bleiben. So gesehen, lebt das kleine Baby noch immer in dir. Ein wenig anders als geplant, aber es ist und bleibt da und lebendig.

MUTTER-ES2 Ja, das fühlt sich so an. Ich weiß nicht, warum, aber als du nach dem Namen gefragt hast, habe ich angefangen zu überlegen, und mir ist Ringo Starr eingefallen [lacht].

TH Ah, der Schlagzeuger der Beatles! Ringo Starr war immer mein Lieblings-Beatle, das gefällt mir! Ein Schlagzeuger ist oft im Hintergrund und trotzdem nicht wegzudenken, er trägt den Rhythmus des ganzen Stücks. Ein Schlagzeuger hat auch die Fähigkeit, verschiedene Rhythmen in seinem Körper gleichzeitig nebeneinander auszudrücken. Das finde ich eine sehr gute Beschreibung für den kleinen Mann: Man spürt richtig, wie wichtig er ist und wie viel Power er hat. Ein sehr geliebter kleiner Schlagzeugersohn, der unvergessen ist. Vielleicht spürt man ihn durch seinen Rhythmus.

MUTTER-ES2 [lachend] Ja, das gefällt mir, so ist er auch bei mir im Inneren spürbar.

TH Das freut mich sehr. Ich würde jetzt gerne noch mal mit ES1 sprechen und fragen, was er von dieser Entwicklung hält. Wäre das möglich?

ES1 Es ist gut, gehört zu haben, dass der kleine Junge ein sehr geliebtes Kind ist. Ich habe gedacht, ich muss dafür sorgen, dass er nicht rausfällt. Jetzt, wo ich das alles gehört habe, muss ich das Wohlwollen gar nicht mehr wegkicken.

[In ES1 hat eine Transformation von einem destruktiv wirkenden Ego-State – mit Informationen aus einem Mutter-Introjekt – zu einem unterstützenden Ego-State stattgefunden.]

TH Ja, ich glaube, das ist eine sehr gute Lösung. Ich würde gerne noch mal Klara fragen, wie es ihr jetzt geht und was sie im Körper spüren kann. Ich danke allen States für diese konstruktive Arbeit. Klara, bist du da?

KLARA Ja, ich bin da, mir geht es sehr gut. Ich kann das Wohlwollen als Ball in mir spüren, und es hat keine Hülle mehr, es kann sich ein bisschen ausbreiten, das tut gut, danke.

TH Ich danke dir und allen Ego-States. Es war mir eine Freude, diese spannende Entwicklung zu begleiten.

10.9 Diskussion

In den Fallbeispielen lässt sich die Hypothese eines sich neu entwickelnden Mutter-Ego-States verifizieren. Dieser Mutter-Ego-State muss in die therapeutische Verarbeitung einer Fehlgeburt einbezogen werden. Während der Schwangerschaft hat sich ein Mutter-Ego-State herausgebildet, der aber durch die Fehlgeburt nicht in die äußere Realität überführt werden kann. Die Frau trägt diese Persönlichkeitsanteile aber dennoch in sich. Der Ego-State-Ansatz bietet die Möglichkeit, im Verarbeitungsprozess an diese Anteile anzuknüpfen. Der Trauerprozess umfasst dann nicht nur das verlorene Kind, sondern auch den Ego-State, der begann, sich auszubilden, sich aber wegen des glücklosen Ausgangs der Schwangerschaft nicht voll entwickeln konnte. Dadurch besteht für die Frau die Möglichkeit, dass sie auch die körperlichen Veränderungen durch die Schwangerschaft (insbesondere den Mikrochimärismus und den immunologischen Lerneffekt) verstehen und in ihr Körperverständnis integrieren kann.

Die Fallbeispiele zeigen, wie hilfreich es sein kann, Ego-State-Interventionen bei der Bewältigung von Fehlgeburten anzuwenden. Die im Nervensystem und in der Psyche gespeicherten Informationen werden durch die Technik des Sprechens mit dem Ego-State direkt abgerufen und als Bottom-up-Information ausgedrückt und verbalisiert. Im Dialog zwischen Therapeut:in und Ego-State kann diese Bottom-up-Information akzeptiert, wertgeschätzt, validiert und in einen anderen Bezugsrahmen gesetzt werden (Reframing, korrigierende Erfahrung). Die Bottom-up-Information wird durch die Intervention in der sicheren therapeutischen Beziehung im Neokortex neu kontextualisiert und trägt als Top-down-Information zur Neuregulierung im Nervensystem bei. Die Ego-State-Intervention arbeitet konkret mit der Vernetzung von Neokortex, Amygdala und Hirnstamm im Sinne der Bildung einer Whole-Brain-Einheit. Das fördert im Klienten das Erleben von Ganzheit und Flow.

10.10 Verwendete Literatur

Anderson, C. a. D. Keltner (2002): The role of empathy in the formation and maintenance of social bonds. *Behavioral and Brain Sciences* 25 (1): 21–22.

Bellhouse, C., M. J. Temple-Smith a. J. E. Bilardi (2018): »It's just one of those things people don't seem to talk about …«. Women's experiences of social support following miscarriage: A qualitative study. *BMC Women's Health* 18 (1): 176.

BestG (2016): Bestattungsgesetz in der in der Bayerischen Rechtssammlung (BayRS 2127-1-G) veröffentlichten bereinigten Fassung, das zuletzt durch § 1 des Gesetzes vom 2.8.2016 (GVBl. S. 246) geändert worden ist. Verfügbar unter: https://www.gesetze-bayern.de/Content/Document/BayBestG [29.4.2025].

Bianchi, D. W. et al. (1996): Male fetal progenitor cells persist in maternal blood for as long as 27 years postpartum. *Proc. Natl. Acad. Sci. USA* 93: 705–708.

Dana, D. (2021): Die Polyvagal-Theorie in der Therapie. Den Rhythmus der Regulation nutzen. Lichtenau (G. P. Probst).

Domes, G. et al. (2007): Oxytocin improves »Mind-Reading« in humans. *Biol. Psychiatry* 61: 731–733.

Fillenberg, S. u. L. Lasch (2017): Geburtshilfe. In: Basiswissen Gynäkologie und Geburtshilfe. Berlin/Heidelberg (Springer), S. 171–257.

Franz, C. (2017): Bestattung. In: B. Toth (Hrsg.): Fehlgeburten, Totgeburten, Frühgeburten. Berlin/Heidelberg (Springer), S. 335–337.

Frick-Bruder, V. (1995): Psychosomatische Gynäkologie und Geburtshilfe. Beiträge der Jahrestagung 1994/1995. Gießen (Psychosozial).

Fritzsche, K. (2013): Praxis der Ego-State-Therapie. Heidelberg (Carl-Auer).
Fritzsche, K. (2020): Die Begegnung mit Persönlichkeitsanteilen in der Ego-State-Therapie. In: C. Stadler u. B. Kress (Hrsg.): Praxishandbuch Aufstellungsarbeit. Wiesbaden (Springer), S. 155–176.
Funk, M. (2019): Tabuthema Fehlgeburt. Frankfurt a. M. (Mabuse).
Griesinger, G., H. H. Fellerbaum u. K. Diedrich (2008): Reproduktionsmedizin in Deutschland und im internationalen Vergleich. In: K. Diedrich et al. (Hrsg.): Reproduktionsmedizin im internationalen Vergleich. Wissenschaftlicher Sachstand, medizinische Versorgung und gesetzlicher Regelungsbedarf. Bonn (Friedrich-Ebert-Stiftung), S. 22–61.
Hartman, W. (2021): Ego-State-Therapie Ausbildungsseminar A1. 24.–26.02.2021, durchgeführt als Online-Seminar am ITEM-Institut für Trauma- und Ego-State-Therapie München, ärztliche Leitung Ursula Helle.
Helle, U. (1999): Vergleichende Untersuchung von Geburten auf dem Maia-Hocker und im Gebärbett. In: W. Schiefenhövel u. J. Schuler (Hrsg.): Medizin am Zügel der Evolution, Bd. 2. Berlin (VWB).
Hoekzema, E. et al. (2017): Pregnancy leads to long-lasting changes in human brain structure. *Nat Neurosci* 20: 287–296.
Hüther, G. (2015): Etwas mehr Hirn, bitte. Eine Einladung zur Wiederentdeckung der Freude am eigenen Denken und der Lust am gemeinsamen Gestalten. Göttingen (Vandenhoeck & Ruprecht).
Kanat, M., M. Heinrichs a. G. Domes (2014): Oxytocin and the social brain: Neural mechanisms and perspectives in human research. *Brain Research* 1580: 160–171.
Kersting, A. (2001): Zur psychischen Belastung von Müttern perinatal verstorbener Kinder: Trauma oder Trauer. In: A. Riecher-Rössler u. A. Rohde (Hrsg.): Psychische Erkrankungen bei Frauen. Psychiatrie und Psychosomatik in der Gynäkologie. Regensburg (S. Roderer), S. 117–123.
Kiechle, M., S. Wallwiener u. W. Würfel (2022): Gemeinsam stark für die Frau. *Gynäkologie* 55: 613–615.
Kissler, S. (2012): Reproduktionsmedizin. Kinderwunschbehandlung – hier in Deutschland oder doch besser im Ausland? *Geburtshilfe und Frauenheilkunde* 72 (4): 275–277.
Kosfeld, M. et al. (2005): Oxytocin increases trust in humans. *Nature* 435: 673–676.
Kozjak-Storjohann, B. u. C. Brendebach (2021): Verlusterleben in der Schwangerschaft und zur Geburt. Eine multidimensionale Phänomenbeschreibung zum Erleben betroffener Frauen (Forschung, Entwicklung, Transfer – Nürnberger Hochschulschriften, Bd. 51). Nürnberg (Ev. Hochschule Nürnberg).
Lothrop, H. (2001): Gute Hoffnung – jähes Ende. Fehlgeburt, Totgeburt und Verluste in der frühen Lebenszeit. Begleitung und neue Hoffnung für Eltern. München (Kösel), 9., aktual. Aufl.
Moberg, K. (2016): Oxytocin. Das Hormon der Nähe. Berlin/Heidelberg (Springer).
Musik, T. et al. (2021): Treatment options after a diagnosis of early miscarriage: expectant, medical, and surgical. *Deutsches Ärzteblatt International* 118: 789–794.
Oerter, R. u. L. Montada (2008): Entwicklungspsychologie. Weinheim (Beltz), 6., vollst. überarb. Aufl.
Peichl, J. (2007): Die inneren Trauma-Landschaften. Borderline – Ego-State – Täter-Introjekt. Stuttgart (Schattauer).
Phillips, M. u. C. Frederick (2015): Handbuch der Hypnotherapie bei posttraumatischen und dissoziativen Störungen. Heidelberg (Carl-Auer).
Porges, S. (2010): Die Polyvagal-Theorie. Neurophysiologische Grundlagen der Therapie. Emotionen, Bindung, Kommunikation & ihre Entstehung. Paderborn (Junfermann).

Porges, S. (2011): Teoría Polivagal. Fundamentos neurofisiológicos de las emociones, el apego, la comunicación y la autorregulación. Verfügbar unter: https://es.scribd.com/document/431705302/La-Teori-a-Polyvagal-Stephen-Porges [1.5.2023].

Portmann, A. (1969): Biologische Fragmente zu einer Lehre vom Menschen. Basel (Schwabe).

PStV (2022): Personenstandsverordnung vom 22.11.2008 (BGBl. I S. 2263), die zuletzt durch Art. 2 des Gesetzes vom 19.10.2022 (BGBl. I S. 1744) geändert worden ist. Verfügbar unter: https://www.gesetze-im-internet.de/pstv/BJNR226300008.html [29.4.2025].

Rauprich, O. (2008): Sollen Kinderwunschbehandlungen von den Krankenkassen finanziert werden? Ethische und rechtliche Aspekte. In: G. Bockenheimer-Lucius, P. Thorn u. C. Wendehorst (Hrsg.): Umwege zum eigenen Kind – Ethische und rechtliche Herausforderungen an die Reproduktionsmedizin 30 Jahre nach Louise Brown. Göttingen (Universitätsverlag), S. 31–48.

Riem, M. M. E. et al. (2019): Oxytocin reduces interpersonal distance: Examining moderating effects of childbearing experiences and interpersonal contact in virtual reality. *Psychoneuroendocrinology* 108: 102–109.

Rimmele, U. et al. (2009): Oxytocin makes a face in memory familiar. *The Journal of Neuroscience* 29 (1): 38–42.

Rohde, A., A. Hocke u. A. Dorn (2018): Psychosomatik in der Gynäkologie. Kompaktes Wissen – Konkretes Handeln. Stuttgart (Klett-Cotta).

Roskos, K. a. S. Neuman (1993): Descriptive observations of adults' facilitation of literacy in play. *Early Childhood Research Quarterly* 8: 77–97.

Rupp, H. A. et al. (2012): Amygdala response to negative images in postpartum versus nulliparous women and intranasal oxytocin. *Social Cognitive and Affective Neuroscience* 9 (1): 48–51.

Scholz, C. (2017): Immunologie der Frühschwangerschaft. In: B. Toth (Hrsg.): Fehlgeburten, Totgeburten, Frühgeburten. Berlin/Heidelberg (Springer), S. 25–33.

Schuth, W. (2004): Psychosomatische Aspekte in Gynäkologie und Geburtshilfe. In: J. Baltzer et al. (Hrsg.): Praxis der Gynäkologie und Geburtshilfe. Das komplette Praxiswissen in einem Band. Stuttgart/New York (Thieme), S. 88–128.

Silbernagl, S. u. A. Despopoulos (1991): Taschenatlas der Physiologie. Stuttgart (Thieme).

Speckhard, A. C. (1987): The psycho-social aspects of stress following abortion. Kansas City (Sheed & Ward).

Suhr, D. (2018): Das Mosaik der Menschwerdung. Vom aufrechten Gang zur Eroberung der Erde: Humanevolution im Überblick. Berlin/Heidelberg (Springer).

Tucker, A. (2021): Was es bedeutet, eine Mutter zu werden. Die Superkräfte von Müttern und was die Wissenschaft heute darüber weiß. Berlin (Ullstein).

Vomstein, K. et al. (2021): Recurrent spontaneous miscarriage: A comparison of international guidelines. *Geburtshilfe und Frauenheilkunde* 81 (7): 769–779.

Watkins, J. G. u. H. Watkins (2003): Ego-States – Theorie und Therapie. Ein Handbuch. Heidelberg (Carl-Auer).

10.11 Weiterführende Literatur

Butollo, W., M. Krüsmann u. M. Hagl (2002): Leben nach dem Trauma. Über den psychotherapeutischen Umgang mit dem EntSetzen. Stuttgart (Klett-Cotta).

Ditzen, B. a. M. Heinrichs (2014): Psychobiology of social support: The social dimension of stress buffering. *Restorative Neurology and Neuroscience* 32: 149–162.

Fang, Y. et al. (2018): A hypothalamic midbrain pathway essential for driving maternal behaviors. *Neuron* 98 (1): 192–207.

Fritzsche, K. u. W. Hartman (2010): Einführung in die Ego-State-Therapie. Heidelberg (Carl-Auer).

Hüther, G. (2012): Die Evolution der Liebe. Was Darwin bereits ahnte und die Darwinisten nicht wahrhaben wollen. Göttingen (Vandenhoeck & Ruprecht).

Hüther, G. (2015): Die Macht der inneren Bilder. Wie Visionen das Gehirn, den Menschen und die Welt verändern. Göttingen (Vandenhoeck & Ruprecht), 9., unveränd. Aufl.

Hüther, G. (2016): Biologie der Angst. Wie aus Streß Gefühle werden. Göttingen (Vandenhoeck & Ruprecht), 13., unveränd. Aufl.

Kachler, R. (2017): Meine Trauer wird dich finden. Ein neuer Ansatz in der Trauerarbeit. Freiburg im Breisgau (Herder).

Kachler, R. (2021): Traumatische Verluste. Hypnosystemische Beratung und Therapie von traumatisierten Trauernden. Heidelberg (Carl-Auer).

Kitzinger, S. (1983): Frauen als Mütter. Geburt und Mutterschaft in verschiedenen Kulturen. München (DTV).

Levine, P. (2018): Somatic Experiencing. Ausbildungsmanual, 1., 2. und 3. Jahr, dt. Fassung. Zürich (unveröffentl. Ausbildungsskript).

Liedloff, J. (1984): Aus der Suche nach dem verlorenen Glück. München (C. H. Beck).

Merkelt, J. (2015): Mikrochimärismus. Wir Omamutterkind-Mischwesen. Verfügbar unter: https://www.spektrum.de/news/wir-omamutterkind-mischwesen/1345475 [29.4. 2025].

Reddemann, L. (2001): Imagination als heilsame Kraft. Zur Behandlung von Traumafolgen mit ressourcenorientierten Verfahren. Stuttgart (Klett-Cotta).

Rosenberg, S. (2020): Der Selbstheilungsnerv. So bringt der Vagus-Nerv Psyche und Körper ins Gleichgewicht. Kirchzarten (VAK).

Rothschild, B. (2002): Der Körper erinnert sich. Die Psychophysiologie des Traumas und der Traumabehandlung. Essen (Synthesis).

Scaer, R. (2014): Das Trauma-Spektrum. Verborgene Wunden und die Kraft der Resilienz. Lichtenau (G. P. Probst).

Schiefenhövel, W., D. Sich u. C. Gottschalk-Batschkus (Hrsg.) (1995): Gebären – Ethnomedizinische Perspektiven und neue Wege. Berlin (VWB).

Zanotta, S. (2018): Wieder ganz werden. Traumaheilung mit Ego-State-Therapie und Körperwissen. Heidelberg (Carl-Auer).

11 Die Arbeit mit Stühlen in der Ego-State-Therapie: Ein Ansatz von Woltemade Hartman auf der Grundlage von Helen Watkins

Birte Köster

Abstract

In diesem Artikel wenden wir uns der Arbeit mit leeren und besetzten Stühlen als Interventionsstrategie in der Ego-State-Therapie zu. Die Stühle dienen dabei als Symbol innerer Zustände. Durch das Aufstellen der Stühle im Raum lassen sich diese Zustände differenzieren und visualisieren. Daraus ergibt sich die Möglichkeit, die einzelnen Ich-Zustände sowohl aus der Subjekt- als auch aus der Objektperspektive zu betrachten und mit ihnen zu arbeiten.

Im ersten Teil dieses Kapitels wenden wir uns zunächst der Technik nach Helen Watkins zu und blicken dann auf die Weiterentwicklung dieser Methode insbesondere durch Woltemade Hartman. Im zweiten Teil stehen die Arbeit in Hypnose, die im ursprünglichen Ansatz von Helen Watkins nicht vorgesehen war, sowie die Möglichkeit der Kombination mit anderen Methoden im Vordergrund. Anhand von Fallbeispielen stelle ich abschließend dar, wie ich die Methode in der Praxis anwende.

Schlüsselwörter: Ego-State-Therapie, Stühletechnik, Subjektperspektive, Objektperspektive, Ich-Zustand, inneres System, Körperfokussierung

11.1 Einleitung

Helen Watkins entwickelte die Technik zur »nichthypnotischen Bearbeitung von gemischten Gefühlen« (Watkins u. Watkins 2019, S. 173). Im Fokus stehen dementsprechend Konfliktsituationen, in denen die Klienten sich mit unterschiedlichen, vielleicht sogar widersprüchlichen Emotionen konfrontiert sehen. Die Absicht der Intervention ist zum einen, die Gefühlszustände in einer spezifischen Situation zu erkennen und zu differenzieren, zum anderen, den wechselseitigen Einfluss dieser Emotionen aufzudecken. Im Rahmen der Intervention wird dem Klienten dann, mit möglichst geringer therapeutischer Einflussnahme über den Weg von Erkenntnis und Neubewertung eine Lösungsfindung ermöglicht.

Woltemade Hartman definiert Ego-States als »neurophysiologische und psychische Manifestationen im Nervensystem, als Reaktion auf positive oder negative Lebensereignisse oder Alltagsreize« (Hartman 2022, pers. Mitteilung). Deb Dana beschreibt, dass unser autonomer Zustand für unser Erleben und damit auch für unser Verhalten maßgeblich ist. Informationen über unseren neurophysiologischen Zustand gelangen über das autonome Nervensystem zum Gehirn und werden dort in Überzeugungen übersetzt, die unser Alltagsleben prägen: »Story follows state« (Dana 2018, S. 35).

Diese Zustände des autonomen Nervensystems werden in der Arbeit mit Stühlen gezielt aktiviert. Gearbeitet wird auf zwei Ebenen – zum einen auf der Ebene von Erinnerungen und Kognitionen, zum anderen auf der neurobiologischen Ebene. Auf diese Weise wird eine Reorganisation des psychophysiologischen Systems ermöglicht (Hartman 2024, pers. Gespräch).

Subjekt- und Objektperspektive

»Wenn wir uns selbst zum Gegenstand unseres Denkens machen, werden wir selbst gleichsam zum anderen und sind immer zugleich als ein denkendes Ich wieder da (…)«

Jaspers 2004, S. 29–31

Nutzt man Stühle als Symbole für Ego-States oder Ich-Zustände, besteht grundsätzlich die Möglichkeit von außen, aus der Objektperspektive (Ansprache in der 2. oder 3. Person), auf den ausgewählten Ich-Zustand zu schauen oder – indem der Klient auf dem Stuhl Platz nimmt – von innen aus der Subjektperspektive (Ich-Perspektive) das Geschehen nachzuvollziehen. Helen Watkins instrumentalisiert in ihrem Ansatz den Wechsel zwischen beiden Perspektiven (Watkins u. Watkins 2019, S. 173–175). Diesem Wechsel kommt im therapeutischen Prozess eine wichtige Bedeutung zu, denn er optimiert das Verständnis für die aktivierten Ich-Zustände: »Unser Verständnis von geistig seelischen Phänomenen jeder Art wird immer fehlerhaft bleiben, solange wir sie nicht unter beiden Perspektiven betrachten, der Subjekt- wie der Objektperspektive« (ebd., S. 29). Der Klient pendelt also zwischen Subjekt- und Objektperspektive. Die Objektperspektive wiederum wird aus unterschiedlichen Blickwinkeln eingenommen. Klient und Therapeut entwickeln so einen Gesamteindruck aus einem Mosaik unterschiedlicher Perspektiven.

Bewegung auf der Zeitachse

Ein Vorteil der Arbeit mit Stühlen besteht darin, dass wir das belastende Erinnerungsmaterial in das sichere Umfeld des Therapieraums holen. In vielen traumatherapeutischen Interventionen bewegen sich Klient und Therapeut auf der Zeitachse rückwärtsgerichtet, von der Gegenwart in die Vergangenheit, und aktivieren so das traumatische Erinnerungsmaterial. In der Arbeit mit Stühlen wird die Bewegung in entgegengesetzter Richtung vollzogen. Repräsentanzen der Zustände aus der Vergangenheit werden in die sichere Gegenwart des Praxisraums eingeladen (Fritzsche 2021, S. 305). Der Klient wird so weniger belastet. Ohne Kontakt zum eigentlichen Trauma ergibt sich die Chance auf Einsicht, Erkenntnisgewinn und Lösung des Problems. Zudem hat bereits diese Progression eine therapeutische Wirkung, denn sie führt dem Klienten bildhaft vor Augen, dass das Trauma der Vergangenheit angehört.

Arbeit mit Stühlen mit oder ohne Hypnose

Helen Watkins entwickelte die Technik als nichthypnotische Intervention. Der Verzicht auf Hypnose erweitert den Einsatzbereich auf jene Fälle, in denen eine Hypnose aus unterschiedlichen Gründen nicht oder nur bedingt infrage kommt (Watkins u. Watkins 2003, S. 173) – beispielsweise, weil Klienten einen Kontrollverlust fürchten oder auch, weil sie eingeschränkte Zugangsmöglichkeiten zur Hypnose mitbringen. Hinzu kommt, dass dem Therapeuten ohne gezieltes Nutzen einer Trance eine höhere Kontrolle darüber bleibt, in welchem Ausmaß es zur Assoziation mit dem traumatischen Erinnerungsmaterial kommt. Dieser Umstand wird, sowohl auf Klienten- als auch auf Therapeutenseite, durch den sehr bewussten Wechsel zwischen Subjekt- und Objektperspektive verstärkt.

Natürlich bringt eine Tranceinduktion Vorteile mit sich – vor allem, wenn wir uns auf der Ebene von Interaktion und Integration bewegen. Erhöhte Fokussierung der Aufmerksamkeit und das Außerkraftsetzen gewohnter Schemata und Glaubenssätze ermöglichen eine verbesserte Selbsterkenntnis und eine flexiblere Entwicklung von Lösungsstrategien (Erickson u. Rossi 2016, S. 17). Zudem darf man sich kritisch fragen, ob es sich bei der Intervention *ohne Hypnose* tatsächlich um eine Ego-State-Intervention handelt oder vielmehr um die Auseinandersetzung mit inneren Zuständen. Helen Watkins äußerte sich dazu folgendermaßen:

> »Es ist immer wieder ein strittiger Punkt, ob es sich hierbei wirklich um Ich-Zustände handelt und ob das, was wir machen, wirklich Hypnose ist. Menschen, die leicht in Hypnose zu führen sind, scheinen in einen hypnotischen Zustand hineinzukommen, und bei den beschriebenen Gefühlszuständen scheint es sich um gut ausgebildete Ich-Zustände innerhalb ihres Systems zu handeln. Bei Menschen, die weniger gut hypnotisierbar sind, glaube ich dagegen, dass es sich einfach um Gefühle handelt, die auf diese Weise besser zu verstehen sind und für die der Klient nun eine Lösung findet« (Watkins u. Watkins 2019, S. 176).

11.2 Die nichthypnotische Arbeit mit Stühlen nach Helen Watkins

Im Folgenden wird der Ablauf der Intervention nach Helen Watkins vorgestellt (Watkins u. Watkins 2019). Helen Watkins gliederte die Arbeit mit Stühlen in vier Schritte, beginnend mit einer Problemdefinition, über den Wechsel zwischen Subjekt- und Objektperspektive – also einer Phase, in der der Klient zwischen der Besetzung des Stuhls und Außenansicht wechselt – bis zur eigentlichen therapeutischen Intervention. In dieser letzten Phase streben wir mithilfe von Dialog und Interaktion Verständnis und Integration zwischen den Ego-States an, um so eine korrigierende Erfahrung zu ermöglichen.

Entdeckung bestimmter Ego-State-Haltungen gegenüber einem spezifischen Problem (Subjektperspektive)

Nachdem das zu bearbeitende Problem zwischen Klient und Therapeut klar erfasst wurde, bringen wir dem Klienten das Wesen der Intervention nahe. Insbesondere soll ein Verständnis für gemischte Emotionen vermittelt werden, beispielsweise:

»Wir haben es hier mit einer Situation zu tun, in der Sie sehr unterschiedliche Gefühle beschreiben. Sollen wir mal schauen, wie wir das ein wenig differenzieren können?«

Fünf Stühle werden hierfür im Kreis aufgestellt. Der Klient nimmt der Reihe nach auf jedem Stuhl Platz und beschreibt die dort empfundenen Gefühle, beispielsweise:

»Hier empfinde ich Angst und Unruhe. Ich fühle mich klein und schwach.«

Der Therapeut notiert das Gesagte möglichst genau. Jeder Stuhl bringt so eine Position zum Ausdruck. Das vom Therapeuten Niedergeschriebene wird auf dem jeweiligen Stuhl platziert. Dann wendet sich der Klient dem nächsten Stuhl zu. Der Klient wechselt so lange von einem Stuhl zum nächsten, bis er keinen weiteren, zur Situation gehörigen Gefühlszustand mehr ausmachen kann. Der Therapeut sollte sich jeweils neben den Klienten stellen.

Beschreibung der Charakteristika der einzelnen Ego-States (Objektperspektive)

Im nächsten Schritt wenden sich Klient und Therapeut den Stühlen erneut zu. Diesmal erfolgt der Blick jedoch von außen auf den jeweiligen Stuhl. Der Therapeut sollte dabei neben dem Klienten innerhalb des Kreises stehen, während sich beide gemeinsam einem Stuhl nach dem anderen zuwenden. Zunächst liest der Therapeut die Notizen zum ausgewählten Stuhl vor. Anschließend beschreibt der Klient den Gefühlszustand aus der Außenperspektive so genau wie möglich, beispielsweise:

»Dieser Anteil (oder Stuhl) ist klein, er hat viel Angst vor Ablehnung und Zurückweisung durch andere...«

Der Klient legt eine Bezeichnung oder einen Namen für den jeweiligen Ich-Zustand fest. Das Alter und die Hintergründe zur Entstehung werden ebenfalls erfragt. Hier wird auch gefragt:

»Wer oder was kommt dir in den Sinn, wenn wir über diesen Teil sprechen?«

Der Therapeut hat wiederum die Aufgabe, das Gesagte zu notieren. Der Zettel mit den Notizen wird anschließend wieder auf dem Stuhl des States platziert.

Schritt zur Partnerschaft (Objektperspektive)

Im nächsten Schritt werden die Transkripte zu jedem Ich-Zustand noch einmal in Augenschein genommen. Die Leitfrage ist, ob der Klient nun, nachdem jeder Anteil in den vorherigen Schritten intensiv aus Subjekt- und Objektperspektive betrachtet wurde, eine Erklärung für das Geschehen hat. Blickt der Klient nun mit seinem Vorwissen auf den Ich-Zustand, werden Verständnis und Akzeptanz auch für konflikthaftere Anteile möglich, beispielsweise:

»Ja, als ich vier Jahre alt war, haben sich meine Eltern getrennt. Ich hatte Angst, weil sie sich oft gestritten haben.«

Interventionen des Therapeuten (Subjekt-Objekt-Perspektive)

In diesem Schritt positioniert der Klient die Stühle zunächst neu. Die Neuordnung stellt ein Abbild des inneren Systems dar. Außerdem lassen sich Thesen über mögliche Dissoziationen bilden. Zwischen den Stühlen wird zu einem Dialog eingeladen – mit dem Ziel, zu einer Lösung zu gelangen. Der Klient nimmt also wieder auf einem Stuhl Platz, diesmal jedoch, um von dort aus der Subjektperspektive in den Dialog mit einem anderen Stuhl (Objektperspektive) zu treten. Auf diese Weise kommen erneut alle Anteile zu Wort. Der Therapeut sollte sich in dem Prozess weitestgehend zurückhalten. Er funktioniert nur als Mediator. Die Führung übernimmt der Klient. Eine Lösung entwickelt sich dabei in der Regel aus dem Prozess heraus. An dieser Stelle beendete Helen Watkins die Intervention mit einer Nachbesprechung. Weitere Maßnahmen zur Integration waren in ihrem Ansatz nicht vorgesehen.

11.3 Weiterentwicklung der Methode nach Woltemade Hartman

Hartman und Fritzsche veröffentlichten 2019 eine erweiterte und überarbeitete Version dieser Intervention (Fritzsche u. Hartman 2019, S. 218–223; Fritzsche 2021, S. 333–345), die in den vergangenen Jahren durch Woltemade Hartman weiter angepasst und verändert wurde. Die Intervention gliedert sich nun in sechs Schritte, wobei die letzte Phase die Arbeit mit dem sogenannten *exekutiven Ich*, der Gesamtpersönlichkeit, in Hypnose eine von mehreren Optionen ist.

Die Rolle der Körperfokussierung

»Trauma is not just an event that took place sometime in the past; it is an imprint left by that experience on mind, brain, and body.«

van der Kolk 2014, S. 24

»(…) In gleicher Weise gilt, dass die Arbeit mittels des Körpers in der Psychotherapie eine Arbeit mit dem Selbst, dem ganzen Menschen, dem Subjekt ist und keine Körper-Arbeit.«

Geuter 2019, S. 30

Eine zentrale Erweiterung der Arbeit mit Stühlen seit ihrer Entwicklung durch Helen Watkins stellt das Einbeziehen des Körpers durch Woltemade Hartman dar. Trauma ist weit mehr als nur Erinnerungsmaterial, welches in unserem Gehirn mehr oder weniger sicher abgespeichert wurde. Traumatisches Erleben spiegelt sich in unseren Körperempfindungen, Reaktionen und unserem Verhalten auf der Körperebene (z. B. Haltung oder Tonus) wider. Die Bearbeitung des Körpererlebens gehört somit zum Prozess der Bewältigung. Darüber hinaus eröffnet uns der Körperfokus auf der Lösungsebene die Möglichkeit, Ressourcen zu verankern.

Die Einbeziehung des Körpers findet somit unter zwei verschiedenen Gesichtspunkten statt:

Arbeit mit dem Ich-Zustand

Auf der Ebene der Subjektperspektive werden die körperlichen Empfindungen erfasst. Gezieltes Nachfragen zeigt, dass jeder positive wie auch negative Zustand mit Veränderungen auf der Körperebene verbunden ist. Allein diese körperlichen Empfindungen zu erfassen ist wichtig, denn sie gehören zum Gesamteindruck. Sie sind Aspekte des Ich-Zustandes und müssen als solche Beachtung finden, um Veränderung zu ermöglichen. Auch können wir gezielt verschiedene körperfokussierende Interventionen wie Stabilisierung des Körpers, Veränderung der Körperhaltung, aber auch Bewegung und Atmung einsetzen.

Verortung des Anteils im Körper

Zum anderen wird in der Arbeit mit dem *exekutiven Ich* in der letzten Phase der Intervention erfragt, wo im Körper des Klienten sich der Ich-Zustand auf welche Art äußert. Der Klient lernt sich und seine psychophysischen Reaktionen kennen und erlangt die Fähigkeit, sie einzuordnen und zu verstehen. Dies schafft eine Erweiterung des Toleranzfensters der Gesamtpersönlichkeit und ermöglicht in der Folge die Selbstregulation und Wiederherstellung von Kontrollerleben. Außerdem ermöglicht dieses Wissen, Persönlichkeitsaspekte gezielt zu aktivieren.

Im Folgenden wird die nun 6-stufige Technik nach Woltemade Hartman unter Einbezug der aktuellen, noch nicht veröffentlichten Adaptationen vorgestellt.

Phasen der Arbeit mit Stühlen ohne Hypnose

Vorbereitung, Stabilisierung, Psychoedukation und Problemdefinition

Im ersten Schritt wird das Ausgangsthema festgelegt. Besonders geeignet sind hier Problembereiche, in denen der Klient verschiedene, teils widersprüchliche Gefühle erlebt – beispielsweise die Mutter, die ihrem Kind aggressiv gegenübertritt und ihr Verhalten im selben Moment verurteilt, es aber nicht einstellt; oder der Angestellte, der weiß, dass er nichts zu verlieren hat, da er sowieso kündigen möchte, zeitgleich aber intensive Ängste vor einer Begegnung mit dem Chef erlebt. Wichtig ist es nun, das Problem klar, deutlich und möglichst in einem Satz, dem sogenannten Problemsatz, abzubilden. Häufig können die Klienten den Konflikt sehr ausführlich be- und umschreiben. Worin aber der eigentliche Kernkonflikt besteht, bleibt Deutungssache.

Hilfreich ist es, den Klienten zu bitten, den folgenden Satz zu beenden:

»Mein Problem ist, dass …«

Ist dies dem Klienten spontan nicht möglich, wird gemeinsam ein entsprechender Problemsatz erarbeitet. Für den Ablauf der Intervention ist eine korrekte Problemdefinition zentral, da sonst die Gefahr besteht, Konflikte miteinander zu vermischen und Emotionen sowie körperliche Empfindungen einfließen zu lassen, die mit dem benannten Konflikt nichts oder wenig zu tun haben. Der Therapeut vermittelt dem Klienten Absicht und Ablauf der Intervention, um Kontrollverlust und Unsicherheit zu vermeiden. Gegebenenfalls ist vor Beginn für eine hinreichende Stabilisierung zu sorgen. Eine tragfähige, therapeutische Arbeitsbeziehung ist Grundvoraussetzung.

Aufstellung der Stühle, Differenzierung und Benennung von Ich-Zuständen und körperlichen Empfindungen (Subjektperspektive)

Im Raum werden zunächst nur vier Stühle im Kreis aufgestellt (s. Abb. 11.1). Werden von vornherein mehr Stühle angeboten, besteht laut Hartman (2024, pers. Gespräch) die Gefahr, das Vorhandensein von Ich-Zuständen zu suggerieren. Es sollte sich um einheitliche Stühle handeln, da unterschiedliche Sitzgelegenheiten suggestiv wirken können. Aus praktischen Gründen können wir auch einheitliche Hocker verwenden.

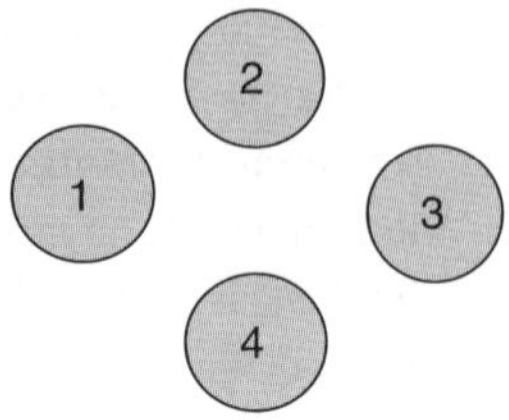

Abb. 11.1: Ausgangsposition der Stühle

Der Klient wird nun gebeten, sich auf den ersten Stuhl zu setzen, an das Problem zu denken und zu beschreiben, was er auf diesem Stuhl fühlt und spürt. Die Augen können dabei offen oder geschlossen sein. Die Therapeutin steht an der Seite des Klienten. Begleitet wird der Klient folgendermaßen:

Therapeutin: »Nehmen Sie nun auf dem ersten Stuhl Platz. Denken Sie einen Augenblick an das Problem und dann möchte ich Sie bitten, den folgenden Satz zu beenden: ›Hier habe ich das Gefühl, dass …‹«

Der Klient formuliert drei bis vier Sätze, die beschreiben, was er auf dem Stuhl spürt und erlebt. Beispielsweise:

Klient: »Hier habe ich das Gefühl, dass ich verlassen wurde.« »Hier habe ich das Gefühl, dass ich in Gefahr bin, hilflos. Und hier habe ich das Gefühl, dass meine Hände zittern und mein Herz rast.«

Berichtet der Klient ausschließlich von Emotionen, kann man vorsichtig und mit Bedacht nach Wahrnehmungen auf der Körperebene fragen.

Die vorgestellte Strukturierung ist hilfreich, um sicherzustellen, dass die Klienten frei und ohne Einmischung der Therapeutin auf der Ebene der Empfindungen bleiben, statt die Situation auf der Metaebene zu analysieren. Manchen Klienten fällt es anfänglich ein wenig schwer, sich auf die Intervention einzulassen. In diesem Fall kann die Therapeutin die Konfliktsituation noch mal mit ein paar Schlüsselworten beschreiben, um so die Assoziation des Klienten mit dem Problem zu fördern. Die Therapeutin hat die Aufgabe, das Gesagte möglichst wörtlich zu notieren, ohne den Klienten in seinen Aussagen zu lenken oder das Gesagte zu kommentieren. Der Text wird anschließend auf dem Stuhl platziert. Therapeutin und Klient verlassen den Stuhlkreis, betrachten den Kreis einen Augenblick von außen (Objektperspektive), dann erfolgt der Übergang zum nächsten Stuhl. Dabei wird das oben beschriebene Vorgehen wiederholt. Ab dem dritten Stuhl sollte folgende Aufforderung eingeführt werden:

»Ich möchte Sie nun einladen, auf dem nächsten Stuhl Platz zu nehmen und zu schauen, ob noch andere negative oder positive Gefühlszustände auftauchen.«

Sind die zunächst aufgestellten vier Stühle belegt, wird der Klient außerhalb des Stuhlkreises gefragt, ob es noch andere Gefühlszustände gibt, die mit dem Problem assoziiert sind. Bejaht er dies oder beantwortet es ambivalent, wird ein weiterer Stuhl in den Kreis gestellt und die Intervention fortgesetzt. Es kann auch sein, dass der Klient auf einem Stuhl sitzend feststellt, dass es keinen weiteren Zustand mehr gibt, der mit dem Problem assoziiert ist. In diesem Fall wird der Stuhl aus dem Kreis entfernt. Die Intervention wird fortgesetzt, bis alle zum Problem gehörigen Zustände erfasst sind.

Nähere Beschreibung der inneren Zustände (Objektperspektive)

Der Klient tritt jetzt aus dem Kreis heraus und betrachtet gemeinsam mit der Therapeutin die Stühle aus der Objektperspektive. Begonnen wird wieder mit dem ersten Stuhl. Die Therapeutin liest die Notizen zu dem entsprechenden Stuhl vor, während beide den Stuhl betrachten. Anschließend bittet die Therapeutin den Klienten, ihr von diesem Ich-Zustand zu berichten. Sie erfragt einen Namen oder eine Bezeichnung und das erlebte Alter, dem der Ich-Zustand zugeordnet wird. Sie exploriert außerdem die Aufgaben, das aktuelle Befinden und die Bedürfnisse des jeweiligen Ich-Zustandes. Sie fragt auch, wer oder was dem Klienten in den Sinn komme. Die Therapeutin hält das Gesagte wiederum schriftlich fest. Auch hier greift sie möglichst wenig ein und bewertet nicht. Sie achtet aber darauf, dass keine negativen oder abwertenden Begriffe verwendet werden. Die Namen oder Bezeichnungen der Ich-Zustände oder auch deren Beschreibungen sollten nicht diffamierend sein.

Mögliche Fragen können sein:

- »Wie würden Sie diesen Anteil bezeichnen oder nennen?«
- »Ist dieser State älter, gleich alt oder jünger als Sie?«
- »Was denken Sie, wann und warum dieser State entstanden ist?«
- »Was ist seine Aufgabe?«
- »Wie geht es diesem Anteil?«
- »Was bräuchte er, damit es ihm/ihr besser geht?«

Am Ende der Besprechung eines Stuhls fasst die Therapeutin das Gesagte noch einmal zusammen. Sie legt den Zettel mit den Notizen wieder auf den Stuhl zurück. Auf diese Weise werden wieder alle Stühle in den Fokus genommen.

Ordnung der Stühle – Darstellung des inneren Systems im äußeren Raum (Objektperspektive)

Im nächsten Schritt nimmt der Klient eine erste Ordnung der Stühle vor – entsprechend dem gegenwärtigen inneren Zustand. Leitfragen können sein:

- Wer gehört zu wem?
- Welche Zustände sind miteinander assoziiert?
- Gibt es Aspekte die, auf den ersten Blick, nicht miteinander in Einklang zu bringen sind?

Demgemäß ordnet der Klient die Stühle nun an. Auf diese Art entsteht eine Ordnung, die in der Regel bereits Hinweise auf das Ausmaß der inneren Dissoziation des Klienten sowie darauf gibt, welche Aspekte für die therapeutische Phase der Intervention besonders wichtig sind, worin Lösungsstrategien bestehen könnten und welche Ressourcen sich aus der Interaktion verschiedener Anteile ergeben könnten. Es ist wichtig, für diese Phase genügend Zeit einzuräumen und dem Klienten die Möglichkeit zu geben, dass entstandene Stillleben so lange zu korrigieren, bis es wirklich stimmig ist. Die Rolle der Therapeutin beschränkt sich darauf, dem Klienten initial zu erklären, worin die Aufgabe besteht, und das Geschehen dann anzuleiten und zu supervidieren, aber nicht zu lenken und nichts zu suggerieren. Der Kreativität sind hier wenig Grenzen gesetzt, wichtig ist aber, dass alle Aspekte zum System gehören und kein Anteil abgeschafft oder rausgeworfen werden kann.

Kommunikation, Interaktion und Bewältigung (Subjekt-Objekt-Perspektive)

Im fünften Abschnitt beginnt die eigentliche therapeutische Arbeit – mit der Absicht, dem Klienten eine innere korrigierende Erfahrung zu ermöglichen. Es erfolgt zunächst wieder der Wechsel auf die Subjektseite, wobei jetzt eine Interaktion zwischen den Zuständen angestoßen wird. Hier wählt die Therapeutin aus, mit welchem State begonnen wird. Die Wahl richtet sich nach den Aufgaben und den Positionen im System und stellt unter diesen Gesichtspunkten eine möglichst funktionale Auswahl dar. Oft bietet es sich an, mit einem ressourcenreichen Ego-State – z. B. einem Weisen- oder Helferanteil oder einem Anteil, der über die Hintergründe besonders gut informiert ist – zu beginnen. Der Klient nimmt auf dem ausgewählten Stuhl Platz. Der erste Blick gilt der Frage, ob der ausgewählte Ich-Zustand von anderen Anteilen Kenntnis hat. Ist dies nicht der Fall, könnte dies ein Hinweis auf das Ausmaß der inneren Fragmentierung sein. Aus der Subjektperspektive berichtet der Ich-Zustand über seine Position in dem Gefüge. Ist sich der Ich-Zustand der Existenz anderer Zustände bewusst, folgt der Blick auf diese anderen Anteile aus der Perspektive des aktivierten Zustands. Anschließend wechselt der Klient die Position und nimmt auf dem nächsten Stuhl Platz. Die Wahl der Folgestühle ergibt sich in der Regel aus dem Prozess, kann aber therapeutisch gelenkt sein. Auf diese Weise kommen erneut alle Anteile zu Wort und treten miteinander in Interaktion. Das anvisierte Ziel lautet, wechselseitiges Verständnis, Empathie, Resonanz und Kommunikation zu ermöglichen, Ressourcen im System zu erkennen und Anteile einander anzunähern, um die einzelnen Ressourcen zum Tragen kommen zu lassen und Entlastung zu erzeugen.

Anschließend findet eine Neuordnung der Stühle statt. Hier wird der Klient gebeten, die Stühle noch einmal anzuschauen, während die Therapeutin außerhalb des Systems stehen bleibt, bis der Klient die Stühle entsprechend der korrigierenden Erfahrung neu angeordnet hat. Die Therapeutin vergewissert sich, dass eine Integration im inneren System stattgefunden hat, und entscheidet, ob gegebenenfalls weitere Interventionen notwendig sind. Ist dies nicht der Fall, ist der Prozess der Integration abgeschlossen.

Die Rolle des Therapeuten kann in diesem Abschnitt sehr unterschiedlich ausfallen. Es gibt Klienten, die auch in dieser Phase sehr wenig Unterstützung benötigen, sehr schnell erkennen, wo und wie im System eine Lösung zu finden ist. Es kann aber auch sein, dass deutlich mehr therapeutische Unterstützung notwendig ist, um einen Lösungsprozess anzustoßen – insbesondere, wenn die Positionen der Zustände sehr weit auseinanderliegen oder destruktiv wirkende Ego-States oder negativ wirkende Introjekte beteiligt sind. Wichtig ist, dass der Therapeut darauf achtet, dass der Klient in der Subjekterfahrung bleibt und nicht auf eine analytische Metaebene wechselt.

Integration

Woltemade Hartman schlägt auf dieser Stufe drei verschiedene Optionen vor. Zwei davon setzen die Arbeit in Hypnose voraus. Auch eine Kombination der Optionen ist möglich. (Hartman 2024, pers. Mitteilung):

- *Option 1 (ohne Nutzung von Hypnose):* Zum Schluss nimmt der Klient noch einmal auf allen Stühlen der Reihe nach Platz und fühlt sich in die Zustände ein (Subjektaktivierung). Dies geschieht zum einen, um sicherzustellen, dass keine Unstimmigkeiten oder inneren Konflikte unbeachtet geblieben sind, zum anderen, um das positive Erleben der entstandenen Lösung zu vertiefen und zu internalisieren. Anschließend betrachten Klient und Therapeutin das entstandene Arrangement noch einmal aus der Objektperspektive und lassen auch dieses Bild auf sich wirken. Dies kann der Therapeut z. B. mit solchen Fragen begleiten:

  - »Wie fühlt es sich jetzt an?«
  - »Was empfinden Sie?«
  - »Was spüren Sie jetzt im Körper?«

- *Option 2 (unter Nutzung von Hypnose):* Es wird ein weiterer Stuhl für das *exekutive Ich* eingeführt. Dieser Stuhl wird, ohne die bestehende Anordnung zu stören, mehr oder weniger zentral im Arrangement platziert. Der Klient nimmt auf diesem Stuhl Platz und wird in eine Trance begleitet und eingeladen, aus dieser Perspektive noch einmal das Gesamtbild sowie seine Teile zu betrachten und das Bild der Lösung zu spüren. Die positiven Eindrücke werden im Körper verankert und auf diese Weise internalisiert. Ein Futurepacing dient dazu, die auslösende Situation unter den neuen inneren Bedingungen zu durchleben.

Dies führt auch zu einem Neustart im autonomen Nervensystem. Die posthypnotische Suggestion beendet die Intervention.

- *Option 3 (unter Nutzung von Hypnose):* Eine weitere Möglichkeit, das Erlebte zu internalisieren und zu vertiefen, besteht in der Verwendung einer Metapher, die die innere Kohärenz stärkt und das Erleben von Ganzheit ermöglicht. Für diesen Erickson'schen Ansatz wird ebenfalls ein Stuhl für das *exekutive Ich* aufgestellt und der Klient in eine Trance begleitet.

Es liegt auf der Hand, dass die Intervention innerhalb einer einzigen Sitzung durchgeführt werden sollte. Benötigt werden jedoch meistens 90 bis 120 Minuten. Eine Unterbrechung der Intervention sollte also nur dann stattfinden, wenn dies unvermeidbar ist. In den meisten Fällen ist diese vor dem Übergang in die therapeutische Phase, zwischen Schritt 4 und 5, nach dem ersten Ordnen der Stühle, am besten zu realisieren (Hartman 2025, pers. Mitteilung). Durch die umfassenden Notizen des Therapeuten lässt sich der Stand der zurückliegenden Sitzung wiederherstellen. Nach einem erneuten Vorlesen der Notizen sind Klient und Therapeut wieder orientiert.

Die Erfahrung lehrt, dass die Klienten bereits in der Zeit zwischen den Sitzungen die Erkenntnisse aus der Auseinandersetzung mit den Ego-States in den Alltag einbringen und auf diese Weise in kritischen Situationen sich selbst wohlwollender und verständnisvoller begegnen können. Wir müssen aber auch einkalkulieren, dass das Gegenteil der Fall sein kann. Insofern sollte zwischen den Sitzungen nicht zu viel Zeit vergehen (maximal eine Woche), und der Klient sollte die Möglichkeit haben, die Therapeutin im Zweifelsfall kontaktieren zu können.

Zusammenfassung

Phasen der Arbeit mit Stühlen ohne Hypnose	Aktion
Vorbereitung, Stabilisierung, Psychoedukation und Problemdefinition	• Konkretisierung des Problems (»Mein Problem ist, dass …«) • Erläuterung der Methode • Stabilisierung, falls notwendig
Aufstellung der Stühle, Differenzierung und Benennung von Ich-Zuständen und körperlichen Empfindungen (Subjektperspektive)	• Erfassung und Differenzierung des inneren Zustands durch das Besetzen der einzelnen Stühle und das Beschreiben der Empfindung im jeweiligen Zustand (»Hier habe ich das Gefühl, dass …«)
nähere Beschreibung der Anteile (Objektperspektive)	• nähere Beschreibung der Zustände aus der Objektperspektive: – Name – Alter – Funktion – Bedürfnisse – Wer oder was kommt Ihnen hier in den Sinn?
Ordnung der Stühle – Darstellung des inneren Systems im äußeren Raum (Objektperspektive)	• Anordnung der Stühle entsprechend den verschiedenen Ich-Zuständen im äußeren Raum

Phasen der Arbeit mit Stühlen ohne Hypnose	Aktion
Kommunikation, Interaktion und Bewältigung (Subjekt-Objekt-Perspektive)	• Therapeutische Phase: – Anregung der Interaktion zwischen den Ich-Zuständen (Arbeit mit besetzten Stühlen) – gemeinsames Suchen einer inneren korrigierenden Erfahrung
Integration	• Reflexion der Lösung • Verankerung im Hier und Jetzt • (posthypnotische) Suggestion

Tab. 11.1: Ablauf der Arbeit mit Stühlen ohne Hypnose

Fallvignette Johannes A.: Die Arbeit mit 5 Stühlen ohne Hypnose

Im Folgenden wird das oben dargestellte Vorgehen an einem Fallbeispiel aus meiner psychotherapeutischen Praxis verdeutlicht.

Johannes A. ist 33 Jahre alt, verheiratet und hat eine 2-jährige Tochter. Er arbeitet als Gärtner für eine Gemeindeverwaltung. Die Praxis suchte er auf, nachdem er infolge eines Personalgesprächs am Arbeitsplatz, bei dem er sich in höchstem Maße ungerecht behandelt fühlte, bereits mehrere Wochen aufgrund von Ängsten und Depressionen arbeitsunfähig war. Insbesondere soziale Ängste wurden beschrieben. Über seine Kindheit und Jugend berichtete er unter anderem von Misshandlungen durch den Bruder sowie Mobbing in der Schule. Die Eltern habe er damals als »überfordert und nicht hilfreich« wahrgenommen. Sein Rückzugsort sei sein Kinderzimmer gewesen – zumindest, bis der Bruder die Tür aufgebrochen habe.

Johannes A. entwickelte bereits sehr früh das Gefühl, »anders« zu sein und nicht dazuzugehören. Am Arbeitsplatz wiederholte sich nun das Erleben von »Andersartigkeit und Ablehnung«. Da Johannes A. zum Zeitpunkt des Behandlungsbeginns bereits seit einigen Wochen arbeitsunfähig war, wurde er aufgefordert, sich zu einem Gespräch mit dem Personalchef zu melden. Auf diese Einladung reagierte er mit sehr unterschiedlichen Gefühlen. Am deutlichsten stand Johannes A. die Angst vor Augen, die eigenen Bedürfnisse nicht artikulieren zu können, gepaart mit einem ausgeprägten Wunsch, die Situation zu vermeiden. Andererseits spürte er aber auch einen gewissen Unmut und den Willen, sich zu den Vorfällen zu äußern.

Vorbereitung, Stabilisierung, Psychoedukation und Problemdefinition

Johannes A. führte aus, dass er in vergleichbaren Situationen »immer diese Ungerechtigkeit« spüre. Es ärgere ihn, dass er aus Angst vor möglichen negativen Konsequenzen, vor allem sozialer Ablehnung, trotzdem den unteren Weg gehe. Bezogen auf die aktuelle Situation dominiere die Sorge:

> »Ich werde wie ein kleiner Wurm dasitzen, mir alles anhören und nicht sagen können, wie ich die Situation erlebt habe. Dabei würde ich genau das sehr gerne tun!«

Dieser innere Konflikt wurde als Ausgangsthema festgelegt. Johannes A. formulierte den folgenden Satz:

> »Mein Problem ist, dass ich mich nicht wehren kann, wenn ich mich ungerecht behandelt fühle.«

Ich erklärte Johannes A. Ablauf und Ziel der Intervention in groben Zügen. Eine Stabilisierung war zu diesem Zeitpunkt nicht notwendig.

Aufstellung der Stühle, Differenzierung und Benennung von Ich-Zuständen und körperlichen Empfindungen (Subjektperspektive)

Im Raum wurden vier Hocker in einem Kreis aufgestellt. Ich bat Johannes A., sich auf den ersten Hocker zu setzen und zu berichten, was er auf diesem fühle. Er entgegnete:

> »Hier habe ich das Gefühl, winzig und klein zu sein. Ich habe das Gefühl, es gibt keinen Halt. Ich habe das Gefühl, dass mein ganzer Körper zittert.«

Das Gesagte wurde notiert, der Zettel auf den Hocker gelegt. Ich bat ihn, sich auf den nächsten Hocker zu setzen und zu beschreiben, was er auf diesem spüre. Er beschrieb das Erlebte folgendermaßen:

> »Hier habe ich das Gefühl, dass ich machtlos, kraftlos und hilflos bin. Ich habe das Gefühl, dass ich alles auf mich einprasseln lasse. Ich habe das Gefühl, dass mein Kopf und meine Schultern heruntergedrückt werden.«

Wieder außerhalb des Kreises stehend fragte ich Johannes A., ob es noch weitere positive oder negative Ich-Zustände gebe, die mit dem Problem zu tun haben. Johannes A. bejahte dies. Ich bat ihn, sich auf den nächsten Hocker zu setzen. Hier verharrte er einen Moment ruhig, dann richtete er sich auf und sagte:

> »Hier habe ich das Gefühl, dass ich mich wehren muss. Ich habe das Gefühl, stark zu sein. Ich empfinde Ärger. Ich will nicht immer den unteren Weg gehen.«

Das Gesagte wurde notiert. Außerhalb des Kreises fragte ich Johannes A. erneut, ob es weitere Zustände gebe.

Auf dem folgenden Hocker sitzend sackte er in sich zusammen und berichtete:

> »Hier habe ich das Gefühl, dass ich einsam bin. Hier habe ich das Gefühl, dass ich verloren bin, ausgeschlossen von der Gesellschaft. Ich bin allein, einsam und traurig. Ich habe das Gefühl, dass alles schwer und bleiern ist, die Arme, Beine, meine Schultern …«

Wieder außerhalb des Kreises fragte ich ihn noch einmal, ob es noch einen weiteren Zustand gebe, der im benannten Konflikt eine Rolle spiele. Johannes A. zögerte einen Moment, dann nickte er langsam. Er nahm auf dem hinzugeholten Hocker Platz und berichtete:

> »Hier habe ich das Gefühl, dass ich sicher und geschützt bin. Ich habe das Gefühl, dass ich angenehm entspannt bin, im Bauch habe ich ein ganz warmes Gefühl. Auch meine Hände und Füße werden warm.«

Außerhalb des Kreises noch einmal befragt, ob noch etwas fehle, horchte Johannes A. in sich hinein und verneinte.

Nähere Beschreibung der Anteile (Objektperspektive)

So begannen wir mit dem nächsten Abschnitt. Die gewählten Attribute auf dem *ersten Hocker* wurden vorgelesen. Johannes A. wurde gebeten, einen Namen oder eine Bezeichnung für den Ich-Zustand zu finden. Er nannte ihn *Unsicher*, dann berichtete er:

> »Dieser Stuhl hat seinen Fokus, das Ziel, nicht klar vor Augen. Er fühlt sich unsicher, kann überall hingucken, alles wahrnehmen, es ist zu viel.«

Befragt nach dem Alter antwortete er:

> »Jung, vielleicht 12 oder 13 Jahre alt.«

Seine Aufgabe sei es, aufzupassen, dass nichts »Schlimmes« passiere. Befragt, was das heiße, antwortete er:

> »Ablehnung, gequält, verprügelt werden ... alles Mögliche!«

Den *zweiten Hocker* nannte Johannes A. *die Schutzhaltung* und beschrieb:

> »Er lässt alles auf sich einprasseln, hält einfach aus, duckt sich, versteckt sich. Irgendwann wird es schon vorübergehen.«

Diesen State verortete Johannes A. noch etwas früher, etwa in der Grundschulzeit.

Wir kamen zum *dritten Hocker* und Johannes A. sagte spontan:

> »Das ist *Löwenstark*, ein junger Erwachsener, ein wenig jünger als ich. Er ist bereit, den Kampf aufzunehmen.«

Wir wandten uns dem *vierten Hocker* zu. Johannes A. nannte diesen *die Einsamkeit* und sagte:

> »Kindheit, Kindergarten, anders zu sein als die anderen. Er möchte dazugehören, schafft es aber nicht.«

Eigentlich sei seine Aufgabe die Anpassung an die anderen – »ein verzweifelter Kampf«, wie Johannes A. mit Trauer in der Stimme bemerkte.

Der *fünfte Hocker* folgte. Johannes A. meinte lächelnd:

> »Das tut wirklich am wohlsten. Dieser State ist geborgen, aufgehoben. Das ist ›zu Hause‹, Kind und Frau. Der Name ist *Vollkommenheit*. Er ist in etwa so alt wie ich.«

Ordnung der Stühle – Darstellung des inneren Systems im äußeren Raum (Objektperspektive)

Johannes A. wurde nun gebeten, die Hocker erst mal von außen zu betrachten, um dann in den Kreis hineinzugehen und die Hocker so zu positionieren, dass es seiner inneren Wahrnehmung entspreche. Zunächst wählte er *Löwenstark* und stellte diesen etwas abseits von den anderen. Johannes A. berichtete:

> »Es gibt ihn, aber er hat keinen Kontakt zu den anderen, er würde gerne Raum einnehmen. Aber das geht nicht.«

Die *Vollkommenheit* platzierte er, mit etwas Abstand, zentral im Raum gegenüber von *Löwenstark*. Daneben ordnete er *Unsicher* und *Schutzhaltung* leicht nach hinten versetzt auf beiden Seiten von *Vollkommenheit* an. Hinter der *Vollkommenheit* platzierte er mit etwas Abstand die *Einsamkeit*. Johannes A. wurde gebeten, das Arrangement noch einmal zu betrachten und zu überprüfen, ob es wirklich stimmig sei. Er behielt die Anordnung bei. Das Bild wurde schriftlich festgehalten.

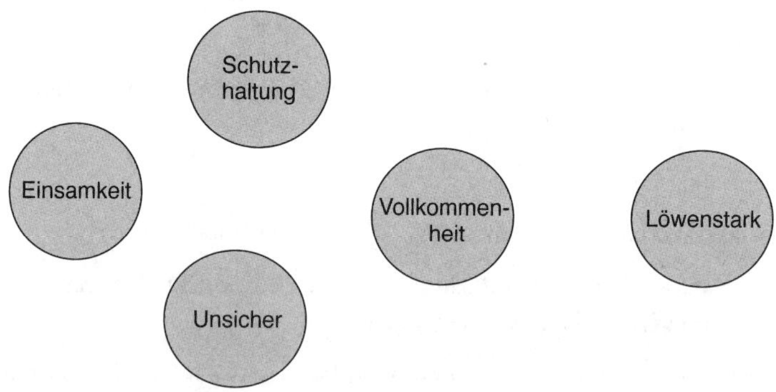

Abb. 11.2: Platzierung der Stühle

Die Isolation von *Löwenstark* fällt in der Anordnung auf. Es ist besonders wichtig, in der Therapeutenrolle nicht vorschnell Schlüsse zu ziehen oder zu deuten, sondern neugierig und offen, zusammen mit dem Patienten, das System zu erforschen. Auch eine nicht ausgesprochene Deutung beeinflusst unser therapeutisches Handeln und somit den Prozess.

Kommunikation, Interaktion und Bewältigung (Subjekt-Objekt-Perspektive)

Aufgrund der auffälligen Platzierung von *Löwenstark* wurde Johannes A. gebeten, sich zunächst auf diesen Stuhl zu setzen. Er berichtete, er fühle sich »total isoliert«.

> »Ich bin stark, aber die da mir gegenüber blockieren alles. Dieser ewige Rückzug! Kein Wunder, dass Johannes so allein ist. Alle verstecken sich hinter dem da.«

Dabei wies er auf die *Vollkommenheit*.

»Der hat einfach nur Angst, draußen zu versagen.«

Gefragt, warum das so sei, wurde er etwas milder:

»Na ja, ich kann es schon verstehen. Johannes hat viel eingesteckt, viel Schlimmes erlebt, aber das ist doch Vergangenheit!«

Johannes A. wurde eingeladen, auf den Hocker von *Vollkommenheit* zu wechseln und berichtete:

»Es fühlt sich gut an. Hier ist alles sicher und angenehm.«

Er wurde gebeten, auf *Löwenstark* zu schauen. Er zögerte eine Weile, vermied zunächst den Blick, dann sagte er:

»Ja, es stimmt. Ich habe Angst! Am liebsten möchte ich nur noch hier in meinem sicheren Hafen sein. Aber ich weiß, dass das nicht geht. Ich muss auch raus, aber es macht mir Angst.«

Die *Vollkommenheit* wurde gefragt, ob *Löwenstark* ihr helfen dürfe, die beiden wurden zu einer Berührung eingeladen. Johannes A. schloss die Augen und streckte die Hand in Richtung *Löwenstark.*

Dann nahm Johannes A. noch einmal auf dem Stuhl von *Löwenstark* Platz und nickte zufrieden:

»Das ist besser.«

Johannes A. wurde nun gebeten, den Platz von *Unsicher* einzunehmen. Er setzte sich und sagte:

»Ich habe ganz viele Ideen im Kopf. Ideen, die in meinem Kopf rumschwirren. Ich benötige eine Basis, allein schaffe ich das nicht. Ich kann es nicht sortieren.«

Er streckte seine Hand nach *Vollkommenheit* aus und sagte:

»Hier ist Rückzug und Reflexion – Ordnung schaffen und sortieren. Aber auch nicht so lange, denn ich möchte ja schließlich rausgehen, in die Gesellschaft, in das Leben.«

Das Letzte sagte er mit Blick auf *Löwenstark. Unsicher* wurde an dieser Stelle auf Wunsch von Johannes A. in *das Offene* umbenannt.

Er wurde nun zum Stuhl der *Schutzhaltung* gebeten. Dort saß er eine Weile still und sah sich um. Dann sagte er:

»Ich darf mich schützen, mich und andere. Das muss ich sogar tun! Es können Leute kommen, die mir meine Ideen absprechen. Die mich für dumm halten – anders, komisch. Vor denen muss ich mich schützen. (Er schaute auf die *Vollkommenheit* und auf *Löwenstark.*) Aber das ist schon okay, das halte ich aus. Ich bin nicht allein, das sehe ich jetzt. Und es gibt nicht nur Schutz und Rückzug in Johannes, sondern auch Mut und Geborgenheit.«

Nun lud ich Johannes A. ein, auf den Stuhl der *Einsamkeit* zu wechseln. Aus dieser Position schaute er wieder auf das Arrangement. Aus eigenem Antrieb zog er den Stuhl zu den anderen und setzte sich wieder.

»Ich habe überhaupt keinen Grund, mich einsam zu fühlen. Ganz egal, was gerade ist, ob es ein Konflikt mit Arbeitskollegen oder Freunden ist, die sich von mir abwenden, weil das Interesse vielleicht nicht groß ist oder das Verständnis fehlt. Es gibt immer genug andere Menschen, und es kommen immer wieder neue dazu. Ich lasse mich nicht unterkriegen, ich muss keine Angst haben, meine Meinung zu sagen. Denn wenn ich meine Meinung nicht äußere, komme ich nicht weiter und ich werde nie wirklich glücklich sein.«

Johannes A. hielt inne und fügte verwundert hinzu:

»Das habe ich noch nie so gesehen.«

Er zögerte einen Moment, dann sagte er:

»Aber es ist gut, auch ein wenig besonnen zu sein, sich mal zurückzuziehen und für sich nachzudenken.«

Der Stuhl erhielt nun den Namen *Besonnenheit*.

Johannes A. wurde gebeten, die Stühle nun neu anzuordnen. Es entstand ein V-förmiges nach vorne gerichtetes Arrangement (s. Abb. 11.3) – wobei *Löwenstark* als Basis hinten platziert und somit integriert wurde. Links und rechts davon auf einer Höhe, leicht nach vorne versetzt, *das Offene* (vorher *Unsicher*) und die *Vollkommenheit*, wiederum davor *Besonnenheit* (vorher *Einsamkeit*) und *Schutzhaltung*.

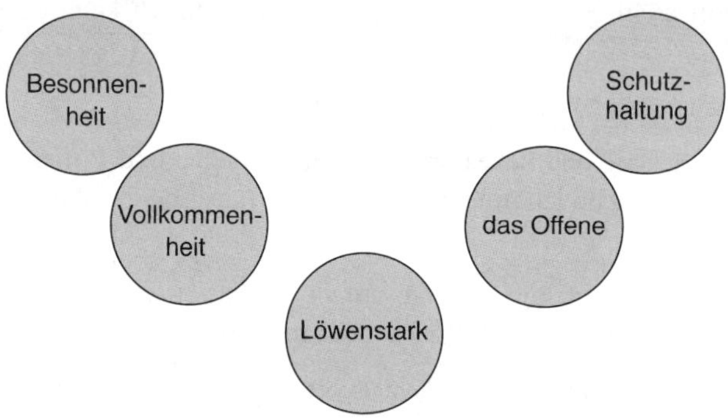

Abb. 11.3: Neukonstellation

Integration (Subjektperspektive)

Johannes A. wurde eingeladen, noch einmal auf allen Hockern der Reihe nach Platz zu nehmen, um zu überprüfen, ob die Neuordnung so stimmig ist. Da dies der Fall war, holten wir nun einen Stuhl für das *exekutive Ich* hinzu. Diesen platzierte Johannes A. an eine für ihn stimmige Stelle. Er nahm auf diesem Stuhl Platz und wurde in eine leichte Trance begleitet. Dann wurde er eingeladen, sich das Arrangement mit allen Anteilen vor Augen zu führen und seine Wahrnehmungen zu teilen. Er erzählte:

> »Es ist wirklich alles wichtig: Ideen, Kreativität, Mut, aber auch Besonnenheit, Schutz und Rückzug!«

Er beschrieb ein warmes Gefühl im Bauch, welches beim Anblick der neuen Konstellation entstehe. Daraufhin lud ich ihn ein, eine Hand auf den Bauch zu legen und die Wärme zu spüren. In einem Futurepacing blickten wir auf das anstehende Gespräch. Johannes A. sah diesem Gespräch nun gelassen entgegen. Im Rahmen der posthypnotischen Suggestion wurde das Erlebte und Erfahrene noch einmal vertieft, spürbar gemacht und verankert.

Diese letzte Phase der Intervention nahm Johannes A. mit seinem Handy auf und konnte so die Sequenz zur Vorbereitung auf das anstehende Gespräch erneut abspielen.

Diskussion des Fallbeispiels

Das Fallbeispiel illustriert das Potenzial der Intervention. Im Rahmen einer Doppelsitzung arbeiteten wir mit fünf verschiedenen Ich-Zuständen. Im Prozess wurde Johannes A. bewusst, dass alle Anteile – sowohl zunächst negativ als auch zunächst positiv bewertete – gleichermaßen ressourcenreich und problembehaftet waren. Diese Erkenntnis war für Johannes A. sehr wichtig. Ohne Konfrontation mit den auslösenden Traumata war drei Ich-Zuständen eine erste korrigierende Erfahrung, verbunden mit einer Neubewertung, möglich. Überdies hatte die Interaktion in der fünften Phase für Johannes A. Modellcharakter in Bezug auf den Umgang mit sich selbst in zukünftigen konfliktreichen Situationen. In den folgenden Wochen zeigte sich, dass Johannes A. selbstsicherer wurde und in Konfliktsituationen einen besseren Umgang mit sich pflegte.

Die Arbeit mit Stühlen in Trance nach Woltemade Hartman

Einleitung

Im Folgenden wird eine Variante der Stühletechnik in der Ego-State-Therapie beschrieben, die ich in den Workshops von Woltemade Hartman kennengelernt habe und die in dieser Form bisher noch nicht beschrieben ist.

Im Unterschied zur Technik ohne Hypnose handelt es sich hier um eine Ego-State-Intervention im engeren Sinne. Während man bei der nichthypnotischen

Technik symptomorientiert mit Ich-Zuständen unklarer Genese arbeitet, benötigt die Arbeit in Hypnose eine Ausgangsthese, die den Leitfaden der Intervention darstellt. Dies gilt beispielsweise, wenn der Anteil, mit dem gearbeitet werden soll, bereits bekannt ist oder wenn ein aktueller Konflikt bearbeitet werden soll, der auf ein bereits bearbeitetes oder zumindest bekanntes Trauma zurückzuführen ist.

Grundsätzlich liegt der Fokus auf der Arbeit mit *zwei Ego-States*, bei Bedarf können im Verlauf weitere Ich-Zustände hinzugeholt werden. Häufig legen wir zunächst im Gespräch mit dem Patienten fest, mit welchem traumaassoziierten Anteil gearbeitet werden soll. Dann wählen wir einen ressourcenreichen Ich-Zustand aus, der den traumaassoziierten Anteil unterstützen kann. Auch die Arbeit mit widersprüchlichen Impulsen oder Emotionen ist möglich, wie im Fall einer Patientin, die den Wunsch entwickelte, sich wie in früheren Zeiten wieder zu schminken und weiblicher aufzutreten, aber gleichzeitig eine innere Abwehr gegen diesen Wunsch spürte.

Geeignet ist die Technik zudem für eine Aktivierung von ressourcenreichen Ego-States – z. B. zur Ich-Stärkung – vor der Aktivierung eines traumatisierten Ego-States. In der Phase der Stabilisierung haben wir so die Möglichkeit, dem Klienten gezielt Ressourcen an die Seite »zu setzen«. Im Gegensatz zur Arbeit mit Stühlen ohne Hypnose ist dieses Format auch online nutzbar und lässt sich problemlos in einer therapeutischen Einzelsitzung durchführen.

Ablauf der Intervention

Problemdefinition, Stabilisierung, Psychoedukation

Im ersten Schritt legen Klientin und Therapeutin das zu bearbeitende Thema fest, beispielsweise eine bestimmte wiederkehrende Emotion, die auf ein bekanntes Trauma zurückzuführen ist. Aus dem gemeinsamen Vorwissen bilden wir eine These darüber, welchem Ich-Anteil bzw. welchem biografischen Zeitrahmen diese Emotion zuzuordnen ist. Es bietet sich an, wieder einen Problemsatz zu formulieren, um das Thema einzugrenzen. Inwiefern die Therapeutin eigene Thesen präsentiert, ist sorgsam abzuwägen, da dies den therapeutischen Prozess deutlich beeinflussen kann. Gemeinsam wird festgelegt, mit welchem traumatischen Erinnerungsmaterial oder mit welchen Anteilen gearbeitet werden soll. Auch mögliche Ressourcen werden gemeinsam festgelegt.

Tranceinduktion, Platzierung der Stühle

Es werden zwei Stühle hinzugeholt, sie werden jeweils links und rechts von der Klientin platziert. Bei der Arbeit online ist darauf zu achten, dass beide Stühle so im Sichtfeld der Therapeutin stehen, dass Kopf und Oberkörper in Brusthöhe zu sehen sind. Nach Induktion einer leichten Arbeitstrance wird die Klientin auf die Arbeit mit den Ego-States vorbereitet:

- »Wir haben darüber gesprochen, dass es einen Anteil gibt, der …«
- »…, dass es immer wieder dieses Erleben von Ohnmacht in Angelika gibt …«

Dann wird die Klientin befragt, auf welcher Seite von sich sie den benannten Anteil oder beschriebenen Ego-State spüre. Die vage Formulierung »eher links oder eher rechts« vereinfacht es meiner Erfahrung nach den Klienten, die nicht spontan eine klare Seitenzuordnung spüren, die States den Stühlen zuzuordnen. Die Klientin wird gebeten, die Augen beim nächsten Atemzug zu öffnen und auf einen von der Therapeutin festgelegten Stuhl, rechts oder links vom zentralen Stuhl des *exekutiven Ichs*, zu wechseln. Die Therapeutin verwendet ab jetzt zur Förderung der Dissoziation die dritte Person, wenn sie mit der Klientin spricht:

»Ich spreche jetzt nicht mehr mit Frau L., ich möchte nur noch mit der kleinen Angelika sprechen …«

Zur Stabilisierung kann es gegebenenfalls sinnvoll sein, als Erstes den ressourcenreichen State zu aktivieren.

Aktivierung der ausgewählten Ego-States

Auf dem Stuhl wird die Klientin gebeten, die Augen wieder zu schließen und den Fokus nach innen zu wenden. Die Therapeutin wendet sich nun an den Ego-State, beispielsweise:

- »Ich werde jetzt mit der kleinen Angelika sprechen.«
- »Ich werde jetzt mit dem Anteil sprechen, der diese Ohnmacht in Angelika trägt oder auslöst …«

Die Assoziation lässt sich dadurch verstärken, dass Merkmale des Ego-States (soweit bekannt) aufgezählt werden:

»… mit ihrer Energie, dem warmen Gefühl in Armen und Beinen …«

Der Ego–State wird abhängig vom bekannten Vorwissen interviewt. Dabei liegt der Fokus darauf, Informationen zum gegenwärtig fokussierten Problem zu sammeln. Das Befinden und die Bedürfnisse werden erfragt. Dann wird der State verabschiedet – mit der Ankündigung, man werde wieder mit ihm in Kontakt treten, beispielsweise:

»Danke, dass du gekommen bist. Ich möchte gleich wieder mit Frau L. sprechen, aber ich würde gerne ein bisschen später noch einmal zu dir zurückkehren.«

Die Klientin wird eingeladen, wieder auf den zentralen Stuhl zu wechseln. Hierzu wird sie angewiesen, kurz die Augen zu öffnen und sie auf dem Stuhl des *exekutiven*

Ichs wieder zu schließen und sich nach innen zu wenden. Die Therapeutin adressiert nun wieder die Klientin:

»Ich möchte jetzt wieder mit Frau L. sprechen.«

Es besteht die Möglichkeit, sich von der Person ein kurzes Feedback zum aktuellen Befinden und zu dem Gespräch mit dem ersten Ego-State geben zu lassen. Dann wird zur Aktivierung des zweiten States übergeleitet, beispielsweise:

- »Links von dir spürst du *die Klare*, ist das richtig?«
- »Okay, dann möchte ich, dass du gleich auf diesen Stuhl wechselst.«

Der Wechsel auf den Stuhl wird wie oben begleitet. Auf dem neuen Stuhl unterstützt die Therapeutin die Assoziation mit dem zweiten Ego-State. Anschließend befragt sie auch diesen Anteil zu seiner Sichtweise des Problems.

Erarbeitung einer inneren korrigierenden Erfahrung

In diesem Abschnitt, der therapeutischen Phase, beginnt die Interaktion der States untereinander. Dafür wählt die Therapeutin wiederum einen Stuhl aus, mit dem begonnen wird. Ist die Klientin mit dem entsprechenden State assoziiert, richtet sich der Blick zunächst auf die Wahrnehmung des jeweils anderen States, auch der Blick auf die Klientin selbst kann einbezogen werden. Die Ego-States treten in einen Dialog. Insbesondere dem wechselseitigen Anschauen, Wahrnehmen und Berühren kommt eine hohe Bedeutung zu. Das Fördern von Empathie ist in der Regel ein Türöffner im Prozess von positiver Interaktion mit dem Ziel der Integration. Dies lässt sich gut realisieren, indem man einen Ego-State bittet, den anderen anzuschauen und seine Wahrnehmung zu beschreiben, beispielsweise:

»Was denkst du über die kleine Angelika? Schau mal zu ihr rüber, was siehst du?«

Da nun alle Ego-States einmal aktiviert wurden, ist der Wechsel über den Stuhl des *exekutiven Ichs* nicht mehr notwendig. An diesem Punkt ist abzuwägen, ob das Hinzuziehen weiterer Ego-States sinnvoll sein könnte. Die Phase ist beendet, wenn eine gemeinsame, allen dienliche Lösung gefunden ist. Ist dies der Fall, kehrt die Klientin auf den zentralen Stuhl zurück, und das *exekutive Ich* wird wieder angesprochen.

Integration

Hier bieten sich zwei Möglichkeiten:

1) Die Klientin wird in Trance eingeladen, das Gesamtbild und seine Teile zu betrachten, das Bild der Lösung zu spüren, im Körper zu verankern und so zu internalisieren. Ein Futurepacing dient dazu, die auslösende Situation unter den neuen inneren Bedingungen zu durchleben. Eine posthypnotische Suggestion beendet die Intervention.

2) Die zweite Option ist auch hier der Erickson'sche Ansatz mit Verwendung einer Integrationsmetapher.

Nach Demonstrationen der Technik werde ich mitunter gefragt, warum die Stühle überhaupt zum Einsatz kommen bzw. ob der Wechsel zwischen den Stühlen die Trance stört. Es zeigt sich in der Praxis, dass der räumliche Wechsel die Assoziation mit den Ego-States beschleunigt und vereinfacht. Auch wirkt die fraktionierte Trance begünstigend. Die erlebte innere Fraktionierung findet räumlich und körperlich ihren Ausdruck. Die Integration, die ausschließlich auf dem Stuhl des *exekutiven Ichs* stattfindet, hebt die Fraktionierung auf.

Fallvignette Anke P.

Anke P., eine 66 Jahre alte Tierärztin und Mutter von vier erwachsenen Kindern, betreibt eine eigene Praxis. Sie ist an Morbus Bechterew (einer entzündlichen, rheumatischen Erkrankung der Wirbelsäule) erkrankt. Darüber hinaus gibt es diverse psychosoziale Belastungsfaktoren. Der Ehemann, ebenfalls Tierarzt, von dem sie mittlerweile getrennt lebt, hat die private und berufliche Existenz der Familie mehrfach durch hohe Verschuldung seiner eigenen Praxis bedroht. Eine Tochter ist Autistin, ein Sohn leidet an einer Schizophrenie. Aus wirtschaftlichen Gründen ist Anke P. darauf angewiesen, den früheren Ehemann und Vater der Kinder in ihrer Praxis als Assistenten zu beschäftigen. Diese Situation führt immer wieder zu Konflikten.

Anke P. berichtete, sich von ihrem Ex-Mann vor Kunden bloßgestellt zu fühlen. Sie werde dann »wahnsinnig hilflos, fühle sich ausgeliefert«, empfinde eine »ohnmächtige Wut, aber auch Scham«. Häufig komme es, nach Arbeitsschluss zu massiven verbalen Attacken ihrerseits. Ihr Ex-Mann lache dann nur, was sie noch wütender und hilfloser mache. Mithilfe einer Affektbrücke wurde zu einem früheren Zeitpunkt die Wurzel der Empfindungen ergründet, die die Klientin beschrieb. Es zeigte sich, dass das Erleben auf eine ausgesprochen schambesetzte Situation in der Grundschulzeit der Klientin zurückging (eine Mitschülerin hatte das durchgängig mit einem Reißverschluss geschlossene Kleid der Klientin – ein Geschenk der Großmutter, auf das die Klientin sehr stolz war – geöffnet, sodass das Mädchen in Unterwäsche im Klassenraum stand). Der korrigierenden Erfahrung folgte eine Verankerung von Ressourcen in der heute retraumatisierenden Situation (Praxis mit dem Ex-Mann), was unmittelbar zu einer Entlastung führte. Zudem wurde ein ressourcenreicher State identifiziert und gestärkt.

Problemdefinition, Stabilisierung, Psychoedukation

Anke P. berichtete, dass ihr der Umgang seit der oben geschilderten Intervention leichter falle und sie sich emotional besser von ihrem Ex-Mann distanzieren könne. Sie müsse aber immer wieder hart an sich arbeiten, nicht in die Wut abzugleiten und einen guten »Arbeitszustand« aufrechtzuerhalten. Aus diesem Gespräch heraus entstand die Idee, die Arbeit mit Stühlen in Trance zu nutzen. Dabei sollten die beiden zuvor erarbeiteten Ego-States aktiviert werden: die *kleine Anke* als traumaassoziierter State, welcher aber auch Kreativität, Flexibilität und Spontaneität ermöglicht, und *die Klare* als ressourcenreicher State, der sehr sortiert, organisiert und wissbegierig ist und im beruflichen, aber auch im privaten Alltag Orientierung und Sicherheit vermittelt und mit Anerkennung durch Dritte verbunden ist. Absicht war, zunächst zu identifizieren, warum die *kleine Anke* in der Situation so stark angesprochen wird und was sie benötigt, um sich sicherer zu fühlen. Der ressourcenreiche Ego-State sollte in der Situation gestärkt werden, sodass der traumassoziierte Anteil Unterstützung erfahren könne und die ressourcenreichen Aspekte des traumaassoziierten States zum Tragen kommen.

Tranceinduktion, Platzierung der Stühle

Es wurden zwei Stühle links und rechts von Anke P. platziert. Nach einer kurzen regulierenden, stabilisierenden Induktion wurde sie eingeladen, sich eine klassische Situation in der Praxis aufzurufen. Aus dieser Aktivierung heraus wurde sie gebeten, die benannten Ego-States ihren Körperhälften zuzuordnen.

Aktivierung der ausgewählten Ego-States

Anke P. wurde aufgefordert, kurz die Augen zu öffnen und auf den Stuhl des ressourcenreichen States zu wechseln. *Die Klare* wurde begrüßt, zur aktuellen Situation und ihrem Befinden befragt. Sie äußerte Anspannung, schien mit dem emotionalen Geschehen in Zusammenhang mit den Konflikten aus dem Praxisalltag überfordert zu sein und berichtete, »damit nichts zu tun haben« zu wollen. Befragt nach dem traumaassoziierten State zeigte sich ein gewisser Unmut. *Die Klare* wurde zunächst wieder verabschiedet. Anke P. wechselte auf den Stuhl des *exekutiven Ichs*. Es folgte ein kurzes Feedback der Klientin, die das Gespräch mit angehört hatte und nachdenklich geworden war.

Anke P. wurde gebeten, die Augen zu öffnen und auf den zweiten leeren Stuhl zu wechseln, um dort wieder in Trance zu gehen. Mit dem kreativen und spontanen Ego-State *kleine Anke* assoziiert berichtete Anke P. von Ohnmacht und Wut, »das alles« nicht aushalten zu wollen, sich alleingelassen zu fühlen. Das kurze Feedback machte deutlich, dass die ursprünglich im Rahmen der Arbeit mit der Affektbrücke gewählte Lösung nicht hinreichend tragfähig war.

Erarbeitung einer inneren korrigierenden Erfahrung

Anke P. wurde eingeladen, auf den Stuhl des *exekutiven Ichs* zurückzukehren, und wurde nun gebeten, auf beide Anteile zu schauen und zu beschreiben, was sie sehe und spüre. Sie schaute von einem zum anderen, dann hielt sie plötzlich inne und sagte, mit Blick auf die *die Klare:*

»Ich weiß, was fehlt. *Die Klare* ist wichtig, sicherlich. Aber sie ist auch allein, sie ist eine Einzelkämpferin. Sie ermöglicht keine tiefe Verbundenheit, nicht nach innen und nicht nach außen. Was in der Praxis fehlt, ist meine warme, fröhliche Seite, *das Liebende* in mir!«

Ich stellte einen vierten Stuhl in die Runde und begleitete Anke P. dabei, zu diesem ebenfalls bereits bekannten Ego-State zu wechseln. Der State wurde begrüßt und zur Situation befragt. *Das Liebende* zeigte sich wohlwollend und äußerte Bedauern, dass sie nicht eher hinzugezogen worden war. Sie äußerte, dass sie oft nicht genug Raum und Aufmerksamkeit bekomme, insbesondere im Praxisalltag. Noch einmal wurden alle drei States zu ihren Rollenverteilungen, zur Akzeptanz und zur Interaktion mit den anderen befragt. Insbesondere der traumaassoziierte Anteil zeigte eine große Entlastung durch die nun entstandene innere Konstellation. Schließlich wechselte Anke P. wieder auf den Stuhl des *exekutiven Ichs*.

Integration

Vor einer posthypnotischen Suggestion, in deren Rahmen alle Ich-Zustände noch einmal verankert wurden, bat ich Anke P., die drei States in ihrer Interaktion und Verbundenheit zu betrachten, ihre Berührung untereinander und mit Anke P. zu spüren.

Diskussion der Fallvignette

Wie im Beispiel deutlich wird, befindet sich Anke P. im fortgeschrittenen therapeutischen Prozess. Im Verlauf der Intervention war es leicht, auf bereits bekannte Ressourcen zurückzugreifen. Dadurch war auch die Rolle der Therapeutin eher eine begleitende. Dass Anke P. die Lösung spontan, mit Leichtigkeit und nach nur kurzer Überlegung präsentiert, ist der Persönlichkeit der Klientin, aber auch der Trance zuzuschreiben.

Vergleich der beiden vorgestellten Methoden

Die Erfahrung zeigt, dass der psychische Prozess, der bei einer Fokussierung nach innen angestoßen wird, oft anderes zutage fördert, als wir es auf der bewussten Ebene erwarten. Das Fallbeispiel von Anke P. macht deutlich, wie gut die kreativen Prozesse bei reduziertem Widerstand nutzbar werden. Deutlich werden aber auch die Grenzen der Technik mit Hypnose, die zum einen in der praktikabel nutzbaren Anzahl der Stühle liegen, zum anderen darin bestehen, dass die aktive Beteiligung der Klienten, die die Arbeit mit Stühlen so wertvoll macht, hier herabgesetzt ist. An die Praxis stellt die zuletzt vorgestellte Technik allerdings deutlich niedrigere Anforderungen und ist insbesondere zeitlich ökonomischer.

Ein Vorteil dabei, die Arbeit mit Stühlen ohne Trance zu nutzen, liegt darin, dass der Prozess der Interaktion und Integration stärker auf der äußeren Bühne stattfindet. Insbesondere das Sortieren der Stühle gibt einen Überblick über die Neukonstellation. Die innere Situation bildet sich ab – wie ein Stillleben, ein äußeres Bild, das sich im Verlauf immer wieder einsetzen lässt.

Grundsätzlich ist die Entscheidung, ob mit oder ohne Hypnose gearbeitet wird, von fünf Faktoren abhängig:

1) Ist der Klient bereit, in Trance zu gehen?
2) Habe ich genug Zeit für die Technik ohne Hypnose?
3) Wie groß ist das Vorwissen über die Problematik? Je konkreter das Problem, desto sinnvoller ist die Arbeit in Trance.
4) Planen wir die Arbeit mit mehr als drei Ego-States? Für die Arbeit mit Gruppen von Ego-States empfiehlt sich eher eine Arbeit ohne Trance.
5) Findet die Intervention online statt?

Kombination mit anderen Techniken

Die Arbeit mit Stühlen – sowohl mit als auch ohne Hypnose – eignet sich sehr gut zur Kombination mit anderen Methoden, und zwar sowohl als Ergänzung und Fortführung anderer Methoden und Interventionen als auch als Basisarbeit, in die sich andere Interventionen und Techniken integrieren lassen.

Im Fall von Anke P. wendeten wir die Arbeit mit Stühlen an, um die Integration der Ego-States nach Bearbeitung eines Traumas zu verbessern. Im Fallbeispiel von Johannes A. hingegen diente die Arbeit mit Stühlen vordergründig als Vorbereitung auf eine anstehende belastende Situation, darüber hinaus bildete sie aber auch die Basis für die fortgesetzte Arbeit mit Ego-States und ermöglichte Verständnis und Bewältigung der sozialen Ängste. Im weiteren therapeutischen Verlauf setzten wir die Arbeit mit einzelnen States fort. Hier nutzten wir dann vorwiegend die Arbeit mit Stühlen in Trance.

In den Prozess der Arbeit mit Stühlen lassen sich alle möglichen Interventionen aus anderen Methoden und Verfahren integrieren. So können etwa Techniken aus der kognitiven Verhaltenstherapie, aus Psychodrama oder Gestalttherapie zum Einsatz kommen (Fritzsche 2021, S. 323). Auch besteht die Möglichkeit, im therapeutischen Prozess die Methode Ego-State-EMDR[41] oder Eye Movement Integration durchzuführen. Auf diese Weise eignet sich die Arbeit mit Stühlen ohne Trance als Begleiter durch den gesamten therapeutischen Prozess. Wir bilden ein Gefüge, auf das wir immer wieder zurückgreifen können und mit dem wir immer wieder arbeiten können. So können wir situativ – z. B. im Rahmen einer kognitiv verhaltenstherapeutischen Intervention – einen einzelnen leeren Stuhl als Symbol für einen bestimmten Ego-State aufstellen, um diesen dann in die Arbeit einzubeziehen. Hier eignen sich auch ressourcenreiche Ego-States, die es dem Klienten beispielsweise ermöglichen, »von außen« auf das Problem zu blicken.

41 Eye Movement Desensitization and Reprocessing.

Auch im Rahmen von paartherapeutischen Gesprächen kann die Arbeit mit Stühlen zum Einsatz kommen. Werden beispielsweise in Konflikten bestimmte Anteile aktiviert, lassen sich diese auf leeren Stühlen in den Gesprächsprozess integrieren und gemeinsam betrachten. Den Partnern eröffnet dies einen differenzierteren Blick auf die Reaktionsweisen des jeweils anderen, ermöglicht Verständnis und eröffnet damit neue Lösungswege.

Fallvignette: Herr und Frau S.

Herr und Frau S. sind beide in zweiter Ehe miteinander verheiratet. Während Herr S. sich in zurückliegenden Partnerschaften angewöhnt hatte, »die Dinge einfach in die Hand zu nehmen«, lebte Frau S. mit der Überzeugung, nutzlos zu sein und sich beweisen zu müssen. Dies kollidierte, und Frau S. reagierte in diesen Fällen mit Rückzug und hilflosem Schweigen, was für Herrn S. wiederum sehr belastend war, da er die Ursache des Konflikts nicht ausmachen konnte.

In einer paartherapeutischen Sitzung gaben wir dem hilflos schweigenden Anteil in Frau S. einen Stuhl. Zunächst nahm Frau S. auf dem Stuhl Platz und berichtete von ihrem Erleben – kurz zuvor war in der Sitzung von einem entsprechenden Konflikt berichtet worden, der sofort neu aufflammte. Im zweiten Schritt schauten wir gemeinsam aus der Objektperspektive auf den Stuhl. Während es Frau S. durch den Perspektivwechsel gelang, ihr Verhalten in der Konfliktsituation kritischer zu reflektieren, ermöglichte die Intervention Herrn S., das Verhalten seiner Frau auf eine Weise nachzuvollziehen, die ihm in vielen vorangehenden Gesprächen verschlossen geblieben war. Später berichteten beide unabhängig voneinander, dass Auseinandersetzungen zu Hause nun deutlich ruhiger ablaufen würden.

11.4 Diskussion

Auf den zurückliegenden Seiten haben wir gesehen, wie breit das Anwendungsspektrum dieser Interventionsstrategie ist. Die Methode eignet sich sowohl für klar umrissene Konflikte als auch für weitergefasste Problembereiche. Durch die Möglichkeit, andere Interventionen in den Prozess der Arbeit mit Stühlen zu integrieren, kann die Technik den ganzen Behandlungsprozess begleiten oder aber auch umgekehrt in den Behandlungsprozess als Einzelintervention eingebettet werden.

Der Wechsel zwischen Subjekt- und Objektperspektive birgt den Vorteil, dass sich Anteile oder auch Empfindungen, die der Klient nicht im Einklang mit seinem Selbstbild erlebt oder aversiv verarbeitet, häufig sehr viel schneller zugänglich machen lassen. Verständnis und Akzeptanz sind gerade durch den Perspektivwechsel und die Inter-State-Aktion schneller herzustellen, als dies bei anderen Interventionen der Fall ist. Die Technik mag auf den ersten Blick vielleicht kompliziert oder aufwendig wirken, birgt aber viel Potenzial, sodass eine Auseinandersetzung mit dieser Interventionsstrategie in jedem Fall lohnend ist.

11.5 Literatur

Dana, D. (2018): The polyvagal theory in therapy. Engaging the rhythm of regulation. New York (W.W. Norton).
Erickson, M. H. u. E. L. Rossi (2016): Hypnotherapie. Aufbau – Beispiele – Forschungen. Stuttgart (Klett-Cotta).
Fritzsche, K. u. W. Hartman (2019): Einführung in die Ego-State-Therapie. Heidelberg (Carl-Auer), 4. Aufl.
Fritzsche, K. (2021): Ego-State-Therapie bei Traumafolgestörungen. Ein Handbuch für die Praxis. Heidelberg (Carl-Auer).
Geuter, U. (2019): Praxis Körperpsychotherapie. 10 Prinzipien der Arbeit im therapeutischen Prozess. Berlin (Springer).
Jaspers, K. (2004): Einführung in die Philosophie. München (Piper).
Rossi, E. L. (Hrsg.) (2018): Gesammelte Schriften von Milton H. Erickson. Bd. I. Vom Wesen der Hypnose. Heidelberg (Carl-Auer).
Van der Kolk, B. (2014): The body keeps the score. Brain, mind, and body in the healing of trauma. New York (Viking Penguin).
Watkins, J. G. u. H. H. Watkins (2019): Ego-States – Theorie und Therapie. Ein Handbuch. Heidelberg (Carl-Auer), 4. Aufl.

12 Die »falschen Eltern« entkathektisieren: Eine Kathexis-basierte Option für die Arbeit mit Introjekten in der Ego-State-Therapie

Yoshikazu Fukui

Abstract

Dieser Beitrag stellt eine klinische Intervention vor, die in Situationen nützlich sein könnte, in denen Standardmethoden der Ego-State-Therapie keine therapeutischen Veränderungen bewirken. In der Ego-State-Therapie wird klinische Arbeit in der Regel als Bewegung entlang des Kontinuums zwischen Objekt-Kathexis[42] und Ego-Kathexis verstanden. Gleichwohl gibt es Situationen, in denen sich keine der beiden Richtungen als wirksam erweist, insbesondere bei der Arbeit mit starren und unzugänglichen maladaptiven Introjekten. Der vorliegende Beitrag beschreibt einen Fall, in dem introjizierte Repräsentationen vernachlässigender Eltern während der EMDR-Aufarbeitung autonom auftauchten und den Prozess wiederholt zum Stillstand brachten. In diesem Fall wurde eine Intervention eingeführt, die darauf abzielte, die Objekt-Kathexis zu entziehen, anstatt eine Integration, Verhandlung oder weitere Konfrontation anzustreben. Dadurch verloren die hinderlichen Introjekte ihre funktionale Grundlage, und die EMDR-Arbeit konnte wieder aufgenommen und abgeschlossen werden. Ausgehend von diesem Fall werden der theoretische Hintergrund des Entzugs einer Objekt-Kathexis sowie dessen klinische Implikationen und Grenzen diskutiert. Der Beitrag schlägt diesen Ansatz als ergänzende Option innerhalb der Ego-State-Therapie vor, die allerdings nur dann in Betracht gezogen werden sollte, wenn sich Standardinterventionen trotz gewissenhafter Durchführung als unwirksam erwiesen haben.

Schlüsselwörter: Ego-State-Therapie, Kathexis, Introjekte, EMDR (Eye Movement Desensitisation and Reprocessing), Traumatherapie, Vernachlässigung, Ego-Kathexis, Objekt-Kathexis

---

42 Der Begriff »Kathexis« (engl. *cathexis*) wurde 1922 von James Strachey, dem englischen Übersetzer von Freuds Psychoanalyse-Werken als Äquivalent für dessen Ausdruck »Objektbesetzung« bzw. »Besetzung« geprägt (ein Objekt wird mit Energie »besetzt«) und hat mittlerweile Eingang in die gängige internationale Fachliteratur gefunden. Das psychologische Konzept der Kathexis bezeichnet die Ausrichtung psychischer Energie auf eine bestimmte Person oder Idee, d. h. die emotionale/energetische Investition, die wir in etwas oder jemanden stecken.

12.1 Einleitung

Dieser Beitrag stellt eine klinische Intervention vor, die sich von den Standardansätzen der Ego-State-Therapie unterscheidet. Diese Methode ist nicht als primäre oder routinemäßige Technik gedacht, sondern ist als letzte Option zu betrachten, die das klinische Repertoire des Therapeuten ergänzt und nur dann zur Anwendung kommt, wenn gängige Standardinterventionen trotz sorgfältiger Durchführung erfolglos geblieben sind. In vielen Fällen wird dieser Ansatz sicherlich nie erforderlich werden. In gewissen Situationen jedoch kann es von ausschlaggebender Bedeutung sein, ihn als Option in petto zu haben.

Auf den ersten Blick könnte die Intervention den Eindruck erwecken, gegen die in der Ego-State-Therapie zentrale Haltung der Akzeptanz und des Respekts gegenüber allen Ego-States zu verstoßen. Wie dieser Beitrag zeigt, ist der Ansatz jedoch fest im theoretischen Kernkonzept der Ego-State-Theorie verankert und steht in Einklang mit deren Grundannahmen.

Der vorgestellte Ansatz basiert auf dem Konzept der Kathexis, das in der Ego-State-Theorie eine zentrale Stellung einnimmt. In diesem Beitrag bezieht sich der Begriff »Kathexis« nicht auf die psychische Energie selbst, sondern auf den Zustand, in dem Energie auf bestimmte mentale Aktivitäten oder Repräsentationen ausgerichtet ist. Mit anderen Worten: Kathexis bezieht sich nicht auf das Vorhandensein oder die Menge an Energie als solche, sondern auf die Art und Weise, wie Energie zugeführt wird und wie sie ausgerichtet ist. So gesehen lässt sich die Kathexis der Richtung dieser energetischen Ausrichtung entsprechend klassifizieren: Ist die Energie auf das Ich oder Selbst gerichtet, spricht man von Ego-Kathexis; Objekt-Kathexis dagegen bedeutet, dass die Energie auf etwas gerichtet ist, was als Nicht-Ich erlebt wird. In diesem Rahmen wird klinische Arbeit in der Regel als Bewegung entlang eines Kathexis-Kontinuums in zwei entgegengesetzte Richtungen verstanden.

In der einen Richtung können ursprünglich ego-kathektisierte Erfahrungen mit der Zeit objekt-kathektisiert werden, sodass das, was anfangs als »Ich« wahrgenommen wurde, später als »Nicht-Ich« erkannt wird. Dieser Prozess ist oft dann therapeutisch nützlich, wenn Klienten Erfahrungen missbräuchlicher oder kontrollierender anderer Personen internalisiert haben und diese als ihre eigenen Gedanken, Gefühle oder Impulse empfinden.

In der entgegengesetzten Richtung werden Erfahrungen, die ursprünglich objekt-kathektisiert waren, allmählich zu Ich-Erfahrungen »um-kathektisiert«. Durch diesen Prozess werden als Nicht-Ich erlebte dissoziierte Ego-States nunmehr als Teile des Ich erkannt. Diese Herangehensweise spielt eine wichtige Rolle in der traumafokussierten Behandlung, bei der die Integration dissoziierten Traumamaterials ein zentrales therapeutisches Ziel ist.

Die beiden Richtungen bilden auch den Rahmen für klinische Interventionen in der Ego-State-Therapie (Watkins a. Watkins 1997). In beiden Fällen erfolgt die therapeutische Veränderung dadurch, dass man die Richtung der kathektischen Investition auf diesem Kontinuum verschiebt.

Die nachfolgend beschriebene Intervention bietet eine dritte Alternative, die sich von den genannten zwei Richtungen unterscheidet. Anstatt die Kathexis zwischen den Polen zu verschieben, versuchen wir mit dieser Methode bewusst, die Objekt-Kathexis zu entziehen. Mit anderen Worten: Anstatt die kathektische Energie zu verlagern bzw. neu zu verorten, zielt die Methode darauf ab, den Zustrom an Energie zu unterbrechen, der ein maladaptives Introjekt oder einen maladaptiven Ego-State aufrechterhält.

In diesem Beitrag skizziere ich zunächst den theoretischen Hintergrund dieses Ansatzes aus Perspektive der Ego-State-Theorie. Anschließend stelle ich detailliert einen klinischen Fall vor, um zu zeigen, wie die Intervention in der Praxis angewendet wird. Abschließend diskutiere ich die klinischen Implikationen dieses Ansatzes sowie wichtige Vorsichtsmaßnahmen und Einschränkungen bei Anwendung der Methode.

12.2 Die Ursprünge und theoretischen Grundlagen der Ego-State-Therapie

Die Ego-State-Therapie hat ihren Ursprung in traditionellen psychodynamischen Ansätzen, wobei viele Kernkonzepte aus der Psychoanalyse und verwandten dynamischen Theorien stammen. Ausführliche Darstellungen ihrer historischen Entwicklung sind an anderer Stelle verfügbar (beispielsweise Emmerson 2007; Watkins a. Watkins 1997) und sollen hier nicht wiederholt werden. Hier sei erwähnt, dass die Ego-State-Therapie ursprünglich nicht zur Behandlung von Traumata entwickelt wurde. Vielmehr war sie als therapeutischer Ansatz gedacht, um Abwehrprozesse zu umgehen und auf direkterem Weg Zugang zum Kern der psychischen Probleme zu erhalten (ebd.).

In den letzten Jahrzehnten erfuhr die Ego-State-Therapie eine Neu-Evaluierung und wird inzwischen zunehmend in der Traumatherapie eingesetzt. In diesem Zusammenhang hat sie sich als besonders wirksam bei der Behandlung dissoziierter Aspekte des Selbst (Ego-States) erwiesen. Folglich nimmt sie heute einen eigenständigen und wichtigen Platz unter den aktuellen traumafokussierten Psychotherapien ein.

Zugegebenermaßen ist die Ego-State-Therapie nicht der einzige Ansatz, der die Persönlichkeit als etwas betrachtet, das aus mehreren Teilen, Aspekten oder Teilpersönlichkeiten besteht. Weitere Beispiele sind die Gestalttherapie, die Transaktionsanalyse, der *Voice Dialogue* und die Psychosynthese (vgl. Emmerson 2007). Als neuere Ansätze wären die Arbeit mit dem inneren Kind und die *Internal Family Systems*-Therapie (IFS) zu nennen. Einige Kliniker stellen auch Ähnlichkeiten zur Schematherapie fest. Doch auch wenn diese Ansätze auf den ersten Blick ähnlich erscheinen mögen, so unterscheidet sich die Ego-State-Therapie deutlich durch ihr theoretisches Fundament.

Das charakteristische Merkmal der Ego-State-Therapie ist die Verwendung des Kathexis-Konzepts, insbesondere die Unterscheidung zwischen Ego-Kathexis und Objekt-Kathexis. Freud führte ursprünglich das Konzept der Besetzung ein, um die Investition libidinöser Energie zu beschreiben. Paul Federn entwickelte dieses Konzept weiter, indem er zwischen Ego- und Objekt-Kathexis als zwei qualitativ unterschiedlichen Formen der Energieinvestition unterschied (Watkins a. Watkins 1997). Diese Unterscheidung ist zentral für das genaue Verständnis der Ego-State-Theorie.

Lesern, die mit der Ego-State-Therapie vertraut sind, mag die folgende Erklärung selbstverständlich erscheinen. Gleichwohl kann eine kurze Erläuterung hilfreich sein. Wenn eine Erfahrung ego-kathektisiert ist, wird sie als zu »mir« gehörig, als Teil des Ich erkannt. Im Gegensatz dazu wird eine Erfahrung, die objekt-kathektisiert ist, als Nicht-Ich erlebt.

Schwingt beispielsweise eine Person ihre Arme absichtlich hin und her, wird die Bewegung ego-kathektisiert als »Ich bewege meine Arme« wahrgenommen. Im Gegensatz dazu könnte eine Person in einem hypnotischen Zustand, die eine Suggestion zur Armlevitation erhält, regelrecht überrascht beobachten, wie ihr Arm sich hebt. In diesem Fall ist die Erfahrung objekt-kathektisiert. Obwohl die Person die Bewegung auslöst, wird diese nicht als »meine Handlung« wahrgenommen, sondern als etwas, das unabhängig, quasi von selbst geschieht – ein Beispiel für künstlich induzierte Objekt-Kathexis.

Ein weiteres bekanntes Beispiel sind die Positivsymptome der Schizophrenie, wie beispielsweise akustische Halluzinationen. Obwohl diese Erfahrungen ihren Ursprung in der Person selbst haben, sind sie objekt-kathektisiert und werden nicht als die eigenen Gedanken der Person erkannt. Vielmehr erleben die Klienten sie als Stimmen, die von einer externen Quelle kommen.

Ego- und Objekt-Kathexis existieren eher auf einem Kontinuum als in einem strikten Entweder-oder. Denkt beispielsweise eine perfektionistische Person »Da fehlt doch noch etwas«, ist dieser Gedanke in erster Linie ego-kathektisiert. Fragt hingegen eine innere Stimme »Ist das wirklich gut genug?«, liegt das Maß an Objekt-Kathexis etwas höher. Und ist diese Stimme der eines kritischen Elternteils aus der Kindheit sehr ähnlich und schwieriger zu kontrollieren, steigt das Maß an Objekt-Kathexis weiter an. Watkins und Watkins (ebd.) betonten, dass diese Bewegung entlang des Kontinuums, also von Ego-Kathexis hin zu Objekt-Kathexis und umgekehrt, die Grundlage der klinischen Praxis in der Ego-State-Therapie bildet.

12.3 Standardansätze im Umgang mit Ego-States in der traumafokussierten Behandlung

Wenn Kliniker Ego-State-Therapie in der traumafokussierten Behandlung anwenden, gehen sie oft von einem bestimmten therapeutischen Ansatz aus. Konkret erwarten sie, dass Ego-States mit Objekt-Kathexis sich allmählich in Richtung Ego-

Kathexis verschieben und in die Hauptpersönlichkeit integrieren. Daher wird das primäre Ziel oft darin gesehen, dissoziierten Ego-States zu helfen, ein Gefühl von Ich-Sein zurückzugewinnen, anstatt weiterhin als Nicht-Ich erlebt zu werden.

Angesichts des Ursprungs vieler traumaassoziierter Ego-States ist dieser therapeutische Ansatz im Allgemeinen angemessen und klinisch valide. Zur Verdeutlichung ist es dennoch hilfreich, kurz die häufig beschriebenen Wege zu betrachten, auf denen Ego-States gebildet werden (vgl. ebd.). Forscher gehen davon aus, dass Ego-States auf mindestens drei verschiedenen Wegen entstehen. Erstens können sich Ego-States als adaptive Rollenfunktionen entwickeln, die es einer Person ermöglichen, flexibel auf verschiedene Situationen zu reagieren. In diesen Fällen bleiben die Grenzen zwischen den Ego-States relativ durchlässig, und die States selbst sind nicht per se problematisch. Zweitens können Ego-States durch Introjektion wichtiger anderer Personen während der Entwicklung entstehen. Diese introjizierten Ego-States können adaptiv oder maladaptiv sein – je nach den Eigenschaften des Vorbilds und dem Kontext, innerhalb dessen sie verinnerlicht wurden. Drittens können Ego-States als Reaktion auf traumatische Erfahrungen entstehen. In diesen Situationen dienen sie dazu, traumatisches Material zu verwahren und das Gesamtsystem vor einer Fragmentierung zu schützen. Auch wenn diese Ego-States ursprünglich adaptiv gewesen sein mögen, werden sie im Laufe der Zeit oft maladaptiv.

In der traumafokussierten klinischen Praxis begegnet man am häufigsten Ego-States, die auf dem dritten Wege entstanden sind. Da diese States eigenen Erfahrungen des Individuums entstammen, ist es sowohl logisch als auch therapeutisch kohärent, auf ihre Wiedereingliederung in das Selbstgefühl hinzuarbeiten. Aus Perspektive des Kathexis-Konzepts entspricht dieser Prozess einer Verschiebung von Objekt-Kathexis in Richtung Ego-Kathexis.

Trotz ihrer klinischen Relevanz erhält die entgegengesetzte therapeutische Richtung, also die von Ego-Kathexis hin zu Objekt-Kathexis, bislang deutlich weniger explizite Aufmerksamkeit. Nehmen wir zum Beispiel eine Klientin, die ihren eigenen Wert permanent als gering einschätzt. Zu Beginn der Therapie war sie fest davon überzeugt, dass ihre negativen Selbsteinschätzungen ihre eigenen Gedanken waren, in anderen Worten, dass diese Gedanken ego-kathektisiert waren. In einer späteren Sitzung wurde die Klientin dann gebeten, sich auf die gefühlte Körperwahrnehmung zu konzentrieren, die mit ihren selbstkritischen Gedanken verbunden war. Sie berichtete, eine kritische Stimme in ihrem Kopf zu hören. Weitere Exploration, darunter Erkundung von Position, Tonfall, Sprechtempo und wahrgenommenes Alter und Geschlecht der Stimme, führte dazu, dass sie die Stimme als die ihres Ex-Manns erkannte, der physisch und psychisch missbräuchlich gewesen war.

Diese Erkenntnis markierte eine bedeutende Veränderung. Was sie zuvor als »meinen Gedanken« erlebt hatte, wurde nun als introjizierte Stimme eines missbräuchlichen anderen identifiziert. Mit der Zeit und durch fortgesetzte therapeutische Arbeit nahm die Intensität ihrer Selbstkritik deutlich ab. In diesem Fall war die Unterstützung einer Verschiebung von Ego-Kathexis hin zu Objekt-Kathexis therapeutisch hilfreich.

Die Ego-State-Therapie ermöglicht klinische Arbeit in beide Richtungen entlang des Kathexis-Kontinuums. Auf Erfahrungen, die unangemessen ego-kathektisiert wurden, insbesondere solche, die auf missbräuchliche oder kontrollierende andere zurückzuführen waren, kann es sich vorteilhaft auswirken, wenn sie objekt-kathektisiert werden. Hat eine entsprechende Verschiebung stattgefunden, erscheinen diese Erfahrungen oft deutlicher als Ego-States, die man in der Therapie ansprechen, mit denen man verhandeln und die man letztlich transformieren kann.

Ein typisches Beispiel sind introjizierte Repräsentationen missbräuchlicher Bezugspersonen, die im Laufe der Zeit ego-kathektisiert wurden. Werden diese Erfahrungen nun objekt-kathektisiert, manifestieren sie sich häufig als eher eigenständige und ansprechbare Ego-States. Dieser Prozess unterstützt sowohl den therapeutischen Dialog als auch die Interventionen.

In der traumafokussierten Behandlung arbeiten Kliniker gewöhnlich in der Richtung von Objekt-Kathexis hin zu Ego-Kathexis. Dissoziierte Ego-States, die traumatisches Material bergen, werden oft als Nicht-Ich erlebt, und therapeutische Fortschritte treten in der Regel ein, sobald der Klient lernt, diese States als Teile seines Selbst zu erkennen. Dieser Prozess integriert Ego-States in das Gesamtpersönlichkeitssystem, ohne dass eine Verschmelzung stattfinden würde.

Gleichzeitig ist zu berücksichtigen, dass objekt-kathektisierte Ego-States bei Klienten Angst, Abscheu oder Ablehnung hervorrufen können. Klienten empfinden Teile ihres Selbst, die sich unkontrollierbar und negativ anfühlen, oft als bedrohlich. Therapeuten setzen dann Psychoedukation ein und leiten Klienten an, Ursprung und Schutzfunktionen dieser Ego-States zu erkennen. Wenn Therapeuten Respekt, Akzeptanz und Mitgefühl fördern, wird Kommunikation möglich, es kann zu einer Transformation der Erfahrung kommen und allmählich eine Integration erfolgen.

12.4 Ansätze für maladaptive Introjekte

Maladaptive Introjekte lassen sich mit verschiedenen Methoden ansprechen, wobei die Wahl der Intervention von den jeweiligen spezifischen Eigenschaften und Funktionen abhängt. Spiegelt ein Introjekt eindeutig eine internalisierte Bezugsperson wider, ist es im Allgemeinen angebracht, ihm mit Respekt und Neugier zu begegnen, seine Existenz anzuerkennen und seine Rolle innerhalb des Persönlichkeitssystems zu explorieren. Durch Dialog und Verhandlung kann man diese Introjekte anregen, maladaptive Muster zu verändern bzw. neue, angemessenere Rollen zu übernehmen.

Doch ein durchgängig akzeptierender und affiliativer Ansatz führt nicht immer zu einer echten Veränderung. In manchen Fällen kann eine eher konfrontative Methode hilfreicher sein. Watkins (1980) beschrieb einen Fall, in dem eine stark unterdrückende introjizierte Mutterfigur, die als »Frau in Schwarz« bezeichnet wurde, die Kind-Ego-States der Klientin beharrlich bedrohte. Durch entschiedenes Auftreten und die Weigerung, das einschüchternde Verhalten dieser Figur weiter zu dulden, ermöglichte der Therapeut das Auftauchen eines kontrastierenden Ego-States, der »Dame in Weiß«, die sich durch Wärme und Sanftmut auszeichnete. Ich habe in meiner Praxis ähnliche Muster beobachtet. Die genannten Beispiele zeigen, dass Ego-State-Therapie mehr als nur Akzeptanz beinhaltet; Entschiedenheit und das Setzen von Grenzen können ebenfalls eine wichtige therapeutische Rolle spielen.

Mitunter kann es vorkommen, dass ein destruktiv erscheinendes Introjekt in Wahrheit einen verletzlichen Kind-Ego-State verbirgt. Paulsen (2009) beschrieb dieses Phänomen als »Kostüm« und wies darauf hin, dass eine scheinbar feindselige Figur de facto einen jüngeren, verletzten Teil schützen könnte. In solchen Fällen besteht die Therapie nicht zuletzt darin, den zugrunde liegenden Ego-State anzusprechen, seine Bemühungen anzuerkennen und ihn dazu einzuladen, seine ursprüngliche Gestalt zu offenbaren. Wenn dies geschieht, erfolgt die Verschiebung in der Regel von der Objekt-Kathexis hin zur Ego-Kathexis.

Es gibt auch seltene Fälle, in denen der Ursprung eines offenkundigen Introjekts unklar ist und scheinbar überhaupt nicht zur Entwicklungsgeschichte des Klienten passt. In solchen Fällen ist das klinische Bild manchmal praktisch nicht von Besessenheitsphänomenen zu unterscheiden. Nach meiner eigenen Erfahrung handelte es sich bei solchen Fällen um destruktive Bilder (Repräsentationen), die sich während der Therapiesitzungen wie Ego-States verhielten, jedoch ihren Ursprung nicht benennen konnten und wiederholt behaupteten, von außerhalb des Selbst zu stammen. Ihre Eigenschaften und Funktionen standen im Widerspruch zu dem, was aufgrund der bekannten Entwicklungs- und Traumageschichte des Klienten zu erwarten gewesen wäre, erfüllten nicht die Kriterien für Introjekte, wie sie durch Internalisierung wichtiger Bezugspersonen definiert sind, und obendrein fehlte ihnen jedwede erkennbare Schutzfunktion. Obwohl dies extrem selten vorkommt, wurden Methoden beschrieben, die solche Entitäten ermutigen, an ihren ursprünglichen Platz zurückzukehren. Entsprechende Fälle würden indes den Rahmen dieses Beitrags sprengen und werden hier nicht weiter erörtert.

Für alle genannten Ansätze ist eine Voraussetzung: Das Introjekt muss ausreichend objekt-kathektisiert sein, um eine gewisse Autonomie und Aktivität zu zeigen. Eine therapeutische Intervention wird nur dann möglich, wenn der Klient das Introjekt als Nicht-Ich erlebt, das zu eigenständigem Handeln fähig ist.

12.5 Ein neuer Ansatz aus der Perspektive der Kathexis

Der hier vorgestellte Ansatz unterscheidet sich von den zuvor beschriebenen und bietet eine dritte therapeutische Option, die auf den ursprünglichen Implikationen der Ego-State-Theorie basiert. Diese Theorie besagt, dass Erfahrungen nur dann als psychische Realitäten existieren, wenn sie kathektisiert sind. Erfahrungen ohne Ego- oder Objekt-Kathexis können überhaupt nicht als Erfahrungen aufrechterhalten werden.

So gesehen erfordert therapeutische Veränderung nicht immer zwingend eine Verschiebung zwischen Objekt- und Ego-Kathexis. Stattdessen kann es in einigen Fällen sinnvoll sein, auf einen vollständigen Kathexis-Entzug hinzuarbeiten. Wird keine kathektische Energie mehr zugeführt, kann die betreffende Erfahrung weder als Ich noch als Nicht-Ich fungieren und verliert somit ihre Grundlage für ein Fortbestehen innerhalb des Systems.

Dieser Beitrag stellt einen Fall vor, bei dem eine Intervention zum Entzug der Objekt-Kathexis wirksam war. Die Klientin war in einem vernachlässigenden familiären Umfeld aufgewachsen und zeigte eine komplexe Selbstfragmentierung. Während der Aufarbeitung einer traumatischen Kindheitserinnerung mittels EMDR (*Eye Movement Desensitisation and Reprocessing*; Shapiro 2001) tauchten introjizierte Repräsentationen ihrer Eltern auf, die sich in hohem Maße autonom und maladaptiv verhielten. Diese Introjekte störten wiederholt die EMDR-Arbeit und brachten den Prozess zeitweise vollständig zum Erliegen.

Es wurden verschiedene Standardinterventionen der Ego-State-Therapie durchgeführt, darunter respektvoller Umgang, Verhandeln und andere häufig verwendete Methoden. Keine davon war jedoch wirksam. Der Therapeut sah sich schließlich mit einer Situation konfrontiert, in der keine der bekannten Interventionen funktionierte.

An diesem Punkt nahm der Therapeut einen Perspektivwechsel vor und konzentrierte sich auf die fortdauernde Existenz dieser introjizierten Elternfiguren, die von einer anhaltenden Objekt-Kathexis abhängig waren. Nun führte er eine Intervention durch, die speziell darauf abzielte, die Versorgung dieser Introjekte mit Objekt-Kathexis zu unterbrechen. Daraufhin stellten die maladaptiven elterlichen Repräsentationen ihre Tätigkeit ein. Die EMDR-Arbeit wurde wieder aufgenommen und abgeschlossen.

Nachfolgend wird dieser Fall ausführlich dargestellt und aufgezeigt, wie der Entzug der Objekt-Kathexis in der klinischen Praxis durchgeführt wurde und wie diese Intervention sich von den Standardmethoden der Ego-State-Therapie unterschied.

12.6 Fallvignette

Überblick

Klientin

Die Klientin war eine Frau Ende 40 mit leicht übergewichtiger Statur und mit einer eher angespannten, hochgezogenen Schulterhaltung. Sie trug stets sehr schlichte, unauffällige Kleidung. Ihre Ausdrucksweise war übertrieben höflich, und sie wirkte ausgesprochen kontrolliert bis zurückhaltend.

Familiärer Hintergrund

Die Klientin lebte mit ihrem Ehemann und zwei Töchtern zusammen.

Vorstellungsgrund

Zu ihren Hauptbeschwerden gehörten depressive Symptome, Panikattacken, Zwangsgedanken und die felsenfeste Überzeugung, dass sie sich niemals offen äußern dürfe.

Behandlungsumfeld

Der Fall wurde in einer Privatpraxis behandelt. Die Sitzungen dauerten gewöhnlich 50 Minuten. Für EMDR wurden zwei aufeinanderfolgende 50-minütige Sitzungen angesetzt. Abhängig von der Therapiephase fanden die Sitzungen in Abständen zwischen zwei Wochen und zwei Monaten statt.

Behandlungsverlauf vor der aktuellen Intervention

Der Therapeut begann die Arbeit mit dieser Klientin in seiner Funktion als Schulberater, wobei er den Fall von einem früheren Berater übernahm. Zu diesem Zeitpunkt zeigte die Klientin eine schwere depressive Symptomatik, die in Zusammenhang mit anhaltenden Konflikten mit ihrer Schwiegermutter stand, und suchte die Beratung auf Wunsch ihres Mannes auf. In dieser Phase konzentrierte sich die Therapie hauptsächlich auf unterstützendes Zuhören und emotionale Validierung.

Als die Tätigkeit des Therapeuten als Schulberater endete, wurde der Fall an einen Nachfolger übertragen. Ein weiterer Kontakt wurde nicht erwartet. Einige Monate später jedoch kontaktierte der Ehemann der Klientin den Therapeuten – es sei dringend. Als sie mit ihrer Familie einen Boxkampf im Fernsehen ansah, kam es bei der Klientin zu heftiger Agitiertheit und starker Wut, sie konnte nicht sitzen bleiben und entwickelte Symptome, die einer Panikattacke ähnelten. Auf Wunsch der Klientin wurde die Therapie wieder aufgenommen.

Nachdem sich die Klientin stabilisiert hatte und ein Gefühl der Sicherheit hergestellt war, wurde EMDR eingesetzt, um traumatische Erfahrungen in Zusammenhang mit ihrer Beziehung zur Schwiegermutter zu bearbeiten, die als Mitursache für ihre aktuellen Symptome angesehen wurden. Obwohl eine gewisse Besserung eintrat, brachten diese Sitzungen keine vollständige Auflösung. EMDR wurde auch für Erinnerungen an die unangemessene Fürsorge ihrer Mutter eingesetzt. Der Zugang zu diesen Erinnerungen blieb jedoch begrenzt, und die Aufarbeitung war unvollständig.

Folglich konzentrierten sich die folgenden Sitzungen in erster Linie auf eine Symptombehandlung mittels hypnotischer Techniken. Im Laufe der Zeit ereigneten sich mehrere größere Lebensereignisse: Die Schwiegermutter der Klientin zog in eine eigene Wohnung, was den täglichen Kontakt reduzierte, die leibliche Mutter der Klientin verstarb, und der Therapeut wurde an einen weiter entfernten Ort versetzt. Die Frequenz der Sitzungen sank auf etwa einmal pro Monat, und etwa drei Jahre lang bestand die therapeutische Arbeit hauptsächlich aus unterstützender Beratung und Hilfe bei der Bewältigung des Alltags, ohne intensive Traumaarbeit.

Als der Therapeut in die Nähe des Wohnorts der Klientin zurückzog, äußerte diese den dringlichen Wunsch, die traumafokussierte Behandlung wieder aufzunehmen. Die nachfolgend beschriebene Intervention erfolgte nach Wiederaufnahme einer systematischeren Traumabearbeitung.

Behandlungsverlauf

Sitzung 1 (Juni)

Diese Sitzung fand statt, kurz nachdem die Klientin den Wunsch geäußert hatte, die traumafokussierte Behandlung wieder aufzunehmen. Ihr Vorsatz, diese Arbeit anzugehen, wurde bestätigt, und ihr Vorstellungsgrund wurde nochmals besprochen.

Die Klientin berichtete, dass sie gelegentlich Agitiertheit verspürte, ähnlich wie in der Vergangenheit. Sie beschrieb auch, dass sie im Kopf Worte ihrer verstorbenen Mutter hörte, insbesondere Aussagen wie »Du darfst niemals widersprechen« und »Du solltest keine Dinge sagen, die andere verärgern könnten«. Sie erkannte, dass das strikte Befolgen dieser Botschaften zur Verschlechterung der Beziehung zu ihrer Schwiegermutter beigetragen hatte.

Gegen Ende der Sitzung besprach man einen Behandlungsplan und einigte sich darauf, EMDR als zentrale Methode zur Verarbeitung traumatischer Erinnerungen einzusetzen, von denen angenommen wurde, dass sie mit ihren aktuellen Symptomen in Zusammenhang standen.

Sitzung 2 (Juni)

Die Klientin berichtete, dass ihr beim Beobachten eines Streits ihrer Kinder plötzlich eine Erinnerung aus ihrer eigenen Kindheit wieder in den Sinn gekommen sei – ein Vorfall aus der Grundschulzeit, bei dem ihr Vater aus Gründen, an die sie sich nicht erinnern konnte, während des Abendessens extrem wütend wurde und den Tisch umwarf. Sie erinnerte sich an den Rücken ihrer Mutter, die murmelnd und klagend das verstreute Essen und Geschirr aufräumte. Damals empfand die Klientin intensiven Ärger und war der Meinung, dass ihr Vater für das Aufräumen verantwortlich gewesen wäre.

Diese Situation wurde als Zielerinnerung für die EMDR-Bearbeitung ausgewählt. In der Bewertungsphase (Phase 3) wurde die negative Kognition (NK) als »Ich bin feige« und die positive Kognition (PK) als »Ich kann sagen, was gesagt werden muss« ermittelt. Die Stimmigkeit der positiven Kognition (*Validity of Cognition*, VoC) wurde auf der Skala mit 3 bewertet. Die Klientin berichtete von Traurigkeit und Disstress mit einem subjektiven Belastungsgrad (*Subjective Units of Disturbance*, SUD) von 6. In Schultern,

Brust und Hals hatte sie Körperempfindungen.

In der Desensibilisierungsphase (Phase 4) traten Impulse auf wie der Wunsch, ihren Vater zu schlagen und zu ihrer Mutter zu sagen: »Wenn du dich beschweren willst, kannst du auch einfach aufhören zu putzen.« Bei der folgenden bilateralen Stimulation (BLS) wurde die Klientin ermutigt, sich vorzustellen, dass sie diese Handlungen ausführt. Das Reprocessing wurde fortgesetzt, während sie sich mit ihrer Mutter identifizierte und Vorwürfe gegenüber ihrem Vater äußerte.

Nach kognitiven Verflechtungen in Zusammenhang mit Verantwortung berichtete die Klientin von einem neuen Bild ihres Körpers, der ihr extrem groß erschien. Im weiteren Verlauf verwandelte sich dieses Bild in eines, in dem sie zu ihrer normalen Größe zurückkehrte und gleichzeitig ihr jüngeres Ich beschützte und tröstete. Aufgrund der Zeitbeschränkung endete die Sitzung, bevor die Aufarbeitung abgeschlossen werden konnte.

Sitzung 3 (Juni)

Zwischen den Sitzungen telefonierte die Klientin mit ihrem Vater und berichtete, dass ihr das Hören seiner ruhigen Stimme das Gefühl gab, ihn emotional überwunden zu haben. Bei der Neubewertung der ursprünglichen Zielerinnerung lag der SUD bei 4, was auf fortbestehenden Disstress hinwies. Sie fühlte auch weiterhin starken Ärger, insbesondere in Bezug auf die Überzeugung, dass »mein Vater hätte aufräumen sollen«.

Die Bewertungsphase wurde wiederholt. Als NK wurde »Ich bin erbärmlich und feige« ermittelt, als PK »Ich bin stark«, mit einer VoC von 4. Die Klientin berichtete von Körperempfindungen am Rücken und an den Schulterblättern.

Während der Desensibilisierung wurden wiederholt kognitive Verflechtungen mit Schwerpunkt auf Verantwortung eingesetzt, wobei betont wurde, dass sie als Kind den Konflikt nicht hätte verhindern können. Dies führte zu einer starken emotionalen Entladung, während der ihr die Augenbewegungen schwerfielen. Die bilaterale Stimulation wurde hierauf durch taktile Stimulation unter Einsatz der Schmetterlingsumarmung (Artigas et al. 2000; Boel 1999) ersetzt. Die Klientin wurde ermutigt, ihre Traurigkeitsgefühle so lange vollständig zu erleben, bis sie nachließen.

Es erschien ein Bild, in dem ihr Vater sich entschuldigte und sagte: »Es tut mir leid, dass ich dich verletzt habe.« Ein Bild ihrer Mutter erschien ihr jedoch nicht. Auf Nachfrage erklärte die Klientin, dass ihre Mutter kein Mensch gewesen sei, der offen seine Meinung gesagt habe. Der Therapeut führte eine kognitive Verflechtung ein: »Wenn Ihre Mutter, die jetzt im Himmel ist, gelernt hätte, sich auszudrücken, und wenn sie empfänglich für Ihre Gefühle gewesen wäre – wie, meinen Sie, würde sie reagieren?« Die Klientin berichtete, es fühle sich so an, als sei eine dicke Mauer durchlässiger geworden.

Im weiteren Verlauf der Arbeit sah die Klientin ein Bild von sich selbst im Grundschulalter, das zu einer jüngeren Version von sich selbst sagte: »Das war nicht deine Schuld.« Eine weitere Intervention bestand darin, dem jüngeren Ich im Schnellvorlauf einen Film mit dem Titel »Wie es danach mit deinen Eltern weiterging« zu zeigen, der mehrere Jahrzehnte umfasste. Dies half der Klientin, zu erkennen, dass der Vorfall mit dem umgeworfenen Tisch die Beziehung ihrer Eltern nicht beendet hatte und dass sie weiterhin zusammenlebten. Ihr wurde klar, dass ihre Mutter ihren eigenen Lebensweg gewählt hatte und dass dies nicht in ihre Verantwortung fiel. Die Sitzung endete erneut aus Zeitgründen vor dem endgültigen Abschluss.

Entziehen der Objekt-Kathexis: Teil 1 – Introjekt der Mutter

Sitzung 4 (Juli)

Zwischen den Sitzungen, so berichtete die Klientin, habe sich nichts von Bedeutung ereignet. Im Laufe der Sitzung erwähnte sie jedoch den Wunsch, ihrem Mann gegenüber ihren Unmut über ihre verstorbene Mutter zum Ausdruck zu bringen. Sie fühlte sich dazu nicht in der Lage, da ihr Mann es nicht mochte, wenn man schlecht über Verstorbene sprach, und er ihre Gefühle nicht verstand. Dies deutete darauf hin, dass die Klientin, da sie sich in der Vergangenheit selten offen geäußert hatte, keine wirksamen Strategien zur Kommunikation ihrer Emotionen entwickelt und nun Schwierigkeiten hatte, mit diesen Impulsen umzugehen. Daher wurde ein Teil der Sitzung auf Psychoedukation verwendet, damit sie lernte, wie sie gegenüber ihrem Mann ihre Gefühle konstruktiv äußern konnte. Im weiteren Verlauf der Therapie wurden gelegentlich weitere ähnliche Beziehungsanpassungen zwischen der Klientin und ihrem Mann notwendig.

Eine Neubewertung der EMDR-Zielerinnerung ergab einen SUD von 2, was anzeigte, dass nach wie vor eine gewisse Belastung bestand. Die Klientin beschrieb das Zielbild als »dunkel und unangenehm«. In der Bewertungsphase wurde die NK als »Ich bin nicht mehr sprachlos, aber ich bin immer noch in Gefahr« und die PK als »So ist es immer, und ich werde es überstehen« ermittelt. Die VoC wurde mit 5 bewertet. Die Klientin berichtete, sie habe Gefühle von Angst, Unbehagen und Traurigkeit, mit Körperempfindungen in den Schultern.

Kurz nach Wiederaufnahme des Reprocessings veränderte sich das Bild. Die Klientin berichtete, ihr jüngeres Ich zu sehen, das ihren Ärger ihrem Vater gegenüber zum Ausdruck bringen wollte, als ihre Mutter auftauchte und dies zu verhindern versuchte, indem sie sagte: »Es ist vollkommen sinnlos, den Mund aufzumachen.« Als das erwachsene Ich das jüngere Ich unterstützte und es ermutigte, seinen Ärger zum Ausdruck zu bringen, erschienen dunkle, wolkenartige Bilder.

Trotz wiederholter kognitiver Verflechtungen, die sich auf Verantwortung und Selbstausdruck konzentrierten, blieb die Aufarbeitung blockiert. Schließlich sagte die Klientin direkt zu der Mutterfigur: »Hör auf, mich zu kontrollieren.« In demselben Moment, so berichtete sie, sei das Bild ihrer Mutter merklich kleiner geworden. Es blieb jedoch bestehen, und die Mutterfigur ignorierte weiterhin alle Versuche des Kindes, sich zu äußern. Standardinterventionen der Ego-State-Therapie brachten den Prozess nicht wieder ins Laufen.

An dieser Stelle führte der Therapeut spontan eine Intervention ein, die eine Perspektivverschiebung vorsah. Der folgende Dialog fasst die wichtigsten Elemente dieses Austauschs zusammen, wobei aus Gründen der Übersichtlichkeit kleinere Auslassungen vorgenommen wurden.

THERAPEUT Ich werde Ihnen eine sehr wichtige Frage stellen. Ist das wirklich Ihre Mutter?

KLIENTIN Meine Mutter?

THERAPEUT Die, mit der Sie gerade sprechen – ist das Ihre echte Mutter?

KLIENTIN … (sieht den Therapeuten verwirrt an)

THERAPEUT Ist Ihre Mutter jetzt gerade hier?

KLIENTIN Nein, ist sie nicht.

THERAPEUT Mit wem sprechen Sie dann gerade?

KLIENTIN Die Person, mit der ich gerade spreche …?

THERAPEUT Hat sich Ihre echte Mutter in der Realität oder in Ihren Erinnerungen so verhalten? Hat sie Ihnen gedroht oder Sie ignoriert, wenn Sie als Kind etwas sagen wollten? Ist die Mutter, die Sie jetzt sehen, Ihre echte Mutter, oder ist sie etwas, das verinnerlicht und in Ihrem Kopf konstruiert wurde?

KLIENTIN … Es könnte etwas sein, das ich verinnerlicht habe.

THERAPEUT Also, ist das nun Ihre echte Mutter?

KLIENTIN Nein, ist es nicht.

THERAPEUT Was ist es dann, was gerade so lebhaft in Ihrer Innenwelt agiert?

KLIENTIN Was?

THERAPEUT In wessen Kopf existiert es?

KLIENTIN In meinem.

THERAPEUT Und wer versorgt es mit Energie?

KLIENTIN Ich ... ich bin es.

THERAPEUT Wenn Sie denken: »Meine Mutter würde … sagen« oder »Meine Mutter denkt bestimmt …«, ist es dann nicht so, als würden Sie ihr immer wieder neue Energie zuführen? Beinahe so, als würden Sie gegen etwas kämpfen, und es gleichzeitig ständig nähren?

KLIENTIN Es nähren?

THERAPEUT Könnte es ohne diese Energiezufuhr in der Vorstellung eines anderen Menschen denn wirklich so aktiv bleiben?

KLIENTIN Nein … ich glaube nicht.

THERAPEUT Dann brauchen Sie das vielleicht gar nicht länger zu tun. Könnten Sie denn ohne diese Mutterfigur leben?

KLIENTIN Ja, das könnte ich. Ist das dann nur reine Einbildung?

THERAPEUT Es ist etwas, das Sie früh in Ihrer Kindheit verinnerlichen mussten. Es ist wie eine Puppe, die die negativen Seiten Ihrer Mutter übertreibt. Damals hat es Ihnen geholfen, ihre Reaktionen vorherzusehen, und Sie davor bewahrt, ausgeschimpft zu werden.

KLIENTIN Oh, … es hat mich immer beobachtet.

THERAPEUT Brauchen Sie es jetzt noch?

KLIENTIN Nein, tue ich nicht. Aber ich habe die ganze Zeit über daran festgehalten.

THERAPEUT Es ist, als würden Sie gegen eine aufblasbare Punching-Puppe kämpfen und gleichzeitig mit Ihrem eigenen Fuß immer weiter Luft hineinpumpen. Sie können jetzt aufhören zu pumpen und sie einfach nur ansehen. Würde Ihre echte Mutter sich heute noch so verhalten?

KLIENTIN ... Ich verstehe.

THERAPEUT Ist das wirklich Ihre Mutter? Wäre sie auch jetzt noch so starr, selbst nach ihrem Tod? Würden Sie das immer noch »Mutter« nennen wollen?

KLIENTIN Nein. Ich möchte es nicht so nennen.

THERAPEUT Dann merken Sie sich das und schauen genau hin.

Nach diesem Gespräch folgte ein weiteres Set bilateraler Augenbewegungen.

Die Klientin berichtete, dass die Mutterfigur sich von ihr abwandte und ihr nicht mehr frontal gegenüberstand. Als sie im nächsten Set aufgefordert wurde, die Figur ganz genau zu beobachten, trat diese die Flucht an. Als die Klientin ihr ins Gesicht sehen wollte, bemerkte sie, dass die Figur gar kein Gesicht hatte und vollständig schwarz schien. Nach mehreren weiteren Sets bilateraler Stimulation schrumpfte die Figur und verschwand schließlich ganz.

Daraufhin wurde das Zielbild heller. Das jüngere Ich stieß einen Seufzer der Erleichterung aus und sagte: »Das war so schwer.« Die Klientin berichtete auch von einem Bild, in dem ihr Vater sagte: »Von nun an kannst du tun, was du willst.« Aufgrund der Zeitbeschränkung wurde die Sitzung mit Standardmethoden für nicht abgeschlossenes EMDR-Processing beendet.

Entziehen der Objekt-Kathexis: Teil 2 – Introjekt des Vaters

Sitzung 5 (Juli)

Die Klientin berichtete, dass seit der letzten Sitzung nichts Bedeutendes vorgefallen sei. Sie gab an, ihren Vater gesehen und festgestellt zu haben, dass er viel älter aussah.

Bei der Neubewertung lag der SUD bei 3. Die Klientin erklärte, die Erinnerung fühle sich nicht vollständig gelöst an, und sie frage sich, warum sie mehr Ärger auf ihre Mutter als gegenüber ihrem Vater empfand. In der Bewertungsphase lautete die NK »Ich bin unzulänglich« und die PK »Ich bin absolut kompetent«. Die VoC lag bei 4. Vorherrschende Emotionen der Klientin waren Irritation und Ärger, begleitet von Körperempfindungen im Brustraum.

Kurz nach Beginn des Reprocessings verspürte die Klientin Ärger auf ihren Vater. Wie in der vorherigen Sitzung erschien die Vaterfigur unzugänglich und nicht willens zuzuhören. Die Klientin versuchte wiederholt, ihre Gefühle und ihren Unmut auszudrücken, berichtete jedoch, dass sie keinerlei Reaktion von der Vaterfigur erhielt. Der Therapeut wandte verschiedene Standardinterventionen an, doch die Klientin nahm die Vaterfigur weiterhin als emotional unzugänglich wahr, und der Prozess kam nicht voran.

Angesichts der Ähnlichkeit zur vorherigen Sitzung entschied sich der Therapeut für dieselbe Intervention, um die Objekt-Kathexis zu entziehen.

THERAPEUT Ist das wirklich Ihr Vater?

KLIENTIN Was?

THERAPEUT Wenn das wirklich Ihr Vater wäre, wäre es ihm dann möglich, vollkommen ungerührt zu bleiben, nachdem er Sie so vehement sprechen gehört hat?

KLIENTIN Nein, das würde keinen Sinn ergeben.

THERAPEUT Wenn Sie als Kind eine unzugängliche und negative Version Ihres Vaters verinnerlicht hätten, wäre schwer vorstellbar, dass er anders reagiert, nicht wahr?

KLIENTIN Ja.

THERAPEUT Bitte schauen Sie ihn sich noch einmal ganz genau an. Überlegen Sie, ob Sie ihn in dieser Form immer noch in sich brauchen und ob Sie ihm weiterhin Energie zuführen wollen, damit er in diesem unveränderlichen Zustand dort bleiben kann.

KLIENTIN Es sieht aus, als würde er schweben ... wie ein Ballon.

An dieser Stelle wurde ein Set bilateraler Augenbewegungen durchgeführt.

KLIENTIN Er wird kleiner und dann wieder größer.

Ein weiteres Set von BLS wurde durchgeführt.

KLIENTIN So ist mein richtiger Vater nicht. Jetzt tauchen auf einmal ganz viele andere Szenen mit meinem Vater auf. Der Vater, den ich gerade gesehen habe, kommt in diesen Szenen nicht vor. Das bedeutet, dass dies nicht mein richtiger Vater ist.

THERAPEUT Bitte erklären Sie ausdrücklich, dass Sie diesem Bild keine Energie mehr zuführen werden.

Es folgte ein weiteres Set bilateraler Stimulation.

KLIENTIN Es wird kleiner. Ich habe das Gefühl, mein Vater überlegt, was geschehen ist.

THERAPEUT Bitte denken Sie daran, dass dieses Vaterbild nur aus diesem einen Vorfall entstanden ist. Es enthält keine Informationen darüber, was danach zwischen Ihren Eltern passiert ist.

Nach dieser Bemerkung wurde ein weiteres BLS-Set durchgeführt.

KLIENTIN Ich erinnere mich, dass ich meine Eltern danach in der Küche miteinander reden gesehen habe. Vielleicht hat sich mein Vater damals bei meiner Mutter entschuldigt. Ich kann den falschen Vater nicht mehr sehen.

Es wurde ein weiteres BLS-Set durchgeführt.

Danach wurde das Reprocessing fortgesetzt. Es tauchten Bilder auf, in denen sich beide Eltern entschuldigten, sowie zahlreiche Alltagsszenen mit ihrem Vater. Diese Bilder zogen rasch vorbei, wie im Schnellvorlauf, bis das Bild ihres Vaters in seinem aktuellen Alter erschien. Gebeten, zu der ursprünglichen Zielerinnerung zurückzukehren, berichtete die Klientin, dass es sich nun so anfühle, als würde sie das Ganze durch eine Glasscheibe betrachten, was auf eine angemessene emotionale Distanz schließen ließ.

Es wurde weitere BLS angewendet. Danach berichtete die Klientin, von irgendwoher eine Stimme zu hören, die sagte: »Auch wenn er so etwas getan hat, er hat sich danach entschuldigt, also brauchst du das nicht so ernst nehmen.« Sie verspürte ein Gefühl der Erleichterung. Als sie noch einmal zu der ursprünglichen Zielerinnerung zurückkehrte, war nichts Belastendes mehr vorhanden. Der SUD lag bei 0, und die PK verschob sich zu »Ich kann das; wenn ich mich anstrenge, schaffe ich es«. Der Körpertest war belastungsfrei, und die EMDR-Sitzung, die auf diese Erinnerung abzielte, wurde erfolgreich abgeschlossen.

Weiterer Verlauf und Ergebnis

Nach Abschluss dieser EMDR-Zielerinnerung war die Belastung in Zusammenhang mit der Erinnerung vollständig aufgehoben, und auch die verbliebenen Symptome von Agitiertheit gingen deutlich zurück.

In der nächsten Behandlungsphase wurden weitere traumatische Erinnerungen bearbeitet, allerdings über einen längeren Zeitraum hinweg, weil die Sitzungen seltener stattfanden. Zu diesen Erinnerungen gehörte auch eine Zeit, in der die Klientin sich durch das Zusammenleben mit ihrer Schwiegermutter derart erschöpft fühlte, dass sie ernsthaft darüber nachdachte, ihre Familie, einschließlich ihrer Kinder, zu verlassen. Die weitere Aufarbeitung konzentrierte sich auf mehrere Erfahrungen in Zusammenhang mit der Beziehung zu ihrer leiblichen Mutter. Im Laufe des Prozesses gewann die Klientin nach und nach Einblick in die psychische Bedeutung ihrer Zwangsgedanken, und diese Symptome lösten sich schließlich vollständig auf.

Auf Wunsch der Klientin wurde die Therapie nach dem Abklingen ihrer primären Symptome fortgesetzt. Klienten mit komplexem Trauma können oft nicht sofort nach der Aufarbeitung traumatischer Erinnerungen voll angepasst agieren. Das liegt daran, dass sie möglicherweise Fähigkeiten, insbesondere soziale Kompetenzen, entwickeln müssen, die sich vermutlich auf natürliche Weise entwickelt hätten, wären sie nicht in einem traumatischen Umfeld aufgewachsen. In diesem Fall erforderte dieser Prozess viel Zeit.

In der späteren Phase der Therapie traten weitere Ego-States zutage. Sie alle wurden erfolgreich mit Standardmethoden der Ego-State-Therapie behandelt, und es war keine weitere Anwendung der in diesem Beitrag beschriebenen Intervention erforderlich.

Mit der Zeit wurde die Klientin in der Beziehung zu ihrem Mann selbstbewusster und in sozialen Interaktionen aktiver. Ihre emotionale Stabilität verbesserte sich deutlich. Sie berichtete von Veränderungen in ihrem Aussehen, unter anderem färbte sie sich die Haare und wählte hellere Kleidung, was im Gegensatz zu ihrem früheren extrem unauffälligen Stil stand. Sie gab an, sich energiegeladener und lebendiger zu fühlen, und schaffte sich einen Hund an. Die Symptome traten nicht wieder auf. Nach mehreren Nachbetreuungsterminen wurde die Therapie beendet.

12.7 Diskussion

Dieser Beitrag stellte einen klinischen Fall vor, in dem während der EMDR-Arbeit maladaptive elterliche Introjekte auftraten und den therapeutischen Prozess wiederholt störten. Als die Standardinterventionen der Ego-State-Therapie keinen weiteren Fortschritt brachten, wurde eine Intervention eingeführt, die auf den Entzug der Objekt-Kathexis abzielte. Anschließend wurde die EMDR-Arbeit wieder aufgenommen und abgeschlossen.

Die Elternfiguren, die in diesem Fall während der EMDR-Arbeit auftauchten, waren maladaptive Introjekte, die die Klientin während ihrer Kindheit internalisiert hatte. Damals erfüllten diese Introjekte wahrscheinlich eine Schutzfunktion. Indem sie die Reaktionen der Bezugspersonen innerlich abbildeten, ermöglichten sie es dem Kind, negative Reaktionen zu antizipieren und das Risiko weiterer emotionaler Verletzungen zu verringern. Insofern waren die Introjekte im ursprünglichen Entwicklungskontext adaptiv.

Gleichwohl können derartige Introjekte mit der Zeit ihren adaptiven Wert verlieren. Im vorliegenden Fall schienen die elterlichen Introjekte in erster Linie als Reaktion auf das äußerst negative Verhalten der Eltern entstanden zu sein, das von anderen, adaptiveren Informationen isoliert worden war. Aufgrund langjähriger dissoziativer Barrieren blieben diese Introjekte von Gedächtnisnetzwerken abgetrennt, die fürsorgliches, reparatives und reflektierendes Verhalten der

Eltern beinhalteten. Infolgedessen agierten die Introjekte im Erwachsenenleben der Klientin weiterhin starr und maladaptiv und behinderten die Traumaverarbeitung.

Vor diesem Hintergrund verliefen Versuche, diese Introjekte mittels Akzeptanz, Affiliation oder Neuverhandlung anzusprechen, erfolglos. Aufgrund ihrer ausgeprägten vernachlässigenden Eigenschaften, die das ursprüngliche Betreuungsumfeld widerspiegelten, blieben sie emotional unzugänglich und nicht ansprechbar. Eine weitere affiliative Annäherung an diese Introjekte barg die Gefahr, das Gefühl von Hilflosigkeit und Enttäuschung der Klientin zu verstärken.

Angesichts dieser Sackgasse führte der Therapeut eine alternative Intervention ein, die auf dem Konzept der Kathexis basiert. Der Therapeut fragte, ob die während des Reprocessings erschienenen Figuren tatsächlich die Eltern der Klientin waren, und hob die Rolle hervor, die die Objekt-Kathexis der Klientin bei der Aufrechterhaltung dieser Figuren spielte. Dieser Ansatz half der Klientin, ihre Perspektive zu ändern und zu erkennen, dass diese Figuren intern konstruierte Repräsentationen waren, die durch ihre eigene Energieinvestition »am Leben erhalten« wurden. Daraufhin war sie in der Lage, die Energiezufuhr zu stoppen und diesen Introjekten keine objekt-kathektisierte Energie mehr zuzuführen.

In der Folge verloren die Eltern-Introjekte ihre Existenzgrundlage und hörten auf, die EMDR-Arbeit zu stören. Nachdem dieses Hindernis beseitigt war, wurde der Standard-EMDR-Prozess wiederaufgenommen und führte zur vollständigen Auflösung der Zielerinnerung. Bemerkenswert ist, dass dieses Ergebnis erreicht wurde, ohne dass eine Integration, Transformation oder Verbannung der Introjekte angestrebt wurde. Vielmehr lösten sie sich einfach auf, als ihnen die kathektische Versorgung entzogen wurde.

Diese Intervention ergab sich spontan nach wiederholten therapeutischen Misserfolgen. Das empathische Verständnis des Therapeuten für das Ohnmachtsgefühl der Klientin und seine starke emotionale Reaktion auf die wahrgenommene Ungerechtigkeit der Introjekte, dürften die Entwicklung dieses neuen Ansatzes beeinflusst haben. Auch wenn die Intervention nicht im Voraus geplant war, blieb sie durchgehend in Einklang mit den theoretischen Grundlagen der Ego-State-Therapie.

Die Fallvignette zeigt, dass dieser Ansatz besonders relevant für Klienten sein kann, die in einem vernachlässigenden Umfeld aufgewachsen sind. Introjekte, die auf aktiv missbräuchliche Bezugspersonen zurückgehen, beharren oftmals auf ihrer Erforderlichkeit und Funktion, was sie Dialogen und Verhandlungen gegenüber aufgeschlossener macht. Vernachlässigungsbedingte Introjekte hingegen neigen eher zu Unbeweglichkeit, sind häufig wenig ansprechbar und verweigern sich. Wenn alle anderen Methoden ausgeschöpft sind, kann das Entziehen der Objekt-Kathexis eine klinisch tragfähige Option sein.

12.8 Klinische Überlegungen und Vorsichtsmaßregeln

Bei der klinischen Anwendung des vorgestellten Ansatzes sind einige wichtige Punkte zu beachten. Obwohl die Intervention in diesem Fall wirksam war, sollte man sie keinesfalls undifferenziert oder voreilig einsetzen.

Therapeuten sollten allen Ego-States mit Respekt begegnen und ihre Existenz, ihre Rolle und Funktion anerkennen. Akzeptanz, Neugier und Mitgefühl sind zentrale Elemente der Ego-State-Therapie und sollten die klinische Praxis leiten. Selbst Ego-States, die maladaptiv oder destruktiv erscheinen, sind oft als Schutzreaktion entstanden und verlangen einen umsichtigen, respektvollen Umgang.

Wenn ein akzeptierender und affiliativer Ansatz nicht zu einer Veränderung führt, besteht eine zweite Möglichkeit darin, feste Grenzen zu setzen oder eine direkte Konfrontation mit dem Ego-State zu suchen. In einigen Fällen kann dies den maladaptiven Einfluss begrenzen oder angemessenere Verhaltensweisen fördern. Im Idealfall werden Ego-States eingeladen, kooperative Mitglieder des Gesamtpersönlichkeitssystems zu werden, oder zumindest unnötige Störungen im Alltag zu unterlassen.

Eine andere Strategie, die manchmal vorgeschlagen wird, besteht darin, einen Ego-State aufzufordern, »wegzugehen« oder sich zu entfernen. Die klinische Erfahrung zeigt jedoch, dass derartige Ansätze häufig wirkungslos bleiben (Emmerson 2007). Ein Ego-State mag der Aufforderung kurzzeitig Folge leisten, taucht jedoch oft später wieder auf oder beeinflusst die Person weiterhin auf weniger offensichtliche Weise. Da Ego-States Strukturen sind, die aus Elementen des eigenen psychischen Systems der Person bestehen, ist es weder realistisch noch therapeutisch angebracht zu versuchen, sie vollständig zu vertreiben oder gar »auszutreiben«. Psychotherapie ist keine Form von Exorzismus, und Therapeuten sollten feindseliges Vorgehen gegenüber Ego-States, insbesondere gegenüber Introjekten, vermeiden, selbst wenn diese maladaptiv oder destruktiv erscheinen.

Die in diesem Beitrag beschriebene Intervention sollte daher nur dann in Betracht gezogen werden, wenn alle Standardmethoden sorgfältig und umfassend angewendet wurden und sich als unwirksam erwiesen haben. Sie kann in seltenen Fällen angemessen sein, in denen ein Ego-State eindeutig ich-dyston ist, starres, repetitives und maladaptives Verhalten zeigt und wenig oder gar keine Fähigkeit zu Kommunikation, Verhandlungen oder Veränderung aufweist. Diese Ego-States könnten rein mechanisch agieren und ihre ursprüngliche Rolle ohne Rücksicht auf die aktuelle Realität des Klienten automatisch weiterspielen.

Unter solchen, seltenen Umständen kann das Entziehen der Objekt-Kathexis eine praktikable Alternative darstellen. Indem die Energiezufuhr beendet wird, die die Aktivität derartiger Introjekte aufrechterhält, ermöglicht der Therapeut einen Prozess, in dessen Verlauf die betreffenden Introjekte ihre funktionale Grundlage verlieren und aufhören zu stören. Dieser Ansatz ist kein Akt der Aggression oder Eliminierung, sondern vielmehr ein Wandel in der Beziehung des Klienten zu der inneren Repräsentation.

Wird dieser Ansatz mit Vorsicht und nach bestem professionellen Ermessen angewendet, kann er die Möglichkeiten des Therapeuten erweitern, besonders resistente Introjekte anzusprechen. Er sollte jedoch eher Ausnahme als Regel sein und muss immer auf einer fundierten Kenntnis der Ego-State-Theorie und der Entwicklungsgeschichte des jeweiligen Klienten gründen.

12.9 Nachbemerkung

In diesem Beitrag wurde die Intervention auf Introjekte angewendet, die spontan während der EMDR-Arbeit auftauchten. Es ließe sich argumentieren, dass die maladaptiven Eigenschaften dieser Introjekte spezifisch für die Ego-States waren, die sich im Laufe der EMDR-Sitzungen zeigten.

Es ist allgemein bekannt, dass Ego-States während der EMDR-Arbeit spontan auftreten können, insbesondere bei der Arbeit mit Klienten mit komplexen Traumata in der Vorgeschichte (Phillips 2000, 2001). Ich habe oft Situationen erlebt, in denen Zielfiguren während des Reprocessings autonom agieren, aufdringliche Stimmen den Prozess stören oder neugierige Kind-Ego-States plötzlich Fragen stellen wie »Was machst du da?«. Diese Phänomene kommen in der traumafokussierten EMDR-Arbeit häufiger vor.

Gemäß dem Modell der adaptiven Informationsverarbeitung (AIP-Modell) (Shapiro 2001) ist die bilaterale Stimulation per se therapeutisch und kann ausreichen, um dissoziative Barrieren bei Klienten mit schwerer Dissoziation vorübergehend zu überwinden. Dieses Vorgehen kann zuvor dissoziiertes traumatisches Material und Ego-States aktivieren und sie in den Aufarbeitungsprozess einbeziehen. Folglich können Ego-States, die im normalen Bewusstsein gewöhnlich nicht präsent sind, während EMDR-Sitzungen spontan auftauchen.

Meiner eigenen umfangreichen klinischen Erfahrung nach lassen sich die meisten Ego-States, die auf diese Weise auftauchen, mit den Standardmethoden der Ego-State-Therapie wirksam behandeln. Respektvoller Umgang, Verhandeln und Integration reichen in aller Regel aus, um einen weiteren Fortschritt bei der Aufarbeitung zu gewährleisten. Der vorliegende Fall war insofern ungewöhnlich, als die introjizierten Elternfiguren ein extremes Maß an Vernachlässigung und emotionaler Unzugänglichkeit an den Tag legten, wodurch Standardinterventionen unwirksam blieben.

Die Wirksamkeit der Intervention könnte auf individuelle Aspekte der Klientin oder die spezifische Natur ihrer traumatischen Erlebnisse zurückzuführen sein. In vielen anderen Sitzungen mit dieser Klientin tauchten jedoch verschiedene Ego-States auf, die diese ausgeprägten Vernachlässigungseigenschaften nicht aufwiesen und sich mit Standardmethoden effektiv behandeln ließen.

Die oben beschriebene Intervention war nur in diesem speziellen Kontext nötig.

Auch wenn solche Fälle die Ausnahme bleiben, habe ich den Ansatz in mehreren anderen Situationen eingesetzt und als hilfreich empfunden. Zwischen Fällen, in denen die Intervention während des EMDR-Reprocessings, und solchen, in denen sie außerhalb von EMDR-Sitzungen angewendet wurde, waren keine offensichtlichen Unterschiede zu beobachten. Aufgrund dieser Erfahrungen gehe ich davon aus, dass dieser Ansatz eine gewisse klinische Verallgemeinerbarkeit besitzt.

Die moderne Ego-State-Therapie integriert zunehmend Aspekte aus körperorientierten Psychotherapien, und auch bei diesem Ansatz spielt die Aufmerksamkeit für Körpererfahrungen und -regulation eine zentrale Rolle. Nun stehen manche Introjekte möglicherweise nicht in Zusammenhang mit unvollständigen Abwehrreaktionen oder ungelösten traumatischen Erinnerungen. In diesen Fällen können Interventionen, die sich auf das Entziehen der Objekt-Kathexis konzentrieren, eine praktische und schlüssige Option darstellen. Um die Beziehung zwischen Kathexis und Embodiment besser zu verstehen, ist indes weitere klinische und theoretische Arbeit vonnöten.

12.10 Literatur

Artigas, L. A., I. Jarero, M. Mauer, T. López-Cano a. N. Alcal (2000): EMDR and traumatic stress after natural disasters: Integrative treatment protocol and the butterfly hug. Poster presented at the EMDR International Association Conference, Toronto, Ontario, Kanada.

Boel, J. (1999): The butterfly hug. *EMDRIA Newsletter* 4 (4): 11–13.

Emmerson, G. (2007): Ego state therapy. Carmarthen, UK (Crown House).

Paulsen, S. (2009): Looking through the eyes of trauma and dissociation. An illustrated guide for EMDR therapists and clients. Charleston/SC (BookSurge).

Phillips, M. (2000): Finding the energy to heal. How EMDR, hypnosis, TFT, and body-focused therapy can help restore mind–body health. New York/NY (W. W. Norton).

Phillips, M. (2001): Potential contributions of hypnosis to ego-strengthening procedures in EMDR. *American Journal of Clinical Hypnosis* 43 (3–4): 247–262. DOI: 10.1080/00029157.2001.10404280.

Shapiro, F. (2001): Eye movement desensitisation and reprocessing. Basic principles, protocols, and procedures. New York/NY (Guilford), 2nd ed.

Watkins, H. H. (1980): The woman in black and the lady in white [Audiotape and transcript]. New York/NY (Jeffrey Norton).

Watkins, J. G. a. H. H. Watkins (1997): Ego states. Theory and therapy. New York/NY (W. W. Norton).

IV Depression und emotionale Störungen

13 Ego-State-Therapie bei Depressionen – ein strukturierter Kurzzeittherapieansatz

Woltemade Hartman und Thomas Frodl

Abstract

Die depressive Störung (laut DSM *Major Depressive Disorder*, MDD) ist nach wie vor eine weltweit verbreitete und oft chronische schwerwiegende psychiatrische Erkrankung, die eng mit frühen negativen Kindheitserfahrungen, Dysregulation des autonomen Nervensystems (ANS) und Therapieresistenz verbunden ist. Bekannte leitlinienbasierte Behandlungsformen wie Pharmakotherapie, kognitive Verhaltenstherapie und Neurostimulation führen bei einem erheblichen Teil der Patienten, insbesondere bei solchen mit Traumata in der Vorgeschichte und schwer behandelbarer Depression *(difficult to treat depression*, DTD), nur zu einer partiellen Remission. Dieser Beitrag stellt ein strukturiertes 14 Sitzungen umfassendes Manual der Ego-State-Therapie (EST) vor, das man an der Universitätsklinik Aachen entwickelt und praktisch eingesetzt hat, um den ungedeckten therapeutischen Bedürfnissen von depressiven Patienten mit einer Vorgeschichte von emotionalem Missbrauch, Vernachlässigung oder komplexen Traumata gerecht zu werden. Die EST konzeptualisiert Ego-States als neurobiologische Abwehrreaktionen, die durch traumatische Erfahrungen entstanden sind. Das Therapiemodell kombiniert psychodynamische, hypnotische, somatische und kognitiv-verhaltenstherapeutische Methoden, die darauf abzielen, das Gleichgewicht des ANS wiederherzustellen, die interne Kommunikation zwischen den Ego-States zu verbessern und die Aufarbeitung von traumabedingtem Material zu erleichtern. Das Therapiemanual umreißt die Phasen der Stabilisierung, der ANS-Kartierung, der Ressourcenaktivierung, der traumafokussierten Interventionen, des Ego-State-Dialogs und der integrativen, zukunftsorientierten Arbeit. Ein detailliert beschriebener klinischer Fall veranschaulicht die Anwendung und die klinischen Auswirkungen der verschiedenen Protokolle. Die strukturierten Sitzungen zielen auf Folgendes ab: eine erhöhte Flexibilität des ANS, eine Verringerung depressiver Affekte, gesteigerte Selbstregulation, die Auflösung traumabedingter somatischer Muster und die Entstehung ressourcenreicher Ego-States, die eine erneute Handlungsfähigkeit und psychosoziale Funktionsfähigkeit unterstützten. Ferner soll die Intervention signifikante Verbesserungen in Bezug auf emotionale Stabilität, Schlafregulation, Motivationsaktivierung, Selbstwirksamkeit und Indikatoren für posttraumatisches Wachstum bewirken. In dem vorliegenden

Beitrag wird aufgezeigt, welches Potenzial die Ego-State-Therapie als neurobiologisch fundierter Kurzzeittherapieansatz für Patienten hat, deren Depression durch ungelöste Traumata geprägt oder aufrechterhalten wird.

Schlüsselwörter: Ego-State-Therapie (EST); schwere Depression (MDD); schwer behandelbare Depression (DTD); Trauma, traumainformierte Psychotherapie; Polyvagaltheorie; somatische Interventionen; autonomes Nervensystem (ANS); Regulation des ANS; klinische Hypnose; Kindesmisshandlung, EMDR; Ressourcenaktivierung; Ego-States

13.1 Einleitung

In Bezug auf ihre individuellen und sozialen Auswirkungen ist die Depression nicht nur eine der häufigsten Erkrankungen, sondern auch eine der am meisten unterschätzten. Die schwere Depression hat eine Lebenszeitprävalenz von bis zu 15 % und trägt wesentlich zur globalen Krankheitslast bei (GBD 2020). Die depressive Störung (*Major Depressive Disorder*, MDD) ist mit einem hohen Maß an persönlichem Leid und Beeinträchtigungen in verschiedenen Lebensbereichen verbunden. Die Patienten leiden unter Niedergeschlagenheit, Interessen- und Freudeverlust (Anhedonie) sowie Antriebslosigkeit, oft begleitet von anhaltender Müdigkeit. Die Ätiologie der MDD ist multifaktoriell, wobei belastende Lebensereignisse und traumatische Erfahrungen in der Kindheit und im Erwachsenenalter sowie genetische Faktoren eine wichtige Rolle spielen. Emotional traumatische Ereignisse in der Kindheit beeinflussen die Entstehung und Aufrechterhaltung von Depressionen und sind mit strukturellen Veränderungen im Gehirn verbunden (Hovens et al. 2010; Tozzi et al. 2018). Die zwischenmenschlichen Beziehungen von Patienten, die in ihrer Kindheit Benachteiligung erlebten, sind unter anderem durch Vermeidungsverhalten, erlernte Hilflosigkeit und eine Unfähigkeit zur Emotionsregulation geprägt. Dies trägt wiederum zu erneuten belastenden Erfahrungen im Erwachsenenalter und damit zu einem chronischeren Verlauf der Depression bei (Cloitre et al. 2019). Störungen der Emotionsregulation sind nicht nur ein wichtiger Mediator für den Zusammenhang zwischen Kindheitstraumata und Depressionen, sondern auch für die Schwere der Symptome einer posttraumatischen Belastungsstörung (PTBS) sowie für die körperliche Gesundheit und Erkrankungen – insbesondere solche, die das Immunsystem beeinträchtigen (ebd.).

Diese Ansicht wird durch die Tatsache gestützt, dass sich PTBS und MDD weitgehend überschneiden. Die Mehrheit der Erwachsenen erlebt im Laufe ihres Lebens ein oder mehrere traumatische Ereignisse, 28,8 % von ihnen entwickeln innerhalb eines Monats eine PTBS, wobei diese Zahl binnen zwölf Monaten nach dem traumatischen Ereignis auf 17 % zurückgeht (Santiago et al. 2013).

Die derzeitige Behandlung von MDD setzt auf kognitive Verhaltenstherapie, Medikamente wie Antidepressiva und andere Arten der psychosozialen Unterstützung (Resick a. Schnicke 1992; Shapiro 2001). Dennoch spricht ein Drittel der Patienten auf mindestens zwei verschiedene Antidepressiva nicht an und benötigt möglicherweise so früh wie möglich andere Behandlungsoptionen (Kennedy a. Giacobbe 2007). Spezielle Therapien, die auf die häufigen (bis zu 50 %) negativen und traumatischen Ereignisse in der Kindheit abzielen, sind jedoch bei MDD noch nicht ausreichend untersucht worden, sodass sie aufgrund fehlender klinischer Studien in den aktuellen Leitlinien nicht empfohlen werden. Kürzlich wurde eine Erklärung in die neue deutsche Versorgungsleitlinie aufgenommen, wonach bei Patienten mit MDD besonderes Augenmerk auf emotionale Dysregulation und Missbrauchserfahrungen in der frühen Kindheit zu legen ist. In diesen Fällen sollte man, selbst wenn sich keine komplexe Traumastörung oder emotional instabile Störung diagnostizieren lässt, die ergänzende kompatible Anwendung spezifischer Ansätze – wie Dialektisch-Behaviorale Therapie (DBT), traumafokussierte Ansätze (EMDR) – in Betracht ziehen.

Klassifikation depressiver Erkrankungen

Eine wichtige Studie aus Deutschland zur Prävalenz und zum Verlauf von psychischen Störungen ist die sogenannte Studie zur Gesundheit Erwachsener in Deutschland (DEGS1, Jacobi et al. 2014). Es handelt sich um eine Längsschnittstudie mit einer großen Stichprobe von 5.317 Teilnehmern im Alter zwischen 18 und 79 Jahren, die anhand umfassender klinischer Interviews beurteilt wurden (Jacobi et al. 2014). Auch wenn MDD in der Regel episodisch auftritt, kann etwa ein Drittel der Fälle als chronisch angesehen werden (Murphy a. Byrne 2012). Die Definitionen von chronischer Depression unterscheiden sich hinsichtlich Dauer (mindestens ein bis drei Jahre), Ursache und Schweregrad (Dunner 2001). Aufgrund der unumstrittenen Validität dieser Klassifizierung fasst das DSM-5 alle chronischen Formen der Störung unter dem Begriff »anhaltende depressive Störung« zusammen. In der ICD-10 wird unter F.33 noch nicht zwischen chronisch und rezidivierend unterschieden. Die ICD-11 hingegen unterscheidet zwischen beiden (6A71, 6A80). Darüber hinaus wird in der ICD-11 eine unvollständig remittierte depressive Episode, die länger als zwei Jahre andauert, als »teilweise remittiert« und nicht mehr als »anhaltend« bezeichnet. Eine Vorstufe der Depression in Bezug auf den klinischen Schweregrad ist die Dysthymie. Gemäß der ICD-10 (F43.1) handelt es sich dabei um eine chronische depressive Verstimmung, die seit mehreren Jahren besteht und auch in Phasen oder Episoden auftreten kann. Es ist jedoch zu beachten, dass die Episoden der Dysthymie nicht schwerwiegend genug sind, um die Kriterien für eine leichte, mittelschwere oder schwere depressive Episode zu erfüllen. Die Dysthymie wird auch in der ICD-11 weiterhin aufgeführt, wenn die depressiven Symptome nicht schwerwiegend genug sind, um die Kriterien für eine leichte, mittelschwere oder schwere Störung zu erfüllen (6A72). Eine sogenannte doppelte Depression liegt vor, wenn eine depressive Episode eine Dysthymie überlagert.

Derzeit bezieht sich der Begriff therapieresistente Depression (*Treatment-Resistant Depression*, TRD) in der Regel auf eine pharmakologische Definition, die 2018 von der amerikanischen *Food and Drug Administration* (FDA) und der Europäischen Arzneimittel-Agentur (*European Medicines Agency*, EMA) eingeführt wurde. Gemäß dieser in Fachkreisen diskutierten Definition liegt eine therapieresistente Depression vor, wenn Patienten auf mindestens zwei Antidepressiva aus verschiedenen Wirkstoffklassen, die über einen ausreichenden Zeitraum in der richtigen Dosierung und unter angemessener Compliance eingenommen wurden, nicht angesprochen haben (3Medicines Agency 2018). Einer aktuellen retrospektiven Beobachtungsstudie aus Ungarn zufolge sind 8,3 % aller unipolaren Depressionen therapieresistent (Dome et al. 2021), und laut einer Metaanalyse von 522 Studien liegt die durchschnittliche Rate unzureichender Reaktionen auf alle pharmakologischen Wirkstoffe bei 43 % (Cipriani et al. 2018). Nach der aktuellen Literatur sollte der Behandlungserfolg jedoch eher aus einer multifaktoriellen als aus einer rein pharmakotherapeutischen Perspektive bewertet werden. Es ist auch zu beachten, dass möglicherweise eine Verzerrung vorliegt, da der Anteil der Patienten mit therapieresistenter Depression in Studien, die auf Verwaltungsdaten basieren, höher ist als in Studien, die beispielsweise auf Klinikangaben basieren, da von einer Vorselektion auszugehen ist. Schließlich umfassen die Daten auch mehr ambulante Patienten, die weniger Gebrauch von stationären und spezialisierten Versorgungssystemen machen. Aus pharmakotherapeutischer Sicht ist auch die Schlussfolgerung, dass ein Wechsel innerhalb einer Antidepressiva-Klasse weniger wirksam ist als ein Wechsel zwischen zwei Klassen, kritisch zu sehen, da dies bisher nicht nachgewiesen wurde (Bschor et al. 2018). In ihrer Übersichtsarbeit aus dem Jahr 2023 liefern McIntyre und Kollegen (2023) eine aktuelle Zusammenfassung der verschiedenen definitorischen und therapeutischen Aspekte der TRD. Im therapeutischen Kontext bildet Esketamin, das intranasal oder intravenös verabreicht wird, eine wirksame Behandlung für TRD. Einige Antipsychotika der zweiten Generation, wie Aripiprazol, Quetiapin und Olanzapin, haben sich als ebenso wirksam wie Zusatzmedikamente erwiesen. Neurostimulationsverfahren wie die repetitive transkranielle Magnetstimulation (rTMS) und die Elektrokrampftherapie (EKT) sind ihren Studien zufolge ebenfalls wirksame Behandlungsmethoden für TRD. Die Evidenz für die Kombination von Antidepressiva und den Wechsel der Antidepressiva-Klasse bei TRD ist gemischt (ebd.). Psychotherapie in Kombination mit Pharmakotherapie hat sich als wirksam zur Linderung depressiver Symptome bei TRD erwiesen. Digitale Anwendungen werden derzeit untersucht und könnten in Zukunft eine wertvolle Ergänzung zur Therapie darstellen; sie werden bereits in nationalen Leitlinien empfohlen (Arbeitsgemeinschaft der Wissenschaftlichen Medizinischen Fachgesellschaften e. V., AWMF).

Eine moderne und heuristische Bezeichnung zur Klassifikation von Depressionen, die nicht ausreichend auf Psychotherapie ansprechen, ist schwer behandelbare Depression (*difficult to treat depression*, DTD) gemäß Rush und Kollegen (2022). Diese geht über die pharmakologische Reaktion auf die Behandlung hinaus und berücksichtigt somit auch Patienten, die in erster Linie mit Psychotherapie behandelt wurden und auf diese Therapieform nicht ausreichend angesprochen haben. Anders als TRD berücksichtigt DTD bei der Beurteilung des Behandlungserfolgs auch die Alltagsbeeinträchtigungen und die Lebensqualität der Patienten. Sie definiert somit eine relevante Untergruppe von Patienten, die entweder während der Therapie keine vollständige Befreiung von ihren chronischen Beschwerden erreichen oder trotz einer Verbesserung ihrer Symptombelastung keine ausreichende Verbesserung ihrer Lebensqualität und Alltagsstruktur erfahren (ebd.). Darüber hinaus erfordert die Diagnose einer DTD eine multifaktorielle Beurteilung der Krankheitslast, einschließlich psychiatrischer, allgemeinmedizinischer und neuropsychologischer Folgeuntersuchungen. Schließlich leiden Patienten mit DTD an einer systemischen Erkrankung. Eine entsprechende Übersicht über die Merkmale von DTD liefern die Autoren in Rush und Kollegen (ebd.). Selbst wenn sie sich einer Behandlung gemäß den Leitlinien unterziehen und diese akzeptieren, kann es vorkommen, dass die Betroffenen keine Remission erfahren. Die Symptome von Depression sind oft chronisch und werden durch Psychotherapie nicht ausreichend gelindert oder bieten den Betroffenen trotz Ansprechens auf die Psychotherapie keinen ausreichenden Nutzen. Von DTD Betroffene leiden unter einer dauerhaft herabgesetzten Lebensqualität. Zudem stellen sie sowohl ambulant als auch stationär erhöhte Anforderungen an das Gesundheitssystem, was wiederum mit hohen, anhaltenden Kosten verbunden ist. DTD geht mit einer erhöhten Mortalität und Morbidität einher, und die Betroffenen haben häufiger eine positive Familienanamnese von psychischen Erkrankungen und auch häufiger negative Ereignisse oder Traumata in ihrer frühen Kindheit erlebt. In Hinblick auf die Merkmale von DTD wurde in einigen Studien eine signifikante Korrelation zwischen Suizidalität und traumatischen Erfahrungen in der Kindheit nachgewiesen (Yrondi et al. 2021). Es wurde auch gezeigt, dass Missbrauch in der Kindheit bei Patienten mit DTD weit verbreitet war und dass ein solcher Missbrauch mit einem geringeren Behandlungserfolg, psychotischen Symptomen und Suizidversuchen assoziiert war.

Schätzungen zufolge leiden 15 bis 25 % aller Patienten mit Depressionen unter DTD. Die wichtigste Behandlungsvoraussetzung ist, dass bei Verdacht auf DTD zunächst die aktuelle depressive Episode aus medizinischer und neuropsychologischer Sicht beurteilt und gemäß den Leitlinien behandelt wird. Führt dies zu keiner merkbaren Besserung für den Patienten, gilt DTD als bestätigt, und der therapeutische Schwerpunkt sollte von Symptomremission auf eine Verbesserung der psychosozialen Funktionsfähigkeit verlagert werden.

Einflussfaktoren und Merkmale klinischer Verläufe

Die Vorhersagbarkeit von Chronizität (s. Tab. 13.1) ist vergleichbar mit den Risiken für die Entwicklung einer Depression und den Risiken für Rückfälle und Wiedererkrankung.[43]

43 Verfügbar unter: https://www.leitlinien.de/themen/depression [11.2.2026].

Prädiktoren für einen chronischen Verlauf von MDD
positive Familienanamnese, insbesondere von chronischer Depression
früheres Erkrankungsalter
negative Kindheitserfahrungen Missbrauch Vernachlässigung
belastende Lebensereignisse Stress Armut Arbeitslosigkeit
Neurotizismus
geringes Selbstwertgefühl
Grübeln
kognitive Reaktivität

Tab. 13.1: Prädiktoren für einen chronischen Verlauf von MDD

Im Vergleich zu Patienten mit episodischen Verläufen leiden Patienten mit chronischem Verlauf häufiger an komorbiden psychischen Erkrankungen, darunter insbesondere Angststörungen, Alkoholabhängigkeit und Persönlichkeitsstörungen (Murphy a. Byrne 2012). Zudem ist ihre Funktionsfähigkeit stärker eingeschränkt, was in erster Linie auf begrenzte soziale Integration zurückzuführen ist. All diese Faktoren erschweren die Behandlung und erhöhen die Therapieresistenz. Dazu kommt bei chronischer Depression die Tatsache, dass sich eine depressive Erkrankung bei den Betroffenen oft früher manifestiert. Chronizität bringt eine höhere Belastung für das Gesundheitssystem mit sich, einschließlich stationärer Behandlungen (ebd.). 60 bis 70 % aller chronisch Betroffenen erlebten in jungen Jahren interpersonelle Traumata oder negative Kindheitserfahrungen wie emotionale und körperliche Vernachlässigung (Struck et al. 2020).

In einer europaweiten Gesundheitsbefragung aus dem Jahr 2019 unter 52.060 Personen hatten 3.308 (6,4 %) in den letzten zwölf Monaten unter Depression gelitten, und 18,8 % davon hatten eine behandlungsresistente Form. Patienten mit therapieresistenter Depression litten signifikant häufiger an Anämie, chronischer Herzinsuffizienz und rheumatoider Arthritis als Patienten mit nicht-therapieresistenter Depression. Therapieresistente Patienten berichteten auch häufiger von einer Familienanamnese mit Depressionen, Angstzuständen und Suizidabsichten. Sie hatten zudem signifikant höhere berufliche Fehlzeiten und schwerwiegendere Einschränkungen bei der Arbeit als nicht-therapieresistente Patienten (Jaffe, Rive a. Denee 2019). In einer retrospektiven Beobachtungsstudie wiesen Patienten mit therapieresistenter Depression signifikant häufiger neurotische, stressbedingte und somatoforme Störungen, Autoimmunerkrankungen, Herz- oder zerebrovaskuläre Erkrankungen, Schilddrüsenstörungen und selbstverletzendes Verhalten auf als Patienten ohne therapieresistente Depression (Dome et al. 2021).

Um die Situation in Europa genauer zu untersuchen, wurde 2021 eine Kohortenstudie mit 411 Patienten in der klinischen Praxis durchgeführt. In dieser Kohortenstudie wurden die Behandlungserfolge bei Patienten mit mittelschwerer bis schwerer therapieresistenter Depression, die eine neue Therapie begonnen hatten, über einen Zeitraum von bis zu 21 Monaten verfolgt. Im Durchschnitt befanden sich die Patienten bereits seit 2,6 Jahren in ihrer aktuellen depressiven Episode. Zwei Drittel der Patienten hatten eine mittelschwere, ein Drittel eine schwere depressive Episode. 19,3 % der Patienten befanden sich zum Zeitpunkt der Aufnahme in die Studie auch in psychotherapeutischer Behandlung. 61,6 % der Patienten berichteten von einer schweren bis extremen Beeinträchtigung ihrer Arbeitsfähigkeit aufgrund ihrer aktuellen Depression (Heerlein et al. 2021).

In einer Langzeitstudie mit 782 Patienten zeigte die dreijährige Beobachtung einer unipolaren Depression, dass 12 % der Patienten keine Remission erreichten. 52 % hatten einen schwankenden Verlauf und wechselten zwischen Remission und Nichtremission (Seemüller et al. 2016). Diese Studie bestätigte somit die Ergebnisse einer älteren Untersuchung aus dem Jahr 1998, wonach der Verlauf einer unipolaren Depression sehr dynamisch und wechselhaft ist und sich langfristig unterschiedliche Schweregrade bei ein und derselben Person abwechseln, was für ein symptomatisches Kontinuum der verschiedenen Kategorien spricht (Judd et al. 1998). Eine 2020 veröffentlichte Langzeitstudie mit 914 Probanden im Rahmen der *Netherlands Study of Depression and Anxiety* (NESDA) zeigte, dass der Schweregrad der anhaltenden Funktionsbeeinträchtigung mit bleibenden depressiven Symptomen trotz Remission korrelierte und mit höherem Alter, mehr Vermeidungsverhalten, schwereren Einschränkungen zu Beginn der Studie und später eintretender Remission in Zusammenhang stand (Iancu et al. 2020).

Ein weiterer Aspekt der TRD bzw. DTD ist die Komorbidität mit Persönlichkeitsstörungen. In einer Follow-up-Studie hatten etwa 37 % der Patienten eine Cluster-C-, 16 % eine Cluster-B- und 8 % eine Cluster-A-Persönlichkeitsstörung gemäß DSM-5. 14 Monate nach Ende der Therapie wiesen 63,79 % der Patienten keine Persönlichkeitsstörung mehr auf (Solbakken a. Abbass 2016). Die geringe Stabilität der Diagnose einer Persönlichkeitsstörung ist gut dokumentiert (Mulder, Joyce a. Frampton 2010). Obwohl bekannt ist, dass es in Zusammenhang mit therapieresistenter Depression zu einer Zunahme der Persönlichkeitsakzentuierung kommen kann, ist anzumerken, dass es sich in etwa zwei Dritteln der Fälle wahrscheinlich nicht um ein stabiles Persönlichkeitsmerkmal über die gesamte Lebensspanne handelt.

Neben Kindesmisshandlung spielen eine Vielzahl anderer Faktoren, etwa die Persönlichkeitsentwicklung und der Umgang mit aktuellen Stressoren, eine Rolle dabei, in welchem Ausmaß sich eine Depression entwickelt und wie sie verläuft. Es liegt also auf der Hand, dass es spezieller therapeutischer Methoden bedarf, um den Prozess der Chronifizierung zu verhindern.

Traumatische Risikofaktoren

Wie oben erwähnt, ist Kindesmisshandlung ein starker Risikofaktor für das Auftreten psychischer Erkrankungen im Laufe des Lebens. Kindesmisshandlung umfasst körperlichen, sexuellen oder emotionalen Missbrauch, emotionale oder körperliche Vernachlässigung sowie häusliche Gewalt vor dem 18. Lebensjahr. Systematische Übersichtsarbeiten und Metaanalysen bestätigen einen starken Zusammenhang zwischen Misshandlung in der Kindheit und praktisch allen psychischen Erkrankungen (Bellis et al. 2019; Boumpa et al. 2024; Maniglio 2015). Angesichts der Prävalenz von Kindesmisshandlung, die in einer aktuellen repräsentativen Umfrage unter australischen Erwachsenen bei 62 % lag, ist dies alarmierend (Higgins et al. 2023).

Eine aktuelle Studie liefert erste Schätzungen zum Anteil psychischer Erkrankungen in Australien, die auf Kindesmisshandlung zurückzuführen sind. Fast ein Viertel der Depressionen, Angststörungen und Substanzmissbrauchsstörungen – das heißt 1,8 Millionen Fälle – ließen sich verhindern, wenn Kindesmisshandlung nicht mehr vorkäme. Der bevölkerungsbezogene Anteil war am höchsten bei Suizidversuchen (41 %) und Selbstverletzung (39 %) und am niedrigsten bei Depressionen (21 %) (Grummitt et al. 2024).

Dieser Zusammenhang zeigte sich auch bei Follow-up-Untersuchungen. Ellis und Kollegen (2017) berichteten, dass Misshandlung in der Kindheit das Risiko für schwerere Depressionssymptome erhöht. Dies ergab eine 7-jährige Längsschnittstudie mit 243 Jugendlichen im Rahmen der Orygen Adolescent Development Study (OADS) (ebd.). Gilman und Kollegen (2013) berichteten, dass Misshandlung in der Kindheit das Risiko für wiederkehrende depressive Episoden und Suizidgedanken um 20 bis 30 % erhöhte. Dies ergab ein Follow-up bei 2.497 Teilnehmern, bei denen im Rahmen der *National Epidemiologic Survey on Alcohol and Drug Disorder* (NED) drei Jahre zuvor eine MDD diagnostiziert worden war. Widom, DuMont und Czaja (2007) untersuchten eine Kohorte von 676 Kindern mit einer Vorgeschichte von Kindesmisshandlung. Sie verglichen das Risiko einer MDD im Erwachsenenalter zwischen diesen Kindern und einer Kohorte von 520 Kindern, die in Bezug auf Alter, ethnische Zugehörigkeit, Geschlecht und soziale Schicht vergleichbar waren, in ihrer Kindheit aber keinem Missbrauch ausgesetzt waren. Es wurde ein klarer Zusammenhang zwischen Kindesmisshandlung und einem erhöhten Risiko für Depressionen sowie einem früheren Ausbruch der Erkrankung nachgewiesen (ebd.).

Dies macht deutlich, dass sich eine erhebliche Anzahl von Depressionen durch die Vermeidung von Missbrauch in der Kindheit verhindern ließen. Darüber hinaus hat Missbrauch in der Kindheit auch einen starken Einfluss auf den Verlauf depressiver Erkrankungen. Der nächste Schritt wäre nun die Entwicklung therapeutischer Interventionen, die sich mit emotionalem und körperlichem Missbrauch in der Kindheit bei Menschen befassen, die bereits unter depressiven Episoden und angesichts der oben beschriebenen Erkenntnisse besonders häufig unter chronischer Depression und DTD leiden.

Spezielle psychotherapeutische Interventionen, die traumatische Risikofaktoren angehen

Viele Formen der Psychotherapie haben sich bei depressiven Störungen als wirksam erwiesen. Dasselbe gilt für PTBS, wobei mehrere wirksame psychotherapeutische Methoden für PTBS visuelle Stimulation, Augenbewegungen oder die Aufmerksamkeitskontrolle kognitiver Prozesse nutzen (Badura-Brack et al. 2015; Shapiro 2001). EMDR *(Eye Movement Desensitisation and Reprocessing)* ist die Primärbehandlung für Traumakomponenten in der Entwicklung von Depression, die in Studien bereits untersucht wurde. Die EMDR-Therapie ist ein integrativer, klientenzentrierter Ansatz, der Probleme im täglichen Leben behandelt, die aus verstörenden Lebenserfahrungen resultieren und die eine Person während ihres gesamten Lebens negativ beeinflussen.

Die Theorie der adaptiven Informationsverarbeitung (*Adaptive Information Processing,* AIP) als Grundlage der EMDR geht davon aus, dass unzureichend verarbeitete belastende Erinnerungen aktuelle Schwierigkeiten verursachen und dass Symptome reduziert oder beseitigt werden, wenn diese Erinnerungen mittels bilateraler Stimulation mit dualer Aufmerksamkeit verarbeitet werden. Bei EMDR werden Patienten angewiesen, sich an eine traumatische Erfahrung zu erinnern, während sie sich auf abwechselnde bilaterale Stimulation konzentrieren (Shapiro 2001; Wurtz et al. 2016). In Versuchen mit Mäusen wurde gezeigt, dass der Colliculus superior, der an der visuellen Aufmerksamkeitsverarbeitung beteiligt ist, EMDR-ähnliche Augenbewegungen und langanhaltende therapeutische Effekte vermittelt (Baek et al. 2019). Der Colliculus superior könnte zur Angstextinktion beitragen, indem er die Aktivität im mediodorsalen Thalamus und im präfrontalen Kortex verringert und mit der über die Amygdala vermittelten emotionalen Aktivität konkurriert (LeDoux 2000). Ein Hinweis auf einen neuronalen Mechanismus ist, dass zielgerichtete Augenbewegungen mit Aktivierungen im dorsalen frontoparietalen Hirnnetzwerk, einschließlich der frontalen Augenfelder (*frontal eye fields,* FEF), assoziiert sind (Corbetta a. Shulman 2002). Darüber hinaus wurde gezeigt, dass sowohl zielgerichtete Augenbewegungen als auch eine Arbeitsgedächtnisaufgabe die Amygdala deaktivieren und dass die Konnektivität zwischen der Amygdala und dem dorsalen frontoparietalen Netzwerk sowie zwischen der Amygdala und dem ventromedialen präfrontalen Kortex während der Augenbewegungen beeinträchtigt ist. Die zeitlich präzise Anwendung von Augenbewegungen während des Extinktionslernens blockierte die spontane Wiederherstellung der erlernten Extinktion sogar noch 24 Stunden später (de Voogd et al. 2018).

Insbesondere bei Depressionen werden nach der Behandlung des Auslösers der Erkrankung die Schlüsselerinnerungen, die zur Entstehung der Depression beitragen, mit EMDR verarbeitet (Hofmann et al. 2022). EMDR hat sich auch in ersten Studien mit MDD-Patienten als wirksam erwiesen (Hase et al. 2018).

Die Ego-State-Therapie (EST) hingegen ist eine Therapiemethode, die für Patienten mit komplexen traumabedingten Störungen und damit auch für Patienten mit depressiven Störungen und einer Vorgeschichte emotionaler Traumata sehr hilfreich sein kann, vor allem dann, wenn dies ein Risiko für die aktuelle Depression darstellt. Die EST umfasst einzel-, gruppen- und familientherapeutische Techniken, die zur Auflösung intrapsychischer Pathologien und Konflikte zwischen den verschiedenen »Ego-States« eingesetzt werden, die eine »Ego-Familie« innerhalb eines Individuums bilden. Es handelt sich um einen Ansatz, der psychodynamische, körperorientierte, imaginative, hypnotische und auch nichthypnotische Techniken einsetzt, die darauf abzielen, einen besseren Fluss innerhalb des Systems der Ego-States zu schaffen, die interne Kommunikation zwischen den verschiedenen Ego-States zu verbessern und eine höhere Selbstregulation und adaptive Funktionsfähigkeit im Alltag zu erreichen, indem neue Fähigkeiten zur Wahrnehmung innerer Konflikte und zur Traumaverarbeitung erlernt und geübt werden (Phillips 2020). Das Ziel ist eine Reparatur, Neuverarbeitung und Neuvernetzung durch nachhaltige Selbstintegration und sichere Bindungen zu sich selbst und anderen, um eine dauerhafte Veränderung zu bewirken (ebd.). Obwohl verdeckte Ego-States in der Regel nur bei einer echten multiplen Persönlichkeitsstörung offen zutage treten, werden sie oft in der Hypnose aktiviert und für den Kontakt und die Kommunikation mit dem Therapeuten zugänglich gemacht (Watkins 1993). Bei der Arbeit mit traumaassoziierten Ego-States werden diese dabei unterstützt, aktuelle intrapsychische traumatische Erfahrungen aufzuarbeiten und ein Gefühl der Sicherheit wiederherzustellen.

Bei der Arbeit mit innerpsychischen traumatischen Situationen schließt die EST auch die Auflösung belastender Erfahrungen aus der Vergangenheit und deren Auswirkungen auf die Gegenwart und Zukunft des jeweiligen Patienten ein. Darüber hinaus werden ressourcenreiche Ego-States aktiviert und therapeutisch bearbeitet, die innere Teamarbeit wird gefördert und die Kommunikation zwischen dissoziierten Ego-States verbessert, wodurch ein Gefühl von Integration, Selbstregulation und Sicherheit wiederhergestellt wird.

Eine erste biologische Grundlage für die Entstehung dissoziierter Ego-States bildet Steven Porges' Polyvagaltheorie, die davon ausgeht, dass der sympathische und der parasympathische Teil des ANS unterschiedlich aktiviert werden (Porges 2011; Porges a. Porges 2023). Hartman zufolge sind Ego-States neuropsychologische und psychische Manifestationen des ANS, die als Abwehrreaktion auf überwältigende Traumaauslöser entstanden sind. So gesehen ist die Bildung dissoziierter Ego-States eine adaptive und defensive Überlebensreaktion. Ego-States dürfen nicht als bloße kognitive und emotionale Konstrukte missverstanden werden. Vielmehr sind sie als Abwehrreaktionen auf Traumata mit neurobiologischer Grundlage zu verstehen. Zur EST und ihrer Wirkung besteht weiterer Forschungsbedarf.

Sowohl EMDR als auch EST sind psychotherapeutische Ansätze, die im Rahmen von Leitlinien-Psychotherapien, kognitiver Verhaltenstherapie, psychodynamischer Therapie oder Systemischer Therapie eingesetzt werden können. Beide haben ihre Indikationen bei traumabedingten psychiatrischen Störungen wie posttraumatischen Belastungsstörungen, Anpassungsstörungen, somatoformen (Schmerz-) Störungen und Depressionen – insbesondere, wenn frühere emotional aversive Lebensumstände im Mittelpunkt stehen.

Biologische Aspekte

In der aktuellen Forschung zur Pathophysiologie des Zentralnervensystems setzt man zunehmend die Magnetresonanztomographie (MRT) ein, um die zugrunde liegenden Mechanismen aufzuklären. Mithilfe der funktionellen Magnetresonanztomographie (fMRT) ist es möglich, die Gehirnfunktion von Patienten mit MDD zu untersuchen und dynamische Veränderungen als Reaktion auf Reize zu verfolgen. Trotz erheblicher Fortschritte in den letzten Jahren sind die Mechanismen, die der Dysregulation neuronaler Schaltkreise bei MDD zugrunde liegen, nach wie vor kaum verstanden. Zu den konsistentesten Befunden gehören eine Hypokonnektivität innerhalb des frontoparietalen Netzwerks, eine Hypokonnektivität zwischen dem frontoparietalen Netzwerk und den parietalen Regionen des dorsalen Aufmerksamkeitsnetzwerks sowie eine Hypokonnektivität zwischen dem Salienz-Netzwerk und dem Ruhezustandsnetzwerk (*Default Mode Network,* DMN) – einem Netzwerk, von dem angenommen wird, dass es intern orientiertes und selbstreferenzielles Denken unterstützt – sowie dem frontalen Exekutivnetzwerk (Frodl et al. 2010; Kaiser et al. 2015).

Eine aktuelle Metaanalyse zeigt, dass MDD-Patienten im Vergleich zu gesunden Probanden eine erhöhte Amplitude der niedrigfrequenten Fluktuationen (*amplitude of low frequency fluctuations,* ALFF) im rechten superioren frontalen Gyrus (SFG), in der bilateralen Inselregion und in dem linken supramarginalen Gyrus aufweisen sowie eine erniedrigte Amplitude der ALFF im Kleinhirn beidseits, im linken und rechten Präcuneus und im linken okzipitalen Kortex (Gong et al. 2020). In unserer jüngsten Studie fanden wir bei Patienten mit MDD im Vergleich zu Kontrollpersonen eine signifikante Abnahme der funktionellen Konnektivität zwischen dem DMN und dem dorsalen Aufmerksamkeitsnetzwerk (DAN), dem DMN und dem ventralen Aufmerksamkeitsnetzwerk (VAN) sowie dem DAN und dem affektiven Netzwerk (AN) (Beckmann et al. 2024). MDD-Patienten, die auch eine ungünstige Kindheitsgeschichte hatten, zeigten eine stärkere Abweichung der funktionellen Konnektivität dieser Netzwerke als MDD-Patienten ohne ungünstige Kindheitsgeschichte. Höhere Werte im Kindheitstraumafragebogen (*Childhood Trauma Questionnaire,* CTQ) waren mit einer geringeren funktionellen Konnektivität zwischen DMN und DAN verbunden (Schirmer et al. 2023). Bei MDD deuten neuere Arbeiten auf unterschiedliche Biotypen hin, die durch spezifische Veränderungen in den funktionellen Netzwerken des Gehirns gekennzeichnet sind (Tozzi et al. 2024).

13.2 Therapiemanual

Da für die zahlreichen Patienten, die an einer depressiven Störung leiden und über emotionalen Missbrauch oder Vernachlässigung in der Kindheit klagen, eine spezifische Interventionsstrategie dringend erforderlich scheint, haben wir ein spezielles Ego-State-Therapiemanual entwickelt, das *14 Sitzungen* umfasst, und es in der Praxis getestet.

Die Therapie sollten nur ausgebildete, qualifizierte und zertifizierte Ego-State-Therapeuten anwenden, die zusätzlich zu ihrer EST-Ausbildung eine Schulung zur Durchführung dieser Protokolle absolviert haben.

Die derzeit übliche Behandlung ist die Leitlinien-Therapie für Depressionen mit Antidepressiva und/oder kognitiver Verhaltenstherapie, bei der es sich in der Regel um einen gruppenbasierten Therapieansatz mit Psychotherapie-Einzelsitzungen während eines Klinikaufenthalts handelt.

Der Schwerpunkt liegt zu Anfang darauf, eine therapeutische Beziehung aufzubauen, ein medizinisches und psychiatrisches Interview durchzuführen und die Therapieziele festzulegen. Ziel der zweiten Phase des Therapieprozesses ist, Sicherheits- und Stabilisierungstechniken einzuführen und mit positiven und ressourcenreichen Ego-States daran zu arbeiten, den Patienten zu stärken und depressive Gefühle zu reduzieren. Es folgt eine dritte Phase, in der wir mit den symptom- und traumaassoziierten Ego-States daran arbeiten, innere Traumaerfahrungen aufzuarbeiten und ein Gefühl von Integration, Auflösung von Traumamaterial und Flow im Gesamtkontext des Patienten wiederherzustellen, einschließlich der Berücksichtigung seiner physischen und psychischen Bedürfnisse usw. Die 14 Sitzungen sind wie folgt strukturiert:

- *Sitzung 1:* Beziehungsaufbau und Anamnese
- *Sitzung 2:* Vorstellung von Lebensflussmodell und Leitermodell; erste vorsichtige Definition des Therapieziels
- *Sitzung 3:* weitere Hintergrundinformationen sammeln, Herstellen von Sicherheit und Stabilisierung (Pendeln)
- *Sitzung 4:* erweiterte Sicherheits- und Stabilisierungsübungen (Trichtertechnik, Sicherer Ort, innere Stärke); erste Ego-State-Interventionen
- *Sitzung 5:* weitere Sicherheits- und Stabilisierungsübungen (Pendeln und Titrieren)
- *Sitzung 6:* Aktivierung der inneren Ressourcen des Patienten (mit klinischer Hypnose und EST)
- *Sitzung 7–9:* innere korrigierende Erfahrungen durch Pendel- und Titrierungstechniken erleichtern, einen ressourcenreichen Ego-State aktivieren, therapeutischer Fokus auf symptom- und traumaassoziierte Ego-States, Integration des zuvor dissoziierten Materials
- *Sitzung 10–12:* Fortsetzung der therapeutischen Arbeit mit zuvor identifizierten Ego-States, Einbeziehung von und Arbeit mit allen States; Integration und

ein inneres Gefühl von Sicherheit erleichtern (aktuelle innere Erfahrungen auflösen, den Patienten aus dissoziativen Erstarrungsreaktionen befreien und Wut oder andere intensive Affekte titrieren)

- *Sitzung 13–14:* integrative Techniken für die Bewältigung des Alltags

Sitzung 1

Der Schwerpunkt der ersten Sitzung liegt auf dem Beziehungsaufbau und dem Sammeln von Informationen, einschließlich einer klassischen medizinischen und psychiatrischen Anamnese sowie einer Sozial- und Suchtanamnese. Es wird darauf geachtet, dass negative Symptome nicht länger als 15 Minuten besprochen werden und das Gespräch dann zu positiven Aspekten der Lebensgeschichte, zu Ressourcen und verwandten Themen übergeht, bevor die Sitzung beendet wird. Psychoedukation spielt hier eine ebenso wichtige Rolle wie eine aufmerksame, einfühlsame Haltung dem Patienten gegenüber.

Sitzung 2

In der zweiten Sitzung wird dem Patienten das *Lebensflussmodell* und das *Leitermodell* für die Zustände des autonomen Nervensystems (ANS) vorgestellt. Die Lebenskrisen, Traumata und ressourcenreichen Lebenserfahrungen des Patienten werden klassifiziert und mithilfe der Modelle Lebensfluss und Leiter der ANS-Zustände bestimmten ANS-Reaktionen zugeordnet. Patienten sind in aller Regel begierig darauf, mehr über ihre Neurobiologie und deren Funktionsweise zu erfahren. Sie wollen ihr Wissen über die drei Bausteine des autonomen Nervensystems und die Kartierung ihrer ANS-Reaktionen erweitern. Ziel der ANS-Kartierung ist es, dass Patienten mehr über ihre eigenen Aktivierungszustände – namentlich Sicherheit, Bedrohung und Lebensgefahr – herausfinden, indem sie sich auf ihre Körperreaktionen, Überzeugungen, Emotionen und Verhaltensweisen in Bezug auf ihre depressive Stimmung konzentrieren. Durch Kartieren ihrer ANS-Reaktionen beginnen Patienten, ihr individuelles (Depressions-)Profil in Bezug auf Interaktion, Aktivierung und Abschaltung zu erkennen. Dies ist der erste Schritt zur Wiederherstellung eines Gefühls von Sicherheit und Stabilität.

Der Patient wird dann dazu ermutigt, aus diesen Modellen zu lernen, einen Lerneffekt zu erzielen und ein besseres Verständnis für die einzigartige Reaktion seines autonomen Nervensystems in Zusammenhang mit seinem persönlichen Trauma und der darauf folgenden depressiven Reaktion zu entwickeln. Er wird angeregt, eine Antwort auf die Frage zu finden: »Wo befinden Sie sich auf Ihrer ANS-Leiter?« Es geht darum, dass Patienten Veränderungen ihres ANS-Zustands verfolgen, wenn sie depressiv sind und wenn sie es nicht sind, indem sie sich bildlich vorstellen, wie sie die Leiter hinauf- und hinabsteigen. Psychoedukation und ANS-Mapping verstärken die Wahrnehmung, von der depressive Patienten profitieren können. In dieser Sitzung werden auch Ressourcen, kognitive, emotionale und körperliche

Stärken, Innenschau und damit verbundene Faktoren angesprochen, um ein Gefühl der inneren Ausgeglichenheit zu fördern. Am Ende der Sitzung wird in enger Zusammenarbeit mit dem Patienten eine erste, vorsichtige Definition des Therapieziels formuliert.

Sitzung 3

In der dritten Sitzung sammeln wir weitere Hintergrundinformationen und führen die ersten Tranceübungen durch, um die Hypnotisierbarkeit des Patienten zu beurteilen – falls dieser eine Hypnose in die Behandlung integrieren möchte. Besondere Sorgfalt sollte darauf verwandt werden, den Patienten angemessen auf solche Interventionen vorzubereiten, um Sicherheit und Stabilisierung zu gewährleisten. Dieser Behandlungsteil lässt sich je nach Reaktion des Patienten bei Bedarf um ein bis zwei zusätzliche Sitzungen verlängern. Einige Patienten zögern aufgrund früherer traumatischer Erfahrungen möglicherweise zunächst, ihre Augen zu schließen. Für solche Patienten können Sie ggf. das folgende Protokoll 1 anwenden:

Protokoll 1: Herstellen von Sicherheit und Stabilisierung: Pendeln – außen und innen

Der Patient entscheidet, ob er die Augen offen oder geschlossen hält.

»Sitzen Sie bequem in Ihrem Stuhl, stellen Sie beide Füße auf den Boden und spüren Sie Ihre Verbindung zum Boden [propriozeptive Orientierung]. Was nehmen Sie wahr? Haben Sie irgendwelche Körperempfindungen? [Hier kann Psychoedukation zu Körperempfindungen nötig sein, wenn der Patient mit dem Unterschied zwischen Gefühlen und Körperempfindungen nicht vertraut ist.] Schauen Sie sich langsam im Raum um, von einer Seite zur anderen [exterozeptive Orientierung]. Suchen Sie sich einen Punkt, eine Farbe oder ein Objekt im Außen, z. B. einen Baum – etwas, das Ihnen ein Gefühl von Ruhe vermittelt, etwas, das Ihnen besonders ins Auge fällt, oder etwas, das Ihnen gut gefällt. Vielleicht möchten Sie auch aufstehen und ein bisschen herumgehen und sich umsehen. Sie können aber natürlich auch auf dem Stuhl sitzen bleiben, sich umschauen und ganz entspannt herausfinden, was es sein könnte, das Sie sich ruhiger und sicherer fühlen lässt. Ich weiß nicht [permissive Sprache], was es sein wird, aber ich weiß, dass Sie den Punkt finden werden, der Ihnen ein Gefühl der Ruhe und Sicherheit vermittelt. Ich weiß nicht, welchen Punkt Sie wählen möchten, um sich sicherer zu fühlen; Sie können das ganz frei entscheiden. Ja, genau – lassen Sie einfach Ihren Blick schweifen und finden Sie einen Punkt, eine Farbe, einen Ort oder einen Gegenstand, den Sie betrachten können und der Ihnen ein Gefühl von Sicherheit und Wohlbefinden vermittelt. Vielleicht gibt es mehrere Punkte; nehmen Sie sich Zeit, um denjenigen zu finden, der für Sie jetzt am besten passt. Genau … Wenn Sie ihn gefunden haben, werden Sie wissen, dass es genau der richtige Punkt für Sie ist. Bitte finden Sie einen Weg, damit in Verbindung zu treten, in Resonanz damit zu kommen. Ich weiß nicht, wie Sie das machen: Vielleicht stellen Sie es sich bildlich vor, vielleicht wissen oder spüren Sie es einfach so. Alles ist in Ordnung.

Wenn Sie den Punkt gefunden haben, lassen Sie Ihren Blick darauf ruhen und genießen Sie die Erfahrung – das Gefühl größerer Sicherheit, vielleicht sogar mehr Geborgenheit und Ruhe. Vielleicht sind Sie dankbar, diesen Punkt zu haben, der Ihnen

Trost spendet. Alles ist in Ordnung ... Wenn Sie beim Betrachten dieses Punkts eine Resonanz in Ihrem Körper spüren, legen Sie Ihre Hände dorthin und fühlen Sie, ob sich etwas verändert. Vielleicht ja ... vielleicht aber auch nicht. Wenn Sie möchten, können Sie versuchen, an die Stelle zu atmen, wo Ihre Hände liegen. Seien Sie einfach neugierig, ob sich dadurch etwas verändert oder ob es für Sie einen Unterschied macht. Sie können Verschiedenes ausprobieren, um herauszufinden, was für Sie am besten funktioniert. Vielleicht ändert sich etwas, wenn Sie in diesen Teil Ihres Körpers atmen ... und diese Erfahrung in Ihren Körper bringen [interozeptive Orientierung]. Sie können Ihre Hände und Arme ausschütteln und sich strecken ... schauen Sie, wie Sie sich jetzt fühlen. Vielleicht möchten Sie auch Ihre Beine bewegen und sie spüren, oder vielleicht einen anderen Teil Ihres Körpers. Gut ...«

Wenn der Patient positiv reagiert, kann die Übung fortgesetzt werden:

»Lassen Sie uns nun wieder zu dem Punkt im Außen zurückkehren [Exterozeption], zu Ihrer Farbe oder Ihrem Gegenstand ... Beschreiben Sie ihn mir. [Der Therapeut wiederholt, was der Patient sagt.] Das ist gut, sehr gut, bleiben Sie dabei ... ändert sich etwas, während Sie ihn betrachten? ... Fällt Ihnen irgendetwas Neues auf? [Die Idee ist, den Patienten im Augenblick und in der Erfahrung zu halten und zu unterstützen.] Lassen Sie uns nun [interaktive Co-Regulation] *neugierig* sein [Verwenden Sie ein Wort, das Neugierde weckt.] und schauen, was Sie in Ihrem Körper [Interozeption] bemerken, während Sie diesen Punkt betrachten ... Irgendetwas Besonderes? Spüren Sie eine bestimmte Empfindung wie Wärme, Kühle, Leichtigkeit oder Schwere? Vergrößert er sich vielleicht, schrumpft er oder pulsiert er? Bitte beschreiben Sie, was Sie spüren.« [Halten Sie den Patienten so lange wie möglich im Augenblick/in dem Erleben.]

Wiederholen Sie dieses Pendeln drei- bis viermal und reorientieren Sie den Patienten dann. Mit der Zeit entwickelt sich eine Synergie zwischen den beiden entgegengesetzten Erfahrungen, die zu mehr Sicherheit und innerer Stabilität führt. Der Patient kann nun die Erfahrung beschreiben und darüber sprechen, und bei Bedarf kann eine nähere Erläuterung erfolgen.

Sitzung 4

Der Zweck dieser Sitzung ist es, den Patienten in grundlegende Sicherheits- und Stabilisierungsübungen einzuführen, sei es mit oder ohne klinische Hypnose. Diese Übungen stärken das gesamte innere System, bereiten den Patienten auf die innere Fokussierung vor und führen ihn an eine kraftvolle Ressource der Gegenwart heran: seine innere Stärke. Sie dienen auch als erste Ego-State-Intervention, die es dem Patienten ermöglicht, die Heilkraft innerer Ressourcen zu entdecken.

Protokoll 2: Beruhigungs-, Sicherheits- und Stabilisierungsübungen, Trichtertechnik, Sicherer Ort und das Finden der eigenen »inneren Stärke« (nach Frederick a. McNeal 2023)

1) Der Schwerpunkt dieser Sitzung liegt auf dem *Aufbau von Beziehung und Vertrauen.* Es geht darum, das ventral-vagale Interaktionssystem zu aktivieren. Der Therapeut sollte besonders auf die Sitzposition, die Prosodie (Stimme), die Körperhaltung und die Gestik des Patienten achten. Beobachten Sie Sitzposition,

Körperhaltung und Bewegungen des Patienten gleichzeitig und achten dabei auf Anzeichen von Aktivierung und Deaktivierung. Verfolgen Sie die Neurozeption des Patienten anhand des Leitermodells und bewerten Sie die Indikatoren der Selbstregulation gemäß dem Lebensflussmodell. Achten Sie auf Aussagen wie: »Es gibt einen Teil von mir, der immer stark war: Es gibt einen Teil von mir, der immer überlebt hat.«

2) *Pendeln Sie* während des Gesprächs *verbal* zwischen der belastenden Situation/dem Traumastrudel (dem Problem oder der aktivierenden Erfahrung) und Ressourcenerfahrungen und sammeln Sie Informationen für eine zukünftige Verwendung.
3) Leiten Sie *Erdungs- und Stabilisierungsübungen* an (beide Füße auf dem Boden). Achten Sie darauf, dass der Patient richtig auf dem Stuhl sitzt und die Hände im Schoß hat. *Optional:* Yoga- und Atemübungen aus anderen psychotherapeutischen Quellen.
4) *Selbstbericht und Psychoedukation:* Lassen Sie den Patienten mit eigenen Worten beschreiben, was er erlebt. Informieren Sie den Patienten mittels Psychoedukation laufend darüber, was gerade geschieht und was zu erwarten ist, um ein Gefühl von Sicherheit zu schaffen und um zu ermitteln, inwieweit er sich selbst regulieren kann. Beurteilen Sie die im Lebensflussmodell beschriebenen Indikatoren für Selbstregulation.
5) Beginn der *Trichtertechnik:* Richten Sie die Aufmerksamkeit auf die Propriozeption (Körpergefühl und räumliche Orientierung des Patienten): »Spüren Sie Ihre Füße auf dem Boden und Ihren Körper auf dem Stuhl ...« (Fragen Sie ggf. nach, ob der Patient eine Decke benötigt, um ein Gefühl von Sicherheit zu haben.).
6) Beginnen Sie mit *der exterozeptiven Orientierung* (Lenken der Aufmerksamkeit des Patienten auf die äußere Umgebung): »Drehen Sie Ihren Kopf langsam nach rechts und links, schauen Sie sich um und nennen Sie einige Dinge, die Sie sehen oder hören.« – »Nehmen Sie den Klang meiner Stimme wahr ...«
7) *Absorption/Induktion:* Verwenden Sie die Trichtertechnik: »Lassen Sie uns ganz langsam einatmen [Pause] ... halten Sie den Atem einen Moment lang an [Pause] ... und schließen Sie dann die Augen ... [Pause] ... ganz entspannt ... [erste dissoziative Aussage] [Pause]. Wenn Sie Ihre Augen schließen, lassen Sie sich von meiner Stimme durch ihr Inneres begleiten.« Optional: Verwenden Sie während des Ausatmens die Laute »wuuh«, »mmm« oder »ohmmm«. Dies hilft, die Reaktion des autonomen Nervensystems zu regulieren, wenn Patienten zu Beginn der Sitzung Angst verspüren.
8) *einen Sicheren Ort finden:* »Konzentrieren Sie sich nun auf Ihren Körper und reisen Sie ganz langsam durch den Körper, um einen Ort des Wohlbefindens in Ihrem Körper zu finden. Alternativ können Sie auch einen Ort der Sicherheit in Ihrem Körper finden oder spüren, einen Ort des inneren Wohlbefindens oder einen Ort des inneren Friedens. Ich frage mich, wo [wir gehen davon aus, dass es einen solchen Ort gibt] in Ihrem Körper dieser Ort sein könnte?« Wenn der Patient Schwierigkeiten hat, seine Aufmerksamkeit auf den Körper zu richten, oder es ablehnt, dies zu tun, verwenden Sie ein anderes Skript, um einen Sicheren Ort zu finden, indem Sie ihn sich beispielsweise einen äußeren Ort der Sicherheit, Ruhe oder des inneren Friedens vorstellen lassen.
9) *Nutzen Sie Interozeption:* »Lassen Sie mich wissen, was Sie in Ihrem Körper spüren.« Die Idee ist nicht, ein Gefühl (Emotion) hervorzurufen, sondern eher eine körperliche Empfindung wie Wärme, Kribbeln, Kühle, Pulsieren oder Ausdehnung.
10) *Abschluss der Trichtertechnik:* »Beschreiben Sie mir bitte, was Sie in Ihrem Körper spüren: Wärme, Kühle, ein Kribbeln ...« usw. Es muss eine körperliche

Empfindung sein. Verwenden Sie ggf. Selbstberührung und titrieren Sie die Empfindung (schrittweise, langsame Exploration einer Körperempfindung, um zu erkennen, was im Körper geschieht).

11) *Skript für die Übung zur inneren Stärke:*

- »Und bald werde ich Ihnen noch etwas anderes zeigen, das Sie sehr interessant finden werden, nämlich wie Sie mit Ihrem Wesenskern, Ihrem tiefsten Inneren (oder höheren Selbst) in Kontakt treten können, mit dem Selbst, das alles ist, was Sie tief in Ihrem Inneren sind ... es ist Ihre Vergangenheit ... Ihre Gegenwart ... ja, es ist der beste Teil Ihres Wesens, Ihre Essenz. Es ist der Teil, der es Ihnen ermöglicht/Ihnen geholfen hat, Ihre Depression zu überleben, der Ihnen Ihr ganzes Leben lang geholfen hat, viele Hindernisse zu überwinden, bis jetzt; Dinge wie Enttäuschungen und Verletzungen und Traurigkeit, vielleicht Unzulänglichkeiten, Fehler [nennen Sie einige der Gründe für die Depression des Patienten], aber auch Ihr Wesen, das Ihnen geholfen hat und das Sie in Zeiten des Erfolgs, des Vergnügens, des Glücks, der Freude und so vieler anderer positiver Lebenserfahrungen begleitet hat. Dieses tiefste Innere von Ihnen ist bis heute vorhanden, und für diese Sitzung werde ich es als Ihre innere Stärke oder Ihre innere Kraft bezeichnen.«
- »Nehmen Sie sich einen Moment Zeit, um über Ihr Inneres zu reflektieren und herauszufinden, wer oder was Ihr Wesenskern ist oder welche innere Stärke Sie besitzen. Lassen Sie mich Ihnen einige Beispiele geben: Manche Menschen sagen, dass ihre innere Stärke etwas ist, das sie sich bildlich vorstellen können, zum Beispiel ein Lichtball oder ein Bild von sich selbst, auf dem sie stark und selbstbewusst wirken, oder ein Bild von einem Familienmitglied oder einem Freund, der Ihnen etwas Gutes getan hat. Alternativ kann Ihr Wesenskern/Ihre innere Kraft auch mit etwas Positivem verbunden sein, das Sie hören können [auditiv], etwa einer Glocke oder einem bestimmten Lied [bieten Sie Auswahlmöglichkeiten an]. Ihr Wesenskern/Ihre innere Kraft kann auch ein Gefühl oder eine Körperempfindung sein, vielleicht eine warme, beruhigende Empfindung, oder möglicherweise ein angenehmes Kribbeln [kinästhetisch] irgendwo im Körper. Für manche Menschen ist ihr Selbstgefühl oder ihre innere Stärke möglicherweise nicht etwas, das sie sehen, hören, fühlen oder spüren können, sondern eher ein bloßer Gedanke oder ein Symbol. [Pause ...] [Die Idee ist, innere Assoziationen anzuleiten.] Wenn Sie es gefunden haben, nicken Sie mit dem Kopf« (dissoziative Aussage).
- »Wenn Sie von heute an [posthypnotische Suggestion] mit Ihrem Wesenskern/Ihrer inneren Stärke in Kontakt treten möchten, werden Sie feststellen, dass Sie dies jederzeit [Schaffen einer Wahlmöglichkeit für den Patienten], an jedem Ort, in jeder Situation und egal in wessen Anwesenheit [Rekontextualisierung] tun können. Alles, was Sie in dem Moment tun müssen, in dem Sie es brauchen, ist, Ihren Wesenskern/Ihre innere Stärke bewusst [Stimme erheben] durch Gedanken daran aufzurufen ... [Pause, schneller und lauter sprechen] ... so kommen Sie sofort wieder mit Ihrem Wesenskern/Ihrer inneren Stärke in Kontakt ..., [Pause] ... [tiefere Stimme]. Gleichzeitig ... [Pause] werden Sie auf einer tieferen inneren Ebene *angenehm, wohltuend angenehm* überrascht sein, *wie viel, wie viel, wie viel mehr* Selbstvertrauen Sie haben werden ... wie viel ruhiger Sie sich fühlen werden ... *wie viel, wie viel, wie viel mehr* Selbstkontrolle Sie fühlen werden ... nicht nur in Bezug auf Ihre Gedanken, sondern auch in Bezug auf Ihre Gefühle, darauf, wie Sie sich verhalten und wie Sie sich äußern ... und dass Sie sehr viel optimistischer auf Ihr Leben und Ihre Zukunft blicken werden ... [dies ist eine kraftvolle unbewusste und nachhaltige Suggestion]. Ja, Selbstvertrauen, ruhiger, mehr Selbstkontrolle, optimistischer in Bezug auf Ihre Zukunft,

in dem Wissen, dass Sie alle Ressourcen in sich haben, die Sie brauchen, um Schritte in die Richtung zu unternehmen, in die Sie gehen möchten ... um sich Ziele zu setzen und diese zu erreichen [zukunftsorientierte Suggestionen] ... und die Erfahrung zu machen, dass Träume wahr werden können« (an dieser Stelle können bestimmte Ziele genannt werden, die der Patient dem Therapeuten mitgeteilt hat).

- »In den kommenden Tagen und Wochen [Zukunftsorientierung] werden Sie vielleicht feststellen, dass Sie ruhiger und optimistischer in Bezug auf Ihr Leben werden [modulierende und regulierende Aussagen zur Herabsetzung der Reaktion des autonomen Nervensystems]. Sie werden merken, dass Sie zu jeder Tages- und zu jeder Nachtzeit, wann immer Sie es brauchen, wieder mit Ihrem Wesenskern und Ihrer inneren Stärke in Verbindung treten können. Nehmen Sie sich in dem Moment, in dem Sie es brauchen, etwas Zeit für sich selbst und rufen Sie Ihren Wesenskern oder Ihre innere Stärke auf – einfach, indem Sie daran denken. So kommen Sie sofort wieder in Kontakt mit Ihrem Wesenskern oder Ihrer inneren Stärke, während Sie gleichzeitig [mit tieferer Stimme] auf einer tieferen inneren Ebene all Ihre Stärken, Ressourcen, positiven Erinnerungen und Erfahrungen wieder spüren ... und sich daran erinnern, dass Sie alle Ressourcen und Stärken, die Sie brauchen, bereits in sich tragen und dass Sie einen ressourcenreichen Teil in sich haben [Ressourcenaktivierung]. Vielleicht fragen Sie sich, woher ich als Therapeut weiß, welche Ressourcen Sie in sich tragen? Die Wahrheit ist, dass ich es nicht weiß! Was ich momentan tue, ist, Ihnen zu vermitteln, dass Sie in sich nicht nur Wissen, Einsicht und Verständnis haben, sondern *viel, viel mehr, viel mehr* – einen weisen, ressourcenreichen Teil von sich! Ja, Sie haben in sich all die Weisheit, die Sie durch Ihre Lebenserfahrungen gewonnen haben.«
- »Je öfter Sie diese Methode, die ich Ihnen hier zeige, nutzen, um mit Ihrem Wesenskern/Ihrer inneren Stärke in Kontakt zu kommen ... , desto besser werden Sie in Zukunft in der Lage sein, Ihrem Wesenskern/Ihrer inneren Stärke, Ihrer Intuition, Ihren inneren Gefühlen zu vertrauen, und desto besser werden Sie in der Lage sein, diese als inneren Leitfaden [posthypnotische Suggestion] zu nutzen. Erlauben Sie sich diese Gelegenheit, um Ihrer inneren Kraft dafür zu danken, dass sie heute bei Ihnen ist und Ihnen schon so lange zur Seite steht. Bitten Sie Ihren Wesenskern/Ihre innere Kraft jetzt, sich dorthin zu begeben, wo es gerade nötig ist, und weiterhin für Sie da zu sein, wann immer Sie es brauchen.«
- *Reorientierung:* Sprechen Sie schneller und sagen Sie: »In einem Moment werde ich Sie bitten, mit dem Klang meiner Stimme hierher zurückzukommen.« Der Therapeut sollte das Sprechtempo erhöhen. »Sie können jetzt einen ruhigen Atemzug nehmen, anfangen, die Augen zu öffnen, und mich anschauen« (Aktivieren des ventral-vagalen Systems).

12) Nutzen Sie erneut *Exterozeption*. Der Patient blickt sich im Raum um, und der Therapeut lächelt (soziale, ventral-vagale Interaktion).
13) *räumliche Reorientierung:* Führen Sie Augenbewegungsübungen durch und leiten Sie den Patienten an, seinen Kopf nach rechts und links zu drehen, um die Beweglichkeit des Nackens zu fördern. Schließen Sie Seufzen, Sich-Strecken, Ausschütteln und Atemübungen ein. Laden Sie den Patienten ein, aufzustehen und im Raum herumzugehen.
14) *Reflexion:* Erdungs- und Stabilisierungsübungen nach Bedarf.

Fallvignette

Vorgeschichte/Vorstellungsgrund

Frau A. war eine 50-jährige Frau mit einer langjährigen Vorgeschichte einer schweren depressiven Störung, die sich über mehr als zwei Jahrzehnte erstreckte. Ihre Entwicklungsgeschichte umfasste Kindesmissbrauch durch einen nahen Verwandten, gefolgt von einer missbräuchlichen Erwachsenenbeziehung, die durch Zwang, Demütigung und zeitweise körperliche Aggression gekennzeichnet war. Die Erwachsenenbeziehung endete mit einer Trennung. Frau A. tat ihr Bestes, um ihre drei Kinder erfolgreich alleine großzuziehen. Nachdem die Kinder das Haus verlassen hatten, verstärkten sich die depressiven Symptome von Frau A. mit neurovegetativen Veränderungen (Schlafstörungen, Restless-Legs-Syndrom, Früherwachen, Appetitlosigkeit), zeitweise schwerer psychomotorischer Verlangsamung, kognitiver Rumination, ausgeprägter Anhedonie und Suizidgedanken. In sozialer Hinsicht zog sie sich von Kollegen und Freunden zurück, gab ihre beruflichen Verpflichtungen und auch das ihr zuvor wichtige Langstreckenlaufen auf. Zum Zeitpunkt der Aufnahme in die psychiatrische Klinik äußerte sie tiefe Hoffnungslosigkeit und die Überzeugung, dass »sich nichts ändern kann«.

Die Behandlung wurde gemeinsam eingeleitet: Ein Psychiater-Kollege sorgte für akute psychiatrische Stabilisierung (Pharmakotherapie und Sicherheitsplanung), während ich, Woltemade Hartman (WH), die Verantwortung für den psychotherapeutischen Prozess übernahm, nachdem das unmittelbare Risiko und die affektive Labilität von Frau A. verringert worden waren. Frau A. stimmte einer Psychotherapie zu und erklärte sich mit einem traumainformierten, ressourcenaktivierenden Ansatz einverstanden, der Ego-State-Therapie, Prinzipien des Somatic Experiencing (SE)® und klinische Hypnose kombinierte. Ihre persönlichen Stärken – dokumentierte Erfolge als Langstreckenläuferin, frühere Führungspositionen und Phasen kompetenten Selbstmanagements – wurden als potenzielle Ressourcen und therapeutische Ansatzpunkte identifiziert.

Beurteilung

Bei der ersten psychotherapeutischen Beurteilung zeigte Frau A. eine schwere depressive Episode: Die Werte des Beck-Depressions-Inventars deuteten auf eine hohe Symptomschwere hin; phänomenologisch bestätigte sie anhaltende depressive Verstimmungen, Hoffnungslosigkeit, Selbstkritik, Wertlosigkeit, Müdigkeit, verminderte Konzentrationsfähigkeit, Schlafstörungen und intermittierende Suizidgedanken ohne aktuellen Plan während des stationären Aufenthalts. Affektiv wirkte sie eingeengt, mit langen Sprechpausen und einer verlangsamten, flachen Prosodie, die beim Berichten von Verrat und Missbrauch mit Tränen und Weinkrämpfen wechselte.

Ein traumainformierter Ansatz hob die zustandsabhängige Verarbeitung und Dysregulation des ANS hervor: Frau A. schwankte zwischen Hyperarousal (ängstliche Unruhe, Engegefühl in der Brust, Gedankenrasen) und funktionellem Shutdown (Schweregefühl, Taubheit, Zusammenbruch), was mit traumaassoziierten sympathisch-dorsal-vagalen hybriden Zuständen übereinstimmt, die ungelöste depressive Verzweiflung und Suizidgedanken verstärken können. In Bezug auf die Organisation der Ego-States identifizierten wir mindestens zwei hervorstechende innere Anteile: 1) einen symptomassoziierten Ego-State, der defensive Reaktivität mobilisierte, und 2) einen verschlossenen, kollabierten State, der versuchte, die wahrgenommene Bedrohung durch Passivität und Rückzug zu minimieren. Als Gegengewicht dazu beschrieb Frau A. einen ressourcenreichen Teil, der mit ihrer früheren sportlichen Identität verbunden war – »der Teil von mir, der zu Ende bringt, was ich angefangen habe« –, was auf einen zugänglichen, positiven Ego-State hindeutete, der gestärkt und integriert werden könnte. Das Risikomanagement (in Zusammenarbeit mit der Psychiatrie) schloss eine kontinuierliche Überwachung des Suizidrisikos, psychotherapeutische Unterstützung und den schrittweise erfolgenden Beginn psychotherapeutischer Arbeit erst nach ausreichender Stabilisierung ein.

Intervention: Einsatz des Skripts zur inneren Stärke

Ich (WH) begann damit, Frau A. mit sanfter Stimme und Pacing-Aussagen in einen ruhigen, konzentrierten Zustand zu führen, um ihre Aufmerksamkeit zu vertiefen, und lud sie dann ein, sich mit ihrem tiefsten Inneren zu verbinden – dem Wesenskern ihrer Person –, dem Teil, der ihr geholfen hatte, depressive Episoden zu überstehen und Enttäuschungen, Verletzungen, Traurigkeit und Missbrauch zu überwinden, und dem Teil, der ihre Erfolge, sportlichen Leistungen und Führungsqualitäten unterstützt hatte. Ich erklärte ihr, dass diese innere Stärke auch heute noch in ihr vorhanden sei, und lud sie ein, sie über einen Sinneskanal zu entdecken, der sich für sie natürlich anfühlte: vielleicht ein visuelles Bild von sich, stark und kontrolliert, ein strahlendes Licht, ein Geräusch wie eine Glocke oder ein Lieblingslied, oder eine körperliche Empfindung wie Wärme oder ein angenehmes Kribbeln, möglicherweise auch ein Gedanke oder Symbol. Ich legte eine Pause ein und bat sie zu nicken, wenn sie es gefunden hatte. Sobald sie ihre innere Stärke identifiziert hatte – eine jüngere, widerstandsfähige Version von sich selbst, die trotz Widrigkeiten laufen ging, trainierte und anderen half –, gab ich ihr posthypnotische Suggestionen: dass sie von heute an, wann immer sie Ruhe, Selbstvertrauen und Kontrolle brauche, diese innere Stärke jederzeit und überall abrufen könne, indem sie einfach daran denkt, und dass sie dadurch wieder Zugang zu all ihren Ressourcen erhalte, was ihr helfe, sich selbstbewusster und optimistischer zu fühlen und ihre Gedanken, Gefühle, Handlungen und Worte besser im Griff zu haben. Ich betonte, dass sie alle Weisheit und alle Ressourcen in sich habe, die sie brauche, um sich Ziele zu setzen und diese zu erreichen, und dass sie in den kommenden Tagen und Wochen bemerken werde, wie sie ruhiger und hoffnungsvoller wird und sich auf ihre innere Stärke als Leitfaden verlassen kann. Ich nutzte Future-Pacing für die gewünschten Veränderungen in der Zukunft (Wiederaufnahme des Kontakts zu unterstützenden Freunden, allmähliche Wiederaufnahme körperlicher Aktivitäten) und setzte behutsam Sprachkomik und Stimm-Modulationen ein, um das unbewusste Lernen zu vertiefen. Außerdem lud ich zu Dankbarkeit und Geschlossenheit ein, indem ich sie bat, dieser inneren

Stärke dafür zu danken, dass sie heute bei ihr ist und sie weiterhin unterstützt, wann immer sie gebraucht wird, um die anhaltende Präsenz dieses ressourcenreichen Teils ihrer selbst verstärken.

Nach dieser Sitzung berichtete Frau A., dass sie sich ihrem inneren Selbst und der Art und Weise, wie sie sich vor vielen Jahren gekannt habe, deutlich verbundener fühle.

Sitzung 5

Sinn und Zweck dieser fünften Sitzung besteht darin, dem Patienten weitere grundlegende Sicherheits- und Stabilisierungsübungen nahezubringen, mit oder ohne klinische Hypnose. Die folgende Übung stärkt das gesamte innere System, bereitet den Patienten auf eine Innenfokussierung vor und führt eine wirkungsvolle Ressource ein: konfliktfreie, körperorientierte Bilder, die eine Fokussierung auf Emotionen verhindern. Der zweite Teil der Intervention während dieser Sitzung besteht darin, dem Patienten Pendeltechniken in Kombination mit Titrierung vorzustellen, um die Selbstregulation und die Wiederverbindung mit sich selbst und anderen zu erleichtern. Dies stärkt auch die therapeutische Allianz.

Protokoll 3: Konfliktfreies somatisches Imaginationsprotokoll mit oder ohne Hypnose (Hartman 2025)

1) *Einleitung der Hypnose oder Innenfokussierung:* Lenken Sie die Aufmerksamkeit auf die Propriozeption (das Körpergefühl und die räumliche Orientierung des Patienten): »Spüren Sie Ihre Füße auf dem Boden und Ihren Körper auf dem Stuhl …« (fragen Sie ggf., ob der Patient eine Decke benötigt, um ein Gefühl der Sicherheit zu vermitteln).
2) *exterozeptive Orientierung* (die Aufmerksamkeit des Patienten auf die äußere Umgebung lenken): »Drehen Sie Ihren Kopf langsam nach rechts und links, schauen Sie sich um und nennen Sie mir einige Dinge, die Sie sehen oder hören.« – »Werden Sie sich meiner Stimme bewusst …«
3) *Absorption/Induktion/Anwendung der Trichtertechnik:* »Lassen Sie uns ganz ruhig einatmen [Pause] …, halten Sie den Atem einen Moment lang an [Pause] … und schließen Sie dann die Augen … [Pause] … ganz entspannt … [erste dissoziative Aussage] [Pause]. Wenn Sie Ihre Augen schließen … lassen Sie sich zum Klang meiner Stimme in Ihr inneres Selbst begleiten … Lassen Sie sich von meiner Stimme begleiten …« Optional: Verwenden Sie während des Ausatmens die Laute »wuuh«, »mmm« oder »ohmmm«. Dies hilft, die Reaktion des ANS zu regulieren, wenn Patienten zu Beginn der Sitzung Angst verspüren.
4) *Identifizieren Sie eine konfliktfreie somatische Erfahrung:* Dies ist ein Bereich, in dem der Körper momentan relativ symptomfrei und frei von Angst, Furcht und von mit Depressionen verbundenen Empfindungen ist.

   Anleitung:

   - »Denken Sie jetzt an einen Moment in Ihrem Alltag, an dem sich Ihr Körper genau so anfühlt, wie Sie es sich wünschen. Sie haben keinerlei Ängste oder

Sorgen. Es sollte ein Moment sein, in dem Ihre gesamte Energie positiv eingesetzt wird und Sie ausschließlich positive (oder neutrale) Gefühle sich selbst und Ihrem Körper gegenüber empfinden.«

Oder:

- »Denken Sie an einen Moment heute oder in der Vergangenheit, von dem Sie wünschten, er würde ewig dauern, in dem Sie sich vollkommen wohl in Ihrer Haut gefühlt haben.«

5) Helfen Sie dem Patienten, ein *konfliktfreies Bild* auf Grundlage der oben genannten Erfahrung zu entwickeln. Unterstützen Sie den Patienten dabei, sich mit dem Bild zu verbinden oder es zu verkörpern. Achten Sie darauf, dass das Bild ausschließlich neutrale oder positive Gefühle hervorruft. Verwenden Sie Suggestionen, um die Verbindung zu dem Bild zu beleben, zu vertiefen und zu erweitern.
6) Lassen Sie den Patienten *üben, das konfliktfreie Bild* als Reaktion auf Reize oder in Situationen, die positiv und ressourcenreich sind, *aufzurufen*.
7) *interozeptive Orientierung und Utilisation:* »Lassen Sie mich wissen, was Sie in Ihrem Körper spüren.« Es geht nicht darum, ein Gefühl (Emotion) hervorzurufen, sondern vielmehr eine körperliche Empfindung wie Wärme, angenehmes Kribbeln, Kühle, Pulsieren oder Ausdehnung.
8) *interozeptiver Fokus und Ende der Trichtertechnik:* »Beschreiben Sie mir bitte, was Sie in Ihrem Körper spüren«: Wärme, Kühle, ein angenehmes Kribbeln etc. Es muss eine körperliche Empfindung sein. Verwenden Sie ggf. Selbstberührung und titrieren Sie die Empfindung (schrittweises langsames Explorieren einer Körperempfindung, um zu spüren, was im Körper geschieht).
9) *Reorientierung:* Sprechen Sie schneller und sagen Sie: »In einem Moment werde ich Sie bitten, mit meiner Stimme hierher zurückzukommen.« Der Therapeut sollte nun rascher sprechen. »Sie können jetzt einen tiefen Atemzug nehmen, anfangen, die Augen zu öffnen, und mich ansehen« (Aktivierung des ventral-vagalen Systems).
10) *Nutzen Sie erneut Exterozeption:* Der Patient schaut sich im Raum um, und der Therapeut lächelt (soziale, ventral-vagale Interaktion).
11) *räumliche Reorientierung:* Führen Sie Augenbewegungsübungen durch und leiten Sie den Patienten an, den Kopf nach rechts und links zu drehen, um die Beweglichkeit des Nackens zu fördern. Schließen Sie Seufzen, Sich-Strecken, Ausschütteln und Entspannungsübungen sowie Atemübungen aus dem Yoga u. a. ein. Laden Sie den Patienten dazu ein, aufzustehen und im Raum herumzugehen.
12) *Reflexion:* Small Talk und weitere Übungen zur Erdung und Stabilisierung. Sprechen Sie nicht darüber, was in der nächsten Sitzung behandelt werden wird. Dies könnte einen depressiven Patienten erneut belasten.

Intervention: Anwendung des konfliktfreien somatischen Imaginationsprotokolls ohne Hypnose

Ich (WH) begann die Sitzung mit grundlegenden Sicherheits- und Stabilisierungstechniken, auf die Frau A. gut reagierte. Während der Sitzung wurde eine zuverlässige Co-Regulation erreicht (Stimmprosodie, Pacing, Orientierung im Raum), die Erdung wurde verstärkt (Füße auf dem Boden, Bewusstsein für die Unterstützung durch den Stuhl). Es wurde eine gleichmäßige Nasenatmung geübt (z. B. vier bis sechs Atemzüge pro Minute, soweit machbar), und sensorische Anker (ein Kissen) wurden eingeführt, um die Herunterregulierung des ANS zu erleichtern. Anschließend führte ich das konfliktfreie Imaginationsprotokoll wie oben beschrieben ohne Hypnose durch, indem ihre Aufmerksamkeit nach innen gelenkt wurde. Nach einer Weile schloss Frau A. spontan die Augen und reagierte sehr gut auf die Übung. Anschließend erklärte sie, dass sie sich viel sicherer, ruhiger und mehr mit ihrem Inneren verbunden fühle.

Intervention: Anwendung einer Pendel- und titrierten Stabilisierungsübung zur Verbesserung der Selbstregulation

Ich (WH) stellte Frau A. dann eine Pendelübung vor (Hin- und Herschwingen, wodurch eine Synthese entsteht, die einen neuen inneren Gleichgewichtszustand bewirkt). Diese Technik unterstützt den Patienten dabei, mit lähmenden Empfindungen umzugehen, indem sie ihm hilft, eine »entgegengesetzte« Empfindung in einem bestimmten Körperbereich zu identifizieren, wodurch er sich aus seiner Starre löst und die Empfindung von innen heraus wahrnimmt.

Das Pendeln wurde mit einer Titrierungsübung kombiniert (ein schrittweises, langsames Explorieren der Körperempfindungen, um zu erkennen, was im Körper vor sich geht). Dies erleichterte es der Patientin, sich mit den mit ihrer Depression verbundenen Stressempfindungen in kleinen, überschaubaren Dosen auseinanderzusetzen. Es folgte eine gewollte Rückkehr zu neutralen oder angenehmen Reizen und Empfindungen im Körper. Dies geschah auf folgende Weise:

> »Setzen Sie sich bequem in den Stuhl und nehmen Sie den stabilen Kontakt Ihrer Füße mit dem Boden wahr, während Sie Ihren Atem natürlich fließen lassen. Fangen Sie an, einen neutralen, sicheren, angenehmen oder positiven Bereich in Ihrem Körper zu spüren, und erzählen Sie mir, wo Sie ihn finden.«

Frau A. antwortete:

> »Die Wärme in meinen Händen und die Wärme des Stuhls unter meinem Körper.«

Ich antwortete:

> »Sehr gut. Bleiben Sie bei diesen Empfindungen und begrüßen Sie sie als das, was sie sind.
>
> Wenn Sie bereit sind, richten Sie Ihre Aufmerksamkeit langsam auf den kleinen Bereich der Schwere, den Sie in Ihrer Brust spüren [sie verband ihre Depression mit einem Gefühl der Schwere im Brustbereich] und beobachten Sie ihn, ohne ihn zu bewerten oder zu versuchen, ihn zu verändern. Nehmen Sie Eigenschaften wie Gewicht, Temperatur oder Bewegung wahr, aber bleiben Sie nur einen kurzen Augenblick bei dieser Empfindung – gerade so lange, dass Sie sie wahrnehmen können. Bitte denken Sie daran, dass ich Sie während der gesamten Übung begleite.
>
> Richten Sie nun Ihre Aufmerksamkeit wieder auf den neutralen oder angenehmen Körperbereich, lassen Sie Ihren Körper zur Ruhe kommen und Entspannung finden. Wo spüren Sie das, und was spüren Sie dort?«

Frau A. antwortete:

»Mein Körper fühlt sich entspannt und leicht an, so als würde er schweben; meine Hände fühlen sich warm an – so, als würden sie mich umarmen!«

Ich antwortete:

»Das ist gut. Bleiben Sie bei dieser Leichtigkeit, dem Gefühl des Schwebens, der Wärme in Ihren Händen, die Sie umarmen.«

Ich weiter:

»Erlauben Sie sich jetzt, einige Male zwischen diesen beiden Bereichen Ihres Körpers hin- und herzupendeln. Nehmen Sie wahr, was Ihr Körper dabei spürt und was Sie entdecken, und lassen Sie es mich dann wissen.«

Dieses vorsichtige Titrieren – sich in kleinen, händelbaren Dosen auf den mit ihrer Depression verbundenen, belasteten Bereich im Körper zu konzentrieren und dann in die Sicherheit zurückzukehren – ermöglicht dem Nervensystem eine Verarbeitung, ohne überwältigt zu werden.

»Wenn Sie bereit sind, kehren wir noch einmal kurz zu dem Gefühl in Ihrer Brust zurück [Schwere und Unbehagen im Zusammenhang mit der Depression] und bewegen uns dann wieder zurück zu der Wärme, die Sie durch Ihre umarmenden Hände und die Behaglichkeit Ihres Stuhls, den Rhythmus Ihrer Atmung oder die Weichheit Ihrer Haut erfahren haben. Setzen Sie dieses sanfte Hin und Her zwischen Belastung und Behaglichkeit fort und erkunden Sie, was in Ihrem Körper geschieht, während Sie Ihre Fähigkeit zur Selbstregulation stärken und Ruhe in sich selbst finden. [Wiederholen Sie das Hin- und Herpendeln und das Titrieren mindestens drei- bis fünfmal.]

Jetzt bin ich neugierig, was Sie gerade erleben. Würden Sie mir das bitte erzählen?«

Frau A. antwortete:

»Ich fühle mich so sicher, so verbunden mit mir selbst, wie ich es schon lange nicht mehr erlebt habe. Es hat mich an die Zeiten erinnert, als ich laufen gehen konnte, Spaß am Laufen hatte, und an mein jüngeres Ich, das zu Ende gebracht hat, was es angefangen hatte, das gelaufen ist, trainiert hat und anderen geholfen hat.«

Die Sitzung endete damit, dass Frau A. reorientiert wurde und wir uns locker darüber unterhielten, was sie über ihre eigenen Ressourcen in der Vergangenheit und Gegenwart entdeckt hatte.

Unser grundlegendes Lebensgefühl ist immer eines der Expansion (Levine 2010). Wir pendeln, um dem Patienten zu helfen, weniger Erstarrung, Hilflosigkeit und Depression und mehr Kraft, Selbstbestimmung, Resilienz und Fluidität zu erleben, um mehr »ganz« zu werden. Der Ausgangspunkt besteht darin, Vertrauen zu schaffen, indem man dem Patienten einen kurzen »Vorgeschmack« auf eine angenehme innere Erfahrung gibt und damit die Idee »sät«, dass er nicht für immer in einem Zustand der Depression gefangen sein wird. Durch den kombinierten Einsatz von Pendeln und Titrieren kann man dem Patienten helfen, aus dem Zustand der Depression herauszukommen und einen Zustand größerer Offenheit, Expansion, Erleichterung, des Flows und der Flexibilität zu erleben. Ist ein Patient depressiv, begibt er sich automatisch in einen Zustand der Kontraktion – einen Zustand des Shutdown, des Unbehagens und des Leids. Der grundlegende Rhythmus des Nervensystems besteht darin, sich von Chaos zur Ordnung, von Desorganisation zu Reorganisation zu bewegen. Obwohl dies auf natürliche Weise geschieht, wird es zunächst vom Therapeuten mechanisch eingesetzt und schließlich für den Patienten automatisch. Levine (ebd.) bezeichnet Letzteres als »organisches Pendeln«. Pendeln hilft dem Patienten, Kontraktion zu erfahren, und unterstützt dann die Bewegung hin zu Expansion und Offenheit. Das stete Auf und Ab weist darauf hin, dass egal wie depressiv man sich während der Kontraktionsphase (des Traumas) fühlt, unweigerlich eine Expansion folgen wird, die Erleichterung und Flow bringt.

Durch das sanfte Hin und Her zwischen Kontraktion und Expansion regt Pendeln das Nervensystem an, den dorsal-vagalen Shutdown, in dem Immobilisierung und Taubheit vorherrschen, zu verlassen, und aktiviert nach und nach das ventral-vagale System, das mit Sicherheit, sozialer Verbundenheit und Vitalität verbunden ist. Jede Rückkehr zu einem angenehmen oder neutralen Gefühl signalisiert dem Körper Sicherheit und fördert Vertrauen und Flexibilität. Mit der Zeit baut diese rhythmische Bewegung Resilienz auf und stellt erneut Verbundenheit her, sodass der Patient wieder Anschluss an das Leben und an Beziehungen finden kann. So können Wahlmöglichkeiten und Freude wachsen, wenn neue synaptische Verbindungen entstehen und sich festigen.

> Psychoedukation sollte integraler Bestandteil der Intervention sein. Frau A. erfährt, dass diese Übungen Methoden zur Stärkung der inneren Autonomie und Flexibilität sind und es ihr ermöglichen, Kontrast zu erleben (Depression als Zustand gleichzeitiger Abschaltung und Aktivierung im Gegensatz zu Leichtigkeit, Sicherheit und Verbundenheit) und zudem gespeicherte Muskelaktivierung ohne Überflutung abzubauen.

Sitzung 6

In dieser Sitzung werden die inneren Ressourcen des Patienten in Kombination mit klinischer Hypnose und EST aktiviert; wir verwenden ein festes Protokoll, um einen ressourcenreichen Teil der Persönlichkeit zu aktivieren:

Protokoll 4: Aktivierung und Kommunikation mit einem ressourcenreichen Ego-State (Hartman 2025)

1) *Setting:* Wenn möglich, sollte man für die Sitzung mindestens 75 Minuten anberaumen, um ausreichend Zeit zu haben.
2) *Feedback:* Bitten Sie den Patienten, Feedback zur vorherigen Sitzung und zu seinen Selbstregulationserfahrungen im Anschluss an die Sitzung zu geben.
3) *Orientierung und Zielsetzung:*
   - Formulieren Sie ein konkretes Ziel, wobei Sie genau erläutern, worin das Ziel der Sitzung besteht: nämlich herauszufinden, ob es einen ressourcenreichen Teil des Selbst gibt, der innerhalb des inneren Systems verfügbar sein könnte.
   - Besprechen Sie realistische Erwartungen hinsichtlich dessen, was in der zur Verfügung stehenden Zeit erreicht werden kann.
4) *Erstbefragung:* Hier geht es darum, Informationen über das Problem sowie über die dem Patienten verfügbaren Ressourcen zu sammeln. Der Schwerpunkt liegt primär auf der Aktivierung von Ressourcen sowie auf dem Aufbau von Beziehung und Vertrauen. Es geht darum, das ventral-vagale System zu aktivieren. Der Therapeut sollte besonders auf seine eigene Sitzposition, Prosodie (Stimme), Körperhaltung und Gestik achten. Beobachten Sie gleichzeitig die Sitzposition, Körperhaltung und Bewegungen des Patienten und achten Sie auf Anzeichen von Aktivierung und Deaktivierung. Verfolgen Sie die Neurozeption des Patienten mithilfe des Leitermodells und bewerten Sie Indikatoren der Selbstregulation gemäß dem Lebensflussmodell. Achten Sie auf Kommentare wie: »Aus dem einen oder anderen Grund habe ich immer überlebt« … »Ich wusste immer, dass ich es schaffen würde« … »Wie ich das durchgestanden habe, ist einfach unglaublich« … »Etwas in mir hat mir immer wieder gesagt, dass ich überleben werde«.
5) *Pendeln Sie* während des Gesprächs verbal zwischen dem Traumastrudel (dem Problem oder der aktivierenden Erfahrung – Depressionsgeschichte) und vergangenen und aktuellen Ressourcenerfahrungen, und sammeln Sie bestmöglich Informationen für die Utilisation.
6) *Formulieren Sie Hypothesen:* Formulieren Sie Ihre eigene Hypothese über die Existenz eines möglichen ressourcenreichen Ego-States, ohne dies dem Patienten gegenüber zu erwähnen.
7) Beginnen Sie mit *Erdungs- und Stabilisierungsübungen* (beide Füße auf dem Boden). Achten Sie darauf, dass Ihr Patient richtig auf dem Stuhl sitzt (Hände im Schoß). *Optional:* Yoga- und Atemübungen aus anderen Quellen.
8) *Selbstbericht und Psychoedukation:* Lassen Sie den Patienten mit eigenen Worten beschreiben, was er erlebt. Verwenden Sie Psychoedukation, um ihn aufzuklären und ihm zu vermitteln, was gerade geschieht, um so ein Gefühl der Sicherheit zu schaffen und festzustellen, inwieweit er sich selbst regulieren kann. Überprüfen Sie die Indikatoren für Selbstregulation wie im Lebensflussmodell erläutert.
9) Beginn der *Trichtertechnik:* Richten Sie die Aufmerksamkeit auf die Propriozeption (Körpergefühl und räumliche Orientierung des Patienten): »Spüren Sie Ihre Füße auf dem Boden und Ihren Körper auf dem Stuhl …« (Fragen Sie ggf. nach, ob der Patient eine Decke benötigt, um ein Gefühl der Sicherheit zu haben.).
10) Beginnen Sie mit der *exterozeptiven Orientierung* (Lenken der Aufmerksamkeit des Patienten auf die äußere Umgebung): »Drehen Sie Ihren Kopf langsam nach rechts und links, schauen Sie sich um und nennen Sie mir einige Dinge, die Sie sehen oder hören« … »Nehmen Sie den Klang meiner Stimme wahr …«
11) *Induktion mittels der Trichtertechnik:* »Lassen Sie uns ganz langsam einatmen [Pause] … halten Sie den Atem einen Moment lang an (Pause) … und schließen

Sie dann die Augen ... [Pause] ... ganz entspannt ... [erste dissoziative Aussage] [Pause]. Wenn Sie Ihre Augen schließen, lassen Sie sich von meiner Stimme durch Ihr Inneres begleiten.« *Optional:* Verwenden Sie während des Ausatmens die Laute »wuuh«, »mmm« oder »ohmmm«. Dies hilft, die Reaktion des ANS zu regulieren, wenn Patienten zu Beginn der Sitzung Angst verspüren.

12) *einen Sicheren Ort finden:* »Konzentrieren Sie sich nun auf Ihren Körper und reisen Sie langsam durch den Körper, ganz langsam ... erlauben Sie sich, einen Ort des Wohlbefindens in Ihrem Körper zu finden. Alternativ können Sie auch einen Ort der Sicherheit in Ihrem Körper finden oder spüren, einen Ort des inneren Wohlbefindens oder einen Ort des inneren Friedens. Ich frage mich, wo [Wir gehen davon aus, dass es einen solchen Ort gibt!] in Ihrem Körper dieser Ort sein könnte?« Wenn der Patient Schwierigkeiten hat, seine Aufmerksamkeit ganz auf den Körper zu richten, oder es ablehnt, dies zu tun, verwenden Sie ein anderes Skript, um einen Sicheren Ort zu finden, indem Sie ihn beispielsweise einen äußeren Ort der Sicherheit, Ruhe oder des inneren Friedens imaginieren lassen.
13) *Nutzen Sie interozeptive Orientierung:* »Lassen Sie mich wissen, was Sie in Ihrem Körper spüren.« Ziel ist nicht, ein Gefühl (Emotion) hervorzurufen, sondern vielmehr eine körperliche Empfindung wie Wärme, angenehmes Kribbeln, Kühle, Pulsieren oder Ausdehnung.
14) *Abschluss der Trichtertechnik und interozeptive Verstärkung:* »Beschreiben Sie mir bitte, was Sie in Ihrem Körper spüren«: Wärme, Kühle, ein angenehmes Kribbeln usw. Es muss eine körperliche Empfindung sein. Verwenden Sie ggf. Selbstberührung und titrieren Sie die Empfindung (schrittweises, langsames Explorieren einer Körperempfindung, um zu erkennen, was im Körper geschieht).
15) Der Therapeut erzählt die *»Teile-Geschichte«*, um den Prozess der Orientierung des Patienten in Richtung Teile-Arbeit und insbesondere auf den Zugang zu einem ressourcenreichen Ego-State zu lenken. Er sagt zum Patienten:
»Es dürfte für Sie interessant sein zu erfahren, dass wir alle verschiedene Persönlichkeitsanteile haben. Sie haben solche Teile, und ich habe solche Teile ebenfalls. Sie sind Teil unseres Nervensystems und daher ganz natürlich. Einige dieser Teile wurden Teil unserer Persönlichkeit, als wir noch klein waren, und halfen uns in verschiedenen Kontexten und Situationen. Einige dieser Teile, die wir Ego-States, Aspekte oder Facetten unseres Selbst nennen, wurden erst viel später in unserem Leben Teil unserer Persönlichkeit. Alle unsere Teile sind wichtig, weil ihre Funktion für unser Nervensystem unerlässlich ist. Sie alle wollen nur helfen. Das Nervensystem schützt uns und hilft uns, zu überleben und in Sicherheit zu bleiben. Daher verdienen sie alle Respekt und haben das Recht, gehört zu werden. Ich würde sehr gerne einige Ihrer unterschiedlichen inneren Teile kennenlernen. Deshalb werde ich jeden einzelnen von ihnen bitten, für ein Gespräch zu uns zu stoßen, damit ich Sie und Ihr Problem besser verstehen kann.«
16) Der Therapeut konzentriert sich darauf herauszufinden, ob es bereits *einen möglichen ressourcenreichen Ego-State* gibt, sei er bewusst oder unbewusst. Falls ein solcher States tatsächlich existiert, aktivieren Sie ihn und befragen Sie ihn. Beginnen Sie damit, die Fakten zu den Ressourcen des Patienten und seinen früheren Erfahrungen mit Ressourcenreichtum, die während des Erstgesprächs erwähnt wurden, (mental) zu notieren. Achten Sie auf den Informations- und Energiefluss zwischen dem Patienten und dem Ego-State, um sicherzustellen, dass Sie mit dem Ego-State und nicht mit dem Patienten kommunizieren. Es geht darum, den ressourcenreichen State vom Patienten zu dissoziieren, damit der Patient seine erste Dissoziationserfahrung machen und auf einen ressourcenreichen State sowie auf ressourcenreiche Erfahrungen und Erinnerungen zugreifen kann.

17) Verwenden Sie *dissoziative Sprache*, wenn Sie den Ego-State aktivieren, indem Sie über Frau A., die Patientin, als Objekt sprechen: Wechseln Sie in die dritte Person Singular:
»Frau A. hat mir einige interessante Dinge über sich erzählt ...« Erwähnen Sie sowohl die ressourcenreichen als auch die belastenden, traumatischen oder aktivierenden Erfahrungen, von denen die Patientin während des Erstgesprächs berichtet hat, um Hypothesen über die Existenz eines möglichen ressourcenreichen Ego-States zu überprüfen. Versuchen Sie, die Wortwahl der Patientin zu verwenden. »Frau A. hat mir während des ersten Gesprächs erzählt, dass sie trotz vieler Herausforderungen und Widrigkeiten im Leben immer überlebt hat, und ich frage mich, wie sie das geschafft hat. Gibt es vielleicht einen Teil von Frau A., der in irgendeiner Weise dazu beigetragen hat, dass sie all das überstanden hat?«
18) *Aktivierung des ressourcenreichen Ego-States/Zugangsfrage:* Beginnen Sie mit einer Aktivierungsfrage, um den Ego-State hervorzulocken: »Frau A. [dissoziative Sprache] hat mir erzählt, dass sie schwierige Lebenssituationen immer irgendwie überstanden hat [Pause] ... und ich frage mich, ob es einen Teil von Frau A. gibt, der [Pause] ...« (Stellen Sie die Frage entsprechend Ihrer eigenen zuvor formulierten Hypothesen; verwenden Sie die Worte der Patientin, mit denen sie im Erstgespräch über einige ressourcenreiche Ereignisse ihres Lebens berichtet hat): »Gibt es einen Teil von Frau A., der:
    - mir mehr über ihr Leben erzählen oder mehr darüber wissen könnte, wie sie es geschafft hat zu überleben?
    - mir helfen könnte, Frau A. besser zu verstehen?
    - weiß, warum Frau A. trotz ihrer schwierigen Lebenserfahrungen in der Vergangenheit überlebt hat?
    - etwas damit zu tun hat, dass Frau A. ihre schwierigen Lebenserfahrungen überlebt hat?
    - mir dabei helfen könnte, Frau A. dabei zu unterstützen, ihr Leben mit mehr Optimismus anzugehen?
    - mir weitere Informationen darüber geben kann, wie Frau A. so viele Jahre überleben konnte?
    - sich stark, zufrieden, optimistisch oder glücklich fühlt?«
19) »Wenn ein solcher Teil von Frau A. existiert, wird der Kopf [dissoziative Sprache] ›Ja‹ nicken [Pause], ... wenn es keinen solchen Teil gibt, wird der Kopf ›Nein‹ schütteln.« Warten Sie auf eine Antwort. Es ist wichtig, dem inneren System Gelegenheit zu geben, die Existenz eines solchen States zu bestätigen oder zu verneinen. Es geht nicht darum, States zu suggerieren, sondern vielmehr darum, das ans Licht zu bringen, was im inneren System bereits vorhanden ist.
20) *Wenn der Kopf »Ja« nickt:* »Jetzt möchte ich mich an diesen Teil von Frau A. wenden/mit ihm sprechen und diesen Teil von Frau A. kennenlernen/besser verstehen. Ich werde eine Weile nicht mit Frau A. sprechen. Ich werde mich nur an diesen Teil wenden. Ich möchte, dass dieser Teil sich jetzt meldet und mit der Stimme von Frau A. sagt: ›Ich bin hier‹« (Pause). Schüttelt der Kopf »Nein«, sagen Sie: »Danke für die Mitteilung, dass es keinen solchen Teil von Frau A. gibt.« *Optional:* Erwägen Sie, eine weitere Aktivierungs-/Zugangsfrage zu stellen.
21) Warten Sie die Antwort ab: *»Ich bin hier«* (dies kann einige Sekunden oder sogar Minuten dauern). »Danke, dass du[44] gekommen bist.« – »Ich werde jetzt mit dir

44 Gewöhnlich kläre ich (WH) im Vorfeld mit dem Klienten – und ggf. einzelnen Ego-States –, ob wir im Rahmen unserer Sitzungen ggf. auf ein »Arbeits-Du« umschalten können. Im Normalfall spreche ich mit dem Klienten in der Sie-Form, mit einzelnen Ego-States – kontextabhängig bzw. dem jeweiligen Status und Alter entsprechend – meist in der Du-Form. So gut wie immer ergibt sich der richtige Umgangston automatisch, sobald sich der Ego-State zeigt.

[dem Ego-State] sprechen und dir einige Fragen stellen, während Frau A. vielleicht etwas anderes tun möchte (vielleicht am Strand spazieren gehen / im Garten oder in ihrem Büro sitzen oder wonach auch immer ihr der Sinn steht). Vielleicht möchte sie unserem Gespräch auch zuhören, das ist völlig in Ordnung.«

22) *Befragen Sie den Ego-State*, indem Sie ihm einige Fragen stellen. Verwenden Sie dabei die ganz normale Alltagssprache. Seien Sie konkret und passen Sie alle Fragen dem Alter und der Funktion des Ego-States an. Der Therapeut sollte auf einige überraschende Antworten und Erfahrungen vorbereitet sein, die in dieser Phase der Intervention auftreten können:
Fragen

- *Wertschätzung/Würdigung:* Danken Sie dem Ego-State dafür, dass er sich gezeigt hat.
- *Alter:* »Darf ich fragen, wie alt du bist?«/Wie alt ist der Ego-State? (Älter, gleichaltrig oder jünger als der Patient).
- *Arbeitsdissoziation (working dissociation):*
  Sorgen Sie für eine Arbeitsdissoziation[45], indem Sie den Ego-State bitten, Frau A. anzusehen: »Wo ist sie jetzt? Was macht sie gerade? Kann sie hören, worüber wir sprechen? Danke, dass du mir das erzählst.« Sprechen Sie über die Patientin in der dritten Person Singular. Verwenden Sie dissoziative Sprache.
- *Name oder Beschreibung:* Fragen Sie, ob der Ego-State einen Namen oder eine Bezeichnung für sich selbst hat. Lassen Sie keine abwertenden Namen zu! »Wie darf ich dich nennen?«
- (Optional) *Geschlecht:* männlich, weiblich oder neutral?
- *Ursprung, Absicht und Daseinszweck:* »Wann bist du entstanden und zu welchem Zweck? Was hast du damals für Frau A. getan und was tust du jetzt für sie?«
- *Interne Funktion:* Bestimmen Sie die Rolle des Ego-States: Job, Auftrag oder innere Verpflichtung?
- *Erinnerungen:* Welche positiven Erinnerungen hat der Ego-State?
- *Grundbedürfnis:* Fragen Sie den Ego-State, was er will und wofür er es tut oder bzw. wie er zu den Lebenserfahrungen von Frau A. beiträgt. Ermitteln Sie das Bedürfnis des Ego-States (für Sicherheit sorgen, Bindung/Beziehung, Liebe, Unterstützung, Respekt, Verständnis, Aufmerksamkeit, Anerkennung zollen, Fürsorge geben etc.).
- *Somatische Lokalisation/körperliche Symptome:* Fragen Sie den Ego-State, wo im Körper er sich befindet und was er dort tut/was sein positiver Zweck dort ist.
- *Beziehung zwischen dem Ego-State und dem Patienten:* Wie nimmt der Ego-State den Patienten wahr?
- *Beziehung zwischen dem Ego-State und anderen States:* Bestimmen Sie die Beziehung zwischen dem ressourcenreichen Ego-State und anderen ressourcenreichen States. Wer kennt wen? Gibt es weitere States, die mit bestimmten Ressourcen verbunden sind?
- *Bewusstsein für andere States:* Kennt der Ego-State andere Ego-States, die im inneren System verfügbar sind?
- (Optional) *Charakter:* Bestimmen Sie den Charakter des Ego-States (ist er hilfreich, wohlwollend, rücksichtsvoll, optimistisch, loyal usw.?).
- (Optional) *Werte:* Bestimmen Sie die Werte des Ego-States (hedonistisch, konformistisch, traditionell, altruistisch etc.).

45 Eine sogenannte Arbeitsdissoziation soll bewirken, dass nicht der Klient mit dem Therapeuten spricht, sondern der Ego-State.

- (Optional) *Weltanschauung:* Erkundigen Sie sich nach der Weltanschauung des Ego-States (religiös, spirituell, agnostisch, altruistisch usw., falls es passt).
- *Realitätsorientierung:* Realitätsorientierung des Ego-States (ist er rational, denkt er logisch, zeigt er Einsicht usw.?)
- *Anerkennung/Würdigung:* Danken Sie dem Ego-State für sein Engagement für den Patienten und dafür, dass er mit dem Therapeuten gesprochen hat. Bitten Sie den Ego-State, dorthin zu gehen, wo er gebraucht wird.
- *Wichtig:* Bestimmen Sie den Zustand der ANS-Reaktion des Teils gemäß dem Lebensflussmodell (ist der State wirklich ressourcenreich und wohlwollend?) sowie seine Position auf dem Leitermodell.

23) Beachten Sie die folgenden wichtigen Punkte, wenn Sie ressourcenreiche Ego-States aktivieren, mit ihnen kommunizieren und arbeiten:
- *Seien Sie kreativ, intuitiv und innovativ.* Nutzen Sie Techniken aus Ihrem therapeutischen Werkzeugkoffer, Ihr Wissen, Ihre Weisheit und Ihre Erfahrung als Therapeut. Die Idee ist, dass sich der Therapeut an die unlogische Innenwelt (implizites Gedächtnis) des Patienten anpasst.
- *Bleiben Sie* mit dem ressourcenreichen Ego-State *in Verbindung* und beziehen Sie ihn ein, indem Sie den Ego-State als Ressource mit der ventral-vagalen Sicherheit in Verbindung halten und präsent sind. »Du bist nicht allein, ich bin bei dir. Ich möchte, dass du weißt, dass es meine Absicht ist, dich besser kennenzulernen, um Frau A. zu helfen und zu schützen.«
- *Machen Sie deutlich*, dass *die Ziele* dieser Sitzung darin bestehen, Ruhe, Erdung, Stabilisierung, Ich-Stärkung, Ressourcenaktivierung zu fördern und mögliche zu hohe Aktivierungslevel zu senken sowie Verbundenheit herzustellen, zu co-regulieren und ein Gefühl der inneren Sicherheit zu schaffen. Sind die emotionale Aufladung und die Aktivierung zu Beginn der Therapie zu hoch, kann dies die integrativen Funktionen, das körperliche Wohlbefinden und sogar die Gedächtnisverarbeitung beeinträchtigen. Ein durchschnittliches, positives Aktivierungsniveau reicht aus, um die Ressourcen zu stärken, körperliche und emotionale Stabilität wiederherzustellen, ein neues Gleichgewicht zu erreichen und innere Sicherheit zu schaffen.
- *Verwenden Sie eine normale/alltägliche Sprache*, wenn Sie mit dem ressourcenreichen Ego-State sprechen, und drücken Sie sich konkret aus. Verwenden Sie einen permissiven Kommunikationsstil: »Möchtest du/darf ich fragen … Ich frage mich, ob du möglicherweise in Betracht ziehen würdest … Vielleicht möchtest du …«
- *Das Utilisationsprinzip:* Der Therapeut sollte bei der Arbeit mit ressourcenreichen Ego-States das Erickson'sche Utilisationsprinzip (Erickson a. Rossi 1985) nutzen. Utilisieren Sie alles, was nötig ist, um einen ressourcenreichen Ego-State innerhalb des inneren Systems zu finden. Nutzen Sie alle möglichen Ressourcen, Stärken, Bezugspersonen aus Vergangenheit und Gegenwart, religiöse und spirituelle Introjekte, die Geschichte des Patienten, seinen Kommunikationsstil, seine Hobbys, Interessen usw., um den Patienten zu stabilisieren und zu beruhigen, bevor die klinische Arbeit beginnt.
- Unterstützen Sie sowohl den Patienten als auch den Ego-State dabei, *Veränderungen des ANS* im Körper und im inneren System zu erleben.
- Bleiben Sie mit dem Patienten und dem ressourcenreichen Ego-State durch *wechselseitige interaktive Co-Regulation* in Kontakt (»wechselseitige interaktive Co-Regulation« bezeichnet laut Schwartz und Maiberger [2020] einen dynamischen Prozess, in dem zwei Personen sich gegenseitig emotional und physiologisch beeinflussen und regulieren, um während der therapeutischen Interaktion Sicherheit und Verbundenheit zu schaffen). »Wir machen das ge-

meinsam, und du bist jetzt bei mir.« Seien Sie präsent und unterstützen Sie den Ego-State, indem Sie sicherstellen, dass er wirklich ressourcenreich ist, wodurch ein Gefühl der Sicherheit entsteht und die Selbstregulation und der Fluss innerhalb des Nervensystems verbessert werden.

- *Beurteilen Sie, ob eine therapeutische Berührung angemessen ist*, um die Empfindungen des Ego-States zu verfolgen. Berücksichtigen Sie die verschiedenen Arten therapeutischer Berührungen, wie sie von Hartman (WH) erläutert werden. Holen Sie immer die Erlaubnis ein, den Patienten und den Ego-State zu berühren und zu orientieren, was den Aufenthaltsort und die physische Präsenz des Therapeuten anbelangt. Richtig durchgeführt kann eine therapeutische Berührung sehr unterstützend, stabilisierend und beruhigend wirken.

24) *Heben Sie die Arbeitsdissoziation auf:* Kehren Sie den Informations- und Energiefluss um, indem Sie sagen: »Und jetzt möchte ich wieder mit Frau A. sprechen. Frau A, sind Sie da?« (Sprechen Sie wieder direkt Frau A. an.)
25) *Führen Sie* Frau A. *zurück in den Ressourcenbereich* im Körper, um die Patientin zu stabilisieren und sie dann zu reorientieren.
26) *Reorientierung:* Sprechen Sie nun schneller und sagen Sie: »In einem Moment werde ich Sie, Frau A., bitten, anhand meiner Stimme hierher zurückzukommen.« Der Therapeut sollte nun schneller sprechen. »Sie können jetzt einen tiefen Atemzug nehmen, anfangen, Ihre Augen zu öffnen, und mich ansehen« (Aktivieren des ventral-vagalen Systems).
27) *Nutzen Sie erneut Exterozeption:* Der Patient schaut sich im Raum um, und der Therapeut lächelt (soziale, ventral-vagale Interaktion).
28) *Räumliche Reorientierung:* Führen Sie Augenbewegungsübungen durch und leiten Sie den Patienten an, den Hals nach rechts und links zu drehen, um die Beweglichkeit des Nackens zu fördern. Schließen Sie Seufzen, Sich-Strecken, Ausschütteln und Entspannungsübungen sowie Atemübungen aus dem Yoga u. a. ein. Laden Sie den Patienten ein, aufzustehen und im Raum herumzugehen.
29) *Reflexion:* Small Talk und weitere Übungen zur Erdung und Stabilisierung. Besprechen Sie nicht, was in der nächsten Sitzung behandelt werden wird. Dies könnte bei einem depressiven Patienten Symptome reaktivieren.

Intervention: Kommunikation mit Frau A.s ressourcenreichem Ego-State »die Läuferin«

Um den ressourcenreichen Ego-State von Frau A. gemäß dem oben genannten Protokoll zu aktivieren, ging ich (WH) wie folgt vor:

Als der ressourcenreiche Ego-State auftauchte, sagte er:

> »Ich bin hier«,

und signalisierte damit seine Anwesenheit. Ich als Therapeut begrüßte den Teil herzlich:

> »Danke, dass du gekommen bist. Ich möchte dich gerne verstehen und besser kennenlernen.«

Mit dissoziativer Sprache lud ich den State ein, sich selbst zu beschreiben. Er bezeichnete sich als *die Läuferin,* eine jüngere, zielstrebige und willensstarke Version von Frau A., die Disziplin und Ausdauer lebte und liebte. Auf die Frage nach ihrem Daseinszweck antwortete *die Läuferin:*

»Ich habe sie vorangebracht, als alles unmöglich schien; das ist meine Aufgabe.«

Ich erkundigte mich nach ihrem Ursprung:

»Wann bist du entstanden?«

Die Läuferin erklärte, dass sie in der Pubertät erschienen sei, als Frau A. für Marathonläufe trainierte, und dass sie Resilienz und Selbstbestimmung verkörpere. *Die Läuferin* fuhr fort:

»Ich bin ihr Sportlerinnen-Ich, das zu Ende bringt, was ich angefangen habe.«

Ich vertiefte das Gespräch:

»Was wünscht du dir jetzt für Frau A?«

Die Läuferin antwortete:

»Ich möchte, dass sie mir wieder vertraut, sich stark und frei fühlt und mich wieder in ihr Leben lässt. Sie braucht mich, aber sie hat keinen Kontakt mehr zu mir.«

Plötzlich tauchten positive Erinnerungen auf – morgendliche Läufe, das Überqueren der Ziellinie, das Gefühl von Kraft und Lebendigkeit. Ich verstärkte diese Verbindung mit einer Erickson'schen Technik:

»Wann immer Frau A. Kraft oder Ruhe braucht, kannst du wieder für sie da sein, denn sie braucht dich jetzt mehr denn je in ihrem Leben.«

Die wechselseitige interaktive Co-Regulation wurde während des gesamten Gesprächs aufrechterhalten, damit Sicherheit und ventral-vagale Aktivierung gewährleistet sind. Dieser Austausch weckte Hoffnung und Handlungsfähigkeit und ermöglichte es Frau A., einen wichtigen Teil ihrer selbst als dauerhafte Ressource zurückzugewinnen.

Ich beugte mich leicht vor und fragte:

»Wie könntest du Frau A. jetzt in ihrem täglichen Leben helfen?«

Die Läuferin schwieg einen Moment und sagte dann klar und deutlich:

»Sie muss wieder in Bewegung kommen – nicht nur körperlich, sondern auch geistig, sie muss ihre beruflichen Verpflichtungen wieder aufnehmen. Ich kann sie daran erinnern, wie es sich anfühlt, etwas zu Ende zu bringen, stolz zu sein.«

Ich hakte nach:

»Wie würde das heute konkret aussehen?«

Die Läuferin antwortete:

»Klein anfangen – sie muss sich neu definieren und wiederfinden, indem sie nach draußen geht, frische Luft atmet und wieder Kontakt zu Freunden und Kollegen aufnimmt. Jeder kleine Schritt ist ein Sieg.«

Auf die Frage nach emotionaler Unterstützung sagte *die Läuferin*:

> »Ich kann ihr den Rhythmus des Laufens geben – den gleichmäßigen Takt, der ihre Gedanken beruhigt, so wie ich es früher getan habe. Wenn sie sich überfordert fühlt, werde ich ihr helfen, sich auf ein Ziel nach dem anderen zu konzentrieren, wie zum Beispiel die Ziellinie.«

Ich bekräftigte diese Absicht:

> »Du wirst ihr also zu Struktur, Bewegung und Hoffnung verhelfen?«

Die Läuferin bejahte dies und fügte hinzu:

> »Ja, und ich werde sie daran erinnern, dass sie eine starke, prinzipientreue Frau ist. Sie kann wieder Kontakt zu Freunden aufnehmen, ihren Tag planen und Fortschritte feiern.«

Ich dankte der *Läuferin* für ihr Engagement und äußerte den Vorschlag, dass Frau A., wann immer sie sich festgefahren fühle, *die Läuferin* kontaktieren solle, um neuen Schwung und Selbstvertrauen zu gewinnen. Dieses Gespräch verwandelte *die Läuferin* von einer Erinnerung in eine aktive Verbündete, die mehr als bereit ist, Frau A. in ihrem Alltag zu unterstützen.

Die Aktivierung des *Läuferinnen*-States durch den Therapeuten war laut Polyvagaltheorie von zentraler Bedeutung dafür, die Funktion des ANS von Frau A. wiederherzustellen. Frau A., die sich zunächst in einem Zustand der Immobilität aufgrund dorsal-vagaler Abschaltung befand, wurde durch Erdungs- und Orientierungsübungen in Richtung Sicherheit geführt und dann dazu eingeladen, sich mit der *Läuferin* zu verbinden – einem jüngeren, entschlossenen Teil ihrer selbst. Mit der Frage »Wie könntest du Frau A. jetzt in ihrem Alltag helfen?« rief der Therapeut Bilder und Aussagen wach, die mit Bewegung, Rhythmus und Leistung verbunden waren und das sympathische Nervensystem auf kontrollierte, ressourcenorientierte Weise sanft mobilisierten. *Die Läuferin* schlug praktische Schritte vor: »Klein anfangen – sie muss sich neu definieren und wiederfinden, indem sie nach draußen geht, frische Luft atmet und wieder Kontakt zu Freunden und Kollegen aufnimmt«, und sie nannte emotionale Strategien wie die Konzentration auf *ein Ziel nach dem anderen*. Diese Hinweise führten zu einer sicheren Aktivierung, während die ventral-vagale Aktivität durch wechselseitige interaktive Co-Regulation, sanfte Prosodie, bestätigende Aussagen und Blickkontakt aufrechterhalten wurde. Dieser duale Prozess ermöglichte es Frau A., zwischen Aktivierung und Selbstberuhigung zu pendeln und so ihre Flexibilität und Resilienz zurückzugewinnen. Durch die Verkörperung der Eigenschaften der *Läuferin* – Disziplin, Rhythmus und Selbstvertrauen – erlebte Frau A. eine physiologische Veränderung, weg von Zusammenbruch hin zu Aktivität und Engagement. *Die Läuferin* verwandelte sich von einer fernen Erinnerung in eine aktive Verbündete, die nur allzu bereit war, sie in ihrem täglichen Leben zu unterstützen und ihrer Hoffnung und Integration neuen Auftrieb zu geben.

Sitzungen 7–9

Bei diesen Sitzungen sind die Interventionen als *drei längere (Doppel-)Sitzungen* angelegt, wobei Flexibilität immer Vorrang vor reglementierten Inhalten und dem strikten Vorgehen nach traditionellen strukturierten Therapiemethoden hat. Gemäß der Polyvagaltheorie betont der Ansatz die Förderung von ANS-Regulation und Neurozeption von Sicherheit als Grundlage für den therapeutischen Fortschritt. Innere korrigierende Erfahrungen werden durch kombinierte Pendel- und Titrierungstechniken (wie an anderer Stelle in diesem Beitrag beschrieben) erleichtert, die ein Oszillieren zwischen einzelnen Ego-States mit oder ohne zusätzlichen Einsatz von klinischer Hypnose ermöglichen. Nachdem ein als sicher empfundener Kontext etabliert ist – entweder intern oder extern –, wird über direkten Erfahrungskontakt und verbale Exploration ein ressourcenreicher Ego-State aktiviert und eingebunden. Anschließend verlagert sich der therapeutische Fokus auf symptom- und traumaassoziierte Ego-States, die funktional mit früheren Stressoren verbunden sind und inzwischen maladaptiven Einfluss auf die gegenwärtige Funktionsfähigkeit haben. Das geführte Hin und Her zwischen diesen States wird so lange fortgesetzt, bis der innerpsychische Konflikt gelöst, eine Entladung der verbliebenen Traumaenergie erreicht und eine vollständige Integration des zuvor dissoziierten Materials erfolgt ist, wodurch die adaptive Selbstregulation und Kohärenz wiederhergestellt wird.

Protokoll 5: Verlagern der Aufmerksamkeit/des Bewusstseins und Körperpendelübung für depressive Patienten (Hartman 2025)

Wichtiger Hinweis: Um die Sicherheit des Patienten zu gewährleisten und die therapeutische Stabilität aufrechtzuerhalten, sollten Sie das Protokoll anpassen, wenn die Intervention übermäßige Belastung hervorruft oder überwältigend wird. In solchen Fällen müssen Sie den Prozess auf drei separate Sitzungen verteilen, um die Regulation zu unterstützen und eine Destabilisierung zu verhindern.

1) *Orientierung im Hier und Jetzt/propriozeptive Orientierung:* »Bitte bleiben Sie bei mir, Sie sind jetzt bei mir.« Konzentrieren Sie sich auf die Sitzposition des Patienten: beide Füße flach auf dem Boden. »Spüren Sie das Gewicht Ihres Körpers auf dem Stuhl und nehmen Sie die Rückenlehne Ihres Stuhls wahr. Ja, spüren Sie das für einen Moment, genau so.«
2) *Exterozeptive Orientierung für Sicherheit:* Der Patient schaut sich nun um und bewegt dabei langsam den Kopf. »Darf ich Sie bitten, Ihren Kopf und Hals langsam nach rechts und links zu drehen und sich dabei umzuschauen, wo genau Sie sich befinden? Schauen Sie sich Dinge an, die Ihnen ein gutes und sicheres Gefühl geben. Vielleicht möchten Sie mir ein paar Dinge nennen.«
3) *Orientierung in Richtung eines ressourcenreichen Teils:* »Erlauben Sie sich nun, an einen Teil früher in Ihrem Leben zu denken, an einen jüngeren Teil, der sich am ehesten so gefühlt hat, wie Sie sein und sich fühlen möchten. Sie haben sich einfach so gut gefühlt, Sie waren gesund, positiv und wohlauf. Sie hatten keinerlei Depressionen, Ängste, Sorgen, Schmerzen oder Beschwerden. Es sollte ein Teil von Ihnen sein, in dem Ihre gesamte Energie positiv eingesetzt wurde und Sie ausschließlich positive (oder neutrale) Gefühle sich selbst und Ihrem Kör-

per gegenüber hatten.« Oder: »Denken Sie an einen Teil von sich, wo Sie sich emotional und körperlich ganz bei sich gefühlt haben. Sie haben sich einfach sicher, gut und wohlgefühlt und konnten optimale Leistungen erbringen. Sie hatten keinerlei Depressionen, Ängste, Schmerzen oder Beschwerden. Es ist ein Teil von Ihnen, in dem Ihre gesamte Energie positiv eingesetzt wurde und Sie ausschließlich positive (oder neutrale) Gefühle sich selbst und Ihrem Körper gegenüber hatten.« – »Lassen Sie uns jetzt gemeinsam dorthin gehen, und erzählen Sie mir, was Sie gerade empfinden.« Nutzen Sie das SIBAM-Modell, um die Erfahrung zu verstärken, und lassen Sie den ressourcenreichen Teil direkt mit Ihnen, dem Therapeuten, sprechen (Levine 2010). Peter Levines SIBAM-Modell (***S**ensation*/Körperempfindung, ***I**mage*/Innere Bilder, ***B**ehaviour*/Verhalten, ***A**ffect*/Emotionen, ***M**eaning*/Bedeutung, Sinnhaftigkeit) beschreibt, wie eine traumatische Erfahrung über fünf miteinander verbundene Wahrnehmungskanäle im Körper gespeichert wird. Indem sie diese Kanäle erkunden und verknüpfen, können Menschen Traumata behutsam verarbeiten und loslassen und so ein Gefühl von Regulation und Kohärenz im Nervensystem wiederherstellen. Führen Sie ein Gespräch mit dem Ego-State, bauen Sie eine therapeutische Allianz mit ihm auf und bitten Sie ihn um seine Mitarbeit und Unterstützung.

4) *interozeptive Orientierung und Erfahrung:* Fragen Sie den Ego-State: »Was erlebst und spürst du gerade in deinem Körper? Bitte beschreibe es mir« (leicht/schwer, warm/kühl, pulsierend usw.).
5) *Verfolgen und Titrieren:* »Sei jetzt einmal neugierig und folge der Empfindung in deinem Körper [des Ego-States], genau jetzt. Wo genau spürst du sie in deinem Körper? Was macht sie? Bleibt sie an einer Stelle oder bewegt sie sich? Folge ihr einfach. Bleiben wir bei dieser Empfindung und erleben wir sie einen Moment lang …« Nutzen Sie das SIBAM-Modell, um die Erfahrung zu verstärken.
6) *Verlagern Sie die Aufmerksamkeit auf eine unangenehme/belastende, aktivierende Erfahrung aus der Vergangenheit* oder einer Zeit, in der der Patient jünger war, oder auf einen belasteten, symptomassoziierten Teil, der eine defensive Reaktivität ausgelöst hat, z. B. Schlafstörungen, Früherwachen, Grübeln, ausgeprägte Anhedonie und Suizidgedanken (wie es bei Frau A. der Fall war).
»Sehr bald werden wir unsere Aufmerksamkeit wieder auf eine andere Erfahrung richten. Vielleicht eine Erfahrung von Unbehagen oder ein belastendes Ereignis, als Sie jünger waren, das Sie überstanden und überwunden haben, das jedoch mit Schlafstörungen, Früherwachen, Grübeln, mangelnder Freude am Zusammensein mit anderen und Selbstmordgedanken verbunden war« (verwenden Sie eine Skala von 1 bis 10). »Gehen wir jetzt gemeinsam dorthin, Sie und ich, und sagen Sie mir, wenn Sie es erleben. Lassen Sie nun diesen jüngeren Teil von sich direkt mit mir sprechen, mit seiner eigenen Stimme. Lassen Sie den belasteten Teil direkt mit mir, dem Therapeuten, sprechen.« Führen Sie ein Gespräch mit dem belasteten Ego-State, bauen Sie eine therapeutische Allianz mit ihm auf und bitten Sie ihn um seine Mitarbeit und Unterstützung.
   - »Erlauben Sie sich jetzt, an diese unangenehme Erfahrung oder dieses belastende Ereignis zu denken.«
   - »Stellen Sie sich das Ereignis vor und lassen Sie den jüngeren belasteten Teil von sich jetzt direkt mit mir sprechen.«
   - »Denken Sie daran, dass ich bei Ihnen bin. Wir machen das gemeinsam.«
   - »Bleiben Sie bei diesem Ereignis, während Sie bei mir sind«.
   - »Was *erleben* Sie *jetzt gerade*, und was *spüren Sie gerade in Ihrem Körper*? Seien Sie neugierig darauf, was Sie spüren. Bitte beschreiben Sie es mir.« Fragen Sie nach der interozeptiven Erfahrung, verfolgen Sie sie und titrieren Sie sie langsam. Nutzen Sie das SIBAM-Modell, um die Erfahrung zu verstärken.

- Lassen Sie den belasteten, symptomassoziierten Teil direkt mit dem Therapeuten sprechen. Führen Sie ein Gespräch mit diesem aktivierten Ego-State, bauen Sie eine therapeutische Allianz mit ihm auf und bitten Sie ihn um seine Mitarbeit und Unterstützung.

7) Verlagern Sie das Bewusstsein zurück *zum ursprünglichen ressourcenreichen Ego-State:* »Kehren wir jetzt zurück zu unserem Ausgangspunkt, also zu dem ressourcenreichen Teil aus Ihrer früheren Lebensphase, der sich am ehesten so gefühlt hat, wie Sie sein und sich fühlen möchten. Dieser jüngere Teil von Ihnen fühlte sich sehr wohl, gesund, verbunden und positiv. Sie hatten keinerlei Depressionen, Ängste, Schmerzen oder Beschwerden. Dies ist der ressourcenreiche Teil von Ihnen, in dem Ihre gesamte Energie positiv eingesetzt wurde und Sie ausschließlich positive (oder neutrale) Gefühle sich selbst und Ihrem Körper gegenüber hatten.
Was passiert gerade? Was *erleben* Sie *jetzt gerade*, und was *spüren Sie in Ihrem Körper*?« Geben Sie Affirmationen wie: »Ahh, ist das nicht interessant? Bleiben wir dabei.« Fragen Sie nach der interozeptiven Erfahrung und verfolgen Sie sie. Nutzen Sie das SIBAM-Modell, um die Erfahrung zu vertiefen.

8) Verlagern Sie die Aufmerksamkeit erneut auf eine Herausforderung oder ein schwieriges *Ereignis aus der Jugend des Patienten, das ihn depressiv und hoffnungslos gemacht hat, das er jedoch überstanden und überwunden hat*: Das Ziel ist es, einen traumaassoziierten, depressiven kollabierten State anzusprechen, der versucht hatte, eine wahrgenommene Bedrohung durch Passivität und Rückzug zu minimieren.
»Sehr bald werden wir unsere Aufmerksamkeit wieder auf eine andere Erfahrung lenken – vielleicht eine Herausforderung oder ein schwieriges Ereignis aus Ihrer Jugend, das Sie depressiv und hoffnungslos gemacht hat, das Sie aber überstanden und überwunden haben. De facto sind Sie aus dieser Erfahrung gestärkt, besser und widerstandsfähiger hervorgegangen. Lassen Sie uns jetzt gemeinsam dorthin gehen, und erzählen Sie mir, was Sie gerade erleben und empfinden.«
   - »Denken Sie jetzt an diese schwierige Erfahrung oder dieses Ereignis, das Sie depressiv und hoffnungslos gemacht hat, das Sie aber überstanden und überwunden haben und aus dem Sie gestärkt, besser und widerstandsfähiger hervorgegangen sind.«
   - »Stellen Sie sich diese Erfahrung vor und lassen Sie den Teil von sich, der Sie damals depressiv und hoffnungslos gemacht hat, der aber alles überstanden und überwunden hat, jetzt direkt mit mir sprechen.«
   - »Denken Sie daran, dass ich bei Ihnen bin. Wir machen das gemeinsam.«
   - »Bleiben Sie bei diesem Ereignis, während Sie bei mir sind.«
   - »Was *erleben* Sie jetzt gerade und was *spüren* Sie gerade in Ihrem Körper? Seien wir neugierig darauf, was Sie *spüren*. Bitte beschreiben Sie es mir.« Fragen Sie nach der interozeptiven Erfahrung, verfolgen Sie sie und titrieren Sie sie. Nutzen Sie das SIBAM-Modell, um die Erfahrung zu verstärken.
   - Lassen Sie den depressiven Teil, der sich hoffnungslos fühlt, aber überlebt und überwunden hat, direkt mit dem Therapeuten sprechen. Führen Sie ein Gespräch mit dem depressiven Ego-State, bauen Sie eine therapeutische Allianz mit ihm auf und fragen Sie, ob es noch etwas gibt, das er braucht, um die Erfahrung zu überwinden. Nutzen Sie das SIBAM-Modell, um die Erfahrung zu vertiefen.

9) Verlagern Sie das Bewusstsein nun *zurück zum ursprünglichen ressourcenreichen Ego-State:* »Und jetzt kehren wir zurück zum Ausgangspunkt, das heißt zu dem ressourcenreichen Teil von Ihnen, der sich am ehesten so fühlt, wie Sie sein und sich fühlen möchten. Dieser Teil von Ihnen ist ressourcenreich, fühlt sich aus-

gesprochen gut, gesund, positiv und einfach wohl. Sie haben keinerlei Depressionen, Ängste, Schmerzen oder Beschwerden. Dies ist der ressourcenreiche Teil von Ihnen, in dem Ihre Energie positiv eingesetzt wird und Sie ausschließlich positive (oder neutrale) Gefühle sich selbst und Ihrem Körper gegenüber haben.« »Was geschieht gerade? *Was erleben Sie jetzt gerade, und was spüren Sie gerade in Ihrem Körper?*« Geben Sie Affirmationen wie: »Ahh, ist das nicht interessant? Bleiben wir dabei.« Fragen Sie nach der interozeptiven Erfahrung und verfolgen Sie sie. Nutzen Sie das SIBAM-Modell, um die Erfahrung zu verstärken.

10) Verlagern Sie abschließend die Aufmerksamkeit *auf eine sehr schwierige Erfahrung oder ein Ereignis, das der Patient als Beginn oder Ursprung seiner Depression ansieht* (auslösendes Ereignis):
»Sehr bald werden wir unsere Aufmerksamkeit wieder auf eine andere Erfahrung richten. Können Sie eine Erfahrung oder ein Ereignis ausmachen, das Sie als Hauptursache für Ihre depressiven Symptome ansehen – vielleicht ein besonders schwieriges oder belastendes Ereignis – und das weiterhin Einfluss auf Ihr aktuelles Erleben hat? Möglicherweise dauert das Ereignis oder die Erfahrung noch an oder ist noch nicht vorbei. Sie leiden immer noch unter den lähmenden Auswirkungen dieses bestimmten Ereignisses [Symptome wie Appetitlosigkeit, starke psychomotorische Verlangsamung, Niedergeschlagenheit, Hoffnungslosigkeit, Selbstkritik, Wertlosigkeit, Müdigkeit, verminderte Konzentrationsfähigkeit, Schlafstörungen und zeitweise Suizidgedanken], vielleicht sind Sie ja immer noch sehr deprimiert deswegen und leiden immer noch unter den Nachwirkungen dieses Ereignisses [verwenden Sie eine Skala von 1 bis 10]. Lassen Sie uns jetzt einfach für kurze Zeit dorthin gehen, Sie und ich zusammen, und dann erzählen Sie mir, was Sie erleben und empfinden.«
    - »Stellen Sie sich diese sehr schwierige Erfahrung vor und lassen Sie den Teil von sich, der sich immer noch deprimiert und hoffnungslos fühlt, jetzt direkt mit mir sprechen.«
    - »Denken Sie daran, dass ich bei Ihnen bin. Wir machen das gemeinsam. Was passiert gerade?«
    - »Was spüren Sie jetzt gerade in Ihrem Körper? Bitte bleiben Sie dabei.«
    - »Wenn der Körper jetzt sprechen könnte, was würde er uns sagen? Was spürt er?«
    - »Lassen Sie den Körper uns einen Impuls senden – wie eine Botschaft, was er gerade braucht. Braucht er Bewegung, einen tiefen Atemzug oder vielleicht sogar einen Laut? Fragen Sie den Körper, was er gerade von Ihnen braucht. Einen tiefen Atemzug, eine Bewegung oder einen Laut usw.«
    - »Ahh, ich habe gerade eine Bewegung bemerkt« (in den Fingern/Schultern/Beinen usw.). »Was wollen uns diese Körperteile sagen?«
    - »Erlauben Sie sich jetzt, tief durchzuatmen, und spüren Sie Ihre Atmung … nehmen Sie Kontakt zu Ihrer Atmung auf. Konzentrieren Sie sich beim Einatmen auf die positiven Empfindungen, Gedanken und Vorstellungen, die Sie in Ihrem Leben erleben, und konzentrieren Sie sich beim Ausatmen auf die Unannehmlichkeiten und Spannungen, die Sie in Ihrem Leben erlebt haben und noch immer erleben, und bleiben Sie dabei.« Wiederholen Sie dieses Atemmuster zwei- bis dreimal.
    - Verfolgen: »Lassen Sie den Körper den Bewegungen folgen und schauen wir, was als Nächstes passiert.« Fragen Sie nach der interozeptiven Erfahrung, verfolgen und titrieren Sie sie. Nutzen Sie das SIBAM-Modell, um die Erfahrung zu vertiefen.
11) Implementieren Sie eine *Top-down-Strategie (*Modulation/Regulation, Reframing, kognitives Umstrukturieren, Neuinterpretation, Rekontextualisierung, Neudefini-

tion, Re-Storying usw.): Beginnen Sie mit einem *Bottom-up-Ansatz und einer aktivierenden Strategie*, die Bewegung, Atemübungen usw. umfasst, kombiniert mit kognitiver Umstrukturierung, um den Patienten von der *impliziten Erfahrung* (dem traumatisierten State) zu einem *expliziten Bewusstsein* (Orientierung auf das Hier und Jetzt) zu führen. Führen Sie den Patienten schrittweise *von der Vergangenheit zur Gegenwart*, indem Sie ein neues Narrativ anbieten und eine neue Interpretation und einen neuen Kontext präsentieren. Nutzen Sie die folgenden Richtlinien:

- *Zeit:* »Sie [verwenden Sie den Namen des Patienten] waren damals allein und verletzlich, aber jetzt sind Sie hier bei mir und können jetzt stärker, unabhängiger und mutiger werden.«
- *Person:* »Damals waren Sie ein Kind, jetzt sind Sie erwachsen.«
- *Ort:* »Damals waren Sie unter diesen Umständen dort, aber jetzt sind Sie hier bei mir, gesund und munter.«
- *Rekontextualisierung:* »Das Trauma gehört der Vergangenheit an, und jetzt sind Sie mit Ihrer Familie zusammen und haben ein neues Leben mit einem neuen Ziel …«
- *Verwenden Sie einen positiven Ausgang:* »Sie haben jetzt Kraft, Sie sind jetzt in Sicherheit, Sie haben Unterstützung, und Sie sind absolut in der Lage, für sich selbst zu sorgen und sich zu schützen.«
- *Posthypnotische Suggestion und Future Pacing*, um eine nachhaltige Wirkung und *Zukunftsorientierung* zu erzielen: »Stellen Sie sich Ihr Leben in den kommenden Tagen und Wochen vor, nehmen Sie sich einen Moment Zeit, um darüber nachzudenken, was Sie tun und wie Sie sich verhalten und schützen würden, falls etwas Ähnliches wieder passieren sollte. Betrachten Sie Ihr jetziges Leben und das, was Sie erreicht haben. Spüren Sie Ihre innere Stärke und Ihren Mut weiterzumachen, gehen Sie mit Elan und Optimismus voran.«

12) Richten Sie abschließend die Aufmerksamkeit *zurück auf den ursprünglichen ressourcenreichen Ego-State:* »Und nun kehren wir zurück zu unserem Ausgangspunkt, das heißt zu dem ressourcenreichen Teil von Ihnen, der sich am ehesten so fühlt, wie Sie sein und sich fühlen möchten. Dieser Teil von Ihnen hat jede Menge Ressourcen, fühlt sich sehr gut, optimistisch, gesund und einfach wohl. Sie haben keinerlei Depressionen, Ängste, Schmerzen oder Beschwerden. Dies ist der ressourcenreiche Teil von Ihnen, in dem Ihre Energie positiv ausgerichtet ist und in dem Sie positive (oder neutrale) Gefühle sich selbst und Ihrem Körper gegenüber haben.
»Was passiert gerade? *Was erleben Sie jetzt gerade und was spüren Sie gerade in Ihrem Körper?*« Geben Sie Affirmationen wie: »Ahh, ist das nicht interessant? Bleiben wir dabei.« Fragen Sie nach der interozeptiven Erfahrung, verfolgen Sie sie und titrieren Sie sie. Nutzen Sie das SIBAM-Modell, um die Erfahrung zu vertiefen. »Möchten Sie, dass wir noch ein wenig weitermachen, oder benötigen Sie mehr Zeit, um es selbst auszuprobieren? Oder möchten Sie lieber, dass wir jetzt hier aufhören?« (Verwenden Sie eine Skala von 1 bis 10, um festzustellen, ob eine Veränderung eingetreten ist.) »Könnten Sie sich vorstellen, diese Übung zu Hause alleine zu machen?«
13) *Beurteilung:* Abschließend muss der Therapeut beurteilen, ob eine Veränderung eingetreten ist (verwenden Sie dazu eine Skala von 1 bis 10). Wenn nicht, sollten Sie in Erwägung ziehen, weiter zu pendeln. Kehren Sie dann zu der ursprünglichen Ressourcenerfahrung zurück und beenden Sie die Sitzung dort.
14) *Exterozeptive Reorientierung:* »Gleich werde ich Sie bitten, Ihre Aufmerksamkeit wieder auf den Klang meiner Stimme zu richten. Atmen Sie ruhig ein und verbinden Sie sich einfach wieder mit mir.« (Der Therapeut aktiviert das ventral-vagale

System, indem er lächelt.) »Drehen Sie Ihren Kopf und schauen Sie sich im Raum um.« (Der Kopf des Patienten kann jetzt schneller bewegt und gedreht werden.)

15) *räumliche Reorientierung:* Führen Sie Augenbewegungsübungen durch und helfen Sie dem Patienten, den Hals nach rechts und links zu drehen, um die Beweglichkeit des Nackens und des gesamten Körpers zu fördern. Beziehen Sie Seufzen, Dehnen, Sich-Schütteln und andere Entspannungstechniken sowie Atemübungen aus dem Yoga und anderen Praktiken mit ein. Bitten Sie den Patienten, aufzustehen und im Raum umherzugehen.
16) *Reflexion:* Small Talk und zusätzliche Übungen zur Erdung und Stabilisierung. Besprechen Sie nicht, was in der nächsten Sitzung behandelt wird. Dies könnte einen depressiven Patienten erneut belasten.

Intervention: Verlagerung der Aufmerksamkeit und Körper-Pendeln mit Frau A.

Entsprechend Protokoll 5 wurden die drei Sitzungen (7–9) wie folgt durchgeführt:

Überblick über die Intervention

Gemäß der Polyvagaltheorie liegt der Schwerpunkt dieses Ansatzes als Grundlage für den therapeutischen Fortschritt darauf, die Regulation des ANS und der Neurozeption von Sicherheit zu fördern. Innere korrigierende Erfahrungen werden durch integrierte Pendel- und Titrierungstechniken erleichtert, die eine Oszillation zwischen einzelnen Ego-States unter zusätzlicher Verwendung von klinischer Hypnose ermöglichen. Nachdem ein als sicher empfundener Kontext hergestellt ist, wird ein ressourcenreicher Ego-State aktiviert und durch direkten Erfahrungskontakt und verbale Exploration einbezogen. Anschließend verlagert sich der therapeutische Fokus auf symptom- und traumaassoziierte Ego-States, die funktional mit früheren Stressoren verbunden bleiben und weiterhin maladaptiven Einfluss auf die gegenwärtige Funktionsfähigkeit ausüben. Das geführte Hin und Her zwischen diesen States wird so lange fortgesetzt, bis der innerpsychische Konflikt gelöst, eine Entladung der verbliebenen Traumaenergie erreicht und eine vollständige Integration des zuvor dissoziierten Materials erfolgt ist, wodurch die adaptive Selbstregulation und Kohärenz wiederhergestellt wird.

Sitzung 7: Orientierung, Ressourcenaktivierung und Zugang zu dem ressourcenreichen Ego-State »die Läuferin«

Ziele: Etablierung einer Neurozeption von Sicherheit, ventral-vagale Aktivierung und Aktivierung des ressourcenreichen Ego-States

Schritt 1–2 – propriozeptive und exterozeptive Orientierung: Frau A. spürt die Unterstützung ihres Körpers und orientiert sich visuell an sicheren Objekten in ihrer Umgebung. Die Atmung verlangsamt sich, die Gesichtsmuskeln entspannen sich – Anzeichen für die Aktivierung des ventralen Vagusnervs.

Schritt 3 – Aktivierung des ressourcenreichen Ego-States (»die Läuferin«): Frau A. verbindet sich innerlich (durch eine hypnotische Intervention) mit ihrem jüngeren, sportlichen Ich, das mit Belastbarkeit und Ausdauer assoziiert ist. Der Therapeut exploriert diesen Ego-State ausführlich, indem er nach seinen Vorteilen und seiner Rolle im Leben von Frau A. fragt. Zu den Anzeichen des ANS gehören eine aufrechte Körperhaltung, rhythmische Beinbewegungen, ein konzentrierter Gesichtsausdruck und ein wärmerer Hautton – eine kontrollierte sympathische Mobilisierung innerhalb eines ventralen Gerüsts.

Schritt 4–5 – interozeptives Bewusstsein und Titrieren von Ressourcengefühlen zur Vertiefung der Regulation: Ich (WH) sagte:

> »Was spüren Sie in Ihrem Körper?«

Frau A. antwortete:

> »Ich spüre Leichtigkeit in meinen Beinen – so, als wollten sie sich bewegen.«

Ich sagte:

> »Bleiben Sie bei der Leichtigkeit in Ihren Beinen und lassen Sie sie sich bewegen; lassen Sie sich das bewusst werden und erinnern Sie sich daran, dass Sie schon immer die Fähigkeit hatten voranzukommen, zu siegen …«

Ich führte ein sorgfältiges Titrieren dieser sympathischen Aktivierung durch, während sie in engem Kontakt mit mir, dem Therapeuten, blieb.

Zusammenfassung ANS: Ventral-vagaler Tonus hergestellt; sympathische Aktivierung bleibt organisiert und sicher.

Reaktion der Patientin nach der Sitzung: Emotional, da die Sitzung sie an ihre früheren Stärken und Ressourcen erinnerte. WH würdigte diese Emotion als wichtig und angemessen.

Sitzung 8: Pendeln zwischen ressourcenreichen und symptomassoziierten Ego-States

Ziele: Einführung einer titrierten Hin- und Herbewegung zwischen ressourcenreichen und symptomassoziierten States, um Wut und Frustration abzubauen und gleichzeitig die Co-Regulation aufrechtzuerhalten

Schritt 6-7: Die Sitzung begann mit einem *Pendeln zum ressourcenreichen Ego-State*, wobei zunächst bestimmte positive Körperempfindungen, die mit dem *Läuferinnen*-Ego-State und anderen positiven Lebenserfahrungen verbunden sind, titriert wurden. Ich (WH) *verlagerte* dann *das Bewusstsein auf den symptomassoziierten State* (verbunden mit Selbstkritik, intensiver Wut, Schlaflosigkeit, Grübeln und mangelnder Freude am Zusammensein mit anderen). Es traten Brustenge, Gedankenrasen sowie das Gefühl geballter Fäuste auf – sympathische Aktivierung mit einem kurzen dorsalen Zug. Ich ging behutsam auf die Patientin ein (Pacing) und verstärkte die Sicherheitshinweise:

> »Lassen Sie den Teil, der mit diesen Symptomen verbunden ist, jetzt direkt zu Wort kommen und über die Stimme von Frau A. mit mir sprechen.«

Der Ego-State reagierte schnell:

»Ich bin hier. Sie kann keine Freunde haben, da sie sich wegen dem, was passiert ist, verstecken muss. Sie schämt sich wegen dem, was passiert ist. Was würden ihre Freunde von ihr denken, wenn sie wüssten, was passiert ist?«

Der Ego-State begann zu weinen. Ego-State:

»Sie muss sich verstecken. Sie ist nicht gut genug.«

Ich fragte:

»Und wo im Körper spürst du die Scham, wo ist sie im Körper gespeichert?«

Ego-State:

»In ihrem Gesicht, sie kann ihr Gesicht nicht zeigen, und in ihrer Brust und ihrem Intimbereich.«

Ich sagte:

»Okay, dann bitten wir jetzt den Körper, uns einen Impuls zu senden, was er jetzt braucht. Wenn der Körper und das Gesicht sprechen könnten, was würden sie uns sagen, was brauchen sie?«

Ego-State:

»Ich will töten!«

Ich sagte:

»Nun, das ist jetzt nicht nötig, da du ja jetzt hier bei mir bist. Du leidest immer noch wegen dem, was passiert ist. Bleib bei mir, ich bin jetzt bei dir. Du bist derjenige, der immer noch leidet, und dein Körper leidet.

Ich bin bei dir, wir machen das zusammen [wechselseitige interaktive Co-Regulation]. Öffne deine Augen und sieh mich an. Wer bin ich? … [Lächeln, der Therapeut nennt explizit seinen Namen] … ja, ich bin Dr. Hartman, der Therapeut … genau …« (Aktivieren Sie das ventral-vagale System.)

Ich beurteilte den Körperimpuls und die Intensität der Wut, *um festzustellen, wo im Körper die Aktivierung (das Festhalten) stattfindet.*

»Spüre jetzt meine Hand gegen deine Fäuste.«

(Der Therapeut kann zum Selbstschutz auch ein Kissen verwenden. Seien Sie vorsichtig, da die Aktivierung stark und intensiv sein kann.) Halten Sie ständig Blickkontakt mit dem Patienten und gehen Sie in kleinen Schritten (Titrieren) vor, um die Reaktion des Körpers zu beurteilen.

»Ja, ich bin Dr. Hartman, dein Therapeut, wir testen … wir testen die Intensität deiner Körperreaktion.«

(Sagen Sie *»Stopp«*, wenn die Intensität zu stark und die Entladung zu intensiv wird.)

»*Stopp*, … schau mich an, bleib bei mir, wir machen das gemeinsam, und wir lassen die überschüssige Energie los, die du im Körper gespeichert hast … Wir machen das ganz langsam und behutsam, um dir zu helfen, dass du dich wieder sicher fühlen kannst. Was spürst du im Körper?«

Der wütende Ego-State antwortete:

»Ich bin so wütend, es hat meine Unschuld zerstört, mein Leben, meine Karriere, mein Alles!«

(In dieser Phase ist klar, dass wir es mit den dissoziierten Emotionen intensiver Wut und Frustration zu tun haben.)

Reorientierung auf Zeit, Raum und Person im Hier und Jetzt:

»Ja, aber du bist jetzt hier, du bist bei mir, du bist jetzt in Sicherheit … Du bist nicht mehr dort … Du bist hier bei mir. Das ist richtig, hör meine Stimme, öffne deine Augen und schau … an« (ventral-vagale Verbundenheit).

Ich begann mit einem *Bottom-up-Ansatz (Körperintervention)*, d. h., ich konzentrierte mich auf die Aktivierung bestimmter Körperteile (z. B. Hände, Fäuste), die mit Wut in Verbindung stehen. Ich verlangsamte ihre Körperbewegungen, um die Reaktionen des ANS herunterzuregulieren. Dann begann ich, intensive Emotionen (Wut) langsam zu lösen (Titrieren) und sowohl die Aktivierung als auch die Unbeweglichkeit zu reduzieren, indem ich die in den Händen/Fäusten gespeicherte Wut entkoppelte.

»Langsam … langsam …, ja, genau so. Lass die Augen offen und bleib bei mir. Drück mit deinen Händen sanft gegen meine Hände. Genau so. Lass die Wut in deinem Körper und in deinen Händen los, ja, drücke sacht, genau so.«

Wiederholung: Arbeiten Sie mit der Aktivierung, indem Sie die Körperbewegungen sehr langsam wiederholen. Wiederholen Sie die Bewegungen drei- bis viermal. »Lass uns die Hände langsam vor und zurück bewegen … Wir machen das jetzt zusammen, du und ich.«

Ausweiten und Übertreiben der Bewegungen: Lassen Sie die Hände oder Füße bis ans äußerste Ende bewegen. Lassen Sie (Trapezmuskel) den Oberkörper aktiv bewegen, um Verspannungen im Brustbereich zu lösen, einschließlich Neigen und Drehen von Kopf und Hals, gleichmäßiges Schulterzucken sowie Drehen und Strecken der Arme.

»Was spürst du jetzt im Körper?«

(Wiederverbindung dissoziierter Körperempfindungen).

Der Ego-State antwortete:

»Ich bin müde, ich habe einen ganz trockenen Mund.«

Ich bot der Patientin ein Glas Wasser an, das sie gerne annahm.

Utilisation von Verbalisierungen, Lauten, Seufzern und Körperbewegungen: Laute stehen in Verbindung mit den inneren Organen (Herz, Lunge, Magen). Beobachten Sie den Mund und bitten Sie den Patienten, intuitiv Laute wie »schuhhh« oder »jahhh, uhhhh,« und »wuuh« zu äußern. Versuchen Sie, die Laute des Patienten zu utilisieren, oder schlagen Sie ihm Laute wie »wuuh« vor. Das Ziel ist es, die Laute und ihre Schwingungen auf den viszeralen Bereich des Körpers auszuweiten. Die Emotionen Wut und Frustration werden oft im Bauchraum und in den viszeralen Organen gespeichert. Nutzen Sie Seufzer, um die Entspannung zu fördern und das ventral-vagale System zu reaktivieren.

Nutzen Sie Pausen und Stille, Ruhe und Erholung, um das Nervensystem zu beruhigen und das ventral-vagale System zu aktivieren, indem Sie sagen: »Bleib bei mir ... schau mich an (Therapeut lächelt)«. Der Therapeut gibt minimale Hinweise auf seine Anwesenheit, indem er sagt: »Das ist richtig, ich bin hier bei dir, du bist jetzt in Sicherheit.« Ich (WH) entschied, Frau A. mindestens 15 Minuten lang ausruhen zu lassen und ihr eine Decke anzubieten.

Reorientierung und Stabilisierung: Wir kehrten zurück zum ressourcenreichen Ego-State *(die Läuferin)* und titrierten bestimmte positive Körperempfindungen, die mit diesem State und anderen positiven Lebenserfahrungen assoziiert sind. Ziel war, den ventralen Tonus wiederherzustellen. Es wurden ständig Sicherheitsaffirmationen gegeben. Die Sitzung endete mit exterozeptiver Reorientierung sowie Sicherheits- und Stabilisierungsübungen.

Zusammenfassung ANS: Die sympathische Aktivierung von Wut wurde deutlich herunterreguliert. Der ventral-vagale Tonus und das Sicherheitsgefühl wurden wiederhergestellt.

Reaktion der Patientin nach der Sitzung: In der Folgesitzung berichtete Frau A. von einem verbesserten Schlafmuster, dem Verschwinden ihrer Suizidgedanken und einer höheren emotionalen Selbstregulation.

Sitzung 9: Pendeln zwischen ressourcenreichen und traumaassoziierten Ego-States

Ziele: Tiefe Integration und Abschluss

Nutzen Sie titriertes Pendeln zwischen ressourcenreichen und traumaassoziierten Ego-States, um dorsal-vagale Merkmale wie anhaltende Niedergeschlagenheit, Schwierigkeiten, im Leben voranzukommen, Hoffnungslosigkeit, Gefühle von Wertlosigkeit, Müdigkeit, verminderte Konzentration, Passivität, Rückzug und Frustration anzugehen und gleichzeitig die Co-Regulation aufrechtzuerhalten.

Schritt 8–11: Die Sitzung begann mit *der Aktivierung des ressourcenreichen Ego-States* durch Pendeln, wobei zunächst bestimmte positive, mit der *Läuferin* und anderen ressourcenreichen States verbundene Körperempfindungen titriert und anschließend weitere bedeutsame Erfahrungen aus späteren Lebensabschnitten von Frau A.

einbezogen wurden. Dann verlagerte ich (WH) *das Bewusstsein auf den traumaassoziierten State* (verbunden mit Gefühlen von Hoffnungslosigkeit, Wertlosigkeit, Scham, Selbstkritik, Müdigkeit, Passivität und Rückzug von Freunden und Familie sowie mangelnde Freude am Zusammensein mit anderen). Ziel war eine *emotional und körperlich korrigierende Erfahrung*, um ihre hybride Reaktion des autonomen Nervensystems über einen Bottom-up-Ansatz neu zu regulieren.

Ich beschloss, *das Bewusstsein der Patientin auf eine herausfordernde/komplexe Erfahrung oder ein Ereignis zu lenken, das die Patientin als Beginn/Ursprung/Ursache der Depression (auslösendes Ereignis) ansieht*:

> »Sehr bald werden wir unsere Aufmerksamkeit wieder auf eine andere Erfahrung lenken, die möglicherweise entscheidend zu Ihrer Depression beigetragen hat, zu Ihrer Unfähigkeit, das Leben so zu genießen, wie Sie es gerne möchten.«

Ich begann mit den Worten:

> »Können Sie eine herausfordernde oder schwierige Erfahrung oder ein Ereignis benennen, das Sie als primären Auslöser Ihrer depressiven Symptome wahrnehmen – vielleicht ein besonders schwieriges oder belastendes Ereignis – und das weiterhin Einfluss auf Ihr aktuelles Erleben hat?«

Die Patientin erinnerte sich sofort an wiederholte Erfahrungen, von einem Nachbarn missbraucht worden zu sein, beginnend in ihrem sechsten Lebensjahr und während ihrer frühen Teenagerjahre. Sie hatte nie jemandem davon erzählt, da man sie intensiv davor gewarnt hatte. Beklemmungsgefühle in der Brust und Restless Legs begleiteten die intensive Angst und innere Unruhe, die sie empfand. Es war klar, dass die Patientin einen hybriden Ego-State aus dorsal-vagaler Immobilität/ Shutdown und gleichzeitiger sympathischer Aktivierung in ihren Beinen aufwies, verbunden mit einer intensiven, lähmenden Angst. Es war nicht nötig, den traumatisierten Ego-State zu aktivieren, da er augenblicklich spontan auftauchte und zu weinen begann. Ich intervenierte, indem ich dem Ego-State, der die Erinnerungen und Körperempfindungen des Missbrauchs in sich trug, versicherte, dass sie jetzt hier bei mir sei und nicht dort, wo all dies passierte: Ich leitete sie behutsam durch ihre Erfahrung und achtete darauf, während des Prozesses nichts Konkretes vorzuschlagen:

> »Was ist los? Was passiert? Erzähl mir, was los ist. Du bist nicht dort, du bist hier bei mir«,

sagte ich.

Der Ego-State schrie:

> »Er tut mir weh, er *beschämt mich*, er sagt, dass es meine Schuld ist und dass ich es so wollte«,

und presste dabei die Beine zusammen, die heftig zitterten. Ich begleitete die Patientin und verstärkte die Sicherheit, indem ich dem Ego-State sagte:

> »Ich bin hier, ich werde dir helfen« (ventral-vagale Unterstützung).

Ich fragte:

> »Sag mir, was wollen diese zitternden Beine tun, bitte sag es mir?«

Die Antwort lautete:

> »Ich will meine Mama, bitte, ich will meine Mama!«

Ich antwortete:

> »Ich bin hier, um dir zu helfen. Bleib bei diesen zitternden Beinen. Ich bin sicher, sie wollen uns etwas sagen. Ich frage mich, was sie zu sagen versuchen. Weißt du es?«

Die Antwort lautete:

> »Sie wollen weglaufen, zu Mama.«

Ich antwortete:

> »Na dann lass uns zu Mama laufen, das ist es doch, was du willst, oder?«

Antwort:

> »Ja, ich will zu meiner Mama!«

Ich setzte *die Verarbeitung der Erfahrung sorgsam titriert fort und ermutigte sie, ihre Beine und Arme zu bewegen,* während ich sie mit hastig klingender Stimme vorsichtig unterstützte:

> »Ja, wir schaffen das, komm, du hast jetzt die Kraft dazu, du hast jetzt die Kraft, es zu tun.«

Die Beine der Patientin zitterten einige Minuten lang heftig, dann ließ das Zittern allmählich nach. In Fällen, in denen eine Patientin intensive, anhaltende »Beschämung« erlebt hat, ist es wichtig, eine alternative Erfahrung anzubieten, in der sie ihren Stolz und ihre Würde wiederfinden kann.

Trotzdem beschloss ich, zunächst bottom-up vorzugehen, und leitete *Atemtechniken* mit mehrfachem kurzem Einatmen und längerem Ausatmen an und ermutigte sie immer wieder, den *»Wuuh«-Laut* zu äußern, um die Herunterregulierung ihrer autonomen Nervensystemreaktion zu maximieren. Plötzlich sagte sie:

> »Meine Mama hält mich jetzt fest.«

Ich antwortete:

> »Oh, das ist toll, Mama hält dich ganz fest.«

Gleichzeitig versicherte ich ihr, dass sie jetzt in Sicherheit sei. Ich machte weiter mit Mikro-Mobilisierungen (sanfte Atemzüge, Haltungsänderungen), um Bewegung zu fördern. (Der Zweck war, den ventral-vagalen Tonus wiederherzustellen und Verbindung zur Sicherheit zu schaffen.)

Es ist wichtig, darauf hinzuweisen, dass das Ziel des Therapeuten darin bestand, das Zittern und die Restless Legs des Ego-States zu »utilisieren« (Erickson'sches Utilisationsprinzip, wie oben erläutert), um eine »Fluchtreaktion« anzuregen und zu ermöglichen. Letztere war während der Missbrauchserfahrung nicht möglich gewesen. Das Ziel bestand nun darin, eine unvollendete Flucht-/Erstarrungsreaktion (Abwehrreaktion) zu fördern, die zum Zeitpunkt der Missbrauchserfahrung nicht möglich gewesen war (dorsal-vagale Erstarrung und Shutdown).

Wir setzen das Pendeln fort, und ich beschloss, das Bewusstsein der Patientin auf einen kraftvollen, ressourcenreichen Ego-State zu lenken. Ich fuhr wie folgt fort:

> »Ich frage mich, ob es vielleicht irgendwo in ihrem tiefsten Inneren einen Teil von Frau A. gibt, der irgendwann in ihrem Leben Freude, Stolz und Würde erlebt hat?«

Die Patientin nickte und antwortete:

> »Ja, ganz sicher!«

Ich antwortete:

> »Das ist wunderbar. Darf ich diesen Teil mit Stolz, Freude und Würde einladen, sich zu melden, wenn er sich an unserem inneren Gespräch beteiligen möchte?«

Der Ego-State antwortete mit selbstbewusster Stimme:

> »Ich war immer da, besonders in ihrer Teenagerzeit, als sie in Leichtathletik und Sport hervorragende Leistungen brachte, als sie Freunde hatte und bevor sie beschämt wurde. Ich bin *die Läuferin!*«

Ich antwortete:

> »Oh, gut, du bist *die Läuferin,* die sie unterstützt und ihr geholfen hat, zu überleben. Danke, dass du für sie da bist, auch jetzt. Würde es dir etwas ausmachen, wenn ich dich bitte, ihr auch in Zukunft zu helfen? Jetzt, da wir wissen, dass sie diese vergangene Tortur, die ›Beschämung‹, überstanden hat, dass sie jetzt die Stärke und Hartnäckigkeit besitzt, mit der du sie unterstützt hast. Würdest du sie einige Körperempfindungen erleben lassen, um sie daran zu erinnern, dass sie lebt, dass sie überlebt hat und dass sie jetzt erwachsen ist und in der Lage, ihre eigenen Entscheidungen über ihre körperliche Unversehrtheit und ihren künftigen Lebensweg zu treffen?«

Der Ego-State nickte, während Tränen über ihre Wangen liefen. Ich beendete das Gespräch, indem ich langsam meine Stimmlage änderte und sagte:

> »Es ist okay. Möchtest du mir sagen, was für eine Art von Tränen dir übers Gesicht laufen?«

Sie antwortete:

> »Ich bin einfach dankbar, dass sie es geschafft hat. Ich bin so erleichtert. Ich spüre, dass meine Beine sich wieder bewegen, mein ganzer Körper fühlt sich an, als würde er sich bewegen …«

Ich ließ sie langsam und titriert ihre Beine spüren und versicherte ihr behutsam, dass sie (Frau A.) jetzt in Sicherheit sei, dass es ihr gut gehe und dass sie nun mit Kraft und Lebendigkeit voranschreiten könne.

Nach Beendigung der Bottom-up-Korrekturerfahrung fuhr ich mit einem *Top-down-Restrukturierungsprozess* fort (Modulation/Regulation, Reframing, kognitive Umstrukturierung, Neuinterpretation, Rekontextualisierung, Re-Storying usw.):

Ich begann mit einer eher beruhigenden, besänftigenden Strategie, kombiniert mit kognitivem Reframing und Restrukturierung, um den Neokortex, das rationale Denken, »Mindsight« und die Logik meiner Patientin zu aktivieren. Das Ziel war, den traumassoziierten Ego-State von Frau A. langsam neu zu orientieren *(»unfreeze«)*, weg von einer impliziten Erfahrung des ANS hin zu explizitem Bewusstsein (Orientierung im Hier und Jetzt). Dies erreichten wir, indem *die Aufmerksamkeit auf den Ego-State* reduziert und der *Fokus auf die Patientin* (Frau A.) *verstärkt* wurde. Ich orientierte die Patientin schrittweise von der Vergangenheit in die Gegenwart, indem ich ein neues psychisches Narrativ entwickelte und ihr eine neue Interpretation und einen neuen Kontext *für ihr jetziges Leben* aufzeigte. Dazu verwendete ich die folgende Anleitung:

- *Zeit:* »Sie [verwenden Sie den Namen der Patientin – hier Frau A.] waren als Kind und Jugendliche ganz allein und verletzlich, aber jetzt sind Sie hier bei mir, und Sie können jetzt stärker werden, unabhängiger und mutiger, und sich auf Ihre Zukunft zusammen mit Ihrer Familie konzentrieren.«
- *Person:* »Damals waren Sie nur ein unschuldiges Kind. Denken Sie daran, dass Sie jetzt erwachsen sind, dass Sie Frau A. sind, die eine eigene Familie und Kinder hat.«
- *Ort:* »Ich möchte Sie daran erinnern, dass Sie in Ihrer Kindheit bei Ihren Eltern und mit einem missbräuchlichen Nachbarn gelebt haben, dass Sie sich wegen dem, was passiert ist, geschämt haben. Aber jetzt sind Sie hier bei mir, Sie haben Ihre eigenen Kinder, Ihr eigenes Zuhause, und Sie sind sicher, gesund und wohlauf.«
- *Rekontextualisierung:* »Das Trauma und die Wut, die Sie erlebt haben, gehören jetzt der Vergangenheit an. Jetzt sind Sie mit Ihrer heutigen Familie zusammen, Sie haben ein neues Leben mit einem neuen Ziel, einer neuen Zukunft und einem ressourcenreichen Selbst, der *Läuferin*, die immer in Ihnen war und auch heute noch in Ihnen ist …«
- *Verwenden Sie einen positiven Abschluss:* »Sie haben jetzt Kraft, Sie sind jetzt in Sicherheit, Sie haben die Unterstützung Ihrer Kinder, die Sie lieben. Außerdem sind Sie heute mehr denn je in der Lage, für sich selbst zu sorgen und sich selbst zu schützen.«
- *posthypnotische Suggestion und Future Pacing*, um eine nachhaltige Wirkung und Zukunftsorientierung zu erzielen: »Stellen Sie sich Ihr Leben in den kommenden Tagen, Wochen und Jahren vor. Nehmen Sie sich einen Moment Zeit, um zu überlegen, was Sie tun und wie Sie sich verhalten und schützen würden, falls etwas Ähnliches wieder passieren sollte. Betrachten Sie Ihr jetziges Leben und was Sie erreicht haben. Spüren Sie Ihre innere Stärke und Ihren Mut weiterzumachen, mit Lebendigkeit und Optimismus voranzuschreiten.«

Schritt 12–16: Reorientierung und Stabilisierung

Anschließend kehrten wir zu ihrem inneren Sicheren Ort zurück, ihrem inneren Kern (anfangs als »Wesenskern« bezeichnet). Dies geschah, um die innere Kohärenz und den ventralen Tonus wiederherzustellen. Es wurden kontinuierlich Affirmationen von Sicherheit gegeben. Die Sitzung endete mit exterozeptiver Reorientierung sowie Sicherheits- und Stabilisierungsübungen.

Zusammenfassung ANS: Sympathische Aktivierung zum Ausgleich der dorsal-vagalen Abschaltung. Das Sicherheitsgefühl wurde wiederhergestellt; der Therapeut hielt die wechselseitige interaktive Co-Regulation aufrecht und führte gleichzeitig subtile Mikro-Mobilisierungen ein (sachte Atmung und Haltungsänderungen unter Verwendung von Bottom-up-Techniken). Nach dem Pendeln wurde die ventrale Dominanz wiederhergestellt. Auch die physiologische Flexibilität wurde wiederhergestellt; die Patientin zeigte sich bereit für selbstständige Regulation.

Reaktion der Patientin nach der Sitzung: In der Folgesitzung berichtete Frau A. von einem verbesserten Schlafmuster, vom Verschwinden der Restless Legs, von mehr Vitalität und Stabilität sowie erhöhter emotionaler Selbstregulation. Die Patientin wurde ermutigt, sich täglich zusätzlich zu bewegen, und sie berichtete, dass sie mit Yoga-Atem- und Körperübungen in einem Yogazentrum begonnen habe. In enger Zusammenarbeit mit dem Psychiater von Frau A. passten wir ihre Medikation sorgfältig an und behielten sie so lange wie klinisch angezeigt bei, um anhaltende Stabilität und Sicherheit zu gewährleisten.

Sitzungen 10–12

In den Sitzungen 10 bis 12 wird die therapeutische Arbeit mit zuvor identifizierten Ego-States fortgesetzt, wobei alle States einbezogen werden, die während der Interventionen oder assoziativen Prozesse möglicherweise zum Vorschein kommen. Diese neu aktivierten States stehen oft in Zusammenhang mit Schlüsselereignissen emotionaler Traumatisierung in der Kindheit oder späteren Lebensphasen. Das klinische Ziel besteht darin, aktuelle innere Erfahrungen aufzulösen oder zu modifizieren, den Patienten aus dissoziativen Erstarrungsreaktionen zu befreien und Wut oder andere intensive Affekte zu titrieren, um die Integration in ein inneres Gefühl von Sicherheit zu erleichtern.

Es können *zusätzliche Sitzungen* vereinbart werden, bis symptom- und trauma-assoziierte Ego-States sowie destruktive oder bösartige States vollständig verarbeitet und integriert sind. Klinische Hypnose, geführte Imaginationen und somatische Ansätze (auch in Kombination mit EMDR-Protokollen; siehe an anderer Stelle in diesem Buch) können wir kombiniert einsetzen (und sind dringend empfohlen), um die Fähigkeit des Patienten zu verbessern, diese States wahrzunehmen und sich mit ihnen zu beschäftigen – insbesondere mit frühen, implizit gespeicherten und unbewussten Ego-States, einschließlich kindlicher Anteile –, vorausgesetzt, der Patient ist bereit und stimmt solchen Interventionen zu.

Die Sitzungen 10 bis 12 und alle weiteren werden ebenfalls als verstärkt integrativ angesehen, wobei weniger Wert auf die Aufdeckung und Verarbeitung von traumatischem Material gelegt wird und mehr Wert auf die Aktivierung und Integration von ressourcenreicheren Ego-States (siehe die praktischen Übungen von Frederick a. McNeal 2023). Der Zweck besteht darin, den Vagustonus zurückzusetzen, Stabilität aufzubauen, ein Gefühl der inneren Persönlichkeitskohärenz zu entwickeln und die Heilung zu fördern.

Im Fall von Frau A. beschloss ich (WH), die Protokolle 6, 7 und 8 in die Sitzungen 10 bis 12 aufzunehmen.

Theoretischer Überblick

Ziel dieser Sitzungen ist, die inneren Ressourcen des Patienten zu aktivieren. Dies geschieht mithilfe strukturierter Protokolle, die ressourcenreiche, aktuelle und zukunftsorientierte Ego-States aktivieren, mit oder ohne zusätzlichen Einsatz von klinischer Hypnose und Ego-State-Therapie. Die Protokolle wenden wir flexibel an, um den individuellen Umständen und therapeutischen Bedürfnissen des Patienten gerecht zu werden. Der Patient wird außerdem ermutigt, die Übungen zwischen den Sitzungen selbstständig durchzuführen. Ich (WH) empfehle, dass der Therapeut dem Patienten vorschlägt, die entsprechenden Sitzungen mit seinem Smartphone aufzuzeichnen. Der Patient fühlt sich sicherer, wenn er etwas aus der Sitzung mit nach Hause nehmen kann. Es können auch Selbsthypnosefähigkeiten vermittelt werden, damit der Patient die hypnotische Induktion selbst durchführen kann, wodurch Bilder und Empfindungen seiner eigenen ressourcenreichen Ego-States aufgerufen werden und er daran erinnert wird, dass er selbst die Fähigkeit hat, diese States zu aktivieren, wann immer er dies wünscht. Dies stärkt die Selbstwirksamkeit deutlich mehr, als sich allein auf die Kraft des Therapeuten zu verlassen.

Hammond (1990) bezeichnete Zielimagination, Selbstberuhigung und Erfolgsimagination als kognitive Prozesse, in denen Personen sich selbst in einer Zukunft sehen, in der sie ein gewünschtes Ziel bereits erreicht haben (ebd.). Er betont, dass klinische Hypnose für die Wirksamkeit dieser Imaginationstechniken nicht unbedingt erforderlich ist. Im Gegensatz dazu setzte Milton Erickson häufig tiefe Trancezustände ein, um Patienten zu ermöglichen, »sich in die Zukunft zu versetzen, um ein Verständnis für die Verhaltensweisen zu erlangen, die zum Erreichen ihrer therapeutischen Ziele notwendig sind«. Erikson argumentierte, dass nichthypnotisierte Personen oft nicht über die erforderliche Objektivität verfügen, um ihre Fähigkeiten einzuschätzen oder erreichbare Ziele genau zu bestimmen (Erickson a. Rossi 1985). Hypnotische Dissoziation bietet optimale Bedingungen für Altersprogressionstechniken wie die Pseudoorientierung in der Zeit. In ähnlicher Weise beschreibt Havens (1986) den Einsatz von Zukunftsorientierung bei der »bemerkenswerten Transformation« einer depressiven, verklemmten Frau zu einer ruhigen, selbstbewussten und durchsetzungsfähigen Person und veranschaulicht damit Ericksons Konzept der Pseudoorientierung in der Zeit (ebd.).

Ich (WH) beschloss daher, in den Sitzungen 10–12 ähnliche Techniken anzuwenden.

Sitzung 10

Protokoll 6: Begegnung mit dem inneren Ratgeber (nach Frederick a. McNeal 2023; Hartman 2025)

Wichtiger Hinweis: In enger Zusammenarbeit mit dem Psychiater von Frau A. passten wir ihre Medikation sorgfältig an und behielten sie so lange wie klinisch angezeigt bei, um eine anhaltende Stabilität und Sicherheit zu gewährleisten.

»Spüren Sie Ihre Füße auf dem Boden und Ihren Körper auf dem Stuhl. Atmen Sie ein paar Mal tief durch und fangen Sie an, beim Ausatmen die Anspannung in Ihrem Körper loszulassen. Atmen Sie noch ein paar Mal ruhig ein und aus, um sich tiefer zu entspannen und Ihren Geist zur Ruhe kommen zu lassen. Sie können Ihre Augen offen oder geschlossen halten, ganz wie Sie möchten, solange Sie meiner Stimme folgen. Begeben wir uns nun auf eine innere Reise, auf eine Reise in Ihr Inneres, etwas, das wir in unseren vergangenen gemeinsamen Sitzungen auch schon getan haben … genau, so, so ist es richtig.

Ich möchte Sie einladen, sich etwas ganz Besonderes vorzustellen. Etwas, das Ihnen helfen und Ihnen guttun wird, etwas, das wir gemeinsam tun werden … Stellen Sie sich vor, Sie und ich gehen langsam eine Treppe mit etwa 20 Stufen hinunter« (oder hinauf – es spielt keine Rolle, ob die Stufen nach unten oder nach oben führen; das hängt ganz davon ab, was der Patient bevorzugt; die nachfolgende Übung führt treppabwärts).

(Diese traditionelle Technik wird angeboten, weil sie traumatisierten und depressiven Patienten oft ein Gefühl von Sicherheit und innerer Struktur vermittelt und sich flexibel anwenden lässt – mit oder ohne zusätzlichen Einsatz von klinischer Hypnose –, je nach den Vorlieben und der Bereitschaft des Patienten.)

»Stellen Sie sich einfach eine *große, schöne, einladende und sichere Treppe* vor, vielleicht eine Treppe, die einmal einen großen Eindruck auf Sie gemacht hat, oder Ihre eigene imaginäre Treppe. Eine Treppe, die uns an einen ruhigen Ort tief in unserem Inneren führt, an einen Ort des Friedens, der Sicherheit, des inneren Wohlbefindens. Nun machen wir den ersten Schritt nach unten … 1 [langsam] … 2 … ja, Sie und ich gehen diesen Weg gemeinsam, damit Sie wissen, dass Sie nicht allein sind … 3 und 4, 5, 6, den ganzen Weg nach unten … Vielleicht bemerken Sie ein solides Geländer oder eine Stange, an der Sie sich festhalten können, während wir langsam Ihre Treppe hinuntergehen, genau … 7 … so leicht und natürlich … 8, 9, Ihr Geist ist ganz ruhig und still, aber aufmerksam für den Klang meiner Stimme … und 10, wir sind jetzt auf halbem Weg … Lassen Sie uns in einem für Sie angenehmen Tempo weitergehen … 11, 12, 13, 14, ganz nach unten, mit mir an Ihrer Seite, 15, 16, 17, 18 … Achten Sie jetzt auf Ihre Schritte, denn wir haben nur noch zwei Stufen vor uns, genau … 19 und 20. Spüren Sie einfach Ihr inneres Wohlbefinden und Ihre Sicherheit … und jetzt sind Sie und ich an dem Ort angekommen, wo wir wirklich sein möchten …

Stellen Sie sich nun vor, Sie befinden sich an einem besonderen Ort, voller Schönheit, Sicherheit und Gelassenheit – genau wie Sie ihn bei unseren früheren Visualisierungsübungen gefunden haben … Nehmen Sie sich ein paar Minuten Zeit, um die Ruhe und Stille auf sich wirken zu lassen, die Sie an diesem Ort finden … Ich werde jetzt eine Weile schweigen, um Ihnen den Luxus zu gönnen, etwas Zeit allein bei sich zu verbringen [um die Selbstständigkeit zu fördern], in Ihrem Inneren, Ihrem tiefsten Inneren. Denken Sie aber daran, dass ich, sollten Sie mich brauchen, direkt an Ihrer Seite bin.

Wenn Sie so weit sind, laden Sie einen ganz besonderen Teil von sich ein, sich uns anzuschließen. Nennen wir ihn Ihren inneren Ratgeber. Bitten wir ihn, jetzt zu Ihnen an diesem besonderen und privaten Ort zu kommen … Lassen Sie einfach ein Bild entstehen, das Ihren inneren Ratgeber darstellt, eine weise, gütige Gestalt oder Erfahrung, die Sie gut kennt … Lassen Sie ihn in jeder Form erscheinen, die Ihnen in den Sinn kommt, und akzeptieren Sie ihn vorerst so, wie er ist. Er kann viele Formen annehmen … zum Beispiel ein weiser alter Mann oder eine weise alte Frau, ein freundliches Tier oder ein Vogel, ein Lichtball, ein Freund oder Verwandter oder eine religiöse oder spirituelle Figur. Vielleicht haben Sie auch gar kein visuelles Bild, sondern nur ein Gefühl von Frieden und liebevoller Güte … Schauen wir einfach, was für Sie entsteht, Ihr eigener innerer Ratgeber, genau so, richtig.

Akzeptieren Sie Ihren inneren Ratgeber so, wie er erscheint, und als das, was er repräsentiert, solange er Ihnen weise, gütig und mitfühlend erscheint … Sie werden seine Fürsorge für Sie und seine Weisheit spüren können. Laden Sie ihn ein, jetzt einfach bei Ihnen zu sein. Akzeptieren Sie, was kommt. Wenn Sie bereit sind, erzählen Sie diesem weisen, gütigen und mitfühlenden inneren Ratgeber von Ihrem Problem … Ihrer Depression, Ihrem Leid. Stellen Sie ihm alle Fragen, die Sie zu dieser Situation haben. Nehmen Sie sich dafür so viel Zeit, wie Sie brauchen … Teilen Sie Ihrem inneren Ratgeber auch ein paar positive Erfahrungen und Erinnerungen aus Ihrem Leben mit, erzählen Sie ihm zum Beispiel von Menschen und Tieren, die sich um Sie gekümmert haben und für Sie da waren. Erzählen Sie Ihrem Ratgeber davon, was wir während unserer Sitzungen entdeckt haben, von Ihrem Sicheren Ort, Ihrem Wesenskern, Ihrer inneren Stärke und Kraft und allem, was wir entdeckt haben … Erzählen Sie Ihrem Ratgeber von dem besonderen Teil in sich, den wir kennengelernt haben, der *Läuferin,* mit der wir gesprochen haben, von ihrem Mitgefühl, ihrer Freude, ihrem Stolz und ihrer Würde …

Hören Sie nun aufmerksam auf die Antwort Ihres inneren Beraters … genau so, wie Sie einer weisen und angesehenen Person zuhören würden … Sie können sich vorstellen, wie Ihr innerer Berater mit Ihnen spricht, Sie können seine Botschaft aber auch auf andere Weise wahrnehmen … lassen Sie ihn auf die Art und Weise mit Ihnen kommunizieren, die Ihnen natürlich erscheint … Wenn Sie sich über die Bedeutung seines Ratschlags nicht sicher sind oder wenn Sie weitere Fragen haben, setzen Sie das Gespräch so lange fort, bis Sie das Gefühl haben, alles erfahren zu haben, was Sie zum jetzigen Zeitpunkt erfahren können. Stellen Sie Fragen, seien Sie offen für die Antworten, die Sie bekommen, und lassen Sie sie ganz in Ruhe auf sich wirken.

Während Sie über die Worte Ihres Ratgebers nachdenken, stellen Sie sich vor, wie Ihr Leben aussehen würde, wenn Sie den erhaltenen Rat befolgen und umsetzen würden … [Zukunftssuggestion]. Sehen Sie Probleme oder Hindernisse, die Ihnen dabei im Weg stehen könnten? … Wenn ja, welche sind das, und wie könnten Sie in Zukunft auf gesunde, konstruktive Weise damit umgehen? … Sollte es Ihnen nötig erscheinen, bitten Sie Ihren Ratgeber, der jetzt noch bei Ihnen ist, Sie auf Ihrem weiteren Lebensweg zu begleiten. Und sobald es Ihnen richtig erscheint, danken Sie Ihrem inneren Ratgeber für das Treffen und bitten Sie ihn, Ihnen die einfachste und sicherste Methode zu verraten, wie Sie wieder mit ihm in Kontakt treten können, falls Sie ihn wieder brauchen sollten … Seien Sie sich bewusst, dass Sie sich jederzeit wieder mit Ihrem inneren Ratgeber treffen können, wenn Sie das Bedürfnis danach verspüren …

Verabschieden Sie sich nun für diesmal so, wie es Ihnen angemessen erscheint, und kommen Sie langsam von dieser inneren Reise zurück, indem Sie die Treppe wieder hinaufgehen. Wenn Sie oben angekommen sind, werden Sie sich erfrischt und wach fühlen und sich daran erinnern, was für Sie an dieser inneren Reise wichtig war.

Prima. Nehmen Sie sich einen Moment Zeit, um sich hier im Raum umzusehen, wo Sie sich befinden. Ja, schauen Sie mich an, und lassen Sie uns beide tief durchatmen und aufstehen und ein bisschen durch das Zimmer zu gehen – ganz, wie Sie möchten.«

Ergebnis der Intervention

Frau A. berichtete von erheblichen Verbesserungen, nachdem wir in Sitzung 10 das Protokoll zur Begegnung mit dem inneren Ratgeber durchgeführt hatten. Die Übung ermöglichte ihr einen engen Kontakt mit ihren inneren Ressourcen und förderte das Gefühl von Sicherheit, Autonomie und Selbstwirksamkeit. Durch die geführte Imagination und strukturierte Aktivierung des Ego-States fand Sie Zugang zu einem weisen, mitfühlenden inneren Berater, der ihr Sicherheit vermittelte und eine konstruktive Anleitung für den Umgang mit ihren depressiven Symptomen gab. Diese Erfahrung stärkte ihre innere Kohärenz und Vagusregulation, reduzierte Spannungen und erhöhte ihre emotionale Stabilität. Nach der Sitzung gab Frau A. an, dass sie sich ruhiger, hoffnungsvoller und in der Lage fühle, praktische Coping-Strategien umzusetzen. Dies ergänzte die laufende psychiatrische Behandlung und unterstützte ihre schrittweise Wiedereingliederung in den Alltag.

Mithilfe einer geführten Imagination und der Aktivierung eines einfühlsamen inneren Ratgebers gelang Frau A. der Übergang von einer leichten sympathischen Aktivierung hin zu einer nachhaltigen ventral-vagalen Aktivierung. Die Übung förderte physiologische Herunterregulierung, gesteigerten Atemrhythmus und eine Entspannung des Gesichts (Lächeln), was auf erhöhte Flexibilität des ANS und eine Bewegung in Richtung Sicherheit und soziale Verbundenheit hindeutet.

Sitzung 11

Theoretischer Überblick

Patienten, die in ihrer Kindheit Missbrauch oder Vernachlässigung erlebt haben, sind häufig nicht in der Lage, sich wohl und frei von Depression zu fühlen, da ihnen innere kohäsive Strukturen und Mechanismen für eine ausgeglichene psychische Funktion fehlen. Solche Patienten neigen zu Gefühlen von innerer Leere, geringem Selbstwert, Angstzuständen, Depressionen, einem Gefühl von Wertlosigkeit und Energielosigkeit. Sie neigen auch dazu, in hohem Maße von anderen abhängig zu sein, einschließlich ihrem Therapeuten (Frederick a. McNeal 2023).

Dies traf auch auf Frau A. zu, und es wurde beschlossen, in dieser Sitzung eine intensivere Trance durchzuführen, da Frau A. inzwischen sehr gut auf Hypnose ansprach.

Protokoll 7: Das eigene fürsorgliche Selbst entdecken (Hartman 2025)

»Erlauben Sie sich, auf Ihre ganz eigene Weise zu entspannen, setzen Sie sich so bequem wie möglich hin, machen Sie es sich gemütlich … Ich möchte Sie zu einer ganz besonderen Reise in Ihr Inneres einladen, zu einer Reise an einen Ort, an einen Raum, der sich wie das Zentrum Ihres Innersten anfühlt. Sie können diese Reise mit offenen Augen unternehmen oder mit geschlossenen Augen, um sich mehr auf Ihr inneres Erleben zu konzentrieren. Es liegt ganz bei Ihnen, wie Sie diese Reise erleben möchten. Natürlich können Sie sich auch entscheiden, die Reise nicht anzutreten, aber vielleicht sind Sie neugierig und hören zunächst einfach einmal zu, um zu erfahren, was Sie daraus lernen könnten und in welcher Beziehung sie zu Ihrer Erfahrungswelt steht. Wir alle wissen, dass es an uns liegt, was wir aus unserem Leben machen. Ich weiß aber auch, dass jeder manchmal eine Verschnaufpause braucht, und der eine vielleicht mehr als der andere. Möglicherweise ist diese Erfahrung aber genau das, was Sie heute brauchen – ein Moment, in dem Sie sich zurücklehnen, Ihre Gedanken schweifen lassen und sich ganz auf diese ganz besondere Reise in Ihr Inneres konzentrieren können. In dem Wissen, dass Gedanken kommen und gehen, selbst wenn Sie sich ganz darauf konzentrieren, wohin die Worte Sie führen werden.

Ich habe keine Ahnung, wo dieser Ort oder Raum sein könnte, wenn Sie das Reich des Selbst betreten. Ich weiß nur, dass es ein Ort/Raum sein könnte, an dem es sehr still ist … und friedlich … ruhig … und sicher für Sie … ein Ort, an dem die Außenwelt mit einem Wimpernschlag beiseitegeschoben werden kann. Dieser Ort könnte überall sein, vielleicht irgendwo am Meer, in den Bergen, in der Weite einer sternenklaren Nacht in der Wüste, in einem Wald oder auf einem Bauernhof. Es könnte sogar in Ihrem Zuhause sein, in einem besonderen Zimmer oder in einem Garten, solange es ein Ort ist, an dem Sie sich sicher, friedlich und wohlfühlen, ein Ort, an dem Sie zur Ruhe kommen und sich entspannen können. Es muss auch kein Ort sein, sondern nur ein Raum des Seins. Wenn Sie dort angekommen sind, an diesem Ort oder in diesem Raum, können Sie immer noch meine Stimme hören, die bis 6 herunterzählt, während Sie die Erfahrung vertiefen. Also lassen Sie mich beginnen. 1 … 2 … 3 … 4 … 5 … 6 … [Pause], denn 6 ist eine Zeit zum Lernen und Erinnern … eine Zeit, um kreativ zu sein … und sich daran zu erinnern, was Sie lernen … [Pause] …«

(Dies ist die typische Erickson'sche Interventionsstrategie der »Utilisation« (Erickson a. Rossi 1985), bei der die Geschichte des Patienten utilisiert wird. Ich habe mich entschieden, das Alter zu nutzen, in dem ihre traumatische Erfahrung des Missbrauchs begann, nämlich 6. Deshalb zählen wir bis 6 herunter. Die Patientin ist sich nicht bewusst, warum ich es auf diese Weise mache.)

»Ich erinnere mich, dass ich als kleines Kind einmal einen weisen Menschen gefragt habe: ›Sag mir, wie kann ich freundlich zu mir selbst sein? Du sagst immer: Ich muss lernen, mich selbst zu schützen, behutsam mit mir umzugehen und mein eigenes Selbst und meine innere Stärke zu entdecken. Wie kann ich das tun?‹ Und der weise Mensch antwortete mit einer Einsicht, die über die Zeiten hinausgeht, und mit beruhigender, sanfter Stimme: ›Lass mich dich mitnehmen auf eine Reise in dein Inneres. Bitte schließe deine Augen, so wie es dir angenehm ist, und höre auf meine Stimme.

Während du dich an deinem besonderen Ort befindest … in deinem Raum, ist es dir möglich, einen Teil von dir selbst zu entdecken und zu finden … einen Teil von dir, den ich als dein *fürsorgliches Selbst* bezeichnen werde, auch wenn du ihn vielleicht unter einem anderen Namen kennst. Einen Teil, der immer da war, wenn du ihn gebraucht hast, einen Teil, der mit einer Lebenskraft, einer heilenden Energie verbunden ist, die ganz unabhängig von den Umständen zu stärken und zu bewahren vermag. Einen

Teil, der es dir möglich gemacht hat, zahlreiche große und kleine Hindernisse zu überwinden, sogar deine Traurigkeit, die dir bisher auf deinem Lebensweg begegnet sind. Ich kenne weder das Alter noch das Geschlecht dieses Teils, nur dass er immer da war, da ist und immer da sein wird …‹«

»Dies ist eine Gelegenheit für Sie, eine magische Schatzkiste tief in Ihrem Inneren zu finden. Ich weiß nicht, wie Ihre Schatzkiste aussehen oder sich anfühlen wird. Ich weiß nur, dass jeder von uns eine solche Schatzkiste in sich trägt. Wenn Sie den Deckel der Schatzkiste öffnen, werden Sie einen kostbaren Edelstein entdecken, vielleicht einen Diamanten, einen Rubin, einen Smaragd, einen seltenen Tansanit, einen Schmuckstein mit heilenden Farben, einen Gegenstand oder ein Symbol von großem Wert, das wahrscheinlich schon lange dort liegt – wie lange, spielt keine Rolle. Nehmen Sie sich etwas Zeit, um den Staub [der für vergangene schwierige Zeiten und Traumata steht] abzuwischen, und wenn Sie diesen Edelstein, diesen kostbaren Edelstein entdecken, möchte ich Sie bitten, ihn genau zu betrachten … Ein Blick, der Sie zum Kern, zum innersten Wesen Ihres Selbst führt. Sie werden bald das Bild eines ganz besonderen Teils Ihrer selbst entdecken. Ein Bild, das Ihr ganzes Wesen durchstrahlt und das Leuchten Ihres Inneren widerspiegelt. Dieser Teil ist so kostbar, weil er so hell in Ihnen strahlt. Es ist Ihr fürsorgliches Selbst, das Selbst, das Ihnen ermöglicht, das Leiden anderer zu verstehen, das Selbst, das sich kümmert, das gibt und teilt, das lacht und liebt. Nutzen Sie die Gelegenheit, die vielen Spiegelungen, Dimensionen und Perspektiven Ihres eigenen kostbaren … fürsorglichen Selbst … in Ihrem Inneren … zu entdecken – eines Teils von Ihnen, der nichts dafür verlangt … Es ist ein Teil von Ihnen, der Sie nährt und pflegt und Ihnen niemals Bedingungen auferlegt … in Ihrem Inneren … Das ist Ihr fürsorgliches Selbst … es sorgt für Sie, es gibt Ihnen Energie [aktiviert das ventral-vagale System], es nährt Sie, es füllt Sie wieder auf, es gibt einfach bedingungslos … nur weil Sie Sie sind … es gibt Ihnen Energie, flüstert Ihnen zu, kümmert sich um Sie und versteht Sie, pflegt Sie und erfrischt Sie. Sie werden überrascht, erstaunt [verwenden Sie Ausdrücke, die Neugier wecken] feststellen, dass dieser Teil von Ihnen auch wie ein Schutzschild ist … es schützt auf vielfältige Weise, mit verschiedenen Mitteln, weist Sie darauf hin, auf sich selbst zu achten, auf emotionaler … körperlicher … kognitiver … spiritueller … religiöser Ebene … , fordert Zeit zum Durchatmen, nährt, füllt wieder auf … es schützt auf so viele Arten, dass Sie überrascht sein werden, wenn Sie anfangen, die Wege zu erkunden, auf denen es Ihnen jeden einzelnen Tag hilft, indem es Ihnen über Gedanken, Gefühle, körperliche Zeichen, Erfahrungen und Bilder Botschaften schickt.

Vielleicht möchten Sie sich einige Momente Ihrer inneren Zeit nehmen, um die vielen Dimensionen, die vielen Perspektiven, die vielen Gesichter und Erfahrungen dieses Teils von sich zu entdecken … Ihres fürsorglichen, beschützenden Selbst. Eines Teil von Ihnen, der einfach da ist … wie ein Schutzschild … oder Schutzkleidung, eine magische Aura in bunten Farbtönen oder ein Zauberstab … ein Regenbogen, ein Kreis aus Farben, und zu Ihrer Freude ist er gerade jetzt da … Ihr fürsorgliches Selbst kann ein Bild, ein Gefühl oder eine Empfindung im Körper sein. Es kann wie eine immerwährende schwebende Blase aus Schutz, Leichtigkeit, Widerstandsfähigkeit und Sprungkraft sein … Es kann ein bloßer Gedanke, ein Symbol, eine Farbe, ein greifbares Objekt sein … Vielleicht ist es eine Erinnerung … vielleicht eine Energie … die Ihnen Kraft gibt?

Oder ist es Ihre innere Liebe … Ihre innere Liebe, die nichts dafür verlangt … all die Liebe, die niemals Forderungen stellt, Ihnen niemals Bedingungen auferlegt … es ist einfach all die bedingungslose Liebe, die Sie jemals erhalten haben … Vielleicht ist Ihr fürsorgliches Selbst dieses ganz besondere Etwas, das Sie innerlich kichern und lachen lässt … kichern wie ein Kind… mit sich selbst scherzen … sich selbst nachäffen ... Vielleicht könnte man sagen, dass ein besonderer Ausdruck Ihres fürsorglichen Selbst ein Kind in Ihnen ist ... ein Kind der bedingungslosen Liebe, Akzeptanz und Fürsorge ... ein Kind, das geben kann ... das lieben kann ... lachen ... springen ... spielen ... und das glücklich und sorglos sein kann und sich an den kleinen Dingen des Lebens freut. Vielleicht ist Ihr fürsorgliches Selbst der Teil von Ihnen, der es Ihnen ermöglicht, die vielen Möglichkeiten weltlicher Vergnügungen zu erkunden ... ein Picknick machen... ins Theater gehen ... tanzen ... Ihr Lieblingslied trällern ... ins Kino gehen ... sich für Ihre Lieblings-Handballmannschaft die Seele aus dem Leib schreien ... Ihren Fußballverein tatkräftig unterstützen ... eine Tasse Kaffee genießen ... im Duft einer Blume schwelgen ... und dann ... ist es nicht wunderbar, dass Ihr fürsorgliches Selbst Sie mit einem eigenen Schutzengel oder inneren Führer, einer Fee oder der Stimme von Vorfahren überraschen könnte ... Es ist für Sie da ... es spricht von zeitloser Weisheit, es beschützt ... es bewahrt ... es verteidigt ... und es schützt Sie. Dieser Schutzengel oder innere Führer ist wachsam ... aufmerksam ... und er hat eine starke Abwehrkraft gegen alles, was dem Selbst schaden könnte.

Wenn Sie in Zukunft mit Ihrem eigenen fürsorglichen Selbst in Kontakt treten möchten, werden Sie feststellen, dass Sie dies jederzeit tun können, indem Sie einfach Ihr fürsorgliches Selbst in welcher Form auch immer herbeirufen oder für einen Moment die Augen schließen und Ihr fürsorgliches Selbst bewusst in Ihrem Inneren heraufbeschwören, indem Sie daran denken... sich an diese Erfahrung erinnern, an Ihren Ort/Raum der Sicherheit und an diesen kostbaren Edelstein.

Auf diese Weise werden Sie sofort mit Ihrem eigenen fürsorglichen Selbst und Ihrem Schutzschild in Kontakt kommen. Wenn Sie jedoch bewusst Ihr fürsorgliches Selbst oder Ihren Schutzschild heraufbeschwören, indem Sie daran denken ... [sprechen Sie mit tieferer Stimme] auf einer unbewussten Ebene [Pause], werden Sie angenehm überrascht sein, wenn Sie feststellen, wie sicher Sie sich fühlen, wie ruhig Sie sein, wie viel mehr Selbstkontrolle Sie haben könnten, wie selbstbewusst Sie wären ... wie energiegeladen und wie viel optimistischer Sie in Bezug auf Ihr Leben, das Hier und Jetzt, die Entscheidungen, die Sie treffen müssen, und Ihre Zukunft sein könnten. Sicher, ruhig, selbstbestimmter, selbstbewusster und optimistischer in Bezug auf Ihr Leben und Ihre Zukunft, in dem Wissen, dass Sie in sich selbst nicht nur ein fürsorgliches Selbst, sondern auch einen Schutzschild aus Liebe, Fürsorge und Widerstandsfähigkeit haben ... und dann natürlich die große Überraschung ... Je öfter Sie diese Methode anwenden, um mit Ihrem eigenen fürsorglichen Selbst in Kontakt zu kommen, desto mehr Fürsorge werden Sie in Ihrem Inneren finden ... und all die Liebe, die in Ihnen wohnt ... und desto mehr werden Sie feststellen, dass Sie sich wieder aufrappeln und das Leben in vollen Zügen genießen können, indem Sie sich sowohl mit sich selbst als auch mit anderen verbinden.

Und schon bald wird diese Erfahrung für Sie zu einem Ende kommen, und Sie werden angenehm überrascht sein, wie leicht Sie Ihr fürsorgliches Selbst zu einer konkreten Erfahrung für sich machen können ... Und auf Ihrer Lebensreise wird Ihr fürsorgliches Selbst seinen Schutzschild um Sie herum weiter ausdehnen, auf fast unmerkliche Weise, und unvorhergesehene Ereignisse und Beobachtungen einbeziehen, die zuvor unbemerkt geblieben sind. Es könnte sich in ein neues Gefühl, eine neue Empfindung, eine visuelle Erfahrung oder eine Botschaft verwandeln ...

Nehmen Sie sich jetzt einen Moment Ihrer inneren Zeit ... und danken Sie Ihrem fürsorglichen Selbst dafür, dass es Sie so viele Jahre lang beschützt hat ... und bitten Sie es um weitere Unterstützung in Ihrem Leben ... bei der Arbeit ... in Ihren Beziehungen ... in der Beziehung zu wichtigen Bezugspersonen ... und zu sich selbst. Bitten Sie Ihren fürsorglichen Teil, jetzt dorthin zu gehen, wo er gebraucht wird ... um seine Arbeit fortzusetzen ...«

(Ich kehrte nun zur Utilisation des Kind-Ego-States zurück, zu dem Mädchen, das als 6-Jährige missbraucht worden war.)

»Und das kleine Mädchen lächelte die weise Person freundlich an, denn das kleine Mädchen war dabei zu lernen, und sie erinnerte sich daran, was sie gelernt hat ... dass ein ... b nicht ein d ist und d kein b ist und 6 nicht 9 und 9 nicht 6 ist – egal, ob man es richtig herum schreibt, falsch oder verkehrt herum, oder ob es auf dem ... Kopf steht, auf seinen ... Knien oder auf seinen Fußspitzen balanciert ... dass sie gelernt, dass 7 tiefer ist als 6 und 8 weiter als 7 und 9 weit ... und keine 6 ... 7 ... 8 ... 9 ... 10 ... ist tief und kann jetzt noch tiefer werden ... und mit jedem Atemzug, den Sie nehmen ... mit jedem Geräusch ... leise ... oder laut ... und es ist richtig ... Und mit jeder Bewegung eines Körperteils oder des gesamten Körpers... und mit jedem Ton meiner Stimme, der Sie weiterhin zuhören ... genau so ist es richtig ...«

Der Zweck dieser Metapher besteht zum einen darin, das Alter zu nutzen, in dem der Missbrauch begann. Zweitens ist sechs typischerweise das Alter, in dem Kinder offiziell in die Schule kommen, das Alphabet lernen und manchmal verwirrt über die Verwendung von Buchstaben und Zahlen sind. Es ist eine Zeit, in der man neue Dinge lernt und sich daran erinnert, was man lernt. Meine Absicht war, innere kognitive Assoziationen (Top-down-Ansatz) zu wecken, die in Zusammenhang mit dem Erlernen neuer Dinge stehen, was zur Heilung alter Wunden von grundlegender Bedeutung ist. Drittens wollte ich den impliziten Kind-Ego-State im dorsal-vagalen Erstarrungszustand ansprechen, um die Bewegung in Richtung ventral-vagaler Verbundenheit und Selbstregulation zu erleichtern – siehe das Leiter- und das Lebensflussmodell.

»Und so spreche ich Ihrem inneren Kind ein aufrichtiges Kompliment aus ... und ich lade Sie ein, dasselbe zu tun, bevor wir beide von dieser inneren Reise zurückkehren ... und während ich von zehn bis eins rückwärts zähle ... können Sie von dieser Reise in Gedanken, Gefühle und Erinnerungen, Erfahrungen und Symbole zurückkehren, und während Sie zurückkehren, wird Ihnen Ihr tiefstes inneres Selbst helfen, die Dinge mitzunehmen, die Sie brauchen, um sich in Zukunft zu nähren und zu schützen ...

Und wenn Sie von dieser Reise zurückkommen und irgendwelche seltsamen oder merkwürdigen Gefühle in Ihrem Körper oder Geist haben, dann gehören diese zu Ihrer Reiseerfahrung und werden wieder verschwinden, und Ihr Kopf wird sich klar und erfrischt und wach fühlen. Sie werden vielleicht erstaunt sein, wie schnell die Zeit vergangen ist – ein Beweis dafür, dass Veränderung immer nur einen Gedanken entfernt ist. Und wenn ich bei eins angelangt bin, können Sie langsam die Augen öffnen, vielleicht auch schon vorher, und sich so viel Ruhe gönnen, wie Sie brauchen ... 10 ... 9 ... 8 ... 7 ... 6 ... 5 ... 4 ... 3 ... 2 ... 1 ... Nehmen Sie den Raum um sich herum wahr, den Stuhl, den Boden, die Lichter und Geräusche. Sie können jetzt Ihre Augen öffnen, und wenn Sie aufstehen und sich strecken möchten, können Sie das gerne tun, sich strecken und aus einem traumähnlichen Zustand aufwachen.«

Es folgte eine Reorientierung.

Ergebnis der Intervention

Frau A. profitierte erheblich von dem Protokoll »Das eigene fürsorgliche Selbst entdecken«. Die Übung ermöglichte eine tiefgreifende Begegnung mit einer inneren Ressource, die durch bedingungslose Liebe, Fürsorge und Schutz gekennzeichnet ist und Selbstmitgefühl und Resilienz fördert. Durch die geführte Imagination und hypnotische Techniken fand Frau A. Zugang zu einem fürsorglichen Selbst, das Sicherheit, Vitalität und emotionale Erholung symbolisierte. Diese Erfahrung verstärkte ihr Gefühl von Selbstbestimmung und ihren Optimismus, löste ihre Anspannung und förderte adaptive Bewältigungsstrategien. Nach der Sitzung berichtete Frau A., sie fühle sich ruhiger, energiegeladener und zuversichtlich, sich eigenständig wieder mit dieser Ressource verbinden zu können. Das Ganze ergänzte die laufende psychiatrische Behandlung und unterstützte die langfristige emotionale Regulation und Genesung.

Aus polyvagaler Sicht förderte die Sitzung den Wechsel von einem dorsal-vagalen Zustand des Zusammenbruchs hin zu einer nachhaltigen ventral-vagalen Aktivierung. Die Imagination und Hypnose aktivierten die Neurozeption von Sicherheit, wodurch Frau A. ihre defensive Immobilisierung herunterregulieren und ihre sozialen Bindungsnetzwerke wiederherstellen konnte. Das Protokoll zum fürsorglichen Selbst diente als starkes inneres Signal für Sicherheit, stimulierte den Vagustonus und förderte die Flexibilität des ANS. Zu den beobachtbaren Markern gehörten eine langsamere, tiefere Atmung und spontane Seufzer, die auf eine parasympathische Herunterregulierung hindeuteten. Dieser Übergang unterstützte die emotionale Stabilisierung und Resilienz und ermöglichte es Frau A., zuvor dissoziierte States in einen physiologischen Kontext der Ruhe und Verbundenheit zu integrieren.

Sitzung 12

Theoretischer Überblick

Altersprogressionen lassen sich so strukturieren, dass der Patient angeleitet wird, mit einem imaginären zukünftigen Selbst zu kommunizieren, das möglicherweise gesund und zukunftsorientiert und vermutlich älter und weiser ist (Frederick a. McNeal 2023). Der Therapeut muss das Befinden, den Hintergrund und die Lebensumstände des Patienten verstehen, bevor er diese Technik anwendet, und der Patient muss gelernt haben, Selbsthypnose zu praktizieren. Vor Beginn der Sitzung muss der Therapeut mit dem Patienten besprechen, welches Bild oder welche Bilder ein besseres, gesünderes gewünschtes Leben und bessere Lebensumstände darstellen würden. Torem zufolge sollte der Therapeut »positive Gefühle von Freude darüber und Stolz darauf [betonen], das spezifische Problem gelöst zu haben«. Dies geht einher mit Suggestionen für ein Gefühl von Gesundheit, Stärke, Leistung und einem Gefühl inneren Einfallsreichtums und Kreativität im Umgang mit den Belastungen des Lebens (Torem 1992). Der Therapeut sollte den Patienten sodann ermutigen, sämtliche positiven Erfahrungen und Gefühle zu verinnerlichen.

Es wurde beschlossen, bei dieser Sitzung mit Frau A. eine intensivere Trance anzuwenden. Ziel der Sitzung war es, eine echte Interaktion mit inneren Ressourcen zu fördern und ihr zu helfen, dass sie sich auf die Zukunft ausrichten kann, indem sie ihrem zukünftigen Selbst begegnet.

Protokoll 8: Begegnung mit dem zukünftigen Selbst (nach Napier 1990)

»Spüren Sie Ihre Füße auf dem Boden und Ihren Körper, der auf dem Stuhl ruht. Nehmen Sie sich einen Moment Zeit, um sich zu orientieren, indem Sie sich im Raum umsehen [exterozeptive Orientierung]. Genau so – nehmen Sie einige Dinge wahr, die Sie ansprechen, und finden Sie einen Weg, diese Dinge mit einem Sicheren Ort in Ihrem Körper zu verbinden. Wenn Sie diesen Ort gefunden haben, lassen Sie es mich wissen ...

Wählen Sie nun erneut einen Gegenstand im Raum aus, der Sie anspricht. Verlagern Sie Ihre Aufmerksamkeit langsam zwischen diesem Gegenstand und dem Sicheren Ort in Ihrem Körper hin und her. Wiederholen Sie dies einige Male und achten Sie dabei auf die Empfindungen, die Sie an diesem Sicheren Ort wahrnehmen [Pendeln]. Nehmen Sie diese Empfindungen wahr und akzeptieren Sie sie so, wie sie sind.

Lassen Sie uns nun unsere Aufmerksamkeit auf die Zukunft richten. Stellen Sie sich vor, Sie wären älter, weiser und erfahrener geworden ... Stellen Sie sich Ihr weiseres zukünftiges Selbst vor, das in der Ferne auf Ihrem Lebensweg steht ... Machen Sie ein paar Schritte nach vorne [um innere Bewegung anzuregen und das sympathische Nervensystem zu aktivieren] und gehen Sie auf Ihr zukünftiges Selbst zu. Bleiben Sie vorerst auf diesem Weg und nehmen Sie einfach wahr, wie es sich anfühlt, vorwärtszugehen ... Was spüren Sie in Ihrem Körper, während Sie vorwärtsgehen? Genau ...

Nehmen Sie sich jetzt einen Moment Zeit, um zurückzublicken und zu schauen, wie weit Sie gekommen sind – von einem kleinen 6-jährigen Mädchen über einen Teenager bis hin zu einer Erwachsenen, die schon lange mit Depressionen zu kämpfen hat. Achten Sie darauf, was Sie hinter sich gelassen haben; es gehört der Vergangenheit an ... Sie sind im Leben vorangekommen ... Machen Sie sich bewusst, wie weit Sie gekommen sind ... Schauen Sie Ihre innere Stärke an, *die Läuferin* in Ihnen, und denken Sie daran, wie Sie all das überlebt haben. Unglaublich, wie weit Sie gekommen sind, nicht wahr?

Nehmen Sie sich jetzt einen Moment Zeit, um über die letzten Monate nachzudenken ... Wenden Sie Machen dann langsam und bewusst Ihren Kopf, Ihren Körper und Ihr Inneres wieder nach vorne. Sie sich nun auf den Weg in Ihre Zukunft. Denken Sie daran, dass jeder Schritt, den Sie gehen, Sie Ihren Zielen näherbringt, hin zu Heilung, Genesung und Optimismus.

Achten Sie darauf, in welche Richtung Sie gehen und welche Wegstrecke noch vor Ihnen liegt [Zukunftsorientierung] ... Schauen Sie, da kommt jemand auf Sie zu ... Ich frage mich, wer das ist ... Oh, mein Gott, es ist Ihr zukünftiges, älteres, weiseres Selbst. Das ist der Teil von Ihnen, der Ihren Lebensweg bereits gegangen ist, der all die Fallstricke, die Hindernisse, die Traumata kennt. Er kennt das alles. Und er ist der Teil von Ihnen, der Ihnen auch in dieser Phase Ihres Lebens helfen wird.

Nehmen Sie sich einen Moment Zeit, um zu betrachten, was für ein Mensch diese Person ist: Was hat sie an? Was fällt Ihnen auf, das sich verändert hat? Was ist anders? [Patient antwortet.] Fühlen Sie sich wohl oder unwohl bei dieser Begegnung mit Ihrem zukünftigen, älteren, weiseren Selbst? Wenn ja, lassen Sie es mich wissen.

Erzählen Sie jetzt Ihrem zukünftigen Selbst, was Sie durchgemacht haben – teilen Sie ihm so viel mit, wie Sie möchten. Hören Sie dann aufmerksam zu, was es Ihnen antwortet ... Was erzählt es Ihnen? Was sagt es? Hören Sie aufmerksam zu ... Was schlägt Ihr zukünftiges Selbst vor, um Ihnen zu helfen, die Vergangenheit zu verarbeiten? Was sagt es, was Sie jetzt tun müssen, um voranzukommen? Hat es Ratschläge, was Sie tun und was Sie lassen sollten?

Nehmen Sie sich jetzt einen Moment Zeit und spüren Sie, wie es sich anfühlen würde, wenn dieses weisere, ältere zukünftige Selbst in Sie hineinschlüpfen würde – als würden Sie jetzt gerade Ihr zukünftiges Selbst werden. Wie fühlt es sich an, dies zu sein? Spüren Sie in Ihrem Körper die Kraft, die innere Stärke, die Resilienz Ihres zukünftigen Selbst. Wo in Ihrem Körper spüren Sie es am stärksten? Ihr Körper und Ihr Geist lernen gerade etwas Wichtiges: wie Sie diese Erfahrung jetzt in Ihrem Leben real werden lassen können.

Sobald Ihr Körper und Ihr Nervensystem einmal gelernt haben, das Gefühl Ihres zukünftigen Selbst zu erkennen, werden Sie in der Lage sein, es jederzeit abzurufen [posthypnotische Suggestion]. Ihr Körper und Ihr Nervensystem werden es kennen und sich daran erinnern.

Betrachten Sie nun die Welt durch die Augen Ihres älteren, weiseren zukünftigen Selbst. Wie sieht es aus? Ist es anders? Inwiefern? Was fühlen Sie – welche Emotionen, welche Körperempfindungen?

Schauen Sie sich jetzt Ihr gegenwärtiges Selbst an, das dort steht, wo Sie sind … Welche Gefühle und Emotionen kommen in Ihnen hoch, wenn Sie Ihr gegenwärtiges Selbst aus den Augen Ihres zukünftigen Selbst betrachten? Genau … Denken Sie daran, dass Ihr zukünftiges Selbst sehr viel mehr über Selbstakzeptanz, Stolz und Würde gelernt hat als Ihr gegenwärtiges Selbst. Es weiß auch um die innere Liebe. Sie werden vielleicht überrascht sein, ein Gefühl der Liebe zu sich selbst zu entdecken, das stärker ist als jemals zuvor.

Vielleicht möchte Ihr zukünftiges, liebevolles Selbst Ihnen nun mitteilen, welche Schritte Sie jetzt unternehmen sollten – Schritte in Richtung weiterer Heilung.

Die Erinnerungen Ihres zukünftigen Selbst können nun zum Entwurf für Ihren weiteren Lebensweg werden, zu einer Landkarte, die Sie von hier nach dort führt. Ist das nicht wunderbar? Erlauben Sie sich, zu Ihrem gegenwärtigen Selbst zurückzukehren, und laden Sie Ihr zukünftiges, älteres, weiseres Selbst ein, Ihr innerer Führer zu werden. Wenn Sie möchten, können Sie zu Ihrem zukünftigen Selbst sagen: ›Ich möchte so sein wie du.‹

Jetzt ist es Zeit, wieder zurückzukommen. Nehmen Sie Ihr zukünftiges Ich mit auf Ihren Lebensweg und gehen Sie gemeinsam mit ihm voran. Atmen Sie tief und ruhig ein und machen Sie sich auf den Rückweg von dieser inneren Reise. Nehmen Sie alles mit, was Sie brauchen, um mit Energie und Motivation voranzugehen. Atmen Sie noch einmal tief ein und öffnen Sie die Augen.«

Es folgen Übungen zur Reorientierung und Stabilisierung.

Ergebnis der Intervention

Die Imagination ihres zukünftigen Selbst war für Frau A. sehr hilfreich. Frau A., die anfänglich Symptome von Depressionen und geringem Selbstwert zeigte, ließ sich voll und ganz auf die Intervention ein. Die Erdungsphase, in der sie sich darauf konzentrierte, ihre Füße auf dem Boden zu spüren und sich im Raum zu orientieren, half ihr, ein Gefühl von Sicherheit und Präsenz aufzubauen, ihre Hypervigilanz zu reduzieren und ein Kontrollempfinden zu entwickeln. Das Pendeln zwischen externen Objekten und einem inneren Sicheren Ort förderte die interozeptive Wahrnehmung, sodass Frau A. wieder positive Körperempfindungen und emotionale Regulation erleben konnte.

Als das Skript zur Zukunftsorientierung überging, gab Frau A. an, sich »leichter« und »hoffnungsvoller« zu fühlen. Die Visualisierung ihres älteren, weiseren Selbst aktivierte ein Gefühl von Handlungsfähigkeit und Optimismus und wirkte Gefühlen der Hilflosigkeit entgegen. Die reflektierende Komponente – der Rückblick auf ihren Lebensweg – ermöglichte eine kognitive Umdeutung, die ihre Resilienz und Überlebensfähigkeit trotz vergangener Widrigkeiten stärkte. Als sie zu einem Gespräch mit ihrem zukünftigen Selbst eingeladen wurde, zeigte sich Frau A. überrascht über den mitfühlenden Rat, den sie in der Imagination erhielt und der auf Selbstfürsorge und Fortschrittsglauben fokussierte anstatt auf Perfektionismus.

Die Embodiment-Phase wirkte besonders transformativ. Frau A. beschrieb, dass sie »Kraft in meiner Brust und meinen Beinen« und »Ruhe in meiner Atmung« spürte, was auf eine somatische Integration von Selbstermächtigung hinwies. Indem sie sich vorstellte, in ihr zukünftiges Selbst zu schlüpfen, griff sie auf innere Ressourcen zu, die sie nach der Sitzung wieder abrufen kann und die ihre Resilienz nachhaltig unterstützen. Die abschließende Reorientierung stellte sicher, dass Frau A. geerdet und motiviert in die Gegenwart zurückkehrte. Sie berichtete von einem Gefühl der Klarheit und einem neuen Lebenssinn.

Die Intervention nutzte die polyvagalen Prinzipien, indem sie die ventral-vagale Aktivierung durch Sicherheitshinweise (Erdung, Orientierung) und soziale Interaktion (imaginierte Unterhaltung mit dem zukünftigen Selbst) förderte. Die Bewegung in Richtung ihres zukünftigen Selbst aktivierte kurzzeitig das sympathische Nervensystem auf kontrollierte, zielgerichtete Weise, gefolgt von einer Rückkehr zur ventral-vagalen Regulation während der Verkörperung und Reflexion. Dieses Pendeln unterstützte die Flexibilität des ANS, erhöhte die Selbstregulationsfähigkeit von Frau A. und förderte einen neurophysiologischen Zustand, der Heilung und Wachstum begünstigt.

Sitzungen 13 und 14: Anwendung integrativer Techniken für die Bewältigung des Alltags

Grundgedanke: Bei diesen Sitzungen besteht das primäre Ziel darin, dem Patienten zu helfen, sich an den Alltag anzupassen und die therapeutischen Erfolge auf reale Situationen anzuwenden. Es kommen verschiedene psychotherapeutische Methoden zum Einsatz, die explizit auf den Alltag und die Funktionsfähigkeit des Patienten in der realen Welt abzielen.

Therapeutische Ziele:

1) Nutzen Sie Techniken der Verhaltens- und kognitiven Verhaltenstherapie (einschließlich In-vivo-Übungen), um korrigierende Erfahrungen im Alltag zu ermöglichen.
2) Halten Sie während der gesamten phasenbasierten Arbeit den klinischen Fokus auf das ursprüngliche Problem gerichtet, um Kontinuität und Sachdienlichkeit zu gewährleisten.

3) Erleichtern Sie den Übergang von der innerpsychischen Arbeit zur Alltagsbewältigung, indem Sie die bewusste, Mindsight-orientierte Anwendung in Alltagssituationen betonen.
4) Beurteilen Sie, wie der Klient den Anforderungen des Alltags (Arbeitsplatz, Zuhause, soziale Rollen) gerecht wird, unterstützen Sie ihn und identifizieren Sie mögliche Hindernisse und Ressourcen.
5) Stärken Sie die Alltagskompetenzen, erweitern Sie die Auswahlmöglichkeiten, fördern Sie Selbstbezüglichkeit und Selbstbestimmung.
6) Wenden Sie das Woop-Modell von Gabriele Oettingen (2014) an:
   - *Wunsch (**W**ish):* Was ist mein Wunsch, was möchte ich erreichen? Identifizieren Sie ein sinnvolles und herausforderndes Ziel, das Sie wirklich erreichen möchten. Es sollte realistisch und zugleich motivierend sein.
   - *Ergebnis (**O**utcome):* Welche konkreten Ergebnisse möchte ich erzielen? Visualisieren Sie das bestmögliche Ergebnis der Verwirklichung Ihres Wunsches. Konzentrieren Sie sich darauf, wie sich das anfühlen und welche positiven Veränderungen es mit sich bringen würde.
   - *Hindernisse (**O**bstacles):* Was könnte mich daran hindern, meine neu formulierten Ziele zu erreichen? Erkennen Sie innere Hindernisse (Gedanken, Gewohnheiten, Emotionen), die Sie daran hindern könnten, Ihre Ziele zu erreichen. Dieser Schritt ist entscheidend für eine realistische Planung.
   - *Plan (**P**lan):* Welchen konkreten Plan will ich umsetzen? Erstellen Sie einen konkreten »Wenn-dann«-Plan, um mögliche Hindernisse zu überwinden. Zum Beispiel: »Wenn ich mich nach der Arbeit müde fühle, dann mache ich einen 10-minütigen Spaziergang, bevor ich meine Abendaktivitäten starte.«
7) Arbeiten Sie auf kognitiver Ebene und verwenden Sie einen Top-down-Ansatz, um maladaptive Überzeugungen zu reframen, die Problemlösungsfähigkeit zu verbessern und Aufmerksamkeit und Wertschätzung zu steigern.
8) Betonen Sie die Realitätsorientierung im Hier und Jetzt und verankern Sie Entscheidungen in aktuellen Umständen und Einschränkungen.
9) Identifizieren, lehren und üben Sie Alltagskompetenzen; unterstützen Sie den Patienten bei der Anpassung.
10) Bieten Sie gezielt Psychoedukation an, die Veränderungen unterstützt.
11) Nutzen Sie Rollenspiele, um Selbstwert und Selbstkontrolle in zwischenmenschlichen Situationen zu stärken.
12) Bieten Sie Beratung an: Erarbeiten Sie Empfehlungen und entwickeln Sie Lösungsszenarien, die auf Alltagsprobleme zugeschnitten sind.
13) Unterstützen Sie die Integration von Ego-States in die äußere Realität: »Wie können meine Ego-States in den Alltag integriert werden?«
14) Beurteilen Sie das bisher erreichte posttraumatische Wachstum und identifizieren Sie Umstände, die weiteres Wachstum fördern.
15) Konzentrieren Sie sich weiterhin auf konkrete Aufgaben und praktische Lösungen, um die erzielten Fortschritte zu festigen.

16) Erwägen Sie ein zweckmäßiges »Makeover«, um das äußere Erscheinungsbild und das Funktionieren im Alltag zu optimieren:
    - äußeres Erscheinungsbild: posttraumatischer körperlicher, emotionaler und kognitiver Ausdruck
    - ventral-vagale Aktivierung: soziale Interaktion, Kommunikation, Mimik
    - Zugang zu Spaß, Freude, Leidenschaft (Collage, Hausaufgaben, Rollenspiele, …)
    - Beziehungsgestaltung: zu sich selbst, zum Partner, zu Kindern, Freunden, Kollegen, Haustieren, Fremden
    - Collage: »Wie möchten Sie wirken?«
17) Befassen Sie sich mit allgemeinen Lebensthemen wie:
    - Was bedeutet Leben?
    - Was ist der Sinn und Zweck des Lebens?
    - Definition von Liebe und was es bedeutet, jemanden zu lieben oder sich selbst zu lieben
18) Stärken Sie soziale Kompetenzen:
    - soziale Regeln und Erwartungen
    - kulturelle Unterschiede
    - Höflichkeit – Definition, Wert und praktische Anwendung
    - Small Talk führen – mit wem, wann und wie
    - Grenzen – Grenzen respektieren, aufrechterhalten und setzen/zum Ausdruck bringen (Beziehungen, Freundschaften, Glaube/Spiritualität)
19) Diskutieren Sie über verschiedene Themen, um Erfahrungen zu normalisieren und Flexibilität zu fördern:
    - Was gilt als »normal«? (mit Beispielen)
    - Starrheit versus Flexibilität
    - Ungeduld und Tempo
    - Vertrauen und Selbstvertrauen
    - Nächstenliebe
    - Leidenschaft
    - Rollen im Erwachsenen- und Kindesalter
    - »Rückfälle« als Zwischenfälle und nicht als Katastrophen betrachten; Zwischenfälle antizipieren und besprechen
    - Problemlösungsstrategien
20) Vermitteln Sie Lernstrategien: Wie lernt man aus Erfahrungen und vermeidet Fehlerwiederholungen?
21) Fördern Sie Achtsamkeit und den angemessenen Umgang mit dem inneren System und den Ego-States.
22) Vertiefen Sie die Selbstfürsorge: Was bedeutet es, sich etwas zu gönnen, und wie wichtig ist Selbstlob?
23) Zeigen Sie Selbstfürsorgepraktiken auf: Meditation, Qigong, Tai-Chi, Yoga, Kreativität, Wellness und die Bedeutung von Bewegung, Sport und Gruppenaktivitäten.

24) Definieren Sie Selbstschutz und lehren Sie ihn: körperliche und emotionale Sicherheit; was privat bleibt und was geteilt werden kann.
25) Nutzen und wiederholen Sie das WOOP-Modell, um Wünsche, Ergebnisse, Hindernisse und Pläne aktuell zu halten.
26) Üben Sie Begrüßungsrituale und soziale Kompetenzen; verbessern Sie Sichtbarkeit, Präsenz und Wirkung auf andere; stärken Sie die Durchsetzungsfähigkeit.
27) Fördern Sie das Selbstwertgefühl und die Selbstwirksamkeit durch Erfahrungen von Selbstbestimmung und Selbstkontrolle.
28) Setzen Sie die Transformation (»Makeover«) und Selbstfürsorge nach Bedarf fort.
29) Bieten Sie ggf. Paartherapie an, um die Stabilität der Beziehung und gegenseitiges Wachstum zu unterstützen.

Zusammenfassung des Falls von Frau A.: Arbeitsabschluss und Ergebnisse

Frau A. gelang es, mittels Exterozeption erfolgreich wieder in der Realität Fuß zu fassen und sich im Alltag zurechtzufinden. Sie übte das Pendeln zwischen einem ausgewählten Objekt und einem Sicheren Ort im Körper, was ihr interozeptives Bewusstsein und ihre Emotionsregulation verbesserte. Sie beschäftigte sich mit Zukunftsvisionen, die ihre Handlungsfähigkeit und ihren Optimismus stärkten, und berichtete von vermehrten ventral-vagalen-Signalen (d. h. leichteres Aufnehmen von Blickkontakt). In den Sitzungen 13 und 14 machte sie WOOP-Ziele aus, übte Rollenspiele und in zwei realen Situationen das Setzen von Grenzen; dabei stellte sie fest, dass das Grübeln nachgelassen hatte und dass sie sich nach belastenden Situationen schneller erholte. Frau A. kartierte die Selbstregulation in Bezug auf Kognition, Verhalten, Emotionen, Beziehungen und Gefühlswelt und bewies durch das Bewältigen von zwei schrittweise erfolgenden Selbstermächtigungsaufgaben (eine am Arbeitsplatz, eine im sozialen Miteinander) gesteigerte Selbstwirksamkeit. Dank Psychoedukation lernte sie, Rückfälle als Zwischenfälle und nicht als Katastrophen anzusehen, und formulierte einen konkreten Selbstfürsorgeplan (tägliche Atemübungen, zwei soziale Kontakte pro Woche, eine kreative Aktivität). Zu den ersten Anzeichen posttraumatischen Wachstums zählen verbesserte Kohärenz, besseres Containment und höhere Flexibilität. Die fortlaufenden Ziele beinhalten in erster Linie Konsolidierung der Zielsetzung, Vertiefen der Achtsamkeit durch Ego-States, Ausweiten der sozialen Kompetenzen und, wo angemessen, das Üben von Copingstrategien mittels Selbsthypnoseübungen, um die bereits erzielten Fortschritte zu festigen und in den Alltag zu übertragen.

13.3 Diskussion

Die Ego-State-Therapie, wie sie in diesem Beitrag vorgestellt wird, bietet einen klinisch innovativen und neurobiologisch fundierten Rahmen für die Behandlung von depressiven Störungen (MDD) – insbesondere, wenn diese mit negativen Kindheitserfahrungen, Dysregulation des ANS und schwer behandelbarer Depression (DTD) einhergehen. Der Beitrag betont, dass Depression nicht allein eine Stimmungsstörung ist, sondern ein systemischer Zustand, der von defensiven neurophysiologischen Mustern, ungelösten traumatischen Erinnerungen, gestörter Emotionsregulation und maladaptiven Ego-State-Dynamiken geprägt ist. In diesem Zusammenhang bietet die EST ein strukturiertes psychotherapeutisches Modell, das darauf abzielt, die innere Kohärenz wiederherzustellen, traumabezogenes Material aufzuarbeiten, die ressourcenreichen Anteile des Selbst zu stärken und die Stabilität des ANS wiederherzustellen. Obwohl dieser Ansatz erhebliche Vorteile bietet, ist dennoch wichtig, auch seine Grenzen aufzuzeigen und zu betrachten, was bei schwer depressiven Patienten zu beachten ist.

Vorteile der Ego-State-Therapie bei schwerer Depression (MDD)

Ein wesentlicher Vorteil der EST ist ihre *neurobiologische Kohärenz*. Auf Grundlage der Polyvagaltheorie und der Dysregulation neuronaler Netzwerke konzeptualisiert die EST Ego-States als funktionale Ausdrucksformen der Reaktionen des ANS und nicht als rein symbolische oder metaphorische Konstrukte. Dies bietet Klinikern einen konkreten Rahmen für das Verständnis von depressivem Zusammenbruch, Hyperarousal, Scham, Dissoziation und emotionaler Taubheit als ursprünglich adaptive, aber im Laufe der Zeit maladaptiv werdende Reaktionen. Indem die EST explizit mit Zuständen des ANS als der Grundlage der Ego-States arbeitet – unter Verwendung von Erdung, Pendeln, Stabilisierung und Titrieren –, erleichtert sie den Übergang vom dorsal-vagalen Shutdown zu ventral-vagalem Engagement und unterstützt so eine erhöhte Emotionsregulation, gesteigerte Motivation und verbesserte soziale Verbundenheit. Von dieser physiologischen Betonung profitieren insbesondere depressive Klienten, die aufgrund von Konzentrationsstörungen, psychomotorischer Verlangsamung oder überwältigender somatischer Belastung oft Schwierigkeiten mit rein kognitiven Methoden haben.

Zweitens schließt *die Fokussierung* der Therapie *auf Traumata und Entwicklungsursachen* eine Lücke in der traditionellen Behandlung von Depressionen. Die in diesem Beitrag zitierten Forschungsergebnisse zeigen, dass Misshandlungen in der Kindheit tiefgreifenden Einfluss auf Schwere, Chronizität und das Rückfallrisiko von Depressionen haben. Herkömmliche Behandlungsmethoden – darunter Antidepressiva und standardmäßige kognitiv-verhaltenstherapeutische Protokolle – zielen selten auf diese zugrunde liegende Traumastruktur ab. Die EST hingegen greift direkt auf die während der negativen Erfahrungen entstandenen Ego-States zu und bietet korrigierende emotionale und somatische Erfahrungen an, die zuvor nicht zugänglich waren. Der Fall von Frau A. demonstriert wesentliche Vorteile: Verbesserung des Schlafes, Rückgang der Suizidgedanken, Wiedererlangen von Vitalität und gesteigerte Selbstwirksamkeit im Anschluss an die Arbeit mit ressourcenreichen und traumaassoziierten Ego-States.

Ein weiterer bemerkenswerter Vorteil ist die *Kombination von Hypnose, Imaginationen und somatischer Arbeit,* was die therapeutische Reichweite über eine verbale Verarbeitung hinaus erweitert. Viele depressive Patienten haben Schwierigkeiten, innere Erfahrungen zu artikulieren, Zugang zu Emotionen zu finden oder Ziele für die Genesung zu formulieren. Hypnosetechniken wie das Protokoll zur inneren Stärke, zum fürsorglichen Selbst und zum zukünftigen Selbst bieten einen erfahrungsorientierten Weg, wieder zu Handlungsfähigkeit, Hoffnung und Resilienz zurückzufinden. Darüber hinaus formalisiert EST diese Techniken zu klinisch fundierten Protokollen, wodurch Sicherheit, Vorhersagbarkeit und Replizierbarkeit verbessert werden.

Das *strukturierte Manual mit 14 Sitzungen* ist eine zusätzliche Stärke. Sein stufenweiser Ablauf – von der Beurteilung und Stabilisierung über die ANS-Kartierung, die Aktivierung von Ego-States und die Traumaverarbeitung bis hin zur Integration – stellt sicher, dass die Behandlung entsprechend der Bereitschaft des Patienten durchgeführt wird. Diese Struktur verringert das Risiko einer vorzeitigen Konfrontation mit überwältigendem Material und verkörpert eine traumainformierte Ethik. Sie bietet auch einen klaren Fahrplan für Kliniker, wodurch diese komplexe Methode leichter zu vermitteln und potenziell auf verschiedene Settings übertragbar ist.

Schließlich legt die EST den Schwerpunkt auf *posttraumatisches Wachstum und funktionelle Verbesserung* und nicht lediglich auf Symptomreduktion. Durch das Aktivieren positiver Ego-States wie der *Läuferin* werden Patienten ermutigt, sich wieder mit ihren Werten, Stärken und inneren Kompetenzen zu verbinden und so ihre Motivation, Selbstbezogenheit und Autonomie zu stärken. Diese Zukunftsorientierung ist besonders wichtig für depressive Menschen, deren kognitive und emotionale Prozesse oft von Hoffnungslosigkeit bestimmt werden.

Nachteile und Grenzen

Trotz ihrer Stärken hat die EST auch Anwendungsgrenzen, die zu berücksichtigen sind. Erstens erfordert der Ansatz *umfangreiche Fachkenntnisse des Therapeuten.* Die Arbeit mit Ego-States, Hypnosetechniken und somatischen Prozessen verlangt eine fundierte klinische Ausbildung, ausgeprägtes Einstimmungsvermögen sowie die Fähigkeit, intensives affektives Material zu regulieren. Nicht alle Kliniker verfügen über diesen Hintergrund, und ohne entsprechende Ausbildung besteht die Gefahr, den Patienten zu überfordern, Ego-States falsch zu interpretieren oder sogar die Fragmentierung ungewollt zu verstärken.

Darüber hinaus ist die Methode möglicherweise nicht für Patienten in akuten Krisen, mit schwerer Psychose oder mit eingeschränkter intellektueller Leistungsfähigkeit geeignet. Auch wenn das Manual umfangreiche Stabilisierungstechniken einschließt, kann die innere Arbeit für manche Patienten dennoch verwirrend oder beängstigend sein. Die Techniken können starke somatische und emotionale Reaktionen hervorrufen, und ohne angemessene Begleitung können Patienten Stress empfinden.

Zudem ist der Ansatz *zeit- und ressourcenintensiv.* Obwohl das Manual in 14 Sitzungen gegliedert ist, benötigen viele Patienten zusätzliche Zeit – insbesondere, wenn die Arbeit komplexe Kindheitstraumata oder mehrere Ego-States einschließt. Dies kann die Anwendbarkeit in Systemen mit einer fest vorgegebenen Anzahl von Sitzungen oder hoher Fallbelastung einschränken. Die im Beitrag beschriebene kooperative Kombination mit einer psychiatrischen Medikation ist unerlässlich, aber möglicherweise nicht immer ohne Weiteres möglich.

Ein weiteres Manko ist der *Mangel an groß angelegten empirischen Studien zur EST* bei schwerer Depression (MDD). Auch wenn die theoretische Grundlage solide und das Fallmaterial überzeugend ist, basieren die Nachweise nach wie vor überwiegend auf klinischen und nicht auf experimentellen Daten. Es sind randomisierte kontrollierte Studien erforderlich, um die Wirksamkeit, die langfristigen Ergebnisse und die spezifischen Veränderungsmechanismen zu beurteilen. Bis solche Daten vorliegen, sollte die EST als vielversprechende, aber noch nicht vollständig validierte Intervention betrachtet werden. Derzeit wird eine klinische Studie zur Validierung gemäß dem Deutschen Register Klinischer Studien (DRKS) durchgeführt.

Vorzüge der in diesem Beitrag verwendeten Protokolle

Die in diesem Beitrag beschriebenen Protokolle stärken den therapeutischen Prozess erheblich, indem sie *strukturierte, replizierbare und klinisch fundierte Methoden* zur Einbeziehung von Ego-States bieten. Die aus Somatic Experiencing® adaptierten Pendel- und Titrierungstechniken ermöglichen es den Klienten, belastende Empfindungen in kleinen, händelbaren Schritten zu verarbeiten, was das Risiko einer Retraumatisierung verringert. Die Trichtertechnik und die Imagination eines Sicheren Ortes fördern die Herunterregulierung des ANS und bereiten die Patienten auf eine tiefergehende, explorativere Arbeit vor.

Protokoll 4 (Aktivierung eines ressourcenreichen Ego-States) ist besonders wirksam, um die innere Resilienz zu fördern und Patienten in einem Gefühl von Kompetenz zu verankern, bevor sie sich mit traumabedingtem Material auseinandersetzen. Ebenso erleichtern die Protokolle 10–12 (innerer Ratgeber, fürsorgliches Selbst und zukünftiges Selbst) die langfristige psychische Integration, indem sie innere Führungskompetenz, Selbstmitgefühl und die Entwicklung einer zukunftsorientierten Identität stärken.

Zusammengenommen bieten diese Protokolle ein *umfassendes therapeutisches Gerüst*, das Patienten durch Stabilisierung, Traumaverarbeitung und Reintegration führt und gleichzeitig ihre Autonomie und Selbstregulation stärkt. Ihre strukturierte Natur erhöht die Sicherheit, während ihre Erfahrungsvielfalt die therapeutische Wirkung vertieft.

13.4 Fazit

Die in diesem Beitrag erläuterte theoretische Kohärenz und das klinische Potenzial unterstreichen die Notwendigkeit gründlicher Folgestudien. Randomisierte kontrollierte Studien, in denen EST mit etablierten Methoden (z. B. kognitiver Verhaltenstherapie, EMDR, psychodynamischer Therapie) verglichen wird, sind unerlässlich, um die relative Wirksamkeit zu beurteilen und festzustellen, welche Patientengruppen am meisten davon profitieren. Längsschnittstudien könnten klären, ob sich die Fortschritte bei der ANS-Regulation und der Integration von Ego-States in einer anhaltenden Remission und geringeren Rückfallraten niederschlagen. Darüber hinaus bieten die dargelegten neurobiologischen Thesen einen fruchtbaren Boden für mechanistische Studien unter Verwendung von fMRT, psychophysiologischen Messungen und Überwachung des ANS, um zu untersuchen, wie EST die funktionelle Konnektivität, die Emotionsregulation und Abwehrreaktionsmuster beeinflusst. Derartige Forschungen könnten die im Modell postulierten Veränderungsmechanismen untermauern und die EST weiter in zeitgenössische neurowissenschaftliche Paradigmen integrieren.

Insgesamt leistet das Kapitel einen wichtigen theoretischen und klinischen Beitrag, indem es ein strukturiertes, neurobiologisch fundiertes Modell der EST für traumabedingte Depressionen formuliert. Es hebt die wechselseitige Abhängigkeit von ANS-Regulation, Organisation der Ego-States und depressiver Symptomatik hervor und bietet ein detailliertes Manual, das Kliniker für komplexe Fälle anpassen können. Obwohl die klinischen Beobachtungen vielversprechend sind, insbesondere in Fällen, die durch Chronizität, frühe traumatische Erlebnisse und Therapieresistenz gekennzeichnet sind, muss der nächste Schritt methodisch strenge und systematisch konzipierte Forschungsprogramme einschließen. Dies ist nicht nur unerlässlich, um die EST als evidenzbasierte Intervention bei Depressionen zu validieren, sondern auch, um ihre Mechanismen zu klären, ihre klinische Anwendung zu optimieren und ihre Integration in umfassendere Behandlungswege für traumabedingte affektive Störungen sicherzustellen.

13.5 Literatur

Badura-Brack, A. S., R. Naim, T. J. Ryan, O. Levy, R. Abend et al. (2015): Effect of attention training on attention bias variability and PTSD symptoms: Randomized controlled trials in Israeli and U.S. combat veterans. *American Journal of Psychiatry* 172 (12): 1233–1241.

Baek, J., S. Lee, T. Cho, S. W. Kim, M. Kim et al. (2019): Neural circuits underlying a psychotherapeutic regimen for fear disorders. *Nature* 566 (7744): 339–343.

Beckmann, F.-E., H. Gruber, S. Seidenbecher, S. T. Schirmer, C. Metzger et al. (2024): Specific alterations of resting-state functional connectivity in the triple network related to comorbid anxiety in major depressive disorder. *European Journal of Neuroescience* 59 (7): 1819–1832. DOI: 10.1111/ejn.16249.

Bellis, M. A., K. Hughes, K. Ford, G. Ramos Rodriguez, D. Sethi a. J. Passmore (2019): Life course health consequences and associated annual costs of adverse childhood experiences across Europe and North America: A systematic review and meta-analysis. *The Lancet Public Health* 4 (10): 517–528.

Boumpa, V., A. Papatoukaki, A. Kourti, S. Mintzia, E. Panagouli et al. (2024): Sexual abuse and post-traumatic stress disorder in childhood, adolescence and young adulthood: A systematic review and meta-analysis. *European Child & Adolescent Psychiatry* 33 (6): 1653–1673.

Bschor, T., H. Kern, J. Henssler a. C. Baethge (2018): Switching the antidepressant after nonresponse in adults with major depression: A systematic literature search and meta-analysis. *The Journal of Clinical Psychiatry* 79 (1): 16r10749.

Cipriani, A., T. A. Furukawa, G. Salanti, A. Chaimani, L. Z. Atkinson et al. (2018): Comparative efficacy and acceptability of 21 antidepressant drugs for the acute treatment of adults with major depressive disorder: A systematic review and network meta-analysis. *The Lancet* 391 (10128): 1357–1366.

Cloitre, M., C. Khan, M. A. Mackintosh, D. W. Garvert, C. M. Henn-Haase et al. (2019): Emotion regulation mediates the relationship between ACEs and physical and mental health. *Psychological Trauma: Theory, Research, Practice, and Policy* 11 (1): 82–89.

Corbetta, M. a. G. L. Shulman (2002): Control of goal-directed and stimulus-driven attention in the brain. *Nature Reviews Neuroscience* 3 (3): 201–215.

De Voogd, L. D., J. W. Kanen, D. A. Neville, F. Roelofs, G. Fernandez a. E. J. Hermans (2018): Eye-movement intervention enhances extinction via amygdala deactivation. *The Journal of Neuroscience* 38 (40): 8694–8706.

Dome, P., P. Kunovszki, P. Takacs, L. Feher, T. Balazs et al. (2021): Clinical characteristics of treatment-resistant depression in adults in Hungary: Real-world evidence from a 7-year-long retrospective data analysis. *PLOS ONE* 16 (1): e0245510.

Dunner, D. L. (2001): Acute and maintenance treatment of chronic depression. *The Journal of Clinical Psychiatry* 62 (6): 10–16.

Ellis, R. E. R., M. L. Seal, J. G. Simmons, S. Whittle, O. S. Schwartz et al. (2017): Longitudinal trajectories of depression symptoms in adolescence: Psychosocial risk factors and outcomes. *Child Psychiatry & Human Development* 48 (4): 554–571.

Erickson, M. H. a. E. L. Rossi (1985): The utilization approach to hypnotic suggestion. In: S. R. Lankton (ed.): Elements and dimensions of an Ericksonian approach. New York/NY (Brunner/Mazel), pp. 1–21.

European Medicines Agency (2013): Guideline on clinical investigation of medicinal products in the treatment of depression (Rev. 2). Amsterdam (European Medicines Agency).

Frederick, C. a. S. A. McNeal (2023): Inner strengths. Contemporary psychotherapy and hypnosis for ego-strengthening. New York/NY (Routledge).

Frodl, T., A. L. Bokde, J. Scheuerecker, D. Lisiecka, V. Schoepf et al. (2010): Functional connectivity bias of the orbitofrontal cortex in drug-free patients with major depression. *Biological Psychiatry* 67 (2): 161–167.

GBD (2020): Global burden of 369 diseases and injuries in 204 countries and territories, 1990–2019: A systematic analysis for the Global Burden of Disease Study 2019. *The Lancet* 396 (10258): 1204–1222.

Gilman, S. E., N. H. Trinh, J. W. Smoller, M. Fava, J. M. Murphy a. J. Breslau (2013): Psychosocial stressors and the prognosis of major depression: A test of Axis IV. *Psychological Medicine* 43 (2): 303–316.

Gong, J., J. Wang, S. Qiu, P. Chen, Z. Luo et al. (2020): Common and distinct patterns of intrinsic brain activity alterations in major depression and bipolar disorder: Voxel-based meta-analysis. *Translational Psychiatry* 10 (1): 353.

Grummitt, L., J. R. Baldwin, J. Lafoa'i, K. M. Keyes a. E. Barrett (2024): Burden of mental disorders and suicide attributable to childhood maltreatment. *JAMA Psychiatry* 81 (8): 782–788.

Hammond, D. C. (1990): Time reorientation. Age regression, age progression and time distortion. In: D. C. Hammond (ed.): Handbook of hypnotic suggestions and metaphors. New York/NY (W. W. Norton), pp. 11–44.

Hartman, W. (2025): Einführung in die Ego-State-Therapie. (Unveröffentl. Schulungsunterlagen für Seminar 1, Wien, 10.–12.9.2025).

Hase, M., J. Plagge, A. Hase, R. Braas, L. Ostacoli et al. (2018): Eye movement desensitization and reprocessing versus treatment as usual in the treatment of depression: A randomized-controlled trial. *Frontiers in Psychology* 9: 1384.

Havens, R. A. (1986): Posthypnotic predetermination of therapeutic progress. *American Journal of Clinical Hypnosis* 28 (4): 258–262.

Heerlein, K., A. H. Young, C. Otte, T. Frodl, G. Degraeve et al. (2021): Real-world evidence from a European cohort study of patients with treatment resistant depression: Baseline patient characteristics. *Journal of Affective Disorders* 283: 115–122.

Higgins, D. J., B. Mathews, R. Pacella, J. G. Scott, D. Finkelhor et al. (2023): The prevalence and nature of multi-type child maltreatment in Australia. *Medical Journal of Australia* 218 (6): S19–S25.

Hofmann, A., L. Ostacoli, L. Lehnung, M. Hase a. M. Luber (2022): Treating depression with EMDR therapy. Techniques and interventions. New York/NY (Springer).

Hovens, J. G., J. E. Wiersma, E. J. Giltay, P. van Oppen, P. Spinhoven et al. (2010): Childhood life events and childhood trauma in adult patients with depressive, anxiety and comorbid disorders vs. controls. *Acta Psychiatrica Scandinavica* 122 (1): 66–74.

Humphreys, K. L., J. LeMoult, J. G. Wear, H. A. Piersiak, A. Lee a. I. H. Gotlib (2020): Child maltreatment and depression: A meta-analysis of studies using the Childhood Trauma Questionnaire. *Child Abuse & Neglect* 102 (9): 104361.

Iancu, S. C., Y. M. Wong, D. Rhebergen, A. van Balkom a. N. M. Batelaan (2020): Long-term disability in major depressive disorder: A 6-year follow-up study. *Psychological Medicine* 50 (10): 1644–1652.

Jacobi, F. M. Höfler, J. Strehle, S. Mack, A. Gerschler et al. (2014): Psychische Störungen in der Allgemeinbevölkerung: Studie zur Gesundheit Erwachsener in Deutschland und ihr Zusatzmodul Psychische Gesundheit (DEGS1-MH). *Der Nervenarzt* 85 (1): 77–87.

Jaffe, D. H., B. Rive a. T. R. Denee (2019): The humanistic and economic burden of treatment-resistant depression in Europe: A cross-sectional study. *BMC Psychiatry* 19 (1): 247.
Judd, L. L., H. S. Akiskal, J. D. Maser, P. J. Zeller, J. Endicott et al. (1998): A prospective 12-year study of subsyndromal and syndromal depressive symptoms in unipolar major depressive disorders. *Archives of General Psychiatry* 55 (8): 694–700.
Kaiser, R. H., J. R. Andrews-Hanna, T. D. Wager a. D. Pizzagalli. (2015): Large-scale network dysfunction in major depressive disorder: A meta-analysis of resting-state functional connectivity. *JAMA Psychiatry* 72 (6): 603–611.
Kennedy, S. H. a. P. Giacobbe (2007): Treatment-resistant depression: Advances in somatic therapies. *Annals of Clinical Psychiatry* 19 (4): 279–287.
LeDoux, J. E. (2000): Emotion circuits in the brain. *Annual Review of Neuroscience* 23 (1): 155–184.
Levine, P. A. (2010): In an unspoken voice. How the body releases trauma and restores goodness. Berkeley/CA (North Atlantic).
Maniglio, R. (2015): Significance, nature, and direction of the association between child sexual abuse and conduct disorder: A systematic review. *Trauma, Violence, & Abuse* 16 (3): 241–257.
McIntyre, R. S., M. Alsuwaidan, B. T. Baune, M. Berk, K. Demyttenaere et al. (2023): Treatmentresistant depression: Definition, prevalence, detection, management, and investigational interventions. *World Psychiatry* 22 (3): 394–412.
Mulder, R. T., P. R. Joyce a. C. M. Frampton (2010): Personality disorders improve in patients treated for major depression. *Acta Psychiatrica Scandinavica* 122 (3): 219–225.
Murphy, J. A. a. G. J. Byrne (2012): Prevalence and correlates of the proposed DSM-5 diagnosis of chronic depressive disorder. *Journal of Affective Disorders* 139 (2): 172–180.
Napier, N. J. (1990): Recreating yourself. Help for adult children of dysfunctional families. New York/NY (W. W. Norton).
Oettingen, G. (2014): Rethinking positive thinking. Inside the new science of motivation. New York/NY (Penguin Random House).
Phillips, M. (2020): It takes more than two to tango: Building secure attachment through hypnotic and ego-state relationships. *American Journal of Clinical Hypnosis* 62 (1–2): 95–117.
Porges, S. W. (2011): The polyvagal theory. Neurophysiological foundations of emotions, attachment, communication, and self-regulation. New York/NY (W. W. Norton).
Porges, S. W. a. B. Porges (2023): Our polyvagal world. How safety and trauma change us. New York/NY (W. W. Norton).
Resick, P. A. a. M. K. Schnicke (1992): Cognitive processing therapy for sexual assault victims. *Journal of Consulting and Clinical Psychology* 60 (5): 748–756.
Rush, A. J., H. A. Sackeim, C. R. Conway, M. T. Bunker, S. D. Hollon et al. (2022): Clinical research challenges posed by difficult-to-treat depression. *Psychological Medicine* 52 (3): 419–432.
Santiago, P. N., R. J. Ursano, C. L. Gray, R. S. Pynoos, D. Spiegel et al. (2013): A systematic review of PTSD prevalence and trajectories in DSM-5 defined trauma-exposed populations: Intentional and non-intentional traumatic events. *PLOS ONE* 8 (4): e59236.
Schirmer, S. T., F. E. Beckmann, H. Gruber, K. Schlaaff, D. Scheermann et al. (2023): Decreased functional connectivity in patients with major depressive disorder and a history of childhood traumatization through experiences of abuse. *Behavioural Brain Research* 437 (1): 114098.

Schwartz, A. a. B. Maiberger (2020): EMDR-Therapie und somatische Psychologie. Interventionen zur Verstärkung der Verkörperung bei der Traumabehandlung. Lichtenau (G. P. Probst).

Seemüller, F., M. Obermeier, R. Schennach, M. Bauer, M. Adli et al. (2016): Stability of remission rates in a 3-year follow-up of naturalistically treated depressed inpatients. *BMC Psychiatry* 16 (1): 153.

Shapiro, F. (2001): Eye movement desensitisation and reprocessing (EMDR) therapy. Basic principles, protocols, and procedures. New York/NY (Guilford), 2nd ed.

Solbakken, O. A. a. A. Abbass (2016): Symptom- and personality disorder changes in intensive short-term dynamic residential treatment for treatment-resistant anxiety and depressive disorders. *Acta Neuropsychiatrica* 28 (5): 257–271.

Struck, N., A. Krug, M. Feldmann, D. Yuksel, F. Stein et al. (2020): Attachment and social support mediate the association between childhood maltreatment and depressive symptoms. *Journal of Affective Disorders* 273: 310–317.

Torem, M. S. (1992): »Back from the future«: A powerful age-progression technique. *American Journal of Clinical Hypnosis* 35 (2): 81–88.

Tozzi, L., C. Farrell, L. Booij, K. Doolin, Z. Nemoda et al. (2018): Epigenetic changes of FKBP5 as a link connecting genetic and environmental risk factors with structural and functional brain changes in major depression. *Neuropsychopharmacology* 43 (5): 1138–1145. DOI: 10.1038/npp.2017.290.

Tozzi, L., X. Zhang, A. Pines, A. M. Olmsted, E. S. Zhai et al. (2024): Personalised brain circuit scores identify clinically distinct biotypes in depression and anxiety. *Nature Medicine* 30 (7): 2076–2087.

Tunnard, C., L. J. Rane, S. C. Wooderson, K. Markopoulou, L. Poon et al. (2014): The impact of childhood adversity on suicidality and clinical course in treatment-resistant depression. *Journal of Affective Disorders* 152 (1): 122–130.

Watkins, H. H. (1993): Ego-state therapy: An overview. *American Journal of Clinical Hypnosis* 35 (4): 232–240.

Widom, C. S., K. DuMont a. S. J. Czaja (2007): A prospective investigation of major depressive disorder and comorbidity in abused and neglected children grown up. *Archives of General Psychiatry* 64 (1): 49–56.

Wurtz, H., M. El-Khoury-Malhame, F. H. Wilhelm, T. Michael, E. M. Beetz et al. (2016): Preventing long-lasting fear recovery using bilateral alternating sensory stimulation: A translational study. *Neuroscience* 321: 222–235.

Yrondi, A., G. Vaiva, M. Walter, F. Bellivier, D. Bennabi et al. (2021): Childhood trauma increases suicidal behaviour in a treatment-resistant depression population: a FACE-DR report. *Journal of Psychiatric Research* 135 (5): 20–27.

14 Ego-State-Therapie trifft Physiotherapie: Funktionelle Körperarbeit mit Ego-States bei Depressionen

Ulrike Arras

Abstract

Ego-State-Therapie verfolgt das Ziel, Funktionalität und Erleben unterschiedlicher Ich-Zustände erfahrbar zu machen, um neue Lösungen für intrapsychische Konflikte zu finden. Dabei werden sowohl psychische als auch physische Aspekte integriert. Depressionen gehen neben Veränderungen auf emotionaler und kognitiver Ebene auch mit Veränderungen von Körpererleben und Bewegungsverhalten einher. Demnach sind körpertherapeutische Ansätze bei der Behandlung von Depressionen von hoher Relevanz.

Die physiotherapeutische Technik PNF (Propriozeptive Neuromuskuläre Fazilitation) ist eine Methode, die dabei hilft, dysfunktionale Körperhaltungen und Bewegungen in funktionelle Bewegungsabläufe umzuwandeln. Anhand von zwei Fallbeispielen wird dargestellt, wie PNF mit Ego-State-Therapie kombiniert werden kann. Der Nutzen liegt in nachvollziehbaren korrigierenden Körpererfahrungen, die den Therapieprozess bei Depressionen fördern.

Schlüsselwörter: Ego-State-Therapie, Physiotherapie, Major Depression, funktionelle Bewegungsmuster, Propriozeptive Neuromuskuläre Fazilitation (PNF)

14.1 Einleitung

Nach heutigem Verständnis entsteht Gesundheit innerhalb komplexer Wechselwirkungen zwischen Körper, Psyche und Umwelt. Dieses Zusammenspiel ist bei Depressionen gestört. Daher werden therapeutische Interventionen, die sowohl auf psychischer als auch körperlicher Ebene ansetzen, als besonders wirkungsvoll angesehen. Somit ist es von Interesse, wie sich physiotherapeutische Techniken, die funktionelle Bewegungen einüben, effektiv in die psychotherapeutische Arbeit mit depressiven Menschen integrieren lassen. Die Kombination mit Ego-State-Therapie eignet sich dafür in besonderer Weise.

Die Verbindung zwischen Psyche und Körper wird in der westlichen Philosophie bereits seit der Antike als »Leib-Seele-Problem« diskutiert. Der griechische Arzt Hippokrates betrachtete den menschlichen Körper als Organismus, in dem Gesundheit als Gleichgewicht und Krankheit als Störung des gesamten physischen und psychischen Zustands aufgefasst wurden. Die Bewegungstherapie spielte bereits hier eine bedeutende Rolle für das körperliche und seelische Wohl. Nach aktuellem Forschungsstand ist jedes seelische Ereignis (Gedanke, Gefühl, Handlungsimpuls etc.) immer zugleich ein physiologisches Ereignis (Malmgren 2015). In der heutigen Medizin wird die Einheit von Körper und Psyche zum sogenannten biopsychosozialen Modell erweitert (Egger 2022).

Die Erkenntnisse der engen Vernetzung von Körper und Psyche prägen auch die Weiterentwicklung von Psychotherapie und tragen zu schulenübergreifenden psychotherapeutischen Ansätzen bei. In der kognitiven Psychotherapie (Beck et al. 1979) erhalten Achtsamkeit und Embodiment in der sogenannten dritten und vierten Welle der Verhaltenstherapie hohe Bedeutung. Maja Storch entwickelte ein Konzept zu Embodiment, das die Wechselwirkung zwischen Körper und Psyche beschreibt, und zeigt auf, wie sich Körperhaltung und psychische Befindlichkeit gegenseitig beeinflussen (Storch, Cantieni u. Hüther 2006). Die systemische Psychotherapie hingegen geht von einem soziopsychobiologischen Modell aus und versteht Gesundheit als Gemeinschaftsleistung. Das Zusammenspiel von Körper und Psyche ist demnach durch soziale Interaktionen im sozialen System geprägt (Hunger-Schoppe 2021).

Auch im Ego-State-Ansatz wird bereits seit Watkins und Watkins (1997) die Verbindung zwischen Körper und psychischen Faktoren betont und hat sich inzwischen als wesentlicher Bestandteil der Therapie etabliert. Das ursprünglich psychodynamische Ego-State-Konzept von Paul Federn (1871–1950) basiert auf der Annahme, dass sich die Persönlichkeit aus verschiedenen Ich-Zuständen, auch Seiten oder Aspekten, zusammensetzt. Nach Woltemade Hartman[46] entsprechen Ego-States neurophysiologischen und psychischen Manifestationen des Nervensystems als Reaktion auf positive und negative Lebenseinflüsse oder Lebensreize.

Fritzsche und Hartman (2010) unterscheiden zwischen »grundsätzlich ressourcenreichen«, verletzten und verletzenden Ego-States. Zu den verletzten Ego-States zählen »symptomassoziierte« und »traumatisierte« Ego-States, zu den verletzenden »destruktiv-wirkende«. Symptomassoziierte Ego-States sind überaktiviert und mobilisiert, sie gehen überwiegend mit muskulärer Anspannung (Hypertonus) einher, traumatisierte oder traumaassoziierte Ego-States mit muskulärer Erschlaffung (Hypotonus) oder Erstarrung und Freeze.

Ego-States haben eigene Bedürfnisse, Interessen, Ziele und eine überdauernde, in sich geschlossene Geschichte. Sie manifestieren sich nach heutigem Verständnis auf psychischer, sensorisch-motorischer, muskulärer und viszeraler Ebene.

46 W. Hartman 2025, aus dem Ego-State-Seminar 1.

Diese psychosomatische Perspektive haben namhafte Ego-State-Therapeuten wie Maggie Philipps, Woltemade Hartman und Silvia Zanotta weiterentwickelt. Deren körpertherapeutische Arbeit beruht unter anderem auf den Konzepten des Somatic Experience nach Peter Levine (2023), der Polyvagaltheorie von Stephen Porges und den Arbeiten von Bessel van der Kolk (Porges u. van der Kolk 2010). Sie finden vor allem im Bereich der Traumatherapie ihre Anwendung.

Etwa die Hälfte der Menschen, die unter einer Posttraumatischen Belastungsstörung leiden, leiden auch unter einer Depression (Flory a. Yehuda 2015). Dementsprechend sind bei der Therapie von Depressionen traumatherapeutische Interventionen von Relevanz. Depressionen gehen nach heutigem Wissensstand mit gestörten Interaktionen zwischen Körper und Psyche einher. Hierbei wurde zunächst nur von Defiziten bei interozeptiven Prozessen ausgegangen, die die Körperwahrnehmung beinhalten. Inzwischen hat die Erforschung von Dysfunktionen der Muskulatur, Faszien und Gelenke an Bedeutung gewonnen. Diese sind insbesondere bei symptomassoziierten und traumaassoziierten Ego-States zu beobachten.

Ziel der Therapie bei Depressionen sind korrigierende Erfahrungen, bei denen dysfunktionale Wahrnehmungs-, Verhaltens- und Bewegungsmuster in funktionale transformiert werden. Genau hier lässt sich eine sinnvolle Brücke zu physiotherapeutischen Techniken schlagen, deren Basiskenntnisse in der Psychotherapie sehr hilfreich sein können, um sicher und strukturiert Körperarbeit anzuwenden und damit heilsame Bewegungsprozesse gezielt zu unterstützen. Nach meinem Wissensstand gibt es dazu bisher noch keine Veröffentlichungen oder Forschungsergebnisse.

Ego-States und Körper

Nach Phillips und Frederick (2015) entsprechen Ego-States »Energien einer Persönlichkeit«, die aus Interaktionen mit der Umwelt entstehen. Jeder »Ich-Zustand« (Ego-State) repräsentiert spezifische Verhaltens- und Erlebensmuster. Dabei sind körperliche Empfindungen und Emotionen eng miteinander verknüpft und finden ihren Ausdruck in unterschiedlichen Körperhaltungen und Bewegungsmustern.

Körpererfahrungen werden explizit und implizit im Körpergedächtnis abgespeichert (Schacter 1987) und sind in den jeweiligen individuellen biologischen, kulturellen und intersubjektiven Kontext eingebettet. Das Körpergedächtnis beinhaltet Dispositionen, Fähigkeiten und Gewohnheiten, die hauptsächlich in der Kindheit erworben werden. Diese beeinflussen implizit gegenwärtige und zukünftige Erfahrungen und Verhaltensweisen (Parma et al. 2024).

Nach aktuellem Forschungsstand wird das körperliche Selbstbewusstsein mit der Verarbeitung multisensorischer Signale auf somatosensorischer, visueller, auditiver, vestibulärer, viszeraler und motorischer Ebene in Verbindung gebracht (Blanke 2012). Physiologische Aktivität und neuronale Aktivierungsmuster stehen im Zusammenhang mit emotionalem Erleben und tragen zur Ausbildung von Individualität bei (Nummenmaa a. Saarimäki 2019).

Daniel Siegel (2001) stellt in seinem Konzept der »interpersonellen Neurobiologie« dar, wie sich die menschliche Entwicklung innerhalb einer sozialen Welt auf neurophysiologischer Ebene vollzieht. Um verschiedene Aktivitäten des Lebens abrufen und ausführen zu können, sind seiner Ansicht nach unterschiedliche Ausprägungen von »Selbsten« nötig. Diese »Ego-States« sind auch Träger impliziter Erfahrungen des Körpergedächtnisses. Da Ego-States auf unterschiedlichen Entwicklungsniveaus entstehen, ist die jeweilige Bewegungserfahrung und die dazugehörige Phase der motorischen Entwicklung von Relevanz.

Die Relevanz von Körperphänomenen für die Ego-State-Therapie bei Depressionen

Depressionen werden nach aktuellem Verständnis als »embodied« – verkörperte Phänomene – betrachtet (Ray et al. 2021). Zu den Symptomen einer Major Depression (MDD, *major depressive disorder*) zählen affektive, kognitive, verhaltensbezogene, psychomotorische und somatische Symptome, die sich häufig in einer gestörten Wahrnehmung und Interaktion zwischen Körper und Umwelt äußern (Khalsa et al. 2018). Die multisensorische Verarbeitung von Körperempfindungen und die Integration externer und interner Signale tragen wesentlich zur Bildung eines stabilen Körperbildes und eines realitätsbezogenen Präsenzerlebens bei. Die Verarbeitung von externen Reizen durch Exterozeption sowie Signalen aus dem Körperinneren durch Interozeption sind dabei zentrale Mechanismen.

Eine stabil ausgeprägte Körperwahrnehmung geht mit hohen interozeptiven Fähigkeiten einher (Lyssenko et al. 2018). In diesem Zusammenhang spielen propriozeptive Reaktionen als Wahrnehmung von Körperhaltung und Körperbewegung eine wesentliche Rolle. Störungen in diesem System führen bei depressiven Personen zu Unsicherheiten im Umgang mit Körpersignalen, zu einer Beeinträchtigung der Berührungswahrnehmung, des Körpervertrauens und der Wahrnehmung somatischer Erfahrungen (Dunne et al. 2021; Hoffstaedter et al. 2012; Müller-Oerlinghausen et al. 2022). Psychomotorische Verlangsamung ebenso wie kognitive Dysfunktionen gehen mit der eingeschränkten Fähigkeit einher, zu denken, sich zu konzentrieren oder Entscheidungen zu treffen (Kriesche et al. 2022; McRae et al. 2012).

Die Major Depression ist eine Störung, die den ganzen Menschen betrifft – mit dem Empfinden von Starre, Enge und mangelnden Differenzierungsmöglichkeiten zwischen Gegenwart, Zukunft und Vergangenheit (Müller-Oerlinghausen et al. 2022). Es wird zusätzlich ein Übersetzungsdefizit von inneren Körperzuständen in subjektive Gefühle und Selbstwahrnehmung vermutet (Herbert, Pollatos a. Klusmann 2020). Morphologisch nachweisbare Veränderungen im Hippocampus werden mit Beeinträchtigungen der Konsolidierung von Gedächtnisinhalten und der räumlichen Orientierung in Verbindung gebracht (Roddy et al. 2019).

Ego-State-Therapie wird mit der Metapher versinnbildlicht, dass eine »innere Landkarte« oder »innere Bühne« erstellt wird. Dabei werden unterschiedliche Ego-States entsprechend ihrer Aufträge, Herkunft und Beziehungen differenziert und benannt. Diese Differenzierung beinhaltet eine Aufspaltung des Selbst mit Ich-Anteilen, die bei dysfunktionalen Wechselwirkungen Störungen im psychischen Erleben bewirken können. Da Depressionen mit mangelnder Differenzierungsfähigkeit einhergehen, kann es sehr hilfreich sein, mithilfe von Ego-States, ein inneres Ordnungs- und Bezugssystem zu schaffen, das zum Verständnis der Logik und der Lösung von Konflikten ebenso wie zur Aktivierung von Ressourcen beiträgt. Dabei sind das spezifische Körpererleben und Bewegungsverhalten von hoher Bedeutung, die sich bei Ego-States unterschiedlich zeigen können.

In der psychotherapeutischen Praxis kann bereits bei der ersten Begrüßung die Beobachtung des Gangbildes und des Körperausdrucks der Patienten wichtige Hinweise auf mögliche Ego-State-Problematiken liefern. Depressionen gehen bei Erwachsenen mit Beeinträchtigungen der Körperhaltung, des Gleichgewichts und des Gangbildes einher (Belvederi Murri et al. 2020). Die mit Traurigkeit und Depression assoziierten Gangmuster sind durch eine Verringerung von Gehgeschwindigkeit, Armschwung und vertikalen Kopfbewegungen gekennzeichnet. Darüber hinaus sind größere Schwankungen des Oberkörpers zur Seite und eine eher zusammengesackte Körperhaltung zu beobachten (Michalak et al. 2009). Es ist fraglich, ob Ego-States bei der Veränderung des Gangbildes eine Rolle spielen.

Weiterhin ist die Körperhaltung beim Sitzen sowohl für die Diagnostik als auch für die therapeutische Intervention von Bedeutung. Michalak, Mischnat und Teismann (2014) konnten nachweisen, dass die Änderung der Sitzhaltung von Personen mit Major Depression Auswirkungen auf das Erinnern von positiven und negativen Begriffen hatte, wobei aufrecht sitzende sich Patienten sowohl an positive wie negative Begriffe besser erinnerten als depressive Personen in gebeugter Haltung, die insgesamt weniger und eher negative Wörter abrufen konnten. Dementsprechend ist es von hoher Relevanz für den therapeutischen Prozess, in welcher Sitzhaltung und auf welchem Stuhl die Therapie stattfindet. Auch hier stellt sich die Frage, welche Ego-States zu einer aufrechten Haltung beitragen und welche eher mit einer gebeugten Haltung verbunden sind.

Aktuelle Forschung konnte nachweisen, dass depressive Personen eine erhöhte Steifigkeit und eine geringere Elastizität des myofaszialen Gewebes aufwiesen. Eine Eigenübung zur Dehnung im myofaszialen Gewebe im Nackenbereich konnte zu einer positiveren Stimmung beitragen (Michalak et al. 2022). Es kann dementsprechend sehr hilfreich sein, die Dehnung im Nackenbereich zum festen Bestandteil einer Therapie zu machen und bei der Arbeit mit Ego-States gezielt einzusetzen.

Ebenso können Bewegungen und *Gesten* Einfluss auf die Wahrnehmung und Erinnerung von Gedächtnisinhalten nehmen. Gesprächsinhalte, die mit Gesten unterstrichen wurden, konnten besser in den Erinnerungen abgerufen werden, insbesondere bei Beobachtung eines Gegenübers, das Körpergesten einsetzte (Cutica, Ianì a. Bucciarelli 2014). Ego-States mit individuellen Gesten zu verbinden, kann demnach für deren Abruf sehr hilfreich sein.

In einer weiteren Studie wurden *Gedächtnisverzerrungen* durch motorische Manipulationen untersucht (Michalak et al. 2018). Personen, die an MDD leiden, übten entweder eine sich nach oben öffnende oder eine sich nach unten schließende Qigong-Bewegung aus, die eher dem gewohnheitsmäßig gebeugten abwärtsgerichteten depressiven Bewegungsstil entsprach. In der nach oben geöffneten Bewegung der gestreckten Arme war die Erinnerung an positive Wörter stärker als bei der Armbewegung nach unten. Dementsprechend kann insbesondere die Ressourcenaktivierung durch gezielte Armbewegungen nach oben erweitert werden.

Darüber hinaus wurden die Auswirkungen von Bewegungen auf autobiografische Erinnerungen untersucht. Ein verallgemeinerndes Gedächtnis ist ein stabiles kognitives Merkmal depressiver Personen (Williams et al. 2007). Wenn sie gebeten werden, sich an Ereignisse zu erinnern, die sich auf eine bestimmte Zeit und einen bestimmten Ort beziehen, antworten sie eher mit verallgemeinernden Erinnerungen als mit autobiografischen. In der o. g. Studie von Michalak und Kollegen (2018) zeigten sie in der Bedingung der sich nach oben öffnenden Bewegung eine geringere Tendenz, verallgemeinernde Erinnerungen zu berichten. Diese Forschungsergebnisse sind für die Arbeit mit Ego-States sehr relevant, da Ego-States Träger autobiografischer impliziter Erinnerungen darstellen. Es ist interessant, ob sich die Aktivierung von Ego-States über eine Veränderung der Armposition beeinflussen lässt.

Zahlreiche weitere Studien belegen, dass körperliche Bewegung und Muskelaktivität die Stimmung bei MDD positiv beeinflussen können (Müller-Oerlinghausen et al. 2022). Insbesondere Patienten mit schweren depressiven Störungen profitieren von Bewegungsprogrammen, da körperliche Aktivität die Symptomatik deutlich reduzieren kann. Sportliche Aktivität und Muskelkraft zeigen eine negative Korrelation mit Depressionen (Ganguly et al. 2021; Marques et al. 2020) und scheinen mit der Wirkung von Antidepressiva vergleichbar zu sein (Babyak et al. 2000).

Diese wissenschaftlichen Erkenntnisse verdeutlichen insbesondere bei MDD den Bedarf einer integrierten therapeutischen Intervention, die neben kognitiven Interventionen Körperhaltung, Muskulatur und Faszien berücksichtigt und gezielt anspricht.

Ego-State-Therapie bildet ein Therapiekonzept, bei dem die Integration unterschiedlicher Methoden sehr gut möglich ist (Watkins u. Watkins 1997). Um mit individuellen Bewegungserfahrungen von Ego-States sicher körpertherapeutisch arbeiten zu können, ist es hilfreich, die neurophysiologischen Grundlagen von funktionellen Bewegungen und die unterschiedlichen Stadien der motorischen Entwicklung als »Grammatik« der Körpersprache zu erlernen. Hierbei ist es sinnvoll, physiotherapeutisches Basiswissen bei psychotherapeutischen Behandlungsansätzen zu nutzen. Dafür eignet sich in besonderem Maße die physiotherapeutische Technik PNF (Propriozeptive Neuromuskuläre Fazilitation).

Das PNF-Konzept und sein Bezug zur Ego-State Therapie

Die physiotherapeutische Technik PNF wurde von Herman Kabat (1913–1995) und der Physiotherapeutin Margaret Knott (1913–1978) in Vallejo (Kalifornien, USA) entwickelt. Der Ausdruck Fazilitation beinhaltet das Ziel, Bewegungsabläufe, Kraft und Ausdauer zu erleichtern, indem das neuromuskuläre Zusammenspiel durch propriozeptive Stimulation aktiviert wird. Propriozeption beinhaltet die Wahrnehmung von Körperhaltung, Muskelspannung, Bewegung und das Lageempfinden im Raum, sie beruht einerseits auf der Aktivierung von afferenten Rezeptoren, die in Muskulatur, Sehnen und Gelenken verortet sind, und dem Zusammenwirken mit Gleichgewichtssinn und Sinneszellen der Haut (Buck 2011).

Das PNF-Konzept geht davon aus, dass zielgerichtete Bewegungen eine wesentliche Voraussetzung für eine adäquate Anpassung des Menschen an seine Umgebung abbilden. Es ist auf Grundlage der Prinzipien unserer motorischen Entwicklung und der Analyse von funktionellen Bewegungsabläufen entstanden. Motorische Entwicklung entspricht einem aktiven Lernprozess, bei dem der Mensch Fähigkeiten entwickelt, die es ihm ermöglichen, sich aktiv mit der Umwelt auseinanderzusetzen. Bewegung ist das Medium, um mit der Umwelt in Interaktion zu treten und sich gegenüber der Schwerkraft aufzurichten.

Die PNF-Methode hat das Ziel, pathologisch veränderte Bewegungsabläufe zu physiologischen (gesunden) Bewegungsabläufen zurückzuführen, diese zu verstärken und neu im Körpergedächtnis zu verankern. Wir gehen davon aus, dass physiologische Bewegungsmuster als »Bewegungssynergien« im ZNS abgespeichert sind. Jeder Muskel hat ein seiner Funktion entsprechendes optimales Bewegungsmuster mit drei Bewegungskomponenten, ist aber nie alleine für eine einzelne Bewegung verantwortlich. Fließende Körperbewegungen werden durch das Zusammenwirken mehrerer Muskeln ermöglicht. Dabei spielen Drehbewegungen (Rotationen) eine zentrale Rolle. Sie finden sich in fast allen Alltagsbewegungen wieder, wie zum Beispiel beim Haare kämmen oder Anziehen einer Jacke oder Hose, beim Übereinanderschlagen der Beine oder Gehen. Rotationsbewegungen werden durch den Muskelansatz und die jeweilige Muskelfunktion vorgegeben und ermöglichen optimale Gelenkfunktion, Feinabstimmung und Kraftentfaltung.

Grundkenntnisse von *funktionalen Bewegungsmustern* ermöglichen Psychotherapeuten eine Systematik bei der Beobachtung von Bewegungsverhalten und die Anwendung von funktionellen Bewegungen bei körpertherapeutischen Interventionen. Dabei spielt auch die Körpermechanik des Therapeuten eine wichtige Rolle, um Patienten nicht in ihren Bewegungen zu blockieren. Ziel ist, gleichmäßige und ökonomischere Bewegungssynergien zu ermöglichen, indem Freeze-Zustände (Erstarrungszustände) gelöst oder Übererregungen beruhigt werden.

Durch die Anwendung spezifischer Techniken können der *Muskeltonus* normalisiert und Bewegungsräume erweitert werden. Der Muskeltonus bezeichnet den Spannungszustand eines Muskels. Seine Regulation mit Ruhetonus, Hypotonus oder Hypertonus unterliegt dem autonomen Nervensystem, lässt sich jedoch ebenso wie die Atmung durch Willkürmotorik beeinflussen.

Bereits zu Beginn des 20. Jahrhunderts entwickelte Jacobson (1888–1983) die Technik der »Progressiven Muskelrelation« (PMR), bei der man durch die willentliche und bewusste An- und Entspannung bestimmter Muskelgruppen Einfluss auf den Muskeltonus nehmen und so einen Zustand tiefer Entspannung des gesamten Körpers erreichen kann. Dazu werden isometrische Anspannungsübungen durchgeführt. Bei einer isometrischen Kontraktion nimmt die Muskelspannung zu, ohne dass eine Bewegung ausgeführt wird. Den PMR-Übungen liegt das Prinzip zugrunde, dass auf maximale Anspannung reflektorisch eine maximale Entspannung der motorischen Muskulatur bewirkt werden kann. Die PNF-Methode geht darüber hinaus, indem dreidimensionale Bewegungsmuster aktiviert und propriozeptive Reaktionen durch muskuläre Widerstände verstärkt werden. Dies trägt zu Körperbewusstheit und Embodiment bei.

Jeder Ego-State ist Ausdruck spezifischer Erfahrungen des Körpergedächtnisses und hat implizit Haltungs- und Bewegungsmuster, die mehr oder weniger funktional sind. Sie lassen sich gezielt aktivieren und stehen in Verbindung mit dem emotionalen Erleben der jeweiligen Ego-States.

Wie bereits ausgeführt konnte nachgewiesen werden, dass die emotionale Stimmungslage Einfluss auf den Muskeltonus hat und umgekehrt (Müller-Oerlinghausen et al. 2022). Dies geht mit einer Anpassung der Atmung und der Körperhaltung einher, um dynamisch auf die Umwelt reagieren zu können oder zu Flucht-, Kampf- und Vermeidungsreaktionen fähig zu sein. Hierbei spielt die Rumpfmuskulatur eine zentrale Rolle, die sich bei vielen traumatisierten Patienten im Zustand einer chronischen Anspannung befindet – mit der Folge, dass viele der Betroffenen unter Atemproblemen oder viszeralen Beschwerden leiden. Diese Schutzreaktionen können sich bei chronischer emotionaler Belastung oder infolge von Traumatisierungen über einen langen Zeitraum als dysfunktionale Bewegungs- oder Haltungsmuster manifestieren. Es ist im Rahmen der Körperdisposition des Menschen möglich, diese dysfunktionalen Muster in funktionalere Bewegungsmuster umzuwandeln. Gezieltes Einsetzen und Verstärken funktionaler Bewegungsmuster kann zur Aktivierung und Embodiment von ressourcenvollen Ego-States beitragen. Blockaden von dysfunktionalen Bewegungsmustern können wir gezielt lösen, korrigierende Erfahrungen und eine heilsame Integration dysfunktional wirkender Ego-States ermöglichen. Indem die Zusammenarbeit der Muskulatur in Synergien genutzt wird, ist es möglich, funktionale Bewegungen mit höherer Muskelkraft zur Stärkung dysfunktionaler schwächerer zu nutzen.

14.2 Methoden

Funktionelle Bewegungsmuster nach PNF

Die Darstellung der Methode erfolgt in diesem Zusammenhang in vereinfachter Form.

Üblicherweise werden Bewegungsabläufe eindimensional mit Beugung und Streckung (Flexion/Extension), Heranführen und Abspreizen (Adduktion, Abduktion) beschrieben, wie in Abbildung 14.1 und 14.2 dargestellt.

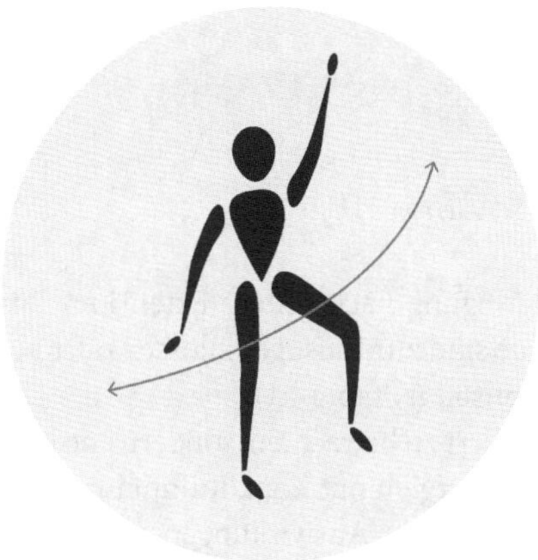

Abb. 14.1: Darstellung der Bewegungsrichtungen mit den Bewegungskomponenten Flexion und Extension

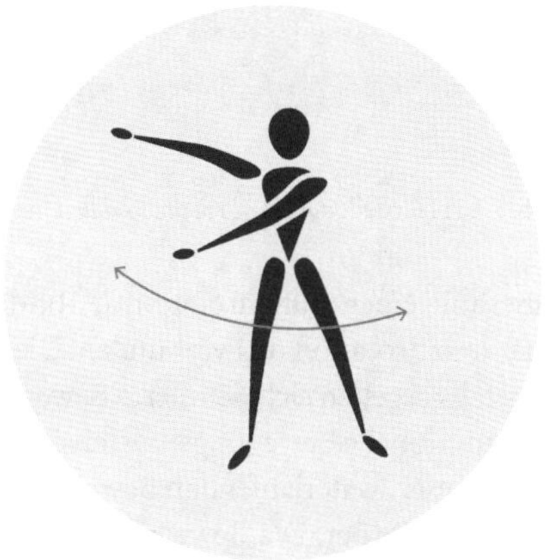

Abb. 14.2: Darstellung der Bewegungsrichtungen mit den Bewegungskomponenten Abduktion und Adduktion

Funktionelle Bewegungen sind jedoch dreidimensional und beinhalten immer eine Rotationskomponente. Sie bilden die Basis unserer Willkürmotorik und setzen sich aus den Bewegungsrichtungen Beugung und Streckung (Flexion/Extension), Heranführen und Abspreizen (Adduktion/Abduktion) in Verbindung mit Innen- und Außendrehung (Innenrotation/Außenrotation) zusammen. Aus Sicht der PNF-Methode werden diese einzelnen Bewegungskomponenten zu funktionellen Bewegungsmustern zusammengefasst, die wir PNF-Pattern nennen. PNF-Pattern orientieren sich an Körperdiagonalen, die als Bezugspunkte Kopf, Schultergelenk und Hüftgelenk haben (s. Abb. 14.3).

PNF-Bewegungsmuster (Patterns) werden jeweils als Beuge- und Streckmuster für Arme und Beine, Schulter, Becken und Kopf fest definiert. Exemplarisch gehe ich im Folgenden nur auf die obere Extremität ein. Die Arm-Patterns werden entlang von zwei Körperdiagonalen entsprechend ihrer Beuge- (Flexion) oder Streckrichtung (Extension) benannt. Die Bewegungsmöglichkeiten werden von den Funktionen des Schultergürtels, Schultergelenks, der Wirbelsäule, der Schulterblätter und des Brustkorbs bestimmt. Die Bewegungen des Armes nach oben (Flexion) sind

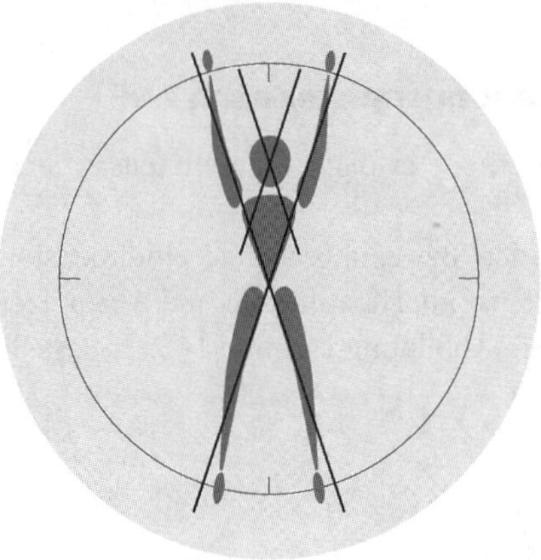

Abb. 14.3: Darstellung der Körperdiagonalen für Kopf, Schultern und Hüfte

dabei mit einer Außenrotation (AR), die Bewegung nach unten (Extension) mit einer Innenrotation (IR) verbunden. Die Hände sind zur Faust geschlossen oder geöffnet. Es ergeben sich definierte Bewegungsmuster (s. Tab. 14.1).

Funktionelle Bewegungsmuster sind nie isoliert zu betrachten, sondern entsprechen immer weiterlaufenden Bewegungen in Synergien mit Kopf, Rumpf und dem gesamten Körper. Die Bewegung eines Körperteils hat Auswirkungen auf das gesamte Skelett- und Muskelsystem. In Tabelle 14.1 werden die Arm-Patterns in ihren Endpositionen dargestellt. In der Praxis werden die Bewegungen entsprechend ihrer Körperdiagonalen miteinander verbunden, sie können mit Ellenbogenbeugung oder Streckung erfolgen (das entspricht biomechanisch betrachtet einem kurzen oder langen Hebelarm). Es empfiehlt sich, zunächst mit kurzen Hebelarmen zu arbeiten. Die Endpositionen entsprechen Dehnstellungen.

In der praktischen Anwendung werden physiologische funktionelle Bewegungsmuster gezielt gegen einen angepassten dreidimensionalen Widerstand durch den Therapeuten oder frei ausgeführt. Ziel ist einerseits, die aktive Muskelspannung zu erhöhen, um so am effektivsten das funktionelle Bewegungsmuster (propriozeptive Fazilitation als neuronales Muster) zu bahnen und zu verstärken, andererseits, Überspannung (Hypertonus) zu senken, um so eine adäquate Muskelaktivität zu ermöglichen. Der für die physiotherapeutische Anwendung wichtige Vordehnungsreflex zur Initiierung des Bewegungsmusters wird hier nicht näher ausgeführt.

PNF wurde als positiver Behandlungsansatz entwickelt, es sollen keine Schmerzen ausgelöst werden. Die Körperdisposition ist als limitierender Faktor zu respektieren. Wir beginnen mit Bewegungen, die gut gelingen und mit bestmöglicher Muskelkraft realisierbar sind. Hierbei kommt das Prinzip des »Overflow« zur Anwendung, mit dem sich die Aktivierung einer »stärkeren Seite« indirekt zur Kräftigung der »schwächeren Seite« nutzen lässt. Dieser Overflow vollzieht sich auch als weiterlaufende Muskelaktivität von oberer zu unterer Extremität und umgekehrt.

Ausführung	Komponenten	Beschreibung
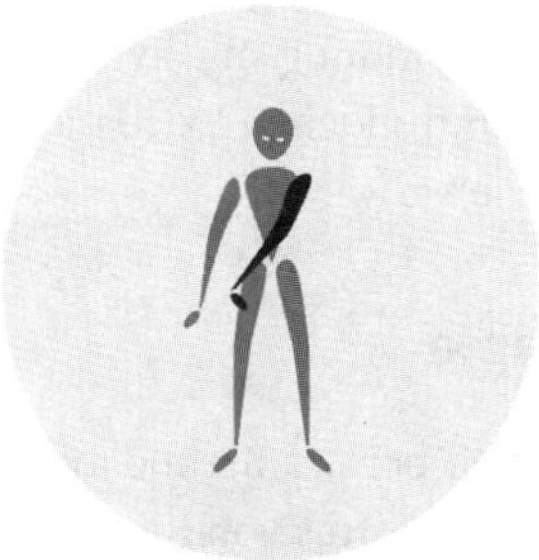	Ext/Add/IR	Arm und Schulter nach innen drehen, dabei Hand und Finger schließen und entlang der Körperdiagonalen zur gegenüberliegenden Hüfte nach unten führen; der Blick verfolgt die Handbewegung nach unten
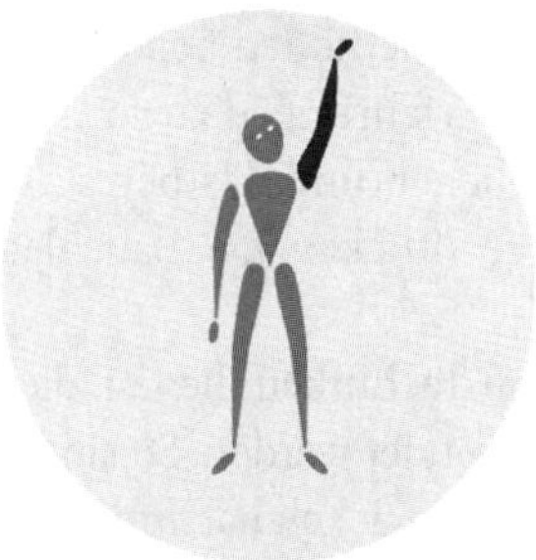	Flex/Abd/AR	Hand und Finger öffnen, den Arm entlang der Körperdiagonalen in Richtung Ohr über Kreuz nach oben führen und dabei nach außen drehen; der Blick verfolgt die Handbewegung nach oben
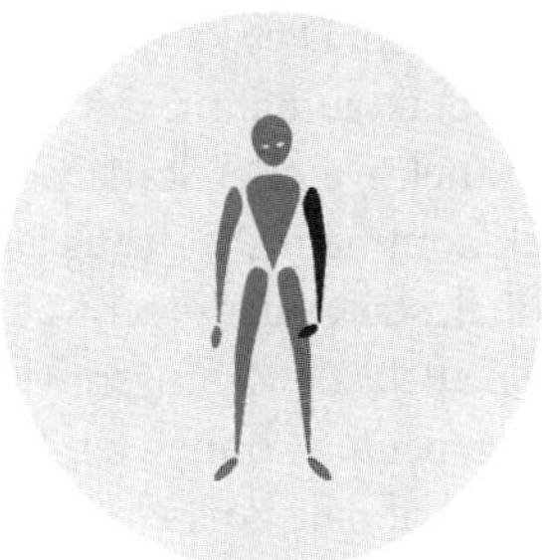	Ext/Abd/IR	Hand und Finger öffnen, Arm und Schulter neben der gleichseitigen Hüfte nach innen drehen; der Blick verfolgt die Handbewegung nach unten
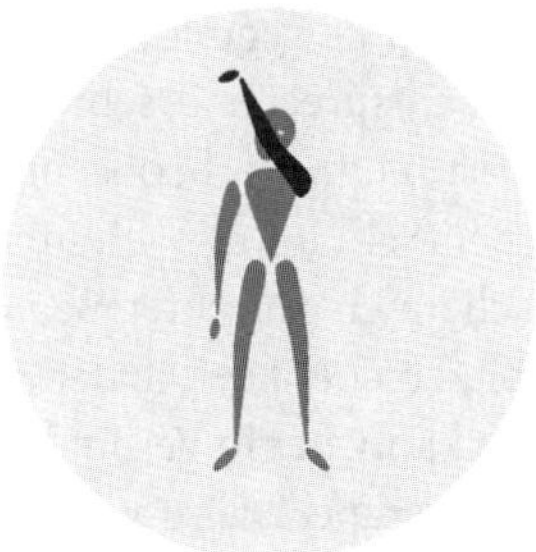	Flex/Add/AR	Hand und Finger schließen, Schulter und Arm nach außen drehen, während der Arm entlang der Körperdiagonalen über Kreuz Richtung gegenüberliegendem Ohr geführt wird; der Blick verfolgt die Handbewegung nach oben

Tab. 14.1: Bewegungsmuster der PNF-Armpattern entlang der Körperdiagonalen (Flex = Flexion, Ext = Extension, Add = Adduktion, Abd = Abduktion, AR = Außenrotation, IR = Innenrotation)

Arbeitet ein Therapeut demnach mit einem Klienten in aufrechter Sitzhaltung mit den Armen, so kann dies zu einer Stabilisierung und Tonuserhöhung in den Beinen beitragen. Dies ist bei Menschen mit Depressionen in Verbindung mit hypotoner Muskulatur von Relevanz. Es kann über die als stärker empfundenen Extremitäten eine indirekte Aktivierung der als schwächer empfundenen erfolgen.

Anwendung von PNF in der Ego-State-Therapie

Körperbeobachtung bildet einen wesentlichen Bestandteil bei der Befundaufnahme, Anamnese und während des Therapieprozesses. Die Kenntnis von funktionellen Bewegungsabläufen trägt zu systematischer differenzierter Beobachtung und zur Sicherheit bei der Anwendung körpertherapeutischer Methoden bei. PNF-Bewegungsmuster können wir einsetzen, um Embodiment-Erfahrungen zu vertiefen, korrigierende Erfahrungen auf Körperebene zu ermöglichen und das psychische Wohlbefinden zu steigern. Sie sind in allen Körperlagen (Rückenlage, Bauchlage, Vierfüßlerstand, Sitz, Stand, Gehen) ausführbar.

Die PNF-Methode kann als wertvolle Ergänzung von Techniken dienen, die in der psychosomatischen Ego-State-Therapie bereits angewendet werden. So sind die *somatische* und *affektive Brücke* bekannt, die Watkins (1997) entwickelt hat, um das aktuelle körperliche oder emotionale Erleben mit einem aktuellen oder früheren Gefühlszustand oder einer traumatischen Erfahrung zu verbinden. Dies kann sowohl zur Ressourcenaktivierung hilfreich sein, aber auch zur Kontaktaufnahme mit symptomassoziierten oder traumatisierten Ego-States. Eine affektive oder somatische Brücke kann über eine Körperbewegung zum Ausdruck kommen. Die dazugehörigen Bewegungsmuster können funktional, dysfunktional, stark oder geschwächt sein. Die Übersetzung und Transformation in funktionale PNF-Bewegungsmuster in Verbindung mit Führungswiderständen durch den Therapeuten können zur Vertiefung einer korrigierenden Erfahrung beitragen. Dysfunktionale Anspannungszustände lassen sich lösen und wieder in Balance bringen.

Im Praxisalltag kann eine differenzierte Beobachtung von Bewegungsmustern in Verbindung mit der Aktivierung von Ego-States dementsprechend sehr hilfreich sein. Bei Menschen mit depressiver Symptomatik ist häufig zu beobachten, dass eine gebeugte Sitzhaltung mit nach vorne gezogenen Schultern, nach innen rotierten Armen, nach hinten gekipptem Becken und nach innen gedrehten Beinen einhergeht, sodass sich die Knie berühren und die Fußspitzen eher zueinander zeigen – eine Sitzhaltung, die Ausdruck eines Ego-States sein kann, der in Verbindung mit einer depressiven Symptomatik steht. Der geschulte Therapeut wird während des Interviews Hinweise sammeln, auf welchem Weg der Klient in eine aufrechtere integrierte Haltung mit funktionellen Bewegungsmustern zurückfinden könnte. Bereits kleine Bewegungsimpulse oder Körpergesten, die sich in Verbindung mit ressourcenvollen Ego-States zeigen, können wir den jeweiligen übergeordneten funktionellen Bewegungen zuordnen und utilisieren. Das könnte beispielsweise eine Handdrehung nach außen sein, die als Aufrichtungsimpuls in eine sich öffnende Armbewegung nach oben ausgedehnt wird (s. Arm-Pattern Flex/Abd/AR in Tab. 14.1). Da bekannt ist, dass eine aufrechte Haltung und Armbewegung nach oben mit positiveren Gedanken verbunden ist und der Aufbau von Muskelkraft eine nachweisliche Wirkung auf depressive Störungen hat, ist es von Relevanz, diese funktionellen Wege zu bahnen. Wir leiten Klienten an, Bewegungsimpulse wahrzunehmen, sie in Bewegungsmuster auszudehnen und umzusetzen, um sie dann als Ausdruck unterschiedlicher Ego-States nutzen zu können. Auch im traumatherapeutischen Kontext werden Körpererfahrungen, die zu korrigierenden Erfahrungen beitragen, eine höhere Wirksamkeit haben, wenn sie mit funktionellen Bewegungsmustern gekoppelt werden.

Die Kenntnisse funktioneller Bewegungsabläufe ermöglichen es Psychotherapeuten, eine Systematik bei der Körperwahrnehmung zu entwickeln und Bewegungsmuster gezielt zu nutzen. Falls mit Körperberührung gearbeitet wird, können die dazu gehörigen Grifftechniken zu einer höheren Sicherheit bei der psychotherapeutischen Körperarbeit beitragen.

Fallbeispiele

Im Folgenden werde ich das Vorgehen exemplarisch anhand zweier Fallbeispiele darstellen.

Fallbeispiel 1

Herr K., 19 J., leidet an einer Major Depression. Er betritt den Therapieraum mit gesenktem Blick, blass, sein Rücken ist gebeugt, der Nacken verkürzt, sein Kopf nach vorne geschoben, sein Händedruck ist schwach ausgeprägt, die Mimik reduziert, der Blick gesenkt. Während er mir gegenübersitzt, ist sein Becken nach hinten gekippt, die Schultern sind nach vorne gezogen, die Arme liegen verschränkt nach innen gedreht, die Beine sind übereinandergeschlagen. Er berichtet, dass er keine Perspektive hinsichtlich der Zukunft sähe. Dadurch fühle er sich bedrückt und habe ein Engegefühl in der Brust. Seine Zukunftsängste würden ihn lähmen, er habe keinen Impuls, eine Ausbildung zu beginnen oder das Elternhaus zu verlassen. Für Sport fühle er sich zu müde. Am liebsten verbrächte er seine Zeit alleine in seinem Zimmer. Seine Schulzeit sei von Mobbing geprägt gewesen. Sein Anliegen sei, einen Plan für sein Leben zu entwickeln.

Als ich ihm im Rahmen von Psychoedukation berichte, dass ein Zusammenhang zwischen Körperhaltung und Stimmung bestünde, zeigt er sich interessiert. Im Therapieverlauf lade ich ihn ein, mit seiner Körperhaltung zu arbeiten. Ich bereite ihn darauf vor, dass wir auf diesem Weg unterschiedliche Ich-Zustände (Ego-States) kennenlernen können.

Zunächst leite ich ihn dazu an, seine Atembewegungen wahrzunehmen. Er spürt, wie sich der Brustkorb dabei leicht hebt und senkt, und spürt eine Bewegung im Rücken. Wir verfolgen diese Rumpfbewegung bis zu den Schultern und Armen weiter, die sich beim Aufrichten leicht nach hinten schieben. Das ermöglicht ihm, seinen Nacken etwas nach oben zu strecken.

Er empfindet diese minimale Aufrichtung als anstrengend, aber irgendwie wohltuend, und verbindet diesen Zustand mit seinen positiven Erfahrungen bei Leichtathletik. Er habe dies in seiner Kindheit sehr gerne gemacht. Wir aktivieren einen *ressourcenvollen* Ego-State, der 10 Jahre alt ist und sehr gerne Leichtathletik macht.

Insgesamt fühle sich Herr K. in dieser Aufrichtung etwas leichter und präsenter, aber auch schutzloser. Ich frage ihn, was er benötige, um mehr Schutz zu spüren. Dafür nimmt er beide Arme nach oben, hält sie verschränkt vor der Brust und beugt den Oberkörper nach vorne. Auf meine Frage hin, ob er diese Haltung mit einem Gefühlszustand verbinde, bejaht er. Er müsse an die Schule denken, er sei von einer Jungenclique gemobbt worden. Jetzt aktivieren wir einen 15-jährigen *Gymnasiasten*, der Angst hat, in die Schule zu gehen, als *symptomassoziierten* Ego-State. Dabei nimmt er Enge im Hals wahr, es schnüre sich zu.

An seiner Seite versichere ich ihm, dass wir jetzt zu zweit seien, er nicht alleine sei, frage, ob ich ihn berühren dürfe. Ich beobachte, dass sich seine Hände auf Kehlkopfhöhe zu Fäusten zusammenziehen. Seine Arme sind vor der Brust überkreuzt (Arm-Pattern beidseitig Flex/Add/AR, s. Tab. 14.1). Ich leite ihn an, seine Anspannung und Enge im Hals auf die zueinandergedrehten übereinanderliegenden Fäuste zu übertragen (isometrische Anspannung) und dabei auszuatmen. Das wiederholen wir mehrfach als Wechsel zwischen Anspannung und Entspannung und pendeln mit der Wahrnehmung zwischen Kehlkopf und Fäusten hin und her.

Als ich ihn befrage, welcher ressourcenvolle Ego-State dabei hilfreich sein könnte, die Fäuste vom Hals wegzuschieben, meldet sich der *Leichtathleten*-Ego-State, der viel Kraft habe. Anschließend schiebt der *Gymnasiast* mehrfach langsam die gekreuzten Fäuste gegen meinen Führungswiderstand weg vom Körper. Dies entspricht einer sogenannten exzentrischen Anspannung, bei der eine kontrollierte Verlängerung der angespannten Beugemuskulatur erfolgt. Dabei atmet er auf einen zischenden Laut aus. Der Ego-State *Gymnasiast* berichtet, die Anspannung im Hals lasse nach, es fühle sich freier an. Die Füße stünden fester auf dem Boden. Er spüre mehr Halt. Dies lässt sich mit einem Overflow der Muskelkraft von Armen und Rumpf zu den Beinen erklären.

Anschließend vervollständigen wir den Bewegungsverlauf beider Arme mit dem funktionellen Bewegungsmuster (Ext/Abd/IR) entlang der Körperdiagonalen (s. Tab. 14.1). So kann der *Gymnasiast* optimale Kraft entfalten und meinen Widerstand nutzen, um sich funktionell aufzurichten. Dieses Bewegungsmuster wird mehrfach wiederholt und bis zum Stand weitergeführt.

Um das Erleben von Selbstwirksamkeit und Stabilität zu verstärken, lade ich den *Gymnasiasten* abschließend erneut zur Wahrnehmung seiner Atembewegungen ein.

Hierbei wechseln (pendeln) wir zwischen den Atembewegungen in gebeugter zurückgezogener Haltung und denen in stabiler aufrechter Haltung wie in der anfänglichen Atemübung. Dann stelle ich mich nach Absprache zunächst hinter, dann vor ihn und setze, mit dem Auftrag, stabil zu bleiben, alternierende Widerstände an beiden Schultern. Dies erfolgt als Rotationswiderstand in gegenläufiger Richtung. Er nimmt dabei wahr, dass beide Füße fest auf dem Boden stehen bleiben. *Leichtathlet* und *Gymnasiast* arbeiten zusammen.

Anschließend berichtet Herr K., er fühle sich besser, spüre seine Körperkraft und Stabilität. Er nimmt seinen eigenen tiefen ruhigen Atem wahr. Als er sich in aufrechter Haltung auf meine Bitte hin ruhig im Raum umschaut, frage ich Herrn K., ob er mit dieser Haltung noch einen anderen Gefühlszustand verbinde. Er berichtet daraufhin von einem Ego-State, der neugierig sei, Wünsche nach Wissen habe und Neues lernen wolle. Wir aktivieren nun einen ressourcenvollen Ego-State, der als *interessierter Schüler* aufrecht in der ersten Reihe sitzt, frei sprechen kann und interessante Diskussionen mit den Lehrern führt.

Als wir in der nächsten Sitzung über die Schulzeit von Herrn K. sprechen, bestätigt er, diese sei für ihn oft schlimm gewesen, er habe insbesondere Angst vor einem Mitschüler gehabt, aber er erinnere jetzt auch Gutes. Er habe in einigen Fächern sehr gute Lehrer und Lehrerinnen gehabt, es habe ihm Spaß gemacht zu lernen. Damals hätte er sich nicht vorstellen können, dass er jemals unter Depressionen leiden würde.

Fazit

Diese Sitzung stellte eine Wende im Therapieverlauf dar. Die Anwendung der PNF-Bewegungsmuster in die Aufrichtung und die Externalisierung mit Tonusregulation der Kehlkopfenge stellten eine hilfreiche Unterstützung im Therapieprozess dar. Sie waren für den Klienten auch im Nachhinein noch nachvollziehbar, sodass er sie nutzen und den jeweiligen Ego-States zuordnen konnte. Die Enge im Kehlkopf konnte er externalisieren und reflektorisch durch einen Wechsel von Anspannung und Entspannung reduzieren. Indem er seine Fäuste gegen meinen Therapeutenwiderstand vom Körper wegschieben konnte, wurde die im Körper gespeicherte Angst und Wut gelöst. Ebenso fand ein Overflow in Richtung Beine und Füße in Verbindung mit dem Erleben von mehr Stabilität und Handlungsfähigkeit statt.

Fallbeispiel 2

Frau M. (29 J.) leidet an MDD mit ausgeprägten Schuldgefühlen. Die Symptome der schweren Erkrankung ihrer Großmutter hätten dazu geführt, dass sie sich nicht mehr in der Lage gefühlt habe, diese in den letzten Lebenstagen zu besuchen. Sie könne morgens nur schwer aufstehen, weine viel und leide zusätzlich unter Panikattacken.

Sie demonstriert mir auf der Liege, wie sie in »Embryonalhaltung« in ihrem Bett läge und dabei am liebsten die Bettdecke über ihren Kopf zöge. Daraufhin frage ich, ob es einen Ego-State gebe, der im Zusammenhang mit der Bettdecke über dem Kopf stehe. Es meldet sich eine ängstliche-*traurige* Seite, die unter dem Vorwurf leide, die Großmutter nicht besucht zu haben und sich am liebsten unter der schweren Bettdecke verstecke und im Bett liegen bleibe. Ich lasse mir zeigen, wie dieser Ego-State die *Traurige* die Bettdecke über den Kopf meiner Klientin zieht. Dabei identifiziere ich das Bewegungsmuster Flex/Add/AR (s. Tab. 14.1). Bei der Frage, ob es einen Ego-State gebe, der hilfreich dabei sein könnte, die schwere Bettdecke hochzuheben, zeigt sich ein *lebenslustiger* Ego-State und es meldet sich eine *Schwester* als positives Introjekt. Sie sei dafür, dass die Bettdecke weggeschoben werde, Frau M. habe sich genau richtig um ihre Großmutter gekümmert. Es sei gut gewesen, dass sie sich geschützt habe. In der Zwischenzeit hatte sich ein *sportlicher* Ego-State gemeldet, der gerne Yoga ausübe und der *Lebenslustigen* zeige, wie sie die Bettdecke wegziehen könne. Sie sei bereit, den rechten Arm beim Wegziehen der Decke durch den linken Arm zu unterstützen. Diese Bewegung entspricht dem funktionellen PNF-Arm-Pattern mit den Komponenten Ext/Abd/IR (s. Tab. 14.1). Während der Armbewegung dreht sich meine Klientin beim imaginären Wegziehen der Bettdecke auf den Rücken. Anschließend vollziehen wir dieses funktionelle Bewegungsmuster entlang der Körperdiagonalen mehrfach mit der *Lebenslustigen* und *Sportlichen* auch gegen meinen manuellen Widerstand nach. Anschließend empfindet die *Traurige* ein Gefühl der Befreiung im Brustbereich und verspürt einen Impuls aufzustehen, sodass sie sich an der »Bettkante« zum Sitzen aufrichtet. Dabei hilft die *Sportliche*. Wir wiederholen den Positionswechsel auch mehrfach langsam gegen meinen Führungswiderstand, den ich nun an den Schultern ausübe. Anschließend verspürt die *Lebenslustige* den Impuls, ganz aufstehen zu wollen, richtet sich auf, streckt intuitiv beide Arme entlang der Körperdiagonalen Flex/Abd/AR (s. Tab. 14.1) nach oben, schaut mich an und sagt lächelnd:

»Ich bin wieder da!«

Wir sprechen mit dem ressourcenvollen Ego-State, die *Sportliche*, der bei der Aufrichtung geholfen hat, und koppeln die Bewegung der nach oben geöffneten Arme an die *Lebenslustige*. Dabei zeigt sich die *Traurige* damit einverstanden, dass Frau M. sich wieder mehr dem Leben als junge Frau zuwende. Die *Traurige* sei nun als *Liebevolle* bereit, zur Trägerin guter Erinnerungen an die geliebte Großmutter zu werden. Sie will in der schützenden Armposition der Embryonalhaltung (Flex/Abd/AR) jederzeit hilfreich spürbar werden.

Anschließend beenden wir die Sitzung mit Frau M. mit einer Stabilisationsübung im Stehen, indem ich alternierend Widerstände an beiden Schultern setze. Frau M. berichtet, sie fühle sich freier und wohler und beginne, sich wieder selbst zu spüren. Wir verabreden, dass sie einmal am Tag den Bewegungsablauf vom Liegen zum Stehen einübt und dabei die jeweiligen funktionellen Bewegungsmuster nachvollzieht.

Fazit

Ego-States mit funktionellen Bewegungsmustern zu verbinden hat in diesem Fall dabei geholfen, Bewegungsabläufe nachvollziehbar so durchzuführen, dass sie als korrigierende Erfahrung im Körpergedächtnis etabliert werden konnten. Die propriozeptiven Bewegungserfahrungen haben zum Erleben von Selbstwirksamkeit und Handlungsfähigkeit als Körpererfahrung beigetragen.

Die berichteten Fallbeispiele sind eingebunden in einen Therapieprozess, der noch viele weitere Elemente enthält. Bevor ich die Klientin berührt habe, habe ich dafür eine Erlaubnis erfragt. Ebenso haben wir besprochen, ob körperliche Beschwerden oder Vorerkrankungen vorliegen, die bei der Durchführung von körpertherapeutischen Interventionen zu berücksichtigen sind.

14.3 Diskussion

Körpertherapeutische Interventionen sind zum festen Bestandteil der Ego-State-Therapie geworden. Die PNF-Methode bildet hierbei als Technik zum Erkennen und Initiieren von funktionellen Bewegungsabläufen eine wertvolle Ergänzung. Die Wahrnehmung von Bewegungsmustern ist in jeder Phase des Therapieprozesses sowohl bei Übertragung als auch bei Gegenübertragung von hoher Bedeutung. Die Systematik der jeweiligen PNF-Bewegungsmuster kann darüber hinaus sehr hilfreich sein, um körpertherapeutische Interventionen zu strukturieren und nachvollziehbar zu machen. Die damit verbundenen Grifftechniken sind bei der körpertherapeutischen Arbeit von hohem Nutzen und können zur Sicherheit der Psychotherapeuten bei Körperinterventionen mit Berührung beitragen.

Einen besonderen Stellenwert nehmen körpertherapeutische Interventionen im Zusammenhang mit depressiven Störungen ein. Es konnten mehrfach Zusammenhänge zwischen gestörtem Bewegungsverhalten, verminderter Muskelkraft und depressiven Symptomen nachgewiesen werden. Ebenso ist bekannt, dass körperliche Aktivität einen positiven Einfluss auf den Heilungsverlauf nehmen kann. Da jedoch eine antidepressive Medikation häufig mit einer herabgesetzten körperlichen Aktivierung durch emotionale Stimuli einhergeht, ist der Aufbau körperlicher Aktivität zusätzlich erschwert (Müller-Oerlinghausen et al. 2022). Deshalb ist es sinnvoll, zunächst im psychotherapeutischen Kontext die emotionalen und motivationalen Voraussetzungen für körperliche Aktivität zu schaffen. Ego-State-Therapie ist eine Methode, die sich dafür hervorragend eignet, weil die ganzheitliche Aktivierung von Ego-States dem Patienten dabei helfen kann, die Logik seines Störungsbildes durch Aktivierung impliziter Gedächtnisinhalte besser zu verstehen und über das »Ent-decken« von Ego-States zur Bewegungslust zurückzufinden. Der Weg zur Gesundung ist dann eine Gemeinschaftsleistung aller beteiligten Ego-States.

Funktionelles Bewegungsverhalten steht in Wechselwirkung mit psychischem Befinden und trägt zu Integration und Kohärenz bei. Hierbei wird dem Fasziensystem nach aktueller Forschungslage eine wichtige Rolle beigemessen. Es bildet als Netzwerk die Voraussetzung für Interaktionen zwischen Muskeln und anderen

Körpersystemen. Bei depressiven Störungen weist das myofasziale Gewebe eine geringere Flexibilität und höhere Steifigkeit auf. Dies trägt zur Beeinträchtigung funktioneller Bewegungen, Muskelkraft und Körperhaltung bei (Michalak et al. 2022). PNF-Bewegungs-Patterns stehen in engem Zusammenhang mit myofaszialen Ketten und können zur Fasziendehnung, Tonusregulation und Verbesserung der Bewegungskontrolle eingesetzt werden. In der differenzierten Anwendung in der Physiotherapie spielt hierbei ein dreidimensionaler Dehnungsimpuls als Bewegungsinitiator eine wesentliche Rolle und erfordert fachspezifisches Wissen. Der Nutzen für die psychotherapeutische Praxis liegt in der Kenntnis und Anwendung von PNF-Bewegungsmustern.

Da die Ausbildung zur Ego-State-Therapie Körpertechniken beinhaltet, bei denen die Beobachtung von Bewegungsauffälligkeiten und die Arbeit mit psychogen motiviertem Bewegungsverhalten der einzelnen Ego-States relevant ist, halte ich es für wichtig, dass sich Psychotherapeuten ein Grundverständnis der Systematik von funktionalen Bewegungsabläufen aneignen. Das betrifft sowohl ihr eigenes Bewegungsverhalten während der Therapie als auch den sicheren Umgang mit Bewegungsimpulsen ihrer Klienten. Hinzu kommt, dass funktionelles Bewegungsverhalten auch zur Resilienz der Psychotherapeuten beiträgt.

Es wäre wünschenswert, physiotherapeutische Grundtechniken in den Weiterbildungs- und Ausbildungskanon für Psychotherapie aufzunehmen. Ebenso könnten Physiotherapeuten von traumatherapeutischem Grundwissen und den Grundlagen der Ego-State-Therapie in ihrem Praxisalltag profitieren. Die Zusammenarbeit zwischen beiden Disziplinen – nicht nur in Kliniken, sondern auch in niedergelassenen Praxen – könnte insbesondere bei Menschen, die unter Depressionen oder Traumafolgestörungen leiden, zu nachhaltigen Therapieerfolgen beitragen. Ideal wäre ein Forschungsprojekt im klinischen Kontext zur Evidenz der Kombination von Ego-State-Therapie und PNF bei Depressionen.

14.4 Literatur

Babyak, M. et al. (2000): Exercise treatment for major depression: Maintenance of therapeutic benefit at 10 months. *Psychosomatic Medicine* 62 (5): 633–638. DOI: org/10.1097/00006842-200009000-00006.

Beck, A. et al. (1979): Cognitive therapy of depression. New York (Guilford).

Belvederi Murri, M. et al. (2020): Instrumental assessment of balance and gait in depression: A systematic review. *Psychiatry Research* 284: 112-687. DOI: org/10.1016/j.psychres.2019.112687.

Blanke, O. (2012): Multisensory brain mechanisms of bodily self-consciousness. *Nature Reviews Neuroscience* 13 (8): 556–571. DOI: org/10.1038/nrn3292.

Buck, M. (2011): PNF in der Praxis. Eine Anleitung in Bildern. Dordrecht (Springer), 6. Aufl.

Cutica, I., F. Ianì a. M. Bucciarelli (2014): Learning from text benefits from enactment. *Memory & Cognition* 42 (7): 1026–1037. DOI: org/10.3758/s13421-014-0417-y.

Dunne, J. et al. (2021): Losing trust in body sensations: Interoceptive awareness and depression symptom severity among primary care patients. *Journal of Affective Disorders* 282: 1210–1219. DOI: org/10.1016/j.jad.2020.12.092.

Egger, J. W. (2022): Psychosoziale, psychosomatische und psychotherapeutische Medizin. Materialien für die bio-psycho-soziale Praxis, Bd. 1. Graz (Leykam).

Flory, J. D. a. R. Yehuda (2015): Comorbidity between post-traumatic stress disorder and major depressive disorder: Alternative explanations and treatment considerations. *Dialogues in Clinical Neuroscience* 17 (2): 141–150. DOI: org/10.31887/DCNS.2015.17.2/jflory.

Fritzsche, K. u. W. Hartman (2010): Einführung in die Ego-State-Therapie. Heidelberg (Carl-Auer), 1. Aufl.

Ganguly, J. et al. (2021): Muscle tone physiology and abnormalities. *Toxins* 13 (4): 282. DOI: org/10.3390/toxins13040282.

Herbert, B. M., O. Pollatos a. V. Klusmann (2020): Interoception and health. *European Journal of Health Psychology* 27 (4): 127–131. DOI: org/10.1027/2512-8442/a000064.

Hoffstaedter, F. et al. (2012): Internally vs. externally triggered movements in patients with major depression. *Behavioural Brain Research* 228 (1): 125–132. DOI: org/10.1016/j.bbr.2011.11.024.

Hunger-Schoppe, C. (2021): Systemische Therapie. Stuttgart (Kohlhammer).

Khalsa, S. S. et al. (2018): Interoception and mental health: A roadmap. *Biological Psychiatry. Cognitive Neuroscience and Neuroimaging* 3 (6): 501–513. DOI: org/10.1016/j.bpsc.2017.12.004.

Kriesche, D. et al. (2022): Neurocognitive deficits in depression: A systematic review of cognitive impairment in the acute and remitted state. *European Archives of Psychiatry and Clinical Neuroscience* 273: 1105-1128. DOI: org/10.1007/s00406-022-01479-5.

Levine, P. A. (2023): Sprache ohne Worte. Wie unser Körper Trauma verarbeitet und uns in die innere Balance zurückführt. München (Kösel), 11. Aufl.

Lyssenko, L. et al. (2018). Dissociation in psychiatric disorders: A meta-analysis of studies using the dissociative experiences scale. *The American Journal of Psychiatry* 175 (1): 37–46. DOI: org/10.1176/appi.ajp.2017.17010025.

Malmgren, H. (2015): The theoretical basis of the biopsychosocial model, Bd. 1. Oxford (Oxford University Press). DOI: org/10.1093/med:psych/97801 98530343.003.0002.

Marques, A. et al. (2020): Leisure-time physical activity is negatively associated with depression symptoms independently of the socioeconomic status. *European Journal of Sport Science* 20 (9): 1268–1276. DOI: org/10.1080/17461391.2019.1701716.

McRae, K. et al. (2012): Bottom-up and top-down emotion generation: Implications for emotion regulation. *Social Cognitive and Affective Neuroscience* 7 (3): 253–262. DOI: org/10.1093/scan/nsq103.

Michalak, J. et al. (2022): Myofascial tissue and depression. *Cognitive Therapy and Research* 46 (3): 560–572. DOI: org/10.1007/s10608-021-10282-w.

Michalak, J. et al. (2018): The impact of upward versus downward movement patterns on memory characteristics of depressed individuals. *Psychopathology* 51 (5): 326–334. DOI: org/10.1159/000492788.

Michalak, J., J. Mischnat a. J. Teismann (2014): Sitting posture makes a difference-embodiment effects on depressive memory bias. *Clinical Psychology & Psychotherapy* 21 (6): 519–524. DOI: org/10.1002/cpp.1890.

Michalak, J. et al. (2009): Embodiment of sadness and depression – gait patterns associated with dysphoric mood. *Psychosomatic Medicine* 71 (5): 580–587. DOI: org/10.1097/PSY.0b013e3181a2515c.

Müller-Oerlinghausen, B. et al. (2022): Berührungsmedizin – ein komplementärer therapeutischer Ansatz unter besonderer Berücksichtigung der Depressionsbehandlung. *Deutsche Medizinische Wochenschrift* 147 (04): e32–e40. DOI: org/10.1055/a- 1687-2445.

Nummenmaa, L. a. H. Saarimäki (2019): Emotions as discrete patterns of systemic activity. *Neuroscience Letters* 693: 3–8. DOI: org/10.1016/j.neulet.2017.07.012.

Parma, C. et al. (2024): Does body memory exist? A review of models, approaches and recent findings useful for neurorehabilitation. *Brain Sciences* 14 (6): 542. DOI: org/10.3390/brainsci14060542.

Phillips, M. u. C. Frederick (2015): Handbuch der Hypnotherapie bei posttraumatischen und dissoziativen Störungen. Heidelberg (Carl-Auer), 3. Aufl.

Porges, S. W. u. B. A. van der Kolk (2010): Die Polyvagal-Theorie. Neurophysiologische Grundlagen der Therapie. Emotionen, Bindung, Kommunikation und ihre Entstehung. Paderborn (Junfermann).

Ray, D. et al. (2021): Altered effective connectivity in sensorimotor cortices is a signature of severity and clinical course in depression. *Proceedings of the National Academy of Sciences of the United States of America* 118 (40): e2105730118. DOI: org/10.1073/pnas.2105730118.

Roddy, D. W. et al. (2019): The hippocampus in depression: More than the sum of its parts? Advanced hippocampal substructure segmentation in depression. *Biological Psychiatry* 85 (6): 487–497. DOI: org/10.1016/j.biopsych.2018.08.021.

Schacter, D. L. (1987): Implicit memory: History and current status. *Journal of Experimental Psychology: Learning, Memory, and Cognition* 13 (3): 501–518. DOI: org/10.1037/0278-7393.13.3.501.

Siegel, D. J. (2001): The developing mind. How relationships and the brain interact to shape who we are. New York (Guilford) [Nachdr.].

Storch, M., B. Cantieni u. G. Hüther (2006): Embodiment. Die Wechselwirkung von Körper und Psyche verstehen und nutzen. Bern (Huber), 1. Aufl.

Watkins, J. G. a. H. H. Watkins (1997): Ego States. Theory and therapy. New York (W.W. Norton), 1st ed. [Nachdr.].

Williams, J. M. G. et al. (2007): Autobiographical memory specificity and emotional disorder. *Psychological Bulletin* 133 (1): 122–148. DOI: org/10.1037/0033-2909.133.1.122.

15 Ketamin-assistierte Hypnotherapie kombiniert mit Ego-State-Therapie

Sophie-Charlotte Adler und Woltemade Hartman

Abstract

Ketamin zeigt bei therapieresistenten Depressionen, Traumata, PTBS und Suizidalität beeindruckende Wirkungen (Abbar et al. 2022; Feder et al. 2021; Murrough et al. 2013; Zarate et al. 2006) – doch ohne therapeutische Begleitung fühlen sich Patient:innen oft hilflos negativen Erlebnissen ausgeliefert (Dore et al. 2019; Krystal et al. 2019; Kew et al. 2023). Wie lässt sich der durch Ketamin induzierte veränderte Bewusstseinszustand einhergehend mit reduzierter Abwehr psychotherapeutisch optimal nutzen? Ketamin-assistierte Hypnotherapie (KAH) ist eine seit 2018 praktizierte Therapiemethode, die den veränderten Bewusstseinszustand von der Vorbereitung über die kontinuierliche hypnotherapeutische Begleitung während der 40- bis 50-minütigen Infusion bis zur Integration vollständig psychotherapeutisch strukturiert. Anders als bei klassischen Ketamin-Infusionen als reine Medikamentenverabreichung wird jede Phase der KAH gezielt psychotherapeutisch gestaltet: Ressourcenaktivierung, Utilisierung individueller Symbolwelten, dialogische Hypnotherapie und systematische Nachbearbeitung. Dieser Beitrag untersucht erstmals die Integration der Ego-State-Therapie (EST) in die KAH. Die Verbindung liegt nahe: Ketamin reduziert vorübergehend die Aktivität des Default-Mode-Networks (Lehmann et al. 2016; Scheidegger et al. 2012), lockert rigide neuronale Netzwerke und schafft ein therapeutisches Fenster, in dem abgespaltene Persönlichkeitsanteile zugänglicher werden können. Hierbei kann kontrollierte Dissoziation zur Behandlung pathologischer Dissoziation therapeutisch wirksam genutzt werden. Gerade bei präverbalen Traumata und frühen Bindungsstörungen, die sich herkömmlichen Zugängen oftmals entziehen, eröffnet KAH durch die Beeinflussung der Gedächtnisrekonsolidierung (Li et al. 2024) neue therapeutische Möglichkeiten. Anhand einer detailliert protokollierten KAH-Sitzung mit einer Patientin mit Bindungstrauma wird das konkrete EST-Vorgehen demonstriert: sequenzielle Ich-Stärkung, Arbeit auf allen SIBAM-Ebenen und Integration von Ressourcen aus früheren Sitzungen. Die therapeutische Reflexion identifiziert zentrale Prinzipien der Kombination von KAH und EST sowie den dreigliedrigen Prozess aus Vorbereitung, hypnotherapeutisch begleiteter Ketamin-Sitzung und Integration.

Schlüsselwörter: Hypnose, Ketamin-assistierte Hypnotherapie, Ego-State-Therapie, Psychotherapie, substanzassistierte Psychotherapie, Traumatherapie

15.1 Einleitung

> »[Die] Verwendung [von Psychedelika] könnte tatsächlich in mancher Hinsicht einen Durchbruch in der Psychotherapie bedeuten. Psychoaktive Substanzen lassen die Ichbezogenheit und die Bezugnahme auf gebahnte Bewertungen und gewohnte Glaubenssätze vorübergehend in den Hintergrund treten. Sie ermöglichen auf diese Weise neue affektive und kognitive Verknüpfungen, die die Überwindung von therapieresistenten Depressionen und die Bewältigung von Traumata, Suchtmittelabusus und anderen gravierenden Störungen erleichtern« (Revenstorf, Schipplick u. Camerer 2025, S. 28).

In diesem Beitrag wird die innovative Therapiemethode Ketamin-assistierte Hypnotherapie (KAH) in Kombination mit der Ego-State-Therapie (EST) vorgestellt und diskutiert. Nach einer einführenden Übersicht über das Konzept der KAH folgen ein praxisorientiertes Fallbeispiel, eine anschließende Reflexion der Erfahrungen sowie eine Diskussion mit Ausblick. Angestrebt wird ein tieferes Verständnis des Potenzials der KAH in Kombination mit Konzepten der Ego-State-Therapie, um neue Perspektiven für die Behandlung schwerer chronischer Krankheitsbilder in Psychiatrie und Psychotherapie zu erschließen.

Das Besondere an diesem Beitrag ist das wörtliche Transkript einer Sitzung mit einer Patientin, wobei die Autorin Sophie Adler (SA) und der Co-Autor Woltemade Hartman (WH) gemeinsam eine KAH-Sitzung gestalteten. Dabei wurden Elemente der Ego-State-Therapie in den durch Ketamin veränderten und hypnotisch begleiteten Bewusstseinszustand eingeführt – mit dem Ziel, die praktische Anwendung dieser Kombination zu erforschen. Die Patientin hat ihr ausdrückliches Einverständnis zur Veröffentlichung dieser Fallbeschreibung gegeben.

15.2 KAH – Ketamin-assistierte Hypnotherapie

KAH stellt eine spezifische Kombination aus Hypnose- und Ketamin-Therapie dar. Sie wurde 2018 aufbauend auf der Recherche zum Buch *Veränderte Bewusstseinszustände – Wege einer neuen Psychotherapie? Das Potenzial der psychoaktiven Substanz Psilocybin* (Adler 2020) in einer psychosomatischen Klinik entwickelt und wird seitdem im klinischen und psychotherapeutischen Kontext vielversprechend eingesetzt (Adler a. Scheib 2020).

Ketamin – Wirkungen und Nebenwirkungen

Ketamin ist ein dissoziatives Anästhetikum, wobei man zwischen dem »R-Ketamin«, dem »S-Ketamin« und dem Ketamin-Racemat (R/S) unterscheiden muss (Passie et al. 2021). Bei KAH verwenden wir das Ketamin-Racemat als Infusion über 40 bis 50 Minuten.

Ketamin verändert das psychische Erleben, das Körperempfinden und das Bewusstsein. Die Wirkung kann mild als Anregung, Entspannung oder angenehme Stimmungsänderung erlebt werden. Das Bewusstsein kann sich erweitern. Ketamin beeinflusst die Sensorik, die Empfindlichkeit gegenüber Geräuschen und Licht nimmt in den meisten Fällen zu. Des Weiteren wirkt sich Ketamin verändernd auf die Motorik und die Sprache aus (McGirr et al. 2015; Short et al. 2018).

Unerwünschte Nebenwirkungen sind dosisabhängig: Anspannung, Angstzustände, Krampfanfälle, Gedächtnis- oder Bewusstseinsstörungen (Park, Falodun a. Zarate 2019). Eine angstvolle Ich-Auflösung kann auftreten, denn die Veränderung des Denkens und der Wahrnehmung sowie das Verschwinden von Zeit und Raum entziehen sich gänzlich der gewohnten Kontrolle. Es kann zu Paranoia und Denkstörungen kommen (Adler a. Scheib 2020).

In den letzten zwei Jahrzehnten hat sich Ketamin als vielversprechende Behandlungsoption für verschiedene chronische, behandlungsresistente psychische Erkrankungen etabliert. In subanästhetischen Dosen wird es zunehmend als Off-Label-Behandlung bei Depression, Posttraumatischen Belastungsstörungen, Zwangsstörungen, Alkoholismus und Substanzabhängigkeit eingesetzt (Das et al. 2019; Ezquerra-Romano et al. 2018; Feder et al. 2021; Krupitsky et al. 2002; Memon et al. 2020; Moghaddam 2021; Rodriguez et al. 2013; Taylor et al. 2018). Auch der Einsatz in der Schmerzmedizin zur Behandlung chronischer Schmerzen ist vielversprechend (Jansen 2001; Sinner a. Graf 2008). Ketamin unterscheidet sich von konventionellen Antidepressiva durch seinen extrem schnellen Wirkungseintritt: Während klassische Präparate erst nach rund zwei Wochen wirken, lassen sich bei Ketamin bereits nach wenigen Stunden antidepressive Effekte beobachten. Die Ansprechrate liegt bei circa 60 % der Behandelten mit schwerer Depression, was Ketamin in akuten Krisensituationen zu einer wichtigen therapeutischen Option macht, häufig als Ergänzung zu anderen Medikamenten. Allerdings ist diese Wirkung nicht nachhaltig – die Symptomlinderung hält meist nur zwei bis drei Tage an und erreicht dann wieder das Placebo-Niveau. Ohne begleitende therapeutische Interventionen kommt es typischerweise innerhalb von drei bis fünf Wochen zu einem vollständigen Rückfall (Revenstorf, Schipplick u. Camerer 2025, S. 39). Die alleinige Verabreichung von Ketamin kann für viele Klient:innen eine zu große Herausforderung darstellen. Aktuell ist ein Anstieg der Zahl von Ketamin-Kliniken weltweit zu beobachten. Oftmals findet bei den klassischen Ketamin-Infusionen keine weitere therapeutische Begleitung statt (Bennett 2020), wodurch Patient:innen sich negativen Erlebnissen hilflos ausgeliefert fühlen können.

Diese Beobachtung führte zur Frage: Wie können wir die positive Wirkung von Ketamin verlängern und vertiefen? Und genau hier setzt die Ketamin-assistierte Hypnotherapie (KAH) an.

Schnittmengen: Der traumähnliche Ketamin-Zustand und die hypnotische Trance

Die positiven Auswirkungen der KAH sind wechselseitig, und es gibt viele hilfreiche gemeinsame Schnittmengen beider Therapien, die im Folgenden aufgezeigt werden.

Sowohl »Hypnotherapie« als auch »substanzassistierte Therapie« nutzen »veränderte Bewusstseinszustände«, um einen Wandel im psychischen Erleben der Klient:innen herbeizuführen. Dabei evoziert Hypnose ein Trance-Erleben mithilfe verbaler Suggestionen. Angestrebt wird eine Dissoziation vom kognitiven Erleben; adressiert wird das »Unbewusste«, wobei die Sprache symbolisch und bildhaft ist. Weiterhin nutzen wir u. a. Metaphern, Symbole und hilfreiche Geschichten, um seelisches Erleben, Wahrnehmung, Kognitionen und begleitende Affekte zu verändern (Revenstorf u. Peter 2009).

Auch Ketamin bietet dank seiner dissoziativen und transformatorischen Qualität ein hohes Potenzial für solche Veränderungen. Es ermöglicht in kurzer Zeit den Zugang zu inneren Bildern, die sich, hilfreich verarbeitet, in das weitere Leben tragen lassen. Die Entstehung und Integration innerer und äußerer Bilderwelten werden durch die aufgrund des Ketamins erhöhte Neuroplastizität erleichtert (Aleksandrova a. Phillips 2021). Diese kann auch die Wirkkraft posthypnotischer Aufträge und Suggestionen verstärken.

In beiden Zuständen ist das Körpererleben im Allgemeinen deutlich verändert. Während der Ketamin-Infusion verändern sich die Sinneswahrnehmungen und das Körpererleben. So werden Geräusche und Gerüche viel intensiver und/oder andersartig wahrgenommen, z. B. lauter, verzerrter, intensiver oder weiter weg. Viele Patient:innen fühlen sich zum Beispiel körperlich ganz leicht, schweben, fliegen (bei Ketamin) oder erleben ein Gefühl von angenehmer Schwere (bei Hypnose).

Wiederum lässt sich hirnphysiologisch durch eine Art Fragmentierung oder Zerstückelung der bisherigen Denkmuster und Denkansätze eine Neuordnung des alten Bezugsrahmens sowie aller damit zusammenhängenden Gefühle und Bewertungen durch begleitende Hypnose und Psychotherapie erreichen. Aktuelle Forschung zeigt, dass die Aktivität des sogenannten »Default-Mode-Netzwerks«[47] (DMN) während der hypnotischen Trance sowie des substanzinduzierten veränderten Bewusstseinszustands sinkt (Carhart-Harris et al. 2013; Deeley et al. 2012; Revenstorf 2012).

Ketamin scheint, wie andere psychoaktive Substanzen auch, die Suggestibilität zu erhöhen (Patterson et al. 2018) und eröffnet damit zugleich den Zugang und den Kontakt zum Unbewussten. Man kann Ketamin – genauso wie Psilocybin, LSD

47 Das Default Mode Network (DMN) ist ein metabolisch hochaktives, funktionell zusammenhängendes Netzwerk überwiegend medialer präfrontaler, posteriorer cingulärer und parietaler Hirnareale, das primär mit selbstreferenziellen, autobiografischen und introspektiven Prozessen assoziiert ist und unter Psilocybin eine signifikante Reduktion der funktionellen Konnektivität sowie des regionalen zerebralen Blutflusses – insbesondere im anterioren cingulären Kortex – aufweist, wobei diese Veränderungen korrelativ mit der Intensität subjektiver Bewusstseinsveränderungen verbunden sind.

oder MDMA – als Katalysator für das Auftauchen unbewussten Materials bezeichnen und einsetzen (Adler 2020). Dies gilt auch für die Hypnosetherapie.

Des Weiteren zeigen Beobachtungen aus der Praxis, dass die Kombination niedriger Ketamin-Dosen mit Hypnosetherapie anscheinend zu einer transformativen Erfahrung, dem sogenannten «mystischen Alleinheitsgefühl«, führen kann, wie dies sonst nur bei höheren Dosierungen (ab 1,0 mg/kg) beschrieben wird. Ein 38-jähriger Mann mit schwerer Depression, PTBS und ADHS äußerte nach seiner vierten KAH-Sitzung:

> »Ich bin Liebe. Ich bin reine Liebe. Alles ist eins. Reines Licht … während der Sitzung konnte ich etwas loslassen! Ich kehrte zur Quelle zurück und war eins mit allem. Ich fand meine Wahrheit und bin voller Dankbarkeit.«[48]

Als weiterer Vorteil hat sich in der Arbeit mit Zwangspatient:innen gezeigt, dass diese sich mittels Ketamin besser hypnotisieren ließen als ohne Ketamin. Ein Beispiel hierfür ist ein 56-jähriger Mann, der unter der Zwangshandlung leidet, Hunderte Male am Tag nach seiner verstorbenen Mutter zu rufen. Er hat über zehn Jahre Psychotherapieerfahrung und hält sich nicht für hypnotisierbar, da er keine inneren Bilder habe und nicht loslassen könne. Nach der zweiten Sitzung berichtet er, dass er weniger nach ihr rufe:

> »Die Schwelle, wo ich in die Zwangshandlung reinkomme, ist höher geworden, und ich kann ohne Angst ins Bett gehen.«

Es scheint, dass Ketamin die Symbolisierungsfähigkeit steigern kann, wodurch sich neue Möglichkeiten für schwer zu hypnotisierende Klienten eröffnen. Für das vorher Unaussprechliche und Nicht-Einzuordnende können plötzlich Bilder auftauchen. Ein 42-jähriger Mann mit schweren Zwangsgedanken und akuten suizidalen Impulsen wurde intensiv mit KAH behandelt. Auf diesen Reisen traf der »einsame kleine Junge« zuerst einen Tiger, den er als schutzgebendes Krafttier erlebte. Im unwegsamen Dschungel fand er ein Zaubermedaillon und ein magisches Schwert. Sein Glaubenssatz «Ich bin verloren, mir kann nichts und niemand helfen« trat in den Hintergrund. Von Sitzung zu Sitzung nahmen Mut und Zuversicht sowie Selbstsicherheit zu. Dies wurde in den Integrationssitzungen verstanden und vertieft.

In den Jahren der Anwendung ließ sich beobachten, dass die Klienten, die Ketamin mit Hypnose erhalten haben, nach der Infusion einen niedrigeren Blutdruck hatten als davor (Adler 2022). Das ist bemerkenswert, da Ketamin den Blutdruck normalerweise erhöht. Dieses Phänomen war auch beim oben beschriebenen Patienten beobachtbar.

48 Engl. Orig.: »I am love. I am pure love. All is one. Pure light … during the session I was able to release something! I came back to the source and one with everything. I found my truth, and I am full of gratitude.«

Viele Klient:innen erleben während der Ketamin-Therapie bildhafte Reisen, in denen sie Farben, Formen oder ganze Szenen visualisieren. Ein Mitte-50-jähriger Patient mit der Diagnose Depression, der meinte, er sehe nie Bilder mit geschlossenen Augen oder träume nicht, erlebte während der KAH bildhafte Reisen voller Farben und Formen, wie er sie noch nie gesehen hatte. Als Architekt inspirierte ihn diese Erfahrung zutiefst, und er begann zu malen. Um diese inneren Reisen sicher zu navigieren, bietet gerade die Hypnose einen Schatz an therapeutischen Werkzeugen.

Hypnose nutzt Atemtechniken zur Regulierung der Atmung, um die Trance zu vertiefen. In der KAH sagen wir unseren Klient:innen oft:

»Ihre Atmung ist Ihr Anker und führt Sie sicher durch Ihre ganz individuelle Reise.«

Gerade in herausfordernden Situationen ist die Atmung ein wichtiges Element zur Regulierung der Erfahrungsintensität. Die Atmung könnte man wie einen Rettungsring betrachten, wenn das Wasser wild wird und die Wellen höher und höher werden.

Behandlungskonzeptuelle Faktoren der KAH

KAH wurde bisher bei folgenden Indikationen erfolgreich angewandt: Depressionen, Suizidgedanken, Ängsten, Zwängen, Traumata, PTBS, Essstörungen, Sucht und Schmerzen. Es gelten dieselben Ein- und Ausschlusskriterien wie bei einer klassischen Ketamin-Therapie.

Vorbereitung einer KAH-Sitzung

Zunächst erfolgen eine medizinische und eine psychiatrische Untersuchung, um die Indikation oder Kontraindikation festzustellen. Weiterhin ist eine Anamneseerhebung zur Vorgeschichte unentbehrlich. Erfüllt die Klient:in die Voraussetzungen für eine sogenannte »Off-Label«-Ketamin-Therapie, kann die eigentliche Behandlung beginnen.

Ein klarer Rahmen stellt sicher, dass beide Seiten über die innere Ausrichtung, Erwartungen, Ziele, Wünsche, Ängste, Sorgen, Ressourcen, das Setting sowie die medizinischen, physischen und psychischen Bedingungen informiert sind.

Jede KAH-Behandlung beginnt für die Klient:in mit

- einer psychologischen Anamnese,
- einer Bestimmung der Eignung,
- einer Diagnostik,
- einer psychiatrisch-medizinischen Untersuchung,
- einer Psychoedukation und
- einer Aufklärung über Hypnose und Ketamin.

Die Arbeit mit psychoaktiven Substanzen erfordert, die Klient:in auf diese bewusstseinsverändernde Erfahrung vorzubereiten, die zu einer der bedeutsamsten seines Lebens werden könnte. Viele Klient:innen verspüren Ängste und Unsicherheit vor ihrer »Ketamin-Reise«. Schon hier kann Hypnose ausgesprochen hilfreich sein, indem sie einen tiefen Entspannungszustand anregt.

»Dein Unbewusstes ist voller Weisheit, wenn du es einfach geschehen lässt.«

Das kritisch-rationale Denken tritt in den Hintergrund, während die bildhafte Informationsverarbeitung einsetzt und Ideen über alle Sinneskanäle aktiviert. Die Aufmerksamkeit konzentriert sich auf das innere Erleben, während die Wahrnehmung der Außenwelt in den Hintergrund tritt. Ängste lassen nach oder verschwinden, und ein Gefühl der Sicherheit und des Vertrauens kann wachsen. Ruhe und Sicherheit sind optimale Vorbedingungen für die bevorstehende Ketamin-Reise.

Des Weiteren sollte man die Erwartungen der Patient:in ggf. realistisch anpassen, um deutlich zu machen, dass diese Behandlung kein Wundermittel ist. Es ist zu bedenken, dass für viele Klient:innen/Patient:innen eine Ketamin-Behandlung ihre letzte Hoffnung nach vielen fehlgeschlagenen Therapieversuchen darstellt.

Oftmals haben die Klient:innen große Angst vor Kontrollverlust und dem Loslassen, wie das folgende Zitat einer Patientin verdeutlicht, die zuerst hypnotisiert wurde und erst in Trance das Ketamin erhielt:

> »Alles war weißes Licht. Ich war in einer anderen Dimension, in der Matrix, wie in den Filmen. Bei Ihnen hatte ich das Gefühl, dass ich dort absolut sicher war und mir keine Sorgen machen musste. Ich konnte einfach beobachten, was passierte. Ich fühle mich viel besser als vorher, ich bin entspannt.«[49]

Natürlich haben dabei eine vertrauensvolle Beziehung und das Gefühl der Sicherheit großen Einfluss auf das Ketamin-Erlebnis selbst. Einzelne Hypnosesitzungen können dabei helfen, die Klient:innen auf einen veränderten Bewusstseinszustand vorzubereiten und vorherrschende Ängste zu reduzieren. Eine ängstliche Patientin z. B. hatte große Sorge vor der Ketamin-Infusion, weshalb mit ihr zuerst eine einzelne Hypnose durchgeführt wurde. Die folgende Aussage veranschaulicht den Effekt der Hypnose, um Klient:innen, die sich vor Kontrollverlust fürchten, beim Loslassen zu helfen:

»Seit langer Zeit habe ich mich nicht mehr so wohlgefühlt wie heute! Mir geht's gut! Ich bin sehr gut in die Entspannung gekommen. Losgelöst von meinem Körper. Losgelöst sein fühlt sich gut an. Ich empfand nichts Unangenehmes!«

49 Engl. Orig.: »Everything was white light. I was in another dimension, in the Matrix, like in the movies. With you, I had the feeling that I was absolutely safe there and did not need to worry. I was able to just watch what happened. I feel much better than before, I am relaxed.«

Die Behandlungsergebnisse sollten stets systematisch im Rahmen einer Verlaufskontrolle verfolgt werden.

Set und Setting bei KAH

Das sogenannte »Set«, abgeleitet von »Mindset«, beschreibt die mentale Verfassung der Klient:in und gilt bei der gesamten Vorbereitung als wichtiger Faktor. Vor jeder KAH-Sitzung ist genügend Zeit zur Evaluation der tagesaktuellen mentalen Verfassung der Klient:in/Patient:in einzuplanen.

Welche Vorstellungen, Intentionen, Erwartungen und Stimmungen bringt die Klient:in mit? Welche Angst und Stimmung sind aktuell vorherrschend? Wie hat sich die Klient:in auf die Behandlung vorbereitet und in welches Umfeld kehrt sie nach der Behandlung zurück? Wie ist ihre körperliche Verfassung? Es gilt zu beurteilen, ob die Klient:in zu labil oder psychisch stabil genug ist, um eine bewusstseinsverändernde Erfahrung zu erleben. Manche Klient:innen haben bereits Erfahrungen mit aktiv induzierten, bewusstseinsveränderten Zuständen, für andere ist es eine gänzlich neue Erfahrung. Hinzu kommt, dass die Klient:in nach der KAH-Behandlung stets von eine:r Angehörigen abgeholt werden muss (bei ambulanter Durchführung), was sich auch auf den Nachklang der Ketamin-Reise auswirken kann. Von großem Vorteil sind ein sicheres Umfeld und die Unterstützung durch Bezugspersonen.

Da man unter Ketamin meist geräusch- und lichtempfindlicher wird, empfiehlt sich das Tragen einer Augenmaske. Für einige Klient:innen ist es aber auch wichtig, selbst entscheiden zu können, ob sie ihre Augen offen oder geschlossen halten. Die Beleuchtung sowie die Raumgestaltung haben einen deutlichen Einfluss auf das Ketamin-Erlebnis und sind stets zu berücksichtigen. Ein Klient entdeckte während der Ketamin-Reise Schatten an der Wand und »spielte« damit. In der Integrationssitzung stellte sich heraus, dass er als Kind vernachlässigt wurde und Schattenspiele machte, um sich zu beschäftigen, da er sonst keinerlei Spielsachen hatte. Dies ist nur ein Beispiel dafür, wie der Raum als weitere Ebene Einfluss auf den Therapieprozess nehmen kann.

Außengeräusche werden unter Ketamin wesentlich intensiver wahrgenommen und können zu großen Irritationen führen. Gerade dabei hilft die Hypnose mit passenden Suggestionen, die Geräusche zur Vertiefung der Entspannung zu nutzen, statt sie als störend zu empfinden.

Hypnotherapeutische Begleitung während der KAH-Sitzung

Ziel der Begleitung ist Hilfe bei der Navigation durch den bewusstseinsveränderten Zustand vor dem psychotherapeutischen Hintergrund mit den Therapiezielen im Blick. Das plötzliche Auftauchen von Erinnerungen, möglicherweise auch alter Traumata, sowie die Wiederbelebung alter Muster und Überzeugungen werden begleitet von verändertem Denken mit eventuellem Gedankenabbriss oder schnellem Vergessen. Auch Halluzinationen können auftreten, begleitet von intensiven Gefühlen aller Art. Diese können einhergehen mit Lachen, Weinen, Schweigen, intensiver Scham oder Ängsten sowie mit Traurigkeit. Eine oft erschwerte Artikulation sowie ein verändertes Körpererleben sind üblich. Sehr berührend oder erschütternd kann auch das Erleben tiefer Einsichten sein.

Als begleitende Therapeut:in gestaltet man die Interaktion in einem außergewöhnlichen Bewusstseinszustand. Die Klient:in befindet sich in einer gänzlich anderen Welt, während die Therapeut:in diese sicher durch das neue und unbekannte Erleben führen sollte. Dementsprechend sollte die Therapeut:in stets für Schwankungen sowie extrem positive und/oder negative Emotionen im raschen Wechsel gewappnet sein. Diese Arbeit fordert volle Präsenz und Schwingungsfähigkeit seitens der Therapeut:in sowie eine wertfreie, nicht pathologisierende Haltung, die auf einer tragfähigen und authentischen Beziehung fußt. Diese Arbeit ist prozessorientiert und kreativ, wobei jede Sitzung einzigartig ist. Immer leitet die Stimme der Therapeut:in in unterstützender Weise.

Um diese Begleitung zu gestalten, bietet der Ablauf einer Hypnosesitzung Orientierung. Im Allgemeinen sind sowohl direkte als auch indirekte Hypnosetechniken geeignet. Zuerst wird ein Rapport aufgebaut: Wir geben der Klient:in Zeit zum Ankommen, Ängste können abgebaut und positive Erwartungen aufgebaut werden. Mit Pacing und Leading auf verbaler und nonverbaler Ebene lassen sich die Atmung der Klient:in steuern und körperliche Phänomene zur Förderung von Entspannung und Sicherheit sowie zur Konzentration auf die Erfahrung nutzen. Hierbei gehen wir generell nicht nach einem festen Schema vor, sondern prozessorientiert am Erleben der Klient:in. Dies kann während einer Ketamin-Reise stark variieren und erfordert seitens der Therapeut:innen Flexibilität. Zuvor herausgearbeitete Ressourcen können während der KAH-Sitzung Unterstützung bei Konfrontationen mit herausfordernden Erfahrungen bieten. Auch können neue Ressourcen zutage treten und lassen sich vertiefen und hypnotisch verankern. Ericksonsche Hypnosetechniken, das Erzählen von Geschichten oder Metaphern, das Einführen von Symbolen und das Aufgreifen eigener Worte der Klient:in/Patient:in sind für die Gestaltung dieses einzigartigen Prozesses sehr geeignet. Wie auch bei der formalen Ericksonschen Hypnotherapie sollte also der Fokus besonders auf der Utilisierung liegen – dem Maßschneidern der Bilderwelten, Metaphern und Symbole an den Patienten oder die Patientin. Vielen Patient:innen fällt das Sprechen unter Ketamin oder in Hypnose anfangs schwer. Dennoch ist eine dialogische Hypnotherapie möglich, wodurch wir die erlebte Bilderwelt der Patient:in gemeinsam erkunden und zielorientiert gestalten können.

KAH-Reorientierung

Nachdem die Ketamin-Infusion beendet ist, befindet sich die Klient:in noch in einem veränderten Bewusstseinszustand, und das Körperempfinden bleibt für mindestens 15 Minuten verändert. Gerade das Zurückkommen in den Körper ist ein wichtiger Teil der Erfahrung und lässt sich durch eine Tranceausleitung angenehm gestalten:

> »Achte darauf, wie gut und angenehm es ist, den eigenen Körper wieder zu spüren. Diese durchströmende, wohltuende Energie, Kraft und Stabilität. Wie gut es sich anfühlt, einen Körper zu haben, der stets mit dir und für dich da ist.«

Die Rücknahme der Trance hilft bei der Erdung, der Orientierung und der Rückkehr ins Hier und Jetzt. Posthypnotische Aufträge unterstützen die positive Weiterverarbeitung der Erfahrung.

KAH-Integration

Nach der Ketamin-Infusion folgt als wichtiger Teil der Therapie die Integration des Erlebten in Form einer 50-minütigen Therapiesitzung. Diese sollte innerhalb eines Zeitfensters von 24–48 Stunden erfolgen. Dieser Zeitrahmen nutzt die dann noch aufgelockerten neuronalen Strukturen, um aus dem Erlebten zu schöpfen und den neuen Raum im weiteren Leben sinnvoll zu gestalten (Nardou et al. 2023).

Elemente der Integration:

1) sich an das Erleben und die Erkenntnisse erinnern
2) sich eventueller Veränderungen bewusst werden
3) der Erfahrung einen Sinn geben als Teil von Heilung und Wachstum
4) eventuelle Verknüpfung mit einer laufenden Psychotherapie

Die therapeutische Arbeit endet nicht mit der Ketamin-Sitzung. Weitere Hypnosesitzungen können die Aufrechterhaltung der positiven Effekte auch in der Langzeitfolge begünstigen und helfen, die gewonnenen Erkenntnisse in den Alltag zu integrieren. Techniken aus der substanzgestützten Psychotherapie wie das sogenannte »Journaling«, Zeit in der Natur, Zeit für sich und Erholung, Meditation sowie gesunde Ernährung sind auch für die KAH relevant.

Schlussfolgerung

Die bisherigen Ausführungen zur KAH zeigen ihr breites therapeutisches Potenzial: Die Methode wurde bereits erfolgreich bei therapieresistenten Depressionen, Suizidgedanken, Ängsten, Zwängen, Traumata, PTBS, Essstörungen, Sucht und chronischen Schmerzen angewandt. Die Kombination aus Ketamin und kontinuierlicher hypnotherapeutischer Begleitung ermöglicht nicht nur einen schnelleren Zugang zu abgespaltenen Persönlichkeitsanteilen und traumatischem Material, sondern auch eine erhöhte Neuroplastizität und Symbolisierungsfähigkeit, die therapeutische Veränderungen begünstigen (Nardou et al. 2023; Tian et al. 2024). Der während der KAH geleitete dissoziative Trancezustand unter Ketamin bietet dabei einen therapeutisch gesicherten Rahmen für aufdeckende Traumaarbeit: Ähnlich wie in der Hypnoseforschung beschrieben (Revenstorf u. Peter 2009) ermöglicht der veränderte Bewusstseinszustand eine dosierte Annäherung an belastendes Material bei gleichzeitiger emotionaler Distanzierung. Somit entstehen neue Möglichkeiten, durch die reduzierte Abwehr unter Ketamin auch präverbale Traumata und tief verankerte Muster zu erreichen, die sich herkömmlichen therapeutischen Zugängen oft entziehen. Studien zeigen, dass Ketamin die Rekonsolidierung von Erinnerungen beeinflussen kann (Das et al. 2019), was das therapeutische Potenzial bei der Bearbeitung traumatischer Gedächtnisinhalte unterstreicht.

Gleichzeitig stellt sich die Frage: Welche therapeutischen Ansätze könnten diese bereits vielversprechende Methode sinnvoll ergänzen, insbesondere bei der systematischen Arbeit mit dissoziierten Anteilen? Diese Frage ist nicht nur für die KAH von Bedeutung, sondern betrifft die substanzassistierte Psychotherapie insgesamt: Was wir in der Kombination von KAH und anderen therapeutischen Verfahren lernen, lässt sich auch auf die Arbeit mit anderen psychoaktiven Substanzen wie Psilocybin übertragen, bei denen vergleichbare neurophysiologische Mechanismen therapeutisch relevant sind.

Während eines Workshops zur Ego-State-Therapie (EST) entstand genau diese Fragestellung: Könnte die systematische Integration von EST-Konzepten in die KAH neue therapeutische Möglichkeiten eröffnen? Die theoretische Verbindung liegt nahe – beide Ansätze arbeiten mit abgespaltenen Anteilen, und KAH schafft durch die Deaktivierung des Default Mode Networks und die reduzierte Abwehr ein therapeutisches Fenster, in dem EST-Interventionen möglicherweise noch direkter umsetzbar sind. Da zu diesem Zeitpunkt eine geeignete Patientin in Behandlung war, die bereits drei erfolgreiche KAH-Sitzungen absolviert hatte, bot sich die Gelegenheit, diese Kombination erstmals systematisch zu untersuchen. Zunächst wollen wir jedoch auf die Frage eingehen: Was genau ist die Ego-State-Therapie?

15.3 Ego-State-Therapie (EST)

Die Ego-State-Therapie (EST), entwickelt von John und Helen Watkins (1997), ist ein psychotherapeutischer Ansatz, der auf der Prämisse basiert, dass die Persönlichkeit keine einheitliche, monolithische Entität darstellt, sondern eine Konstellation aus semiautonomen Anteilen, den sogenannten Ego-States. Dieses Konzept baut auf den grundlegenden Arbeiten Paul Federns auf, der diese Anteile erstmals als dynamische Energiesysteme innerhalb der Psyche konzeptualisierte (Federn 1952). Die Watkins formalisierten diese Ideen zu einem strukturierten Behandlungsmodell, das hypnotische und psychodynamische Techniken kombiniert, um die verschiedenen Anteile zu aktivieren und zu integrieren. Im Gegensatz zu traditionellen Modellen, die ein einheitliches Selbst postulieren, erkennt die EST an, dass Individuen mehrere Ego-States besitzen, die sich durch Lebenserfahrungen herausbilden. Diese können sowohl adaptiv (ressourcenreich) als auch maladaptiv (traumabehaftet oder symptomassoziiert) sein. Ziel der Therapie ist es, traumatisierte Anteile zu heilen und ressourcenreiche Zustände zu stärken, um psychische Kohärenz und Widerstandsfähigkeit zu fördern.

Was sind Ego-States?

Nach Hartman (2025) handelt es sich bei Ego-States um neurophysiologische Manifestationen autonomer Nervensystemreaktionen, die durch positive und negative Lebenserfahrungen geprägt werden. Sie werden häufig im impliziten Gedächtnis gespeichert und bleiben für das Bewusstsein ohne spezialisierte Techniken wie klinische Hypnose oder Körperarbeit unzugänglich. Ego-States umfassen nicht nur kognitive, sondern auch somatische, emotionale und verhaltensbezogene Muster, die mit Überlebens- und Anpassungsprozessen verbunden sind. Ressourcenreiche Anteile zeigen sich durch Resilienz, Kraft, Hoffnung und Liebe, während traumatisierte Anteile entstehen, wenn überwältigende Ereignisse die Regulationskapazität des Nervensystems übersteigen – begleitet von Immobilisierung, Shutdown sowie somatischer und psychologischer Dissoziation (Fisher 2019). Die EST bietet Techniken, um diese Zustände zugänglich zu machen, Kommunikation zwischen ihnen zu ermöglichen und sie in ein zusammenhängendes Selbstbild zu integrieren.

Traumatisierte Ego-States und die Polyvagaltheorie

Die Polyvagal-Theorie von Stephen Porges liefert einen neurophysiologischen Rahmen für das Verständnis der Entstehung und Persistenz traumatisierter Ego-States (Porges a. Porges 2023). Er beschreibt drei hierarchische Zustände des autonomen Nervensystems:

- *ventral-vagales System:* unterstützt soziale Interaktion, Sicherheit und Regulation
- *sympathisches System:* Mobilisierung für Kampf oder Flucht
- *dorsal-vagales System:* führt zu Immobilisierung und Shutdown bei extremen Bedrohungen

Wenn ein Trauma auftritt, kann die Neurozeption – die unbewusste Erkennung von Sicherheit oder Gefahr – von ventral-vagaler Beteiligung zu sympathischer Erregung wechseln und, wenn Flucht oder Kampf unmöglich ist, in einen dorsal-vagalen Shutdown übergehen. Dieser Shutdown manifestiert sich als tonische Immobilität und Dissoziation – jene Zustände, in denen traumatisierte Ego-States entstehen. Diese Zustände kapseln unverarbeitete Affekte, somatische Erinnerungen und defensive Reaktionsmuster ein und bleiben häufig außerhalb des bewussten Gewahrseins fragmentiert.

Klinische Integration: EST durch eine polyvagale Perspektive

Nach Hartman (2025) stimmt die Ego-State-Therapie mit polyvagalen Prinzipien überein, da sie auf beziehungsbasierte Sicherheit und autonome Regulation setzt. Die therapeutische Allianz fungiert als Sicherheitsreiz, der dabei hilft, den ventral-vagalen Tonus wiederherzustellen. Techniken wie hypnotische Aktivierung,

Atemarbeit, sanfte Mobilisation und »Pendulation« werden als innerpsychische korrigierende Erfahrungen eingesetzt, um

- dissoziierte traumatisierte Ego-States zugänglich zu machen,
- autonome Flexibilität und ventral-vagale Regulation zu fördern und
- ressourcenreiche Zustände zu integrieren, um Resilienz und posttraumatisches Wachstum zu fördern.

Durch die Kombination von EST-Teile-Arbeit mit polyvagal-informierten Regulationsstrategien können Kliniker:innen Fragmentierung in Ganzheit transformieren. Dies ermöglicht es Klient:innen, Selbstregulation, psychische Kohärenz und einen Zustand des inneren Flows zu erreichen – Voraussetzungen, die auch für die therapeutische Arbeit mit Ketamin von entscheidender Bedeutung sind.

Am Beispiel einer ausführlichen Falldarstellung zeigen wir im Folgenden, wie sich KAH und EST in der praktischen Arbeit integrieren lassen und welche therapeutischen Prinzipien dabei zum Tragen kommen.

15.4 Fallvignette: KAH und Ego-State-Therapie

Um zu erkunden, ob und wie die Ego-State-Therapie die KAH sinnvoll ergänzen kann, stellen wir ein Fallbeispiel aus dem Oktober 2025 in Pirmasens vor. Die folgende Sitzung ist die vierte KAH-Sitzung im Verlauf einer Behandlung seit April 2025 bei der Autorin (SA) und bildet den vorläufigen Abschluss eines intensiven therapeutischen Prozesses, der in der Felsenland Klinik Dahn begonnen hatte. Erstmalig wurde diese Sitzung nun mit Konzepten der Ego-State-Therapie durch Woltemade Hartman (WH), den Mitautor, ergänzt. Die Patientin, eine 39-jährige Künstlerin, hat ausdrücklich die Erlaubnis erteilt, ihren Fall zu veröffentlichen.

Vorgeschichte und therapeutischer Kontext

Die biografische Ausgangslage war komplex: Frau K. wurde fünf Tage nach ihrer Geburt zur Adoption freigegeben, nachdem ihre leibliche Mutter während der Schwangerschaft Amphetamine konsumiert hatte. Die ersten Lebenstage verbrachte sie im Entzug und lebte bei Nonnen. Die Adoption erfolgte überraschend schnell – die Adoptiveltern hatten kaum Zeit zur Vorbereitung. Frau K. berichtete, schon als Kind das Gefühl gehabt zu haben, »keinen Platz« zu haben und emotional nicht wirklich willkommen zu sein. Mit 12 oder 13 Jahren fasste sie einen Beschluss: »Ich werde mich nicht lieben lassen.« Dieser innere Schwur sollte ihr gesamtes weiteres Leben prägen.

Zum Zeitpunkt der ersten Vorstellung litt die 39-jährige Frau K. unter einer schweren rezidivierenden depressiven Störung mit akuter Suizidalität. Sie hatte 25 Jahre lang Cannabis konsumiert, um ihre innere Leere und ihren emotionalen Schmerz zu betäuben. Hinzu kam eine chronische Migräne, die sie seit mehr als 20 Jahren begleitete. Multiple Therapieversuche hatten nur begrenzte Erfolge erbracht. Ihre eigenen Worte beschreiben die Verzweiflung dieser Zeit eindringlich:

> »Nach dieser Diagnose gab ich die Hoffnung auf Genesung auf und konzentrierte mich darauf, die Symptome durch Trauma- und Hypnotherapie zu lindern. Gleichzeitig hatte ich starke Suizidgedanken und beabsichtigte, bald darauf zu handeln. Ich gab mir eine letzte Chance, indem ich mich einer Ketamin-Therapie in Kombination mit Hypnose unterzog.«

Ihr Psychotherapeut in Wiesbaden hatte sie schließlich an die Felsenland Klinik Dahn vermittelt – in der Hoffnung, durch KAH neue therapeutische Wege zu erschließen. Parallel zu den KAH-Sitzungen fanden während des stationären Aufenthalts einzelne Therapiesitzungen statt, in denen die Therapeutin mit Frau K. an der Vor- und Nachbereitung der KAH-Erfahrungen arbeitete. Dabei wurden Elemente der Ego-State-Therapie, systemische Ansätze und Hypnose kombiniert. Verschiedene innere Anteile wurden gemeinsam identifiziert – die kämpferische Künstlerin, das rebellische, wilde Mädchen, das adoptierte Kind, das »keinen Platz« hatte. Die Ego-State-Arbeit half Frau K., diese inneren Stimmen differenzierter wahrzunehmen und in den Dialog zu bringen. Besonders wertvoll erwies sich die Arbeit mit den Spielfiguren des Systembretts, über die sie ihre inneren Konflikte externalisieren und neu ordnen konnte. Innerhalb dieses Prozesses entwickelte sich mittels des Systembretts eine zentrale Farbmetapher: »Team Blau« repräsentierte ihren Lebenswillen, »Team Rot« die suizidalen Impulse. Diese Symbolik begleitete dann die gesamte weitere Behandlung. Im Verlauf der KAH-Sitzungen mischten sich diese Farben zunächst zu Lila und schließlich zu Rosa – ein sichtbares Zeichen der Integration und Zusammenführung unterschiedlicher Anteile. Die Konsistenz ihrer inneren Welt, so beschrieb Frau K. es, wurde dabei »Fimo«-artig und wie »Zuckerwatte« – formbar und weich. Diese vorbereitenden und nachbereitenden Sitzungen vertieften die Prozesse, die während der KAH angestoßen wurden. Sie halfen Frau K., die intensiven Erfahrungen zu verstehen und in ihr Selbstbild zu integrieren. Ein dialogischer Bezug zur eigenen Biografie – zur Adoption, zum frühen Verlust, zum inneren Schwur »Ich werde mich nicht lieben lassen« – wurde möglich. Die KAH ermöglichte hier eine neue Form der Selbstzuwendung, die sich durch die Ego-State-Arbeit vertiefen und stabilisieren ließ.

In ihrer eigenen Schilderung wird die Tiefe dieser Erfahrungen deutlich:

> »In der ersten Sitzung erlebte ich eine Art Verlust meines Zeit- und Raumgefühls. In diesem Zustand kommunizierte ich teilweise mit meiner Therapeutin, Frau Adler, und teilweise mit einer Präsenz, die mir bis dahin unbekannt war. Von diesem unbekannten Teil erhielt ich Informationen über die Bedeutung meiner Existenz, an die ich mich noch immer klar und lebendig erinnern kann. Ich gewann Erkenntnisse über die Existenz der Zeit und deren Bedeutung. Ich erhielt die Information, dass Zeit eine Währung ist, die mir frei zur Verfügung steht. Die Lebensspanne ist so kurz, dass es sich sehr lohnt, Zeit ins Leben zu investieren. Mir

wurde bewusst, dass der Gewinn daraus sehr hoch ist, weil ich lernen, erfahren und leben kann, und das Leben ist auch schön. Mit diesem Wissen kehrte ich in einen wachen Zustand zurück, und in diesem Moment war Suizid keine logische Option mehr. Stattdessen möchte ich die Zeitinvestition tätigen, die für die Dauer meines Lebens notwendig ist, und sie in vollen Zügen genießen.«

In den Sitzungen entwickelte sich eine kraftvolle innere Bildsprache: Das zentrale Symbol war die Rose, die anfangs keine Wurzeln hatte – ein Bild ihrer frühen Entwurzelung durch die Adoption. Die zweite Sitzung brachte eine andere, aber ebenso bedeutsame Qualität:

»Die zweite Behandlung war anders, aber auch ein großer Gewinn für meinen Geist. Diesmal gelang es uns, vergangene Traumata aufzuarbeiten und schwierige Themen loszulassen. Es fühlte sich für mich an, als würden Gedanken neu organisiert und sehr viel Raum für Neues geschaffen. Dieser Raum wurde in den folgenden Tagen immer größer, so groß, wie ich es mir nie erträumt hätte. Es gelang mir, ihn mit Kreativität, Porträtmalerei und der Dokumentation meiner Ketamin-Erfahrungen zu füllen. Ich arbeitete an großen Projekten und hatte genug Schlaf. Wenn ich schlief, schlief ich sehr gut und tief. Es ist, als ob die Energie, die mir die Depression genommen hatte, auf einmal zu mir zurückkehrte.«

Die dritte Sitzung vertiefte diese Entwicklung weiter:

»In unserer dritten Sitzung kehrten wir zu den positiven Erfahrungen meines Lebens zurück und stellten uns eine wunderbare Zukunft vor. Es ging vor allem darum, meine eigene Persönlichkeit zu befreien und einen Zustand der Klarheit zu festigen, den ich mir nach einer langjährigen Cannabisabhängigkeit wünschte. Im Zustand der Depression litt ich ständig unter dem Gefühl der Einsamkeit. Auf den Reisen war ich mit mir selbst verbunden, nicht nur mit meinem Körper – ich war verbunden mit meiner vergangenen Version, mit meinem zukünftigen Selbst, mit all den Menschen, die jemals an mich glaubten, mit der Liebe und mit dem großen Universum. Ich sah Bilder meiner Vergangenheit und Ideen meiner Zukunft. Ich ritt auf einem Pferd, war von Zuckerwatte umgeben und knackte meinen eigenen Safe.«

Frau K. zeigte einen kontinuierlichen Rückgang der depressiven Symptomatik (BDI-II[50]: von 27 auf 15) und gleichzeitig eine zunehmende Intensität mystischer Erfahrungen, die sie selbst als transformativ beschrieb (MEQ-30[51]: von 48 auf 71). Im

50 BDI-II (Beck Depression Inventory-II): standardisiertes Selbstbeurteilungsinstrument zur Erfassung der Schwere depressiver Symptomatik. Der Fragebogen umfasst 21 Items, die auf einer vierstufigen Skala bewertet werden. Werte von 0–13 gelten als minimal, 14–19 als leicht, 20–28 als mittel und 29–63 als schwer depressiv (Beck, Steer a. Brown 1996).

51 MEQ-30 (Mystical Experience Questionnaire, 30-Item-Version): Erfasst die Intensität mystischer oder transzendenter Erfahrungen während psychedelischer Sitzungen. Die Skala misst Dimensionen wie Einheitserfahrung, Transzendenz von Zeit und Raum, Ineffabilität und positive Stimmung. Höhere Werte korrelieren mit besseren therapeutischen Outcomes (Barrett, Johnson a. Griffiths 2015; MacLean et al. 2012).

SCL-90-R[52] zeigte sich über alle Skalen eine deutliche Symptomreduktion von initial stark auffälligen Werten in den Normalbereich. Besonders eindrücklich war die erste Linderung ihrer Migräne nach 20 Jahren erfolgloser Schmerzbehandlung durch Hypnose. Die Suizidgedanken, die sie jahrelang begleitet hatten, verschwanden vollständig.

Einen Monat später reflektierte Frau K. ihre Erfahrungen mit bemerkenswerter Klarheit:

> »Nach diesen drei sehr erfolgreichen Ketamin-assistierten Hypnotherapiesitzungen entschieden wir, vorerst keine weiteren Sitzungen durchzuführen, da wir bereits mehr als unsere ursprünglichen Therapieziele erreicht hatten. Ich würde sagen, ich bin eine rationale, wissenschaftlich denkende und neugierige Person. Vorstellungskraft ist Teil meiner Arbeit als Künstlerin. Ich gehöre keiner Religion an, bin aber spirituell und glaube an ein größeres Ganzes. Ich habe mit verschiedenen Drogen experimentiert und bin mit bewusstseinserweiternden Zuständen vertraut. Die Erfahrungen, die ich auf meinen Hypnose-Ketamin-Reisen gemacht habe, übertreffen alles, was ich bisher erlebt habe. Die Erinnerung an dieses Gefühl reicht aus, um mich bis zu meinem Tod sicher zu halten. An diesem ewigen Ort gerettet zu werden, verwandelte mich von einer verlorenen Seele in eine kraftvolle Flamme.«

Die Tiefe dieser Worte macht deutlich, welche fundamentale Transformation Frau K. erlebt hat. Ihre Formulierung »von einer verlorenen Seele in eine kraftvolle Flamme verwandelt« fasst die Essenz dieses therapeutischen Prozesses zusammen – von der Entwurzelung zur Verwurzelung, von der Hoffnungslosigkeit zur Lebendigkeit, vom inneren Schwur »Ich werde mich nicht lieben lassen« zur Verbundenheit mit sich selbst und dem Leben.

Nach der stationären Behandlung setzte Frau K. ihre Therapie ambulant bei der Therapeutin fort. Systemisch arbeiteten sie an der weiteren Integration und Stabilisierung der erreichten Veränderungen. Ein halbes Jahr später, im November 2025, bot sich die Gelegenheit zu einer gemeinsamen Sitzung mit Woltemade Hartman, der als Experte für Ego-State-Therapie nach Pirmasens kam. Frau K. war zu diesem Zeitpunkt relativ stabil, kreativ und produktiv und hatte mit dem Schreiben eines autobiografischen Textes über ihre Erfahrungen begonnen. Gleichzeitig zeigte sich in der therapeutischen Arbeit, dass der frühe Beschluss »Ich werde mich nicht lieben lassen« und die damit verbundenen Verletzungen des inneren Kindes noch nicht vollständig bearbeitet waren. Die vierte KAH-Sitzung sollte diesen Prozess vertiefen und durch die Expertise von Dr. Hartman in der Ego-State-Arbeit einen gezielten Zugang zum verletzten inneren Kind ermöglichen.

52 SCL-90-R (Symptom Checklist-90-Revised): multidimensionales Selbstbeurteilungsinstrument zur Erfassung subjektiv empfundener Beeinträchtigungen durch körperliche und psychische Symptome. Die 90 Items werden neun Skalen zugeordnet (Somatisierung, Zwanghaftigkeit, Unsicherheit im Sozialkontakt, Depressivität, Ängstlichkeit, Aggressivität/Feindseligkeit, phobische Angst, paranoides Denken, Psychotizismus). T-Werte über 60 gelten als klinisch auffällig (Franke 2002).

Die vierte KAH-Sitzung: Ego-State-Arbeit mit einem inneren verletzten Kind

Die Sitzung begann nach einem längeren Kennenlerngespräch. Wie bei den vorherigen KAH-Behandlungen lag Frau K. auf dem Bett; die Infusion war vorbereitet. Die Therapeutin (SA) leitete die Hypnose ein; der Therapeut (WH) würde den Hauptteil übernehmen; die Therapeutin wieder die Ausleitung. In der Einleitung wurde an die kraftvollen Ressourcen der vorherigen Sitzungen angeknüpft.

> »Der Atem ist der Punkt, an den Sie immer wieder zurückkehren können«,

begann die Therapeutin.

> »Und wenn ich an den Atem denke, kommt mir auch das Atmen Ihres Pferdes in den Sinn, von dem Sie in einer unserer Reisen so gut und sicher getragen wurden.«

Das Bild von »Woodstock«, ihrem schwarzen Pferd, war in früheren Sitzungen zu einem zentralen Symbol für Sicherheit, Autonomie und die Verbindung zu ihrer »wilden Seite« geworden. In diese Ressource wurde die Klientin behutsam zurückgeführt:

> »Vielleicht ist das Pferd schon da, oder Sie erkennen es noch ein bisschen in der Entfernung, wie es auf Sie zukommt.«

Eine kurze Pause.

> »Und da macht sich dieses unglaublich wohltuende Gefühl des Vertrauens breit.«

Die Therapeutin fragte:

> »Ist das Pferd schon da?«

Frau K. atmete tief und ruhig.

> »Dann können Sie jetzt mal mit ihm Kontakt aufnehmen. Das Fell des Pferdes spüren, die Wärme, den warmen Atem. Wie es Sie anstupst und dazu einlädt, aufzusteigen und aufzusitzen.«

Die Therapeutin wartete einen Moment und beobachtete die entspannte Mimik der Klientin.

> »Ich glaube, Sie brauchten gar keinen Sattel und auch kein Zaumzeug, sondern Sie sind sowieso so eins mit diesem starken Tier, das Ihnen so viel Sicherheit gibt. Spüren Sie das schon?«

Die hypnotische Vertiefung erfolgte durch die Bewegung des Pferdes:

> »Dann ist es jetzt Zeit, mit dem Pferd Ihren Weg anzutreten … wo Sie immer mehr in eine angenehme Trance versinken … mit jedem Schritt vom Pferd … Schritt für Schritt … tiefer und tiefer … auf Ihre ganz eigene Art und Weise … in Trance reiten … tiefer … und tiefer … sicher getragen in Ihrem eigenen Rhythmus.«

Nach dieser sanften Vertiefung wurde die Klientin zu ihrem inneren sicheren Ort geleitet:

> »Und Ihr Pferd wird Sie hinführen zu einem Ort, der für Sie ganz sicher ist. Ihr innerer, sicherer Ort. Ich weiß nicht, wie sich Ihr sicherer Ort heute gestalten wird. Diesen Ort können Sie, kannst du, so gestalten, wie er für dich hier und jetzt, heute gut und richtig ist. Alles so, wie du es brauchst.«

Die Therapeutin integriert nun den Rosenduft sowie die Farben und zentrale Symbole aus den vorherigen Sitzungen:

> »Und vielleicht gibt es da auch Farben, die dir besonders gut gefallen. Vielleicht sogar dieses schöne Rosa, das sich so gut in dein Leben integriert hat. Vielleicht riechst du einen Rosenduft, der dieses Gefühl der Sanftheit in jeder Zelle deines Körpers spüren lässt.«

An diesem Punkt übergab die Therapeutin die Begleitung an den Therapeuten (WH). Der Wechsel vollzog sich nahtlos – Frau K. war tief in Trance, an ihrem sicheren Ort angekommen. Nun führte der Therapeut sie behutsam von diesem äußeren sicheren Ort zu ihrem inneren Kern. Mit ruhiger, feinfühlig-warmer Stimme begann er:

> »Und dann, dann entdeckt man auch wieder was anderes, dass es in uns allen einen ganz besonderen Ort gibt. Das nennen wir unseren inneren Kern, den Kern von uns. Da sind wir wirklich pur. Wir nennen das unser pures Selbst. Das ist auch unverschmutzt. Das bleibt pur. Im Leben können viele Dinge passieren. Aber unser Kern ist geschützt. Der bleibt pur. Das ist unsere innere Wahrheit.«

Er sprach über die Facetten dieses Kerns:

> »Unsere eigenen Auffassungen von Leben, unsere Ideen, unsere Sichtweisen. Das, was wir glauben. Das, was wir wissen. Wer ich bin. Wie ich bin. Und dass ich bin. Das ist unser pures und wahres Selbst.«

Dann fügte er hinzu:

> »Und ist das nicht besonders, dass wir so einen inneren Kern haben? Aber tief in diesem Kern, ganz tief, gibt es noch was Besonderes. Und wenn man da reinschaut, ist es fast, als könnte man sagen: Hier hat man einen besonderen Edelstein. Wie ein Naturstein oder 'n Diamant. Der ist geschliffen. Und wenn man da reinschaut in den Kern, merkt man, dass ich verschiedene Seiten in mir habe. Ich, ich hab eine innere Vielfalt. Das macht uns super interessant.«

Er identifizierte zunächst eine dieser Seiten – die innere Kraftquelle, die Frau K. durch ihr Leben getragen hatte:

> »Und dann schaut man da rein. Und dann merkt man eine besondere Seite in deinem inneren Kern. Diese Seite nennen wir unsere innere Power. Mays innere Power. Ja, da hat sie Kraft. Und diese innere Stärke, diese innere Powerfrau, ja, sie

hat viele Dinge überstanden. Sie ist auf die Welt gekommen. Sie hat nicht gespürt, dass sie eigentlich geliebt wird. Oder wo sie hingehört? Ja, da hat sie sich sehr alleine gefühlt. Aber was sie nicht gemerkt hatte, war diese besondere innere Kraft. Diese Kraft war schon da.«

Er verband diese Kraft mit ihrer frühesten Lebensphase:

> »Es war höchstwahrscheinlich vor der Geburt schon da, dass diese Kraft da war, diese liebe Lebenswucht und etwas so wie eine innere Stimme: ›Du darfst auf die Welt kommen, du darfst da sein.‹ Und so hat sich dieses kleine Mädchen durch das Leben gekämpft.«

Seine Stimme wurde anerkennend:

> »Meine Güte, sie hat es geschafft. Manchmal war das schwer. Manchmal gab es Herausforderungen. Manchmal gab es Zeiten, in denen man dachte: ›Soll ich weitermachen? Muss ich weitermachen? Will ich?‹ Aber dann hat die innere Stärke gesprochen und gesagt: ›May, du wirst das schaffen. Ich bin da für dich. Wir schaffen das.‹«

Nach dieser Würdigung ihrer Überlebenskraft vollzog der Therapeut einen entscheidenden Perspektivwechsel:

> »Und heute hat sie noch ihren inneren Kern und sie hat innere Kraft und Power. Ja, sie hat das überstanden. Sie hat das überlebt. Sie kann sich sogar spüren, weil ihr Kern da ist. Und dieser Kern ist gut. Er ist kraftvoll. Aber da gibt's noch mehr. Da gibt's noch mehr in diesem inneren Kern, ganz tief, da ist ein kleines Mädchen.«

Seine Stimme wurde weicher, mitfühlender:

> »Dieses Mädchen fühlt sich so allein. Niemand ist da. Sie merkt Menschen. Sie merkt, dass es Menschen sind, spürt sie aber nicht. Und dann fragt sie sich selbst: ›Bin ich liebenswert? Möchten diese Menschen mich nicht berühren? Möchten diese Menschen mich nicht lieben? Ich möchte so gern geliebt werden. Gibt's jemanden, der bereit ist, mich zu berühren und zu halten?‹«

Der Therapeut stellte die Frage:

> »Und ich frage mich, wenn ich dieses Mädchen so anschaue und sie dort in ihrem Bett liegt, frage ich mich: Was möchte das kleine Mädchen? Wer würde dieses Mädchen lieben und versorgen? Sie vielleicht streicheln, in den Armen halten und liebevoll anschauen.«

Er bot verschiedene Möglichkeiten an – eine Puppe, ein Pferd, ein Vögelchen, eine Schildkröte, ein freundliches Gesicht, einen Engel.

> »Kann das ein Mann sein? Kann das ein Kind sein? Oder vielleicht eine Freundin? Oder kann das May sein? Ja, wer kann dieses Mädchen lieben?«

Anschließend stellte er eine weitere entscheidende Frage:

»Und ich frage mich: Wenn dieses kleine Mädchen sprechen könnte, während sie dort in ihrem Bett liegt, was würde sie sagen? Würde sie sagen: ›Bitte nimm mich in den Arm und streichle mich‹? Oder was wird sie sagen? Nach einer bedeutungsvollen Pause: ›Ja.‹ Vielleicht braucht man auch keine Worte. Man braucht nur die Berührung. Nur gehalten, geliebt, gehegt, gepflegt, um nichts Besonderes zu sagen.«

Der Therapeut ließ die erwachsene Frau K. selbst zu diesem kleinen Mädchen kommen:

»Aber dieses Mädchen bleibt nicht immer klein, weil es eine innere Kraft, eine innere Wucht hat. Und diese innere Stimme sagt: ›Komm, komm, du wirst es schaffen. Du bist liebenswert. Jemand ist doch da, um dich zu lieben.‹ Und dann gibt es Frau K. Und da steht Frau K., und sie schaut dieses Mädchen an und sagt: ›Meine Güte, ist sie nicht lieb? Ich möchte sie in den Armen nehmen.‹«

Die Szene entfaltete sich mit großer emotionaler Dichte:

»Und Frau K., ganz vorsichtig, mit ganz weichen Händen, hebt dieses kleine Mädchen auf, schaut ihr ins Gesicht, gibt ihr ein Küsschen und sagt: ›Gute Nacht, du bist sicher bei mir.‹ Und dann streichelt sie das Mädchen ganz liebevoll mit den Fingern. Ja, und was tut das Mädchen? Sie lächelt, weil sie weiß, dass sie doch geliebt wird. Sie ist liebenswert. Und das Mädchen weiß, dass es eine innere Liebe gibt. Und Frau K. hat eine absolute, bedingungslose Liebe für dieses Mädchen. Einfach zu lieben. Und das Mädchen schläft ein, weil sie sich geliebt fühlt, ja.«

Anschließend wurde das kleine Mädchen durch verschiedene Entwicklungsstufen geführt:

»Und so wird das kleine Mädchen älter und sie wächst. Sie wird stärker und spielt herum. Sie entdeckt die Welt und spielt mit anderen Kindern oder Tieren. Vielleicht gibt's da ein Pferdchen, ein Vögelchen oder andere Tiere.«

Er integrierte ihre künstlerische Begabung als essenziellen Teil ihrer Identität:

»Das Mädchen wird älter. Irgendwann geht sie zur Schule. Vielleicht erstmal zum Kindergarten oder zur Grundschule. Und was passiert dort? Sie entdeckt, dass sie auch lernen wird zu schreiben und zu singen. Aber das Mädchen entdeckt was Supertolles. Sie kann malen und Dinge malen. Und sie genießt das. Es kommt vom Herzen, weil sie das liebt …«

Nach dieser Phase der Reparenting-Erfahrung und der Integration der Kreativität führte der Therapeut die Klientin auf eine Reise in ihre Zukunft:

»Und manchmal ist diese Navigation, dieser Weg, wie eine Autobahn. Eine ganz große, lange Autobahn. Und da gibt's Kreisverkehr, Stau. Und da gibt es Autobahndreiecke. Aber du fährst weiter. Und dann fragst du dich: ›Wohin fahre ich eigentlich? Was ist mein Ziel?‹ Und irgendwo merke ich das Ziel. Und das Ziel ist, dass irgendwo in der Zukunft noch mal eine Seite von dieser jungen Frau steht.«

Er beschrieb die Autobahn von Garmisch-Partenkirchen nach Flensburg als Metapher für den Lebensweg:

> »Da steht die May von heute. Sie ist 36, 39. Ja, da steht May von 39 auf der Autobahn unterwegs irgendwohin. Und irgendwo weit in die Zukunft hinein. Ganz oben, da steht ein weiser Teil von May. Sie ist ein bisschen älter. Nun bin ich mir nicht sicher. Ist sie drei Jahre älter? Das heißt, sie ist 42? Oder ist sie 45? Oder vielleicht ist sie 50? Oder 60? Es kann auch sein, dass sie schon 90 ist.«

Das zukünftige Selbst kam ihr entgegen:

> »Und sie winkt. Und sie sagt: ›May, du bist 39. Ich komme dir entgegen. Du kennst mich nicht, May. Ich bin dein zukünftiges Selbst. Ich bin viel älter als du. Und ich bin sehr weise. Ich habe dich beobachtet, May, wie du allein da auf die Welt gekommen bist. Und du lagst dort im kleinen Bett, und niemand war da. Du warst sehr alleine. Ich habe das gemerkt, weißt du? Und dann wurdest du abgeholt. Und ich weiß, weil ich dein zukünftiges Selbst bin, dass du es nicht spüren konntest, aber ist da jemand, der mich liebt? Aber Frau K. ist da. Sie liebt dich.«

Frau K. und ihr zukünftiges Selbst fuhren gemeinsam auf dieser inneren Autobahn in Richtung Zukunft.

Doch dann kam eine entscheidende Wendung:

> »Und dann sagt das zukünftige Selbst: ›Aber mit meiner Weisheit haben wir noch was vergessen. Was ganz Wichtiges. Komm, wir schauen mal auf dieser Fahrt von Garmisch-Partenkirchen nach Flensburg herum. Sie entdeckten unterwegs ›die liebevolle Seite von May‹, die auch mitfahren wollte. Sie stieg ein und setzte sich ganz vorne. Und da hinten sitzt das zukünftige Selbst und denkt: ›Jetzt funktioniert's. Jetzt geht es. Wir haben alle an Bord.‹ Ja. Aber stopp. Bitte stoppt noch mal. Ich merke, dass noch jemand im Hintergrund ist. Wir schauen alle herum und denken: ›Wer ist denn das? Wir haben doch alle an Bord.‹ Und wer kommt raus? Das kleine Mädchen. Und sie sagt: ›Aber ich möchte auch mitfahren.‹«

Die Reaktion war eindeutig:

> »Und alle sind so erstaunt. Und sie schauen das Mädchen an, und Frau K. sagt: ›Aber das ist doch May. Wir nehmen sie mit. Kein Zweifel. Sie geht mit.‹ Und wo steigt das Mädchen ein? Nicht hinten. Nein, sie springt so über alle hinweg und setzt sich ganz in die Mitte, dort, wo sie gehört. Und sie fühlt sich da so sicher. Und dann sagt das zukünftige Selbst: ›Jetzt geben wir mal Gas. Irgendwann müssen wir ankommen. Wir haben noch einen Weg. Das Leben ist lang.‹«

Diese Autofahrt-Metapher integrierte alle Anteile – die gegenwärtige Frau K., ihr weises zukünftiges Selbst, ihre liebevolle Seite und das kleine Mädchen, das fast vergessen worden wäre. Das Bild des Kindes, das »in der Mitte« sitzt, »dort, wo sie gehört«, wurde zu einem kraftvollen Symbol für Integration.

Die Sitzung dauerte etwa 60 Minuten. Frau K. lag die gesamte Zeit ruhig da, ihr Gesicht entspannt, gelegentlich ein beseeltes Lächeln. Nach der Ausleitung berichtete sie von einer tief berührenden Erfahrung:

> »Wieder eine völlig andere Reise. Wenn man nicht genau wüsste, dass es derselbe Stoff ist, würde ich sagen, es sei jedes Mal eine neue Mixtur. Man kann sie nicht vergleichen. Gar nicht. Man kann Gefühle auch nicht vergleichen, und die Stimmung ist immer völlig neu.«

In der Nachbesprechung zwei Tage später wurde deutlich, wie tiefgreifend diese Sitzung gewirkt hatte. Sie berichtete von lebhaften Träumen, intensiven Körperempfindungen sowie einem neuen Gefühl der Selbstannahme. Die Begegnung mit dem kleinen Mädchen und die Erfahrung, sich selbst bedingungslose Liebe zu geben, hatten etwas in ihr grundlegend verändert.

15.5 Diskussion

Angestrebt wird ein tieferes Verständnis des Potenzials der KAH in Kombination mit der Ego-State-Therapie, um neue Perspektiven für die Behandlung schwerer, chronischer Krankheitsbilder in der Psychiatrie und Psychotherapie zu erschließen. Die gemeinsame Sitzung und die anschließende Reflexion des therapeutischen Prozesses eröffnen mehrere wesentliche Perspektiven für die Integration von Ego-State-Therapie und KAH, die wir im Folgenden reflektieren möchten.

Das tiefste Bedürfnis als therapeutischer Kompass

Eine zentrale Erkenntnis aus der Arbeit mit Frau K. betrifft die Bedeutung, das tiefste Bedürfnis der Klient:in/Patient:in zu identifizieren, um die gesamte Intervention darauf auszurichten. In Frau K.s Fall war es das fundamentale Bedürfnis, geliebt, gehalten und gespürt zu werden. Ihre frühe Erfahrung der Adoption, die ersten vier Tage ohne Beziehung, das Gefühl, »keinen Platz zu haben«, und der Beschluss mit zwölf Jahren »Ich werde mich nicht lieben lassen« – all dies verdichtete sich in dieser existenziellen Sehnsucht. Die therapeutische Erzählung orientierte sich konsequent an diesem Bedürfnis. Der Therapeut gestaltete die Begegnung mit dem kleinen Mädchen nicht als kognitive Umstrukturierung oder Einsichtsarbeit, sondern als unmittelbare emotionale und körperliche Erfahrung bedingungsloser Liebe. Die erwachsene Frau K. wurde angeleitet, das kleine Mädchen »ganz vorsichtig, mit ganz weichen Händen« aufzuheben, ihm ins Gesicht zu schauen, ihm ein Küsschen zu geben und zu sagen: »Gute Nacht, du bist sicher bei mir.« Diese konkrete, sinnlich-emotionale Inszenierung adressierte das Bedürfnis auf der Ebene, auf der es entstanden war – in der frühesten präverbalen Bindungserfahrung.

Struktur als Halt: Die sequenzielle Stärkung der Ich-Kohärenz

Eine wesentliche methodische Innovation dieser Sitzung lag in der bewussten strukturierten Vorgehensweise. Anders als bei einem unbegleiteten Ketamin-Erlebnis, das potenziell zu Desorganisation und Überwältigung führen kann, folgte die Intervention einer klaren inneren Architektur: Tranceeinleitung → Sicherer Ort → innerer Kern (pures Selbst) → ressourcenreiche Seite (innere Kraft) → traumatisierter Anteil (kleines Mädchen) → zukünftiges Selbst → Integration. Diese Sequenz folgte dem Prinzip, zunächst die Ich-Struktur zu stärken, bevor verletzliche, abgespaltene Anteile kontaktiert werden. Die Metapher vom »geschliffenen Diamanten« mit verschiedenen Seiten vermittelte Frau K. ein Bild von innerer Vielfalt bei gleichzeitiger Kohärenz. Bevor es zum verletzten Kind kam, wurde zunächst ihre »innere Power« gewürdigt – jene Kraft, die sie durch 39 Lebensjahre getragen hatte.

Nach der Begegnung mit dem kleinen Mädchen führte der Therapeut eine entscheidende Ressource ein: das zukünftige Selbst. Nachdem das verletzte Kind Liebe und Halt erfahren hatte, brauchte es eine Perspektive – einen Weg nach vorn. Das zukünftige Selbst erschien als weise Instanz, die »vielleicht 42, 45, 50, 60 oder sogar 90« Jahre alt war. Dieses bewusst offen gehaltene Alter ermöglichte es Frau K., ihre eigene Vision für die Zukunft zu entwickeln.

Die Autobahnmetapher – von Garmisch-Partenkirchen nach Flensburg – visualisierte den Lebensweg mit all seinen Herausforderungen: Kreisverkehr, Stau, Autobahndreiecke. Das Entscheidende war: »Aber du fährst weiter.« Das zukünftige Selbst wartete am Ziel und kam ihr zugleich entgegen. Es hatte alles gesehen – die Einsamkeit des Babys im Bett, die Adoption, die schwierige Kindheit – und dennoch existierte es, weise und zufrieden. Diese zeitliche Paradoxie (das Zukünftige kennt bereits die Vergangenheit) vermittelte die heilsame Botschaft: Trotz allem gibt es eine Zukunft.

Darauf aufbauend gab es die wichtige Botschaft des zukünftigen Selbst: »Aber mit meiner Weisheit haben wir noch was vergessen … was ganz Wichtiges.« Unterwegs holten sie erst »die liebevolle Seite von K.« ab, und dann – beinahe hätten sie es vergessen – das kleine Mädchen. Dieses »Beinahe-Vergessen« war therapeutisch bedeutsam, da es die Lebensgeschichte von Frau K. widerspiegelt: das Kind, das keinen Platz hatte, das übersehen wurde. Doch nun wurde es nicht nur geholt, sondern das kleine Mädchen »springt so über alle und setzt sich ganz in die Mitte, dort, wo es hingehört«. Diese Integration aller Anteile – Gegenwart (die 39-Jährige), Zukunft (das weise Selbst), Ressource (die liebevolle Seite) und Verletzung (das kleine Mädchen) – in einem gemeinsamen Fahrzeug schuf ein kraftvolles inneres Bild: Das Kind sitzt in der Mitte, nicht versteckt im Kofferraum, nicht auf dem Rücksitz, sondern zentral, sichtbar, zugehörig.

Der Therapeut betonte in der Nachbesprechung, dass die strukturierte Vorbereitung es Frau K. ermöglichte, auch im veränderten Bewusstseinszustand ihre Ich-Struktur nicht zu verlieren, sondern im Gegenteil zu stärken. Sie konnte »mitgehen,«

ohne zu dissoziieren, und folgen, ohne sich zu verlieren. Ihre nonverbalen Signale während der Sitzung – das wiederkehrende Lächeln, die entspannte Körperhaltung – zeigten, dass sie sich sicher genug fühlte, um sich auf die emotionale Tiefe der Erfahrung einzulassen. Besonders bedeutsam war die konsequente Benennung der »39-jährigen Frau K.« – nicht »die Erwachsene« oder »das erwachsene Ich«, sondern die konkrete Person mit Namen und Alter. Diese Präzision in der Sprache diente der Realitätsverankerung und verhinderte eine Regression in undifferenzierte kindliche Zustände. Die erwachsene Frau K. blieb handlungsfähig, verantwortlich und präsent – sie war diejenige, die das kleine Mädchen in die Arme nahm.

Utilisierung: Vom Pferd zum sicheren Kern

Die Arbeit mit Woodstock, dem schwarzen Pferd aus Frau K.s Vergangenheit, bekannt aus vorherigen KAH-Sitzungen, illustriert das Prinzip der Utilisierung in der KAH. Dieses Symbol war in früheren Sitzungen aufgetaucht und hatte sich als kraftvolle Ressource erwiesen. Es stand für Freiheit, Verbundenheit, die »wilde Seite«, für eine Zeit, in der Frau K. sich stark und autonom fühlte. In der vierten Sitzung nutzten wir dieses vertraute Symbol, um die hypnotische Vertiefung zu ermöglichen und den Übergang zum inneren sicheren Ort zu gestalten. Das Pferd trug sie, Schritt für Schritt, tiefer in die Trance. Der Therapeut griff diese Ressource dann auf und integrierte sie später in die Ego-State-Arbeit, als er verschiedene Möglichkeiten anbot, wer das kleine Mädchen lieben könnte: »Ein Pferdchen … oder ein Vögelchen.« Diese Kontinuität der Symbolwelt über mehrere Sitzungen hinweg schafft Sicherheit und Vertrautheit. Gleichzeitig ermöglicht sie eine Vertiefung: Das Pferd war nicht mehr nur ein Symbol für Freiheit, sondern konnte nun auch als liebevoller Begleiter für das verletzte innere Kind dienen. Die therapeutische Arbeit baut auf dem, was bereits da ist, auf und entwickelt es weiter.

Das SIBAM-Modell: »Repainting« auf allen fünf Ebenen der Erfahrung

Das therapeutische Vorgehen in dieser Sitzung basierte auf dem SIBAM-Modell, einem zentralen Konzept der Somatic-Experiencing-Technik von Levine (2010) und der EST, das fünf miteinander verwobene Dimensionen menschlicher Erfahrung beschreibt: ***S**ensation* (Körperempfindungen), ***I**mpressions* oder *Image* (innere Bilder und Vorstellungen, ***B**ehaviour* (Verhalten), ***A**ffect* (Emotionen) und ***M**eaning* (kognitive Bedeutungszuschreibungen). In traumatischen Situationen entsteht eine gestörte *Kopplungsdynamik* zwischen diesen Ebenen. Es kommt zu *Überkopplungen* – einer Überflutung in bestimmten Bereichen – und gleichzeitig zu *Unterkopplungen*, also zu Dissoziation und Abspaltung in anderen Bereichen. Diese dysfunktionale Dynamik manifestiert sich in den Symptomen, mit denen Patient:innen in Psychotherapie kommen.

Im Folgenden betrachten wir, inwieweit sich bei Frau K. die frühe Deprivationserfahrung entlang aller fünf SIBAM-Dimensionen nachvollziehen lässt.

Auf der Ebene der *Sensation* wurde sie als Baby kaum oder gar nicht berührt, gehalten oder gestreichelt. Das taktile Element, das für die Entwicklung von Körpergrenzen und der Ich-Struktur fundamental ist, fehlte weitgehend. Eine Teilnehmerin der Nachbesprechung im Seminar brachte es auf den Punkt:

> »Wenn man den Körper als Baby nicht spürt, wenn man dieses Taktile nicht hat, dann ist es ja ganz schwer, auch so eine Ich-Struktur aufzubauen, weil ja die Körpergrenze gar nicht richtig spürbar ist.«

Diese fehlende sensorische Erfahrung führte zu einer grundlegenden Unsicherheit über die eigenen Körpergrenzen und letztlich über die eigene Existenz.

Auf der Ebene der *Impressions/Images*, der inneren Bilder, waren Frau K.s frühe Erfahrungen von Kälte und Gleichgültigkeit geprägt. Sie wurde »wenig angelächelt«, sah »immer nur kühle oder gleichgültige Gesichter, ohne Seelenwärme« – von den Nonnen bis zu den Adoptiveltern. Die visuelle Spiegelung, die ein Baby für seine emotionale Entwicklung braucht, sowie das liebevolle Angeschautwerden fehlten.

Auf der *Behaviour*-Ebene manifestierte sich dies in einem wiederkehrenden Muster: dem Suchen nach Nähe, gefolgt vom Abbruch der Beziehung. Ein Verhalten, das den frühen Beschluss widerspiegelte: »Ich werde mich nicht lieben lassen.« Dieses Muster wiederholte sich immer wieder und bestätigte die negative Bedeutungszuschreibung – ein sich selbst verstärkender Kreislauf.

Der *Affect*, der emotionale Resonanzraum, war stark unterkoppelt. »Wenig Affekt. Nichts, kein Affekt«, wie der Therapeut es in der Reflexion formulierte. Frau K. konnte nicht spüren, dass ihr jemand Liebe entgegenbrachte, selbst wenn dies möglicherweise der Fall war. Der emotionale Bereich war verschlossen, abgespalten.

Aus diesen Erfahrungen resultierte auf der Ebene des *Meanings* eine zentrale, negative Bedeutungszuschreibung: »Ich bin nicht liebenswert.« Diese Überzeugung wurde zum Organisationsprinzip ihres Lebens, zur inneren Wahrheit, nach der sie unbewusst ihre Beziehungen gestaltete: Sie suchte verzweifelt nach Liebe, riskierte Beziehungen und brach diese immer wieder ab – weil die innere Gewissheit fehlte, tatsächlich liebenswert zu sein.

Die Interventionen während der KAH-Sitzung adressierten systematisch alle fünf SIBAM-Ebenen und führten ein umfassendes »Repainting« durch – einen therapeutischen Umstrukturierungsprozess, eine innere korrigierende Erfahrung sowie die Neukopplung der SIBAM-Erfahrungsdimensionen. Zum Beispiel auf der körperlichen Ebene/*Sensations* wurde durch konkrete, sinnlich-detaillierte Beschreibungen die fehlende taktile Erfahrung nachträglich imaginativ eingefügt: »ganz vorsichtig, mit ganz weichen Händen hebt sie dieses kleine Mädchen auf«, »streichelt sie das Mädchen ganz liebevoll mit den Fingern«. Diese Berührungen wurden nicht nur erzählt, sondern sollten als »Felt-Sense« wirklich erlebbar werden. Der Autor betonte in der Nachbesprechung: »Felt-Sense heißt, nicht nur verkopft zu imaginieren, sondern auch richtig zu fühlen, zu spüren. Ja, das bringst du auf die Ebene des Spürens. Dann kommst du wirklich zum Felt-Sense, und das autonome Nervensystem macht einen Reset. Der Mensch kommt wieder in Fluss.«

Gleichzeitig wurden auf der Ebene der *Impressions/Images* neue innere Bilder etabliert. Die erwachsene Frau K. schaut das kleine Mädchen liebevoll an, gibt ihm ein Küsschen, lächelt. Die Mimik wurde bewusst als therapeutisches Element genutzt (»Öffne die Augen, schau mich an! Ich bin da!«), wie es auch in EST-Sitzungen praktiziert wird. Positive visuelle Erfahrungen ersetzten die Erinnerung an kühle, abweisende Gesichter.

Auf der *Behaviour*-Ebene wurde schließlich ein neues Skript imaginativ durchgespielt. Statt Abbruch und Flucht: Integration. Das kleine Mädchen steigt ins Auto, sitzt in der Mitte, fährt mit. Die liebevolle Seite ist auch an Bord. Alle fahren gemeinsam in die Zukunft. Ein neues Verhaltensmuster wurde vorweggenommen, eingeübt – nicht real, aber imaginativ so konkret, dass das Nervensystem es als Erfahrung abspeichern konnte.

Der Affekt (*Affect*) wurde aktiv eingefügt und benannt. Das kleine Mädchen lächelt, fühlt sich geliebt, schläft ein, ist in Sicherheit. Bemerkenswert war, dass Frau K. selbst während der Sitzung wiederholt lächelte – ein Zeichen dafür, dass auf der affektiven Ebene tatsächlich etwas geschah. Der Therapeut führte bewusst »Freude« und andere positive Emotionen in die Erzählung ein und schuf einen emotionalen Resonanzraum, der zuvor gefehlt hatte.

Auch die zentrale *Meaning*-Ebene bzw. die Bedeutungszuschreibung wurde umgeschrieben. »Ich bin nicht liebenswert« wurde durch »Sie wird doch geliebt« ersetzt. Sie ist liebenswert. Frau K. hat eine absolute, bedingungslose Liebe für dieses Mädchen. Auch das zukünftige Selbst bestätigte: »Frau K. ist da. Sie liebt dich.« Eine neue innere Wahrheit wurde etabliert: »Ich bin liebenswert und werde geliebt.«

Diese gleichzeitige Arbeit auf allen fünf SIBAM-Ebenen könnte die Tiefe und Nachhaltigkeit der therapeutischen Veränderung begünstigen. Es wurde nicht nur kognitiv eine neue Überzeugung etabliert, sondern diese war eingebettet in neue körperliche Empfindungen, neue innere Bilder, neue Gefühle und neue Handlungsmuster. Die fehlende frühe Erfahrung wurde durch eine korrigierende emotionale Erfahrung »überschrieben«, die alle Sinneskanäle umfasste und alle Ebenen der Erfahrung neu miteinander verknüpfte.

In der Reflexion betont der Autor (WH), dass diese Arbeit von Therapeut:innen fordert, »out of the box« zu denken und kreativ zu sein. Man bietet eine Struktur an, »like a coloring book for children« – einen Rahmen, den die Patient:in dann selbst ausfüllen und gestalten kann. Diese Kombination aus klarer Struktur und kreativer Offenheit ermöglicht es, auf allen SIBAM-Ebenen zu arbeiten, ohne direktiv zu werden. Die Patient:in bleibt Autor:in ihrer eigenen Erfahrung, die Therapeut:in bietet lediglich Rahmen und Begleitung.

Therapeutische Präsenz unter Ketamin: Halten, was überwältigend werden könnte

Die Arbeit mit Ketamin stellt besondere Anforderungen an die therapeutische Haltung, wie der Autor (WH) in der Nachbesprechung betonte: »Die Beziehung mit dir ist sehr wichtig. Dieser Hinweis: ›Ich bin da. Ich mache es mit dir. Spür meine Präsenz.‹« Unter Ketamin-Einfluss fallen die üblichen Abwehrmechanismen weg. Patient:innen können sich Gefühlen und Erfahrungen öffnen, die im normalen Wachzustand zu bedrohlich wären. Dies ist therapeutisch wertvoll, birgt jedoch auch Risiken. Ohne verlässliche Begleitung kann diese Offenheit in Überwältigung umschlagen. Traumaassoziierte Anteile können plötzlich auftauchen, dissoziierte Erinnerungen durchbrechen, intensive Affekte anfluten. Die Therapeut:in muss in solchen Momenten »extrem unerschrocken sein«. Es braucht die Fähigkeit, auch starke emotionale Prozesse zusammenzuhalten – »Ich bin bei dir, folge mir, bleib bei mir, wir gehen dorthin.« Diese Führung ist nicht direktiv im Sinne von Kontrolle, sondern eher wie ein sicheres Geleit durch unbekanntes Terrain. Und gerade hier bietet die EST wertvolle Techniken für den Umgang mit traumaassoziierten Anteilen. Bei Frau K. zeigte sich diese Präsenz darin, dass sie trotz der tiefen emotionalen Berührung, die die Begegnung mit dem kleinen Mädchen auslöste, nicht in Tränen ausbrach oder dissoziierte, sondern lächelte. Sie konnte die Erfahrung annehmen, integrieren und sogar genießen. Die therapeutische Sicherheit ermöglichte es ihr, sich zu öffnen, ohne zu zersplittern.

Die Besonderheit von Ketamin: Schnellere Integration bei reduzierter Abwehr

Ein bemerkenswerter Aspekt der Sitzung war die Geschwindigkeit und Mühelosigkeit, mit der Frau K. die Intervention annahm: »Da war kein ›Oh, nein!‹ Kein Widerstand. Sie ging einfach mit.« Normalerweise braucht es Zeit, Vertrauen und ein behutsames Vorgehen, um Zugang zu abgespaltenen Anteilen zu erhalten. Scham, Angst, Kontrollbedürfnis – all diese Widerstände sind nachvollziehbar und müssen respektiert werden. Unter Ketamin hingegen scheinen diese Barrieren durchlässiger zu werden. Frau K. berichtete später, das kleine Mädchen sitze nun »im Auto, auf der Konsole, in der Mitte«. Der zuvor abgespaltene kindliche Anteil war nicht mehr »wie ein Eiswürfel«, sondern ist wieder »in Fluss gekommen«, Teil des Ganzen. Gleichzeitig erfordert der Prozess von der Therapeut:in die Fähigkeit, flexibel und utilisationsbereit zu reagieren. Wenn plötzlich ein kleines Mädchen auftaucht, muss man »startbereit sein«, Kontakt aufnehmen können, dem Kind eine Stimme geben – und nicht nur über das Kind sprechen, sondern es selbst zu Wort kommen lassen. Gerade hier bietet die EST hilfreiche Techniken für den Umgang mit dem Unerwarteten.

Ketamin als Katalysator, Hypnose als Lenkung

In dieser Sitzung ließen wir die Ketamin-Infusion in einer Dosis von 0,5 mg/kg bewusst langsam laufen, um den Fokus auf die Hypnose statt auf die pharmakologische Wirkung zu richten. Ketamin diente als Katalysator, der die hypnotische Arbeit erleichterte und vertiefte, aber nicht dominierte. Frau K. bemerkte nach der Sitzung, diese sei »wieder ganz anders als die anderen« gewesen – langsam, geführt, strukturiert. Dies unterstreicht ein zentrales Prinzip der KAH: Es geht nicht darum, Patient:innen durch Ketamin in extrem veränderte Bewusstseinszustände zu bringen und sie dort ihren Erfahrungen zu überlassen. Es geht darum, den erweiterten Bewusstseinszustand therapeutisch zu nutzen – durch gezielten hypnotherapeutischen Einfluss, Ressourcenaktivierung und Repainting traumatischer Erfahrungen.

Ego-State-Therapie in der Vorbereitung und Integration

Die Reflexion der gemeinsamen Arbeit führte zu einer wichtigen Erkenntnis: Während der KAH-Sitzung selbst ist die aktive dialogische Ego-State-Arbeit herausfordernd, da die Patient:in abdriften und Schwierigkeiten haben kann, in einem strukturierten Dialog zu bleiben. Die Aufmerksamkeit springt, die Sprache wird schwierig, die Erfahrung ist flüssig. Umso wichtiger ist die Ego-State-Arbeit in der Vor- und Nachbereitung der KAH. In den vorbereitenden Sitzungen können wir verschiedene Anteile identifizieren, kennenlernen und stabilisieren. Bei Frau K. hatten wir bereits mit Spielfiguren gearbeitet, »Team Blau« und »Team Rot« etabliert und ihre innere Landschaft erkundet. Diese Vorarbeit ermöglichte es dem Therapeuten, in der KAH-Sitzung gezielt mit Anteilen zu arbeiten.

In der Integrationsphase können die Erfahrungen dann nachbesprochen, vertieft und ins Alltagsleben übertragen werden. Frau K. berichtete zwei Tage nach der Sitzung von intensiven Träumen, körperlichen Empfindungen und Schreibimpulsen. All dies sind Formen der Integration, die therapeutisch begleitet werden sollten. So entsteht ein dreigliedriger Prozess: Ego-State-Therapie zur Vorbereitung → KAH mit EST-informierter Hypnose → EST zur Integration. Jede Phase hat ihre spezifische Funktion und Qualität.

Die gemeinsame Arbeit mit Frau K. eröffnet Perspektiven für die therapeutische Integration von KAH und Ego-State-Therapie, die über diesen einzelnen Fall hinausweisen. Aus der Reflexion dieser Sitzung und den Nachbesprechungen kristallisieren sich einige zentrale Prinzipien heraus, die für die weitere klinische Arbeit und Forschung relevant sein könnten.

Zunächst bestätigt sich die Bedeutung, das tiefste Bedürfnis der Patient:in zu identifizieren und die gesamte therapeutische Intervention konsequent darauf auszurichten. Bei Frau K. war dies das fundamentale Bedürfnis nach Liebe, nach Gehaltenwerden, nach körperlicher und emotionaler Berührung. Dieser Fokus auf das tiefste Bedürfnis erfordert die Bereitschaft, in der Anamnese und in den Vorbereitungssitzungen sehr genau hinzuhören und nicht vorschnell Ziele zu formulieren.

Eng damit verbunden ist das Prinzip der strukturierten Ich-Stärkung vor der Konfrontation mit verletzlichen Anteilen. Die Sequenz – sicherer Ort, innerer Kern (pures Selbst), ressourcenreiche Seiten, erst dann traumatisierte Anteile – erwies sich als tragfähig. Diese Vorgehensweise entspricht der klinischen Erfahrung aus der Traumatherapie: Stabilisierung vor Konfrontation. Unter Ketamin scheint diese Struktur noch wichtiger zu werden, da die reduzierte Abwehr zwar therapeutisch wertvoll ist, aber auch das Risiko einer Überwältigung mit sich bringt. Wenn die Ich-Struktur zuvor gestärkt wurde, kann die Patient:in auch im erweiterten Bewusstseinszustand handlungsfähig bleiben.

Die konkrete Benennung der erwachsenen Person mit Namen und Alter – »die 39-jährige Frau K.« – mag auf den ersten Blick wie eine Selbstverständlichkeit erscheinen, erwies sich aber als wirksames Element gegen Regression. Sie hielt Frau K. in ihrer erwachsenen Identität verankert, während sie zugleich dem verletzten Kind begegnen konnte. Diese sprachliche Präzision verhinderte, dass sie selbst in einen kindlichen Zustand geriet, und ermöglichte es ihr, als kompetente Erwachsene für das kleine Mädchen zu sorgen.

Die therapeutische Präsenz unter Ketamin geht einher mit besonderen Anforderungen und der Notwendigkeit, »extrem unerschrocken« zu sein. Gemeint ist damit die Fähigkeit, intensive emotionale Prozesse zu halten und zusammenzuhalten, was zu zersplittern droht. Die ständige Rückversicherung »Ich bin da, ich mache es mit dir, spür meine Präsenz« schafft einen Rahmen, in dem sich die Patient:in sicher genug fühlt, um sich auf die Tiefe der Erfahrung einzulassen. Diese Art der Präsenz lässt sich nicht ausschließlich erlernen – sie erfordert auch eine persönliche Reife und innere Stabilität der Therapeut:in.

Die Ego-State-Arbeit entfaltet ihr volles Potenzial, wenn sie in allen drei Phasen der KAH einfließt: Vorbereitung, KAH-Sitzung und Integration. In den vorbereitenden Sitzungen lassen sich verschiedene Anteile identifizieren, kennenlernen und stabilisieren. Während der KAH unter reduzierter Abwehr können diese Anteile direkt kontaktiert und integriert werden. In der Nachbereitung kann die Klient:in die Erfahrungen schließlich reflektieren und ins Alltagsleben übertragen. Jede Phase hat ihre spezifische Qualität und Funktion, keine kann die andere ersetzen.

Warum verschiedene Methoden integrieren? Gedanken zur multimodalen Praxis

Die Frage, warum wir in der KAH verschiedene therapeutische Ansätze miteinander verweben – Hypnose, EST, Ketamin, systemische Psychotherapie, somatische Arbeit –, lässt sich aus mehreren Perspektiven beantworten. Die gleichzeitige Arbeit auf mehreren Ebenen ist kraftvoll, weil sie die Wahrscheinlichkeit erhöht, dass etwas tatsächlich verändert wird. Wenn wir nur kognitiv arbeiten, erreichen wir möglicherweise nicht die tiefen, präverbalen Schichten, in denen frühe Traumata gespeichert sind. Wenn wir nur körperlich arbeiten, fehlt vielleicht die narrative, kognitive und emotionale Integration. Die Kombination verschiedener Zugänge schafft eine therapeutische Redundanz im positiven Sinne – mehrere Wege führen zum selben Ziel.

Gleichzeitig brauchen wir als Praktiker:innen einfache, klare Interventionen. Wenn wir Prinzipien haben, wissen wir, was wir wann tun müssen, und können auch Kolleg:innen anleiten, damit zu arbeiten. Die Struktur – sicherer Ort, pures Selbst, Ressourcen, Trauma, Integration – ist ein einfaches Prinzip, das Orientierung gibt, ohne starr zu sein. Es ist wie ein scharfes Skalpell in der Traumaarbeit: präzise, aber flexibel in der Anwendung.

Ein weiterer zentraler Aspekt ist die Arbeit mit inneren Anteilen: Bevor wir mit traumatisierten Teilen arbeiten können, brauchen wir deren Einwilligung. Diese Permission ermöglicht es uns, eine prolongierte Exposition durchzuführen, ohne dass die Patient:in überwältigt wird oder dissoziiert. Das innere mentale Umfeld in der Traumaarbeit zu verändern bedeutet, dass nicht mehr Angst oder Scham den Raum dominieren, sondern Würde, Sicherheit, Neugier und vielleicht sogar Mitgefühl mit dem jüngeren Selbst können zunehmen.

Mit Psychedelika und Ketamin können oft versteckte, unbewusste Traumata erreicht werden. Wie ein Scanner können diese Substanzen sichtbar machen, was sonst im Verborgenen bleiben würde. Oft ist ein Trauma so tief vergraben oder so früh entstanden, dass es keine bewusste Erinnerung daran gibt – der Körper jedoch erinnert sich, und das Nervensystem reagiert. Traumata sind im Körper gespeichert, werden sichtbar und spürbar in Muskelspannungen, Atembewegungen und autonomen Reaktionen. Die Arbeit auf der Ebene der *Sensation*, des Felt-Sense, ist daher unverzichtbar.

Unter Ketamin verändert sich auch die kognitive Kapazität. Das Arbeitsgedächtnis ist reduziert, die Aufmerksamkeit springt. Das mag auf den ersten Blick wie ein Nachteil erscheinen, ist aber therapeutisch nutzbar. Wir müssen mit einfachen, klaren Bildern und Metaphern arbeiten, nicht mit komplizierten Erklärungen. Patient:innen können diese Bilder auch im erweiterten Bewusstseinszustand halten und damit arbeiten.

Als Therapeut:in braucht es die Fähigkeit zu erkennen, wann man eingreifen sollte und wann nicht. Welches Werkzeug passt zur Situation? Wenn Patient:innen in der Ketamin-Erfahrung feststecken und nicht wissen, wohin sie gehen sollen, brauchen sie Führung. Dann sollte die Therapeut:in aktiv werden, eine Richtung vorgeben, eine Ressource aktivieren. Umgekehrt gibt es Momente, in denen das Beste darin besteht, einfach da zu sein und die Erfahrung geschehen zu lassen. »Trust the journey, let it happen, let it come.« Diese Balance zwischen Aktivität und Zurückhaltung, zwischen Führung und Gewährenlassen, ist eine Kunst, die sich mit der Erfahrung entwickelt.

Manchmal blockieren auch Anteile der Patient:in die therapeutische Arbeit – ein misstrauischer, ein beschützender, ein kritischer Anteil. Um damit arbeiten zu können, braucht es seitens der Therapeut:in eine gewisse innere Freiheit und die

Fähigkeit, auch Widerstand als Information zu utilisieren und zu verstehen, nicht als Hindernis.

Nicht zu unterschätzen ist schließlich die heilende Wirkung der therapeutischen Präsenz selbst. Oft ist es nicht die brillante Intervention, die den Unterschied macht, sondern die schlichte Tatsache, dass jemand da ist, der hält, der nicht wegläuft, der nicht erschrickt vor dem, was auftaucht. Hier kommt auch der Mimik, dem Lächeln und dem direkten Augenkontakt große Bedeutung zu: »Öffne die Augen, schau mich an! Ich bin da.« Diese Präsenz und die verkörperte Sicherheit können für Patient:innen mit frühen Bindungstraumata eine tiefe korrigierende Erfahrung bedeuten, und das Nervensystem kann diese neue Erfahrung positiv abspeichern.

15.6 Fazit und Ausblick

Klinische Beobachtungen legen nahe, dass hier ein vielversprechender therapeutischer Weg beschritten wird – ein Weg, der sowohl für die Patient:innen als auch für uns als Therapeut:innen neue Räume eröffnet.

Traumatische Erlebnisse führen zur Abspaltung von Persönlichkeitsanteilen – sogenannten Ego-States –, die in der traumatischen Situation fixiert bleiben und im Alltag schwer zugänglich sind. Hier entfaltet die substanzassistierte Therapie ihr besonderes Potenzial: Ketamin reduziert dosisabhängig die Aktivität des Default Mode Networks und ermöglicht dadurch eine vorübergehende Lockerung rigider neuronaler Netzwerke. Diese pharmakologisch induzierte Ich-Lockerung schafft ein therapeutisches Fenster, in dem abgespaltene, traumatisierte Anteile erstmals zugänglich werden. Was im Normalzustand durch massive Abwehrmechanismen blockiert ist, wird durch die Kombination aus Ketamin und Hypnose zugänglich.

Die hypnotherapeutische Begleitung während der KAH-Sitzung ermöglicht eine strukturierte und sichere Arbeit mit den identifizierten Ego-States. Verletztes inneres Kind trifft auf erwachsene, ressourcenstarke Anteile. Die unter Ketamin erhöhte Symbolisierungs- und Bildfähigkeit unterstützt diesen Prozess: Für bisher Unaussprechliches entstehen plötzlich innere Bilder, Metaphern und Geschichten. Ein abgespaltener Kind-Anteil lässt sich visualisieren, trösten und aus der eingefrorenen Traumasituation herausführen.

Die Rolle der kontrollierten Dissoziation ist hierbei paradox und heilsam zugleich: Während pathologische Dissoziation unkontrolliert und bedrohlich verläuft, lernen Patienten unter KAH, dass Dissoziation auch ein therapeutisch nutzbarer Bewusstseinszustand sein kann. Diese Erfahrung ist transformativ – Dissoziation verliert ihren Schrecken und wird zum Werkzeug der Heilung.

Auch andere Substanzen wie 3,4-Methylendioxy-N-methylamphetamin (MDMA) oder Psilocybin zeigen in der Traumatherapie und bei therapieresistenter Depression beeindruckende Erfolge (Goodwin et al. 2022; Mitchell et al. 2023), allerdings mit unterschiedlichen Schwerpunkten: Während MDMA primär empathogen wirkt und emotionale Öffnung ermöglicht, nutzt KAH die dissoziative Komponente für eine beobachtende, hypnotisch geführte Traumaarbeit. Die erhöhte Neuroplastizität, die alle diese Substanzen induzieren, öffnet ein zeitlich begrenztes Fenster, in dem man traumatisches Material nicht nur bearbeiten, sondern auch neu konsolidieren kann.

Entscheidend ist dabei das phasenorientierte Vorgehen: Erst die sorgfältige Stabilisierung, die Identifikation ressourcenvoller Anteile und der Aufbau einer tragfähigen therapeutischen Beziehung ermöglichen die sichere Arbeit mit Traumata unter Substanzeinfluss. Die Integration des Erlebten in den nachfolgenden Sitzungen festigt die erreichte Kommunikation zwischen den verschiedenen Persönlichkeitsanteilen und verankert die Veränderung im Alltag.

Die Kombination von KAH und EST eröffnet neue Möglichkeiten für die Behandlung schwerer, struktureller Störungen, insbesondere bei Patient:innen mit frühen Bindungstraumata und einer brüchigen Ich-Struktur. Gleichzeitig wird deutlich, dass diese Arbeit hohe Anforderungen an die Kompetenz der Therapeut:innen stellt. Notwendig sind medizinische Kenntnisse für die sichere Ketamin-Verabreichung, fundierte hypnotherapeutische Fähigkeiten, ego-state-therapeutisches Know-how und die persönliche Reife, auch intensive emotionale Prozesse zu halten, ohne selbst davon überwältigt zu werden. Die Arbeit mit Frau K. war ein erster gemeinsamer Schritt zur Erkundung dieses Neulands. Weitere systematische Forschung ist erforderlich, um die Möglichkeiten und Grenzen dieser Kombination besser zu verstehen. Kontrollierte Studien, längere Katamnesen, die Untersuchung von Wirkmechanismen stehen noch aus.

Die substanzassistierte Traumatherapie ist weder eine Abkürzung noch ein Wundermittel. Sie ist vielmehr ein Katalysator, der in verantwortungsvollen Händen und im richtigen Kontext ermöglicht, was jahrelanger klassischer Traumatherapie manchmal verwehrt bleibt: den Zugang zu tief abgespaltenen Anteilen und deren Integration in ein kohärentes Selbst zu ermöglichen. Dabei gilt es, stets zu bedenken: Die Substanz öffnet die Tür, doch hindurchgehen und den Raum dahinter gestalten muss der Mensch selbst – begleitet von erfahrenen Therapeut:innen, getragen von einem sicheren Setting und eingebettet in einen respektvollen, ganzheitlichen Heilungsweg.

15.7 Literatur

Abbar, M., C. Demattei, W. El-Hage, P.-M. Llorca, L. Samalin et al. (2022): Ketamine for the acute treatment of severe suicidal ideation: Double blind, randomised placebo controlled trial. *BMJ* 376: e067194. DOI: 10.1136/bmj-2021-067194.

Adler, S.-C. (2020): Veränderte Bewusstseinszustände – Wege einer neuen Psychotherapie? Das Potenzial der psychoaktiven Substanz Psilocybin. Heidelberg (Carl-Auer).

Adler, S.-C. (2022): KAH – Ketamin-assistierte Hypnotherapie. In: D. Revenstorf et al. (Hrsg.): Ketamin und psychoaktive Substanzen in psychotherapeutischen Prozessen. Heidelberg (Carl-Auer), S. 79–98.

Adler, S.-C. a. M. Scheib (2020): Ketamine-hypnosis package (KHP): A clinical case study for the treatment of depression and addiction administering ketamine with hypnotherapy. *The Journal of Psychedelic Psychiatry* 2 (4): 24–41. Verfügbar unter: https://www.journalofpsychedelicpsychiatry.org/_files/ugd/e07c59_8f7c893c6ba9492b8372b7d8fcee8e49.pdf [6.1.2026].

Aleksandrova, L. R. a. A. G. Phillips (2021): Neuroplasticity as a convergent mechanism of ketamine and classical psychedelics. *Trends in Pharmacological Sciences* 42 (11): 929–942. DOI: 10.1016/j.tips.2021.08.003.

Barrett, F. S., M. W. Johnson a. R. R. Griffiths (2015): Validation of the revised Mystical Experience Questionnaire in experimental sessions with psilocybin. *Journal of Psychopharmacology 29* (11): 1182–1190. DOI: 10.1177/0269881115609019.

Beck, A. T., R. A. Steer a. G. K. Brown (1996): Manual for the Beck Depression Inventory-II. San Antonio/TX (Psychological Corporation).

Bennett, R. (2020): Ethical guidelines for ketamine clinicians and commentary. *The Journal of Psychedelic Psychiatry* 2 (4): 19–23. Verfügbar unter: https://www.journalofpsychedelicpsychiatry.org/_files/ugd/e07c59_7a4cb64595a24f20abc0cb43b74d15ef.pdf [6.1.2026].

Carhart-Harris, R. L., R. Leech, D. Erritzoe, T. M. Williams, J. M. Stone et al. (2013): Functional connectivity measures after psilocybin inform a novel hypothesis of early psychosis. *Schizophrenia Bulletin* 39 (6): 1343–1351. DOI: 10.1093/schbul/sbs117.

Das, R., G. Gale, K. Walsh, V. Hennessy, G. Iskandar et al. (2019): Ketamine reduces alcohol consumption in hazardous drinkers by interfering with the reconsolidation of drinking memories: Preliminary findings. *European Neuropsychopharmacology* 29 (2005): S486–S487. DOI: 10.1016/j.euroneuro.2018.11.728.

Deeley, Q., D. A. Oakley, B. Toone, V. Giampietro, M. J. Brammer et al. (2012): Modulating the default mode network using hypnosis. *International Journal of Clinical and Experimental Hypnosis* 60 (2): 206–228. DOI: 10.1080/00207144.2012.648070.

Dore, J., B. Turnipseed, S. Dwyer, A. Turnipseed, J. Andries et al. (2019): Ketamine Assisted Psychotherapy: Patient demographics, clinical data and outcomes in three large practices administering ketamine with psychotherapy. *Journal of Psychoactive Drugs* 51 (2): 189–198. DOI: 10.1080/02791072.2019.1587556.

Ezquerra-Romano, I., W. Lawn, E. Krupitsky, C. J. A. Morgan et al. (2018): Ketamine for the treatment of addiction: Evidence and potential mechanisms. *Neuropharmacology* 142: 72–82. DOI: 10.1016/j.neuropharm.2018.01.017.

Feder, A., S. Costi, S. B. Rutter, A. B. Collins, U. Govindarajulu et al. (2021): A randomized controlled trial of repeated ketamine administration for chronic posttraumatic stress disorder. *American Journal of Psychiatry* 178 (2): 193–202. DOI: 10.1176/appi.ajp.2020.20050596.

Federn, P. (1952): Ego psychology and the psychoses. In: E. Weiss (ed.): Ego psychology and the psychoses. New York/NY (Basic Books), pp. 3–25.

Fisher, J. (2019): Die Arbeit mit Selbstanteilen in der Traumatherapie. Paderborn (Junfermann).

Franke, G. H. (2002): *SCL-90-R*. Symptom-Checkliste von L. R. Derogatis. Deutsche Version. Manual. Göttingen (Beltz), 2., vollst. überarb. u. neu normierte Aufl.

Goodwin, G. M., S. T. Aaronson, O. Alvarez, P. C. Arden, A. Baker et al. (2022): Single-dose psilocybin for a treatment-resistant episode of major depression. *New England Journal of Medicine* 387 (18): 1637–1648. DOI: 10.1056/NEJMoa2206443.

Hartman, W. (2025): Einführung in die Ego-State-Therapie. Seminar 1. (Unveröffentl. Seminarunterlagen, Wien, 10.–12.9.2025).

Jansen, K. L. R. (2001): Ketamine. Dreams and realities. Sarasota/FL (Multidisciplinary Association for Psychedelic Studies, MAPS).

Kew, B. M., R. J. Porter, K. M. Douglas, P. Glue, C. L. Mentzel a. B. Beaglehole (2023): Ketamine and psychotherapy for the treatment of psychiatric disorders: Systematic review. *BJPsych Open* 9 (3): e79. DOI: 10.1192/bjo.2023.53.

Krupitsky, E., A. Burakov, T. Romanova, I. Dunaevsky, R. Strassman a. A. Grinenko (2002): Ketamine psychotherapy for heroin addiction: Immediate effects and two-year follow-up. *Journal of Substance Abuse Treatment* 23 (4): 273–283. DOI: 10.1016/S0740-5472(02)00275-1.

Krystal, J. H., C. G. Abdallah, G. Sanacora, D. S. Charney a. R. S. Duman (2019): Ketamine: A paradigm shift for depression research and treatment. *Neuron* 101 (5): 774–778. DOI: 10.1016/j.neuron.2019.02.005.

Lehmann, M., E. Seifritz, A. Henning, M. Walter, H. Böker, M. Scheidegger a. S. Grimm (2016): Differential effects of rumination and distraction on ketamine induced modulation of resting state functional connectivity and reactivity of regions within the default-mode network. *Social Cognitive and Affective Neuroscience* 11 (8): 1227–1235. DOI: 10.1093/scan/nsw034.

Levine, P. A. (2010): In an unspoken voice. How the body releases trauma and restores goodness. Berkeley/CA (North Atlantic Books).

Li, M., X.-K. Yang, J. Yang, T.-X. Li, C. Cui, X. Peng, J. Lei, K. Ren, J. Ming, P. Zhang a. B. Tian (2024): Ketamine ameliorates post-traumatic social avoidance by erasing the traumatic memory encoded in VTA-innervated BLA engram cells. *Neuron* 112 (18): 3192–3210. e6. DOI: 10.1016/j.neuron.2024.06.026.

MacLean, K. A., J.-M. S. Leoutsakos, M. W. Johnson a. R. R. Griffiths (2012): Factor analysis of the mystical experience questionnaire: A study of experiences occasioned by the hallucinogen psilocybin. *Journal for the Scientific Study of Religion 51* (4): 721–737. DOI: 10.1111/j.1468-5906.2012.01685.x.

McGirr, A., M. T. Berlim, D. J. Bond, M. P. Fleck, L. N. Yatham a. R. W. Lam (2015): A systematic review and meta-analysis of randomized, double-blind, placebo-controlled trials of ketamine in the rapid treatment of major depressive episodes. *Psychological Medicine* 45 (4): 693–704. DOI: 10.1017/S0033291714001603.

Memon, R. I., S. Naveed, A. E. Faquih, A. Fida a. N. Abbas et al. (2020): Effectiveness and safety of ketamine for unipolar depression: A systematic review. *Psychiatric Quarterly* 91 (4): 1147–1192. DOI: 10.1007/s11126-020-09830-6.

Mitchell, J. M., M. Ot'alora G., B. van der Kolk, S. Shannon, M. Bogenschutz et al. (2023): MDMA-assisted therapy for moderate to severe PTSD: A randomized, placebo-controlled phase 3 trial. *Nature Medicine* 29 (10): 2473–2480. DOI: 10.1038/s41591-023-02565-4.

Moghaddam, B. (2021): Ketamine. Cambridge/MA (The MIT Press).

Murrough, J. W., D. V. Iosifescu, L. C. Chang, R. K. Al Jurdi, C. E. Green et al. (2013): Antidepressant efficacy of ketamine in treatment-resistant major depression: A two-site randomized controlled trial. *American Journal of Psychiatry* 170 (10): 1134–1142. DOI: 10.1176/appi.ajp.2013.13030392.

Nardou, R., E. Sawyer, Y. J. Song, M. Wilkinson, Y. Padovan-Hernandez et al. (2023): Psychedelics reopen the social reward learning critical period. *Nature* 618 (7966): 790–798. DOI: 10.1038/s41586-023-06204-3.

Park, L. T., T. B. Falodun a. C. A. Zarate (2019): Ketamine for treatment-resistant mood disorders. *FOCUS 17* (1): 8–12. DOI: 10.1176/appi.focus.20180030.

Passie, T., H.-A. Adams, F. Logemann, S. D. Brandt, B. Wiese a. M. Karst (2021): Comparative effects of (S)-ketamine and racemic (R/S)-ketamine on psychopathology, state of consciousness and neurocognitive performance in healthy volunteers. *European Neuropsychopharmacology* 44: 92–104. DOI: 10.1016/j.euroneuro.2021.01.005.

Patterson, D. R., C. Hoffer, M. P. Jensen, S. A. Wiechman a. S. R. Sharar (2018): Ketamine as a possible moderator of hypnotizability: A feasibility study. *International Journal of Clinical and Experimental Hypnosis* 66 (3): 298–307. DOI: 10.1080/00207144.2018.1460559.

Porges, S. W. a. S. Porges (2023): Our polyvagal world. How safety and trauma change us. New York/NY (W. W. Norton).

Revenstorf, D. (2012): Hypnose und Hypnotherapie. Neurobiologie, Wirksamkeit und klinische Anwendung. Wien (Psychotherapieverlag).

Revenstorf, D. u. B. Peter (2009): Hypnose in Psychotherapie, Psychosomatik und Medizin. Manual für die Praxis. Heidelberg (Springer), 2. Aufl.

Revenstorf, D., M. Schipplick u. K. Camerer (2025): Ketamin-unterstützte Hypnotherapie. *Hypnose-ZHH* 20 (1+2): 27–51. Verfügbar unter: https://www.meg-stiftung.de/index.php/de/publikationen/6-hypnose-zhh/138-band-20-2025-quo-vadis-klinische-hypnose-hypnotherapie [29.1.2026].

Rodriguez, C. I., L. S. Kegeles, A. Levinson, T. Feng, S. M. Marcus et al. (2013): Randomized controlled crossover trial of ketamine in obsessive-compulsive disorder: Proof-of-concept. *Neuropsychopharmacology* 38 (12): 2475–2483. DOI: 10.1038/npp.2013.150.

Scheidegger, M., M. Walter, M. Lehmann, C. Metzger, S. Grimm et al. (2012): Ketamine decreases resting state functional network connectivity in healthy subjects: Implications for antidepressant drug action. *PLoS ONE* 7 (9): e44799. DOI: 10.1371/journal.pone.0044799.

Short, B., J. Fong, V. Galvez, W. Shelker a. C. K. Loo (2018): Side-effects associated with ketamine use in depression: A systematic review. *Lancet Psychiatry* 5 (1): 65–78. DOI: 10.1016/S2215-0366(17)30272-9.

Sinner, B. a. B. M. Graf (2008): Ketamine. In: Modern Anesthetics. Berlin/Heidelberg (Springer), pp. 313–333). DOI: 10.1007/978-3-540-74806-9_15.

Taylor, J. H., A. Landeros-Weisenberger, C. Coughlin, J. Mulqueen, J. A. Johnson et al. (2018): Ketamine for social anxiety disorder: A randomized, placebo-controlled crossover trial. *Neuropsychopharmacology* 43 (2): 325–333. DOI: 10.1038/npp.2017.194.

Watkins, J. G. a. H. H. Watkins (1997): Ego states: Theory and therapy. New York/NY (W. W. Norton).

Wolfson, P. E. (2014): Ketamine – Its history, uses, pharmacology, therapeutic practice, and an exploration of its potential as a novel treatment for depression. *International Journal of Transpersonal Studies* 33 (2): 33–39. DOI: 10.24972/ijts.2014.33.2.33.

Zarate, C. A., J. B. Singh, P. J. Carlson, N. E. Brutsche, R. Ameli et al. (2006): A randomized trial of an N-methyl-D-aspartate antagonist in treatment-resistant major depression. *Archives of General Psychiatry* 63 (8): 856–864. DOI: 10.1001/archpsyc.63.8.856.

15.8 Anhang

Selbstbericht von Frau K. zur KAH-Behandlung im November 2025

»Erfahrungsberichte meiner KAH-Sitzungen, begleitet von S. C. Adler, im Zeitraum vom 9.4.2025 um 10.00 Uhr bis heute, 20.11.2025.

Ich wurde nach meiner Geburt am 12.1.1986 in Karlsruhe von meiner leiblichen Mutter zur Adoption freigegeben. Es fand außer einem Telefonat vor fünf Jahren nie Kontakt zwischen ihr und mir statt. Die Umstände darüber wurden mir teilweise von beteiligten Personen berichtet. Vor etwa sieben Jahren wurde bekannt, dass sie während der Schwangerschaft mit mir regelmäßig harte Drogen wie Pepp und Kokain konsumierte.

Es ist davon auszugehen, dass mein Nervensystem vor, während und nach der Geburt dauerhaft beschädigt wurde.

In den ersten sechs Lebensjahren war es nicht möglich, eine gesunde Bindung zu meiner Adoptivfamilie aufzubauen, da der Kontakt eher emotional distanziert gehalten wurde. In meiner frühen Jugend und Pubertät begann ich, mich mithilfe von Kunst und Malerei zu trösten und mich selbst zu therapieren. Ich litt unter starken Migräneanfällen und konsumierte Marihuana, um die Schmerzen und Schlafstörungen zu lindern. Mitte 20 bekam ich therapeutische Hilfestellung in Form von Gesprächstherapien, die mir jedoch nur wenig Stabilität vermittelten.

2017 kämpfte ich mit zunehmenden suizidalen Gedanken, wies mich zum ersten Mal in eine psychosomatische Klinik ein und konnte mich etwas stabilisieren. Ich litt weiterhin unter rezidivierender Depression, schloss jedoch eine Ausbildung zur Grafikdesignerin ab und studierte Kunst.

Nach einer Traumatherapie begab ich mich 2021 in eine Hypnosetherapie, die ich bis 2024 fortführte. Ebenso ließ ich mich 2023 in einer Klinik für psychosomatische Erkrankungen tiefenpsychologisch behandeln. Ich kann rückblickend sagen, dass erst der dritte Klinikaufenthalt im Frühjahr 2025 erfolgreich war.

Ich wurde während dieser Zeit mit insgesamt vier Ketamin-assistierten Hypnosesitzungen behandelt und hatte bereits nach der ersten Sitzung ein starkes Gefühl von Erleichterung – körperlich wie auch seelisch. Ich überdachte plötzlich alte Muster aus neuen Perspektiven, die mir in der ersten Sitzung zugänglich gemacht wurde. Ein innerer Dialog über Heilung und positive Erinnerungen eröffnete sich mir. Ich erhielt tiefe, aber distanzierte Betrachtungsweisen über meine Vergangenheit bis in meine frühe Kindheit. Danach und bis heute erscheint der Eindruck, dass mein Leben in wenigen Tagen so nachhaltig verändert wurde, dass ich es gedanklich in eine Zeit vor und nach den Sitzungen einordnen kann. Ich habe seitdem weder den Wunsch, mein Leben zu beenden, noch die Illusion, meine Vergangenheit verändern zu können. Stattdessen habe ich Zukunftspläne, die ich mir nie zugetraut hätte, und setze sie aktiv um.

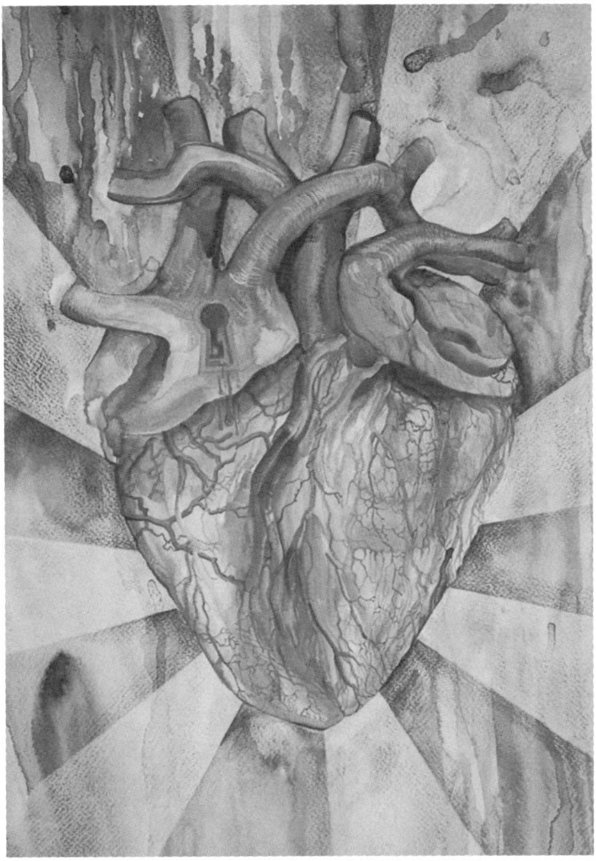

Abb. 15.1: Kunstwerk von Frau K. im Rahmen ihres KAH-Prozesses (2025)

Meine Erlebnisse während der Sitzungen mit S. C. Adler sind wie klare Erinnerungen, die in meinem Leben nun wie Eckpfeiler und Wegweiser bestehen bleiben. Vor zwei Wochen fand eine weitere Ketamin-Behandlung statt, die meine Eindrücke noch stärker festigen konnte und derzeit noch nachklingt.

In der ersten Sitzung tauchten Bilder auf: von Rosen, der Farbe Rosa, einem Verlust des Zeit-Raum-Gefühls sowie von einem Gefühl des Völligen, losgelöst von weltlichen und körperlichen Schmerzen. Den inneren Dialog kann ich dabei als spirituell und zutiefst bewegend beschreiben.

In der zweiten Sitzung konnte ich mich an Erlebnisse mit Pferden erinnern und dabei ein Gefühl von Stärke, innerer Kraft und Fortschritt erleben. Frau Adler unterstützte diese inneren Bilder, indem sie sie beruhigend und sanft einleitete und führte.

In der dritten Sitzung konnte ich mich von alten Fesseln befreien. Die stärksten Bilder währenddessen waren goldene Käfige und Ketten, die sich verflüssigten und mir als Honig erschienen.

Während der vierten Behandlung ging es darum, den neuen Raum in mir zu säubern, zu erkunden und zu weiten. Er eröffnete sich mir als neue Zukunftsperspektive, wenn es darum geht, ein gesundes Leben zu führen.

Ich kann von mir behaupten, dass ich trotz anfänglicher Schwierigkeiten und jahrelanger Hoffnungslosigkeit endlich an eine Lösung glaube und auf dem Wege der Besserung, wenn nicht sogar vollständiger Heilung, bin.«

V Behandlung von Dissoziativen Identitätsstörungen

16 Die Integration traditioneller und aktueller Erkenntnisse der Ego-State-Therapie in die Behandlung von Dissoziativen Identitätsstörungen (DIS)

Carel S. Hattingh

Abstract

Die Dissoziative Identitätsstörung (DIS) wird mit schweren, wiederholten und komplexen Kindheitstraumata assoziiert, die zu einer Fragmentierung bzw. Aufspaltung der Identität, der Erfahrungen, der Erinnerungen und des Verhaltens führen. Komplexe dissoziative Erscheinungsbilder und Kontroversen hinsichtlich der Validität können die Diagnose und Behandlung von DIS erschweren. Dieser Beitrag stellt verschiedene Theorien, Behandlungsmodelle und therapeutische Interventionen bei DIS im Rahmen der Ego-State-Therapie (EST) vor. Die EST bietet ein theoretisches Verständnis von Dissoziation und Selbstkonzept. Das SARIA-Modell (***S**afety, **A**ccessing, **R**eprocessing, **I**ntegration, **A**ction*) liefert einen phasenorientierten Behandlungsansatz, während das NEST-Modell (***N**euroaffective **E**mbodied **S**elf **T**herapy*) einen Rahmen für die Beurteilung und Behandlung bereitstellt. Das aktuelle Verständnis der Auswirkungen früher Traumata und Bindungsstörungen auf die neurophysiologische Entwicklung, die Regulation des autonomen Nervensystems und die Rolle der Polyvagaltheorie – insbesondere des ventralen Vagus-Systems – wurden verstärkt in die Theorie und Praxis der EST integriert. Dieser Beitrag unterstreicht, dass verschiedene Traumatherapien, einschließlich EMDR- und somatischer Ansätze, mit den EST-Techniken kombinierbar sind. Eine Fallstudie veranschaulicht Entwicklung, Erscheinungsbild, Diagnose und die Behandlung von DIS mit EST. Auch wenn die Diagnose und Behandlung von DIS weit über den Rahmen dieses Beitrags hinausgeht, möchte der Autor hier aktuelle Erkenntnisse zur Behandlung von DIS im Kontext der Ego-State-Therapie vorstellen und dabei sowohl therapeutische Herausforderungen als auch Lösungsmöglichkeiten diskutieren.

Schlüsselwörter: Dissoziative Identitätsstörung, Multiple Persönlichkeitsstörung, komplexes Trauma, Bindung, Strukturelle Dissoziation, Ego-State-Therapie, SARI-Modell, SARIA-Modell, NEST-Modell, Polyvagaltheorie, EMDR, Somatic Experiencing, Personality-States, Ego-States

16.1 Einleitung

»Das verängstigte Kind hat drei Möglichkeiten: Es kann sterben, und manche Kinder tun dies auch. Es kann in eine vollständige Psychose abgleiten, und manche Kinder tun dies auch. Oder es kann dissoziieren, was die intelligenteste und adaptivste Reaktion ist.«

Watkins a. Watkins 1997, S. 186

Das Verständnis und die Behandlung von DIS hat sich von der Sichtweise, dass es sich um unterschiedliche Persönlichkeiten handelt, hin zu dissoziativen Self- oder Identity-States derselben Identität entwickelt. Dieses Verständnis ist parallel zu Fortschritten in den Bereichen Neurowissenschaften und Traumaforschung sowie den Auswirkungen soziokognitiver und entwicklungsbezogener Faktoren auf die Entwicklung des Geistes und des Selbst gewachsen. Auch die EST hat sich von ihren traditionellen hypnoanalytischen Wurzeln zu einem zeitgemäßeren Verständnis von Neurophysiologie und therapeutischen Interventionen weiterentwickelt.

Aktuelle EST-Ansätze bieten nicht nur ein theoretisches Verständnis des multidimensionalen Selbst, sondern auch ein Prozessmodell zur Behandlung schwerer Dissoziationen wie DIS, das die Integration anderer therapeutischer Ansätze in das Modell ermöglicht. Erickson (Zeig 1994) schnitt die Therapie passgenau auf jeden einzelnen seiner Patienten zu, und Watkins und Watkins (1997) lehrten uns, die einzigartigen Aspekte eines jedes Menschen, einschließlich seiner Ego-States, zu respektieren und wertzuschätzen.

16.2 Epidemiologie, Prävalenz, Beurteilung und Diagnose von DIS

Untersuchungen deuten darauf hin, dass DIS nach DSM-5-TR[53] bei etwa 1 % der Erwachsenen in der Allgemeinbevölkerung und bei 1,5 % der Erwachsenen in den USA auftritt, wobei die Prävalenzschätzungen zwischen den Studien erheblich variieren (American Psychiatric Association 2022). Manche Angehörige der Gesundheitsberufe sind nach wie vor der Meinung, dass DIS äußerst selten oder gar eine Erfindung von Drehbuchschreibern und sozialen Medien ist (Di Marco et al. 2025; Brand et al. 2016). Andere bezweifeln die Legitimität dissoziativer Störungen, und Patienten können in Behandlungssituationen auf Skepsis stoßen (Leonard, Brann a. Tiller 2005).

Früher als Multiple Persönlichkeitsstörung (MPS) diagnostiziert, wird DIS im DSM-5-TR und in der ICD-11 als dissoziative Störung mit einer Störung der Identität klassifiziert, die zwei oder mehr unterschiedliche Personality-States und ausgeprägte Diskontinuitäten im Selbsterleben und Handlungsbewusstsein umfasst. Das DSM-5-TR verlangt das Vorliegen von Lücken in der Erinnerung alltäglicher

53 *Diagnostic and Statistical Manual of Mental Disorders*, 5th ed., text revision.

und traumatischer Ereignisse sowie wichtiger persönlicher Informationen, während dies in der ICD-11 nur als typisch beschrieben wird. Beide erwähnen, dass die Wechsel mit Veränderungen in Affekt, Verhalten, Bewusstsein, Gedächtnis, Wahrnehmung, Kognition und sensomotorischen Funktionen einhergehen (American Psychiatric Association 2022; World Health Organisation 2025).

Personen mit DIS zeigen möglicherweise ihre unterschiedlichen Personality-States im Behandlungskontext nicht, sondern präsentieren eine Mischung aus dissoziativen und traumabedingten intrusiven Symptomen, darunter das Hören innerer Stimmen oder Dialoge, plötzliche Gefühls- oder Verhaltensänderungen ohne bewusste Absicht, Flashbacks, Albträume, Depersonalisation, Derealisation, lebhaftes Wiedererleben traumatischer Erinnerungen oder psychosomatische Beschwerden wie Kopfschmerzen und Gedächtnislücken. Ich habe auch visuelle und taktile »Halluzinationen« beobachtet. Kliniker müssen darauf achten, nach diesen Symptomen zu fragen, da sie in Standardbeurteilungen möglicherweise nicht enthalten sind (Brand, Loewenstein a. Spiegel 2009; Paulsen 2018; Reinders et al. 2012; van der Hart, Nijenhuis a. Steele 2006). Diese Intrusionen sind oft ich-dyston und spiegeln die Aktivität dissoziierter Teile oder Alters wider, die als Reaktion auf interne oder externe Auslöser unvorhersehbar auftreten können (Putnam 1997). Komorbiditäten wie Depression, PTBS, Angstzustände und somatische Symptome können eine genaue Diagnose und die Behandlung erschweren (Brand, Loewenstein a. Spiegel 2009).

In der Vergangenheit wurden Ego-States bei DIS als Alters, Alter-Persönlichkeiten, Teile des Selbst oder Entitäten bezeichnet. In diesem Beitrag werden diese States in Übereinstimmung mit der Terminologie des DSM-5-TR als Personality-States[54] bezeichnet. Achtsame Therapeuten können die individuelle Ausdrucksweise ihrer DIS-Klienten verwenden, indem sie deren Personality-States als Teile, Anteile, innere Teile, Aspekte, Facetten, Seinsweisen, Stimmen, Selbste, Alter des Ichs, Personen, Geister, Dämonen, Andere u. v. m. bezeichnen. Eine klinische Beurteilung ist angezeigt, wenn die Beschreibung die Vorstellung verstärkt, dass es sich bei den Identitäten um eigenständige Personen handelt (International Society for the Study of Trauma and Dissociation 2011).

Das Strukturierte Klinische Interview für Psychische Störungen (SKID-D; Structured Clinical Interview for DSM-IV Dissociative Disorders revised, SCID-D-R) gilt als Goldstandard zur Diagnose dissoziativer Störungen (Steinberg 2005). Die Dissociative Experiences Scale II[55] (DES-II; Carlson a. Putnam 1993) wird häufig als nichtdiagnostisches Screening-Instrument verwendet. Das Selbstberichtsverfahren Multidimensional Inventory of Dissociation (MID; Dell 2006) wurde speziell zur Beurteilung von DIS-Symptomen entwickelt.

---

54 Im Deutschen Persönlichkeitsteile – im Gegensatz zu Persönlichkeits*an*teilen, die auf Ego-States hinweisen.

55 Psychologischer Fragebogen zur Erfassung dissoziativer Symptome über Selbstbeurteilung.

Vertreter der soziokognitiven These halten DIS für überwiegend iatrogen, das heißt geprägt oder verursacht durch kulturelle Skripte, therapeutische Suggestion und Fantasien infolge von Mediendarstellungen, durch kulturell abweichende Bewertungen sowie durch Versuchsdaten, die Dissoziation mit Suggestibilität in Verbindung bringen (Lilienfeld et al. 1999; Giesbrecht et al. 2008).

Weitgehende Einstimmigkeit herrscht jedoch dahingehend, dass es sich bei DIS um eine adaptive, neurologische Entwicklungsstörung infolge schwerer und wiederholter Traumata in der frühen Kindheit bzw. in Zeiten erhöhter Vulnerabilität handelt. Solche traumatischen Erfahrungen können beispielsweise wiederholter körperlicher, emotionaler und sexueller Missbrauch, schwere Vernachlässigung, Krieg oder Terror, ritueller Missbrauch und invasive medizinische Eingriffe sein (American Psychiatric Association 2022; International Society for the Study of Trauma and Dissociation 2011). Die Trauma-Hypothese (d. h. DIS als Traumafolgestörung) geht davon aus, dass sich das sich entwickelnde Selbst des Kindes, wenn es ohne angemessene Unterstützung überwältigendes Leid erlebt, in dissoziierte Self-States (auch als Ego-States bezeichnet) aufspalten kann, um traumaassoziierte Erinnerungen, Gefühle und Funktionen abzutrennen (Dalenberg et al. 2012; Putnam 1997; van der Hart, Nijenhuis a. Steele 2006). DIS wird also nicht als Störung einer vollständig ausgebildeten Kernpersönlichkeit angesehen, sondern spiegelt vielmehr mangelnde oder fehlende Integration in der frühen Entwicklung wider. Aktuelle Sichtweisen legen nahe, dass Traumata, desorganisierte Bindung, individuelles Temperament und soziokulturelle Einflüsse auf komplexe, nichtlineare Weise zusammenwirken und zu einer dissoziativen Pathologie führen (Brand et al. 2016).

Neurophysiologische Forschungen zu DIS deuten darauf hin, dass Störungen der Gehirnstruktur, -funktion und -regulation zur Identitätsfragmentierung beitragen können. Verringerte Volumen des Hippocampus und der Amygdala scheinen die Integration erinnerter Inhalte und das Erkennen von Bedrohungen zu beeinträchtigen (Chalavi et al. 2015; Dimitrova et al. 2023). Funktionelle Bildgebung zeigt, dass unterschiedliche Personality-States verschiedene Gehirnregionen aktivieren. Traumaassoziierte Personality-States finden sich im Bereich der Mittellinie und der visuellen Bereiche, während vermeidende Personality-States eine verringerte frontale Aktivität und ein beeinträchtigtes autobiografisches Gedächtnis zeigen (Marr, Kaufmann a. Lebois 2025). Veränderte Konnektivität zwischen wichtigen Hirnnetzen – darunter Default-Mode- oder Ruhezustands-Netzwerk, Salienz-Netzwerk und Exekutiv-Netzwerk – könnte den Zusammenbruch der Selbstkohärenz und Selbstkontrolle widerspiegeln (Mertens, Draier a. Reinders 2023). Die Stressregulation scheint durch eine Dysregulation der HPA-Achse und abnormale Cortisolmuster – darunter sowohl Hyper- als auch Hypoaktivierungsreaktionen – weiter gestört zu sein (Bonsu, Sreeram a. Hasan 2024). Vorläufige Forschungsergebnisse lassen vermuten, dass identitätsspezifische autonome Reaktionen möglicherweise auf veränderte Interozeption und State-abhängige Verarbeitung hindeuten (Putnam et al. 1990; Lenggenhager, Lesur a. Moffatt 2024). Zusammengenommen legen diese Ergebnisse nahe, dass Dissoziation eine überlebensorientierte Strategie darstellt, die eine frühzeitige Stabilisierung des Arousal erfordert, bevor eine Integration auf sichere Weise angegangen werden kann.

Unsichere und desorganisierte Bindungen in der Kindheit entwickeln sich in paradoxen Beziehungen, die für das Überleben notwendig, aber gleichzeitig bedrohlich sind und zu widersprüchlichen Annäherungs- und Vermeidungsimpulsen führen (Mayrand et al. 2024). Bezugspersonen können Doppelbotschaften vermitteln (»Komm näher und halt dich fern«), die das Nervensystem veranlassen, diese unvereinbaren Überlebensreaktionen zu spalten. Dies wird als Kernmechanismus bei der Entwicklung von Personality-States bei DIS angesehen (Sar 2024; Blizard 2020). Das Kind wechselt zwischen Kampf-, Flucht-, Erstarrungs- und Beschwichtigungs-States (»kriechen« bzw. überangepasstes devotes Verhalten), um die Bindung trotz Bedrohung aufrechtzuerhalten. Diese repetitiven Überlebensreaktionen (vorübergehende Zustände) können sich zu Personality-States (andauernden Zuständen) entwickeln, wie beispielsweise aggressiven Beschützern, das Weite suchenden Flüchtenden, erstarrten Beobachtern und willfährigen Verwaltern, wodurch die für die DIS wesentlichen dissoziativen Barrieren aufrechterhalten werden.

Introjekte sind internalisierte Repräsentationen wichtiger Bezugspersonen, häufig Missbrauchstäter oder Betreuer, die als Reaktion auf ein überwältigendes Trauma als Überlebensstrategie übernommen werden (Howell 2011). Diese inneren Figuren können sich zu eigenen Personality-States entwickeln, insbesondere dann, wenn das Kind nicht in der Lage ist, widersprüchliche Emotionen zu integrieren (Kluft 1996; Watkins a. Watkins 1997). Solche Personality-States agieren oft starr und unabhängig voneinander und spiegeln die emotionale Prägung früher Beziehungsdynamiken wider (Putnam 1997; van der Hart, Nijenhuis a. Steele 2006). Während manche Introjekte durchaus feindselig sein können, übernehmen andere eine nährende oder schützende Rolle. Kliniker sollten ihre Funktion besser genau beobachten, als Vermutungen anzustellen, und dabei berücksichtigen, dass diese Identitäten häufig zwar in der Kindheit entstehen, aber erst im Erwachsenenalter zum Vorschein kommen. So kann sich beispielsweise eine Frau mit einer männlichen Figur identifizieren, um Zugang zu wahrgenommener Sicherheit oder Stärke zu finden, aber auch mit Symbolfiguren wie Tieren, Gottheiten oder Aliens, die Reinheit, Schutz oder Weisheit verkörpern.

Die Identität von States ist durch ein relativ stabiles Muster neurophysiologischer Aktivierung gekennzeichnet, einschließlich psychodynamischer Aspekte sowie Rollenübernahme und Rollenspiel als Reaktion auf intrapsychische, interpersonelle und umgebungsbezogene Reize (Kluft 1988). Personality-States können sich mit eigenen Verhaltensweisen, Gewohnheiten, Einstellungen und sogar eigener Physiologie präsentieren und sich hinsichtlich Alter, Geisteshaltung, Gedächtnis, Verhalten und Physiologie deutlich vom primären Selbst unterscheiden. Dies kann sich in unterschiedlichen Schreib- und Sprechweisen, Rechts- oder Linkshändigkeit und selbst somatisch äußern, beispielsweise bezüglich Sehschärfe, der Reaktion auf Medikamente, Allergien, Herzfrequenz und Immunfunktion (International Society for the Study of Trauma and Dissociation 2011). Auch wenn Personality-States mit eigenen Identitäten auftreten können, einschließlich eigener Entwicklungsgeschichte, eigenem Namen, Alter und Geschlecht, eigener Bedürfnisse, Funktionen oder Rollen (Watkins a. Watkins 1997), gibt es States, die dies nicht tun (van der Hart, Nijenhuis a. Steele 2006), sondern sich symbolisch zeigen oder gar nonverbal oder präverbal sind (Frederick a. Phillips 1995). Sehr frühe Traumata (präverbal) können beispielsweise in Form somatischer Dissoziation oder Alexithymie zum Ausdruck kommen, wobei die bei der Geburt vorhandenen, fest verdrahteten subkortikalen affektiven Schaltkreise in einer Phase, in der das Bedürfnis nach Beruhigung und Trost durch andere aufkommt (primäre affektive Verarbeitung / *primary affective processing*), sozusagen kurzgeschlossen werden. Somatische Dissoziation kann sich ausbilden, bevor eine innere Affektregulation durch Bezugspersonen und Selbstberuhigung mit der Entwicklung von Objektpermanenz und Objektbeziehungen möglich wird (sekundäre affektive Verarbeitung / *secondary affective processing*; Panksepp 1998; Paulsen 2018; Paulsen, O'Shea a. Lanius 2014).

Die Theorie der strukturellen Dissoziation geht davon aus, dass »anscheinend normale Persönlichkeitsanteile« (ANPs) das Alltagsleben bewältigen, angepasst funktionieren und Traumata vermeiden. Im Gegensatz dazu bleiben »emotionale Persönlichkeitsanteile« (EPs) in Abwehrreaktionen und traumaassoziierten Erinnerungen stecken (van der Hart, Nijenhuis a. Steele 2006). Die Theorie nennt drei Ebenen: primär (einfache PTBS: ANP und EP), sekundär (komplexe PTBS: ANP und mehrere EPs) und tertiär (DIS), wobei mehrere ANPs und EPs abwechselnd die Kontrolle übernehmen und bruchstückhafte Traumainhalte speichern (Nijenhuis 2015). Neuroimaging-Studien liefern Belege für unterschiedliche, State-abhängige Hirnaktivierungen in ANPs und EPs, was die These einer strukturellen Dissoziation gegenüber Rollenspiel-Modellen stützt (Reinders et al. 2012). Frederick und Phillips (1995) beschreiben in ähnlicher Weise ein Kontinuum, das von normaler Selbstdifferenzierung bis zu den für DIS charakteristischen starren Grenzen reicht.

Die Interpersonelle Neurobiologie (IPNB) unterstreicht die Rolle der Trauma-Dissoziation bei der Entwicklung von Self-States als verschiedenartige und spezialisierte neuronale Netzwerke (Siegel 2012). Watkins und Watkins (1997) definieren Ego-States als organisierte Verhaltenssysteme, die durch durchlässige Grenzen voneinander getrennt sind, während Hartman (2025a) Ego-States als neurophysiologische und psychische Manifestationen autonomer Aktivierung beschreibt. Diese Systeme bilden sich um Affekt-Handlungs-Gedächtnis-Muster herum, um situativen Bedürfnissen gerecht zu werden (Federn 1952; Watkins a. Watkins 1997). Die Integration umfasst die Förderung einer sicheren, bidirektionalen Kommunikation zwischen den States, um die synaptische Verbindung, die Co-Regulation und die präfrontale Modulation des Überlebenskreislaufs zu unterstützen. Das Ziel ist »Differenzierung ohne Fragmentierung«, was eine flexible Koordination der States mit

Energie- und Informationsfluss erlaubt. Die Forschung zur Polyvagaltheorie unterstützt diesen Ansatz und bringt die Ego-State-Therapie mit der modernen Neurowissenschaft in Einklang (Porges 2011).

16.3 Ego-State-Therapie bei DIS

Für die Behandlung von komplexer PTBS und DIS wird häufig ein phasenorientierter Ansatz empfohlen (International Society for the Study of Trauma and Dissociation 2011). Die EST bietet ein umfassendes theoretisches Verständnis des multidimensionalen Selbst (Watkins a. Watkins 1991, 1997) und einen Behandlungsrahmen im SARI-Modell (Frederick a. Phillips 1995), das von Hartman (2025b) zum SARIA-Modell erweitert wurde und fünf zentrale Phasen umfasst:

1) Sicherheit, Stabilisierung und Ich-Stärkung *(**S**afety, stabilisation and ego-strenghtening)*
2) Zugang zu ressourcenreichen und traumatisierten *States (**A**ccessing resourceful and traumatised states)*
3) Aufarbeiten der Traumaerfahrung, Reassoziation, nachträgliches Nähren und Neuverhandlung *(**R**eprocessing, reassociation, renurturing, renegotiation)*
4) Integration und das Entwickeln eines kohärenten *Selbst (**I**ntegration and the development of a cohesive self)*
5) Anwendung, Anpassung an den Alltag und posttraumatisches Wachstum *(**A**ction, application, adjustment to everyday life and post-traumatic growth)*

Die Ego-State-Therapie nutzt verschiedene Techniken aus Einzel-, Gruppen- und Familientherapie, um die Integration zu fördern, indem sie die Kommunikation und den Energiefluss zwischen neurophysiologischen Ego-States ermöglicht (Watkins a. Watkins 1997). Die Integration umfasst die Aktivierung und Einbindung von States, das Aufarbeiten von Traumata, die Lösung innerer Konflikte und die Förderung des Zusammenhalts. Die moderne EST stützt sich auf interpersonelle Neurobiologie, Polyvagaltheorie, Bindungstheorie, EMDR- und somatische Therapien (Hartman 2025a; Hattingh 2024; Paulsen 2018; Frederick a. Phillips 1995; Zanotta 2024). Bei DIS durchläuft die Therapie die Phasen des SARIA-Modells eher langsam, d. h., sie erfordert eine häufige Rückkehr zur Stabilisierung, eine stärker titrierte Traumaarbeit und sorgfältige Verhandlungen mit bestimmten States. Bei der Arbeit mit schwerer Dissoziation sollten Kliniker immer die vorgegebenen Protokolle bestimmter Therapien beachten.

Paulsen (2018) entwickelte die *Neuroaffective Embodied Self Therapy* (NEST, s. auch Beitrag von Sandra Paulsen in diesem Buch, S. 282 ff.), um EST-Therapeuten bei der Beurteilung und Planung der Behandlung von komplexen Traumata und DIS zu unterstützen. Zusätzlich zur üblichen individuellen und psychosozialen Anamnese empfiehlt Paulsen die Beurteilung folgender Aspekte:

a) strukturelle Dissoziation und interne Konflikte, darunter Loyalität gegenüber dem Aggressor, die Beachtung von Anteilen/Teilen, die sich einer Behandlung widersetzen
b) Affekttoleranz und somatische Toleranz, um die Fähigkeit des Klienten zum dualen Aufmerksamkeitsbewusstein während der Verarbeitung einzuschätzen
c) Bindungsgeschichte, um festzustellen, ob für präverbale Erinnerungen ein somatischer oder ein ET-EMDR-Ansatz (early trauma EMDR) erforderlich ist (Paulsen 2018; O'Shea 2009a, 2009b)
d) interne und externe Ressourcen, um die Stabilität und Fähigkeit des Klienten zu beurteilen, innerhalb seines Toleranzfensters zu bleiben, insbesondere in Fällen, in denen eine Vorgeschichte hinsichtlich Risikoverhalten oder Klinikaufenthalten vorliegt

Dem SARIA-Modell folgend umfasst die Behandlung von DIS fünf Phasen, die auch wiederholt durchlaufen werden können:

Phase 1: Herstellen von Sicherheit, Stabilisierung und Ich-Stärkung

Die erste Phase des SARIA-Modells bei der Behandlung von DIS konzentriert sich auf die Schaffung von Sicherheit und Stabilisierung durch Herunterregulieren des autonomen Nervensystems, den Aufbau emotionaler Regulationsfähigkeiten, die Erhöhung der Stresstoleranz und die Entwicklung von Lebensbewältigungsstrategien (Frederick a. Phillips 1995; International Society for the Study of Trauma and Dissociation 2011; Loewenstein 2018). Angesichts der bei DIS häufig vorliegenden frühen Bindungsstörungen muss die therapeutische Beziehung eine beständige Co-Regulation und klare Grenzen bieten, um die innere und äußere Sicherheit zu fördern (Chu 2011; Porges 2011). Zum Herstellen von Sicherheit können ein Aushandeln der Patienten-Compliance und der Umgang mit schädlichem Verhalten von Identity-States gehören.

Psychoedukation kann Ängste reduzieren und Zuversicht fördern, insbesondere durch das Reframing von Dissoziation als adaptive Traumareaktion (Watkins a. Watkins 2001). Die von Frederick beschriebene Ich-Stärkung bildet die Grundlage der Therapie und kann den Einsatz von Hypnose und das Erlernen von Selbsthypnose einschließen, um Zugang zu sicheren inneren Räumen, ressourcenreichen States und nährenden Erinnerungen zu erhalten und so Resilienz aufzubauen (Frederick a. McNeal 1999; Brown a. Fromm 1986).

Stabilisierungs-Tools aus der Polyvagaltheorie (Porges 2011; Dana 2018) und Somatic Experiencing (Levine 2010, 2014) unterstützen die Regulation des Nervensystems, ohne traumatische Inhalte direkt anzusprechen. Interaktive Co-Regulation und Techniken wie visuelle Orientierung, Erdung und somatisches Pendeln helfen dabei, körperliche und emotionale Stabilität wiederherzustellen. Während der Behandlung von DIS müssen Therapeuten möglicherweise häufiger zu dieser Phase zurückkehren, da externe Stressoren unverarbeitete Traumata aktivieren können.

Phase 2: Zugang zu und innere Kartierung von Personality-States

In dieser Phase des SARIA-Modells versucht der EST-Therapeut, tieferes Verständnis für die Innenwelt des Klienten und die einzelnen Personality-States, aus denen das innere System besteht, zu entwickeln, indem er Zugang zu ihnen herstellt und sie befragt (Kluft 1993; Putnam 1989; Ross 1997). Vielleicht möchte er mehr über den Namen, das Alter, das Geschlecht, die Entwicklung, die Bedürfnisse, die Funktion (z. B. Schutzfunktion), die Werte, die Traumageschichte, die Neurophysiologie oder die Rolle (z. B. Fürsorge, Schutz, Aufmerksamkeit) des Personality-States erfahren (Watkins a. Watkins 2001). Dazu kann auch die Wahrnehmung des Personality-States und seine Einstellung gegenüber dem primären Selbst und anderen Personality-States gehören, die bei DIS vom Bewusstsein dissoziiert sein können. Kliniker müssen sich bewusst sein, dass Personality-States häufig Gedankengängen folgen und Schlussfolgerungen ziehen, die dem Alter entsprechen, in dem sie entstanden sind, und eine »Trance-Logik« (Watkins a. Watkins 1997) präsentieren, in der metaphorisches oder symbolisches Denken die Erwachsenen-Logik überlagern kann (beispielsweise der Glaube, dass Bleichmittel innere Scham reinigen könne).

Der Zugang zu Personality-States erfordert Sensibilität für ihre implizite und unwillkürliche Aktivierung, die oft durch innere Signale, Gefühlszustände oder Umweltreize ausgelöst wird, die Erinnerungen an traumatische Erfahrungen hervorrufen (van der Hart, Nijenhuis a. Steele 2006). Der Wechsel wird nicht bewusst gewählt, sondern ist vielmehr als Teil einer überlebensorientierten dissoziativen Reaktion neurologisch verankert (Schlumpf et al. 2014). Personality-States bilden sich rund um bestimmte Überlebensbedürfnisse wie Bindung, Schutz, Fürsorge oder Unterwerfung und beinhalten unvollständige Traumareaktionen oder Handlungstendenzen. Der Versuch, Personality-States zu unterdrücken oder wegzuschieben, ist kontraproduktiv. Kliniker sollten allen Personality-States mit mitfühlender Neugier, Wohlwollen und Bestätigung begegnen (Brand et al. 2012). Ziel dieser Phase ist nicht Integration per se, sondern die Entwicklung von gegenseitigem Verständnis, die Förderung intrapsychischer Zusammenarbeit, der Aufbau von Vertrauen und die Verbesserung der Kommunikation zwischen den Personality-States, um innere Konflikte zu reduzieren (Paulsen 2009). Meiner Ansicht nach sollte der Therapeut ein vertrauensvolles Bündnis mit jedem Personality-State anstreben und eine vorläufige Beziehungsvorlage schaffen, die dabei hilft, frühe Bindungsverletzungen zu heilen und die Affekttoleranz zu erhöhen.

Es gibt zahlreiche Strategien – mit oder ohne Hypnose –, um Zugang zu Personality-States zu finden. Hypnose kann dies zwar erleichtern, doch wird nicht empfohlen, Hypno-Induktionen als Diagnoseinstrument für DIS zu verwenden (Watkins a. Watkins 1997). John Watkins (1984) wurde seinerzeit gebeten, Kenneth

Bianchi, auch bekannt als »The Hillside Strangler«, zu beurteilen. Ihn überraschten die Widersprüche in Bianchis Leben, der sich im Alltag ausgesprochen sozial und konform verhielt, gleichzeitig aber wegen extrem antisozialer und gewalttätiger Morde an zwei College-Studentinnen angeklagt war. Bianchi gab an, keinerlei Erinnerung an die Ereignisse zu haben. Watkins gelang es, Bianchi zu einem Geständnis zu bewegen, indem er während der Hypnose zu ihm sagte:

> »… dass es vielleicht einen anderen Teil von Ken gibt, mit dem ich noch nicht gesprochen habe, einen anderen Teil, der vielleicht anders empfindet als der Teil, mit dem ich bereits gesprochen habe …« (Watkins 1984, S. 78).

Ein Personality-State namens Steve gestand die Morde und prahlte dabei, er sei so ganz anders als der weichliche Ken, sein gewöhnliches Selbst. Andere Experten verdächtigten Kenneth Bianchi, Beweise gefälscht und manipuliert zu haben. Watkins hielt an seiner Diagnose DIS fest und vertrat die Ansicht, die unterschiedlichen professionellen Einschätzungen trügen zur Integration bei und würden seinen Einsatz von Hypnose infrage stellen.

Häufig lassen sich Personality-States durch direkte Befragung aufrufen:

»Gibt es einen anderen Teil von Ihnen, der mehr über dieses Gefühl oder diese Erinnerung weiß?«

In der formalen Hypnose können Fragen wie

»Gibt es einen anderen Teil von Ihnen, der das Symptom oder die Erinnerung hat?«

dissoziiertes Material aktivieren. Zu den klassischen EST-Techniken gehört die Schaffung innerer Begegnungsräume, etwa ein imaginärer Ort, ein runder Tisch oder ein Wohlfühlraum, wohin Personality-States zum Dialog eingeladen werden (Fraser 1991; Watkins a. Watkins 1997). Affekt- und somatische Brücken können dabei helfen, mit Symptomen verbundene Personality-States zu identifizieren, indem sie eine Intensivierung des Symptoms suggerieren, die zum ursprünglichen Trauma zurückführt (Frederick a. Phillips 1995; Nijenhuis, van der Hart a. Steele 2002). Meiner Ansicht nach können Personality-States auch über Traummotive bzw. -bilder erreicht werden.

Ich verwende auch gerne das SIBAM-Modell (***S****ensations*/Empfindung, ***I****mages*/Bilder, ***B****ehaviour*/Verhalten, ***A****ffect*/Gefühle und ***M****eaning*/Bedeutung) aus dem Somatic Experiencing, um durch Konzentration auf subtile körperliche Hinweise, symbolische Wahrnehmung und dissoziative Signale (wie beispielsweise Veränderungen der Körperhaltung, Augenbewegungen, Stimmlage) Zugang zu Personality-States zu gewinnen (Levine 2010). Dissoziative Phänomene wie Stimmen, visuelle Halluzinationen, Zwangsverhalten oder unvermittelte Gefühlsschwankungen können ebenfalls auf das Vorhandensein eines Personality-States hinweisen. Ferner bin ich der Ansicht, dass bestimmte charakteristische Ausdrucksformen des Patienten (bevorzugt etwa Zeichnen, Malen, Arbeiten mit Ton oder Knetmasse, Spiel, Musik, Collagen oder Tagebuchschreiben) als Weg zu Personality-States dienen können und entsprechendes behutsames Nachfragen ein spontanes »Wechseln« erleichtert.

Therapeutische Neutralität und Respekt gegenüber allen Personality-States sind unerlässlich. Personality-States können die Kommunikation zwischen Therapeut und Patient mitbekommen, auch wenn sie nicht aktiv anwesend sind. Eine nicht wertende und integrative Kommunikation schafft Vertrauen und verringert die Wahrscheinlichkeit innerer Widerstände oder Schamgefühle (Chefetz 2015). Wenn Patienten fordern, ein Personality-State solle »entfernt« oder »ausgetrieben« werden, ist es wichtig, diese Forderung so umzuformulieren, dass innere Zusammenarbeit und Schutzfunktion zum Ausdruck kommen. Zu vermitteln, dass *alle* Personality-States Wert haben und Verständnis verdienen, ist ein zentrales Grundprinzip (International Society for the Study of Trauma and Dissociation 2011). Die Technik des »Durchsprechens« können wir nutzen, um indirekt auch mit tiefer liegenden Personality-States zu kommunizieren – vorausgesetzt natürlich, sie hören zu (Frederick a. Phillips 1995). Explizit anzuerkennen, dass ein Personality-State missverstanden werden kann, und der ehrlich ausgesprochene Wunsch, ihn besser zu verstehen, können eine starke Beziehungseinladung darstellen und so den Zugang zu einem bestimmten Personality-State möglich machen.

Ich habe beobachtet, dass sich der Zugang zu Personality-States durch das Wahrnehmen subtiler Anzeichen von Dissoziation beeinflussen lässt. Subtile Änderungen in Sprechtempo und Verhalten wie Starren, Verstummen oder eine veränderte Körperhaltung deuten auf zunehmende innere Versunkenheit des Klienten hin und können plötzlichem Orientierungsverhalten, etwa einem Abscannen des Raumes, vorausgehen. Eine Veränderung des Tonfalls deutet ebenfalls oft auf einen Wechsel hin. Das Ansprechen eines Personality-States mit dem Namen des Klienten kann zu Verwirrung führen und wird möglicherweise sogar vom Patienten korrigiert. Meiner Erfahrung nach zahlt es sich aus, Personality-States mit unaufdringlicher Neugier und einer freundlichen, nicht konfrontativen oder gar bedrohlichen Haltung zu begegnen. Dies fördert das Gefühl von Sicherheit durch interaktive Co-Regulation, die zum Herunterregulieren des autonomen Nervensystems beiträgt (Porges 2011).

In dieser Phase der Therapie muss der Therapeut darauf achten, den Patienten auf die nächste Phase vorzubereiten, indem er die Einstellungen, Ängste und Beziehungen zwischen den Personality-States versteht und einen sicheren Zugang zum Trauma aushandelt.

Phase 3: Aufarbeiten, Neuverhandeln, nachträgliches Nähren, Nach- und Neubeelterung und innere Transformation

Die dritte Phase des SARIA-Modells in der Ego-State-Therapie umfasst die therapeutische Aufarbeitung traumatischer Erinnerungen, die Wiederverknüpfung fragmentierter Erfahrungen, das nachträgliche Nähren unerfüllter Entwicklungsbedürfnisse sowie das Neuverhandeln innerer Konflikte zwischen dissoziierten Personality-States. Diese Phase ist bei der Arbeit mit DIS oft komplex und diffizil, da wiederholte frühe Traumata oftmals zu starken dissoziativen Abwehrmechanismen, fragmentierten Gedächtnissystemen und intrapsychischen Schutzstrukturen führen.

Patienten mit DIS zeigen häufig ein lücken- oder fehlerhaftes autobiografisches Gedächtnis und sind sich möglicherweise der traumatischen Ereignisse, die von anderen dissoziierten Personality-States gespeichert wurden, nicht bewusst (Putnam 1997). Versuche, auf das Traumamaterial zuzugreifen, können extreme Vermeidungsreaktionen hervorrufen, nicht allein aufgrund der zu erwartenden Überforderung, sondern auch aufgrund von verinnerlichten Bedrohungen, Scham, Schuldgefühlen und Doppelbotschaften, die von den Tätern eingeflößt wurden (Kluft 1993). Diese Erfahrungen werden oft durch somatische Flashbacks, autonome Erregung und psychophysiologische Symptome ergänzt, die die Dissoziation als Schutzreaktion verstärken (Paulsen 2009; Steele, van der Hart a. Nijenhuis 2009). Ich habe beobachtet, dass verschiedene Umweltfaktoren (wie beispielsweise eine notfallmäßige Krankenhauseinweisung, der Ort der Verletzung, der Geruch von Alkohol oder ein bestimmter Tonfall) eine weitreichende traumaassoziierte Aktivierung bis hin zu tatsächlicher Flucht hervorrufen können. Der Kliniker muss einschätzen, wo sich die Traumareaktion eines bestimmten Personality-States in der Traumahierarchie befindet, und seine Vorgehensweise und Interventionen entsprechend anpassen. Ein spezifischer State der Überwältigung, Erstarrung und Abschaltung kann Sicherheitsinterventionen und das Zum-Abschluss-Bringen unvollendeter Kampf- oder Fluchtreaktionen erfordern, um den ventralen Vagus zu aktivieren (Dana 2018; Hartman 2025b).

Historisch gesehen umfasste die EST Ansätze wie Regression, kathartische Abreaktion und die Schaffung einer korrigierenden emotionalen Erfahrung, um traumatische Erinnerungen zu verarbeiten (Watkins a. Watkins 1997). Heutige traumaassoziierte EST-Ansätze haben sich in Richtung einer neurobiologischen Basis (im Hier und Jetzt bleiben) bei gleichzeitigem Zugriff auf das Verarbeiten einer titrierten Traumaerfahrung verschoben. Diese Methoden betonen die Verarbeitung von Traumata über sensorische Kanäle, um Retraumatisierung zu vermeiden und dissoziative Reaktionen zu verringern (Ogden, Minton a. Pain 2006; Phillips a. Frederick 1995). Somatic Tracking (das Nach- und Aufspüren von Körperempfindungen) über SIBAM, Pendeln, die Utilisierung von Mikroexpressionen, die Vollendung von Abwehrreaktionen (wie Kampf oder Flucht) und bilaterale Stimulation werden durch Einflüsse aus Somatic Experiencing (SE), Sensomotorischer Psychotherapie (SP), Polyvagaltheorie, Eye Movement Desensitisation and Reprocessing (EMDR) und Eye Movement Integration (EMI) in die EST integriert. EMDR-Therapeuten müssen die spezifischen Behandlungsprotokolle für komplexe Traumata und frühkindliche Entwicklungstraumata beachten (Beaulieu 2003; Paulsen 2018; Porges 2011; Shapiro 2018; Zanotta 2024). Diese Techniken helfen, das autonome Nervensystem zu regulieren und konditionierte Assoziationen des Körpers mit traumabezogenen Stimuli zu entkoppeln. Sobald die physiologische Aktivierung nachlässt, nimmt auch die mit dem Traumagedächtnis verbundene innere Angst ab. Meiner Ansicht nach ermöglicht die Angst vor dem traumatisierten Personality-State eine organische Integration und Reassoziierung/Neuverbindung von Personality-States ohne zwingende Verschmelzung. Fragmentierte Personality-States können im autobiografischen Gedächtnis Beziehung und Kohärenz wiederherstellen (van der Hart, Nijenhuis a. Steele 2006; Phillips 2000; Paulsen 2009).

Zusätzlich zur Traumaverarbeitung kann diese Phase auch das nachträgliche Nähren bestimmter Personality-States beinhalten, insbesondere solcher, die in Zuständen der Angst, Deprivation und unerfüllter Bedürfnisse erstarrt sind. Diese Personality-States benötigen möglicherweise korrigierende Beziehungserfahrungen, die Einstimmung, Akzeptanz und symbolische Nach- bzw. Neubeelterung durch therapeutische Interaktion beinhalten (Watkins a. Watkins 1997; Kluft 1993). »Das Erfüllen unerfüllter Bedürfnisse in einem sicheren hypnotischen Bilderraum« kann die Heilung von Bindungswunden unterstützen und die emotionale Entwicklung fördern (Frederick a. Phillips 1995). Ich habe auch über die hypnotische Aktivierung von Introjekten nährender Personen und die anschließende Fokussierung auf Hinweise referiert, die zur Aktivierung des ventralen Vagus beitragen (Hattingh 2025). Dazu zählen freundlicher Gesichtsausdruck, beruhigender Tonfall, die physische Erfahrung von Berührung, Gehaltenwerden und ein Gefühl körperlicher Sicherheit, um eine ressourcenreiche somatische Erfahrung zu aktivieren, die sich zur Entwicklungsreparatur nutzen lässt.

Das Neuverhandeln unterstützt die Lösung innerer Konflikte zwischen Personality-States mit entgegengesetzten Zielvorstellungen, insbesondere solcher, bei denen die Gegenspieler sich um Überlebensfunktionen, Gewissenskonflikte oder Loyalität gegenüber dem Täter polarisiert haben (Chefetz 2015; Steele, Boon a. van der Hart 2017). Das Visualisieren eines »Konferenzraums« oder eines inneren sicheren Ortes kann es Personality-States ermöglichen, durch Dialog und das Lenken gerichteter Energien zwischen den Personality-States Empathie, Kooperations- und Integrationsbereitschaft zu entwickeln. Verhandlungen und Zusammenarbeit zwischen Personality-States fördern das innere Zusammenspiel und begünstigen ein kohärentes und kooperatives inneres System, eine »glückliche innere Familie der Ego-States« (»happy family of selves«) (Watkins a. Watkins 1997). Im Rahmen der Therapie kann der Kliniker den Dialog zwischen diesen Personality-States erleichtern, um gemeinsame Ziele festzulegen, Grenzen zu klären und die Heilung von Beziehungen zu fördern. Solche Prozesse unterstützen das Funktionieren der Gesamtperson, indem sie den Energie- und Informationsfluss im gesamten System verbessern und so größere Integration, Harmonie und adaptive Selbstorganisation möglich machen. Speziell bei DIS erleichtern sie die Entwicklung von Co-Bewusstsein (International Society for the Study of Trauma and Dissociation 2011; Paulsen 2009).

Phase 4: Entwicklung von Co-Bewusstsein und einem integrierten Selbstgefühl

Diese Phase des SARIA-Modells konzentriert sich auf die Entwicklung eines kohärenten Selbstgefühls unter Beibehaltung der reichen inneren Vielfalt. In der EST wird dieser Prozess als Übergang des Patienten von innerer Getrenntheit zu einem integrierteren und kooperativeren inneren System beschrieben (Frederick a. Phillips 1995; Phillips a. Frederick 1995). Traditionell wurde dies als Erhöhung der Durchlässigkeit zwischen dissoziativen States mit starren amnestischen Barrieren beschrieben (Watkins a. Watkins 1997). Diese Durchlässigkeit ermöglicht die Entwicklung von Co-Bewusstsein oder geteilter Aufmerksamkeit zwischen den Ego-States.

Aktuelle Sichtweisen schließen die Erleichterung der neuronalen Konnektivität zwischen Gehirnsystemen ein, die durch Traumadissoziation mit Störungen in neuronalen Netzwerken, insbesondere Default-Mode-Netzwerk, Salienz-Netzwerk und Exekutiv-Netzwerk, abgespalten wurden (Schlumpf et al. 2014; Mertens, Draijer a. Reinders 2023). Werden diese Verbindungen wiederhergestellt, kommt es zu verstärktem Energie- und Informationsfluss (Siegel 2012), was geteilte Erinnerungen, Gefühle und Absichten fördert, die ihrerseits zu Co-Bewusstsein und einer gemeinsamen Lebenserfahrung führen.

Meiner Ansicht nach sind der Zugang zu Personality-States und das Pendeln zwischen ihnen Schlüsselprinzipien zur Förderung von Integration. In Anlehnung an Somatic Experiencing (Levine 2010) und gestützt auf die Prinzipien der Ego-State-Therapie, bezeichnet Pendeln das rhythmische Verlagern von Aufmerksamkeit und Energie zwischen traumatisierten Aspekten oder States und ressourcenreichen oder regulierten States. Dieser Prozess fördert Schritt für Schritt die neuronale Reintegration, was zur Selbstregulation beiträgt (Siegel 2012). Wie John G. Watkins mir gegenüber in einer persönlichen Mitteilung (2003) zur Förderung des Integrationsprozesses bei DIS feststellte: »Man spricht mit dem einen … man spricht mit dem anderen«, was die Notwendigkeit der Aktivierung und des Pendelns zwischen States für die Integration unterstreicht.

Hypnotisches Storytelling, Metaphern und sorgfältig ausgearbeitete Suggestionen können die Integration durch indirekte Aktivierung erleichtern, indem sie Personality-States mit symbolischen oder empirischen Prozessen zu therapeutischen Zielen führen und so die üblichen Abwehrreaktionen umgehen (Zeig, persönl. Mitteilung 2005; Yapko 2018).

Frederick und Phillips (1995) skizzierten verschiedene Stufen der Integration, darunter die gegenseitige Anerkennung der Ego-States, Kommunikation, emotionale Einstimmung, kooperatives Miteinander und schließlich geteilte Subjektivität. Dieser Verlauf fördert eine neue interne Kultur, die Einheit in der Vielfalt würdigt. Auch wenn einige Kliniker eine Verschmelzung (engl.: *fusion*) – also die erzwungene vollständige Zusammenführung aller Teile zu einer einheitlichen Identität, als Ziel der Therapie ansehen (Kluft 1993; Putnam 1997; Ross 1989), hielt Watkins (1992) dies nicht notwendigerweise für das therapeutische Ziel der EST. Vielmehr sei eine verdeckte integrative intrapsychische Vielfalt (Ego-States) ein normaler Aspekt der menschlichen Psyche. Die International Society for the Study of Trauma and Dissociation (2011) bevorzugt den Ausdruck Vereinigung (engl.: *unification*), um ein integrativeres Verständnis der funktionalen Integration widerzugeben, demzufolge die Ego-States nicht zwangsläufig verschwinden müssen. In vielen Fällen lässt sich die eine oder andere Art von Arbeitsbündnis erreichen, wobei Rollenverteilung und Timesharing-Vereinbarungen bewusst ausgehandelt werden (Kluft 1993, S. 104). Frederick und Phillips (1995) präferierten den Ausdruck Zusammenwachsen (engl: *merging*).

Insgesamt bin ich der Meinung, dass Integration lediglich ein Vorschlag sein kann, da es sich dabei um einen organischen, dynamischen und sich ständig weiterentwickelnden Prozess handelt, der eine gewisse grundlegende Differenzierung des Selbst beibehält. Unabhängig von der Form besteht das Ziel darin, die Kommunikation und den Informationsfluss zu verbessern, interne Konflikte zu reduzieren und ein stabileres adaptives Selbstsystem zu erreichen.

Phase 5: Anpassung an den Alltag und posttraumatisches Wachstum

In dieser Phase können wir verschiedene Behandlungsmethoden einsetzen, um Veränderungen im Nervensystem zu festigen. Zu Phase 5 gehört auch, den Fokus weg von der inneren Therapie auf die Entwicklung von Selbstvertrauen sowie von Fähigkeiten zu verlagern, die für die Bewältigung verschiedener Aspekte des Alltagslebens erforderlich sind. Dies kann die Nutzung von In-vivo-/In-vitro-Korrekturerfahrungen, Rollenspielen, lösungsorientierter Hypnose, die Entwicklung kognitiver Fähigkeiten und die Aktivierung von Ressourcen mit EMDR/EMI- und Brain-Spotting-Interventionen umfassen, um Lebenskompetenz, Selbstregulation, Kommunikation, Problemlösung, soziales Selbstvertrauen, kulturelle Angemessenheit, Selbstfürsorge und Selbstschutz zu verbessern (Hartman 2025b).

Im Anschluss an diese theoretischen Ausführungen möchte ich nun anhand einer Fallvignette die Darstellung von DIS und die praktische Anwendung der Konzepte aufzeigen.

16.4 Fallvignette

Hintergrund und Präsentation

Grace wurde ursprünglich von einem Ergotherapeuten zur Psychotherapie überwiesen, nachdem sie wegen Episoden extremer Angst hospitalisiert worden war. Als ich sie kennenlernte, war sie 40 Jahre alt, in erster Ehe verheiratet und arbeitete in einer Buchhandlung. Das Selbstporträt (s. Abb. 16.1) entstand vor der ersten Sitzung. Sie hatte eine Überdosis Medikamente eingenommen, äußerte bei näherem Nachfragen allerdings den Wunsch, zu »schlafen« und wieder »aufzuwachen«, wenn die belastende Zeit vorbei war. Interessanterweise hatte sie keine Erinnerung daran, die Medikamente eingenommen zu haben. Sie wurde wegen psychotischer Störung mit visuellen Halluzinationen und Verfolgungswahn medikamentös behandelt. Während dieser Episoden intensiver Angst verhielt sie sich wie ein verängstigtes Kind. Sie war hyperaktiviert, suchte ihre Umgebung fieberhaft auf Bedrohungen ab und zeigte eine übertriebene Schreckreaktion bis zur Erschöpfung. Sie setzte die EST drei Jahre lang fort. Sie litt unter regelmäßigen Episoden dissoziativer Amnesie, insbesondere während belastender Lebensereignisse. Es zeigte sich, dass während dieser dissoziativen Episoden verschiedene Personality-States aktiviert wurden. Im Laufe der Therapie traten die folgenden Personality-States zutage: *Kally,* ein 9-jähriges Mädchen; *Tommy,* ein 11-jähriger Junge; *Mr. Evil* (später umbenannt in *Mr. List),* ein Mann; und *Selia,* ein 5-jähriges Kind, das sich mit einer weißen Robbe identifizierte.

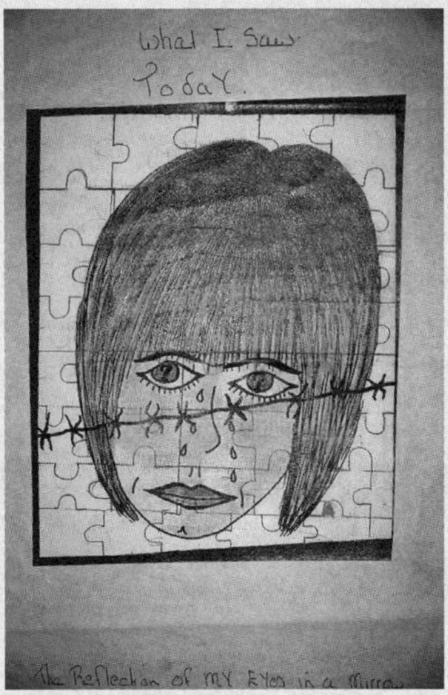

Abb. 16.1: Was ich im Spiegel gesehen habe

Sie beschrieb die Amnesie-Episoden als »Zeitsprünge« (s. Abb. 16.2). Die Episoden dauerten zwischen wenigen Minuten und einigen Stunden, mitunter sogar ein oder zwei Tage. Auf die dissoziativen Episoden folgte ein »Aufwachgefühl« mit Desorientierung, Verwirrung und Verlegenheit. Sie konnte sich beispielsweise mitten in einem Gespräch befinden und wusste nicht, mit wem sie sprach. Oder sie fand sich schlafend im Garten, irgendwo im Gebirge oder auf einer Polizeiwache wieder, wo sie eine Straftat meldete, ohne sich daran erinnern zu können, wie sie dorthin gekommen war. Am Arbeitsplatz dachte sie häufig, es sei morgendliche Kaffeepause, nur um festzustellen, dass es bereits Mittag war. Sie entwickelte die Fähigkeit, ihre

Verwirrung in solchen Situationen zu verbergen und so zu tun, als wäre sie sich der äußeren Umstände bewusst, während sie innerlich versuchte, sich zu orientieren.

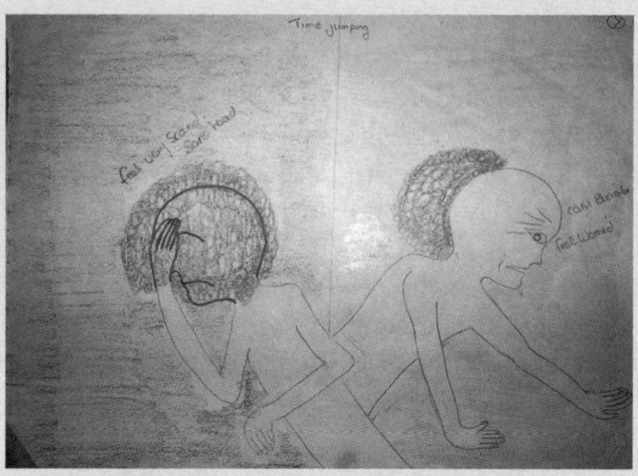

Abb. 16.2: Zeitsprünge

Sie hatte verschiedene dissoziierte innere Wahrnehmungen. Sie hörte gesungene Kinderlieder und sah Farben. Sie erwähnte auch, dass sie eine befehlshaberische, herrische innere Stimme wahrnahm, die schwer zu ignorieren war. Das machte ihr Angst. Sie hatte das Gefühl, schikaniert zu werden. Sie hörte Gelächter oder ein Baby weinen, um kurz darauf festzustellen, dass das Baby gar nicht weinte. Sie scheute sich zunehmend, diese Wahrnehmungen im ärztlichen Umfeld zu erwähnen, da dies oft zur Verschreibung von Antipsychotika führte, die Taubheit hervorriefen, was ihre Angst verstärkte, weil es Traumaassoziationen weckte. Sie hatte häufige Krankenhausaufenthalte hinter sich, mit unterschiedlichen Diagnosen, darunter Schizophrenie und Temporallappenepilepsie mit psychopharmakologischer Behandlung. Zusätzlich auftretende Pseudokrämpfe verkomplizierten das Krankheitsbild noch weiter.

Die dissoziativen Episoden traten seit ihrer frühen Kindheit auf, und Stress verschlimmerte Intensität und Häufigkeit der Episoden. Zu der Zeit, als sie die Therapie begann, wurde ihre Tätigkeit in der Buchhandlung zunehmend komplexer. Besonders beunruhigte sie, dass sie auf ihrem Arbeitscomputer getippte Nachrichten fand. Anfangs waren diese Nachrichten verständnisvoll und ermutigend und motivierten sie, für sich selbst einzutreten und ihre Arbeit korrekt zu erledigen. Als der Stress zunahm und die dissoziativen Episoden häufiger auftraten, wurden die Nachrichten bedrohlicher und ungehaltener und forderten sie auf: »Benimm dich deinem Alter entsprechend«, »Hör auf mit dem Unsinn«, »Reiß dich zusammen« und »Du machst keinem was vor«. Das machte ihr große Angst, und sie meldete es dem Geschäftsführer. Kollegen erzählten ihr, dass sie mit dem Fahrrad durch die Buchhandlung gefahren sei. Es wurde erwähnt, dass sie zeitweise in einen »Anwalts-Modus« verfalle und extrem verbohrt wurde. Sie hatte keinerlei Erinnerungen an diese Verhaltensweisen, die nicht zu ihrem üblichen, eher willfährigen Selbst passten. In diese Zeit fielen auch vermehrt episodische visuelle Erinnerungen an beunruhigende Ereignisse aus ihrer Vergangenheit, die ihr wie ein »Stummfilm« erschienen und visuelle Störungen einschlossen, in denen sich das Gesicht ihres betrunkenen Partners in das Gesicht ihres Vaters verwandelte, was immense Angst und Dissoziation auslöste.

Von klein auf spürte sie, dass ihr Vater viel lieber einen Sohn gehabt hätte, und fühlte sich sicherer, wenn sie sich möglichst jungenhaft gab. Sie trug ihr Haar kurzgeschoren, blaue T-Shirts und Jeans, mied Make-up und bevorzugte »männliche« Sportarten wie Surfen, Skaten und Klettern. Dieses burschikose Verhalten belastete wiederum die Beziehung zu ihrer Mutter.

In der Therapie trat eine lange Geschichte sexuellen und körperlichen Missbrauchs durch ihren Vater und einen jüngeren Mann zutage, die in ihrer frühen Kindheit begann. Im Alter von drei Jahren wurde sie wegen einer Kopfverletzung wochenlang stationär behandelt. Traumatische visuelle, taktile und olfaktorische Reize lösten oft intensive Erinnerungen, Angst und Dissoziation aus. Obwohl die Therapie dem SARIA-Modell folgte, verlief der Fortschritt nicht linear; Stressoren oder sensorische Trigger reaktivierten unverarbeitete Traumata, sodass immer wieder die Rückkehr zu Sicherheit und Stabilisierung erforderlich war, bevor relevante Traumata anderer Personality-States angegangen und bearbeitet werden konnten.

Die Therapie umfasste hypnotherapeutische Strategien zur Unterstützung der Selbstregulation und Ich-Stärkung sowie Kunst- und Spieltherapie, um Wut auszudrücken und korrigierende Erfahrungen auf sichere Weise zu ermöglichen. Visualisierung und somatische Mobilisierung setzte man ein, um korrigierende Erfahrungen zu erleichtern, beispielsweise das Ansprechen des Themas Missbrauch bei einem Familienabendessen, um ihr zu helfen, ihre Stimme zurückzugewinnen. EMDR nahm bestimmte Traumata ins Visier, und Metaphern wie das Schlüpfen eines Schmetterlings oder die Stärke gebündelter Bleistifte erwiesen sich als sehr wirksam. Techniken wie der leere Stuhl und Elemente der Familien- und Gruppentherapie halfen dabei, innere und äußere (Beziehungs-)Konflikte anzugehen. Besonders intensiv beschäftigte sie sich mit Kunsttherapie, die eine sichere Möglichkeit bot, ihre Innenwelt und die Außenwirklichkeit zu erkunden sowie Wut und Traumata auszuleben und auszudrücken.

SARIA-Phase 1: Psychoedukation, Sicherheit, Stabilisierung und Ich-Stärkung

Psychoedukation über Trauma, Dissoziation, DIS und EST halfen ihr, ihre Symptome zu verstehen und Dissoziation als adaptive Reaktion auf ein schweres Trauma neu zu interpretieren. Watkins' (Watkins a. Watkins 1997) Zitat zur Dissoziation »Das verängstigte Kind hat drei Möglichkeiten: Es kann sterben, und manche Kinder tun dies auch. Es kann in eine vollständige Psychose abgleiten, und manche Kinder tun dies auch. Oder es kann dissoziieren, was die intelligenteste und adaptivste

Reaktion ist« wirkte enorm bestätigend. Später reflektierte sie, es habe ihr geholfen zu erkennen, dass sie kein »Freak der Gesellschaft« sei, sondern »das Vernünftigste gewählt« habe. Die Erklärung des SARIA-Modells und dessen nichtlinearer Natur, die ein Oszillieren zwischen Stabilisierung und Traumaverarbeitung beinhaltete, sorgte für Struktur, reduzierte Ängste, schuf Hoffnung und förderte die Zusammenarbeit. Diese Klarheit unterstützte sie während des mehrjährigen Prozesses, Krankenhausaufenthalte inklusive, und förderte eine sichere, hilfreiche Traumaarbeit.

Mir wurde schon früh klar, dass einige der Personality-States sich über Zeichnungen mitteilten und dass die Klientin keine Wahrnehmung für den Zeichenprozess hatte. Die Motive waren meist zugewandt-fürsorglich und unterstützend und zitierten Texte aus populären Songs. Sie selbst erschien in den Bildern in Blau, oft umarmt oder unterstützt von einem anderen Mädchen in Rosa. Um traumaassoziierte Emotionen, insbesondere Wut, auszudrücken, griff sie spontan zu Knetmasse. Manchmal begann sie damit, eine Figur von sich zu formen, um später festzustellen, dass – nachdem sich weitere Personality-States gezeigt hatten – mehrere andere, sie umarmende Figuren hinzugefügt worden waren (s. Abb. 16.3). Die Zeichnungen vermittelten im Allgemeinen Unterstützung und Ermutigung, aber einige offenbarten auch dissoziierte Traumainhalte, die Angst auslösten. Ich erkannte, dass das Zeichnen ein sicheres Medium darstellte, Traumainhalte zu kommunizieren, da ihr gedroht worden war, falls sie jemals darüber sprechen würde. Durch das Zeichnen umging sie die Drohung, nie darüber zu sprechen (konkretes Denken). Der Ausdruck echten Interesses an und wohlwollender Neugierde für die Bedeutung eines Kunstwerks war ein behutsamer Ansatz, der es Personality-States erlaubte, sich spontan und ohne direkte Suggestion zu zeigen. Der Vorschlag, einen sicheren Ort zu schaffen, führte zu dem Bild einer heimeligen Unterwasserhöhle, wo ihr das fürsorgliche Introjekt einer warmherzigen Nonne Gesellschaft leistete (s. Abb. 16.4).

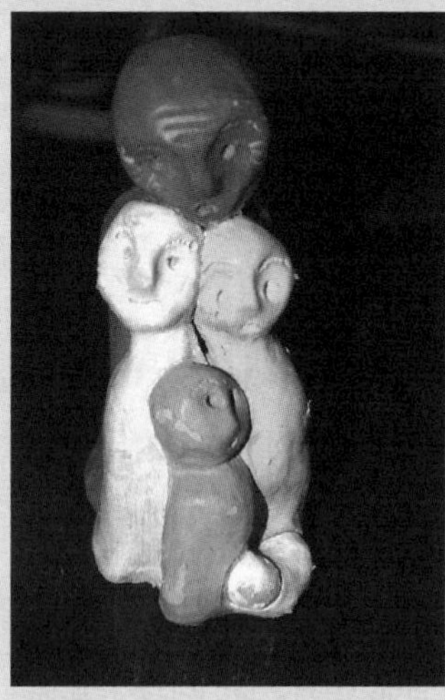

Abb. 16.3: Figuren aus Knetmasse

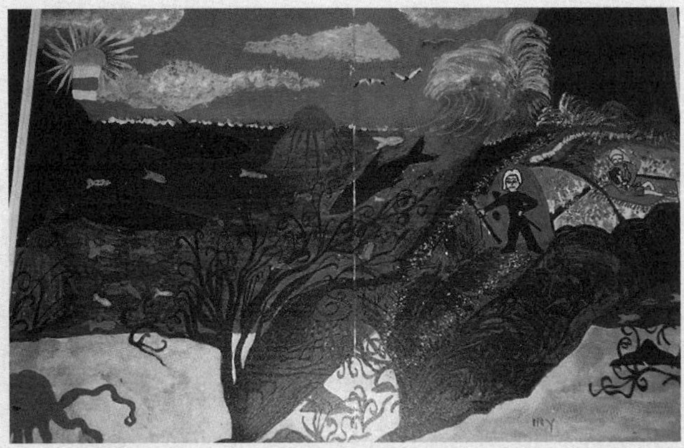

Abb. 16.4: *Zufluchtsort unter dem Meer*

Häufig ging einer traumatischen Erinnerung ein starkes Kribbeln in den Händen (taktile Halluzination) oder ein erstickendes Gefühl in ihrem Hals voraus. Dann kratzte sie sich die Hände blutig, um »das Böse herauszukratzen«. Sie entwickelte den Zwang, sich die Hände schwer zu verletzen, um zu verhindern, dass ihre Hände »zu schlechten Taten gezwungen werden …«. Dies linderte zugleich ihre irrationalen Schuldgefühle, indem es ihr das Gefühl gab, bestraft zu werden.

SARIA-Phase 2 und 3: Zugang, Aufarbeitung, nachträgliches Nähren und Neuverhandeln einer korrigierenden Erfahrung

Grace war von Natur aus sanft, fröhlich und bodenständig, mit einem ausgeprägten Sinn für Humor und engem Bezug zur Mutterschaft. Sie sagte oft, dass sie ihre Kindheit durch ihre Kinder erneut durchlebte. Wenn Personality-States auftraten, erfuhr ihre Identität einen deutlichen Wandel, indem sich Name, Entwicklungsalter, Verhalten, Denkweise, Geschlecht, Aufgaben und Bedürfnisse änderten. Der Zugang zu diesen Personality-States erforderte keine Hypnose, nötig waren vielmehr eine vertrauensvolle therapeutische Beziehung, Neugier und echtes Interesse. Die Konzentration auf dissoziierte Verhaltensweisen oder Kunstwerke und das Nachfragen danach führten häufig dazu, dass sich Personality-States zeigten. In der Regel sprach sie über ein Symptom oder malte ein Bild, bevor sie sich in Gedanken verlor, zeigte dann kurzzeitig Verwirrung und wechselte das Thema. Ein Moment der Stille, gefolgt von einer sanften Einbeziehung des Personality-States, erwies sich als am effektivsten.

Ein Personality-State entsteht in aller Regel in einer bestimmten Entwicklungsphase im Leben einer Person, und die Erkenntnis dieses Zusammenhangs ermöglicht es dem Therapeuten, altersgerechte Interventionen anzubieten, die auf unerfüllte Bedürfnisse oder ungelöste Traumata eingehen. In der Ego-State-Therapie steht dieses Wahrnehmen der Entwicklung im Mittelpunkt, da States, die in der Kindheit oder

Jugend entstanden sind, möglicherweise noch immer die Affekte, Wahrnehmungen und Copingstrategien dieser Zeit halten (Watkins a. Watkins 1997). Beispielsweise saß der Kind-State *Kally* am liebsten auf dem Boden, um zu zeichnen und ein Trauma auszuleben, was zur emotionalen Entlastung beitrug. Verhaltensinterventionen in medizinischen Einrichtungen, die Erwachsenenverhalten fördern sollten, wie etwa das Wegnehmen ihrer Stifte, waren für sie belastend und kontraproduktiv. Dies unterstreicht die zentrale Wichtigkeit eingestimmter, zwangsfreier Ansätze und einer angemessenen interaktiven Co-Regulation mit jedem Personality-State.

Kally, ein niedliches kleines Mädchen, war der erste Personality-State, der während eines ihrer Klinikaufenthalte zum Vorschein kam. Sie formte zwei Gesichter aus Knetmasse und spielte spontan ein traumatisches Ereignis nach, um ihre Wut auszudrücken. Während der Verarbeitung des Traumas mittels EMDR sprach ich sie mit »Grace« an und war ziemlich überrascht, als sie mit der leicht verwirrten Stimme eines kleinen Mädchens erwiderte:

»Ich bin nicht Grace, ich bin Kally.«

Grace wurde sich *Kallys* über kindliche, aber fürsorgliche Botschaften und Zeichnungen bewusst, die sie in belastenden Situationen entdeckte.

Sie erwähnte, dass die Botschaften unglaublich umsichtig waren. Oft enthielten sie nährende, fürsorgliche und ermutigende Worte aus Popsongs. Eine der Zeichnungen zeigte eine sitzende *Kally* (immer rosafarben gekleidet), die Grace im Arm hält, zusammen mit einem Liedtext von Phil Collins: *You'll be in my heart* (s. Abb. 16.5). Sie konnte sich nicht daran erinnern, die Zeichnungen angefertigt zu haben, doch häufig tauchte der Personality-State *Kally* auf, um die Bedeutung zu erklären und zu verdeutlichen. Die Zeichnungen und die Zitate aus Liedern waren in der Regel ermutigend, beruhigend und nährend und erschienen, wenn sie aufgeregt oder verängstigt war. Es war auffällig, dass das fürsorgliche Mädchen auf dem Bild immer in Rosa gekleidet war. Ihre Handschrift war elegant und gleichzeitig kindlich.

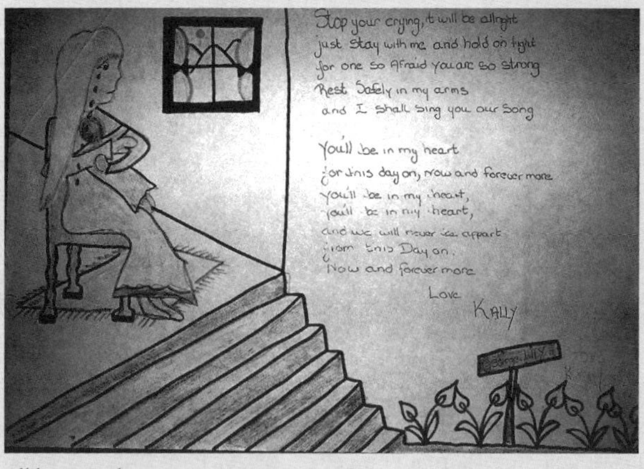
Stop your crying, it will be allright
just stay with me and hold on tight
for one so Afraid you are so strong
Rest Safely in my arms
and I shall sing you our Song
You'll be in my heart
for this day on, now and forever more
you'll be in my heart,
you'll be in my heart,
from this Day on.
Now and forever more
Love
KALLY

Abb. 16.5: *You'll be in my heart*

Graces Schwestern unterschieden sich von ihr in Aussehen und Verhalten. Wie *Kally* waren sie mit der Farbe Rosa assoziiert. Ihre Mutter verglich Grace mit ihren älteren Schwestern und äußerte den Wunsch, sie solle doch mehr wie ihre ältere Schwester sein. Grace erwähnte, dass sie *Kally* nicht erst durch die Zeichnungen, sondern bereits früh in ihrem Leben wahrgenommen habe, und zwar durch die lobenden Worte ihrer Mutter über ein Mädchen namens *Kally*. Sie wusste nicht, wer *Kally* war, spürte aber, dass sie ein »guter Mensch« sein musste und dass sie, wer auch immer sie sein mochte, eher so wie ihre ältere Schwester war. Offenbar aß sie Dinge, die Grace normalerweise nicht aß, trug Kleider, tanzte, saß ruhig da und strickte oder nähte, störte nicht in der Schule und benahm sich rundum so, wie sich ein fünf- oder sechsjähriges braves Mädchen benehmen sollte. Als sie registrierte, dass ihre Mutter für *Kally* nur lobende Worte fand, wollte sie »unbedingt so sein wie *Kally*«. Sie hatte das Gefühl, dass ihre Mutter *Kally* mehr liebte als sie, weil *Kally* ihr das Leben leichter machte. Doch wann immer sie versuchte, sich wie *Kally* zu verhalten, merkte ihre Mutter, dass sie sich verstellte. Sie konnte nicht vorgeben, *Kally* zu sein. Die Kinder in der Schule hänselten sie, weil sie sich *Kally* nannte und »Kally« auf ihre Klassenarbeiten schrieb, wenn sie dissoziiert war. Sie erwähnte, dass es etwas anderes sei, als eine imaginäre Freundin zu haben, mit der man reden könne. Sie konnte sie nicht sehen, glaubte aber, dass es da jemanden gab, der auf sie aufpasste. Als Katholikin hielt sie *Kally* für eine Art Schutzengel, den Gott geschickt hatte, um sie zu beschützen, wenn sie sich nicht selbst schützen konnte. Ein Priester, mit dem sie darüber sprach, sagte, sie würde lügen und Geschichten erfinden. Im Teenageralter lernte sie, die dissoziativen Episoden zu verbergen und zu überspielen.

Als ich *Kally* fragte, welche Rolle sie in Graces Leben spiele, antwortete sie, es ginge

> »… ums reine Überleben … irgendwie über den Tag zu kommen, wurde zur ständigen Aufgabe … Ich bringe Dinge in Ordnung … wenn sie traurig ist … mache ich sie glücklich … ich tue Dinge für sie … ich male Bilder … das bin ich, wie ich Grace umarme … die Worte stammen aus Liedern … fühl dich gut … besonders … du bist etwas ganz Besonderes und solltest geliebt werden … manchmal lieben sie andere Menschen mehr … dann sage ich zu Grace … der Engel wird da sein … wenn man jemanden liebt, umarmt man ihn … und das ist keine schreckliche Umarmung … eine schöne Umarmung … für immer … in der Nacht passieren schlimme Dinge … am Morgen wird es immer besser … tu so, als würdest du an einen sicheren Ort unter dem Meer hinabsteigen … Ich wurde Teil ihres Lebens, als ein kleines Kind namens *Kally* krank wurde und weinte und gar nicht mehr aufhören wollte zu weinen …«

Zu dieser Zeit malte *Kally* ihr ein Bild mit dem Text: »Hör auf zu weinen, alles wird gut…«

Ich ermittelte *Kallys* Bedürfnisse, indem ich ihr sagte, sie hätte drei Wünsche frei, woraufhin sie antwortete:

> »Eine Mutter … jemanden, mit dem ich reden kann … eine Schwester … und einen Anwalt …«

Mittels Techniken der Impact-Therapie, unter Berücksichtigung der Trancelogik und in Anbetracht der Drohungen ihrer Missbrauchstäter, dass sie in einen Kinderknast käme, wenn sie jemals über den Missbrauch sprechen würde, lud ich einen Anwalt zur Therapiesitzung ein. Um die Wirkung zu verstärken, bat ich ihn, seine offizielle Robe zu tragen. Dies verringerte ihre Angst erheblich:

> »Ich bin gut und ich bin intelligent … wenn er [der Täter] kommen würde, kommt die Polizei und führt ihn ab … er wird vor einen Richter gestellt und weggesperrt …«

Auf die Frage, ob sie und Grace jemals zusammen gespielt hätten, antwortete sie:

> »Manchmal weiß ich nicht, wo Grace ist, ich kann sie nicht finden …«

Und zu Graces Epilepsie und Medikamenten meinte sie:

> »Ich habe die Epilepsie nicht … aber ich nehme die Medikamente … für sie …«

Es wurde deutlich, dass *Kally* den Großteil der traumatischen Erinnerungen in sich trug. Mit Bearbeitung des Traumagedächtnisses schritt die Integration voran. Grace wurde sich der traumatischen Erinnerungen nach und nach bewusst, wobei die mit den Erinnerungen verbundene Angst deutlich zurückgegangen war.

Tommy, ein pfiffiger und spitzbübischer Junge: Im weiteren Verlauf der Therapie hörte Grace im Garten des Krankenhauses jemanden das *Sanctus Felia* singen, ein Kirchenlied, das sie früher im katholischen Gottesdienst zusammen mit einem Ministranten gesungen hatte. Die beiden wurden richtig gute Freunde und trieben zusammen mancherlei Unfug, was sie angesichts des erlittenen Missbrauchs und der Angst als befreiend erlebte. Als ich die akustische Halluzination mit ihr explorierte, wechselte sie in *Tommy,* ein Introjekt ihres Kindheitsfreundes, des Ministranten, der immer in Gelb gezeichnet war. Dieser 11-jährige State war ausgesprochen gut darin, Missbrauch abzuwenden, indem er sich beispielsweise an der Zimmerdecke versteckte, um nicht missbraucht zu werden. Der Personality-State *Tommy* zeigte mir eine Zeichnung von sich und Grace als Kinder, die am Strand singen (s. Abb. 16.6). Als

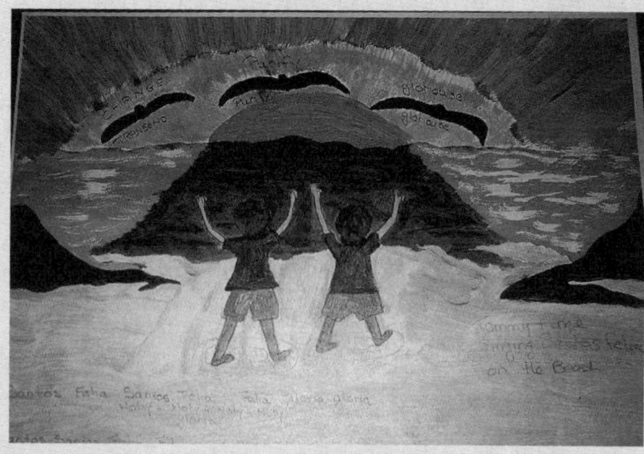

Abb. 16.6: Singen am Strand

Grace die Zeichnung von *Tommy* sah, war sie total überrascht und fragte, woher ich ein Bild von ihr und *Tommy* hätte. Dabei bezeichnete sie *Tommy* als den Freund, den sie aus ihrer Kindheit kannte. Ihr war nicht bewusst, dass sie mir das Bild gegeben hatte. Während der Traumaarbeit entwickelte sich Integration zu Co-Bewusstsein. Zuvor fiel ihr eine Sandburg auf, die sie gebaut hatte, ohne sich dessen bewusst zu sein. Mit wachsender Entwicklung des Co-Bewusstseins begann sie jedoch, von einer geteilten Wahrnehmung und der gemeinsamen Erfahrung des Sandburgbauens zu berichten.

Selia, eine vorgebliche weiße Robbe, trat in Graces Knetmasse-Plastiken und Zeichnungen zutage und war immer in Weiß gehalten. Dieser Personality-State zeigte sich als eine 5-Jährige, die vorgab, eine Robbe zu sein, deren Denkprozesse überaus handfest waren (s. Abb. 16.7). Mir wurde klar, dass *Selia* ein großes Bedürfnis nach Fürsorge hatte und dass mit der Farbe Weiß die schützende Funktion verbunden war, Sauberkeit und Reinheit wiederherzustellen. Im Verlauf der Therapie wurde immer deutlicher, dass *Selia* Graces Wünsche auf sehr konkrete Weise zum Ausdruck brachte. Beispielsweise führte Graces Sicherheitsbedürfnis dazu, dass *Selia* weit ins Meer hinausschwamm und gerettet werden musste. Dahinter stand, dass Grace von klein auf eine gute Schwimmerin war und Wasser mit Sicherheit assoziiert wurde. Graces Bedürfnis nach Reinheit und Sauberkeit erfüllte sie durch das Trinken von Bleichmittel, das sie reinigen sollte.

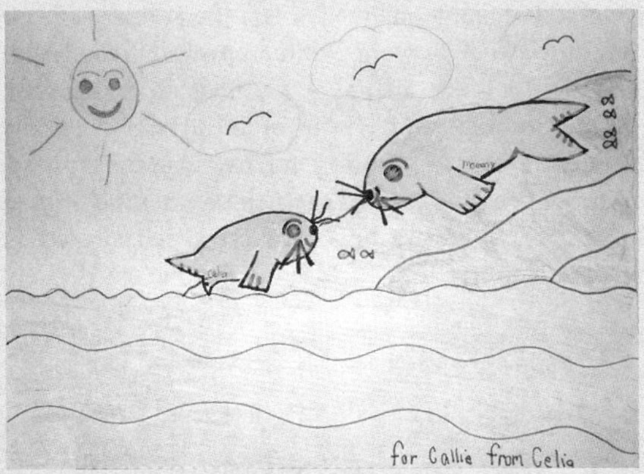

Abb. 16.7: Vorgebliche Robbe

Mr. Evil, später umbenannt in *Mr. List, ein strenger Mann:* Grace hatte zunächst große Angst vor diesem State, der sich in ihrem Inneren als strenge Männerstimme manifestierte. Sie wurde sich dieses Personality-States auch durch Nachrichten bewusst, die auf ihrem Computerbildschirm bei der Arbeit hinterlassen wurden und ihr sagten, sie solle sich gefälligst »zusammenreißen« und dass sie »niemandem etwas vormachen« könne. Anfangs bezeichnete sie diese männliche Stimme als *Mr. Evil* (also »Herr Böse«; s. Abb. 16.8). Die Angst aktivierte den schützenden Personality-State *Kally,* was zu einem massiven inneren Konflikt oder »inneren Kämpfen« führte.

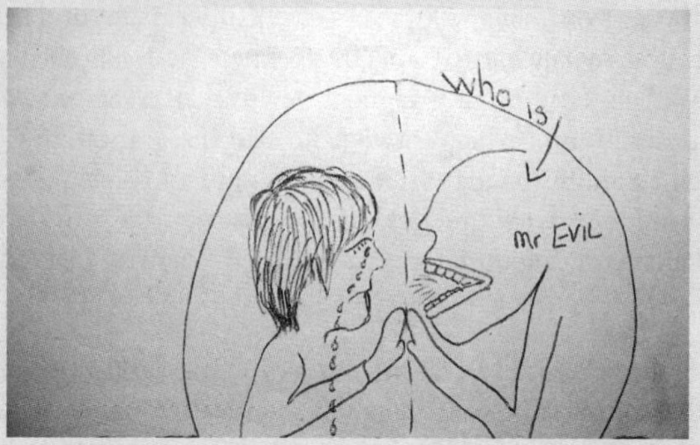

Abb. 16.8: Wer ist Mr. Evil?

Aufgrund der gefühlten Bösartigkeit dieses States hatte sie Angst davor, ihn zu aktivieren. Ich nutzte die Strategie des »Durchsprechens«, um Grace während der gesamten Therapie zu vermitteln, dass diese Stimme möglicherweise missverstanden werde. Irgendwann entdeckte sie den Billy-Joel-Song *I am an innocent man*, den sie auf ihrem Kassettenrekorder in Dauerschleife abspielte, da dieser Personality-State ihr zu vermitteln versuchte, dass er keineswegs böse, sondern harmlos und lediglich sehr korrekt war.

Im weiteren Verlauf der Therapie stellten wir fest, dass dieser State eine Schutzfunktion hatte und das Introjekt eines wohlgesinnten Anwaltsfreundes ihrer Ursprungsfamilie war, der zwar streng war, aber auch Mut machte. Er trat sehr bestimmt auf, war strukturiert und ermutigte sie, Herausforderungen anzunehmen. Graces erster Ehemann hatte immer wieder von ihrem »Anwalts-Modus« gesprochen. Dieser State, nunmehr *Mr. List* genannt, entwickelte sich zu einem selbstbewussten Persönlichkeitsaspekt, strukturiert und ergebnisorientiert, gleichzeitig streng und sachlich. Ich machte den Vorschlag, ein inneres Meeting abzuhalten (s. Abb. 16.9), um die

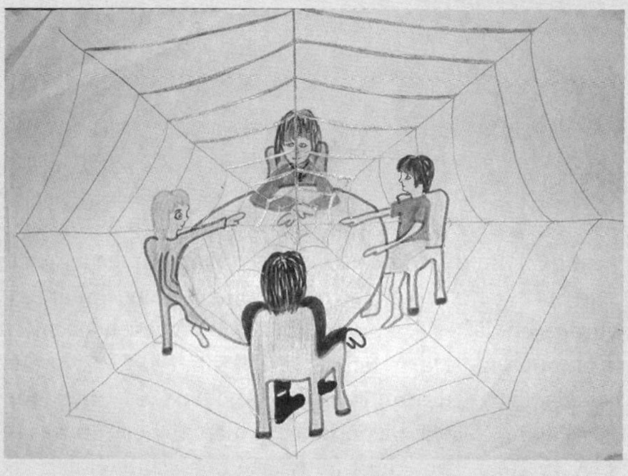

Abb. 16.9: Innere Konferenz

Wahrnehmung der einzelnen Personality-States zu reframen, inneres Verständnis aufzubauen, Empathie anderen Personality-States gegenüber zu fördern, Konflikte neu zu verhandeln und das innere Vertrauen zu stärken – insbesondere gegenüber diesem gefürchteten introjizierten männlichen Personality-State. Dies trug dazu bei, innere Ängste abzubauen, und förderte Harmonie, inneren Frieden und Integration.

SARIA-Phase 4: Integration und Entwicklung des Selbstgefühls

Um die Stufen der Integration voranzubringen und Co-Bewusstsein zu entwickeln, setzte ich verschiedene Techniken ein. Graces Zeichnungen veranschaulichten zunehmend ihr verändertes Erleben ihrer Personality-States als schützend, unterstützend und fördernd, was innere Harmonie schuf (s. Abb. 16.10). Durch Gemeinschaftsprojekte wurde die Wahrnehmung von Co-Bewusstsein gefördert und dazu genutzt, die Integration weiter voranzutreiben. Wir setzten auch die Entwicklung von Grenzen und Unterscheidungsstrategien fort, einschließlich solcher, die sich auf ihre inneren und äußeren Welterfahrungen bezogen. Sie berichtete von weniger Dissoziationsepisoden und mehr Erfahrungen geteilter Wahrnehmung. Meiner Meinung nach entwickelte sich die Integration im Laufe der Therapie organisch (s. Abb. 16.11).

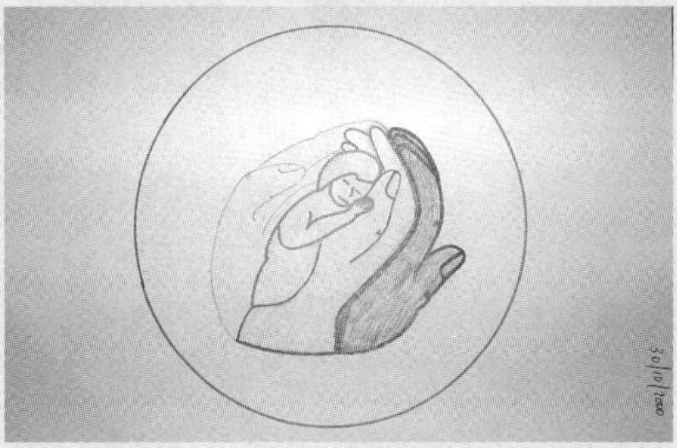

Abb. 16.10: Harmonie

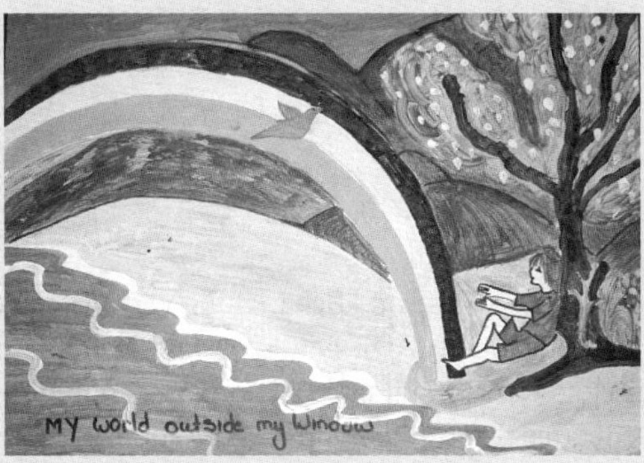

Abb. 16.11: Integration

SARIA-Phase 5: Posttraumatisches Wachstum

Die Therapie konzentrierte sich auf die Weiterentwicklung von Lebenskompetenzen, Regulation, Selbstfürsorge, Aufbau, Kommunikation und Durchsetzungsfähigkeit. Mit zunehmendem Reifen ihrer Personality-States berichtete sie von dem Gefühl des Reifer-, Mündiger- und Älterwerdens und gab an, dass sie sich mehr ihrem Alter entsprechend fühlte. Sie heiratete wieder, diesmal in einem burgunderroten Kleid, einer Mischung aus Blau und Rosa, was ihre Integration zum Ausdruck brachte (s. Abb. 16.12).

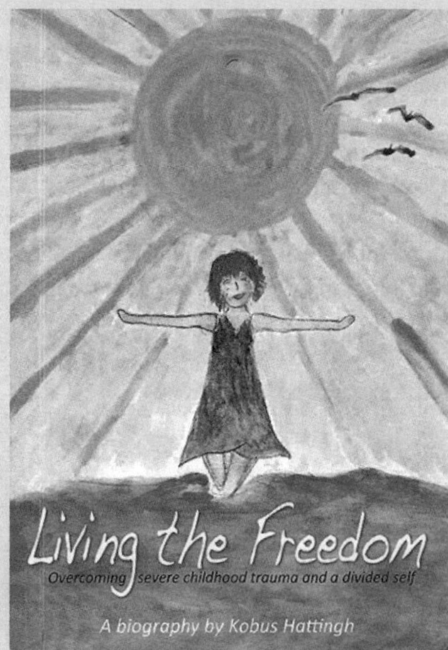

Abb. 16.12: Living the Freedom (Hattingh 2015)

Während der 20 Jahre, die sie im Anschluss an die Therapie weiterhin begleitet wurde, blieb sie funktional integriert mit geteilter Wahrnehmung und Co-Bewusstsein.

16.5 Diskussion

Die Konzeptualisierung, Diagnose und Behandlung von DIS stellen erhebliche Herausforderungen für Therapeuten dar. Die Ego-State-Therapie (EST) bietet einen umfassenden klinischen Rahmen zum Verständnis des multidimensionalen Selbst und der traumabedingten Ursprünge von Dissoziation. Basierend auf aktuellen Entwicklungs- und Traumatheorien deckt sich die EST mit den Expertenempfehlungen für einen stufenweise ablaufenden Ansatz zur Behandlung komplexer PTBS und DIS. Das SARIA-Modell der EST stellt einen strukturierten und gleichzeitig flexiblen Behandlungsweg dar, der Kliniker durch die Phasen von Sicherheit, Zugang/Aktivierung, Integration und posttraumatischem Wachstum geleitet.

Die Stärke der EST liegt in ihrer integrativen Fähigkeit, die sowohl traditionelle als auch aktuelle therapeutische Techniken berücksichtigt und es ermöglicht, die Interventionen auf die spezifischen Bedürfnisse jedes einzelnen Klienten zuzuschneiden. Das Modell der Neuroaffective Embodied Self Therapy (NEST) unterstützt diesen Ansatz zusätzlich, indem es die Beurteilung und Behandlungsplanung verbessert, insbesondere im Umgang mit präverbalem Trauma und komplexen dissoziativen Strukturen.

Obendrein berücksichtigt die EST, dass jeder Ego-State aus einer einzigartigen Entwicklungs- und neurophysiologischen Geschichte entstanden ist. Anstatt die States zu pauschalisieren oder zu kategorisieren, legt die EST großen Wert darauf, ihre jeweilige Eigenart zu respektieren, und fördert die zur Integration nötigen neurobiologischen (Beziehungs-)Prozesse. Während Integration und Selbstregulation die primären therapeutischen Ziele bleiben, erkennt die EST auch verdeckte Differenzierung als einen normalen Entwicklungsaspekt an.

Die Fallvignette von Grace veranschaulicht die praktische Anwendung der EST-Prinzipien innerhalb des SARIA-Rahmens. Ihre Behandlung zeigt, wie unterschiedliche Personality-States bestimmten Entwicklungsphasen und Traumaerfahrungen entspringen können und jeweils Schutz- oder Anpassungsfunktionen erfüllen. Die schrittweise erfolgende Entwicklung von Co-Bewusstsein und Integration erfolgte organisch durch Traumaverarbeitung, Förderung des inneren Dialogs und den respektvollen Umgang mit jedem Personality-State. Der Einsatz kreativer Ausdrucksformen, insbesondere der Kunsttherapie, erwies sich als wesentlich, um Zugang zu den verschiedenen Personality-States zu erhalten und mit ihnen zu kommunizieren, ohne dabei auf Abwehrmechanismen zu stoßen.

Zu den klinischen Implikationen gehört die Bedeutung der Aufrechterhaltung therapeutischer Neutralität gegenüber allen Personality-States, die Anerkennung ihrer Bedürfnisse und Schutzfunktionen sowie die Vermeidung von Ansätzen, die diese adaptiven Reaktionen pathologisieren oder zu beseitigen versuchen. Die Kombination aktueller neurowissenschaftlicher Erkenntnisse mit traditionellen EST-Ansätzen bildet eine solide theoretische Grundlage bei gleichzeitiger Aufrechterhaltung klinischer Flexibilität.

Zu den Einschränkungen dieses Beitrags zählt die Darstellung einer einzigen Fallvignette, was die Verallgemeinerbarkeit limitiert, sowie das Fehlen systematischer Ergebnismaße, mit denen sich die Wirksamkeit der Behandlung bewerten lässt. Künftige Forschung würde von kontrollierten Studien profitieren, die die Wirksamkeit integrierter EST-Ansätze untersuchen, sowie von der Entwicklung standardisierter Bewertungsinstrumente zur Messung des Integrationsfortschritts.

Letztlich bietet die EST sowohl Therapeuten als auch Patienten eine hoffnungsvolle und erfolgverheißende, strukturierte und mitfühlende Roadmap zur Bewältigung der Komplexität einer DIS-Behandlung, die das Verständnis erleichtert, die Heilung fördert und die Kohärenz fragmentierter Personality-States wiederherstellt.

16.6 Literatur

American Psychiatric Association (2022): Diagnostic and statistical manual of mental disorders. Washington, DC (American Psychiatric Publishing), 5th ed., text rev.

Beaulieu, D. (2003): Eye movement integration therapy. The comprehensive clinical guide. London (Crown House).

Blizard, R. A. (2020): Double binds, dissociation, and attachment to the perpetrator in families and oppressive groups. *Attachment: New Directions in Relational Psychoanalysis and Psychotherapy* 14: 87–98.

Bonsu, N., V. Sreeram a. F. M. Hasan (2024): Genetics and dissociative identity disorder (DID). In: Dissociative identity disorder. Cham, Switzerland (Springer), pp. 133–135.

Brand, B. L., R. J. Loewenstein a. D. Spiegel (2009): Dispelling myths about dissociative identity disorder treatment: An empirically based approach. *Psychiatry* 72 (4): 293–306.

Brand, B. L. et al. (2012). A naturalistic study of dissociative identity disorder: Treatment characteristics and outcomes. *Journal of Trauma & Dissociation* 13 (4): 405–426.

Brand, B. L. et al. (2016). Separating fact from fiction: An empirical examination of six myths about dissociative identity disorder. *Harvard Review of Psychiatry* 24 (4): 257–270.

Brown, D. a. E. Fromm (1986): Hypnotherapy and hypnoanalysis. Hillsdale, NJ (Lawrence Erlbaum Associates).

Carlson, E. B. a. F. W. Putnam (1993): An update on the Dissociative Experiences Scale. *Dissociation: Progress in the Dissociative Disorders* 6 (1): 16–27.

Chalavi, S. et al. (2015): Abnormal hippocampal morphology in dissociative identity disorder and post-traumatic stress disorder correlates with childhood trauma and dissociative symptoms. *Human Brain Mapping* 36: 1692–1704.

Chefetz, R. A. (2015): Intensive psychotherapy for persistent dissociative processes. The fear of feeling real. New York, NY (Norton).

Chu, J. A. (2011): Rebuilding shattered lives. Treating complex PTSD and dissociative disorders. Hoboken, NJ (Wiley).

Dalenberg, C. J. et al. (2012): Evaluation of the evidence for the trauma and fantasy models of dissociation. *Psychological Bulletin* 138 (3): 550–588.

Dana, D. A. (2018): The polyvagal theory in therapy. Engaging the rhythm of regulation. New York, NY (Norton).

Dell, P. F. (2006): The Multidimensional Inventory of Dissociation (MID): A comprehensive measure of pathological dissociation. *Journal of Trauma & Dissociation* 7 (2): 77–106.

Di Marco, S. et al. (2025): A cross-sectional survey on French psychiatrists' knowledge and perceptions of dissociative identity disorder. *L'Encéphale* 51 (2): 133–140.

Dimitrova, L. I. et al. (2023): A neurostructural biomarker of dissociative amnesia: A hippocampal study in dissociative identity disorder. *Psychological Medicine* 53: 805–813.

Federn, P. (1952): Ego psychology and the psychoses. New York, NY (Basic Books).

Fraser, G. A. (1991): The dissociative table technique: A strategy for working with ego states in dissociative disorders and ego-state therapy. *Dissociation* 4 (4): 205–213.

Frederick, C. a. S. McNeal (1999): Inner strengths. Contemporary psychotherapy and hypnosis for ego-strengthening. Philadelphia, PA (Brunner/Mazel).

Frederick, C. a. M. Phillips (1995): Healing the divided self. Clinical and Ericksonian hypnotherapy for dissociative conditions. New York, NY (Norton).

Giesbrecht, T. et al. (2008): Cognitive processes in dissociation: An analysis of core theoretical assumptions. *Psychological Bulletin* 134 (5): 617–647.

Hartman, W. (2025a): Introduction to ego state therapy. Safety, stabilisation and grounding [Seminar]. Postgraduate Intensive in Ego State Therapy Seminar I, Australian Institute of Clinical Hypnosis and Psychotherapy, Sydney, Australia.

Hartman, W. (2025b): Activation and work with trauma-associated ego states [Seminar]. Postgraduate Intensive in Ego State Therapy Seminar IV, Australian Institute of Clinical Hypnosis and Psychotherapy, Sydney, Australia.

Hattingh, C. S. (2024): Integrating traditional and contemporary approaches to hypnosis, ego states and the body for crisis and trauma management. Paper presented at the XXII World Congress of Medical and Clinical Hypnosis: Cooperation in Hypnosis, Challenges and Benefits, Krakow, Poland.

Hattingh, C. S. (2025): The utilisation of hypnosis to activate resourceful ego states and introjects for somatic change. Paper presented at the World Leaders in Hypnosis V: Tools for Difficult Times. Online, Mexico.

Hattingh, K. (2015): Living the freedom. Overcoming severe childhood trauma and a divided self [Kindle edition]. Amazon Digital Services.

Howell, E. F. (2011): The dissociative mind. New York, NY (Routledge).

International Society for the Study of Trauma and Dissociation (2011): Guidelines for treating dissociative identity disorder in adults, third revision. *Journal of Trauma & Dissociation* 12 (2): 115–187.

Kluft, R. P. (1988): The phenomenology and treatment of extremely dissociative patients. *Psychiatric Clinics of North America* 11 (3): 449–481.

Kluft, R. P. (1993): The initial psychotherapy of multiple personality disorder. *American Journal of Psychotherapy* 47 (2): 186–201.

Kluft, R. P. (1996): Dissociative identity disorder. In: M. Hersen a. V. B. Van Hasselt (eds.): *Sourcebook of psychological treatment manuals for adult disorders.* New York, NY (Plenum Press), pp. 563–596.

Lenggenhager, B., M. R. Lesur a. J. A. Moffatt (2024): Dissociative experiences arise from disrupted multisensory integration. In: Interoception and self-processing. Heidelberg (Springer), pp. 287–305.

Leonard, D., S. Brann a. J. Tiller (2005): Dissociative disorders: Pathways to diagnosis, clinician attitudes and their impact. *Australian & New Zealand Journal of Psychiatry* 39 (10): 940–946.

Levine, P. A. (2010): In an unspoken voice. How the body releases trauma and restores goodness. Berkeley, CA (North Atlantic Books).

Levine, P. A. (2014): Trauma and memory. Brain and body in a search for the living past. Berkeley, CA (North Atlantic Books).

Lilienfeld, S. O. et al. (1999): Dissociative identity disorder and the sociocognitive model: Recalling the lessons of the past. *Psychological Bulletin* 125 (5): 507–523.

Loewenstein, R. J. (2018): Dissociative disorders. In: B. J. Sadock, V. A. Sadock a. P. Ruiz (eds.): Kaplan & Sadock's comprehensive textbook of psychiatry. Alphen aan den Rijn (Wolters Kluwer), 10th ed., pp. 1931–1954.

Marr, M., M. L. Kaufman a. L. A. M. Lebois (2025): Neuroimaging biomarkers in dissociative identity disorder. In: Handbook of the biology and pathology of mental disorders. Heidelberg (Springer), pp. 1219-1235.

Mayrand, K. et al. (2024): Using the DRS-8 to measure unresolved/disorganized attachment: Associations with states of mind on the Adult Attachment Interview, psychopathology, and offspring socio-emotional development. *Child Abuse & Neglect* 156: 107017.

Mertens, B., N. Draijer a. A. A. T. S. Reinders (2023): Structural and functional brain alterations in patients with pathological dissociation: A systematic review of MRI studies. *Neuroscience & Biobehavioral Reviews* 149: 105180.

Nijenhuis, E. R. S. (2015): The trinity of trauma. Ignorance, fragility, and control (Vol. I). Göttingen (Vandenhoeck & Ruprecht).

Nijenhuis, E. R. S., O. van der Hart a. K. Steele (2002): The emerging psychobiology of trauma-related dissociation and dissociative disorders. *Journal of Trauma & Dissociation* 3 (2): 5–28.

Ogden, P., K. Minton a. C. Pain (2006): Trauma and the body. A sensorimotor approach to psychotherapy. New York, NY (Norton).

O'Shea, D. (2009a): EMDR and the treatment of attachment trauma in adults. *European Journal of Trauma & Dissociation* 3 (1): 12–22.

O'Shea, D. (2009b): A model for using EMDR with early trauma and attachment disorders. In: M. Luber (ed.): Eye movement desensitization and reprocessing (EMDR) scripted protocols (Vol. 2). Heidelberg (Springer), pp. 137–152.

Panksepp, J. (1998): Affective neuroscience. The foundations of human and animal emotions. New York, NY (Oxford University Press).

Paulsen, S. (2009): Looking through the eyes of trauma and dissociation. An illustrated guide for EMDR therapists and clients. North Charleston, SC (Booksurge).

Paulsen, S. (2018): Neuroaffective Embodied Self Therapy (NEST): An integrative approach to case formulation and EMDR treatment planning for complex cases. *Frontiers in the Psychotherapy of Trauma & Dissociation* 1 (2): 125–148.

Paulsen, S., D. O'Shea a. R. Lanius (2014): Neurobiology and treatment of traumatic dissociation. Toward an embodied self. In: S. D. Solomon, R. O. Morgan a. M. R. Freeman (eds.): EMDR and psychotherapy integration. Theoretical and clinical suggestions with focus on traumatic dissociation. Heidelberg (Springer), pp. 37–62.

Phillips, M. (2000): Finding the energy to heal. How EMDR, hypnosis, TFT, imagery, and body-focused therapy can help restore mindbody health. New York, NY (Norton).

Phillips, M. a. C. Frederick (1995): EMDR and hypnosis: Exploring common ground. *American Journal of Clinical Hypnosis* 37 (4): 261–277.

Porges, S. W. (2011): The polyvagal theory. Neurophysiological foundations of emotions, attachment, communication, and self-regulation. New York, NY (Norton).

Putnam, F. W. (1989): Diagnosis and treatment of multiple personality disorder. New York, NY (Guilford Press).

Putnam, F. W. (1997): Dissociation in children and adolescents. A developmental perspective. New York, NY (Guilford Press).

Putnam, F. W. et al. (1990): Psychophysiological investigations of multiple personality disorder. *Psychiatry Research* 31: 251–257.

Reinders, A. A. et al. (2012): Fact or factitious? A psychobiological study of authentic and simulated dissociative identity states. *PloS One* 7 (6): e39279.

Ross, C. A. (1989): Multiple personality disorder. Diagnosis, clinical features, treatment. New York, NY (Wiley & Sons).

Ross, C. A. (1997): Dissociative identity disorder. Diagnosis, clinical features, and treatment of multiple personality. New York, NY (Wiley & Sons).

Sar, V. (2024): Recovery from dissociative identity disorder. In: Dissociative identity disorder. Heidelberg (Springer), pp. 179–195.
Schlumpf, Y. R. et al. (2014): Dissociative part-dependent biopsychosocial reactions to backward masked angry and neutral faces: An fMRI study of dissociative identity disorder. *NeuroImage: Clinical* 5: 138–146.
Shapiro, F. (2018): Eye movement desensitization and reprocessing (EMDR) therapy. Basic principles, protocols, and procedures. New York, NY (Guilford Press), 3rd ed.
Siegel, D. J. (2012): The developing mind. How relationships and the brain interact to shape who we are. New York, NY (Guilford Press).
Steele, K., S. Boon a. O. van der Hart (2017): Treating trauma-related dissociation. A practical, integrative approach. New York, NY (Norton).
Steele, K., O. van der Hart a. E. R. S. Nijenhuis (2009): Phase-oriented treatment of structural dissociation in complex traumatization: Overcoming trauma-related phobias. *Psychotherapy: Theory, Research, Practice, Training* 46 (1): 20–33.
Steinberg, M. (2005): Structured clinical interview for DSM-IV dissociative disorders - Revised (SCID-D-R). Washington, D. C. (American Psychiatric Press).
Van der Hart, O., E. R. S. Nijenhuis a. K. Steele (2006): The haunted self. Structural dissociation and the treatment of chronic traumatization. New York, NY (Norton).
Watkins, J. G. (1984): The Bianchi (L. A. Hillside Strangler) case: Sociopath or multiple personality? *International Journal of Clinical and Experimental Hypnosis* 32 (2): 67–101.
Watkins, J. G. (1992): Hypnotherapeutic techniques. New York, NY (Irvington).
Watkins, J. G. a. H. H. Watkins (1991): Ego-state therapy in the treatment of dissociative disorders. *Dissociation: Progress in the Dissociative Disorders* 4 (2): 79–88.
Watkins, J. G. a. H. H. Watkins (1997): Ego states theory and therapy. New York, NY (Norton).
Watkins, J. G. a. H. H. Watkins (2001): Ego-state therapy. In: S. J. Lynn a. J. W. Rhue (eds.): *Handbook of clinical hypnosis*. Washington, DC (American Psychological Association).
World Health Organization (2025): International classification of diseases, 11th revision (ICD-11): Partial dissociative identity disorder (6B65).
Yapko, M. D. (2018): Trancework. An introduction to the practice of clinical hypnosis. New York, NY (Routledge), 5th ed.
Zanotta, S. (2024): Somatic ego state therapy for trauma healing. Whole again. New York/London (Routledge).
Zeig, J. K. (1994): Ericksonian methods. The essence of the story. New York, NY (Brunner/Mazel).

17 Überlegungen zur Behandlung Dissoziativer Identitätsstörungen (DIS) mittels Ego-State-Therapie

Wendy Lemke

Abstract

Die Ego-State-Therapie (EST) bietet einen dynamischen und einfühlsamen Ansatz zur Heilung einer Vielzahl klinischer Probleme. Bei der Arbeit mit Dissoziativer Identitätsstörung (DIS) ist sie praktisch unverzichtbar, da sie einen Rahmen schafft, der die Komplexität und Gesamtheit des inneren Systems jedes Klienten berücksichtigt. Aufgrund der unterschiedlichen Arten von Ego-States und der teils heftigen inneren Konflikte zwischen ihnen stellt die DIS eine besondere Herausforderung dar. Weitere Charakteristika wie amnestische Barrieren, uneinheitliche Präsentation, affektive Störungen, somatische Dissoziation und Persönlichkeitsveränderungen machen diese Patientengruppe zu einer echten Aufgabe für Therapeuten. Angesichts der Vielzahl existierender Teile-Modelle gilt es, die theoretischen Hintergründe und Anwendungsmöglichkeiten aufzuzeigen, die nach Meinung der Autorin die EST zum bevorzugten theoretischen Ansatz bei der Arbeit mit Traumata und dissoziativen Störungen machen. EST berücksichtigt zentrale Aspekte und Prinzipien, die das Tempo des individuellen Systems respektieren und geschickt mit den inneren Konflikten umgehen, die oft unterhalb der bewussten Wahrnehmung schlummern. Der Schwerpunkt liegt auf der Beziehung und der Einstimmung auf jedes einzelne System – wobei die therapeutische Beziehung den inneren Teilen als Beispiel dafür dient, wie sie miteinander in Beziehung treten und kommunizieren können. Dies ist zentral, um die inneren Kämpfe derjenigen Klienten anzugehen, deren Anteile miteinander im Krieg liegen.

Schlüsselwörter: Ego-State-Therapie, Dissoziative Identitätsstörung (DIS), Ego-States, Dissoziation, Multiplizität, Teile, Trauma

17.1 Einleitung

Die Ego-State-Therapie basiert auf der Multiplizität des Selbst und ist insofern ein natürlicher Ansatz zur Behandlung der Komplexität, wie sie für dissoziative Störungen, insbesondere die Dissoziative Identitätsstörung, charakteristisch ist. John und

Helen Watkins, die Begründer der Ego-State-Therapie, waren gefragte Berater auf dem Gebiet der (damals so bezeichneten) Multiplen Persönlichkeitsstörung, und John erlangte nicht zuletzt durch seine Mitarbeit an dem berüchtigten Serienmordfall des »Hillside Strangler« Berühmtheit, über den zahlreiche Dokumentar- und Spielfilme gedreht wurden.

Die EST wurde zunehmend bekannt, als John und Helen Watkins über Organisationen wie die American Society of Clinical Hypnosis vermehrt Ausbildungen anboten und ihr Buch *Ego State Theory and Therapy* (Watkins a. Watkins 1997) veröffentlichten. Seither haben viele Therapeuten EST-Methoden zur Behandlung dissoziativer Störungen erweitert (Damis 2022; Lemke 2007, 2021; Paulsen 1995, 2018; Phillips 2020; Phillips a. Frederick 1995, 2010), und die EST-Theorie wird auch in die nächsten Richtlinien der *International Society for the Study of Trauma and Dissociation* (ISST-D) zur Behandlung der Dissoziativen Identitätsstörung aufgenommen werden.

Wir wissen heute, dass DIS wesentlich häufiger vorkommt, als es Medien und auch Einführungslehrbücher zur Psychologie oftmals darstellen, und dass davon viele Menschen betroffen sind, die dissoziiert haben, um wiederkehrende Kindheitstraumata zu überstehen. Dem *Diagnostic and Statistical Manual for Mental Disorders* (5. Aufl., DSM-5) zufolge liegen die Prävalenzraten zwischen 1 und 3 % bei der Allgemeinbevölkerung, bei klinischen Gruppen deutlich darüber (American Psychiatric Association 2013). Wir wissen heute auch, dass verschiedene bekannte Personen mit DIS erfolgreich Karriere gemacht haben, während andere dauerhaft mit der Bewältigung des Alltags zu kämpfen haben und/oder in Kliniken oder psychiatrischen Einrichtungen landen (Hyman 2006; Oxnam 2005; Sunshaw 2021; Walker, Brozek a. Maxfield 2008). Leider wird DIS in den Medien häufig nur unzureichend, um nicht zu sagen falsch beschrieben, was Mythen und Missverständnisse aufrechterhält. Häufig erwähnt wird etwa erhöhte Gewaltbereitschaft, was allein auf Fällen wie dem des Hillside Strangler und Billy Milligan beruht, der die Vorlage für die populäre Streaming-Serie *The Crowded Room* auf Apple TV lieferte (Goldsman a. Fontana 2022). Glücklicherweise versuchen andere, ein korrekteres Bild von DIS zu vermitteln (Crumpler a. Crumpler 2023; Lemke a. Kolbjornsen 2005).

Viele Menschen hören von DIS erstmals in den Medien, und nicht wenige Therapeuten stoßen mehr oder weniger zufällig auf ihren ersten Fall und fühlen sich nicht ausreichend gerüstet, um die damit verbundene Komplexität zu behandeln. Dieser Beitrag soll Therapeuten helfen und zum Besuch von Weiterbildungen anregen, um Menschen mit dissoziativen Störungen, insbesondere mit DIS, selbstsicher und mit Zuversicht behandeln zu können. Ohne entsprechende Kenntnisse übersehen viele Therapeuten die Diagnose oder das klinische Bild einer DIS.

Wenn Sie mit dieser Patientengruppe noch keine Erfahrung haben, sollten Sie wissen, dass Persönlichkeitsanteile immer vorhanden sind und man ihnen auch nicht aus dem Weg gehen kann. Das System wird behandelt, unabhängig davon, wer sich präsentiert. Eine wirksame Therapie berücksichtigt sowohl die vorliegenden Symptome als auch die zugrunde liegenden, sich nicht offen zeigenden Anteile, die häufig ungelöste Symptome und wichtige Ressourcen bergen. Sie zu ignorieren behindert häufig den therapeutischen Fortschritt. Ein umfassendes Verständnis darüber, wie DIS sich zeigt, ist ausgesprochen hilfreich. Daher sollten Therapeuten bei Bedarf entsprechende Weiterbildungen absolvieren und/oder eine Beratung in Anspruch nehmen. Eine Weiterbildung wird sie zudem in die Lage versetzen, DIS von typischer Multiplizität bzw. anderen ähnlichen Störungen zu unterscheiden.

17.2 Phasenorientierte Behandlung

Neben den beiden Watkins (1997) haben auch Maggie Phillips und Claire Frederick EST in ihre Arbeit zu komplexen Traumata und dissoziativen Störungen integriert. In ihrem Werk *Healing the Divided Self* (Phillips a. Frederick 1995) stellen sie einen therapeutischen Ansatz vor, der auf ihrem phasenorientierten SARI-Modell basiert. Das SARI-Modell bildet nach wie vor einen Grundpfeiler der EST und geht konform mit den Internationalen Richtlinien zur Behandlung der Dissoziativen Identitätsstörung, die gleichfalls eine phasenorientierte Behandlung von DIS empfehlen (Brown 2011). Die Phasen des SARI-Modells sind (Phillips a. Frederick 1995):

- ***S**afety and stability:* Sicherheit und Stabilisierung, was das Erlernen von Fähigkeiten einschließt
- ***A**ccessing and exploring:* Schaffung eines Zugangs zu den Ego-States und ihre Befragung
- ***R**esolution:* Auflösen der traumatischen Erfahrung und
- ***I**ntegrated functioning:* integrierte Funktionsfähigkeit unter Berücksichtigung der Multiplizität des Selbst

Sämtliche Elemente eines umfassenden Behandlungsplans für DIS vorzustellen würde den Rahmen dieses Beitrags sprengen. Gleichwohl sollen wichtige Überlegungen zur EST-Behandlung aufgezeigt sein, darunter ein Überblick über die von mir zusammengestellten *P-Prinzipien* (Lemke 2022, 2024), die sich aus der Ego-State-Theorie ableiten. Der Schwerpunkt liegt auf Sicherheit und auf einer Sprache, die das Gesamtsystem des konfliktbesetzten Selbst respektiert. EST weiß um die Bedeutung der Arbeit mit der Gesamtpersönlichkeit. Dies ist bei der Behandlung von DIS besonders wichtig, denn Betroffene haben häufig mit dem wachsenden Bewusstsein dafür zu kämpfen, wie innere Konflikte und Differenzen zu Problemen wie Regulationsstörungen, Gedächtnisschwierigkeiten und Beeinträchtigungen von Alltagsfunktionen beitragen.

17.3 Typische Multiplizität versus Dissoziative Identitätsstörung

Zunächst einmal: Was ist DIS überhaupt, und wie unterscheidet sie sich von der »typischen« Multiplizität in jedem von uns? Ich verwende den Begriff »normal« nicht gerne, da er impliziert, dass Menschen mit dissoziativen Störungen nicht »normal« sind. Schließlich ist diese Art von Selbstsystem typisch für Menschen, die in Kindheit und Jugend wiederholt *ab*-normalen Bedingungen und Bedrohungen ausgesetzt waren. Insofern, und in Ermangelung eines treffenderen Wortes, bevorzuge ich den Ausdruck »typische Multiplizität«, wenn es um die Multiplizität bei Menschen geht, die die Kriterien für eine dissoziative Störung nicht erfüllen.

Da sich diese Veröffentlichung an eine internationale Leserschaft wendet und das *Diagnostic and Statistical Manual of Mental Disorders* (5. Aufl., DSM-5) in der Regel nur in den Vereinigten Staaten zum Einsatz kommt, werde ich mich mehr auf Beurteilungen und Theorie als auf spezifische Diagnosekriterien konzentrieren. Unabhängig davon, ob Sie das DSM-5 oder eine Version der *Internationalen statistischen Klassifikation der Krankheiten und verwandter Gesundheitsprobleme*[56] nutzen – in beiden wurden die erforderlichen diagnostischen Kriterien für DIS verbessert. Und wir verfügen heute über viele Diagnose-Tools, die bei der Differenzialdiagnose helfen (Dell 2006; Kate et al. 2021; Steinberg a. Steinberg 1995).

Ich persönlich bevorzuge die von Carlson und Putnam (1993) entwickelte *Dissociative Experiences Scale-II* (DES-II). Auch wenn es sich dabei nicht um ein Diagnoseinstrument im eigentlichen Sinne handelt, gibt dieser Selbstauskunftsfragebogen Aufschluss darüber, wie häufig jemand dissoziative Erfahrungen erlebt, und kann Informationen liefern, die ein gründliches diagnostisches Interview ergänzen (ebd.). Da die DES-II Maßstäbe für dissoziative Erfahrungen ansetzt, die nicht notwendigerweise auf eine Störung verweisen, wird Multiplizität eher normalisiert. Dies hat zur Folge, dass sie insbesondere bei Personen, die Angst vor einem wachsenden Bewusstsein für ihre dissoziativen Symptome und/oder Zustände haben, tendenziell weniger Angst und/oder Widerstand hervorruft. Da Korrelationen zwischen einem hohen DES-II-Wert und dissoziativer Pathologie bestehen, kann der DES-II-Fragebogen gleichwohl nützliche Informationen für die Beurteilung liefern.

Aus EST-Perspektive betrachtet lässt sich typische Multiplizität von der Multiplizität bei Personen mit DIS anhand amnestischer Barrieren und/oder Grenzen zwischen den Ego-States unterscheiden. Das von den Watkins (1997) entwickelte Differenzierungs-Dissoziations-Kontinuum mit den von mir vorgenommenen Ergänzungen (Lemke 2005) verdeutlicht dies (siehe unten). Weitere DIS-Indikatoren können sein: die unterschiedlichen Entwicklungswege von Ego-States wie etwa die Integration traumatisierter und problematischer Introjekte, das Ausmaß der inneren Konflikte zwischen diesen, wie sie ihre inneren Stimmen erleben, wie Ego-States

56 ICD-11: International Statistical Classification of Diseases and Related Health Problems (11. Ausgabe, ICD-11) (World Health Organisation 2018) (Anm. d. Ü.).

sich präsentieren, sowie von ihnen gezeigte Stresssymptome und Dysfunktionen.

17.4 Die »Weisheit der Mauern« und das Differenzierungs-Dissoziations-Kontinuum

Um das Konzept der Grenzen zwischen Ego-States innerhalb des Selbst sowie die »Weisheit der Mauern« und Techniken wie das von mir entwickelte »Spiel mit dem Raum« (Lemke 2021), auf das ich in einem späteren Abschnitt Bezug nehmen werde, zu verstehen, ist es hilfreich, das von den Watkins (1997) vorgestellte und von mir erweiterte (Lemke 2005) Dissoziations-Differenzierungs-Kontinuum zu betrachten, das das gesamte Spektrum der Grenzen bzw. das Fehlen von Grenzen zwischen den Ego-States abdeckt (s. Abb. 17.1).

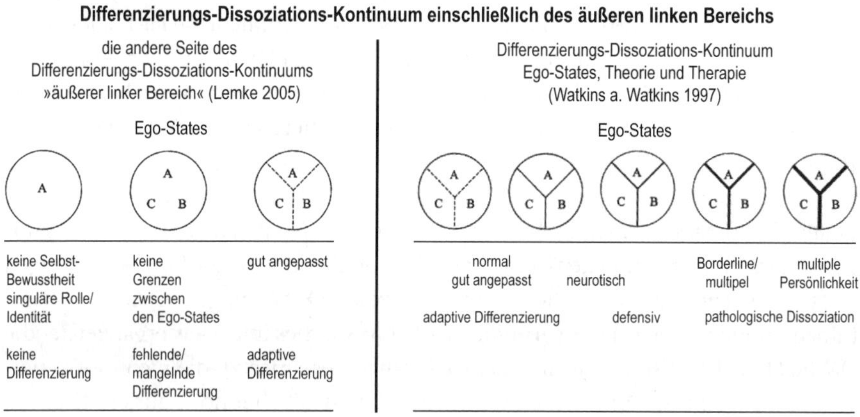

Abb. 17.1: Differenzierungs-Dissoziations-Kontinuum einschließlich des äußeren linken Bereichs

Dieses Kontinuum mag stark vereinfacht erscheinen, da Ego-States sich auf sehr vielfältige Weise präsentieren und es zahlreiche Varianten gibt, wie deren innere Grenzen aussehen und verlaufen bzw. ob es überhaupt innere Grenzen gibt. Das Modell bietet jedoch verschiedene Beispiele für Multiplizität, die sich dadurch unterscheiden, dass die Grenzen oder Mauern zwischen einzelnen Ego-States unterschiedlich durchlässig sind. Bisweilen gibt es auch gar keine Mauern.

Diese Mauern sind gerade bei der Arbeit mit DIS von entscheidender Bedeutung, da EST-Interventionen und therapeutische Absichten auf das abgestimmt werden sollten, was ich als *Weisheit der Mauern* bezeichne.

Der Verlauf von links nach rechts auf dem kombinierten Kontinuum veranschaulicht, wie sich die Grenzen verändern – von nicht vorhanden über durchlässig bis hin zu absolut starren Mauern, wie es für DIS charakteristisch ist. Hinzu kommen im äußeren linken Bereich diejenigen, die sich in *einem* dominanten Ego-State befinden, was die Funktionsfähigkeit ebenfalls beeinträchtigen kann. Dabei ist Folgendes zu beachten: Die Tatsache, dass jemand in nur einem dominanten State auftritt, bedeutet *nicht*, dass keine anderen Ego-States vorhanden sind. Ein Beispiel hierfür könnte ein Workaholic-State sein, der sich keine Zeit für andere Dinge nimmt, oder ein Mutter-Ego-State, der keinen Raum für das sinnlich-sexuelle Selbst lässt (ebd.).

Therapeutische Techniken und Absichten können abhängig von den Grenzen zwischen den Ego-States des Klienten variieren. Menschen mit DIS haben in der Regel mindestens einige States, zwischen denen Amnesie besteht, da die dazwischen befindlichen starren Grenzen nötig sind, um sie vor dissoziierten Aspekten des Selbst zu schützen. In Brauns (1988) Modell der Dissoziation dissoziieren die Betroffenen beispielsweise Verhalten, Affekte, Empfindungen und/oder Wissen, um Traumata zu bewältigen, die für das Bewusstsein zu schmerzhaft sind.

17.5 Entstehung von Ego-States und innere Stimmen

Die beiden Watkins (1997) weisen darauf hin, dass Ego-States durch dreierlei Prozesse entstehen können: Trauma, normale Differenzierung und Introjektion. Auch Phillips und Frederick (1995) beschreiben States, die sich speziell zur Bildung einer Ressource entwickeln. Ich persönlich denke zudem, dass Ego-States für ein bestimmtes Alter oder eine bestimmte Zeit erschaffen werden können. So enthält beispielsweise ein State, der sich in einem bestimmten Zeitraum entwickelt hat, das Trauma dieses Zeitraums und weitere Erinnerungen. Oft werden diese States nach dem Alter in dieser Zeit benannt, zum Beispiel »der Vierzehnjährige« oder »der College-Student«, anstatt einen deskriptiven oder anderweitig passenden Namen zu erhalten (Lemke 2021).

Wir alle verfügen über Ego-States, die im Zuge normaler Differenzierung entstehen – etwa den Fachmann, die Expertin, den Künstler, die Sportlerin, das sinnlich-sexuelle Selbst oder das spirituelle Selbst. Und auch, wenn es natürlich States gibt, die sich bewusst oder unbewusst als spezifische Ressourcen gebildet haben, können alle States ressourcenreich sein und haben in der Regel einen adaptiven Zweck, auch wenn dieser Zweck nicht länger relevant ist (Phillips a. Frederick 1995; Watkins a. Watkins 1997).

Wie bereits erwähnt, haben Personen mit ausgeprägter dissoziativer Pathologie oft andere Arten von Ego-States als Personen mit typischer Multiplizität. Hatten Sie beispielsweise das Glück einer traumafreien Kindheit, ist es eher unwahrscheinlich, dass Sie irgendwelche traumatisierten Ego-States haben. Denken Sie daran, dass man auch einen traumatisierten Ego-State entwickeln kann, ohne dass eine dissoziative Störung auftritt. Auch wenn beispielsweise ein traumatisierter State einen Flashback triggert, übernimmt dieser State nicht die vollständige Kontrolle, und das Bewusstsein für die anderen Ego-States bleibt erhalten.

Wahrscheinlich hat jeder von uns durch Introjektion entstandene Ego-States, die jedoch abhängig von der Person oder dem Kontext, der diese Introjektion auslöste, stark variieren (ebd.). Gab es beispielsweise in Ihrer Kindheit eine positive, fürsorgliche Bezugsperson, dürften Sie vermutlich innere Stimmen und/oder Ego-States ausgebildet haben, die Ihnen auf positive, fürsorgliche Weise bei der Selbstregulation helfen, wie Vygotsky (1986) bei seiner Beschreibung der Entwicklung der privaten Sprache angibt. Nehmen wir jedoch an, Sie sind unter brutalen Menschen oder mit einem missbräuchlichen Elternteil aufgewachsen: In diesem Fall haben Sie höchstwahrscheinlich eine private Sprache oder innere Stimmen und/oder Ego-States entwickelt, die hart, kritisch und abwertend sind und Ihre Emotionen und Ihr Verhalten entsprechend bestimmen (Lemke 2021). Leidet jemand an DIS, sind andere States möglicherweise nicht in der Lage, das elterliche Introjekt von dem missbräuchlichen Elternteil zu unterscheiden, sodass man immer unter der Angst vor weiteren Misshandlungen lebt, selbst wenn der missbräuchliche Elternteil inzwischen längst verstorben ist. Innere Stimmen können auch nonverbal über den Körper bzw. eine somatische Empfindung kommuniziert werden. Robert Oxnam, der Autor von *A Fractured Mind* (2005), wies in einer Dokumentation über DIS darauf hin, dass es sich nicht immer um Stimmen handelt, sondern bisweilen auch um ein starkes Nudging bzw. das Gefühl, dass ein anderer Teil des Selbst den Anstoß gibt (Lemke a. Kolbjornsen 2005).

Es ist nicht ungewöhnlich, dass diese Stimmen sich im Verlaufe der Behandlung verändern. Techniken der Ego-State-Therapie fördern dies häufig (Paulsen 2018; Lemke 2007, 2021; Phillips 2020; Phillips a. Frederick 1995; Watkins a. Watkins 1997). Schließlich kann man eine neue Sprache erlernen und eine gesündere innere Sprache entwickeln, und Introjekte können sich in hilfreiche Verbündete verwandeln (Lemke a. Kolbjornsen 2005; Oxnam 2005). Mehr als einmal habe ich erlebt, dass Klienten sagten: »Ich höre jetzt *Ihre* Stimme«, wenn sie eine ressourcenreiche, unterstützende introjizierte oder innere Therapeutenstimme entwickelten.

17.6 Einstimmung/therapeutische Resonanz

Einstimmung *(attunement)* ist für jede Therapie wichtig, doch bei der Arbeit mit DIS spielt eine sorgfältige, bewusste Einstimmung eine besonders zentrale Rolle. Man muss darauf achten, sich auf das System einzustimmen, nicht allein auf den sich präsentierenden State. Die Fähigkeit des Therapeuten, sich auf Ego-States einzustimmen und mit ihnen zu kommunizieren, wird zum Modell und lehrt dadurch die Ego-States, miteinander zu kommunizieren. Insofern ist es unerlässlich, therapeutische Beziehungen zu allen Persönlichkeitsanteilen aufzubauen, also auch zu den Introjekten, die höchstwahrscheinlich das Tempo und den Fortschritt der Therapie bestimmen. Introjekte halten oft einen Großteil der Energie des Systems. Sie schützen in der Kindheit eingeprägte Überzeugungen, selbst wenn diese dem allgemeinen Wohlbefinden schaden. Die folgenden sogenannten P-Prinzipien können als Vorlage für die Verwendung einer Sprache dienen, die die Multiplizität im Inneren und damit auch diese schützenden Ego-States anspricht (Lemke 2022, 2024). Paulsen (2018) nennt weitere Strategien für den Umgang mit der Loyalität von Introjekten gegenüber dem Aggressor. Vergessen Sie nicht, dass Ego-States, auch wenn sie nicht direkt sichtbar sind oder mit Ihnen kommunizieren, immer zuhören können und dies oft auch tun. Das gilt vor allem zu Beginn der Behandlung und ganz besonders für diejenigen States, die durch Introjektion entstanden sind.

Einstimmung ist auch bei der Arbeit mit schwer traumatisierten Menschen unerlässlich, da man die Multiplizität des Selbst im Auge behalten und die Kommunikation entsprechend anpassen muss. Betrachten wir zum Beispiel den desorganisierten Bindungsstil, bei dem man sich nach Nähe sehnt, diese dann aber fürchtet. Dieses Muster gibt es häufig bei DIS (Liotti 2004): Ein Ego-State sehnt sich nach Nähe, ein anderer möchte sich möglichst von allen fernhalten. Die gewünschte Nähe herzustellen, kann dann zu Konflikten und Widerstand seitens des Anteils führen, der Distanz wünscht. Die EST bietet Strategien, um sich auf den jeweils vorherrschenden State einzustimmen und gleichzeitig eine Sprache zu verwenden, die dem Gesamtsystem ein Gefühl der Sicherheit vermittelt. Ein Beispiel, das ich vor Jahren auf einem Kongress der Minnesota Society of Clinical Hypnosis von Daniel Brown gelernt und adaptiert habe, wäre:

»Vielleicht können Sie weit genug entfernt sein, dass es sich für Sie ›sicher und händelbar‹ anfühlt, aber nahe genug, um eine gewisse Verbindung zu haben.«

Daniel Brown ist bekannt für seine Arbeit zum Thema Bindung (Brown a. Elliot 2016), und Louis Damis (2022) erörtert die Bedeutung von Techniken wie Browns Ideale-Eltern-Methode zur Behandlung von Entwicklungsstörungen (Brown a. Elliot 2016), die auf das implizite Gedächtnis abzielt und mit dem EST-Ansatz verbunden werden kann.

Angemessene Einstimmung ermöglicht es dem Klienten, die Therapie zu leiten. Der Klient oder sein System gibt das Tempo vor, nicht der Therapeut. Der Therapeut stimmt sich auf das ein, was mit dem Körper des Klienten und seinem Sprachgebrauch geschieht, welches Entwicklungsalter er präsentiert, und verfolgt alle Veränderungen hinsichtlich Energie, Interessen, Ängsten etc. Ein solches scharfsinniges Beobachten bedeutet, dass man nicht nur einfach zuhört, sondern alles erfasst, was gesagt wird, und gleichzeitig auch wahrnimmt, was *nicht* gesagt wird. Der Therapeut achtet auf Körpersprache und andere Äußerungen und lässt sich vom Klienten zeigen, wie er ihm am besten begegnet. Diese Skills lassen sich durch eine Fortbildung in klinischer Hypnose verbessern – sie erhöhen die intuitiven Fähigkeiten und erlauben es dem Therapeuten, sich auf den Klienten und sein System zu konzentrieren, anstatt starr einem bestimmten Protokoll oder einer bestimmten Behandlungsmethode zu folgen. Therapeuten müssen keine therapeutischen Genies sein, denn das Geniale existiert bereits im Inneren unserer Klienten. Menschen mit DIS durchlaufen häufig sehr subtile Veränderungen. Achtsame Einstimmung kann dabei helfen, diese Veränderungen wahrzunehmen, und therapeutische Anpassungen anregen, die das von den Betroffenen dringend benötigte Gefühl von »Sicherheit« fördern.

Ich habe schon vor langer Zeit gelernt, dass die Klienten unsere besten Lehrer sind und dass es wichtiger ist, sich auf sie einzustimmen, als sich auf das zu verlassen, was Bücher oder Ausbildungen vermitteln können. Als ich anfing, mit DIS zu arbeiten, wurde mir vermittelt, dass Integration das therapeutische Ziel für Klienten mit DIS sei. Allerdings liefen meine therapeutischen Bemühungen in diese Richtung nicht gut, und eine Klientin zeigte dies, indem sie mit der Faust auf den Tisch schlug und aufgebracht rief: »... zwei, vier, sechs, acht, wir wollen nicht integrieren, wann kapieren Sie das endlich?« Da wurde mir klar, dass ich mich an das Wissen hielt, das ich aus Schulungen, Büchern und Beratungen bezogen hatte, anstatt mich auf das Wissen zu verlassen, das sich aus der Präsenz und der Einstimmung auf die aktuellen Bedürfnisse meiner Klientin und ihrer Ego-States ergab. Daraufhin passte ich meine Sichtweise auf die Ziele der DIS-Behandlung an und begann, den *4-C-Ansatz* (Lemke 2007) zu verwenden, der im nächsten Abschnitt beschrieben wird – wobei mir freilich auffiel, dass keineswegs jeder Klient auf das vierte C, die Erfahrung des *Coinciding*, hinarbeiten möchte.

Wenn wir uns auf den Klienten einstimmen, lernen wir etwas über die Präferenzen der Ego-States: welche Metaphern und Geschichten *sie* bevorzugen (häufig andere als die, von denen wir glauben, sie seien für die Klienten hilfreich) und was *sie* als trostreich empfinden (im Gegensatz zu dem, was wir meinen, dass es sie trösten müsse). Achtsame Präsenz hilft ihnen, sich gehört zu fühlen, und fördert ein »ausreichend sicheres« therapeutisches Klima, das Widerstand reduziert und den Weg für Fortschritte ebnet.

17.7 Der 4-C-Ansatz für integrierte Funktionsfähigkeit

Die beiden Watkins (1997) beschreiben Integration als »Zusammenarbeit bei der Lösung von Differenzen unter Berücksichtigung der jeweiligen Bedürfnisse«. Meine vier Cs (Lemke 2007) sind eine weitere Möglichkeit, Integration zu fördern und dabei die Multiplizität einzubeziehen, die für jeden von uns typisch ist. Laut den Watkins funktionieren auf diesem Kontinuum am besten Systeme mit Ego-States, die durchlässige Grenzen haben (ebd.). Ein zentrales Ziel bei der Behandlung von DIS ist integrierte Funktionsfähigkeit. Dies bedeutet nicht, Identitäten zu kombinieren oder zu verschmelzen, sondern Konflikte und Funktionsbeeinträchtigungen zu reduzieren, wie sie durch starre Grenzen und eine begrenzte Perspektive verschiedener Ego-States verursacht werden.

Die vier Cs stehen für:

1) *Cooperation* (Kooperation), damit die States »gut genug« miteinander auskommen, um ein kooperatives System zu bilden und zusammenzuarbeiten
2) *Collaboration* (Zusammenarbeit), damit die States als Team zusammenarbeiten können, um Integration und Heilung im besten Interesse der Gesamtpersönlichkeit zu fördern
3) *Co-consciousness* (Co-Bewusstheit), die die Awareness erhöht, indem sie durchlässige Grenzen oder Mauern fördert, was die Gedächtniskontinuität zwischen den einzelnen Ego-States unterstützt
4) *Coinciding* (Übereinstimmung) ist ein Begriff, der das Erleben des Selbst als System beschreibt, und zwar auf eine vollständig verkörperte Weise. Mit anderen Worten: Ego-States können das »Gefühl« haben, sich gleichzeitig mit anderen Ego-States im selben Raum zu befinden. Manche geben an, sich als »Ich« zu fühlen, nicht als »Wir«. Andere berichten von einer verminderten Depersonalisation, wenn Ego-States miteinander verbunden sind oder »denselben Raum teilen«. Ein Klient drückte es so aus: »Wir haben die Sonne gespürt, und wir haben sie alle gleichzeitig gespürt.« Eine andere Klientin berichtete, anstatt Zeugin zu sein, wie einer ihrer Ego-States die Präsentation abhielt, habe sie das Gefühl gehabt, die Präsentation selbst abzuhalten.

EST-Techniken haben sich durch Strategien verbessert, die den Körper einbeziehen (Levine a. Phillips 2012; Paulsen 2018; Zanotta 2024). Menschen mit DIS sind häufig so sehr von ihrem Körper abgetrennt, dass sie in bestimmten States physiologische Signale wie Schmerz, Durst, Hunger, Anstrengung usw. nicht wahrnehmen. Dieses letzte C muss im Tempo des Klienten erfolgen, und das Erleben des Körpers lässt sich am besten schrittweise angehen. Titrieren bietet einen sicheren Weg, die Fähigkeit zu entwickeln, dass man den Körper und alles, was er in sich trägt, spürt. Es ist auch zu beachten, dass – auch wenn eine optimale Funktionsweise *Coinciding* beinhaltet – manche Menschen mit den ersten drei Cs ausreichend gut funktionieren. Sie entscheiden sich dafür, anderen Ego-States ein Stück weit entfremdet zu bleiben. Das vierte C muss der Entscheidung des Klienten und seines Systems obliegen, nicht der des Therapeuten.

17.8 States des Wohlbefindens: Ressourcen und Ich-Stärkung

Dies ist ein wichtiger Abschnitt und zentral für die erste Phase jeder Traumatherapie, einschließlich der Behandlung von DIS. Natürlich könnte man dieser entscheidenden Phase ein ganzes Kapitel widmen. Hier möchte ich zumindest die Bedeutung des Zugangs zu Anteilen hervorheben, die als heilende Ressourcen dienen können, und versichern, dass sämtliche Ego-States einen Zustand oder Ort des Wohlbefindens erreichen können. Fähigkeiten spielen oft eine große Rolle bei der Behandlung früher Traumata, doch diese Skills sind natürlich nur dann von Nutzen, wenn man bei Bedarf auch darauf zugreifen kann. Die EST bietet Strategien, um auf diese Ressourcen zuzugreifen und sich bei Bedarf mit ihnen zu verbinden. Ein Beispiel ist das von mir entwickelte *Spiel mit dem Raum* (Lemke 2021), das ich in einem späteren Abschnitt beschreiben werde. Bei DIS kommt es unter starkem Stress häufig zu Dissoziationen und einem Wechsel in einen anderen State, wodurch die Fähigkeit verloren geht, auf vorhandene Skills zuzugreifen. Dabei sind diese States oft am wenigsten geeignet, mit Stress umzugehen, und/oder führen häufig zu einer Abschaltung, ohne dass erkannt wird, dass es sich dabei um eine ganz normale Traumareaktion handelt. Dieser Shutdown führt wiederum zu einem Teufelskreis permanenter Scham, da die Betroffenen oftmals nicht verstehen, warum sie die Fähigkeiten, von denen sie wissen, dass sie sie haben, nicht einsetzen können. Insofern spielt auch Psychoedukation eine entscheidende Rolle bei der Arbeit mit dieser Klientel. Wichtig ist, dass Anteile, die mit Stress bereits »sicher und händelbar« umgehen können, schon früh im Behandlungsprozess lernen, präsent zu bleiben, während man die am meisten überforderten Anteile unterweist, Skills zur Förderung des Wohlbefindens sowie die Fähigkeit zu entwickeln, in Kooperation mit dem Gesamtsystem »bei sich« zu bleiben.

Es gibt zahlreiche Möglichkeiten, Zugang zu inneren Ressourcen und States zu finden, darunter Techniken zur Ich-Stärkung aus dem Bereich der klinischen Hypnose. Darüber hinaus können wir Übergangsobjekte und die Erinnerung an sie hypnotisch einsetzen, um das Wohlbefinden zu fördern und Regulationsfähigkeiten zu entwickeln. Die Literatur ist voll von hypnotischen Strategien für diese Behandlungsphase (Daitch 2007; Lemke 2007, 2021; Frederick a. McNeal 1999; Kluft 1989, 2012; Phillips a. Frederick 1995, 2010).

17.9 Trance und klinische Hypnose

Zahlreiche Experten betonen die Bedeutung klinischer Hypnose bei Menschen mit signifikanter dissoziativer Pathologie (Kluft 2012; Lemke 2007, 2021; Phillips a. Frederick 1995, 2010; Paulsen 2018; Watkins a. Watkins 1997). Darüber hinaus empfiehlt und bietet die *International Society for the Study of Trauma and Dissociation* (ISSTD) Schulungen in klinischer Hypnose speziell für Therapeuten, die mit DIS-Patienten arbeiten.

Personen mit DIS konnten häufig überhaupt nur dank Dissoziation überleben. Daher sind sie ausgezeichnete Kandidaten für eine Trance. Formale Hypnose ist für Klienten, die leicht in Trance gehen, oftmals nicht notwendig. Eine strukturierte hypnotische Arbeit kann ihnen jedoch helfen, sich ihrer dissoziativen Prozesse bewusster zu werden. Sie kann therapeutische Ziele unterstützen und die innere Kommunikation erleichtern sowie beim Wechsel zwischen einzelnen States organisatorische Hilfe leisten. Zudem kann sie die Angst vor Kontrollverlust verringern, da »geplante«

Trancen weniger beängstigend sind als spontane Dissoziation oder unwillkürliche Wechsel von einem State in einen anderen. Dieses Kapitel umfasst eine ganze Reihe von Strategien, da das Thema ausgesprochen umfangreich ist. Bitte beachten Sie: Auch wenn die folgenden Methoden unter der Überschrift *Trance und klinische Hypnose* aufgeführt sind, lassen sich viele davon auch ohne formale Trance-Induktion durchführen, was bei dieser Patientengruppe häufig angemessen sein dürfte.

Geschichten und Metaphern

Geschichten und Metaphern sind nützliche hypnotische Strategien bei der Arbeit mit DIS. Sie können die Trance erleichtern, dem möglichen Widerstand vorbeugen, mehrere States ansprechen, negative Muster durchbrechen, Zusammenarbeit fördern, aufklären, die Emotionsregulation unterstützen und zur Behandlung von Entwicklungsstörungen beitragen (Lemke 2021). Kindergeschichten sind besonders förderlich, da sie dem Entwicklungsstand junger Ego-States entgegenkommen sowie gleichzeitig ältere Ego-States ansprechen und spezifische Punkte veranschaulichen können. Therapeuten können auf der Grundlage von Ericksons (1959) Prinzip der Utilisation und dem, was ihre Klienten anspricht, eigene Geschichten erfinden, sich aber natürlich auch eine Liste aus solchen zusammenstellen, die sich in anderen Fällen vielfach bewährt haben. In der einschlägigen Fachliteratur findet man eine Fülle geeigneter Geschichten.

Metaphern und Hypnoprojektionen können ebenfalls nützliche hypnotherapeutische Instrumente für diese Patientengruppe sein, wobei auch hier wieder jeweils das verwendet bzw. utilisiert wird, was beim Klienten, seinen Interessen und seinem System auf Resonanz stößt. Strategien hierfür gibt es in allen Phasen der Behandlung, und DIS-Klienten verfügen gewöhnlich über eine höchst kreative Ader und großen Einfallsreichtum (Lemke 2007, 2021).

Suszeptibilität, Dissoziation und Trancephänomene

Auch wenn man nicht in formaler Hypnose ausgebildet ist, ist es wichtig, Trancephänomene und Trance-Logik zu verstehen, da Klienten mit DIS sich häufig in dissoziierten States befinden, was sie für Trancephänomene besonders empfänglich macht. Wenn sich eine Person in einem State der Versunkenheit und fokussierter Aufmerksamkeit befindet, ist sie oft in einem Trancezustand und unterliegt hypnotischen Phänomenen, einschließlich der Trancelogik (Beshai 2004). Mit anderen Worten: Da Menschen mit DIS häufig in Trancezustände dissoziieren, nehmen sie in dieser Zeit möglicherweise Suggestionen von anderen, einschließlich anderer Ego-States, leichter auf und/oder sind weniger geneigt bzw. weniger in der Lage, Informationen oder Suggestionen anzufechten oder zu widerlegen und zurückzuweisen. Dies kann nützlich sein, wenn die Suggestionen bzw. Informationen therapeutisch sind und im besten Interesse des Klienten liegen. Es kann jedoch auch Vulnerabilitäten aufwerfen, wenn die Suggestion einem Teil ihres Systems schadet und nicht in seinem Interesse ist. Dieses Phänomen kann zu vielen irrationalen und/oder schädlichen Überzeugungen führen, die sich im Gehirn verfestigen. Anders ausgedrückt werden diese Überzeugungen zu fixen hypnotischen Suggestionen, die sich im Laufe der Zeit verstärken. Nehmen wir das Beispiel eines Introjekts, das das Selbst ständig mit den Worten »Niemand wird dich jemals lieben« beschimpft. Dissoziierte States, die für Trancelogik anfällig sind, nehmen diese Suggestion als unumstößliche Tatsache an und lassen unberücksichtigt, woher diese Botschaft stammt, welche Umstände damals herrschten und ob ein anderer State etwas anderes glaubt. Wiederholungen verstärken die Überzeugung, die sich auf neuronaler Ebene im Gehirn verankert. Daher besteht ein wichtiger Teil der Therapie darin, solche Überzeugungen zu identifizieren und die entsprechenden Suggestionen angemessen sicher infrage zu stellen. Dies erfordert eine therapeutische Beziehung zu allen Teilen des Systems, die an der Überzeugung beteiligt sind, sowie hypnotische Strategien, wie beispielsweise: Neugierde zu wecken, eine korrigierende Erfahrung zu machen und/oder Ressourcenstrategien der EST einzusetzen, die bei diesen Herausforderungen Unterstützung bieten können. Ich habe eine Ego-State-Strategie namens »Eine Geschichte zerpflücken« *(Poking holes)* entwickelt (Lemke 2021), die auf Introjekte und die von ihnen vertretenen Überzeugungen abzielt. Die Absicht, die ich im nächsten Abschnitt näher beschreibe, besteht darin, eine Erfahrung und/oder einen Aha-Moment zu vermitteln, der dazu beiträgt, ein negatives Denkmuster zu durchbrechen – wie beispielsweise verbalen Missbrauch bzw. Abwertungen, denen der Klient oder ein anderer Ego-State ausgesetzt ist.

Eine weitere hilfreiche Faustregel, die ich gerne nutze, besteht darin, Klienten aufzufordern, »nur das aufzunehmen, was in diesem Moment für Ihr *gesamtes* Selbst hilfreich ist, und alles andere zu ignorieren«. Im Wesentlichen bietet dies einen Schutzfilter, der ihnen und ihrem System hilft, zu jeder Zeit ausschließlich hilfreiche bzw. therapeutisch nützliche Informationen aufzunehmen. Dieser Hinweis lässt sich vollkommen unabhängig davon anwenden, auf welchem Wege Informationen eintreffen – sei es aus einem Buch, einem Film, einem Gespräch, aus sozialen Medien oder im Rahmen einer Therapie. Sollten Suizidgedanken vorherrschen, sind selbstverständlich andere Strategien und Sicherheitsmaßnahmen zu bedenken.

17.10 Lemkes Strategie »Poking holes« (»Zerpflückungsstrategie«)

Sofern Sie ein hohes Maß an Vertrauen genießen, können Sie eine therapeutische Empfehlung geben, die vermutlich ohne größeren Widerstand angenommen wird – insbesondere dann, wenn sich die Person in Trance oder einem dissoziierten State befindet. Bei Menschen, die mit einer Dissoziativen Identitätsstörung oder einem komplexen Trauma zu kämpfen haben, wird dies jedoch kaum der Fall sein. Wahrscheinlich werden sie Ihnen niemals vollständig vertrauen. Einige States dürften Ihnen keinerlei Vertrauen entgegenbringen und mit anderen States zusammenarbeiten, um sich Ihnen zu widersetzen. Deshalb ist eine Sprache, die das gesamte Selbst anspricht, so wichtig. Sie wollen schließlich therapeutische Beziehungen zu *allen* Anteilen aufbauen, insbesondere zu denjenigen, die besonders stark Widerstand leisten bzw. besonders protektiv sind.

Dem Klienten Erfahrungen anzubieten, die es ihm und/oder seinen Ego-States ermöglichen, eine Denkweise zu ändern, ist für die Behandlung deutlich besser geeignet, als eine entsprechende Veränderung anzuweisen. Dies gilt insbesondere dann, wenn man mit widerstreitenden States zu tun hat, beispielsweise einem Introjekt und einem traumatisierten State, die sehr unterschiedliche Sichtweisen haben. Ein Beispiel ist das Infragestellen einer Überzeugung, die für das Funktionieren im Hier und Jetzt nicht mehr hilfreich ist, wie im folgenden Fall von Jane, die damit zu kämpfen hat, dass sich ständig ein Teil meldet und sie beschimpft und für Dinge verantwortlich macht, für die sie überhaupt nichts kann. Wenn Sie der Klientin einfach sagen, dass diese Dinge nicht ihre Schuld sind und dass sie völlig in Ordnung ist, ändert das in der Regel nichts – außer dass es den in der Überzeugung verhafteten State frustriert und sie sich innerlich sträubt, diesen loszulassen. Sofern Sie Zugang zu dem Introjekt haben, können Sie unmittelbar in ein Gespräch einsteigen. Falls nicht, können Sie Neugierde wecken und mittels eines Prozesses, den die Watkins (1997) »Durchsprechen« (*Talking through*) nennen, Samen für den Ego-State (die Ego-States) legen, von dem (bzw. denen) Sie glauben, dass er gerade zuhört. Ein solches Gespräch könnte etwa wie folgt ablaufen:

THERAPEUTIN »Ich frage mich, wer oder welche Erfahrungen dich dazu gebracht haben, zu denken, dass Jane an allem schuld war. Wer hat das behauptet?«

JANE »Meine Eltern.«

THERAPEUTIN »Was denkst du über deine Eltern?«

JANE »Sie waren schrecklich und gehässig.«

THERAPEUTIN »Vertraust du ihnen?«

JANE »Nein – wollen Sie mich auf den Arm nehmen? Warum sollte ich? Sie waren einfach grässlich!«

Die Therapeutin schweigt einen Moment, um dies sacken zu lassen, dann sagt sie:

THERAPEUTIN »Warum verwendest du oder warum verwendet ein Teil von dir dann immer noch dieselbe Sprache, und warum hörst auf die Worte, die sie dir beigebracht haben?«

Und nach einer kurzen Pause, die Jane Zeit zum Nachdenken lässt, sagt die

THERAPEUTIN »Wärst du denn bereit, eine neue Sprache zu lernen?«

JANE »Ja, ich denke schon.«

THERAPEUTIN »Wessen Sprache respektierst du denn oder würdest sie gerne lernen und stattdessen benutzen?«

JANE »Die meiner Lehrerin aus der 7. Klasse.«

THERAPEUTIN »Prima. Dann lass uns mal überlegen, wie du das am besten anfängst …«

Eine solche Art der Befragung und das Wecken von Neugierde bieten dem Klienten bzw. dem Ego-State, den Sie mit der Intervention erreichen wollen, die Möglichkeit, eine Erfahrung zu machen, ohne dass er sich bedroht fühlt. Zugleich fördert es in einer Art Aha-Moment das Bewusstsein für die bisherig genutzte Sprache und ebnet den Weg für das Erlernen einer neuen Sprache, die auf innere Ressourcen zugreift, die ihrerseits auf einem positiven Vorbild – hier einer wohlwollenden Lehrerin – basieren. Es gibt weitere hypnotische Strategien, die das Erlernen einer neuen Sprache erleichtern, aber den Rahmen dieses Beitrags sprengen würden. Sich überhaupt die Erlaubnis und dann die Gesamtpersönlichkeit ins Boot zu holen ist jedenfalls der wichtigste Schritt.

17.11 Zugang zu Ego-States und die Kommunikation mit ihnen

Die EST bietet eine ganze Reihe von Möglichkeiten, mit Ego-States in Kontakt zu treten. Viele davon sind hypnotisch, wenngleich ohne formale Trance. Egal ob mit oder ohne formale Hypnose, ermöglichen sie den Zugang auch zu States, die dem Selbst nicht bewusst sind. Zum Beispiel wird Frasers (2003) *Dissociative table technique,* die ich als dissoziativen »Raum« für Begegnungen adaptiert habe, von vielen genutzt, ohne zuvor eine Trance zu induzieren. Es ist wichtig, zu bedenken, dass Menschen mit DIS sich oft in einem dissoziierten oder Trancezustand befinden. Insofern dürfte die Induktion einer Trance oder einer formalen Hypnose wichtiger sein für Personen, die sich auf der linken Seite des oben erwähnten Dissoziations-Differenzierungs-Kontinuums befinden. Bei der unten genannten Version kann der Klient den Raum ganz nach eigenem Gusto wählen und gestalten, und die hypnotische Sprache richtet sich an das Gesamtsystem und ist auf Sicherheit ausgerichtet.

> »Stellen Sie sich einen Raum vor, in dem alle Ihre inneren Teile sicher und überschaubar zusammenkommen können. Dieser Raum kann ganz so aussehen, wie Sie es möchten. Vielleicht gibt es einen Tisch mit Stühlen für jeden Teil, vielleicht ist es auch ein Raum im Freien, ein weites offenes Feld … Gestalten Sie den Raum einfach vollkommen so, wie es für Sie am besten passt. Ich weiß, dass Sie … … … haben (zählen Sie alle Anteile des Klienten auf, die Ihnen bereits bekannt sind), aber ich bin mir nicht sicher, wer möglicherweise sonst noch da ist. Achten Sie darauf, wo sich alle befinden, wie alt sie aussehen, wirken oder sich anfühlen und wo sie sich in Relation zueinander befinden. Nehmen Sie einfach alles wahr, was Sie können, und wenn es für Sie in Ordnung ist, erzählen Sie mir doch bitte, was Sie erleben, *sofern Sie überhaupt etwas erleben …*«

Die Klienten werden gebeten, zu erzählen, was sie »erleben«, anstatt was sie »sehen«, da nicht jeder den Raum visualisiert; manchmal ist es auch ein »Spüren« anderer Teile. Der Zusatz »sofern … überhaupt etwas« gibt Klienten außerdem die Erlaubnis, auch nichts zu erleben – das heißt, sie müssen nicht etwas erfinden, um vermeintliche Erwartungen des Therapeuten zu erfüllen.

Ego-States lassen sich auf vielerlei Art ansprechen bzw. aktivieren: automatisch ohne direkte Absicht, über spezifische Gedächtnisstrategien, durch Bewegungen, Sprechen, durch direkte Suggestion, Altersregression, mittels Objekten, Spielzeug oder Musik, um nur einige zu nennen (Lemke 2021; Phillips a. Frederick 1995; Watkins a. Watkins 1997).

17.12 Aufbau des Systems

Ausgehend von den oben genannten 4 Cs sollte eines der ersten therapeutischen Ziele bei der Arbeit mit DIS darin bestehen, den Aufbau des Systems und die Rolle der einzelnen Anteile in dem Ausmaß zu verstehen, wie es das System des Klienten zulässt. Dies ist hilfreich bei Interventionen, die die Kooperation *(Cooperation)* und die Zusammenarbeit *(Collaboration)* fördern, und macht es einfacher, sich auf die Darstellung der inneren Welt des Klienten einzustimmen, anstatt sich auf eigene Annahmen zu verlassen. Kurz: Es verschafft dem Therapeuten einen wertvollen Einblick in die Innenwelt des Klienten. Das Ganze ist ein ständiger Prozess, dessen Tempo vom System und/oder bestimmten Anteilen dieses Systems bestimmt wird. Wie Sie bereits erfahren haben, bergen die Mauern Weisheit, und ein zu schnelles Aufbrechen dieser Mauern kann verheerende Folgen haben. Es gibt viele Möglichkeiten, dies zu erleichtern, und einige werden hier vorgestellt.

Die vielleicht gängigste Methode ist eine Variante des oben erwähnten dissoziativen Raums, doch auch Techniken wie Durchsprechen oder direkte Befragung können nützlich sein. Häufig ist zudem das hypnotische Tool, Neugierde zu wecken, ausgesprochen wirksam. So könnte man beispielsweise sagen:

> »Ich frage mich, ob es einen Teil von Ihnen gibt, der das System gut kennt und sich sicher genug und in der Lage fühlt, mir etwas darüber mitzuteilen.«

Ermutigen Sie den Klienten, die innere Weisheit bezüglich dessen zu respektieren, was zu einem bestimmten Zeitpunkt offengelegt werden soll. So werden Sie wahrscheinlich zu Beginn der Therapie nur einen kleinen Einblick bekommen – eben gerade so viel, wie es dem System des Klienten vertretbar erscheint. Eine andere Möglichkeit wäre, den Klienten oder einen Teil von ihm zu fragen, ob einer von ihnen zeichnen oder skizzieren könnte, wie es sich im Inneren anfühlt. Eine Zeichnung ist besonders geeignet, um darstellen, wie der Klient sein System erlebt, und als Leitfaden für die therapeutische Strategie dienen.

In einem frühen Stadium der Therapie und vor dem bewussten Wahrnehmen aller Teile fertigte ein künstlerischer Teil der Klientin, der über mehr Awareness verfügte als das darstellende Selbst, diese Zeichnung an (s. Abb. 17.2). Beim anschließenden Gespräch erinnerte sie (als darstellendes Selbst, im Bild die Frau mit den Händen am Kopf) sich daran, dass sie als Bewältigungsstrategie eine imaginäre Familie erfunden hatte, in der die Eltern fürsorglich waren und auf ihre Bedürfnisse eingingen. Unten sehen wir das darstellende Selbst umgeben von Figuren, die diese ideale imaginäre Familie repräsentieren. Über ihnen befinden sich dissoziierte Teile, die dem darstellenden Selbst derzeit nicht bewusst sind. Ein weiser, spiritueller Teil wird mit offenen Armen über der imaginären Familie und dem darstellenden Selbst gezeigt. Eine zentrale männliche Figur (Mitte links) ist sowohl mit dem darstellenden Selbst als auch mit dem verängstigten Kind-State verbunden, was auf eine mögliche vermittelnde Ressource hindeutet (und später tatsächlich auch zu einer solchen wurde). Bei dem verängstigten, vermutlich verletzten Kind gibt es ähnliche, ins Unbekannte führende »Gleise«, was auf die Existenz weiterer States und/oder Informationen schließen lässt, die zu diesem Zeitpunkt noch nicht bekannt waren. Im Laufe der Therapie traten diese Teile später schließlich zutage (Lemke 2021).

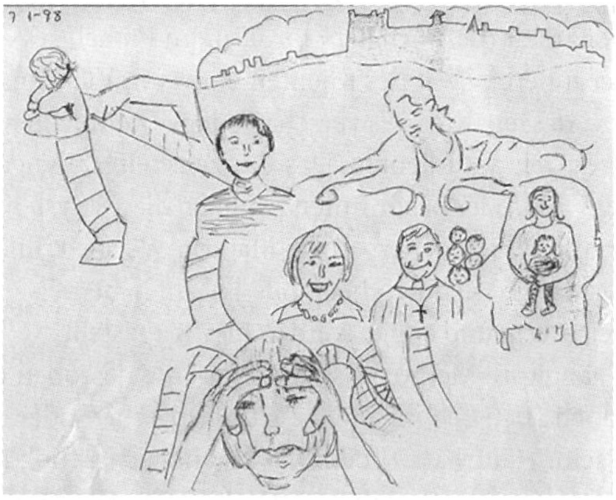

Abb. 17.2: Die inneren Teile

17.13 Erforschung des Unbewussten und Symptommanagement

Wenn Sie in klinischer Hypnose ausgebildet sind, empfehle ich ideomotorische Signale als eine hilfreiche Technik, das Unbewusste zu erforschen und Informationen von Ego-States zu erhalten, die dem Klienten nicht bewusst sind. Diese Methode ist häufig sehr nützlich, da sie durch ideomotorische Bewegungen Antworten wie »Ja«, »Nein«, »Ich weiß nicht« oder »Ich kann nicht antworten« ermöglicht. Auf diese Weise erhalten das Unbewusste oder unbewusste Ego-States eine Stimme, jedoch mit begrenzten Antwortmöglichkeiten, sodass kein Risiko besteht, dass Teile »zu viel« preisgeben. Das Ganze ist auch hilfreich bei Ego-States, die nicht sprechen können oder sich nur unwillig äußern, was bei DIS häufig vorkommt.

Hypnose spielt eine wichtige Rolle bei der Behandlung von Symptomen, die bei Menschen mit dissoziativen Störungen häufig auftreten. Sie ist hilfreich zur Ich-Stärkung, beim Umgang mit Angstzuständen, bei Schlafstörungen, sie fördert die Anwendung von Techniken bei emotionaler Dysregulation, die Traumaverarbeitung und das integrierte Funktionieren im Hier und Jetzt, um nur einige zu nennen. Hypnosetechniken können Informationen über Ursache, Aufrechterhaltung oder Lösung spezifischer Traumasymptome ans Licht bringen, die dem Selbst nicht bewusst sind. Alle hypnotischen Techniken, die Sie bei Klienten anwenden, lassen sich auch bei einzelnen Ego-States einsetzen. Bei der Arbeit mit demjenigen Ego-State, der mit dem Symptom besonders zu kämpfen hat, sind Ergebnisse allerdings wahrscheinlicher, wenn das Gesamtsystem kooperiert. Die Literatur ist voll von hypnotischen Strategien und wertvollen Formulierungsvorschlägen für die Behandlung von Traumata und dissoziativen Störungen (Barabasz 2013; Daitch 2007; Damis 2022; Kluft 1989, 2012, 2016; Lemke 2005, 2007, 2021; Leslie, Lemke a. Damis 2021; Frederick a. McNeal 1999; Phillips 2020; Phillips a. Frederick 1995, 2010; van der Hart 2021; Watkins a. Watkins 1997).

Zusammenfassend lässt sich sagen, dass sich die klinische Hypnose als unschätzbares Instrument zur Behandlung von Traumata und dissoziativen Störungen erwiesen hat. Sie bietet Möglichkeiten, auf innere Ressourcen und Ego-States zuzugreifen, mit Ego-States zu kommunizieren, die interne Zusammenarbeit und Kooperation zu fördern, Zustände des Wohlbefindens herzustellen und das Unbewusste nach Ursachen, Aufrechterhaltung und Lösungen für traumabedingte Symptome zu durchforsten. Ebenso lässt sie sich dazu nutzen, negative Trancezustände zu unterbrechen, Ausstiegsstrategien aufzeigen sowie eine Sprache zu fördern, die selbstheilend statt selbstzerstörerisch ist.

17.14 Lemkes P-Prinzipien

Die P-Prinzipien habe ich als Vorlage entwickelt, um Therapeuten daran zu erinnern, die Multiplizität des Selbst zu berücksichtigen. Dies ist insbesondere bei der Arbeit mit Personen angesagt, die sich auf der rechten Seite des Differenzierungs-Dissoziations-Kontinuums befinden, also etwa Personen mit DIS. Die P-Prinzipien sind:

1) *Pacing* (Tempo)
2) *Permission* (Erlaubnis)
3) *Purpose* (Zweck)
4) *Priming* (Bahnung)
5) *Physiology* (Physiologie)
6) *Pendulation* (Pendeln)
7) *Perspective* (Sichtweise oder Perspektive)
8) *Protection* (Schutz)

Sie alle sind miteinander verbunden und geben die Richtung einer therapeutischen und/oder hypnotischen Sprache vor, die das Gesamtsystem respektiert (Lemke 2022, 2024), was bei der Arbeit mit DIS besonders wichtig ist. Bleibt dies unberücksichtigt, besteht die Gefahr, dass man bei dem Versuch, die Bedürfnisse eines Teils zu erfüllen, einen anderen Teil des Selbst verprellt. Durch Verwenden einer Sprache, die auch Ego-States eine Stimme gibt, derer sich das Selbst nicht bewusst ist oder die voneinander abgeschottet sind, kann man vermeiden, zu schnell und/oder ohne die Zustimmung des gesamten Selbst vorzugehen. Viele Menschen mit DIS sind sich aufgrund amnestischer Barrieren nicht bewusst, welche Auswirkungen ihr Verhalten möglicherweise auf andere Ego-States hat.

Der erste Punkt ist das Tempo *(pacing)*. Dies zu berücksichtigen, ist bei der Arbeit mit DIS ein absolutes Muss, da gewöhnlich ein Teil des Selbst voller Tatendrang ist, während andere Teile alles daransetzen, den Status quo aufrechtzuerhalten, einschließlich Erinnerungen, Verhaltensweisen usw., die von anderen States und/oder dem Selbst abgetrennt sind. Das Tempo kann quälend langsam erscheinen, doch es ist wichtig, immer daran zu denken, dass das *System* des Klienten das Tempo vorgibt – unabhängig davon, wie schnell Sie oder der Klient arbeiten möchten (Lemke 2022, 2024). Außerdem kennen wir unsere Klienten zu Beginn der Behandlung selten wirklich vollständig. Betrachten wir zum Beispiel den Fall von Sally.

Sally kommt mit dem Anliegen, ihr Trauma sofort zu bearbeiten. Sie sei die Auswirkungen leid, die es auf ihr Leben hätte, und sei bereit, sich darauf einzulassen und das Trauma anzugehen. Nun könnte man als Therapeut geneigt sein, dem Wunsch der Klientin nachzukommen, da sie stabil und motiviert wirkt. Berücksichtigt man jedoch das Unbewusste, insbesondere unbewusste Ego-States, ist es doch sehr wahrscheinlich, dass eine zu schnelle Aufarbeitung zu einer Destabilisierung führen könnte.

Um Sally dabei zu helfen, die Multiplizität des Selbst zu berücksichtigen, könnte man etwa Folgendes sagen:

»Ich verstehe, dass Sie Ihr Trauma aufarbeiten möchten, aber ich frage mich, ob wir uns nicht einen Moment Zeit nehmen könnten, um auf Ihren Körper zu hören und zu sehen, ob er uns etwas darüber sagen kann, wie wir dabei am besten vorgehen.«

Alternativ:

»Könnten wir uns einen Moment Zeit nehmen, um Ihr Unbewusstes zu erkunden und zu sehen, ob es da nicht eine Art innere Weisheit gibt, die uns etwas darüber sagen kann, wie wir am besten vorgehen, um Ihren Wunsch zu erfüllen?«

Das zweite P, die Erlaubnis *(permission)*, knüpft an das erste P an, das Tempo oder *Pacing* –, da gemäß der verwendeten Sprache die *Zustimmung* des gesamten Selbst benötigt wird, einschließlich der von Ego-States, derer sich der Klient möglicherweise nicht bewusst ist. Es ist wichtig, die *Erlaubnis* für therapeutische Techniken vom Gesamtsystem einzuholen, da die Perspektive oder Sichtweise je nach Ego-State unterschiedlich ist (Lemke 2022, 2024). Ist etwa im obigen Beispiel ein Teil des Systems gegen die Aufarbeitung, ist es wichtig, die Weisheit dieses Anteils zu respektieren – das heißt im Regelfall, alles zu schützen, was seiner Meinung nach geschützt werden muss. Letztlich geht es immer um Sicherheit. Wir wissen heute, wie wichtig es ist, ein Gefühl von Sicherheit zu bewahren (Porges a. Dana 2018).

Das dritte P, der Zweck *(purpose)*, ist entscheidend, da bei der Behandlung von DIS die Symptome einen bestimmten *Zweck* haben, auch wenn das Symptom zusätzliche Verletzungen und Schäden verursacht. In der Regel manifestiert sich das Symptom in einem Ego-State. Versucht man also, das Symptom zu beseitigen, könnte dieser Teil das Gefühl haben, man wolle ihn loswerden. Versucht man andererseits, ein Symptom zu beseitigen, das einem zentralen Bedürfnis dient, ist Widerstand oder Destabilisierung vorprogrammiert, um gegen die Behandlung zu protestieren (Watkins a. Watkins 1997; Phillips a. Frederick 1995). Dies unterstreicht die Bedeutung des vorherigen Prinzips, nämlich die *Erlaubnis (permission)* des Gesamtsystems, bevor weitere Behandlungsmaßnahmen ergriffen werden. Wahrscheinlich müssen Sie also besser passende Wege finden bzw. aushandeln, um dem *Zweck (purpose)* eines Symptoms gerecht zu werden (Lemke 2022, 2024).

Die Orientierung bzw. Anwendung *(priming)* der Sprache in Richtung Sicherheit ist relativ einfach umzusetzen. Sie trägt dazu bei, eine therapeutische Umgebung zu schaffen, aus der hervorgeht, dass Sie die »Sicherheit« des Gesamtsystems im Blick haben, unabhängig davon, mit welchem Teil Sie gerade arbeiten. Dazu gibt es viele verschiedene Möglichkeiten. Eine besteht darin, bei jedem Vorschlag, den Sie machen, den Ausdruck »sicher und händelbar« hinzuzufügen (ebd.). Ein anderes Beispiel wäre:

> »Ich frage mich, ob es sich für Ihr gesamtes Selbst ›*sicher und händelbar*‹ anfühlt, wenn wir mit … (die von Ihnen geplante therapeutische Maßnahme) weitermachen.«

Obwohl eine formale klinische Hypnose den Zugang zu States natürlich erleichtert, haben Personen mit DIS wahrscheinlich Teile, die zuhören und auch ohne formale Tranceinduktion reagieren können.

Das fünfte P, die Physiologie *(physiology)*, ist bei der Arbeit mit DIS schon wegen der starren Grenzen zwischen den Ego-States von wesentlicher Bedeutung. Natürlich verändert sich die *Physiologie* auch bei typischer Multiplizität. Aufgrund der für DIS typischen streng abgegrenzten Ego-States zeigen Teile jedoch oft unterschiedliche körperliche Symptome, und andere States könnten die Lösung für diese Symptome bieten (ebd.). Bei der Arbeit mit DIS ist daher wichtig, zu berücksichtigen, wie sich die *Physiologie* abhängig von den Grenzen zwischen den Ego-States verändert. Zur Behandlung bieten sich hier häufig die Methoden *Weisheit der Mauern* und *Spiel mit dem Raum* an (Lemke 2021).

Zu den P-Prinzipien gehört sechstens auch das Pendeln *(pendulation)*, ein von Peter Levine (1997) geprägter Begriff. Es stellt einen sicheren Weg dar, die Intensität der physiologischen Veränderungen beim Übergang von einem State zum anderen zu regulieren (vgl. oben, Lemke 2022, 2024). Zanotta (2024) hat auf Grundlage dieses Konzepts weitere Strategien entwickelt, die Somatic Experiencing und Ego-State-Therapie kombinieren.

Das siebte P-Prinzip (Lemke 2022, 2024), die Sichtweise oder Perspektive *(perspective)*, ist angesichts der starren Grenzen zwischen den States bei DIS von entscheidender Bedeutung. Therapeuten bekommen oft nur eine *Sichtweise* geboten, das heißt die desjenigen States, der zum betreffenden Zeitpunkt dominant ist. Auch Klienten sind sich möglicherweise abweichender *Perspektiven* anderer States häufig nicht bewusst. Zeigen sie beispielsweise starke Verzweiflung und/oder Suizidgedanken, sollte man nachfragen, ob dies die *Sichtweise* des gesamten Selbst ist. Alternativ kann man versuchen, Zugang zu dem Anteil zu finden, der leben möchte, muss dabei aber auch denjenigen Teil im Blick behalten, der sterben möchte, und mit diesem, seine Zielsetzung berücksichtigend, auf eine Art und Weise in Verhandlung treten, die für das gesamte Selbst »sicher und händelbar« ist. Oft können Strategien wie das im nächsten Abschnitt näher beschriebene *Spiel mit dem Raum* dazu beitragen, dass States ihre *Perspektive* kundtun – vorausgesetzt, man befindet sich an einem Punkt in der Therapie, der »sicher und händelbar« scheint. Nur dann nämlich ist es möglich, auf ein System hinzuarbeiten, das für echte Kooperation und Zusammenarbeit offen ist.

Die *Sichtweise* des States ist ausgesprochen wichtig, was Dinge wie *Physiologie*, Entwicklungsalter, Art des Ego-States, Rolle, Symptome, Bindungsstil, Fähigkeiten, Verhalten usw. anbelangt. Bei DIS kann all dies von verschiedenen States sehr unterschiedlich wahrgenommen werden, insbesondere wenn starre Grenzen Probleme bei der Gedächtniskontinuität verursachen. Das BASK-Modell der Dissoziation von Braun (1988) ist ein gutes Beispiel dafür, da es zeigt, dass unterschiedliche *Perspektiven* unterschiedliche Vorstellungen hinsichtlich Verhalten, Affekt, Körperempfindungen und Gedanken/Wissen haben können.

Schutz *(protection)*, das letzte der P-Prinzipien, erinnert uns daran, dass Widerstand fast immer mit Schutz zusammenhängt und dass das Bedürfnis nach *Schutz* bzw. Sicherheit durchgehend respektiert werden muss. Alle Prinzipien sollten in sämtlichen Phasen der Traumabehandlung Beachtung finden (Lemke 2022, 2024). Dies trägt dazu bei, ein Klima für Ihre Klienten zu schaffen, das »ausreichend sicher« ist, sodass sie die Komplexität, die eine DIS-Behandlung unweigerlich beinhaltet, gut händeln können.

Denken Sie daran, dass es vielerlei Dinge zu beachten gibt, und lassen Sie größte Sorgfalt walten, wenn Sicherheit ein scheinbar unlösbares Problem darstellt. Sehr häufig helfen jedoch das Herausfinden des *Zwecks*, das Vorgehen in einem angemessenen *Tempo*, die Wahl einer *auf Sicherheit bedachten Sprache*, die Berücksichtigung der *Physiologie* und verschiedener *Sichtweisen* sowie das Wissen, dass Widerstand ein *schützender* Ego-State ist, dabei, die für den Behandlungsfortschritt erforderliche Sicherheit und Stabilität zu gewährleisten.

17.15 Die »Weisheit der Mauern« und das »Spiel mit dem Raum«

Ein wesentlicher Aspekt, der typische Multiplizität von pathologischer Dissoziation unterscheidet, sind die Grenzen oder Mauern zwischen den Ego-States. Insofern ist es wichtig, die Weisheit dieser Mauern zu berücksichtigen. Da sie bewusst oder unbewusst zu einem bestimmten *Zweck* errichtet wurden, darf man therapeutische Angebote, sie zu verändern, immer nur mit Vorsicht und nur mit *Zustimmung/Erlaubnis* des Systems machen. Von Paulsen (1995) haben wir gelernt, bei EMDR Vorsicht walten zu lassen und zunächst eine mögliche dissoziative Pathologie zu prüfen, da es zu einer Destabilisierung kommen kann, wenn innere Mauern zu schnell verändert oder eingerissen werden. Denken Sie immer daran, dass sie ja zu einem bestimmten *Zweck* errichtet wurden.

Dieselben schützenden Mauern sind oft mitverantwortlich für die dysfunktionalen Symptome von Klienten mit DIS. In gewisser Weise sind sie mit dem komplexen Straßennetz einer Großstadt vergleichbar: So, wie ein reibungsloser Verkehrsfluss auf gute Verbindungsstraßen und durchdachte Kreuzungen angewiesen ist, hängt die Funktionalität des Gehirns von der nahtlosen Kommunikation zwischen den neuronalen Netzwerken ab. Bei Störungen – in unserem Bild Straßensperrungen oder Umleitungen – verweisen dissoziative (einschließlich funktioneller neurologischer) Symptome auf einen Zusammenbruch der Kommunikation zwischen verschiedenen Aspekten des Selbst. In diesem Fall lassen die Mauern oft nur wenige, schmale oder überhaupt keine Verbindungen zwischen diesen neuronalen Netzwerken zu. Daher sollten therapeutische Strategien und Absichten die Errichtung durchlässigerer Mauern beinhalten, die »sichere und händelbare« Verbindungen zwischen den Ego-States erlauben. So sind Ego-States, die traumatische Erinnerungen enthalten, von anderen Ego-States, die funktionieren müssen (etwa dem beruflichen State) durch eine Mauer abgetrennt. Entsprechend getriggert, kann ein Klient automatisch in den State wechseln, der das Trauma birgt. Nun ist dieser State natürlich am allerwenigsten geeignet, um mit dem belastenden Trigger umzugehen, was zu dysfunktionalem Verhalten, verminderter Reaktionsfähigkeit und/oder Freeze-Reaktionen führt. Diesen *Zweck* gilt es zu respektieren, und die Therapie sollte Mittel bereitstellen, neu auszuhandeln, wie sich dieser *Zweck* im Sinne einer verbesserten Integration am besten erfüllen lässt. In allen Therapiephasen gibt es viele Anwendungsbereiche für meine Strategie *Spiel mit dem Raum* (Lemke 2021), vom Fördern des Sicherheitsgefühls über eine Verbesserung der Affektregulation bis hin zur Integration von Erinnerungen. Im Folgenden gebe ich ein Beispiel dafür, wie *Spielen mit dem Raum* psychogene Anfälle bei einer Klientin mit DIS-Diagnose gelindert hat.

Jane litt unter schweren psychogenen Anfällen, für die medizinische und neurologische Untersuchungen keine Behandlungsmöglichkeit ergaben. Wie vermutet, offenbarte die unbewusste innere Weisheit, dass bei Überforderung des Systems der Anfalls-State getriggert wurde und ein psychogener Anfall auftrat. Eine weitere Exploration des Unbewussten ergab, dass einige States niemals Anfälle hatten. Nach der Frage, ob die Behandlungssituation »sicher und händelbar« genug wäre, dass sich zumindest einer dieser States zur gleichen Zeit mit dem State, der die Anfälle hatte, im selben Raum aufhalten würde, stimmten die einzelnen Teile und auch das Gesamtsystem zu. Suggestionen und Metaphern halfen, den Raum mit durchlässigeren Mauern zwischen dem Anfalls- und dem Nicht-Anfalls-State auszustatten. In diesem Fall wurde eine hypnotische Metapher verwendet, und das Selbst wurde gefragt, ob die beiden States auf derselben imaginären Bank Platz nehmen könnten und ob sie sich, wenn möglich, die Bank und damit denselben ›Raum‹ auf Dauer teilen könnten. Die beiden Teile verständigten und vertrugen sich schließlich und teilten dauerhaft dieselbe Bank und/oder denselben Raum. Die psychogenen Anfälle hörten auf. Mit anderen Worten: Die entsprechenden neuronalen Netze blieben vermutlich verbunden.

Natürlich sollten Klienten immer einen Arzt aufsuchen und die Symptome medizinisch abklären lassen, um andere neurologische Probleme auszuschließen. Derartige Fälle sind häufig hochkomplex, doch klinische Hypnose in Kombination mit Ego-State-Therapie hat sich als ausgesprochen hilfreich bei der Exploration von Teilen und/oder dem Gesamtsystem erwiesen. Kombiniert angewendet ermöglichten sie in obigem Fall *sichere* Verbindungen zwischen einzelnen Anteilen, was die Funktionsfähigkeit erhöhte.

Eine andere Möglichkeit des *Spiels mit dem Raum* kann darin bestehen, Metaphern und/oder Bilder für die Mauern zu finden und diese dann so zu verändern, dass Symptome gelindert werden oder sogar ganz verschwinden. Bisweilen kann der Vorschlag nützlich sein, neue oder provisorische Mauern zu errichten, um die Funktionsfähigkeit und/oder Emotionsregulation zu verbessern, da sich die Physiologie ändert, sobald man »mit dem Raum spielt«. So könnte man beispielsweise einen Vorhang zwischen dem beruflichen State und demjenigen State anbringen, der den Körper in Ruhe einschlafen lässt. Alternativ kann man Distanz zwischen einem als bedrohlich wahrgenommenen Introjekt und einem traumatisierten State schaffen, um die Regulation zu unterstützen. Mit Mauern und Raum lässt sich vieles machen, und gerade Metaphern können sich als ausgesprochen hilfreich erweisen. Nachfolgend einige Beispiele für Fälle, in denen die therapeutische Absicht darin besteht, eine »gesunde« Grenze zu errichten, um die Funktionsfähigkeit zu verbessern. Denken Sie daran, dass es immer am besten ist herauszufinden, ob der Klient dazu eigene Ideen hat. Gleichzeitig können Sie durch entsprechende Angebote seine Kreativität anregen. Hier eine kleine Auswahl von Beispielen für Bilder, die man verwenden kann, um »mit dem Raum zu spielen« bzw. Grenzen zwischen Ego-States zu setzen: Vorhänge, Jalousien, Paravents, Fenster, verschiedene Arten von Türen,

Büro-Trennwände, Raumteiler, provisorische Wände, halbhohe Mauern ... Wenn Sie dem Klienten zur Anregung Beispiele präsentieren, könnten Sie, um ihm bei der Feinabstimmung zu helfen, hinzufügen:

»Vielleicht haben Sie ja auch eine Idee und finden oder erfinden etwas, was noch besser funktioniert.«

17.16 Diskussion

Auch wenn die Behandlung dieser Patientengruppe eine Herausforderung darstellt, kann sie doch sehr befriedigend sein. Es gibt vieles zu beachten. Eine Ego-State-Therapie, die auf einem phasenorientierten Ansatz basiert und die genannten P-Prinzipien berücksichtigt, erhöht die Wahrscheinlichkeit, in einem für diese traumatisierten Klienten sicheren Tempo vorzugehen. Versiertheit im Umgang mit Trance und der Kunst der Hypnose sowie das Nutzen von Techniken wie *Poking Holes* oder *Spiel mit dem Raum* (Lemke 2021) können dazu beitragen, die Funktionsfähigkeit zu verbessern und die Symptome zu lindern, mit denen diese Klienten so oft zu kämpfen haben. Da Kindheitstraumata leider nach wie vor häufig sind, werden auch dissoziative Störungen weiterhin vorkommen. Deshalb ist wichtig, dass unsere Behandlungsmethoden möglichst weite Verbreitung finden. Manche Menschen sind gezwungen, widrigste Umstände zu überleben. Im Wesentlichen müssen Therapeuten diesen Menschen als »Friedensvermittler« zur Seite stehen, denn sie berichten häufig von dem Gefühl, mit sich selbst im Krieg zu stehen (Lemke 2005). Wie Helen Keller einmal sagte: »Die Welt ist voll von Leid. Sie ist aber auch voll von Überwindung desselben.«

17.17 Literatur

American Psychiatric Association (2013): Diagnostic and statistical manual of mental disorders. Arlington, VA (American Psychiatric), 5th ed.

Barabasz, A. (2013): Evidence-based abreactive ego state therapy for PTSD. *American Journal of Clinical Hypnosis* 56 (1): 54–65. DOI: org/10.1080/00029157.2013.770384.

Beshai, J. A. (2004): Toward a phenomenology of trance logic in posttraumatic stress disorder. *Psychological Reports* 94 (2): 649–654. DOI: org/10.2466/pr0.94.2.649-654.

Braun, B. G. (1988): The BASK model of dissociation. *Dissociation: Progress in the Dissociative Disorders* 1 (1): 4–23.

Brown, D. P. a. D. S. Elliott (2016): Attachment disturbances in adults. Treatment for comprehensive repair. New York, NY (W. W. Norton).

Brown, L. S. (2011): Guidelines for treating dissociative identity disorder in adults, 3rd rev. *Journal of Trauma & Dissociation* 12 (2): 115–187.

Carlson, E. B. a. F. W. Putnam (1993): An update on the Dissociative Experiences Scale. *Dissociation* 6 (1): 16–27.

Crumpler, D. a. H. Crumpler (2023): Petals of a rose [Film]. Verfügbar unter: https://www.dylancrumpler.com/petals-of-a-rose [16.12.2025].

Daitch, C. (2007): Affect regulation toolbox. Practical and effective hypnotic interventions for the over-reactive client. New York, NY (W. W. Norton).

Damis, L. F. (2022): The role of implicit memory in the development and recovery from trauma-related disorders. *NeuroSci* 3 (1): 63–88. DOI: org/10.3390/neurosci3010005.

Dell, P. F. (2006): The Multidimensional Inventory of Dissociation (MID): A comprehensive measure of pathological dissociation. *Journal of Trauma & Dissociation* 7 (2): 77–106. DOI: org/10.1300/J229v07n02_06.

Erickson, M. H. (1959): Further clinical techniques of hypnosis: Utilisation techniques. *American Journal of Clinical Hypnosis* 2 (1): 3–21. DOI: org/10.1080/00029157.1959.10401792.

Fraser, G. W. (2003): Fraser's »Dissociative Table Technique« revisited, Revised. A strategy for working with ego states in dissociative disorders and ego-state therapy. *Journal of Trauma & Dissociation*. DOI: org/10.1300/j229v04n04_02.

Frederick, C. a. S. McNeal (1999): Inner strengths. Contemporary psychotherapy and hypnosis for ego-strengthening. New York, NY (Routledge).

Goldsman, A. a. T. Fontana (2022): The Crowded Room [Television series episode]. The Crowded Room (Apple TV+).

Hyman, J. (2006): I am more than one. How women with dissociative identity disorder have found success in life and work. Columbus, OH (McGraw-Hill).

Kate, M. A. et al. (2021): Measuring dissociative symptoms and experiences in an Australian college sample using a short version of the Multidimensional Inventory of Dissociation. *Journal of Trauma & Dissociation* 22 (3): 265–287. DOI: 10.1080/15299732.2020.1792024.

Kluft R. P. (1989): Playing for time: temporising techniques in the treatment of multiple personality disorder. *The American journal of clinical hypnosis* 32 (2): 90–98. DOI: org/10.1080/00029157.1989.10402806.

Kluft, R. P. (2012): Hypnosis in the treatment of dissociative identity disorder and allied states: An overview and case study. *South African Journal of Psychology* 42 (2): 146–155. DOI: org/10.1177/008124631204200202.

Kluft, R. P. (2016): The wounded self in trauma treatment. *The American journal of clinical hypnosis* 59 (1): 69–87. DOI: org/10.1080/00029157.2016.1163659.

Lemke, W. (2005): Utilising hypnosis and ego-state therapy to facilitate healthy adaptive differentiation in the treatment of sexual disorders. *American Journal of Clinical Hypnosis*. DOI: org/10.1080/00029157.2005.10401482.

Lemke, W. (2007): Fostering internal cooperation through the use of imagery in the treatment of dissociative identity disorder. *Journal of Trauma & Dissociation* DOI: org/10.1300/j229v08n04_04.

Lemke, W. (2021): Ego State Therapy Foundation Course [Presentation]. Approved North America (ESTNA) Foundation Training Course. Lemke Counselling & Consulting. Unpublished manuscript in progress. Verfügbar unter: https://www.wendylemke-psy.com/foundations-course-info-page [3.11.2025].

Lemke, W. (2022): Evolution of ego state therapy [Presentation]. Hypnotic Idea Exchange, Nov. 2022, United States of America.

Lemke, W. (2024): Ego-State-Therapie – Prinzipien für die Praxis. In: C. Sollmann (Hrsg.): Klinische Hypnotherapie. Entwicklungen, Methoden und Anwendungsgebiete. Stuttgart (Kohlhammer).

Lemke, W. a. G. Kolbjornsen (2005): You're not crazy & you're not alone. Inside the inner world of Dissociative Identity Disorder [Video]. Saint Cloud, MN (QuarterTon Productions).

Leslie, T., W. Lemke a. L. F. Damis (2021): The relevance of being hypnotic in addressing trauma in children across settings. *American Journal of Clinical Hypnosis.* DOI: org/10.1080/00029157.2020.1794433.

Levine, P. A. (1997): Waking the tiger. Healing trauma. The innate capacity to transform overwhelming experiences. Berkeley, CA (North Atlantic).

Levine, P. A. a. M. Phillips (2012): Freedom from pain. Discover your body's power to overcome physical pain. Boulder, CO (Sounds True).

Liotti, G. (2004): Trauma, dissociation, and disorganised attachment: Three strands of a single braid. *Psychotherapy: Theory, Research, Practice, Training* 41: 472–486. DOI: 10.1037/0033-3204.41.4.472.

Oxnam, R. B. (2005): A fractured mind. My life with multiple personality disorder. New York (Hyperion).

Paulsen, S. (1995): Eye movement desensitisation and reprocessing: Its cautious use in the dissociative disorders. *Dissociation: Progress in the Dissociative Disorders* 8: 32–44.

Paulsen, S. L. (2018): Neuroaffective Embodied Self Therapy (NEST): An integrative approach to case formulation and EMDR treatment planning for complex cases. *Frontiers in the Psychotherapy of Trauma and Dissociation* 1 (2): 125–148.

Phillips, M. (2020): It takes more than two to tango: Building secure attachment through hypnotic and ego-state relationships. *American Journal of Clinical Hypnosis* 62 (1–2): 95–117. DOI: org/10.1080/00029157.2019.1603099.

Phillips, M. a. C. Frederick (1995): Healing the divided self. Clinical and Ericksonian hypnotherapy for post-traumatic and dissociative conditions. New York, NY (W. W. Norton).

Phillips, M. a. C. Frederick (2010): Empowering the self through ego state therapy [E-Book]. O. O. (Eigenverlag).

Porges, S. W. a. D. A. Dana (2018): Clinical applications of the polyvagal theory. The emergence of polyvagal-informed therapies. New York, NY (W. W. Norton).

Steinberg, M. a. A. Steinberg (1995): Using the SCID-D to assess dissociative identity disorder in adolescents: Three case studies. *Bulletin of the Menninger Clinic* 59 (2): 221–231.

Sunshaw, E. (2021): Me, not-me, and we. A lived experience workbook for phased recovery from complex and relational trauma with dissociative identity response. Baltimore, MD (HWC Press).

Van der Hart, O. (2021): The value of hypnosis in the resolution of dissociation: Clinical lessons from World War I on the integration of traumatic memories. *European Journal of Trauma & Dissociation* 5 (3): 100183–100239.

Vygotsky, L. S. (1986): Thought and language. Cambridge, MA (MIT).

Walker, H., G. Brozek a. C. Maxfield (2008): Breaking free. My life with dissociative identity disorder. New York, NY (Touchstone/Simon & Schuster).

Watkins, J. G. a. H. H. Watkins (1997): Ego States. Theory and therapy. New York, NY (W. W. Norton).

World Health Organisation (2018): International Classification of Diseases for Mortality and Morbidity Statistics. 11th ed. Verfügbar unter: https://icd.who.int/en [3.11.2025].

Zanotta, S. (2024): Somatic ego state therapy for trauma healing. Whole again. London / New York (Routledge), 1st ed. [dt. (2018): Wieder ganz werden. Traumaheilung mit Ego-State-Therapie und Körperwissen. Heidelberg (Carl-Auer).]

VI Kreative und expressive Methoden

18 Spielerische Kontaktaufnahme in der Ego-State-Therapie mittels Expressive Arts (Ausdruckskunst)

Elzette Fritz

Abstract

Dieser Beitrag befasst sich mit dem Einsatz von *Expressive Arts Therapy* (Intermedialer Kunsttherapie bzw. Intermodaler Ausdruckstherapie), um Zugang zu Ego-States zu finden und diese zu stärken, insbesondere bei Menschen – in diesem Fall bei einem Kind –, die ein Trauma verarbeiten müssen. Traumatisierte Personen, die aufgrund von Unsicherheitsgefühlen Schwierigkeiten haben, sich auf interozeptiver Ebene zu verbinden, profitieren von Ausdruckstherapie, da diese einen sinnesbasierten, haltenden Raum für dissoziierte Erfahrungen bietet, die sich auf diese Weise sicher externalisieren lassen. Der Beitrag zeigt auf, wie das SARIA-Modell der Ego-State-Therapie und das Kontinuum der Ausdruckstherapie durch kreatives Handeln zur Förderung von Ich-Stärke, Resilienz und posttraumatischem Wachstum beizutragen vermögen. Ausdruckstherapie, die sämtliche künstlerischen Disziplinen wie Musik, bildende Kunst, Schauspiel, Poesie und fantasievolles Spielen einbezieht, begünstigt die Selbstregulation, indem sie die Klienten im gegenwärtigen Moment verankert. Der Beitrag stützt sich auf Theorien des Übergangsbewusstseins und des Spielens und unterstreicht das therapeutische Potenzial kreativer Prozesse zur Förderung von Fluidität und Verbindung innerhalb der fragmentierten, dissoziierten Psyche. Der Fall von Sandy veranschaulicht, wie Ausdruckstherapie es traumatisierten Menschen ermöglichen kann, unausgesprochene Erfahrungen zu externalisieren, ihre Emotionen zu regulieren und sich wieder mit ihrem Körper zu verbinden. Auch systemische Interventionen, unter besonderer Berücksichtigung der Bezugspersonen, werden angesprochen, da sie für eine dem Entwicklungsstadium entsprechende Heilung entscheidend sind. Der Beitrag unterstreicht zudem, wie wichtig sensorische Handlungen, das Aufspüren von Belastungsfaktoren und fantasievolles Spielen für verkörperte Heilung und mentale Flexibilität in der Traumatherapie sind.

Schlüsselwörter: Ego-State-Therapie, Expressive Arts Therapy, Intermediale Kunsttherapie, Intermodale Ausdruckstherapie, Ausdruckskunst, Trauma, SARIA-Modell, systemische Interventionen, Kontinuum der Ausdruckstherapie

»In den Tiefen der Trauma-Schatten,
wo der Schmerz wohnt,
ein verworren Netz aus Gedanken,
Unrast des Körpers und Gefühlen.

Polyvagales Geflüster, in der Erzählung des Nervensystems
sind drei Zustände verwoben:
ventral-vagal – eingebettet in Sicherheit,
das Feuer des Sympathikus – die Jagd nach dem Überleben,
dorsal-vagales Geflüster – der Drang zur Abkopplung,
ein Tanz der Reaktionen,
der dich wie mich erfasst.

In diesem Chaos zeigen sich Ego-States,
Teile unseres Wesens, abgespalten und in der Versenkung verschwunden,
anpassungsfähige Krieger, geboren in Zeiten der Zwietracht,
die unser Innerstes schützen und das Leben erhalten.

Ausdruckstherapie, ein Leuchtfeuer in der Nacht,
sie legt Gefühle frei und bringt sie ans Licht,
mit Pinselstrichen, durch Tanz oder Worte auf einem Blatt Papier.
Wir erkunden die Tiefen des Traumakäfigs.

Durch leuchtende Farben oder ergänzende Bewegungen,
berühren wir Wunden, befreien den Geist,
symbolhafte Sprache, Umarmung der Künste,
Worte mit weitreichenden Bedeutungen, sie stimmen uns gnädig.

Die Kunst des Ausdrucks, Mittel zur Befreiung,
verbindet Fragmente, bringt inneren Frieden.
Geraunte Geschichten, gemalt in den Farbschattierungen von Gnade und Schmerz,
weisen den Weg zu Heilung, führen an einen besseren Ort.«

Elzette Fritz

18.1 Einleitung: Ego-States, spielerische Herangehensweise und Expressive Arts

Dieser Beitrag befasst sich mit Ego-States, insbesondere solchen, die die betroffenen Menschen bei der Bewältigung traumatischer Erfahrungen mittels Ausdruckskunst unterstützen können. Zugang zu Ego-States zu finden kann für Personen, die Unsicherheit erleben und Angst davor haben, sich ihrer Innenwelt bewusst zu werden, eine echte Herausforderung darstellen. »Expressive Arts Therapy« utilisiert Dissoziation in einem geschützten und sicheren Raum, wobei die Sinne einbezogen werden und Bilder in den kreativen Prozess einfließen. Diejenigen inneren Anteile, die die Ich-Stärke aktivieren und Resilienz sowie posttraumatisches Wachstum fördern, lassen sich durch kreative Aktivitäten externalisieren. Sie ermöglichen Bewegung, wobei der Schwerpunkt auf Körperwahrnehmungen liegt, die in Verbindung mit dem SARIA-Modell der Ego-State-Therapie über das ganze Kontinuum der Ausdruckstherapie hinweg funktionieren (Hartman, nach Phillips a. Frederick 1995). Dieser Beitrag präsentiert Ideen, wie Ego-States und Ressourcen sich mittels kreativen Handelns näher erkunden lassen. Das Externalisieren von Ego-States, die Bewegung zwischen Außen- und Innenwelt des Klienten, der sich dissoziiert fühlt, führt in Richtung Assoziation.

Menschen, die ein Trauma erlebt haben, finden oft keine Worte (van der Kolk 2001). Sie sind nicht in der Lage, die überwältigenden Gefühle von Über- bzw. Unteraktivierung auszudrücken, die sie im Körper erleben und die sich in Form von Furcht, Ängsten, Dissoziation und Verlust der Lebensfreude zeigen. Die Einbeziehung von »Expressive Arts« in den therapeutischen Prozess ermöglicht es dem Klienten, in einem geschützten und sicheren Raum exterozeptive und interozeptive Erfahrungen zu machen. Durch den Einsatz verschiedener sensorischer Medien wird die Neurozeption des Klienten (Porges 2004) spielerisch angesprochen, was eine stärkere autoregulatorische Verbindung durch tiefere Atmung, Konzentration auf den gegenwärtigen Moment sowie eine erdende und zugleich flexible Interaktion mit dem Therapeuten ermöglicht. Um zu verstehen, wie wir Ausdruckskunst therapeutisch nutzen können, ist es wichtig, das Konzept des spielerischen Zugangs kurz zu definieren.

Anderson (2018) zufolge kann die ganzheitliche Psyche ihr Potenzial durch kreative Beschäftigung mit sich selbst, mit anderen Menschen und mit dem Leben zum Ausdruck bringen. Die fragmentierte Psyche andererseits kann derart frenetisch oder erstarrt sein, dass eine Beschäftigung auf allen Ebenen zu viel Angst auslöst. Dann ist ein kreativer, beruhigender und spielerischer psychologischer Ansatz erforderlich, um das *Übergangsbewusstsein* (Winnicott 2005) durch eine für das überforderte autonome Nervensystem erträgliche sensorische Beschäftigung zu nutzen. Wenn neue Assoziationen auftauchen, kann die starre und fragmentierte Psyche durch spielerisches, kreatives Handeln fluider und verbundener werden. Eine zu intensive Beschäftigung mit dem Sinnessystem (beispielsweise zu starke Stimulation, hektische Bewegung, leuchtende Farben, laute Geräusche) kann die Stressreaktion über das autonome Nervensystem verstärken (vor allem, wenn ein Kind in einem über- oder untererregten Zustand feststeckt). Daher müssen die Aktivitäten sorgfältig auswählen, um die Beruhigung des autonomen Nervensystems durch Erfahrungen zu gewährleisten, die sich sicher, verbunden und begrenzt anfühlen. Das Übergangsbewusstsein wird als das Zusammenspiel von subjektiver Fantasie und der Außenwelt definiert (Winnicott 2005). Nach Winnicott (ebd.) sind bei einer Psychotherapie zwei Menschen an einem gemeinsamen Prozess beteiligt. Ist die spielerische Energie durch ein Trauma eingefroren, versucht der Therapeut, dem Klienten dabei zu helfen, aus einem Zustand, in dem er nicht spielen kann, in einen Zustand zu gelangen, in dem Spielen möglich ist. »Spielen« ist demzufolge eine »kreative, dynamische Trennung und Synthese von Selbst und Welt, Fantasie und Realität, Möglichkeit und Verwirklichung« (Anderson 2018, S. 255) und als solche geeignet, Ego-States anzusprechen und eine sanfte

Bewegung anzustoßen, die Körperwahrnehmungen, Gefühle und Gedanken einbezieht.

Die Ausdruckstherapie gründet auf künstlerischen Methoden und bekräftigt das sensorische Erleben durch Bewegung, Musik und Klang, visuellen Ausdruck, Kunst, In-Szene-Setzen, kreatives Schreiben und fantasievolles Spielen. Die Vorteile der Einbeziehung verschiedener Kunstformen in die Psychotherapie sind erwiesen (Malchiodi 2020). Allerdings wurde wenig darüber geschrieben, wie dies im Rahmen der Ego-State-Therapie geschehen kann, insbesondere in Hinblick auf den Zugang zu innerer Stärke und die Förderung posttraumatischen Wachstums, wie es zur Traumabewältigung erforderlich ist.

18.2 Das Kontinuum der Ausdruckstherapie

Das von Kagin und Lusebrink (Hinz 2009) entwickelte Kontinuum der Ausdruckstherapie (*Expressive Arts Continuum*, s. Abb. 18.1) gibt einen hilfreichen Rahmen dafür vor, wie verschiedene Ebenen kreativer Aktivität Gehirn, Körper und emotionale Prozesse beeinflussen. Auf Basis dieses Rahmens können Therapeuten die Klienten kreativ in die Behandlung einbinden und dabei jeweils die Symptome des autonomen Nervensystems ihres Klienten und das von ihm gewählte Medium berücksichtigen. Das Kontinuum der Ausdruckstherapie umfasst drei Kernebenen (plus eine vierte integrative Ebene) auf einem Spektrum, das von einfacher Sinneserfahrung bis hin zum abstrakten Denken reicht.

Auf der kinästhetischen/sensorischen Ebene wird der Klient auf körperliche Weise einbezogen, indem er die Sinne durch Bewegung, taktilen Input und sensorische Regulation nutzt, d. h., Farbe mit den Fingern verschmiert, rhythmisch zur Musik stampft oder Ton bzw. Knetmasse bearbeitet. Auf dieser Ebene kann ein dysreguliertes oder verschlossenes Kind angeleitet werden, sich wieder mit seinem Körper im gegenwärtigen Moment zu verbinden, indem es sich mit Knetmasse befasst und so eine taktile Erfahrung macht, bei der es durch den praktischen Ansatz eine Kontrollerfahrung machen kann. Dagegen können Wasserfarben, die frei fließen, bei Menschen, die mehr Halt suchen, die Angst verstärken. Die Wahl von Materialien und Aktivitäten innerhalb des *Toleranzfensters* (Siegel 2020) oder des *Kapazitätskreises* (Malchiodi 2021) des Klienten ermöglicht ein Gefühl von Sicherheit und Stabilisierung. Die Beschäftigung auf der kinästhetischen/sensorischen Ebene ist oft während der ersten Sitzung erforderlich, da sie Spannungen im Körper löst (Malchiodi 2020) und Klienten, bei denen eine Unteraktivierung vorliegt, in Bewegung bringt.

Sobald ein größeres Sicherheitsgefühl geschaffen ist, kann der Klient auf der wahrnehmungsbezogenen/affektiven Ebene tätig werden, um die Exploration von Gefühlen zu ermöglichen. Er wird angeleitet, Emotionen durch ein Zusammenspiel von symbolischem und emotionalem Ausdruck symbolisch zu externalisieren, indem er zeichnet, »wie meine Traurigkeit aussieht«, aus Ton oder Knetmasse in warmen und kalten Farben Gesichter formt, die mit Gefühlen und Körperempfindungen verbunden sind, oder in einer spontanen Kritzelei ein Bild findet, in dem sich Gefühle erkunden lassen.

Ist der Klient in der Lage, zu reflektieren und sich verbal einzubringen, kommt die kognitive/symbolische Ebene ins Spiel. Hier liegt der Schwerpunkt auf Gedanken und Bedeutung, was den Klienten – mittels Sprache und Metaphern – zu abstraktem Denken einlädt, indem er ein Gedicht aus Sicht des »inneren Kindes« schreibt oder eine Geschichte erfindet, die in Zusammenhang mit dem »Baum des Lebens« (Ncube 2006) steht. Dies wird mit einer Zeitleiste verbunden, die unter Verwendung von Naturmetaphern »Teile von mir« erforscht. Ziel ist, Einsicht, Kohärenz und Identität zu entwickeln.

Die kreative, integrative Ebene kann die verschiedenen Ebenen des Kontinuums umfassen und eine Synthese oder fließende Integration der jeweiligen Ebenen bilden, die für die Förderung von Heilung und Erkenntnis relevant sind. Auf dieser Ebene kann der Klient sich leicht zwischen den Ebenen hin- und herbewegen, um tiefe Integration, Selbstermächtigung und ein wiedergewonnenes Autonomiegefühl zu erfahren. Mittels Masken und einer Geschichte können Klienten dann eine Performance gestalten, um ihren Weg aus dem »dunklen Wald« hin zu einem »sicheren Wald« zu illustrieren.

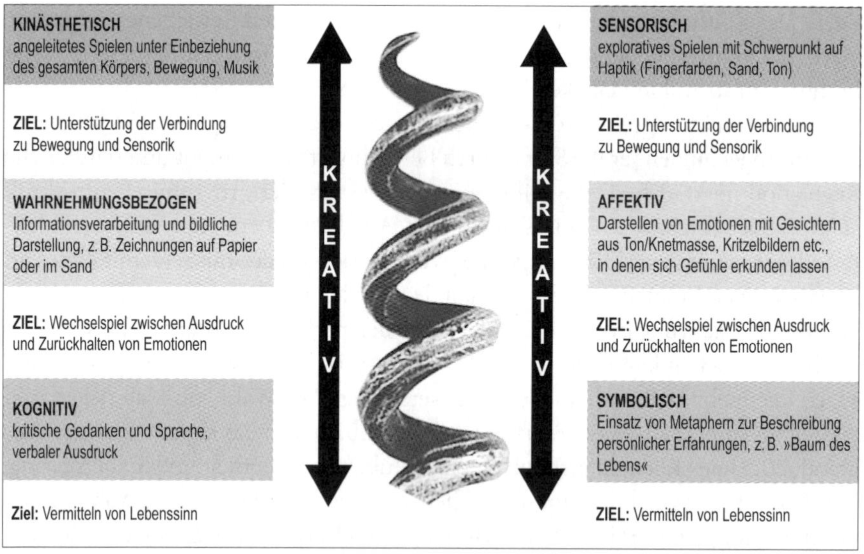

Abb. 18.1: Das Kontinuum der Ausdruckstherapie (nach Hinz 2009)

Das Kontinuum ist funktional und nichtlinear, und Klienten können zwischen den Ebenen wechseln – je nachdem, was im Moment gerade gebraucht wird. Dies gilt insbesondere für den Zugang zu Ego-States, da verschiedene Ego-States sich durch verschiedene intermodal angewandte Medien aktivieren lassen (Knill, Levine a.

Levine 2005). Bei der Traumaarbeit wird der Therapeut häufig auf einer niedrigen sensorischen Ebene beginnen, um Sicherheit und körperliche Verbindung in der Gegenwart zu gewährleisten und sich dann – mit wachsender Fähigkeit des Klienten, Ausdruck und Einsichten zuzulassen – nach oben bewegen.

18.3 Expressive Arts und Ego-States

Die Expressive Arts Therapy kann ein wirkungsvolles Instrument sein, um Ego-States zu aktivieren und mit ihnen zu arbeiten, und zwar bei Kindern wie Erwachsenen gleichermaßen. Das von Judith Herman (2022) formulierte Modell der Traumabehandlung beinhaltet das Schaffen eines Sicheren Orts, die Auseinandersetzung mit dem Trauma durch Erinnern, das Betrauern des Traumas sowie die Wiederherstellung der inneren Verbindung und des Kontakts zur äußeren Gemeinschaft, was den Bezug zum und die Beteiligung am Leben im Allgemeinen erleichtert.

Hermans Rahmenkonzept und das SARIA-Modell, das ursprünglich von Phillips und Frederick (1995) formuliert und von Hartman erweitert wurde, betonen daher die Heilung als *beziehungsorientiert und embodied* unter Berücksichtigung von *Verlauf und Pacing*, was die Aufmerksamkeit und Energie des Klienten von reinem Überleben *hin zu Selbstermächtigung und sozialer Verbundenheit* verlagern. Jedes Modell steuert daher wesentliche Komponenten bei: Herman betont einen sequenzierten, bindungsverankerten Heilungsprozess, während das SARIA-Modell phasenspezifische Strategien für die Arbeit mit Dissoziation oder konflikthaften Ego-States bietet und das Kontinuum der Ausdruckstherapie dem Therapeuten Strategien an die Hand gibt, Erfahrungen zu regulieren, auszudrücken und zu integrieren.

Während der Phase *Herstellen von Sicherheit und Stabilisierung* (Hermans Phase 1; SARIA-Phase 1) unterstützt die Beschäftigung auf der *kinästhetischen/sensorischen Ebene* des Kontinuums die Regulation und Kontrolle des Nervensystems durch Atmung, Erdung, rhythmische und taktile Aktivitäten. Übungen zur Erdung können beispielsweise bedächtiges Zeichnen oder Malen, Gestalten mit Ton oder Knetmasse, Trommeln im Herzschlagrhythmus oder Spazierengehen mit Tieren sein.

Die *Aktivierung und Befragung von Ego-States* (entsprechend Hermans Phase 2: Erinnern und Betrauern, und Phase 2 des SARIA-Modells) ermutigt den Klienten zu expressiver Arbeit auf der *wahrnehmungsbezogenen/affektiven Ebene,* wobei symbolische und sensorische Modalitäten eingesetzt werden, damit eine rein verbale Bearbeitung umgangen wird und sich ein Zugang zu tieferen emotionalen Wahrheiten ergibt. In dieser Phase verfügen Klienten möglicherweise noch nicht über die Worte, um ihre inneren Erfahrungen zu artikulieren, insbesondere dann, wenn diese durch ein Trauma abgespalten wurden. Die Beschäftigung mit Ausdruckskunst bietet dem Klienten einen geschützten, kreativen Raum, in dem Ego-States – definiert als verschiedene Teile des Selbst, die bestimmte Erinnerungen, Gefühle oder Rollen tragen – organisch zutage treten können.

Das Zeichnen eines Herzens und das Ausfüllen seiner Bestandteile mit verschiedenen Farben kann dem Klienten beispielsweise ermöglichen, widersprüchliche Gefühle wie Traurigkeit, Wut oder Hoffnung, die von verschiedenen Ego-States getragen werden, zu externalisieren und zu differenzieren. In ähnlicher Weise erschließt spontanes Zeichnen oder Malen mit anschließender Bildexploration unbewusste Inhalte, sodass verborgene States als Wahrnehmungsrepräsentationen ans Licht kommen können. Diese Methode visueller freier Assoziation, bei der der Klient ermutigt wird, die mit den Formen und Mustern verbundenen Gefühle zu erkunden, kann dissoziierte Anteile zum Vorschein bringen, die noch nicht zu Wort kamen und oft mit frühen oder unverarbeiteten Traumata zusammenhängen.

Die Arbeit mit Metaphern und Bildern erlaubt dem Therapeuten, sich behutsam nach deren Bedeutung zu erkundigen, ohne den Klienten direkt zu befragen. Auf diese Weise gelingt nicht nur der Zugang zu Ego-States, sondern sie erhalten gleichzeitig auch bereits Form, Farbe und Bewegung, was eine tiefere Verbindung zwischen der Innenwelt des Klienten und dem äußeren Ausdruck ermöglicht. Im Laufe der Zeit fördert dieser Prozess ein Gefühl innerer Kohärenz, überbrückt Dissoziation und lädt durch sensorische, affektive und kognitive Aufmerksamkeit zur Integration der abgespaltenen Anteile ein.

In der anschließenden *Phase der Durcharbeitung und Neukontextualisierung* (SARIA-Phase 3) können wir kognitive und symbolische Methoden anwenden, um den Dialog zu fördern und die Suche nach einer korrigierenden Erfahrung zwischen den abgespaltenen Ego-States zu unterstützen. Beispielsweise können verschiedene Anteile aus Knetmasse geformt und ein Puppenspiel inszeniert werden, in dem die Teile miteinander kommunizieren. Das therapeutische Ziel besteht darin, den Ausdruck, die Exploration und das Verständnis der verschiedenen inneren Anteile oder Energien durch symbolische Darstellung zu fördern, um eine Konfliktlösung herbeizuführen.

Die Phase der *Integration und des Fließens* zwischen den Ego-States (SARIA-Phase 4, die Hermans Phase 3 »Wiederverbindung und Integration« entspricht) bezieht den Klienten auf der kognitiven/symbolischen und kreativen Ebene des Ausdruckstherapie-Kontinuums ein, was Aktivitäten kinästhetischer/sensorischer und wahrnehmungsbezogener/affektiver Art einschließen kann. Die Aktivitäten zielen darauf ab, gegenseitige Würdigung und empathische Kommunikation zwischen den Ego-States zu ermöglichen – inklusive der Anerkennung von geteilter innerer Gemeinsamkeit und einem Co-Bewusstsein. Insofern kann man eine Vielzahl von Aktivitäten aus dem gesamten Kontinuum einbeziehen, um – anstelle von innerer Fragmentierung und Dissoziation – Handlungsfähigkeit, Beziehungsreparatur und Identitätsintegration zu fördern. So lässt sich beispielsweise eine Geschichte kreieren, bei der mehrere Ego-States auf ein gemeinsames Ziel hinarbeiten.

Die Phase der *Anpassung an den Alltag* (SARIA-Phase 5, zugleich Teil von Hermans Phase 3) unterstützt Aktivitäten, Autonomie, Vitalität und Kontrollerleben in Hinblick auf das Alltagsleben des Klienten und bereitet den Boden für künftige positive Veränderungen mit fließenden Übergängen zwischen den Ego-States. Die Beziehung zwischen den Anteilen muss über Therapiezeit und -ort hinaus bestehen bleiben. Daher ist es wichtig, den Klienten zu ermutigen, dass er die Ego-States auch zwischen den Therapiesitzungen weiter erkundet und darstellt, beispielsweise durch das Anfertigen einer Collage der verschiedenen inneren Anteile. Wichtig ist auch, mit dem Klienten Gespräche über die praktischen Auswirkungen in seinem Alltag zu führen, insbesondere in Hinblick auf zu erwartende Veränderungen und die Rekontextualisierung im Anschluss an den therapeutischen Prozess. Erfahrungen von Sicherheit und Verbundenheit innerhalb relevanter Systeme (wie bei sich zu Hause, in der Schule oder am Arbeitsplatz), die für den Klienten von Bedeutung sind, werden das posttraumatische Wachstum fördern. Die Interaktionen des Klienten, sowohl auf inter- als auch auf intrapersoneller Ebene, werden sich unweigerlich weiterentwickeln. Wenn diese bevorstehenden Veränderungen in der Therapie angesprochen werden, entsteht ein erhöhtes Bewusstsein und eine größere Sensibilität für Veränderungen. Dieser Prozess verbessert die Fähigkeit des Klienten, Übergänge effektiv zu bewältigen, und fördert nachhaltiges persönliches Wachstum und Entwicklung. Die Klienten profitieren davon, dass sie herausfinden, welche Werkstoffe sie ansprechen, und Ressourcen entdecken, die sie zu Hause nutzen können, um alternative Wege der Regulation zu finden.

Ausdruckskunst dient folglich als Brücke zwischen Körper und kognitivem Narrativ, zwischen Wahrnehmung und Sinngehalt, zwischen dem einzelnen Teil und dem Ganzen. Sie ermöglicht dem Klienten, sich durch die Dissoziation hindurch zu einer gestärkten Neuverbindung zu bewegen. Herman legt den Schwerpunkt auf kollektive Heilung, Gerechtigkeit sowie Sicherheit und Würde. Dabei geht sie über die individuelle Wiedergutmachung hinaus in Richtung auf zwischenmenschliche und soziale Gerechtigkeit. In ähnlicher Weise verfolgt die Ego-State-Therapie das Ziel, den Klienten ein Gefühl körperlicher Sicherheit erleben zu lassen und eine funktionierende Arbeitsbeziehung zwischen den verschiedenen inneren Anteilen in die Wege zu leiten, um letztlich ein ganzheitlicheres, zweckdienliches Miteinander mit der Außenwelt zu unterstützen.

18.4 Fallvignette: Sandy – Altersprogression und -regression von einem Augenblick zum anderen

Sandy (der Name und einige Angaben zur Person wurden verändert, um Anonymität zu gewährleisten), ein 8-jähriges Mädchen, kam 2013 auf Wunsch ihrer Mutter zu mir, weil ihre Eltern Eheprobleme hatten. Ihr Vater hatte sein Einverständnis gegeben, jedoch durchblicken lassen, dass er keinerlei Interesse daran hatte, mich kennenzulernen. Beim ersten Treffen, bei dem auch ihre Mutter anwesend war, zeigte Sandy ein Verhalten und Auftreten, wie es für ihre Altersgruppe typisch ist: Sie spielte gerne mit Puppen, widmete sich vielen kreativen Aktivitäten und war Mitglied im Korbball-Team sowie im Schulchor. Sie kam mühelos in der Schule mit, hatte zahlreiche Freundinnen und eine gute Beziehung zu ihren Großeltern mütterlicher- und väterlicherseits. Ihre Mutter machte sich allerdings Sorgen, dass ihre Eheprobleme sich auf Sandy auswirken würden, und wollte vermeiden, dass ihre schulischen Leistungen unter den häuslichen Turbulenzen litten. Sie ließ mich wissen, dass Sandys Vater suchtkrank war und wohl infolgedessen auch immer wieder mit Selbstmord drohte. Weil es wiederholt Schwierigkeiten mit dem Arbeitgeber gab, war er häufig arbeitslos.

Kurz nach diesem ersten Treffen meldete sich Sandys Mutter bei mir und teilte mir mit, dass sie wegen eines Vorfalls häuslicher Gewalt zwischen den Eltern am Wochenende das gemeinsame Zuhause verlassen hatten. Sandys Vater hatte ihre Mutter angegriffen, geschlagen und gewürgt, woraufhin Sandy zu einem Besen griff und ihren Vater von ihrer Mutter wegschlug, um diese zu schützen. Mutter und Tochter flüchteten daraufhin aus dem Haus und zogen zu Sandys Großeltern mütterlicherseits. Ich wurde gebeten, mich am Montagvormittag mit Sandy zu treffen.

Schaffung eines sicheren und unterstützenden Umfelds

Da mir aus dem Erstgespräch bekannt war, dass Sandy im Schulchor sang, wandte ich das Utilisations-Prinzip Milton Ericksons an (Erickson 1980). Zu Beginn unserer Sitzung erklärte ich, dass ein Orchester aus zahlreichen Musikinstrumenten besteht, von denen jedem eine bestimmte Aufgabe in einer Sinfonie zukommt, ähnlich wie bei einem Chor, der verschiedene Stimmen zu einer harmonischen Melodie zusammenfügt. Wir hätten nun die Aufgabe, die verschiedenen Energien und Stimmen der einzelnen Anteile in ihrem Inneren mit den anderen in Einklang zu bringen.

Entwicklungstraumata können zu einer erhöhten sensorischen Wahrnehmung führen, die sich als Übererregung und/oder in extremen Fällen als Starre zeigt. Hinzukommen kann Dissoziation, die bei Kindern, sofern keine Behandlung erfolgt, das psychische Wohlbefinden, die schulischen Leistungen und die generelle Sozialisierung beeinträchtigen kann. Die Beschäftigung mit Kunst und eine verstärkte Handlungs- und Bewegungsorientierung unterstützen die Freisetzung von Energie im Körper.

Daher lud ich Sandy ein, sich mit verschiedenen Musikinstrumenten zu beschäftigen und zu sehen, ob sie mir eine Vorstellung davon geben könnte, was ihr Körper dabei erlebte. Da ich mir nicht sicher war, wie sich die körperliche Auseinandersetzung zwischen ihren Eltern und ihr eigenes Einschreiten auf sie ausgewirkt hatte, wollte ich herausfinden, was ihr autonomes Nervensystem mir zu Beginn der Sitzung mitteilte. Die Beschäftigung mit Musikinstrumenten liegt auf der kinästhetischen Ebene und ermöglicht eine sensorische Wahrnehmung durch Bewegung als Reaktion auf den Klang. Sandy probierte alle Musikinstrumente aus und entschied sich schließlich für eine Trommel, auf der sie einen sehr weichen, zaghaften Rhythmus schlug. Ich holte die Emoticons hervor und bat Sandy, dasjenige Gesicht auszuwählen, das am besten darstellte, was sie in ihrem Körper erlebte (s. Abb. 18.2), um die affektive Ebene des Kontinuums anzusprechen. Sandy wählte das verängstigte Gesicht (oben, Mitte).

Sie erzählte mir, dass sie Angst gehabt hatte, ihr Vater würde ihre Mutter umbringen. Das Gefühl war in ihrem Magen. Ich fragte sie, ob es noch weitere Gefühle in ihrem Körper gebe, woraufhin sie sich von den Instrumenten das Becken nahm und die beiden Hälften laut gegeneinanderschlug. Dabei erklärte sie, dies sei ihre aus der Angst geborene Wut auf ihren Vater, weil er ihrer Mutter wehgetan hatte. Sie wählte das wütende, schreiende Emoji (ganz links). Auf die Frage, wo sie dieses Gefühl in ihrem Körper spürte, zeigte sie auf ihre Hände, die sie zu Fäusten geballt hatte.

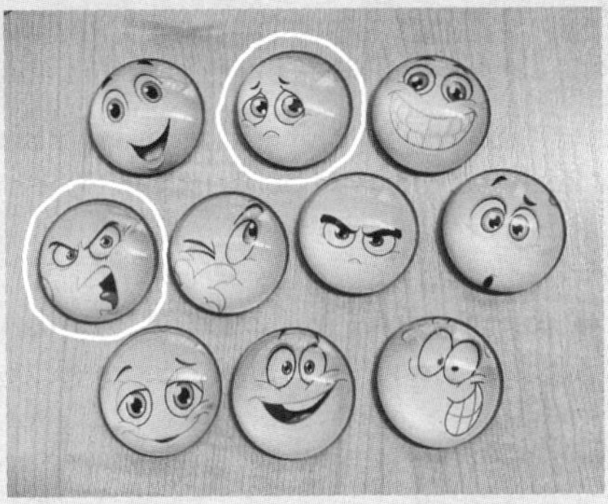

Abb. 18.2: Emoticons

Während sie die verschiedenen Energien in ihrem Körper erkundete, sich in sie einfühlte und zwischen ihnen pendelte, erinnerte Sandy sich daran, dass sie früher, als sie kleiner war, im Alter von drei bis vier Jahren, große Angst gehabt hatte, wenn ihre Eltern zu streiten anfingen. Von ihrer Mutter wusste ich, dass es in der Ehe Probleme gab, seit Sandy klein war. Die Auseinandersetzungen waren aber nie so bedrohlich gewesen wie der Streit, der dazu geführt hatte, dass sie fluchtartig das Haus verließen. Sandys Vater beschrieb sie als einen zornigen Mann, der sich mit Alkohol und Drogen betäubte und kaum Zeit mit Sandy verbrachte. Während des Erstgesprächs hatte ich gefragt, ob Sandy jemals körperlich bestraft worden war, was ihre Mutter verneinte. Sie erklärte, sie sei die Hauptbezugsperson, und Sandy müsse überhaupt nur selten bestraft werden, da sie ein »Musterkind« sei.

Ich bat Sandy, die Trommel zu benutzen, um sich mit dem Gefühl in ihrem Bauch zu beschäftigen. Tempo und Lautstärke nahmen zu, je länger Sandy die Trommel schlug, und ich fragte sie, was los sei. Sie erklärte mit lauter Stimme, dass sie wütend sei und ihre Mutter beschützen müsse. Ihre Wut habe ihr geholfen, den Besen zu ergreifen, mit dem sie ihren Vater von ihrer Mutter habe wegdrängen können. Als er ihre Mutter würgte, habe sie ihn angeschrien, er solle aufhören, aber er habe nicht auf sie gehört. Ich bat Sandy, diese Wut zu beschreiben, und sie antwortete, sie fühle sich dadurch viel älter, wie eine 18-Jährige. Dann fragte ich sie, ob sie jemanden kenne, der 18 Jahre alt sei, und sie gab an, dass im Schulbus immer auch einige ältere Schüler mitfuhren. Sie kannte aber niemanden, der exakt 18 Jahre alt war. Daraus schloss ich, dass ein älterer Anteil von Sandy entstanden war, um ihrer Mutter beizustehen. Beim Erstgespräch hatte Sandys Mutter sie als sehr verantwortungsbewusst und fleißig beschrieben, sowohl zu Hause als auch in der Schule, und sie machte wirklich einen reiferen Eindruck als ihre Altersgenossen.

Somatische und psychische Dissoziation können sehr rasch auftreten. In Sandys Fall war es wichtig, dass sie einen Weg fand, sich mit den Reaktionen ihres Körpers auf die übermächtige Angst, Hilflosigkeit und Wut, die sie als Augenzeugin des Streits zwischen ihren Eltern erlebte, auf eine Weise auseinanderzusetzen, die sie nicht retraumatisierte. Insofern war es unumgänglich, ein sicheres und unterstützendes Umfeld zu schaffen, in dem sie Zugang zu ihrer inneren Stärke finden würde, die ihr dann wiederum bei der Bewältigung der ganzen Palette ihrer inneren Erfahrungen helfen könnte.

Ich fragte Sandy, ob sie irgendwelche Erinnerungen oder Erfahrungen mit dem Gefühl von Sicherheit habe. Nach einigem Nachdenken nannte sie eine Zeit am Meer, wo sie mit ihren Großeltern mütterlicherseits in den Ferien gewesen war, und erklärte, dass die unterschiedlichen Farben des Meeres ihr ein Gefühl von Ruhe vermittelten. Ich fragte sie, ob wir dieses irgendwie bildhaft darstellen könnten, und bot ihr verschiedene Optionen zur Auswahl an, darunter Kneten, Zeichnen, Malen und eine Schale mit Sand. Sandy wählte die Knetmasse. Dann schuf sie verschiedene Blautöne, indem sie Blau mit Weiß mischte, und formte daraus Wellen (s. Abb. 18.3). Ich fand es bemerkenswert, dass sie ein Medium auf der kinästhetischen Ebene wählte und dann auf die wahrnehmungsbezogene Ebene überging, als sie die Wellen aus Knetmassestücken formte, die sie zunächst durchknetete, dabei die Farben mischte, und dann in Ruhe alles zusammen plattdrückte.

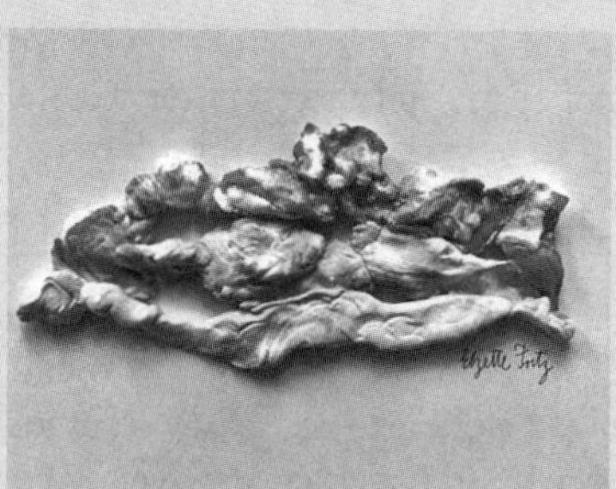

Abb. 18.3: Meer der Ruhe

Ich fragte Sandy, wo in ihrem Körper sie das Blau des Meeres spüren könne, und sie legte die Hand auf ihre Brust. Ich sagte ihr, dass unsere Atmung wie die Bewegung der Wellen sei, die am Meeresufer anbranden und sich wieder zurückziehen. Ihre Atmung war gleichmäßig und rhythmisch. Ich lud sie ein, sich dieses Gefühl einzuprägen und die Erinnerung in ihrem Körper zu verankern, um es bei Bedarf abrufen zu können, indem sie ihre Hand auf ihre Brust legte. Man merkte Sandy an, dass es ihr Freude machte, die Wellen zu beobachten, selbst die großen anbrandenden Wellen. Ich erklärte ihr, dass die Wellen des Meeres manchmal ruhig und sanft sind, zu anderen Zeiten aber gewaltig sein können. Große Wellen weichen mit der Zeit immer wieder der Ruhe. Ich wollte dieses Bild als Anregung so verankern, dass Sandy in ihren körperlichen Reaktionen Raum für Veränderungen schaffen konnte, ohne die damit verbundene Angst zu spüren, zumal sie eine begeisterte Korbballspielerin war, der es guttat, wenn sie während des Spiels unter Adrenalin stand. Sandy nannte mir zahlreiche Worte, mit denen sie ihre Knetmasse-Wellen beschrieb und die ich notierte. Gemeinsam verfassten wir ein Mantra, das sie sich selbst vorsagen konnte. Dabei konzentrierten wir uns auf die Farbe Blau, und sie wiegte ihren Körper sanft von einer Seite zur anderen, während ihre Hände in Einklang mit ihrer Atmung den Rhythmus des Meeres nachahmten. Das würde ihr helfen, dieses Gefühl der Ruhe wieder aufzurufen, wann immer sie es brauchte.

Blau ist das Meer

Wasser und Himmel

Blau ist mein Atem

Frei zu fliegen.

Das Formulieren des Vierzeilers als Affirmation für Sicherheit und Stabilisierung betraf die kognitive Ebene auf dem Kontinuum, während die Knetmasse und die Bewegung die kinästhetische/sensorische Ebene ansprachen.

Wir beendeten die Sitzung, indem wir draußen im Garten abwechselnd Seifenblasen pusteten. Dieses Spiel, das die Atmung beeinflusst, wirkt belebend und ist wichtig, wenn es darum geht, im Körper gefangene Energie freizusetzen. Das autonome Nervensystem kann durch Atem, Bewegung und Berührung aktiviert werden (van der Kolk 2014). Das Pusten von Seifenblasen aktiviert den ventral-vagalen Ast des autonomen Nervensystems. Dieser Ast fördert Ruhe und soziale Ankopplung, er vermittelt ein Gefühl von Sicherheit und Verbundenheit, zumal es sich um eine konzentrierte Atmung handelt, die durch Luftblasen sichtbar wird.

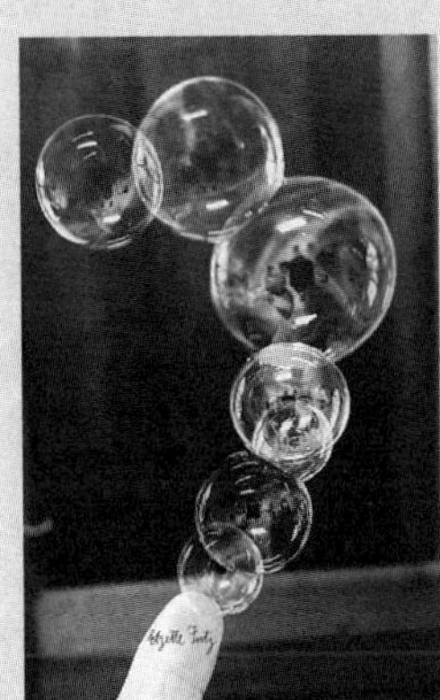

Abb. 18.4: Seifenblasen fangen

Sandy war sowohl energiegeladen als auch ruhig, während sie mit den Händen Seifenblasen fing (s. Abb. 18.4). Ich fragte sie, ob die Seifenblasen für Wünsche oder Ängste stünden, woraufhin sie antwortete, die Seifenblasen seien Wünsche. Auf die Frage, was denn ihre Wünsche seien, antwortete sie, sie wünsche sich ein konfliktfreies Zuhause, dass sie gut in der Schule sei, dass sie gute Freunde habe und dass sie eines Tages anderen helfen könne. Ich merkte mir dies, da sie einen älteren Ego-State erwähnt hatte, der ihr während des Streits zwischen ihren Eltern zu Hilfe gekommen war. Ich fragte Sandy, ob sie bis zu unserer nächsten Sitzung eine »Blase« basteln wolle, die wir benutzen könnten, um sie an Zeiten zu erinnern, in denen sie sich sicher gefühlt hatte. Sandy stimmte dieser Aufgabe mit Begeisterung zu.

Aktivieren und Befragen von Ego-States

Vor der nächsten Sitzung mit Sandy traf ich mich mit ihrer Mutter. Ihr Vater wollte sich nach wie vor nicht mit mir treffen. Sandys Mutter wirkte ängstlich und energielos, sie sprach leise. Sie erklärte, dass Sandy nachts bei ihr schlafe, da sie beide Schlafprobleme hätten, und dass Sandy unter der Woche eingenässt habe. Ich konnte nicht umhin, mich zu fragen, ob Sandy aus eigenem Bedürfnis oder zum Schutz ihrer Mutter oder aus beiden Gründen bei ihrer Mutter schlief. Sandy wollte ihren Vater nicht besuchen, und die Lehrer in der Schule waren beunruhigt, da sie in einen Vorfall mit aggressivem Verhalten gegenüber einem Mitschüler verwickelt gewesen war. Ich verwies die Mutter an einen Psychologen, der sie unterstützen konnte, und nahm das regressive Verhalten von Sandy zur Kenntnis.

Als ich mich anschließend mit Sandy traf, fragte ich nach, ob sie denn eine Blase zum Thema Sicherheit angefertigt habe. Stolz zeigte sie mir ihre Blase aus Knetmasse (s. Abb. 18.5). Sie erklärte, dass die Farben sie an die Meereswellen erinnerten, dazugekommen waren die Farben der Seifenblasen, die wir gemacht hatten. Ich fragte sie, ob sie die »Blase der Sicherheit« in ihrem Inneren spüren könne, und sie erklärte, dass sie, wenn sie sich selbst umarme, die Wärme ihrer Arme und Hände spüren könne, was sie an ihre Großeltern erinnere.

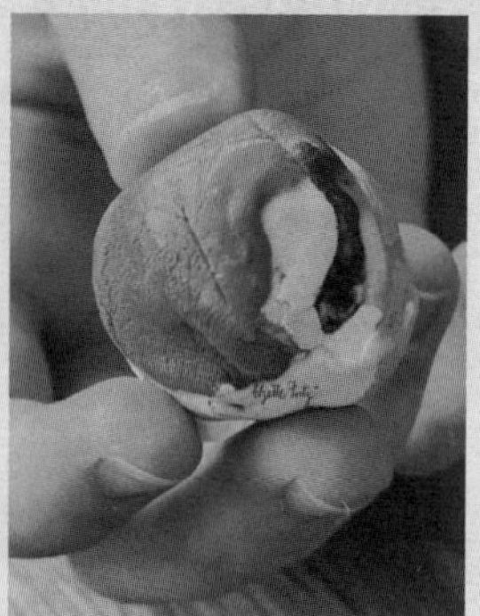

Abb. 18.5: »Blase der Sicherheit« aus Knetmasse

Ich erkundigte mich nach ihrem Schlafverhalten, und sie erzählte mir, dass sie in Gedanken immer wieder bei dem Streit zwischen ihrer Mutter und ihrem Vater sei. Ich bemerkte, wie ihr Körper erstarrte und sie den Kopf zwischen die Schultern schob, sich also körperlich regelrecht zusammenzog. Als ich Sandy daraufhin bat, einen Klang zu erzeugen, der das Erleben in ihrem Körper ausdrückte, ging sie zur Trommel und trommelte sehr sachte, aber in schnellem Tempo. Ich fragte sie, was wir denn verwenden könnten, um dieses Körpergefühl darzustellen. Sandy wählte violette und schwarze Knetmasse sowie eine echte Muschelschale aus meiner Sammlung und begann, ein Tier zu formen. Sie beschrieb es als eine »Meeresschnecke« (s. Abb. 18.6). Als ich ihr vorschlug, dass wir uns nun in ihre innere Vorstellungswelt begeben und mit der *Meeresschnecke* sprechen, wollte Sandy jedoch die Augen nicht schließen. Ich stellte daher die Hypothese auf, dass es sich bei der *Meeresschnecke* möglicherweise um den 3-jährigen Ego-State handelt, auf den sie zuvor angespielt hatte: Sie hatte Angst vor dem, was zwischen ihren Eltern passierte, musste sich verstecken und brauchte Schutz.

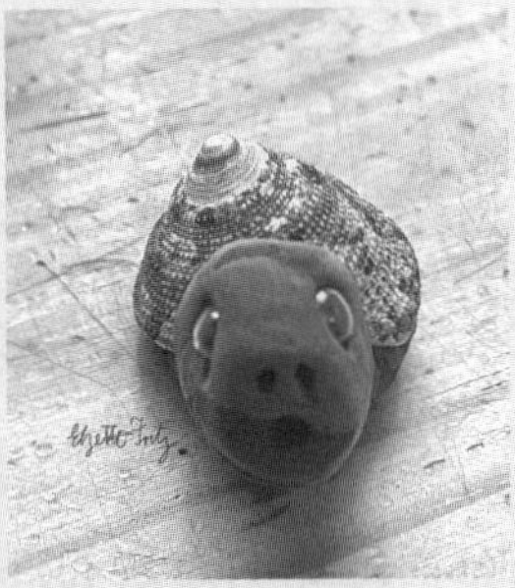

Abb. 18.6: Meeresschnecke

Ich fragte Sandy, was die *Meeresschnecke* denn brauche, und sie sagte, einen »Schutzengel«. Das überraschte mich, denn ich hatte erwartet, dass sie auf die *Blase der Sicherheit* zurückgreifen würde. Ich fragte sie, ob wir einen solchen Engel herstellen könnten. Daraufhin formte Sandy einen Engel aus Knetmasse und verwendete Weiß und Rosa und Blau für die Flügel (s. Abb. 18.7). Außerdem wählte sie ein Herz aus meiner Kiste. Sie erklärte, die blauen Flügel würden sie an das Meer erinnern, während das rosafarbene Herz die Liebe ihrer Mutter und ihrer Großeltern repräsentiere. Ich sah den *Schutzengel* als einen ressourcenreichen Ego-State an, der von den liebevollen Bezugspersonen in ihrem Leben geprägt war. Sandy erklärte mir, dass der *Schutzengel* die *Meeresschnecke* vor Leid und Unheil bewahren würde. Ich fragte sie, wie sie diesen Schutz spüren könne, und sie umarmte sich selbst, indem sie die Arme vor der Brust kreuzte und die Hände jeweils auf den gegenüberliegenden Arm legte.

Dann bat ich sie, ihren *Engel* anzuschauen und die schützende Liebe zu spüren, während sie sich selbst umarmte und sich mit den Händen sanft über die Arme strich. Ich schlug ihr vor, diese Selbstumarmung regelmäßig zu praktizieren, da sie ihr helfen würde, wann immer sie das Gefühl hatte, Schutz zu brauchen, und sie an die Liebe der Personen erinnern würde, die ihr nahe waren. Bevor wir unsere Sitzung beendeten, bat ich Sandy, für mich einen Rhythmus zu trommeln, der den Empfindungen in ihrem Körper entsprach. Sie schlug einen sanften Rhythmus in gemäßigtem Tempo und bewegte dabei ihren Körper von einer Seite zur anderen. Nach dieser Sitzung teilte mir ihre Mutter mit, dass Sandy nicht wieder eingenässt hätte und begonnen habe, in ihrer Freizeit Bilder von Engeln zu zeichnen.

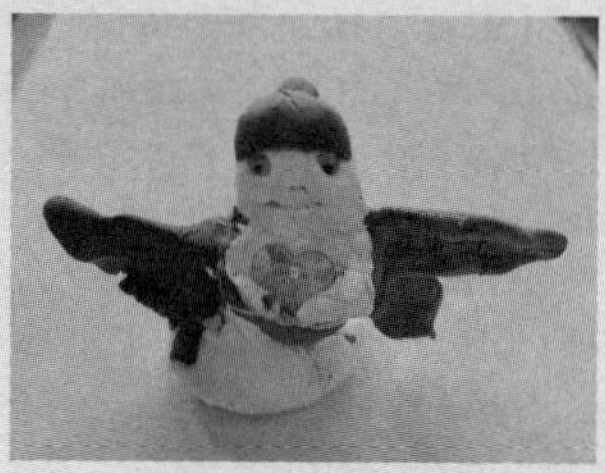

Abb. 18.7: Schutzengel

In der nächsten Sitzung bat ich Sandy, sich auf ihre Atmung einzustimmen und ein Musikinstrument auszusuchen, um den Rhythmus ihres Herzens zu schlagen, nachdem sie sich die Hand auf das Herz gelegt hatte. Sandy wählte wieder die Trommel und schlug sie schnell und laut, und ich fragte nach, wie ihr Tag bis zu unserem Termin gewesen sei. Sie erzählte von einem Jungen in ihrer Klasse, den sie nicht leiden könne. Sie beschrieb ihn als laut und gemein und als einen Fiesling. Während sie erzählte, weiteten sich ihre Augen, und ihr Kiefer verkrampfte sich.

Ich überlegte, ob Sandys Reaktion auf den Jungen nicht damit zusammenhing, dass ihr Vater ihre Mutter angegriffen hatte. Ich fragte sie, was sie dem Jungen denn gerne sagen würde. Sandy antwortete, sie würde ihm am liebsten sagen: »Hör endlich auf!« Ich bat sie, Gefühl in diese Worte zu legen, während sie die Trommel schlug. Sandy wiederholte die Worte, zunehmend lauter, bis sie sie regelrecht schrie. Nun forderte ich Sandy auf, eine Hand auf ihr Herz und eine auf ihren Bauch zu legen und darauf zu achten, was sie in ihrem Körper spürte. Sie sah mich an, lächelte und sagte, dass ihr Herz schnell schlage und ihr Körper sich warm und stark anfühle. Dann fragte ich Sandy, ob der Junge sie an jemanden erinnere, und sie sagte, er erinnere sie an ihren Vater, als der versuchte, ihre Mutter umzubringen. Sie erzählte mir, dass sie ihren Vater angeschrien hatte, er solle endlich aufhören, aber er hätte nicht auf sie gehört, und das habe sie ängstlich und wütend gemacht. Deshalb sei sie losgerannt, um den Besen zu holen und ihren Vater dazu zu bringen, von ihrer Mutter abzulassen.

Ich fragte sie, ob sie ein Bild von der enormen Energie in ihrem Körper kreieren könne. Sandy suchte verschiedene Wachs- und Ölkreiden aus und fing an, große Flammen in leuchtenden Rot- und Orangetönen zu malen. Pastellkreiden sind kinästhetisch, da sie schmieren, während Ölkreiden härter und wasserfest sind und auf die wahrnehmungsbezogene Ebene gehören. Sandy mischte die Pastellfarben und verrieb sie mit den Fingern auf dem Blatt. Außerdem wollte sie knallrotes Papier, das sie zu Streifen zerriss und auf ihre Zeichnung klebte. Ich wollte wissen, ob sie dem Bild einen Namen geben könne, und Sandy erklärte, es sei »Feuer« (s. Abb. 18.8). Die Beschäftigung mit den Kreiden und das Zerreißen des Papiers versetzte Sandy in die Lage, die Energie ihrer Wut, die in ihrem Körper gefangen zu sein schien und mit der Wut auf ihren Vater zusammenhing, zu externalisieren. Das passte genau zu dem, was Sandys Mutter mir über sie erzählt hatte: Sandy habe begonnen, ihrer Mutter zu sagen, was sie tun solle, und zwar noch mehr und deutlicher, als sie es bereits vor dem gewalttätigen Streit zwischen ihrer Mutter und ihrem Vater getan hatte.

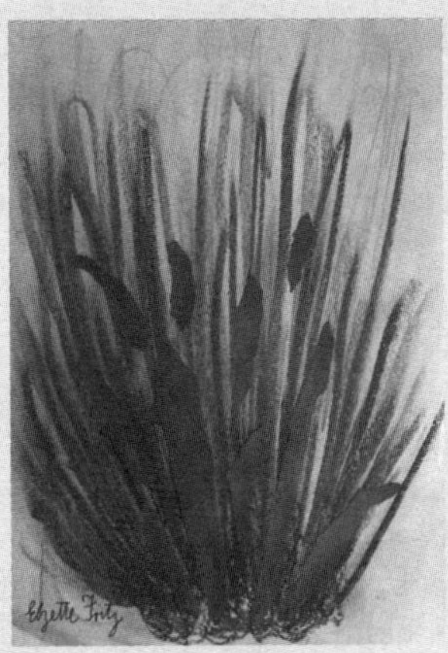

Abb. 18.8: Feuer

Ich fragte Sandy, wann das *Feuer* begonnen habe, sie zu besuchen, und Sandy sagte, es sei gekommen, als ihre Mutter Schutz brauchte. Sie erzählte mir, diese Energie sei in ihr, seit sie ganz jung war, und sie gäbe ihr das Gefühl, älter zu sein. Ich schloss daraus, dass es sich um einen schützenden Ego-State handelte, der dazu diente, sowohl Sandy als auch ihre Mutter zu schützen. Ich beglückwünschte sie dazu, einen solchen inneren Anteil zu haben, der älter als sie und in der Lage war, ihr zu Hilfe zu kommen, wenn es nötig war.

Ich fragte sie, was denn der Unterschied zwischen 18 und 8 Jahren sei, und Sandy erklärte mir, dass 8-jährige Kinder mehr spielen könnten, während man mit 18 eifriger lernen müsse. Sie sagte auch, dass man mit 18 besser Korbball spielen kann als mit 8, und dass Erwachsene 18-Jährigen aufmerksamer zuhören als 8-jährigen Kindern.

Ich fragte sie, was das *Feuer* brauche, damit eine 8-Jährige weiterspielen und die 18-Jährige bei den Schularbeiten und beim Korbball helfen könne. Sie meinte, der *Schutzengel* könne einen Ring aus Wasser um die Flammen legen, um das Feuer in Grenzen zu halten und zu verhindern, dass es anderen Schaden zufügt. Während sie den Wasserring schuf, meinte Sandy, dass er sie an Seifenblasen erinnere und dass sie eine »Blase des Schutzes« um das Feuer schuf. Die Sitzung endete damit, dass Sandy sich wieder mit der Trommel beschäftigte, die sie jetzt rhythmisch und gleichmäßig schlug.

Dies war die letzte Sitzung in diesem Jahr, da die Schule nun endete und Sandy und ihre Mutter über die Weihnachtsferien an die Küste fuhren. Da ich wusste, dass das Trauma noch nicht gänzlich bewältigt war, teilte ich ihrer Mutter mit, dass wir nach den Weihnachtsferien unbedingt weitermachen sollten. Leider beging Sandys Vater während der Weihnachtsferien Suizid, was dazu führte, dass Sandy und ihre Mutter umziehen mussten. Aufgrund logistischer und finanzieller Probleme konnte ich Sandy nicht wiedersehen, obwohl ich mehrfach betonte, wie wichtig eine weitere Zusammenarbeit wäre.

Wiederverbindung, Neuverhandlung und Rekontextualisierung durch Auflösung des Traumas und Schaffen einer korrigierenden Erfahrung

Zehn Jahre später, im Jahr 2023, kontaktierte mich Sandys Mutter mit der Bitte, abermals mit ihrer Tochter zu arbeiten. Sandy war inzwischen im letzten Schuljahr und 18 Jahre alt. Das war bedeutsam für mich, denn ich erinnerte mich, dass Sandy seinerzeit einen Anteil erwähnt hatte, der 18 Jahre alt war. Sandy war gut in der Schule, hatte viele Freunde, war Klassensprecherin und Kapitänin der Korbball-Mannschaft. Ihre Mutter machte sich jedoch Sorgen, weil Sandy unter Angstzuständen litt, die ihre Konzentrationsfähigkeit beeinträchtigten. Ich war neugierig, wie unser Treffen verlaufen würde, da ich Sandy seit so vielen Jahren nicht mehr gesehen hatte. Sie war ein sehr hochgewachsenes Mädchen und sagte mir, dass sie sich daran erinnerte, wie sie bei mir die Trommel geschlagen, Seifenblasen gepustet und mit Knetmasse gearbeitet hatte. Ihre Großeltern lebten noch, aber Sandy und ihre Mutter waren in ein eigenes Haus gezogen. Ihre Mutter war in einer Beziehung, und Sandy erzählte mir, dass ihre Mutter und Derrick, der Partner ihrer Mutter, sich oft stritten. Ich fragte sie, ob es zu Handgreiflichkeiten käme, was sie verneinte, aber sie schrien sich an, und das löste bei ihr Angstzustände aus, insbesondere dann, wenn ihre Mutter zu weinen anfing. Ich fragte sie, wo sie die Angst spürte, und sie verwies auf ihren Bauch.

Ich sagte ihr, dass ich in den letzten Jahren häufig an sie gedacht hätte und beeindruckt sei, wie sie sich gemacht hatte. Sie berichtete, dass sie sich oft auf ihre Atmung konzentriere, sich an das Bild der Wellen erinnere und zahlreiche Engelsfiguren in ihrem Zimmer habe, die sie daran denken ließen, dass sie in Sicherheit sei. Ich fragte sie, wo im Körper sie das Gefühl der Sicherheit erlebte, und sie legte ihre Hand auf die Brust. Die Empfindungen dort beschrieb sie als eine sanfte Bewegung, wie Meereswellen in verschiedenen Blautönen. Ihre Worte erinnerten mich an die Wellen, die sie gefertigt hatte, als sie als Kind bei mir war, und ich erinnerte mich auch an den Schutzengel, den sie damals, als kleines Mädchen, kreiert hatte.

Ich bat sie, die Augen zu schließen, ihre Aufmerksamkeit auf ihren Bauch zu richten und an einen nicht lange zurückliegenden Vorfall zu denken, bei dem ihre Mutter und ihr Partner heftig gestritten hatten. Ich bemerkte, wie ihr Körper sich regelrecht verschloss und ihr Kiefer verkrampfte. Ich fragte sie, was denn gerade geschehe, und sie antwortete, es erinnere sie an eine Zeit, als ihre Eltern miteinander stritten. Ich wollte wissen, wie alt sie sei, und sie sagte, sie sei sehr jung. Als ich vorsichtig nach weiteren Informationen fragte, fing sie plötzlich an zu weinen und sagte, es sei ihre Schuld. Sie sei schuld am Tod ihres Vaters. Mir wurde klar, dass ein Teil von Sandy Schuldgefühle hatte und sich für den Suizid ihres Vaters verantwortlich fühlt. Auf Nachfrage nannte sie ein Alter von 8 Jahren. Ich fragte sie, ob es möglich wäre, ihren Vater zu treffen, und wo ein solches Treffen gegebenenfalls stattfinden solle. Sie sagte, sie würde ihn gern im Park treffen, wohin er sie als kleines Mädchen immer mitgenommen hatte. Dann fragte ich, ob sie möchte, dass ich dabei sei, was sie bejahte, aber das Treffen solle nur zwischen ihr und ihrem Vater stattfinden. Ich war zwar skeptisch, wusste aus ihren Berichten aber auch, dass Sandy gerne an kirchlichen Aktivitäten teilnahm und dass ihr Pastor oft über Vergebung predigte. Ich wollte wissen, ob der *Schutzengel* anwesend sein könne, und sie nickte. Ich sagte ihr, sie könne mich jederzeit dazurufen, wenn sie mich brauche. Dann fragte ich, ob sie ihren Vater sehen könne, und sie nickte. Sie sagte, er freue sich, sie zu sehen, und wolle sie in den Arm nehmen. Während sie dies erzählte, liefen ihr unaufhörlich Tränen über die Wangen. Ich fragte sie, ob sie mir mehr über die Begegnung berichten wolle. Sandy schwieg eine ganze Weile, erzählte mir dann aber, dass ihr Vater sich bei ihr für den Schmerz entschuldigt habe, den er ihnen allen zugefügt hatte. Er habe ihr gesagt, dass er sie liebe und dass sie keine Schuld trage. Daraus schloss ich, dass Sandy sich mit einem Introjekt ihres Vaters verband.

Ich fragte Sandy, ob noch andere Anteile von ihr das hören müssten, doch sie sagte, das sei nicht nötig; die anderen hätten die Botschaft schon mitbekommen. Auf meine Frage, ob sie auch eine Botschaft für ihren Vater habe, zitierte sie den Refrain »I forgive you; I forgive me ... No shame, no blame ...« aus dem Lied *Forgiveness* von Kelly Clarkson. Auf die weitere Frage, wie ihr Vater auf diese Botschaft reagiere, seufzte sie hörbar auf, und ihre Miene wurde weicher. Sie erzählte mir, er sei nun dabei, in das Licht zu entschwinden, das durch die Wolken schien.

Als Sandy ihre Augen öffnete, fragte ich sie, ob sie noch irgendetwas brauche. Sie meinte, sie wolle es einfach genießen, 18 Jahre alt zu sein. Viel zu lange habe sie sich älter gefühlt – genau genommen, seit sie mit 8 Jahren die Beschützerrolle für ihre Mutter hatte übernehmen müssen. Ich fragte weiter, was 18 sein denn für sie bedeute, und sie sagte, dass ihre Mutter und Derrick ihre Probleme selbst lösen müssten, damit sie ihr letztes Schuljahr genießen und mit ihren Freunden ans Meer fahren könne. Daraufhin fragte ich sie, ob es ihr recht sei, wenn ich mich mit ihrer Mutter und Derrick träfe, was sie bejahte.

Integration und Heilung

Sandy hatte alle Objekte, die in unseren Sitzungen entstanden waren, aufgehoben und in ein »Schatzkästchen« gelegt. Gegen Ende unserer Sitzungen ließen wir die gemeinsame Zeit Revue passieren, indem wir die verschiedenen »Schätze« in ihrem Kästchen nochmals Stück für Stück genau unter die Lupe nahmen.

Kurz darauf hatte ich ein Gespräch mit Sandys Mutter und Derrick und verwies die beiden mit Erfolg an einen Kollegen, der auf Paartherapie spezialisiert ist. Ich betonte, wie wichtig es sei, Sandy eine Balance zwischen Lernen und Kontakt zu Gleichaltrigen finden zu lassen, ohne sich um die Beziehung zwischen ihrer Mutter und Derrick sorgen zu müssen.

Anwendung und Anpassung im Alltag sowie posttraumatisches Wachstum

In der letzten Sitzung mit Sandy ging es um ihre weiteren Pläne. Sie teilte mir mit, dass sie an der Universität angenommen worden sei und Jura studieren würde. Sie wolle etwas im Leben der Menschen bewirken, betonte aber, dass sie sich nicht auf Familienrecht spezialisieren wolle, da sie das Gefühl habe, dass ihr das zu nahegehen könnte. Sie wolle auch eine weiter entfernte Uni besuchen, damit sie auf dem Campus wohnen und das Sozialleben, das zu einem Studium dazugehört, verantwortungsbewusst genießen kann (als sie dies sagte, lächelte sie, da ihre Mutter sie oft gewarnt hatte, dass sie möglicherweise die Suchttendenz ihres Vaters geerbt hätte). Sie wollte die Sitzung auch nutzen, um nochmals mit Knetmasse zu arbeiten und die verschiedenen Teile ihrer Persönlichkeit darzustellen (s. Abb. 18.9).

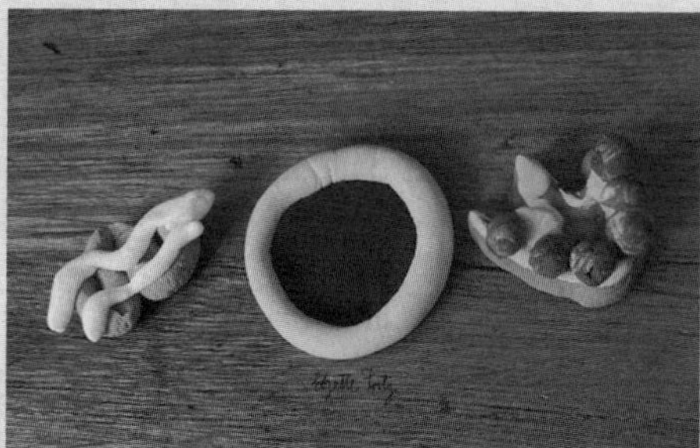

Abb. 18.9: Teile von Sandy

Sie erklärte, die blaue und gelbe Struktur (links) stünde für Wellen der Leichtigkeit und des Glücks und erinnere sie an ihren spielerischen *Wesenskern*, an die Energie, mit der sie zur Welt gekommen war. Der orangefarbene Kreis (Mitte) stehe für das *Gleichgewicht*, eine Mischung aus Gelb und Orange. Das *Feuer* (rechts), eine Kombination aus Braun und Orange, stelle ihre Wut und die aktivierte Adrenalin-Energie dar. Sie fügte Blau, Grün und Grau hinzu, um ihre Ängste und Befürchtungen darzustellen, während das Feuer dazu diente, sie zu schützen, wenn sie sich verletzlich fühlte. Anschließend schuf sie noch einen schwarzen *Schild*, den sie, wie sie sagte, benutze, um andere Menschen auf Abstand zu halten, wenn sie sich bedroht oder verraten fühlte.

In dem metaphorischen »schwarzen Schild«, der als Schutz gegen wahrgenommene Bedrohungen diente, sah ich allerdings auch eine potenzielle Gefahr für Sandy: Schließlich beinhaltete dieser Schutzmechanismus auch eine emotionale Distanzierung, die dazu führen konnte, dass sie andere von sich wegstieß und eine übertriebene Unabhängigkeit kultivierte, womit sie sich letztlich selbst schadete. Deshalb sprachen wir anschließend über die Verbundenheit aller Menschen und die Bedeutung gegenseitiger Abhängigkeit. Dazu führte ich die Natur als Beispiel für ein Ökosystem an, das von gegenseitiger Abhängigkeit geprägt ist. Um es verständlicher zu machen, leitete ich eine Visualisierungsübung an. Ich lud Sandy ein, die Augen zu schließen, sich in einen Zustand des Wohlbefindens zu versetzen und sich mit den verschiedenen inneren Energien zu verbinden, die sie kreiert hatte. Ich ermutigte sie zu beobachten, wie diese verschiedenen Aspekte miteinander interagierten. Als sie nach dieser Innenschau die Augen öffnete, schuf sie von sich aus eine Öffnung in ihrem schwarzen Schild – Symbol für ihre Bereitschaft, für andere Menschen und auch für Emotionen und Erfahrungen, die Unbehagen hervorrufen könnten, offener zu sein (s. Abb. 18.10). Sie erklärte, Gleichgewicht und Wesenskern zu bewahren, würde ihr helfen, diese schützende Grenze im Blick zu behalten und ggf. anzupassen.

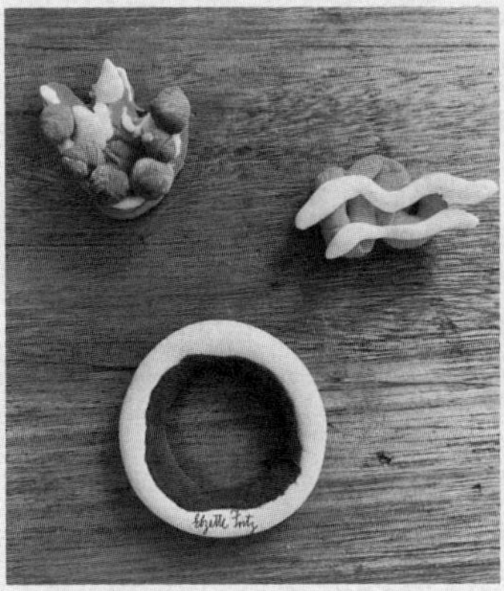

Abb. 18.10: Angepasster schwarzer Schild

18.5 Diskussion

Gemäß dem Kontinuum der Ausdruckstherapie war Sandy durch die Bewegung, die sie beim Schlagen der Trommel machte, zunächst auf der kinästhetischen/sensorischen Ebene. Musik mit Rhythmus erleichtert die Selbstregulation, was im therapeutischen Kontext Raum für Co-Regulation schafft, das Erkunden von Emotionen und Gedanken erlaubt und letztlich den Weg zur Selbstwiederherstellung ebnet (Malchiodi 2020). Die Emojis ermöglichten den Zugang zu ihren emotionalen Erfahrungen sowie zu möglichen Ego-States. Die Beschäftigung mit Knetmasse bot

Gelegenheit zu einer sensorischen und wahrnehmungsbezogenen Auseinandersetzung. Die Darstellung von Wellen als Symbol für ihr Erleben von Sicherheit war eine wesentliche Voraussetzung für die Erkundung von Ego-States, die in Zusammenhang mit ihren traumatischen Erlebnissen standen. Man könnte sagen, dass wir durch die Betrachtung des Jungen in ihrer Klasse auch die kognitive Ebene berührten, die zeigte, dass ihre Wut auf ihren Vater gerichtet war, um ihre Mutter zu schützen. Kreative, praktische Interventionen versetzen eine Person in die Lage, das, was oft nicht in Worten ausgedrückt werden kann, durch sensorische Verarbeitung zu externalisieren, was sowohl die intrinsische als auch die extrinsische Bindung erleichtert und bei der Affektregulation und Erregungsminderung hilft.

Meiner Erfahrung nach sind Kinder besser darin, sich mit ihren entsprechenden Ego-States zu verbinden und sie sinnlich zu erleben. Durch kreative Beschäftigung können sie die jeweiligen Energien erfahren, die mit der Aktivierung des autonomen Nervensystems als Reaktion auf Traumata verbunden sind. Kinder verstehen das Konzept »Energie« meist besser als »Ego-States«, da Energie im Körper spürbar ist, während Ego-States ein zu kognitives Konstrukt für ihre Denkebene sein können. Indem sie sich mit Energien in ihrem Körper verbinden, können Kinder diese auf eine Art und Weise ausdrücken, die sich, unter Anleitung des Therapeuten, sicher und gehalten anfühlt.

Da ich systemisch arbeite, bezog ich Sandys Mutter in die Sitzungen ein, die mit elterlicher Führung zu tun hatten, wobei der Schwerpunkt immer auf Selbstermächtigung lag. Dadurch entstand für Sandy ein Raum, in dem sie sowohl ihren Platz als Kind als auch als Heranwachsende einfordern konnte, ohne sich für die Sicherheit ihrer Mutter verantwortlich zu fühlen. Außerdem ermutigte ich ihre Mutter, selbst eine Therapie und eine Paartherapie zu machen. Ein systemischer Ansatz ist unerlässlich, wenn man mit Klienten zu tun hat, insbesondere mit Kindern, die für ihre Entwicklung von primären Bezugspersonen abhängig sind.

Bei vielen Kindern, die ein Trauma erlebt haben, insbesondere ein Entwicklungstrauma, ist es laut Siegel (2010) zentral, dass der Therapeut *Mindsight*[57] anwendet und die Gesten und Körperbewegungen des Klienten sowie auch die des Therapeuten beachtet. Das versetzt den Therapeuten in die Lage, Optionen für kreative Beschäftigung anzubieten und das Kontinuum der Ausdruckstherapie einzubeziehen, das Bewegung als Reaktion auf das autonome Nervensystem fördert. Dissoziation – gleichzeitig Segen und Fluch eines Traumas – führt zu einer Fragmentierung der Psyche und der anschließenden Entwicklung von traumaassoziierten Ego-States. Der Zugang zu Ego-States mittels Expressive Arts spricht alle Sinne an, was eine Körper-Geist-Verbindung auf sichere und haltende Art und Weise möglich macht. Die Handlungs- und Bewegungsorientierung, die durch Einbeziehung von Expressive Arts unter therapeutischer Begleitung erleichtert wird, versetzt Menschen, die

57 *Mindsight* ist eine vom US-amerikanischen Psychiater Daniel Siegel entwickelte Therapiemethode, die auf neurologischen Erkenntnissen und Konzepten aus Neurowissenschaft, Psychologie und Hirnforschung basiert (vgl. das gleichnamige Buch von Siegel 2010) (Anm. d. Übers.).

ein Trauma erlebt haben, in die Lage, sich mehr im Körper und stärker verbunden zu fühlen, anstatt in der Dissoziation zu verharren. Auch Titrieren (Rothschild 2000) wird durch die Beschäftigung mit Ausdruckskunst möglich – vorausgesetzt, der Therapeut behält das Aktivierungsniveau des Klienten im Auge und stellt sicher, dass belastende Emotionen, Gedanken und Erfahrungen auf kontrollierte und erträgliche Weise angesprochen werden.

Das Pusten von Seifenblasen, das auf die Atmung wirkt, bietet einen direkten Zugang zum autonomen Nervensystem und ist ein wirkungsvolles Mittel, um ein Gefühl der Sicherheit und Verbundenheit in der Innenwelt zu ermöglichen (Dana a. Porges 2018), insbesondere dann, wenn sich die Außenwelt beängstigend anfühlt. Ein Atemzug der Angst und ein Seufzer der Erleichterung vermitteln die Bedürfnisse des autonomen Nervensystems. Indem man den Atemrhythmus und die Empfindungen in der Brust bewusst wahrnimmt, kann man sich mit dem ventral-vagalen System verbinden. Durch verlangsamtes, verlängertes gleichmäßiges Atmen kann das Pusten von Seifenblasen den Parasympathikus aktivieren. Im Gegensatz dazu aktiviert eine schnelle, unregelmäßige Atmung mit heftigem Einatmen das sympathische Nervensystem. Je nachdem, welche Art des Ausatmens zum Pusten von Seifenblasen eingesetzt wird, kann das Pusten von Seifenblasen helfen, Personen zu aktivieren, die sich in dissoziiertem Zustand erstarrt und taub fühlen, und andere Personen zu beruhigen, die sich in einer Kampf-oder-Flucht-Reaktion getrieben fühlen.

Seifenblasen erinnern an eine Zeit der Unschuld und der Bewegungsfreiheit, da die Augen den zum Himmel aufsteigenden Seifenblasen folgen. Das Ausstrecken der Hände nach den Seifenblasen ist ein instinktiver Akt. Es kann der Vorläufer für eine spätere Integration von Yoga in die Therapie sein, wo Atem und Bewegung den Klienten unterstützen, sich mehr im Körper zu fühlen und achtsamer mit inneren Erfahrungen umzugehen, während er bewusst im Hier und Jetzt geerdet ist. Angesichts eines Traumas kann der Zugang zu Imaginationen eine Herausforderung darstellen (van der Kolk 2014), ist jedoch unerlässlich, um mit den negativen Auswirkungen des Traumas umzugehen. So können beispielsweise die Regenbogenfarben, die sich im Sonnenlicht spiegeln, die Vorstellungskraft einladen, sich zu öffnen.

Die Verbindung mit einem Sicheren Ort in der Innenwelt stärkt die innere Kraft. Sie gibt Hoffnung und ermöglicht die geistige Flexibilität, die notwendigen Veränderungen vorzunehmen, um sich aus dem Griff der traumatischen Erfahrungen zu befreien. Meiner Erfahrung nach (und wie in Sandys Fall gezeigt) ermöglicht die Verbindung mit einem Sicheren Ort den Zugang zu einem oder mehreren Ego-States, die Widerstandsfähigkeit und Hoffnung fördern, und obendrein zu einer Weisheit, die über das chronologische Alter hinausgeht. Sobald ein Gefühl innerer und äußerer Sicherheit geschaffen und im Körper gefühlt wurde, sind Kinder wie Sandy in der Lage, das auszudrücken, was sich überwältigend anfühlt und zu Verwirrung und Panik beiträgt. In Sandys Fall hat sie ihre Wut als überwältigende Energie erlebt, die zu einer begleitenden Angst führte, die sich leicht als Traumaschleife manifestieren konnte. Indem Sandy diese Energie zum Ausdruck brachte und erkannte, dass sie in Anbetracht der Umstände »normal« war, schuf sie einen schützenden, haltenden Raum, der vergangene von gegenwärtigen Erlebnissen trennte.

18.6 Schlussfolgerung

Durch verschiedene gestaltende Aktivitäten auf der gesamten Bandbreite des Kontinuums konnte Sandy ihre traumatischen Erlebnisse für sie überschaubar und kontrolliert ausdrücken und dabei Körperwahrnehmungen mit kognitiver Sinngebung verbinden. Basierend auf der Aktivierung ihres autonomen Nervensystems fand sie Zugang zu verschiedenen inneren Anteilen und nutzte ihre Vorstellungskraft, um posttraumatisches Wachstum zu unterstützen. Ich denke oft an Milton Ericksons kluges Plädoyer, alles zu utilisieren, was ein Klient in den therapeutischen Prozess einbringt. Ich empfand es als großes Privileg, miterleben zu dürfen, wie Sandys Weg sich im Laufe der Zeit entwickelte, und es freute mich, ihr Veränderungsmöglichkeiten aufzeigen zu können, indem ich sie, abwechselnd folgend und führend, in den Tanz der Therapie einbezog. Der Segen der traumabedingten Dissoziation ermöglichte es Sandy, sich in Trance zu begeben, während sie sich in verschiedene Aktivitäten im Bereich der Ausdruckskunst vertiefte und dabei kraftvolle Bilder schuf, die ihren Ressourcen Gestalt verliehen und sie würdigten.

18.7 Literatur

Anderson, D. (2018): The alchemy of play. *Psychological Perspectives* 61 (2): 240–255. DOI: org/10.1080/00332925.2018.1461506.

Dana, D. a. S. W. Porges (2018): The polyvagal theory in therapy. Engaging the rhythm of regulation. New York, NY (W. W. Norton).

Erickson, M. (1980): The nature of hypnosis and suggestion. The collective papers of Milton H. Erickson on hypnosis, vol. 1. (E. L. Rossi, ed.). New York, NY (Irvington).

Herman, J. L. (2022): Trauma and recovery. The aftermath of violence—from domestic abuse to political terror. New York, NY (Basic Books).

Hinz, L. D. (2009): Expressive therapies continuum. A framework for using art in therapy. New York, NY (Routledge).

Kagin, S. a. V. B. Lusebrink (1978): The expressive therapies continuum. *The Arts in Psychotherapy* 5 (4): 171–180. DOI: org/10.1016/0197-4556(78)90024-3.

Knill, P. J., E. G. Levine a. S. K. Levine (2005): Principles and practice of expressive arts therapy. Toward a therapeutic aesthetics. London (Jessica Kingsley).

Malchiodi, C. A. (2015): Creative interventions with traumatized children. New York, NY (Guilford), 2nd ed.

Malchiodi, C. A. (2020): Trauma and expressive arts therapy. Brain, body, and imagination in the healing process. New York, NY (Guilford).

Malchiodi, C. A. (2021): Traumatic stress and the circle of capacity. *Psychology today*. Verfügbar unter: https://www.psychologytoday.com/us/blog/arts-and-health/202109/traumatic-stress-and-the-circle-capacity [1.9.2025].
Ncube, N. (2006): The Tree of Life project: Using narrative ideas in work with vulnerable children in southern Africa. *International Journal of Narrative Therapy and Community Work* 1: 3–16.
Phillips, M. a. C. Frederick (1995): Healing the divided self. Clinical and Ericksonian hypnotherapy for dissociative conditions. New York (W. W. Norton).
Porges, S. (2004): Neuroception: A subconscious system for detecting threats and safety. *Zero to Three* 24 (5): 19–24.
Rothschild, B. (2000): The body remembers. The psychophysiology of trauma and trauma treatment. New York, NY (W. W. Norton).
Siegel, D. J. (2010): Mindsight. The new science of personal transformation. New York, NY (Bantam Books). [dt. (2012): Mindsight – Die neue Wissenschaft der persönlichen Transformation. München (Goldmann).]
Siegel, D. J. (2020): The developing mind. How relationships and the brain interact to shape who we are. New York, NY (Guilford).
Van der Kolk, B. A. (2001): Trauma and PTSD: Aftermaths of the WTC disaster – An interview with Bessel A. van der Kolk, MD. Interview by M. L. Korn. *Medscape*. Verfügbar unter: https://www.medscape.com/viewarticle/408691?form=fpf [16.8.2025].
Van der Kolk, B. (2014): The body keeps the score. Brain, mind, and body in the healing of trauma. New York, NY (Penguin).
Winnicott, D. W. (2005): Playing and reality. London (Routledge), 2nd ed.

19 Die Times-Methode: Kreativtherapeutisches Arbeiten in der Ego-State-Therapie

Silke Großbach

»Kunst gibt nicht das Sichtbare wieder,
sondern Kunst macht sichtbar.«

Paul Klee

Abstract

Die Times-Methode ist eine spezifische kreativ-therapeutische Interventionsmethode in der Ego-State-Therapie. Die Ego-State-Therapie als humanistische und ressourcenorientierte Methode, der ein Teilemodell des multidimensionalen Selbst zugrunde liegt, differenziert verschiedene Ich-Zustände und benennt Kategorien von Ego-States. Ego-States, die als Reaktion auf ein Trauma entstehen, sind oftmals mit dysfunktionalen Abwehr-, Schutz- und Vermeidungsstrategien verbunden und daher nicht immer bewusst zugänglich. Hier stellt die kreativ-therapeutische Times-Methode (Transparent Imaginary Mapping of Ego-States) einen nichtsprachlichen Zugangsweg dar, da das Malen auf Transparentpapier den Blick in die Innenwelt, in das psychodynamische Zusammenspiel der Anteile, das gleichzeitige Wirken von mehreren Ego-States, bezogen auf ein Problem, Symptom oder einen Konflikt, sichtbar werden lässt. Ein Fallbeispiel mit Bildern demonstriert die Prozessarbeit der Times-Methode, in der man Ego-States zuerst identifiziert und symbolisch sichtbar werden lässt, um danach weiter mit Bildkombinationen zu arbeiten, sodass eigene kreative und oft überraschende Lösungswege entstehen. Aufgezeigt wird, wie das Malen Distanzierung und Perspektivwechsel ermöglicht, und daraus flexiblere Bewältigungsmöglichkeiten entstehen, die zu mehr Kooperation und Integration führen, sodass die beschriebene Klientin eine verbesserte Stabilität, Selbstregulierungsfähigkeit und Selbstwirksamkeit erreicht.

Schlüsselwörter: Ego-State-Therapie, multidimensionales Selbst, Times-Methode, kreativ-therapeutisches Malen, Transparenz, Selbstwirksamkeit, Integration

19.1 Einführung

Über das Malen können wir einen Zugang zur Vielfalt der inneren Seelenlandschaft ermöglichen. In diesem Kapitel stelle ich Ihnen eine kreativtherapeutische Methode vor, die TIMES-Methode, die ich speziell für die Ego-State-Therapie entwickelt habe. Über das Malen – meist sind es nur kleine Skizzen, manchmal auch nur ein Strich oder eine Farbe – erleichtern wir den Blick in die Innenwelt.

Bei der Verarbeitung von Konflikten und traumatischen Erlebnissen kommt es zu dynamischen intrapsychischen Prozessen, einem inneren Ringen, Verdrängen, Abwehren, kompromisshaftem Lösen, das zu spezifischen Abwehr-, Schutz- und Kompensationsmechanismen führt. Diese bewusst zu machen, stößt oftmals auf erheblichen Widerstand. Nutzt man das Malen, um die Aufmerksamkeit nach innen zu richten, fällt es oft leichter, diese innere Dynamik zu erforschen und die Bereitschaft zu fördern, sich mit diesen inneren Konflikten, den Ursachen von Symptomen oder dem Dissoziationserleben auseinanderzusetzen.

Die TIMES-Methode nutzt das Malen auf Transparentpapier, um das psychodynamische Zusammenspiel der Anteile, das gleichzeitige Wirken von mehreren Ego-States, sichtbar zu machen. Die Ego-State-Therapie zielt, wie alle trauma-psychotherapeutischen Konzepte und Verfahren auf die Integration nichtintegrierter oder abgespaltener Persönlichkeitsanteile. TIMES ist eine spezifische Interventionsmethode, welche die prozessorientierten Ziele der Ego-State-Therapie berücksichtigt. Wir wollen zunächst Ego-States kennenlernen, die Anteile des Unbewussten identifizieren, die mit dem Problem, dem Symptom, einem Zustand oder einem Konflikt verknüpft sind. Jeder Anteil erhält eine Gestalt in Form eines bildhaften Ausdrucks. Durch diesen Prozess lassen sich Verständnis und Empathie anregen. Im weiteren Verlauf werden Anteile in Kombinationen zusammengeführt, weitere Bilder entstehen – mit dem Ziel, mehr Kooperation und Integration zu fördern.

Der Einsatz von kunsttherapeutischen Methoden zielt darauf ab, das Selbstwirksamkeitserleben zu stärken. Kunsttherapie setzt nach Rickert (2009) bei den Ressourcen, den gesunden Kräften, an und geht von der Grundannahme aus, dass die Kreativität einem Bereich im Menschen entstammt, der von Krankheit nicht erfasst wird, somit eine immerwährende Kraftquelle darstellt. Auch Watkins und Watkins (2003) bestärken uns darin, schöpferisch, kreativ tätig zu sein, denn sich selbst passend zu erleben, bedeutet auch, den Zugang zu dem eigenen inneren Kernselbst zu finden, das unbeschadet bleibt, trotz aller Widrigkeiten des Lebens.

19.2 Ego-State-Therapie als Persönlichkeitsmodell

Die Ego-State-Therapie ist eine humanistische und ressourcenorientierte Methode, der ein Teilemodell des multidimensionalen Selbst zugrunde liegt. John und Helen Watkins, Begründer der Ego-State-Therapie, definierten Ego-States als

> »organisiertes Verhaltens- und Erfahrungssystem, dessen Elemente durch ein gemeinsames Prinzip zusammengehalten werden und von anderen Ich-Zuständen durch eine mehr oder weniger durchlässige Grenze getrennt ist« (Watkins u. Watkins 2003, S. 45).

Diese Ich-Zustände entstehen aus drei verschiedenen Prozessen: 1. aus der normalen Differenzierung, 2. aus Introjektionen bedeutsamer anderer Menschen und 3. als Reaktion auf ein Trauma. Diese Ego-States sind nach Peichl (2015, S. 62) »komplexe neuronale Netzwerke, die Gefühle, Körpergefühle, Überzeugungen und Verhaltensweisen in einem bestimmten Augenblick oder über einen bestimmten Zeitraum festhalten«. Zudem werden in der Ego-State-Therapie drei verschiedene Kategorien von Ego-States unterschieden (vgl. dazu ausführlicher in Fritzsche u. Hartman 2010; Fritzsche 2013; Peichl 2015):

Die *erste Gruppe* der ressourcenreichen Ego-States bildet sich durch Anpassungs- und normale Entwicklungsleistungen. Ihre Ich-Funktionen sind flexibel, sie verfügen über Alltagstoleranz, sind der Lebenserfahrung angepasst und auf Gegenwart und Zukunft ausgerichtet. Die Ego-State-Therapie widmet ihnen viel Aufmerksamkeit, denn obwohl sie prinzipiell bewusst sind, ist der Zugang zu ihnen jedoch oft schwer, denn sie werden oft abgeschirmt durch die intrapsychischen Abwehr- und Schutzbemühungen. Um das Selbstwirksamkeitserleben zu stärken, ist der Zugang zu den eigenen Ressourcen enorm wichtig, damit diese sich entfalten können und zur Stabilisierung bei der Verarbeitung der Belastungen, des Traumas, beitragen können.

Die *zweite Gruppe*, die symptomassoziierten und traumatisierten Ego-States, tragen Symptome und Erlebnisse in sich, die auf bestimmte schwerwiegende Ereignisse und Konflikte im Leben hinweisen. Diese Ereignisse konnten nicht durch normale Anpassung bewältigt werden, sodass sie, um das Überleben der Psyche zu sichern, dissoziiert wurden. Diese abgekapselten Erfahrungen wirken weiter, obwohl die Bedrohung meist schon lange nicht mehr besteht. Bei ihnen lassen sich die Überlebensstrategien Kampf, Flucht und Unterwerfung beobachten. Um diese Erfahrungen dissoziiert zu halten, wird viel Energie benötigt, die dem Menschen in seiner Lebensentfaltung nicht mehr zur Verfügung steht.

Die *dritte Gruppe* beschreibt die destruktiv wirkenden Ego-States sowie die belastenden Introjekte. Diese Anteile zeigen Schutz-, Abwehr- und Bewältigungsbemühungen auf, da sie in den bedrohlichen Situationen zum Beispiel die Bindung zu wichtigen Bezugspersonen als Grundbedürfnis gesichert haben. Ihre Form der Verarbeitung war zu dem Zeitpunkt, als die Bedrohung stattfand, die passende und mögliche. Diese Schutzbemühungen – eingesetzt, um Gefühle wie Angst, seelischen Schmerz, Schuldgefühle, unlustvolle Affekte usw. unbewusst zu machen oder zu halten – erzeugen daher zwar zunächst Entlastung, doch der Konflikt, das Trauma, wird nur pseudogelöst. Die aus dem Bewusstsein verdrängten Inhalte bleiben trotzdem aktiv und zwingen zu immer intensiveren und komplizierteren Abwehrmaßnahmen, die zunehmend dysfunktionaler werden. Zudem verhindert die Verdrängung selbst eine bewusste Erledigung des Konfliktes. So wandeln sich die normalen Schutz- und Bewältigungsmechanismen zu pathologischen Abwehrreaktionen mit gravierenden Auswirkungen: Einschränkung der Ich-Funktionen, Reduzierung der eigenen Selbstentfaltung und -verwirklichung, Zwangsläufigkeit ihres Auftretens,

Rigidität und erheblicher Widerstand bei ihrer Bewusstmachung. Hier bieten sich nonverbale Ausdrucksmöglichkeiten an, um diese innere Dynamik zu erforschen. Ich werde Ihnen im Verlauf dieses Beitrags die TIMES-Methode am Fallbeispiel einer jungen Studentin vorstellen. Um die Anerkennung, die Zuwendung der Eltern zu sichern, war es notwendig, schmerzhafte Erlebnisse und den Zugang zu verletzten Anteilen abzuspalten. Die Schutz- und Bewältigungsbemühungen zielten auf Leistungsanforderungen und Anpassung, weitere Bedürfnisse und Ressourcen sowie Interessen mussten zurückgedrängt werden. Der bildhafte Zugang zu ihren inneren Anteilen ermöglichte mehr Empathie sowohl mit den verletzten als auch mit den um Schutz bemühten Anteilen, und es war sehr beeindruckend zu sehen, welch eigene kreative Lösungen sie entwickelte, die zu mehr Kooperation und flexibleren Bewältigungsmöglichkeiten führten.

19.3 Die kreativ-therapeutische TIMES-Methode

»Als Kind ist jeder ein Künstler.
Die Schwierigkeit liegt darin,
als Erwachsener einer zu bleiben.«

Pablo Picasso

Die TIMES-Methode unterstützt, wie alle kreativ-therapeutischen Methoden, den traumatisierten oder konfliktbeladenen Menschen dabei, seine Handlungsfähigkeit und sein Selbstwirksamkeitserleben zu stärken. Kreativität ist das Gegenteil von Stillstand, Rigidität, von immerwährenden Wiederholungen.

Kunsttherapie bringt den Menschen auf folgenden Ebenen mit sich selbst in Kontakt: psychisches Erleben, Kognitionen und körperliche Reaktionen. Das Gestalten erlaubt es dem Seelenzustand, sich durch kreativen Ausdruck aus der Isolation zu lösen und die eigene Identität zu finden und formen. Wir suchen nach dem, was wir noch nicht wissen, bevor wir es integrieren können. Das Erkennen dieser unterschiedlichen Anteile führt zur Stärkung der Ich-Funktionen. Es fördert Flexibilität, da einmal Erreichtes immer wieder zugunsten einer besseren Gestaltungslösung aufgegeben werden muss. Die so gestalteten Bilder wirken direkt, besitzen atmosphärisch verdichtete Energie. Zudem bieten sie als Stellvertreter Schutz, um unerträgliches Erleben auszulagern, sich davon zu distanzieren. In den kunsttherapeutischen Methoden geht es nicht darum, Kunstwerke zu schaffen, sondern sie begleiten dabei, ein inneres Erleben in eine erträgliche, stimmige Form zu fassen und unbewusste Seeleninhalte ins Bewusstsein zu bringen. Seelische Prozesse drücken sich im Bild oft umfassender und leichter aus als durch Worte.

Times – Transparent Imaginary Mapping of Ego-States

Da wir nicht immer die Möglichkeit haben, in unserer Praxis ein Kunstatelier anzubieten, möchte ich Ihnen eine Methode vorstellen, die nur wenige Malmaterialien benötigt: Klemmbrett, Transparentpapier, Wachsmalstifte und Kohlestifte.

Transparenz ermöglichen: Wir malen auf Transparentpapier, um das Innere sichtbar werden zu lassen – diese verschiedenen inneren Seiten und Schichten, die bei Konflikten und psychischen Problemen aktiv sind. Zudem fördert das Transparentpapier einen tranceähnlichen Zustand, der Fokus ist leichter nach innen zu richten. Es wird kein weißes Papier angeboten, das leider zu oft Assoziationen zu negativen Erfahrungen aus dem Schulunterricht hervorruft und den kreativen Ausdruck hemmt. Wir malen transparent auf Schichten, nach jedem Bild wird ein neues Transparentpapier über das andere gelegt, bis alle Ego-States gleichzeitig sichtbar werden. Wir können später die Bilder einzeln betrachten und danach in Kombinationen weiter erforschen.

Imaginary: Anteile werden in kurzen Skizzen, mit Farben und als Symbole bildhaft dargestellt. Der Einsatz der Wachsmalstifte, die wir meist aus der Kindheit kennen, erleichtert die Spontaneität des Malens, vermittelt Stabilität und Sicherheit.

Mapping of Ego-States: Ziel ist es, die verschiedenen Anteile der eigenen inneren Selbstfamilie schichtweise zu identifizieren, die am Konflikt, Problem oder Symptom beteiligt sind, die verschiedenen Anteile kennenzulernen und ihre unterschiedlichen Funktionen in der Psychodynamik zu erforschen, sie erlebbarer zu machen.

Die Times-Methode bietet ein klares Protokoll, einen angeleiteten Prozess in drei Phasen, der in einer Zeitstunde durchführbar ist, sich aber auch auf mehrere Sitzungen verteilen lässt.

In der Vorbereitung wird die Methode kurz erläutert, wobei vor allem vermittelt werden soll, was wir mit diesem Malprozess erreichen können; es geht dabei weniger um den technischen Ablauf. Da die Methode auch für die Traumaverarbeitung eingesetzt wird, beinhaltet der Ablauf im gestalterischen Prozess eine klare Steuerung, damit dieser auch Sicherheit und Orientierung vermittelt. Diese Steuerungsprozesse sollten nach Martius und Kollegen in den kunsttherapeutischen Prozessen umso mehr eingesetzt werden, je belastender und unkontrollierbarer Traumafolgesymptome erlebt werden (Martius, von Spreti u. Henningsen 2018).

Die Times-Methode lässt sich vom kreativen Kunstprozess leiten, die Bilder werden nicht analysiert. Den Klienten wird es in diesem Prozess ermöglicht, ihre individuellen Ressourcen zu entdecken. Mit der Erarbeitung eines eigenen aktiven Lösungsweges soll ihre Selbstwirksamkeit gestärkt werden.

Die Kunsttherapie ermöglicht zudem einen nonverbalen Ausdruck und stellt insbesondere für Ego-States, die in der vorsprachlichen Entwicklung entstanden sind, eine Methode dar, anhand der man mit ihnen arbeiten kann, da die direkte verbale

Kommunikation oft nicht möglich ist. Die therapeutische Haltung ist von Wertschätzung geprägt, sie vermittelt Sicherheit, und der Blick wird nicht auf die Defizite, sondern auf die Ressourcen gelenkt – auf die Fähigkeit, das Trauma zu bewältigen.

Vorbereitung

Problembeschreibung

In dem Fallbeispiel möchte die Studentin Amelie (Name geändert) ihren Konflikt mithilfe der Times-Methode erforschen. Dazu verabreden wir uns für eine Zeitstunde. Es fällt ihr nicht schwer, innere Zustände zu beschreiben, doch wird auch deutlich, dass sie die Auseinandersetzung mit ihnen vermeidet, da sie Furcht davor hat, was noch auftauchen könne, wenn wir uns ihnen zuwenden. Sie ist neugierig auf den Prozess – darauf, wie das Malen es ihr erleichtern wird, die Aufmerksamkeit nach innen zu richten, Anteile symbolisch oder skizzenhaft darzustellen – und sie zeigt eine hohe Bereitschaft, ihrem inneren Chaos über den gestalterischen Ausdruck ordnend zu begegnen.

In der Ego-State-Therapie als hypnotherapeutische Teilearbeit wenden wir oft eine formelle Hypnoseinduktion an, um den Zugang zum impliziten Wissen zu stärken. Hypnose ist eine Methode des Fokussierens. Da bildhaftes Denken zudem die Trance nach Schuster und Ameln-Haffke (2020) vertieft, sind auch hier Trancephänomene zu beobachten, auch wenn keine hypnotherapeutische Intervention angewendet wurde.

Bevor Amelie mit dem Malen beginnt, besprechen wir, an welchem Konflikt, Problem oder Symptom sie mit der Times-Methode arbeiten möchte.

Fallbeispiel: Amelie

Die junge Studentin beschreibt ihre innere Not. Sie sei sehr streng mit sich selbst, müsse immer sehr gute Noten schreiben, eine 2 sei nicht gut genug. Sei sie nicht so perfekt, dann mache sie sich Selbstvorwürfe, die ihr sagen, sie sei dumm. Bei jeder Arbeit, auch wenn sie in ihrer Freizeit kreativ sei, müsse sie so lange daran arbeiten, bis es perfekt sei.

Auch im Kontakt mit anderen Menschen spüre sie den Druck, immer alles richtig machen zu müssen. Oft grüble sie darüber nach, dass sie etwas Falsches gesagt, jemanden verletzt haben könnte. Dann erlebe sie stundenlang selbstbestrafende Gedanken, könne sich kaum beruhigen und fühle sich in sozialen Beziehungen oft nicht sicher.

Mit selbstberuhigenden Gedanken versuche sie oft, sich zu entlasten, aber das helfe ihr nicht. Am Ende würde sie sich dann doch bemühen, die Arbeit perfekt zu machen, sehr gute Leistungen zu erbringen und die Menschen in ihrem Umfeld zufriedenzustellen. War sie erfolgreich, fühle sie sich kurzzeitig besser, müsse sich aber immer wieder aufs Neue beweisen, dass sie perfekt sei. Ihr Selbstwert sei schnell zu erschüttern. Die sehr intelligente junge Frau mag sich kaum anderen zumuten, ihre

Selbstzweifel, ihre Ängste und Depressionen könne ihr Umfeld nicht verstehen, da sie doch so erfolgreich sei. Das sei wie ein Teufelskreis.

Diese innere strafende Strenge kenne sie schon seit der Kindheit. Bereits in der Grundschule habe man von ihr nur gute Noten erwartet. Ihr familiäres Umfeld habe diese hohen Erwartungen schon früh an sie gestellt. Kurz vor ihrer Geburt seien ihre Eltern nach Deutschland immigriert; ein Grund sei gewesen, ihrer Tochter ein besseres Leben zu ermöglichen. Die Eltern hätten ihr immer vorgelebt, dass man hart arbeiten müsse, um ein gutes Leben erreichen zu können.

Ich erkläre ihr grob den Ablauf der TIMES-Methode. Wir haben eine gute therapeutische Beziehung, und sie ist neugierig.

Ihr Ziel sei es, zukünftig mit ihren Leistungen zufrieden zu sein und diese wertzuschätzen. Zudem habe sie neben dem Studium noch weitere Interessen, sie reise gerne, habe viele kreative Hobbys, sei an anderen Kulturen und an Politik interessiert. All dies könne sie sich kaum erlauben und nie wirklich lustvoll erleben. Sie sei noch so jung und wünsche sich, bevor sie ihr Studium abschließt, noch vieles auszuprobieren und zu erleben.

Arbeitssatz formulieren

Der zweite Schritt in der Vorbereitung besteht darin, mit der Klientin einen Satz zu formulieren, der das Problem oder den Konflikt beschreibt.

Amelie probiert verschiedene Sätze aus wie »Ich bin viel zu streng mit mir selbst« oder »Ich gehe sehr hart mit mir ins Gericht«. Auch ich biete Formulierungen an, nutze dabei aber nur Sätze und Aussagen, die sie bereits bei der Problembeschreibung genannt hat. Ich möchte einen Satz mit ihr erarbeiten, der, wenn ich ihn laut sage, eine deutliche Belastung in ihr aktiviert. Amelie entscheidet sich für den Satz mit der höchsten Belastung: »Ich bin nicht gut genug.« Ich schreibe diesen Satz auf, da ich ihn in der Phase der Aktivierung immer gleich formulieren werde.

Phase 1: Aktivierung der Ego-States – innere Vielfalt sichtbar werden lassen

»Nicht die Abbildung der Wirklichkeit ist das Ziel der Kunst, sondern die Erschaffung der eigenen Welt.«

Fernando Botero

In dieser ersten Gestaltungsphase werden nun die Ego-States aktiviert, die mit dem Problem oder Konflikt verbunden sind. Das innere System soll transparent werden, ähnlich dem Inhalt eines Aquariums, das sich meist von allen Seiten und im Detail betrachten lässt.

Die Forderung nach Transparenz zum Beispiel in Organisationen und im gesellschaftlichen Diskurs gilt als ein erstrebenswerter Zustand. Es ist ein Wert, dass

Informationen über die Akteure, ihre Ziele und Strategien sowie über Sachverhalte frei zugänglich sind. Diese Akteure kennenzulernen, mit ihnen offen zu kommunizieren, schafft Transparenz und stellt die Basis für Vertrauen dar – mit dem Ziel, in dem Prozess der Integration wirkliche Kooperation und Weiterentwicklung erreichen zu können.

Menschen, die mit einem Konflikt, Problem oder Trauma belastet sind, beschreiben meist ein inneres Chaos, ein Durcheinander von Stimmen und Anteilen – manche laut, andere leise, einige durchsetzungsfähiger und dominanter. Einige Akteure können sie benennen, sind sich jedoch nicht sicher, ob es noch andere in ihrem Inneren gibt, die sich verstecken, ihnen unbekannt sind und Einfluss nehmen. Das Innere erleben sie mehr wie ein Dickicht, sie können sich nur auf bestimmten Pfaden bewegen. Für eine Übersicht fehlt die notwendige Distanz.

Zum Einsatz von Transparentpapier: Mit dem Malen auf Transparentpapier wollen wir nun dieses psychodynamische Zusammenspiel der Anteile, das gleichzeitige Wirken von mehreren Ego-States, sichtbar werden lassen. Während dieser Phase legen wir die einzelnen Bilder nicht beiseite. Stattdessen wird im Malprozess immer wieder ein neues Transparentpapierblatt über die gemalten Bilder gelegt, bis alle Akteure, die mit dem Problem oder der Symptomatik verbunden sind, skizzenhaft oder symbolisch dargestellt wurden.

Aktivierung der Ego-States mit dem Arbeitssatz

Der zuvor formulierte Arbeitssatz – im Fallbeispiel »Ich bin nicht gut genug« – besitzt eine eigene Melodie, erzeugt eine spezifische Anspannung. Nun werden wir diese Melodie erforschen und uns ansehen, aus welchen miteinander verwobenen Anteilen das Problem besteht.

Vielleicht nehmen auch Sie als Leser:in sich an dieser Stelle einen Moment Zeit: Denken Sie an einen kurzen Satz, der ein aktuelles Problem oder einen Zustand innerer Belastung beschreibt. Dieser Satz aktiviert möglicherweise auch in Ihrem Inneren verschiedene Seiten, Facetten und Anteile.

In der Phase der Aktivierung von Ego-States nutze ich nun den Arbeitssatz, »spiele« der Klientin ihre Melodie vor und fordere sie auf wahrzunehmen, welche einzelnen Töne, welche inneren Anteile in ihr auftauchen, und lade sie ein, nacheinander für jeden Anteil ein Bild zu malen.

Fortsetzung des Fallbeispiels: Phase 1 – Aktivierung der Ego-States

Die Klientin erhält von mir ein Klemmbrett mit dem Transparentpapier, dicke und dünne Wachsmalstifte sowie einen weichen Kohlestift. Dann gebe ich ihr folgende Anweisung:

> »Wenn du an den Satz denkst »Ich bin nicht gut genug«, nimm dir bitte einen Moment Zeit wahrzunehmen, was in dir auftaucht. Stelle dies bitte kurz zum Beispiel mit einer Farbe, mit einem Symbol oder mit einer Skizze dar.«

Erstes Transparentpapier: Zugang zum ersten Ego-State

Amelie fokussiert auf das Papier, malt zügig, konzentriert. Danach bitte ich sie:

»Wenn du nun dein Bild betrachtest, nimm dir noch einen weiteren Moment Zeit, um wahrzunehmen, welcher kurze Satz in dir auftaucht, der dazu passt, und schreibe diesen bitte auf das Papier. Es kann eine Aussage, eine Beschreibung, eine Frage oder ein Gefühl sein.«

Da wir während des Malprozesses nicht viel sprechen, die Bilder nicht interpretieren oder analysieren, hat diese Beschreibung zwei Funktionen: Das Bild wird versprachlicht, der Ego-State zeigt sich nicht nur bildhaft, sondern drückt sich auch verbal aus. Damit wird seine Funktion, sein Bedürfnis oder sein affektiver Zustand zugleich kognitiv verarbeitet. Zudem erhalte ich eine Orientierung, was diese Skizze, dieses Symbol, dieser Strich, diese bestimmte Farbe für diesen Anteil bedeutet, und meine Assoziationen stören diesen Prozess nicht. Ich greife diese Aussagen im weiteren Malprozess auf.

Die Klientin hält inne, sucht nach einer Beschreibung und äußert dann mit sichtbarer Anspannung – sie atmet schwer aus:

»Der Haufen, der mich anstarrt.«

In diesem Bild zeigt sich ein Anteil, der Belastung in sich trägt (s. Abb. 19.1).

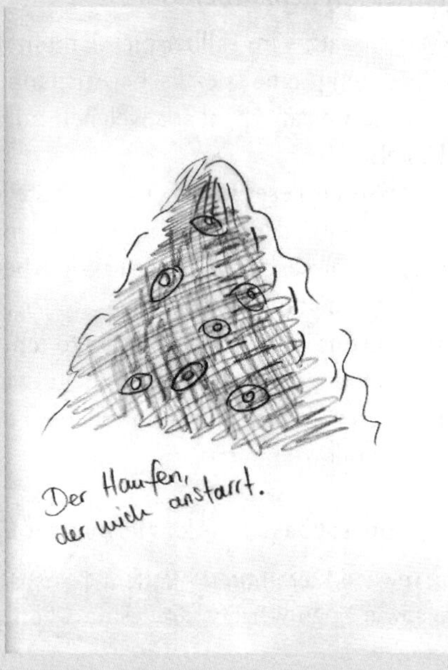

Abb. 19.1: »Der Haufen, der mich anstarrt«

Zweites Transparentpapier: Zugang zum zweiten Ego-State

Ich lege ein neues leeres Transparentpapier *über* das gemalte Bild und bitte sie erneut:

> »Wenn du wieder an den Satz ›Ich bin nicht gut genug‹ denkst, nimm dir bitte einen weiteren Moment Zeit, um wahrzunehmen, was neben dem, was du in dem ersten Bild ausgedrückt hast, noch zusätzlich in dir auftaucht. Stelle auch dies bitte kurz zum Beispiel mit einer Farbe, mit einem Symbol oder mit einer Skizze dar.«

Die Klientin wählt wieder zügig Farben aus und zeichnet die zweite Skizze (s. Abb. 19.2). Nachdem sie diese gemalt hat, fordere ich sie wieder auf, einen kurzen Satz auf das Blatt zu schreiben, der das ausdrückt, was sie gemalt hat.

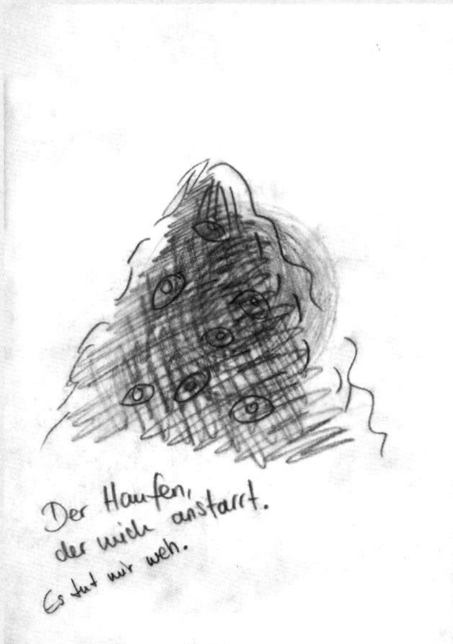

Abb. 19.2: »Es tut mir weh« über Bild 1 (»Der Haufen, der mich anstarrt«)

Beim Malen des zweiten Bildes ist das erste Bild für die Klientin verschwommen sichtbar. Nachdem sie nun das zweite Bild gemalt hat, ist interessant zu sehen, wie einzelne Anteile die »Melodie« dominieren. »Der Haufen« erscheint weiter dominant, lauter, präsenter, obwohl er zuunterst liegt.

Drittes Transparentpapier und weitere:

Dieser Prozess wird weiter fortgeführt. Ich lege nach jeder Skizze ein neues leeres Transparentpapier über die gemalten Bilder und gebe jedes Mal die Anweisung, an den Satz zu denken, sich Zeit zu nehmen und wahrzunehmen, ob noch etwas zusätzlich auftaucht, was noch nicht ausgedrückt wurde, und zum Schluss eine kurze Beschreibung auf das Papier zu schreiben.

Es ist ein herausfordernder Prozess für Amelie. Bei der Wiederholung des Arbeitssatzes erzeugt jeder Anteil eine ganz eigene individuelle Atmosphäre. Ich beobachte, dass sie immer zügiger malt. Neugierig erforscht sie weitere innere Seiten, manchmal wirkt sie angestrengt, dann lächelt sie wieder überrascht. Das Malen erlaubt eine Distanz, sie kann Anteile aus sich auslagern. So werden die Bilder zu Stellvertretern, und sie muss sie für diese Zeitspanne nicht mehr in sich tragen.

Eine haltgebende, therapeutische Begleitung ist bei diesem Malprozess wichtig. Unsere Kommunikation findet ausschließlich über die Bilder und den kurzen Satz statt. Diese gemeinsame Interaktion – ich lege neues Transparentpapier über die Bilder, die Klientin skizziert – ist eine therapeutische Beziehungsarbeit, die nicht auf Deutung und oder Übertragung ausgerichtet ist. Die Klientin vertraut zunehmend ihrem Malprozess und erlebt, dass es nicht darauf ankommt, richtig oder korrekt zu malen.

Diese Malphase wird beendet, wenn keine weiteren Anteile auftauchen. Meist entstehen in dieser Phase vier bis sechs Bilder.

Amelie hat sechs Bilder gemalt. Beschreibung der Bilder:

- »Der Haufen der mich anstarrt« – ein schwarzer Haufen mit vielen Augen
- »Es tut mir weh« – eine Kugel, innen orange, außen lila
- »Ich muss es perfekt machen« – eine Zickzacklinie nach oben gerichtet, eine aufstrebende Treppe; ein Pfeil ist auf die oberste Sprosse gerichtet.
- »Ich kann mich nicht entscheiden« – ein orangefarbener gezackter Feuerball, von dem fünf blaue Pfeile, einer wellenförmig, die restlichen geradlinig, nach außen führen.
- »Ich muss es allen recht machen« – kleine blaue und lila Kreise im oberen Bildabschnitt, in der unteren Hälfte befindet sich eine gelbe Kugel.
- »Ich liebe mich selbst nicht« – eine Figur in Schwarz, Kopf und Rumpf, schwarze kurze Striche um die Figur herum

Die Abbildung 19.3 zeigt die Arbeit am Ende der ersten Malphase. Alle sechs Bilder liegen übereinander, einige Bildteile der einzelnen Anteile sind sichtbarer als andere, manches erscheint noch wie im Dickicht versteckt.

Amelie beschreibt später ihren inneren Prozess:

> »Ich weiß, dass die Erwartungen der anderen und mein Bestreben, es ihnen recht zu machen, sehr im Vordergrund bei mir standen. Mein eigener Schmerz darüber, die Last zu tragen und den Erwartungen nicht entsprechen zu können, der hatte nicht viel Raum. Ich habe nicht viel darauf geschaut, was die Erwartungen in mir auslösten, welche Belastung sie erzeugten. Mein Fokus lag vor allem darauf, was ich besser machen könnte, wie ich den Erwartungen entsprechen kann.«

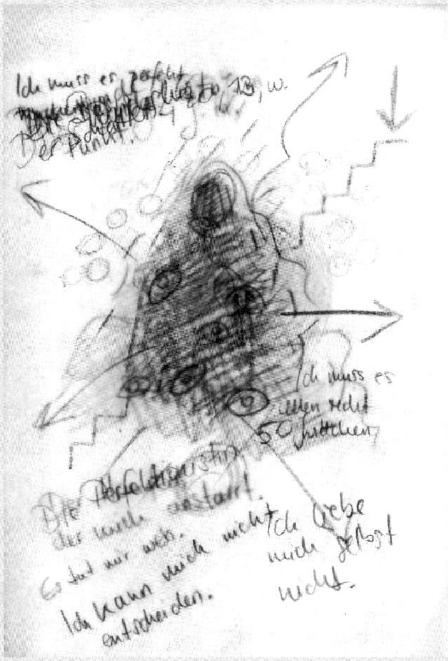
Der Punkt.
der mich anstarrt!
Es tut mir weh.
Ich kann mich nicht entscheiden.
Ich liebe mich selbst nicht.

Abb. 19.3: Bilder 1 bis 6 übereinander

Im Malprozess konnte Amelie ihre innere Strenge und Schwere erforschen. Introjekte und verletzte Seiten konnten sichtbar werden. Verdrängtes und Abgewehrtes wurde erlebbar. Die Last, die Erwartungen der anderen zu erfüllen, führte dazu, dass sie sich mit ihren eigenen Bedürfnissen kaum auseinandersetzen, sie kaum erproben durfte, und berührt erkannte sie, dass dies ihre Selbstliebe verhinderte.

Im Prozess ließ sich auch beobachten, dass sie introjizierte Normen und Werte anderer – wie z. B. ausgedrückt in dem Anteil »Ich muss es perfekt machen« – schneller und zügiger malte. Diese Bilder reichte sie mir mit einer schnellen Bewegung, als wolle sie - manchmal fast kindlich – zeigen: »Schau mal, was ich in mir trage, wie ich zu sein habe, wie es sein soll.« Malte sie dagegen belastete Anteile, z. B. das zweite Bild »Es tut mir weh«, reichte sie mir dieses Bild eher zaghaft, vorsichtig, zögernd. Diese Bilder zeigen Verletzungen, Traumatisierungen auf. Ein vertrauensvoller, achtsamer Umgang mit den Bildern ist immer geboten, die Klientin hat für sich und uns eine Tür zu ihrem Seeleninneren geöffnet.

In dieser ersten Malphase haben wir die Ego-States, die mit dem Problem der Klientin verbunden sind, horizontal erforscht. In der zweiten Phase der TIMES-Methode werden wir sie vertikal, einzeln und vertiefend erforschen.

Bevor wir uns der nächsten Malphase zuwenden, möchte ich noch ein paar Hinweise zum Malen selbst geben:

»Ich kann nicht malen« – intuitives Malen und die Bedeutung von Wachsmalstiften und Transparentpapier

Klient:innen sind oft und gerne kreativ, sie drücken auf vielfältige Weise ihr Inneres künstlerisch aus. Sie malen und gestalten, schreiben Tagebücher oder kleine Geschichten, sie musizieren, tanzen und vieles mehr. Ihr kreativer Ausdruck unterstützt sie bei der Verarbeitung von Gefühlen, Gedanken und Erlebtem.

Wenn ich die TIMES-Methode anbiete, höre ich sehr häufig den Ausruf: »Ich kann aber nicht gut malen.« Ich beruhige sie, dass auch schon ein Strich, eine Farbe, eine Form ausreichend sein kann, das auszudrücken, was eine Seite in ihnen repräsentiert. Ein junger Mann malte zu seinen verschiedenen Anteilen nur einzelne Striche. Er wusste, was es bedeutete, zwei Striche symbolisierten zum Beispiel: »Ich stehe dazwischen.« Es sind kurze Skizzen, Symbole oder eben Striche und bestimmte Farben, die dabei helfen können, das Innere auszudrücken.

Bei der Wahl und dem Einsatz von Materialien in der Kunsttherapie möchte ich auf Leutkart und Kollegen verweisen (Leutkart, Wieland u. Wirtensohn-Baader 2016, S. 31 ff.). Sie gibt einen ausführlichen Überblick über die Wirkungen und Eigenschaften der unterschiedlichen Malutensilien. Wachsmalstifte und ihre Farben vermitteln demnach Stabilität und Sicherheit, sind vielen aus der Kindheit bekannt. Aus diesem Grund besteht oft eine geringe Hemmschwelle, damit zu malen. Zudem eignen sich Wachsmalstifte sehr gut zum Malen auf Transparentpapier. Sie sollten jedoch Stifte mit einem geringen Ölgehalt wählen, denn im Malprozess sollten die Bilder niemals auf dem darüberliegenden Blatt einen Abdruck hinterlassen. Die gedämpfte, milchige Oberfläche des Transparentpapiers erzeugt meist sehr überraschend nach der ersten Skepsis einen tranceähnlichen Zustand, und es entsteht schnell eine große Lust und Freude am Malen – trotz des schweren Themas.

Phase 2: Den Ego-States einen Namen geben

»Jedes Kunstwerk offenbart ein Stück der Seele seines Schöpfers.«

Erich Limpach

In der zweiten Phase der TIMES-Methode schauen wir nun die Bilder einzeln an, und jeder Ego-State bekommt nacheinander ein Name oder eine Beschreibung. Wir geben den Anteilen damit eine Existenzbestätigung und erzielen gleichzeitig eine Arbeitsdistanz für die weitere therapeutische Arbeit: Nicht ich bin diese Stimmen, nicht ich habe diesen Anspruch an mich, nicht ich erzeuge diesen Druck in mir, sondern ich lerne Anteile in mir und die mit Anspruch verbundenen Introjektionen kennen. Dieser Prozess entlastet, erzeugt Neugierde darüber, wie Anteile im Lebenslauf entstanden sind, wen oder was man introjiziert hat, welche Belastungen und Ereignisse Anteile noch heute in sich tragen, worunter sie gelitten haben und wie für schwierige, oftmals auch traumatische Situationen konstruktive, nachvollziehbare Bewältigungsstrategien entwickelt wurden. Ziel ist die Entwicklung von Empathie. Es geht darum, ein Verständnis für die Anteile, eine Akzeptanz darüber herzustellen, dass es zu dem damaligen Zeitpunkt notwendig und passend war, auf genau diese Art und Weise mit diesem Konflikt oder Problem umzugehen.

Fortsetzung des Fallbeispiels: Namen, Alter und Geschlecht benennen

In dieser zweiten Phase der Times-Methode – nach der Aktivierung der Ego-States – nehme ich Amelies Bilder und reiche ihr diese nun einzeln, in der Reihenfolge des Entstehens.

Ich gebe ihr das erste Bild »Der Haufen, der mich anstarrt«.

Ich bitte sie, das Bild anzuschauen und diesem Anteil einen Namen oder eine Beschreibung zu geben. Ich erinnere sie daran, dass dieser aufgetaucht ist, als sie an den Satz »Ich bin nicht gut genug« gedacht hat, und dass dieser erste Anteil geäußert hat: »Der Haufen, der mich anstarrt.«

Amelie nimmt sich etwas Zeit und gibt diesem Anteil den Namen »der Berg«. Ich frage sie, wie alt der Anteil ist.

»Er ist 60 Jahre alt.«

Welches Geschlecht – männlich, weiblich, divers oder neutral – hat dieser Anteil?

»Er ist neutral.«

Amelie notiert den Namen, das Alter und das Geschlecht auf das Bild.

Wir fahren fort, ich gebe ihr nacheinander die Bilder – so, wie sie im Malprozess entstanden sind, und ich frage bei jedem Bild nach dem Namen, dem Alter und dem Geschlecht. Manche Namen kommen sehr zügig, bei anderen Bildern braucht Amelie etwas länger. Ihr Ausdruck hat sich verändert, sie betrachtet die Bilder nun neugierig erforschend, sie wirkt nicht mehr so stark angespannt und belastet.

Als ich Amelie die Bilder reiche, z. B. das vierte Bild, lächelt sie freudig überrascht und nennt es »die Wanderlust, 13 Jahre, weiblich«. Auf das sechste Bild schaut sie lange, nachdenklich, es fällt ihr schwer, einen Namen zu geben. Dann nennt sie diesen Anteil »der Schatten, 20 Jahre, männlich«.

Sie gibt den Anteilen folgende Namen:

1) »Der Haufen, der mich anstarrt« – *der Berg*, 60 Jahre, neutral
2) »Es tut mir weh« – *der wunde Punkt*, 4 Jahre, männlich (s. Abb. 19.4)
3) »Ich muss es perfekt machen« – *die Perfektionistin*, 50 Jahre, weiblich
4) »Ich kann mich nicht entscheiden« – *die Wanderlust*, 13 Jahre, weiblich
5) »Ich muss es allen recht machen« – *die Basis*, 16 Jahre, neutral
6) »Ich liebe mich selbst nicht« – *der Schatten*, 20 Jahre, männlich

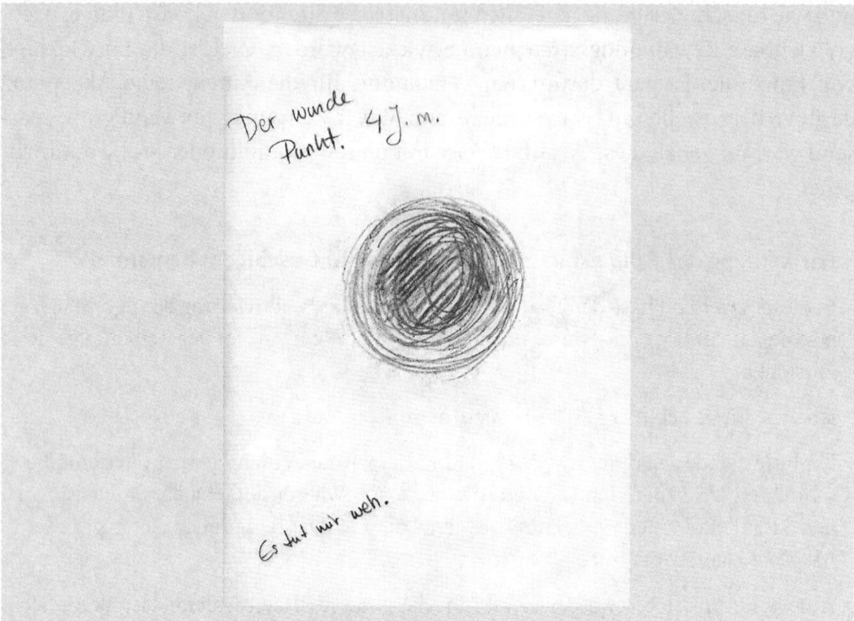

Abb. 19.4: »Der wunde Punkt«, vier Jahre, männlich

Auch in dieser Phase sprechen wir nicht über die Bilder oder deuten diese. Das mag schwerfallen, da einem eine Bedeutung, eine Interpretation, manchmal fast offensichtlich erscheint und wir es meist gewohnt sind, in den Therapiestunden zu reden. Die TIMES-Methode bleibt jedoch dem bildhaften Prozess treu. Wir bleiben auf die innere Seelenlandschaft fokussiert, wollen diese bildhaft, symbolisch erforschen, Perspektivwechsel, Nähe und Distanz erproben, und so überraschende und erhellende Blickwinkel ermöglichen.

Ich möchte an dieser Stelle noch einmal anmerken: Nur weil wir in der Ego-State-Therapie den Anteilen Namen oder Beschreibungen geben, gehen wir nicht davon aus, dass wir Personen, kleine Menschen oder Wesen in uns tragen. Fritzsche und Hartman (2010) betonen, dass Ego-States kreative Ausgestaltungen sowohl des Gehirns als auch der Persönlichkeit im Bemühen des menschlichen Organismus sind, mit den Anforderungen der Umwelt umzugehen. Peichl weist auf die Gefahr hin, dass »eine sehr verdinglichte Form der Betrachtung von Ego-States, (…) zu Über-Konkretisierungen und Vereinfachungen (Banalisierung des Konzeptes) führen« kann (Peichl 2018, S. 119). Wenn wir den Anteilen nun in dieser Phase einen Namen, ein Alter und ein Geschlecht geben, verfolgen wir das Ziel, eine Arbeitsdistanz herzustellen oder der Vielfalt entsprechende Repräsentanzen zu geben – mit dem Ziel, innere Suchbewegungen anzuregen, die danach forschen, was in den jeweiligen Ego-States als Verhaltens- und Erfahrungssystem organisiert ist, bevor wir sie zu mehr innerer Diplomatie anregen (nach Watkins u. Watkins 2003).

Phase 3: Kooperation und innere Diplomatie fördern

»Um klar zu sehen,
genügt oft ein Wechsel der Blickrichtung.«
Antoine de Saint-Exupery

Nachdem wir die Ego-States in den ersten beiden Malphasen kennengelernt haben, werden wir das innere System in dieser dritten Phase der Times-Methode zu mehr Kooperation und Integration einladen und herausfordern.

Ego-States verhalten sich in ihren Anpassungs- und Schutzbemühungen meist sehr starr. Mit ihren unflexiblen und situations- sowie entwicklungsunangemessenen Strategien ist es oft schwierig, sie zu mehr innerer Kooperation zu bewegen, und sie machen es den ressourcenreichen Ego-States oft unmöglich, sich einzubringen, oder verhindern es, dass diese konstruktive Veränderungen anregen.

Kunsttherapeutische, humanistische, ressourcenorientierte Methoden wie auch die moderne Hypnotherapie haben das Ziel, dem Menschen mehr Zugang und Kontakt zu den eigenen interpersonalen Ressourcen zu ermöglichen (Benaguid u. Schramm 2016). Der Mangel an Selbstwirksamkeitserleben und die Annahme, keine Kontrolle über die psychodynamischen Prozesse zu haben, führt dazu, dass die Heilung oft im Außen und nicht in sich selbst gesucht wird, da die eigenen Ressourcen nicht bekannt oder nicht nutzbar sind. Innere Fokussierung beim Malprozess erlaubt es jedoch, einen Zeitabschnitt zu erleben, in dem der Mensch für andere Assoziationsmuster, Perspektiven und Lösungen im Sinne von mehr innerer Kooperation und Diplomatie empfänglich ist. Kreativtherapeutische Methoden wie Times unterstützen den traumatisierten oder konfliktbeladenen Menschen dabei, seine Handlungsfähigkeit und sein Selbstwirksamkeitserleben zu stärken.

Konflikthafte oder traumatische Belastungszustände zu regulieren bedeutet nach van der Kolk (2015) eine Wiederherstellung der Balance zwischen dem rationalen und dem emotionalen Gehirn. Der Mensch, der durch nichtverarbeitete Konflikte oder Traumatisierungen belastet ist, befindet sich in einem Zustand außerhalb seines »Toleranzfensters« und seiner optimalen Funktionsfähigkeit. Im Malprozess werden daher das Körpergewahrsein und ein achtsamer Umgang mit sich selbst angeregt, damit man sich selbst wieder regulieren und beeinflussen kann.

In der folgenden Malphase werden schrittweise korrigierende Erfahrungen erprobt. Im gestalterischen Prozess fließen nun Achtsamkeit, Schutz und Kontrolle ein, die es zuvor, besonders bei traumatischen Situationen, nicht gab. Das Gestalten ermöglicht es, sich selbst aus einer anderen Perspektive zu sehen, das Wahrgenommene zu integrieren und neu zu kontextualisieren. Der Wechsel in die Distanz ermöglicht ein Zurücktreten von sich selbst. Mit dem Transparentpapier können wir Impulse ausdrücken, Veränderungen, Ergänzungen, Hilfreiches einfügen und erproben, und im Prozessverlauf wird auf der physiologischen Ebene überprüft, ob sich der Belastungszustand reguliert hat.

In dieser dritten Gestaltungsphase werden die gemalten Bilder ausgelegt. Wir wählen zwei dieser Bilder, legen ein leeres Transparentpapier darüber und fordern die Klientin auf, auf diese Kombination zu schauen und ein neues Bild zu malen. Es wird in dieser Phase niemals direkt auf die Bilder gemalt, die in der ersten Phase entstanden sind. Für die Weiterentwicklung wird immer ein neues leeres Blatt angeboten. Nach dem Malen und einem beschreibenden Satz, den sie hinzufügt, bitte ich die Klientin, mir Rückmeldung zu geben, was sie im Körper spürt, wenn sie dieses neue Bild anschaut. Damit wird physiologisch überprüft, ob sich das Erregungsniveau reguliert hat. In dieser dritten Phase arbeiten wir mit verschiedenen Bildkombinationen.

Fortsetzung des Fallbeispiels: erste Kombination

Ich lege Amelies sechs Bilder auf dem Boden aus. Zunächst biete ich ihr eine Kombination an. Ich wähle die Bilder *die Wanderlust* (»Ich kann mich nicht entscheiden«) und *die Basis* (»Ich muss es allen recht machen«) aus. Auf das neue Transparentpapier malt sie zügig eine Skizze und fügt den Satz hinzu: »Ich muss mich zwischen zwei Wegen entscheiden« (s. Abb. 19.5). Als ich sie frage, was sie jetzt beim Betrachten der Bilder spüre, beschreibt sie eine leichte Anspannung in der Brust, es sei wie eine leichte Unruhe.

Ich lege daraufhin, da die Anspannung immer noch hoch ist, ein neues leeres Transparentpapier über die Bilder und bitte sie erneut wahrzunehmen, was nun in ihr auftaucht, und auch dazu eine Skizze zu malen. Sie malt einen kurvigen Weg, der in die Höhe geht. Als ich sie frage, welcher Satz dazu passt, beschreibt sie, dass sie einen Widerstand gegen den Satz »Ich muss mich entscheiden« in sich gespürt habe und nun wahrnehmen könne, dass sie es nicht muss. Sie könne es anders machen, sie müsse sich nicht entscheiden.

»Ich kann auch einen Weg gehen, der vielleicht in verschiedene Richtungen geht, aber trotzdem muss ich mich nicht entscheiden.«

Zunächst mutig, aufbegehrend, fügt sie noch zaudernd hinzu:

»Ich hoffe es«,

als traue sie der in ihr entstandenen neuen Möglichkeit noch nicht. Sie schreibt folgenden Satz auf das Bild:

»Ich will einfach meinen Weg gehen.«

Ich frage erneut, was sie, wenn sie auf die Bilder schaut, jetzt im Körper spürt. Ich überprüfe, ob wir an diesem Punkt die Arbeit mit dieser Kombination beenden können. Sie spüre ein wenig Erleichterung, atmet dabei tief aus. Sie nehme nun einen Aufschwung, ein wenig Energie und Hoffnung in sich wahr. Ich frage nach, wo im Körper sie dies am deutlichsten spüre:

»Im Bauch«,

antwortet sie. Ihre psychophysiologische Anspannung hat sich deutlich verändert: Spürte sie zunächst Anspannung im Brustbereich, erlebt sie nun im Bauch diese hoffnungsvolle Energie. Ich lade sie dazu ein, diese Energie zu verankern, indem ich sie bitte, diese im Körper noch ein wenig länger wahrzunehmen, sie bewusster zu erforschen. Aus der Kombination von zwei Ego-States ist ein Kooperations- und Integrationsprozess entstanden, aus dem Entweder-oder wurde ein Sowohl-als-auch.

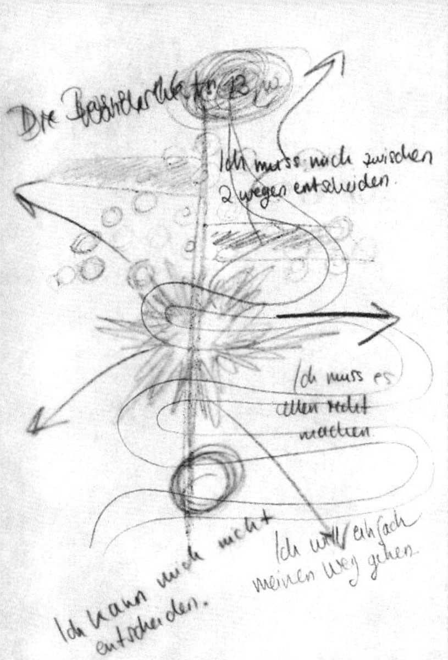

Abb. 19.5: Prozessarbeit aus der Kombination von »Wanderlust« und »Basis«

Fortsetzung des Fallbeispiels: zweite Kombination

Amelie wählt eine weitere Kombination aus: *Der Schatten* (»Ich liebe mich selbst nicht«) und *die Perfektionistin* (»Ich muss es perfekt machen«). Ich lege ein neues leeres Transparentpapier über die Bilder und frage sie, wie schon bekannt, was beim Betrachten der Bilder in ihr auftaucht. Sie malt eine menschliche Figur – Kopf, Rumpf, Arme – in Orange. Um Kopf, Hals, Ellenbogen und Taille sind blaue Ketten und an diesen weitere Ketten befestigt, wie bei einer Marionette (s. Abb. 19.6).

Als ich sie nach einem passenden Satz dazu frage, beschreibt sie:

> »Irgendwas zieht an mir, an verschiedenen Stellen, in verschiedene Richtungen. Ich fühle mich nicht frei, ich fühle mich wie in Ketten.«

Sie schreibt den Satz »Die Ketten ziehen an mir« auf das Bild. Beim Betrachten des Bildes spüre sie einen Kloß im Hals, eine »Zugeschnürtheit« in der Brust, es falle ihr schwerer zu atmen. Ihre psychophysiologische Erregung ist hoch, sie atmet schwer und angestrengt.

Da Amelie immer noch eine hohe Belastung beschreibt, lege ich ihr erneut ein leeres Transparentpapier über die Bilder. Sie zeichnet nun zügig eine schwarze geballte Faust. »Ich werde mich befreien«, schreibt sie dazu. Sie spüre nun eine Erregung, im Sinne von »Da rührt sich was«. Sie spüre dies in der Brust. Es sei sowohl unangenehm als auch angenehm, wie eine nervöse Vorfreude. Es sei angenehmer als vorher.

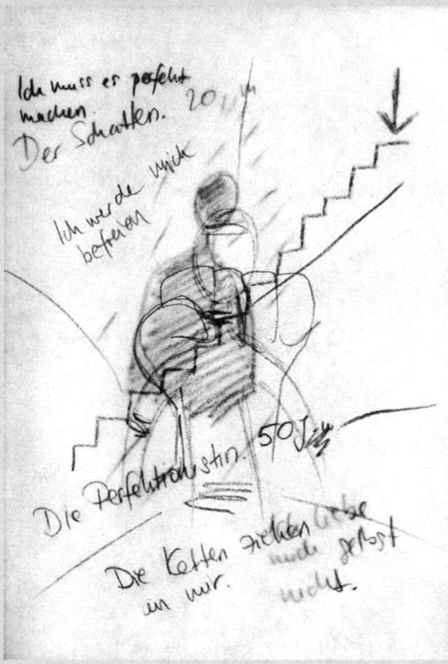

Abb. 19.6: Prozessarbeit aus der Kombination vom »Schatten« und der »Perfektionistin«

Wir beenden diese Kombination, und ich frage sie, ob sie noch eine weitere Kombination ausprobieren wolle.

Hinweis: Es werden nun wieder alle Bilder, auch die neuen Bilder, die eher einen Zustand, einen Bewältigungsversuch oder eine Ressource ausgedrückt haben, dazugelegt. Nach der zweiten Kombination liegen also nun die sechs Ego-State-Bilder auf dem Boden sowie die vier Bilder, die in dieser Phase im Prozess entstanden sind. Die Klientin kann bei der Wahl der Kombination auch diese Prozessbilder einbeziehen. Amelie wählt eines dieser Bilder in der dritten Kombination.

Fortsetzung des Fallbeispiels: dritte Kombination

Sie entscheidet sich zügig für die Kombination *der wunde Punkt* (»Es tut mir weh«) und das Bild »Die Ketten ziehen an mir« (s. Abb. 19.7).

Auf das neue Transparentpapier malt sie nun einen blauen kleinen Haufen in die linke untere Bildecke und schreibt dazu: »Alle ziehen an mir, aber trotzdem bin ich ganz allein« (s. Abb. 19.8). Beim Betrachten der Bilder spüre sie einen Kloß im Hals, ein wenig Beklemmung in der Brust und Traurigkeit.

Nachdem ich wieder ein neues leeres Transparentpapier darübergelegt habe, malt sie grüne Schlieren, als fließe etwas dickflüssiges Grünes über die obere Bildhälfte. »Ich bin schwach«, schreibt sie zu diesem Bild. Sie spüre den Kloß nun noch ein wenig stärker.

»Als seien die Gefühle noch mehr hochgekommen, als müsse ich bald weinen.«

Dabei lacht sie unsicher, als dürfe sie andere nicht mit ihrer Trauer belasten.

Ich lege erneut ein Transparentpapier über die Bilder. Sie malt zügig vier Hände, die aus vier Richtungen auf die Mitte des Bildes gerichtet sind. Die Hände sind lila, grün, gelb und rot. »Die beschützenden Hände« schreibt sie dazu. Sie sei nun aufgewühlt, spüre aber auch Erleichterung, Wärme.

»Gleichzeitig Verletzlichkeit, als wäre es mehr offen.«

Auf ihren Brustbereich zeigend lächelt sie.

»Auf jeden Fall ganz viel Wärme.«

Ich frage nach, wo sie diese Wärme am deutlichsten im Körper spüre, als sie auf ihren Brustbereich zeigt. Ich gebe ihr noch etwas mehr Zeit, sich auf diese Wärme zu fokussieren, ihr noch ein wenig mehr nachzuspüren.

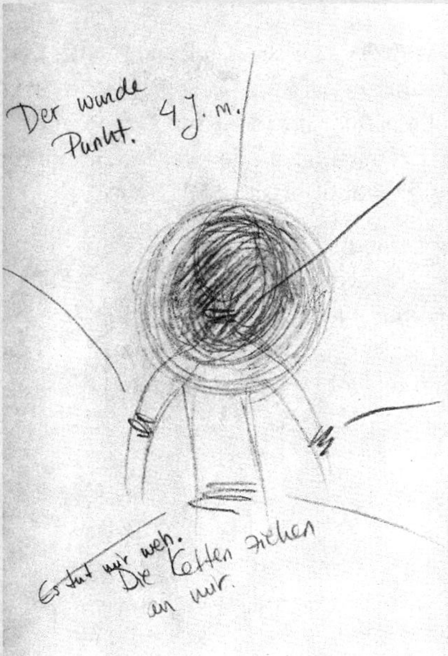
Der wunde Punkt. 4 J. m.
Es tut mir weh. Die Ketten ziehen an mir.

Abb. 19.7: Prozessarbeit »Die beschützenden Hände«

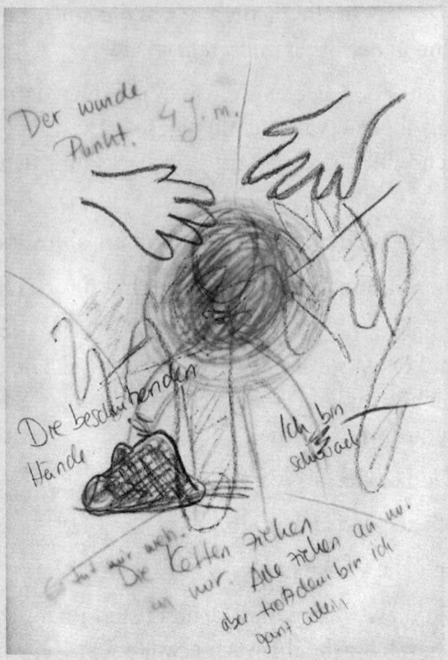
Der wunde Punkt.
4 J. m.
Die beschützenden Hände
Ich bin schwach
Die Ketten ziehen an mir. Alle ziehen an mir.
aber trotzdem bin ich ganz allein

Abb. 19.8: Prozessarbeit »Die beschützenden Hände«

Dieser Prozess ist aufwühlend, sie ist den Tränen nahe. Wir sprechen auch jetzt nicht, ich bleibe empathisch präsent, sie spürt, sie ist nicht allein. Ich nehme wahr, dass sie selbst Empathie mit ihren verletzten Seiten empfinden kann. Ein Integrationsprozess hat stattgefunden, alle diese Seiten gehören zu ihr, und sie lernt, diese anzunehmen und zu würdigen, sie spürt Schutz.

Wir beenden für diesen Tag die Arbeit. Abschließend bitte ich sie noch, alle ihre gemalten Bilder in eine Reihenfolge zu bringen, diese zu »stapeln«. Achtsam und sorgsam betrachtet sie ihre Bilder und wählt die für sie passende Reihenfolge. So kann sie die Bilder entweder mit nach Hause nehmen, oder ich kann sie für einen weiteren Prozess bei mir in der Praxis aufbewahren.

19.4 Diskussion

»Die Kunst ist eine Vermittlerin des Unaussprechlichen.«

Johann Wolfgang von Goethe

Die Prozessarbeit mit der spezifischen Interventionsmethode TIMES bietet als kreativtherapeutische Methode eine Brücke vom Unbewussten zum Bewusstsein und somit von der Dissoziation zur Integration. Durch das Malen lassen sich dysfunktionale Abwehr- und Vermeidungsstrategien überwinden, da in diesem Prozess der

Weg für mehr Selbstreflexion, Selbstwirksamkeit und Selbstverständnis geöffnet wird. Er bietet einen Perspektivwechsel an und erleichtert den Zugang zu Ressourcen. Diese korrigierende und integrative Arbeit führt im Alltag zu mehr Stabilität, Selbstregulationsfähigkeit und Reduzierung der Traumafolgesymptome.

Am Fallbeispiel Amelie ist zu sehen, wie sich ihre innere Seelenlandschaft während der Gestaltung der Bilder wandelte. Eine große Berührtheit entstand in ihr, wenn diese Bilder für sie stimmig waren und auszudrücken vermochten, was sich in ihr bewegte. Das Malen eröffnet einen Zugang zu den unterschiedlichen Ego-States mit ihren eigenen typischen Sichtweisen, die oft eingeschränkt oder verzerrt sein können. Diese abgespaltenen Anteile stecken oft fest wie in einer Sackgasse und bleiben in vielen Fällen stabil erhalten – auch dann, wenn sich die Lebensbedingungen bereits grundlegend verändert haben. Es erscheint so, dass ihnen neue Erfahrungen verwehrt sind, oder sie integrieren neue Erfahrungen in ihr Muster, ohne dass sich das Muster selbst verändert. Der Einsatz von kreativen Methoden lockert jedoch das innere System, sodass es wieder lebendig wird. Es ist ein Prozess, der aus der inneren Erstarrung befreit. Es entstehen Neugierde, Offenheit und eine Leichtigkeit, mit den Anteilen in Kombinationen zu spielen, diese zu erforschen und ihr kreatives Potenzial zu entdecken. Es ist beeindruckend mitzuerleben, welche Ressourcen zugänglich werden. Der Ansatz, dass die Lösung in der Klientin selbst liegt, wird konkret erlebbar. Die Times-Methode wird zu einer sehr wirkungsvollen Selbsthilfemethode.

Durch die kreativtherapeutische Arbeit verlieren Ego-States, die Belastungen oder Traumatisierungen in sich tragen, sowie Anteile mit dysfunktionalen Bewältigungsstrategien, die sich oft erbarmungslos aufdrängen, viel von ihrer bedrohlichen Energie. Die inneren Kämpfe und Spannungen reduzieren sich, wenn neue lösungsorientierte Bilder entstehen. Dieser Prozess stärkt das Kohärenzgefühl, ein Selbstvertrauen in die Ressourcen der inneren Vielfalt und darin, dass sich das Leben verstehbarer und handhabbarer gestalten lässt.

Das prozessorientierte Arbeiten mit der Times-Methode erlaubt es Amelie, ihre Entwicklung selbst nachzuvollziehen. Betrachtet sie die Anteile am Ende der Arbeit und wiederholen wir den Arbeitssatz, der zuvor eine hohe Anspannung ausgelöst hat, kann sie erneut wahrnehmen, was sich verändert hat. Während sich das innere Bild gewandelt hat, bleibt das äußere formal autark. Entwicklungen sind nachvollziehbar, der Prozess bleibt mit der Times-Methode immer sichtbar. Die Bilder als Stellvertreter muss sie nicht mehr in sich tragen, sie sind ausgelagert, und in vielen Fällen übernehmen sie nun die Rolle von Erinnerungswächtern, die die Vergangenheit bewahren und manchmal auch daran mahnen, während die Person selbst sich weiterentwickeln kann.

Da bei dieser Interventionsmethode belastendes traumatisches Erinnerungsmaterial bearbeitet wird oder auftauchen kann, weisen auch Leutner und Cronauer (2022, S. 33) darauf hin, dass folgende drei Kriterien in der Traumabearbeitung zu berücksichtigen sind: Der Zugang zu Ressourcen muss jederzeit möglich sein, Filtertechniken für die Wahrnehmung des belastenden Materials müssen zur Verfügung stehen und Klient:innen müssen ein stressbedingtes Arousal wahrnehmen und regulieren können. Jede Interventionsmethode, auch die TIMES-Methode ist, daher immer eingebettet in ein spezifisches psychotherapeutisch fundiertes Verfahren.

Ich hoffe, dass Sie einen Einblick in die TIMES-Methode erhalten haben. In Seminaren wird die Methode ausführlich vermittelt, differenziert auch für den Einsatz in Beratung und Therapie.

19.5 Literatur

Benaguid, G. u. S. Schramm (2016): Hypnotherapie. Paderborn (Junfermann).

Dammann, G. u. T. Meng (Hrsg.) (2013): Spiegelprozesse in Psychotherapie und Kunsttherapie. Das Progressive Therapeutische Spiegelbild – eine Methode im Dialog. Göttingen (Vandenhoeck & Ruprecht).

Fritzsche, K. (2013): Praxis der Ego-State-Therapie. Heidelberg (Carl-Auer).

Fritzsche, K. u. W. Hartman (2010): Einführung in die Ego-State-Therapie. Heidelberg (Carl-Auer).

Geißler, P. (2017): Psychodynamische Körperpsychotherapie. Göttingen (Vandenhoeck & Ruprecht).

Leutkart, C., E. Wieland u. I. Wirtensohn-Baader (Hrsg.) (2016): Kunsttherapie aus der Praxis für die Praxis. Materialien, Methoden, Übungsverläufe. Dortmund (Modernes Lernen).

Leutner, S. u. E. Cronauer (2022): Traumatherapie-Kompass. Begegnung, Prozess und Selbstentwicklung in der Therapie mit Persönlichkeitsanteilen. Göttingen (Vandenhoeck & Ruprecht).

Martius, P., F. von Spreti u. P. Henningsen (2018): Kunsttherapie bei psychosomatischen Störungen. München (Urban & Fischer).

Peichl, J. (2015): Innere Kinder, Täter, Helfer & Co. Ego-State-Therapie des traumatisierten Selbst. Stuttgart (Klett-Cotta).

Peichl, J. (2018): Integration in der Traumatherapie. Vom Opfer zum Überlebenden. Stuttgart (Klett-Cotta).

Rickert, R. (2009): Lehrbuch der Kunsttherapie. Ahlerstedt (Param).

Schuster, M. u. H. Ameln-Haffke (2020): Selbsterfahrung durch Malen und Gestalten. Die therapeutische Kraft der Kunst nutzen. Göttingen (Hogrefe).

Spreti, F. von, P. Martius u. H. Förstl (Hrsg.) (2012): Kunsttherapie bei psychischen Störungen. München (Urban & Fischer).

Van der Kolk, B. (2015): Verkörperter Schrecken. Traumaspuren in Gehirn, Geist und Körper und wie man sie heilen kann. Lichtenau (Probst).

Watkins J. u. H. Watkins (2003): Ego-States – Theorie und Therapie. Ein Handbuch. Heidelberg (Carl-Auer).

VII Anwendungen bei Kindern und Jugendlichen

20 Oliver zähmt die Harpyie: Der Einsatz von Naturbasierter Expressiver Kunsttherapie und Ego-State-Therapie zur Unterstützung eines autistischen Jungen mit Angst und Trauer

Joy Nel

Abstract

In diesem Beitrag wird der Fall von Oliver präsentiert, einem 7-jährigen Jungen mit Autismus, der nach dem Verlust seines Vaters mit Angst und Trauer zu kämpfen hat. Durch die Anwendung Naturbasierter Expressiver Kunsttherapie (*Nature-Based Expressive Arts Therapy*, NBEAT) in Kombination mit Ego-State-Therapie (EST) unter dem Dach der Polyvagaltheorie (PVT) zeigt der therapeutische Ansatz, wie symbolischer Ausdruck und somatische Regulation die Heilung und Ego-State-Integration fördern können. Olivers Fall beleuchtet, wie seine Ego-States im Verlauf der Therapie zum Vorschein kamen und sich entwickelten. Durch Storytelling, somatische Techniken, künstlerisches Gestalten und polyvagal-basierte Interventionen veränderte Oliver seine Beziehung zu diesen Ego-States und wechselte von Übererregtheit zu ventral-vagaler Regulation. Dieser Fallbericht veranschaulicht das synergetische Potenzial der Kombination von NBEAT und EST zur Unterstützung neurodivergenter Kinder. Die therapeutische Reise, die am Beispiel von Oliver in diesem Beitrag dargestellt wird und ein kreatives, in der Natur verankertes und polyvagales Modell mit EST nutzt, zeigt einen Weg zur Heilung, Resilienz und Integration für Kinder auf, die durch komplexe emotionale Landschaften navigieren.

Schlüsselwörter: Ego-State-Therapie, Expressive Kunsttherapie, Naturbasierte Expressive Kunsttherapie, Trauma und Trauer bei Kindern, Autismus-Spektrum-Störung, Polyvagaltheorie, somatische Therapie, Storytelling

20.1 Einleitung

Als mitwirkende Autorin dieses Buches über Ego-State-Therapie werde ich die Reise mit Oliver schildern und dabei das transformative Potenzial der Naturbasierten Expressiven Kunsttherapie (NBEAT) als Komplementärtherapie zur Heilung im

Rahmen der EST und der Polyvagaltheorie (PVT) betrachten. Natur, Kunst, Körperweisheit und Storytelling mit ihrer inhärenten Fähigkeit, Ego-States eine Stimme zu geben und sie gleichzeitig zu beruhigen und zu regenerieren, dienen als unschätzbare Kulisse für diese therapeutische Reise. Ich werde die Prinzipien, Techniken und wissenschaftlichen Grundlagen der NBEAT durchleuchten und vor Augen führen, wie dieses Vorgehen einen kleinen Jungen unterstützt, der mit Angst, Trauer und Autismus zu tun hat, und letztlich die Integration von Ego-States erleichtert sowie die neurobiologische Regulation aus Sicht der PVT fördert. Die Methode und die therapeutische Beschäftigung mit Oliver folgen dem Interventionsrahmen der NBEAT, wie er vom *Appalachian Expressive Arts Program* eingesetzt wird. Innerhalb dieses Rahmens lässt sich der therapeutische Prozess als fließend und pendelnd in fünf Phasen konzeptualisieren. Diese Phasen sind (Atkins a. Snyder 2018):

1) Beginnen (*beginning*)
2) Quartier beziehen (*moving in*)
3) inneres Suchen (*insearch*)
4) eine Stimme finden (*finding voice*) und
5) Kunst ins Leben bringen (*bringing art into life*)

Diese fünf Phasen der NBEAT werden über das SARIA-Interventionsmodell der EST gelegt und hier entsprechend beschrieben.

Das SARIA-Interventionsmodell umfasst seinerseits fünf Phasen:

1) Herstellen von **S**icherheit und Stabilisierung
2) **A**ktivierung und Befragung der problem- und trauma-assoziierten Ego-States
3) Durcharbeiten des Traumas und Neuverhandlung, **R**ehabilitation und Neuverbinden der Ego-States
4) **I**ntegration und Bewegung in Richtung Flow und Wohlbefinden
5) **A**nwendung und Anpassung im Alltag und posttraumatisches Wachstum (Hartman 2018)

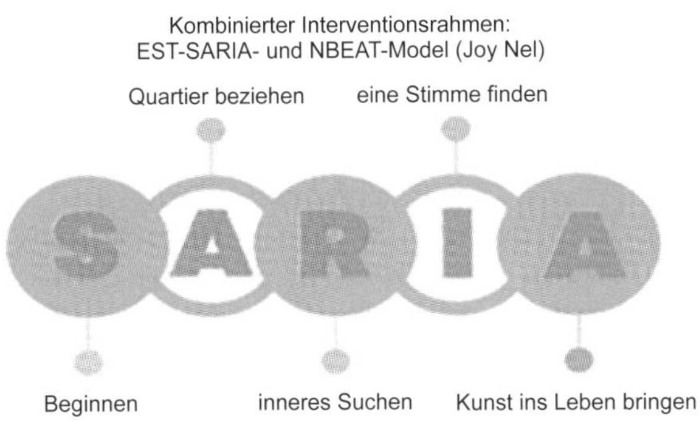

Abb. 20.1: Visuelle Darstellung des EST-SARIA-Modells kombiniert mit dem NBEAT-Modell

In diesem Beitrag habe ich versucht, zwei unterschiedliche und zugleich komplementäre Therapieansätze zu kombinieren (s. Abb. 20.1). Diese Synthese ermöglichte mir, bei der Arbeit mit Oliver ein einheitliches therapeutisches Modell zu kreieren, bei dem die Stärken beider Ansätze zum Einsatz kommen und durch symbolischen und kreativen Ausdruck und neurobiologische Regulation ein vertiefter Zugang zu den Ego-States erleichtert wird.

20.2 Der Fall Oliver

Oliver, ein 7-jähriger Junge, der die erste Klasse besucht, wurde von seiner Schule zur Therapie überwiesen. Er besucht eine Schule für Hochbegabte. Bei einem ersten Treffen mit seiner Mutter und seiner Lehrerin gaben beide an, dass Oliver, der als *twice exceptional child* eingestuft ist (Hochbegabung *und* Autismus), seit dem Tod seines Vaters vor drei Monaten sowohl in der Schule als auch zu Hause zunehmend auffälliges Verhalten zeigte. Olivers Vater war Söldner im Sudan gewesen und wurde dort bei einem Angriff aus dem Hinterhalt getötet.

Die Lehrerin gab zu verstehen, dass es zunehmend schwieriger geworden sei, Oliver in ihrer Klasse zu haben. Er habe oft heftige Ausraster mit Weinkrämpfen, Stimming und selbstverletzendem Verhalten. Sie fügte hinzu, dass er häufig das Klassenzimmer verlasse, sich hinter einem großen Baum auf dem Spielplatz verstecke und für den Rest des Tages für niemanden ansprechbar sei. Die Lehrerin erwähnte auch, dass Oliver sich seit dem Tod seines Vaters gern unter seinem Schulpult verstecke und ins Leere starre.

Stimming oder selbststimulierendes Verhalten lässt sich bei autistischen Kindern häufig beobachten. Es beschreibt repetitive Bewegungen, Lautäußerungen oder Handlungen, die Menschen mit Autismus-Spektrum-Störungen zeigen, und dient dem Selbstausdruck oder der Emotionsregulation (Hughes-Lynch 2022). Zu diesen repetitiven Verhaltensweisen gehören Flattern mit den Händen, Hin- und Herschaukeln, Sich-im-Kreis-Drehen, Lautäußerungen und Fingerschnipsen (ebd.).

Seine Lehrerin gab an, dass Oliver nur dann »händelbar« schien, wenn er im Kunstunterricht oder auf dem Spielplatz sei, wo er nach Insekten und Eidechsen suche, die er dann in seine Brotdose stecke, um sie mit nach Hause zu nehmen. Als sie ihn darauf ansprach, erklärte er, sie hätten Angst, und er würde sie retten, um sie vor einem Adler zu schützen, der sie sonst holen könnte.

Während des ersten Gesprächs mit Olivers Mutter berichtete diese, dass sein Verhalten zu Hause seit dem Tod seines Vaters ebenfalls äußerst schwierig sei. Er habe seither extreme Nervenzusammenbrüche und Albträume, beiße sich selbst und leide unter somatischen Beschwerden. Selbstbeißen bei Kindern ist ein selbstverletzendes Verhalten, das als Mittel zur Regulation des Nervensystems und als Indikator für eine zugrunde liegende Aktivierung dient (Furniss a. Biswas 2020).

Sie äußerte ihre Besorgnis darüber, dass er sich weigere, in seinem Zimmer zu schlafen, und darauf bestand, im Zimmer seiner 3-jährigen Schwester zu übernachten. Dies bereite ihr Sorgen, da er, wenn er nachts nicht schlafen konnte, »Fallen« im Zimmer baute, um Adler abzuschrecken, die ansonsten kommen und seine Schwester holen würden. Olivers Mutter äußerte sich besorgt:

> »Bevor sein Vater starb, war er ein recht schrulliges, etwas ängstliches, aber insgesamt unbeschwertes Kind, aber jetzt ist er überängstlich oder depressiv und zeigt zwanghaftes Verhalten.«

Sie erklärte, er sei regelrecht besessen davon, Tiere zu retten, und dass Adler kommen würden, um die Tiere zu verletzen oder seine Schwester und seine Mutter zu holen.

Oliver und seine Mutter hatten an zwei Trauma-Debriefings teilgenommen. Sie erwähnte, dass sie die Sitzungen gemeinsam besucht hatten und dass es eine Herausforderung darstellte, da sie das Gefühl hatte, dass er dort »mehr über die Geschehnisse im Sudan hörte, als er hätte erfahren sollen«. Auf Nachfrage erklärte sie, dass ihr Mann an dem Morgen, an dem er und sein Team in den Hinterhalt gerieten, angerufen und ihr mitgeteilt habe, ihr Stützpunkt werde »von ›Adlern‹ (*eagles*, ein Codewort für den Feind) bedroht« und dass das Team »auf ›the GettoBird‹ (Codewort für ihren Hubschrauber) warte«, der sie – ein taktischer Rückzug – in Sicherheit und zum Flughafen bringen solle. Während dieses Gesprächs hörte sie eine Bombenexplosion und »sprach nie wieder mit ihm«. Sie beschloss, die Trauma-Debriefings nicht fortzusetzen, da sie das Gefühl hatte, dass sie nicht halfen und Oliver nach diesen Sitzungen noch traumatisierter war, da er sich am Abend danach normalerweise völlig »unkontrollierbar« verhielt. Seine Mutter erklärte, sie selbst ginge zu einem Therapeuten, merke aber, dass auch Oliver dringend Hilfe brauche. Wir vereinbarten einen Termin für die erste Sitzung mit Oliver am folgenden Tag.

Beginnen (Phase 1: Herstellen von Sicherheit und Stabilisierung)

Die Einstiegsphase der NBEAT zielt darauf ab, Rapport herzustellen, den bevorzugten Kommunikationsmodus des Klienten zu erkennen und Vertrauen aufzubauen (Atkins a. Snyder 2018). Innerhalb des EST-Rahmens zielt diese Phase darauf ab, Vertrauen und Resonanz mit dem Klienten herzustellen und ihn gleichzeitig zu beruhigen, indem man ihm Sicherheit verschafft und ihn stabilisiert (Hartman 2022b). Bei genauer Betrachtung der dualistischen Ziele beim Einsatz von NBEAT und EST wird deutlich, dass diese Phase ein Vertrauensverhältnis herstellt.

Erste Sitzung

Zu unserer ersten Sitzung kam Oliver zusammen mit seiner Mutter. Bei der Begrüßung nahm er keinen Blickkontakt auf und hielt die Hand seiner Mutter fest umklammert. Mir fiel auf, dass er ängstlich und im Kampf-oder-Flucht-Modus des Sympathikus hoch aktiviert war. Ich lud die beiden ein, gemeinsam in den Therapieraum zu kommen. Oliver weigerte sich, auf meine Fragen zu antworten, und spielte mit einer Schnur, die er um den Hals trug. Seine Mutter erklärte mir, solange sie sich erinnern könne, habe Oliver immer mit einer Schnur gespielt und sich diese immer um Hals und Schultern gehängt. Mir wurde klar, dass diese Schnüre ein Mittel sind, das er zur Selbstregulation einsetzt, wenn er sich überfordert fühlt und sein sympathisches Nervensystem aktiviert ist (Delahooke 2020). Während ich mich mit seiner Mutter über allgemeine Dinge unterhielt, blieb ich auf der Beobachterebene und bemerkte, dass Oliver in meiner Praxis auf und ab lief und vokales Stimming zeigte. Er machte repetitiv »ah«, »ah«, »ah«, und immer, wenn er mich dabei ertappte, dass ich ihn beobachtete, gab er ein lautes Kreischgeräusch von sich und rieb sich an der Schulter. An diesem Punkt wurde mir seine Übererregtheit deutlich, und wie Peter Levine (2012) anmerken würde, zeigte er körperliche Anzeichen der belastenden Symptome eines schweren Traumas. Mir war klar, dass das Trauma in seinem Körper festsaß und er jede neue Situation und Person als Bedrohung empfand. Mir wurde auch klar, dass Oliver traumatisiert bleiben würde, wenn er und ich nicht daran arbeiteten, diesen Zustand in seinem Körper zu verändern, und dass sich sein Stimming-Verhalten und seine Tics verschlimmern würden. Ich kam zu dem Schluss: Mein erster Schritt würde darin bestehen, Oliver dabei zu unterstützen, dass er sein Körpererleben verändern und das sympathische Nervensystem herunterregulieren kann, damit er lernt, von Erstarrung und Hilflosigkeit hin zu Flow und Ganzheit zu wechseln (ebd.).

Olivers Mutter wurde durch sein Verhalten unruhig, und sie versuchte, ihn dazu zu bringen, sich hinzusetzen und mit mir zu reden. Da ihn das offenbar noch mehr aktivierte, schlug ich einen Spaziergang im Therapiegarten vor. Wir gingen also zu dritt nach draußen, und dort lud ich die beiden ein, sich beim Ein- und Ausatmen ganz sachte mit der Luft um uns herum zu verbinden und zu spüren, wie dies sich im Körper anfühlt. Ich nutzte die 5-4-3-2-1-Technik und bat Oliver und seine Mutter, 1) fünf Dinge zu benennen, die sie sehen, 2) vier Dinge zu benennen, die sie spüren, 3) drei Dinge zu benennen, die sie hören, 4) zwei Dinge zu benennen, die sie riechen, und 5) ein Ding zu benennen, das sie schmecken. Diese Übung machte Oliver und seiner Mutter merklich Spaß.

Eines der Dinge, auf die Olivers Blick fiel, war der Sandkasten. Ich fragte ihn, ob er Lust habe, dort mit mir ein Spiel zu spielen. Er nickte mit einem schüchternen Lächeln, und in dem Moment wusste ich, dass zwischen uns ein Vertrauensverhältnis entstand. Wir entschieden uns, in den Sandkasten hineinzusteigen und mit dem Sand in unseren Händen zu spielen. Oliver gab noch immer Stimming-Laute von sich, aber sie waren etwas leiser und wurden seltener. Ich schlug vor, »Sandwirbeln« zu spielen. Beim Sandwirbeln nimmt man eine Handvoll Sand und lässt ihn in langsamen, kreisenden Bewegungen zu Boden rieseln, wobei man versucht, mit dem Sand einen möglichst exakten Wirbelkreis zu bilden. Als NBEAT-Therapeuten halten wir uns an Milton Ericksons Prinzip der Utilisation (Battino a. South 2005). Ich utilisierte die Tatsache, dass er beim Spielen in der Natur als Erstes den Sandkasten bemerkt hatte, um Olivers Heilung einzuleiten.

Während er im Sandkasten saß und, halb von Sand bedeckt, Sandwirbel machte, fragte ich ihn, ob er denn wisse, warum er heute zu mir gekommen war. Er sah mich an und sagte mit tonloser Stimme:

> »Weil ich die ganze Zeit Angst habe und mein Daddy gestorben ist und Mama vielleicht auch sterben wird.«

Er erwähnte auch, dass er in der Schule Angst hat, weil sein »Mund nicht weiß, wie er sagen soll, was in [seinem] Kopf ist«, und weil seine Mitschüler ihn aufziehen und auslachen. Ich sagte, das müsse für ihn ja sehr anstrengend und traurig sein. Er schaute zu mir hoch, nahm zum ersten Mal Blickkontakt auf und nickte. Der Blickkontakt wies auf ein leichtes Nachlassen der Reaktion des sympathischen Nervensystems hin, denn es gab ein winziges Aufblitzen des ventralen Zustands; schließlich ist Blickkontakt eine Form sozialer Ankopplung. Oliver machte immer noch »ah«, »ah«, »ah« und zeigte auch immer noch den Schulter-Tic. Nach dem Blickkontakt schien es sich zu verstärken. Irgendwann fragte ich ihn:

> »Oliver, ich frage mich, wie es sich anhören würde und wie sich dein Körper anfühlen würde, wenn wir diesen Ton, den du machst, ein bisschen in die Länge ziehen?«

Er schaute verwirrt. Ich erklärte ihm, dass wir die »Ah-ah-ah«-Laute doch zu einem längeren »Aaaahhhh« dehnen könnten, während wir den Sand rieseln lassen. Ich fing an, ließ meinen Sand rieseln und machte dazu einen entspannten, langgezogenen Aaaaahhhh«-Laut. Oliver tat es mir nach, und ich äußerte mich höchst anerkennend, dass er den Laut von Mal zu Mal länger zog. Außerdem ermutigte ich ihn, größere Sandwirbel zu machen, während er den Laut dehnte. Als er das »Aaaahhh« immer länger zog und größere Kreise machte, lobte ich ihn weiter.

Bei dieser Übung dachte ich an die Arbeit von Stephen Porges zur Polyvagaltheorie (2017), der zufolge jeder Atemzug, den wir nehmen, und jeder Laut, den wir von uns geben, unser autonomes Nervensystem beeinflussen kann. Wenn wir einatmen, wird das sympathische Nervensystem aktiviert und macht uns handlungsbereit. Umgekehrt stimuliert das Ausatmen den Parasympathikus, der uns ein Gefühl der Ruhe vermittelt (ebd.; Porges a. Porges 2023). Wir übten also bewusst langsames und kontrolliertes Ausatmen, langgezogene Laute und langsame Bewegungen, die den ventral-vagalen Komplex (der für die soziale Ankopplung verantwortlich ist) aktivieren, denn ich hegte die Hoffnung, dass dies für Oliver ein Schlüssel zur Veränderung sein könne. Während wir unsere Sandwirbel fortsetzten, begann Oliver, ein Lied zu summen. Ich erkannte *On top of the world* von Imagine Dragons. Als er weitersummte, fing ich an, das Lied mitzusingen, und es dauerte nicht lange, bis er mit mir mitsang. Schließlich stimmte auch seine Mutter ein. Das brachte Oliver zum Lächeln, und ich bemerkte ein gewisses Fließen in seinen Körperbewegungen, die vorher sehr starr gewesen waren.

Befriedigt stellte ich fest, dass wir Fortschritte gemacht hatten: Oliver war selbstregulierter und geerdeter, wie es die erste Phase des SARIA-Modells (Sicherheit und

Stabilisierung) verlangt, und wir hatten durch die Arbeit mit den Sinnen und Naturmaterialien gemäß der NBEAT ein Vertrauensverhältnis aufgebaut. Daher hatte ich das Gefühl, die Sitzung beenden zu können.

Zu meinem Erstaunen verkündete Oliver jedoch, er sei noch nicht bereit zu gehen. Das freute mich, denn es zeigte, dass er sich im ventralen Zustand befand und auch wohlfühlte, wenn wir miteinander sprachen. Ich fragte ihn, was er denn gerne tun wolle. Er sagte, er würde mir gerne von seinen Lieblingsdingen erzählen, das seien Insekten, Reptilien, Mathematik, die Milchstraße und sein Leopardgecko namens Len. Während er erzählte, hörte ich ihm zu und bemerkte kein vokales Stimming und auch kein Schulterzucken mehr. Irgendwann fragte er mich, ob ich mich an all seine Lieblingssachen erinnern könne, da ich sie nicht aufgeschrieben habe, wie es die »andere Dame« (die vorherige Traumatherapeutin) getan hätte. Ich versicherte ihm, das sei der Fall. Er gab deutlich zu verstehen, dass es wichtig sei, sich zu erinnern, dass es auch Dinge gäbe, die ihn glücklich machen, und dass er nicht immer nur traurig oder wütend sei. Aus Olivers Worten hörte ich bereits mögliche Ego-States heraus. Ich schlug vor, durch den Garten zu gehen und für alles, was er erwähnt hatte und was ihn glücklich macht, ein Symbol zu finden und es in eine Schachtel zu legen. Das wäre dann sein Schatzkästlein des Glücks. Oliver wählte die folgenden Dinge: eine tote Biene (er liebt Insekten), einen Stock (er liebt Reptilien wie Eidechsen und Schlangen), eine Blume, deren Blütenblätter er zählen kann (er liebt Mathematik), Kieselsteine (er liebt die Milchstraße) und eine rote Paprikaschote (er liebt seinen Leopardgecko namens Len). Zufrieden mit seinen Funden legte er alles in die Schachtel und sagte mit einem spaßigen Unterton:

> »Das hebst du jetzt auf, damit du dich an *Olly* erinnerst.«

Ich bedankte mich höflich und sagte ihm, es habe mich sehr gefreut, *Olly* kennenzulernen, und selbstverständlich würde ich mich gern an ihn erinnern. Als er ging, dachte ich nach und erkannte, dass er mit *Olly* spontan auf einen seiner Ego-States hingewiesen hatte. Und ich war auch zufrieden, dass er in der Sitzung in der Lage war, von Übererregtheit in einen Zustand größerer Toleranz, Aufnahmefähigkeit und Belastbarkeit überzugehen (Porges a. Dana 2018).

Zweite Sitzung

Unsere zweite Sitzung war für drei Tage später angesetzt. Oliver wirkte niedergeschlagen und fragte, ob seine Mutter dabeibleiben könne, da er sich elend und müde fühle. Seine Mutter erklärte, dass er seit zwei Tagen über Bauchschmerzen klage und nichts essen wolle. Ich fragte Oliver, ob er mir zeigen könne, wo er Schmerzen habe, woraufhin er sich den Bauch rieb. Dann bat ich ihn, seine Hand dort liegen zu lassen, und fragte, ob ihm eine Farbe, ein Gefühl und irgendetwas einfiele, das den Schmerz beschreiben könne, den er empfand. Er erklärte, die Farbe sei »dunkel«, das Gefühl sei »knotig« und die Emotionen seien »traurig«, und er habe dieses Gefühl, seit »der Adler Daddy geholt hat«. Er sagte:

> »Es ist wie eine große dunkle Wolke in meinem Bauch, und sie ist voller winziger Spinnen, die sich in meinem Bauch verknotet haben.«

Ich sagte, das höre sich so an, als hätte Daddys Tod Traurigkeit mit sich gebracht, Spinnen, die scheinbar ein Netz der Trauer in seinem Körper weben. Er stimmte mir unter Tränen zu, nickte und sagte, sie seien wie Knotenspinnen. Mir wurde klar, dass Oliver infolge seines Verlusttraumas eine Sympathikus-Aktivierung und eine unzureichende Regulation des parasympathischen Nervensystems erlebte. Diese Dysregulation trug zu den viszeralen Symptomen von Bauchschmerzen und Fatigue bei (Porges 2017).

Ich erkannte auch, dass er auf einen möglichen Ego-State, die Knotenspinne, hingewiesen hatte. Ich entschied, dass die beste Vorgehensweise darin bestehen würde, auf somatischer und bildhafter Ebene zu arbeiten, um die Symptome dieses möglichen Ego-States zu behandeln. Ich fragte Oliver, ob wir drei (Oliver, Mama und ich) uns unter den Baum legen und uns etwas Zeit nehmen könnten, damit wir unseren Körper und unsere Vorstellungskraft nutzen, um zu sehen, wie wir »dieses Netz der Trauer« auflösen könnten. Er legte seine Hand auf den Bauch und überlegte, was die Traurigkeit mindern und seine Bauchschmerzen lindern könnte. Oliver dachte einen Moment lang nach. »Vielleicht«, begann er zögernd, »ein Glühwürmchen?« Ich fand dies interessant und fragte ihn, wie ein Glühwürmchen denn seiner Meinung nach helfen könnte.

> »Weil ihr Licht so hell ist, können sie im Dunkeln sehen und alles heller machen. Und sie fressen auch kleine Spinnen.«

Ich würdigte die Kreativität seiner Antwort und beschloss, sie in einer geführten Imagination zu utilisieren. Ich bat Oliver, tief einzuatmen und sich vorzustellen, dass er wunderschöne, leuchtend gefärbte Glühwürmchen einatmet und diese sanft und leicht in seinen Bauch fliegen. Wir drei nahmen synchron tiefe Atemzüge – so, als ob wir das imaginäre Glühwürmchen einatmen würden. Mit jedem Atemzug stellten wir uns vor, wie das Glühwürmchen ein sanftes, helles Leuchten ausstrahlte, das allmählich die Dunkelheit in Olivers Bauch verdrängte. Während sich das Licht ausbreitete, begann das Glühwürmchen, an Olivers verknäuelten Eingeweiden zu arbeiten, entwirrte geschickt die Knoten und brachte ein Gefühl der Leichtigkeit. Die zuvor übermächtige dunkle Wolke löste sich auf und wurde durch das warme und beruhigende Leuchten des Glühwürmchens ersetzt.

Olivers Gesicht entspannte sich zusehends, und er stieß einen tiefen Seufzer aus, als das Unwohlsein in seinem Bauch nachließ. Ich nahm wahr, wie seine Mutter neben mir leise weinte, und erkannte, dass diese Übung auch für sie eine körperliche und emotionale Befreiung war. Dank Olivers Vorstellungskraft war ein weiterer Schritt in Richtung Heilung und Bewältigung des Verlusts seines Vaters und ihres Mannes gemacht. Anschließend saßen wir zusammen und unterhielten uns über so wunderbare Geschöpfe wie Glühwürmchen, Johanniswürmchen und Leuchtkäfer.

Oliver beschloss, für sich und seine Mutter ein Glühwürmchen zu basteln. Er ging durch den Therapiegarten und suchte einige Pflanzen, aus denen er Glühwürmchen herstellen wollte. Ich fragte ihn, ob sein Glühwürmchen einen Namen habe. Er überlegte kurz und sagte dann:

»Ja, natürlich, es heißt *Glow*, und Mamas Glühwürmchen kann *Glowy* heißen.«

Ich merkte an, dies seien ganz wunderbare Namen, und seine Mutter bekräftigte, sie würde ihr Glühwürmchen *Glowy* sehr schätzen und lieb haben. Oliver sagte:

»Ich wünschte nur, *Glow* könnte leuchten, dann könnte ich ihn nachts in meinem Zimmer haben, um die Dunkelheit zu vertreiben.«

Ich versicherte ihm, dass wir einen Weg finden würden. Ich nahm ihn mit in den Kunsttherapieraum, und wir überlegten, was wir verwenden könnten, um *Glow* und *Glowy* wirklich zum Leuchten zu bringen. Zu dritt haben wir dann »Glühwürmchen-Gläser für Oliver und seine Mutter« gebastelt (s. Abb. 20.4). Das war für mich ein wichtiger Moment der Co-Regulation mit Oliver und seiner Mutter. Diese Aktion stärkte, so mein Ziel, die warmherzige und unterstützende Beziehung, die wir bereits aufgebaut hatten, und förderte gleichzeitig die Selbstregulation von Oliver und seiner Mutter durch Coaching, Modelling und Feedback.

Ich war überrascht, als Oliver vehement verkündete, er fühle sich wie ein Sandwich. Ich utilisierte dies und fragte ihn, ob er ein Sandwich machen wolle, das wir uns dann bei einem Picknick unter dem Baum teilen würden. Ich sah dies nicht nur als Möglichkeit an, den Wechsel von der Immobilität im dorsalen Vagus hin zu sozialer Ankopplung im ventralen Vagus zu zelebrieren (ebd.), sondern zugleich als eine achtsame NBEAT-Methode, bei der eine auf Körper, Geist und Umgebung fokussierte Aktivität Olivers Wiederherstellung der Verbindung mit sich selbst und mit anderen als im Körper manifestiertes (*embodied*) Wesen zu fördern vermag (Atkins a. Eberhart 2014). Darüber hinaus war ich gespannt auf unsere nächste Sitzung, da Oliver anfing, seine innere Landschaft aus ressourcenreichen Ego-States (*Olly* und *Glow*, s. Abb. 20.2), symptom-assoziierten Ego-States (*Knotenspinne*, s. Abb. 20.3) und trauma-assoziierten Ego-States zu enthüllen (Hartman 2021), mit denen wir in den Folgesitzungen weiterarbeiten konnten.

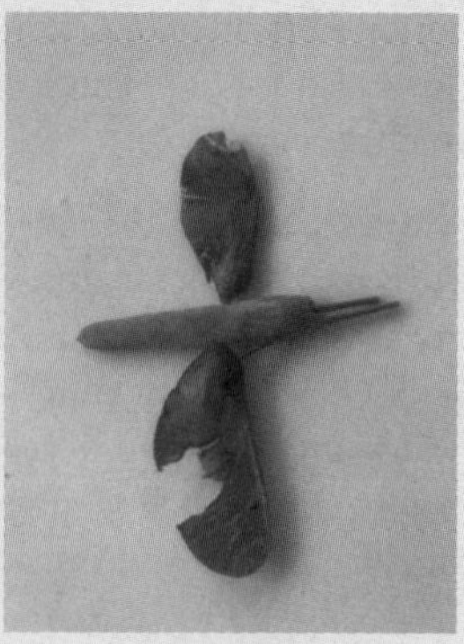

Abb. 20.2: Glow, das Glühwürmchen (beruhigender Ego-State)

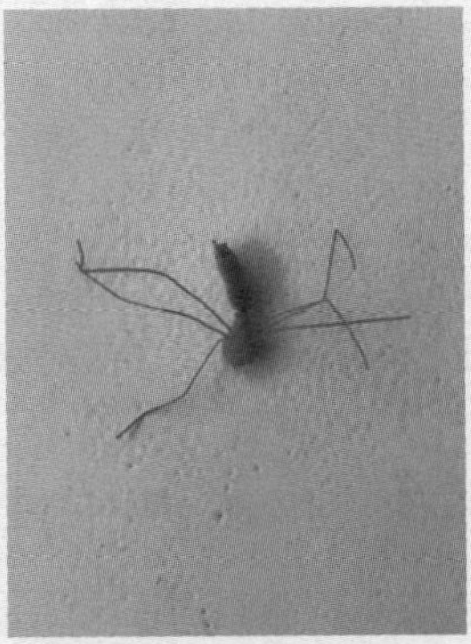

Abb. 20.3: Knotenspinne (trauriger Ego-State)

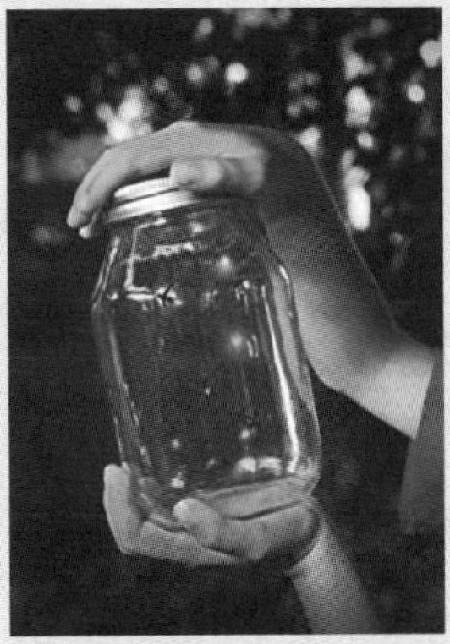

Abb. 20.4: Olivers Glühwürmchen-Glas

Dritte Sitzung

Zwei Tage später kam Oliver zu seiner dritten Sitzung. Er wirkte unbeschwert und berichtete, *Glow* und *Glowy* würden sehr dabei helfen, die Dunkelheit von ihm und seiner Mutter fernzuhalten. Oliver hatte wie immer seine Schnur um den Hals, und mir fiel auf, dass er gut reguliert schien, da er nur sehr wenig verbales und keinerlei Körper-Stimming zeigte. Ich beschloss, dass es an der Zeit war, Oliver mit dem Konzept der Ego-States vertraut zu machen, zumal er spontan begonnen hatte, diese zu benennen. Ich nutzte Psychoedukation, um das Konzept der Ego-States zu erklären. Obwohl er sich spontan auf die Imaginationsarbeit eingelassen hatte und Ego-States verwendete, erschien es mir nötig, den Prozess mit Psychoedukation über Ego-States zu unterstützen. Zu diesem Zweck schien mir Bibliotherapie geeignet.

Wir saßen im Therapiegarten auf dem Lesesofa und lasen die Geschichte, die ich über *Iko* geschrieben hatte und die Kindern erklärt, was Ego-States sind. Iko ist ein junges Chamäleon (s. Abb. 20.5), das durch verschiedene Abenteuer entdeckt, dass es verschiedene Persönlichkeitsanteile besitzt. Iko lernt, dass sich in bestimmten Situationen jeweils unterschiedliche Anteile von ihm zeigen, und jedes Mal, wenn ein anderer Teil zum Vorschein kommt, ändert er seine Farbe. Oliver gefiel die Geschichte, und er war ganz begeistert, dass sie von einem Chamäleon handelte, da er Reptilien liebt. Die Geschichte von Iko, dem Chamäleon, fesselte ihn. Während wir die Geschichte lasen, konnte ich sehen, dass Oliver die Vorstellung faszinierte, dass er, genau wie Iko, ebenfalls verschiedene Persönlichkeitsanteile besaß. Beim Weiterlesen der Geschichte von Ikos Abenteuern wurden seine Augen groß vor Neugier und Spannung.

Als wir mit der Geschichte fertig waren, gab ich ihm das Buch und zeigte ihm, dass hinten im Buch ein ungefärbtes Bild eines Chamäleons abgedruckt ist. Ich lud ihn ein, sich verschiedene Anteile vorzustellen, die er bei sich selbst erkennen könne, und diese Teile auf dem Chamäleon anzuzeigen. Oliver gefiel diese Idee, und er fragte, ob er dafür den farbigen Sand verwenden könne, denn:

> »Wie du weißt, Joy, mag ich kein Ausmalen, denn das machen wir die ganze Zeit in der Schule.«

Ich schmunzelte über seine Bemerkung und gab ihm die Behälter mit dem farbigen Sand. Als er mich über seine Bemerkung lachen hörte, geschah etwas sehr Interessantes: Oliver schaute mich an und sagte:

> »Weißt du, dass ich eigentlich sehr witzig bin? Ich bin wie Trevor Noah [ein bekannter südafrikanischer Komiker], und ich erzähle immer gute Witze.«

Ich zeigte mich entzückt und fragte ihn, ob er mir ein oder zwei Witze erzählen wolle. Oliver erzählte also seine Witze, und wir lachten zusammen. Lachen ist ein Ventil für den Körper, das es ermöglicht, sowohl positiven als auch negativen Druck durch Körperausdruck und Stimm-Modulation abzubauen. Mir war klar, dass das Lachen Oliver dabei helfen würde, den Vagusnerv zu aktivieren und sein Verweilen im entsprechenden Zustand zu verlängern. Lautes Singen und Lachen aktivieren den Vagusnerv, was zu einer parasympathischen Reaktion führt (Porges a. Dana 2018). Nachdem er sein Iko-Chamäleon fertiggestellt hatte, bat ich Oliver, mir die Farben zu erklären. Er verwendete Zitronengrün für glücklich, Schwarz für traurig, Rot für sorgenvoll, Gelb für lustig und Grün für stark. Er setzte auch einen kleinen blauen Punkt, um anzuzeigen, dass er einen brillanten mathematischen Anteil hat (s. Abb. 20.6). Ich fragte ihn, ob er sich einen der Anteile aussuchen wolle und Lust habe, diesen mit einem Pfeifenputzer zu basteln. Er entschied sich für ein limonengrünes Chamäleon (s. Abb. 20.7) und sagte, er werde es *Olly* nennen. Wir setzten uns zusammen, und ich zeigte ihm, wie man es fertigt. Er beschloss, *Olly* mit nach Hause zu nehmen und ihn zusammen mit *Glow* zu Hause aufzubewahren. Pfiffig sagte er:

> »Jetzt habe ich *Glow* und *Olly*, um dafür zu sorgen, dass es mir so weit gut geht.«

Nach der Sitzung dachte ich über diese Bemerkung nach, und mir wurde klar, dass das gemeinsame Durchgehen der Geschichte Oliver geholfen hatte, das Konzept der Ego-States zu begreifen, die dazu da sind, uns zu helfen und uns zu schützen. Zufrieden, dass wir diese Sitzung nutzen konnten, um die Landschaft der Ego-States zu erkunden, und dass Oliver einige der Ego-States, derer er sich bewusst war, benennen konnte, beendeten wir unsere Sitzung.

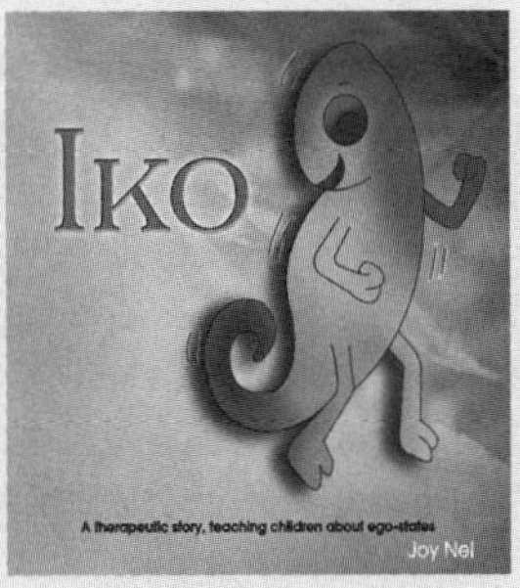

Abb. 20.5: Iko (Nel 2010)

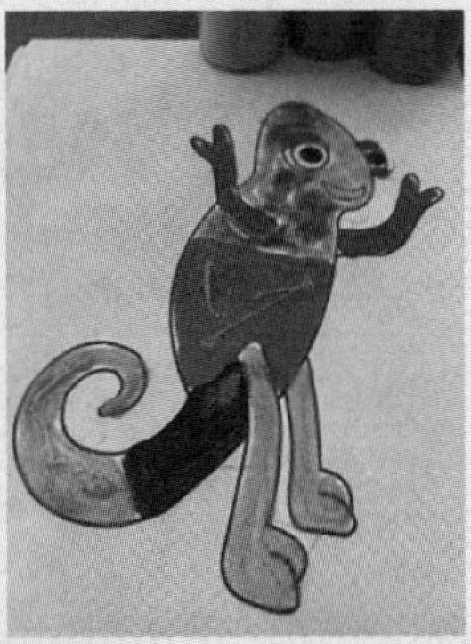

Abb. 20.6: Olivers Ego-State-Landschaft

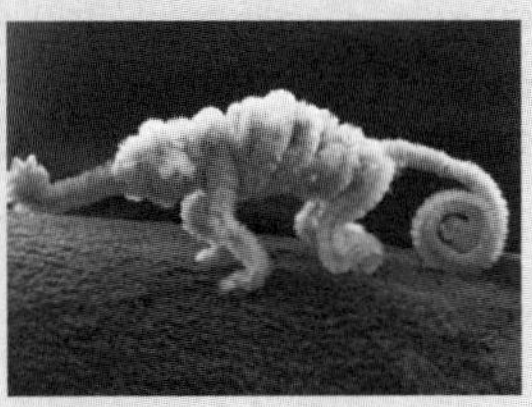

Abb. 20.7: Olly, der unbeschwerte Ego-State

Quartier beziehen (Phase 2: Aktivierung und Befragen von Ego-States)

Vierte Sitzung

In unserer Sitzung eine Woche später zeigte sich Oliver vertrauensvoll genug, um ohne seine Mutter in die Therapie zu kommen. Er freute sich, mich zu sehen und den Therapiegarten weiter zu erkunden. Mir fiel auf, dass er eine neue farbige Schnur um Schultern und Hals trug und diese zwischen seinen Händen rollte, während er mit mir sprach. Mir fiel auch auf, dass das vokale Stimming deutlich nachgelassen hatte. Aber der Schulter-Tic schien wieder da zu sein, dazu ein Tic in seinem rechten Daumen, den ich zuvor nicht bemerkt hatte. Tics bei Kindern mit Autismus können eine Folge von Traumata und Ängsten sein, aber auch von einer zugrunde liegenden besonderen Empfindlichkeit für Sinneseindrücke, wie sie bei Autismus-Spektrum-Störungen häufig vorkommt (Bridges 2022). Ich fragte mich, ob die Zunahme der Tics ein Zeichen dafür sein könnte, dass er sich aktiviert fühlt, und fragte ihn danach.

Er erzählte mir ganz aufgeregt, dass die Glühwürmchen und *Glow* funktionieren, und fragte, ob ich mich freue, *Olly* heute zu sehen. Ich bestätigte, sehr interessiert zu sein und ganz gespannt darauf, auch all die anderen Anteile von Oliver kennenzulernen, die wir in unserer letzten Sitzung identifiziert hatten. In der EST wissen wir, dass alle Ego-States immer zuhören (Hartman 2022b), und ich wollte sicherstellen, dass die anderen Ego-States sich wohlfühlten, wenn die Zeit gekommen war, sich mir zu zeigen. Außerdem hoffte ich, in dieser Sitzung bei Oliver einen Ego-State der inneren Stärke zu finden. Während wir durch den Therapiegarten spazierten, fragte ich mich laut, ob es vielleicht einen Teil in Oliver gibt, der dafür verantwortlich ist, dass seine »Schulter sich von selbst bewegt«, wie er es beschrieb. Oliver dachte eine Weile nach und sagte, es könne vielleicht der »sorgenvolle Oliver« sein. Ich bat ihn, sich im Therapiebereich des Gartens umzusehen und etwas zu suchen, was mir zeigen könne, wie der »sorgenvolle Oliver« aussieht. Aus den gesammelten Dingen bastelte er einen Skorpion und nannte ihn »Sorgenzwacker« (s. Abb. 20.8). Ich stellte mich dem Skorpion *Sorgenzwacker* vor und fragte diesen, ob es in Ordnung sei, wenn ich ihm ein paar Fragen stelle, um ihn besser kennenzulernen, und ob er mir helfen könne zu

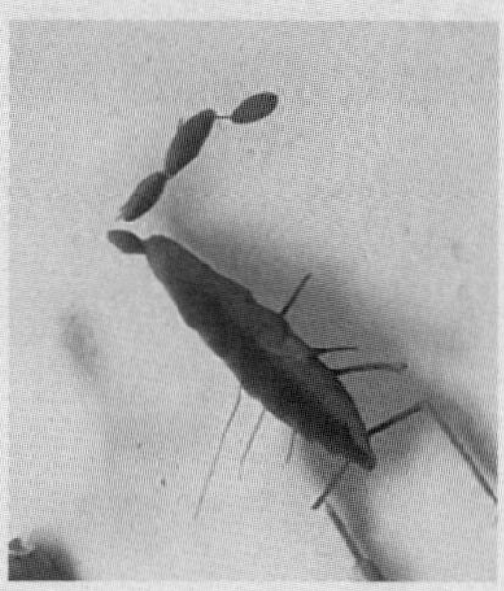

Abb. 20.8: Sorgenzwacker (sorgenvoller Ego-State)

verstehen, warum Olivers Schulter »sich von selbst bewegt«. Indem ich *Sorgenzwackers* Erlaubnis einholte, baute ich eine therapeutische Beziehung zu ihm auf und gewann einen möglichen Verbündeten im Therapiekontext (ebd.). *Sorgenzwacker* erklärte, dass er sich manchmal auf Olivers Schulter oder auf seinen »Schreibdaumen« setze, um ihn daran zu erinnern, sich nicht zu viele Sorgen zu machen. Ich fand das interessant und fragte *Sorgenzwacker*, wie er seine Aufgabe, Oliver zu helfen, denn genau angehe. Er erklärte mir:

> »Wenn ihm die Sorgen in den Kopf kommen, zwicke ich ihn, damit er seine Schulter oder seinen Schreibdaumen bewegen kann, damit die Sorgen verschwinden.«

Ich dankte *Sorgenzwacker* für diese wertvolle Information und fragte ihn, ob er Olivers »Sorgengedanken« kenne. *Sorgenzwacker* erklärte, dass Oliver in Sorge um seinen Leopardgecko Len sei, weil dieser sich gerade häute, und er »Angst hat, dass er möglicherweise sterben könne, so wie sein Dad, weil sich Teile seiner Haut ablösen«.

Ich dankte *Sorgenzwacker* auch für diese wertvolle Information und fragte ihn, ob er denn eine Idee habe, wie wir Oliver helfen könnten zu verstehen, dass Häuten bei Reptilien wie Len absolut normal ist. *Sorgenzwacker* meinte, dass »Echse« es wisse und es Oliver sagen könnte. Ich fragte Oliver, ob er von »Echse« wisse und ob ich »Echse« kennenlernen könne. Daraufhin bastelte er »Echse« aus den gleichen Materialien und stellte ihn mir dann als »Peitschenschwanz« vor (s. Abb. 20.9). Ich fragte Oliver, ob ich mit *Peitschenschwanz* sprechen und ihm ein paar Fragen stellen dürfe, woraufhin er zustimmend nickte. Ich bedankte mich bei *Peitschenschwanz* und stellte mich ihm vor. Dann fragte ich ihn, ob er *Sorgenzwacker* kenne, was er bejahte. Ich erklärte *Peitschenschwanz*, dass *Sorgenzwacker* Oliver und mir geraten hatte, uns an ihn zu wenden. Der Rat, den wir bräuchten, sei etwas, von dem wir glaubten, dass er davon viel Ahnung hätte, es ginge nämlich die Häutung bei Reptilien. Ich erklärte *Peitschenschwanz*, dass Oliver sich Sorgen um Len machte, der sich zum ersten Mal häutete, und dass Oliver befürchte, dies könne zu Lens Tod führen. *Peitschenschwanz* zeigte sich kooperativ und erklärte, dass sich alle Reptilien häuten müssen, dass dies nicht mit Schmerzen verbunden ist und dass das Häuten wichtig ist, da ein Reptil wie Len nur so größer und stärker werden kann. Er erklärte auch, dass Reptilien »ihre alte Haut loslassen müssen, damit ihre Schwänze dicker werden und sie besser

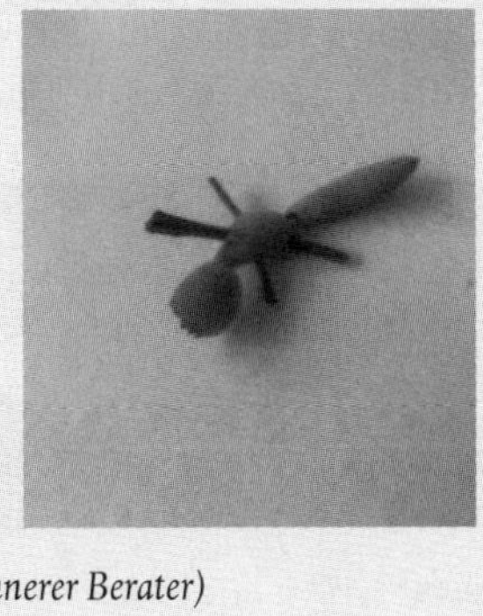

Abb. 20.9: Peitschenschwanz (innerer Berater)

atmen können«. Diese Bemerkung fand ich sehr interessant und erkannte, aus EST-Perspektive, dass *Peitschenschwanz* als »innerer Berater« für Oliver fungiert. Aus NBE-AT-Perspektive dachte ich mir auch, dass sich *Peitschenschwanzs* Worte »loslassen« und »besser atmen« in eine Aktivität einbinden ließen, mit der wir Olivers Ängste ansprechen könnten, die zum einen übermäßig eng mit dem Tod seines Vaters und zum anderen ebenfalls übermäßig mit Olivers Körper verbunden schienen, was wiederum seine Tics verstärkte.

Oliver stimmte zu, dass die Hinweise von *Peitschenschwanz* hilfreich waren, war sich aber nicht sicher, wie er sich daran erinnern sollte, wenn ihn die Angst wieder einholte. Ich schlug vor, eine Schnur zu nehmen, ähnlich der, die er um den Hals trug, und ein »Ratgeber-Armband« anzufertigen. Dies basiert auf dem Konzept des Komboloi-Armbands, einem griechischen Fingerspiel, das zum Abbau von Stress und Sorgen verwendet wird. Oliver wählte für sein Armband fünf Perlen, die jeweils für eine andere Sorge standen (s. Abb. 20.10). Wenn er die Perlen berührte, würde ihn dies daran erinnern, auszuatmen und die »Sorgengedanken« loszulassen und anschließend Ruhe einzuatmen. Wir übten mit dem »Berater-Armband« ein paar Mal während der Sitzung, und mir fiel auf, dass die Tics in seinem Daumen und seiner Schulter aufhörten. Zufrieden beendeten wir unsere Sitzung.

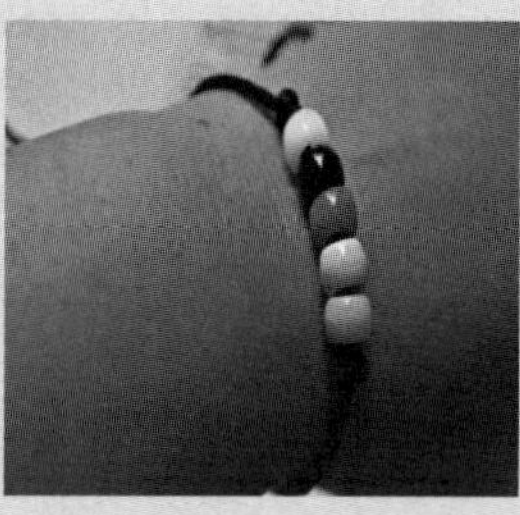

Abb. 20.10: Olivers Ratgeber-Armband

Fünfte Sitzung

Zu unserer fünften Sitzung sah ich Oliver erst neun Tage später, da er in die Ferien fuhr. Zwischendurch hatten wir einen kurzen Online-Kontakt, da er mir zeigen wollte, dass Len sich vollständig gehäutet hatte und es ihm gut ging (s. Abb. 20.11).

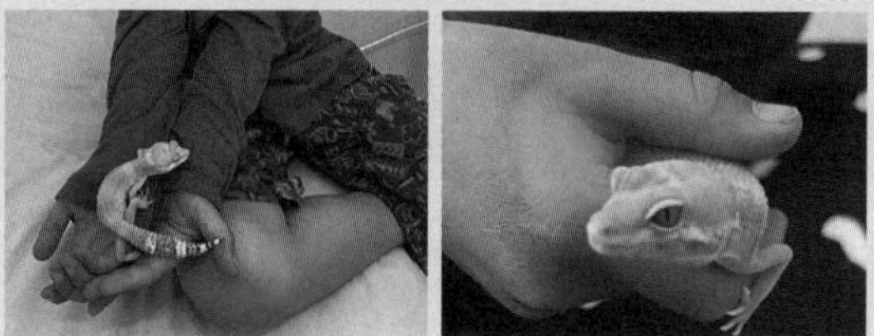

Abb. 20.11: Lens erfolgreiche Häutung

Olivers Mutter meldete sich zwei Tage vor dem geplanten Termin, um mir mitzuteilen, dass sie den letzten Teil der Ferien bei ihren Schwiegereltern verbrachten und dass dies eine sehr stressige Zeit für Oliver und auch für sie war. Sie informierte mich, dass er sehr nähebedürftig und auch wieder so ängstlich sei wie früher, außerdem wieder Albträume von dem »Adler« habe. Sie habe das Gefühl, er sei wieder am Nullpunkt angelangt.

Insofern war ich überrascht, als Oliver sich bei der nächsten Sitzung viel gesprächiger und engagierter zeigte als in den vorherigen Sitzungen. Seine Tics waren bis auf ein leichtes Daumenzucken verschwunden, das vokale Stimming hatte ganz aufgehört. Dies deutete darauf hin, dass Oliver trotz der stressigen Ferientage seine Selbstregulationsfähigkeit verbessert hatte und anscheinend besser mit stressigen Ereignissen umgehen konnte. Hatte er sich zuvor entweder in einem dorsal-vagalen oder in einem stark sympathisch aktivierten Zustand befunden, schien er sich nun auf der sogenannten polyvagalen Leiter (s. Abb. 20.12) auf- und abwärtszubewegen und in der Lage zu sein, sich in einen ventralen Zustand zu regulieren (Dana 2023).

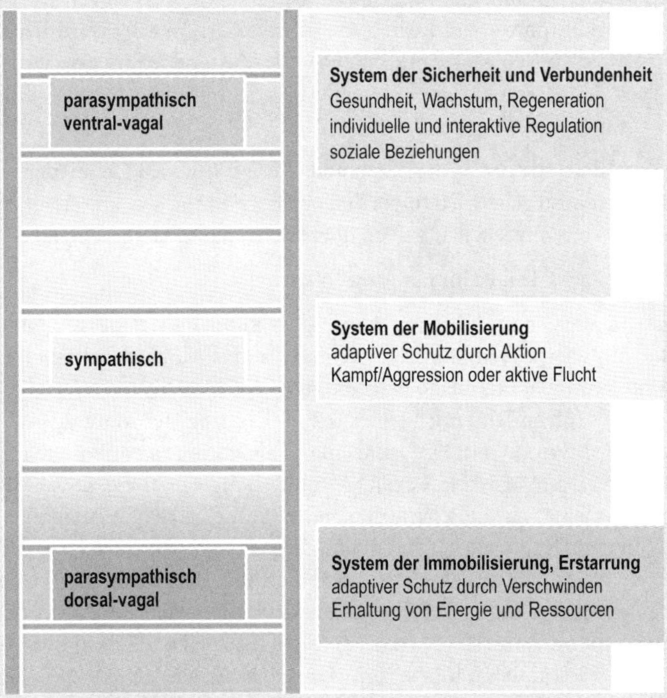

Abb. 20.12: Die polyvagale Leiter (nach Dana 2023)

Oliver erzählte mir, dass die Ferien gut waren, aber manchmal auch stressig. Er erzählte mir auch, dass er seinen inneren Berater *Peitschenschwanz* während des Urlaubs ziemlich oft kontaktiert hatte, da seine Großeltern und seine Mutter »die ganze Zeit weinten«. Dann besuchten ihn *Sorgenzwacker* und die *Knotenspinnen* in seinem Körper und verursachten Albträume. Ich fragte Oliver, ob er mir von den Albträumen erzählen könne. Er erklärte, dass in den Albträumen immer ein Adler auftaucht, und er sei überzeugt, dass es sich dabei um eine Harpyie handelte, den, wie er sagte, »größten, fiesesten und stärksten Adler im Universum«. Ich fragte ihn, was die Harpyie in seinen Albträumen denn tue, und er erzählte mir:

»Manchmal stößt sie vom Himmel herab, zerstört unser ganzes Haus und tötet uns.«

Zu anderen Zeiten kam sie angeflogen und setzte sich auf seine Brust:

»Weil die Harpyie so groß war, konnte ich nicht mehr atmen.«

Oliver verstummte für eine Weile und sagte dann:

»Die Harpyie sitzt auf meiner Schulter und drückt mich zu Boden, seit ich klein bin.«

Dies war eine sehr bedeutsame Bemerkung, die mir zeigte, dass die Angst als Ego-State von klein auf vorhanden gewesen war. Ich bemerkte, dass Oliver, als er dies sagte, missmutig und traurig wurde, und mir wurde klar, dass das Sprechen über die *Harpyie* intensive Angst auslöste und einen Freeze-Zustand in ihm aktivierte. Ich war besorgt, dass dies bei ihm zu einem Rückfall führen und einen dorsalen Kollaps verursachen könnte.

Ich beschloss, die Ressourcen zu nutzen und Oliver wieder ein Gefühl der Sicherheit und Stabilisierung zu geben. Ich fragte ihn, ob Len, sein Hausgecko, jemals Angst vor einer *Harpyie* habe. Oliver schaute mich überrascht an und sagte lächelnd:

»Eigentlich nicht, Len ist immer ganz entspannt.«

Ich merkte an, dass es doch interessant ist, dass Reptilien viel stärker, mutiger und klüger sind, als die meisten Menschen denken, denn sowohl Len als auch *Peitschenschwanz* sind Reptilien, und beide machen immer gute Pläne und sind mutig. Dann fragte ich Oliver, ob er denn noch einen Teil in sich habe, der so mutig und stark ist wie Len und *Peitschenschwanz*. Er dachte eine Weile nach und antwortete dann, dass es da einen Anteil gibt, der eine Schlange ist. Rasch fügte er hinzu, dass es sich dabei nicht um irgendeine Schlange handelt, sondern um eine Grüne Anakonda. Ich reagierte erfreut und fragte, ob ich die Anakonda kennenlernen dürfe. Oliver wollte sie gerne basteln. Wir sahen uns also die verfügbaren Materialien an, und »Snape« wurde zum Leben erweckt (s. Abb. 20.13). Anschließend fragte ich *Snape*, ob er durch Olivers Stimme mit mir sprechen würde. Ich fragte die Anakonda nach ihrem Namen, Alter und Geschlecht, woraufhin sie antwortete: *Snape*, ein 100-jähriges Männchen. Dann fragte ich *Snape*, ob er mir zeigen könne, wo in Olivers Körper er sich befinde. Oliver deutete auf seine Schultern und seinen Oberkörper. Höflich bedankte ich mich bei *Snape* für seine Bereitschaft, mit mir zu sprechen.

Ich sagte *Snape*, Oliver habe angedeutet, er sei der mutige Teil von Oliver, und bat ihn, mir mehr über seinen Mut zu erzählen. *Snape* erklärte, er sei kräftig und die »größte Schlange überhaupt« und helfe Oliver, wenn er Angst habe. Wenn Oliver in der Schule Angst habe, würde er seinen Körper um Oliver schlingen, ihn drücken und einen »Schild« um ihn herum bilden. *Snape* merkte an, er sei für Olivers Superkraft verantwortlich, zu bemerken, wenn Gefahr droht. Ich sagte, dass ich gerne wissen würde, wie diese Superkraft funktioniert. Er erklärte mir, dass Schlangen »Erdstöße« (Vibrationen) spüren können, weil sie auf dem Boden kriechen und wissen, wann sie besser wegkriechen sollten. Schließlich sei es gefährlich, zu verweilen und sich zu entspannen, wenn man meint, es sei »nichts Ernstes«. Ich beglückwünschte *Snape* zu dieser erstaunlichen Superkraft, die er Oliver verleiht.

Auf weiteres Nachfragen hin erfuhr ich, dass *Snape* in der Schule immer im Baum sitzt, auf Oliver aufpasst und sicherstellt, dass es ihm gut geht. Dies machte verständlich, warum Oliver manchmal das Klassenzimmer verlässt und sich unter den Baum setzt. Mir wurde auch klar, dass der Aufenthalt unter einem Baum Olivers Sicherer Ort ist, denn dort kann er sich mit seiner inneren Kraft, *Snape*, verbinden. Ich dankte *Snape* für diese wertvolle Information und fragte ihn, ob er mir einen Rat geben könne, wie Oliver sich daran erinnern könne, dass er eine innere Kraft hat, die stark und mutig ist und immer auf ihn aufpasst. *Snape* schlug vor, dass Oliver sich selbst umarmen und sich fest drücken solle, das würde ihn daran erinnern, dass *Snape* bei ihm ist. Ich bedankte mich bei Snape und fragte ihn, ob er bereit wäre, in der nächsten Sitzung wieder mit mir zu sprechen, was er bejahte.

Nachdem ich Oliver reorientiert hatte, fragte ich ihn, ob wir *Snapes* Ratschlag üben könnten, seine Arme um seinen Körper zu schlingen und sich fest zu drücken, um sich daran zu erinnern, dass *Snape*, seine innere Stärke, immer bei ihm ist. Oliver machte dies gern und umarmte sich lange Zeit. Ich fragte ihn, ob er jetzt, da er weiß, wo *Snape* in seinem Körper wohnt, einen Unterschied in seinem Körper spüre, was er mit den Worten beantwortete:

> »Ich fühle mich mehr bei mir und stärker.«

Dies schien mir ein guter Zeitpunkt, die Sitzung zu beenden, da Olivers innere Stärke aktiviert und ich sicher war, dass er sich wieder im ventralen Zustand befand. Als wir den Therapiegarten verließen, fragte Oliver, ob er mir zeigen dürfe, welcher Baum im Therapiegarten *Snapes* Lieblingsbaum sei. Wir gingen zu dem großen Palmfarn und setzten uns darunter, während wir auf seine Mutter warteten. Ich erkannte, dass er mir seinen physischen Sicheren Ort in unserer Therapielandschaft gezeigt hatte, und beschloss, künftige Sitzungen dort abzuhalten. Als ich die Stunde reflektierte, war ich zufrieden, dass wir jetzt Olivers ressourcenreiche Ego-States aktiviert, befragt und somatisch einbezogen hatten (Zanotta 2023).

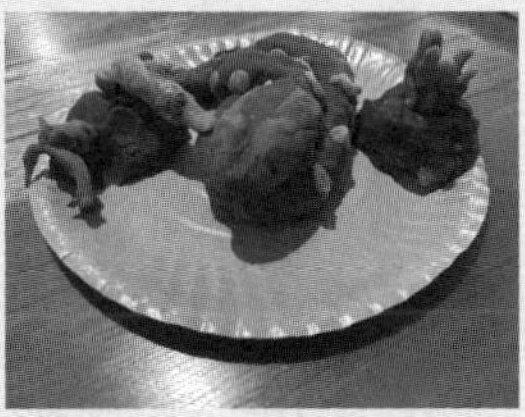

Abb. 20.13: Snape, die Anakonda – Olivers innere Stärke

Sechste Sitzung

Zwei Tage später kam Oliver zu seiner sechsten Sitzung. Er schien fröhlich und erfreut, dass wir unter seinem Lieblingsbaum arbeiteten. Er sagte mir, dass er *Snape* liebt und dass »*Snape* größer [ist] als jemals zuvor«. Ich bat ihn zu erklären, was er damit meine. Oliver erklärte, er wisse, dass *Snape* ihn mutiger macht, weil er sich in der Schule und zu Hause nicht mehr so viele Sorgen macht. Oliver sagte auch, die Schule mache ihm viel mehr Spaß, seit er weiß, dass *Snape* in ihm ist und auf ihn aufpasst. Es freute mich, dies zu hören, und ich fragte ihn, woran er denn festmache, dass er im Unterricht unbeschwerter sei, woraufhin er erklärte:

> »Es fällt mir leichter zu reden, und ich muss mir nicht die ganze Zeit wünschen, unter dem Baum zu sitzen, weil ich einfach an *Snape* denken und mich stark und gut fühlen kann.«

Ich beglückwünschte Oliver dazu und dankte *Snape* für seine Hilfe. Es war ersichtlich, dass Olivers Innere-Kraft-Ego-State ihm bei der Bewältigung seiner Alltagsprobleme half. Ich beschloss, *Snapes* innere Stärke – das heißt diesen Ego-State – zu nutzen, um mehr über den Ego-State »Harpyie« herauszufinden. Dieser Ego-State war sehr stark, und mir war mittlerweile klar, dass es sich höchstwahrscheinlich um einen destruktiven Ego-State handelte. Ich würde mit diesem Ego-State also nur arbeiten können, wenn ich zwischen ihm und *Snape*, also Olivers innerer Stärke, hin- und herpendelte.

Ich war neugierig darauf herauszufinden, wie groß *Snape* inzwischen geworden war, und Oliver und ich beschlossen, die Größe seiner inneren Stärke zu bestimmen, indem wir sie visualisierten. Um diese Visualisierung zum Leben zu erwecken, benutzten wir einen Gartenschlauch als Stellvertreter für *Snape*. Oliver maß *Snapes* Länge an dem Gartenschlauch ab. Er sagte:

> »Anakondas sind wie *Snape*, sie strecken sich nur aus, wenn sie jagen, aber die meiste Zeit über sind sie eingerollt und gechillt.«

Ich fragte ihn, ob *Snape* seiner Ansicht nach jetzt gerade jage oder chille. Er lächelte und antwortete:

> »Na ja, er ist im Garten, also chillt er.«

Wir beschlossen, den Gartenschlauch aufzurollen, um zu zeigen, dass *Snape* ganz entspannt ist. Beim Blick auf den aufgerollten Gartenschlauch fiel mir auf, dass wir unbeabsichtigt eine Labyrinth-artige Struktur geschaffen hatten. Diese unerwartete Entwicklung fand ich spannend und schlug Oliver vor, in die Mitte des *Snape*-Labyrinths zu gehen, wo er sich sicher und wohlfühlen könne. Fasziniert nahm Oliver meinen Vorschlag an und traute sich in die Mitte des *Snape*-Labyrinths. Dann lud ich ihn ein, sich in der Mitte hinzusetzen, und ermutigte ihn, die Kraft von *Snape*, die ihn umgab, anzuzapfen. Ich bat ihn, tief einzuatmen und zu erlauben, dass *Snapes* Kraft in seinen Körper einfließt. Gespannt bat ich Oliver dann zu erkunden, wo er *Snapes* Stärke in seinem Körper spüren könne. Nachdem er sich mit sich selbst verbunden hatte, gab Oliver an, *Snapes* Stärke in seinen Schultern und seinem Bauch zu spüren. Um die Verbindung zwischen Oliver und der Visualisierung von *Snapes* Stärke zu vertiefen, forderte ich ihn auf, diese Stellen seines Körpers sanft zu berühren.

Während Oliver seine Schultern und seinen Bauch berührte, machten wir eine Atemübung, damit er die Kraft und die Widerstandsfähigkeit, die in ihm steckt, voll aufnehmen konnte. Ich fragte Oliver, ob ich mich mit der *Harpyie* unterhalten könnte, während *Snape* ihn umfangen hielt. Als er zustimmend nickte, fragte ich, ob die *Harpyie* durch Olivers Stimme direkt mit mir sprechen könne. Ich dankte *Harpyie,* dass sie sich zu uns gesellt hatte, und fragte sie, ob sie Oliver sehen könne und auch, was er gerade tue. Sie antwortete, er sitze bei »der großen Schlange«. Auf mein Nachfragen hin erklärte *Harpyie,* sie sei da, seit Oliver drei Jahre alt war und in die Vorschule kam, die »ganz furchtbar« war. In diesem Moment wurde mir klar, dass Oliver an einem komplexen Trauma litt und nicht allein an dem Trauma, dass sein Vater gestorben war. *Harpyie* erklärte, Oliver sei immer allein gewesen, da keines der anderen Kinder mit ihm spielen wollte, weil er bereits lesen konnte und Spaß daran hatte, »sein Buch über Säugetiere und Insekten zu lesen«.

Harpyie erklärte, dass die anderen Kinder ihn oft anspuckten oder lauten Krach machten, um ihn beim Lesen zu stören. Diese ständige Zurückweisung und Ausgrenzung durch Gleichaltrige verursachten Oliver großen emotionalen Schmerz und auch Angst, da er sich vor allen in der Schule fürchtete. *Harpyie* verriet auch, dass Oliver oft versuchte, aus der Schule zu fliehen, indem er über das Tor kletterte. Die Lehrer versohlten ihm jedes Mal den Hintern, wenn er wegzulaufen versuchte, und das vergrößerte seinen Stress zusätzlich, da er sich dann in die Hose machte und »noch schmerzhaftere Prügel« bezog, als wenn er »sich einfach in eine Ecke setzte und weinte, bis er einschlief«. Diese Information half mir zu erkennen, dass *Harpyie* wahrscheinlich das war, was Hartman (2022a) als einen hybriden Ego-State bezeichnet: mit einem Bein im sympathischen Kampf- oder Fluchtmodus und dem anderen im dorsalen Zustand. Ich dankte *Harpyie* für ihre Offenheit und fragte sie, welche Rolle sie damals und heute in Olivers Leben spielte. *Harpyie* erklärte, sie wollte Oliver immer dazu bringen, »sich zusammenzureißen und nicht mehr so schwach zu sein«, indem sie ständig um ihn herumflog und kreischende Geräusche von sich gab.

Zu meiner Überraschung erkannte ich, dass *Harpyie* auch ein dissoziierter wütender Ego-State war, denn sie gab zu, dass sie Wut auf Oliver empfand, weil er so anders und »dumm« sei. *Harpyies* Wut auf Oliver schien von Frustration und Hilflosigkeit herzurühren, da Oliver ständig von der Außenwelt angegriffen wurde und ihre Wut eine Möglichkeit darstellte, mit dieser grässlichen Situation fertigzuwerden. Auf weiteres Nachfragen erklärte *Harpyie,* dass sie sich auf Olivers Schulter setze und »ihm ins Ohr kreische oder auf den Kopf hacke, damit er aufhören könne, ein »Moffie« zu sein«, wie die Vorschullehrerin ihn titulierte (»Moffie« ist ein abwertendes südafrikanisches Schimpfwort für einen Mann oder Jungen, der als ängstlich und »weibisch« angesehen wird). *Harpyie* gab zu, dass dies Oliver zwar Angst einjage, ihn aber auch »dazu bringt, etwas zu tun«. In diesem Moment wurde mir klar, dass *Harpyie* Angstsymptome in Oliver manifestierte. Sie war jedoch ein wütender Ego-State, was die Ausraster und das Selbstbeißen erklärte, von denen seine Mutter, eine Pädagogin, berichtete. Ich dankte *Harpyie,* dass sie mir dies anvertraut hatte.

Um eine Fortsetzung unserer Arbeitsbeziehung sicherzustellen, äußerte ich Verständnis für *Harpyies* Wut und Frustration und ihre Aufgabe, Oliver zu schützen, indem sie ihn aktivierte, »etwas zu tun«. Ich fragte *Harpyie*, ob ihr dies bekannt war und ob sie mit *Sorgenzwacker* zusammenarbeite. Sie gab an, dass *Sorgenzwacker* und *Knotenspinne* für sie arbeiteten. Ich erkannte in ihr auch einen wohlwollenden Ego-State, da sie Oliver als schwach wahrnahm und daher das Bedürfnis hatte, ihn zu schützen. Außerdem freute mich zu hören, dass *Harpyie* andere Ego-States kannte, was auf eine gewisse Integration und nicht auf komplette Dissoziation hinwies (Hartman 2022b) und in den folgenden Sitzungen hilfreich sein könnte.

Ich beendete die Sitzung mit dieser Aussage, da es viel zu verarbeiten gab. Abschließend bat ich *Harpyie*, sich dahin zu begeben, wohin sie hinmusste, und sich zu reorientieren. Oliver saß immer noch im *Snape*-Labyrinth, und ich forderte ihn auf, ein bisschen umherzugehen und zu überlegen, ob uns eine Idee käme, wie wir *Harpyie* helfen könnten zu verstehen, dass sie zwar glaubt, Oliver zu helfen, ihm in Wahrheit aber das Leben ordentlich schwer macht. Oliver ging drei Mal nachdenklich durch das *Snape*-Labyrinth (s. Abb. 20.14) und sagte dann:

> »Ich muss ihr klarmachen, dass ich größer und mutiger bin und jetzt für mich selbst sprechen kann.«

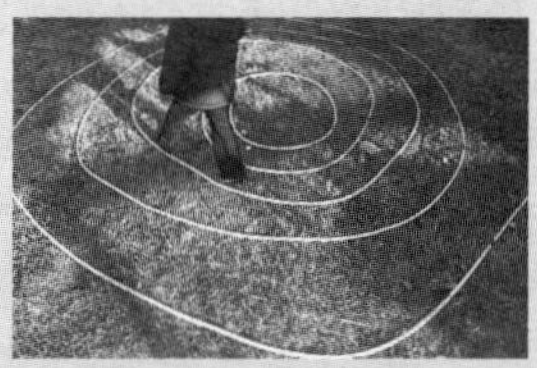

Abb. 20.14: Oliver geht durch das Snape-Labyrinth

Ich lobte Oliver für diese Idee, woraufhin er meinte:

> »Ich mag alle Geschöpfe, und ich möchte lieber mit *Harpyie* befreundet sein und mich nicht vor ihr fürchten.«

Es freute mich, dies zu hören, denn es zeigte, dass aus EST-Sicht gesehen bereits eine gewisse Integration der verschiedenen Ego-States stattfand. Ich sagte Oliver, dass dies eine wunderbare Idee sei und wir beide nun überlegen müssten, wie wir *Harpyie* dies am besten mitteilten. Später am Tag erhielt ich über seine Mutter eine Sprachnachricht von Oliver, in der er mir mitteilte, dass wir *Harpyie* doch genauso zähmen können, wie Hicks in dem Film *Drachenzähmen leicht gemacht* den Drachen Ohnezahn zähmte. Das fand ich hochspannend, und bei näherem Nachdenken wurde mir klar, dass Oliver begonnen hatte, sich zu verändern. Und da er sich nun häufiger in einem ventralen Kontaktzustand befand, war es für ihn einfacher, beim Herstellen einer korrigierenden Erfahrung mitzuwirken. Darüber hinaus wurde mir klar, dass wir aus EST-Perspektive nun zur Phase der Neuverhandlung übergehen und den Integrationsprozess mit den Ego-States beginnen konnten.

Inneres Suchen (Phase 3: Durcharbeiten des Traumas und Neuverhandlung, Rehabilitation und Neuverbinden der Ego-States)

Siebte Sitzung

In den folgenden beiden Sitzungen (siebte und achte Sitzung) machten wir uns daran, die Harpyie zu »zähmen« und ihre Rolle in Olivers Leben neu auszuhandeln. In dieser Phase der Ego-State-Arbeit ist es für den Therapeuten wichtig, die innere Kooperation und effektive Kommunikation zwischen den einzelnen Ego-States zu fördern und die Rolle jedes Ego-States neu auszuhandeln, um ein gesünderes und ausgeglicheneres psychisches Funktionieren zu fördern. In der siebten Sitzung fragte ich Oliver, ob er, *Snape, Harpyie* und ich ein Meeting unter dem großen Palmfarn abhalten könnten. Er war ganz aufgeregt und sagte mir, dies sei für ihn das erste Mal, dass er an einem Meeting teilnehmen würde. Ich bat ihn, den Treffpunkt unter dem großen Palmfarn vorzubereiten. Oliver ging um den Baum herum und zeigte an, wo jeder von uns sitzen könne. Dann pflückte er einige Himbeeren und legte zwei Himbeeren auf jeden Platz. Ich eröffnete das Meeting, indem ich Oliver und die beiden Ego-States begrüßte.

Um eine gute Arbeitsbeziehung und die Möglichkeit eines guten Ergebnisses bei der Neuverhandlung mit *Harpyie* sicherzustellen, dankte ich ihr für ihre Bereitschaft, an dem Treffen teilzunehmen. Oliver grinste von einem Ohr zum anderen, bedankte sich auf seine schrullige Art bei den Ego-States und wies sie darauf hin, dass er ihnen ein Geschenk in Form von Himbeeren mitgebracht hatte. Es freute mich zu sehen, dass Oliver seine Vorstellungskraft so gut einsetzen konnte, um durch seine Ego-States zu sprechen. Nachdem wir ein paar freundliche Bemerkungen ausgetauscht hatten, erklärte ich *Harpyie,* dass Oliver viel über sich selbst gelernt habe, körperlich und emotional gewachsen sei und das Gefühl habe, jetzt eine eigene Stimme zu besitzen. Ich nannte *Harpyie* einige Beispiele dafür, wie Oliver seine Stimme und seinen Mut einsetzte, um nach dem Tod seines Vaters mit schwierigen Situationen in der Schule und zu Hause umzugehen. Oliver erklärte *Harpyie*:

> »Wenn jemand in der Schule gemein zu mir ist, verstecke ich mich nicht mehr unter meinem Pult, sondern sage es meiner Lehrerin oder sage denen, dass sie mit dem Blödsinn aufhören sollen.«

Gemeinsam konnten Oliver und ich *Harpyie* überzeugen, dass Oliver jetzt in Sicherheit und in der Lage ist, auf sich selbst aufzupassen und sich zu schützen. Oliver bedankte sich bei *Harpyie* dafür, dass sie versucht hatte, ihm in den schwierigen Zeiten zu helfen, auch wenn er es etwas angsteinflößend fand.

Natürlich war mir bewusst, dass Olivers große Angst vor *Harpyie* auch mit dem »Adler« (Feind) zusammenhing, der die Basis seines Vaters angegriffen hatte, und dass diese Verbindung angesprochen werden musste. Ich erklärte Oliver, dass wir nun über den Tod seines Vaters sprechen würden, und fragte ihn, ob er währenddessen näher an *Snape* heranrücken wolle. Oliver gab an, er wisse, dass *Snape* anwesend sei, und könne ihn in seinem Körper spüren. Und wenn er fühle, dass Stress aufkommt, würde er sich ganz fest umarmen, so wie *Snape* es ihm beigebracht hat. Diese Bemerkung freute mich, da sie zeigte, dass *Snape*, seine innere Stärke, ein starker, ressourcenreicher Ego-State war und er eine tiefe somatische Bindung zu diesem Ego-State der inneren Stärke besaß (Zanotta 2023).

Dann erklärte ich *Harpyie* die Verbindung, die Oliver zwischen ihr und dem Feind-Adler hergestellt hatte. Ich fragte *Harpyie*, ob sie eine Idee habe, wie man Oliver erklären könne, dass sie und der Feind-Adler, der den Tod seines Vaters verursacht hatte, verschieden sind. *Harpyie* sagte nichts. Ich bemerkte, dass Oliver feuchte Augen bekam und mit Körper-Stimming begann. Ich fragte ihn, ob wir *Glow* zu dem Meeting hinzuziehen und ihn bitten könnten, ihm mit der Traurigkeit zu helfen, da dies sein beruhigender Ego-State war, auf den er zurückgreifen konnte, wenn er traurig war. Oliver holte tief Luft, schloss die Augen und sagte, dass *Glow* in seinem Bauch sei und ihm helfe, leichter zu atmen. Ich dankte *Glow*, dass er Oliver in diesem Moment beistand.

Es folgte ein längeres Schweigen, während dessen ich Oliver die Traurigkeit erleben und über den Verlust seines Vaters weinen ließ und zugleich Raum schuf, um die Trauer mit ihm zu erleben. Ich spürte, dass dies ein wichtiger Durchbruch war, denn er hatte noch nie über den Tod seines Vaters geweint. Gleichzeitig achtete ich darauf, dass Oliver nicht in einen dorsalen Shutdown verfiel, indem ich ihn daran erinnerte, dass es vollkommen in Ordnung ist, traurig zu sein und zu weinen, um das Schweregefühl in seinem Bauch und auf seiner Brust loszuwerden. Weinen ist mit erhöhter Sympathikus-Aktivität verbunden. Gleichzeitig steht ein Nachlassen der Tränen mit einem Anstieg der parasympathischen Aktivität in Verbindung, was für Oliver einen »Erholungsprozess« sowohl physiologischer als auch psychologischer Natur bedeutet (Bylsma, Gračanin a. Vingerhoets 2019). Ich begleitete Olivers Weinen mit gelegentlichen beruhigenden Äußerungen wie:

> »Das ist gut, lass es raus.«

> »Ich weiß, dass das schwer ist.«

> »Das ist so, das ist okay.«

> »Du bist in Ordnung.«

Oliver stieß hervor:

> »Ich vermisse meinen Daddy so«,

worauf ich sagte:

> »Ja, das tust du, und es tut mir leid.«

Nach einer Weile bemerkte ich, dass Oliver sich selbst umarmte und damit *Snape*, seine innere Stärke, aktivierte. Ich zollte ihm Anerkennung dafür, dass er *Snape* kontaktiert hatte, damit er ihm hilft. Ich beschränkte mich weiter auf die Beobachtungshaltung und überließ es Oliver zu bestimmen, was als Nächstes geschehen würde.

Er schwieg noch einige Zeit, wobei er sporadisch mit der Schnur spielte, die er wie immer um den Hals trug, oder seine Hand am Stamm des Palmfarns rieb, den er als

Sinnesressource empfand, die er wie selbstverständlich als Selbstheilungskraft zur Selbstberuhigung nutzte (Dana 2021). Ich kommentierte das Reiben des Palmfarm-Stammes, sobald ich merkte, dass er sich mit der gefühlten Körperwahrnehmung (Winhall 2021) verband, und fragte Oliver, wie dies sich an seiner Hand anfühle, worauf er antwortete:

> »Rau, leicht prickelnd und angenehm.«

Dann lud ich ihn ein, dieses Gefühl an seiner Hand mental abzuspeichern und seine Hände für jeweils drei Sekunden an seinen Kopf, dann auf sein Herz, dann auf den Bauch, dann in den Schoß und anschließend auf die Stirn sowie schließlich an den Hinterkopf zu legen und zu spüren, wie sich das »raue, leicht prickelnde und angenehme Gefühl« mit jedem Atemzug in seinem ganzen Körper ausbreitet.

Nach einer Weile blickte Oliver auf und sagte:

> »Ich weiß, dass es nicht dieselben Adler sind. Der Adler, der meinen Vater getötet hat, war böse, ein ganz böser Bösewicht. *Harpyie* ist nicht wirklich ein Bösewicht, sondern nur ein großer Vogel, der wütend werden kann.«

Innerlich jubilierte ich über diese Bemerkung: Dies war ein entscheidender Moment. Oliver hatte die Angst von der Wut getrennt. Ich bestätigte seine Aussage und fügte hinzu, dass *Harpyie* in der vorangegangenen Sitzung ja erklärt hatte, sie werde nur dann wütend, wenn andere Menschen versuchten, Oliver zu verletzen. Als Nächstes fragte ich Harpyie, ob sie Oliver beipflichte. *Harpyie* sagte, sie »würde Oliver oder seiner Familie nie etwas antun, sondern [wolle] lediglich, dass er seine Stimme benutzt«. Oliver erklärte, dass er das verstehe, aber das Gefühl von *Harpyies* Wut in seinem Körper nicht mag, weil dann sein Körper zittert und »mein Gehirn ganz heiß wird und juckt«.

Ich bat ihn nachzuspüren, ob es irgendeine Stelle in seinem Körper gab, die sich kühl anfühlte. Er nannte die Innenfläche seiner linken Hand. Daraufhin lud ich ihn ein, seine rechte Hand auf seine linke Handfläche zu legen und zu schauen, ob ihm eine Farbe oder ein Bild in den Sinn komme. Er lächelte und sagte:

> »Len, mein Gecko-Freund.«

Ich fragte ihn, ob er sich vorstellen könne, wie Len auf seiner Hand sitzt, was er mit einem Nicken bejahte. Daraufhin bat ich ihn, sich vorzustellen, wie er Len mit seiner rechten Hand streichelt und spürt, wie sich das unglaubliche Gefühl erst auf seine rechte Hand und dann in seinem ganzen Körper ausbreitet. Oliver kicherte und sagte:

> »Ich kann spüren, wie er über mich drüberläuft, und er ist kühl.«

Ich pendelte zwischen dem Gefühl von heiß und kühl, bis er sagte, dass sich auch sein »Gehirn kühl anfühlt«.

Schon in einem früheren Stadium der Therapie war mir die Idee gekommen, Len irgendwann als Introjekt zu nutzen, und ich beschloss, ihn jetzt zu utilisieren. Ich erinnerte Oliver daran, dass er mir einmal gesagt hatte, Len habe keine Angst vor *Harpyie* und sei immer »gechillt«. Ich erinnerte ihn auch daran, dass sein innerer Berater, *Peitschenschwanz*, uns erklärt hatte, dass Reptilien immer entspannt und gut im Pläneschmieden sind. Ich sagte Oliver, mir sei aufgefallen, dass er, weil er sich gut um Len kümmert, mit ihm spielt und ihn so sehr liebt, ebenfalls »gechillter« geworden sei – so wie Len –, und dass seine Mutter und seine Lehrerin auch glaubten, dass er »gechillt« ist und ausgesprochen gut darin, Lösungen zu finden. Das beeindruckte Oliver sehr, und ich konnte sehen, wie sich seine Körperhaltung änderte. Er saß jetzt aufrechter und sein Lächeln wurde immer breiter. Durch das Internalisieren von Lens Eigenschaften wollte ich in Oliver eine gewisse Resilienz (re)aktivieren. Ich bedankte mich bei allen anwesenden Ego-States und fragte, ob wir diese Sitzung beenden und in der nächsten wieder zusammenkommen könnten. Ganz besonders dankte ich *Harpyie*, die Oliver geholfen hatte, den Unterschied zwischen ihr und dem Adler zu erkennen, der seinen Vater getötet hatte. Damit wollte ich erreichen, dass der Ego-State *Harpyie* für Oliver nicht mehr mit Ablehnung assoziiert war, sondern in den Bereich der Akzeptanz rückte und sich somit von einem destruktiven in einen eher ressourcenreichen Ego-State wandelte.

Achte Sitzung

Zu Beginn der achten Sitzung, der zweiten, in der wir *Harpyie* zähmen wollten, fragte ich Oliver am folgenden Tag, wen er gerne bei dem Meeting dabeihaben würde. Zu meiner Überraschung sagte er »alle« und holte die Schachtel hervor, in der er alle Ego-States aufbewahrte, die er gebastelt hatte. Er nahm sie alle heraus und ordnete sie so an, wie er sie in dem Meeting haben wollte. Wir begrüßten die Ego-States, und ich dankte ihnen, dass sie alle gekommen waren, um Oliver bei der Zähmung von *Harpyie* zu unterstützen. Da dämmerte mir, dass ich *Harpyie* nie gefragt hatte, ob sie überhaupt bereit sei, sich von Oliver zähmen zu lassen. Ich fragte sie also, ob sie dazu bereit sei, und war angenehm überrascht, als sie antwortete:

»Ja. Ich will Oliver ja keine Angst machen, ich will ihm eine Freundin sein.«

Ich dankte *Harpyie*, sagte ihr, dass ich einen Plan habe, der funktionieren könnte, und fragte sie, ob ich meine Idee vorstellen dürfe. Das war für sie völlig in Ordnung. Also erklärte ich *Harpyie*, Oliver und den anderen Ego-States, dass es ein Metier namens Falknerei gibt, bei dem es darum geht, starke und mächtige Vögel wie Falken, Habichte und Adler abzurichten bzw. zu »zähmen«.

Ich erklärte, dass es sich bei der Falknerei um eine uralte Praxis handelt, bei der majestätische Greifvögel wie Adler darauf trainiert werden, zu fliegen, zu erkunden und auf Kommando zu ihrem Menschen zurückzukehren. Oliver zeigte sich sehr interessiert und erklärte, dass er Falkner bzw. Greifvogeltrainer werden wolle, und fügte dann scherzhaft hinzu:

»Oder, genau genommen: Adlertrainer.«

Ich erklärte ihm, dass man, um ein geschickter und fähiger »Adlertrainer« zu werden, Geduld, Hingabe, ein tiefes Verständnis für das Verhalten des Adlers und Vertrauen zwischen dem Vogel und seinem Halter braucht. Ich erklärte weiter, dass die Adler sehr gut versorgt werden und eine tägliche Flugzeit haben. Während dieser Flugzeit ist der Adler durch eine sehr lange Leine, die an der behandschuhten Hand des Falkners befestigt ist, gesichert. Auf diese Weise könnten die Adler hoch und weit fliegen, fühlten sich aber dennoch mit ihrem Menschen verbunden und könnten jederzeit zu ihm zurückkehren, weil sie ja Freunde sind und einander vertrauen.

Oliver war von dieser Idee so begeistert, dass er aufgeregt hin- und herlief, während ich ihm das Konzept erklärte und dabei murmelte:

> »Ja, ja, ja, geniale Idee!«

Ich sagte Oliver, dass wir zuerst *Harpyie* fragen würden, wie sie es fände, angebunden zu sein und nur noch bestimmte Flugzeiten zu haben. *Harpyie* antwortete, sie sei ein Teil von Oliver, und solange sie immer noch fliegen könne, wie es ein Adler tun sollte, hätte sie nichts dagegen, von Oliver angeleint und geleitet zu werden. Anschließend befragte ich alle anwesenden Ego-States, ob sie damit einverstanden wären, was sie bejahten. Dann fragte ich *Harpyie*, ob sie uns einen Tipp zum Umgang mit *Knotenspinne* und *Sorgenzwacker* geben könne, da diese beiden ja mit ihr zusammenarbeiten. *Harpyie* antwortete:

> »Wenn ich hoch oben am Himmel fliege und über Oliver wache und dabei *Knotenspinne* und *Sorgenzwacker* sehe, kann ich kreischen und schreien, dass sie aufhören sollen.«

Ich war mit dieser Idee nicht besonders glücklich, da Oliver oft sagte, das »Kreischen« (Geräuschempfindlichkeit) verschlimmere seine Ängste. Das erklärte ich *Harpyie* und fragte, ob wir einen anderen Laut ausprobieren könnten. Mein Vorschlag wäre, es mit einem »Wuuh«-Laut zu versuchen.

Ich machte das »Wuuh« vor und bat *Harpyie*, diesen Laut auszuprobieren und zu prüfen, wie es sich anfühlt, was sie auch tat. Das Ergebnis war positiv, und *Harpyie* gab zu verstehen, dass dies von nun an ihr Laut sein würde, weil es »ein schöner, warmer Laut ist«, den sie in ihrem ganzen Körper spüren könne, sogar in ihren Fängen.

Mit der Einführung dieses Lauts wollte ich sicherstellen, dass das gesamte Abwehrreaktionsmuster von *Harpyie*, das immer im sympathischen Nervensystem als Kampfreaktion vorhanden war, weiter herunterreguliert wurde, und dass *Harpyie* auch die Erfahrung machen konnte, sich einem parasympathischen Zustand zu befinden. Nach meinem Dafürhalten würde die Veränderung dieses besonderen Ego-States eine tiefere innere korrigierende Erfahrung für Oliver bedeuten und einen länger anhaltenden Erholungszustand gewährleisten. Ich fragte *Knotenspinne* und *Sorgenzwacker*, ob der »Wuuh«-Laut auch ihnen dabei helfen würde, Oliver nicht mehr zu »nerven«, was sie bejahten. Um sicherzustellen, dass die Integration unter den Ego-States begonnen hatte, fragte ich *Harpyie*, ob möglicherweise noch andere Ego-States anwesend seien, die ihr helfen könnten, sich daran zu erinnern, den »Wuuh«-Laut zu benutzen und nicht zu kreischen, wenn sie merkt, dass Oliver in einer bestimmten Situation nicht für sich selbst eintritt. *Harpyie* schwieg eine Weile und antwortete dann:

> »*Peitschenschwanz*, weil er weise und ruhig ist.«

Dann fragte ich *Peitschenschwanz*, ob er bereit sei, *Harpyie* zu unterstützen, und er bejahte. Ich bedankte mich bei allen Ego-States für ihre Anwesenheit und ihre Unterstützung und fragte sie, ob Oliver und ich nun mit der Herstellung seines Falknerhandschuhs und der Leine weitermachen könnten. Daraufhin gingen wir zum Materialschuppen, und Oliver suchte sich Materialien für seinen Handschuh und die Leine aus.

Während wir unter dem großen Palmfarn saßen und bastelten, erzählte Oliver mir, dass er sich so viel besser fühle und froh sei, dass *Harpyie* auch zufrieden sei und nicht mehr kreischen würde. Ich erwiderte, dass ich mich auch für ihn und all seine anderen Anteile freue, die ich kennenlernen durfte, und dass sie alle so wohlgesonnen waren und ihm helfen wollten, sich sicherer zu fühlen. Oliver lächelte und sagte, er hätte es schön gefunden, wenn sein Vater all diese »Tier-Anteile in mir, die jetzt alle meine Freunde sind«, kennengelernt hätte. Ich nickte und bestätigte, dass es wunderschön wäre, wenn Daddy noch hier wäre und wir alles mit ihm teilen könnten.

Wir schwiegen eine Weile, und dann sagte ich Oliver, ich sei überzeugt, dass wir, wenn jemand, den wir lieben, stirbt, immer mit ihm verbunden bleiben, weil es eine unsichtbare Schnur gibt, die uns mit der Person verbunden hält. Oliver dachte eine Weile darüber nach und fragte dann:

> »Wie eine Zauberschnur?«

Ich antwortete:

> »Genau wie eine Zauberschnur, die niemand sehen kann, die aber da ist, und die so stark ist, dass nichts und niemand sie zerreißen kann.«

Oliver dachte auch darüber eine Weile darüber nach und meinte dann:

> »Cool!«

Ich machte eine mentale Notiz, in einer zukünftigen Sitzung herauszufinden, wie ich Oliver dabei helfen kann, seinen Vater so zu internalisieren, dass er ihm innerlich verbunden bleibt. Nachdem er beides fertiggebastelt hatte, zog Oliver seinen Falknerhandschuh an und befestigte die Leine (s. Abb. 20.16). Ich lobte ihn für die ausgezeichneten, robusten Utensilien, die er angefertigt hatte.

Dann leitete ich eine kurze, geführte Imagination an, bei der er die Augen schloss und *Harpyie* herbeirief, den vormals destruktiven Ego-State, der sich in einen ressourcenreichen, schützenden Ego-State verwandelt hatte. Ich fragte, ob er *Harpyie* auf seinem Handschuh spüren könne, und er nickte bejahend. Dann bat ich ihn, *Harpyie* sanft zu streicheln und die Leine an ihrem Fang zu befestigen. Mir war wichtig, von ihm zu erfahren, ob es sich für ihn fest genug anfühle. Fühlt sie sich mit der Klammer um ihren Fang wohl? Ist sie bereit zu fliegen? Auf Basis dieses Yes-Sets bat ich Oliver, *Harpyie* zu danken und ihr die Erlaubnis zu geben, zu fliegen und sich dorthin zu begeben, wo sie hinmuss. Er hob seine Hand, und Harpyie erhob sich in die Lüfte. Ich bat Oliver, *Harpyie* nachzuschauen und mir zu berichten, was sie macht, und er sagte:

> »Sie fliegt schnell und hoch, sie steigt auf.«

Ich ließ Kommentare wie »gut«, »Lass sie fliegen«, »sehr gut« einfließen. Dann fragte ich ihn, ob er immer noch spüre, dass sie mit dem Handschuh verbunden sei, auch jetzt, wo sie fliege. Er sagte aufgeregt:

»Ja, ja, es funktioniert.«

Wir beendeten diese Sitzung damit, dass ich *Harpyie* und alle anderen Ego-States gemahnte, weiterhin zusammenzuarbeiten. Sie sollten sich gegenseitig unterstützen, für Oliver da zu sein, ihn zu leiten und zu beschützen, indem sie in seinem Inneren präsent bleiben – repräsentiert durch die von ihm in der Therapie gefertigten Gegenstände –, damit er sich weiterhin sicher fühlen kann. Als ich diese beiden Sitzungen reflektierte, wurde mir klar, dass es uns nicht nur gelungen war, einen engeren Zusammenhalt zwischen den Ego-States herzustellen. Wir hatten es auch geschafft, Olivers ungute Kopplung zwischen *Harpyie* und dem Trauma zu lösen und *Harpyie* wieder mit einem ressourcenreichen Zustand zu verbinden, was zu einem besseren Flow für Oliver führen könnte (Levine 2012).

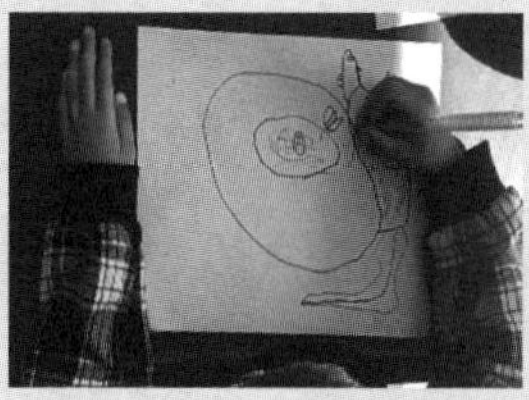

Abb. 20.15: Oliver zeichnet Harpyie

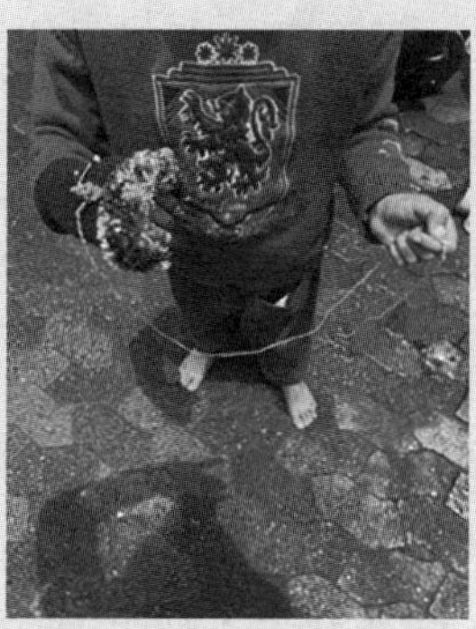

Abb. 20.16: Olivers Handschuh und Flugleine für Harpyie

Neunte Sitzung

Für unsere neunte Sitzung, eine Woche später, hatte ich vorgesehen, Oliver bei seiner Trauer um seinen Vater zu unterstützen. Da wir seine Trauer während der letzten Sitzung immer wieder angesprochen hatten, wollte ich diese Sitzung zum Gedenken und Internalisieren seines Vaters nutzen. Als Erstes fragte ich ihn, ob er sich an das erinnern könne, was ich ihm über die unsichtbare Schnur oder die Zauberschnur erzählt hatte, die ihn und seinen Vater verbindet. Das war der Fall. Daraufhin sagte ich, ich könne mir vorstellen, dass wir diese Zauberschnur noch magischer und noch stärker machen könnten, und fragte ihn, ob er das versuchen wolle. Er stimmte zu, und ich bat ihn, all die Dinge aufzulisten, die er an seinem Vater liebt und die er gerne mit ihm zusammen unternommen hat und für immer in seinem Herzen behalten möchte. Mit dieser Liste machten wir uns auf die Suche nach Gegenständen, die ihn an diese Eigenschaften und Aktivitäten erinnern. Als er die gewünschten Symbole gesammelt hatte, fragte ich ihn, wie wir sie nun mit der Zauberschnur verbinden wollten. Er setzte sich hin, überlegte kurz und sagte dann, dass er gerne eine Winddrachen-Collage machen würde, da sein Vater ihm das Drachensteigenlassen beigebracht hatte. Oliver baute den Winddrachen, und während er die Gegenstände hinlegte, fragte ich ihn bei jedem einzelnen:

> »Was daran macht deine Zauberschnur zu Daddy denn stärker?«

Außerdem bat ich ihn, jedes Mal, wenn er einen Gegenstand hinlegte, zu sagen:

> »Danke, Daddy, dass du mir … geschenkt/beigebracht/mit mir zusammen gemacht hast usw. Ich werde mich immer daran erinnern und es für immer in meinem Herzen bewahren.«

Genau so machte er es, und es wurde ein Ritual der Würdigung, des Dankes und der Internalisierung seines Vaters.

Die Objekte, die er ausgewählt hatte (s. Abb. 20.17), waren Steine (Daddys Stärke), Blätter (Daddy brachte ihm bei, die Natur zu lieben), Holzstücke (Grillen mit Daddy), Teetassen (Milchshakes mit Daddy, wenn Daddy Tee trank), rosafarbene Blütenblätter (Daddys Liebe zu ihm) und Ziegelsteine (Daddy hatte ihm Mathematik nahegebracht). Als er das Ritual beendet hatte, schlug ich vor, ein Polaroidfoto zu machen, das er an einer Schnur befestigen könne. Ich gab ihm das Foto und ein Stück Schnur, doch zu meiner Überraschung sagte er, er wolle die Schnur benutzen, die er um den Hals trägt. Er erklärte mir, er wolle seine »Zappelschnur« benutzen, weil er immer eine Schnur um den Hals trägt, und wenn er die Schnur berührt, weiß er, dass sein Vater mit ihm verbunden ist. Ich bestätigte ihm, dass dies Sinn mache. Ich würde mich aber fragen, ob aus der »Zappelschnur« nun nicht eine »Zauber- oder Liebesschnur« geworden sei. Er lächelte und sagte:

> »Ja, eine Zauber-, Liebes-, Für-immer-miteinander-verbunden-Schnur.«

Das freute mich, da es zeigte, dass das, was früher eine Schnur um Hals oder Schultern gewesen war, die ihn bei der Selbstregulation unterstützte, nun immens an Bedeutung gewonnen hatte – als Internalisierung seines Vaters und Erinnerung an ihn.

Ich fühlte, dass die Zeit kam, unsere gemeinsamen Sitzungen zu beenden, da Oliver bemerkenswerte Fortschritte gemacht hatte, was seine Mutter und seine Lehrerin bestätigten. Um Oliver darauf vorzubereiten, erklärte ich ihm, dass ich gerne einen Weg finden würde, das Erreichte zu feiern und uns beide an die gemeinsame Zeit zu erinnern: an all die wunderbaren Veränderungen, die er gemacht hatte, an all die Anteile, die er kennengelernt hatte, und wie er es geschafft hatte, die *Harpyie* zu zähmen. Mein Vorschlag wäre, dass wir beide eine Geschichte darüber schreiben, wir könnten aber auch Freunde und Verwandte einladen, damit er ihnen von seiner wunderbaren Reise erzählt. Oliver dachte eine Weile nach und sagte dann auf seine schrullige Art:

> »Ich mache beides, danke.«

Den Rest der Sitzung nutzten wir, um zu überlegen, was in seiner Geschichte vorkommen solle. Oliver erklärte mir, wie er die Geschichte geschrieben haben wollte, wer alles erwähnt werden und wie der Titel lauten solle. Ich versprach ihm, dass ich mit dem Schreiben der Geschichte beginnen würde und wir sie in unserer vorletzten Sitzung dann bearbeiten und verändern könnten.

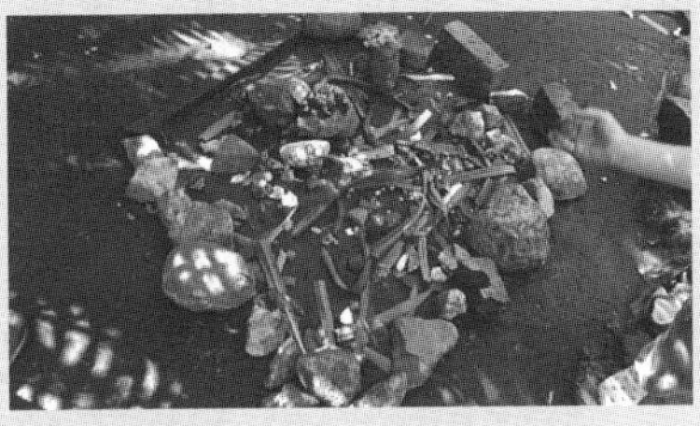

Abb. 20.17: Olivers Erinnerungs-Collage an seinen Vater

Eine Stimme finden (Phase 4: Integration der Ego-States und Bewegung in Richtung Flow und Wohlbefinden)

Zehnte Sitzung

In dieser Phase unserer Therapie ging es darum, die vollständige Integration von Olivers Ego-States abzusichern und uns zu vergewissern, dass alle Ego-States und auch Oliver ihre Stimme gefunden hatten. Aus NBEAT-Perspektive unterstützen wir den Klienten dabei, seine Stimme zu finden, die zentraler Bestandteil des Selbstausdrucks ist. Sowohl im wörtlichen als auch im übertragenen Sinne bemühen wir uns, unseren persönlichen Erfahrungen, Emotionen und tieferen Erkenntnisse durch verschiedene Medien Gestalt zu verleihen: über Geschichten, Lieder, Bewegungen und künstlerisches Gestalten. In dieser Phase erzählen wir unsere Geschichte oder unsere Gedichte und feilen an passenden Ausdrücken und Worten (Atkins a. Snyder 2018).

Bis zu unserer zehnten Sitzung hatte ich die Geschichte geschrieben und ausgedruckt, damit Oliver sie lesen und bearbeiten konnte. Er änderte einige Aspekte und Begriffe, und ich änderte es in der Datei am Computer. Er sagte mir

> »Wir müssen unbedingt sicherstellen, dass es eine richtige Geschichte wird, so wie deine Iko-Geschichte, und nicht nur Worte auf Papier, denn die Leute mögen Bilder.«

Ich lachte und erklärte ihm, dass wir dafür einen Illustrator bräuchten und dass das Buch dann bis in einer Woche, wenn das Feier-Picknick stattfinden sollte, nicht fertig sein würde. Dann kam mir die Idee, mittels künstlicher Intelligenz Bilder im Internet zu erstellen (s. Abb. 20.18), was ihm gefiel. Den Rest unserer Sitzung brachten wir also mit der Bild-Erstellung und weiteren Planung seiner Picknick-Feier zu. Wir gestalteten eine Einladung, machten eine Gästeliste und eine Liste der Dinge, die er sich für das Picknick wünschte.

Dafür riefen wir seine Mutter an, und gemeinsam beschlossen wir, das Picknick in unserer letzten Sitzung stattfinden zu lassen, da Oliver seiner Familie zeigen wollte, wo und wie er die *Harpyie* gezähmt hatte. Auf Basis dieser Sitzung und der Arbeit an Olivers Geschichte konnte ich die Integrationsstufen von Olivers Ego-States festmachen. Daraus wiederum war abzuleiten, dass die Ego-States in Hinblick auf Kommunikation, Empathie, gegenseitige Anerkennung und gemeinsame Unternehmungen integriert waren und als inneres Team auf eine kontinuierliche Co-Bewusstheit hinarbeiteten (Hartman 2022b). Dies festzustellen freute mich sehr, denn es zeigte, dass Oliver sich jetzt wieder in seinem »Lebensfluss« befand (Hartman 2022a).

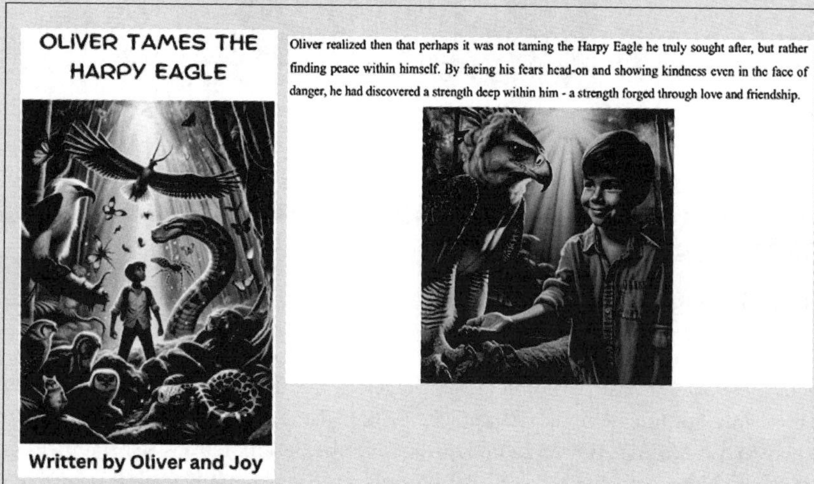
OLIVER TAMES THE HARPY EAGLE
Written by Oliver and Joy
Oliver realized then that perhaps it was not taming the Harpy Eagle he truly sought after, but rather finding peace within himself. By facing his fears head-on and showing kindness even in the face of danger, he had discovered a strength deep within him - a strength forged through love and friendship.

Abb. 20.18: Olivers Geschichte, Cover und letzte Buchseite

Anpassung und Kunst ins Leben bringen **(Phase 5: Anwendung und Anpassung im Alltag und posttraumatisches Wachstum)**

Elfte Sitzung

Unsere letzte, zweistündige Sitzung begann mit der Begrüßung von Olivers Familie, seiner Lehrerin und zwei Schulfreunden, die zum Picknick dazukamen. Während sein Onkel Würstchen und *Roosterkoek* (ein typisches südafrikanisches Brot, das auf dem Feuer gebacken wird, s. Abb. 20.20) auf den Grill legte, las Oliver seinen Gästen seine Geschichte vor. Nach der Lesung gab es großen Applaus und auch einige Tränen. Ich fragte die Gäste, ob jemand Oliver etwas dazu sagen wolle, was er von ihm gelernt habe. Einige der Kommentare und Rückmeldungen waren:

»Du bist ein sehr mutiger Junge, Oliver, und es freut mich zu sehen, dass du so viel geschafft hast.«

»Ich fühle mich wirklich geehrt, an deiner neu gewonnenen Fröhlichkeit teilzuhaben, und ich liebe dich so sehr.«

»Dein Daddy oben im Himmel lächelt, weil er weiß, dass du alles schultern kannst.«

»Ich habe so viele Veränderungen an dir bemerkt und freue mich sehr über die Freunde, die du gefunden hast – nicht nur die Freunde in deinem Inneren, sondern auch die Freunde in der Schule.«

»Ich bin so stolz, wie hart du gearbeitet hast. Und durch das Zähmen der Harpyie hast du auch mir geholfen und mir beigebracht, meine Gefühle zu erkunden und an ihnen zu arbeiten.«

»Du bist ein guter Freund, und ich will auch so einen Handschuh haben wie du.«

»Du schreibst echt gute Geschichten, und ich bin froh, dass du mich eingeladen hast, damit ich sie hören kann.«

Danach bekam jeder Gast ein Exemplar des Buches als Geschenk, und im Anschluss überreichte ich Oliver eine Urkunde für herausragende Leistung beim Zähmen der Harpyie (s. Abb. 20.19). Die restliche Zeit verbrachten wir damit, gemeinsam zu feiern, zu essen und fröhlich beisammen zu sein. Als ich Oliver während dieser Sitzung beobachtete, war ich beeindruckt über seine Entwicklung von einem ängstlichen, stillen und unsicheren Kind hin zu einem fröhlichen, selbstbewussten und sorglosen Jungen.

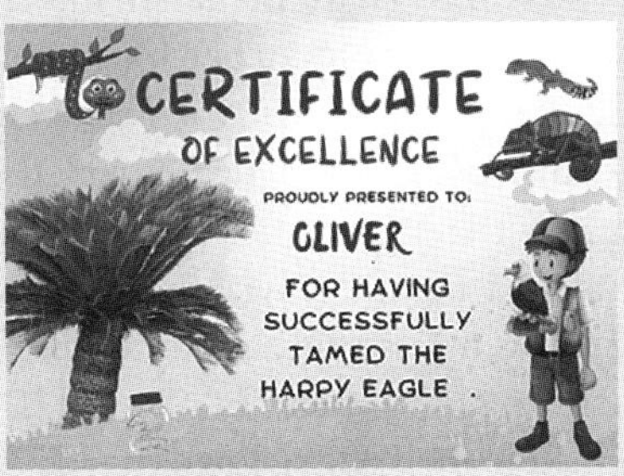
CERTIFICATE
OF EXCELLENCE
PROUDLY PRESENTED TO:
OLIVER
FOR HAVING SUCCESSFULLY TAMED THE HARPY EAGLE .

Abb. 20.19: Olivers Zertifikat

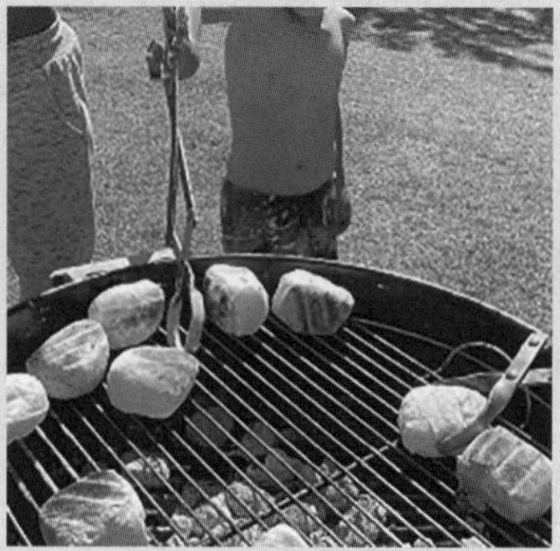

Abb. 20.20: Oliver feiert mit einem Picknick

20.3 Diskussion

Die Analyse von Olivers Fall zielte darauf ab, die nahtlose Kombination aus Naturbasierter Expressiver Kunsttherapie und EST zu beleuchten. Ich hoffe, der Leser dieser Fallvignette wird feststellen, dass man durch die Verbindung des SARIA-Modells der EST mit den Phasen der NBEAT besser verstehen kann, wie diese beiden Ansätze synergetisch zusammenwirken, um Heilung und persönliches Wachstum zu fördern. Die NBEAT wird oft fälschlicherweise als reines Mittel zur Schaffung von Kunst wahrgenommen. Sie ist jedoch viel mehr als das. Es handelt sich um einen ganzheitlichen therapeutischen Ansatz, der die Natur, die Kreativität und den Selbstausdruck einbezieht, um eine tiefe Integration und Verbindung innerhalb der Psyche und des Körpers der Person zu fördern. Daher hoffe ich, dass Sie als Leser erkennen, wie der Einsatz von NBEAT in Kombination mit EST dazu beitragen kann, bei Klienten eine korrigierende Erfahrung zu bewirken und Traumata aufzulösen.

Diese Fallvignette sollte veranschaulichen, wie Therapeuten durch Kombination der NBEAT-Phasen mit dem SARIA-Modell dem Klienten wirksam Sicherheit und Stabilisierung vermitteln. Gleichzeitig machen sie die Bedürfnisse und Funktionen der verschiedenen Ego-States sichtbar und wirken auf das Nervensystem des Klienten ein, sie nutzen den kreativen Ausdruck als kraftvolles Werkzeug zur Selbstregulation und ermöglichen Flow im Leben des Klienten. Dies ist meiner Meinung nach ein bedeutender Schritt in die richtige Richtung, da der Top-down-Ansatz in der Gesprächstherapie insbesondere für neurodiverse Menschen wie Oliver nicht ausreichend scheint, wenn es darum geht, ihre Erfahrungen zu verstehen und ihre Sicht auf das Trauma zu reframen. Der Bottom-up-Ansatz, wie er in diesem Fall angewandt wurde, bietet einen tieferen somatischen und sinnesorientierten Weg zur Linderung von Traumata auch über den Körper. Diese Fallvignette stellt Oliver vor, ein neurodiverses Kind, das Traumata erlebt hat. Sie verdeutlicht, wie die Kombination von NBEAT und EST für Menschen wie Oliver extrem hilfreich sein kann.

Autistische Kinder haben oft Schwierigkeiten, auf rein kognitiver Ebene zu arbeiten, wie es bei traditionellen Therapieansätzen üblich ist. Ihre Probleme in den Bereichen Kommunikation, soziale Interaktion und sensorische Verarbeitung erschweren es ihnen, rein abstrakt zu denken und sich verbal auszudrücken, da sich ihr Nervensystem ständig entweder im sympathischen oder im dorsal-vagalen Modus oder in beiden befindet. Ein Bottom-up-Ansatz, der ihre Sinne und ihren Körper anspricht, ist folglich entscheidend für eine wirksame Therapie. Durch Fokussierung auf sinnesbasierte Interventionen, wie sie bei NBEAT und EST zum Einsatz kommen, können Therapeuten die Stärken und Vorlieben autistischer Kinder nutzen und sie sämtlich in den therapeutischen Prozess einbeziehen. Schlussendlich wollte ich aufzeigen, wie die Nutzung dieser beiden Therapieansätze es Oliver ermöglicht hat, ein stärkendes Narrativ zu entwickeln.

20.4 Literatur

Atkins, S. a. H. Eberhart (2014): Presence and process in expressive arts work. At the edge of wonder. London (Jessica Kingsley).

Atkins, A. a. M. Snyder (2018): Nature-based expressive arts therapy. Integrating the expressive arts and ecotherapy. Philadelphia, PA (Jessica Kingsley).

Battino, R. a. T. L. South (2005): Ericksonian approaches. A comprehensive manual. Carmarthen (Crown House), 2nd ed.

Bridges, H. (2022): Reframe your thinking around autism. How the polyvagal theory and brain plasticity help us make sense of autism. Perth (LicenseToThink PtyLtd).

Bylsma, L., A. Gračanin a. A. J. J. M. Vingerhoets (2019): The neurobiology of human crying. *Clinical autonomic research* 29 (1): 63–73. DOI: 10.1007/s10286-018-0526-y.

Charlton, R. et al. (2021): »It feels like holding back something you need to say«: Autistic and non-autistic adults' accounts of sensory experiences and stimming. *Research in Autism Spectrum Disorders*. Verfügbar unter: https://scite.ai/reports/10.1016/j.rasd.2021.101864 [22.9.2025].

Dana, D. (2021): Anchored. How to befriend your nervous system using polyvagal theory. Louisville, Colorado (Sounds True).

Dana, D. (2023): Polyvagal practices. Anchoring the self in safety. New York (W. W. Norton).

Delahooke, M. (2020): Beyond behaviours. Using brain science and compassion to understand and solve children's behavioural challenges. London (John Murray).

Furniss, F. a. A. B. Biswas (2020): Self-injurious behaviour in individuals with neurodevelopmental conditions. Cham/Schweiz (Springer International). DOI: 10.1007/978-3-030-36016-0

Hartman, W. (2018): Advanced training in Ego State Therapy. Seminarunterlagen.

Hartman, W. (2021): Polyvagal theory ladder of Ego States. Seminarunterlagen.

Hartman, W. (2022a): River of life. Seminarunterlagen.

Hartman, W. (2022b): EST Framework. Seminarunterlagen.

Hughes-Lynch, C. (2022): Parenting bright kids with autism. Helping twice-exceptional children with Asperger's and high-functioning autism. New York (Routledge).

Levine, P. (2012): In an unspoken voice. How the body releases trauma and restores goodness. California (North Atlantic).

Nel, J. (2007): And the two snakes fought. Storybook therapy to help deal with the divorce monster. In: G. W. Burns (ed.): Healing with stories. Your casebook collection for using therapeutic metaphors. Hoboken, NJ (Wiley).

Nel, J. (2015): Putting the lid on the divorce monster. Creating hope-filled narratives with storybook therapy. In: G. W. Burns (ed.): Happiness, healing, enhancement. Your casebook collection for applying positive psychology in therapy. Hoboken, NJ (Wiley).

Porges, S. W. (2017): The pocket guide to the polyvagal theory. The transformative power of feeling safe. New York (W. W. Norton).

Porges, S. W. a. D. Dana (2018): Clinical applications of the polyvagal theory. The emergence of polyvagal-informed therapies (Norton Series on Interpersonal Neurobiology). New York (W. W. Norton).

Porges, S. W. a. S. Porges (2023): Our polyvagal world. How safety and trauma change us. New York (W. W. Norton).

Sanders, M. R. a. G. S. Thompson (2021): Polyvagal theory and the developing child. Systems of care for strengthening kids, families, and communities (IPNB, Bd. 10). New York (W. W. Norton).

Winhall, J. (2021): Treating trauma and addiction with the felt sense polyvagal model. A bottom-up approach. New York (Routledge).

Zanotta, S. (2023): Wieder ganz werden. Traumaheilung mit Ego-State-Therapie und Körperwissen. Heidelberg (Carl-Auer), 4. Aufl.

21 Eine bleibende Lücke: Ein auf Ego-State-Therapie und Polyvagaltheorie basierender Ansatz zur Unterstützung Jugendlicher bei der Trauerbewältigung – der Fall Rahul

Fred Schouwink

»Die Wunde ist der Ort, an dem das Licht in dich eintritt.«
Rumi

Abstract

Dieser Beitrag betrachtet, wie die Ego-State-Therapie (EST) in Verbindung mit der Polyvagaltheorie (PVT) einen zweckmäßigen Rahmen für den Umgang mit dem facettenreichen Charakter der Trauer von Jugendlichen bietet – so, wie sie dem dualen Prozessmodell der Trauer gemäß verstanden wird. Zunächst werden die Grundsätze der Ego-State-Therapie umrissen, die sich auf die dynamische Interaktion zwischen den inneren »Teilen« des Selbst konzentriert. Außerdem wird beleuchtet, inwieweit dieser Ansatz sich mit der besonderen Art und Weise deckt, wie Jugendliche einen Verlust verarbeiten. Die EST bietet ein ganzheitliches und auf die Entwicklung abgestimmtes Therapiemodell, das die emotionalen, kognitiven und somatischen Dimensionen der Trauer berücksichtigt. Zudem bezieht der Beitrag die Polyvagaltheorie ein, um das Verständnis der physiologischen Grundlagen von Trauma und Emotionsregulation bei trauernden Jugendlichen zu vertiefen. Anhand einer detailliert geschilderten Fallvignette bietet er Klinikern einen strukturierten, theoriegeleiteten Ansatz, Jugendliche auf ihrem Trauerweg zu unterstützen. Letztlich unterstreicht er den Wert der Kombination von EST und PVT, um der doppelten Herausforderung von schmerzlichem Verlust und den Entwicklungsbedürfnissen Heranwachsender umfassend und mitfühlend zu begegnen.

Schlüsselwörter: Trauer bei Jugendlichen, Trauer in der Adoleszenz, Ego-State-Therapie, Polyvagaltheorie, Duales Prozessmodell der Trauer, Traumaintegration, physiologische Regulation, fortgesetzte Bindungen, schulpsychologische Betreuung

21.1 Einleitung

In diesem Beitrag untersuche ich das vielversprechende Potenzial der Kombination aus Ego-State-Therapie und Polyvagaltheorie im Kontext der Trauerberatung, mit Schwerpunkt auf der Trauer von Jugendlichen. Meine jüngste Arbeit mit einem 15-jährigen Jungen, den ich hier Rahul nenne, illustriert diesen integrativen Ansatz in bestechender Weise. Rahul war mit den komplexen emotionalen Folgen des Suizids seines Vaters konfrontiert – ein ergreifendes Beispiel für die vielschichtigen Herausforderungen, denen sich Jugendliche in ihrer Trauer stellen müssen.

Im Gegensatz zu herkömmlichen Psychotherapiemodellen, die sich häufig auf isolierte Aspekte der Persönlichkeit konzentrieren, bietet die Ego-State-Therapie (Emmerson 2007; Watkins a. Watkins 1997) einen differenzierten Rahmen für das Verständnis des dynamischen Zusammenspiels zwischen verschiedenen Teilen des Selbst, den sogenannten Ego-States. Im Zusammenhang mit Trauer neigen Ego-States dazu, zwischen zwei Kernfunktionen zu oszillieren: Einige sind auf die Konfrontation mit dem Verlust, auf Verarbeitung des emotionalen Schmerzes und die Bewältigung unmittelbarer Stressoren ausgerichtet – Prozesse, die in der Regel durch die Aktivierung des sympathischen Nervensystems gesteuert werden –, während andere Wiederherstellung, Anpassung und das Wiedereinlassen auf das Leben fördern, was im Normalfall durch das ventral-vagale System unterstützt wird (Porges 2011; Stroebe a. Schut 1999).

Betrachtet man das duale Prozessmodell der Trauer (ebd.) durch diese Linse, so deckt es sich sowohl mit der Ego-State-Therapie als auch mit der Polyvagaltheorie und legt nahe, dass das innere Hin und Her zwischen verlustorientierten und wiederherstellungsorientierten Zuständen nicht nur ganz natürlich, sondern auch neurophysiologisch begründet ist. Die Ego-State-Therapie bietet einen strukturellen Rahmen für das Verständnis dieser Verschiebungen als zustandsabhängige Reaktionen auf Traumata oder überwältigende emotionale Erfahrungen (Watkins a. Watkins 1997; Hartman 2025), während die Polyvagaltheorie eine physiologische Erklärung dafür liefert, wie das autonome Nervensystem diese Zustandsübergänge gestaltet (Porges 2011).

Das Einbeziehen der Polyvagaltheorie ermöglichte ein tieferes Verständnis der physiologischen Grundlagen von Trauer, insbesondere der Art und Weise, wie verschiedene autonome Zustände die Aktivierung von Ego-States beeinflussen. Durch die Arbeit mit Körperreaktionen wie beispielsweise sympathischer Aktivierung oder dorsal-vagaler Abschaltung konnte ich den Jugendlichen dabei unterstützen, diese Zustände durch gezielte Interventionen zu erreichen und zu regulieren. Dieser integrative Ansatz, der sich auf die Polyvagaltheorie, die Ego-State-Therapie und das duale Prozessmodell stützt, bot einen ganzheitlichen Rahmen, der sowohl das emotionale Narrativ als auch die somatischen Auswirkungen der Trauer berücksichtigte.

Der therapeutische Prozess folgte dem SARIA-Modell, das ursprünglich von Phillips und Frederick (1995, 2010) entwickelt und später von Hartman (2025) erweitert wurde. Der Prozess begann mit der Herstellung von Sicherheit und Stabilisierung (Phase 1), ging dann über in die Aktivierung und Befragung von Ego-States (Phase 2), gefolgt von der Durcharbeitung und Auflösung des Traumas (Phase 3), und endete mit der Integration dieser Erfahrungen (Phase 4). Eine weitere Phase konzentrierte sich auf die Unterstützung des Klienten bei der Anpassung an den Alltag und die Förderung posttraumatischen Wachstums (Phase 5), um die Entwicklung neuer Bedeutung und Resilienz im Anschluss an den Verlust zu ermöglichen. Zentral für die Arbeit war die Entlastung trauernder Ego-States und die Förderung einer kohärenteren, adaptiven Beziehung zwischen verlustorientierten und wiederherstellungsorientierten Anteilen. Diese integrative Methode ermöglichte es dem Klienten, sein emotionales Gleichgewicht wiederzuerlangen und die nötige Widerstandsfähigkeit zu entwickeln, um künftige Verlusterfahrungen zu bewältigen.

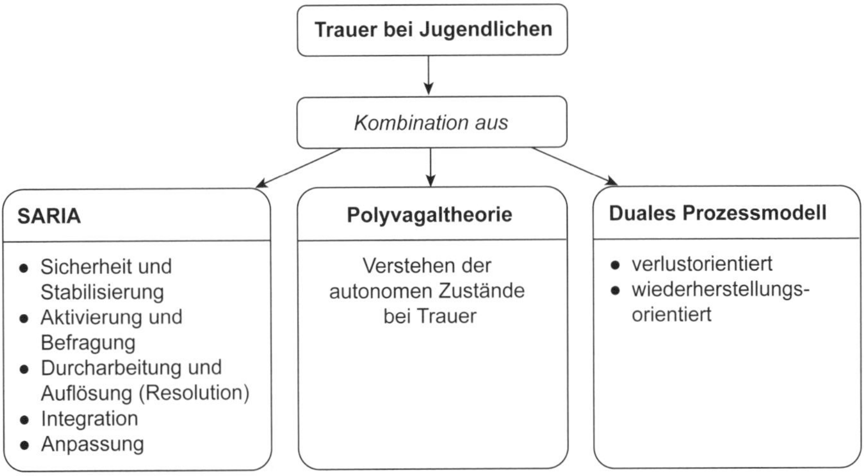

Abb. 21.1: Ein integratives Modell der Trauer bei Jugendlichen: SARIA-Rahmen (Ego-State-Therapie), das duale Prozessmodell und die Polyvagaltheorie

Bevor ich den Fall vorstelle, möchte ich einen integrierten Ansatz zum Verständnis von Verlust skizzieren, die Trauer bei Jugendlichen beleuchten und die wichtigsten Theorien erläutern, darunter das duale Prozessmodell, die Ego-States, die Ego-State-Therapie und die Polyvagaltheorie zur Emotionsregulation (s. Abb. 21.1).

21.2 Ein kombinierter Ansatz zum Verständnis von Verlust

Bei der Arbeit mit jugendlichen Trauernden ist wichtig, über die traditionellen Modelle hinauszugehen, die feste Stadien oder Phasen skizzieren. Obwohl Phasenmodelle wie das von Kübler-Ross (1969) zu unserem Verständnis von Trauer beigetragen haben, werden sie der Komplexität des Erlebens bei jedem Einzelnen nicht wirklich gerecht. Da sie von einem linearen oder vorhersehbaren Verlauf ausgehen, können sie die oft keineswegs lineare und zutiefst persönliche Beschaffenheit der Trauer nicht widerspiegeln. Zudem bleiben häufig die unterschiedlichen sozialen, entwicklungsbedingten und kulturellen Umstände unberücksichtigt, die bestimmen, wie Heranwachsende auf einen Verlust reagieren. Daher braucht es einen flexibleren, individuelleren Ansatz, der die vielen unterschiedlichen Arten, wie Jugendliche Trauer erleben und verarbeiten, erkennt und validiert.

Um die Grenzen traditioneller Trauermodelle zu überwinden, schlage ich einen differenzierteren Ansatz vor, der die Ego-State-Therapie mit dem dualen Prozessmodell der Trauer und der Polyvagaltheorie verbindet. Ego-States können wir als neurophysiologische Reaktionen des autonomen Nervensystems auf überwältigende Erfahrungen verstehen – Erfahrungen, die zu stark, zu früh oder zu schnell geschehen, als dass das System sie verarbeiten könnte, insbesondere dann, wenn keine Lösung erreicht wird (Hartman 2025). Nach diesen physiologischen Reaktionen bildet sich ein psychologisches Narrativ, das die unterschiedlichen Ego-States formt. Dieser Rahmen bietet sich vor allem bei schweren Verlusten wie dem Suizid eines geliebten Menschen an, die das Nervensystem wahrscheinlich massiv überfordern und dissoziierte Ego-States entstehen lassen.

Wenn eine Person mit dem Tod eines geliebten Menschen konfrontiert wird, kann eine Reihe von Ego-States entstehen, die jeweils verschiedene Stadien der polyvagalen Reaktion spiegeln. Anfangs kann die Person versuchen, sich durch soziale Ankopplung selbst zu regulieren, indem sie sich beispielsweise an einen Freund oder eine Bezugsperson wendet. Erweist dies sich als unzureichend, kann das System in eine sympathische Aktivierung übergehen, die sich als Kampf oder Flucht äußert, beispielsweise in Form von Wutausbrüchen, Ruhelosigkeit oder einem starken Drang, der Situation zu entfliehen. In Fällen von überbordendem Stress kann eine Freeze- oder Shutdown-Reaktion folgen, die durch Gefühllosigkeit, Dissoziation oder ein Gefühl körperlicher Unbeweglichkeit gekennzeichnet ist. Diese wechselnden Reaktionen entsprechen dem dualen Prozessmodell der Trauer, das Trauer als ein dynamisches Oszillieren zwischen der Auseinandersetzung mit und dem Rückzug aus trauerassoziierten Stressoren beschreibt. Durch Einbeziehen der Polyvagaltheorie bestätigt dieses Modell die neurophysiologischen Ursprünge der Ego-States und bietet ein integrierteres Verständnis dafür, wie Individuen, insbesondere Jugendliche, die psychologischen und physiologischen Komplexitäten der Trauer nach einem traumatischen Verlust erleben und verarbeiten.

21.3 Die komplexe Landschaft der Trauer Jugendlicher

In der komplexen und vielschichtigen Landschaft der Trauer von Jugendlichen, insbesondere nach dem traumatischen Verlust eines Elternteils, ist es wichtig, das Zusammenspiel von entwicklungsbezogenen, psychologischen und sozialen Faktoren zu berücksichtigen. Jugendliche befinden sich in einem Übergangsstadium ihrer Entwicklung, dem Übergang von der Kindheit zum Erwachsensein, und ihr Trauererleben spiegelt oft diesen Zwischenzustand wider. Ihr Verständnis des Todes kann zwischen konkreten, kindlichen Interpretationen und abstrakteren, eher erwachsenen Überlegungen schwanken. Diese entwicklungsbedingte Spannung kann zu verschiedenen emotionalen Reaktionen führen, wie etwa erhöhter Sprunghaftigkeit, emotionalem Rückzug oder dem Aufrechterhalten einer Fassade der Normalität, die den inneren Aufruhr überdeckt.

Die unmittelbaren Auswirkungen eines elterlichen Suizids auf einen Jugendlichen sind oft tiefgreifend, wobei die Erstreaktionen von Schock und Verleugnung bis zu offener Verzweiflung reichen. Im Laufe der Zeit können diese Reaktionen zu länger anhaltenden emotionalen Problemen führen, darunter unaufgelöste Wut, Schuldgefühle und tiefe Traurigkeit. Der Verlauf dieser Trauer wird nicht nur durch die Art des Verlusts, sondern auch durch frühere Verlusterfahrungen des Jugendlichen bestimmt. Letztere können die emotionale Vulnerabilität verstärken, aber auch, in seltenen Fällen, eine gewisse Resilienz fördern, die ihnen hilft, das aktuelle Trauma zu bewältigen (Brent et al. 2009).

Sekundäre Verluste, wie sie mit dem Tod eines Elternteils häufig einhergehen, erschweren den Trauerprozess zusätzlich: neue Wohnverhältnisse, gefährdete finanzielle Absicherung der Familie und/oder Veränderungen im sozialen Umfeld – all dies fügt dem Trauererleben des Jugendlichen weitere Ebenen hinzu. Darüber hinaus kann der Verlust die Grundüberzeugungen und -annahmen eines Heranwachsenden über die Welt erschüttern, was Verunsicherung auslösen und existenzielle Fragen aufwerfen kann (Schouwink 2023).

Auch die Art der Beziehung zu dem Verstorbenen wirkt sich wesentlich auf die Form der Trauer aus. Eine enge, positive Bindung kann bewirken, dass die Trauer besonders stark und intensiv erlebt wird, während ein kompliziertes oder angespanntes Verhältnis möglicherweise gemischte oder ambivalente Gefühle auslöst. Die Komplexität wird noch erhöht durch die mentale und emotionale Verfassung des überlebenden Elternteils, dessen Fähigkeit, Unterstützung und Stabilität zu gewähren, in dieser Phase ausschlaggebend ist (Stroebe, Schut a. Stroebe 2007).

Eine weitere wichtige Rolle spielen die Familiendynamik und die Verfügbarkeit sozialer Unterstützung. Ein unterstützendes familiäres Umfeld und ein starkes soziales Netzwerk können negative Trauerfolgen abpuffern und dem Jugendlichen dabei helfen, diese schwere Zeit einigermaßen gut zu überstehen (Sandler et al. 2013; Schouwink 2023).

Darüber hinaus ist zentral, den Trauerstil des Jugendlichen zu erkennen: ob er zu instrumentellem Verhalten neigt, sich auf Aktivitäten und Problemlösung konzentriert oder intuitiv und gefühlsbetont trauert. Erst das Verstehen und Respektieren des individuellen Trauerstils macht ein maßgeschneidertes und effektives Unterstützungssystem möglich (Martin a. Doka 2000).

21.4 Theoretische Grundlagen und Konzepte

Der folgende Abschnitt befasst sich mit dem dualen Prozessmodell der Trauer. Er erörtert die grundlegenden Prinzipien der Ego-State-Therapie und der Polyvagaltheorie – jeweils mit dem Fokus vorwiegend auf die Trauer von Jugendlichen.

Das duale Prozessmodell der Trauer und Ego-States

Das duale Prozessmodell der Trauer, das von Margaret Stroebe und Henk Schut (1999) entwickelt wurde, kann aus Ego-State-Sicht neu interpretiert werden – insbesondere in Hinblick auf das Verständnis der spezifischen Trauer in der Adoleszenz. Dieses Modell geht von einem Schwanken zwischen zwei Arten von Ego-States aus: verlustorientierten und wiederherstellungsorientierten, die jeweils unterschiedliche Aspekte der spezifischen Ego-States von Jugendlichen spiegeln (s. Abb. 21.2).

Im Kontext der Ego-States repräsentieren verlustorientierte Aktivitäten eine Phase, in der Jugendliche ganz und gar von Trauer überflutet werden. Diese Phase entspricht einem vulnerablen Ego-State, in dem der Heranwachsende sich der Realität seines Verlusts bewusst wird, sei es der Tod eines Elternteils oder die Anpassung an die nach dem Trauerfall drastisch veränderten Lebensumstände. Dieser Prozess ist für die emotionale Verarbeitung und Heilung von entscheidender Bedeutung, kann aber insbesondere für Jugendliche, die sich mit dem Empfinden und Ausdrücken von Gefühlen schwertun, eine Herausforderung darstellen. Fehlendes Pendeln zu wiederherstellungsorientierten Aktivitäten könnte zu verlängerten Phasen intensiver Trauer führen, die dann ihrerseits möglicherweise Depressionen, Ängste oder ungelöste Trauer zur Folge haben.

Umgekehrt spiegeln wiederherstellungsorientierte Aktivitäten einen adaptiven Ego-State wider, in dem sich der Jugendliche darauf konzentriert, die Veränderungen anzunehmen und nach vorne zu schauen. Dazu gehört die Anpassung an neue Familiendynamiken, die Übernahme neuer Aufgaben und/oder die Teilnahme an sozialen und schulischen Aktivitäten und Projekten. Diese Phase ist maßgeblich für die Wiedereingliederung in eine sich verändernde Welt und das Finden von Stabilität. Gleichzeitig kann die Balance zwischen Trauerverarbeitung und der Bewältigung von Anforderungen des Lebens schwierig sein. Jugendliche schwanken häufig zwischen dem kompletten Abtauchen in diese Aktivitäten, um der Trauer zu entgehen, und Schuldgefühlen, weil sie nicht ständig trauern. Gelingt es ihnen nicht, zum verlustorientierten State zurückzupendeln, kann dies zu einer Vermeidung der Trauerarbeit führen und sich schließlich in emotionaler Taubheit, Leugnen des Verlusts oder verzögerten Trauerreaktionen äußern.

Mit dem Konzept der Ego-States unterstreicht das duale Prozessmodell die Bedeutung dynamischen Pendelns zwischen diesen beiden Zuständen. Dabei verläuft diese Bewegung, die von der sich entwickelnden Selbstidentität, den Beziehun-

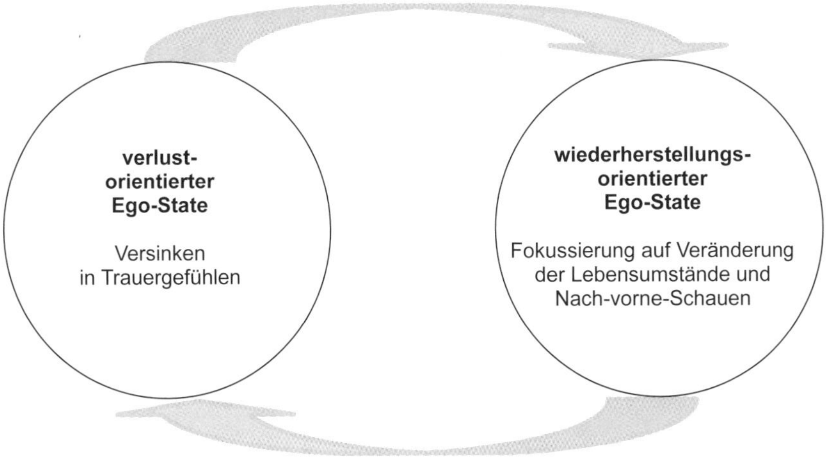

Abb. 21.2: Das duale Prozessmodell der Trauer aus Ego-State-Sicht

gen zu Gleichaltrigen und den Autonomiebedürfnissen beeinflusst wird, nicht linear. Sie ist ein gesunder Teil der Anpassung an den Verlust, der es Jugendlichen ermöglicht, sich mit ihrer Trauer auf eine Weise auseinanderzusetzen, die ihrem Entwicklungsstand entspricht. Findet dieses Pendeln jedoch nicht statt, kann es zu psychischen Beeinträchtigungen kommen – etwa Schwierigkeiten bei der emotionalen Verarbeitung, verstärkter Angst oder zu Problemen bei der sozialen Wiedereingliederung –, die alle das generelle Wohlbefinden eines Jugendlichen erheblich beeinträchtigen können.

Kernprinzipien der Ego-State-Therapie

Die Ego-State-Therapie begreift die Persönlichkeit als ein komplexes Geflecht aus verschiedenen Ego-States, die jeweils unterschiedliche neurophysiologische und psychologische Dimensionen aufweisen (Hartman 2025; Watkins a. Watkins 1997). Sie bietet einen differenzierten Rahmen für die Heilung, indem sie das Selbst nicht als eine singuläre, einheitliche Entität begreift, sondern als ein dynamisches System, das sich aus mehreren Teilen zusammensetzt, die jeweils durch Lebenserfahrungen, Beziehungsdynamiken und Umwelteinflüsse geprägt sind. Der Ansatz würdigt das facettenreiche Wesen der Psyche und betrachtet sie als ein Zusammenspiel verschiedener, aber miteinander verbundener Ego-States, die entstehen, um bestimmte Funktionen im Leben eines Menschen zu erfüllen.

Im Zentrum dieses Therapiemodells steht die Fähigkeit, über Körperempfindungen, emotionale Reaktionen und kognitive Prozesse Ego-States zu erkennen und sich mit ihnen zu befassen (Emmerson 2007). Die Therapeuten arbeiten mit den Klienten zusammen, um diese inneren Anteile aufzudecken, ihre spezifischen

Rollen zu verstehen und einen konstruktiven Dialog zwischen ihnen in die Wege zu leiten. Dieser Prozess hilft, zu beleuchten, wie bestimmte Ego-States Verhalten, Gedanken, Gefühle und Körperreaktionen beeinflussen, wobei oftmals unerfüllte Bedürfnisse, innere Konflikte und ungelöste Traumata zutage treten.

Ein Kernziel der Ego-State-Therapie ist, diese Teile in ein kohärenteres inneres System zu integrieren. Indem sie die Kooperation zwischen den Ego-States fördert und intrapsychische Konflikte löst, unterstützt die EST die Regulation des Nervensystems und die psychische Heilung. Dieser integrative Prozess ist besonders wertvoll in der Traumaarbeit, wo überwältigende Erfahrungen oft Auswirkungen auf Ego-States haben, die durch Trauma und Trauer geprägt sind (Phillips a. Frederick 1995). Durch eine respektvolle und nährende therapeutische Beziehung können diese States gehört, validiert und allmählich wieder in das größere Selbstbild integriert werden.

Die Stärke der Ego-State-Therapie liegt in ihrer Fähigkeit, tiefere Selbsterkenntnis, inneres Mitgefühl und Anpassungsfähigkeit zu kultivieren. Sie ermöglicht es dem Einzelnen, seine innere Landschaft mit größerer Klarheit zu sehen und sowohl innere als auch zwischenmenschliche Herausforderungen besser zu bewältigen. Der Ansatz steht in Einklang mit den therapeutischen Grundprinzipien flexiblen, klientenzentrierten Handelns und bietet einen umfänglichen, integrativen Weg zur Heilung, der der komplexen Natur der menschlichen Psyche gerecht wird.

Verständnis der Polyvagaltheorie in Bezug auf Emotionsregulation bei Trauer

Die Polyvagaltheorie von Stephen Porges (2001, 2004) bietet wichtige Erkenntnisse für das Verständnis und die Unterstützung Jugendlicher bei der Trauerbewältigung, insbesondere nach einem traumatischen Verlust. Im Mittelpunkt dieser Theorie steht das Konzept der Neurozeption – die Fähigkeit des autonomen Nervensystems, die Umgebung automatisch und ohne bewusste Wahrnehmung ständig daraufhin zu überprüfen, ob sie sicher oder bedrohlich ist (Porges 2004). Für Heranwachsende, deren Emotionsregulationssysteme sich noch im Entwicklungsstadium befinden, kann der Tod eines geliebten Menschen das innere Sicherheitsempfinden empfindlich stören. Selbst neutrale oder gut gemeinte Interaktionen wie die Frage eines Gleichaltrigen oder Lehrers »Geht es dir gut?« können als aufdringlich oder bedrohlich empfunden werden und zu Rückzug oder Abschalten führen. Diese Überempfindlichkeit spiegelt den Versuch des Nervensystems, die Person vor einer wahrgenommenen Gefahr zu schützen.

Die Polyvagaltheorie zeichnet ein hierarchisches Modell der Reaktionen des autonomen Nervensystems: Das ventral-vagale System unterstützt soziale Ankopplung und Ruhezustände, das sympathische Nervensystem steuert Kampf-oder-Flucht-Reaktionen, und das dorsal-vagale System regelt Erstarrung bzw. Abschaltung

(Porges 2011). Jugendliche, die einen zentralen Verlust betrauern, können zwischen diesen Zuständen schwanken. So könnten sie beispielsweise Gefühlswallungen oder Erregung erleben (Sympathikus-Aktivierung), gefolgt von Gefühllosigkeit, Müdigkeit oder sozialem Rückzug (dorsal-vagaler Zustand). Diese physiologischen Schwankungen spiegeln häufig die in der Therapie beobachteten abgespaltenen Ego-States wider, wenn verschiedene Teile des Selbst auf unterschiedliche Weise auf Trauer reagieren (Phillips a. Frederick 1995; Watkins a. Watkins 1997).

In diesem Zusammenhang ist Co-Regulation eine wichtige therapeutische Intervention. Sie beinhaltet eine unterstützende, einfühlende Beziehung – in der Regel zu einem Therapeuten –, die dazu beiträgt, den autonomen Zustand des Jugendlichen zu regulieren (Dana 2018). Ruhige, einfühlsame Präsenz kann das ventral-vagale System aktivieren, ein Gefühl der Sicherheit wiederherstellen und die emotionale Stabilität fördern. Therapeutische Techniken wie aktives Zuhören, In-Resonanz-Gehen und mitfühlende Präsenz sind für den Aufbau einer solchen vertrauensvollen Beziehung und für die Co-Regulation von entscheidender Bedeutung.

Einen hohen Stellenwert hat auch das Konzept der Vagusbremse – einer Funktion des ventralen Vaguskomplexes, die die Herzfrequenz senkt und Ruhe fördert (Porges 2011). Die Fähigkeit, die Vagusbremse zu aktivieren, ist für Jugendliche, die mit Trauer zu kämpfen haben, besonders wichtig, da sie ihnen hilft, von dysregulierten Zuständen (beispielsweise Panik, Abschaltung) in einen Zustand der Ruhe zu wechseln, in dem Reflexion und emotionale Integration möglich werden. Techniken wie Zwerchfellatmung, Erdung und Achtsamkeitsübungen können diese Fähigkeit stärken und bieten einen physiologischen Anker für den Trauerprozess (Dana 2020).

Außerhalb des therapeutischen Settings spielt das System der sozialen Ankopplung, das gleichfalls durch das ventral-vagale System gesteuert wird, eine entscheidende Rolle für die Heilung. Werden Jugendliche ermutigt, sichere und bedeutsame soziale Kontakte zu suchen – etwa Selbsthilfegruppen mit Gleichaltrigen oder vertraute Freundschaften –, kann dieses System aktiviert und die emotionale Heilung erleichtert werden. Ein trauernder Jugendlicher, der seine Erfahrungen in einer unterstützenden Gruppe Gleichaltriger teilt, wird sich eher gesehen und verstanden sowie weniger allein fühlen, was Gefühlsäußerungen erleichtert und zur Regulierung des Nervensystems beiträgt (Dana 2018).

Zusammenfassend lässt sich sagen, dass eine Kombination aus Ego-State-Therapie (Watkins a. Watkins 1997), dem dualen Prozessmodell der Trauer (Stroebe a. Schut 1999) und der Polyvagaltheorie (Porges 2011) einen umfassenden und entwicklungsmäßig stimmigen Rahmen für die Arbeit mit trauernden Jugendlichen bietet. Das Pendeln des dualen Prozessmodells zwischen verlustorientierter und wiederherstellungsorientierter Bewältigung spiegelt die natürlichen Schwankungen des Nervensystems zwischen defensiven und sozial aufgeschlossenen Zuständen. Durch die Linse der Ego-States betrachtet, werden diese Fluktuationen besser versteh- und handhabbar. Den Jugendlichen zu helfen, sich fließend zwischen diesen

Zuständen zu bewegen – ohne in einem bestimmten Bewältigungsmodus stecken zu bleiben –, ist der Schlüssel zur Förderung von Resilienz, Emotionsregulation und nachhaltiger psychischer Integration.

21.5 Fallvignette

Im Folgenden wird ein Fall vorgestellt, der die Kombination aus Ego-State-Therapie und Polyvagaltheorie im Kontext der Trauer von Jugendlichen veranschaulicht. Diese Fallvignette ist ein praktisches Beispiel dafür, wie man diese beiden therapeutischen Ansätze synergetisch anwenden kann, um Teenager zu unterstützen, wenn sie den Verlust eines geliebten Menschen bewältigen müssen.

Hintergrundinformationen über den jugendlichen Klienten

Als Schulpsychologe biete ich Kurzzeittherapien für Schüler an, die in der Regel zwischen sechs und zwölf Sitzungen umfassen. Einer dieser Klienten war Rahul, ein 15-jähriger indischer Junge. Als Einzelkind bei sehr gebildeten Eltern aufgewachsen, die großen Wert auf akademische Leistungen legten, erwies Rahul sich als äußerst bemerkenswerter junger Mann. Er glänzte in Mathematik und Naturwissenschaften und hatte eine Reihe von für sein Alter ungewöhnlichen Hobbys. So sammelte er exotische Pflanzen und alte Vinyl-Schallplatten, die jeweils mit einer persönlichen Geschichte verbunden waren, außerdem übten Politik und Philosophie große Faszination auf ihn aus. Seine Ansichten zu aktuellen Ereignissen waren auffallend reif und zeugten häufig von einer Einsicht und Offenheit, die für sein Alter weit überdurchschnittlich waren.

Eine zentrale Figur in Rahuls Leben war sein Vater, ein Lehrer für Naturwissenschaften, der ihm neben seiner Elternrolle auch ein intellektueller Mentor war. Die Beziehung der beiden war geprägt von emotionaler Nähe und gemeinsamer Neugier, die oft in lebhaften Diskussionen über wissenschaftliche und philosophische Themen zum Ausdruck kam. Rahuls Welt änderte sich schlagartig, als ihn eines Tages nicht sein Vater, sondern seine Tante von der Schule abholte. Ihr angespanntes Schweigen auf der Heimfahrt signalisierte, dass etwas ganz und gar nicht stimmte. Zu Hause angekommen, bot sich Rahul ein chaotisches und höchst beunruhigendes Bild: Polizeiautos, ein Krankenwagen und besorgte Verwandte standen vor dem Haus. Drinnen, umgeben von trauernden Familienmitgliedern, teilte seine Mutter ihm die furchtbare Nachricht mit: Sein Vater hatte sich das Leben genommen.

Der Schock war überwältigend. Was das Trauma noch zusätzlich verstärkte, war die Tatsache, dass Rahul die Leiche seines Vaters nie zu Gesicht bekam, sodass seine Psyche die Lücken mit fürchterlichen Bildern füllte, die ihn in den folgenden Tagen und Wochen nicht mehr losließen. Seit diesem Erlebnis zeigte Rahul Anzeichen intensiver seelischer Belastung, darunter massive Traurigkeit und Angstzustände. Um seine

Trauer einigermaßen in den Griff zu bekommen, versenkte er sich in seine schulische Arbeit – zum einen als Bewältigungsstrategie, zugleich aber auch als eine Möglichkeit, die traditionellen Bildungswerte seiner Familie zu ehren.

Unsere Sitzungen konzentrierten sich darauf, Rahul auf seinem Trauerweg zu unterstützen – unter Berücksichtigung seiner vielfältigen Interessen, seines familiären Umfelds und der völlig unvorhergesehenen, traumatischen Art seines Verlusts. Angesichts des kurzen Zeitrahmens unserer Arbeit stützte ich mich auf eine Kombination aus Ego-State-Therapie und Polyvagaltheorie. Dieser Ansatz erlaubte es uns, die physischen und emotionalen Schichten von Rahuls Trauer zu erkunden, und half ihm, die durch das Trauma ausgelösten komplexen Reaktionen zu erkennen und zu regulieren.

Wie im Folgenden beschrieben, veranschaulicht Rahuls Weg durch die Trauer die Resilienz, die angesichts eines massiven Verlusts entstehen kann. Seine Geschichte unterstreicht die Wichtigkeit einer aufmerksamen empathischen psychologischen Betreuung im schulischen Umfeld. Gleichzeitig verdeutlicht sie, wie differenziert die Trauer von Jugendlichen sein kann und welch entscheidende Rolle passgenau zugeschnittene therapeutische Ansätze spielen, wenn es darum geht, jungen Menschen zu helfen, die schmerzlichsten Erfahrungen des Lebens zu bewältigen.

Ersteinschätzung

Rahuls therapeutischer Weg begann mit der Zuweisung durch die Schulleitung, etwa drei Monate nach dem plötzlichen Tod seines Vaters. Die Empfehlung wurde von seiner Englischlehrerin veranlasst, der subtile, aber besorgniserregende emotionale Veränderungen in seinem Verhalten aufgefallen waren. Mit informierter Einwilligung seiner Mutter, die die ehrliche Hoffnung äußerte, dass eine Therapie ihren Sohn in dieser schmerzhaften Zeit unterstützen könnte, leitete ich die nötigen Schritte ein.

Im Rahmen der Ersteinschätzung bat ich Rahuls Mutter, den Eltern-Fragebogen des BASC-3[58] online auszufüllen. Seine Lehrkräfte erhielten die Lehrerfragebögen. Die Auswertung zeigte beträchtliche Probleme in den Bereichen Angst, Depression und Selbstwertgefühl an.

Obwohl die Ergebnisse auf eine erhebliche emotionale Belastung hinwiesen, wurde keine formale psychiatrische Diagnose gestellt. Als Schulpsychologe, der kurzzeitige Unterstützung anbietet, konzentrierte ich mich auf traumabezogene Begleitung und emotionale Verarbeitung und nicht auf eine diagnostische Klassifizierung. Dieser Ansatz stand im Einklang mit dem übergeordneten Ziel der Maßnahme: Rahuls Anpassungsfähigkeit zu stärken und seine emotionale Integration nach einem schweren Verlust zu fördern, anstatt seine Trauer zu pathologisieren. Das BASC-3 war ein wertvolles Instrument zur Ermittlung der therapeutischen Prioritäten und zur Überwachung der Fortschritte.

58 BASC-3 = Behaviour Assessment System for Children, 3rd edition.

Erste Sitzung: Rapport herstellen

Unsere erste Sitzung begann mit einer herzlichen Begrüßung und einem Gespräch über Rahuls Kenntnisse über Psychotherapie. Als ich erfuhr, dass dies seine erste Erfahrung mit psychologischer Unterstützung war, nahm ich mir Zeit, den therapeutischen Prozess zu erklären. Ich betonte die Grundsätze Vertraulichkeit und gegenseitiges Vertrauen. Ich wollte ein sicheres, unterstützendes Umfeld schaffen, was angesichts der Art seiner frischen Traumatisierung besonders wichtig schien.

Im Verlauf der Sitzung beobachtete ich sorgfältig Rahuls Körpersprache. Seine steife Körperhaltung, seine flache Atmung und die Vermeidung von Blickkontakt boten Einblick in seinen seelischen Zustand. Diese physiologischen Hinweise stimmten mit dem überein, was die Polyvagaltheorie (Porges 2011) als einen hybriden Defensivzustand beschreibt, der durch die gleichzeitige Aktivierung sympathischer Erregung (verbunden mit Mobilisierung und Hypervigilanz) und dorsal-vagaler Abschaltung (verbunden mit Rückzug oder Zusammenbruch) gekennzeichnet ist.

Dieser Zustand tritt häufig bei Personen auf, die sich emotional überwältigt fühlen, aber nicht in der Lage – oder noch nicht bereit – sind, ihre Gefühle vollständig auszudrücken oder zu verarbeiten. Im Kontext einer ersten Therapiesitzung ist eine solche Reaktion nicht ungewöhnlich. Bei Rahul trugen die Tatsache, dass es sein erstes Treffen mit einem Psychologen war, dass wir über den Tod seines Vaters sprachen und dass er mit dem klinischen Umfeld nicht vertraut war, möglicherweise zu einem Gefühl innerer Bedrohtheit oder Verletzlichkeit bei. Sein Nervensystem, das nicht in der Lage war festzustellen, ob die Umgebung sicher war, schaltete in einen Schutzmodus – genügend aktiviert, um wachsam zu bleiben, und gleichzeitig ausreichend abgeschaltet, um eine volle emotionale Beteiligung zu verhindern. Dies unterstreicht die Bedeutung eines einfühlsamen, traumasensiblen Umgangs bei den ersten Treffen mit trauernden Jugendlichen, bei denen das Herstellen von Sicherheit nicht nur hinsichtlich Beziehungsaufbau, sondern auch physiologisch relevant ist.

Übung zur sensorischen Erdung

Um die Regulation zu unterstützen, führten wir eine kurze Erdungsübung durch, um Rahul im gegenwärtigen Moment zu verankern. Ich leitete eine auf Sinneseindrücken basierte Übung an, bei der er fünf Dinge benannte, die er sehen konnte, vier, die er hören, drei, die er spüren, zwei, die er riechen, und eines, das er schmecken konnte (Dana 2018). Diese Übung spricht die Sinne an, reduziert die Sympathikus-Aktivierung und hilft, das ventral-vagale System zu aktivieren, das mit Ruhe, sozialer Ankopplung und einem Gefühl der Sicherheit verbunden ist.

Als Rahul zur Ruhe gekommen war, lud ich ihn behutsam ein zu erzählen, was er für wichtig hielt. Relativ rasch begann er, über seinen Vater zu sprechen, und fing an zu weinen. Ich reagierte mit Validieren und Empathie und würdigte die Tiefe seines Schmerzes. Als die emotionale Intensität anstieg, bemerkte ich jedoch Anzeichen von Unbehagen. Aufgrund dieser nonverbalen Signale fragte ich ihn, ob er lieber über etwas anderes sprechen würde. Rahul schüttelte stumm den Kopf und signalisierte damit das Bedürfnis, sich aus diesem emotionalen Raum zurückzuziehen.

Titrieren und Regulation durch Spielen

An diesem Punkt griff ich auf Levines (Levine a. Klein 2011) Prinzip des Titrierens zurück – eine vorsichtige, schrittweise Herangehensweise an die Traumaverarbeitung, um das Nervensystem nicht zu überfordern. Ich lenkte unser Gespräch auf ein neutraleres Thema und ließ Rahul Raum zur Selbstregulation, ohne die Verbindung zum Therapieprozess abzubrechen. Dieses Tempo würdigt die Weisheit des Nervensystems und unterstützt die Heilung durch überschaubare Schritte statt durch emotionale Überflutung.

Um die Regulation und Ankopplung weiter zu unterstützen, setzte ich das *KidsWorld-Board Game* (Mones 2017) ein, ein Therapie-Tool, das Spielen mit Achtsamkeit und emotionalen Einsichten verbindet. Dieses Brettspiel wurde speziell für Kinder und Jugendliche entwickelt und fördert das Erkunden des inneren Erlebens, während es gleichzeitig Beruhigungs- und Selbstregulationsstrategien vermittelt. Während wir spielten, modulierte ich absichtlich meine Stimme, verlangsamte das Sprechtempo und senkte den Tonfall, um die Co-Regulation und ein Gefühl der Sicherheit im Raum zu stärken. Rahul reagierte positiv auf die Struktur und die Bilder des Spiels und wurde allmählich offener und nachdenklicher, während er anhand der Figuren und Szenarien verschiedene »Teile« von sich identifizierte.

Allmählich wurden Anzeichen einer physiologischen und emotionalen Veränderung erkennbar. Rahuls Arme waren nicht mehr so angespannt, seine Atmung vertiefte sich, und er begann, gelegentlich Blickkontakt aufzunehmen – subtile, aber bedeutsame Veränderungen, die den Wechsel von einem defensiven zu einem sozial aufgeschlosseneren Zustand anzeigten. Diese Entwicklung spiegelte die wichtigsten Prinzipien der Polyvagaltheorie wider, die die zentrale Rolle von Sicherheit, In-Resonanz-Gehen und Präsenz des Therapeuten zur Unterstützung von Selbstregulation und emotionaler Bindung hervorheben.

Therapieplan und Phasen

Nach der ersten Sitzung folgte der therapeutische Prozess dem SARIA-Modell, das ursprünglich von Phillips und Frederick (1995, 2010) entwickelt und später von Hartman (2025) erweitert wurde. In der ersten Phase ging es darum, ein sicheres und unterstützendes Umfeld zu schaffen, was angesichts des tiefgreifenden Traumas, das Rahul durch den Suizid seines Vaters erlebt hatte, unerlässlich war. Sobald ein Gefühl der Sicherheit vorhanden war, begannen wir mit der Aktivierung und Einbeziehung Rahuls verschiedener Ego-States. Mittels einer Kombination aus Ego-State-Therapie und polyvagal-basierten Techniken wurde es ihm möglich, die schmerzhaften und fragmentierten Erinnerungen zuzulassen, auszudrücken und nach und nach zu verarbeiten. Im weiteren Verlauf der Therapie verlagerte sich der Schwerpunkt in Richtung Integration, was Rahul dabei unterstützte, Erfahrungen und innere Anteile miteinander zu verbinden, um ein kohärenteres und widerstandsfähigeres Selbstgefühl zu entwickeln. Die letzte Phase konzentrierte sich auf die Anpassung im Alltag und die Förderung posttraumatischen Wachstums. Er begann, seinem Verlust einen Sinn abzugewinnen und sich wieder mit seinen inneren Stärken und seinem Kontinuitätsgefühl zu verbinden.

Es ist wichtig, zu erwähnen, dass diese Phasen keinem starren, linearen Ablauf folgten. Vielmehr entwickelten sie sich fließend, überschnitten sich häufig und instruierten sich gegenseitig. Dies veranschaulicht den dynamischen Charakter der therapeutischen Arbeit mit Trauer, insbesondere bei Jugendlichen, die sich durch komplexe Traumata und Identitätsentwicklung lavieren.

Phase 1: Herstellung von Sicherheit und Stabilisierung

Aus Sicht der Ego-State-Therapie liegt der Schwerpunkt der ersten Phase auf der Schaffung eines sicheren therapeutischen Umfelds und der Stabilisierung der seelischen und physiologischen Verfassung des Klienten. Vertrauen aufzubauen und Sicherheit zu vermitteln ist in dieser Phase zentral, da dies dem Klienten erlaubt, in einem haltenden, unterstützenden Umfeld schwierige Gefühle zu erkunden.

Zweite Sitzung: Symbolischer Ausdruck durch Sandspiel-Therapie

In unserer zweiten Sitzung lud ich Rahul ein, alternative Storytelling-Methoden auszuprobieren, insbesondere das Erzählen durch Sandbilder, um durch symbolischen Ausdruck ein Gefühl der Stabilisierung zu fördern. Während wir uns der Sandschale zuwandten, erklärte ich:

> »Komm, gestalten wir mit diesen Miniaturobjekten ein Bild. Such Objekte aus, die das repräsentieren, was du gerade fühlst, und nimm auch mindestens ein oder zwei, die deine inneren Stärken oder die Ressourcen symbolisieren, die dir helfen, mit der Situation einigermaßen klarzukommen.«

Diese behutsame Anleitung sorgte für einen sicheren Rahmen für die Exploration und förderte gleichzeitig die Fokussierung auf seine Stärken.

Rahul wählte Objekte aus, die den Gefühlen, die er als schwierig zu artikulieren empfand, eine Stimme gaben. Jedes Objekt wurde zu einer Metapher für seine innere Welt, bot Einblick in die Komplexität seiner Trauer und seines aufkommenden neuen Selbstverständnisses. Die Sandspiel-Therapie ist in der Traumaarbeit besonders wirksam, da sie verbale Abwehrmechanismen umgeht und es dem Klienten ermöglicht, fragmentierte oder nonverbale Aspekte seines Erlebens symbolisch darzustellen, während er sich sicher und gehalten fühlt (Homeyer a. Sweeney 2017).

In die Sandschale stellte Rahul eine Schatztruhe – ein anschauliches Symbol für seine inneren Stärken und persönlichen Ressourcen (s. Abb. 21.3).

»Das steht für die Stärken, die ich in mir habe«,

sagte er, und aus seiner Stimme klang vorsichtige Selbsterkenntnis. Daneben legte er einen Kompass und erklärte:

»Das ist meine Suche nach Orientierung, um zu verstehen, was ich fühle«

– ein beeindruckendes Bild für emotionales Navigieren. Eine etwas abseits platzierte Palme symbolisierte seine Sehnsucht nach innerem Frieden.

»Das ist der Frieden, nach dem ich mich sehne«,

sagte er, wobei in seiner Stimme leise Hoffnung mitschwang.

Eines der anrührendsten Symbole, das Rahul wählte, war ein einzelnes Puzzleteil.

»Ich bin immer noch dabei, die Einzelteile zusammenzusetzen«,

sagte er – Ausdruck seiner wachsenden Selbsterkenntnis und des unvollendeten Charakters seines Heilungswegs. Daneben legte er eine Feder – Symbol für seinen Wunsch, sich leicht und unbelastet zu fühlen.

»Ich möchte mich wieder frei fühlen«,

äußerte er kaum hörbar.

Ein aufgeschlagenes Buch, das er bedächtig in der Sandschale platzierte, stand für seine Lernfreude und sein Bemühen um Selbstfindung.

»Es geht darum, mich selbst besser zu verstehen«,

erläuterte er. Zuletzt legte Rahul mehrere kleinere Steine in den Sand und beschrieb sie als Symbol für seine emotionale Schwere und die Kraft, die es braucht, um dieses Gewicht zu tragen.

»Sie sind schwer, aber sie erinnern mich auch an die Kraft, die ich habe, um sie zu tragen«,

meinte er.

Diese therapeutische Intervention bot Rahul einen sicheren und kreativen Weg, seine Trauer und sein inneres Erleben zu externalisieren. Sie ermöglichte auch die sanfte Aktivierung von Ego-States in einem nichtbedrohlichen Kontext und legte damit den Grundstein für eine tiefergehende therapeutische Arbeit in späteren Sitzungen.

Die Sandspiel-Intervention bot einen unterstützenden und erdenden Rahmen für Rahuls Heilungsweg. Durch die achtsame Auswahl von symbolischen Gegenständen, die seine inneren Stärken repräsentierten, erfuhr Rahul ein Gefühl emotionaler Verankerung – ein wesentlicher Baustein zur Bewältigung der Dysregulation, wie sie oft mit intensiver Trauer einhergeht. Für Jugendliche wie Rahul, die ein Trauma und einen Verlust zu bewältigen haben, ist diese Art von erlebnisorientierter Intervention

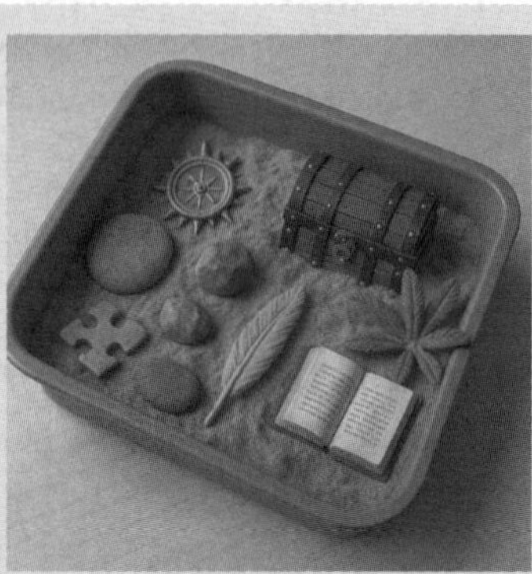

Abb. 21.3: Rahuls Darstellung seiner Stärken und Ressourcen

besonders wertvoll, da emotionale Not leicht zu Gefühlen der Abgetrenntheit, Verletzlichkeit und Bedrohung führen kann. Indem er sich kreativ und spielerisch mit seinen Stärken und Ressourcen auseinandersetzte, gelang es Rahul, von einem defensiven Zustand in einen Zustand zu wechseln, der von Sicherheit, Ruhe und Beziehungsfähigkeit geprägt war.

Die Wahl von Symbolen, die seine Stärken verkörperten, vermittelte Rahul auch ein neues Gefühl von Kontrolle und Handlungsfähigkeit – Eigenschaften, die durch die Hilflosigkeit eines Verlusts oft verloren gehen. Indem er diese Objekte im Sand anordnete, kreierte er nicht nur ein reales Bild, sondern gab auch einer Bedeutung Gestalt und schuf Ordnung im emotionalen Chaos. Diese symbolische Darstellung trug dazu bei, seine psychische Sicherheit zu erhöhen und ein aufkeimendes Gefühl von Stabilität zu fördern.

Letztlich ging diese Aktivität weit über eine einfache Therapiemethode hinaus: Sie wurde zu einem bedeutsamen Schritt in Richtung Selbsterkenntnis und Bestätigung von Rahuls innerer Resilienz. Sie unterstützte die sanfte Integration seiner Emotionen und trug wesentlich zur Regulation seiner vegetativen Reaktionen bei. Somit schuf sie eine Grundlage für Heilung und posttraumatisches Wachstum inmitten der Wirren des Verlusts.

Dritte Sitzung: Den inneren Konflikt mithilfe des Sandspiels erkunden

In unserer dritten Sitzung nutzten wir wiederum die Sandschale, um Rahuls aktuelles inneres Erleben zu erkunden. Ich lud ihn ein, ein Bild zu gestalten, das widerspiegelt, »was gerade in dir vorgeht – was du festhältst, vermeidest oder erhoffst«. Er wählte eine geschlossene Schachtel und ein Teleskop sowie eine sich vorwärts bewegende Figur (s. Abb. 21.4). Die geschlossene Schachtel symbolisierte Abschottung und Vermeidung – er schloss seine Augen, als er sie platzierte, was die Verdrängung schmerzlicher Erinnerungen widerspiegelte. Das Teleskop und die Figur hingegen zeigten seine zukunftsorientierte Geisteshaltung und seinen Wunsch, nach vorne zu schauen. Diese gegensätzlichen Symbole offenbarten einen inneren Konflikt: den Wunsch, erdrückenden Gedanken zu entkommen, und das Streben nach Orientierung und Hoffnung.

Mit Hilfe der »Teile-Sprache« erkundeten wir behutsam diese gegensätzlichen Tendenzen und würdigten den zugrunde liegenden Schmerz, der mit dem Tod seines Vaters zusammenhing. Obwohl Rahul zögerlich schien, sich voll und ganz darauf einzulassen, markierte die Sitzung einen wichtigen Wendepunkt. Es war ein Moment subtiler, aber bedeutungsvoller Konfrontation mit seinem inneren Kampf, der auf eine Bereitschaft zu tiefergehender Integration in künftigen Sitzungen hinwies.

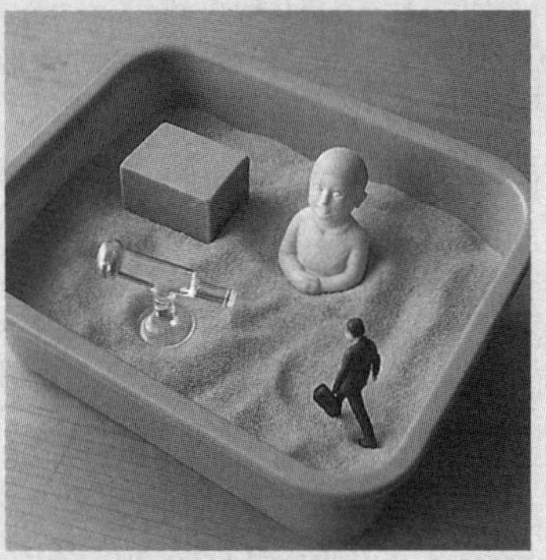

Abb. 21.4: Rahuls gegenwärtiges Leben und seine Gefühle

Während wir der Symbolik der geschlossenen Schachtel in der Sandschale nachgingen, begann Rahul, der sich inzwischen in der Teile-Sprache sicherer fühlte, sich zu öffnen, und vertraute mir an:

> »Ich habe das Gefühl, dass ich die ganze Traurigkeit und Wut in Zusammenhang mit dem Tod meines Dads weggesperrt habe. Es gibt einen Teil von mir, der alles versteckt halten will, um mich vor dem Schmerz zu schützen.«

Dann fügte er hinzu:

> »Ich habe so getan, als ob alles in Ordnung wäre, aber tief in meinem Inneren weiß ich, dass es das nicht ist. Ich habe versucht, die Realität auszublenden, aber sie holt mich langsam ein.«

Als wir uns dem Teleskop und der vorwärtsschreitenden Figur zuwandten, beschrieb Rahul ein Gefühl inneren Konflikts.

> »Ich sehe einen Teil von mir, der entschlossen ist, nach vorne zu schauen und die Erinnerung an meinen Dad positiv zu würdigen. Aber da ist dieser andere Teil, der das Gefühl hat festzustecken, wie an die Vergangenheit gekettet.«

Seine Gedanken boten einen eindrucksvollen Einblick in die innere Polarisierung, die bei Trauer in der Adoleszenz häufig auftritt – eine Spannung zwischen der Sehnsucht, nach vorne zu blicken und weiterzugehen, und der emotionalen Schwere des unbewältigten Verlusts.

Therapeutisches Tagebuch mit Ego-States

Um die weitere Erkundung auch außerhalb unserer Sitzungen zu unterstützen, schlug ich vor, ein therapeutisches Tagebuch zu führen. Mehr als spielerische Übung denn als strenge Hausaufgabe konzipiert, sollte dies die Beschäftigung mit dem Thema fördern, ohne Druck zu machen. Ich lud Rahul ein, einmal pro Woche mit Stiften in unterschiedlichen Farben eine Unterhaltung zwischen seinen Ego-States aufzuschreiben. Eine Farbe sollte für den Teil stehen, der schmerzhafte Gefühle vermeidet, eine andere für den Teil, der die Fassade aufrechterhält, und eine dritte sollte dem Teil eine Stimme geben, der das Gefühl hat, in der Trauer festzustecken (s. Abb. 21.5).

Diese Methode sollte es jedem Ego-State ermöglichen, sich frei zu äußern, und verborgene emotionale Dynamiken ins Bewusstsein bringen. Um die Übung zu vertiefen, bat ich Rahul, hinter jedem Eintrag Raum für die Reflexionen seines beobachtenden Teils zu lassen – einem geerdeten Aspekt des Selbst. Dieser beobachtende Teil sollte die Unterhaltung lesen und ausgewogene Erkenntnisse anbieten, indem er die Bedürfnisse, Ängste und Absichten hinter jeder Stimme würdigte.

Mit dieser Übung konnte Rahul den inneren Dialog fördern, mehr Selbstmitgefühl entwickeln und die Integration zwischen Teilen unterstützen, die sich zuvor abgespalten gefühlt hatten oder im Streit lagen. Ziel war nicht, eine Lösung zu erzwingen, sondern Bewusstheit und Kohärenz zu stärken – ein Schritt hin zu einem ganzheitlicheren und emotional widerstandsfähigeren Selbstbild.

Datum: 14. Mai 2021

Roter Stift (verdrängt unangenehme Gefühle):
»Ich kann mit diesem ganzen Zeug einfach nicht umgehen. Immer wenn es ernst wird, möchte ich einfach nur abschalten, so wie man einen lauten Fernseher leiser stellt. Es ist, als ob es da diese riesige Woge aus Stress und Sorgen gibt, und ich bin hier und tue so, als ob ich sie nicht sehen könnte. Ich weiß schon, ich sollte mich dem eigentlich stellen, aber wer will sich schon mitten in einen Sturm begeben?«

Blauer Stift (tut so, als wäre alles in Ordnung):
»Alles entspannt, echt. Ich meine, ich komme mit der Schule klar, mit Freunden und so weiter. Okay, manchmal wird es ein bisschen crazy, aber so ist das Leben nun mal, oder? Ich bleibe cool, lächle und tue so, als ob alles gut wäre. Ich muss schließlich allen zeigen, dass ich alles im Griff habe, auch wenn es sich manchmal so anfühlt, als würde ich das nur faken.«

Grüner Stift (fühlt sich festgefahren):
»Ich stecke irgendwie fest, weißt du? Wie an diesem merkwürdigen Punkt, wo man zwar weiß, dass es so nicht weitergehen kann, aber nicht weiß, wo und wie anfangen. Es ist, als hätte ich mich verlaufen und hätte keine Landkarte. Ich sehe, dass alle anderen weiterkommen, aber ich bin hier, hänge fest und habe nicht den blassesten Schimmer, wie es weitergehen soll.«

Platz zum Nachdenken (beobachtender Teil):
»Wenn ich mir anschaue, was ich heute geschrieben habe, kommt es mir vor, als würden diese verschiedenen Seiten von mir sich gegenseitig bekämpfen. Der rote Teil flippt aus und will weglaufen. Der blaue Teil lässt sich nach außen hin nichts anmerken. Aber der grüne … das ist der Teil, in dem ich mich wirklich befinde. Er sieht das Schlamassel, weiß aber nicht, was er dagegen tun soll. Es ist hart, aber ich glaube, es hilft mir, das alles aufzuschreiben. Es ist, als würde ich mir endlich eingestehen, was in mir vorgeht. Und vielleicht ist das der erste Schritt, um mir über alles klar zu werden.«

Abb. 21.5: Auszug aus Rahuls Tagebuch

Kohärentes Atmen zur Selbstregulation

Um Rahul beim Umgang mit den komplexen Emotionen zu unterstützen, die während unserer Sitzungen auftauchten, zeigte ich ihm das kohärente Atmen – eine einfache, aber wirksame Übung zur Regulation des Nervensystems. Diese Technik beinhaltet ein gleichmäßiges, rhythmisches Atemmuster: einatmen und dabei bis fünf zählen, noch mal bis fünf zählen und dabei den Atem halten, und auch auf fünf wieder ausatmen. Kohärentes Atmen stärkt das parasympathische Nervensystem, baut Stress ab und verbessert durch Förderung des Vagus-Tonus die Emotionsregulation (McCraty a. Zayas 2014).

Rahul hatte mit dieser Übung ein konkretes Tool an der Hand, um Momente der Überforderung zu bewältigen, sowohl während der Therapie als auch außerhalb. Sie vermittelte ihm in emotional aufgeladenen Situationen ein Gefühl von Handlungsfähigkeit und Kontrolle und half ihm, sich zu erden und eine gewisse innere Ausgeglichenheit wiederherzustellen. Dass ich die kohärente Atmung schon früh im therapeutischen Prozess einführte, trug dazu bei, ein Fundament für die Selbstregulation zu schaffen – eine wichtige Fähigkeit, als wir uns in den folgenden Sitzungen mit emotional sensiblen Themen befasst haben.

Phase 2: Aktivierung der Ego-States und Einstieg in die Traumabearbeitung

In dieser Phase der Therapie konzentrierten wir uns darauf, Rahuls verschiedene Ego-States ans Licht zu bringen, insbesondere die mit Trauer und Verlust verbundenen. Ziel war, in einem sicheren, haltenden Raum Zugang zu traumatischen Erinnerungen zu finden und mit ihnen zu arbeiten.

Vierte Sitzung: Trauer-Flash-Fiction

Um diesen Prozess zu unterstützen, stellte ich Rahul in unserer vierten Sitzung die Technik der Trauer-Flash-Fiction vor. Diese kreative Übung lud ihn ein, seine Verlusterfahrungen in Form von Geschichten mit nur sechs Worten festzuhalten (s. Abb. 21.6) – ein strukturiertes und zugleich emotional ausdrucksstarkes Format, um Trauer zu artikulieren.

Die Knappheit und Beschränkung der Aufgabe sorgten für einen Rahmen, der es Rahul ermöglichte, sich schwierigen Gefühlen zu nähern, ohne dass er davon überwältigt wurde. Gleichzeitig befähigte ihn die kreative Freiheit, die ihm geboten wurde, den tieferliegenden Schmerz und Sinngehalt in stark konzentrierter, kraftvoller Form auszudrücken. Die Aktivität diente dem doppelten Zweck, Rahul dabei zu helfen, Zugang zu traumaassoziierten Affekten zu finden und parallel dazu Aspekte seines inneren Erlebens zu externalisieren und zu benennen – wichtige Therapieziele bei der Arbeit mit abgespaltenen Ego-States, die von dem Verlust betroffen waren.

Schreibe in nur sechs Worten

- eine Geschichte über deinen geliebten Menschen,
- eine Geschichte über den Tod,
- eine Geschichte über dich, bevor der geliebte Mensch starb,
- eine Geschichte über dich nach dem Tod des geliebten Menschen,
- eine Geschichte über eine schöne Erinnerung,
- eine Geschichte über etwas, das dich wütend macht,
- eine Geschichte über etwas, das dir Hoffnung gibt,
- eine Geschichte darüber, wie du über den Tod denkst,
- eine Geschichte über die kostbarste Eigenschaft des geliebten Menschen,
- etwas über deine Trauer, von dem du dir wünschst, dass die Leute es wissen.

Abb. 21.6: Flash-Fiction-Übung zum Thema Trauer

Während Rahul in der Flash-Fiction-Übung seine Trauer in Form von Sechs-Wort-Geschichten zu Papier brachte, fiel mir eine Möglichkeit ein, ihn durch diese facettenreiche emotionale Landschaft zu begleiten. Beim Besprechen der einzelnen Geschichten bekam Rahul jeweils Gelegenheit, die komplexen Gefühle, die er in wenigen Worten festgehalten hatte, näher zu erläutern. Seine erste Zeile – »Dads Lachen erfüllte unser ganzes Haus« – öffnete den Raum für freudvolle Erinnerungen. In diesem Moment konnte Rahul an schöne Erinnerungen anknüpfen, die bekräftigten, dass das Vermächtnis seines Vaters über dessen Tod hinaus bestehen blieb. Die Reaktivierung dieser positiven Gefühlszustände bildete ein Gegengewicht zum Schmerz des Verlusts und erinnerte Rahul daran, dass seine Beziehung zu seinem Vater Wärme, Humor und Verbundenheit beinhaltete.

Bei der Zeile »Eines Tages war Dad einfach weg« veränderte sich Rahuls Körperhaltung – seine Schultern verspannten sich, und er senkte den Blick. Das waren verkörperte Reaktionen auf die Jähe des Verlusts. Auf Basis der Polyvagaltheorie (Porges 2011) führte ich Rahul durch die kohärente Atmung, um die autonome Regulation zu unterstützen. Gemeinsam übten wir langsames, rhythmisches Atmen und Achtsamkeit, was ihm half, zu einem Gefühl der Sicherheit und Präsenz zurückzufinden – eine wesentliche Grundlage für die Verarbeitung von Traumata ohne Retraumatisierung.

In der Zeile »Welt ist jetzt stiller, Lachen fehlt« erkundeten wir die emotionale Leere, die der Tod seines Vaters hinterlassen hatte. Diese Veränderungen zu würdigen war entscheidend, um Rahuls Trauer zu validieren und die verwirrenden Schwankungen in seinem Alltag zu verstehen. Bei der Zeile »Menschen vergessen; Dad verdient, erinnert zu werden« erörterten wir die ganz persönliche Art von Trauer und die Spannung zwischen privatem Trauern und öffentlichem Vergessen. Ich betonte die Einzigartigkeit seiner Beziehung zu seinem Vater und half ihm, zu erkennen, dass er das Recht hatte, anders zu trauern als andere.

Sätze wie »Dads Lektionen leiten mich weiter vorwärts« und »Dads Geist war ein expandierendes Universum« lenkten die Sitzung in Richtung Integration. Diese Sätze verdeutlichten Rahuls wachsende Fähigkeit, den Einfluss seines Vaters angemessen zu internalisieren. Anstatt ausschließlich auf den Verlust zu fokussieren, reframten die Geschichten die Präsenz des Vaters als eine richtungsweisende Kraft in Rahuls Leben, die ihm Kontinuität, Stärke und Inspiration bot.

Wir beendeten die Übung mit »Die Wellen der Trauer, unvorhersehbar, überwältigend«. Hier erläuterte ich das nichtlineare Wesen der Trauer und hob nochmals hervor, dass Heilung nicht geradlinig und eher zyklisch verläuft. Wir überlegten Strategien, wie er auf diesen emotionalen Wellen »reiten« könnte. Hilfreich dabei war die Erkenntnis, dass Unvorhersehbarkeit nicht gleich Rückschritt ist, sondern die tiefe, dynamische Natur der Trauer widerspiegelt.

Die gesamte Sitzung über bewahrte ich eine zugewandte, validierende Haltung, unterstützte Rahul mit Empathie und reflektierendem Zuhören, diese emotionalen Fragmente zu einem kohärenten Narrativ zusammenzufügen. Der Prozess unterstützte die Emotionsregulation und markierte einen transformativen Wendepunkt: Rahul fing an, die abgespaltenen Teile seiner Trauer zu einem stabileren Identitätsgefühl zu verweben.

Fünfte Sitzung: Fäden des Verlusts

In unserer fünften Sitzung machte ich mit Rahul die Übung »Fäden des Verlusts«, eine taktile und symbolische Methode, die ihm helfen sollte, die Gefühle und Körperempfindungen in Zusammenhang mit dem Tod seines Vaters zu verarbeiten. Ich bat ihn, farbige Wollfäden auszuwählen, die jeweils ein Gefühl oder eine Körperempfindung repräsentierten, die mit seiner Verlusterfahrung verbunden waren. Dann sollte er diese Fäden so miteinander verflechten, dass sie die emotionale Landschaft seiner Trauer widergaben. Während er die Fäden miteinander verflocht, begann er, die mit dem jeweiligen Verlust verbundenen Körperempfindungen zu artikulieren.

Als er die schwarze Schnur in der Hand hielt, beschrieb Rahul ein Gefühl der Schwere, das er mit der emotionalen Belastung durch den Tod seines Dads in Verbindung brachte. Die graue Schnur rief Erstickungsgefühle hervor, die die überwältigenden Gefühle repräsentierten, die er oft empfand, wenn er an Selbstmord dachte. Die Übung förderte die somatische Wahrnehmung und ermöglichte es Rahul, die wichtige Verbindung zwischen seinem Körper und seinen Gefühlszuständen herzustellen – ein zentraler Schritt bei der Traumabewältigung.

Als ich merkte, dass Rahul während der Übung sichtlich den Tränen nah war, nutzte ich die Prinzipien der Polyvagaltheorie, um die Co-Regulation zu unterstützen. Wir machten Stimmübungen wie Summen und wählten dazu insbesondere vertraute und beruhigende, tröstliche Melodien wie *You Are My Sunshine*. Summen aktiviert den Vagusnerv und unterstützt die parasympathische Regulation, was die physiologischen Auswirkungen emotionaler Überflutung verringern hilft.

Die Regulation mittels Technologie nachverfolgen

Um diesen Prozess zu unterstützen und eine messbare Komponente zu haben, installierten wir die Gesundheits-Tracker-App *Welltory* auf Rahuls Mobiltelefon. Durch Beobachtung seiner Herzfrequenzvariabilität (HRV) konnten wir die Flexibilität seines autonomen Nervensystems verfolgen, was ein Schlüsselindikator für die Emotionsregulationsfähigkeit ist. Die HRV ist weithin als Biomarker für das autonome Gleichgewicht und den vagalen Tonus anerkannt und spiegelt die Fähigkeit einer Person zu Selbstregulation und Stressbewältigung (Thayer et al. 2012). Nach dem Summen und den Übungen zur kohärenten Atmung verzeichnete die App einen spürbaren Rückgang der Herzfrequenz und der Stressmarker, was auf physiologische Entlastung und verbesserte Regulation hindeutete.

Dieses Einbeziehen von Technologie, körperbasierten Methoden und narrativer Exploration erleichterte es Rahul, in emotional aufgeladenen Momenten geerdet zu bleiben und seine Fortschritte in Echtzeit zu beobachten. Dieser Ansatz fördert die Ankopplung und die Selbstwahrnehmung von Jugendlichen, die häufig von konkretem Feedback und interaktiven Tools profitieren. Die Hilfsmittel gaben ihm greifbare Methoden zur Bewältigung von Regulationsstörungen an die Hand und unterstützten die laufende Umschulung seines Nervensystems, um angemessener auf trauerbedingte Stressoren zu reagieren.

Phase 3: Traumabewältigung und korrigierende Erfahrungen

In dieser Phase der Therapie bestand das Ziel darin, Rahul dabei zu helfen, sein Trauma zu verarbeiten, indem die innere Zusammenarbeit zwischen den Ego-States gefördert wurde. Imaginatives Spiel, Visualisierung und Psychodrama trugen dazu bei, belastende Erinnerungen zu reframen und eine gesündere Integration der mit der Trauer verbundenen Gefühle und Körperempfindungen zu ermöglichen.

Sechste Sitzung: Visualisierung der inneren Landschaft

In unserer sechsten Sitzung führte ich eine geführte Imagination ein, die auf Rahuls starker Verbindung zur Natur aufbaute. Er erhielt die Einladung, sich einen schönen

Garten vorzustellen, in dem ganz viele seiner Lieblingspflanzen wuchsen, die alle für Trost, Sicherheit und Erneuerung standen. Sein Körper entspannte sich sichtlich, als er diesen Raum beschrieb: Seine Schultern wurden lockerer, die Atmung vertiefte sich, und seine Miene hellte sich zu einem sanften Lächeln auf.

Aus diesem ruhigen inneren Raum heraus ermutigte ich Rahul, nach innen zu schauen und alle Gefühle und Körperempfindungen wahrzunehmen, die mit dem Tod seines Vaters zusammenhingen. Mit geschlossenen Augen und fokussierter Aufmerksamkeit spürte er Bereiche von Anspannung und Druck in seinem Körper auf. Als er bei diesen Empfindungen blieb, tauchte spontan ein Bild auf: eine Tür. Wie Rahul erklärte, schien diese Tür eine Schwelle zwischen seinem Bewusstsein und tieferliegendem emotionalen Material zu symbolisieren.

Als er in der Imagination die Tür öffnete, betrat er einen dunklen, beängstigenden Raum. Drinnen sah er sich mit einer zutiefst erschütternden Erinnerung konfrontiert: dem plastischen Bild seines Vaters, der um Atem ringend von der Decke hing. Das emotionale Gewicht dieser Szene war immens. Um Rahul dabei zu helfen, geerdet zu bleiben, erinnerte ich ihn sanft daran, dass er in diesem Moment in Sicherheit war, und ermutigte ihn, beide Füße fest auf den Boden zu drücken und sich auf die Stabilität unter sich zu konzentrieren.

Während Rahul in diesem tranceähnlichen Zustand blieb, leitete ich ihn vorsichtig an, die verstörenden Elemente der Szene nach und nach umzugestalten. Auf Grundlage polyvagaler Prinzipien begannen wir, das fürchterliche Bild in etwas Weicheres, besser Handhabbares zu transformieren. Ich lud Rahul ein, sich vorzustellen, wie sich der Strick allmählich in ein weiches, seidenartiges Band verwandelt – nicht mehr hart und starr, sondern weich und fließend. Ich benutzte eine beruhigende Sprache – »sanftes Loslassen«, »offener Raum« und »freies Atmen« –, um ihm zu helfen, eine Atmosphäre von Leichtigkeit und Ruhe zu erzeugen.

Dann lud ich Rahul behutsam ein, seinem Vater in seiner Vorstellung das anzubieten, was er in diesem Moment am meisten brauchte – Atem, Sicherheit und Frieden.

> »Was wäre, wenn du ihm das geben könntest, was er damals nicht hatte?«,

fragte ich leise. Rahul stellte sich vor, wie er in dem Raum ein Fenster öffnete, um frische Luft hereinzulassen, und malte sich aus, wie warmes Licht seinen Vater umgab, sodass er leicht atmen und sich sicher fühlen konnte. Dieser Akt der Fürsorge veränderte die Energie im Raum – weg von Hilflosigkeit hin zu Mitgefühl. Der Raum war nicht mehr allein ein Ort des Traumas. Er war dabei, zu einem Ort der Heilung zu werden.

In demselben Maße, in dem die Bilder ruhiger und weicher wurden, tat dies auch Rahuls Körper. Seine zuvor geballten Fäuste begannen, sich zu öffnen, seine Atmung wurde tiefer, und seine Haltung entspannte sich. Durch diese Veränderung ermutigt lud ich ihn ein, den Raum weiter zu verwandeln und ihn mit Licht, Geborgenheit und Wärme zu füllen. Was einst ein furchteinflößender Raum gewesen war, fühlte sich nun nährend und sicher an und spiegelte Rahuls wachsende Fähigkeit wider, seine Trauer mit Zärtlichkeit und Stärke zu halten und zu reframen.

In dieser neu gestalteten Umgebung stellte sich Rahul vor, wie er zusammen mit seinem Vater gärtnert. Diese gemeinsame Tätigkeit trieb ihm die Tränen in die Augen und signalisierte einen Wechsel von Trauma hin zu Verbindung. Er gab zu, dass er sich schuldig fühlte, weil er nicht »fleißig genug« gewesen war, aber in dem imaginären Austausch zeigte sein Vater ihm Bestätigung und Stolz – nicht auf Rahuls Leistungen, sondern auf das, was er war.

Die Sitzung endete mit einem symbolischen Austausch: Rahul stellte sich vor, dass sein Vater ihm eine kleine, blühende Pflanze gab. Dies repräsentierte Wachstum, Pflege und die fortdauernde Bindung zwischen ihnen – ein emotionaler Anker, der Rahuls Fortschritte auf dem Weg der Heilung bestätigte.

Siebte Sitzung: Erinnerung an das Selbst vor dem Verlust

Für unsere siebte Sitzung hatte ich Rahul gebeten, ein Foto von sich mitzubringen, das vor dem Tod seines Vaters aufgenommen worden war – ein Bild, das einen Moment in der Zeit einfing, bevor der Verlust seine Welt aus den Angeln hob. Als er eintraf, merklich entspannter und offener, holte er bedächtig das Foto heraus. Ein leises Lächeln umspielte seine Lippen, als er es betrachtete, vermischt mit einem Hauch Traurigkeit.

> »Ich war ein Junge, der viel gelacht hat«, sagte er leise. »Das Leben war damals leichter.«

Seine Worte beinhalteten sowohl Zärtlichkeit als auch Trauer und gewährten Einblick in den Kontrast zwischen dem, der er war, und dem, der er durch den Heilungsprozess in Begriff war zu werden.

Unser Gespräch näherte sich vorsichtig dem Tag, an dem sein Vater gestorben war. Rahul beschrieb den Moment als »einen Schock, der mich ganz und gar übermannt hat«. Er sprach von dem Bedürfnis, stark zu bleiben, den Schmerz zu unterdrücken und sein Leben wie gewohnt fortzusetzen, was einen schützenden Ego-State ans Licht brachte, der ihm geholfen hatte zu überleben.

Um während dieser emotionalen Reflexion die Regulation zu unterstützen, erinnerte ich Rahul an die Atemtechniken, die wir bereits eingeübt hatten. Rahul reagierte gut, seine Haltung wurde entspannter und seine Atmung tiefer, während wir der Stärke und dem Einfallsreichtum des Teils von ihm nachgingen, der durchgehalten hatte.

Arbeit mit dem leeren Stuhl: Wächter und Verletzter

Anschließend schlug ich die Technik des leeren Stuhls vor. Rahul ermittelte und externalisierte zwei Ego-States: den starken, resilienten »Wächter« und den verwundeten, leidenden »Verletzten«. Abwechselnd von zwei Stühlen aus sprechend, entspann er den folgenden aussagekräftigen Dialog:

> *Wächter:* »Ich weiß, dass du leidest, und es ist völlig in Ordnung, dass du dich so fühlst. Du bist nicht allein.«

Verletzter: »Es tut so weh, und ich vermisse ihn jeden Tag.«

Wächter: »Ich bin hier und werde immer da sein, wie ein großer Bruder, und passe auf dich auf, während du heilst.«

Im Verlauf des Dialogs spiegelte Rahuls Körper das emotionale Loslassen – seine Fäuste entspannten sich, und seine Atmung fand einen gleichmäßigen Rhythmus. Dieser Dialog schuf Raum für sowohl Verletzlichkeit als auch Stärke und half ihm, beide Anteile mit Mitgefühl zu halten.

Wir schlossen die Sitzung mit einer Visualisierung, bei der wir Naturmetaphern für Transformation verwendeten. Ich lud Rahul ein, ein Element – Feuer, Wasser, Erde oder Licht – zu wählen, von dem er das Gefühl hatte, dass es ihm helfen könne, die schmerzhaften Erinnerungen loszulassen, die noch auf ihm lasteten. Er entschied sich für Wasser und stellte sich einen breiten Fluss vor, der stetig an ihm vorbeiströmte. In diesen Fluss begann er bestimmte Erinnerungen zu geben: den Moment, in dem er zufällig mitbekam, dass sein Vater Suizid begangen hatte, das Bild des schockierten Gesichts seiner Mutter, die Stille bei der Beerdigung und die Einsamkeit, als er in die Schule zurückkehrte und so tat, als sei alles in Ordnung. Jede Erinnerung, die er der Strömung übergab, verlor allmählich das Schneidende ihres Schmerzes.

Rahul sah dabei zu, wie diese Erlebnisse sanft stromabwärts getragen wurden und ihre emotionale Ladung mit wachsender Entfernung abnahm. Der Fluss löschte sie nicht aus, doch er transformierte die Art und Weise, wie sie in ihm lebten, und gab der Trauer Raum, ohne in ihr zu ertrinken. Dieser symbolische Akt des Loslassens markierte einen wichtigen Schritt, da er Rahul half, die emotionale Intensität der ungelösten Trauer zu verringern, und ihm eine friedlichere innere Landschaft aufzeigte, von der aus er nach vorne schauen und weitergehen konnte.

Achte Sitzung: Umarmen des künftigen Selbst

In unserer achten Sitzung nutzte ich erneut die Technik des leeren Stuhls, um Rahul dabei zu unterstützen, mit dem wiederherstellungsorientierten Aspekt des dualen Prozessmodells der Trauer in Kontakt zu kommen. Nach der Traumakonfrontation und der Bearbeitung seines Verlusts ging es nun darum, ihm zu helfen, sich mit demjenigen Anteil zu verbinden, der auf Wiederaufbau und Nach-vorne-Schauen fokussierte. Ich lud Rahul ein, sich auf den Stuhl zu setzen, der sein zukunftsorientiertes Ich repräsentierte – den Teil, der bereit war, sich wieder auf das Leben einzulassen. Aus dieser Perspektive sprach er von Resilienz, erneuter Konzentration auf Wissenszuwachs und dem tiefen Wunsch, seinem Vater ein ehrendes Andenken zu bewahren, indem er ihn im Gedächtnis behielt und ein ziel-, wachstums- und sinnorientiertes Leben führte. Bedeutsamerweise bestätigte dieser Teil, dass Freude und Hoffnung die Erinnerung an seinen Vater nicht schmälern. Vielmehr bestanden sie nebeneinander, in Würdigung der Liebe, die sie verband. Er konnte sich nun ein Leben vorstellen, in dem der Schmerz der Trauer sein Potenzial und sein Leistungsvermögen nicht mehr überschattete.

Am Ende der Sitzung hatte Rahul begonnen, mehrere Ego-States zu integrieren: den trauernden Sohn, den belastbaren Beschützer, das verletzliche Kind und das hoffnungsvolle zukünftige Ich. Unterstützt von somatischer Wahrnehmung und symbolischen Bildern, befähigten diese inneren Dialoge Rahul, seine Trauer als Teil einer umfassenderen, sich entwickelnden Identität anzusehen – einer Identität, die nicht nur durch Verlust, sondern auch durch Wachstum, Verbindung und emotionale Reife gekennzeichnet ist.

Phase 4: Integration von Erfahrungen und Ego-States

In dieser Phase der Therapie begann Rahul mit der tieferen Arbeit der Integration seines Verlusts, indem er die verschiedenen Ego-States erforschte, die durch den Tod seines Vaters entstanden waren. Jeder Teil – trauernd, beschützend oder verschlossen – enthielt Aspekte seines Erlebens, und die Auseinandersetzung mit diesen ermöglichte ein einheitlicheres, mitfühlenderes Verständnis seiner Trauer.

Neunte Sitzung: Übung »Abschiedsbrief«

Um diese Integration zu unterstützen, setzte ich eine Therapietechnik ein, die die emotionale Verarbeitung und Akzeptanz erleichtern sollte: die Übung »Abschiedsbrief«. Innerhalb des Rahmens unserer regulären Sitzungen nutzten wir für diese Reflexionsübung ein strukturiertes Arbeitsblatt mit unvollständigen Sätzen, um Rahul zu helfen, seine Trauer zu erforschen und mit demjenigen Teil in Kontakt zu treten, der anfing, nach vorne zu schauen. Dieser Prozess unterstützte auch die Entwicklung fortgesetzter Bindungen – ein adaptiver Weg, eine tiefe innere Verbindung mit dem Verstorbenen aufrechtzuerhalten und sich gleichzeitig voll und ganz auf das Leben einzulassen (Klass, Silverman a. Nickman 1996).

Beim Ausfüllen des Arbeitsblatts stieß jeder Satzanfang einen bedeutsamen inneren Dialog an. Der erste Satzanfang lautete: »Sich physisch von meinem Vater zu verabschieden fühlt sich an wie …« Nach langem Nachdenken schrieb Rahul:

> »Sich physisch von meinem Vater zu verabschieden fühlt sich an, wie wenn ich einen Teil meiner Seele verliere und doch weiß, dass dieser Teil im Geiste immer bei mir sein wird.«

Aus dieser Antwort entwickelte sich ein tiefgehendes Gespräch über das duale Wesen des Verlusts: den Schmerz der Abwesenheit neben der bleibenden emotionalen Präsenz des geliebten Menschen.

Der nächste Satzanfang »Ich weiß noch, wie …« ließ Rahuls Miene weicher werden. Er erinnerte sich:

> »Ich weiß noch, wie mein Vater mir beibrachte, wie man komplexe mathematische Probleme löst. Er war unglaublich geduldig, machte mir immer wieder Mut und vermittelte mir das Gefühl, dass ich alles schaffen kann.«

Diese Erinnerung ermöglichte uns zu erkunden, wie der Einfluss seines Vaters ihn weiterhin begleitet, insbesondere bei schulischen Herausforderungen – eines der wichtigsten Vermächtnisse ihrer Beziehung.

Ein anderer wichtiger Satzanfang lautete: »Was ich meinem Vater nicht mehr sagen konnte, ist …« Rahul zögerte kurz, bevor er schrieb:

> »… wie sehr sein Glaube an mich mich zu dem gemacht hat, der ich bin. Ich wünschte, ich hätte ihm sagen können, dass sein Vertrauen in mich meine größte Stärke war.«

Wir nutzten dies, um die nicht ausgesprochenen Worte und die Bedeutung, die die der Glaube und das Vertrauen seines Vaters für ihn hatten, als eine Quelle fortdauernder Unterstützung zu verankern.

Später gab der Satzanfang »Eine Sache, von der ich wünschte, dass mein Vater sie über mein heutiges Leben wüsste, ist …« Raoul den Anstoß zu der Aussage:

> »… dass ich das, was er mir beigebracht hat, nutze, um Herausforderungen zu meistern, zu wachsen und anderen zu helfen.«

Dies führte zu einem Gespräch darüber, wie Rahul weiterhin die Werte seines Vaters lebt und wie ein planvolles, bewusstes Leben dazu beitragen kann, sein Andenken zu würdigen.

Der Satzanfang »Die Erinnerung an meinen Vater weiterzutragen bedeutet …« schließlich ließ Rahul schreiben:

> »… mit der Liebe und der Weisheit zu leben, die er mir vermittelt hat, und sie zu nutzen, um gute Entscheidungen zu treffen und ein Mensch zu sein, auf den er stolz wäre.«

Diese Reflexion spiegelt Rahuls wachsende Selbstwahrnehmung wider, die durch die Trauer geprägt und durch das Vermächtnis gestärkt worden war.

Die Übung »Abschiedsbrief« bot Rahul einen strukturierten und dennoch emotionalen Raum, um seine Trauer genauer zu erkunden. Jede Antwort gab sowohl der Trauer als auch der Resilienz eine Stimme und half ihm, unausgesprochene Wahrheiten zu artikulieren und von einem Ort des Schmerzes zu einem Ort tiefen Verständnisses und enger Verbundenheit zu gelangen.

Zehnte Sitzung: Das Herz und die Flasche – Metapher und Symbol

In unserer nächsten Sitzung lasen wir *Das Herz und die Flasche* von Oliver Jeffers (2010), eine einfühlsame Erzählung, die die emotionalen Erfahrungen von Trauer und emotionalem Rückzug spiegelt. Die Geschichte erzählt von einem Mädchen, das nach dem Verlust des Vaters sein Herz in eine Flasche steckt, um sich vor weiterem Schmerz zu schützen, nur um zu entdecken, dass dies auch das Erfahren von Lebensfreude trübt. Letztlich erfährt sie, dass eine erneute Beschäftigung mit ihren Gefühlen Heilung möglich macht.

Diese Geschichte wurde zu einer starken Metapher für Rahuls Weg. Eine Parallele ziehend, sagte ich:

> »Genau wie das Mädchen in der Geschichte hast du versucht, dich vor Schmerz zu schützen.«

Rahul griff das Bild der Flasche auf und räumte ein, dass er Teile von sich selbst weggesperrt hatte – seine Verletzlichkeit, Freude, Offenheit und auch die Fähigkeit zu trauern. In einer symbolischen Geste schrieb Rahul alle diese Dinge auf Papier und steckte sie in eine Flasche, die ich auf den Tisch gestellt hatte. Damit erkannte er seine emotionale Abwehr an und drückte die Bereitschaft aus, sich zu gegebener Zeit mit diesen geschützten Teilen erneut zu befassen.

Anschließend untersuchten wir das Konzept fortgesetzter Bindungen – die Vorstellung, dass sich die Beziehungen zu verstorbenen geliebten Menschen weiterentwickeln können, anstatt zu enden. Als ich fragte:

> »Wie stellst du dir vor, die Beziehung zu deinem Vater fortbestehen zu lassen, Rahul?«,

hellte seine Miene sich auf. Er sprach von der Aufrechterhaltung gemeinsamer Traditionen wie der Gartenarbeit, dem Erzählen von Geschichten über seinen Vater und dem Bestreben, so zu leben, dass sein Vater stolz auf ihn sein könne. Bei alledem ging es nicht darum, sich an die Vergangenheit zu klammern, sondern darum, die Präsenz seines Vaters in sein tägliches Leben zu integrieren.

Um diesen Prozess zu würdigen, kamen wir überein, »die Flasche in einem halben Jahr erneut anzusehen« – eine symbolische Verpflichtung, den Raum für weitere Heilung zu öffnen. Rahuls Hoffnung und Bereitschaft, nach vorne zu schauen, wurden am Ende der Sitzung deutlich erkennbar.

Elfte Sitzung: Baumskulptur aus farbiger Knetmasse – Gestalt gewordene Integration

In der elften Sitzung stellte ich Rahul eine somatische und kreative Übung vor, die ihn unterstützen sollte, sein emotionales Wachstum zu externalisieren. Ich lud ihn ein, aus Knetmasse einen Baum zu fertigen – ein Bild mit reichem Symbolgehalt, das für Verwurzelung, Stärke und Transformation steht. Während Rahul begann, den unteren Teil des Baumes zu formen, leitete ich ihn behutsam mit strukturierten Fragen an, um Reflexion anzuregen. Er sagte dazu:

> »Diese Wurzeln sind wie meine Vergangenheit, das Fundament von allem, was ich erlebt habe.«

Beim Ausgestalten der nach oben ragenden Äste fügte er nachdenklich hinzu:

> »Diese nach oben ragenden Äste sind meine Hoffnungen, mein Wachstum über den Schmerz hinaus.«

Der fertige Baum wurde zu einer lebendigen Metapher (s. Abb. 21.7).

»Er ist wie ein Wächter«, reflektierte Rahul, »er erinnert mich daran, dass ich, auch wenn ich mich verändere und wachse, immer noch mit dem verbunden bin, wo ich herkomme.«

Die Skulptur verkörperte die Dualität, die beiden Seiten von Trauer und Resilienz: dass Heilung nicht Vergessen heißt und dass Wachstum die Vergangenheit nicht auslöscht. Vielmehr sind beide in einem Narrativ von Kontinuität, Stärke und sich entwickelnder Identität miteinander verwoben.

Diese Phase der Therapie markierte einen Wendepunkt auf Rahuls Weg. Mittels strukturierter Reflexion, symbolischer Handlungen, metaphorischem Erzählen und verkörpertem kreativen Ausdruck konnte Rahul die vielschichtigen Dimensionen seiner Trauer erkunden. Jede Übung ermöglichte es ihm, unterschiedliche Ego-States anzusprechen – vom Beschützer über den Trauernden bis hin zu dem Teil, der sich die Zukunft ausmalt – und den Dialog zwischen ihnen zu fördern. Was dabei herauskam, war nicht ein simples Loslassen der Trauer, sondern ein kohärenteres und mitfühlenderes Selbstnarrativ, das die Vergangenheit ehrt, die Gegenwart umarmt und mit Klarheit und Hoffnung nach vorne blickt.

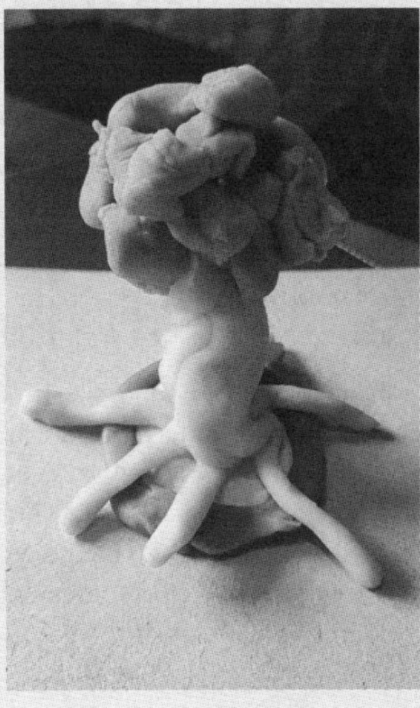

Abb. 21.7: Rahuls Baumskulptur

Phase 5: Anpassung an den Alltag und posttraumatisches Wachstum

In dieser Phase von Rahuls therapeutischem Weg verlagerte sich der Schwerpunkt von der Verarbeitung der akuten Trauer hin zu einer Anpassung an das Leben nach dem Verlust und der Förderung posttraumatischen Wachstums. Posttraumatisches Wachstum bezeichnet nach der Definition von Tedeschi und Calhoun (1996) die positive psychologische Transformation, die durch das Durchleben schmerzvoller, tiefgreifender Krisen entstehen kann. Sie kann sich in neuen Perspektiven, Resilienz und einer neuen Wertschätzung des Lebens zeigen. In unserer gemeinsamen Arbeit wollte ich Rahul nicht nur helfen, mit dem Tod seines Vaters fertigzuwerden, sondern auch zu erkennen und zu kultivieren, wie er an seiner Trauer wuchs.

Zwölfte Sitzung: Trauer-Playlist – Musik als Sinnstiftung

Um diesen Prozess zu unterstützen, beinhaltete unsere letzte Sitzung eine sehr reflektierende und persönliche Aktivität: das Erstellen einer Trauer-Playlist. Musik besitzt eine einzigartige Kraft, emotionale Tiefen zu erreichen, wie Worte es manchmal nicht vermögen. Dieses Medium bot Rahul einen Weg, Zugang zu seiner Trauer zu finden, sie auszudrücken und zu ordnen.

Ich öffnete Spotify auf meinem Tablet und bat Rahul, Lieder auszuwählen, die unterschiedliche Teile seines emotionalen Weges repräsentierten.

> »Lass uns Songs finden, die deine unterschiedlichen Gefühle und Erinnerungen ansprechen«,

schlug ich vor, um ihm den Einstieg zu erleichtern.

Seine Auswahl war durchdacht und symbolträchtig. Um das Andenken an seinen Vater zu ehren, wählte er *Hotel California* von den Eagles – das Lieblingslied seines Vaters und eine Erinnerung an einträchtige gemeinsame Wochenenden zu Hause. Dazu kam *Sweet Caroline* von Neil Diamond, das für ihre Beziehung stand; er verband den Song mit lustigen Tanznummern im heimischen Wohnzimmer.

Um seine Resilienz auszudrücken, entschied Rahul sich für Rachel Plattens *Fight Song*. Als ein Lied, das ihm erlaubte, offen zu trauern, wählte er Adeles *Someone Like You*, eine gefühlvolle Ballade, die zu Tränen rührt und zum Nachdenken anregt. *Numb* von Linkin Park hingegen, dessen krude Intensität seinem inneren Aufruhr entsprach, sollte seiner Wut auf den Grund gehen und dazu beitragen, sie loszulassen. Für Momente des Trostes fügte er *Photograph* von Ed Sheeran hinzu, das er beschrieb als »ein Lied, das sich wie eine Umarmung anfühlt«.

Interessanterweise erhielt ein Song, den er ursprünglich gar nicht gemocht hatte – *Cat's in the Cradle* von Harry Chapin –, nach dem Tod seines Vaters eine völlig neue Bedeutung. Es wurde zu einem Lied des Verständnisses, des Vermächtnisses und der Anerkennung allgemeiner menschlicher Schwächen. Mit Blick auf die Zukunft wählte Rahul *High Hopes* von Panic! At The Disco als Hymne für Optimismus und künftiges Wachstum.

Schon beim Zusammenstellen der Playlist repräsentierte jeder Song eine Schicht von Rahuls Gefühlswelt – seinen Schmerz, seine Liebe, seine Wut, seine Sehnsucht und seine Hoffnung. Die Playlist wurde zu einem Beleg seiner Heilung, ähnlich der symbolträchtigen Flasche, die wir in einer früheren Sitzung genutzt hatten. Sie stellte ein tragbares, ausdrucksvolles Tool dar, das seine Vergangenheit würdigte und ihn zugleich in seine Zukunft geleitete. Die Melodien und Texte betrachtete Rahul als einen Weg, die Erinnerung an seinen Vater lebendig zu halten und gleichzeitig seine sich entwickelnde Identität zu stärken.

Die Übung »Life Imprint« – Integration von Erbe und Identität

Auf dem Thema posttraumatisches Wachstum und Kontinuität aufbauend schlossen wir unsere letzte Sitzung mit einer Übung, die ich »Life Imprint« nenne. Diese Übung lädt dazu ein, über die besonderen Eigenschaften des verstorbenen geliebten Menschen nachzudenken und darüber, wie diese Wesenszüge in den Hinterbliebenen weiterleben. Sie schlägt eine Brücke zwischen Erinnerung und Identitätsentwicklung und untermauert die Theorie der fortgesetzten Bindungen in der Trauertherapie (Klass, Silverman a. Nickman 1996).

Ich bat Rahul, die Augen zu schließen und an seinen Vater zu denken: seine Angewohnheiten und Eigenheiten, seinen Tonfall, seine Art des Kommunizierens, seine Vorlieben und Werte.

> »Überlege einmal, was du in dir selbst siehst, was dich an ihn erinnert«,

leitete ich behutsam die Reflexion an.

Rahuls Antwort war höchst aufschlussreich. Als Erstes nannte er das herzliche, ansteckende Lachen seines Vaters, das er von sich selbst kannte.

> »Ich lache genauso wie er«,

sagte er mit hörbarem Stolz. Dann erwähnte er ihr gemeinsames Faible für Science-Fiction, insbesondere die langen, regen Diskussionen, die sich an die Lektüre eines jeden Romans anschlossen. In Bezug auf Werte hob Rahul die Fähigkeit seines Vaters hervor, gut zuhören zu können:

> »Dad hat immer zugehört, wirklich zugehört. So möchte ich auch sein.«

Weiter nannte er Belastbarkeit und Optimismus als Eigenschaften, die sein Vater verkörperte und die er in sich selbst zum Vorschein kommen sah.

> »Selbst wenn etwas schwierig war, sah Dad das Gute daran. Ich glaube, das tue ich manchmal auch«,

sagte er.

Zur Reflexion gehörte aber auch objektives Urteilsvermögen. Rahul räumte ein, dass er zwar viele Dinge an seinem Vater bewunderte, dass es aber auch Dinge gab, die er anders machen wollte.

> »Dad scheute manchmal Konfrontationen, was dazu führte, dass Dinge nicht ausgesprochen wurden. Ich möchte lernen, mich den Tatsachen zu stellen, auch wenn es schwierig ist.«

Diese Bereitschaft, sowohl aus Stärken als auch aus Schwachpunkten zu lernen, zeugte von Rahuls emotionaler Reife und seiner sich entwickelnden Identität.

Zum Abschluss der Übung hob er die Bescheidenheit und Güte seines Vaters hervor – Eigenschaften, die er gerne fortführen möchte.

> »Er sah immer das Beste in einem Menschen und hielt sich nie für etwas Besseres. Ich versuche, auch so zu sein.«

Die Übung »Life-Imprint« bot Rahul Gelegenheit, die Erinnerung an seinen Vater hochzuhalten und herauszufinden, wie dessen Vermächtnis in ihm weiterleben könnte. Sie zeigte auf, wie Trauer und Wachstum nebeneinander bestehen können. Der Prozess spiegelte die Grundsätze der Theorie von fortgesetzten Bindungen wider, der zufolge der Verstorbene nicht vergessen oder zurückgelassen, sondern auf bedeutsame und sich dynamisch entwickelnde Weise in das Leben der Lebenden integriert wird.

Von Trauer zu Wachstum

Durch diese abschließenden therapeutischen Übungen – Musik, Metapher, Reflexion und symbolisches Handeln – begann Rahul, ein Gefühl posttraumatischen Wachstums zu entwickeln. Seine Trauer war nicht verschwunden, aber sie hatte sich in ein tieferes Verständnis seiner selbst, des Einflusses seines Vaters und der Werte verwandelt, nach denen er leben wollte.

Am Ende unserer gemeinsamen Arbeit hatte Rahul greifbare, emotional ansprechende Symbole seiner Heilung geschaffen: eine Playlist, eine Liste von Eigenschaften und eine Baumskulptur – jedes ein einzigartiges Artefakt seiner inneren Reise. Vor allem jedoch führte er ein integriertes Narrativ aus Verlust, Verbindung und Stärke fort. Eine kraftvolle Mahnung, dass es bei Heilung nicht darum geht, die, die wir verloren haben, loszulassen, sondern sie bei uns zu tragen – behutsam, bedeutsam und hoffnungsvoll.

Analyse des therapeutischen Prozesses

Rahuls Weg nach dem tragischen Verlust seines Vaters durch Suizid ist ein Beispiel dafür, welch tiefgreifenden Einfluss eine therapeutische Intervention wie die Ego-State-Therapie auf einen Jugendlichen haben kann, der mit komplexer Trauer zu kämpfen hat. Die Therapie diente ihm als Wegweiser, der ihn aus den Tiefen der Trauer hin zu Heilung, Resilienz und neuem Sinn führte. Die therapeutische Beziehung bildete das Herzstück dieses Prozesses – ein feinfühliges Bündnis, das Transformation und tiefes persönliches Wachstum ermöglichte und förderte.

Rahuls Persönlichkeit und seine Offenheit für Veränderungen waren von zentraler Bedeutung für den Erfolg unserer Arbeit. Sein Commitment ging weit über passives Engagement hinaus: Es war eine mutige, introspektive Erkundung seiner inneren Welt. Diese Bereitschaft, zu reflektieren und zu wachsen, legte den Grundstein für eine starke therapeutische Beziehung und erleichterte in allen Sitzungen tiefergehende emotionale Prozesse.

Für mich als Rahuls Therapeut war es wichtig, eine ruhige, präsente und mitfühlende Haltung einzunehmen und beizubehalten, insbesondere auch in den Momenten, in denen Rahul mit traumatischen Erinnerungen und verletzlichen Ego-States konfrontiert war. Diese Präsenz hielt den therapeutischen Raum und gab Emotionsregulation vor, sodass Rahul sich wirklich gesehen und unterstützt fühlte. In solchen Momenten tritt das heilende Potenzial der Therapie am deutlichsten zutage.

Rahuls Therapie umfasste innovative und erfahrungsorientierte Interventionen, die über die traditionelle Gesprächstherapie hinausgingen. Mit kreativen Methoden (wie Sandspiel- und Knetmasse-Arbeit), musikbasierten Aktivitäten (wie dem Erstellen einer Trauer-Playlist und dem Summen zur Regulation) sowie psychodramatischen Techniken (wie dem leeren Stuhl) wurden Rahul mehrere Möglichkeiten geboten, seine Trauer sicher, gezielt und bedeutungsvoll auszudrücken. Diese Techniken wurden sorgfältig an Rahuls Interessen, Stärken und seinen Sprachgebrauch angepasst. Auf Geschichten basierende Tools wie *Das Herz und die Flasche* und Metaphern wie *Garten* und *Baum* lieferten nachvollziehbare, symbolische Kontexte, die das Verständnis und die Integration erleichterten.

Durch die Anpassung an Rahuls Entwicklungsbedürfnisse und seine emotionale Sprache trugen diese Interventionen dazu bei, komplexe Emotionen zu simplifizieren, Kontakt herzustellen und Einsichten zu fördern. Vor allem die Integration kognitiver, emotionaler und somatischer Dimensionen der Heilung bildete einen umfassenden Ansatz zur Traumaverarbeitung, der sich besonders für Jugendliche eignet, deren Identität sich noch in der Entwicklung befindet.

Der Einsatz von Ego-State-Therapie bei Jugendlichen wie Rahul erfordert ein differenziertes Verständnis von deren sich entwickelndem Selbstkonzept. Rahuls wachsende Selbstwahrnehmung machte diesen Ansatz besonders effektiv, da er ihm einen strukturierten und dennoch flexiblen Raum zur Erforschung und Integration seiner verschiedenen, von Trauer und Erinnerungen geprägten Anteile bot. Seine Geschichte unterstreicht die zentrale Rolle von Sicherheit, Empathie und Kreativität in der Trauertherapie mit jungen Menschen.

Letztlich zeigt dieser Fall, wie die Transformation eines Verlustnarrativs in ein Narrativ der Verbundenheit, des Wachstums und der Kontinuität tiefgreifenden Trost spenden kann. Rahuls Weg erinnert uns daran, dass Heilung kein Vergessen erfordert, sondern uns dazu einlädt, die Bindung an das Verlorene zu einem resilienteren und zukunftsorientierten Selbstverständnis zu verweben.

21.6 Diskussion

Rahuls Fall veranschaulicht den großen Wert eines integrativen therapeutischen Ansatzes beim Umgang mit trauernden Jugendlichen, insbesondere durch den kombinierten Einsatz von Ego-State-Therapie und Polyvagaltheorie. Jede Methode trägt auf einzigartige Weise zum Verständnis und zur Bearbeitung von Trauer bei und bietet Einsichten und Tools, die für Heranwachsende, die mit einem Verlust zu kämpfen haben, besonders relevant sind.

Die Ego-State-Therapie spielt eine zentrale Rolle dabei, die emotionale Komplexität der Trauer von Jugendlichen zu unterstützen, indem sie die Vielschichtigkeit des Selbst berücksichtigt. Die Konzentration auf innere Anteile oder Ego-States bietet einen entwicklungspsychologisch sensiblen Weg zur Exploration und Verarbeitung von Trauer. Bei Heranwachsenden, deren Identität noch in Entwicklung begriffen ist, validiert dieser Ansatz die inneren Widersprüche und emotionalen Schwankungen, die sie nach einem Verlust oft erleben. Durch Metaphern, Suggestionen und Storytelling-Tools, auf die junge Menschen besonders gut ansprechen, schafft die Ego-State-Therapie einen flexiblen und fantasievollen therapeutischen Raum, der Ausdrucksmöglichkeiten auch in Fällen bietet, in denen herkömmliche verbale Ansätze nicht ausreichen.

In Rahuls Fall ermöglichte ihm die Arbeit mit verschiedenen Ego-States, widersprüchliche Gefühle in Zusammenhang mit dem Tod seines Vaters – Schmerz, Wut, Liebe und Sehnsucht – zu erkunden, ohne sie zu bewerten. Der Ansatz half ihm, verschiedene Aspekte seines emotionalen Erlebens in Einklang zu bringen, und erleichterte die Integration der von der Trauer betroffenen Anteile. Die Ego-State-Therapie trug wesentlich zu Rahuls emotionaler Verarbeitung und persönlichem Wachstum bei, indem sie eine strukturierte und dennoch anpassungsfähige Methode zur Bewältigung innerer Konflikte bot.

Die Polyvagaltheorie fügte der therapeutischen Arbeit eine wesentliche physiologische Dimension hinzu. Jugendliche erleben oft intensive und dysregulierte physiologische Reaktionen auf Trauma und Verlust, die sich in Form von Abschaltung, Agitiertheit oder emotionaler Taubheit äußern können. Die Polyvagaltheorie hilft Therapeuten, diese körperlichen Reaktionen nicht als Widerstand anzusehen, sondern sie als adaptive Reaktionen des Nervensystems auf der Suche nach Sicherheit zu verstehen. Therapie kann die autonome Regulation aktiv unterstützen, indem sie Techniken wie Erdung, Atemarbeit, Vokalisierung und Co-Regulation einsetzt.

Rahul ermöglichten polyvagal-basierte Strategien, diese körperlichen Reaktionen zu erkennen und besser zu steuern. Techniken wie kohärentes Atmen, Summen und rhythmusbasierte Übungen halfen dabei, ein Gefühl der Ruhe und Sicherheit wiederherzustellen, das wiederum eine tiefere emotionale Auseinandersetzung und Verarbeitung ermöglichte.

Zusammengenommen bieten diese beiden Ansätze einen umfassenden Rahmen für den Umgang mit der Trauer von Jugendlichen. Die Ego-State-Therapie vermittelt Erkenntnis, Struktur und emotionale Tiefe. Gleichzeitig verankert die Polyvagaltheorie die Arbeit im Körper und unterstützt so Regulation und Sicherheit. Gemeinsam gehen sie die Erfahrung des Jugendlichen ganzheitlich an, indem sie die innere Fragmentierung und physiologische Dysregulierung ansprechen.

Dieses integrative Modell bietet Therapeuten ein vielseitiges und unterstützendes Instrumentarium zur Unterstützung trauernder Jugendlicher. Es würdigt die Individualität jedes Klienten und erkennt gleichzeitig das universelle Bedürfnis nach emotionalem Ausdruck, physiologischer Sicherheit und Beziehung an. Am wichtigsten ist jedoch, dass es Resilienz, Selbstwahrnehmung und Heilung fördert und Jugendliche wie Rahul befähigt, ihre Trauer nicht als Last, sondern als bedeutsamen Teil ihrer sich entwickelnden Identität anzusehen. Es bestätigt die tiefere Wahrheit hinter Rumis Worten:

> »Die Wunde ist der Ort, an dem das Licht in dich eintritt.«

Durch die therapeutische Beziehung wird die Trauer zu einer Stätte des Schmerzes und zu einem Tor zur Transformation.

21.7 Literatur

Brent, D., N. Melhem, M. B. Donohoe a. M. Walker (2009): The incidence and course of depression in bereaved youth 21 months after the loss of a parent to suicide, accident, or sudden natural death. *The American Journal of Psychiatry* 166 (7): 786–794. DOI: org/10.1176/appi.ajp.2009.08081244.

Dana, D. (2018): The polyvagal theory in therapy. Engaging the rhythm of regulation. New York, NY (W. W. Norton).

Dana, D. (2020): Polyvagal exercises for safety and connection. 50 client-centred practices. New York, NY (W. W. Norton).

Emmerson, G. (2007): Ego state therapy. Carmarthen, Wales (Crown House).

Hartman, W. (2025): Ego state therapy: Official EST curriculum. Unveröffentl. Schulungsmaterial.

Homeyer, L. a. D. Sweeney (2017): Sandtray therapy. A practical manual. New York (Routledge), 3rd ed.

Jeffers, O. (2010): The heart and the bottle. London (HarperCollins).

Klass, D., P. R. Silverman a. S. L. Nickman (eds.) (1996): Continuing bonds. New understandings of grief. Philadelphia, PA (Taylor & Francis).

Kübler-Ross, E. (1969): On death and dying. New York, NY (Scribner).

Levine, P. (2010): In an unspoken voice. How the body releases trauma and restores goodness. Berkeley, CA (North Atlantic).

Levine, P. a. M. Kline (2011): Trauma through a child's eyes. Awakening the ordinary miracle of healing. Berkeley, CA (North Atlantic).

Martin, T. a. K. Doka (2000): Men don't cry, women do. Transcending gender stereotypes of grief. Philadelphia, PA (Brunner/Mazel).

McCraty, R. a. M. Zayas (2014): Cardiac coherence, self-regulation, autonomic stability, and psychosocial well-being. *Frontiers in Psychology* 5: 1090. DOI: org/10.3389/fpsyg.2014.01090.

Mones, A. G. (2017): KidsWorld Inside and out [Board game]. Wood Dale, IL (Stoelting).
Neimeyer, R. (2016): Techniques of grief therapy. Assessment and intervention, vol. 2. New York, NY (Routledge).
Phillips, M. a. C. Frederick (1995): Healing the divided self. Clinical and Ericksonian hypnotherapy for post-traumatic and dissociative conditions. New York, NY (W. W. Norton).
Phillips, M. a. C. Frederick (2010): Empowering the self through ego-state therapy [Kindle edition]. Self-published.
Porges, S. (2001): The polyvagal theory: Phylogenetic substrates of a social nervous system. *International Journal of Psychophysiology* 42 (2): 123–146. DOI: org/10.1016/S0167-8760(01)00162-3.
Porges, S. (2004): Neuroception: A subconscious system for detecting threats and safety. *Zero to Three* 24 (5): 19–24.
Porges, S. (2011): The polyvagal theory. Neurophysiological foundations of emotions, attachment, communication, and self-regulation. New York, NY (W. W. Norton).
Sandler, I. et al. (2013): Family bereavement program (FBP) approach to promoting resilience following the death of a parent. *Family Science* 4 (1): 82–91. DOI: org/10.1080/19424620.2013.819294.
Schouwink, F. (2023): Narrative identities of late adolescent males who experienced the loss of a parent. Dissertation. Bloemfontein, South Africa (University of the Free State).
Stroebe, M. a. H. Schut (1999): The dual process model of coping with bereavement: Rationale and description. *Death Studies* 23 (3): 197–224. DOI: org/10.1080/074811899201046.
Stroebe, M., H. Schut a. W. Stroebe (2007): Health outcomes of bereavement. *The Lancet* 370 (9603): 1960–1973. DOI: org/10.1016/S0140-6736(07)61816-9.
Tedeschi, R. a. L. Calhoun (1996): The posttraumatic growth inventory: Measuring the positive legacy of trauma. *Journal of Traumatic Stress* 9 (3): 455–471. DOI: org/10.1002/jts.2490090305.
Thayer, J. F., F. Ahs, M. Fredrikson, J. J. Sollers a. T. D. Wager (2012): A meta-analysis of heart rate variability and neuroimaging studies: Implications for heart rate variability as a marker of stress and health. *Neuroscience & Biobehavioral Reviews* 36 (2): 747–756. DOI: org/10.1016/j.neubiorev.2011.11.009.
Watkins, J. a. H. Watkins (1997): Ego states. Theory and therapy. New York, NY (W. W. Norton).

VIII Coaching und Beratung

22 Traumasensibles Coaching mit Ego-States – Wie wir die Arbeit mit Ego-States niedrigschwellig und sicher im nichttherapeutischen Setting implementieren können

Verena König

Abstract

Dieser Artikel beleuchtet die Integration traumasensibler Ansätze der Ego-State-Therapie in nichttherapeutische Coachingkontexte. Er zeigt auf, wie eine fundierte Arbeit mit inneren Anteilen und die Anwendung der Polyvagaltheorie Menschen unterstützen können, die von frühen Traumafolgen betroffen sind. Mit Blick auf die wachsende Bedeutung traumasensibler Begleitung beschreibt der Text, wie sich Sicherheitsgefühle schaffen, Retraumatisierungen vermeiden und Selbstregulationsfähigkeiten fördern lassen. Beispiele aus der Praxis illustrieren die transformative Kraft dieser Ansätze, während klare Prinzipien und Leitlinien praktische Orientierung bieten. Die zentrale Botschaft lautet: Traumasensible Begleitung ermöglicht es, das Gefühl von Sicherheit im Hier und Jetzt wiederherzustellen und neue Perspektiven für Heilung und Selbstwirksamkeit zu eröffnen.

Schlüsselwörter: traumasensibles Coaching, Ego-State-Coaching, Polyvagaltheorie, traumanahe Ego-States, traumasensible Prinzipien

22.1 Einleitung

Eine große Zahl der von frühem Trauma betroffenen Menschen leidet unter vielfältigen Beschwerden, die lange Zeit nicht als Traumafolgesymptome erkannt werden. Das Spektrum dieser Symptome ist vielfältig, es reicht von Selbstwert- und Bindungsproblemen über gesundheitliche Themen bis hin zu Ängsten und Depressionen. Viele Betroffene suchen Unterstützung zunächst nicht in einer Therapie, und wenn sie es doch tun, sind sie mit langen Wartezeiten konfrontiert oder bekommen keinen Therapieplatz. Anlaufstellen, die ihnen kurzfristiger offenstehen, finden sich im Beratungs- und Coachingrahmen sowie in Selbsthilfegruppen oder Angeboten zur Persönlichkeitsentwicklung. An diesen Stellen, ebenso oft aber auch im therapeutischen Setting, fehlt häufig jegliche Kompetenz im Umgang mit Trauma. Diese

Tatsache führt viele von frühem und komplexem Trauma Betroffene auf eine jahrelange Odyssee, wenn sie sich auf die Suche nach Heilung oder zumindest Linderung ihrer Beschwerden begeben. Ohne traumaspezifische Unterstützung kann diese Suche jedoch nicht erfolgreich enden.

Ein Ansatz zur Verbesserung der Versorgungslage liegt in der Kompetenzerweiterung helfender Berufsgruppen – insbesondere jener, die jenseits eines Therapierahmens Begleitung anbieten. Traumasensible[59] Unterstützung ist ein Schlüssel zur Linderung von Ohnmachtsgefühlen und Überforderung und hilft, Symptome zu mildern und Traumaintegration zu fördern.

Die Bedeutung einer traumasensiblen Begleitung ist noch immer sowohl eine übersehene Notwendigkeit als auch eine übersehene Ressource. Diese Ressource auszubauen stellt eine Herausforderung dar, birgt aber auch eine große Chance. Die Herausforderung besteht darin, mit niedrigschwelligen Konzepten Rahmenwerke zu schaffen, in denen Menschen mit Traumafolgen sicher und professionell begleitet werden können, ohne dass die Abgrenzung zum therapeutischen Rahmen verschwimmt. Die große Chance liegt in dem Umstand, dass Betroffene schneller Zugang zu nachhaltig hilfreichen Angeboten bekommen und ihnen ein neuer Blickwinkel auf ihre Symptome sowie ein neues Selbstverständnis ermöglicht wird. Indem ihre Fähigkeiten zur Selbstregulation gestärkt werden und sie lernen, ihren Traumafolgesymptomen selbstwirksam zu begegnen, verkürzen sich zudem ihre Leidenswege.

Wie sich dieses Anliegen in der praktischen Arbeit mithilfe der Anteilearbeit und unter Einbeziehung der Polyvagaltheorie verfolgen lässt, soll Gegenstand dieses Kapitels sein.

Nachdem Armin sein Studium der Wirtschaftswissenschaften erfolgreich abgeschlossen und einige Jahre in einer Firma Karriere gemacht hatte, wollte er seinen lang gehegten Wunsch, sich als Berater selbstständig zu machen, in die Tat umsetzen. Er hatte bereits konkrete Pläne dazu und war von großer Motivation erfüllt. Im nächsten Jahr sollte es mit der Umsetzung des – bisher geheimen – Projekts losgehen. Nun bekam Armin wegen seiner fortwährend überdurchschnittlichen Leistungen in der Firma eine große Beförderung angeboten. Er geriet in den Zwiespalt, ob er sie annehmen oder die Gelegenheit zur Veränderung nutzen sollte, um bereits jetzt die Firma zu verlassen. Unsicher, wie er sich entscheiden sollte, zog er einen Freund ins Vertrauen und erzählte zum ersten Mal in seinem Leben von seinem Plan, sich selbstständig zu machen. Nach diesem Gespräch, das positiv und ermutigend verlief, verfiel er in eine lähmende Handlungsunfähigkeit. Armin war wie ausgewechselt. Er konnte kaum mehr schlafen, machte bei der Arbeit einen Fehler nach dem anderen und fühlte sich weder in der Lage, die Beförderung anzunehmen, noch, seine Stelle aufzugeben, um seinen Plan zu verfolgen. Angst, Getriebensein und nagende Selbstzweifel

59 Ich verwende den Begriff der »traumasensiblen Begleitung« so, wie ich ihn im Rahmen der NI (Neurosystemischen Integration®) anwende und lehre.

führten ihn in meine Praxis. Armin hatte jedes Gefühl von Halt und Sicherheit verloren, dabei war augenscheinlich nichts Schlimmes passiert.

Armins Symptome stehen in einem scheinbaren Gegensatz zu den Geschehnissen. Auf den ersten Blick erschließt sich nicht, wieso sein Inneres mit solcher Heftigkeit auf das Angebot einer Beförderung reagiert. Aus dem Blickwinkel der Teilearbeit stellt sich daher die Frage, welche Anteile in Armins Innerem aktiviert wurden. Das Maß an Dysregulation in Armins Nervensystem und die Intensität seiner Emotionen lassen vermuten, dass traumanahe Anteile mit ihren alten Reaktionsmustern wachgerufen wurden, weswegen ich in unserer Zusammenarbeit von Beginn an den Prinzipien der traumasensiblen Begleitung folgte.

22.2 Was ist »traumasensibles Begleiten«?

Der Begriff »traumasensibel« unterliegt keiner klaren Definition. Ich verwende ihn, inspiriert vom National Center for Trauma-Informed Care[60], folgendermaßen: Traumasensibel zu sein bedeutet, um die Existenz von Trauma zu wissen, Trauma und Traumafolgen erkennen zu können, damit umgehen zu können und Retraumatisierungen zu vermeiden.

Um die Existenz von Trauma wissen

Damit wir uns, gleich in welchem Setting, traumasensibel verhalten können, brauchen wir fachlich fundiertes Grundlagenwissen über Trauma und Traumadynamiken. Hierzu gehört das Wissen darüber, wie unser autonomes Nervensystem auf Hochstresserlebnisse reagiert. Wenn wir die Überlebensreaktionen, die automatisch ablaufen, kennen und auch verstehen, wie sich ihre Chronifizierung äußern kann, können wir Symptome und Verhaltensmuster als ursprünglich schützend und sinnhaft erkennen, statt sie als inadäquat oder krankhaft zu bewerten. Dieses Wissen stellt die unverzichtbare Basis dar, um Menschen sicher und traumaspezifisch begleiten zu können.

Es ist sehr wichtig, dass Begleiterinnen und Begleiter nicht nur traumasensibel agieren, sondern dass sie ihren Klienten und Klientinnen helfen, selbst eine Traumasensibilität zu entwickeln, indem sie ihnen Wissen und Werkzeuge an die Hand geben, die ihre Selbstwirksamkeit fördern. Sehr oft habe ich in der Praxis Klienten staunend und erleichtert sagen hören: »Jetzt verstehe ich!« Traumawissen gibt Betroffenen und Helfern die Möglichkeit, scheinbar destruktive Dynamiken in ihrer ursprünglich lebenszugewandten Energie zu entschlüsseln. Es ist wie der »Missing Link«, da es die Zusammenhänge zwischen alten Traumafolgen und dem Verhalten

60 Verfügbar unter: https://www.traumainformedcare.chcs.org/what-is-trauma-informed-care/ [24.4. 2025].

und Empfinden von heute sichtbar macht. Denn es geht nicht ausschließlich um die direkten Traumafolgen, sondern auch um die kreativen und intelligenten Strategien, mit denen sie kompensiert werden, sowie um die Dynamiken, die zu Destabilisierung oder Dekompensation beitragen können.

Ein plastisches Beispiel dafür sind die drei Anteile in Armin, die uns sehr bald nach unserem Kennenlernen begegneten: So zeigte sich mithilfe der Imagination eines Besprechungsortes ein sehr verletzter, kindlicher Anteil. Er repräsentierte jene Erfahrungen, denen Armin über große Teile seiner Kindheit hinweg ausgesetzt war. Sein cholerischer, emotional und körperlich gewalttätiger Vater hatte Armin über Jahre eingebläut, dass er ein Nichtsnutz und Dummkopf sei. Immer wieder strafte er seinen Sohn für natürliche, kindliche Verhaltensweisen und Bedürfnisse. Als Armin heranwuchs, zwang der Vater ihn, im elterlichen Gasthaus mitzuhelfen, wo Armin nichts gut genug machen konnte. Nicht selten demütigte sein Vater ihn vor Gästen. Später lachte er über ihn, als Armin studieren wollte, statt »richtig anzupacken«. Als Kind hatte Armin große Angst vor seinem Vater und fügte sich ihm anstandslos. Aus dieser Anpassungsleistung entstand ein unterwürfiger und beschämter innerer Anteil, der stets darum bemüht war, es anderen recht und es gut zu machen, um möglichst wenig Aufsehen zu erregen und nicht allzu viel Schmerz zu erfahren. Dieser Anteil litt unter Schlafstörungen, weil er Angst hatte, die Kontrolle abzugeben. Er lebte in einem Zustand permanenter, hoher nervlicher Anspannung und Alarmiertheit. Er witterte ständig Gefahr, Bedrohung und Unheil.

Dieses Erleben wurde durch die Präsenz des zweiten Anteils, eines Introjekts des strafenden Vaters, befeuert. In Armins Innerem stand dieser Ego-State aufgeblasen und übergroß vor dem Anteil des beschämten Jungen und rief ihm zu, dass er es nie zu etwas bringen werde und schon sehen werde, was passiert, wenn er Dummheiten mache.

Zum Schutz des verletzten Anteils hatte Armin in seinem Heranwachsen noch einen weiteren Ego-State entwickelt. Dieser jugendliche Anteil folgte dem festen Plan, es allen und besonders seinem Vater zu zeigen, indem er sich intellektuell und sozial von ihm emanzipierte. Hierzu diente ihm das Studium und die geradlinige Karriere in seinem Berufsfeld, die in dem Ziel gipfelte, irgendwann erfolgreich eine eigene Firma zu führen. Dieser Anteil hatte Armin die letzten Jahre in einem scheinbar stabilen Zustand gehalten, da er die Angst des verletzten, traumanahen Anteils durch dauerhafte Leistung, hohe Konzentration und Zuspruch von außen in den Hintergrund drängen konnte.

Als Armin nun das Angebot der Beförderung bekam, und er mit seinem Freund erstmalig über die Idee, sich selbstständig zu machen, sprach, wurden sowohl der ängstliche, beschämte Anteil aktiv als auch das Vater-Introjekt. Der Halt gebende, funktionale Anteil wurde von deren Dynamik in einen Zustand der Starre versetzt. In der inneren Begegnung mit den Anteilen stellte sich heraus, dass der angsterfüllte, traumanahe Ego-State in großen Aufruhr darüber geraten war, dass Armin eventuell die Firma verlassen wollte. Diese Sicherheit über Bord zu werfen versetzte ihn in helle Panik, die durch die gewaltvollen Sätze des Vater-Introjekts noch verstärkt wurde.

Um mit solchen komplexen inneren Prozessen arbeiten zu können, müssen Begleiterinnen und Begleiter in der Lage sein, Traumadynamiken zu erkennen.

Trauma und Traumafolgen erkennen

Mit dem nötigen Wissen um Trauma wird es Begleitern möglich, Trauma und Traumafolgen zu erkennen. Hierfür ist es nicht nötig, die gesamte Lebensgeschichte der Betroffenen mit einer Traumaanamnese zu durchforsten. Allein die Symptome, die im Kontakt offenkundig werden und sich in den Erzählungen über den Lebensalltag der Klienten zeigen, geben deutliche Hinweise.

Begleiterinnen und Begleiter im traumasensiblen Beratungskontext können also sowohl anhand der Reaktionsmuster, die ihre Klienten beschreiben, als auch an ihren Verhaltensmustern erkennen, ob diese mit einem von Traumafolgen dysregulierten Nervensystem ihr Leben bestreiten. Je kleiner die Stresstoleranz eines Menschen und je dysregulierter sein Nervensystem phasenweise oder dauerhaft, manchmal bereits ein Leben lang ist, desto eher ist die Vermutung zulässig, dass eine Traumageschichte im Hintergrund wirkt.

In keinem Fall möchte ich damit die Bedeutung einer leitliniengerechten Diagnostik schmälern. Da jedoch Menschen außerhalb der Heilberufe weder zur Diagnostik befähigt und befugt sind, noch mit Menschen, die Diagnosen vorweisen, arbeiten dürfen, halte ich es im Sinne der Betroffenen für angeraten, selbst bei einer Vermutung von Traumafolgesymptomen traumasensibel vorzugehen. Niemand trägt einen Schaden davon, traumasensibel behandelt zu werden. Traumatisierte hingegen erleiden mit hoher Wahrscheinlichkeit weitere, schädliche Belastungen, wenn ihnen keine traumasensible Behandlung zuteilwird. Ein traumasensibles Vorgehen ist nebenwirkungsfrei und ohne Risiken einsetzbar. Ganz im Gegenteil begünstigt es eine Haltung, die Integration und Selbstwirksamkeit fördert.

Um zu erkennen, ob jemand möglicherweise unter Traumafolgen leidet, hilft der Blick auf sein autonomes Nervensystem.

Neurozeption und traumanahe Ego-States

Der Begriff Neurozeption stammt aus der Polyvagaltheorie von Stephen Porges (2004) und bezeichnet einen biologischen Prozess, in dem das Nervensystem kontinuierlich sensorische Informationen aus der Umgebung sowie aus dem eigenen Körper bewertet, um zwischen Sicherheit, Gefahr und Lebensgefahr zu unterscheiden. Dieser Prozess läuft jenseits des bewussten Erlebens ab und beeinflusst, welche physiologischen und verhaltensmäßigen Reaktionen aktiviert werden. Die Neurozeption spielt eine zentrale Rolle in der Regulation des autonomen Nervensystems, da sie die Aktivierung von adaptiven Reaktionen wie Bindungssuche, Kampf- und Fluchtverhalten oder Erstarrung steuert. Dieser autonome Mechanismus ermöglicht eine schnelle und oft lebensrettende Anpassung an Umweltbedingungen, indem er auch auf subtile Signale wie den Gesichtsausdruck, die Stimmmodulation und andere nonverbale Hinweise reagiert. Die Neurozeption als »inneres Überwachungssystem« ist keinesfalls immer akkurat. Es kann eine Diskrepanz zwischen tatsächlicher und durch die Neurozeption wahrgenommener Bedrohung (oder Sicherheit) bestehen.

Die Neurozeption eines früh traumatisierten Menschen ist häufig so geprägt, dass sie eher dazu neigt, auch in ungefährlichen Situationen Signale der Gefahr wahrzunehmen und Stressreaktionen einzuleiten, als die von Menschen, die sicher aufgewachsen sind. Zudem, und das ist besonders für die Anteilearbeit relevant, können unterschiedliche Anteile eine unterschiedlich ausgerichtete Neurozeption haben.

So hat etwa die Neurozeption von Armins beschämtem Anteil den Plan, sich selbstständig zu machen, als große Gefahr bewertet, sobald er ausgesprochen war. Für seinen funktionalen Anteil ist dieser Plan hingegen nicht als Gefahr wahrnehmbar. Da unser Nervensystem das Überleben an erste Stelle stellt und immer auf »Nummer sicher« geht, »gewinnt« der Anteil, der akut eine große Bedrohung detektiert, die meiste Aufmerksamkeit und dominiert die Wahrnehmung. Armin regrediert in seinen verzweifelten, kindlichen State und fühlt sich innerlich erneut den verbalen Schlägen seines Vaters ausgesetzt.

Die Dysregulation, die Armin seit der Aktivierung dieses States erlebt, erscheint also nur ohne Hintergrundwissen inadäquat. Als wir den verletzten Anteil kennenlernen, wird deutlich, dass tiefe Verletzungen in der Kindheit zur Entstehung eines solchen traumanahen Anteils geführt haben.

Das Empfinden und Verhalten solcher Ego-States ist – bezogen auf die Situationen ihrer Entstehung – keinesfalls unpassend. Im Kontext der damaligen widrigen Lebensumstände, die einen traumatisierenden Charakter hatten, sind sie natürliche und intelligente Anpassungsleistungen.

Mithilfe der Polyvagaltheorie können wir Traumadynamiken noch feiner entschlüsseln und die Erkenntnisse nutzen, um Betroffenen effektiv zu helfen.

Mit Trauma umgehen

Damit Begleiter ohne traumatherapeutische Ausbildung sicher mit Traumafolgen umgehen können, brauchen sie Ansätze, die sich weitestgehend risikofrei nutzen lassen. Ein solcher Ansatz ist die Arbeit mit dem Nervensystem auf Grundlage der Polyvagaltheorie. Hierbei geht es vor allem darum, den Klienten zu ermöglichen, dass sie empfundene Sicherheit erlernen oder wiederherstellen können und damit einen ventral-vagalen Zustand herbeiführen. Stephen Porges, der Begründer der Polyvagaltheorie, bezeichnet Trauma als den chronischen Verlust von Sicherheit. Dieser Mangel spiegelt sich in dauerhaft dysregulierten Zuständen des Nervensystems der betroffenen Anteile.

Armins beschämter kindlicher Anteil befindet sich in einem fixierten Zustand der Angst und sozialen Unterwerfung (sympathikoton übererregt). Er versucht, die Abwesenheit von Sicherheit zu kompensieren, indem er sich ständig bemüht, es anderen recht und es gut zu machen, sich unterzuordnen und sich mit seinen Gefühlen und Bedürfnissen zu verbergen. Dies sind Verhaltensmuster, die ihm ein Gefühl von relativer Sicherheit ermöglichen.

Der jugendliche Anteil, der sich zum Ziel gesetzt hat, es allen zu beweisen, befindet sich in einem dauerhaften Zustand des Kampfes, der ihm das Gefühl von Kontrolle und Stärke verleiht, mit dem die fehlende Sicherheit ausgeglichen wird (ebenso sympathikoton übererregt). Durch die starke Aktivierung der alten Angst befindet sich dieser Anteil zum Beginn unserer Zusammenarbeit in einem Zustand der Immobilität (dorsal-vagaler Shutdown).

Der Anteil, der sich als Vater-Introjekt zeigt, ist in einem Zustand emotionaler Taubheit (dorsal-vagale Untererregung) und im Kampf- und Angriffsmodus gefangen, mit dem Ziel, dass – wenn es hart auf hart kommt – Armin sich genauso verhält, wie es sein Vater erwartet. All das dient seinem Schutz in einer Welt ohne Sicherheit. Keiner dieser Anteile ist im Zustand eines balancierten Nervensystems verankert.

Das Ziel der Arbeit mit diesen Anteilen liegt im traumasensiblen Beratungssetting übergeordnet darin, im gegenwärtigen Moment ein Gefühl der Sicherheit zu kreieren. Dadurch kann das Innensystem beginnen, sich neu zu orientieren, alte Muster des Schutzes nach und nach durch selbstbestimmtes Handeln zu ersetzen und somit balanciertere Nervensystemzustände zu kultivieren. Diese Prozessarbeit erfordert Geduld, Kreativität und ein stabiles sowie vertrauensvolles Arbeitsbündnis.

Retraumatisierung vermeiden

Viele Traumabetroffene erleben auf ihrer Suche nach Linderung genau das Gegenteil. Nicht selten geraten sie in Hilfsangeboten durch unbeabsichtigte Traumakonfrontation oder unachtsam eingesetzte aufdeckende Methoden in retraumatisierende Situationen. So können etwa kathartische Methoden, die beispielsweise eine imaginierte Konfrontation mit einem Täter aus der Vergangenheit beinhalten, schützende dissoziative Barrieren einreißen und zur Dekompensation führen.

Ich erinnere mich gut an eine Klientin, die berichtete, nach einem Retreat zur Befreiung ihrer Potenziale in eine Abwärtsspirale geraten zu sein. Ihre überwunden geglaubte Essstörung brach wieder hervor, sie erlebte nächtliche Panikattacken und hatte keinen Zugang mehr zu stabilisierenden Ressourcen. In der Abschlusssession des Seminars sollte sie mit verbundenen Augen »ihrem größten Schatten« begegnen und ihn mit den Fäusten niederschlagen und vernichten. Als sie in dieser Imagination ihrem Vater, der sie in ihrer Kindheit schwer misshandelt hatte, gegenübertrat, wurde sie angefeuert, schlagend und schreiend weiterzumachen. Schließlich brach sie weinend zusammen. Ihr Zustand wurde als Durchbruch und Neubeginn gefeiert. Nichts davon war der Fall. Wieder zu Hause fand sie sich in einer Verfassung wieder, wie sie sie zuletzt in der Zeit vor dem Auszug aus dem Elternhaus erlebt hatte. Dass sie retraumatisiert worden war, wurde ihr erst durch meine psychoedukativen Erklärungen und unser gemeinsames Forschen bewusst.

Derartige Situationen geschehen täglich, wenn auch oft weniger spektakulär, in Beratungspraxen, Yogastudios, Meditationskursen, Atem-Sessions, Selbsterfahrungsseminaren und leider auch in psychotherapeutischen Praxen oder Kliniken.

Um das Risiko von Retraumatisierungen zu erkennen und sie zu vermeiden, brauchen Begleiterinnen und Begleiter neben Traumawissen sowohl die bereits erwähnten Fähigkeiten – Trauma erkennen können und damit umgehen können – als auch die Fertigkeit, Methoden so zu modulieren und einzusetzen, dass sie für Traumabetroffene sicher anwendbar werden. Wie sich dies gewährleisten lässt, werde ich im Rahmenwerk zur traumasensiblen Begleitung erläutern.

22.3 Rahmenwerk für die sichere Anwendung der Ego-State-Arbeit in Coaching und Beratung

Auch jenseits des therapeutischen Rahmens dient das Arbeiten mit Anteilen der Integration. Das bedeutet, dass der Fokus der Zusammenarbeit prozessorientiert ist und nicht primär zielorientiert. Diese Unterscheidung ist wichtig, da in vielen Kontexten – wie etwa im Coaching – Aufträge oft an konkrete Ziele geknüpft sind, die nicht selten mit dem Wunsch verbunden sind, etwas loszuwerden. »Etwas loswerden« ist unter Umständen das Gegenteil von Integration. Das wird genau dann zum Problem, wenn man den Versuch unternimmt, Verhaltensmuster, die an einen Anteil gekoppelt und unter traumatischem Stress entstanden sind, zu eliminieren. Denn diese Verhaltensmuster eines Anteils erfüllen eine wichtige Schutzfunktion im System. Einen solchen Ego-State loswerden zu wollen bedeutet, eine meist komplexe Überlebensstrategie und einen Kompensationsmechanismus auszuschalten. Diesem Anliegen kann man von innen nur mit großer Abwehr oder Aufruhr begegnen, da es die als Ersatzsicherheit dienenden Mechanismen auszuhebeln versucht. Die logische Abwehr wird häufig als Selbstsabotage, Widerstand oder mangelnder Willen und Compliance missgedeutet.

Damit die Integration traumaassoziierter Anteile gelingen kann, ist es Voraussetzung, dass genügend »echte« Sicherheit existiert, um Ersatzsicherheiten behutsam aufzugeben. Das gesamte Rahmenwerk der traumasensiblen Begleitung ist daher darauf ausgerichtet, empfundene Sicherheit zu bilden und zu etablieren.

Die drei Säulen der traumasensiblen Begleitung

Ich unterscheide drei Säulen der traumasensiblen Begleitung, die die Prozessarbeit mit Betroffenen, gleich in welchem Kontext, tragen: Beziehung, Traumawissen und Körper.

Beziehung

Im Zusammenhang mit Trauma hat die therapeutische Beziehung und auch die Arbeitsbeziehung in allen anderen begleitenden Kontexten den Zweck, Sicherheit zu kreieren. Denn wie bereits erwähnt ist der Kern jeder traumatischen Erfahrung der Verlust von Sicherheit. Traumatische Erfahrungen zeichnen sich in aller Regel durch ein tiefes Erleben von Hilflosigkeit und Ausgeliefertsein aus. Die daraus resultierenden Traumafolgen führen sehr häufig zu Gefühlen der Einsamkeit und Isolation. Bindungstraumata und fast jede frühe Traumatisierung finden auf der Beziehungsebene statt. Die meisten Betroffenen entwickeln dadurch ein tiefes Misstrauen in Menschen und eine große Verunsicherung in Bezug auf Bindung und Beziehung (was ihnen häufig überhaupt nicht bewusst ist). Deswegen bietet die Beziehungsebene zwischen der begleitenden Person und der hilfesuchenden Person eine sehr gute Gelegenheit, um heilsame und korrigierende Erfahrungen zu machen.

Die Voraussetzung dafür, dass unsere Klientinnen und Klienten mit unserer Unterstützung Sicherheit erleben, ist, dass wir selbst Sicherheit verkörpern. Unsere Art der Präsenz hat bereits einen entweder co-regulierenden Einfluss auf unsere Klienten, oder einen Einfluss, der ihr Maß an Dysregulation verstärkt. Die Neurozeption (früh) traumatisierter Menschen ist zwar vor allem und oft übermäßig auf Gefahrenerkennung gepolt, aber sie ist jederzeit auch sehr empfänglich für Signale der Sicherheit. Selbst wenn bei ihnen ein grundlegendes Misstrauen mitschwingt, suchen auch die Nervensysteme traumatisierter Menschen automatisch Sicherheit in der Verbindung mit anderen. Je besser es uns als Begleitern gelingt, selbst in einem Zustand der Sicherheit verankert zu sein, desto leichter haben es unsere Klienten, sich in Richtung Sicherheit zu orientieren. Es ist also von großer Bedeutung, das eigene Nervensystem und stärkende Ressourcen gut zu kennen, sich eigener Reaktionsmuster bewusst zu sein und die Fähigkeit zu besitzen, sich selbst wirksam zu regulieren.

Traumawissen

Das Wissen über Trauma und Traumadynamiken ist wie bereits beschrieben für viele Betroffene der Missing Link, um sich selbst und den eigenen Lebensweg neu zu bewerten und zu verstehen. Daher spielt Psychoedukation eine wesentliche Rolle in der traumasensiblen Begleitung. Sie sollte alles umfassen, was die betroffene Person braucht, um Erkenntnisse über Zusammenhänge zwischen dem Trauma von dort und damals und den Symptomen im Hier und Heute zu gewinnen. Die Effekte einer solchen Wissensvermittlung sind vielfältig. Vor allem aber haben sie eine selbstermächtigende Wirkung. Sich selbst zu verstehen und Zusammenhänge zu begreifen befreit aus Ohnmachtsgefühlen und Hoffnungslosigkeit. Für jedes Symptom erschließt sich nach und nach ein guter Grund, und es wird spürbar, dass alles, was bisher unlogisch erschien, Sinn ergibt. Es entstehen individuelle Erklärmodelle für den eigenen Lebensweg und belastende Verhaltensmuster.

So konnte etwa Armin erkennen, dass sein plötzlicher Absturz in die Handlungsunfähigkeit dem alten Schutzmuster entsprach, auf keinen Fall etwas Falsches zu tun: Der emanzipierte Anteil musste »ausgeschaltet« werden. Ebenso erschloss sich ihm, weshalb er die letzten Jahre ohne Pause und oftmals über seine Kräfte Leistungen erbracht hatte und große Erfolge verzeichnen konnte, während er sich immer weiter getrieben fühlte, statt Stolz und Freude zu empfinden.

So etwas zu erkennen, kann sehr hilfreich sein, um sich aus destruktiven Dynamiken zu befreien und eigene Reaktionsmuster zu modulieren.

Körper

Der sogenannte Top-down-Ansatz der Psychoedukation wird ergänzt und in den Lebensalltag übersetzt, wenn wir uns dem Körper zuwenden. Wir sprechen zwar von »Psychotrauma«, doch Traumata haben immer eine körperliche Komponente, weswegen ein körperorientierter Ansatz in der traumasensiblen Begleitung eine wichtige Rolle spielt. Es ist bekannt, dass Traumatisierungen sich vor allem in unserem Nervensystem niederschlagen und viele Traumasymptome sich aus einer daraus folgenden Dysbalance im Nervensystem entwickeln.

Infolgedessen führen Traumata häufig zu einer Entfremdung vom Körper, weil er als unsicherer Ort und Quell von unangenehmen Empfindungen erlebt wird. Häufig erschweren diese Belastungen von Beginn an eine gesunde Beziehung zum Körper. Wieder Zugang zum eigenen Körper und zu einem wohligen Körpergefühl zu finden ist ein Kernanliegen in der Traumaintegration – nicht zuletzt deswegen, weil sich der Körper als ein Anker im Hier und Jetzt verstehen lässt, da er die Verbindung zur Gegenwart im wahrsten Sinne des Wortes greifbar macht.

Auch emotionale Traumafolgen, Beziehungsmuster und viele Kompensationsstrategien stehen in engem Zusammenhang mit dem Zustand unseres Nervensystems und so auch mit unserem Körper. Traumasensibel zu begleiten bedeutet, Menschen darin zu schulen, dass sie die Sprache ihres Nervensystems verstehen. Konkret heißt das, dass Menschen lernen, ihre vegetativen Zustände zu erkennen, zu benennen und einzuordnen, sodass sie sie in der Folge auch beeinflussen können. Fragen, die hieraus entstehen können und im Alltag zu mehr Stabilität und Selbstwirksamkeit führen, lauten:

- »Bin ich gerade übererregt?«
- »Bin ich gerade untererregt?«
- »Welcher vegetative Zustand liegt hinter meiner Kompensationsstrategie?«
- »Was kann ich jetzt für mich tun, um mehr in Balance zu kommen?«

Wenn wir Klientinnen und Klienten helfen, die Sprache ihres Nervensystems zu entschlüsseln, erlangen sie die Fähigkeit (zurück), mit ihrem Körper in Freundschaft und vielleicht sogar in Einklang zu sein. In Bezug auf die Anteilearbeit ist es von großem Wert herauszuarbeiten, in welchen autonomen Zuständen sich die jeweiligen Anteile befinden, um zu explorieren, was wirkungsvoll sein kann, damit sich diese Anteile und ihre Zustände regulieren und damit Kaskaden der Entlastungen auslösen lassen.

Um entlastende Effekte in der traumasensiblen Begleitung zu erzielen, ist es wichtig, die Erkenntnisse, die »top-down« errungen werden, in eine wirklich erlebbare Ebene zu überführen. Hierzu dient das »Verkörpern« jener Erkenntnisse und Ressourcen. Indem wir mit den Klienten erforschen, wie sich der Zustand ihres Nervensystems (oder der eines Anteils) verändert, und dabei genau beobachten und erkunden, wie sich das in ihren Körperempfindungen widerspiegelt, schulen wir sie darin, ihre positiven Erfahrungen bewusst zu verkörpern. Diese Technik ist sehr nützlich, um die Selbstregulationsfähigkeit von Traumabetroffenen zu unterstützen, denn ein Gefühl von Sicherheit kann man sich nicht einreden – es muss empfunden und gespürt werden. Je besser ein Mensch in der Lage ist, angenehme, also Sicherheit gebende, Empfindungen im Körper zu verorten, desto gezielter kann er sie in kritischen Situationen aufrufen und sich darin verankern.

Prinzipien und Leitlinien für die Vorbereitung und den Beginn eines traumasensiblen Coachingprozesses mit Ego-States

Am Beginn jedes guten Zusammenwirkens steht der Aufbau einer guten Beziehung. Dieser Punkt wird in vielen Coachingmethoden unterschätzt. Oft herrscht die Meinung, dass ein geschlossenes Arbeitsbündnis im Sinne eines Arbeitsauftrages und einer Zieldefinition genügt, um eine tragfähige Basis zu bilden. Das ist mitnichten automatisch der Fall – insbesondere dann, wenn ein Trauma im Hintergrund eine Rolle spielt und Ego-States mit verschiedenen Bedürfnissen im Prozess mitwirken.

Wie bereits angesprochen ist das Empfinden von Sicherheit die Voraussetzung und das tragende Element für gelingende Prozesse jenseits einer Gefahr der Retraumatisierung. Hier stehen wir vor einer großen Herausforderung, denn früh traumatisierte Menschen bringen oft ein grundlegendes Misstrauen gegenüber Menschen mit in unsere Praxen. Es braucht Zeit und gute Erfahrungen, damit ein Vertrauen in uns als Begleiter wachsen kann, und wir müssen es uns verdienen, indem wir uns als verlässlich vertrauenswürdig erweisen. Sicherheit und Vertrauenswürdigkeit vermitteln und verkörpern wir, indem wir ein »sicherer Mensch« sind, der einen

»sicheren Ort« zur Verfügung stellt. Das bedeutet konkret, dass unser Handeln sich durch Verlässlichkeit, Transparenz und Berechenbarkeit auszeichnet, dass wir offen, freundlich und respektvoll agieren, keinen Druck ausüben und dass wir empathisch, verbunden und präsent sind. Ein Begleiter verkörpert Sicherheit, wenn er seine Kompetenz und sein Wissen als Halt und Kompass zur Verfügung stellt.

All diese Aspekte entsprechen einer Haltung, wie wir sie in der bindungsorientierten Psychotherapie (Wallin 2016; Brisch 1999) wiederfinden. Dass dieser Ansatz vor dem Hintergrund von Traumadynamiken eine wichtige Rolle spielt, erklärt sich unter anderem durch unsere bindungsorientierte Natur. So ist der erste Überlebensreflex, den unser autonomes Nervensystem aktiviert, die Bindungssuche. Noch bevor Flucht- oder Kampfreaktionen aktiviert werden, suchen wir Sicherheit in sozialer Verbindung. Entsprechend wirksam ist es, eine sichere Bindung sowohl in der Traumaprävention bei akutem Stress als auch zur Traumaintegration im Coaching- oder Therapiesetting zu erleben. Unter diesen Gesichtspunkten ist es kaum von der Hand zu weisen, dass eine gute Bindung zwischen Klient und Begleiter eine Voraussetzung für gelingende Integrationsprozesse ist.

An allem Anfang steht also der Beziehungsaufbau, während uns bewusst sein sollte, dass das Gefühl des Misstrauens uns längere Zeit begleiten kann, da es auch möglich ist, dass so mancher Anteil und das bewusste Ich des Klienten bereits gerne und bereitwillig vertrauen, während manch anderer Anteil weiter am Schutzkonzept des Misstrauens festhält. Der Kinder- und Jugend-Psychiater George Thompson hat den Vertrauensbildungsprozess in einer einfachen Grafik veranschaulicht (s. Abb. 22.1). In seiner Arbeit mit traumatisierten Kindern hat er den in der Kurve dargestellten Verlauf beobachtet, den wir bei vielen inneren Anteilen ebenso sehen

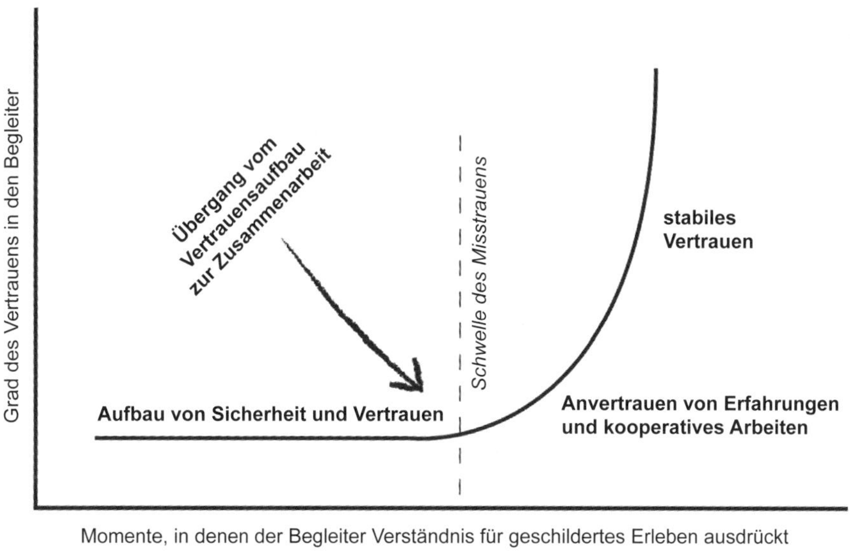

Abb. 22.1: Vertrauensbildungsprozess nach George Thompson (2025, S. 161)

können. Er beschreibt eine kritische Schwelle, ab der ein stabiles Vertrauen die Beziehung trägt. Bis diese Schwelle erreicht ist, bedarf es vieler Momente, in denen wir unseren Klienten wiederholt zeigen, dass wir sie mit ihrer Erfahrung und ihrem Erleben verstehen und ihnen zur Seite stehen.

An den Beginn eines traumasensiblen Begleitungsprozesses gehört neben dem Beziehungsaufbau ebenso, dass Halt gebende Ressourcen gefunden und verkörpert werden. Hierzu zählen sowohl einfache »Kleinstressourcen« – wie ein Anker der Sicherheit im Beratungsraum in Form von Gegenständen, Bildern oder Symbolen – als auch das Erkunden und Bewusstmachen von inneren, äußeren und relationalen Ressourcen im Leben des Klienten.

Im Rahmen der Ego-State-Arbeit suchen wir ressourcenreiche Anteile. Hierbei zahlt es sich besonders aus, wenn die ressourcenreichen Anteile sorgfältig erkundet und spürbar aktiviert werden, denn sie werden im späteren Verlauf als co-regulierende Instanzen benötigt, die einen beruhigenden und transformierenden Einfluss auf traumanahe Anteile haben können. Nicht selten ist es eine Herausforderung für Begleiter, diese vorbereitenden und fundamentalen Schritte durchzuführen, da viele Klienten den Eindruck haben, diese »nette« Arbeit würde ihnen nicht helfen, um ihre Probleme zu bewältigen. So manches Mal fühlt es sich so an, als würde man um den eigentlichen heißen Brei herumschleichen und dabei Zeit verlieren. Umso wichtiger ist die Psychoedukation und die Tatsache, dass der Prozessverlauf für die Betroffenen stets transparent ist. Gerne verwende ich die Metapher einer langen Wanderung, die ich meinen Klienten in etwa so vorstelle:

»Stellen Sie sich vor, wir würden uns zusammen auf eine lange Wanderung begeben. Vor uns liegt ein hoher Berg, den wir hinter uns lassen wollen. Damit uns diese Reise gelingen kann, brauchen wir eine gute Ausrüstung und genügend Proviant. Doch bevor wir überhaupt auf diese Reise gehen können, sollten wir uns um unsere körperliche Fitness kümmern und genügend Kraft aufbauen, um auch bei schlechtem Wetter und auf steilen Wegabschnitten nicht die Kraft zu verlieren. Außerdem sollten wir uns genügend Zeit nehmen, um ein gutes Team zusammenzustellen, um das wichtige Gepäck nicht alleine tragen zu müssen und ortskundige Gefährten zu haben. Zudem werden wir uns die Landkarte genau ansehen, um darauf vorbereitet zu sein, welche Landschaften wir durchschreiten müssen, um sicher und gesund an unser Ziel zu kommen. Dann können wir beginnen, den Weg zu gehen.«

Der Berg steht hier für das problemhafte Erleben, das wir überwinden wollen. Ausrüstung und Proviant stehen für die Ressourcen, die wir benötigen. Die Fitness ist eine Metapher für die Fähigkeit zur Selbstregulation, die wir mit Regulationsübungen stärken können. Das gute Team ist ein Sinnbild für die ressourcenreichen Anteile, die als Co-Regulatoren im Inneren gebraucht werden. Die Vorstellung, sich eine Landkarte genau anzusehen, ist eine Allegorie für die notwendige Psychoedukation, die es ermöglicht, sich im Prozess immer wieder zu orientieren und einzuordnen, was gerade im Inneren des Klienten geschieht. Die Metapher der Reise eignet sich hervorragend, um in der Prozessbegleitung immer wieder daran zu erinnern, dass man gemeinsam unterwegs ist und sich auf einer vielschichtigen »Reise« befindet, die Schritt für Schritt gegangen werden will und die man bewusst gestalten und erleben kann.

Prinzipien und Leitlinien für die Durchführung eines traumasensiblen Coachingprozesses mit Ego-States

Im traumasensiblen Coaching mit Ego-States ist es wichtig, Prozesse sicher und souverän zu führen. Hierbei besteht eine wesentliche Aufgabe darin, der Sogwirkung von Traumadynamiken zu widerstehen und nicht unbeabsichtigt in Traumainhalte gezogen zu werden, die ohne traumatherapeutische Skills in dysregulierte Zustände führen können. Wie kann es gelingen, in die Tiefe zu gehen, ohne in Traumainhalte abzudriften? Wie können wir mit traumanahen Anteilen arbeiten, ohne in eine Traumaexposition hineinzugeraten? Hierfür gibt es ein paar Orientierungspunkte, die Sicherheit in die Prozesssteuerung bringen:

Indirekte Kommunikation mit Anteilen

Um die Intensität des Erlebens gut steuern zu können, ist es hilfreich, die Kommunikation mit Ego-States indirekt zu gestalten, sie also als »dritte Personen« zu betrachten.

> Als Armin an seinem imaginierten Besprechungsort auf seine inneren Anteile traf, fragte ich ihn, was sein kindlicher Anteil gerne mitteilen würde, wodurch Armin in einen inneren Dialog mit ihm treten konnte. Armin, als bewusst beobachtender Akteur (das exekutive Ich), übermittelte mir die Antwort. Sobald er sich direkt in einen Anteil hineinversetzte, bat ich ihn, zurück in die Beobachterposition zu kommen, um die Anteile zu befragen und damit etwas mehr Distanz und Steuerungsfähigkeit zu erlangen.

Um Dissoziation oder Überflutungszustände zu vermeiden, sind Anker der Sicherheit im Hier und Jetzt wichtige Helfer. Eine akute Dysregulation kann sich entwickeln, wenn Klienten den Kontakt zum Hier und Heute und zu unserer Sicherheit gebenden Präsenz verlieren. Wenn sich dies abzeichnet, ist eine augenblickliche Reorientierung im Hier und Jetzt das Mittel der Wahl, um wieder in die Balance zu kommen und das Nervensystem in der Sicherheit des Moments zu verankern. Diese Intervention kann oft sehr klein, elegant und fast unmerklich sein, indem wir die Aufmerksamkeit des Klienten auf einen Anker der Sicherheit lenken. Damit das gelingt, ist es wichtig, die vorbereitenden Schritte aus dem vorangegangenen Abschnitt gewissenhaft zu gehen und Sicherheit gebende Aspekte stabil zu installieren.

Wenn wir feststellen, dass der Klient zur Dissoziation neigt, was sich von außen oft wie ein Wegdriften und ein Verlust an Verbundenheit anfühlt, ist es hilfreich, die Arbeit auf der inneren Bühne nicht über Imaginationstechniken mit geschlossenen Augen zu vollziehen, sondern durch Externalisierungstechniken.

Externalisierungstechniken

Woltemade Hartman und andere Experten und Expertinnen der Ego-State-Therapie haben hilfreiche Externalisierungstechniken entwickelt, wie etwa die Leere-Stuhl-Technik oder innere Landkarten. Es ist ein großer Irrtum zu glauben, dass nur dann etwas passiert, wenn es spektakulär, emotional intensiv oder auf andere Weise beeindruckend abläuft. Die Arbeit mit inneren Anteilen ist Beziehungsarbeit, und auch hier gilt, dass es weitreichende positive Folgen hat, wenn wir einen Vertrauensbildungsprozess und sichere Verbindungen etablieren, auch wenn das oft leise und langsam geschieht. Ego-States, die in Zuständen eingefroren sind, die durch mangelnde Bindungssicherheit und schlechte Erfahrungen mit Menschen entstanden sind, entwickeln sich weiter, wenn sie neue und korrigierende Erfahrungen mit uns – als Menschen, die ungefährlich sind – machen können. Auch hier kann es fast unmerklich und sanft zugehen, wenn etwa ein Anteil über einen Zeitraum von einigen Sitzungen einfach immer wieder einmal mit Wohlwollen betrachtet wird – ohne einen Wunsch oder ein Anliegen, das wir an ihn richten (wie etwa zu sprechen oder näherzukommen). Aus meiner Erfahrung gilt in der Traumaarbeit – gleich ob in Therapie oder Coaching – der Grundsatz: »Weniger ist mehr, wenn es genug vom Richtigen ist.«

Ressourcenarbeit

Ein traumasensibler Prozess gelingt sicher und schonend nur mit ausreichenden und zugänglichen Ressourcen. Sie sind, um im Bild zu bleiben, der Proviant und die Begleiter auf der Reise. Eine elementar wichtige Ressource, um sichere Prozesse zu gestalten, sind ressourcenreiche innere Anteile. Sie zeichnen sich dadurch aus, dass sie in einem regulierten Zustand verankert sind. Das bedeutet, dass sie Sicherheit verkörpern. Fast alle Klienten, die ich in meiner Praxis begleiten durfte, finden ohne Schwierigkeiten solche Anteile in sich. Die Zauberfrage, die ich gerne stelle, wenn jemand zweifelt, ob es einen ressourcenreichen Anteil gibt, lautet:

> »Was hat dir geholfen, bis hierher zu kommen, nicht aufzugeben und heute hier zu sitzen?«

Ressourcenreiche Anteile bringen ein Nervensystem in Balance. Sie sind wohltuend und verbunden mit dem, was wohltut. Sie sind Repräsentanzen von unversehrten Aspekten und Kräften unserer Klienten. Sind sie aktiv, erleben unsere Klienten Sicherheit in ihrem Inneren. Zur Bewältigung von Trauma und zur Linderung von Traumafolgen sind diese Anteile so etwas wie hochwirksame Medizin. Den Kontakt zu ihnen sollten wir mit den Klienten ausgiebig erkunden und kultivieren, sodass sie bewusst spüren können, welcher Zustandswechsel sich in ihnen vollzieht, wenn sie mit diesen Anteilen in Kontakt treten und sich verbinden. Ein Zustandswechsel äußert sich in einer Regulierung des Nervensystems.

Im Falle von Armin spielten zwei ressourcenreiche Anteile eine wichtige Rolle: zum einen seine innere Stärke, die sich als inneres Bild in Form eines buddhistischen Mönches zeigte. Seine Anwesenheit führte schnell zu einer spürbaren Beruhigung, besonders dann, wenn Armin sich vorstellte, dass der Mönch sich aufrecht und friedvoll vor seinen kindlichen Anteil stellte. Zum anderen genoss Armin die erhebende und Zuversicht spendende Energie eines Harlekins, der seine unversehrte Kreativität und Schaffenskraft verkörperte. Er war in der Lage, das Vater-Introjekt mit einem Zauberstab zum Verstummen zu bringen – und das mit großer Leichtigkeit. Diese Vorstellung bewirkte in Armin eine tiefe Entspannung. Lebensenergie, die ihn aus der Starre und Empfindungen der Ohnmacht führte, wurde freigesetzt.

Ressourcenreiche Ego-States übernehmen im Prozess also die Aufgabe der Co-Regulation auf der inneren Bühne. Man könnte sagen, dass die Arbeit mit Anteilen eine Art »Selbst-Co-Regulation« ermöglicht. Diese Erfahrung nehmen Klienten oft als enorm selbstwirksam wahr, und sie führt im Laufe der Zeit zu einem schönen Gefühl der Selbstverbundenheit.

Prinzipien und Leitlinien für die Vollendung eines traumasensiblen Coachingprozesses mit Ego-States

Integrationsprozesse sind selten durch ein klares Ende gekennzeichnet. Dennoch ist es wichtig, dafür sensibel zu sein, wann ein Prozess sich im Sinne eines Wegabschnitts als abgeschlossen wahrnehmen lässt. Um traumasensible Coachingprozesse so abzuschließen, dass die Klientinnen und Klienten gestärkt und zuversichtlich weitergehen, können folgende Dinge hilfreich sein:

Handwerkszeug und regulierende Routinen

Wir müssen nicht die Erwartung an unsere Arbeit und unsere Klienten haben, dass Letztere glücklich und sorgenfrei den Beratungsprozess abschließen. Ein realistisches und wesentlich nützlicheres Ziel wäre, dass sie unsere Praxis verlassen und wissen, wie sie sich selbst gut regulieren können und was ihnen hilft, ihre Stabilität zu wahren. Die traumasensible Arbeit folgt dem Anliegen, die Selbstwirksamkeit ehemals ohnmächtiger Traumabetroffener zu fördern. Sie sollen mit sich und ihren Zuständen im Alltag möglichst souverän und wohlwollend umgehen und mit diesen Fähigkeiten nach und nach ihre Innenwelt und ihre Verhaltensmuster verändern können.

Daher hilft es sehr, wenn wir ihnen in der gemeinsamen Arbeit ein Werkzeug an die Hand geben, das sie in stärkende Routinen in ihren Alltag übertragen können. Dazu gehört etwa, einen geborgenen Ort zu gestalten und innere Dialoge mit ressourcenreichen Anteilen zu kultivieren, sowie körperorientierte Übungen, um das Nervensystem zu regulieren.

Die Fähigkeit, die eigenen autonomen Zustände zu erkennen und zu benennen, hilft den Betroffenen sehr, sich stabiler in der Beobachterrolle zu verankern und sich weniger in die dysregulierten Zustände verletzter innerer Anteile hineinziehen zu lassen. Auch dieser Fakt stärkt die Selbstregulationsfähigkeit. Zugleich ist es ein Prozess, die eigenen autonomen Zustände erkennen zu lernen. Hierfür eignen sich spezifische Werkzeuge, wie sie etwa von Deb Dana entwickelt wurden. So können Klienten beispielsweise spezielle Diagramme (Landkarten) oder Skizzen nutzen, um die autonomen Zustände ihres Nervensystems zu erkunden. Zusätzlich lässt sich gemeinsam explorieren, in welchen Zuständen sich innere Anteile gegenwärtig befinden – so, wie am Beispiel von Armin beschrieben. Je genauer ein Klient weiß, in welchen Zuständen seine inneren Anteile gefangen sind, desto gezielter kann er auf sie einwirken.

Armin berichtete mir eines Tages stolz und erleichtert von folgender Situation: In einem stressigen Moment auf der Arbeit, bei dem es um die Aufgabenverteilung in einem Projekt ging, begann er, Zugeständnisse zu machen, die ihn bald in eine Überforderungssituation zu bringen drohten. Er bemerkte, dass sein beschämter kindlicher Anteil aktiviert worden war, der in einem Zustand ängstlicher Übererregung versuchte, es für alle recht zu machen. Armin wandte augenblicklich eine unauffällige Atemtechnik zur Selbstregulation an, die wir in der Praxis erarbeitet hatten. So konnte er den Zustand seines inneren Anteils beruhigend auffangen und wieder selbst die Führung der Situation übernehmen.

Die Zusammenarbeit mit Armin endete nach wenigen Monaten. Durch die co-regulierende Wirkung seiner ressourcenreichen Ego-States und die wachsende Kompetenz der Selbstregulation fand er recht schnell aus dem Zustand der Handlungsunfähigkeit hinaus. Wir navigierten durch eine Phase der großen Wut auf seinen Vater, die ihm zu echter Emanzipation verhalf, sodass der Druck, es dem Vater beweisen zu müssen, weichen konnte. Der funktionale Anteil, der ohne Pause leistete, konnte sich nach und nach entspannen und begann, zu einem besonnenen Hüter der verfügbaren Kraft zu reifen. Armin entschied sich dazu, die Beförderung anzunehmen und gute Konditionen für sich auszuhandeln, die ihm helfen sollten, ein neues Lebensgefühl zu finden – jenseits von Hochdruck und Versagensangst. Ob er sich eines Tages selbstständig machen würde, war keine drängende Frage mehr.

22.4 Diskussion

Im Grunde geht es immer um eines: das durch ein Trauma verloren gegangene Gefühl von Sicherheit im Hier und Jetzt wiederherzustellen. Der niederländische Psychiater und Autor Bessel van der Kolk bringt es in einem Kernsatz seiner Arbeit auf den Punkt: »Safety is the presence of connection« (Sicherheit bedeutet die Präsenz von Verbindung). Es geht darum, Menschen die Hand zu reichen, um sie aus den Schatten der Vergangenheit ins Licht der Gegenwart zu begleiten. Die leitenden Prinzipien für diese heilsame Art der Begegnung sind in jedem Kontext gleich: menschliche Verbundenheit, die Einladung in eine wohlwollende Haltung und das Bewusstsein, dass alles, was wir fühlen, Sinn ergibt. Diese Aspekte verhelfen unseren methodischen und fachlichen Fähigkeiten, gleich ob therapeutischer oder beraterischer Natur, zu nachhaltiger Wirksamkeit, weil sie es möglich machen, im Angesicht erschütternder vergangener Geschehnisse im Hier und Heute anzukommen und es als einen Ort der Sicherheit und der neuen Möglichkeiten kennenzulernen. Hierbei kann die traumasensible Arbeit mit inneren Anteilen ein wesentlicher Schlüssel sein, da sie den Klienten vielfältige Möglichkeiten bietet, in ihrem eigenen Inneren Verbundenheit zu kreieren und dadurch eine Balance herzustellen. Wenn ressourcenreiche Anteile co-regulierend auf traumanahe Anteile einwirken können, ergibt sich eine Dynamik, die nachhaltig heilsam ist. So sehen wir im inneren System eines Menschen dieselben wohltuenden Effekte, wie wir sie in der Welt betrachten können: Durch gelingende Co-Regulation und Selbstregulation erhöht sich das Maß an Verbundenheit. Und Verbundenheit ist – im Innen wie im Außen – das wesentliche Element für korrigierende Erfahrungen, die es ermöglichen, die verlorengegangene Sicherheit im Leben (wieder) zu finden.

22.5 Literatur

Brisch, K. H. (1999): Bindungsstörungen. Von der Bindungstheorie zur Therapie. Stuttgart (Klett-Cotta).

Dana, D. (2022): Der Vagusnerv als innerer Anker. Angst und Panik überwinden, Ruhe und Stärke finden. München (Kösel), 3. Aufl.

Gómez, A. M. a. J. Hosey (2025): The handbook of complex trauma and dissociation in children. Theory, research, and clinical applications. London (Routledge).

Porges, S. W. (2004): Neuroception – a subconscious system for detecting threats and safety. Zero to three. *Bulletin of the National Center for Clinical Infant Programs* 24 (5): 19–24.

Thompson, G. S. (2025): Polyvagal theory and the autonomic nervous system. In: A. M. Gómez a. J. Hosey (eds.): The handbook of complex trauma and dissociation in children. Theory, research, and clinical applications. London (Routledge), pp. 143–166.

Van der Kolk, B. (2015): Verkörperter Schrecken. Traumaspuren in Gehirn, Geist und Körper und wie man sie heilen kann. Lichtenau (Probst), S. 97.

Wallin, D. J. (2016): Bindung und Veränderung in der psychotherapeutischen Beziehung. Grundlagen und Anwendung. Lichtenau (Probst).

23 Ego-State-Coaching als Werkzeug innerer Führung – Stakeholder-orientiertes Selbstmanagement für Führungskräfte

Lucia Anna Biberacher

Abstract

Die Ego-State-Arbeit ist seit vielen Jahren ein anerkanntes Therapiekonzept zur Behandlung psychischer Erkrankungen im Allgemeinen sowie von Traumata im Speziellen. Bislang war die Ego-State-Arbeit jedoch vor allem Psychotherapeut:innen vorbehalten. Das Konzept bietet jedoch auch im Bereich der nichtpathologischen Veränderungs- und Entwicklungsarbeit viele Vorteile für Klient:innen. Dieser Artikel gibt anhand von Theorie, Fallbeispielen und praktischen Übungsanleitungen eine Einführung in die praktische Arbeit mit Ego-States im Führungskräfte- und Karrierecoaching. Es wird dabei insbesondere eingegangen auf den Mehrwert der Psychoedukation von Führungskräften zur Wirkung von Ego-States, auf das Vorgehen im Ego-State-Coaching bei Veränderungs- und Persönlichkeitsentwicklungszielen sowie in Entscheidungssituationen.

Schlüsselwörter: Ego-State-Coaching, Persönlichkeitsentwicklung, Führungskräfteentwicklung, Karrierecoaching, Selbstmanagement, Entscheidungsfindung, Ambivalenzmanagement

23.1 Einführung

Ethikorientierte Führung basiert nach Frey und Kollegen (2010) auf der Prämisse des Respekts vor den legitimen Bedürfnissen aller relevanten Stakeholder. Zentrale Stakeholder von Führungskräften sind beispielsweise Mitarbeiter:innen, eigene Vorgesetzte, Shareholder, Kund:innen und Lieferanten. Für Führungskräfte ist es eine tägliche Herausforderung, deren Bedürfnisse zu balancieren und bei Entscheidungen abzuwägen, welchen Stakeholdergruppen gegebenenfalls der Vorzug gegeben werden soll oder ob ein Kompromiss zu finden ist.

Im Coachingkontext, in dem häufig auch Themen der Selbstführung angesprochen werden, kann das Modell der ethikorientierten Führung auch auf das innere

System angewendet werden. Dabei geht es für Klient:innen um die Frage, welche relevanten Stakeholder im inneren System (Ego-States) vorhanden sind und welche Bedürfnisse diese haben. Häufig sind den Klient:innen weder ihre inneren Anteile noch deren Bedürfnisse und Motive bewusst. Eine Bewusstwerdung sowie ein aktiver Einbezug von Ego-States nicht nur im beruflichen Kontext sind jedoch mit zahlreichen Vorteilen für Klient:innen verbunden.

Ego-State-Arbeit bedeutet Arbeit an und Entwicklung der eigenen Persönlichkeit. Eine zentrale Voraussetzung für die Arbeit mit Ego-States im Coachingkontext ist, dass Klient:innen bereit und motiviert sind, aktiv an ihrer Persönlichkeit zu arbeiten. Ist diese Grundvoraussetzung gegeben, eröffnet sich im Coaching eine Vielzahl von Anwendungsfeldern.

In diesem Beitrag werde ich auf fünf dieser Anwendungsfelder detaillierter eingehen. Der gemeinsame Nenner aller Anwendungsfelder ist jedoch, dass das Verständnis von und die Arbeit mit Ego-States das Coaching auf ein anderes Level hebt, da es die Multiplizität der Persönlichkeit berücksichtigt. Wird dies im Coaching nicht mitberücksichtigt, findet das Coaching meist mit dem oder den dominantesten Ego-State(s) statt, was langfristig nicht zwingend zu richtigen Entscheidungen, klugen Entwicklungsschritten oder zum Persönlichkeitswachstum der Gesamtpersönlichkeit führen muss.

Ziel des Artikels ist es, Ihnen die praktische Arbeit mit Ego-States im Führungskräfte- und Karrierecoaching anhand von Theorie, Fallbeispielen und praktischen Übungsanleitungen näherzubringen. Sie werden daher im Laufe des Kapitels eine detaillierte Darstellung zu folgenden Kernaussagen finden:

- Abschnitt »Sensibilisierung von Führungskräften« (s. S. 720): Ego-States sowohl aufseiten der Führungskraft als auch aufseiten von Mitarbeiter:innen, Führungskolleg:innen und Vorgesetzten sind in permanenter Interaktion miteinander. Ein bewusstes Management der eigenen Ego-States durch Führungskräfte verbessert deren Führungskompetenz.
- Abschnitt »Ego-State-Coaching bei Veränderungszielen« (s. S. 722): Der Einbezug von Ego-States in das Coaching bei Veränderungszielen kann der zentrale Schlüssel sein, um von der Veränderungsintention zur Umsetzung zu gelangen.
- Abschnitt »Ego-State-Coaching zur generellen Persönlichkeitsentwicklung« (s. S. 728): Das aktive Management der legitimen Bedürfnisse aller Ego-States kann sowohl die Führungsarbeit verbessern als auch die langfristige Zufriedenheit und Gesundheit der Gesamtpersönlichkeit fördern.
- Abschnitt »Aktive Entwicklung von Ego-States im Coaching« (s. S. 732): Ego-States lassen sich im Coaching gemeinsam mit Klient:innen aktiv entwickeln. Sie fragen sich: Wie? Das erfahren Sie in diesem Abschnitt.
- Abschnitt »Ego-State-Coaching in Entscheidungssituationen« (s. S. 734): Ego-States spielen eine wichtige Rolle bei Karriereentscheidungen. Um eine langfristige Zufriedenheit der Gesamtpersönlichkeit mit einer Entscheidung

sicherzustellen, ist es essenziell, alle relevanten Ego-States aktiv in den Entscheidungsprozess einzubeziehen.

23.2 Sensibilisierung von Führungskräften für die Wirkung von Ego-States

In der Ego-State-Arbeit werden primär vier verschiedene Kategorien von Ego-States unterschieden (Fritzsche u. Hartman 2010):

1) ressourcenreiche Ego-States und positiv wirkende Introjekte
2) problemassoziierte Ego-States
3) traumaassoziierte Ego-States
4) hybride/*blended* Ego-States und Introjekte (ebd.)

Im Coachingkontext arbeiten wir ausschließlich mit den ersten beiden Kategorien. Mit traumaassoziierten sowie hybriden/*blended* Ego-States und Introjekten sollte man ausschließlich im psychotherapeutischen Kontext mit einer entsprechend geschulten Psychotherapeut:in arbeiten.

Ego-States spielen auf mehreren Ebenen eine Rolle in der Führungsarbeit. Zunächst sind die Ego-States der Führungskraft relevant, die sich in der Führungsarbeit zeigen. Viele Führungskräfte entwickeln im Laufe Ihrer Karriere einen Führungs-State, der auch in der Führungsarbeit zumeist das Zepter in die Hand nimmt. Zudem kann einer Führungskraft auch ein kleines Team an Führungs-States zur Verfügung stehen, je nach situativer Anforderung. Ein Team-Event erfordert beispielsweise ein anderes Verhalten der Mitarbeitenden gegenüber als eine verfahrene Konfliktsituation zwischen verschiedenen konkurrierenden Bereichen eines Unternehmens.

Gerade in schwierigen oder konfliktreichen Situationen können aber auch andere Ego-States, beispielsweise kindliche Ego-States, plötzlich und von der Führungskraft nicht intendiert das Ruder übernehmen. Das Auftreten dieser Ego-States ist unter Umständen von der Führungskraft weniger gewünscht und gegebenenfalls sogar schambehaftet.

Fallvignette

Eine junge Führungskraft beschreibt im Coaching, dass sie in der Interaktion mit einem sehr dominanten und teils verletzenden Vorgesetzten gelegentlich anfing zu weinen. Sie versuchte, dieses Weinen zu unterdrücken, doch in bestimmten Triggersituationen war dieser Prozess für sie nicht mehr kontrollierbar. Im Coaching kristallisierte sich heraus, dass der gemeinsame Nenner dieser Triggersituationen darin lag, dass die Klientin sich machtlos und unterdrückt fühlte. Der Ego-State war in einer langanhaltenden Mobbingerfahrung in der Kindheit entstanden. Die Klientin entwickelte in dieser Zeit einen »weinenden Ego-State«, da ihr Erwachsene zu Hilfe kamen, wenn sie weinte. Dieses für ein Grundschulkind angemessene Verhalten war im Erwachsenenalter nicht mehr adaptiv – führte doch eine weinende Führungskraft nicht dazu, dass Kollegen ihr zur Seite standen, sondern dass sie als psychisch labil galt und daher nicht für die weitere Karriereentwicklung vorgesehen wurde.

Aus dem Fallbeispiel geht eine wichtige Eigenschaft von Ego-States hervor. Sie kommen immer, um zu helfen. Problematisch wird dies erst dann, wenn die Bewältigungsstrategie des Ego-States nicht mehr adäquat für das Alter, die Position oder die Situation der Gesamtpersönlichkeit ist, wie im Fallbeispiel.

Neben den Ego-States der Führungskraft spielen auch die Ego-States von Mitarbeiter:innen, Kolleg:innen im Führungsteam sowie von Vorgesetzten eine Rolle. Das Wissen über Ego-States kann es Führungskräften erleichtern, in schwierigen Situationen das von Mitarbeiter:innen, Kolleg:innen oder Vorgesetzten gezeigte Verhalten adäquat zu deuten und darauf professionell zu reagieren.

Fallvignette

Eine Führungskraft berichtete im Coaching von einem Teamworkshop, bei dem es zu starken Konflikten unter den Teammitgliedern kam. Die Auseinandersetzung der Mitarbeiter:innen untereinander sei laut der Führungskraft immer »kindischer« geworden. An einem bestimmten Punkt hatte die Führungskraft vehement eingegriffen und ihr Team lautstark wissen lassen, »dass man nicht im Kindergarten sei«.

Vermutlich wurden bedingt durch die konflikthafte Situation kindliche States der Mitarbeiter:innen ausgelöst, und der darauf folgende Teamdiskurs wurde mit den kommunikativen Mitteln von Kindern ausgetragen.

Wie hätte eine Führungskraft mit entsprechendem Wissen über die Wirkung von Ego-States auf diese Situation adäquat reagieren können? Zunächst lässt sich festhalten, dass das Ziel einer professionellen Reaktion gewesen wäre, die erwachsenen Ego-States der Mitarbeiter:innen wieder anzusprechen, ohne dabei die kindlichen States zu verletzen oder zu beschämen. Die Führungskraft hätte die Kommunikation im ersten Schritt kindgerecht anpassen können. Wenn sie zuvor gestanden hat, hätte sie sich gesetzt, um mit den Mitarbeiter:innen auf Augenhöhe zu sprechen. Sie hätte in einem milden Ton sagen können, dass sie den Eindruck habe, allen würde eine Pause guttun. Nach der Pause könnte sie die Mitarbeiter:innen in Kleingruppen die aktuelle Konfliktsituation nach bestimmten Kriterien analysieren lassen. Da es sich bei logischen Analysen eher um die Kompetenz von Erwachsenen handelt, hätte die Führungskraft gute Chancen gehabt, die erwachsenen Ego-States der Mitarbeiter:innen im Workshop wieder anwesend zu haben.

Aus diesem Beispiel geht hervor, dass bereits die Sensibilisierung von Führungskräften im Sinne einer Psychoedukation für das Wirken von Ego-States zu einer Verbesserung der Führungsarbeit führen kann. Die Komplexität in der Führungsarbeit entsteht zudem dadurch, dass Ego-States der Führungskraft in Interaktion mit den Ego-States der Mitarbeiter:innen gehen und aus einer äußerlichen Führungsdyade oder Führungskraft-Teamsituation eine komplexe Interaktion mehrerer innerer Teams entstehen kann. Um sich auch langfristig erfolgreich selbst führen und schwierige Führungsinteraktionen gestalten zu können, ist für Führungskräfte in einem nächsten Schritt auch das Kennen und Führen der eigenen Ego-States wichtig. Darum wird es im nächsten Abschnitt gehen.

23.3 Aktives Selbstmanagement durch Ego-State-Coaching

In der Einführung habe ich darauf verwiesen, dass es für eine Führungskraft wichtig ist, die legitimen Bedürfnisse aller relevanten inneren Stakeholder zu berücksichtigen. Nun stellt sich die Frage, mit welchen Ego-States im Coaching gearbeitet werden kann. Ich möchte das Vorgehen anhand dreier unterschiedlicher Zielsetzungen von Klient:innen erläutern. Im ersten Fall geht es um Klient:innen, die mit einem konkreten Veränderungsziel zum Coaching kommen, im zweiten Fall um die Entwicklungsziele von Klient:innen und im letzten Fall um berufliche Entscheidungssituationen.

Ego-State-Coaching bei Veränderungszielen

Veränderungsziele sind klassische Coachinganlässe. Klient:innen kommen beispielsweise mit dem Anliegen, selbstbewusster aufzutreten oder in konfliktreichen Situationen weniger aufbrausend zu reagieren. Klient:innen schildern im Erstgespräch gelegentlich eine Situation, in der sie plötzlich ein Verhalten gezeigt haben, das sie in dieser Form nicht gewohnt sind und das sie irritiert hat. In diesem Fall ist es zunächst wichtig, die Lebenswelt der Klient:innen zu verstehen. Wie ist deren berufliche und private Situation? Gibt es spezielle Hobbys oder Interessen? Diese Informationen werden später für die Hypothesen zu ressourcenvollen Ego-States relevant sein. Anschließend lässt man sich im Rahmen einer »lösungsorientierten Problemanalyse« (Bamberger 1999, S. 86 ff.) von den Klient:innen das Problem genau schildern. Beispielhaft seien dafür folgende Fragen genannt:

- In welchen Situationen tritt es auf?
- Gibt es situative Unterschiede?
- Was haben die Klient:innen bislang unternommen, um das Thema in den Griff zu bekommen?

Während Klient:innen das Problem schildern, gilt es für Coaches, auf die Sibam-Elemente nach Levine (2013, S. 178) zu achten, bzw. auch gezielt nachzufragen. Das Akronym Sibam steht für:

- ***S**ensation:* Welche Empfindungen haben Klient:innen im Inneren des Körpers (interozeptive Empfindungen) in der beschriebenen Situation? Diese können kinästhetisch (z. B. Muskelspannung), propriozeptiv (Bewegung und das Erleben des Raumes um den Körper), vestibulär (Gleichgewicht und Bewegungen) oder viszeral (Zustand der inneren Organe und Blutgefäße) sein.
- ***I**mpression:* Welche Sinneseindrücke von außen nehmen Klient:innen in der beschriebenen Situation wahr? Was sehen (*v*isuell), hören (*a*uditiv), tasten (*k*inästhetisch, hier im Sinne des Tastsinns), riechen (*o*lfaktorisch) und schmecken (*g*ustatorisch) sie? Die fünf äußeren Sinneseindrücke lassen sich mithilfe des Akronyms Vakog gut merken.
- ***B**ehaviour:* Welches Verhalten zeigen Klient:innen? Dies kann zum einen ein von Klient:innen in der betreffenden Situation beschriebenes Verhalten bedeuten, zum anderen ein in der Coachingsituation beobachtbares Verhalten in Form von Gesten, Gesichtsausdruck, Körperhaltung oder der Art der Atmung.
- ***A**ffect:* Welche Basisemotionen (Freude, Traurigkeit, Angst, Ärger, Ekel, Überraschung) werden erlebt? Wird in der beschriebenen Situation überhaupt eine Emotion wahrgenommen? Neben den sechs Basisemotionen beschreiben Levine (2013) und Gendlin (1998) auch den sogenannten *felt sense* – also eine gefühlte Wahrnehmung, die nicht eindeutig einer der sechs Basisemotionen zuordenbar ist, sondern vielmehr eine körperliche Gefühlsschattierung auf einem Kontinuum zwischen den Polen »gut« und »schlecht« darstellt.
- ***M**eaning:* Welche kognitive Bedeutung schreiben Klient:innen der beschriebenen Gesamtsituation zu? Hier fließen auch alle Aspekte der vier zuvor beschriebenen Elemente ein.

Eine genaue Analyse dieser fünf Sibam-Elemente ist deshalb so wichtig, weil sie die entscheidenden Hinweise für die später folgende Transformation gibt. Bei dieser geht es häufig auch darum, bestimmten Situationen oder Ereignissen eine neue Bedeutung zuzuschreiben.

Fallvignette (Fortsetzung)

Die Coaching-Klientin mit dem »weinenden Ego-State« beschrieb beispielsweise, dass sie sich in den Situationen »wie gelähmt« (kinästhetisch) fühlte und ihr Gesichtsfeld »wie von Scheuklappen« (visuell) eingeschränkt war. Sie empfand große Wut (Affekt), der sie aufgrund der Lähmung jedoch keinen Ausdruck verleihen konnte, und nahm sich selbst als »Versagerin« (*meaning*) wahr, weil sie nicht in der Lage war, für ihre eigenen Ziele zu kämpfen.

Anschließend sollen die Klient:innen ihren gewünschten Zielzustand möglichst präzise beschreiben. Auf dieser Basis kann das klassische Vorgehen der Ego-State-Arbeit nach dem Saria-Modell (Phillips u. Frederick 2003, Adaptation durch Fritzsche u. Hartman 2010; Hartman 2018) angepasst an den Coachingkontext erfolgen.

Die fünf Phasen des Saria-Modells werden sowohl im Coaching als auch in der Therapie zirkulär durchlaufen. Dies bedeutet, dass man in einer späteren Phase immer wieder, wenn nötig, zu einer früheren Phase zurückkehren kann und sollte.

Phase 1: Sicherheit und Stabilisierung (S)

Sicherheit und Stabilisierung haben im Therapiekontext sicherlich einen viel größeren Umfang als im Coaching. Gerade die Stabilisierung ist häufig bereits eines der wichtigsten Therapieziele (Fritzsche 2013; Hartman 2022). Dennoch spielt diese Prozessphase auch im Coaching eine wichtige Rolle. Im Coachingkontext wird an dieser Stelle häufig von der Aktivierung von Ressourcen gesprochen, die im weiteren Verlauf des Coachings für die Erreichung des Coachingziels relevant sind. Wichtige Übungen können hier beispielsweise die Arbeit mit der inneren Stärke oder mit inneren Helfern sein (eine detaillierte Beschreibung dieser Übungen finden Sie bei Fritzsche und Hartman 2010), ebenso wie das Etablieren eines inneren Wohlfühlortes oder die Exploration ressourcenvoller Ego-States. Idealerweise werden in diesem Zusammenhang auch Techniken der Selbsthypnose eingeführt.

Phase 2: Aktivierung relevanter Ego-States (A)

In der zweiten Phase des Saria-Modells geht es um den sicheren Zugang zu den für den Coachingprozess relevanten Ego-States. In einer ersten Sitzung wird ausschließlich der Zugang zu ressourcenreichen Ego-States gesucht. Aus dem Erstgespräch mit Klient:innen können Coaches wichtige Hinweise auf mögliche ressourcenreiche Ego-States gewinnen. Haben Klient:innen von bestimmten Hobbys oder Interessen berichtet, lässt sich die Hypothese formulieren, dass es beispielsweise einen besonders sportlichen oder künstlerischen Anteil gibt. Um ein gutes inneres Setting fürs Coaching herzustellen, ist es empfehlenswert, neben dem in Prozessphase 1 etablierten inneren sicheren oder Wohlfühlort (McNeal 2024) auch einen gemeinsamen inneren Arbeitsraum mit Klient:innen zu etablieren. Genauso wie man im äußeren Leben ungern in seinem Wohnzimmer wichtige Arbeitsmeetings abhalten möchte, wollen wir auch im Inneren die Coachingarbeit vom inneren Wohlfühlen räumlich trennen. Ziel dieser Coachingsitzung ist das horizontale Kennenlernen sowie die vertikale Vertiefung der jeweiligen Ego-States.

Klient:innen werden zunächst gebeten, die in Prozessphase 1 erlernte Selbsthypnose anzuwenden und sich anschließend in einen inneren Arbeitsraum zu begeben. Je fokussierter Klient:innen bei dieser Arbeit sind, desto eher kann ein sicherer Zugang zu den für das Coachingziel relevanten Ego-States gefunden werden. Sind Klient:innen ganz auf das hier und jetzt Relevante fokussiert, können folgende Fragen einen Zugang zu den ressourcenreichen Ego-States ermöglichen (vgl. Hartman 2021a):

- »Ich habe mich gefragt, ob es einen Anteil in [Name: Klient:in] gibt, der oder die besonders [Verweis auf das Hobby, die Stärke oder die Begabung aus dem Vorgespräch] ist.«

- »Ich habe mich gefragt, ob es einen Anteil in [Name Klient:in] gibt, der schon immer für [Name Klient:in] da gewesen ist und dafür sorgt, dass es ihm/ihr gut geht.«
- »Ich habe mich gefragt, ob es einen Anteil in [Name Klient:in] gibt, der mir mehr über seine/ihre Stärken und Ressourcen erzählen kann.«

Für das vertikale Vertiefen der einzelnen Ego-States können folgende Fragen gestellt werden:

- Name und ggf. Titel des Ego-States
- Geschlecht (männlich, weiblich, divers, neutral) des Ego-States
- Alter des Ego-States
- wann dieser in das Leben der Klient:in getreten ist und ob es ein oder mehrere auslösende Ereignisse gab
- Rolle, Aufgabe und Funktion des Ego-States im Leben der Klient:in
- Wünsche und Bedürfnisse des Ego-States
- Werte und Weltanschauung des Ego-States
- Sichtweise des Ego-States auf Klient:in
- Wo im Körper der Klient:in ist der Ego-State lokalisiert, ist er an einer bestimmten Stelle wirksam?
- Welche weiteren Ego-States kennt der Ego-State und in welcher Beziehung steht er/sie zu ihnen?

Auf diese Weise verfährt man mehrmals hintereinander, um alle für das Coachinganliegen relevanten ressourcenreichen Ego-States kennenzulernen.

In der folgenden Coachingsitzung soll nun neben den ressourcenreichen Ego-States auch der Zugang zu problemassoziierten Ego-States gesucht werden. Erneut wenden Klient:innen die Technik der Selbsthypnose an und begeben sich an ihren inneren Arbeitsort. Je nach Belastungsgrad der Klient:innen kann es sinnvoll sein, dass sie sich zunächst an ihren inneren Wohlfühlort begeben und nach der Arbeit mit den problemassoziierten Ego-States auch dorthin zurückkehren. Folgende Fragen ermöglichen einen Zugang zu den problemassoziierten Ego-States (siehe Hartman, 2021b):

- »Ich habe mich gefragt, ob es einen Anteil in [Name Klient:in] gibt, der oder die mir mehr sagen kann über [Anliegen Klient:in].«
- »Ich habe mich gefragt, ob es einen Anteil in [Name Klient:in] gibt, der dafür verantwortlich ist, dass er/sie das Problem hat, dass [Anliegen Klient:in].«

Erneut werden ein vertikales Vertiefen anhand der oben genannten Fragen sowie ein horizontales Kennenlernen (falls mehrere Ego-States an der Problematik der Klient:innen beteiligt sind) praktiziert.

Diese Prozessphase erfordert eine intensive Nachbearbeitung durch den/die Coach, um die Transformation in der dritten Phase auf Grundlage der gesammelten Informationen zu planen. In der Nachbereitung sollen eine Einschätzung erfolgen, wo auf den acht Stufen der Integration (s. Phase 4) die Ego-States lokalisiert sind, sowie eine Einschätzung der Sibam-Elemente. Ein besonderes Augenmerk wird ebenfalls auf die Beziehungen zwischen den Ego-States gelegt.

Phase 3: Rehabilitation der problemassoziierten Ego-States (R)

In dieser Phase geht es um eine Rehabilitation, Transformation, Neuverhandlung, Neuerfahrung und Reintegration der problemassoziierten Ego-States. Die Rehabilitation findet bereits in den vorherigen Prozessphasen durch eine Würdigung und Wertschätzung der bisherigen Arbeit der Ego-States statt. Bei der Transformation geht es um die Entwicklung des oder der problemassoziierten Ego-States hin zu einem lösungsorientierten Unterstützer der Gesamtpersönlichkeit im Hier und Jetzt. Folgende beispielhafte Interventionen sind für den Coachingkontext anwendbar (vgl. auch Hartman 2023):

- Den Ego-State von der Vergangenheit (Regression) in die Gegenwart führen: Es kann genügen, einem Ego-State, der in der Kindheit verhaftet geblieben war, den Blick dafür zu öffnen, wie erfolgreich die Klient:in heute das Leben meistert, was er/sie bereits erreicht hat, und den Ego-State dazu einzuladen, an diesem Erfolg mitzuarbeiten.
- Den Ego-State von der Dissoziation zur Assoziation mit der Gesamtpersönlichkeit führen: Mit einem oder mehreren bislang scheinbar unkooperativen Ego-State(s) lassen sich in einer inneren Konferenz gemeinsam Regeln und Bedingungen der Zusammenarbeit mit anderen Ego-States aushandeln, um die Inter-State-Kommunikation und -Kooperation im inneren System zu verbessern.
- Wenn spezifische Sibam-Elemente von Ego-States überbeansprucht sind, können sie transformiert werden. Ein verengtes Gesichtsfeld kann imaginativ geweitet werden, und eine wahrgenommene Lähmung (Katalepsie) kann in Bewegung gebracht werden.
- Manchmal ist es auch nötig, eine neue Aufgabe oder eine neue Bewältigungsstrategie mit den Ego-States zu erarbeiten. So ließe sich ein ausgeprägter innerer Kritiker zu einem inneren Ratgeber transformieren.
- Ein ängstlicher, verletzter Ego-State kann in Sicherheit gebracht werden und Unterstützung durch ressourcenreiche Ego-States erfahren.

Phase 4: Integration der Gesamtpersönlichkeit (I)

In der Phase der Integration verlässt der Fokus der Coachingarbeit einzelne Ego-States und widmet sich wieder der Gesamtpersönlichkeit. Phillips und Frederick (2003, S. 212–213) beschreiben in ihrem ursprünglichen Modell der Persönlichkeitsintegration sieben Stufen. Diese wurden von Hartman (2023) um eine zusätzliche Stufe der Anerkennung erweitert. Abbildung 23.1 gibt einen Überblick über die auf den Coachingbereich angepassten Stufen der Integration. Gerade im Coaching-Setting ist es wahrscheinlicher, schnell zu den höheren Stufen der Persönlichkeitsintegration zu gelangen. Die Integration erfolgt während des gesamten Coachingprozesses mithilfe von Ego-States. Sie kann in Phase 2 bereits geschehen, wenn ein bislang unbewusster Ego-State bewusst wird, oder in Phase 3, wenn Ego-States in einen

Dialog kommen, die sich bislang fremd waren. Wichtig ist es, in dieser Phase zu beurteilen, auf welcher Stufe der Integration sich Klient:innen und die Ego-States nun befinden und ob diese Stufe bereits ausreichend ist, um die Coachingziele zu erreichen. Gegebenenfalls werden auch im Coaching noch mal zirkulär vorherige Phasen wiederholt, sollte das Erreichen einer höheren Stufe der Integration nötig sein.

8) Kontinuierliche Co-Bewusstheit
Innere Anteile bleiben dauerhaft in gegenseitiger Wahrnehmung und im geteilten Bewusstsein. Dadurch entsteht ein flexibler, integrierter Selbstzugang. Beispiel: Eine Führungskraft kann fließend zwischen »visionärem Leader«, »operativer Umsetzerin« und »förderndem Coach« wechseln, ohne innere Spannungen zu erleben.

7) Co-Bewusstheit
Innere Anteile teilen spontan Wahrnehmungen und Bewusstsein, sodass verschiedene Blickwinkel gleichzeitig präsent sein können. Beispiel: Während ein Anteil Begeisterung für ein neues Projekt empfindet, ist gleichzeitig die Vorsicht des Sicherheitsbewussten präsent – beide Sichtweisen sind sofort zugänglich.

6) Innere Erfahrungen teilen
Innere Anteile teilen ihre Gefühle, Befürchtungen und Wünsche miteinander, was Authentizität, Vertrauen und Kongruenz stärkt. Beispiel: Der »Verantwortungsvolle« und der »Abenteuerlustige« teilen die Sorge, aber auch die Neugier – beide gewinnen neue Perspektiven.

5) Anerkennung
Innere Anteile erkennen die Beiträge der jeweils anderen Anteile an und würdigen ihre Rolle im Gesamtsystem. Beispiel: Die »Kritikerin« wird nicht länger abgelehnt, sondern als wertvoller Hinweisgeber für Qualität gesehen. Der »spielerische Anteil« wird als Quelle für Kreativität anerkannt.

4) Kooperation fördern
Innere Anteile finden Wege, ihre unterschiedlichen Stärken auf gemeinsame Ziele hin zu nutzen. Beispiel: Der »Leistungsantreiber« und der »Selbstfürsorger« einigen sich auf nachhaltige Leistung durch ein gesundes Pausenmanagement.

3) Empathie entwickeln
Innere Anteile lernen, die Bedürfnisse, Verletzlichkeiten und Schutzfunktionen der jeweils anderen Anteile anzuerkennen. Beispiel: Der »Perfektionist« erkennt die Angst eines kindlichen Anteils vor Zurückweisung und entwickelt Verständnis dafür. Statt den »Selbstkritiker« zu bekämpfen, wird seine Schutzfunktion wertgeschätzt.

2) Kommunikation entwickeln
Innere Anteile treten in einen bewussten inneren Dialog miteinander, um ihre Perspektiven auszutauschen. Beispiel: Die »Visionärin« und der »Realist« diskutieren gemeinsam über eine anstehende Entscheidung.

1) Erkennen
Innere Anteile werden identifiziert, und es wird sichtbar, dass Konflikte häufig aus ihren unterschiedlichen Zielen entstehen. Beispiel: Die »Macherin« möchte schnell vorankommen, während der »Sicherheitsbewusste« Risiken minimieren will.

Abb. 23.1: Die 8 Stufen der Integration (Phillips u. Frederick 2003; Adaption durch Hartman 2023) angepasst auf den Coachingbereich

Phase 5: Anwendung im Alltag (A)

In dieser Phase geht es darum, das gestärkte innere Team auf der äußeren Bühne wirksam werden zu lassen. War es beispielsweise das Ziel des Coachings, selbstbewusster im Job aufzutreten, dann gilt es nun für Klient:innen, aktiv entsprechende Situationen aufzusuchen, die neue Kompetenz zu erproben und das Ergebnis anschließend im Coaching nochmals zu reflektieren. Für diese Phase kann das Woop-Modell von Oettingen (2015) hilfreich sein. Woop ist ein Akronym für Wish (was ist mein konkreter Wunsch oder konkretes Ziel?) – Outcome (was wäre das beste Ergebnis, wenn ich das Ziel erreiche?) – Obstacle (welches innere Hindernis könnte mich von der Umsetzung abhalten) – Plan (konkreter Wenn-dann-Plan zur Überwindung des Hindernisses). Eine konkrete Anwendung des Woop-Modells im Ego-State-Coaching findet sich im Abschnitt über »Ego-State-Coaching zur generellen Persönlichkeitsentwicklung« (s. u.).

Zusammenfassend lässt sich sagen, dass das Vorgehen im Coaching bei Veränderungszielen dem therapeutischen Vorgehen stark ähnelt, jedoch meist schneller und kompakter durchlaufen werden kann, da weniger Zwischenschritte erforderlich sind.

Ego-State-Coaching bei Entwicklungszielen

Neben Veränderungszielen suchen Klient:innen auch ein Coaching auf, um aktiv an einem Entwicklungsziel zu arbeiten oder sich auf eine neue Aufgabe vorzubereiten. Hier will ich zwei Kategorien von Entwicklungszielen unterscheiden:

1) Zum einen besteht der generische Wunsch von Führungskräften, sich als Gesamtperson persönlich weiterzuentwickeln, um im Berufs- wie im Privatleben erfolgreicher und zufriedener zu sein. Auf diesen Aspekt werde ich im nun folgenden Abschnitt näher eingehen.
2) Entwicklung kann zum anderen aber auch bedeuten, dass der/die Coachee im Rahmen des Coachings sich neue Kompetenzen und ein neues Verhaltensrepertoire aneignen möchte, die er/sie bislang nicht besessen hat bzw. keine Möglichkeit zur Entwicklung hatte. Anlässe können sein, dass eine Mitarbeiter:in sich zur Führungskraft entwickeln will und sich auf die Übernahme der ersten Führungsfunktion vorbereiten oder begleiten lassen möchte oder dass es um die Übernahme einer höheren Führungsposition im Ausland geht. Diesen Aspekt werde ich im Abschnitt »Aktive Entwicklung von Ego-States im Coaching« näher behandeln (s. S. 732).

Ego-State-Coaching zur generellen Persönlichkeitsentwicklung

Im Coaching zeigt sich gelegentlich, dass Führungskräfte dazu neigen, bestimmte innere Anteile von sich bewusst oder unbewusst zu negieren oder zu dissoziieren, da diese scheinbar nicht adäquat für ihre Rolle seien. Dabei geht es häufig um sensiblere, verletzlichere Ego-States. Dies zunächst sehr adaptiv erscheinende

Verhalten ist jedoch langfristig mit Nachteilen für die Führungskraft verbunden. Zum einen können sich diese Ego-States in bestimmten Triggersituationen für die Führungskraft überraschend und dennoch unpassend zeigen (siehe das Beispiel mit dem weinenden Ego-State). Zum anderen erfordert das Negieren bestimmter Ego-States unter Umständen ein kontinuierliches Aufbringen zusätzlicher Energie, die der Führungskraft in besonders stressigen Situationen ggf. nicht mehr zur Verfügung steht. Fraglich ist auch, welche langfristigen Konsequenzen dies für die psychische Gesundheit der Klient:innen hat.

Fallvignette

Ein sehr erfolgreicher Geschäftsführer arbeitete regelmäßig über 70 Stunden pro Woche. Bereits mehrmals zeigte er starke Symptome eines Burn-outs. Nach kurzer Krankschreibung arbeitete er jedoch weiterhin wie bisher. Im Coaching zeigte sich ein sehr abenteuerlustiger und lebensfroher Ego-State, dem es nicht mehr genügte, seine Bedürfnisse nur durch die spätabendliche Lektüre der »Auswanderer- und Jakobsweg-Literatur« zu befriedigen. Er wollte seine Bedürfnisse sowohl im realen Leben als auch im Tun sichtbar und gewürdigt wissen.

Es lässt sich also vermuten, dass das langfristige Negieren bzw. Dissoziieren von Ego-States auch zum Burn-out führen kann.

Dem Negieren bzw. Dissoziieren bestimmter Ego-States steht ein aktives Einbeziehen und Managen der eigenen Ego-States gegenüber. Für Klient:innen kann das bewusste Einbeziehen weiterer Ego-States in die Führungsarbeit auch mit einer Erweiterung des eigenen Verhaltensrepertoires verbunden sein.

Fallvignette

Eine erfolgreiche Geschäftsführerin berichtet, wie sie selbst Stück für Stück auch ihre verletzlicheren inneren Anteile in die Führungsarbeit integriert hat und welchen Respekt und Offenheit der Mitarbeiter:innen ihr diese neue Form der Authentizität eingebracht hat.

Wie gehe ich nun im Coaching vor, um die relevanten Ego-States sowie deren legitime Bedürfnisse kennenzulernen? Hier bietet es sich zunächst einmal an, Klient:innen eine »innere Stakeholder-Map« erstellen zu lassen. Unter inneren Stakeholdern verstehe ich Ego-States und passe den Begriff lediglich der Begriffswelt von Managern und Führungskräften an. Dabei notieren diese, welche inneren Anteile sie kennen. Häufig werden hier im ersten Schritt die besonders dominanten Ego-States genannt. Es ist hilfreich, den Fokus der Klient:innen im nächsten Schritt auf unterschiedliche Lebensbereiche und -situationen zu lenken.

Mögliche Lebensbereiche können sein:

- der berufliche Kontext
- in der Interaktion mit Partner:innen, Kindern, Eltern und Freunden
- Hobbykontext, wie Sport, künstlerisches Schaffen, Musik etc.

Mögliche Situationen können sein:

- Urlaub
- besonders stressige Situationen
- konfliktreiche Situationen
- Feste und Feiern

Daraus entsteht meist bereits eine recht umfangreiche Landkarte. Im nächsten Schritt geht es darum, die benannten Ego-States besser kennenzulernen. Die im Abschnitt »Ego-State-Coaching bei Veränderungszielen« aufgelisteten Fragen zum vertikalen Vertiefen der Ego-States (s. S. 722) kommen auch an dieser Stelle zum Einsatz. Ein besonderes Augenmerk sollte an dieser Stelle auf die Bedürfnisse der einzelnen Ego-States sowie darauf gerichtet werden, wie viel Raum die jeweiligen Bedürfnisse aktuell im Leben der Klient:in erhalten. Diese Einschätzung kann mithilfe eines einfachen visualisierten Schiebereglers mit den Polen »gar nicht« bis »sehr viel« erfolgen. Auf dieser Skala können Klient:innen auch eine Tendenz aufzeigen, in welche Richtung sie sich eine Veränderung wünschen. Im Karrierekontext sollte zudem zu jedem Ego-State notiert werden, ob er sich im beruflichen Kontext zeigen darf.

Auf diese bewusste Reflexion kann zusätzlich eine fokussierte Reflexion mithilfe von Selbsthypnose erfolgen. Sind Klient:innen ganz auf das Hier und Jetzt fokussiert, lässt es sich anhand der folgenden Frage weiter explorieren

> »[Name Klient:in] hat mir bereits einige wichtige innere Anteile genannt [Beispiele aufzählen]. Ich habe mich nun gefragt, ob es vielleicht noch weitere Anteile für [Name Klient:in] gibt, die ihm/ihr bei seiner/ihrer Rolle als Führungskraft hilfreich sein können?«

Sollten sich hier weitere Anteile melden, erfolgen erneut eine vertikale Vertiefung der Ego-States sowie die Einschätzung der aktuellen Bedürfnisbefriedigung.

Im Anschluss an die Exploration der verschiedenen Ego-States sollte man gemeinsam mit dem/der Klient:in erarbeiten, welcher innere Anteil welche Maßnahme benötigt. Mögliche Maßnahmen können sein:

- stärkere oder generelle Einbeziehung des Ego-States in die aktuelle Führungsarbeit zur Erweiterung des Führungsrepertoires
- mehr Raum für die Bedürfnisse des Ego-States, z. B. im privaten Bereich (siehe Beispiel des abenteuerlustigen Ego-States)
- Schutz, Sicherheit oder eine korrigierende Erfahrung für einen verletzten inneren Anteil (Vorgehen s. Abschn. »Ego-State-Coaching bei Veränderungszielen«)

Aus dieser Einschätzung kann eine grafische Darstellung der benötigten Maßnahmen entstehen (s. Abb. 23.2).

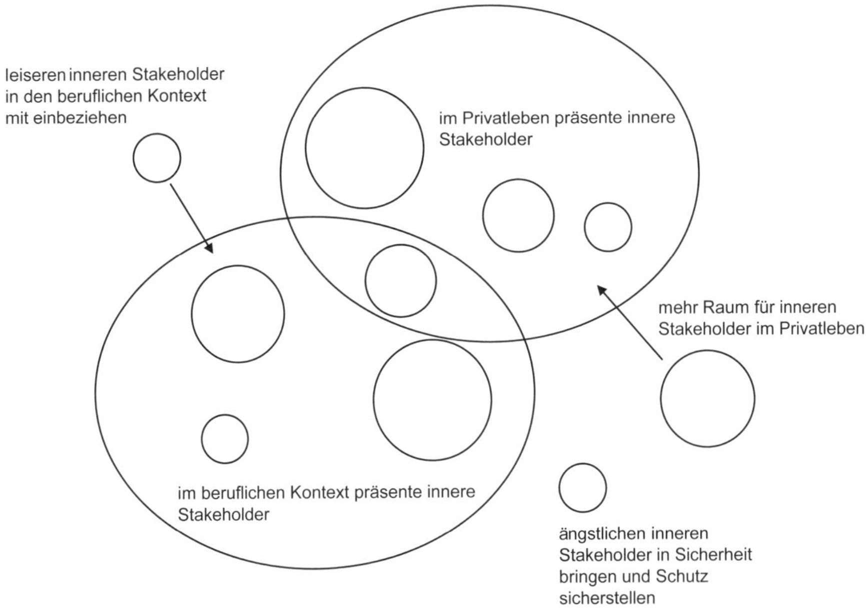

Abb. 23.2: Grafischer Überblick über die Maßnahmen für die inneren Stakeholder

Im Falle des stärkeren Einbezugs in Berufs- und/oder Privatleben kann erneut das Woop-Modell von Oettingen (2015) hilfreich sein. Im Fall der erfolgreichen Geschäftsführerin, die ihre verletzlichen Anteile in die Führungsarbeit integrieren möchte, ließe sich das Modell folgendermaßen anwenden:

- ***Wish:*** »Ich möchte meinen Mitarbeitenden gerne zeigen, dass auch ich eine weiche Seite und Gefühle habe.«
- ***Outcome:*** »Meine Mitarbeitenden nehmen mich als Mensch und nicht nur als Arbeitsmaschine wahr; das verschafft mir Respekt und Verständnis, wenn es mir einmal nicht so gut geht.«
- ***Obstacle:*** »Ich habe Sorge, dass ich als schwach und angreifbar wahrgenommen werde und dadurch an Autorität verliere.«
- ***Plan:*** »Wenn diese Angst aufkommt, dann schließe ich die Augen und rufe mir alle meine inneren Helfer ins Gedächtnis. Mit ihrer Unterstützung im Rücken darf sich auch ein verletzlicher Anteil zeigen. Ich beobachte genau, wie meine Umwelt auf das Auftreten meiner verletzlicheren Anteile reagiert, und passe gegebenenfalls meine Strategie an.«

Unter Umständen bedarf es darüber hinaus einer inneren Konferenz und Aushandlung zwischen den inneren Anteilen. Dies ist insbesondere dann der Fall, wenn bestimmte Stakeholdergruppen ihre Bedürfnisse zugunsten eines oder mehrerer anderer Stakeholder zurückstellen müssen. Im Fallbeispiel mit dem erfolgreichen

Geschäftsführer bedarf es einer Aushandlung zwischen den sehr dominanten, karriereorientierten Ego-States und dem abenteuerlustigen Ego-State, um einen gemeinsamen Weg zu finden, der auch die Abenteuerlust des lebensfrohen Ego-States im realen Leben berücksichtigt.

Aktive Entwicklung von Ego-States im Coaching

In einer vereinfachten Zusammenfassung der Theorie zur Entstehung von Ego-States von Watkins und Watkins (2003) kann davon ausgegangen werden, dass Ego-States entweder durch Wiederholung (wiederholendes synaptisches Feuern, s. Emmerson 2006) oder durch einen besonders intensiven Reiz im autonomen Nervensystem (Hartman 2023) entstehen. Ein besonders starker Reiz kann durch Stress und Trauma hervorgerufen werden; infolgedessen können traumatisierte Ego-States als neurophysiologische Schäden des autonomen Nervensystems entstehen (Hartman 2018). Im Bereich des Coachings ist jedoch vor allem der Aspekt der dauerhaften Wiederholung relevant. Auch hier gibt es mehrere Varianten. Zunächst einmal entwickeln sich viele Ego-States durch eine normale Differenzierung als Anpassungsleistung des Organismus an neue Herausforderungen und Rollen im Alltag. Mit diesen Ego-States wird primär an Veränderungs- und Entwicklungszielen gearbeitet. Auf diese Weise werden auch häufig Führungs-States entwickelt. Eine weitere relevante Möglichkeit ist die Introjektion bedeutsamer Personen. Auch hier kommt es auf die häufige Wiederholung der Interaktion mit dieser Person an.

Fallvignette

Ich erinnere mich an einen hervorragenden Sportler, der über viele Jahre mit einem Trainer mit Migrationshintergrund zusammengearbeitet hatte. Der Sportler sprach im Alltag einen ausgeprägten Dialekt, aber wenn er selbst als Trainer arbeitete, sprach er mit einem leichten Akzent. Er hatte ganz offensichtlich seinen langjährigen Trainer als positives Vorbild introjiziert.

Die Fallvignette zeigt, dass Introjekte sowohl positiv als auch negativ sein können.

Eine dritte Möglichkeit, die in dieser Form von Watkins und Watkins (2003) nicht vorgeschlagen wird, ist die aktive und bewusste Entwicklung von Ego-States zum Beispiel im Rahmen eines Coachings. Allen Varianten der Entwicklung von Ego-States durch Wiederholung ist gemein: Man geht davon aus, dass sie aus sogenannten States-of-Mind (Siegel 2012) entstehen, also Aktivitätsmustern des Gehirns zu einem bestimmten Zeitpunkt. Wird dieses Aktivitätsmuster wiederholt abgerufen, kann sich daraus ein kohärentes Aktivitätsmuster verfestigen, das durch bestimmte Trigger auslösbar ist.

Dieses Entstehungsmodell von Ego-States kann man sich im Coaching zur aktiven Selbstentwicklung gewünschter Ego-States zunutze machen. In einem Workshop von Anke Precht habe ich diese beeindruckende Arbeit unter dem Titel »Embodiment« kennengelernt. Diese Technik lässt sich einsetzen, wenn ein Coachee ein neues Verhaltensrepertoire entwickeln möchte, das er/sie bislang nicht zeigen konnte oder musste. Eine detaillierte Beschreibung finden Sie bei Henkel und Precht (2018, S. 103 ff).

Beim Coaching wird im ersten Schritt gemeinsam mit der Klient:in ein geeignetes Vorbild gesucht. Dabei muss es sich nicht um eine reale Person handeln. Es kann sich auch um ein Tier, das gerade bei Sportlern zur Verkörperung besonderer Bewegungsabläufe hilfreich sein kann, oder um eine Comic- oder Fantasiefigur, eine Figur aus Film, Literatur und Fernsehen handeln. Relevant ist lediglich, dass dieses Vorbild Eigenschaften verkörpert, die für die Klient:in bei der anstehenden Aufgabe nützlich und hilfreich sind, wie beispielsweise eine bestimmte Form von Ausgeglichenheit, Selbstsicherheit oder Durchsetzungsfähigkeit. Wichtig ist, Klient:innen gerade aus dem Businesskontext die vielfältigen Quellen für Vorbilder aufzuzeigen, da für sehr rational denkende Menschen ein Tier oder eine Comicfigur eventuell nicht im primären Fokus der Überlegungen steht.

Fallvignette

Ein Klient, der Probleme hatte, vor größerem Publikum zu sprechen, wünschte sich beispielsweise so selbstbewusst und stark wie Ironman zu sein, wenn er vor ein Publikum treten musste.

Manchmal haben Klient:innen sofort eine Idee, wer dieses Vorbild sein kann. Wenn es ihnen aber schwerfällt, ein Vorbild zu finden, können folgende Fragen hilfreich für die Suche nach einem passenden Vorbild sein:

»Welche Eigenschaften benötige ich konkret, um die anstehende Aufgabe zu meistern?«

Bei Führungskräften im Speziellen können Sie diese Fragen stellen:

- Welche Eigenschaften haben sich Klient:innen selbst in der Rolle als Mitarbeiter:in von ihrer Führungskraft gewünscht?
- Welche Art von Körperhaltung, Mimik und Gestik ist nötig, um die anstehende Aufgabe zu bewältigen?
- Wie sollte das Vorbild auf bestimmte Situationen reagieren (geht es beispielsweise eher darum, Gelassenheit bei äußeren Provokationen zu zeigen oder den eigenen Standpunkt zielstrebig, auch gegen Widerstand, zu vertreten)?
- Wie wird dieses Vorbild von Außenstehenden wahrgenommen?
- Welche Attribute werden dem Vorbild zugesprochen?

Unter Umständen kristallisiert sich durch die Fragen bereits ein konkretes Vorbild heraus. Alternativ können Sie Klient:innen auch die Aufgabe mitgeben, online über ausgewählte Stichwörter aus der vorherigen Analyse nach passenden Vorbildern zu suchen sowie Freunde, Kollegen oder eine generative KI gezielt danach zu fragen. Ist das Vorbild gefunden, sollten die Klient:innen es genau analysieren. Dazu lassen sich Teile der Fragen aus der allgemeinen Analyse nochmals heranziehen. Wichtig ist, dass Klient:innen nach dieser Analyse eine sehr genaue Vorstellung Ihres Vorbildes haben. Da wir wissen, dass kein Mensch perfekt ist, liegt der Vorteil dieser Übung darin, dass Klient:innen nur die Eigenschaften ihres Vorbildes auswählen, die für sie stimmig und zielführend sind. Nun werden wiederum Fokussierungstechniken eingesetzt, sodass sich die Klient:in ganz auf das Hier und Jetzt konzentrieren kann. Im folgenden Prozess durchläuft die Klient:in verschiedene Schritte: von der Vorstellung des Vorbilds als Gegenüber über das Hineinfühlen und Erspüren des Vorbilds von innen bis hin zur Übernahme und Integration der positiven Eigenschaften des Vorbilds in den eigenen Körper.

Hat die Klient:in die Übung im Coaching einmalig durchlaufen, ist zunächst ein State-of-Mind hergestellt. Das Gehirn hat also eine erste Idee davon, welches Körpergefühl mit dem Vorbild verbunden ist. Damit aus diesem State-of-Mind ein Ego-State entsteht, bedarf es nach Henkel und Precht (2018) ca. 90 Wiederholungen, in denen Klient:innen sich aktiv in den gewünschten Zielzustand hineinversetzen. Nach diesen 90 Wiederholungen hat sich im Gehirn aus einem Trampelpfad eine solide Bundesstraße entwickelt, sodass Klient:innen über bestimmte Anker den gewünschten Zielzustand abrufen können.

Ego-State-Coaching in Entscheidungssituationen

Jeder Mensch verfügt über lautere und leisere sowie dominantere und weniger dominante Ego-States. Dieser Aspekt ist bei Entscheidungen zu berücksichtigen. Ohne Einbezug aller relevanten inneren Anteile entscheiden meist die besonders dominanten Ego-States, was jedoch langfristig nicht zur Zufriedenheit der Gesamtpersönlichkeit führen muss.

Fallvignette

Im Coaching mit einer sehr erfolgreichen jungen Frau ging es um den nächsten beruflichen Schritt. Sie legte mir zunächst dar, dass sie ganz klar eine Managementkarriere anstrebe und all ihre Kraft darauf verwenden werde, dieses Ziel zu erreichen. In ihrer inneren Stakeholder-Map kamen wir auf einen sehr ressourcenreichen, fröhlichen und tanzenden Ego-State, der auch etwas rebellisch war.

Auf meine Frage, was denn dieser Ego-State beruflich machen möchte, war die spontane Antwort:

»Oh, die würde was ganz anderes machen.«

Wir arbeiteten dann im weiteren Coaching heraus, dass dieser sehr lebensfrohe Ego-State die Businesskompetenz der Klientin lieber in einem Bereich einsetzen möchte, der ihre hedonistische Lebenseinstellung mit der Fachexpertise der Klientin in Einklang bringt. Ohne die innere Stakeholder-Map hätte die Klientin nicht gewagt, auch solche Karriereoptionen in Betracht zu ziehen.

Im Coaching empfiehlt sich ein Vorgehen in vier Schritten zur Entscheidungsfindung:

Schritt 1: Beschreibung der vorliegenden Entscheidungsoptionen

In diesem Schritt geht es darum, besser zu verstehen, welche Optionen überhaupt auf dem Tisch liegen und welche Konsequenzen sie mit sich bringen. Die Konsequenzen aus verschiedenen Kategorien (z. B. persönliche, soziale und ökonomische) können betrachtet werden. Wichtig ist, dass diese Konsequenzen im ersten Schritt noch nicht bewertet, sondern lediglich offengelegt werden.

Schritt 2: Erstellung einer inneren Stakeholder-Map

In diesem Schritt wird wie im Abschnitt »Ego-State-Coaching zur generellen Persönlichkeitsentwicklung« beschrieben (s. S. 728) eine innere Stakeholder-Map erstellt. Zusätzlich zur allgemeinen Exploration innerer Anteile anhand verschiedener Lebensbereiche und Situationen kann nun auch die Bewertung der in Schritt 1 genannten Konsequenzen erfolgen. Dabei sollte vor allem auf Formulierungen geachtet werden, die auf Ambivalenz hindeuten, etwa »einerseits … andererseits« oder »im einen Moment finde ich […] gut, aber im nächsten Moment mache ich mir Sorgen, dass […]«. Diese Formulierungen von Ambivalenz können auf das Vorhandensein unterschiedlicher relevanter Ego-States hindeuten. Diese gilt es dann gemeinsam mit Klient:innen herauszuarbeiten.

Fallvignette

Ein Klient berichtet während der Bewertung der verschiedenen Konsequenzen einer Entscheidung immer wieder davon, wie wichtig es ihm wäre, das Leben zu genießen, mit Freunden auch spontan etwas unternehmen zu können und dafür sowohl ausreichend finanzielle Mittel als auch die Zeit und Gelegenheit zu haben. Ich frage ihn, ob er von sich selbst sagen würde, dass er einen hedonistischen Anteil habe. Er bejaht dies und nennt ihn selbst »den Hedonisten«.

Schritt 3: Befragung der inneren Stakeholder zu den Entscheidungsoptionen

In diesem Schritt werden drei bis vier für die Entscheidung relevante innere Anteile ausgewählt und zu den vorliegenden Entscheidungsoptionen befragt. Es ist empfehlenswert, für die Befragung der Ego-States die Stuhl-Technik (Watkins u. Watkins 2003, S. 173 ff.; Hartman 2023) zu verwenden, da sich anhand dieser Ambivalenz besonders gut visuell darstellen lässt.

Hierbei stellen wir den Klient:innen einen Stuhl pro Ego-State zur Verfügung. In einem ersten Schritt sollen die Klient:innen die Ego-States symbolisierenden Stühle im Raum so anordnen, wie sie zueinander stehen. Auf jeden Stuhl wird ein Zettel mit dem Namen des jeweiligen Ego-States gelegt. Im zweiten Schritt wählen Klient:innen den ersten Ego-State aus, der befragt werden soll, und setzen sich auf den jeweiligen Stuhl. Um es den Klient:innen zu erleichtern, sich in den Ego-State hineinzuversetzen und eine möglichst gute sogenannte Arbeitsdissoziation herzustellen, lassen sich Sinneskanäle aus dem Vakog-Modell aktivieren. Zum Beispiel kann man Klient:innen bitten, durch die Augen des Ego-States zu sehen oder mit den Ohren des Ego-States zu hören. Sobald eine gute Arbeitsdissoziation hergestellt ist, wird der Ego-State konkret auf die Entscheidungsoptionen und auf seine Meinung dazu angesprochen. Nach Bedarf kann im weiteren Verlauf des Gesprächs mit dem Ego-State auch Bezug zu den genannten Konsequenzen der Optionen genommen werden, wenn vermutet wird, dass diese im Einklang oder im Kontrast zu Einstellungen/Bedürfnissen/Funktionen des Ego-States stehen. Zudem lassen sich auch Elemente aus der allgemeinen Ego-State-Befragung (s. Abschn. »Ego-State-Coaching bei Veränderungszielen«, S. 722) verwenden, um diesen besser kennenzulernen. Die Ergebnisse der Befragung werden auf dem Zettel mit dem Namen des Ego-States stichpunktartig notiert.

Dieses Vorgehen wird für alle Ego-States wiederholt, und die Klient:in wird anschließend gebeten, die Stuhlanordnung nochmals auf Stimmigkeit zu überprüfen und ggf. Anpassungen vorzunehmen.

Schritt 4: Innere Konferenz

Nach der Befragung der Ego-States kann die Entscheidung entweder sehr klar auf der Hand liegen oder eher diffus sein, wodurch eine aktive Verhandlung eines Kompromisses zwischen den Ego-States nötig wird. Die dafür notwendige innere Konferenz kann direkt unter Verwendung des nach Schritt 3 vorhandenen Stuhl-Settings erfolgen.

Fallvignette

Im Karrierecoaching mit einer jungen Frau meldete sich auch ein starker mütterlicher Ego-State, der für die Klientin eine Familie wünschte. Zur Entscheidung standen jedoch in diesem Moment entweder die Annahme eines Jobangebots in China oder der Versuch, eine Managementkarriere in einem deutschen Unternehmen anzustreben. Der mütterliche Ego-State hatte bereits begonnen, die Arbeit der Klientin zu torpedieren, um sie von ihrem weiteren Karrierestreben abzuhalten. In einer inneren Konferenz einigten sich ein sehr karriereorientierter Ego-State und der mütterliche Ego-State darauf, dass für den Versuch einer Managementkarriere im deutschen Unternehmen ein festgelegter Zeitraum von maximal einem Jahr zur Verfügung stehe; anschließend hätten die Bedürfnisse des mütterlichen Ego-States Vorrang.

Zu Beginn der inneren Konferenz ist es wichtig, alle aktivierten Ego-States erneut an ihr gemeinsames Ziel zu erinnern. Der kleinste gemeinsame Nenner dieses Ziels ist das Bestreben aller Ego-States, die Gesamtpersönlichkeit zu unterstützen. Zum anderen werden die Ego-States daran erinnert, dass in dieser Konferenz die beste Lösung für die Gesamtpersönlichkeit gefunden werden soll und dass dies auch die Herbeiführung eines Kompromisses erforderlich machen kann. Hilfreich können bei der inneren Konferenz auch alle Methoden und Vorgehensweisen aus Verhandlungen in externen Systemen sein. Während der inneren Konferenz kann und sollte idealerweise erneut eine Anpassung der Stuhlanordnung erfolgen, um die Veränderung der Beziehungen der Ego-States untereinander sichtbar zu machen. Zum Abschluss der inneren Konferenz sollte der Fokus der einzelnen Ego-States wieder auf die Gesamtpersönlichkeit gerichtet werden. Beispielsweise kann in einem »Ritual« der Zusammenhalt der einzelnen Ego-States (alle fassen sich mental an den Händen) oder die Unterstützung der Gesamtpersönlichkeit symbolisiert werden (Ego-States stehen hinter oder im Kreis um Klient:in).

23.4 Zusammenfassung und Diskussion

Ziel dieses Beitrags war es, im Coachingbereich dafür zu sensibilisieren, dass sich die Persönlichkeit des Menschen aus unterschiedlichen Anteilen zusammensetzt und dass diese Erkenntnis gerade für Führungskräfte, von denen meist eher Standfestigkeit und Klarheit als Ambivalenz verlangt werden, gewinnbringend sein kann. Die Authentizität einer Führungskraft wird in diesem Zusammenhang nicht als stets gleichbleibendes Verhalten verstanden, sondern vielmehr als mehrwertstiftender aktiver Einbezug aller relevanten inneren Anteile. Dies ermöglicht, ein deutlich breiteres und situativ passenderes Verhaltensrepertoire in der Führungsarbeit zu zeigen.

Das Ego-State-Coaching ermöglicht darüber hinaus, Ambivalenz nicht als Schwäche, sondern als Stärke zu verstehen, die professionell gemanagt zu langfristig klügeren Entscheidungen führen kann. Obwohl das Ego-State-Coaching auf einen breiten Erfahrungsschatz und Evidenz aus dem Bereich der Ego-State-Therapie zurückgreifen kann, stecken sowohl das praktische Ego-State-Coaching als auch die Forschung dazu noch in den Kinderschuhen. Einige der in diesem Kapitel aufgestellten Hypothesen könnten und sollten in Zukunft Gegenstand der Forschung sein. Dazu gehört beispielsweise die Hypothese eines positiven Zusammenhangs zwischen der Bedürfnisbefriedigung von Ego-States und der psychischen Gesundheit bzw. dem negativen Zusammenhang zwischen der Bedürfnisbefriedigung und dem Burn-out. Darüber hinaus wäre es interessant zu erforschen, welche Auswirkungen die in diesem Artikel beschriebene Form der Authentizität auf den Erfolg von Führungskräften oder auf die Gesundheit ihrer Mitarbeiter:innen hat. Die Ergebnisse dieser Forschung könnten auch für eine breiteren Akzeptanz und Bekanntheit des Ego-State-Coachings unter Führungskräften sorgen.

In Langzeitstudien ließe sich zudem beleuchten, ob sich die Zufriedenheit mit vergangenen Entscheidungen mit und ohne Einbezug von Ego-States unterscheidet. Im Sinne einer methodisch-konzeptionellen Erweiterung wäre zudem eine Übertragung der Ego-State-Arbeit von der Therapie- und Coaching-Dyade auf das Gebiet der multiperspektivischen organisationalen Transformation lohnenswert. Wenn man bedenkt, dass für das Gelingen einer organisationalen Transformation die Veränderung jeder in der Organisation beteiligten Person erforderlich ist und diese auf das gesamtorganisationale Ziel ausgerichtet sein muss, könnte auch hier die Ego-State-Arbeit in Zukunft einen nennenswerten Mehrwert stiften.

23.5 Literatur

Bamberger, G. G. (1999): Lösungsorientierte Beratung. Weinheim (Beltz), 5. Aufl. 2015.
Emmerson, G. (2006): Advanced skills and interventions in therapeutic counseling. Carmarthen, Wales (Crown House).
Frey, D. et al. (2010): Unternehmenserfolg durch ethikorientierte Unternehmens- und Mitarbeiterführung. In: U. Meier u. B. Sill (Hrsg.): Führung. Macht. Sinn. Ethos und Ethik für Entscheider in Wirtschaft, Gesellschaft und Kirche. Regensburg (Pustet), S. 637–656.
Fritzsche, K. (2013): Praxis der Ego-State-Therapie. Heidelberg (Carl-Auer).
Fritzsche, K. u. W. Hartman (2010): Einführung in die Ego-State-Therapie. Heidelberg (Carl-Auer), 5. Aufl. 2023.
Gendlin, E. T. (1998): Focusing. Selbsthilfe bei der Lösung persönlicher Probleme. Reinbek (Rowohlt), 14. Aufl. 2023.
Hartman, W. (2018): Ego-State Unterlagen für die EST Basis-Ausbildung.
Hartman, W. (2021a): Übung 2A Aktivierung eines ressourcenreichen Ego-States. Unveröffentlichtes Trainingsmanual.
Hartman, W. (2021b): Übung 3A Aktivierung eines symptomassoziierten Ego-States. Unveröffentlichtes Trainingsmanual.
Hartman, W. (2023): Unterlagen der EST Grundausbildung. Unveröffentlichtes Trainingsmanual.
Henkel, H. u. A. Precht (2018): Entfessle dich. Wie du aus dir machst, was in dir steckt. Göttingen (BusinessVillage).
Levine, P. A. (2013): Sprache ohne Worte. Wie unser Körper Trauma verarbeitet und uns in die innere Balance zurückführt. München (Kösel).
McNeal, S. (2024): Inner strengths. Contemporary psychotherapy and hypnosis for ego-strengthening. London (Routledge).
Oettingen, G. (2015): Die Psychologie des Gelingens. Schorndorf (Pattloch eBook).
Phillips, M. u. C. Frederick (2003): Handbuch der Hypnotherapie bei posttraumatischen und dissoziativen Störungen. Heidelberg (Carl-Auer), 3. Aufl. 2015.
Siegel, D. J. (2012): The developing mind. Toward a neurobiology of interpersonal experience. New York, N. Y. (Guilford), 2nd ed.
Watkins, J. G. u. H. H. Watkins (2003): Ego-States – Theorie und Therapie. Ein Handbuch. Heidelberg (Carl-Auer), 4. Aufl. 2019.

24 Ego-State-Coaching und -Counselling in der Traumafachberatung, Traumapädagogik und Sozialarbeit

Marlene Biberacher

Abstract

Der Artikel beleuchtet die Anwendung von Ego-State-Coaching und -Counselling innerhalb der Traumafachberatung und Traumapädagogik sowie in der Sozialarbeit und Sozialpädagogik. Im Fokus steht die integrative Arbeit mit Persönlichkeitsanteilen – sogenannten Ego-States –, die insbesondere bei komplexen Traumatisierungen eine zentrale Rolle spielen. Die Methode ermöglicht es Fachkräften, Ressourcen zu aktivieren, innere Konflikte zu klären und die Selbstregulationsfähigkeit der Klient:innen zu fördern. Durch eine traumasensible und achtsame Herangehensweise kann die Arbeit mit Ego-States nachhaltig zur Stabilisierung und Heilung beitragen. Der Beitrag beschreibt sowohl theoretische Grundlagen als auch praxisorientierte Ansätze und zeigt auf, wie Ego-State-Coaching die Beziehungsarbeit und Selbstwirksamkeit in psychosozialen Kontexten stärkt.

Schlüsselwörter: Ego-State-Coaching und -Counselling, Traumapädagogik, Traumafachberatung, Persönlichkeitsanteile, Selbstregulation, Traumasensibilität, Sozialarbeit, Sozialpädagogik

24.1 Einleitung

Ziel dieses Beitrags ist es, relevante Aspekte der Ego-State-Theorie und aus deren therapeutischer Umsetzung in den sozialpädagogischen Kontext zu übertragen. In anonymisierten Fallvignetten beschreibe ich die Arbeit mit Kindern, Jugendlichen und Erwachsenen. Die Arbeit mit dem Ego-State-Ansatz ist für all diese Altersgruppen geeignet. Über diese Erfahrungen möchte ich hier berichten und damit die Praxisrelevanz des Ansatzes verdeutlichen. Das Ego-State-Konzept kann traumazentrierte, beratende und pädagogische Ansätze erweitern und bereichern. Es erhöht für Klient:innen auch die Chancen, korrigierende Bindungs- und Beziehungserfahrungen zu machen.

»Jetzt kapier ich, warum es mich wie 'ne Rakete ins Weltall schießt. Ich bin gar kein böses Monster.« Diese Worte zitieren einen Jungen, der immer wieder unkontrollierte, aggressive Impulsdurchbrüche erlebte. Er verstand jetzt – durch die verständnisvolle und empathische Erklärung seiner Sozialpädagogin – seine Impulsdurchbrüche, die er »Ausraster« nannte, besser. Dabei gab es keine aggressiven Vorwürfe mit Schuldzuweisungen, keine emotional aufgeladene Konfrontation mit dem Geschehenen, sondern eine für ihn verstehbare, kohärente Erklärung. Die Sozialpädagog:in zeigte Verständnis für sein Verhalten, das war neu und entlastete ihn merklich. Es war zu beobachten, dass sein Gesicht weich wurde und sein Blick sich öffnete. Er konnte sich selbst besser verstehen und nachvollziehen, warum er sich manchmal so verhielt. Der Junge erlebte, dass man mit ihm zusammen nach geeigneteren Handlungsstrategien suchte. Er spürte das Wohlwollen der Sozialpädagogin, die ihm immer wieder Körperübungen zeigte. Nach und nach wagte er es auch, diese eigenständig durchzuführen. Das ermöglichte ihm, in Konfliktsituationen zunehmend angemessenere Bewältigungsstrategien zu nutzen.

Die Berufsbezeichnungen Sozialpädagog:innen, Sozialarbeiter:innen und Pädagog:innen werde ich in diesem Text synonym für alle in diesem Bereich tätigen Fachkräfte verwenden.

24.2 Überblick über die Ego-State-Theorie

In der Definition von Ego-States werden diese als »Selbst-Zustände« oder »Persönlichkeitsanteile« beschrieben (Hartman 1995; Fritzsche u. Hartman 2010, S. 14). Es lassen sich nach Fritzsche (2013, S. 80) drei verschiedene Kategorien von Ego-States unterscheiden, nämlich:

- ressourcenreiche Ego-States
- verletzte Ego-States (sogenannte symptomassoziierte und traumaassoziierte Ego-States)
- verletzende Ego-States (destruktiv wirkende Ego-States und Introjekte)

Die Gruppe der verletzenden bzw. destruktiv wirkenden Ego-States teilt sich nach Fritsche (2013, S. 75) noch einmal auf in:

- innere Kritikerinnen und Kritiker, verbietende Anteile
- täternahe Ego-States, innere Täter, Täterintrojekte, täteridentifizierte Ego-States, täterloyale Anteile, aggressive sowie selbstverletzende Anteile

Alle genannten Ego-States haben unterschiedliche Inhalte und Funktionen.

Ressourcenreiche Ego-States sind gesunde und normale Aspekte unserer Persönlichkeit. Sie entwickeln sich durch Erfahrungen und beginnen sich bereits in der frühen Kindheit zu entwickeln. Wenn ein Kind musikalische Förderung erhält, ein

Musikinstrument erlernt, daran Freude hat und Flow-Erlebnisse erfährt, besteht die hohe Wahrscheinlichkeit, dass es einen Musiker-Ego-State entwickeln wird.

Dieser Musiker-Ego-State kann aktiviert werden, wenn die Person später eine Melodie hört, die sie damals gespielt hat. Die Person kann emotional intensive Sinneseindrücke von damals wahrnehmen und sich wie in die damalige Zeit zurückversetzt erleben.

Verletzte Ego-States sind symptomassoziierte oder traumatisierte Ego-States. Diese entstehen oft durch traumatische Erfahrungen in der Kindheit und Jugend. Sie entwickeln und »tragen« dann Symptome der traumatischen Ereignisse. In der Ego-State-Arbeit begleiten wir Klient:innen dabei, im übertragenen Sinn die Sprache ihrer Symptome zu verstehen, zu »übersetzen« und somit Flow-Erleben zu ermöglichen.

Wenn z. B. eine 17-Jährige eine Suchterkrankung entwickelt hat, um die Schmerzen, die sie durch sexualisierte Gewalt erlebt hat, zu dämpfen, und wenn ihr Suchtmittelkonsum dazu dient, ihre Angst zu beruhigen und die Einsamkeit auszuhalten, können wir diesen möglichen Zusammenhang besprechen und bearbeiten. So lässt sich vertiefende Ego-State-Arbeit initiieren. Die Klientin wird befähigt, ihr Suchtverhalten als inadäquaten Selbstheilungsversuch zu erkennen. Die kontinuierliche Selbstabwertung kann mithilfe ressourcenreicher Ego-States in mehr Zuversicht transformiert werden, die es ihr ermöglichen kann, mit dem Ego-State-Ansatz die Sucht anzusprechen, um weitere Hilfen anzugehen.

Verletzende Ego-States können beispielsweise Schüler:innen dazu führen, kurz vor einem schulischen Erfolg die Schulausbildung abzubrechen und zur Abschlussprüfung nicht zu erscheinen.

Innere Kritiker:innen sind auch verletzende Ego-States und könnten dafür verantwortlich sein, permanent zu denken, man könne eine Aufgabe niemals schaffen. Diese Ego-States sind fähig, eine innere Stimme zu entwickeln, die ihr zuflüstert: »So blöd kannst auch nur du dich anstellen.« Auf ihre Umgebung wirkt es so, als sei sie an allem völlig desinteressiert. Ihre Not kann sie nicht kommunizieren, sie bleibt einsam, fühlt sich ausgegrenzt und kann ihr Potenzial nicht nutzen.

Eine Studentin berichtete, dass sie bei Studienbeginn kurz davor war, aus dem Universitätsgebäude zu flüchten, weil sie davon überzeugt war, »an diesen Ort nicht hinzugehören«. Ihre Familie hatte ihren Wunsch nach akademischer Bildung verächtlich abgelehnt und als Verrat an ihrer Herkunft empfunden. Mit dem Beginn des Studiums quälte sich die Studentin damit, durch diesen Schritt mit der Familie zu brechen und sie zu verraten.

Solche verletzenden Ego-States können wir vermuten, wenn unerklärliche Abbrüche kurz vor dem Erreichen eines gesteckten Ziels häufiger auftreten. In der Sozialarbeit beobachten wir häufig, dass es im Leben der Klient:innen »nicht gut gehen darf«. Diese destruktiven Muster lassen sich durch die Ego-State-Arbeit im

Betreuungskontext entdecken, reflektieren und bearbeiten, sodass die Betreffenden zur Weiterentwicklung motiviert werden.

Fritzsche (2013) beschreibt weitere Ego-States, die sich mit dem Verhalten des Täters scheinbar einverstanden erklären und der Überzeugung sind, dass sie es nicht anders verdient haben. Diese Ego-States sind für unsere Arbeit bedeutsam. Ihre Kenntnis erhöht die Verständlichkeit des Konzepts. Fritzsche bezeichnet sie als *täternahe Ego-States*. Diese können dazu beitragen, dass das Opfer die Schuld für die Traumatisierung übernimmt. Diese Ego-States identifizieren sich mit den Handlungen des Täters oder der Täterin. Dies geschieht aus der Not des Opfers heraus, in einer vollkommen ausgelieferten Situation einen Rest an scheinbarer Handlungsfähigkeit zu bewahren. Die Opfer zeigen sich Täter:innen gegenüber loyal. Klient:innen verteidigen dann ihre Peiniger:innen, sie nehmen für uns Helfer:innen schwer nachvollziehbare, bizarre Haltungen ein. Ihr Verhalten sich selbst gegenüber ist aggressiv und selbstverletzend. Sie sind aber auch anderen Menschen, auch uns Helfer:innen gegenüber, aggressiv. Ohne das Konzept von Ego-States, die sich mit den Täter:innen identifizieren, könnten wir diese Verhaltensweisen schwer verstehen. Solche Reaktionen zeigen sich manchmal in Äußerungen wie: »Daran bin ich selber schuld, ich habe es verdient so behandelt zu werden.« Kleine Kinder müssen die Bindung zu den Eltern aufrechterhalten – egal, wie diese sich verhalten. Deshalb übernehmen sie sehr häufig die Schuld. Sie glauben, nicht brav genug gewesen zu sein, daher »musste« Mama oder Papa sie quälen. Diese Ego-States zu bearbeiten hilft den Betroffenen, eine realistischere Selbstwahrnehmung zu entwickeln, was sie von destruktiven und quälenden Schuldgefühlen entlastet (Fritzsche 2013).

24.3 Ausgangsbasis der Sozialarbeit

Traumatisierte Ego-States werden häufig in Konfliktsituationen im sozialen Umfeld der Betroffenen aktiviert. Die Anlässe dafür wirken oft unangemessen und unverhältnismäßig. Sie wiederholen sich auf gleichbleibendem Niveau. Dabei gerät die Person durch Trigger in ein Hyperarousal, in dem sie unkontrolliert überaktiviert, wütend, panisch und sehr ängstlich ist oder auch unteraktiviert, erschöpft und apathisch, wie taub. In beiden Zuständen können wir mit Betroffenen nicht unmittelbar reflektierend und produktiv arbeiten.

Es braucht zunächst eine gewisse Entspannung. Dazu bietet es sich an, dass Betroffene beispielsweise einen anderen Raum aufsuchen, einen Spaziergang unternehmen oder »eine Nacht darüber schlafen«. Nach ausreichender Beruhigung lassen sich die aktivierten problemassoziierten Ego-States besprechen und bearbeiten. Hier bietet das Ego-State-Modell, das auf das Lebensflussmodell von Hartman (2022, angepasst nach Porges u. Levine 2017) zurückgeht, eine Grundlage für Psychoedukation und kann hilfreich genutzt werden.

Ego-State-fokussierte Sozialpädagog:innen ermutigen Klient:innen dazu, die verschiedenen Ego-States miteinander in Kontakt zu bringen, diese untereinander zu integrieren und in Flow zu bringen. So können die Ego-States ihre eigene Geschichte entwickeln und dazu beitragen, Kohärenz und Zusammenhalt in der Persönlichkeit zu fördern. In den Beratungsgesprächen lassen sich die durch Traumatisierungen verzerrten Denkmuster gemeinsam identifizieren und korrigieren.

Durch die Fokussierung auf die Körperebene, um die Körperwahrnehmung zu stärken, und durch Anleitung möglichst passgenauer Interventionen und Körperübungen wird die Selbstregulation gestärkt. Die Berücksichtigung und die Stärkung der sozialen Aspekte ergänzen die Hilfen. Die Verbindung über die kognitive, physiologische und soziale Ebene kann umfassend positiv integrierend und förderlich für die spezifischen Ego-States der Klient:innen wirken.

Im Bereich der psychosozialen Versorgung beraten, begleiten und fördern wir Menschen, die Unterstützung benötigen. Das kann damit beginnen, sie ausreichend mit Nahrung zu versorgen. Darüber hinaus sind durchschaubare Regeln und verlässliche Strukturen ebenso wichtig.

Viele Kleinkinder in den stationären Einrichtungen der Jugendhilfe sind dort, weil selbst die basalen biologischen Bedürfnisse nicht ausreichend erfüllt wurden: Sie lebten in vermüllten Wohnungen, erhielten unzureichend Nahrung und kannten beispielsweise nur Zwieback.

In den stationären Einrichtungen der Jugendhilfe erhalten diese Kinder oft erstmals ein altersgerechtes Nahrungsangebot, das ihnen fremd ist und das sie zunächst meist ablehnen – daran müssen sie empathisch herangeführt werden. Ihre Tagesstruktur war zuvor oft chaotisch und unberechenbar gewesen. Sie erlebten kaum Sicherheit und mussten meist ohne fürsorgliche Nähe von Erwachsenen einschlafen. Sie kannten keine beruhigenden Einschlafrituale – wie miteinander zu kuscheln oder über den Tag zu reden. Sie bekamen keine Geschichten vorgelesen, kein Schlaflied gesungen.

Ein solches Kind muss geduldig und nicht abwertend immer wieder getröstet und ermutigt werden. Es braucht empathische Ermunterung, um ausgewogenere Nahrung aufzunehmen und sich an einen Wach- und Schlafrhythmus heranführen zu lassen. Dies verlangt feinfühlige Anleitungen, um aus der Übererregung oder aus der Erstarrung herauszufinden. Diese Kinder müssen erst lernen, zu spielen und Vertrauen in Menschen aufzubauen. Sie brauchen empathische Annäherung, um Berührungen zuzulassen und Blickkontakt auszuhalten und zu erwidern.

In der Sozialpädagogik orientieren wir uns dabei auch an den vier Grundbedürfnissen des Menschen, wie sie Grawe (2004, S. 183 ff.) postuliert. Menschen haben demnach

- ein Bedürfnis nach Orientierung, Kontrolle und Kohärenz,
- ein Bedürfnis nach Lust,

- ein Bedürfnis nach Bindung und
- ein Bedürfnis nach Selbstwerterhöhung.

Das *Bedürfnis nach Orientierung, Kontrolle und Kohärenz* wird bei traumatisierten Menschen nicht erfüllt. Sie erleben oft keine ausreichende Orientierung, sondern Chaos in ihrer Umwelt. Sie haben keine ausreichende Kontrolle über ihre Lebensumstände. Ihr Nervensystem reagiert hyperalert auf potenzielle Gefahren. Diese Klient:innen wittern Gefahren, wo keine vorhanden sind. Infolgedessen ziehen sie sich oft von der sozialen Umgebung in die Isolation zurück. Dissoziation infolge von Traumatisierungen kann auch dazu führen, dass die Betroffenen in generalisierter Dissoziation leben. Sie können im Allgemeinen Gefahren nicht wahrnehmen und sich selbst nicht schützen. Manche Klient:innen verschließen in den betreuten Einrichtungen ihr Zimmer nicht, obwohl sie dafür einen Schlüssel besitzen.

Bei solchen Menschen wirkt das Wahrnehmungssystem für Gefahr oder Sicherheit nicht verlässlich. Ihr Nervensystem kann Hinweise aus der Umwelt nicht adäquat interpretieren und sich danach ausrichten. In der Ego-State-orientierten Sozialarbeit hilft zum Verständnis das Konzept der »Neurozeption« aus der von Porges (1995) entwickelten Polyvagaltheorie. Dieses Konzept erklärt, dass die Wahrnehmung häufig nicht auf der bewussten Ebene stattfindet. Wir erklären Klient:innen, dass wir Menschen den Zustand unseres Nervensystems über Körperübungen positiv beeinflussen können. Das ermöglicht es, die Fähigkeit zur Wahrnehmung von Sicherheit zu stärken.

Das *Bedürfnis nach Lust:* Eine positive emotionale Grundqualität bietet die Grundlage zur Entwicklung sexueller Lust. Lebenslust lässt uns nicht den Mut verlieren. Sie hilft uns, Hochgefühle und Flow zu entwickeln. Oft erlebten Klient:innen bereits in früher Kindheit sexualisierte Gewalt. Kindliche Annäherung wurde nicht angemessen beantwortet, sondern oft genug sexualisiert und an den Bedürfnissen Erwachsener orientiert.

Unbeschwerte Erfahrungen bieten erlebnispädagogische Angebote. Manchmal sind es scheinbar simple Erfahrungen, wenn sich Jugendliche beispielsweise mit Lust im Herbst an einem Blätterhaufen erfreuen, sich hineinlegen oder im Winter barfuß in den Schnee springen. Sie brauchen aber auch Herausforderungen und bewältigbare Anstrengungen.

Das *Bedürfnis nach Bindung* kann nach Grawe (2004, S. 192) »als das empirisch am besten abgesicherte Grundbedürfnis angesehen werden, gerade auch aus einer neurobiologischen Sicht«. Bowlby (1975) hat den Wunsch nach physischer Nähe zu einer primären Bezugsperson als angeborenes Bedürfnis beschrieben. Dieses Bedürfnis nach Bindung können Eltern nicht hinreichend befriedigen, wenn sie es selbst in ihrer Kindheit nicht ausreichend erlebt haben. Nach Brisch (2009) macht das erlebte Bindungsmuster der Eltern das Bindungsverhalten ihrer Kinder vorhersagbar. In der Sozialpädagogik können Elemente aus Erlebnispädagogik und Theaterpädagogik – wie etwa gemeinsames Singen, Tanzen, Trommeln und Musizieren,

Kochen, Essen, Putzen oder Alltagsgestaltung – die korrigierende Bindungserfahrung ergänzen und bereichern.

Das *Bedürfnis nach Selbstwerterhöhung* wird nach Grawe (2004) dadurch befriedigt, dass Kinder Anregungen und Erfahrungen bekommen, die sie in ihrem Selbstwert stärken. Das geschieht, indem die Bindungspersonen ihnen etwas zeigen und mit ihnen etwas unternehmen. Dann können sie stolz zeigen, wie sie ohne Stützräder Fahrrad fahren oder die ersten Schwimmzüge vollführen.

Aus nichterfolgreichen Versuchen, diese Grundbedürfnisse zu befriedigen, können Bewältigungsstrategien in Form problemassoziierter, traumatisierter und traumatisierender Ego-States entstehen. Traumatisierte Kinder in der stationären Jugendhilfe brauchen Erfahrungen von Dis-Identifikationen zu den traumatischen Ereignissen, um sich davon distanzieren zu können. Um die Verantwortungsübernahme dafür aufzugeben, hilft der Einsatz von Narrativen. Sozialpädagog:innen können Metaphern, Geschichten, Bilderbücher, Märchen und Helferfiguren nutzen, um daraus für das individuelle Schicksal des Kindes ein geeignetes Narrativ zu entwickeln. Sozialpädagog:innen erhalten Inspirationen für passende Narrative in dem Programm »ResonaT« (Ressourcenorientierte narrative Traumatherapie, Hiller u. Hensel 2017) oder bei Lacher (2005).

24.4 Ausschlusskriterien für die Ego-State-Arbeit

Es gibt verschiedene Kriterien, bei deren Vorliegen keine Ego-State-Arbeit mit den Klient:innen möglich ist. Hierzu zählen neben *fehlender oder mangelnder Motivation* vor allem *sehr unsichere, prekäre soziale Situationen,* insbesondere akute Wohnungslosigkeit, existenzielle Bedrohung, das Leben in einer Gewaltbeziehung oder auf der Straße und die Bedrohung durch Abschiebung. Hier sind zunächst diese existenziellen Notlagen zu beheben, um den Raum für die Ego-State Arbeit zu schaffen.

Aber auch *akute Psychosen oder psychosenahe Zustände* stellen ein Ausschlusskriterium für die Ego-State-Arbeit dar. Traumatisierte Klient:innen fürchten, als »verrückt« diagnostiziert zu werden, und werden belastende Stimmen im Kopf deshalb eher verheimlichen. Die Vermittlung und Begleitung zur Abklärung durch eine spezifische Diagnostik ist in solchen Fällen.

Die Lebenssituationen bei *akuter Suchterkrankung* und/oder *Intoxikation* sind meist zu belastend, um sich inneren psychischen Aspekten widmen zu können. Auch bestimmte Formen von *geistiger Behinderung* machen die Ego-State-Arbeit unmöglich. Dies gilt vor allem, wenn die Denkfähigkeit, die Sprachfähigkeit und die sozio-emotionale Fähigkeiten zu sehr beeinträchtigt sind. Ob Betroffene vom Ego-State-Konzept möglicherweise trotzdem profitieren können, ist individuell zu entscheiden.

24.5 Anforderungen an die Sozialpädagog:innen

Es gibt vier wesentliche Anforderungen, um eine professionelle Ego-State-Arbeit als Sozialpädagog:in durchführen zu können:

1) Die Sozialpädagog:innen sollten v. a. über eine *ausreichend stabile Persönlichkeit* verfügen, eigene Traumatisierungen sollten belastbar integriert sein. Die Bereitschaft, Krisensituationen in Supervision und Intervision zu bearbeiten, ist für die eigene Psychohygiene und als Burnout-Prophylaxe unabdingbar. Kontinuierliche Selbstreflexion und Selbsterfahrung sind Teil jeder professionellen Arbeit. Es ist erwartbar, dass eigene Ego-States im Arbeitskontext mit traumatisierten Menschen aktiviert werden.
2) Die Sozialpädagog:innen dürfen *aggressive Ego-States der Klient:innen nicht persönlich nehmen.* Auch diese Ego-States lassen sich (wie alle anderen Ego-States) befragen, wann sie gekommen sind und was ihre Aufgabe zur Unterstützung der Person ist. Dies bedeutet nicht, dass wir Beleidigungen und Angriffe einfach hinnehmen. Solche Situationen erfordern es vielmehr, gemeinsam unter Ego-State-Aspekten zu reflektieren. Sie bieten so die Möglichkeit, vorhandene empathische Ego-States einzubeziehen, die zur Mentalisierung fähig sind. Außerdem können durch solche Situationen wütende und aggressive Ego-States gegebenenfalls als traumatisierte Ego-States erkannt und gewürdigt werden. Häufig verschärfen destruktiv wirkende Ego-States die Situation, sie führen oft genug zu negativen Eskalationen im Betreuungskontext. Ressourcenreiche Ego-States geraten dann aus dem Fokus, sie können sich immer weniger zeigen. Ihr hilfreiches Potenzial wird nicht ausreichend eruiert, gewürdigt und genutzt. Die Grenzen dieser Arbeit sind allerdings auch immer klar zu kommunizieren.
3) Wichtig für Sozialpädagog:innen ist weiterhin *Psychoedukation*: Wenn Sozialpädagog:innen die innere Dynamik, in der sich traumatisierte Klient:innen in Konfliktsituationen befinden, verstehen, können sie traumasensibel intervenieren. Sie erklären den Klient:innen, dass die Empfindungen und die heftigen, belastenden Emotionen früher angemessen waren, dass diese Zeit aber jetzt vorbei ist. Dadurch wird erklär- und verstehbar, dass die Klient:in sich selbst nicht als andersartig, verkehrt oder »falsch« empfindet, sondern die Situation in der Vergangenheit zu belastend und nicht anders bewältigbar war. Durch die Intervention der Sozialpädagog:in kann die Klient:in erfahren, dass sie heute nicht allein ist. Beide können gemeinsam überprüfen, ob die Strategien der Ego-States, die in der Vergangenheit aus der Not entwickelt wurden, heute noch angemessen sind. Sozialpädagog:innen müssen gegenüber Kindern, die Opfer sexualisierter Gewalt wurden, eindeutig Stellung beziehen. Es ist wichtig, dem Alter und der Situation entsprechende Narrative zu entwickeln. Dem Kind ist zu vermitteln: »Dass ein solches Ver-

halten sogar die Polizei verbietet, dafür muss, wer das macht, ins Gefängnis. Das darf der oder die gar nicht machen mit einem Kind.«

4) Die vierte Anforderung an die Sozialpädagog:innen stellt die *Haltung für die gemeinsame Arbeit* dar. Die Sozialpädagog:innen sind empathisch, interessiert, neutral und ohne Wertung. Ihre Haltungsvariablen, modifiziert nach Rogers (1972, S. 86 ff.) sind:
   - *Kongruenz* (Echtheit): Die Therapeut:in (auch die Sozialpädgog:in) sollte authentisch und kongruent sein, also v. a. sich selbst und ihren Gefühlen gegenüber ehrlich sein. Diese Kongruenz trägt dazu bei, eine vertrauensvolle Beziehung zur Klient:in aufzubauen.
   - *Wertschätzung* (Akzeptanz): Die Sozialpädagog:in sollte der Person der Klient:in bedingungslose Wertschätzung und Akzeptanz entgegenbringen. Das bedeutet, sie in ihrer Einzigartigkeit und Individualität anzunehmen. Das heißt nicht, dass sie mit ihren Handlungen und Gedanken einverstanden ist.
   - *Empathie*: Empathie ist die Fähigkeit der Sozialpädagog:in, sich in die Gefühle und die Perspektive der Klient:in hineinzuversetzen. Indem die Sozialpädagog:in die Welt aus der Sicht ihrer Klient:in versteht, kann sie so eine tiefere Verbindung herstellen und der Klient:in helfen, sich selbst besser zu verstehen.

Über die Sinneswahrnehmung können wir Ego-States vertieft aktivieren und differenzieren, um so wichtige Informationen über sie zu erhalten. Dafür kann die Sozialpädagog:in auch ihre Empathie vertiefen, indem sie sozusagen »durch« die Augen des Ego-States der Klientin blickt, »durch« die Ohren des jeweiligen Ego-States hört, »dessen« Körperwahrnehmung nachspürt, den Geruch oder Duft riecht und den Geschmack schmeckt. So kann sie noch besser den gemeinsamen Arbeitsprozess begleiten, und es lassen sich gemeinsam wirksame Entwicklungen erreichen.

Diese Haltungsvariablen bringt sie auch den Ego-States der Klient:in entgegen. Besondere Relevanz haben sie in der gemeinsamen Arbeit mit problem- oder traumaassoziierten Ego-States. Diese fürchten, vernichtet oder vertrieben zu werden, was die gemeinsame Arbeit durchaus erschweren kann. Empathie gegenüber diesen Ego-States kann helfen, die zugrunde liegenden Konflikte zu lösen.

Eine Klientin, die aufgrund von Diebstahlsdelikten bereits zu mehreren Vorstrafen verurteilt war, versicherte in der Betreuungsarbeit, dass sie erschrecke, nachdem der Diebstahl passiert sei. Das deutet auf einen dissoziierten Ego-State hin, der während des Diebstahls aktiviert war. Es ging in der Arbeit also zunächst darum, diese Ego-States zu befragen und besser kennenzulernen.

»Die therapeutische Strategie (das gilt auch in der Sozialarbeit, Anm. d. A.) besteht also darin, zunächst Kontakt zu einem relevanten Ego-State aufzubauen, Verständnis für ihn zu entwickeln, ihn in Beziehung zu weiteren Ego-States zu ermuntern, Kooperation zu fördern und mit ihm eine neue Tätigkeitsbeschreibung zu erarbeiten. Für diese Arbeit ist es unerlässlich, die Ego-States zu respektieren, ihre Eigenheiten zu verstehen und die Welt durch ihre Brille sehen zu lernen« (Fritzsche u. Hartman 2010, S. 41).

24.6 »Implizites Arbeiten« mit Ego-States

Eine Grundschülerin behauptete, als Klassensprecherin gewählt worden zu sein. Sie benannte auch konkret, wie viele für sie gestimmt hätten. Das sei aber alles gelogen, wurde berichtet. Die Empörung über das Mädchen war spürbar.

Unter Berücksichtigung von Ego-States ließen sich Hypothesen herausarbeiten: Es gibt einen kooperativen Ego-State, der sich aktiv in den Klassenverband einbringt, dazu aber weitere Ego-States, nämlich die »Lügnerin« und die »Klassensprecherin«. Es wurde die Hypothese erstellt, dass sich im inneren System des Mädchens eine Idee (ein Ego-State) befindet, der abbildet, was eine Klassensprecherin ausmacht: nämlich die Übernahme von Verantwortung. Im Verlauf bestätigte es sich, dass das Mädchen über solche ressourcenvollen Ego-States verfügt. Man übertrug dem Mädchen kleine Aufgaben einer Klassensprecherin. Sie zeigte Entwicklungsfortschritte, es wurde von keinen weiteren gravierenden Lügen mehr berichtet. Ihre bisher verborgenen Potenziale waren erkannt und gefördert worden.

24.7 Anforderung an die Klient:innen

Es gibt auch verschiedene Anforderungen, die die Klient:innen erfüllen müssen, damit eine Ego-State-Arbeit Erfolg hat. Die wichtigste Anforderung ist eine ausreichende Motivation, diese ist anfangs manchmal kaum erkennbar. Es ist aber oft möglich, zumindest eine minimale Motivation zu erreichen. Für die Sozialarbeit gehört es zu den klassischen Aufgaben, mit Klient:innen die Motivation für Ziele zu stärken. Die Ursachen für eine zu geringe Motivation sind oft tiefe Resignation und die Überzeugung, dass jede Hoffnung auf Verbesserung und Entwicklung vergeblich ist.

Um die Persönlichkeitsentwicklung zu fördern, ist es erforderlich, im Austausch mit der Klient:in zu bleiben und diese Prozesse gemeinsam zu reflektieren. Manchmal kann das geradezu ein »Einweben« oder »Einmassieren« dieser Prozesse erfordern. Klient:innen sollten das Grundkonzept verstehen und sich damit ausreichend identifizieren können. Es ist wichtig, einen gemeinsamen Konsens zu entwickeln, dass es nicht verrückt, gar »schizophren« ist, wenn wir von »inneren Ich-Teilen« ausgehen. Es sollte Klienten jedoch plausibel erscheinen, ihr »Ich« in Teilen denken zu können und gleichzeitig zu wissen, dass sich natürlich alle diese Teile im eigenen Körper befinden. Möglicherweise behindern kulturelle oder religiöse Überzeugungen zunächst den Zugang.

Für die erfolgreiche Arbeit sind zunächst Konflikte der Ego-States untereinander zu erkennen und herauszuarbeiten. Im Kontext der Sozialen Arbeit äußern Betroffene oft Aussagen, die zeigen, dass verschiedene Ego-States in ihnen aktiv sind.

> Klient:innen der Sozialen Arbeit äußern häufig Aussagen wie:
> - »Eigentlich wollte ich das nicht.«
> - »Eigentlich bin ich nicht so.«
> - »Ich verstehe nicht, wie mir das passieren konnte.«

Solche Äußerungen werden durchaus eher versteckt formuliert, wir müssen deswegen immer genau hinhören. So kommt es in der Folge zu Impulsdurchbrüchen – wie eingangs beschrieben: dass ein Junge die eigenen Reaktionen nicht mehr steuern kann und sich selbst als »wie eine Rakete ins Weltall geschossen« wahrnimmt. Er tobt, zerstört Dinge und ist nach dem Ausbruch verzweifelt und findet keine Erklärung für diese Reaktionen. Durch den Film »Systemsprenger« von Nora Fingscheidt (2019) wurde dieses Phänomen einer breiteren Öffentlichkeit bekannt. Für Mitarbeiter:innen von Jugendhilfe, Psychosomatik, Psychiatrie, Straffälligen- oder Wohnungslosenhilfe etc. gehören diese Themen zum Alltag. In der Praxis eskalieren traumabedingte Konfliktsituationen häufig.

In den Standards für traumapädagogische Konzepte in der stationären Kinder- und Jugendhilfe des Fachverbands Traumapädagogik (FVTP 2011) wird in Punkt 1.1 »Die Annahme des guten Grunds« genannt. Diese Grundhaltung lässt uns Symptomen mit Wertschätzung begegnen. Hierzu gehört auch die Feststellung des Positionspapiers »Alles, was ein Mensch zeigt, macht einen Sinn in seiner Geschichte« (FVTP 2011, S. 4). Oftmals sind Verhaltensweisen, mit denen Kinder auf Traumatisierungen reagieren, für Pädagog:innen sowie andere Kinder und Jugendliche der Gruppe belastend. Dadurch wird es auch für die Professionellen schwierig, die jeweilige Person wertzuschätzen. Auch die Würdigung der Verhaltensweisen von Kindern und Jugendlichen als Überlebensstrategien wird dadurch vernachlässigt. Allerdings sind »Würdigung und Wertschätzung dieser notwendig gewordenen Verhaltensweisen ein entscheidender erster Schritt, den Kindern und Jugendlichen zu ermöglichen, ihr belastendes Verhalten im Kontext seiner Notwendigkeit zu reflektieren und möglicherweise alternative Verhaltensweisen zu entwickeln« (FVTP 2011, S. 4–5).

24.8 Explizite Ego-State-Arbeit im psychosozialen Arbeitskontext

Die Ego-State-Theorie und ihr Behandlungskonzept lassen sich im psychosozialen Arbeitskontext adaptiert anwenden. Die Ego-State-Arbeit ist kein Wundermittel, aber sie ermöglicht

- die Förderung des Verständnisses, das die Professionellen in der Sozialen Arbeit für schwer zu verstehendes Verhalten der Klient:innen aufbringen;
- die Eröffnung eines erweiterten methodischen Handlungsspektrums, das sich angepasst an die jeweilige Person vermitteln lässt;
- die Hilfe für die Betroffenen zu mehr Selbstwahrnehmung und Selbstverstehen und somit zu Wachstum und Reifeentwicklung;
- die Entlastung von Schuld und Scham, die viele Betroffene verschweigen und worunter viele Opfer traumatischer Erfahrungen leiden;
- die Unterstützung von Selbstwirksamkeitserleben und Reifeentwicklung der Betroffenen, weil sie direkt im Lebensfeld der Betroffenen angeboten werden kann.

Im Folgenden möchte ich beispielhaft eine Übersicht über konkrete Handlungsschritte in der Ego-State-Arbeit mit Klient:innen vorstellen.

24.9 Interventionen nach VAKOG-Modell

Für den Einstieg in eine Beziehung zu den Klient:innen ist es möglich, die Ego-States nach dem VAKOG-Modell (s. Tab. 24.1) zu befragen: Dabei werden gemeinsam die fünf Sinnesebenen durchgesprochen. Die Klient:in befragt ihre relevanten Ego-States, und die Sozialpädagog:in unterstützt und begleitet sie dabei, um zu erfahren, was

Sinnesebene	Fragen an den Ego-State	Ziel
*v*isuell	Was kann der Ego-State sehen?	Klient:in dazu einladen, »durch« die Augen des Ego-States zu blicken
*a*uditiv	Was hört der Ego-State?	Klient:in bitten, über die Ohren des Ego-States zu hören
*k*inästhetisch	Welche Bewegung, welche Körperempfindung kann der Ego-State wahrnehmen? Wie werden die Positionen und Anspannung der Muskeln und Gelenke erfasst? Wie intensiv können Bewegungen und Berührungen gespürt werden?	herausfinden, ob es Ego-States mit verzerrten Körperbildern bei den Klient:innen gibt
*o*lfaktorisch	Was riecht der Ego-State? Welchen Duft oder Geruch nimmt er wahr?	Kann an positive Geruchserlebnisse angeknüpft werden? (Kann der Ego-State z. B. den Kuchenduft in der Küche der Oma riechen?)
*g*ustatorisch	Welcher Geschmack ist für den Ego-State wahrnehmbar?	Hat der Ego-State den Geschmack selbst gepflückter Himbeeren im Mund?

Tab. 24.1: Das VAKOG-Modells

der jeweilige Ego-States sieht, was er hört, was er spürt und was er riechen kann. Hier erweist es sich als hilfreich, zunächst zu den ressourcenvollen Ego-States Kontakt aufzunehmen. Es ist erwartbar, dass diese eher von ressourcenvollen Sinnesqualitäten berichten. Bei traumatisierten, destruktiv wirkenden Ego-States ist zu erwarten, dass belastende Sinnesqualitäten aktiviert werden. Dialogisch versuchen wir dann, unterstützende, lösungsorientierte Dialoge zwischen den Ego-States anzuregen und zu fördern.

Dabei müssen wir nicht immer jede einzelne Sinnesqualität abfragen. Die Sozialpädagog:innen sollten aber bemerken, wenn entsprechende Aussagen relevant sein könnten. Die Ego-States werden in etwa so befragt:

Die Arbeit mit dem VAKOG-Modell kann den Klient:innen neue Sichtweisen eröffnen.

Eine Messi-Klientin berichtete, sie würde das Chaos in ihrem Umfeld nicht wahrnehmen. Durch die Intervention der Sozialpädagog:in konnte sie es nach eigener Aussage dann erstaunt zur Kenntnis nehmen. Ansonsten gelang ihr das aber nicht. Auch die anderen Sinnesqualitäten waren ihr nicht spontan zugänglich. Sie konnte den Schimmelgeruch nicht riechen. Es war, als ob sie sich immer noch in der damaligen Situation befände und diese auch heute immer wiederherstellen würde, ohne es zu bemerken. Ohne Ego-State-Konzept wäre die Diskussion nur darum gegangen, endlich das Zimmer aufzuräumen. Durch das Bewusstmachen der zugrunde liegenden Ego-States wurde bei der Klientin jedoch ein Verständnis initiiert.

24.10 Interventionen nach dem SARIA-Modell

Dieses war ursprünglich das SARI-Modell nach Phillips und Frederick (1995) und wurde von Hartman (2022) erweitert zum SARIA-Modell in fünf Phasen.

Die Abkürzung SARIA steht für fünf therapeutische Phasen: Stabilisieren, Aufdecken/Access, Reprozessieren, Integrieren, Anpassung im Alltag und posttraumatisches Wachstum zu ermöglichen oder initiieren. Nach Hartman zielt das SARIA-Modell darauf ab, verschiedene Ego-States einer Person zu identifizieren. Es geht darum, die Funktionen dieser Ego-States zu verstehen und sie im Prozess der Integration miteinander in Verbindung und Einklang zu bringen. Es soll dadurch ein höheres Maß an Selbstverständnis, Selbstakzeptanz und Wohlbefinden erreicht werden (vgl. Fritzsche u. Hartman 2010).

Im Einzelnen können diese fünf Phasen in der Ego-State-Arbeit folgendermaßen angewendet werden:

Phase 1

Stabilisieren ist grundsätzlich ein Kernaspekt in der Sozialen Arbeit. Stabilisierung betrifft existenzielle, finanzielle und soziale Bereiche der Klient:innen. Im Fokus steht auch die psychische, die innere Sicherheit, indem wir die Klient:innen dabei unterstützen, ihre Impulse besser zuordnen und steuern zu können, um Belastungssituationen besser zu bewältigen. Dazu dienen viele körperorientierte Praktiken, beispielsweise *traumasensibles Yoga*. Übungen sollten vorzugsweise im Sitzen oder Stehen erfolgen. In diesen Körperpositionen verfügen Betroffene über mehr Kontrolle als im Liegen, das die verletzlichste Körperposition ist. Man sollte auch auf Korrekturen der Körperhaltung verzichten. Für Betroffene, die oft über ein sehr geringes Selbstwertgefühl verfügen, wirken Korrekturen oft destabilisierend. Ihr Wohlbefinden lässt sich durch Bewegungen, Meditation und Atemübungen fördern. Die perfekte Durchführung einer Übung steht hier nicht im Fokus. Generell sind bei allen Übungsanleitungen maximale Wahlmöglichkeiten zu berücksichtigen. Die Augen können wahlweise nach individueller Befindlichkeit entweder geöffnet oder geschlossen sein.

Stark ritualisierte Chi-Gong Übungen empfinden viele Betroffene oft als entlastend und leicht entspannend. *Zapchen Somatics®* nach Henderson (2020) konzentriert sich wieder auf die Verbindung zwischen Körperempfindungen und emotionaler Regulation. Viele kleine, leicht im Alltag umsetzbare, humorvolle Übungen dienen dem Stressabbau. Bei Hammer (2019) finden sich viele konkrete Übungsanleitungen. Auf gute Resonanz treffen gerade bei jüngeren Menschen die Anleitungen zu »body2brain®« von Croos-Müller. Sie veröffentlichte Texte mit Titeln wie *Nur Mut* (2012) oder *Schlaf gut* (2014), die sehr ansprechend illustriert sind. Sie beinhalten neben Psychoedukation Anleitungen aus dem Zapchen Somatics®. Besonders gerne genutzt wird auch die kostenlose App »body2brain« mit Psychoedukation und Übungen.

Phase 2

Aufdecken/Kennenlernen/Access: In der Sozialarbeit arbeiten wir »mit dem, was kommt«. Dementsprechend geht es in der Ego-State-Arbeit darum, die vorhandenen Ego-States in dieser Phase kennenzulernen. Sie können wie eine eigene Person im inneren System kennengelernt und beschrieben werden. Die wichtigsten wollen wir gemeinsam mit den Klient:innen näher explorieren und mit ihnen Kontakt aufnehmen.

Bei einem aggressiven Jugendlichen gibt es den »Friedlichen«, denjenigen, der »gute Ideen« hat, mit dem man gut sprechen kann, und den »Schläger«, der womöglich für die Anzeige wegen Körperverletzung verantwortlich ist.

Visualisiert wurden die Ego-States anhand farbiger Karten. Gemeinsam betrachteten Sozialpädagogin und Klient die dargestellte Szene.

Gemeinsam wurde die Aussage formuliert, die das Problem beschreibt:

> »Da gibt es den, der einfach mal zuschlägt.«

»Wann ist er gekommen?«

»Was ist seine Aufgabe, sein guter Grund?«

Die Sozialpädagogin und der Klient stellen gemeinsam fest, dass es einen Teil gibt, der nicht zuschlagen möchte und nicht weiß, wie das passieren kann.

Der für das Schlagen zuständige Ego-State wird befragt, was sein guter Grund für die Aufgabe des Schlagens ist und ob er bereit wäre, seine ursprüngliche hilfreiche Aufgabe wahrzunehmen. Diese besteht darin, dem Jungen Stärke zu vermitteln. Der Ego-State wird befragt, welcher andere ressourcenvolle Ego-State ihn dabei unterstützen könnte. Gemeinsam mit dem Jugendlichen versucht die Sozialpädagogin, die kleinen Schritte herauszufinden, die nötig sind, um das vereinbarte Ziel zu erreichen.

Mit der Vereinbarung geben sich die Sozialarbeiterin und der Junge die Hand, nehmen Blickkontakt auf und sagen »Hand drauf«. Mit Handschlag und Blickkontakt ist die Vereinbarung verbindlicher.

Sie verabreden, diesen Vertrag nach einem Zeitraum (morgen/in einer Woche) zu überprüfen. Es wird empfohlen, eher kurze Zeiträume zu wählen, um das Interesse daran zu signalisieren, in Kontakt zu bleiben und die Verbindlichkeit zu stärken.

Bei der gemeinsamen Überprüfung besprechen Sozialpädagogin und Klient, was funktioniert hat, wo es schwierig war, was es noch braucht.

Der Fokus der Sozialen Arbeit richtet sich explizit nicht auf die Aktivierung von Ego-States, die noch verborgen sind. Aufgabe der Ego-State-Therapie ist es, deren Besonderheiten aufzudecken.

Phase 3

Reprozessieren bedeutet im Kontext der Sozialarbeit, gemeinsam mit den Klient:innen daran zu arbeiten, die verschiedenen Ego-States zu verstehen und sie weiter kennenzulernen, sie zu transformieren und ihnen zur Kooperation untereinander zu verhelfen. Diese Phase ist vergleichbar mit einer Gruppenarbeit im inneren System.

Phase 4

Integrieren bedeutet, alle Teile des inneren Systems mit einzuschließen. Diese Phase erinnert versierte Sozialpädagog:innen an Gruppenarbeit in der Institution, nur findet diese Gruppenarbeit intrapsychisch oder auf der sogenannten inneren Bühne statt.

Phase 5

Anwendung im Alltag bedeutet, das Erreichte praktisch anzuwenden. Beispielsweise kann die Gruppe nach einer erfolgten Ego-State-Arbeit eine gemeinsame Mahlzeit einnehmen oder eine andere gemeinsame Aktivität verfolgen.

24.11 Befragung der Ego-States

Klient:innen im stationären oder ambulanten Versorgungssystem würden die Frage »Kennen Sie ressourcenvollen Ego-States?« kaum zustimmend beantworten und entsprechende Stärken benennen können. Es ist notwendig, dass wir uns an das Denk- und Sprachmuster der jeweiligen Person anpassen und konkret fragen, also beispielsweise:

»Worauf konnten Sie sich bisher, auch wenn es schwierig wurde, verlassen? Woran erinnern Sie sich gerne, wenn Sie an Ihre Kindheit und Jugend denken?«

Es ist bedeutsam, das Alter der bekannten Ego-States zu erfragen, also herauszufinden, in welchem Alter welcher Ego-State zu einer Person gekommen ist. Dieser Ego-State wird in dem Alter verharren, in dem er entstanden ist. Das Alter der Ego-States unterscheidet sich durchaus vom biologischen Alter. Ego --States können sehr viel jünger, aber auch älter als die biologische Person sein.

Durch die Frage nach dem Alter meldete sich bei einer 70-jährigen Klientin ein kindlicher State, der entstanden war, als sie fünf Jahre alt gewesen war. Dieser kindliche Ego-State befand sich in den Armen einer Madonna. Eine solche Figur hatte sich an der Fassade des Nachbarhauses befunden. Die Klient:in entwickelte einen 5-jährigen Ego-State, der sie tröstete und Geborgenheit vermittelte. Sie litt unter Angstzuständen und Unsicherheit. Nachdem sie im Kindergartenalter in der Sakristei einer Kirche sexualisierte Gewalt erlitten hatte, entwickelte sie diesen ressourcenreichen Ego-State. In der weiteren Arbeit konnte die 70-jährige Klientin mit ihrem ressourcenreichen Ego-State Kontakt aufnehmen, ihm für Trost und Fürsorge danken. Das führte zur Kooperation zwischen dem 5-jährigen Ego-State und dem Ego-State, der die Panikattacken initiierte. Diese ließen sich dadurch besser steuern.

Dieses Beispiel verdeutlicht, dass sich im Verlauf eines Beratungsgesprächs ein deutlich jüngerer Ego-State aktivieren kann. Der 5-jährige Ego-State erwies sich dabei als ressourcenreicher State, der die 70-jährige Klientin unterstützte.

Dies ermöglichte eine kooperative Interaktion zwischen dem kindlichen Ego-State und jenem Ego-State, der bislang für die Auslösung der Panikattacken verantwortlich war. In der Folge gewann die Klientin mehr Kontrolle über die Angstsymptomatik.

Auch das Geschlecht des jeweiligen Ego-States muss nicht dem biologischen Geschlecht der Klient:innen entsprechen. »Das ist ein stinkender Klumpen Etwas, diesen Klumpen möchte ich loswerden, er soll verschwinden«, beschrieb eine Klientin einen traumaassoziierten Ego-State. Im Kontakt mit einem ressourcenreichen Ego-State konnte ihm zunehmend Verständnis und Trost entgegengebracht werden. Ein Ego-State muss auch nicht mit der sexuellen Orientierung der Klient:in übereinstimmen. Diese betrifft möglicherweise ausschließlich einen Ego-State. Selbstverständlich kann sich dabei ein Konflikt bezüglich der sexuellen Orientierung offenbaren, gegebenenfalls ergibt sich daraus die Vermittlung in eine Therapie oder in andere spezifische Hilfen. In der Praxis hat es sich bewährt, Ego-State-Arbeit bei der Entscheidungsfindung zu implementieren.

Die 17-jährige Klientin erlebte in der Familie sexualisierte Gewalt und Vernachlässigung, die Mutter war psychisch krank und konsumierte über Jahre Drogen. Der Vater galt als verstorben, später stellte sich heraus, dass er die Familie verlassen hatte und am Leben war. Seit einigen Jahren lebt die junge Frau in einer vollstationären Wohngruppe, wo rund um die Uhr Sozialpädagog:innen vor Ort sind. Sie möchte in eine weniger betreute Gruppe wechseln, um selbstständiger zu werden. Die Klientin bewältigt zum Zeitpunkt des Wechselwunsches viele Dinge des Alltags selbstständig sehr positiv, ihre Schulleistungen sind zufriedenstellend. Sie verfügt über ressourcenvolle Ego-States. Der Wechsel in eine weniger betreute, geringer kontrollierte Umgebung könnte mit den bereits vorhanden ressourcenvollen Ego-States und weiteren Ressourcen gelingen. Probleme sehen die betreuenden Sozialpädagog:innen und die Klientin im regelmäßigen Haschischkonsum und der mangelnden Körperhygiene.

Gemeinsam arbeiten sie die ressourcenvollen Ego-States heraus, die eine zunehmende Selbstständigkeit unterstützen und ebenso die problemassoziierten Ego-States, die diesen Prozess behindern.

Bereits im Alter von drei Jahren entwickelte sie einen Ego-State, der »immer eine Maske« trägt. Dieser lässt möglichst niemanden an sich herankommen. Während der Zeit, als die Klientin sexualisierter Gewalt durch den Stiefvater ausgesetzt war, empfand sie es als hilfreich, den Körper nicht zu spüren und wahrzunehmen. Dieser Ego-State konsumierte später Drogen, um den Schmerz und das Gefühl, von »Gott und der Welt« verlassen worden zu sein, zu betäuben.

Nach der Ego-State-Arbeit, die diesen Zusammenhang aufdeckte, berichtet die Klientin, sie habe sich erstmalig so zeigen und jemandem offenbaren und mitteilen können. Sie habe sich auch noch nie so gesehen und verstanden gefühlt. Im Verlauf definiert sie gemeinsam mit ihrer Betreuerin die ressourcenvollen States, die für eine weniger intensive Betreuung sprechen und die belasteten bzw. belastenden Ego-States, die gegen einen Wechsel sprechen. Das gemeinsame Betrachten und Besprechen der Ego-States und das Abwägen ihrer Funktionen bewirkt einerseits erstmalig das Gefühl von Nähe zu einer Betreuerin und gibt der Klientin die Möglichkeit, sich selbst mit Distanz von außen zu betrachten und gleichzeitig jemandem ihr Innerstes mitzuteilen.

In Abbildung 24.1 ist schematisch zu sehen, wie Traumatisierung (symbolisiert durch Blitzzeichen) wirkt: Es entstehen fragmentierte Anteile, die Ressourcen, Ziele und Wünsche behindern und die zu Frustration und Selbstabwertung führen.

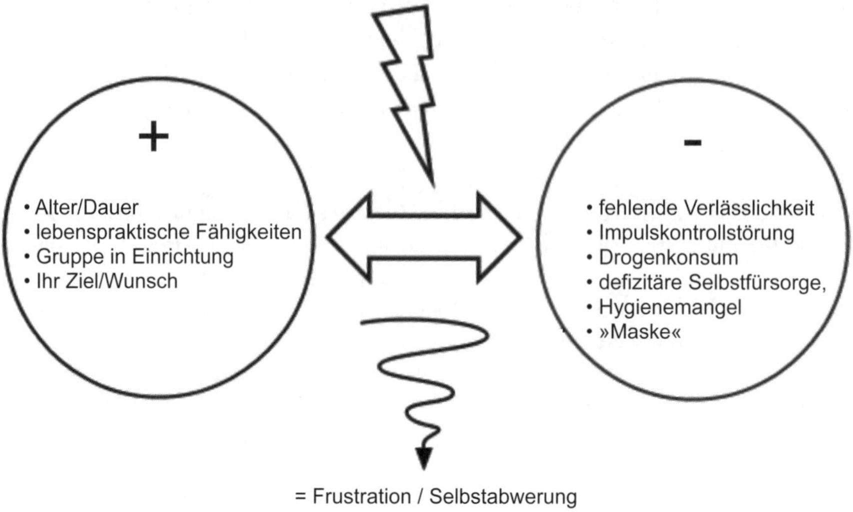

Abb. 24.1: Inhalt und Ablauf des ersten Termins der Ego-State-Arbeit mit der Beispielklientin als Skizze

Abbildung 24.2 zeigt, wie sich durch die Ego-State-Arbeit mehr Klarheit über das innere System gewinnen lässt. Die Ego-States wurden benannt und innerhalb des Körpers zugeordnet. Das Ergebnis bestand in einer klaren Zielformulierung der Klientin.

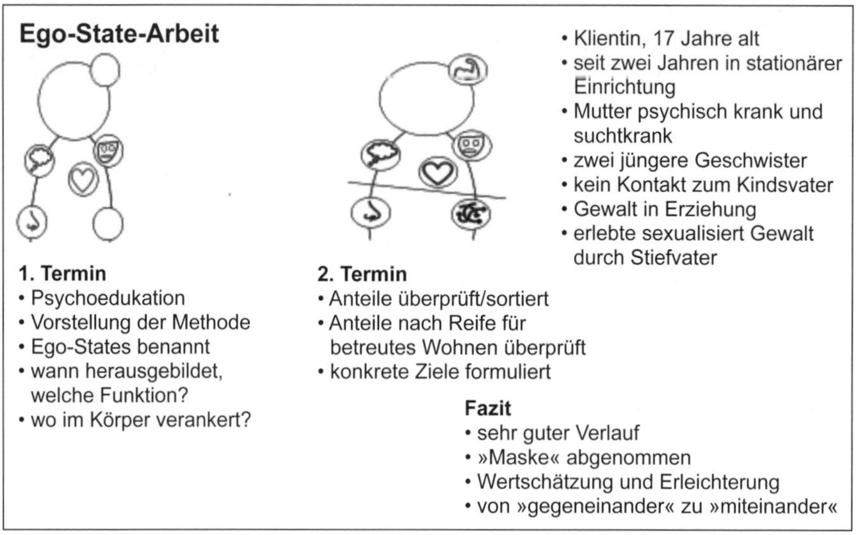

Abb. 24.2: Weiterer Verlauf der Ego-State-Arbeit mit der Beispielklientin als Skizze

24.12 Ego-State-Coaching und Counselling – das Curriculum

Aufgrund der positiven Erfahrungen mit der Implementierung von Ego-State-Konzepten in die Sozialarbeit entwickelte sich ein Ausbildungscurriculum *Ego-State-Coaching und Counselling* (ESCC). Mein Fokus in der Darstellung dieses Konzeptes richtet sich auf die psychosozialen Berufsgruppen.

Seit vielen Jahren bietet das TIS (Trauma-Institut-Süddeutschland) die nach DeGPT-FVTP[61] zertifizierte Weiterbildung in Traumafachberatung und Traumapädagogik an. Das ESCC-Curriculum bietet eine zusätzliche Vertiefung dieser Weiterbildung. Es möchte Praktiker:innen erreichen, die mit Klient:innen arbeiten oder in einer spezifischen Institution leitend tätig sind. Die Rückmeldungen der Teilnehmer:innen bei Ausbildungsende beinhalten häufig Aussagen dazu, wie hilfreich sich das theoretische Wissen und die erlernten Methoden für die praktische Arbeit erweisen. Als hilfreich wird insbesondere empfunden,

- dass es sehr entlastend ist, wie sich die Haltung den Klient:innen gegenüber konstruktiv veränderte;
- dass ein vertieftes Verständnis für die Not der Klient:innen entwickelt wurde;
- dass erweiterte Methoden zur Verfügung stehen, um explizite Handlungsstrategien anzubieten; dadurch können Betroffene dabei unterstützt werden, die destabilisierenden Auswirkungen der traumatischen Erfahrungen zu bearbeiten;
- dass sich dies besonders hilfreich für die existenziell zerstörenden frühen Traumatisierungen von Kindern erweist und schließlich
- dass dies für Betroffene, die jeweiligen Gruppen und für die Mitarbeiter:innen der Institution enorm entlastend wirken kann.

Eine Teilnehmerin schreibt:

> »Ich habe am ESCC-Ausbildungscurriculum teilgenommen und empfinde die Inhalte als Bereicherung auf unterschiedlichen Ebenen. Zum einen für mich ganz persönlich, zum anderen in meiner Rolle als Sozialpädagogin im Kontakt mit Klient:innen.
>
> Die Ausbildung ermöglicht einen neuen Blick auf die eigene Person, Verhaltensweisen und Empfindungen, Reaktionen auf Ereignisse und damit verbundene Emotionen. Es ist nicht nur spannend, das Ego-State-Konzept auf sich selbst zu übertragen, ich denke, es ist im ersten Schritt auch sehr notwendig. In der Ausbildung bekam ich ein Gefühl dafür, wie spannend es sein kann, auf Entdeckungsreise zu gehen, bekannte Aspekte der eigenen Person mithilfe eines neuen Erklärungsmodells zu betrachten und sie so auf fast wundersame Weise besser nachvollziehen und annehmen zu können. Das Ungeliebte an sich selbst wurde plötzlich interessant. Die Ausbildung war wie eine Einladung, sich selbst wertfrei betrachten zu können. Es fiel leicht, über Schwieriges zu sprechen. Diese

61 DeGPT: deutschsprachige Gesellschaft für Psychotraumatologie; FVTP: Fachverband Traumapädagogik.

Erfahrung motivierte mich sehr dazu, genau das gemeinsam mit Klient:innen zu erleben und auch ihnen diese Möglichkeiten zu eröffnen. So änderte sich mit dem Blick auf mich selbst auch der Blick auf andere. Herausfordernde Verhaltensweisen der Klient:innen erscheinen wie eine Einladung, gemeinsam auf Entdeckungsreise zu gehen.«

24.13 Diskussion

Die Implementierung der Ego-State-Theorie und ihrer modifizierten methodischen Ansätze in die traumazentrierte Fachberatung und Traumapädagogik erweitert das qualitative Fallverstehen der Fachkräfte.

Die Wirkmächtigkeit der entstandenen Ego-States lässt sich dafür nutzen, Entwicklungsprozesse der Klientin zu fördern. Ressourcenvolle Ego-States zu erkennen, sie zu nutzen, um die belasteten und auch die belastenden Ego-States zu identifizieren, ermöglicht es, mit diesen zu kommunizieren, um mehr über sie zu erfahren. Es ist zielführend, sie zur Kooperation mit den ressourcenvollen Ego-States zu gewinnen, um die Entwicklung der Gesamtperson zu fördern. Verletzte Ego-States werden durch gemeinsame Rekonstruktion der bisherigen Bewältigungsstrategien erkennbar. Diese Ego-States dabei zu unterstützen, sich zu transformieren, kann sich für traumatisierte Klient:innen integrierend auswirken. Traumasensible Biografiearbeit unterstützt das Selbstwirksamkeitserleben der Betroffenen und führt zu einem vertieften Kohärenzgefühl.

Die Berücksichtigung der physiologischen Folgen traumatischer Erfahrungen im Körper der Betroffenen kann durch Körperwahrnehmung und durch Selbstberuhigungstechniken zu größerer Selbstregulation führen. Das umfassende Angebot nahe am Alltag der Klient:innen erlaubt, korrigierende Bindungserfahrungen und Beziehungserfahrungen zu erleben. Sozialpädagog:innen stehen ihnen als sichere Basis zur Seite.

Für die herausfordernde Arbeit der Traumafachberatung und Traumapädagogik bietet die Kombination mit ESCC methodische Differenzierung und Vertiefung von Fachwissen und Methodik.

»**Aufhebung**
Sein Unglück
ausatmen können
[…]
so daß man wieder
einatmen kann
Und […]
sagen können
in Worten
[…]

die zusammenhängen
und Sinn haben
und die man […]
verstehen kann
und die […] sogar
irgendwer sonst versteht
[…]
Und weinen können
Das wäre schon
[…]
Glück.«

Erich Fried (1995, S. 107)

Das Gedicht *Aufhebung* von Erich Fried thematisiert auf poetische Weise einen heilsamen Weg, der sich mit Erfahrungen aus der Arbeit mit traumatisierten Menschen sowie mit Erkenntnissen der modernen Traumaforschung und der Polyvagaltheorie verbinden lässt – insbesondere im Hinblick auf Atem, Sprache und den emotionalen Ausdruck des Trauerns (»Weinen können«).

In traumatischen Situationen reagiert der Körper mit akuter Alarmbereitschaft: Das Einatmen dominiert, die Atmung wird flach und beschleunigt. Dieses Muster kann sich chronifizieren und in Hyperventilation übergehen. Das Ausatmen – physiologisch eng verbunden mit Entspannung und parasympathischer Regulation – fällt vielen Betroffenen schwer oder bleibt unvollständig. Im übertragenen Sinn beschreibt Fried genau diesen Heilungsprozess: Loslassen ist notwendig, um Neues aufnehmen zu können.

Das Ausatmen kann daher als zentrale Ressource in der Traumaverarbeitung verstanden werden. Es steht für das »Nicht-mehr-Festhalten-Müssen«. In therapeutischen Kontexten kann das bewusste Verlängern des Ausatmens genutzt werden, um das autonome Nervensystem zu beruhigen und ein Gefühl von Sicherheit zu fördern. Symbolisch entspricht dies Frieds Gedanken, dass erst durch das Ausatmen – also durch das Loslassen – wieder eingeatmet und Neues aufgenommen werden kann.

Traumafolgen betreffen jedoch nicht nur den Körper, sondern auch die Fähigkeit, das Erlebte sprachlich zu erfassen und für andere verständlich auszudrücken. Neurobiologisch lässt sich dies dadurch erklären, dass bei überwältigenden Erfahrungen Hirnareale, die für Sprache und narrative Verarbeitung zuständig sind, zeitweise gehemmt werden. Das Erlebte in einem sinnvollen Zusammenhang sprachlich äußern zu können, unterstützt nicht nur die Verarbeitung, sondern auch das Wiederanknüpfen an soziale Zugehörigkeit und Verbundenheit.

Ein weiterer zentraler Aspekt ist das Weinen. Weinen kann als zutiefst entlastender und regulierender Prozess verstanden werden. Es ermöglicht das Betrauern des

Erlebten und unterstützt damit die Integration und Verarbeitung von Erfahrungen. Neben dem emotionalen Ausdruck stellt Weinen auch eine körperliche Entladung von Spannung dar und kann zur Wiederherstellung innerer Balance beitragen.

Die Polyvagaltheorie nach Stephen Porges bietet hierfür ein hilfreiches Erklärungsmodell. Porges beschreibt, dass Sicherheit, soziale Verbundenheit, ruhige Atmung, Stimme und mimischer Ausdruck zentrale Voraussetzungen für Regulation sind. Das bewusste Ausatmen, das allmähliche Finden von Worten und auch das Weinen können den ventralen Vagusnerv aktivieren, der mit sozialer Zugewandtheit, emotionaler Verarbeitung und innerer Beruhigung verbunden ist (Porges 2011).

So lässt sich *Aufhebung* als eine berührende poetische Verdichtung eines traumasensiblen Verständnisses von Heilung lesen: Heilung bedeutet, das Nervensystem zu regulieren, Emotionen auszudrücken und das Erlebte allmählich integrieren zu können.

24.14 Literatur

Bowlby, J. (1975): Bindung. Eine Analyse der Mutter-Kind-Beziehung. Frankfurt a. M. (Fischer).

Brisch, K. H. (2009): Bindungsstörungen. Von der Bindungstheorie zur Therapie. Stuttgart (Klett-Cotta), 19. Aufl. 2022.

Croos-Müller, C. (2011): Kopf hoch. Das kleine Überlebensbuch. München (Kösel).

Croos-Müller, C. (2012): Nur Mut. Das kleine Überlebensbuch. München (Kösel).

Croos-Müller, C. (2014): Schlaf gut. Das kleine Überlebensbuch. München (Kösel).

Fingscheidt, N. (2019): Systemsprenger. Filminformationen verfügbar unter: https://www.imdb.com/title/tt8535968/ [4.5.2025].

Fried, E. (1995): Gedichte. München (dtv).

Fritzsche, K. (2021): Ego-State-Therapie bei Traumafolgestörungen. Heidelberg (Carl-Auer), S. 75–80.

Fritzsche, K. u. W. Hartman (2010): Einführung in die Ego-State-Therapie. Heidelberg (Carl-Auer), 5. Aufl. 2023.

FVTP (2011): Standards für traumapädagogische Konzepte in der stationären Kinder- und Jugendhilfe. Verfügbar unter: https://fachverband-traumapaedagogik.org/standards.html?file=files/FVTP/Veroeffentlichungen/FVTP_Positionspapier_Standards.pdf [8.12.2023].

Grawe, K. (2004): Neuropsychotherapie. Göttingen (Hogrefe).

Hammer, C. (2019): Im Körper zu Hause sein. Mit Zapchen Somatics zu Leichtigkeit und Wohlbefinden. Heidelberg (Carl-Auer).

Hartman, W. (1995): Ego-State Therapy with sexually traumatized children. Pretoria (Kagiso).

Hartman, W. (2022): Lebensflussmodell. Vortragsfolien.

Henderson, J. (2020): Das Zapchen Somatic Yi Jing. Die Geschichte erkennen, den Geist trainieren. Bielefeld (AJZ).

Hiller, R. u. T. Hensel (2017): ResonaT – Ressourcenorientierte narrative Traumatherapie. Kindern und Jugendlichen mit komplexen Traumafolgestörungen helfen. Göttingen (Vandenhoeck & Ruprecht), 2. Aufl. 2019.

Lacher, D. B. (2005): Connecting with kids through stories. Using narratives to facilitate attachment in adopted children. London (Jessica Kingsley), 2. Aufl. 2012.
Phillips, M. u. C. Frederick (2003): Handbuch der Hypnotherapie bei posttraumatischen und dissoziativen Störungen. Heidelberg (Carl-Auer).
Porges, S. W. (1995): Orienting in a defensive world: Mammalian modifications of our evolutionary heritage. A Polyvagal Theory. *Psychophysiology* 32 (4): 301–318.
Porges, S. W. (2011): The Polyvagal Theory. Neurophysiological foundations of emotions, attachment, communication, and self-regulation (Interpersonal Neurobiology). New York (W. W. Norton).
Porges, S. W. u. P. Levine (2017): SE und Neuronale Abläufe [Seminar]. Verfügbar unter: https://www.auditorium-netzwerk.de/ar/se-und-neuronale-ablaeufe-englisch-deutsch-peter-a-levine-100006333/?cat=suche_unk [4.5.2025].
Rogers, C. G. (1972): Die nicht-direktive Beratung. München (Kindler).

IX Integration mit anderen therapeutischen Ansätzen

25 Ressourcen-Therapie: Eine Schwester der Ego-State-Therapie

Gordon Emmerson

Abstract

Die Ressourcen-Therapie (Emmerson 2014a) ist ein Teile-basierter therapeutischer Ansatz, der einen strukturierten Weg zu Heilung, persönlichem Wachstum und emotionalem Wohlbefinden ebnet. Dieses Psychotherapiemodell bietet ein aufschlussreiches Verständnis unserer inneren Ressourcen und der Rolle, die sie in Hinblick auf Wohlergehen und Pathologie spielen. Obwohl die Ressourcen-Therapie der Ego-State-Therapie ähnelt, gibt es einige grundlegende und wichtige Unterschiede zwischen diesen Therapieformen.

Die Ressourcen-Therapie (RT) ist eine wirksame Kurzzeittherapie, weil sie sicherstellt, dass während der Arbeit derjenige Persönlichkeitsanteil im Bewusstsein ist, der das Problem hat, während andere Therapien sich häufig mit dem Persönlichkeitsanteil beschäftigen, der anfänglich anwesend ist. Dieser Teil favorisiert möglicherweise nicht den Ressourcen-State, der Hilfe benötigt, und beschwert sich oft über Teile, die emotional werden oder unerwünschte Verhaltensweisen wie Wut, Sucht oder Zwangsstörungen zeigen. Eine wirksame Therapie hängt von der direkten Arbeit mit demjenigen State ab, der einer Veränderung bedarf.

Dieser Artikel erläutert die Kernprinzipien und -praktiken der Ressourcen-Therapie und zeigt ihre Anwendung bei der Behandlung von Traumata, posttraumatischen Belastungsstörungen (PTBS), Angststörungen, dissoziativen Identitätsstörungen (DIS), Depressionen, Beziehungsproblemen, Persönlichkeitsstörungen, Ess-Störungen, unerwünschten Stimmen, Bindungsstörungen und Süchten. Anhand von Fallstudien und praktischen Techniken wird das transformative Potenzial dieses Ansatzes veranschaulicht.

Dieser Artikel befasst sich sowohl mit der RT-Diagnose als auch mit RT-Behandlungstechniken. Durch vertiefte Betrachtung der acht pathologischen Zustände ermöglicht die Ressourcen-Therapie ein tieferes Verständnis für die verschiedenen Teile der Psyche, was signifikante Fortschritte in der therapeutischen Arbeit begünstigt.

Schlüsselwörter: Ressourcen-Therapie (RT), RT-Behandlungstechniken, Ego-State-Therapie, PTBS, »vadierte« States, Retro-States, widerstreitende States, dissonante States, Oberflächen-States, tieferliegende States, sensorisch erlebte Erinnerung, Trauma

25.1 Einleitung

Die Ressourcen-Therapie (Emmerson 2014a) ist ein Teile-basierter therapeutischer Ansatz, der einen festgelegten Weg zu Heilung, persönlichem Wachstum und emotionalem Wohlbefinden bietet. Dieses Psychotherapiemodell vermittelt ein Verständnis unserer inneren Ressourcen und deren Beziehung zu Wohlergehen und Pathologie. Sie ist eine Schwester der Ego-State-Therapie (Watkins a. Watkins 1997; Emmerson 2003) und der Transaktionsanalyse (Berne 1957), da sich alle drei von den frühen Konzepten Paul Federns (Federn 1953) ableiten. Ressourcen-Therapie und Ego-State-Therapie gehen direkt auf die Arbeit von Federn zurück, und obwohl es sich bei beiden um wirkungsvolle Therapien handelt, gibt es einige grundlegende Unterschiede. Vier davon werden im Folgenden dargestellt:

- Während viele Ego-State-Therapeuten glauben, dass es einen Kern-State mit zusätzlichen Unter- oder Ego-States gibt, sehen Ressourcen-Therapeuten die Persönlichkeit als ein Mosaik aus States, wobei kein State den Kern bildet. Einige States werden zu verschiedenen Zeiten im Leben stärker genutzt, doch jeder ist Teil des Mosaiks. Dies bestimmt, wie wir Klienten dabei helfen, während der Therapie von einem State in einen anderen zu wechseln.
- Beide Therapien schlagen eine Brücke zum Ursprung eines Traumas (»auslösendes sensibilisierendes Ereignis«). Am auslösenden sensibilisierenden Ereignis ermutigen viele Ego-State-Therapeuten den Klienten, den Täter zu bekämpfen, und geben ihm manchmal ein Kissen zum Draufschlagen. Ressourcen-Therapeuten glauben, dass der Täter keine Macht hat, außer in der Vorstellung des traumatisierten (vadierten[62]) States. Ressourcen-Therapeuten zufolge bedeutet die Tatsache, einen Täter zu bekämpfen, die Mutmaßung zu akzeptieren, dass dieser Macht hat. Wir sagen dem Klienten: »Das passiert nicht jetzt. Diese Person ist nicht hier, und sie hat keine Macht. Da sie nicht im Raum und nicht real ist, können wir diese Vorstellung einfach schrumpfen lassen und sie vertreiben.«
- Manche Ego-State-Therapeuten glauben, dass eine andere Person, beispielsweise der Vater, in die Persönlichkeit des Klienten introjiziert und zu einem Ego-State werden kann. Bisweilen wird diesen sogenannten Introjekten eine Therapie angeboten. Ressourcen-Therapeuten sind der Ansicht, dass ein In-

62 Anm. d. Ü.: Hinsichtlich Terminologie und Schreibweisen orientiert sich dieser Beitrag an dem Buch *Ressourcen-Therapie*, der deutschen Ausgabe des Standardwerks von Gordon Emmerson (2019). Dort erläutern Herausgeberin und Übersetzerin wie folgt: »Gordon Emmerson benutzt hier den Begriff *vaded*, ein Wort, das es im Englischen bis dahin nicht gab. Es wurde 2006 in seinem Buch *Advanced skills and interventions in therapeutic counseling* eingeführt. Emmerson sagt dazu: ›Der Begriff bezeichnet einen Ressourcen-State, der von unerwünschten und überwältigenden Gefühlen vadiert wird (engl. *invaded*), und zwar so sehr, dass er nicht länger funktionieren und sogar die Funktionsfähigkeit anderer States verhindern kann. Der Begriff *vaded* wurde gewählt, weil er nah am Wort *invaded* ist, der Klang poetisch das Gefühl von *überwältigt* vermittelt und weil kein anderes Wort die ganze Bedeutungsbandbreite der vier Arten von vadierten States erfasst‹« (S. 116).

trojekt lediglich der von einem Ressourcen-State verinnerlichte Eindruck einer anderen Person ist, kein eigener Ressourcen-State. Daher sind die therapeutischen Techniken der RT darauf ausgerichtet, den Ressourcen-State in Bezug auf seine Eindrücke von anderen zu stärken. Ressourcen-Therapeuten gehen von Folgendem aus: Wann immer ein Klient auf sich selbst zeigt, zeigt er auf den Ressourcen-State, der das Bewusstsein innehat, und das ist niemals ein Introjekt.
- Die Ressourcen-Therapie kennt acht definierte pathologische Zustände mit einer Reihe von Behandlungstechniken, die für jede Pathologie speziell verfeinert wurden. In diese Pathologien lässt sich die gesamte Palette der DSM[63]-5-Diagnosen einordnen. In dieser Hinsicht ist die RT stärker strukturiert als die Ego-State-Therapie. Einige Therapeuten werden dies als Richtlinie schätzen, andere nicht.

Die Ressourcen-Therapie ist eine wirkungsvolle Kurzzeittherapie, weil sie sicherstellt, dass während der Arbeit derjenige Persönlichkeitsanteil das Bewusstsein hält, der das Problem hat. Die meisten anderen Therapien verwenden viel Zeit darauf, mit dem Persönlichkeitsanteil zu sprechen, der sich in der Therapie als erster zeigt. Dabei mag dieser Teil den Ressourcen-State, der Hilfe benötigt, häufig nicht einmal. Oft beklagt er sich auch über einen Teil, der emotional wird, oder über einen Teil, der unerwünschte Verhaltensweisen wie Wut, Sucht oder Zwangsstörungen aufweist. Der beste Weg, einem Klienten zu helfen, besteht darin, direkt mit dem State zu arbeiten, der sich verändern muss.

In diesem Artikel betrachten wir die Grundprinzipien und Praktiken der Ressourcen-Therapie und untersuchen, wie sie bei Themen wie Trauma, PTBS, Angst, Dissoziativer Identitätsstörung (DIS), Depression, Beziehungsproblemen, Persönlichkeitsstörungen, Ess-Störungen, unerwünschten Stimmen, Bindungsstörungen und Sucht angewendet werden können. Anhand eines Fallbeispiels und praktischer Techniken werden wir veranschaulichen, wie dieser Ansatz zu transformativen Erfahrungen führen kann.

Die Ressourcen-Therapie bietet nicht nur die Möglichkeit, die eigenen Emotionen zu verstehen und mit ihnen umgehen zu lernen. Sie ermöglicht auch, verborgene Ressourcen im Inneren anzuzapfen und so einen Weg zu einem erfüllteren und ausgeglicheneren Leben zu finden.

25.2 Persönlichkeitstheorie der Ressourcen-Therapie

Die RT-Theorie der Persönlichkeit basiert auf dem Konzept, dass die Persönlichkeit nicht ein homogenes Ganzes ist, sondern aus mehreren Teilen besteht. Diese Teile

63 Anm. d. Ü.: DSM = *Diagnostic and Statistical Manual of Mental Disorders*, das Klassifikationssystem für psychische Erkrankungen, das von der Amerikanischen Psychiatrischen Gesellschaft herausgegeben wird und international gebräuchlich ist.

bezeichnen wir als Ressourcen, weil sie jeweils unterschiedliche Fähigkeiten bieten.

Drei Kernaspekte der Ressourcen-Therapie helfen, sie zu definieren:

1) Die Ressourcen-Therapie umfasst eine vollständige und integrierte Theorie der Persönlichkeit und der Therapie.
2) Ressourcen-States sind physiologisch und werden durch Erfahrungen gebildet.
3) Die Ressourcen-Therapie definiert/bietet eine Reihe von spezifischen therapeutischen Interventionen für jeden der acht pathologischen Ressourcen-Zustände.

Die Psyche ist ein Mosaik aus Teilen, wobei kein Teil den Kern bildet. Diese Teile besitzen unterschiedliche Fähigkeiten und Fertigkeiten, die verfügbar werden, wenn sich verschiedene Ressourcen-States im Bewusstsein austauschen. Wir können unterschiedlichen Freunden oder Bekannten unterschiedliche Ressourcen-States offenbaren, und es kommt vor, dass sie überrascht sind, wenn sie einem Ressourcen-Teil begegnen, den sie vorher nicht bemerkt hatten. Ressourcen-Teile können sich in einem gesunden oder pathologischen Zustand befinden (vadiert, retro, widerstreitend oder dissonant). Pathologische Anteile lassen sich zur Normalität zurückführen.

Einige wichtige Begriffe der Ressourcen-Therapie, die helfen, die Psyche zu definieren, sind: Ressourcen-State, Bewusstsein, Oberflächen-State, tieferliegender State, Introjekt und sensorisch erlebte Erinnerung (Emmerson 2017a).

Was ist ein Ressourcen-State?

Ein Ressourcen-State ist ein Persönlichkeitsanteil, der in der Kindheit durch die wiederholte Anwendung einer Bewältigungsstrategie entstanden ist. Eine Ressource ist ein neuronaler Pfad aus Dendriten- und Axonverbindungen und wird durch neuronales Wachstum und wiederkehrende synaptische Feuerungen geschaffen. Wenn ein Kind wiederholt einen Sport ausübt oder ein Musikinstrument spielt, etwas lernt oder fürsorglich handelt, entsteht ein Ressourcen-State mit den entsprechenden Fähigkeiten. Dieser State ist immer dann der beste dafür, das Bewusstsein zu halten, wenn die entsprechenden Fähigkeiten benötigt werden.

- Es handelt sich um einen Teil der Persönlichkeit mit relativ gleichbleibendem Intellekt, relativ gleichbleibenden Emotionen und Fähigkeiten.
- Eine Ressource ist *bewusst*, wenn der entsprechende State gerade das Bewusstsein der Person hält.
- Eine Person in einem intellektuellen State kann wenig Emotionen zeigen, während eine Person in einem fragilen Kind-State viele Emotionen zeigen kann.
- Unsere Ressourcen bereichern uns auf vielfältige Weise.

Was ist das Bewusstsein?

Das Bewusstsein ist die Bewusstheit des Selbst und Träger des Ichs. Das Bewusstsein wird von dem Ressourcen-State gehalten, der etwas gerade erlebt, bewusst ist und handelt. Zu einem bestimmten Zeitpunkt kann immer nur ein Ressourcen-State das Bewusstsein halten. Die übrigen Ressourcen-States sind dann entweder Oberflächen-States und am Beobachten oder aber tieferliegende States und dissoziiert.

Was sind Oberflächen-States?

Oberflächen-States sind Ressourcen-States, die zum gegenwärtigen Zeitpunkt die Umwelt und den State, der das Bewusstsein hält, beobachten. Sie erinnern sich an das, was sie beobachten, und sie sind in der Lage, mit dem State zu kommunizieren, der gerade bewusst ist. Wenn Sie auf der Couch relaxen und in Ihrem Kopf hören: »Du solltest arbeiten«, hat ein Oberflächen-State gerade mit dem ausspannenden State kommuniziert, der das Bewusstsein hält. Ein Oberflächen-State kann ins Bewusstsein treten oder in eine tieferliegende Position rutschen. Jeder unserer States kann das Bewusstsein, eine Oberflächen-Position oder eine tieferliegende Position einnehmen.

Was sind tieferliegende States?

Tieferliegende Ressourcen sind States, die vom Bewusstsein losgelöst sind. Sie erinnern sich nicht an Ereignisse, die geschahen, während sie eine tieferliegende Position in der Psyche innehatten. Wenn ein tieferliegender State direkt in das Bewusstsein tritt, hat die Person keine Erinnerung an die unmittelbare Vergangenheit, etwa »Ich kann mich nicht daran erinnern, dass ich in den letzten paar Minuten Auto gefahren bin« oder »Ich weiß, dass ich diese Seite gelesen habe, aber ich kann mich nicht daran erinnern, was ich gerade gelesen habe«. Bei DIS und komplexer PTBS (kPTBS) treten die tieferliegenden States oft direkt in das Bewusstsein über, da es relativ wenige Oberflächen-States gibt. Während der Hypnose sinken die meisten Oberflächen-States in eine tieferliegende Position, und die hypnotische Trance ist durch einen Bewusstseins-State charakterisiert, während alle anderen States tiefer liegen.

Was sind Introjekte?

Ein Introjekt ist der von einem Ressourcen-State verinnerlichte Eindruck einer anderen Person, eines Tiers oder eines unbelebten Gegenstands. Jeder Ressourcen-State hat seine eigenen Introjekte. Das Mutter-Introjekt eines kindlichen States unterscheidet sich vom Mutter-Introjekt eines erwachsenen States. Birgt ein State ein Introjekt, das ihm dauerhaft Angst macht, kann es als traumatisch erlebt werden, wenn dieser State ins Bewusstsein tritt. Dieser traumatisierte State benötigt dann Hilfe, um das Introjekt, das er hält und fürchtet, zu entmachten. Das ist leicht möglich, da das Introjekt eine Konstruktion ist, die vom Ressourcen-State selbst gehalten, dominiert und ermächtigt wird.

Was ist die sensorisch erlebte Erinnerung?

Eine »sensorisch erlebte Erinnerung« ist eine emotionale Erinnerung, die positiv oder negativ sein kann. Sensorisch erlebte Erinnerungen unterscheiden sich von intellektuellen Erinnerungen und sind ein zentraler Bestandteil der RT-Behandlung. Ein Klient kann eine sensorisch erlebte Erinnerung an ein Ereignis aus der Kindheit haben, auch wenn er sich momentan nicht bewusst an dieses Ereignis erinnert. Die Brücke zum auslösenden sensibilisierenden Ereignis kann eine sensorisch erlebte Erinnerung wieder mit der dazugehörigen intellektuellen Erinnerung zusammenführen, was ein hilfreicher Schritt ist, um angstmachende Introjekte zu entmachten.

Sensorisch erlebte Erinnerungen kann man in der Therapie auch nutzen, um States zu helfen, ein kathartisches Verständnis für die Gefühle anderer States oder anderer Menschen zu entwickeln. Das »emotionale« Verstehen eines anderen States oder einer anderen Person hat für den Klienten größeren kathartischen Wert als intellektuelles Verstehen.

25.3 Diagnosen: gesunde States und pathologische States

Gemäß der Theorie der Ressourcen-Therapie können sich Ressourcen-States in einem von neun Zuständen befinden – einem normalen und acht pathologischen (s. Tab. 25.1). Diese sind im Folgenden definiert. Vadierte States (vier Arten) fühlen

1) Welches Problem führte zur Therapie?	2) Wenn bewusst, fühlt sich der Teil …	3) In der Kindheit entstanden?	4) Diagnostische Klassifikation
unerwünschtes Verhalten	kompetent?	ja →	retro-original
		nein →	retro-vermeidend
	inkompetent? →		dissonant
unerwünschte Emotion (vadiert)	angstvoll? →		vadiert mit Angst
	nicht gut genug? →		vadiert mit Zurückweisung
	energielos? →		vadiert mit Enttäuschung
	grüblerisch? →		vadiert mit Verwirrung
innerer Konflikt	im Konflikt mit einem anderen State? →		widerstreitend

Tab. 25.1: Flowchart der RT-Klassifizierung

sich von Emotionen überwältigt; Retro-States (zwei Arten) führen zu Verhaltensweisen, die der Klient so nicht will. Widerstreitende States sind abgesehen davon, dass sie sich gegenseitig nicht respektieren und miteinander um das Bewusstsein konkurrieren, gesund; auch dissonante States sind im Prinzip gesund, halten das Bewusstsein jedoch zum falschen Zeitpunkt.

Die meisten States sind normal, aber ein Klient kann mehrere States haben, die pathologisch sind. Die Diagnose in der Ressourcen-Therapie unterscheidet sich von einer DSM-5-Diagnose, da in der RT jeder State einzeln diagnostiziert wird und verschiedene States unterschiedliche Diagnosen haben können. Im Gegensatz dazu wird im DSM-5 die Gesamtperson einer Kategorie zugeordnet.

Im Rahmen des DSM-5 kann ein Klient die Diagnose PTBS erhalten. In der Ressourcen-Therapie geht man davon aus, dass derselbe Klient mehrere normale States hat, wobei jedoch mindestens ein State als »vadiert mit Angst« identifiziert wird. Dieser Zustand ist durch das Erleben übermäßiger Angst gekennzeichnet, die weit über den normalen, gesunden Selbsterhaltungstrieb hinausgeht. So ist es zum Beispiel normal und angemessen, Angst zu empfinden, wenn man von einem aggressiven Hund angegriffen wird. Im Gegensatz dazu gilt das Erleben von Angst in Gegenwart eines freundlichen, nichtaggressiven Hundes als pathologisch. Zur Abhilfe setzt die RT eine bestimmte Reihe von Aktionen[64] ein, die darauf abzielen, den State »vadiert mit Angst« wieder in einen normalen State zurückverwandeln.

25.4 Die Logik der Ressourcen-Therapie

Es gibt für alles einen Grund. Dies ist ein Leitgedanke der Ressourcen-Therapie. Wenn mein Auto nicht anspringt, gibt es dafür einen Grund. Wenn die Jahreszeit trocken ist, gibt es dafür einen Grund. Wissenschaftliches, gebildetes Denken sucht nach Ursachen, und man geht davon aus, dass wir durch das Verstehen der Ursachen die Möglichkeit haben, das Ergebnis zu verändern. Bei einer Pandemie suchen wir nach der Ursache, damit wir eine Veränderung bewirken können. Als wir nicht wussten, was die Legionärskrankheit auslöst, waren wir ihr hilflos ausgeliefert. Sobald bekannt war, dass sie durch Bakterienwachstum im Kühlwassersystem großer Klimaanlagen verursacht wurde, konnten wir uns besser schützen.

Das Verständnis der Persönlichkeitsanteile, das Verständnis unserer Ressourcen und das Verständnis, wie sie pathologisch wirken können, ermöglicht uns, die Ursachen der Pathologie besser zu verstehen.

64 In der Ressourcen-Therapie werden Interventionstechniken als »Aktionen« bezeichnet (Anm. d. Ü.).

25.5 Die acht Pathologien der Ressourcen-Therapie

Erster pathologischer State: »mit Angst vadiert«

Eine mit Angst vadierte Ressource ist ein angstbesetzter State, der aus vergangenen Erfahrungen überwältigender physischer Angst entsteht, die nicht gelöst wurden. Taucht dieser State im Bewusstsein auf, erlebt die Person oft dieselbe intensive körperliche Angst erneut, ohne sich ihres Ursprungs bewusst zu sein. Gewöhnlich geht die Ursache dieser Angst auf ein beängstigendes Ereignis in der Kindheit (seltener im Erwachsenenalter) zurück, das nie richtig verarbeitet oder besprochen wurde. Infolgedessen hält das Kind an dieser Angst fest, und sie bleibt bis ins Erwachsenenalter bestehen. Durch eine Therapie lässt sich dieser State jedoch ins Bewusstsein des Klienten bringen, sodass er erkennen kann, dass die vergangenen Ereignisse nicht mehr aktuell sind. Im Laufe dieses Prozesses kann er ein Gefühl der Verbundenheit und Sicherheit aufbauen und die unerklärlichen negativen Gefühle letztlich loslassen. Es ist wichtig anzumerken, dass sich »vadiert mit Angst« auf physische Angst bezieht und nicht auf Angst vor Zurückweisung.

Beispiel für die Entstehung

Ein 10-jähriges Mädchen war mit Freunden am Meer und schwamm ein Stück weit hinaus. Sie geriet in eine starke Strömung und wurde ins offene Meer hinausgezogen. Sie dachte, sie würde sterben. Obwohl sie keine Verletzungen davontrug, war sie panisch vor Angst. Nach ihrer Rettung schämte sie sich sehr für das, was geschehen war. Bedauerlicherweise behielt sie den Vorfall für sich und erzählte ihren Eltern nichts davon, sodass sie die Möglichkeit verpasste, sich Unterstützung zu holen und diese angstvolle Erfahrung zu verarbeiten. Ein solches Schlüsselerlebnis, bei dem ein State regelrecht überwältigt wird, wird häufig als auslösendes sensibilisierendes Ereignis bezeichnet (Boswell 1987).

Beispiel für einen pathologischen State

Ein Erwachsener hat Angst, körperlich verletzt zu werden, wenn er ein Bild von einer Spinne sieht. Verstandesmäßig weiß er, dass das Bild ihm keinen Schaden zufügen kann, aber die Angst ist dennoch da, und er hält Abstand von dem Bild.

Zugehörige Pathologien

Zustände, die aus einem von Angst überwältigten State entstehen können, umfassen eine Reihe von Pathologien, darunter Panikattacken, Phobien, posttraumatische Belastungsstörungen (PTBS), verschiedene Formen von Angststörungen sowie gesteigerte physische Angst. Das entscheidende Merkmal eines mit Angst vadierten States ist das Erleben einer intensiven körperlichen Angst, die der aktuellen Situation nicht angemessen ist. So ist es beispielsweise eine normale, natürliche Reaktion, Angst zu empfinden, wenn einem eine Giftspinne über den Arm läuft, während es absolut unverhältnismäßig ist, allein beim Betrachten des Fotos einer Spinne Panik zu bekommen.

Während ein gewisses Maß an Angst, das uns beispielsweise davon abhält, uns zu nah an einen Abgrund vorzuwagen, also als normale und gesunde Reaktion angesehen wird, gilt die Angst, die uns daran hindert, die Wohnung zu verlassen und uns in Gesellschaft zu begeben, als pathologisch.

Behandlung

Ein von Angst übermannter State ist durch ein überwältigendes Gefühl von Angst gekennzeichnet, und wann immer er das Bewusstsein übernimmt, erlebt die Person diese Angst. Sich allein mit dem State zu unterhalten, in dem sich der Klient befindet, wenn er in die Therapie kommt, reicht nicht aus, um einen mit Angst vadierten State zu behandeln. Das Gespräch mit einem anderen State, der den vadierten State kennt, trägt wenig dazu bei, die Angst zu mindern, die der vadierte State birgt. Therapeutisch wichtig ist, den vadierten State ins Bewusstsein zu bringen und ihm zu vermitteln, dass er sich jetzt in einer sicheren und unterstützenden Umgebung befindet. Techniken, die solche States bei diesem Prozess begleiten, sind ein wesentlicher Teil der RT. Sobald der State nicht mehr an der Angst festhält, sobald die Angst des States verarbeitet ist, wird er aufhören, mit dieser überwältigenden Angst im Bewusstsein aufzutreten.

Zweiter pathologischer State: »mit Zurückweisung vadiert«

Ein mit Zurückweisung vadierter State ist einer, den das Gefühl belastet, Zurückweisung zu erfahren. Er hatte erdrückende Erlebnisse in Bezug darauf, abgewiesen zu werden, nicht zu genügen, keine Liebe zu verdienen oder sich verlassen zu fühlen. Dieser State bleibt unaufgelöst, und wenn er in das Bewusstsein des Klienten tritt, kommen diese intensiven Gefühle der Zurückweisung erneut hoch – oft ohne logisch erkennbare Ursache.

Beispiel für die Entstehung

Ein kleines Kind hat nachts in einem dunklen Zimmer das Bedürfnis nach Liebe oder Gesellschaft. Das Kind ruft nach einem Elternteil, doch es kommt niemand. Die Rufe werden zu Schreien, da sich das Kind verlassen fühlt, zumal es nicht begreift, dass eine liebevolle Person im Nebenzimmer sein könnte.

Manchmal glauben Kinder, dass sie nicht erwünscht sind. Vielleicht waren die Eltern noch nicht bereit für Kinder oder sie tun ihr Bestes, haben aber viel um die Ohren, und das Leben stellt sie vor andere große Herausforderungen. Jedes Kind braucht das Gefühl, bedingungslos geliebt zu werden. Mit Zurückweisung vadiert ist die am weitesten verbreitete und häufigste Pathologie.

Während States gelegentlich auch im Erwachsenenalter mit Angst vadiert werden können, entstehen mit Zurückweisung vadierte States vorwiegend in der Kindheit. Obendrein spielt mit Zurückweisung vadiert eine wichtige Rolle bei der Entstehung von Bindungsstörungen.

Beispiel für einen pathologischen State

Der Erwachsene kämpft mit einem massiven Gefühl von Unzulänglichkeit und sucht ständig Anerkennung. Erfolg und Lob können äußerst positive Emotionen hervorrufen, doch jede noch so kleine Verunsicherung, jeder Zweifel vermag die Person in tiefste Versagensnöte zu stürzen. Dies kann zu dem Gefühl führen, nicht liebenswert und nicht »richtig« zu sein. Bringt jemand dieser Person gegenüber mit den Worten »Ich liebe dich« echte Zuneigung zum Ausdruck, kann passieren, dass dies nicht wirklich ankommt, da die Person glaubt, sie sei es nicht wert, geliebt zu werden. Die Liebe, die jemand ihr entgegenbringt, gelte nicht ihrem wahren Selbst.

Zugehörige Pathologien

Eine Person, die damit zu kämpfen hat, mit Zurückweisung vadiert zu sein hat, kann verschiedene Bewältigungsmechanismen entwickeln, beispielsweise exzessives Shopping als den Versuch, die innere Leere zu füllen und das Selbstwertgefühl zu steigern. »Mit Zurückweisung vadiert« kann auch zu Ess-Störungen, einem tiefgreifenden Gefühl von Unzulänglichkeit und der Angst führen, im Berufsleben oder bei der Suche nach einer neuen Stelle nicht zu genügen. Und sie kann massive Ängste davor auslösen, eine Beziehung einzugehen.

In manchen Fällen verspürt eine Person möglicherweise sogar den Impuls, eine Beziehung zu beenden, wenn ihr Partner seine Liebe mit den Worten »Ich liebe dich« zum Ausdruck bringt, weil dies nicht automatisch den tieferliegenden State anspricht, der sich ungeliebt fühlt. Egal, wie sehr solche Personen Liebe und Akzeptanz ersehnen und sich darum bemühen: Die Liebe, die sie erhalten, empfinden sie immer als unzureichend und als zu wenig. Es ist wichtig anzumerken, dass sich »mit Zurückweisung vadiert« in erster Linie auf eine Angst aus Unsicherheit bezieht und nicht auf eine Angst vor physischer Bedrohung.

Behandlung

Ähnlich wie im Fall mit Angst vadierter Personen lassen sich auch Menschen, die unter einem mit Zurückweisung vadierten State leiden, von den damit verbundenen Gefühlen befreien, wenn der dafür verantwortliche State direkt angesprochen wird. Ein Therapeut kann bezüglich dieser Emotionen lange Diskussionen mit anderen States führen – der Klient wird die tieferliegenden Gefühle so lange in sich tragen, bis der State oder die States, die für das Halten dieser Emotionen verantwortlich sind, direkt angesprochen werden. Der Ansatz, diese States direkt zu behandeln, ist eine zentrale Thematik der Ressourcen-Therapie.

Dritter pathologischer State: »mit Verwirrung vadiert«

Ein mit Verwirrung vadierter State verursacht das tiefe Gefühl, eine Situation oder einen Umstand nicht verstehen zu können. Dies beinhaltet oft zwanghaftes Nachdenken über ein Beziehungsproblem, Schuldgefühle, Schuldzuweisungen, den Umgang mit Verlusten oder jede andere wichtige Angelegenheit, ohne dass eine mentale Lösung erreicht wird. Mit Verwirrung vadierte States manifestieren sich eher im Erwachsenenalter, können aber auch in der Kindheit entstehen.

Mit Verwirrung vadiert sein beinhaltet die belastende Erfahrung ständigen Grübelns. Der Zustand ist von Depression zu unterscheiden, die mit Enttäuschung vadiert ist, da der mit Verwirrung vadierte State nicht unbedingt das Energieniveau des Klienten beeinträchtigt, sofern er nicht gerade das Bewusstsein dominiert. Während er andere States nicht daran hindert, ins Bewusstsein zu kommen, verursacht er doch erhebliches Unbehagen, wenn er die Oberhand gewinnt.

Beispiel für die Entstehung

Eine junge Frau erhält die erschütternde Nachricht, dass ihre geliebte Schwester bei einem Autounfall ums Leben gekommen ist. Ein betrunkener Autofahrer hatte sie versehentlich von einer Brücke gedrängt. Während ihre Schwester nun tot ist, wurde der betrunkene Fahrer nicht einmal ernstlich verletzt. Die Frau empfindet ein tiefes Gefühl von Ungerechtigkeit. Sie grübelt darüber nach, dass ihre geliebte Schwester, die nichts falsch gemacht hatte, tot ist, während der Mann, der sie in betrunkenem Zustand umgebracht hat, noch lebt. Sie grübelt über diese Ungerechtigkeit, kann nicht mehr schlafen und muss auch tagsüber unentwegt daran denken.

Beispiel für einen pathologischen State

Eine Person, die mit »vadiert mit Verwirrung« zu kämpfen hat, kann Reuegefühle oder Scham empfinden oder jemand anderem die Schuld zuschieben. Man grübelt unablässig über etwas nach, das man nicht loslassen kann, beispielsweise »Ich habe ihm nicht mehr gesagt, dass ich ihn liebe, bevor er starb« oder »Wie kann der betrunkene Fahrer noch am Leben sein, während meine Schwester bei dem Unfall gestorben ist?«.

Zugehörige Pathologien

Gemeinsames Merkmal aller mit Verwirrung vadierter States ist anhaltendes und zwanghaftes Grübeln. Dieses Grübeln kann sich um ein bestimmtes Ereignis drehen, aber auch mit Schuldgefühlen oder Schuldzuweisungen verbunden sein. Personen in einem mit Verwirrung vadierten State leiden häufig unter Schlaflosigkeit, Konzentrationsschwäche oder dem Gefühl persönlicher Stagnation, weil vergangene Ereignisse schwer auf ihnen lasten. Im Normalfall ist »mit Verwirrung vadiert« nicht mit Suchtverhalten oder Zwangsstörungen verbunden. Diese retro-vermeidenden Verhaltensweisen begleiten in erster Linie mit Angst oder mit Zurückweisung vadierte States.

Behandlung

Für Klienten, die mit von Verwirrung überfluteten States zu kämpfen haben, ist die Arbeit mit dem leeren Stuhl ausgesprochen hilfreich. Hauptziel dieses therapeutischen Ansatzes ist nicht, das Problem an sich zu lösen, sondern vielmehr, dem

Klienten das Verständnis für den größeren Zusammenhang zu erleichtern. Dies lässt sich erreichen, indem der Klient aufgefordert wird, mit dem »Introjekt« der mit Verwirrung assoziierten Person einen Dialog zu führen, wobei ein leerer Stuhl zum Einsatz kommt. Anschließend wechselt der Klient auf den Stuhl des Introjekts und antwortet so, als wäre er das Introjekt. Wenn der Klient schließlich auf seinen eigenen Stuhl zurückkehrt, bringt er die in der Rolle der anderen Person sensorisch erlebten Erinnerungen an das Gespräch mit – und damit ein erweitertes Verständnis für das Problem, das ihn zuvor verwirrt hatte.

Vierter pathologischer State: »retro-original«

In der Ressourcen-Therapie bezieht sich Retro-Verhalten auf Handlungen oder Verhaltensweisen, die früher einmal effektiv oder vorteilhaft für den Klienten waren, jetzt aber unerwünscht oder störend geworden sind. Typisch sind Handlungen, die wir ausführen und später bereuen, oder Verhaltensweisen, die wir lieber nicht an den Tag legen würden. Sie haben ihren Ursprung oft in Bewältigungsstrategien, die in der Kindheit erlernt wurden. Mit zunehmender Reife findet der Klient diese dann möglicherweise nicht mehr angemessen oder wünschenswert.

Beispiel für die Entstehung

Retro-originale States erfüllen zum Zeitpunkt ihrer Entstehung einen wichtigen Zweck, werden später jedoch zu unerwünschtem Verhalten. Ressourcen-States leiten sich von Bewältigungsstrategien ab, die wir in der Kindheit erlernt haben. Die Entstehung eines Ressourcen-States lässt sich wie folgt erklären: Wenn wir im Kindesalter, insbesondere in einer Phase hoher Neuroplastizität des Gehirns, eine Bewältigungsstrategie wiederholt einsetzen, wird eine neuronale Bahn gebildet. Diese neuronale Bahn besteht aus Axonen und Dendriten, die über Synapsen miteinander verbunden sind. Diese Bahnen dienen als leicht zugängliche Ressourcen, auf die wir immer dann zurückgreifen können, wenn wir diese speziellen Fähigkeiten benötigen. Die Fertigkeiten können ganz unterschiedliche Lebensbereiche betreffen, beispielsweise Spielen, das Erlernen eines Musikinstruments, aber auch Fürsorglichkeit und sogar die Art, wie wir Emotionen ausdrücken (etwa Wutanfälle).

Beispiel für einen pathologischen State

Eine Person, die nicht bekommt, was sie will, schmollt. Das Schmollen dient ausschließlich dazu, ein gewünschtes Ergebnis zu erreichen. Dieses Schmollverhalten kann zwar peinlich und damit retro sein, ist jedoch nichts, was einen anderen Teil der Persönlichkeit schützen soll, wie bei retro-vermeidendem Verhalten, das weiter unten erklärt wird.

Zugehörige Pathologien

Retro-originales Verhalten kann Handlungen wie Rückzug, Wut, Schmollen und passiv-aggressives Verhalten umfassen. Einige Verhaltensweisen, die mit Persönlichkeitsstörungen einhergehen, lassen sich als retro-originales Verhalten betrachten. In der Kindheit mögen diese Verhaltensweisen als Bewältigungsmechanismen oder als Taktik gedient haben, um gewünschte Ergebnisse zu erzielen. Beim Übergang ins Erwachsenenalter stellen die Betroffenen jedoch möglicherweise fest, dass sie für aktuelle Interaktionen und Beziehungen nicht mehr angemessen oder erwünscht sind.

Behandlung

Entscheidend für die Behandlung von Retro-Verhalten ist der Wunsch des Klienten, sich zu verändern. In der Therapie wird betont, wie wichtig das Aushandeln zwischen den Retro-States ist. Dieser Austausch ist nötig, damit die States, die für die unerwünschten Verhaltensweisen verantwortlich sind, sich für ihre Bemühungen wertgeschätzt fühlen. Im Rahmen des Verhandelns können diese States neue positive Verhaltensweisen erlernen, die die alten ersetzen und es ihnen ermöglichen, weiterhin einen konstruktiven Beitrag zu leisten. Dieser Ansatz unterstützt das persönliche Wachstum und eine Transformation, indem er die betroffenen States auf angemessenere und nutzbringendere Verhaltensweisen umdirigiert.

Fünfter pathologischer State: »retro-vermeidend«

Der retro-vermeidende State ist ein hypnotischer State, der durch die Fähigkeit gekennzeichnet ist, Vermeidungsverhalten hervorzurufen. Beispiele wären etwa Süchte, die intensive Konzentration auf ein Hobby und Arbeitssucht. Dieser State hat die Kraft, andere States zu unterdrücken und die Person daran zu hindern, deren üblichen inneren Dialog zu hören. Bei einer Fressattacke könnte der retro-vermeidende State die Oberhand gewinnen und den State ausschalten, der normalerweise fragen würde: »Bist du wirklich sicher, dass du das essen willst?«

Kommt ein Klient in Therapie, könnte der State, der sich dem Therapeuten als erster zeigt, das Gefühl vermelden, sich nicht mehr unter Kontrolle zu haben bzw. die Fähigkeit zur Selbstregulation verloren zu haben. Der State, der hier spricht, ist jedoch nicht der retro-vermeidende State. Das Problem des Klienten, sein Verhalten zu kontrollieren, rührt daher, dass der retro-vermeidende State die Kontrolle übernimmt und andere States unterdrückt, die das Verhalten normalerweise mäßigen könnten.

Retro-vermeidende States werden als hypnotische States bezeichnet, weil sie Charakteristika aufweisen, die der Hypnose ähneln: Das heißt, ein dominanter State besetzt das Bewusstsein und schränkt die Fähigkeit anderer Oberflächen-States zur Kommunikation mit dem bewussten State ein. Retro-vermeidende States sind sehr starke States, die die Führung übernehmen können, und dann andere States, die im Normalfall das Verhalten regulieren würden, in den Hintergrund drängen.

Während Klienten mehrere States haben können, die mit Zurückweisung vadiert sind, besitzen sie im Allgemeinen nicht viele retro-vermeidende States. Gleichwohl kann schon ein einziger retro-vermeidender State den Klienten erheblich in Bedrängnis bringen, bekümmern und verstören. Um den vadierten State zu umgehen, kann der retro-vermeidende State eine Reihe unterschiedlichster Verhaltensweisen einsetzen. Wird beispielsweise der Drogenkonsum eingestellt, kann auf Glücksspiel umgeschwenkt werden.

Beispiel für die Entstehung

Ein Klient mit einem State, der mit Angst vadiert ist, erlebt unerwünschte Emotionen, wenn dieser State in sein Bewusstsein kommt. Häufig spürt der Klient, dass dieser State nahe der Oberfläche lauert, was die Angst vor einem möglichen Ausbruch dieser Gefühle triggert.

Konzentriert sich der Klient ganz auf das Überprüfen von Schlössern und Wasserhähnen, erfährt er ein Gefühl der Befreiung von dieser Angst und der damit verbundenen Unruhe. Die Fokussierung auf die Schlösser und Wasserhähne lenkt ab und mindert oder beseitigt die Angst und die entsprechenden Befürchtungen. Das bietet dem Klienten eine weitgehend angstfreie Zeitspanne.

Beispiel für einen pathologischen State

In diesem Fall entwickelt sich die zwanghafte Kontrolle von Schlössern und Wasserhähnen als Reaktion auf die tieferliegende Angst. Die Angst dient als treibende Kraft und zwingt den Klienten, die Schlösser immer wieder zu überprüfen, da dies ihm ermöglicht, der Angst zeitweise zu entrinnen. Das Überprüfen der Schlösser wird zu einer Art Selbstmedikation gegen die Angst und verschafft ein vorübergehendes Gefühl der Erleichterung. Diese Selbstmedikation kann in Form praktisch jedes Suchtverhaltens erfolgen.

Der Klient kann eine Droge oder Substanz entdecken, die den mit Angst vadierten State wirksam unterdrückt und verhindert, dass dieser ins Bewusstsein tritt. Die Droge der Wahl wird zu einem Mittel der Selbstmedikation, da sie eine Möglichkeit bietet, die Angst zu lindern, und es dem Klienten ermöglicht, sich deutlich besser zu fühlen, als wenn er die Angst erlebt. Dieses Muster des retro-vermeidenden Substanzkonsums kann zu Suchtverhalten führen, da der Betroffene von der Substanz abhängig wird, um mit seiner Angst fertigzuwerden.

Zugehörige Pathologien

Ein retro-vermeidender State lässt sich mit einem Retter-State vergleichen, da er mit der Absicht auftritt, den Klienten vor Angst oder Panik zu retten. Es handelt sich um einen sehr starken und einflussreichen State. Die Verhaltensweisen, die dieser State zur Unterstützung des Klienten einsetzt, können ein breites Spektrum von Handlungen umfassen, darunter die Entwicklung psychischer Abhängigkeit, Substanzkonsum, selbstverletzendes Verhalten, Zwangsverhalten (Zwangsstörungen) und auch Aktivitäten wie Arbeitssucht, Kaufsucht oder Sportsucht. Diese Verhaltensweisen sieht der retro-vermeidende State als Mittel an, den Klienten vor den quälenden Gefühlen der Angst und Panik zu bewahren.

Behandlung

Die Behandlung retro-vermeidender States umfasst einen zweistufigen Prozess. Zunächst muss der zugehörige vadierte State angesprochen und mittels vorgegebener Schritte gelöst werden. Es ist wichtig, den State, der mit dem retro-vermeidenden Verhalten verbunden ist, genau zu identifizieren. Es ist derjenige State, der im Bewusstsein des Klienten auftaucht, wenn er den Impuls verspürt, das retro-vermeidende Verhalten zu zeigen. In der Regel ist der State, der dieses Verhalten auslöst, mit Angst oder Zurückweisung vadiert.

Anschließend kommt ein »Retro-State-Verhandlung« genannter Prozess zum Einsatz, um den retro-vermeidenden State dazu zu bringen, einen positiven Beitrag zu leisten, wenn seine Hilfe in Zukunft benötigt wird. Ohne diese Verhandlung besteht die Gefahr, dass das unerwünschte Verhalten in Stresssituationen wiederauftaucht. Bei dieser Verhandlung

- wird dem retro-vermeidenden State für seine frühere Hilfe gedankt;
- wird ihm gesagt, dass er hart arbeitet und für seine Arbeit gewürdigt werden sollte;
- wird ihm gesagt, dass er bei seinen bisherigen Hilfeleistungen von anderen States und Menschen nicht gewürdigt wurde;
- wird ihm gesagt, dass er in Zukunft auf eine Art und Weise helfen kann, die gewürdigt wird, und dass er dann auch gemocht werden wird;
- wird ein positives Verhalten gefunden, das es dem State ermöglicht, auf positive und wertgeschätzte Weise für einen Ausweg zu sorgen.

Weitere Einzelheiten zum Verhandeln mit Retro-States finden Sie in meinem Buch *Resource Therapy* (Emmerson 2014a).

Sechster pathologischer State: »mit Enttäuschung vadiert«

Ein mit Enttäuschung vadierter State ist ein State, der den schweren Verlust von etwas sehr Wichtigem erlebt hat. Die aus diesem Verlust resultierende Trauer ist so überwältigend, dass sie andere States daran hindert, positive Emotionen zu erleben und sich konstruktiv zu betätigen. Die Ursache des Verlusts kann der Tod eines geliebten Menschen oder eines geliebten Haustiers sein, der Verlust des Arbeitsplatzes, der Gesundheit, der Jugendlichkeit oder jedes anderen Lebensaspekts, der tiefe Bedeutsamkeit besitzt.

Die Blockierung anderer States kann auf zweierlei Art erfolgen: Entweder sie betrifft eine begrenzte Gruppe von States, insbesondere solche, die mit einer bestimmten Beziehung verbunden sind (wie etwa im Fall von Untreue). Oder es handelt sich um eine allumfassende Blockade, die sämtliche anderen States betrifft, die andernfalls Positives bewirken könnten.

Beispiel für die Entstehung

In diesem Fall wurde ein Mann, der ein unterstützendes, positives Arbeitsumfeld erwartet hatte, von einigen unsensiblen Kollegen schikaniert und lächerlich gemacht. Er entwickelt zutiefst negative Gefühle gegenüber allem, was mit seiner Arbeit zusammenhängt, selbst wenn er die unguten Kollegen nicht sehen muss. Er besitzt States, die einen Beitrag leisten, Geld verdienen und sich engagieren wollen, doch diese States werden von dem allgemeinen negativen Gefühl zu allem, was mit Arbeit zu tun hat, überlagert. Die tiefe Enttäuschung hat eine kleinere Gruppe von States geschaffen, die die Motivation wirksam blockiert haben. Als Folge davon verspürt er keinerlei Anreiz mehr, zur Arbeit zu gehen.

Es ist wichtig, zu erwähnen, dass die Fähigkeit des Klienten, sich auf seine Kinder, Familie und Freunde zu konzentrieren, nicht beeinträchtigt ist. Dies zeigt, dass sein arbeitsbezogen negativer emotionaler State in einer größeren Gruppe arbeitsbezogener States verkapselt ist, die mit anderen Aspekten seines Lebens nichts zu tun haben. Sein gemobbter State blockiert effektiv andere arbeitsbezogene States in ihrer Leistungsfähigkeit und ihrer Freude an der Arbeit.

Beispiel für einen pathologischen State

Breitet sich die Blockade positiver States umfassend aus, führt dies häufig zu Depressionen. Es ist erwähnenswert, dass Depressionen auch eine körperliche Ursache haben können, die auf genetische Vulnerabilität zurückzuführen ist. In diesen Fällen kann eine medikamentöse Behandlung ausgesprochen wirksam sein. Es ist wichtig, einen Arzt zu konsultieren, um einen Behandlungsplan zu entwickeln, der auf die jeweiligen Ursachen und individuellen Bedürfnisse abgestimmt ist.

Zugehörige Pathologien

Zu den häufigsten Pathologien, die mit einem mit Enttäuschung vadierten State in Verbindung gebracht werden, gehören Depressionen, die sich darin äußern, dass das Interesse an und die Energie für verschiedene Aspekte des Lebens verloren gehen.

Behandlung

Interessanterweise beinhaltet die Behandlung der mit Enttäuschung vadierten States eine Technik, die als Retro-State-Verhandlung bezeichnet wird. States, die mit Enttäuschung vadiert sind, haben – ganz ähnlich wie retro-vermeidende States – die Fähigkeit, andere States daran zu hindern, ins Bewusstsein zu treten oder an der Oberfläche zum Ausdruck zu kommen. Folglich ist die Erlaubnis des enttäuschten States erforderlich, damit positive States wiederauftauchen können.

Um diese Erlaubnis zu erhalten, ist es entscheidend, dass der enttäuschte State sich verstanden fühlt und das Gefühl bekommt, immer noch wertvolle Beiträge leisten zu können. Zentraler Bestandteil des Verhandlungsprozesses ist, die Fähigkeiten und den Daseinszweck des enttäuschten States aufzudecken und dann darüber zu verhandeln, wie diese Fähigkeiten weiterhin konstruktiv genutzt werden können – auch angesichts eines schweren Verlusts.

Siebter pathologischer State: »widerstreitend«

Unsere Ressourcen-States können entweder in normalem oder in pathologischem Zustand existieren, wobei üblicherweise die meisten States in einem normalen Zustand sind und nur einige wenige in einem pathologischen.

Widerstreitende States sind solche, die ansonsten normal sind, aktuell jedoch in einem Konflikt stecken und oft um die Kontrolle des Bewusstseins konkurrieren. Häufig gibt es auch Uneinigkeit hinsichtlich einer wichtigen Entscheidung. Diese States wollen alle gleichzeitig die Kontrolle über das Bewusstsein haben. Der eine State hat vielleicht das Bedürfnis, sich auszuruhen, während der andere das Gefühl hat, dass Arbeit erledigt werden muss. Widerstreitenden States fehlt es oft an positivem Verständnis für- und effektiver Kommunikation miteinander. Sie respektieren einander nicht, und ihre Interaktionen sind von Zwietracht geprägt.

Im Gegensatz dazu können States, die sich nicht im Konflikt befinden, konstruktiv miteinander kommunizieren und zusammenarbeiten, um die besten Entscheidungen zu treffen. Wenn es beispielsweise darum geht zu entscheiden, was Sie am Wochenende machen wollen, hören Sie vielleicht die Ideen verschiedener States und sind sich der Diskussion in Ihrem Kopf bewusst. Stehen die States jedoch in Widerstreit, kann dieser innere Kampf zu Ängsten führen. Ein Arbeits-State respektiert möglicherweise nicht den State, der sich nach Ruhe sehnt, und sendet kritische Botschaften, die ihn der Faulheit bezichtigen, während der Ruhe-State gegen diese Einschätzung ankämpft.

Es ist wichtig, zwischen widerstreitenden States und vadierten States zu unterscheiden. Vadierte States werden von negativen Emotionen überwältigt, sind aber nicht automatisch in Widerstreit mit anderen States; sie fühlen sich einfach überflutet, und das gefällt anderen States nicht. Andererseits mögen widerstreitende States einander vielleicht einfach nicht und disputieren daher.

Widerstreitende States unterscheiden sich auch von Retro-States. Retro-States zeigen oft Verhaltensweisen, die anderen States nicht gefallen, handeln jedoch in Übereinstimmung mit dem, was sie als ihre Rolle ansehen, und sie hegen gewöhnlich keine besonderen Gefühle gegenüber anderen States. Im Gegensatz dazu lehnen sich widerstreitende States gegenseitig ab und sind daher aktiv in direkte innere Konflikte verwickelt. Es ist wichtig, zu bedenken, dass sowohl vadierte als auch Retro-States nicht so behandelt werden sollten, als ob sie im Widerstreit stünden. Besser ist, die spezifischen Interventionen anzuwenden, die auf die besonderen Bedürfnisse von vadierten und Retro-States zugeschnitten sind.

Beispiel für die Entstehung

Ein State ist in erster Linie immer auf Verständnis und Planung ausgerichtet. Er ist darauf ausgerichtet, den ihm zugedachten Zweck zu erfüllen. Eine Person möchte vielleicht nach dem Zubettgehen gleich einschlafen, kann aber nicht schlafen, weil ihr der Kopf vor Gedanken schwirrt. Dies passiert, wenn der müde State – der weiß, dass es wichtig ist, sich auszuruhen – in Widerstreit mit dem denkenden State gerät, der den vergangenen Tag Revue passieren lassen und den nächsten Tag planen will. Erlebt ein State Störungen durch oder Konflikte mit anderen States, die andere Ziele oder Bedürfnisse haben, kann ihn diese Störung frustrieren. Die Frustration ergibt sich aus den widersprüchlichen Prioritäten und Interessen der States, die um die Kontrolle oder den Einfluss auf das Bewusstsein der Person konkurrieren.

Beispiel für einen pathologischen State

In diesem Fall befinden sich zwei gesunde States in der Person in einem Konflikt. Der eine State sehnt sich im Anschluss an einen anstrengenden Arbeitstag nach Ruhe und Erholung und veranlasst die Person, den Fernseher einzuschalten, um sich zu entspannen. Ein anderer State fokussiert jedoch auf die unerledigte Arbeit, die getan werden muss, und steht der Entscheidung der Person, einfach nur zu relaxen, kritisch gegenüber. Der State, der die Arbeit erledigen will, sendet negative Botschaften aus, etwa »Du fauler Sack«, während der State auf der Couch von dieser inneren Stimme genervt ist und versucht, sie zu ignorieren oder zum Schweigen zu bringen.

Zugehörige Pathologien

Beispiele für widerstreitende States können ganz unterschiedliche innere Konflikte betreffen, beispielsweise:

1) Ein State, der schlafen will, und einer, der denken will: In diesem Fall wünscht sich ein Teil der Person Ruhe und Schlaf, während ein anderer Teil mit aktivem Denken oder Problemlösen beschäftigt ist. Dies führt zu einem inneren Tauziehen zwischen Entspannung und geistiger Aktivität.
2) Ein State, der eine Beziehung verlassen möchte, und ein State, der daran festhalten möchte: Bei diesem inneren Konflikt will ein State eine Beziehung beenden, während ein anderer sie aufrechterhalten möchte. Dies führt zu emotionaler Aufgewühltheit und Ambivalenz in der Person.
3) Ein State, der spielen will, und ein State, der arbeiten will: Hier sucht ein Teil der Person nach Freizeit und Spiel, während ein anderer von starker Arbeitsmoral und der Notwendigkeit angetrieben wird, Aufgaben erledigt zu bekommen. Dies führt zu einem Konflikt zwischen dem Schwelgen im Nichtstun bzw. Freizeit und Pflichterfüllung.

Diese Beispiele verdeutlichen, wie widerstreitende States widersprüchliche Wünsche, Gedanken und Gefühle auslösen können, was wiederum zu Problemen bei der Entscheidungsfindung und Verhaltensregulierung führen kann. Eine Lösung für diese Konflikte und ein harmonisches Gleichgewicht zwischen diesen States zu finden, ist zentral, um psychisches Wohlbefinden zu erlangen.

Behandlung

Der »Stuhlwechsel« ist eine wertvolle therapeutische Technik, die widerstreitenden States helfen kann, zu einem besseren Verständnis zu gelangen und positiver zu kommunizieren. Bei dieser Übung wird jeder State ermutigt, sich dem anderen am Konflikt beteiligten State gegenüber direkt zu äußern. Der Klient wechselt physisch den Stuhl und nimmt so abwechselnd die Perspektive und Stimme der beiden States ein.

Der Therapeut kann diesen Prozess entscheidend unterstützen, indem er jeden State anleitet, die Perspektive des jeweils anderen zu respektieren, und indem er beiden hilft, wertschätzend und positiver miteinander zu kommunizieren. Ziel ist es, die Kooperation zwischen den widerstreitenden States zu fördern, sodass sie in Zukunft bei einer Entscheidungsfindung und der Bewältigung verschiedener Aspekte des Lebens effektiv zusammenarbeiten können. Diese Technik kann einen harmonischeren inneren Dialog anstoßen und zu einer Verringerung der Spannungen und Konflikte zwischen diesen States führen, was letztlich das psychische Wohlbefinden des Klienten fördert.

Achter pathologischer State: »dissonant«

Ein dissonanter State ist in der Regel ein gesunder State, der jedoch zur falschen Zeit oder in einem unangemessenen Kontext das Bewusstsein übernimmt. Wenn ein State dissonant wird, kann der Klient das Gefühl haben, »im falschen Film« zu sein, oder er ist frustriert, weil er sich unwohl oder auch der Lage nicht gewachsen fühlt.

Sobald eine Person eine Aktivität beginnt, tritt derjenige State, der für diese Aktivität am besten geeignet ist, ganz automatisch in den Vordergrund des Bewusstseins. Betritt beispielsweise ein Tennisspieler den Court, kommt automatisch derjenige State ins Bewusstsein, der gerne und gut Tennis spielt, da dieser State für diese spezielle Tätigkeit am besten geeignet ist.

Übernimmt jedoch ein dissonanter State zu einem unpassenden Zeitpunkt das Bewusstsein, kann er Gefühle des Unbehagens und der Frustration hervorrufen, weil er nicht auf die aktuelle Situation oder Aufgabe abgestimmt ist. Er bringt nicht die besten Fähigkeiten und Voraussetzungen für die anstehende Aufgabe mit.

Beispiel für die Entstehung

Bisweilen tritt ein State in das Bewusstsein, der für eine bestimmte Tätigkeit nicht besonders geeignet ist. Dies geschieht in der Regel, wenn ein wohlmeinender State – motiviert durch den Wunsch zu helfen – nach vorne kommt, aber nicht in der Lage ist, in der gegebenen Situation adäquat oder angemessen zu funktionieren. In solchen Fällen kann der State zwar die ehrliche Absicht haben zu helfen, aber ihm fehlen die notwendigen Fähig- und Fertigkeiten, um dies effektiv zu tun – was bei der Person Frust und Unzulänglichkeitsgefühle auslösen kann.

Beispiel für einen pathologischen State

Nehmen wir als Beispiel einen Tennisspieler, der den starken Wunsch hat, zu gewinnen und Leistung zu bringen. Der State, der von dem Ehrgeiz getrieben wird, zu gewinnen und auf hohem Niveau zu spielen, kann das Bewusstseins des Spielers dominieren, wenn dieser den Platz betritt. Dieser State ist jedoch nicht unbedingt mit dem State identisch, der wirklich Spaß am Tennisspielen hat, der von Natur aus mit Begeisterung und Kreativität bei der Sache ist. In diesem Fall ist der State, der sich auf Gewinnen und Leistung konzentriert, möglicherweise nicht der geeignetste State, um das Spiel zu genießen und mit Kreativität und Leichtigkeit zu spielen. Dies kann zu einer dissonanten Erfahrung für den Spieler führen, da der State, der aktiviert wird, nicht mit dem natürlichen Spielfluss und der Freude des Spielers übereinstimmt.

Zugehörige Pathologien

Die folgenden Beispiele verdeutlichen, wie dissonante States sich in verschiedenen Situationen manifestieren können:

1) In dem Fall eines Studenten, der normalerweise sehr gute Hausarbeiten schreibt, aber eine Schreibblockade hat, wenn es um eine Abschlussarbeit geht, kommt ein dissonanter State ins Spiel. Dieser State ist von dem Wunsch getrieben, hervorragende Leistungen zu erbringen, und er weiß um die Wichtigkeit der Abschlussarbeit. Es handelt sich nicht um den Schreiber-State, und seine Anwesenheit kann die Fähigkeit des Studenten, frei und kreativ zu formulieren, deutlich beeinträchtigen.
2) Eine Person nimmt an einem gesellschaftlichen Event, sagen wir einer Party, teil, ohne den starken Wunsch zu haben, dort zu sein. Während der Party kann die Person in einem State verharren, der ungern dort ist, was sich eher unangenehm anfühlt. In einer solchen Situation wäre es günstiger, einen State im Bewusstsein zu haben, der gern unter Menschen ist und sich auf Partys amüsiert.

Diese Beispiele verdeutlichen, wie die Wahl des States, der das Bewusstsein betritt bzw. hält, das Erleben und die Leistungsfähigkeit einer Person in verschiedenen Situationen erheblich beeinflussen kann.

Behandlung

Die Behandlung von dissonanten States ist ein relativ unkomplizierter Prozess. Sie umfasst die folgenden Schritte:

1) Holen Sie die Situation, in der der Klient sich frustriert fühlte, mithilfe einer Technik namens »Spezifisch beleben« in sein Bewusstsein.
2) Sprechen Sie den Klienten direkt mit Namen an und stellen ihm die Frage: »Wie möchten Sie mit dieser Situation umgehen? Wie würden Sie gerne handeln, und wie würden Sie sich gerne fühlen?«
3) Sobald der Klient klar definiert hat, wie er sich in der gegebenen Situation verhalten und fühlen möchte, wird er gefragt, ob er in der Vergangenheit jemals in der Lage war, so zu handeln und zu fühlen. »Spezifisch beleben« wird verwendet, um Zugang zu dem vergangenen Fall zu gewinnen und einen Namen für den angemesseneren State zu finden, der die Situation effektiv meistern konnte.
4) Sprechen Sie den entsprechenden State an und fragen, ob er bereit ist, in ähnlichen Situationen in der Zukunft zu helfen.
5) Bitten Sie den ursprünglichen State (der, der zuvor die Frustration erlebt hat) um Erlaubnis, dem für diese Situation geeigneteren State zu gestatten, in Zukunft zu helfen. Im Regelfall wird die Zustimmung rasch erteilt, da der frustrierte State gar nicht im Bewusstsein bleiben möchte, wenn ein fähigerer State die Aufgabe übernehmen kann.

Dieser Behandlungsansatz zielt darauf ab, dissonante States durch geeignetere und effektivere States zu ersetzen, was letztlich zu einem positiveren und erfolgreicheren Erleben für den Klienten führt.

25.6 Interventionen: Aktionen für jede Diagnose

In der Ressourcen-Therapie gibt es 15 Interventionstechniken oder Ressourcen-Therapie-Aktionen, die in der 10-tägigen klinischen Ausbildung erlernt werden. Die unten abgebildete Matrix (s. Tab. 25.2) zeigt, welche Aktionen jeweils erforderlich sind, um den entsprechenden pathologischem State wieder in einen Normalzustand zu überführen. Die Aktionen 13 bis 15 werden als ergänzende Therapie-Aktionen betrachtet und nur bei Bedarf angewendet. Ist bei einem Klienten Widerstand ein Thema, eignet sich Aktion 13 »Mit Widerstand verbünden« gut, um den Widerstand schnell zu überwinden.

⇩ Pathologien / ⇨ Therapeutische Aktionen	1) Diagnose	2) Spezifisch beleben	3) Die Brücke	4) Ausdrücken	5) Introjekt sprechen lassen	6) Entfernen	7) Erleichterung	8) Ressource finden	9) Introjekt-Stuhlwechsel	10) Verhandeln mit Retro-States	11) Verhandeln mit widerstreitenden States	12) Reaktions-Check	13) Mit Widerstand verbünden	14) Trennungssieb	15) Ankern
vadiert mit Angst	×	×	×	×		×	×	×				×			
vadiert mit Zurückweisung	×	×	×	×	×	×	×	×				×			
vadiert mit Verwirrung	×	×							×			×			
vadiert mit Enttäuschung	×							2×		×		[2]			
retro-original	×	×						×		×		×			
retro-vermeidend	×	×	×	×	×	×	×	×[3]		×		×			
widerstreitende States	×	×									×	×			
dissonante States	×	×						×				×			

Tab. 25.2: Ressourcen-Therapie. 1: nicht nötig; 2: nicht in derselben Sitzung, es braucht länger, bis die beiden Ressourcen-States Früchte tragen; 3: falls nötig (Die Matrix wird mit Genehmigung von Barbara Fischer-Bartelmann [Heidelberg] abgedruckt.)

25.7 Fallvignette: Spinnenphobie

Wenn Klienten Emotionen erleben, die der aktuellen Situation nicht angemessen sind, liegt das oft an unaufgelösten Gefühlen, die ihre Wurzeln in der Vergangenheit haben. Beziehen diese Gefühle sich darauf, »nicht gut genug« zu sein, ist die Diagnose mit Zurückweisung vadiert. Lösen sie jedoch körperliche Angst aus, lautet die Diagnose: mit Angst vadiert. Ich habe beispielsweise mit einer Frau gearbeitet, die derart starke Angst vor Spinnen hatte, dass schon die Abbildung einer Spinne sie in absolute Panik versetzte. Obwohl sie vom Verstand her natürlich wusste, dass das Bild ihr keinen Schaden zufügen konnte, verspürte sie dennoch eine übermächtige emotionale Angst und musste sich von dem Bild distanzieren. In Fällen, in denen Angst durch harmlose Auslöser wie das Bild einer Spinne hervorgerufen wird, deutet dies auf ungelöste Erfahrungen in der Vergangenheit hin, die die gegenwärtigen Gefühle prägen.

Angst dient als Schutzmechanismus in unmittelbaren, wirklich gefährlichen Situationen – etwa, wenn man einem knurrenden, aggressiven Hund gegenübersteht oder sich gefährlich nahe am Rand einer Klippe befindet. Wird die Angst jedoch durch etwas Harmloses wie ein Bild hervorgerufen, erfüllt sie nicht ihren eigentlichen Zweck. In diesen Fällen ist die Angst wahrscheinlich mit ungelösten Erlebnissen aus der Vergangenheit verbunden.

In der Therapie geht es darum, die Gründe für unvermutete oder scheinbar grundlose Emotionen, das heißt die eigentliche Ursache herauszufinden, damit das Problem auf dieser Ebene gelöst werden kann. Die Arbeit allein am Symptom (etwa Systematische Desensibilisierung) führt leider nur zu einer Symptomlinderung, während die Beschäftigung mit der Ursache das Problem kathartisch auflöst. Dazu gehört, dem Ursprung des Problems auf die Spur zu kommen, um es zu lösen und letztlich die negativen Gefühle zu verringern. Nicht alle Probleme des Klienten erfordern eine tiefgehende Exploration; lediglich bestimmte Arten, die ich als »vadierte States« bezeichne – wo negative Emotionen »vadiert« oder eingedrungen sind – erfordern es, in die Vergangenheit einzutauchen. Insbesondere »vadiert mit Angst« und »vadiert mit Zurückweisung« erfordern eine Betrachtung des auslösenden sensibilisierenden Ereignisses. Gerade Letzteres ist häufig der Auslöser für das Aufsuchen einer Therapie.

Die Identifizierung eines mit Angst vadierten States beinhaltet das Erkennen körperlicher Angstreaktionen, während die Person sich dessen bewusst ist. Phobien, PTBS, Panikattacken, Agoraphobie oder Angst ohne reale Gefahr sind Anzeichen für diese States, die auf die Prävalenz angstgesteuerter emotionaler Reaktionen aufgrund früherer Erfahrungen hinweisen.

Ein mit Angst vadierter State dürfte in der Kindheit entstanden sein, sofern nicht absolut klar ist, wann genau das Problem im Erwachsenenalter begann (zum Beispiel: »Seit dem Autounfall kann ich nicht mehr Auto fahren«). Wurde ein State eindeutig im Erwachsenenalter mit Angst vadiert, besteht keine Notwendigkeit, eine Brücke zu schlagen. Das Bild des vadierenden Ereignisses lässt sich direkt verwenden, um den vadierten State zu stärken.

Der erste Schritt, um der Frau mit der Spinnenphobie zu helfen, bestand darin, sich zu vergewissern, dass ihr mit Angst vadierter State das Bewusstsein hielt. Es ist nicht möglich, eine Brücke zum auslösenden sensibilisierendes Ereignis zu schlagen, ohne dass der vadierte State bewusst ist. Er ist der Wegweiser zum auslösenden sensibilisierenden Ereignis. Ich bat sie zuzulassen, dass ihre Augen sich schlossen, und sich vorzustellen, wie sie sich dem Bild einer Spinne nähert. Ihre Atmung veränderte sich und sie zeigte sehr schnell Anzeichen von Angst. Dies war ein Hinweis darauf, dass sie sich im richtigen State befand. Es bestand keine Notwendigkeit, die Angst zu verstärken, es ging lediglich darum, sicherzustellen, dass der richtige State das Bewusstsein hielt.

Ich fragte sie, wo genau im Körper sie diese Emotionen am stärksten spürte, und sie gab an, dass es im Bereich ihres Brustbeins war. Daraufhin stellte ich ihr eine Reihe von Fragen zu ihren derzeitigen Empfindungen in diesem Bereich, um ein genaueres Verständnis des States zu erlangen und ihr zu helfen, ihre Konzentration auf diesen vadierten State einzugrenzen. Es handelte sich um Fragen wie:

»Wie groß ist dieser Bereich von Angst in Ihrem Brustbeinbereich?«

»Ist es dort, wo die Angst ist, dunkel oder hell?«

»Ist er eher fest, sodass es schwer ist, sich darin zu bewegen, oder eher flüssig?«

Als klar war, dass sie sich ganz auf ihren »Angstbereich« konzentrierte, schlug ich ihr vor, sich an dessen Rand zu setzen und ihre Kinderfüße in diesem dunklen, dickflüssigen, angstbesetzten Bereich baumeln zu lassen. Ich bat sie, auf das Alter der Füße in diesem Angstbereich zu achten. Da der vadierte State derjenige war, der das Bewusstsein hielt, konnte er das Alter benennen. Das ist das Alter am auslösenden sensibilisierenden Ereignis. Ich würde einen Klienten niemals bitten, während dieses Prozesses zu denken, denn das würde einen denkenden State erfordern, um zu antworten – was wiederum bedeuten würde, dass der Klient den vadierten State zugunsten eines denkenden States, der die Frage beantworten könnte, verlor.

Bei der »Brücke« würde ich einen Klienten zum Beispiel nie fragen:

»Wann haben Sie dieses Gefühl zum ersten Mal erlebt?«

Der reflektierende, denkende State kennt die Antwort darauf nicht, und sofern überhaupt eine Antwort gegeben wird, ist sie in aller Regel falsch. Indem wir den vadierten State im Bewusstsein halten und ihn als Wegweiser zum auslösenden sensibilisierenden Ereignis nutzen, besteht hingegen die Möglichkeit, das damit verbundene Problem an der Ursache zu lösen.

Als die Klientin mir sagte, wie alt sie sich fühlte, benutzte ich Trichterfragen, um das auslösende sensibilisierende Ereignis zu lokalisieren.

»Wenn Sie jetzt acht sind und diese Angst spüren, sind Sie dann in einem Gebäude oder draußen im Freien?«

»Sind Sie allein, oder ist noch jemand da?«

»Wo sind Sie?«

»Was ist los?«

Sie war in einem Wald spazieren und versehentlich auf einem Ameisenhügel stehen geblieben. Die Ameisen krochen wimmelnd auf ihren Beinen herum. Sie verspürte immense Angst. Die Emotionen am auslösenden sensibilisierenden Ereignis stimmen immer mit den Emotionen des vadierten States überein; ist das nicht der Fall, hat die Brücke nicht zum entsprechenden auslösenden sensibilisierenden Ereignis geführt.

Der vadierte State hält die Vorstellung aufrecht, dass die Vergangenheit immer noch stattfindet. Der vadierte State hält das Introjekt (den verinnerlichten Eindruck) dessen, was gefürchtet wird, auch wenn er sich dessen nicht bewusst ist. Als Erstes sage ich dann:

»Das passiert jetzt nicht, also können wir mit diesem Bild machen, was wir wollen.«

Daraufhin lässt sich das Bild in etwas Sicheres umwandeln.

»Frieren wir die Ameisen doch einfach ein. Sie können sich nicht mehr bewegen. Sie liegen einfach nur da und fallen von allem herunter, auf das sie geklettert sind. Sie können ganz einfach von ihnen weggehen. Jetzt sind Sie vollkommen sicher.«

Die Angst und Panik, die der State gehalten hatte, waren verschwunden.

Um dem State zu helfen, sich noch besser zu fühlen, sprach ich die Klientin mit ihrem Namen an und fragte sie, was sie denn tun würde, um dieses kleine Mädchen zu trösten. Den State, der antwortete, fragte ich:

»Wie darf ich Sie nennen?«

Dann leitete ich diesen helfenden State zu dem State des kleinen Mädchens, um den Kind so zu helfen, wie er es erklärt hatte. Dies ist die Entlastungsaktion, die dazu führt, dass sich der zuvor vadierte State sicher und unterstützt fühlt. Es ist wichtig, dass der mit Angst vadierte State zuerst lernt, dass es jetzt nichts mehr zu fürchten gibt, bevor der unterstützende State dazugerufen wird. Schließlich wollen wir nicht, dass das, was gefürchtet wurde, immer noch irgendwo als Gefahr lauert. Wir wollen, dass der State zuerst merkt, dass er sicher ist, und dann erst die zusätzliche Unterstützung spürt.

Anschließend fragte ich die Klientin, wie sie sich fühlen und verhalten würde, wenn sie eine Spinne sehen würde. Es ist wichtig, einen erwachsenen State zu berufen, um mit erwachsenen Situationen umzugehen, da der kindliche State, auch wenn er nicht mehr vadiert ist, nicht der beste State wäre, um diese Frage zu beantworten. Sie sagte, sie wolle sie nicht verletzen. Sie würde sie gerne nach draußen ins Freie bringen. Um einen State mit den entsprechenden Fähigkeiten zu finden, nutzte ich die Aktion »Ressource finden«. Das Schicksal meinte es gut mit uns – noch am selben Abend sah die Klientin in ihrer Wohnung eine Spinne. Sie fing sie ein und brachte sie ins Freie. Der State, der die Angst gehalten hatte, fühlte sich jetzt sicher und unterstützt, sodass er das Bewusstsein nicht mehr übernehmen musste, weshalb ein reifer, erwachsener State mit der Spinne so umgehen konnte, wie die Klientin es wollte.

25.8 Ressourcen-Therapie angewandt auf ausgewählte generische DSM-5-Diagnosen

Trauma

Die obige Fallstudie ist ein Beispiel für Ressourcen-Therapie bei Trauma. Ein Trauma wird in der Regel durch einen mit Angst vadierten State verursacht, manchmal auch durch einen State, der mit Zurückweisung vadiert ist. In beiden Fällen wird der State ins Bewusstsein gebracht und eine Brücke zum auslösenden sensibilisierenden Ereignis geschlagen, wo Sicherheit und Unterstützung vermittelt werden und dadurch eine Lösung erreicht wird. Dies führt dazu, dass der tieferliegende State positive Gefühle hält und nicht länger die Gefühle des Traumas, die jederzeit wiederauftauchen könnten.

Dissoziative Identitätsstörung (DIS)

Die Dissoziative Identitätsstörung (DIS) geht auf ein anhaltendes Kindheitstrauma zurück, bei dem man Bewältigungsmechanismen entwickelt hat, um sich von der missbräuchlichen Situation abzukoppeln. Dies führt zu einer Schwächung der synaptischen Verbindungen zwischen den verschiedenen Seins-Zuständen, die dadurch in unterschiedlichem Maße isoliert oder dissoziiert werden.

Die Ressourcen-Therapie ist eine hochwirksame Therapie für DIS, da RT-Therapeuten speziell darin geschult sind, diese fragmentierten Anteile auf mitfühlende Weise ins Bewusstsein zu bringen und zwischen ihnen zu vermitteln. Die Behandlung von DIS ist jedoch ein langwieriger Prozess, und obwohl es tiefgreifende Ergebnisse gibt, ist eine vollständige Auflösung möglicherweise nicht zu erreichen. Ziel der Therapie ist insofern auch eine gewisse Linderung. Dissoziierte Teile können synaptische Verbindungen mit der Zeit wiederaufbauen und das Gedächtnis verbessern. Die »anderen Identitäten« können lernen, in gegenseitigem Respekt zusammenzuleben, und vadierte Teile können Lösungen finden. Diese therapeutischen Ergebnisse ähneln dem langsamen Wiederaufbau der synaptischen Verbindungen nach einem Schlaganfall und brauchen ihre Zeit.

Depressionen

Depressionen können entweder durch eine tiefe psychische Enttäuschung oder durch physische genetische Vulnerabilität entstehen. In Fällen, in denen sie auf Letzteres zurückzuführen ist, führt eine Kombination aus Antidepressiva und Therapie in der Regel zu den besten Ergebnissen.

Resultiert die Depression aus einer tiefen Enttäuschung, kann die Ressourcen-Therapie mit ihren Interventionen den enttäuschten State in einen zweifachen Prozess lenken. Erstens erlaubt sie dem enttäuschten State, anderen emotionalen States die Genehmigung zu erteilen, das Leben positiv zu sehen und zu gestalten. Zweitens ermutigt sie dazu, Tätigkeiten auszuüben, die die inhärenten Fähigkeiten für einen positiven Zweck nutzen. Auch wenn es schwierig oder unmöglich sein mag, das Verlorene vollständig zu ersetzen – für den enttäuschten State ist es entscheidend, ein Gefühl von Sinnhaftigkeit wiederzuentdecken.

Die Bedeutung des Verlorenen mag unersetzlich sein. Dem enttäuschten State zu helfen, neuen Sinn zu finden, ist jedoch zentral auf dem Weg in Richtung Heilung.

Bindungsstörungen und Beziehungsprobleme

Schwierigkeiten, dauerhafte Beziehungen einzugehen, sind oft ein Zeichen für einen State, der mit Zurückweisung vadiert ist und in dem man sich wertlos oder unwürdig fühlt. Dies kann auf ein unerfülltes Bedürfnis nach elterlicher Liebe zurückgehen, auf die Sehnsucht nach einer Liebe, die als fehlend empfunden wurde. Durch die Rückkehr zum auslösenden sensibilisierenden Ereignis, wo intensive Gefühle der Zurückweisung erlebt wurden, kann das vadierte innere Kind eine kathartische Erkenntnis erlangen: Es begreift, dass keine bedingungslose Liebe gegeben wurde, und erkennt, dass es nicht die Schuld des Kindes war, sondern die Unfähigkeit des Erwachsenen, diese Liebe zu geben. Der entscheidende Moment kommt dann, wenn ein nährender Ressourcen-State des Klienten diesem vadierten kindlichen Teil bedingungslose Liebe entgegenbringt.

Ziel ist nicht, den Eltern die Schuld zu geben, sondern die komplexe Situation zu begreifen, die zu dem Gefühl führte, »nicht gut genug« zu sein. Der aufschlussreiche Moment, das Aha-Erlebnis, dreht sich um die Erkenntnis, dass jedes Kind bedingungslose Liebe verdient, was dem vadierten kindlichen Teil die Gewissheit vermittelt, dass er keineswegs per se nicht liebenswert war. Sobald sich diese fragmentierten inneren Kind-Anteile angenommen und geliebt fühlen, kann der Erwachsene das Leben meistern – ohne das ständige Bemühen, Bestätigung zu bekommen.

Persönlichkeitsstörungen

Es gibt eine Vielzahl von Persönlichkeitsstörungen, doch die meisten werden in der frühen Kindheit als Bewältigungsstrategien erlernt, die später im Leben unerwünscht werden. Dabei handelt es sich um retro-originale States, die sich verändern lassen, wenn der Klient sie als problematisch ansieht und eine Veränderung wünscht. Klienten sind allerdings nicht immer motiviert, sich zu ändern, beispielsweise bei Narzissmus.

Ess-Störungen

Sowohl Bulimie als auch Anorexie haben ihren Ursprung in States, die von Zurückweisung vadiert sind. Bei Bulimie besteht der Wunsch, zu konkurrieren, sich anzupassen und akzeptiert zu werden. All dies sind Kennzeichen von »vadiert mit Zurückweisung«. Eine Person, die sich damit wohlfühlt, wer und wie sie ist, würde sich nicht hinknien und zwei Finger benutzen, um Nahrung zu erbrechen. In diesem Fall ist wichtig, den mit Zurückweisung vadierten State, mit dem das bulimische Verhalten zusammenhängt, genau zu bestimmen. Dazu muss das Gefühl isoliert werden, das bestimmend ist, wenn der Drang aufkommt zu erbrechen. Auslöser für den Wunsch zu erbrechen ist der mit Zurückweisung vadierte State. Wird dieser State im Bewusstsein gehalten, kann die »Brücke« und die Lösung des vadierten States ein unmittelbares Ergebnis zeigen.

Anorexie (Magersucht) ist schwieriger zu behandeln, und auch Bulimie kann umso schwieriger zu behandeln sein, wenn sie einem magersüchtigen Klienten als Mittel zum Zweck dient. Ein anorektischer Patient versucht, nicht zu konkurrieren.

Vielmehr versucht diese Person unbewusst, Zeichen von Zuwendung zu erhalten. Häufig gibt es ein Gefühl von »Ich werde nur akzeptiert, wenn ich Leistung bringe, und wenn ich keine Leistung bringe, werde ich nicht bedingungslos geliebt«. Starke Gewichtsabnahme führt häufig zu Zeichen von Fürsorge, unabhängig von Leistung und Erfolg. Unbewusst ist das sehr verlockend. Anorektische Klienten sind oft sehr talentiert, und wenn sich dieses Talent auf Gewichtsverlust konzentriert, kann es schwierig sein, dagegen anzugehen.

Die Behandlung umfasst eine Kombination aus der Arbeit mit dem mit Zurückweisung vadierten State und der Suche nach einem State, der in der Lage ist, Beziehung zu Menschen aufzubauen, die bedingungslose Liebe zeigen können (dies funktioniert am besten, wenn es als eine Möglichkeit dargestellt wird, der anderen Person zu helfen). Dazu kommt eine Stärkung des Klienten durch das Ermitteln eines stärkeren States, der mit Leistungsdruck umgehen kann. Ursprünglich war der State, der den Leistungsdruck verspürte, der mit Zurückweisung vadierte State. Daher wirkt es ermächtigend, einen State zu finden, der den Druck wahrnehmen und darauf in einer Art und Weise reagieren kann, die der Klient wünscht. Erfahrungsgemäß ziehen sich diese Interventionen über viele Sitzungen.

Unerwünschte Stimmen

Unerwünschte Stimmen, die oft mit störenden oder kritischen Gedanken verbunden sind, können die persönliche Entwicklung erschweren und emotionales Wohlbefinden verhindern. Es ist wichtig, zu lernen, wie man unerwünschte Stimmen entweder als Ressourcen-States, die den Klienten zu schützen versuchen, oder als »andere personalisierte Introjekte« diagnostiziert.

Ressourcen-States, die versuchen, den Klienten mit negativem Gerede zu schützen, lassen sich in Quellen der Selbsterkenntnis und Selbstregulierung verwandeln. Häufig können sie in »Vorsicht« umbenannt werden – einen State, der das Gehör eines weisen States findet, der seinerseits für die Sorge Verständnis hat, immer die bestmögliche Entscheidung treffen zu müssen. Dieser State fühlte sich zuvor ungeliebt und oftmals ungehört und ist insofern deutlich zufriedener, wenn er nun Wertschätzung erfährt und durchgehend Gehör findet.

Andere personalisierte Introjekte, wie man sie bei Personen mit Dissoziativer Identitätsstörung (DIS) und bei Klinikpatienten häufig beobachtet, können auch bei anderen Klientengruppen auftreten. Ein Introjekt bezieht sich auf den verinnerlichten Eindruck einer anderen Person, während ein *anderes personalisiertes Introjekt* eine einflussnehmende Stimme repräsentiert, die vom Klienten als jemand anderes wahrgenommen wird.

Personen, die unter *anderen personalisierten Introjekten* leiden, empfinden diese oft als störend und fremd, was bisweilen zur Fehldiagnose einer Psychose führt. Diese Fehldeutung kann unangemessene medikamentöse Behandlungen und sogar die Einweisung in eine psychiatrische Klinik zur Folge haben. Nach einem respektvollen Verhandlungsprozess gemäß der Ressourcen-Therapie berichten Klienten jedoch häufig, dass diese Stimmen nicht mehr auftauchen.

Die Ressourcen-Therapie arbeitet im System des Klienten, akzeptiert die wahrgenommene »Andersartigkeit« der Stimme und leitet einen sanften Verhandlungsprozess ein, um sie in ein archetypisches »Licht« zu verwandeln. Auch wenn die genaue theoretische Grundlage für diese Intervention unklar bleibt, sind die Ergebnisse greifbar. Durch den stark strukturierten Verhandlungsprozess verschwindet die Stimme und taucht auch nicht wieder auf. Klienten berichten häufig, sie hätten tiefgreifende positive Veränderungen erfahren.

Süchte

Süchte sind retro-vermeidende Verhaltensweisen, wobei ein starker State versucht, sich von den unerwünschten Gefühlen eines von Angst oder Zurückweisung vadierten States zu befreien. Es handelt sich dabei um ein Ausweichverhalten, das unbewusst der Angst vor diesen vadierten States vorgezogen wird. Dazu gehört auch selbstverletzendes Verhalten.

Einem Klienten mit Suchtverhalten zu helfen, ist ein zweistufiger Prozess: Zunächst muss der damit verbundene vadierte State aufgelöst werden, damit er das unerwünschte Verhalten nicht länger anheizt. Als Nächstes muss durch Verhandeln mit dem retro-vermeidenden State sichergestellt werden, dass das Ausweichverhalten, wenn es in Zukunft gebraucht wird, in der Lage ist, auf positive Weise zu helfen. Ohne eine solche Verhandlung kehrt das negative Verhalten in schwierigen Zeiten häufig zurück.

25.9 Diskussion

Die Ressourcen-Therapie beschäftigt sich direkt mit denjenigen Facetten der Persönlichkeit eines Menschen, die einer Transformation bedürfen, und zielt darauf ab, Klienten in die Lage zu versetzen, dass sie so reagieren, wie es ihren Präferenzen entspricht. Da der Ansatz über eine eigene Persönlichkeitstheorie verfügt, vermittelt er Therapeuten ein klares Verständnis für die pathologische Dynamik und weist einen klar definierten Weg in Richtung Heilung. Die Ressourcen-Therapie bietet Therapeuten wirkungsvolle therapeutische Interventionen, die es ihnen ermöglichen, mit den geeignetsten der Ressourcen Kontakt aufzunehmen, die der Klient in die Therapie mitbringt.

Seit ihren Anfängen im Jahr 2014 ist die Ressourcen-Therapie rasant gewachsen. Der Verband Resource Therapy International wird von einem Ausschuss aus vier Kontinenten geleitet, und 2025 fand in Bali, Indonesien, der erste Weltkongress statt. Derzeit laufen Projekte in Australien und Europa, weitere experimentelle Forschung ist natürlich nötig. In Australien, Europa und Indonesien sind bereits zahlreiche Bücher über die Ressourcen-Therapie erschienen. Die Zahl zertifizierter RT-Trainer geht mittlerweile in die Hunderte. Die raschen Veränderungen, die die Ressourcen-Therapie dank unkomplizierter Interventionen im gesamten Pathologiespektrum bewirkt, lassen erwarten, dass sich das Wachstum dieser Methode weiter beschleunigt.

25.10 Literatur

Arif, A. (2014): Resource Therapy. Ego State Therapy of Gordon Emmerson. Jakarta/Indonesia (Media Space).

Berne, E. (1957): Ego states in Psychotherapy. *American Journal of Psychotherapy* 11: 293–309.

Berne, E. (2015): Transactional analysis in psychotherapy. A systematic individual and social psychiatry. New York/NY (Grove).

Boswell, L. K. (1987): The initial sensitizing event of emotional disorders. *Medical Hypnoanalysis Journal* 2 (4): 155–160.

Emmerson, G. J. (2003): Ego state therapy. Carmarthen/Wales (Crown House). [dt. (2014): Ego-State-Therapie. München (Ernst Reinhardt).]

Emmerson, G. J. (2012): Healthy parts, happy self. Charleston/SC (CreateSpace).

Emmerson, G. J. (2014a): Resource Therapy. Blackwood Victoria/Australia (Old Golden Point).

Emmerson, G. J. (2014b): Resource Therapy Primer. Blackwood Victoria/Australia (Old Golden Point).

Emmerson, G. J. (2015): Learn Resource Therapy. Blackwood Victoria/Australia (Old Golden Point).

Emmerson, G. J. (2016): The vivify specific induction: A resource therapy action. *Australian Journal of Clinical Hypnotherapy and Hypnosis* 38 (2): 19–25.

Emmerson, G. J. (2017a): Sensory experience memory in resource therapy. *International Journal of Clinical and Experimental Hypnosis* 65 (1): 120–131. DOI: 10.1080/00207144.2017.1246882.

Emmerson G. J. (2017b): Hypnosis defined: A resource therapy prospective. *Australian Journal of Clinical and Experimental Hypnosis* 42: 34–40.

Emmerson G. J. (2019): Ressourcen-Therapie. Die Einführung. Heidelberg (Carl-Auer).

Federn, P. (1953): Ego psychology and the psychosis. London (Image).

Lynch, T. (2019): The Bella Journey. Wickham NSW/Australia (Self-publishing).

Nalendra, A. (2020): Performance in the 5th dimension. A comprehensive big book in applying Resource Therapy for performance treatment. Bandung/Indonesia (Self-publishing).

Nalendra, A. (2024a): Resource therapy in action. Bandung/Indonesia (Self-publishing).

Nalendra, A. (2024b): Understanding Resource Therapy. Bandung/Indonesia (Self-publishing).

Watkins, J. G. a. H. H. Watkins (1997): Ego states. Theory and therapy. New York/NY (W. W. Norton).

26 »Zurück in die Zukunft« – Ego-State-Therapie auf der biografischen Zeitachse: Ein integrativer Weg zur Selbstregulation mit Lebensfluss- und Zeitlinienmodellen

Adriana-Daniela Müller

Abstract

Dieser Beitrag stellt eine kreative Weiterentwicklung der Ego-State-Therapie entlang eines erweiterten Lebensflussmodells vor. Er integriert Elemente aus der Timeline-Arbeit (James u. Woodsmall 1994), dem Lebensflussansatz nach Nemetschek (2006) sowie dem körperorientierten Modell von Hartman (2023), das auf theoretischen Grundlagen von Levine und Porges basiert. Ergänzt wird dieser Ansatz durch systemische, hypnotherapeutische und traumazentrierte Verfahren. Im Mittelpunkt steht eine individuell adaptierbare Ego-State-Arbeit entlang des Lebensflusses, bei der Seilaufstellungen zur Förderung von Stabilität, zeitlicher und räumlicher Orientierung sowie zur Integration von Ego-States eingesetzt werden. Eine vorbereitende Lebensfluss-Trance eröffnet den Zugang zu einem inneren Wohlfühlort und aktiviert ressourcenvolle Anteile. In der anschließenden Seilarbeit werden diese inneren Zustände externalisiert und durch Bewegung im Raum in Beziehung zueinander gebracht. Die Intervention »Zurück in die Zukunft« folgt einer klar strukturierten Prozessarchitektur mit spezifischen Zielen und Techniken – bleibt dabei jedoch in der praktischen Umsetzung lebendig, kreativ und individuell. Ein Fallbeispiel veranschaulicht die erfolgreiche Transformation eines traumaassoziierten Ego-States durch diese Methode. Im Fokus steht nicht nur die Verarbeitung traumatischer Erfahrungen, sondern insbesondere die Förderung von Koexistenz und Kooperation innerer Anteile über eine gezielte Mind-Body-Integration und eine Regulation des autonomen Nervensystems. Die Methode eignet sich für traumatisierte Klient:innen ebenso wie – in modifizierter Form – für andere psychische Störungsbilder sowie für die Arbeit im Ego-State-Coaching und -Counselling. Sie richtet sich an erfahrene Anwender:innen wie auch an neugierige Neueinsteiger:innen – mit dem Ziel, neue Impulse für die therapeutische Praxis zu geben.

Schlüsselwörter: Lebensflussmodell, SARIA-Modell, SATIN-Modell, Lebensfluss-Trance, Seilaufstellung, Ego-State-Lebensflussarbeit, Altersregression, »gestrandete« Ego-States, korrigierende Erfahrung, Pendeln, Mind-Body-Integration, Koexistenzförderung, Transformation

26.1 Einleitung: »Zurück in die Zukunft« – eine kreative und integrative Herangehensweise zur Förderung innerer Koexistenz und Kooperation

Zurück in die Zukunft – im gleichnamigen Science-Fiction-Film[65] strandet der jugendliche Protagonist Marty durch unvorhergesehene Umstände in der Vergangenheit. Nur mithilfe des exzentrischen Dr. Brown gelingt es ihm, den Weg zurück in die Gegenwart zu finden. Auch wenn unsere Realität nicht von Zeitmaschinen oder genialen Wissenschaftlern geprägt ist, eröffnet die Ego-State-Therapie eine wirkungsvolle Möglichkeit, jenen Ich-Anteilen zu begegnen, die in der Vergangenheit »feststecken«. Hypnose wird dabei zu einer Art innerer Zeitmaschine: Sie ermöglicht den Zugang zu vergangenen Erfahrungen, ohne ihnen ausgeliefert zu sein, und schafft einen Raum, in dem Veränderung möglich wird. Als therapeutisches Instrument hat sie sich als besonders wirkungsvoll erwiesen, um mit Ego-States auf unterschiedlichen Erlebnisebenen in Kontakt zu treten – sowohl durch eine innere Distanzierung, bei der sich Anteile von außen betrachten lassen (dissoziativ), als auch durch ein direktes, erlebensorientiertes Hineinfühlen (assoziativ). Dieser innere Prozess wird durch die äußere Bewegung entlang der Seile im Raum intensiviert: Die Klient:in »geht zurück« zu einem Ort in der Vergangenheit – nicht nur mental, sondern körperlich. Die Seilführung entlang des Lebensflusses wird so zur sicht- und spürbaren Zeitlinie, auf der vergangene Situationen aufgesucht, erlebt, gewürdigt und neu verknüpft werden können. Korrigierende Erfahrungen, die im Zustand der Trancelogik angestoßen werden, ermöglichen eine subjektive Veränderung der erinnerten Vergangenheit – und fördern so die Lösung von Blockaden auf neuronaler, körperlicher und psychischer Ebene. Dabei lösen wir kein Zeitparadoxon aus – vielmehr unterstützen wir die inneren Anteile darin, sich neu zu orientieren, sich neu zu definieren, Verbindungen herzustellen und eine neue, sinngebende Funktion für sich zu entdecken. Die Rückkehr »aus der Vergangenheit in die Zukunft« ist hier nicht nur eine filmische Anspielung, sondern eine therapeutische Metapher: Sie steht für die Integration früherer Erfahrungen in ein gegenwartsbezogenes Selbstbild – und für die Öffnung innerer Anteile hin zu einem selbstbestimmten, zukunftsgerichteten Handeln.

65 Film von Robert Zemeckis aus dem Jahr 1985.

Methodenvielfalt und Integrationsgedanken

»Das Ganze ist mehr als die Summe seiner Teile«
Aristoteles (384–322 v. Chr.)

Diese Aussage lässt sich gut auf die Mannigfaltigkeit und Komplexität psychotherapeutischer Ansätze übertragen. »Das weist Ähnlichkeiten mit der Schematherapie auf« (Jeffrey E. Young, 1980–1990). Es wird auch hinterfragt: »Handelt es sich nicht um Transaktionsanalyse?« (Eric Berne, 1950er-Jahre). Und was unterscheidet die »Internal Family Systems« (IFS) von Richard Schwartz (1980–1990) von der Ego-State-Therapie nach John und Helen Watkins? Fragen dieser Art lassen sich endlos weiterentwickeln – ihre Zuordnung hängt nicht zuletzt von individuellen Ausbildungswegen, psychotherapeutischen Haltungen und persönlichen Berufserfahrungen ab. Die genannten Methoden sind vielfältig, weisen Gemeinsamkeiten auf und differenzieren sich in verschiedenen Aspekten. Diese Breite ermöglicht es Therapeut:innen, flexibel auf individuelle Bedürfnisse von Klient:innen einzugehen.

Eine integrative und eklektische Vorgehensweise – also das Kombinieren verschiedener Therapieansätze – kann dabei eine hohe Anpassungsfähigkeit fördern und die Effektivität der Behandlung steigern. Gleichzeitig kann sie aber auch übermäßige Komplexität oder Verwirrung erzeugen – sowohl für die Therapeut:innen als auch für die Klient:innen. Entscheidend bleibt daher eine durchdachte, evidenzorientierte Integration, die nicht auf Beliebigkeit, sondern auf fachlicher Kompetenz, klarer Zielsetzung und therapeutischer Haltung beruht. Hier stellt sich nicht die Frage, ob das Rad neu erfunden werden muss – sondern, wie man das bereits Bewährte kreativ und wirksam weiterentwickeln kann.

»Man muss nicht das Rad neu erfinden« – das ist ein Plädoyer für das schöpferische Weiterentwickeln vorhandener Ansätze. Zugegeben: Das Rad ist weder spektakulär noch besonders aufregend – aber es ist rund, rollt zuverlässig und funktioniert. Und genau darum geht es. Entscheidend ist nicht, dass wir es plötzlich quadratisch oder überraschend dreieckig denken, sondern wie wir es nutzen, mit welchem Ziel, und in welchen Kontexten wir es einbetten. In diesem Sinne versteht sich auch die hier vorgestellte Methode nicht als revolutionäre Neuschöpfung, sondern als eine liebevoll zusammengebaute Weiterentwicklung bewährter therapeutischer Ideen – alltagstauglich, körperlich erfahrbar und mit offenem Blick für das, was in der Praxis wirklich wirkt. Oder anders gesagt: Manchmal reicht ein neuer Reifen, ein bisschen Öl – und ein frischer Blick auf die Strecke.

Kreative Synergien in der Ego-State-Therapie – eine integrative Herangehensweise

In diesem Beitrag liegt der Fokus also nicht darauf, etwas fundamental »Neuartiges« zu präsentieren, sondern auf der Darstellung einer spezifischen Form therapeutischer Arbeit mit Ego-States. Die vorgestellte Methode kombiniert kreative Elemente aus der systemischen Familientherapie (Lebensflussmodell nach Nemetschek 2006), Hypnotherapie, Traumatherapie, Ego-State-Therapie sowie körperorientierten Therapieansätzen. Dabei nehme ich insbesondere auf neurowissenschaftliche Erkenntnisse Bezug, wie sie beispielsweise in der Polyvagaltheorie (Porges 2010) beschrieben sind.

Die therapeutische Herangehensweise basiert auf einer individuell angepassten Variante der Ego-State-Therapie im Kontext der Metapher vom Lebensfluss. Sie zeigt auf, wie man sowohl über imaginative Verfahren als auch über eine Lebensflussaufstellung mit Seilen arbeiten kann. Durch das Einbeziehen von Bewegung im Raum und – auf therapeutisch und ethisch vertretbare Weise – gezielter Berührung wird die Stabilität, die zeitliche und räumliche Orientierung sowie die Integration der Ego-States zusätzlich unterstützt. Ich skizziere im Folgenden die theoretischen Grundlagen und beschreibe zentrale Techniken sowie die Grundstruktur dieser Methode. Eine umfassende Analyse aller Facetten und Variationsmöglichkeiten würde jedoch den Rahmen sprengen.

Die Herausforderung besteht darin, im Lebensfluss eine möglichst optimale innere Koexistenz und Kooperation zwischen verschiedenen Ego-States zu fördern. Der Schwerpunkt liegt dabei weniger auf den traumatischen Inhalten selbst als auf den Reaktionen und der subjektiven Erlebensweise der Klient:innen. Ziel ist es, den Tonus des Nervensystems zu regulieren, um »erstarrte« Ego-States zu lösen, in Bewegung zu bringen und das individuelle Sicherheitsempfinden zu stärken – ein Prozess, der in der Regel nicht allein über einen kognitiven Zugang erreichbar ist.

Die vorgestellte Methode lehnt sich an klassische Verfahren an, ist dabei jedoch in der Anwendung äußerst kreativ, integrativ, intensiv und heilsam – und zeichnet sich durch eine oft überraschend schnelle Wirksamkeit aus. Der Beitrag richtet sich an Kolleg:innen mit praktischer Erfahrung in der Ego-State-Therapie, möchte aber auch Leser:innen ansprechen, die mit diesen Herangehensweisen noch wenig vertraut sind. Ziel ist es, Neugier zu wecken und Anregungen zu geben, um »etwas Neues« in der eigenen therapeutischen Praxis auszuprobieren.

Hinweis zur methodischen Einordnung

Die in diesem Beitrag vorgestellte Methode stellt eine praxisbasierte Weiterentwicklung bestehender Konzepte der Ego-State-Therapie dar. Sie basiert auf erprobten Elementen aus Hypnotherapie, systemischer Aufstellungsarbeit, körperorientierter Traumatherapie sowie der Polyvagaltheorie und orientiert sich an Lebensflussmodellen nach Nemetschek, Levine, Porges und Hartman. Die Kombination und Anwendung dieser Ansätze erfolgt auf der Grundlage klinischer Erfahrung und therapeutischer Praxis. Auch wenn einzelne theoretische Komponenten wissenschaftlich gut belegt sind, liegt für die hier dargestellte Methode als Gesamtkonzept bisher keine empirische Wirksamkeitsprüfung im Sinne kontrollierter Studien vor.

Ziel dieses Beitrags ist es nicht, ein abgeschlossenes Behandlungskonzept zu präsentieren, sondern einen fachlichen Impuls zur Weiterentwicklung und Diskussion über kreative, integrative Wege innerhalb der Ego-State-Therapie zu setzen.

26.2 Von der Timeline und dem Lebensflussmodell zur Ego-State-Therapie – ein multimodales Vorgehen

»Panta rhei – Alles fließt.«
Heraklit (ca. 540–480 v. Chr.)

Diese berühmte Flussmetapher von Heraklit bringt eine grundlegende Idee auf den Punkt: »Man kann nicht zweimal in denselben Fluss steigen«, weil »alles fließt und nichts bleibt.« Der Gedanke kontinuierlicher Entwicklung ist darin bereits angelegt: »Alles ist im Fluss«, das Leben bewegt sich unaufhörlich weiter. »Alles fließt«, sagte Heraklit. »Schön wär's«, sagen wahrscheinlich manche Ego-States.

Denn während sich das Leben außen längst verändert hat – neue Beziehungen, neue Räume, neue Chancen –, gibt es innere Anteile, die genau dort stehen geblieben sind, wo sie einst gebraucht wurden: im Ausnahmezustand. Manche von ihnen haben gar nicht bemerkt, dass sich die Umstände verändert haben. Für sie ist die Zeit stehen geblieben. *Panta rhei* – alles fließt? Auch unsere inneren Anteile? Oder gibt es Ego-States, die – charmant uneinsichtig oder tief verletzt – beschlossen haben, ihr Lager in der Vergangenheit aufzuschlagen? Die trotzig am Ufer sitzen, während der Lebensfluss längst weitergezogen ist? Fließen wirklich alle Ego-States mit – oder brauchen manche eine Einladung, eine Erinnerung, ein inneres Ritual, um überhaupt wieder den Weg zurück in die Bewegung zu finden?

Ego-States entstehen stets mit dem Ziel, zu helfen – sie dienen in Extremsituationen oft als letzte, kreative Überlebensstrategien. Doch wenn das Nervensystem durch überwältigende Erfahrungen überfordert wird, können diese Erlebnisse in tiefen, subkortikalen Strukturen »stecken bleiben« – im Körper, im autonomen Nervensystem und schließlich auch in bestimmten Ego-States (vgl. Levine 1998; Porges 2017). Diese Anteile können über lange Zeit hinweg in nahezu unveränderter Form aktiv bleiben – selbst dann, wenn sich im äußeren Leben, ganz im Sinne Heraklits, bereits vieles grundlegend transformiert hat. Solche festgehaltenen Ego-States können nicht nur das psychologische Wachstum hemmen, sondern auch die Fähigkeit des Körpers zur Selbstwahrnehmung, zur Orientierung im Hier und Jetzt sowie zu lebendigem Embodiment blockieren. Trotz Heraklits Überzeugung vom universellen Fluss haben wir heute therapeutische Möglichkeiten, diesen inneren Blockaden zu begegnen. Die hier vorgestellte Methode erlaubt es, im eigenen Lebensfluss gezielt zurückzureisen – und auch vorauszublicken –, um blockierte, »gestrandete« Ich-Anteile zu erreichen, zu begleiten und behutsam wieder in Bewegung zu bringen. Durch diesen Prozess lassen sich innere Blockaden lösen, Entwicklungsschritte anstoßen, neue Balancen entdecken und die Selbstregulation sowie Kohärenz des Systems fördern. So wird eine Rückkehr in den inneren Fluss möglich – und die Integration dieser Anteile in die persönliche Ganzheit vorbereitet.

Die Timeline-Arbeit[66] und das Lebensflussmodell[67]

Die Konzeption der Timeline-Arbeit bezieht sich auf verschiedene beratende und psychotherapeutische Methoden, die darauf abzielen, individuelle Lebens- oder Familiengeschichten in einer linearen, chronologischen Zeitdimension darzustellen. Sie umfasst Begriffe wie »Timeline«, »Zeitstrahl«, »Zeitpfeil« oder »biografische Zeitachse«. Der Fokus liegt dabei auf der Erfassung und Strukturierung biografischer Ereignisse sowie auf der Orientierung an Ressourcen.

Die Ursprünge der Timeline-Arbeit finden sich im Neuro-Linguistischen Programmieren (NLP) der 1980er-Jahre. Die Begründer des NLP, John Grinder und Richard Bandler, unterrichteten die Methode des »Gehens auf der Zeitlinie«. James und Woodsmall (1994) entwickelten diese Arbeit weiter, indem sie vorschlugen, sich in der Vorstellung über die Zeitlinie hinweg zur »Grundursache« eines Problems zu bewegen – nicht gehend, sondern schwebend. Parallel dazu entwickelte Peter Nemetschek in den 1980er- und 1990er-Jahren das Lebensflussmodell – unabhängig von der zeitgleichen Entwicklung im NLP. In seinem Ansatz stellt die Timeline lediglich einen Teilaspekt dar, nämlich die berufliche Lebensgeschichte. Das eigentliche Lebensflussmodell basiert auf Einflüssen von Milton Erickson und Virginia Satir (vgl. Keweloh 2018). Es arbeitet mit der Metapher eines im Raum gespannten Seils, das die Lebenslinie von der Vergangenheit in die Zukunft symbolisiert. Diese physische Darstellung ermöglicht Bewegung im Raum und erleichtert den Perspektivwechsel. Dabei können sowohl individuelle als auch systemische Aspekte – wie Familien oder Teams – visualisiert werden. Wechselwirkungen, Entwicklungsaufgaben und Lösungsansätze lassen sich räumlich darstellen und therapeutisch nutzen. Ziel ist es, über diese räumlich-körperliche Struktur neue Ressourcen zu entdecken, Veränderungen anzustoßen und eine Zukunftsgestaltung zu ermöglichen. Der Gedanke der fortwährenden Entwicklung steht dabei im Zentrum – orientiert am Fluss des Lebens.

Nemetscheks Modell trägt implizit die Haltung von *panta rhei* in sich: Alles ist im Fluss und in ständiger Veränderung. Im Kontext der Ego-State-Therapie (EST) lassen sich bereits zahlreiche Interventionen entlang der zeitlichen Achse identifizieren – in Analogie zur Timeline-Arbeit –, wie sie von Kai Fritzsche in seinem Werk *Ego-State-Therapie bei Traumafolgestörungen* (2021, S. 305) beschrieben werden. Diese Interventionen, wie etwa die »innere Reise« oder die Nutzung einer »Erlebnisbrücke«, bewegen sich entweder von der Gegenwart zum vergangenen Erleben oder von der Vergangenheit in die Gegenwart. Zum Einsatz kommen dabei

66 James u. Woodsmall 1994.
67 Nemetschek 2006.

unterschiedliche Techniken, darunter die »innere Bibliothek«, die Schaffung eines »inneren Treffpunkts«, die klassische »Stühle-Arbeit« sowie assoziative, körperfokussierte Verfahren. Diese Interventionstechniken verdeutlichen die Flexibilität der Ego-State-Therapie, die es ermöglicht, entlang der biografischen Zeitachse sowohl rückwärts als auch vorwärts zu arbeiten – je nachdem, was die jeweilige therapeutische Situation erfordert.

Mind-Body-Integration in der Neuropsychotherapie: Die Evolution von Klaus Grawes Vision zu zeitgenössischen Ansätzen

Klaus Grawe prophezeite in seinem Buch *Neuropsychotherapie* (2004), dass die Neurowissenschaften in den kommenden Jahren entscheidende Impulse für die Psychotherapie liefern würden. Er betonte die Notwendigkeit für Psychotherapeut:innen, sich auf den Einzug neurowissenschaftlicher Erkenntnisse und Methoden vorzubereiten – jedoch, ohne das bestehende Wissen zu verwerfen. Vielmehr gehe es darum, neue Erkenntnisse zu integrieren, um das vorhandene Wissen zu erweitern und sinnvoll zu modifizieren. Zwei Jahrzehnte nach Grawes Veröffentlichung erleben wir tatsächlich eine dynamische Entwicklung in den Neurowissenschaften – und die zunehmende Bemühung, diese mit psychotherapeutischer Praxis zu verknüpfen. Wie Grawe betonte, sei es entscheidend, den »Zug der Zeit nicht zu verpassen« (ebd., S. 444).

Die Fortschritte der Neurowissenschaften eröffnen heute neue Perspektiven auf das Verständnis psychischer Störungen und können die psychotherapeutische Arbeit auf wertvolle Weise bereichern. Dieser Prozess erfordert jedoch eine kontinuierliche Reflexion und Anpassung bestehender theoretischer Modelle an aktuelle Forschungserkenntnisse. Die klinische Praxis geht zunehmend davon aus, dass posttraumatische Störungen aus komplexen Wechselwirkungen zwischen mentalen und physischen Reaktionen entstehen. Dabei wird die Auseinandersetzung mit somatischen Erlebensebenen als unerlässlich dafür angesehen, traumatische Erfahrungen nachhaltig zu bearbeiten und zu integrieren (Phillips u. Frederick 2007, S. 191). Ein innovativer Zugang in diesem Feld ist die hypnosomatische Ego-State-Therapie, die Elemente aus Hypnose, Ego-State-Arbeit und körperorientierten Verfahren vereint (Zanotta 2018). Dieser Ansatz integriert vielfältige Formen der Selbstregulation und verbindet sowohl *Top-down-* als auch *Bottom-up-Strategien.*

In der hier dargestellten Zusammenführung stehen verschiedene Selbstregulationswege im Fokus – verstanden als ein dynamisches Zusammenspiel kognitiver, emotionaler und körperlicher Prozesse.

Top-down-Methoden richten sich an den präfrontalen Kortex und betonen die kognitive Verarbeitung: Hypnose, Ego-State-Therapie, Psychoedukation, Achtsamkeit, Meditation, narrative Interventionen und Affirmationen gehören zu diesem Spektrum. Sie fördern das bewusste Wahrnehmen, Deuten und Umgestalten innerer Prozesse.

Bottom-up-Methoden hingegen setzen bei sensomotorischen Erfahrungen an. Sie nutzen den Körper als Zugang zu emotionalen und kognitiven Reaktionen: Atemtechniken, Klopftechniken, Focusing, Somatic Experiencing, Bewegung, therapeutische Berührung, Veränderung von Haltung und Mimik, Gestalten, Rollenspiel, Spiel und Tanz sind Beispiele dafür. Ziel ist es, über körperliche Impulse das emotionale Erleben von »unten nach oben« zu beeinflussen (Zanotta 2018, S. 206).

In der Arbeit mit Ego-States im Lebensfluss lassen sich je nach therapeutischer Zielsetzung sowohl Top-down- als auch Bottom-up-Methoden flexibel kombinieren. Ihre Integration ermöglicht eine umfassende Herangehensweise, die das Zusammenspiel von Denken, Fühlen und Körpererleben bewusst einbezieht – und damit den Zugang zu inneren Anteilen auf mehreren Ebenen gleichzeitig öffnet.

Die Polyvagaltheorie

Die Polyvagaltheorie, entwickelt von Stephen Porges und 2010 umfassend vorgestellt Porges 2010), beschreibt das komplexe Zusammenspiel des autonomen Nervensystems – insbesondere des Vagusnervs – in Bezug auf physiologische Selbstregulation, soziale Interaktion und das Erleben von Sicherheit und Gefahr. Im Zentrum der Theorie stehen drei Grundprinzipien:

- *Neurozeption,* also die unbewusste Wahrnehmung von Sicherheit oder Bedrohung
- *Co-Regulation,* das wechselseitige Beruhigen durch soziale Verbindung, und die
- *Hierarchie der Reaktionsweisen* im autonomen Nervensystem

Diese Hierarchie unterscheidet drei neuronale Zustände:

- das *ventral-vagale System,* das mit Sicherheit, sozialer Verbundenheit und Regulation assoziiert ist
- das *sympathische System,* das bei Mobilisierung und Kampf- bzw. Fluchtreaktionen aktiviert wird
- das *dorsal-vagale System,* das mit Erstarrung, Rückzug und Abschaltung in Verbindung steht

Das autonome Nervensystem scannt kontinuierlich die Umgebung auf Signale für Sicherheit oder Gefahr – ein Vorgang, den Porges als *neurozeptiv* bezeichnet. Kommt es zu einer sogenannten *neurozeptiven Diskrepanz,* also zu einer fehlerhaften Einschätzung der Realität (z. B. »Gefahr wird wahrgenommen, obwohl Sicherheit besteht«), kann dies zu unangemessenen Reaktionsmustern führen. Für die Ego-State-Arbeit bedeutet das: Therapeutische Prozesse müssen die jeweils vorherrschende autonome Zustandslage mit einbeziehen. Das bedeutet nicht nur, innere Anteile zu aktivieren und zu verstehen, sondern auch, deren neurophysiologische Verankerung differenziert wahrzunehmen. Das übergeordnete Ziel bleibt die Wiederherstellung von *Sicherheit und Verbindung* – innerhalb des psychischen Systems wie auch im therapeutischen Kontakt. Die Polyvagaltheorie fordert uns daher auf, Zustände wie Übererregung, Dissoziation oder soziale Rückzugsreaktionen nicht allein psychologisch, sondern auch neurobiologisch zu deuten – und Interventionen entsprechend fein abgestimmt zu wählen.

Hypnose

Die Erickson'sche Hypnotherapie zielt darauf ab, Patient:innen darin zu unterstützen, dass sie Ressourcen aus Vergangenheit, Gegenwart und Zukunft erschließen können – so, wie es Yapko (1990) beschrieben hat. Hypnotische Trance wird dabei als ein ressourcenreicher und ressourcenfördernder Zustand fokussierter Aufmerksamkeit verstanden (Revenstorf u. Peter 2009). In der Lebensflussarbeit kann man sowohl mit formellen Tranceinduktionen als auch mit informellen, spontanen Trancezuständen arbeiten. Beides ermöglicht das Auftreten hypnotischer Phänomene wie Altersregression oder Altersprogression (ebd.). Diese nutzen wir, um innere Stabilität zu fördern und Entwicklungsprozesse zu unterstützen. Hypnotische Altersprogressionen helfen insbesondere dabei, Sicherheit und Selbstwirksamkeit zu aktivieren – auch im Rahmen von Abreaktionsprozessen. Sie ermöglichen den erfolgreichen Abschluss belastender Arbeit, ohne dabei eine Destabilisierung hervorzurufen (Phillips u. Frederick 2007).

Ressourcen werden in der Trance häufig in symbolischer Form dargestellt. Diese Symbole können Klient:innen helfen, in stressreichen Situationen ihr inneres Gleichgewicht zu bewahren. Positive Assoziationshinweise, die mit stärkenden Erfahrungen aus der Vergangenheit verbunden sind, erweisen sich oft als unschätzbar hilfreich dabei, frühere traumatische Erlebnisse zu verarbeiten. Dolan (1991, S. 101) betont, dass man diese Assoziationshilfen gezielt nutzen kann, um Klient:innen zu stabilisieren – insbesondere dann, wenn sie sich während der Sitzung mit schmerzhaften Aspekten ihrer Opfererfahrung konfrontieren.

> »Außerdem kann den Klienten mittels hypnotischer Altersregression geholfen werden, zu Meisterungserlebnissen der Vergangenheit, nährenden Erfahrungen und Erinnerungen an das Gefühl der Sicherheit in Kontakt zu treten« (Phillips u. Frederick 2007, S. 134).

Die Anwendung von Altersregression sollte in der ersten Phase der Behandlung vorwiegend zur Ich-Stärkung genutzt werden, da andernfalls die Gefahr besteht, dass insbesondere dissoziative Klient:innen zu früh mit überforderndem Material konfrontiert werden.

Das Lebensflussmodell nach Hartman – angepasst nach Levine und Porges

Im klassischen Verständnis des Lebensflussmodells nach Levine (1998) symbolisieren die flexiblen Ufer die psychische Resilienz eines Menschen. Eine gesunde Person bewegt sich in einem Zustand des Flows – sie ist in der Lage, Herausforderungen zu bewältigen, Sicherheit zu empfinden, Integration zu erfahren und sich effektiv selbst zu regulieren. Eine vertiefte Perspektive ergibt sich, wenn der Lebensfluss als lebendiger Organismus durch die Linse der Polyvagaltheorie betrachtet wird (Porges 2010, 2017). Der ventral-vagale Zweig des parasympathischen Systems, der jüngste und komplexeste Teil des Vagusnervs, steht für Sicherheit, soziale Verbundenheit und gelingende Selbstregulation. Das sympathische System wird bei wahrgenommener Gefahr aktiviert und ermöglicht Kampf- oder Fluchtreaktionen. In lebensbedrohlichen Situationen tritt hingegen der dorsal-vagale Zweig in Aktion und löst das Immobilisationssystem aus – mit Reaktionen wie Erstarrung, Rückzug oder Abschaltung. Im Zustand des gesunden Fließens kann eine Person flexibel zwischen diesen autonomen Zuständen navigieren. Sie ist in der Lage, sich bei Bedarf zu mobilisieren, überschüssige Energie abzubauen und anschließend wieder in einen regulierten, ventral-vagalen Zustand zurückzukehren (vgl. Dana 2018). Das Lebensflussmodell nach Hartman (2023), das Elemente der Ego-State-Therapie integriert, erweitert diesen neurophysiologischen Blick um die Dimension der psychischen Struktur und Stabilität. Im Zentrum stehen dabei Aspekte wie Flow, Containment, Kohärenz, Ganzheit, soziale Verbundenheit, Selbstwirksamkeit, Selbstfürsorge und Selbstregulation.

Zehn miteinander verbundene Selbstregulationssysteme – sogenannte Selbstregulatoren – bewegen sich gemeinsam mit ressourcenreichen Ego-States innerhalb des Flussbetts in einer zirkulären Dynamik. Die zehn Selbstregulatoren lauten wie folgt (Siegel 2012; Hartman 2023):

- Körper
- Propriozeption
- Emotionen
- Beziehungen
- Verhalten
- Eindrücke/Sinne
- Gedanken/Kognitionen
- Mindsight
- Präsentsein
- Embodiment

Traumatische Erfahrungen können jedoch dazu führen, dass die Ufer des Flusses überschritten werden. Es entstehen sogenannte *Traumawirbel* (Levine 1998), und das Erleben wird fragmentiert. Wie Porges (2017) beschreibt, hinterlassen solche Erlebnisse Spuren im autonomen Nervensystem und verändern dessen Reaktionsmuster langfristig. Aus Sicht der Ego-State-Therapie bilden sich in diesen Momenten neue Ich-Zustände – sogenannte Ego-States – als adaptive Antwort auf Überwältigung. Einige dieser Ego-States entstehen aus einmaligen, hochbelastenden Erlebnissen. Andere entwickeln sich als Folge wiederholter Erfahrungen, bei denen bestimmte neuronale Netzwerke immer wieder gemeinsam aktiviert wurden und sich so funktional miteinander verschaltet haben. Im Lebensflussmodell nach Hartman (2023) lassen sich diese Ego-States – entsprechend der klassischen Taxonomie in der Ego-State-Therapie – entweder *innerhalb* oder *außerhalb des Flussbetts* verorten:

- *Innerhalb des Flusses* befinden sich ressourcenreiche, unterstützende Ego-States sowie positiv wirkende Introjekte. Diese Anteile sind Ausdruck von psychischer Stabilität, Selbstfürsorge, Schutz, Regulation und sozialer Verbundenheit. Sie spielen eine zentrale Rolle für Resilienz und Integration – und sind ebenso Teil der klassischen Ego-State-Taxonomie.
- *Außerhalb des Flusses* hingegen liegen jene Ego-States, die nicht primär ressourcenorientiert sind, sondern mit Symptomen, inneren Konflikten oder traumatischen Erfahrungen assoziiert sind. Diese Anteile lassen sich – basierend auf der klassischen Ego-State-Theorie – in verschiedene Kategorien einteilen, die Hartman (2023) innerhalb seines Lebensflussmodells szenisch verortet hat:
  1) *symptom-assoziierte Ego-States:* überwiegend sympathoadrenerg aktiviert, mit Erscheinungsformen wie Anspannung, Hypervigilanz, Unruhe oder Impulsdurchbrüchen
  2) *hybride Ego-States:* mit sowohl verletzlichen als auch schützenden Anteilen, oft ambivalent in ihrer Funktion, sympathisch aktiviert mit Tendenz zu Kampf- oder Fluchtreaktionen
  3) *negativ oder destruktiv wirkende Introjekte:* verinnerlichte feindliche oder kritische Stimmen früherer Bezugspersonen; häufig gegen das Selbst gerichtet, ebenfalls meist im sympathoadrenergen Modus
  4) *trauma-assoziierte oder traumatisierte Ego-States:* meist dem dorsal-vagalen Zustand zuzuordnen, mit Merkmalen wie Erstarrung, Rückzug, Dissoziation, innerer Fragmentierung, Schuld, Scham oder Unterwerfung

Viele dieser Anteile sind Klient:innen zu Beginn der Therapie noch nicht vollständig bewusst. Erst durch gezielte Exploration und schrittweise Integration werden sie zugänglich und lassen sich behutsam in den inneren Lebensfluss zurückführen – mit dem Ziel, Selbstregulation, Kohärenz und psychische Stabilität wiederherzustellen.

26.3 Ego-State-Lebensflussarbeit durch die »Brille« des Lebensflussmodells[68]

Die differenzierte Betrachtung des Lebensflussmodells nach Hartman (2023) sowie der fünf Phasen des SARIA-Modells (vgl. Hüllemann 2019; Hartman 2023) bildet

68 Nach W. Hartman 2023, unveröffentl. Arbeitsunterlagen für das Curriculum »Ego-State-Therapie« (angepasst nach P. Levine und S. Porges).

für viele Ego-State-Therapeut:innen eine zentrale Grundlage der psychoedukativen Phase. Bereits zu Beginn der Therapie werden neben ersten Einblicken in die »8 Stufen der Integration« (vgl. Phillips a. Frederick 1995) auch erste Therapieziele erarbeitet und gemeinsam formuliert. Auch im Coaching- und Counselling-Kontext kommt das Lebensflussmodell zum Einsatz – dort im Rahmen des SATIN-Modells[69], das speziell für Ego-State-Coaching und -Counselling entwickelt wurde. Es baut auf den Grundgedanken des SARIA-Modells auf, überträgt diese jedoch gezielt in einen nichttherapeutischen, ressourcen- und lösungsorientierten Kontext.

Die hier vorgestellte Ego-State-Lebensflussarbeit baut auf diesen Grundelementen auf – geht jedoch über eine rein theoretische oder bildhafte Anwendung des Lebensflussmodells hinaus. Im Zentrum steht ein symbolisch ausgelegtes Seil, das den subjektiv empfundenen Lebensfluss der Klient:in im Raum verkörpert. Dabei wird das Modell nicht nur erklärt, sondern gemeinsam körperlich begehbar gemacht und somit für Klient:innen unmittelbar erlebbar. Die Positionierung einzelner Ego-States entlang dieses Seils erlaubt eine präzise visuelle, kinästhetische und emotionale Verortung innerer Anteile. Der Einstieg in die Methode kann – je nach Kontext und Prozessstand – sowohl mit der Aktivierung ressourcenreicher Ego-States als auch mit einem offenen Erzählen biografischer Erlebnisse beginnen.

Entscheidend ist jedoch, dass bestimmte Voraussetzungen erfüllt sind, bevor die eigentliche Arbeit mit dem symbolisch ausgelegten Lebensfluss-Seil beginnt: Klient:innen sollten über positive Erfahrungen mit innerer Fokussierung, bildhafter Vorstellungskraft und vertiefter Selbstwahrnehmung verfügen, sodass sie in der Lage sind, innere Prozesse klar zu visualisieren und nachzuvollziehen. Zudem braucht es ausreichende Fähigkeiten zur Selbstregulation sowie erprobte Strategien im Umgang mit Flashbacks und dissoziativen Zuständen. Eine tragfähige therapeutische Beziehung, die Zustimmung zu achtsamer Berührung, eine offene, neugierige Haltung gegenüber der Methode und die Bereitschaft zur aktiven Mitarbeit gelten als weitere grundlegende Bedingungen für den Einsatz dieser intensiven körper- und prozessorientierten Arbeit. Auch im Coaching- und Beratungssetting – im Rahmen des SATIN-Modells – ist eine fundierte Einschätzung zentral: Hier verzichten wir auf diagnostische Begriffe, stattdessen setzen wir auf Beobachtung, Selbstreflexion und die Selbsteinschätzung der Klient:innen. Stabile Ich-Zustände, vorhandene Ressourcenzugänge und ein bewusster Umgang mit emotionalen Zuständen gelten im Coaching- und Counselling-Kontext als wichtige Voraussetzungen, um mit dem Lebensfluss-Seil sicher und zielgerichtet zu arbeiten.

Die *8 Stufen der Integration* fungieren in diesem Kontext nicht nur als allgemeine Prozess-Struktur, sondern als konkrete *Navigationshilfe innerhalb des Seil-Raums*. Die acht Stufen lauten:

---

69 Müller., A.-D. (in Vorb.): SATIN-Modell. (Unveröffentl. Konzept zur Anwendung von Ego-State-Arbeit im Coaching- und Counselling-Kontext. Gelehrt im Rahmen des Curriculums »Ego-State-Coaching und Counselling« seit 2024).

1) das Stadium der Erkennung
2) der Entwicklungsstand der Kommunikation
3) der Entwicklungsstand von Empathie und Resonanz
4) das Stadium der gemeinsamen Erfahrungen
5) das Stadium der Konsensbildung
6) das Stadium des Teilens von Innerlichkeit und Mitgefühl
7) das Stadium des Mitbewusstseins und Kohärenz
8) das Stadium des anhaltenden Mitbewusstseins und Wohlbefindens

Sie ermöglichen eine feine diagnostische Einschätzung des jeweiligen Ego-States entlang des Lebensflusses: Ist ein Anteil noch beobachtend und zurückhaltend (Stufe 2), beginnt gerade erst der Kontakt (Stufe 4)? Oder ist er bereits aktiv kooperationsbereit (Stufe 6–7)? Diese prozessbezogene Feineinstellung erlaubt eine präzise Auswahl geeigneter Interventionen im Hier und Jetzt – abgestimmt auf den individuellen Zustand des Ego-States, sichtbar im Raum und spürbar im Körper. In der praktischen Umsetzung unterstützt die körperlich-räumliche Repräsentation des Lebensflusses durch Seil und Bewegung die *Mind-Body-Integration*: Während der Neugestaltung traumatischer Szenen kann es z. B. zu einem nachgeholten Vollenden von Kampf- oder Fluchtreaktionen kommen, wodurch eingefrorene Energien im Nervensystem gelöst werden. Sobald sich das sympathische Nervensystem wieder aktiviert, kann der Körper aus der Erstarrung in Bewegung kommen. Dies stärkt das Gefühl von innerer Wirksamkeit und Sicherheit, fördert die Rückkehr in den ventral-vagalen Zustand (Porges) und aktiviert das soziale Kontaktsystem.

Die Methode integriert dabei Erkenntnisse aus der Polyvagaltheorie (Porges), der körperorientierten Traumatherapie (Levine), der Ego-State-Therapie (Watkins und Watkins; Phillips und Frederick) sowie dem systemisch-lösungsorientierten Arbeiten im Coaching- und Beratungsfeld. Die Kombination aus strukturierter Prozessführung (Saria), dem eigens für Coaching und Counselling entwickelten Satin-Modell (Müller 2024), räumlicher Verankerung und emotionaler Erlebnisaktivierung ermöglicht nicht nur eine tiefere Integration einzelner Ego-States, sondern auch eine verbesserte Nachvollziehbarkeit innerer Veränderungen – sowohl für die Klient:innen als auch für die Fachpersonen.

Die visuelle Dokumentation (z. B. durch Fotografie der Seilaufstellung) sowie das individuelle Mapping der Ego-States auf Arbeitsbögen fördern die Prozessverfolgung und Zielorientierung über mehrere Sitzungen hinweg. So werden Dynamiken sichtbar, Fortschritte reflektierbar und die innere Zusammenarbeit langfristig gestärkt. »Auch ein fiktiver Sieg kann zu intensiver erlebter Genugtuung führen und sich auf neurobiologischer Ebene heilend auswirken, weil das Nervensystem optimal balanciert wird« (Zanotta 2018, S. 92). In ihrer Gesamtheit ermöglicht diese Methode eine ganzheitliche Verbindung von Körper, Emotion und innerer Repräsentanz, die über rein kognitive oder gesprächsbasierte Ansätze hinausgeht. Die

Ego-State-Lebensflussarbeit ist damit ein integrativer Zugang, der Struktur, Erleben und Selbstwirksamkeit auf sinnvolle Weise miteinander verbindet.

Die Lebensfluss-Trance erleben – hypnotherapeutische Ressourcenaktivierung vor der Arbeit mit Seilen

Zur Vorbereitung auf die hypnotherapeutisch unterstützte, körperbasierte Aufstellungsarbeit mit Seilen initiiere ich zunächst eine Ressourcenaktivierung durch die »Lebensfluss-Trance«. Dieser methodische Ansatz ermöglicht es nicht nur, eine Verbindung zu einem persönlichen Wohlfühlort im Lebensfluss herzustellen, sondern auch die Aktivierung und Integration verschiedener ressourcenvoller Ego-States.

Vor der Übung erhalten die Klientinnen und Klienten ein kleines Symbol – etwa einen Naturstein oder eine Glasmurmel –, das sie während der Trance in der Hand halten. Dieses Objekt fungiert als taktiler Anker, der den Zugang zu den in der Trance aktivierten Ressourcen erleichtert und deren Verankerung im Erleben unterstützt. Bei Bedarf kann man das Symbol auch außerhalb der Trance als stabilisierender Reiz nutzen, um den Zugang zu inneren Ressourcen im Alltag zu fördern.

In der Fachliteratur gibt es verschiedene Varianten von Lebensfluss-Trancen. Inspiriert von einer Trance von Revenstorf (2013) habe ich eine an meine Arbeit im Lebensfluss angepasste Version entwickelt. Die narrative Ausgestaltung von Lebensfluss-Trancegeschichten kann man stark individualisieren. Als Alternative kann sich die Trance auch »entlang der Lebenslinie« entfalten. Diese Variante eignet sich besonders für Klientinnen und Klienten, die traumatische Erfahrungen im Zusammenhang mit Wasser gemacht haben – beispielsweise Opfer von Flutkatastrophen oder Personen, die traumatische Ereignisse wie Beinahe-Ertrinken oder den Verlust nahestehender Menschen durch Ertrinken erlebt haben. Das vorrangige Ziel der Lebensfluss-Trance besteht darin, eine Vertrautheit mit den verschiedenen Techniken aufzubauen und dabei aktiv Ressourcen zu mobilisieren.

In der Hypnose wird eine Lebenslandschaft geschaffen, die es ermöglicht, tief in das persönliche Erleben einzutauchen. Die Fähigkeit, in Trance Informationen zu sammeln – insbesondere im Hinblick auf ressourcenreiche Ego-States –, nutzen wir gezielt. Die Trancesprache sowie einzelne Elemente der Lebensfluss-Trance setze ich sehr individuell und situationsbezogen auch in der Aufstellungsarbeit mit Seilen ein – um beispielsweise Regression oder Progression einzuleiten, die Trance zu vertiefen oder Ressourcen gezielt zu aktivieren und zu integrieren.

Lebensfluss-Trance[70]

»Nimm dir einen Moment Zeit, um bei dir und in deinem Körper anzukommen. Du darfst alles wahrnehmen und wir beginnen bei den Empfindungen deines Körpers, vielleicht in der Art, wie deine Füße den Boden berühren, die Art, wie dein Körper den Stuhl berührt. Vielleicht spürst du auch, wie der Stuhl dich berührt, wo die intensivste Berührung deines Rückens an der Rückenlehne ist oder wie der Stuhl dein Gewicht abnimmt und dich stabil hält.

Die Geräusche, die du wahrnimmst, gehören auch dazu *[anwesende Geräusche integrieren]*. Vielleicht hörst du deinen eigenen Herzschlag, meine Stimme und die Uhr, und während die tickt und uns zeigt, dass Zeit vergeht, kann es innerlich ›zeit…los‹ werden.

Du kannst dir erlauben, deine Gedanken zurückzuholen, wenn sie abgeschweift sind. Komm sanft zurück zu deinem Körper, zu den Beinen und dem Gewicht, zu den Schultern und dem Nacken, zur Atmung und der Ruhe.

Wenn du so weit gekommen bist *[Pendeln]*, bitte ich dich jetzt darum zurückzugehen, nach gestern, vorgestern oder vielleicht auch einen anderen vergangenen Zeitpunkt, an einen Moment, wo du bei dir selbst an eine eigene Grenze gestoßen bist, an etwas wie eine Blockade oder einen Schmerz, ein Problem, eine Herausforderung. Bleib für einen Moment da, um herauszufinden, wo du das in deinen Körper spürst. *[Pendeln]*

Dann kannst du beginnen, ganz allmählich das Ausatmen zu verlängern. Du kannst bei jedem Ausatmen etwas abgeben, was du im Moment nicht brauchst. Stell dir vor, bei jedem Ausatmen verlässt etwas von der Oberflächenspannung deinen Körper, sodass dein Körper wieder ganz entspannt werden kann, so, wie er im Schlaf entspannt ist.

Nun lade ich dich ein, mit mir zusammen auf eine Reise zu gehen. Ich werde dich begleiten, und auch, wenn du mich nicht sehen wirst, wirst du spüren, dass du nicht allein bist. Du kannst jederzeit aussteigen und dich an deinen sicheren Ort zurückziehen, wenn du nicht weitermachen möchtest. Du hast die Kontrolle und darfst gut für dich sorgen.

Ich lade dich ein, am Fluss deines Lebens anzukommen. Dieser Fluss ist entstanden in dem Moment deiner Zeugung und fängt in dem Moment deiner Geburt an zu fließen. Du befindest dich jetzt an seinem Ufer zu einem Zeitpunkt, der der Gegenwart entspricht. Du schaust deinen Lebensfluss an, wie er aus der fernen Zeit kommt und majestätisch an dir vorbeifließt, in eine ungewisse Zukunft.

Dort wartet ein besonderes Boot auf dich, vielleicht ein Segelboot, ein Ruderboot oder ein Boot, das noch niemand zuvor gesehen hat. Ich weiß nicht, welche Farbe dein Boot hat, und es ist auch nicht wichtig. Du wirst überrascht sein, welche hilfreichen Anteile von dir als zuverlässige, erfahrene und starke Mannschaft das Boot sicher und stabil in deinem Lebensfluss fahren werden. Dein Boot kann unbeschadet durch Stürme oder Nebel navigieren und dich als Beobachter stabil und sicher auf einer Zeitreise mitnehmen.

Ich lade dich jetzt ein, in dieses besondere Boot einzusteigen. Wenn du aber nicht gerne in dem Boot fahren möchtest, kannst du dein Boot auf deiner Zeitreise in die Vergangenheit aus einer Vogelperspektive, von weit oben, begleiten. Oder du kannst entlang des Ufers mitlaufen. Wenn du so weit gekommen bist, starten wir unsere Reise.

70 Die folgende Trancearbeit ist eine eigene Weiterentwicklung (Müller 2018, unveröffentlichtes Manuskript), inspiriert von einer Imaginationsübung zur »Bachregression« aus dem Curriculum von D. Revenstorf (Europäische Akademie für Paartherapie, 2013).

Es ist Januar 2025 *[aktuelles Datum]*, und es ist so, als würdest du seinem Lauf folgen, flussaufwärts, 2023, 2022. Indem du diesem Flusslauf folgst, mit allen seinen Biegungen und Windungen, kommst du durch verschiedene Landschaften. Ich werde jetzt aufhören, die Jahre zu zählen. Du kommst in deinem eigenen Rhythmus durch die Zeit, vorbei an Wiesen, Wäldern oder Felsen. Vielleicht erinnerst du dich an manche genauen Zeitangaben und Ereignisse oder auch noch nicht. Du kannst beobachten, wie dein Fluss manchmal schmaler wird und lebendiger und dann wieder breiter, ruhiger und gemächlicher wird, wie er viele Windungen macht und Dinge umgeht. Wie er vielleicht von einem Sturm aufgepeitscht wird und dann mal wieder in der Sonne glitzert, an Straßen vorbeiführt, wie er vielleicht mal in einem dichten Nebel seinen Weg sucht und findet, durch verschiedene Orte fließt, wie er einen Bach oder einen anderen Fluss in sich aufnimmt oder wie er sich verzweigt für eine Weile und eine Insel umschlingt, um sich dann wieder zu vereinen. Wie er manchmal vielleicht etwas mit sich führt, einen Baumstamm vielleicht, der mal hin, mal hertreibt und irgendwo an einem Ufer angespült wird.

Und auch, wenn du zwischendurch manche Worte nicht wahrnimmst: Das, was für dich wichtig ist, kannst du unbewusst wahrnehmen, um dich vielleicht später zu erinnern. Stell dir vor, hinter irgendeiner Windung am Ufer entdeckst du einen Teil von dir, einen jüngeren Ego-State, den du lange vergessen hast. Ich weiß nicht, wie alt der Teil ist, vielleicht vier Jahre oder acht? 16 oder 30? Du begrüßt ihn und sagst: ›Schön, dass du da bist.‹

Der Fluss steigt weiter an bis dahin, wo er zu einem Bach wird und über Wurzeln oder Felssteine springt. Du kommst an seine Quelle. Die Quelle befindet sich in einem kleinen zauberhaften Becken, und du spürst das Verlangen, dich in diesem Becken zu erfrischen. Deine Füße oder Hände tauchen ins Wasser, und indem du das machst, hast du das Gefühl, dass etwas von dir abfällt, als könnte dich dieses Wasser reinigen, befreien. Nimm dir einen Moment Zeit, um dieses Gefühl der Erleichterung und der Befreiung zu genießen.

Während du das in dir aufnimmst, merkst du hinter einem blühenden Busch eine Lichtung. Du spürst das Verlangen und die Neugier hinzugehen. Und wenn du ankommst, findest du dort einen sehr schönen Platz. Ich weiß nicht, ob es eine Wiese in einem Wald ist oder ob dich der schmale Pfad zu einem wunderschönen Strand führt. Das ist ein besonderer Ort, ein Wohlfühlort. Nimm dir einen Moment Zeit, um herauszufinden, wo du diesen Ort in deinem Körper spüren kannst. Gib diesem Ort einen Platz in deinem Körper und lege, wenn du möchtest, eine Hand darauf, um es zu verankern. Du fühlst dich dort sicher und beschützt. Lass dann die besondere Energie dieses Ortes sich in deinen ganzen Körper ausbreiten und speichere es auch in den Edelstein, der mittlerweile angenehm warm in deiner Hand geworden ist.

Du findest dort auch andere Teile von dir selbst, wie einen starken inneren Mann, der vielleicht bis jetzt nicht deutlich geworden ist und versteckt war, oder eine starke innere Frau, oder ein besonderes Tier, was dir Kraft gibt, oder einen Vogel oder etwas ganz anderes. Du findest vielleicht auch einen alten Mann, eine alte Frau, die sehr viel weiß. Wenn du eines oder mehrere dieser Wesen entdeckt hast, kannst du sie etwas fragen zu deinem Problem, zu deinem Thema, zu deiner Herausforderung, zu deinem Schmerz. Ich weiß nicht, wie die Antwort ist, und ich weiß auch nicht, ob du eine Antwort sofort erkennen wirst oder vielleicht erst später, in einer Situation, in der du es wirklich brauchen wirst. Ich weiß es auch nicht, ob ihr einander für eine Weile begleitet und worüber ihr sprecht. Vielleicht schweigt ihr gemeinsam und nehmt die wohltuende, kraftgebende Ruhe in euch auf.

Du bekommst ein Geschenk, ich weiß nicht, was es ist, aber du wirst es tief in dir spüren. Vielleicht ist es nur eine Stimmung oder ein Gefühl, positive Energie oder

Zuversicht, oder etwas ganz anderes. Nimm dir einen Augenblick Zeit, um das in dir aufzunehmen. Vielleicht legst du eine Hand auf die Stelle, wo du es in deinem Körper am ehesten spüren kannst, um dieses Geschenk in deinem Körper zu speichern. Oder du lässt es in deinen Stein fließen, um dich jederzeit erinnern zu können, wenn du deinen Edelstein siehst oder in die Hand nimmst. Wenn du so weit gekommen bist, verabschiede dich von diesem Ort, mit der Gewissheit, dass du jederzeit zurückkehren kannst, wenn du möchtest oder es brauchst. Vielleicht begleitet dich der eine oder andere dieser wertvollen Teile von dir auf deinem Weg zurück in die Zukunft.

Steige wieder in dein Boot ein und fahre auf dem Bach zurück – dort, wo er noch schmal, geräuschvoll und plätschernd ist. Dann wird er breiter und ruhiger. Du kommst an die Stelle, wo dieser jüngere Ego-State von dir gestrandet ist, den du lange vergessen hattest. Du kannst diesen Teil etwas fragen, was er braucht, um dich zu begleiten. Du musst meinen Worten nicht folgen, flussabwärts. Vielleicht hast du diesen Teil mitgenommen oder du wirst ihn später abholen.

Wie du weiterfährst, kommst du an eine Stelle mit einer Flussgabelung, die du bei der Hinfahrt übersehen hast. Es gibt eine Abzweigung, du kannst rechts oder links fahren, und es geht links geradeaus, und es geht rechts geradeaus. Du kannst entscheiden, ob du die gleiche Route zurückfährst oder an dieser Stelle neugierig bist, links oder rechts zu gehen, anders als rechts oder links. Du musst meinen Worten nicht folgen, flussabwärts, in deinem eigenen Tempo, um deine Fahrt zu Ende zu bringen und an den Platz zu gelangen, wo du angefangen hast, vielleicht schon 2015, 2016 oder 2020.

Vielleicht hast du auch andere Teile von dir gesichtet, die irgendwie, irgendwann, irgendwo gestrandet sind und festhängen. Du kannst dir jetzt ein Versprechen geben: zu einem späteren Zeitpunkt ein passendes Setting aufzusuchen, um an jene Stellen am Ufer deines Lebensflusses zurückzukehren und dabei mit diesen gestrandeten Ego-States Kontakt aufzunehmen, zu schauen, was sie in ihrer Not brauchen, um sich zu entwickeln, sich zu entfalten und auch mit dir in die Zukunft zu gelangen.

Du kommst langsam in die Gegenwart. Wenn du den Fluss an einer Stelle in der Gegenwart genau anschaust, siehst du vielleicht, wie dein Boot an dieser Stelle festhängt, bebt und wie sich Laub und Holz hinter dem Boot sammeln. Du wartest, bis das Boot sich ganz unvermittelt durch einen Regenguss oder einen Windstoß befreit und weiter schwimmt, in Richtung einer Zukunft mit neuen Herausforderungen und vielen erfreulichen Ereignissen.

Wenn du genau hinschaust, merkst du vielleicht, dass deine Mannschaft größer und stärker geworden ist. Mit dieser stärkeren Mannschaft in dir selbst und einer neuen Einstellung kannst du die Dinge vielleicht anders angehen. Aus einer neuen, interessanten Perspektive findest du auch entsprechende Lösungen. Du wirst an manchen Stellen selbst erstaunt sein, wie leicht dir alles von der Hand gehen kann.

›Ja, ja …‹, sagt der alte weise Flussfisch in der Tiefe, und der hat verdammt Recht! Nimm dir jetzt einen Augenblick Zeit, in deinem eigenen Rhythmus, hier in diesen Raum an diesem Ort zurückzukehren. Mit jedem Atemzug wirst du frischer und wacher, die Füße werden frisch und wach, die Hände werden frisch und wach, der Kopf wird frisch und wach, und mit dem Öffnen der Augen bist du wieder ganz da. Jetzt!«

Nach der Trance übernehmen Klient:innen die Aufgabe, ihren individuellen Lebensfluss, den sie während der Trance erlebt haben, zu visualisieren (zeichnen/malen, s. Abb. 26.1 u. Abb. 26.2). Die grafische Darstellung dieses Lebensflusses dient als kreatives Instrument für die weitere Arbeit mit den verschiedenen Ego-States.

Reflexion und Nachbesprechen (nicht zerreden): Der Fokus liegt in der Nachbesprechung auf Fragen, die positive Ego-State-Erfahrungen anstreben. Jedoch werden auch die eventuell erlebten negativen Momente, Ängste und körperlichen Reaktionen zunächst kurz angesprochen. Ein zentraler Aspekt besteht darin, Informationen zu sammeln, die als Grundlage für die weitere Arbeit mit Ego-States dienen. Dies beinhaltet die Identifikation von ressourcenreichen Ego-States sowie die Erörterung möglicher negativer Erfahrungen, Ängste und körperlicher Reaktionen in Verbindung mit anderen Ego-States – ohne jedoch Ego-States zu suggerieren.

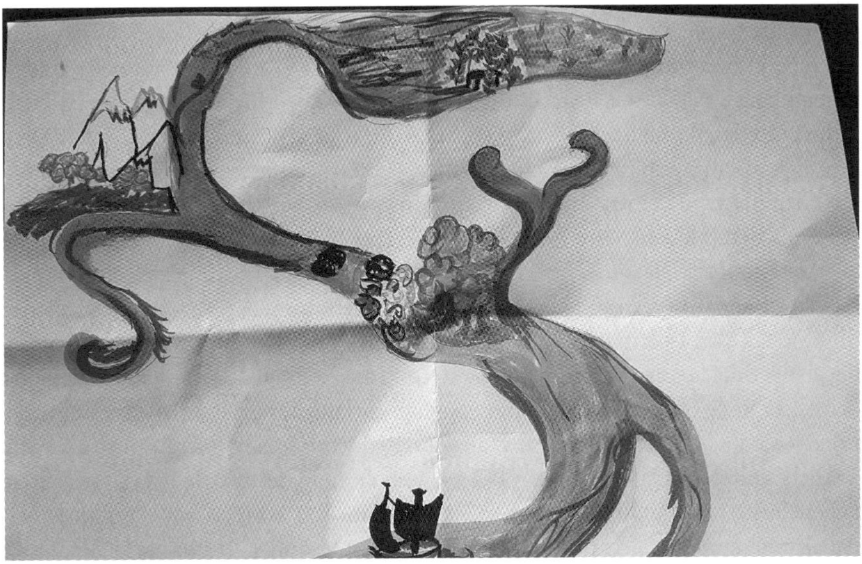

Abb. 26.1: Grafische Darstellung des Lebensflusses (Beispiel aus der Praxis)

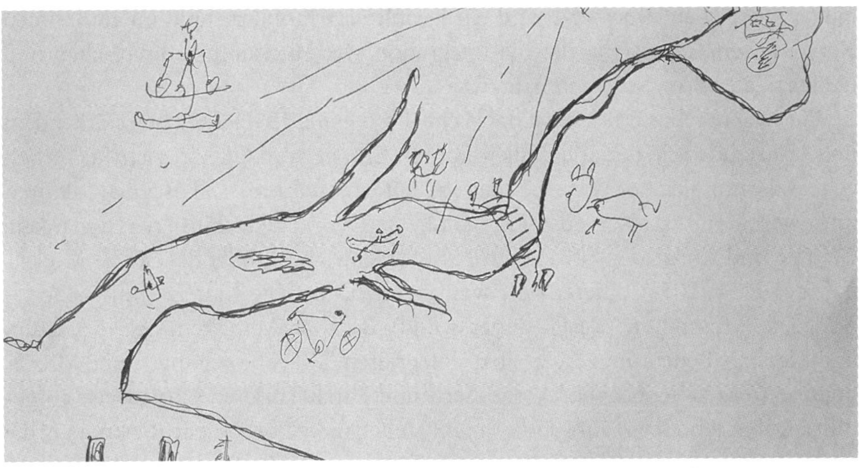

Abb. 26.2: Grafische Darstellung des Lebensflusses (Beispiel aus der Praxis)

»Zurück in die Zukunft«-Intervention: Ego-State-Lebensflussarbeit in Handlungstrance

Die Unterstützung bei der Verarbeitung traumatischer Erlebnisse reicht noch nicht für eine vollständige Heilung aus. Der entscheidende Erfolgsfaktor in der Therapie liegt darin, den Klient:innen zu helfen, dass sie alten Erfahrungen einen neuen Sinn verleihen und emotionale Korrekturen durch neue Erfahrungen vornehmen können (Phillips u. Frederick 2007, S. 183). Die Ego-State-Therapie konzentriert sich allgemein darauf, durch korrigierende Erfahrungen positive Veränderungen im gegenwärtigen Leben der Klient:innen herbeizuführen. Auf der Metaebene ist es für Therapeut:innen und Klient:innen entscheidend, eine klare konzeptionelle Unterscheidung zwischen der Bearbeitung des traumatischen Erinnerungsguts und der Arbeit mit den damit assoziierten Ego-States zu treffen (Fritzsche 2021, S. 90). Dies ermöglicht eine präzise Ausrichtung therapeutischer Interventionen und schafft die Grundlage für einen differenzierten Zugang zu verschiedenen Aspekten des persönlichen Erlebens.

Aus der *Zurück in die Zukunft*-Interventionsperspektive wird gezielt Kontakt zu den sogenannten »gestrandeten Ego-States« aufgenommen, die nach dem Lebensflussmodell von Hartman (2023) nicht »im Flow« sind. Der Ort der Begegnung ist der »Fluss des Lebens«. Von diesem Standpunkt aus betrachtet verteilen sich Persönlichkeitsanteile oft isoliert oder unzugänglich entlang des Lebensflusses – aufgrund unterschiedlicher Entwicklungsniveaus und Bedürfnisse, sowohl räumlich als auch zeitlich. Durch Visualisierung und Bewegung entlang des mit Seilen dargestellten Lebensflusses sowie durch therapeutische Berührung können wir die Ego-States dabei unterstützen, sich neu zu orientieren, Erstarrungen zu lösen, in den Flow zu kommen, »die anderen zu sehen«, Neuverhandlungen vorzunehmen und einen neuen Platz sowie eine neue Aufgabe in der »inneren Familie« zu finden. Auf neurobiologischer Ebene übersetzt wird ein flexibler Harmoniezustand im autonomen Nervensystem angestrebt, der die Integration von Hirnstamm-, limbischen und neokortikalen Prozessen unterstützt.

Ein wesentliches Element ist das »Pendeln« (Levine 1998) zwischen stärkendem und belastendem Material auf allen Ebenen. In der Somatic-Experiencing-Arbeit geht es darum, sich bewusst zwischen Ressourcen und stressauslösenden Faktoren zu bewegen, um das Nervensystem zu regulieren und zu stabilisieren. Gedanken, Gefühle und somatosensorische Prozesse lassen sich mithilfe des SIBAM-Modells (Levine, 2011, 2016) differenziert wahrnehmen, um alle fünf Erlebnisebenen – ***S****ensation* (Empfindung), ***I****mage* (inneres Bild), ***B****ehavior* (Verhalten), ***A****ffect* (Gefühl) und ***M****eaning* (Bedeutung) – gezielt zu integrieren. Mikrobewegungen und Mikroimpulse werden beobachtet, »vergrößert« und durch Titrieren schrittweise ausgeführt. Dabei achten wir auf subtile, häufig unbewusste körperliche Reaktionen, die wertvolle Hinweise auf den Zustand des Nervensystems geben können. Titrieren (in Zeitlupe) bezieht sich darauf, diese Mikroimpulse achtsam zu beobachten und durch langsame, dosierte Bewegungen »auszuleben« bzw. vollständig werden zu lassen.

Weitere körperpsychotherapeutische Methoden wie Atemtechniken, der sogenannte »Wooo-Sound«, Erdungsübungen und Selbstregulationstechniken können wir unterstützend einsetzen. Zusammengefasst geht es darum, achtsam und behutsam mit den unterschiedlichen Aspekten von Erfahrung und Empfindung umzugehen, um das Nervensystem gezielt zu unterstützen und Selbstregulation zu fördern – insbesondere im Kontext traumatischer Erlebnisse.

Die Arbeit erfolgt in zwei Phasen eines perspektivischen Wechsels, der sowohl konfrontativ, assoziativ als auch dissoziativ gestaltet sein kann. In der initialen Phase richtet sich der Fokus auf die Transition von der Gegenwart in die Vergangenheit. Dabei steht die Identifikation von Verbündeten im Vordergrund, während man gleichzeitig die Schaffung von Gelegenheiten für korrigierende Erfahrungen anstrebt. In der zweiten Phase erfolgt die Integration des Ego-States, der sich aktuell im Transformationsprozess befindet. Diesen Ego-State laden wir aktiv ein, gemeinsam mit den im Prozess involvierten Verbündeten-Ego-States in die gegenwärtige Realität zurückzukehren.

Im Zentrum steht dabei die direkte Kommunikation mit dem aktivierten Ego-State. Therapeut:innen sollte stets bewusst sein, dass alle Anteile im inneren System »mithören« können. Eine hilfreiche Sammlung möglicher Anregungen für eine vernetzte Kommunikation mit den Klient:innen als Ganzes und ihren unterschiedlichen Ego-States – in Form konkreter Aussagen und Fragen – findet sich im Buch *Traumatherapie-Kompass. Begegnung, Prozess und Selbstentwicklung in der Therapie mit Persönlichkeitsanteilen* von Leutner und Cronauer (2022). Das Szenario bleibt flexibel und an die individuellen Bedürfnisse der Klient:innen anpassungsfähig – unter Berücksichtigung dessen, welche Grundkonzeption die Ego-State-Therapie als strategischen Rahmen für die Anwendung der Interventionen hat (Fritzsche 2021, S. 96). Die Wirkungen dieser Intervention sind vielfältig: Das Co-Bewusstsein und die Kooperation der Persönlichkeitsanteile werden gestärkt, damit eine innere Koexistenz im Lebensfluss möglich wird.

Übersicht über die möglichen Arbeitsschritte der Methode »Zurück in die Zukunft«

Die Arbeitsschritte gliedern sich in verschiedene Phasen, wobei jede Phase spezifische Ziele und Techniken beinhaltet.

1) *Vorbereitung und Themendefinition*
   - Schaffung einer stabilen Grundlage, durch die Berücksichtigung von Voraussetzungen wie Stabilität und Fähigkeit zur Selbstregulation
   - Implementierung von Strategien zur Kontrolle von Flashbacks, Dissoziation sowie einer Notfall-Checkliste
   - Integration unterstützender Ressourcen, sowohl intern als auch extern

- Nutzung von Hypnose/innerer Fokussierung für eine effektive Visualisierung und Verfolgung innerer Prozesse
- Planung ausreichender Zeit, durch Doppelsitzungen und Diskussion des Hauptthemas
- Informationsbeschaffung zu aktuellen Beschwerden, Ängsten und körperlichen Empfindungen
- Anwendung der Pendeltechnik zur Unterscheidung zwischen positiven und negativen Erfahrungen
- Definition des Problems und Einschätzung der Belastung auf einer Skala von 0 bis 10

2) *Etablierung des Wohlfühlorts im Raum*
   - Schaffung eines sicheren Raums, durch Markierung und Spüren des Wohlfühlorts
   - Berücksichtigung von Ressourcen aus Vergangenheit, Gegenwart und Zukunft
   - Einbeziehung verschiedener Sinnesmodalitäten (VAKOG) für eine ganzheitliche Erfahrung
   - kreative Nutzung paradoxer Ideen zur Förderung von Achtsamkeit und Verwurzelung
   - Verankerung im Raum und im eigenen Körper
3) *Lebensfluss mit Seilen darstellen*
   - Darstellung des Lebensflusses mit Seilen
   - Symbole für wichtige Lebensereignisse und bedeutsame Zeitpunkte wie Geburt, Gegenwart und Zukunft
   - Betrachtung der aktuellen Belastung in der Gegenwart und Erforschung eines Wunschzustands in der Zukunft
4) *Aktivierung des inneren Helferteams*
   - Aktivierung ressourcenvoller Ego-States in der Gegenwart
   - Rückkehr zu angenehmen Lebensereignissen der Klient:innen
   - Einbeziehung unterstützender interner und externer Ressourcen
   - Klärung und Abruf des inneren Helferteams durch symbolische Repräsentation im Lebensfluss
5) *Regression und Aktivierung von Ego-States*
   - Durchführung einer langsamen Regression über Seile zur Ursprungserfahrung im Lebensfluss
   - Arbeitsdissoziation und Kontaktaufnahme mit den Ego-States
   - Einbeziehung von Ego-States, die über das Problem erzählen können, durch Symbole visualisieren
   - Kennenlernen, Befragen und Vernetzen der Ego-States
6) *Konfrontation mit belastenden Situationen*
   - primäres Therapieziel: kreative Bearbeitung statt direkter Traumakonfrontation

- Nutzung von Pendeltechniken und Beobachterperspektive zur Dosierung der Belastung
- aktive Rolle des Therapeuten in der Symptomreduktion durch körperpsychotherapeutische Methoden
- Evaluation der Überlebens- und Abwehrreaktionen der Ich-Zustände
- Einbeziehung von unterstützenden Ego-States und Experimente mit Nähe und Distanz

7) *Korrektive Erfahrung und Symptomreduktion*
   - kreative Bearbeitung von traumatischem Material für ein erfolgreiches Vollenden von damals nicht abgeschlossenen Reaktionen
   - Aktivierung des sympathischen Nervensystems, durch kontrolliertes körperliches Ausleben
   - Erleben eines fiktiven »Sieges« als heilende neurobiologische Erfahrung
   - Wiederherstellung des ventral-vagalen Schaltkreises und des sozialen Kontaktsystems
   - Vernetzung belastender Erlebnisse mit neuen Informationen und Veränderungen
8) *Zurück in die Zukunft – transformative Erfahrungen und Integration*
   - Fokus auf Mut zum Experimentieren, Neugier und Vernetzung von belastenden Erlebnissen mit neuen Informationen
   - Vernetzung der transformierten Ego-States und Förderung neuer Beziehungserfahrungen
   - Mitnahme der transformierten Ego-States in die Gegenwart und Betrachtung der Beziehungsqualität zwischen ihnen
   - Pendeln zwischen dem Heute, Damals und der Zukunft aus der jetzigen Perspektive
9) *Verankern, Abschluss und Nachbereitung*
   - Anleitung der Ich-Zustände zu sicheren Orten
   - Anerkennung und Dank an alle beteiligten Ego-States
   - Integration der Ego-States in die Gesamtpersönlichkeit
   - Fokus auf den Wohlfühlort und positive Empfindungen
   - Reflexion und Smalltalk zur Reorientierung ohne Überanalysierung
   - Fotografieren des Lebensflusses (durch die Patient:innen)
   - ruhevolles Aufräumen der Seile und Repräsentationsmaterialien (durch die Klient:innen selbst)
10) *Integration und posttraumatisches Wachstum*
   - Besprechung von Fortschritten in den nächsten Stunden und positive Einschätzung
   - Wiedereinschätzung der Belastung in Bezug auf das bearbeitete Thema
   - Betonung der Bedeutung, die die erlebnisaktivierende Herangehensweise hat

- Mapping des individuellen Profils und Nutzung von Checklisten und Arbeitsblättern
- Identifikation und visuelle Darstellung der Ego-States im individuell erstellten Lebensflussmodell nach Hartman (2023)
- bildliche Darstellung des Lebensflusses und Fotografien von Aufstellungen mit Seilen als gestalterische Instrumente im weiteren Therapieprozess benutzen
- Anerkennung der transformierten Ego-States und ihrer höheren Stabilität im Verlauf der Zeit
- Reflexion über Veränderungen und Entwicklung eines verbesserten Verständnisses der Ego-States und körperlichen Selbstwahrnehmung
- Anpassung an die »8 Stufen der Integration«, im Rahmen der gesamten Ego-State-Therapie

11) *Was auf der Metaebene zu beachten ist*
- integrierte Anwendung der Konzepte, Theorien und Modelle
- prozessorientiertes Behandlungskonzept zur Aktivierung von Veränderungsprozessen
- Betrachtung durch die Brille des Lebensflussmodells von Hartman (2023) unter Berücksichtigung des SARIA-Modells
- Berücksichtigung der nichtlinearen Struktur des SARIA-Modells und regelmäßiger Rückgriff entsprechend den Entwicklungsstadien, Fluktuationen und Schwankungen der individuellen Ego-States
- fortlaufende Reflexion der Therapeut:innen über den Verlauf der Sitzung und die Integration der erlebten Veränderungen in den Alltag der Patient:innen

Kontraindikationen im Rahmen der therapeutischen Anwendung hat Pierre Janet bereits im Jahr 1925 thematisiert. Seine Erkenntnis, dass jedes potente Heilmittel bei falscher Anwendung grundsätzlich gewisse Risiken birgt, bleibt relevant. Sie betont die Notwendigkeit einer individuellen Entscheidung, da es nicht *die* eine allgemeingültige Kontraindikation gibt. In der Praxis sind jedoch bestimmte Vorbehalte zu beachten, z. B. bei psychotischen Klienten:innen, solchen mit manischen Episoden, bei schweren Depressionen oder bei schwer traumatisierten Patient:innen (mit Dissoziativer Identitätsstörung, DIS), die ungenügend stabilisiert sind. Besondere Aufmerksamkeit ist auch geboten für Klient:innen, die nicht oder ungenügend auf die Ego-State-Arbeit vorbereitet wurden.

Erfahrungen aus der Praxis

»Sage es mir, und ich werde es vergessen.
Zeige es mir, und ich werde es vielleicht behalten.
Lass es mich tun, und ich werde es können.«
Konfuzius, chinesischer Philosoph (551–479 v. Chr.)

In den vergangenen Jahren habe ich durch die Zusammenarbeit mit meinen Klient:innen, die sich mit Neugier und Vertrauen auf eine Entdeckungsreise mit mir begeben haben, zahlreiche wertvolle Erfahrungen gesammelt. Im Rahmen kleiner »Experimente«, die Bewegung im Raum, Berührung und veränderte Perspektiven einschlossen, haben wir neue Ansätze im Umgang mit den ursprünglichen Formen dieser Methoden erkundet (s. Abb. 26.3). Wir konnten positive Entwicklungen und Erfolge beobachten, und aus kritischen Momenten haben wir Lehren gezogen, die uns aufzeigten, was vermieden werden sollte. Dabei habe ich ein Gespür dafür entwickelt, wo potenzielle Herausforderungen liegen könnten.

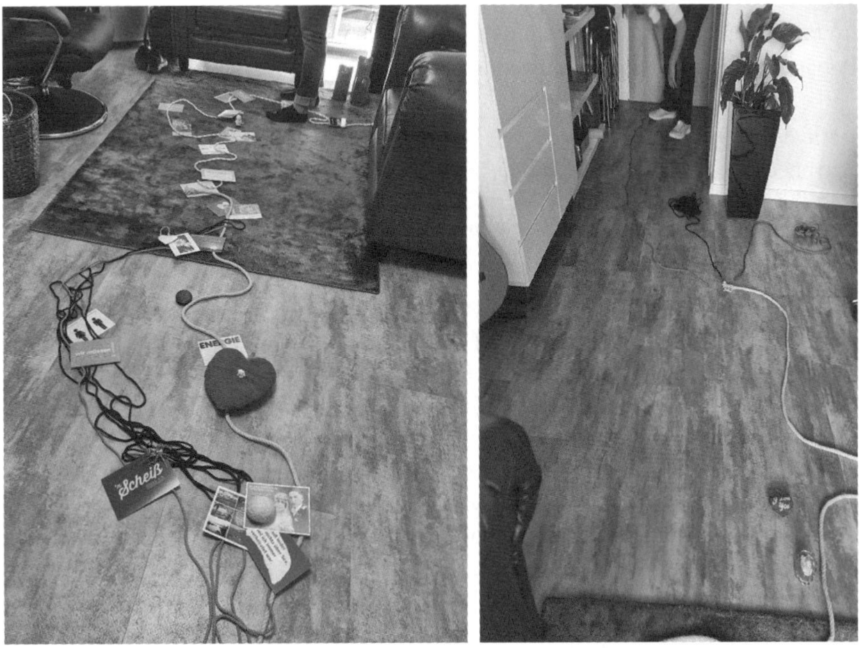

Abb. 26.3: Innenwelten sichtbar gemacht – zwei Beispiele aus der Lebensflussarbeit

Diese Intervention weckt bei den Klient:innen Neugier und die Bereitschaft, etwas Neues und Ungewöhnliches auszuprobieren, was eine Prämisse für transformative Arbeit bildet. Die Intensität dieser Arbeit sowohl für die Klient:innen als auch die Therapeut:innen wurde dabei wiederholt deutlich, insbesondere in Bezug auf die Beachtung der Beziehungsebenen in der Ego-State-Therapie, wie sie in der *Ein-*

führung in die Ego-State-Therapie von Fritzsche und Hartman (2010) sowie im *Handbuch für die Praxis: Ego-State Therapie bei Traumafolgestörungen* von Fritzsche (2021) beschrieben sind.

Erfolg und positive Erfahrungen sind dabei ebenso wichtig wie der souveräne Umgang mit schwierigen Situationen, Missverständnissen, eigenen Fehlern und gelegentlich sogar feindseligen oder aggressiven Schwingungen. Dieses Vermögen ist ein Ausdruck von gegenseitiger Wertschätzung und Vertrauen, ohne die eine solche therapeutische Arbeit nicht möglich wäre.

> »Es muss eine Veränderung, eine korrigierende Handlung erfolgen, entweder in der Fantasie oder in der Realität, und dies muss mehr beinhalten als eine kognitive Einsicht. Patienten müssen ihr Verhalten im regredierten Zustand so umorientieren, dass sich ihre Situation verändert und sie an das Geschehene eine positive Erinnerung zurückbehalten statt des Gefühls, versagt zu haben« (Watkins 1992, p. 65, zit. nach Philipps u. Frederick 2007, S. 187).

Fallbeispiel

Im folgenden Fallbeispiel wird illustriert, wie sich dieser Grundsatz konkret in der Praxis der Lebensflussarbeit anwenden lässt.

Mit dem 59-jährigen Klienten (Dipl.-Sozialarbeiter, verheiratet, zwei erwachsene Söhne) habe ich in der 29. Und 30. Sitzung einer Langzeittherapie die Lebensfluss-Trance und die darauffolgende Aufstellung mit Seilen durchgeführt. Diese beiden Sitzungen markierten einen Wendepunkt in der Therapie, die trotz einer signifikanten Verbesserung der depressiven Symptome zuvor in eine Sackgasse geraten war.

Die therapeutische Beziehungsarbeit, Stabilisierung und der Kontakt zu ressourcenreichen Ego-States waren bereits erfolgt. Eine schonende Konfrontation und das Durcharbeiten von traumatischem Erinnerungsmaterial hatten wir in mehreren Sitzungen umgesetzt (vgl. Sack 2010). Das Toleranzfenster des Klienten hatte sich erweitert, und er konnte höhere Erregungszustände gut aushalten. Die Lebensflussarbeit wurde vor dem Hintergrund einer belastenden Biografie durchgeführt, in der der Klient als jüngstes von sieben Geschwistern früh von seiner Familie getrennt wurde, nach der traumatischen Trennung von seiner Großmutter seine Kindheit in einem autoritären Heim verbrachte und trotz tiefer Verletzungen durch Gewalt, Verlust und Ausgrenzung schließlich eigene Kraftquellen entwickelte.

Der Zugang zu einem kindlichen, traumaassoziierten Ego-State war gegeben. Bereits zuvor hatten wir in der Arbeit an einem »inneren Treffpunkt« einen anderen Ego-State kennengelernt, der sich als Schutz für den »kleinen M.« entwickelt hatte und jahrzehntelang aktiv in dieser Rolle agierte. Der »starke M.« erlebte sich aktuell jedoch als sehr schwach und hatte sich selbst als »krankmachend, durch den Ausfall seiner Funktionen« dargestellt. Der Klient litt unter Angstzuständen, Beklemmungen und Versagensängsten, fühlte sich blockiert, »zu weich und zu emotional«, neigte zum Weinen und beschäftigte sich ungewöhnlich intensiv mit seiner Vergangenheit, insbesondere seiner Kindheit und Jugend in einem Waisenhaus der 1960er-Jahre.

Als jüngstes von sieben leiblichen Geschwistern verbrachte er die ersten sechs Jahre bei der Großmutter väterlicherseits und die nächsten 13 Jahre im Heim. Nur eine Schwester war noch am Leben, einige Geschwister verstarben als kleine Kinder oder in jungen Jahren. Der Vater war Alkoholiker, verstarb mit 49 Jahren an Tuberkulose und hatte die Familie finanziell ruiniert. Die Mutter hatte nach einem Suizidversuch das gemeinsame Haus verlassen, als der Patient fünf Monate alt war. Er war bereits bei der Oma gewesen, während die anderen Kinder alle erst mit Verdacht auf Tuberkulose in ein »Sanatorium« kamen und von dort direkt in ein Kinderheim gebracht wurden. Er erinnerte sich gut daran, wie die Oma ihn immer wieder versteckt hatte, wenn »Fürsorger« unerwartet kamen, um ihn auch abzuholen.

Er berichtete über viele belastende Ereignisse aus seiner Kindheit, wobei das Schlimmste die gewaltsame Trennung von seiner Oma war, die von Behörden und Polizei durchgeführt wurde. Er war sechs Jahre alt, als er vom Schoß seiner kranken Oma »gerissen« wurde. Sie befanden sich im Krankenwagen, auf dem Weg zu einer Behandlung, direkt vor dem Krankenhaus. Es blieben »lebendige Erinnerungen« an diese Aktion mit der Polizei und den »Fürsorgern«, die ihn »in ein Auto gezerrt und in einem Heim eingesperrt« hatten. Er schrie und schlug um sich vor Angst, während er die hilflose Oma weinen und schreien hörte: »Ich komme und hole dich wieder!« Sie kam aber nicht. Er habe seine Großmutter danach jahrelang kaum noch sehen dürfen.

In dem Heim wurden die Besuche überwacht und die Briefe zensiert. Die Atmosphäre sei sehr autoritär gewesen, die »Oberschwester Ruth« sehr hart und ungerecht. Die Kinder wurden geschlagen und spartanisch erzogen. Er habe eine »typische Heimkarriere« gehabt. In der Schule wurde er als »Heimköter« beschimpft und von anderen Kindern geschlagen. Irgendwann kam der Moment, wo er sich sagte: »Warte mal ab, ich werde es euch allen zeigen.« Er fing an, Judo zu praktizieren, und »gönnte« es sich, in der Oberschule allen, die ihn als Kind geschlagen und erniedrigt hatten, »es einmal richtig zu zeigen. Das hat sehr gutgetan!« Im Heim hatte er noch einige seiner Geschwister und »eine Nonne mit einer großen Seele«, die ihn beschützt und gefördert habe.

> »Ich könnte ein Buch schreiben über alles, was ich da erlebt habe, über das, was mich tief verletzt hat und wie mich das eigentlich stark gemacht hat.«

Ego-States im therapeutischen Prozess

Es traten fünf Ego-States auf, die im therapeutischen Prozess eine zentrale Rolle spielten:

1) *der Kranke*
   Symbol: kleine mechanische Puppe, vollständig bandagiert
   Zustand: schwach, krank, mechanisch bewegend

2) *der Starke* M.
   Symbol: schwarzer, glatter Stein
   Zustand: früher starker Anteil, der aktuell als geschwächt erlebt wurde
3) *der kleine* M.
   Symbol: kleine Ente im Vogelkäfig
   Zustand: kindlicher, traumaassoziierter Anteil – schwach, hilflos, ängstlich
4) *die gute Nonne*
   Symbol: Engel
   Zustand: schützende, fördernde Figur aus der »Heim-Zeit«, unterstützend im Prozess
5) *die Oma*
   Symbol: ein Herz
   Zustand: liebevolle, wichtige Bindungsperson; wird im Prozess emotional präsent, hört auf zu weinen, unterstützt die Integration

Zusätzlich gab es »Schwester Ruth«. Im Unterschied zu den Ego-States, die als eigenständige Persönlichkeitsanteile mit subjektiver Innenperspektive erlebt und angesprochen wurden, erschien Schwester Ruth im Prozess als externalisierte Symbolfigur. Sie wurde nicht als autonomer Ego-State integriert, sondern als Repräsentanz einer äußeren, früher bedrohlichen Bezugsperson wahrgenommen und im therapeutischen Prozess symbolisch transformiert.

Prozessverlauf der Lebensflussarbeit

In der Lebensflussarbeit zeigte sich zunächst der Ego-State *der Kranke*, symbolisiert durch eine kleine mechanische Puppe, die vollständig bandagiert war und mit einem Schlüssel aufgezogen werden konnte, um sich mechanisch zu bewegen. Mit diesem Ego-State konnten wir bis zu dem Zeitpunkt zurückgehen, als er noch stark und gesund war. Das Pendeln zwischen diesen beiden Zuständen führte dazu, dass der Klient erkannte, dass die Zustände »gesund und stark« sowie »schwach und krank« zu einem einzigen Ego-State gehörten. Wir stellten den Kontakt zum bereits bekannten Ego-State *der starke* M. wieder her und erkundeten, was er benötigen würde, um wieder zu genesen. Dieser Anteil, repräsentiert durch einen schwarzen, glatten Stein, äußerte das Bedürfnis, sich um den *kleinen* M. zu kümmern – den kindlichen Anteil, für den er ursprünglich Schutz entwickelt hatte. Gemeinsam begaben wir uns in der Aufstellung schrittweise rückwärts entlang des symbolisch ausgelegten Lebensflusses, bis der Klient an dem Punkt seiner Entführung durch die »Fürsorge« stehen blieb. *Der kleine* M. wurde durch eine kleine Ente im Vogelkäfig dargestellt (s. Abb. 26.4).

In der Arbeit folgten eine erneute Arbeitsdissoziation, die vorsichtige Kontaktaufnahme mit dem traumatisierten kindlichen Anteil, die Herstellung einer Allianz zwischen den Ego-States sowie die Konfrontation mit der traumatisierenden Erinnerung. Der *kleine* M. war gefangen, klein, schwach, hilflos und ängstlich. In der dialogischen Arbeit wurde er auf den stärkeren Ego-State hingewiesen:

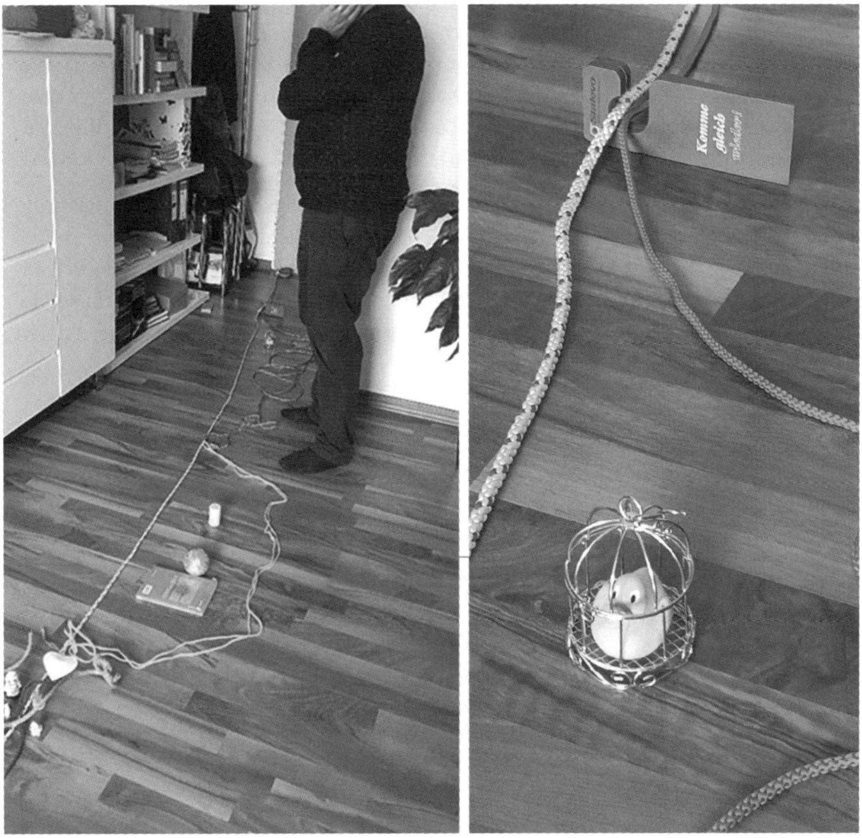

Abb. 26.4: Wenn innere Anteile sichtbar werden – der kleine M. auf dem Weg in die Zukunft: eine fotografische Spurensuche (Bild 1 und 2)

»Kennst du ihn?«

»Nein. Wer ist das?«

»Das bist du in ein paar Jahren, nachdem du stark geworden bist und Judo gelernt hast.«

»Kann er mir helfen?«

»Du kannst ihn fragen.«

Nach erfolgreicher Kontaktherstellung und Allianzbildung wurde *der kleine* M. wütend. Er wollte sich wehren und kämpfen. Auf die Frage

»Was möchtest du machen?«

antwortete er:

»Ich will aus dem Käfig raus und sie wegschieben.«

Ich legte ein Kissen zwischen seine und meine Hände, und *der kleine* M. durfte die Entführer symbolisch wegschieben: »weg von Oma … weg vom Krankenwagen … weg vom Parkplatz … weg aus der Stadt … weg aus dem Land … ganz weg!« Wir führten die Bewegung titriert und rhythmisch aus, bis sich das Nervensystem des Klienten reguliert hatte und er sich wieder beruhigen konnte.

Nach diesem Lösungsprozess – einer intensiven emotionalen Verarbeitung, Klärung und körperlich-emotionalen Regulation – nahm der Klient als »Gesamtperson« die Ente aus dem Käfig und ging gemeinsam mit den anderen Ego-States »zurück in die Zukunft« (s. Abb. 26.5). Die drei unterstützenden Helfer-Anteile – *der starke* M., *die gute Nonne* und *die Oma*, die nun aufgehört hatte zu weinen – begleiteten diesen Schritt der Integration.

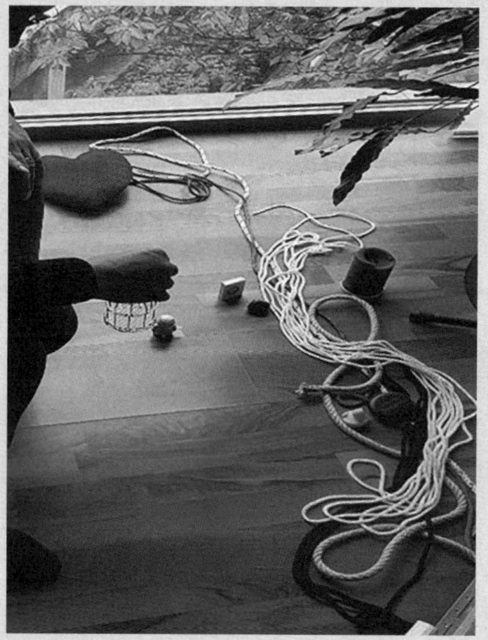

Abb. 26.5: Wenn innere Anteile sichtbar werden – der kleine M. auf dem Weg in die Zukunft: eine fotografische Spurensuche (Bild 3)

Nachwirkung und Integration

In der Reflexion aus der gegenwärtigen Perspektive, mitten im symbolischen Lebensfluss stehend, berichtete der Klient von tiefgreifenden Veränderungen: *Der Kleine* fühlte sich befreit, *der Kranke* fühlte sich »nicht mehr so krank« und setzte sich symbolisch auf den schwarzen Stein. Zurück blieben ein leerer Vogelkäfig und eine entmachtete Schwester Ruth, die nur noch als »eine zu bemitleidende, schwache alte Frau« erschien. Am Ende der Sitzung war der Klient erschöpft, aber zufrieden – er sagte:

»Ich bin fasziniert von allem, was da passiert ist.«

In der Folgesitzung schilderte er überrascht, wie stark die Erfahrung noch in ihm nachwirke:

»Es war eine tiefgreifende Erfahrung.«

Wenige Wochen später konnten wir die Therapie erfolgreich abschließen. Der Klient fühlte sich stabil, erleichtert, befreit, wieder aktiv – und sehr dankbar.

Rückblick – vier Jahre später

Wie nachhaltig diese Intervention wirkte, zeigte sich vier Jahre später. Der Klient kontaktierte mich erneut in einer belastenden Lebensphase. Sein Sohn lebte in Scheidung, die Schwiegertochter plante, mit den beiden kleinen Enkelkindern in ein anderes Bundesland zu ziehen. In einem Moment, als die Schwiegertochter langsam mit dem Auto an ihm vorbeifuhr und das Enkelkind ihm durch die Fensterscheibe winkte, erlebte er einen starken Trigger. Er sah sich selbst als Kind, wie er damals von seiner Oma getrennt worden war. Obwohl das Kind fröhlich winkte, wurde der Klient von intensiven Gefühlen überflutet: Verzweiflung, Hilflosigkeit, Trennungsangst. Er konnte die aktuelle Situation nicht mehr von seiner eigenen Kindheit unterscheiden. Er entwickelte massive Verlustängste und machte sich schwere Vorwürfe:

»Ich hätte es sehen und verhindern müssen. Ich habe sie nicht genug unterstützt. Sie geht mit den Kindern weg, und ich werde sie nie wiedersehen.«

In der ersten Sitzung reaktivierten wir die Ego-State-Arbeit. Nach wenigen Minuten stand der Klient auf, bewegte sich selbstständig in den Raum und stellte seinen Lebensfluss nach, den wir vier Jahre zuvor aufgebaut hatten. Ich musste kaum intervenieren. Er aktivierte spontan die zentralen Ego-States, reflektierte parallel dazu die aktuelle Situation seiner Enkelkinder, beruhigte *den kleinen* M. mit den Worten:

»Es geht gar nicht um dich. Du bist in Sicherheit. Es ist eine ganz andere Situation. Die Kinder sind in Sicherheit. Ich kann sie besuchen und eine wunderbare Zeit mit ihnen verbringen.«

Der Klient bewegte sich ruhig zwischen den Positionen im Raum, führte einen langen inneren Monolog und löste sein inneres Dilemma. Danach setzte er sich wieder hin, sichtlich erleichtert, und sagte:

»Ich weiß jetzt wieder! Ich habe alles ganz klar vor Augen.«

Fazit

In der Arbeit mit diesem Klienten zeigte sich eindrucksvoll, wie durch die Ego-State-Lebensflussarbeit nicht nur eine zunehmende Integration der inneren Persönlichkeitsanteile erreicht werden konnte, sondern auch eine deutlich verbesserte Fähigkeit zur Selbstregulation. Der Klient entwickelte ein differenzierteres Verständnis für seine inneren Zustände und die dahinterliegenden biografischen Prägungen. Die begleitete Begegnung mit verletzten, schützenden und ressourcenreichen Ego-

States ermöglichte einen stabilen inneren Dialog, der sich auch außerhalb der Sitzungen fortsetzte und in belastenden Lebensphasen reaktivierbar war.

Die behandelten Ego-States gewannen im Verlauf der Therapie spürbar an Stabilität. Rückfälle in niedrigere Integrationsstufen traten nur noch in geringem Maße auf. Der Klient konnte sie zunehmend selbstständig wahrnehmen und regulieren. Besonders hervorzuheben ist die nachhaltige Wirkung der Methode: Selbst nach mehreren Jahren war der Klient in der Lage, eigenständig auf die in der Therapie erarbeiteten inneren Strukturen und Ressourcen zurückzugreifen und diese zur Stabilisierung in einer neuen, emotional herausfordernden Situation zu nutzen. Der Fall verdeutlicht, wie die Kombination aus symbolischer Aufstellungsarbeit, innerer Visualisierung, narrativer Verarbeitung und gezielter Körperintervention eine tiefe und langfristige Veränderung auf mehreren Ebenen ermöglicht – emotional, kognitiv, somatisch und relational. Die Lebensflussarbeit lässt sich somit als wirksamer Zugang zu einem ganzheitlichen Integrationsprozess verstehen, der nicht nur symptomatisch entlastet, sondern das innere System als Ganzes neu organisiert.

26.4 Diskussion

Die vorgestellte kreative Integration verschiedener therapeutischer Ansätze innerhalb der Ego-State-Therapie bietet einen vielversprechenden Zugang zur Förderung von Heilung und innerer Integration. Durch die Berücksichtigung des Lebensflusses und die Einbindung der Polyvagaltheorie zeigt dieser innovative Ansatz, wie wir eine effektive und gleichzeitig tiefgreifende Ego-State-Integration ermöglichen können. Die Methodik basiert auf dem Lebensflussmodell von Woltemade Hartman (2023) und integriert zentrale Elemente der Polyvagaltheorie sowie das SARIA-Modell, was eine ganzheitliche Herangehensweise an den therapeutischen Prozess unterstützt. Ziel dieser Methode ist es, die innere Kohärenz sowie eine stabile Koexistenz der Ego-States zu stärken. Dabei liegt der Fokus weniger auf der wiederholten Bearbeitung belastender Inhalte, sondern darauf, das autonome Nervensystem zu regulieren und die innere Sicherheit zu stärken.

Besonderes Gewicht liegt auf den Voraussetzungen: positive Erfahrungen mit innerer Fokussierung und Imagination, Stabilität, Selbstregulation und eine tragfähige therapeutische Beziehung. Die systematische Erfassung und Analyse der Ego-States erfolgt mithilfe individueller Profilierung, Checklisten, Arbeitsblättern und der bildlichen Darstellung des subjektiven Lebensflusses. Die präsentierte Ego-State-Lebensflussarbeit hebt insbesondere die Bedeutung der Mind-Body-Integration[71] hervor, indem sie traumabezogene Prozesse über die symbolische und körper-

71 Mit Mind-Body-Integration ist die gezielte Verbindung zwischen kognitiven, emotionalen und somatischen Prozessen gemeint, wie sie in körperorientierten und neurobiologisch fundierten Traumatherapien angestrebt wird. Ziel ist eine synchronisierte Verarbeitung auf mentaler und körperlicher Ebene, um fragmentierte Erfahrungen ganzheitlich zu integrieren (vgl. van der Kolk 2015; Porges 2010, 2017).

liche Vollendung von Kampf- und Fluchtreaktionen transformiert. Die holistische Umsetzung betont die synergetische Verknüpfung verschiedener Konzepte, Theorien und Modelle. Dies führt zu einem vertieften Verständnis innerer Dynamiken, einer differenzierteren Wahrnehmung von Veränderungen und einer beschleunigten Integration zuvor dissoziierter Anteile.

Die *Zurück in die Zukunft*-Interventionsperspektive zielt darauf ab, im Lebensfluss gestrandete Ego-States zu identifizieren und durch Visualisierung, Bewegung und therapeutische Berührung neu zu orientieren. Die Intervention verläuft in mehreren Phasen – von der Vorbereitung über die emotionale Bearbeitung bis zur Integration – und betont dabei besonders die Bedeutung der Beziehungsebene innerhalb der Ego-State-Therapie.

Das dargestellte Fallbeispiel illustriert eindrücklich, wie im Zustand regressiver Fokussierung positive neue Erinnerungen entstehen und ein traumatisierter Ego-State symbolisch befreit werden konnte – mit dem Ziel, traumatische Erlebnisse bewältigen und neu verarbeiten zu können. Die Langzeitwirkung zeigte sich deutlich, als der Klient Jahre später die erlernten Bewältigungsmechanismen erfolgreich auf eine neue belastende Lebenssituation übertragen konnte.

Darüber hinaus verdeutlicht das Fallbeispiel die langfristige Wirksamkeit der Methode. Besonders hervorzuheben ist die Fähigkeit des Klienten, die in der Lebensflussarbeit gewonnenen Erfahrungen und inneren Strukturen eigenständig zu reaktivieren und in einer späteren Krisensituation erfolgreich anzuwenden. Die Reaktivierung des zuvor symbolisch erlebten »Lebensflussraums« ohne therapeutische Anleitung lässt sich als Marker für gelungene Integration, Selbststeuerung und neuronale Konsolidierung interpretieren. Die Methode berührt in ihrer körperlich-symbolischen Umsetzung zentrale Konzepte aus der neurobiologisch fundierten Traumatherapie, insbesondere aus der Polyvagaltheorie (Porges), der Theorie des verkörperten Gedächtnisses (van der Kolk 2015) sowie dem Konzept der Selbst-Kohärenz (Siegel 2012). Durch die Verbindung von Bewegung, Symbolik, affektiver Resonanz und achtsamer Prozessbegleitung entsteht ein mehrdimensionaler Zugangsweg, der nicht nur auf verbaler Ebene wirkt, sondern auch tiefere Schichten prozeduraler Erinnerung anspricht. Die Möglichkeit, eingefrorene traumatische Sequenzen über titrierte Bewegungen, Imagination und innere Kommunikation zu transformieren, zeigt eindrucksvoll, wie sich *embodied memory* prozessorientiert bearbeiten und neu »verkörpern« lässt.

Ein weiterer Diskussionspunkt betrifft die Anschlussfähigkeit der Methode im nichttherapeutischen Feld: Im Rahmen des Satin-Modells für Ego-State-Coaching und -Counselling wird die Lebensflussarbeit in modifizierter Form ebenfalls erfolgreich eingesetzt – etwa zur Stärkung von Resilienz, zur Bearbeitung biografischer Blockaden oder zur Klärung innerer Entscheidungsprozesse. Gerade im ressourcenorientierten Kontext wird deutlich, dass die Methode nicht allein auf Traumaverarbeitung begrenzt ist, sondern vielfältige Entwicklungspotenziale in sich trägt. Ausblickend erscheint eine systematische Evaluation der Methode wünschenswert – sowohl qualitativ (z. B. über Fallstudien, Prozessbeobachtungen und Feedbackanalysen) als auch perspektivisch quantitativ. Aspekte wie Integrationstiefe, Affekttoleranz, narrative Kohärenz und nachhaltige Selbstwirksamkeit könnten potenzielle Forschungsparameter darstellen. Erste Rückmeldungen aus der Fortbildungsarbeit und Supervision deuten bereits auf eine hohe Praxisrelevanz und Akzeptanz unter Kolleg:innen hin.

26.5 Literatur

Dana, D. (2018): Die Polyvagal-Theorie in der Therapie. Den Rhythmus der Regulation nutzen. Lichtenau (Probst).

Dana, D. (2021): Flipchart Polyvagal-Theorie. Der Einfluß des Autonomen Nervensystems auf das Erleben von Sicherheit und Verbundenheit. Lichtenau (Probst).

Dana, D. (2025): Arbeiten mit der Polyvagal-Theorie. Lichtenau (Probst), 3. Aufl.

Dolan, Y. M. (1991): Resolving sexual abuse. Solution focused therapy and Ericksonian hypnosis for adult survivors. New York/NY (W. W. Norton).

Fritzsche, K. (2014): Praxis der Ego-State-Therapie. Heidelberg (Carl-Auer).

Fritzsche, K. (2021): Ego-State Therapie bei Traumafolgestörungen. Handbuch für die Praxis. Heidelberg (Carl-Auer).

Fritzsche, K. u. W. Hartman (2010): Einführung in die Ego-State-Therapie. Heidelberg (Carl-Auer).

Grawe, K. (2004): Neuropsychotherapie. Göttingen (Hogrefe).

Hartman, W. (2023): Das Lebensflussmodell, angepasst nach P. Levine und S. Porges. Lebensleiter. SARIA-Modell, Titrieren. (Unveröffentl. Arbeitsunterlagen für das Curriculum Ego-State-Therapie. Modul 1, SO-EST-Institut, Soest, September 2023).

Helle, U. (2018): 8 Stufen der Integration als Leitfaden in der Ego-State Therapie. Workshop im Rahmen der 3. Teile-Therapie-Tagung vom 01.–04.11.2018 in Heidelberg [DVD]. Müllheim (Auditorium Netzwerk).

Hüllemann, B. (2019): Einführung in die Traumatherapie. Heidelberg (Carl-Auer).

James, T. u. W. L. Woodsmall (1994): Time Line. NLP-Konzepte zur Grundstruktur der Persönlichkeit. Paderborn (Junfermann), 3. Aufl.

Janet, P. (1925): Psychological healing. A historical and clinical study. New York/NY (MacMillan).

Keweloh, A. (2018): Einführung in das Lebensflussmodell. Heidelberg (Carl-Auer).

Leutner, S. u. E. Cronauer (2022): Traumatherapie-Kompass. Begegnung, Prozess und Selbstentwicklung in der Therapie mit Persönlichkeitsanteilen. Göttingen (Vandenhoeck & Ruprecht).

Levine, P. (1998): Trauma-Heilung. Das Erwachen des Tigers. Unsere Fähigkeit, traumatische Erfahrungen zu transformieren. Essen (Synthesis).

Levine, P. (2011): Sprache ohne Worte: Wie unser Körper Trauma verarbeitet und uns in die innere Balance zurückführt. München (Kösel).

Levine, P. (2016): Trauma und Gedächtnis. Die Spuren unserer Erinnerung im Körper und Gehirn. Wie wir traumatische Erfahrungen verstehen und verarbeiten. München (Kösel), 5. Aufl.

Müller, A.-D. (2018): Lebensfluss-Trance. (Unveröffentl. Manuskript).

Nemetschek, P. (2006): Systemische Familientherapie mit Kindern, Jugendlichen und Eltern. Lebensflussmodell und analoge Methoden. Stuttgart (Klett-Cotta).

Phillips, M. u. C. Frederick (1995): Healing the divided self. Clinical and Ericksonian hypnotherapy for post-traumatic and dissociative conditions. New York/NY (W. W. Norton).
Phillips, M. u. C. Frederick (2007): Handbuch der Hypnotherapie bei posttraumatischen und dissoziativen Störungen. Heidelberg (Carl-Auer), 2. Aufl.
Porges, S. W. (2010): Die Polyvagal-Theorie. Neurophysiologische Grundlagen der Therapie. Emotionen, Bindung, Kommunikation und ihre Entstehung. Paderborn (Junfermann).
Porges, S. W. (2017): Die Polyvagal-Theorie und die Suche nach Sicherheit. Traumabehandlung, soziales Engagement und Bindung. Lichtenau (Probst).
Revenstorf, D. u. B. Peter (2009): Hypnose in Psychotherapie, Psychosomatik und Medizin. Heidelberg (Springer), 2., überarb. Aufl.
Rosenberg, S. (2018): Der Selbstheilungsnerv. So bringt der Vagus-Nerv Psyche und Körper ins Gleichgewicht. Kirchzarten (VAK).
Sack, M. (2010): Schonende Traumatherapie. Ressourcenorientierte Behandlung von Traumafolgestörungen. Stuttgart (Schattauer).
Scaer, R. (2022): Das Trauma-Spektrum. Verborgene Wunden und die Kraft der Resilienz. Lichtenau (Probst), 2. Aufl.
Siegel, D. J. (2007): Das achtsame Gehirn. Freiburg (Arbor).
Siegel, D. J. (2012): Mindsight. Die neue Wissenschaft der persönlichen Transformation. München (Goldmann).
Van der Kolk, B. (2015): Verkörperter Schrecken. Traumaspuren in Gehirn, Geist und Körper und wie man sie heilen kann. Lichtenau (Probst).
Watkins, J. G. (1992): Hypnoanalytic techniques. The practice of clinical hypnosis, Vol. 2. New York/NY (Irvington).
Watkins, J. G. u. H. H. Watkins (2019): Ego-States –Theorie und Therapie. Ein Handbuch. Heidelberg (Carl-Auer), 4. Aufl.
Yapko, M. D. (1990): Trancework. An introduction to the practice of clinical hypnosis. New York/NY (Brunner/Mazel).
Zanotta, S. (2019): Wieder ganz werden. Traumaheilung mit Ego-State-Therapie und Körperwissen. Heidelberg (Carl-Auer), 2. Aufl.

27 Das Reflecting Team in der Ego-State-Therapie: Ein systemisch-konstruktivistischer Ansatz

Claudia Müller-Quade

Abstract

Beim Reflecting-Team-Ansatz von Tom Andersen arbeitet der Therapeut mithilfe einer Gruppe von Therapeuten, die gemeinsam verschiedene Lösungsideen für die Probleme der Klienten entwickeln (Reflecting Team). Dies geschieht in Anwesenheit der Klienten, die zuhören und die Ideen später kommentieren können. Auf diese Weise wird den Klienten ohne äußeren Druck eine Vielzahl von Lösungsmöglichkeiten angeboten. Beim Ansatz der Ego-State-Therapie von John und Helen Watkins arbeitet der Therapeut mit Persönlichkeitsanteilen (Ich-Zuständen), den sogenannten Ego-States. Die Ich-Zustände werden aktiviert und transformiert, damit sie die Integration und Kooperation zwischen den Persönlichkeitsanteilen fördern. Ziel dieses Artikels ist es, Andersens Reflecting-Team-Ansatz mit der Ego-State-Therapie zu verbinden, da es bisher keine Forschungsergebnisse zu dieser neuen therapeutischen Weiterentwicklung gibt. Es werden die theoretischen Grundannahmen beider Ansätze sowie die Möglichkeiten einer Kombination der beiden unterschiedlichen Modelle aufgezeigt. Auf der Grundlage dieser Annahmen werden der neue Ansatz, bei dem der Therapeut seine eigenen Ich-Zustände als Reflecting Team einsetzt, begründet und seine Vorteile hervorgehoben. Die vorgestellte Fallstudie zeigt, wie Therapeuten ihre eigenen Ego-States als Reflecting Team im Gespräch mit Klienten und deren Ich-Zuständen nutzen können. Die Ergebnisse zeigen, dass dieser kombinierte Ansatz den Klienten nicht nur ermöglicht, aus einer Vielzahl von Lösungsangeboten frei zu wählen, sondern auch eher Widerstände abbaut, sodass die Klienten leichter eigene Lösungen entwickeln. Der kombinierte Ansatz bietet ein effektives Modell für Veränderungen, das sich leicht in das Konzept der Ego-State-Therapie integrieren lässt.

Im Folgenden werden die Begriffe Ich-Zustände und Ego-States synonym gebraucht.

Schlüsselwörter: Reflecting Team, Ego-State-Therapie, Ego-States, Ich-Zustände

27.1 Die Konzepte des Reflecting Teams und der Ego-State-Therapie

Tom Andersen (1987), ein norwegischer Psychiater und systemischer Familientherapeut, entwickelte das Konzept des Reflecting Teams. Es ist ein spezielles Kommunikationskonzept in der Psychotherapie, bei dem ein Therapeutenteam in Anwesenheit des Klienten neue Ideen für die Lösung von Problemen entwickelt. In einer bestimmten Phase der Therapiesitzung wechselt das sogenannte Interviewsystem (Klient und Therapeut) die Position mit dem Reflecting Team, das dann die Probleme bespricht, während der Klient und der Therapeut zuhören. Dieser Positionswechsel ermöglicht es dem Klienten, in einer zuhörenden Position zu sein, während er neue und auch gegenteilige Ansichten hört, und sich nicht durch ein Gespräch, das direkt auf seine Antwort abzielt, kritisiert oder bedroht zu fühlen. Erst nach dem Gespräch wird der Klient aufgefordert, das Besprochene zu kommentieren, während jetzt das Team zuhört. Die Idee des reflektierenden Teams war eine konsequente Anwendung der systemisch-konstruktivistischen Annahme, dass Kommunikation ein nichthierarchischer und symmetrischer Prozess ist. Andersen (2011) vermied jede hierarchische Beziehung zwischen Therapeut und Klient. Daher ist dieser Ansatz geeignet, symmetrische Kommunikation im Psychotherapieprozess auf der Basis einer gleichberechtigten Beziehung zwischen Therapeut und Klient zu etablieren. Der systemische Ansatz von Andersen basiert auf der Kommunikationstheorie von Watzlawick (Watzlawick u. Beavin 2017), dem zirkulären Frageansatz des Mailänder Teams um Mara Selvini-Palazzoli in den 1970er-Jahren und der Theorie des radikalen Konstruktivismus von Maturana und Varela (2009).

Die Theorie des radikalen Konstruktivismus wurde in den Achtzigerjahren zu einem wichtigen Grundsatz der Systemischen Familientherapie, die auf der Annahme basiert, dass die Beziehungen zwischen den verschiedenen Familienmitgliedern durch symmetrische Prozesse gesteuert werden und dass Veränderungen bei einem Mitglied des Familiensystems zu Veränderungen im gesamten System führen (Palazzoli 1980). Daher spielen alle Familienmitglieder eine wichtige Rolle bei der Entstehung eines Problems. Das einzelne Familienmitglied wird entsprechend der Theorie von Maturana und Varela als autonomes System betrachtet, das begrenzt durch seine eigene Struktur auf der Suche nach der »perfekten Passung« ist. Andersen (2011) erklärt, dass eine Person einer bestimmten Situation nur mit den Reaktionen begegnen kann, die sie in ihrem Repertoire für diese spezifische Situation zur Verfügung hat. In einer anderen Situation wird sie zu einer anderen Person mit anderen Reaktionen. Andersen (ebd., S. 37) kam zu dem Schluss, dass eine Persönlichkeit – abhängig von den Umständen – eigentlich mehrere Persönlichkeiten ist.

Ego-State-Therapeuten gehen ebenfalls davon aus, dass die Persönlichkeit aus verschiedenen Persönlichkeitsanteilen besteht, die als Ich-Zustände oder Ego-States ähnlich wie Familienmitglieder miteinander in Beziehung stehen. Wie in der Familientherapie arbeiten Ego-State-Therapeuten mit verschiedenen Persönlichkeitsentitäten. »Der Ego-State-Therapeut interagiert immer mit einer Vielheit, selbst wenn er nur einen Körper im Blick hat« (Hartman 1995, S. 43). Ego-States verhalten sich wie Familienmitglieder, die das Bedürfnis haben, gleichermaßen respektiert zu werden. Da sie sich oft bedroht fühlen und Angst haben, vom Therapeuten eliminiert zu werden (Hartman 2018), könnte eine *nicht*bedrohliche symmetrische Kommunikation ein hilfreiches Werkzeug sein.

Die Annahme, dass der Therapeut mit einer Vielheit kommuniziert, ist nicht als Einbahnstraße zu verstehen. Wir müssen uns bewusst sein, dass auch der Klient mit den verschiedenen Anteilen des Therapeuten kommuniziert. Aufseiten des Therapeuten nehmen seine Ego-States an einem therapeutischen Gespräch wie ein *inneres Reflecting Team* teil, das schweigt. Unterschiedliche oder gegensätzliche Sichtweisen, die hilfreich sein könnten, um das Problem des Klienten zu lösen, werden oft nicht geäußert. Dieses innere Reflecting Team kann jedoch von Nutzen sein – insbesondere, wenn in der Realität kein externes Team zur Verfügung steht.

27.2 Theoretischer Hintergrund des Ansatzes von Tom Andersen

Die Theorie des radikalen Konstruktivismus beruht auf den Erkenntnissen von Maturana und Varela (2009). Die beiden Biologen aus Chile untersuchten auf zellulärer Ebene die biologischen Grundlagen des menschlichen Empfindens, der Kognition und des Bewusstseins. Sie stellten fest, dass die Realität eines jeden Menschen das Produkt eines geschlossenen Systems seiner Wahrnehmungsorgane ist, die auf selbstorganisierte (*autopoietische*) Weise funktionieren. Das Individuum ist biologisch durch seine eigene innere Struktur des Körpers determiniert. Der Mensch wird als selbstorganisiertes (zelluläres) System gesehen, das seine strukturellen Veränderungen nach seinen strukturellen Möglichkeiten selektiert und bei der Verarbeitung neuer Informationen nach einer perfekten Übereinstimmung mit der eigenen Zellstruktur sucht.

Lernen findet durch rückbezügliche (*rekursive*) Interaktionsprozesse schon auf zellulärer Ebene statt. Das heißt, dass das Zellsystem Veränderungen seiner Struktur nur dann auswählt, wenn die verschiedenen Zellstoffwechsel miteinander korrespondieren. Maturana und Varela (1987) nannten dies *strukturelle Kopplung*. Ihre Entdeckung hatte starke Auswirkungen auf die Theorien des Lernens und der Kommunikation. Letztere besagt, dass Kommunikation ein Prozess ist, in dem die verschiedenen Parteien autonom über die Schaffung gemeinsamer Realitäten und Bedeutungen entscheiden. »Verstehen« bedeutet, dass verschiedene Beobachter sich auf einen bestimmten Standpunkt einigen und dass »Bedeutungen« durch Vereinbarungen zwischen Individuen entstehen. Zwischenmenschliche Beziehungen werden als Ergebnis dieses symmetrischen Prozesses gesehen. Unterschiede in der

Hierarchie können nur bestehen, wenn alle Teilnehmer des Systems damit einverstanden sind (Maturana u. Varela 2009).

Andersens Theorie der Kommunikation

Andersen ging es daher um die Frage, wie sich in der symmetrischen Interaktion zwischen Therapeut und Klient eine *strukturelle Kopplung* erreichen lässt. Er kam zu dem Schluss, dass Therapeuten nach möglichst vielen Realitäten suchen und diese Realitäten als gleichwertig akzeptieren und anbieten müssen. Denn nur durch eine möglichst große Auswahl an Realitäten erhöht sich die Wahrscheinlichkeit, eine hilfreiche Passung zwischen den beiden Kommunikationspartnern zu finden. Dies wird am besten durch ein Team von Therapeuten erreicht, das unterschiedliche Sichtweisen anbietet, um beim Klienten eine innere Suche nach Alternativen und Lösungen anzuregen. Andersen (2011, S. 56) beschreibt diesen Prozess als eine temporäre strukturelle Kopplung von gegenseitigem Interesse, gefolgt von einem Austausch von Ideen. Basierend auf den Aussagen von Bateson (1972, S. 453), dass »Information ein Unterschied ist, der einen Unterschied macht«, unterschied Andersen zwischen drei Arten von Unterschieden in der Kommunikation: Der erste ist ein Unterschied, der zu klein ist, um bemerkt zu werden. Der zweite ist ein nennenswerter Unterschied, also groß genug, um bemerkt zu werden. Der dritte Unterschied ist zu groß, um bemerkt zu werden. Nach Andersen (1987, S. 416) wird ein System, das ein Problem hat, oft starr und erlebt einen Stillstand, weil seine Lösungsversuche »zu viele sich wiederholende Gleichheiten und zu wenige neue Unterschiede« in ihren Lösungsmustern enthalten. Der Therapeut muss daher einen nennenswerten Unterschied in der Kommunikation mit dem Klienten herstellen, der dennoch nichts »allzu Ungewöhnliches« schafft (ebd.). »Wenn die neue Situation für das System zu ungewöhnlich ist, wird es sich verschließen, um seine Autonomie und Integrität zu schützen« (Andersen 2011, S. 47).

Therapeuten sollten das Konzept des »Verstehens« im oben genannten Sinne von Maturana und Varela (2009) voraussetzen – nämlich, dass verschiedene Beobachter einer bestimmten Sichtweise zustimmen müssen – und sollten versuchen, mit ihren Klienten eine gemeinsame Wahrnehmung der Realität zu schaffen. Dies würde unter anderem auch mithilfe verschiedener Kommunikationstechniken (z. B. zirkuläre Befragung; Palazzoli 1980) und Regeln ermöglicht. So empfahl Andersen dem reflektierenden Team, keine Ratschläge zu geben und Hypothesen als Optionen darzustellen, die jederzeit widerlegt werden können, und in ihren Formulierungen eine gewisse Unsicherheit zum Ausdruck zu bringen und damit zu zeigen, dass die Ideen der Therapeuten nicht besser sind als die Lösungsversuche der Klienten. Dies sollte durch die Verwendung von Ausdrucksformen wie »Ich frage mich, ob …«, »Ich bin mir nicht sicher …«, »Vielleicht …«, erreicht werden.

Die Umsetzung folgte dabei einem rekursiven Prozess: Das Team führte einen Dialog über den Dialog von Andersen mit dem Familiensystem (*Interviewsystem*).

Anschließend führte die Familie einen Dialog über den Dialog des Reflecting Teams. Andersen (2011, S. 44) nannte diesen rekursiven Prozess einen *elliptischen Prozess*. Ein elliptischer Prozess ermöglicht, Beobachtungen über Beobachtungen zu machen und Dialoge über Dialoge zu führen. Nach Andersen bietet er die breiteste Basis für den Klienten, um zu entscheiden, wie er mit festgefahrenen Situationen umgehen kann (ebd., S. 46 f.).

Andersen verstand das Reflecting Team als eine besondere Form der Konversation, in der die Akteure ihre Beobachtungen, Gedanken und Ideen in einem *externen Dialog* austauschen. Gleichzeitig findet in jedem Teilnehmer ein *innerer Dialog* statt, der den Inhalt des Gesprächs verarbeitet (Wrozyna 2012, S. 17). Der Klient entscheidet während des Zuhörens, welche Ideen und Gedanken für ihn wichtig sind und im Gedächtnis bleiben sollen. Indem das Reflecting Team ihm Zeit zum Zuhören gibt, initiiert es einen rekursiven inneren Prozess beim Klienten, der in aller Ruhe über das nachdenken kann, was das Reflecting Team besprochen hat. Veränderungen werden ermöglicht, indem das Reflecting Team Ideen präsentiert, die für den Klienten einen Unterschied darstellen, sich aber nicht zu sehr von seiner Sichtweise unterscheiden (*einigermaßen ungewöhnlich*).

Der Klient wiederum setzt sein persönliches Wissen im Hinblick auf seine Erfahrungen mit dem Problem ein, um den Verlauf des therapeutischen Dialogs zu seinen Gunsten zu bestimmen und die entstandenen Ideen in seinem Alltag umzusetzen (Ludewig 1999). Nach Andersens Verständnis findet Therapie als kommunikatives und sinnstiftendes Geschehen, als sogenannter »Dialog unter Experten«, statt, die ihre jeweiligen persönlichen und professionellen Erfahrungen einbringen (Anderson u. Goolishan 1992). Die Klienten werden als Experten in eigener Sache gesehen und der Therapeut als Experte für die Durchführung des therapeutischen Dialogs.

Die Methodik des Reflecting Teams

Zu Beginn einer Sitzung wurden die Klienten über die Vorteile des Reflecting Teams und dessen Aufgaben informiert und um die Erlaubnis für deren Teilnahme an der Sitzung gebeten. War der Klient mit ihrer Anwesenheit nicht einverstanden, wurde dies akzeptiert und das Team verließ die Sitzung. War der Klient einverstanden, wurden die Teammitglieder vorgestellt. Das Team bestand in der Regel aus drei bis vier Mitgliedern, die getrennt vom Therapeuten und vom Klienten saßen, um nicht Teil des Interviewsystems zu sein. Während des Gesprächs beobachtete und hörte das Reflecting Team zu. Es griff unter keinen Umständen in das Gespräch ein, sondern jedes Teammitglied sammelte schweigend Ideen, die dem Klienten bei der Lösung seiner Probleme hilfreich sein konnten. Dabei konnten Notizen gemacht werden. Wenn Andersen Unterstützung benötigte, kündigte er einen Wechsel des Dialogs zum Reflecting Team an und bat sie um ihre jeweiligen Ideen. Das Team konnte seinerseits einen Wechsel erbitten, um seine Ideen zu präsentieren. Für die

Ankündigung des Wechsels zum Reflecting Team gab Andersen (2011, S. 75) den Klienten die folgende Anweisung:

> »Sie können sich zurücklehnen und dem Gespräch (des Reflecting Teams), wenn Sie möchten, folgen. So haben Sie die Möglichkeit, zuzuhören und mit größerem Abstand zu erfahren, was diskutiert wurde.«

Der Klient sollte die Freiheit bekommen zu entscheiden, ob er zuhören möchte oder nicht. Außerdem bat Andersen darum, den Dialog des Reflecting Teams nicht zu unterbrechen.

Im elliptischen Dialog erörterte das Reflecting Team, ob es neue und bisher noch nicht berücksichtigte Beschreibungen der Probleme und ihrer möglichen Lösungen gibt. Das Team versuchte, so viele Optionen wie möglich zu präsentieren, um die Perspektive des Klienten von einem »Entweder-oder« auf ein »Sowohl-als-auch« zu erweitern. Dabei wurden die verschiedenen Sichtweisen der Teammitglieder gleichberechtigt akzeptiert. Ihr Input sollte einigermaßen ungewöhnlich, verständlich und für den Klienten machbar sein. Klaus Deissler[72] beschreibt dies folgendermaßen: »Das reflektierende Team präsentiert einen Strauß von Ideen, aus dem sich die Klienten die schönste Blume aussuchen können.«

Regeln des Reflecting Teams

Die Mitglieder des Reflecting Teams sollen zu keinem Zeitpunkt Blickkontakt mit dem Klienten oder dem Interviewer aufnehmen. Andersen (2011) nannte dies *ungerichtete Kommunikation,* sodass die Klienten nicht direkt auf ein Teammitglied oder das Gesagte reagieren mussten. Die Reflexion sollte nicht länger als zehn Minuten dauern, um die Konzentration der Beteiligten nicht übermäßig zu strapazieren. Im Anschluss daran führte der Therapeut mit dem Klienten einen Dialog über den Dialog des Reflecting Teams, und sie entwickelten gemeinsam weitere Ideen. Diese sogenannte *Rekursionsphase* wird vom Therapeuten mit der folgenden offenen Frage eingeleitet (ebd., S. 78):

> »Gibt es irgendetwas, das Sie gehört haben, zu dem Sie etwas sagen möchten oder welches Sie gerne ansprechen würden?«

Diese Frage lud die Klienten dazu ein, das Gespräch des Reflecting Teams zu kommentieren und auf Augenhöhe zu reagieren. Der Wechsel zwischen Interviewsystem und Reflecting Team sollte nicht mehr als dreimal erfolgen. Es gibt keine Regel, wann ein Wechsel stattfinden muss. Das Interviewsystem hat jedoch immer das letzte Wort in einer Sitzung (ebd.).

72 Klaus Deissler, persönliches Gespräch, 15.7.1990.

Die drei Phasen des Andersen-Modells

Das Modell von Andersen lässt sich in drei Phasen unterteilen:

1) *Interview:* Prozess der Informationssammlung
2) *Reflexion:* Das reflektierende Team entwickelt neue Ideen
3) *Rekursion:* Therapeut und Klient reflektieren die vom Reflecting Team vorgeschlagenen Ideen und Optionen.

Vorteile des Reflecting-Team-Modells

Andersen (ebd.) zufolge hat sein Ansatz mehrere Vorteile:

1) Der Klient muss sich weder verteidigen noch rechtfertigen oder in irgendeiner Weise bedroht fühlen, weil er vom Reflecting Team nicht direkt angesprochen wird.
2) Der Klient hat Zeit, der Diskussion des Reflecting Teams zuzuhören und zu verstehen.
3) Das Gespräch des Reflecting Teams wird Teil des Dialogs zwischen dem Klienten und dem Therapeuten, sodass der Klient seine Lösungsversuche mit neuen Ideen anreichern kann.
4) Der Klient kann widersprechen und profitiert von einer Kommunikation auf Augenhöhe.
5) Der Klient kann aus der Vielzahl der vorgeschlagenen Ideen auswählen und selbst bestimmen, welche Ideen am besten für ihn passen.
6) Neben den Lösungen des Therapeuten werden dem Klienten weitere Lösungsmöglichkeiten durch das Reflecting Team angeboten.

Diese Vorteile der Kommunikation lassen sich auch in der Ego-State-Therapie nutzen.

27.3 Der Ansatz der Ego-State-Therapie

Der Ansatz der Ego-State-Therapie wurde von John und Helen Watkins in den frühen 1970er-Jahren entwickelt. Beeinflusst wurden sie dabei von der Arbeit anderer Forscher auf dem Gebiet der Dissoziation – wie Freuds Theorie der Libido-Energie, Jungs Ideen von Archetypen und Multiplizität und Edoardo Weiss' Überlegungen zu Federns Konzept der Ich-Zustände und seiner Zwei-Energien-Theorie (Federn 1943, 1956).

Definition von Ich-Zuständen

Watkins definiert Ich-Zustände als »ein organisiertes System von Verhalten und Erleben, dessen Elemente durch ein gemeinsames Prinzip miteinander verbunden sind …« (Watkins u. Watkins 2008, S. 45). Schüler von Watkins wie Maggie Phillips und Claire Frederick (2007, S. 19) definieren Ich-Zustände als Energien der Persönlichkeit, die sich aus der Interaktion mit der Umwelt entwickelt haben und oft aus der Notwendigkeit entstehen, Probleme oder Konflikte zu lösen.

Phillips und Frederick (ebd.) weisen darauf hin, dass jeder Ich-Zustand seine eigenen, relativ dauerhaften Affekte, Körperempfindungen, Erinnerungen, Fantasien und Verhaltensweisen sowie eigene Wünsche, Träume und Bedürfnisse hat. Ich-Zustände haben ihre eigenen Kognitionen, Wahrnehmungen, Motivationen und Rollen sowie ihre eigenen Charaktere, Werte, Interessen und Ziele. Diese sind, wie Hartman (2022) betont, als neurophysiologische und psychologische Manifestationen des autonomen Nervensystems in Reaktion auf positive oder negative Lebenserfahrungen zu sehen. Auch Peichl (2014) hebt den neurophysiologischen Aspekt dieser »Niederschläge von Erfahrungen« als neuronale Netzwerke hervor, in denen das Wissen einer früheren Zeit gespeichert ist. »Störende« Ich-Zustände können daher nicht einfach beseitigt werden. Sie lassen sich jedoch beeinflussen, transformieren und rehabilitieren.

Entwicklung und Funktion von Ich-Zuständen

Nach Watkins und Watkins (2008, S. 51 f.) entwickeln sich Ich-Zustände durch Differenzierung und Integration, durch Introjektion wichtiger Bezugspersonen oder durch Traumatisierung. Differenzierung und Integration ermöglichen uns, adaptive Verhaltensmuster im Umgang mit wichtigen Bezugspersonen wie den Eltern zu entwickeln, sodass sich *Verhaltens- und Erlebenssysteme* bilden, die sich schließlich zu Ich-Zuständen entwickeln. Diese haben adaptive und schützende Funktionen. Fritzsche (2013) betont, dass Ich-Zustände der Befriedigung psychischer Grundbedürfnisse wie Orientierung, Kontrolle und Kohärenz, Lust und Bindung sowie der Steigerung des Selbstwertgefühls dienen. Im Falle der Introjektion organisieren Ich-Zustände ihre Reaktionsmuster um die Wahrnehmung wichtiger Bezugspersonen herum, die sich schließlich zu inneren Objekten (Introjekten) entwickeln können. Im Falle einer Traumatisierung kann der Betroffene Teile des traumatischen Erlebens abspalten (Dissoziation) und so einen traumatisierten Ich-Zustand entwickeln, der weiterhin Einfluss auf die Person ausübt, um dessen Überleben oder Alltagsfunktionsfähigkeit zu sichern.

Ich-Zustände bereichern die menschliche Entwicklung, verfolgen jedoch oft ihre Ziele mit unterschiedlichen Mitteln. Sie können Allianzen bilden, aber auch Feindseligkeiten und Konflikte aufweisen (Watkins u. Watkins 2008; Frederick 2007). In der Folge entwickeln sich emotionaler Stress oder Symptome wie Depressionen, Zwangsstörungen, Angststörungen oder psychosomatische Störungen (Hartman 2016).

Nach Watkins und Watkins (ebd.) erfordern Ich-Zustände eine hypnotische Aktivierung, da sie häufig nicht spontan offenkundig werden. Sobald die Aktivierung erfolgt ist, wird eine angemessene Kommunikation – die darauf abzielt, Konflikte zwischen den Ich-Zuständen zu lösen und eine Integration im inneren System des Klienten zu fördern – zum wichtigsten Aspekt der Intervention (Hartman 1995, 2016).

27.4 Die Kombination des Reflecting-Team-Konzepts von Andersen mit dem Ansatz der Ego-State-Therapie

Im kombinierten Ansatz, bei dem der Therapeut seine eigenen Ich-Zustände als Reflecting Team nutzt, gibt es drei wichtige Punkte zu berücksichtigen, nämlich die Eigenschaften der genutzten Ich-Zustände, die Art der Aktivierung dieser Ich-Zustände und die verschiedenen Ebenen der Kommunikation zwischen Therapeut und Klient.

Die Ich-Zustände des Therapeuten

Der Therapeut muss sorgfältig abwägen, welchen eigenen Ich-Zustand er als Mitglied seines inneren Reflecting Teams einsetzen will. Einige Ich-Zustände können im therapeutischen Prozess hilfreich, andere kontraproduktiv sein. Es sollten Ich-Zustände genutzt werden, die zugunsten des Klienten wirken – die z. B. neue Ideen für mögliche Lösungen generieren und als »Co-Therapeut« fungieren können. Dabei ist klar zu unterscheiden zwischen:

- *hilfreiche Ich-Zustände*: Ich-Zustände, die ressourcenreich sind, wie solche, die Stärke, Weisheit, Einfühlungsvermögen besitzen oder analytisch und kreativ sind. Beispiele hierfür sind innere Helfer, Berater, konstruktive Kritiker und weise Anteile.
- *nichthilfreiche Ich-Zustände:* Ich-Zustände, die symptomassoziiert, traumatisiert, aggressiv oder sogar selbstverletzend sind. Beispiele sind harte innere Kritiker, aggressive Introjekte oder ein traumatisierter Anteil.

Neben der Unterscheidung zwischen hilfreichen und nichthilfreichen Ich-Zuständen muss der Therapeut zwischen zwei Arten der Aktivierung seiner eigenen Ich-Zustände unterscheiden. Ein Ich-Zustand lässt sich nach der Theorie von Federn (1956) entweder als Objekt oder als Subjekt aktivieren.

Objekt-Aktivierung von Ich-Zuständen beim Therapeuten

Bei der *Objekt-Aktivierung* bezieht sich der Therapeut auf seine eigenen Ich-Zustände als Objekte, zum Beispiel:

> »Ich habe bemerkt, dass mein empathischer *Innere-Helferin-Anteil* Ihnen jetzt helfen möchte.«

Wenn der Therapeut die Objektaktivierung verwendet, spricht er *über* seine eigenen Ich-Zustände. Er ist dann in der Lage, sich von dem Ich-Zustand zu distanzieren und ihn zu beobachten. Er kann objektiv bleiben. Dies ermöglicht ihm mehr Kontrolle über den therapeutischen Prozess.

Subjekt-Aktivierung von Ich-Zuständen beim Therapeuten

Im Fall der *Subjekt-Aktivierung* aktiviert der Therapeut seine eigenen Ich-Zustände direkt, was bedeutet, dass er »im Zustand des Ego-States« spricht. Zum Beispiel:

> »Es gibt eine Seite in mir, die viel Empathie und Verständnis hat, und jetzt will dieser Teil sprechen.«

Dies birgt gewisse Risiken. Der Therapeut, der in diesem Moment einen Anteil seiner eigenen inneren Persönlichkeitsstruktur offenbart, kann seine therapeutische Neutralität verlieren und emotional werden. Subjekt-aktivierte Ich-Zustände neigen dazu, ihre eigenen Sichtweisen zu vertreten, und können unangemessene emotionale Reaktionen sowohl im Klienten als auch im Therapeuten auslösen. Dies ist für den therapeutischen Prozess nicht förderlich. Andersens Konzept der *Neutralität* schlägt vor, einen Zustand aufgeschlossener Neugier aufseiten des Therapeuten zu schaffen (Andersens 2011, S. 64).

Des Weiteren könnten Subjekt-aktivierte Ich-Zustände versucht sein, einen direkten Dialog mit dem Klienten zu führen, anstatt dem Klienten zu erlauben, aufmerksam zuzuhören. Auch hierbei könnte der Therapeut die Kontrolle über den Prozess und die Fähigkeit verlieren, die therapeutische Distanz und Objektivität zu wahren.

Zwischenmenschliche Ebenen der Kommunikation

Der Therapeut sollte sich auch bewusst sein, dass die Kommunikation auf verschiedenen zwischenmenschlichen Ebenen stattfindet. Fritzsche (2013, S. 108) unterscheidet zwischen fünf verschiedenen Ebenen der Kommunikation, nämlich:

a) der Therapeut und der Klient
b) der Therapeut und die Ich-Zustände des Klienten

c) der Therapeut und seine eigenen Ich-Zustände
d) der Klient und seine eigenen Ich-Zustände
e) die Ich-Zustände des Therapeuten und die Ich-Zustände des Klienten

Während in einem psychotherapeutischen Prozess immer alle interpersonellen Kommunikationsebenen involviert sind, konzentriert sich Andersens Kommunikationsmodell mehr auf die Ebene a) zwischen Therapeut und Klient, während sich die Ego-State-Therapie mehr auf die Ebene b) zwischen dem Therapeuten und den Ego-States des Klienten konzentriert. In dem kombinierten Ansatz werden alle fünf interpersonellen Kommunikationsebenen in verschiedenen Phasen fokussiert.

Die vier Phasen im kombinierten Ansatz

Wie bereits erwähnt lässt sich das Modell von Andersen in drei Phasen unterteilen: die Interview-, die Reflexions- und die Rekursionsphase. Im kombinierten Ansatz wird das Drei-Phasen-Modell zu einem Vier-Phasen-Modell erweitert um die Phase der *Präsentation,* in der die Ich-Zustände des Therapeuten vorgestellt und eingeführt werden. Das Vier-Phasen-Modell kann wie folgt beschrieben werden:

Interview

Der Therapeut aktiviert in einer Trance die Ich-Zustände des Klienten und befragt sie. Er sammelt Informationen über Namen, Alter, Entwicklung, Aufgaben (*Ego-State-Mapping)* sowie über Sichtweisen, Meinungen und Einstellungen, während seine eigenen Ego-States aktiv zuhören. Dabei arbeitet der Therapeut vorwiegend auf den Ebenen b) und d) (s. S. 837–838).

Präsentation

Der Therapeut stellt dem Klienten seine eigenen Ich-Zustände vor und beschreibt deren Hauptmerkmale. Er berichtet, dass seine Ich-Zustände gegenwärtig in ihm kommunizieren. Es ist ratsam, dass er seine Ich-Zustände nicht zu ausführlich beschreibt, sondern eher deren Absicht mitteilt:

> »So, wie Sie verschiedene Ich- Zustände haben, habe auch ich verschiedene Anteile meiner Persönlichkeit. Einige dieser Anteile helfen mir bei meiner Arbeit als Therapeut. Ich habe zum Beispiel einen Anteil, der sehr empathisch ist. Ich bezeichne ihn als meinen *inneren weisen Anteil*. Andererseits habe ich auch einen Anteil, der eher ungeduldig und sogar manchmal provokativ, aber auch ehrlich und klug ist. Ich nenne ihn den *kritischen Anteil.* Sie tauchen gerade in mir auf und führen eine innere Diskussion über Ihr Problem. Wären Sie daran interessiert, zu hören, was sie zu sagen haben? Und wären Sie bereit zuzuhören, während ich über sie spreche, und sich zunächst nicht dazu zu äußern?«

Es ist wichtig, den Klienten vorher zu bitten, die Reflexion nicht zu unterbrechen, da der Therapeut sonst in eine Diskussion über die Ich-Zustände des Therapeuten und deren Meinungen verwickelt werden könnte. Der Therapeut sollte nicht mehr als zwei bis maximal drei verschiedene Ich-Zustände auswählen, um die Komplexität überschaubar zu halten. Es ist hilfreich, den Ich-Zuständen Namen oder Bezeichnungen zu geben wie »mein innerer weiser Anteil«, sodass der Klient sie identifizieren und sich einprägen kann. Der Therapeut sollte auch erwägen, Ich-Zustände mit gegensätzlichen Ansichten zu wählen, um dem Klienten eine größere Anzahl von Ideen auch gegensätzlicher Art präsentieren zu können. In dieser Phase arbeitet der Therapeut mehr auf den Ebenen c) und e) (s. S. 838).

Reflexion

Nachdem der Therapeut seine eigenen Ego-States vorgestellt hat, berichtet er dem Klienten über deren unterschiedliche Ideen und Lösungsvorschläge. Sein inneres Reflecting Team ist bestrebt, so viele Ideen wie möglich – auch gegensätzliche Ansichten und Meinungen – zu generieren, um dem Klienten ein möglichst großes Angebot an Lösungsvorschlägen zu machen. Während der Reflexionsphase sollte der Therapeut die oben erwähnten Regeln beachten (keinen Blickkontakt mit dem Klienten haben, Ratschläge vermeiden, Hypothesen als Optionen anbieten, die jederzeit revidiert werden können oder eine gewisse Unsicherheit zeigen). Die Verwendung von Konfrontation oder Provokation ist möglich, solange sie durch gegenteilige Ansichten ausgeglichen wird und jederzeit zurückgezogen werden kann.

Die Reflexion sollte nicht länger als fünf bis zehn Minuten dauern. Am Ende »verabschiedet« sich der Therapeut von seinen eigenen Ich-Zuständen, indem er sagt, dass seine Ego-States jetzt in den Hintergrund treten würden und der Klient wieder mit dem Therapeuten sprechen kann. Dies ist aus zwei Gründen wichtig: Erstens sollte der Therapeut seine ursprüngliche therapeutische Rolle wieder einnehmen, und zweitens sollte der Klient nicht verwirrt darüber sein, welcher Anteil des Therapeuten jetzt mit ihm spricht. Er sollte klar verstehen, dass er wieder mit dem Therapeuten und nicht mit dessen Ego-States spricht.

Wie in der Präsentationsphase arbeitet der Therapeut hier mehr mit dem Fokus auf den Ebenen c) und e) (s. S. 838). Nachdem die Reflexionsphase abgeschlossen ist, beginnt der Wechsel in die Rekursionsphase.

Rekursion

Die Rekursionsphase wird mit der bereits erwähnten offenen Frage eingeleitet:

> »Gibt es irgendetwas, das Sie gehört haben, zu dem Sie etwas sagen möchten und das Sie weiter ansprechen möchten?« (Andersen 2011, S. 78).

Diese Frage kann an die Ich-Zustände des Klienten oder an den Klienten als Ganzes gerichtet werden. In dieser Phase arbeitet der Therapeut hauptsächlich auf den Ebenen a) und b) (s. S. 837).

Vorteile eines kombinierten Ansatzes

Zusätzlich zu den Vorteilen von Andersens Modell, die bereits hervorgehoben wurden, bietet ein kombinierter Ansatz weitere Vorteile:

Vorteile für den Therapeuten

- Der Therapeut wird sich seiner eigenen aktivierten Ich-Zustände bewusst und kann diese nutzen.
- Der Therapeut kann sich mithilfe seiner eigenen aktivierten Ich-Zustände selbst innerlich strukturieren.
- Der Therapeut kann eigene Ambivalenzen oder Zweifel an den Lösungsversuchen des Klienten ausdrücken, ohne den Klienten damit zu bedrohen.
- Kritische Ideen und kontroverse Meinungen seitens des Therapeuten können als die Realität des Ich-Zustandes und nicht als die des Therapeuten betrachtet werden, der sich somit von dieser spezifischen Meinung distanzieren kann.
- Paradoxe und widersprüchliche Ideen können gleichzeitig angeboten werden, was die Möglichkeit für vielfältigere Interventionen bietet.
- Der Therapeut kann allein arbeiten und ist nicht auf die Unterstützung einer Gruppe von Kollegen angewiesen.

Vorteile für den Klienten

- Die Klienten werden angeregt, über mehr Optionen nachzudenken als bisher. Sie können gegenüber den Ideen des Therapeuten aufgeschlossener sein, weil sie sich nicht bedroht fühlen.
- Neue Vorschläge oder kritische Überlegungen können auf eine nichtbedrohliche Weise erfolgen, z. B. durch eine Diskussion zwischen zwei Ego-States des Therapeuten über deren Relevanz. Die Umsetzung und die damit verbundenen Vorteile dieser Arbeitsmethode möchte ich an dem folgenden Fallbeispiel veranschaulichen.

27.5 Fallvignette: Reaktive Depression als Folge einer Trennungskrise

Sophie, eine junge Ärztin, wurde nach der Trennung von ihrem Mann durch ihren Hausarzt an mich überwiesen. Sie kam mit der Diagnose einer Anpassungsstörung und Depression in meine Praxis. Sophie ist eine 36-jährige attraktive Frau, die sich vor vier Monaten von ihrem Mann getrennt hat. Sie arbeitet als Kinderärztin in einem nahen gelegenen Kinderkrankenhaus und ist Mutter von zwei Kindern im Alter von fünf und acht Jahren. Seit ihrer Trennung fühlt sie sich sehr einsam und hat starke Schuldgefühle. Sie glaubt, dass sie die Ursache für die Trennung war, weil sie vor einem Jahr eine Affäre mit einem Kollegen hatte. Sechs Monate später hatte auch ihr Mann eine Affäre. Er lebt jetzt mit seiner neuen Freundin in einer Wohnung in der Nähe. Sophie blieb mit den Kindern im Haus der Familie zurück. Sie beschreibt ihre Stimmung als depressiv. Sie glaubt, dass sie niemals einen anderen Partner finden wird und dass sie immer allein und unglücklich sein wird. Diese Einstellung zeigt sie auch darin, dass sie bei jeder Sitzung dunkle Kleidung trägt. Im Laufe der Therapie kristallisierten sich folgende zwei Ich-Zustände heraus: die Schillernde und die graue Maus.

Die *graue Maus* fühlt sich schuldig an der Trennung, weil Sophie eine Affäre hatte. Sophie sei eine schlechte und unmoralische Mutter. Sie fühlt sich »grau«, einsam, langweilig und uninteressant, vor allem für Männer. Sie hat Angst, sich anderen Menschen zu zeigen, und möchte in einem »Mauseloch« bleiben. Die graue Maus ist derzeit sehr präsent in Sophies Leben. Sie achtet darauf, dass Sophie ihren Pflichten nachkommt und sie sich den Bedürfnissen und Wünschen ihrer Eltern anpasst, um Ärger zu vermeiden. Die Eltern kümmern sich um die Kinder, wenn Sophie bei der Arbeit ist. Sophies Mutter ist anspruchsvoll und verlangt viel Aufmerksamkeit von ihrer einzigen Tochter. Sie kontrolliert Sophies Haushalt, sagt ihr, wie eine gute Mutter sein soll und redet ihr ein schlechtes Gewissen ein, wenn sie nicht oft genug bei ihr anruft.

Die *Schillernde* lacht gerne und schließt Freundschaften. Sie ist bunt und attraktiv und genießt das Leben. Von Zeit zu Zeit verliebt sie sich in Männer und fühlt sich von der grauen Maus negativ beeinflusst. Sie ist zuständig für Lebensfreude und Freundschaft. Sie schimpft mit der grauen Maus, weil sie so unattraktiv und langweilig ist, und möchte, dass sie aus ihrem Loch herauskommt.

Auszug aus einer Sitzung

In der Sitzung wird die Klientin in Trance versetzt, anschließend werden die *Schillernde* und die *graue Maus* aktiviert. Ziel war es, die beiden Ich-Zustände mehr miteinander in Kontakt zu bringen und eine konstruktive Kommunikation zwischen den beiden Anteilen zu fördern, da dies bisher nicht möglich war.

Interview: Befragung der Ich-Zustände des Klienten

Therapeutin zur Schillernden:

THERAPEUTIN Kennen Sie die graue Maus?

SCHILLERNDE Ja, aber ich mag sie nicht besonders. Sie ist langweilig und grau. Sie ist unattraktiv für mich und auch für andere Menschen.

THERAPEUTIN Haben Sie jemals mit ihr gesprochen?

SCHILLERNDE Nein, wir reden nicht miteinander. Sie geht mir auf die Nerven.

THERAPEUTIN Warum reden Sie nicht miteinander?

SCHILLERNDE Was soll ich mit ihr reden? Die graue Maus ist furchtbar langweilig. Sie muss interessanter werden. Sie kommt nicht aus ihrem Loch heraus. Sie braucht mehr Mumm. Ich will nicht, dass die graue Maus sich so leicht an andere anpasst.

Therapeutin zur grauen Maus:

THERAPEUTIN Was halten Sie von der Schillernden?

GRAUE MAUS »Die Schillernde hat recht. Ich hätte ihr mehr Freiraum geben sollen, als Sophie 16 Jahre alt war, aber ich konnte nicht. Ich habe Verantwortung. Ich bin im Moment nicht gut für sie. Ich bin schuld an dieser Katastrophe.

Therapeutin zur Schillernden:

THERAPEUTIN Wie wollen Sie die graue Maus aus dem Loch herausbekommen?

SCHILLERNDE Ich schimpfe mit ihr.

THERAPEUTIN Antwortet die graue Maus, wenn Sie mit ihr schimpfen?

SCHILLERNDE Nein, das ist mir egal. Ich schimpfe nur.

Therapeutin zur grauen Maus:

THERAPEUTIN Wie ist es für Sie, wenn Sie so gescholten werden?

GRAUE MAUS Oh, ich bin es gewohnt. Irgendwie hat sie recht. Ich antworte ihr nicht.«

THERAPEUTIN Warum antworten Sie ihr nicht?

GRAUE MAUS Was soll ich sagen? Wenn sie sich beschwert, hört sie nicht mehr auf. Ich höre ihr lieber gar nicht zu. Das ist das Beste, was ich tun kann.

Präsentation: Darstellung der eigenen Ich-Zustände der Therapeutin

THERAPEUTIN So, wie Sie Anteile von Sophie sind, habe auch ich verschiedene Anteile oder Ich-Zustände. Einige von ihnen helfen mir bei meiner Arbeit als Therapeutin. Ich habe zum Beispiel einen Anteil, der sich gerne in andere Menschen hineinversetzt und Geduld hat. Er ist sehr empathisch und hat mir schon oft geholfen, meine Klienten besser zu verstehen. Deshalb nenne ich diesen Anteil meine *innere Helferin*. Ein anderer Teil von mir kann etwas frech und ungeduldig sein, manchmal sogar ein wenig provokativ und direkt. Ich nenne sie die *kleine Provokateurin*. Sie fühlt sich jünger an, aber irgendwie auch klug. Diese beiden Ego-States führen im Moment eine Diskussion in mir. Möchten Sie, dass ich Ihnen davon erzähle? Und wären Sie bereit, eine Weile zuzuhören, ohne sich einzuschalten?

[Die Klientin nickt zustimmend.]

Reflexion

Ich berichte im Folgenden jeweils über meine Ego-States Objekt-aktiviert in der Art wie »Meine innere Helferin sagt Folgendes ...«

INNERE HELFERIN Einerseits verstehe ich die Schillernde und andererseits verstehe ich auch die graue Maus. Beide sind besorgt um Sophie und wollen ihr helfen. Während die Schillernde das Leben genießt, hat die graue Maus Verantwortung, passt sich den Bedürfnissen anderer an und kümmert sich um diese. Sophie beschreibt ihre Mutter als eine Frau, die eine Tochter braucht, die sich um sie kümmert, und dass sie sich als Kind den Wünschen ihrer Eltern anpassen musste. Ich frage mich, wie es wohl gewesen wäre, wenn sie sich nicht mithilfe der grauen Maus an die Wünsche ihrer Eltern angepasst hätte? Da wäre vielleicht manches in Sophies Kindheit nicht so glatt gelaufen.

[Pause]

Ich frage mich auch, was ohne die Schillernde passiert wäre? Hätte sie Freunde und Spaß gehabt? Vielleicht sollten die beiden Anteile die Rolle der jeweils anderen mehr würdigen.

[Pause]

Die kleine Provokateurin Ist die Kindheit jetzt nicht vorbei? Sophie ist erwachsen und selbst Mutter. Muss sie sich immer noch an die Bedürfnisse und Wünsche ihrer Mutter anpassen? Es scheint, als ob die graue Maus sich wie ein braves Mädchen verhält, das nicht erwachsen wurde.

[Pause]

Außerdem frage ich mich, wie die Schillernde die graue Maus aus ihrem Loch holen will, wenn sie nicht mit ihr spricht, sondern nur auf ihr herumhackt?

Innere Helferin Ich nehme an, die Schillernde beschwert sich schon seit Langem darüber. Sie scheint sehr frustriert zu sein. Vielleicht hackt sie so auf der grauen Maus herum, weil das schon so lange so geht.

Die kleine Provokateurin Aber hilft es der grauen Maus, gescholten zu werden? Ich frage mich, warum die Schillernde nicht selbst aktiver wird? Versteckt sie sich hinter ihren Vorwürfen gegen die graue Maus? Vielleicht hat sie Angst, sich mehr zu zeigen? Die Schillernde sollte erst einmal ihren eigenen Job machen, Sophies Tag aufhellen, Spaß und Freunde haben, anstatt darauf zu warten, dass die graue Maus aus dem Loch herauskommt.

Innere Helferin Das Schimpfen könnte auch erfolgreich gewesen sein. Vielleicht hat es der grauen Maus geholfen, ihre Angst zu überwinden, indem sie sie ein wenig gedrängt hat, sich mehr zu zeigen.

Die kleine Provokateurin Ich finde, die Schillernde sollte einfach ihre Arbeit machen, denn jeder hat eine Aufgabe, und die sollte von beiden respektiert werden.

[Die Klientin nickt zustimmend.]

Innere Helferin Ich habe meine Bedenken, wenn die Schillernde ihre Arbeit macht, weil die graue Maus Angst bekommen könnte. Sie könnte sich gegenüber ihren Kindern schuldig fühlen, eine schlechte Mutter zu sein, und gegenüber ihren Eltern, weil sie deren Erwartungen nicht erfüllt. Die Eltern könnten sich bestätigt fühlen, dass Sophie an der Trennung schuld ist, wenn sie plötzlich Spaß hat. Dann wäre es mit dem Spaß schnell vorbei.

Die kleine Provokateurin Ja, vielleicht muss die graue Maus sich traurig und schuldig fühlen. So entspricht sie den Erwartungen ihrer Eltern. Sie hätte auch mehr Zeit für ihre Mutter, wenn sie nicht ausgehen und Spaß haben würde. Das könnte ihre Mutter glücklich machen.

Innere Helferin Die graue Maus scheint eine wichtige Aufgabe zu haben, unter anderem, die Liebe ihrer Eltern nicht zu verlieren. Es wäre interessant zu hören, was sie dazu zu sagen hat. Ich vermute, die graue Maus wird es sehr unmoralisch finden, wieder Spaß zu haben und sich einen neuen Mann zu suchen. Es klingt, als ob Sophie zur Selbstbestrafung allein bleiben muss. Immerhin fühlt sie sich verantwortlich dafür, dass die Ehe zerbrochen ist. Jetzt muss sie vielleicht dafür büßen und ihre Schuld sühnen. Vielleicht müssen wir nochmals über die Frage von Schuld und Sühne sprechen. Wird eine Sühne von der Schuld vorstellbar sein für Sophie? Und wie könnte sie aussehen?

Die kleine Provokateurin Da frage ich mich, wie lange es dauern wird, bis Sophie ihre Schuld gesühnt hat?

Rekursion

Therapeutin Ich werde nun meine beiden Ego-States in den Hintergrund treten lassen und wieder als Therapeutin zu Ihnen sprechen. Vielen Dank, dass Sie mir so geduldig zugehört haben. Wer möchte sich zu den Gedanken meiner beiden Anteile äußern? Die Schillernde oder die graue Maus? [Dieses Gespräch fand bisher noch in Hypnose statt.]

[Sophie signalisiert, dass sie das Wort ergreifen will.]

Sophie Ja, in gewisser Weise haben beide recht. Es ist wahr, dass die Schillernde sich versteckt. Sie ist sich nicht bewusst, wie wichtig ihre Arbeit ist. Und es ist auch wahr, dass die graue Maus sich nicht bewusst war, wie wichtig ihre Arbeit ist. Die Frage der Schuld und Reue beschäftigt mich auch. Ich werde darüber nachdenken.

Die folgende Sitzung

In der folgenden Sitzung kam Sophie in einem bunten Sommerkleid und trug Make-up. Das war neu für mich. Sie berichtete, dass eine Kommunikation zwischen ihren beiden Ich-Anteilen begonnen habe. Sie beobachte sich intensiver und beginne, zu bemerken, welcher Ich-Zustand gerade aktiv ist. Dabei stelle sie fest, dass die Schillernde im Alltag nun sichtbarer sei. Die graue Maus hingegen sei mehr in den Hintergrund gerückt, erinnere sie aber immer noch an ihre Aufgaben. Auf meine Frage, wie sie diese Veränderungen in ihrem Alltag wahrnimmt, antwortete sie:

Sophie Ich lache mehr und gehe in letzter Zeit mit Freunden aus. Ich lasse mir von meinen Eltern nicht mehr ausreden, dass ich Spaß haben darf.

27.6 Diskussion

Die Hypothese, dass durch den hier dargestellten kombinierten Ansatz Klienten und deren Ego-States eher in der Lage sind, neue Ideen für Veränderungen zu akzeptieren, hat sich in meiner Praxis in den meisten Fällen bestätigt. Lösungsideen und kritische Kommentare, sogar Provokationen lassen sich kommunizieren, ohne bedrohlich zu wirken. Die Ego-States der Klienten fühlten sich auf Nachfrage meinerseits in ihrer Autonomie und Integrität geschätzt und respektiert. Der Therapeut kann mithilfe eigener Ego-States auf widersprüchliche Kognitionen und Verhaltensweisen hinweisen und gleichzeitig direkt und selbstbewusst ausdrücken, was er normalerweise für sich behält. Er kann Wechselwirkungen zwischen den einzelnen Ego-States mithilfe seiner eigenen Ego-States modellhaft demonstrieren und diese Wechselwirkungen den Ego-States der Klienten aufzeigen, um Veränderungen anzuregen. Dadurch lassen sich positive Synergieeffekte zwischen den verschiedenen Ego-States schaffen. Häufig sind Ego-States allein auf sich selbst und ihre Funktion bezogen und können sich nicht vorstellen, dass auch andere Ego-States wichtige Aufgaben erfüllen. Durch die Erfahrung von gegenseitiger Beeinflussung und Kooperation der Ego-States des Therapeuten als Modell werden sich die Ego-States der Klienten ihrer gegenseitigen Abhängigkeit bewusst. Sie sind dadurch eher zu einer Kooperation bereit. Des Weiteren werden sie sich ihrer restriktiven und starren Haltungen bewusst, können diese überdenken und alternative, kooperative Lösungen in Betracht ziehen.

Die Offenlegung eigener Ich-Zustände durch den Therapeuten ermöglicht es, ein Gefühl der Gleichheit zwischen dem Therapeuten als Fachmann und dem hilfesuchenden Klienten herzustellen, was wiederum die Zusammenarbeit fördert. Kritische Stimmen könnten auf die Komplexität dieses Ansatzes hinweisen, zu den Ego-States der Klienten noch eigene Ego-States ins Gespräch zu bringen. Dieser Kritik kann man mit dem Argument begegnen, dass die eigenen Ego-States in jedem Gespräch als »stumme Beteiligte« anwesend sind, sich im kombinierten Ansatz jedoch selbst ausdrücken können. Derzeit gibt es meines Wissens, außer meinen persönlichen Erfahrungen, keine klinische Anwendung in der Praxis durch Kollegen oder Kolleginnen. Ich bin der Auffassung, dass es für den klinischen Bereich wichtig ist, diese Methode zu verbreiten und weiter zu erforschen. Das könnte zum Beispiel durch eine klinische Studie geschehen, in der man diesen Ansatz bei einer größeren Anzahl von Klienten systematisch anwendet, um dessen Effektivität zu überprüfen. Derzeit gibt es noch keine Studien zu diesem kombinierten Ansatz. Es wäre wünschenswert, wenn diese Arbeit zu klinischer Forschung anregen könnte.

27.7 Literatur

Andersen, T. (1987): The Reflecting Team: Dialogue and meta-dialogue in clinical work. *Family Process* 26 (4): 415–428. DOI: org/10.1111/j.1545-5300.1987.00415.x.

Andersen, T. (2011): Das Reflektierende Team. In: T. Andersen (Hrsg.): Das Reflektierende Team. Dialoge und Dialoge über die Dialoge (Systemische Studien, Bd. 5). Dortmund (Modernes Lernen), 5. Aufl., S. 19–110.

Anderson, H. u. H. Goolishian (1992): Der Klient ist Experte. Ein therapeutischer Ansatz des Nicht-Wissens. *Zeitschrift für Systemische Therapie und Beratung* 10 (3): 176–189.

Bateson, G. (1972): Steps to an ecology of mind. Collected essays in anthropology, psychiatry, evolution, and epistemology. San Francisco (Chandler).

Federn, P. (1943): Psychoanalysis of psychoses. *Psych Quar* 17: 3–19. DOI: org/10.1007/BF01572727.

Federn, P. (1956): Ichpsychologie und die Psychosen. Bern (Hans Huber).

Frederick, C. (2007): Ausgewählte Themen der Ego-State-Therapie. *Hypnose* 2 (1+2): 5–100.

Fritzsche, K. (2013): Praxis der Ego-State-Therapie. Heidelberg (Carl-Auer).

Hartman, W. (1995): Ego state therapy with sexually traumatized children. Pretoria (Kagiso Tertiary).

Hartman, W. (2016): Einführung in die Ego-State Therapie. Unveröffentl. Vortragsunterlagen zur 8. Kindertagung in Heidelberg, S. 1–93.

Hartman, W. (2018): Curriculum »Ego-State-Therapie«. Unveröffentlichtl. Ausbildungsunterlagen. Einführung in die Ego-State-Therapie. Pretoria (Milton Erickson Institute of South Africa – MEISA).

Hartman, W. (2022): Curriculum »Ego-State-Therapie«. Unveröffentlichtl. Ausbildungsunterlagen. Einführung in die Ego-State-Therapie. Pretoria (Milton Erickson Institute of South Africa – MEISA).

Ludewig, K. (1999): Therapieziele in der Systemischen Therapie. In: H. Ambühl u. B. Strauß (Hrsg.): Therapieziele. Göttingen (Hogrefe), S. 251–275.

Maturana, H. R. u. F. J. Varela (2009): Der Baum der Erkenntnis. Die biologischen Wurzeln menschlichen Erkennens. Frankfurt a. M. (Fischer), 7. Aufl.

Peichl, J. (2014): Rote Karte für den inneren Kritiker. Wie aus dem ewigen Miesmacher ein Verbündeter wird. München (Kösel).

Phillips, M. u. C. Frederick (2007): Handbuch der Hypnotherapie bei posttraumatischen und dissoziativen Störungen . Heidelberg (Carl-Auer), 2. Aufl.

Watkins, J. G u. H. H. Watkins (1991): Hypnose und Ego-State-Therapie. In: P. A. Keller a. S. R. Heyman (eds.): Innovations in clinical practice. A source book (Bd. 10). Sarasota (Professional Resource Exchange), pp. 23–37.

Watkins, J. G. u. H. H. Watkins (2008): Ego-States – Theorie und Therapie. Ein Handbuch. Heidelberg (Carl-Auer), 2. Aufl.

Watzlawick, P., J. H. Beavin u. D. D. Jackson (2017): Menschliche Kommunikation. Formen, Störungen, Paradoxien. Bern (Hans Huber), 13. Aufl.

Wrozyna, S. (2012): Theoretische und methodische Hintergründe des Reflecting Teams. Norderstedt (GRIN).

28 Psychotherapeutisches Yoga und Ego-State-Therapie: ein Dream-Team

Margarethe Kruczek-Schumacher

Abstract

In diesem Kapitel wird, ausgehend von der Polyvagaltheorie nach Stephen Porges aus dem Jahre 1994 (Porges 2010), die Relevanz und die Wirksamkeit der Yoga-Interventionen in der Traumatherapie, insbesondere in der Ego-State-Therapie, dargestellt. Dabei wird der Fokus daraufgelegt, dem Leser verständlich zu machen, wie vielfältig, präzise und effektiv die Yoga-Tools vor allem bei der Anwendung in der Ego-State-Therapie sein können. Darüber hinaus werden die Yoga-Interventionen mit den Selbstregulatoren des Lebensflussmodells nach Woltemade Hartman (2020) in Verbindung gebracht. Das in der Psychotherapie bekannte bio-psycho-soziale Krankheitsmodell wird passend zu den Yoga-Interventionen um zwei weitere Dimensionen ergänzt: die der Spiritualität und der Lebensenergie. Im ABBA-Konzept werden die Grundelemente einer erfolgreichen Traumatherapie zusammengefasst. Die beiden Fallvignetten zeigen exemplarisch die Anwendung der Yoga-Interventionen in der Ego-State-Therapie.

Schlüsselwörter: Ego-State-Therapie, Yoga, Polyvagaltheorie und das Guna-Konzept im Yoga, ABBA-Model, bio-psycho-sozial-spirituell-energetisches Krankheitsmodell, Atmung, Emotionen

28.1 Einleitung

Der Leser mag sich bereits an dieser Stelle fragen, wie die Autorin dazu kommt, dem fernöstlichen Yoga dazu zu verhelfen, eine Liaison mit der westlichen Form der Psychotherapie, der Ego-State-Therapie, einzugehen – sogar von einem »Dream-Team« zu sprechen. Nun: Sie praktiziert Yoga selbst und ist auch eine ausgebildete Ego-State-Therapeutin und -Trainerin. Die Zeit der Pandemie hat die genannte Liaison perfekt gemacht. In den zahlreichen Online-Seminaren über die Ego-State-Therapie, in denen immer auch auf deren Physiologie, Körperhaltung, Atmung u. v. m. fokussiert wurde, in denen auch auf die Selbstregulatoren hingewiesen wurde, ist es der Autorin sehr klar geworden, dass die Ego-States sich ausgesprochen präzise mit Yoga-Interventionen behandeln lassen und dass sich die fernöstlichen Yoga-Praktiken mit großem Gewinn für die Patienten mit unterschiedlichen Symptomatiken und Störungsbildern in die Psychotherapie aufnehmen lassen. Nun möchte ich Sie, lieber Leser, liebe Leserin, auf eine Entdeckungsreise und die Begegnung mit dem Dream-Team mitnehmen. Ausgehend von einer Erweiterung des bio-psycho-sozialen Krankheitsmodells, in dem die erste, psychotherapierelevante Begegnung mit Yoga stattfindet, über die Schnittstellen zwischen der Polyvagaltheorie und dem yogischen Guna-Konzept, über das ABBA-Modell bis hin zu den Selbstregulatoren, die den Zustand des jeweiligen Ego-States sehr präzise beschreiben können: All das oben Genannte lässt sich mit Yoga-Praktiken sehr gezielt ansprechen. In den beiden Fallvignetten am Ende des Kapitels sollen Sie eine Idee der Integration der beiden Ansätze bekommen. Und nun lassen Sie uns gemeinsam diese Entdeckungsreise beginnen.

28.2 Das bio-psycho-soziale Krankheitsmodell

Die Basis vieler therapeutischer Ansätze bildet nach wie vor das bio-psycho-soziale Krankheitsmodell (BPS-Modell). In diesem geht man davon aus, dass die Gesundheit (aber auch die Krankheit) eines Menschen durch die biologischen (körperlichen), die psychologischen (kognitiven, emotionalen) und die sozialen (soziologischen, Umwelt- bzw. interpersonalen) Faktoren beeinflusst wird (s. Abb. 28.1). Dieses Modell wurde Ende der 1970er-Jahre durch den amerikanischen Psychiater George Libman Engel (1977) entwickelt und besagt: Wenn es zu Störungen auf einer Ebene des menschlichen Daseins kommt, wirkt sich dies gleichzeitig auf die anderen Ebenen aus.

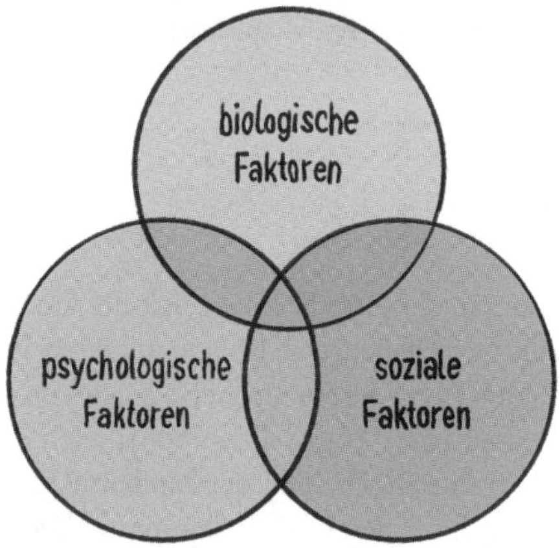

Abb. 28.1: Bio-psycho-soziales Krankheitsmodell (BPS-Modell)

28.3 Die Erweiterung des bio-psycho-sozialen Krankheitsmodells

Trotz der Verbreitung der sogenannten energetischen Psychotherapie wurde dieses Konzept in der Literatur weitestgehend beibehalten. Der energetischen Psychotherapie mit ihrer über 20-jährigen Tradition und zahlreichen Studien, auf die sie sich mittlerweile stützen kann, ist es noch nicht gelungen, das oben genannte Modell (restlos) abzulösen. Nichtdestotrotz: Durch ihren Grundgedanken, dass die emotionalen (aber auch körperlichen) Probleme unter anderem auf Blockaden im Energiefluss innerhalb des Körpers – Blockaden in seinen Energiebahnen, den sogenannten Meridianen – zurückzuführen sind, hat sie dem bisherigen Modell eine weitere Dimension, die der Energie, hinzugefügt.

Schaut man genauer auf die Interventionen vieler körperpsychotherapeutischer Ansätze – (Somatic Experiencing® nach Peter Levine (2012), Hakomi nach Ron Kurtz (2021), sensomotorische Psychotherapie nach Pat Ogden (Ogden, Minton u. Pain 2010) u. v. m. –, so stellt man fest, dass diese durchaus Methoden anwenden, die auf die Arbeit mit der Energie des Körpers ausgerichtet sind. Allen diesen Entwicklungen gingen die Pionierarbeiten von Klinikern wie Wilhelm Reich – Vegeto- bzw. Orgontherapie (Reich 1969) – oder Alexander Lowen (2020), aber auch von Stanley Keleman (1985) oder John Pierrakos (1987) voraus. In den 1980er- und 90er-Jahren sind durch die Arbeiten und intensiv betriebenen Forschungen u. a. von Daniel Siegel (2012), Richard Davidson (Davidson a. Goleman 2018) und Jon Kabat-Zinn (2011) auch Achtsamkeit und Yoga (Hatha-Yoga) im psychotherapeutischen Kontext bekannt geworden. Das von Kabat-Zinn entwickelte Mindfullnes Based Stress Released Program (Achtsamkeitstraining) wird mittlerweile weltweit in vielen Kliniken bei unterschiedlichen Krankheitsbildern sehr erfolgreich angewendet. Einen Teil dieses Programms bilden sowohl die yogischen Körperübungen (Asanas) als auch die Atemtechniken (Pranayama) sowie die Meditation (Dhyana). Nicht zuletzt legte gerade diese Entwicklung vor vielen Jahren den Grundstein für die Entstehung von solchen Therapieansätzen wie achtsamkeitsbasierte kognitive Verhaltenstherapie (MBCT – Segal, Willliams u. Teasdale 2008), Compassion Focused Therapy (Gilbert 2013), Akzeptanz- und Commitmenttherapie (ACT – Heyes, Strosahl u. Wilson 2004), um nur einige wenige zu nennen. Alle oben genannten Therapieformen gehören zu der sogenannten dritten Welle der Verhaltenstherapie.

Auf der anderen Seite hat die immer stärkere Einbeziehung des Körpers in die Psychotherapie (endlich!) dazu beigetragen, dass man mittlerweile von einer vierten Welle in der Psychotherapie spricht. Spätestens hier sollte das oben genannte BPS-Modell durch ein neues von mir hier vorgestelltes, um die energetischen und spirituellen Aspekte erweitertes Modell ersetzt werden.

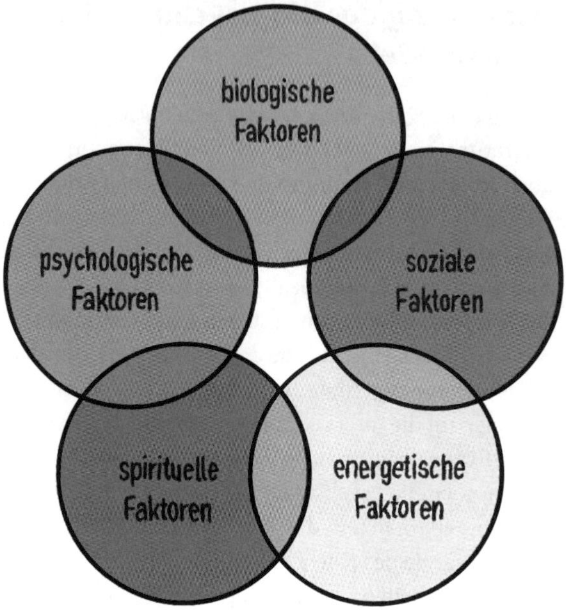

Abb. 28.2: BPSSE-Krankheitsmodell

Das bio-psycho-sozial-spirituell-energetisches Krankheitsmodell (BPSSE-Modell) beschreibt den Menschen und seine Gesundheit bzw. Krankheit in allen seinen Dimensionen (s. Abb. 28.2). Auf allen diesen fünf Ebenen reagieren wir in unserem Alltag, alle fünf Ebenen sind die Puzzleteile, die sowohl die menschliche Gesundheit als auch die Erkrankungen beschreiben – Puzzleteile, die sich gegenseitig beeinflussen. Stellt man sich einen großen runden Tisch mit 5 unterschiedlich langen Beinen vor, so wäre er nicht stabil, hätte keinen »guten Stand«. Man könnte an ihm nicht in einer schönen Runde die Zeit verbringen. Genauso verhält es sich mit Trauma. Da es seine Spuren auf allen fünf Ebenen des menschlichen Daseins hinterlässt, so muss es auch auf allen Ebenen geheilt werden. Und das ist die Stärke von Yoga! Mit den genannten fünf Dimensionen lässt sich nicht nur die Gesamtheit der Persönlichkeit eines Menschen beschreiben. Mit allen fünf Kategorien können wir auch die einzelnen Ego-States eines Menschen beschreiben: Jeder Ego-State kann sich in einem anderen psychischen Zustand mit den entsprechenden Emotionen (psychologische Faktoren) und in der dazu »passenden« Physiologie (biologische Faktoren) befinden. Jeder Ego-State kann auch in einem anderen soziologischen Kontext entstanden sein und sich nicht zuletzt in einem anderen energetischen Zustand bzw. auf einem unterschiedlichen Level der spirituellen Entwicklung befinden. Sowohl dieses Modell als auch die von Stephen Porges (1994, 2010) formulierte Polyvagaltheorie sind die Basis der Anwendung von Yoga-Interventionen im Kontext von Psychotherapie bzw. Ego-State-Therapie.

28.4 Das bio-psycho-sozial-spirituell-energetische Krankheitsmodell und die Polyvagaltheorie als Basiskonzepte des psychotherapeutischen Yoga

Religiöse und/oder spirituelle Themen bei Klient:innen anzusprechen gehört immer noch nicht zu den Inhalten der meisten psychotherapeutischen Schulen. Beide jedoch sind stark mit unseren Grundüberzeugungen (Kognitionen) und mit unseren Verhaltensweisen verknüpft. Auch wenn die Definition von Gesundheit durch die WHO (World Health Organization) immer noch die aus dem Jahre 1948[73] ist und bis heute nicht revidiert wurde, so gab es 1984 einen Versuch, die Spiritualität als eine sehr wichtige Komponente der »Gesundheit für alle« zu etablieren (Hanrieder 2016).

Berücksichtigt man die Spiritualität und die energetische Ebene des menschlichen Daseins als wichtige Komponenten in der Therapie, so ergibt sich folgendes Modell als Basis der psychotherapeutischen Yoga-Interventionen (s. Abb. 28.3):

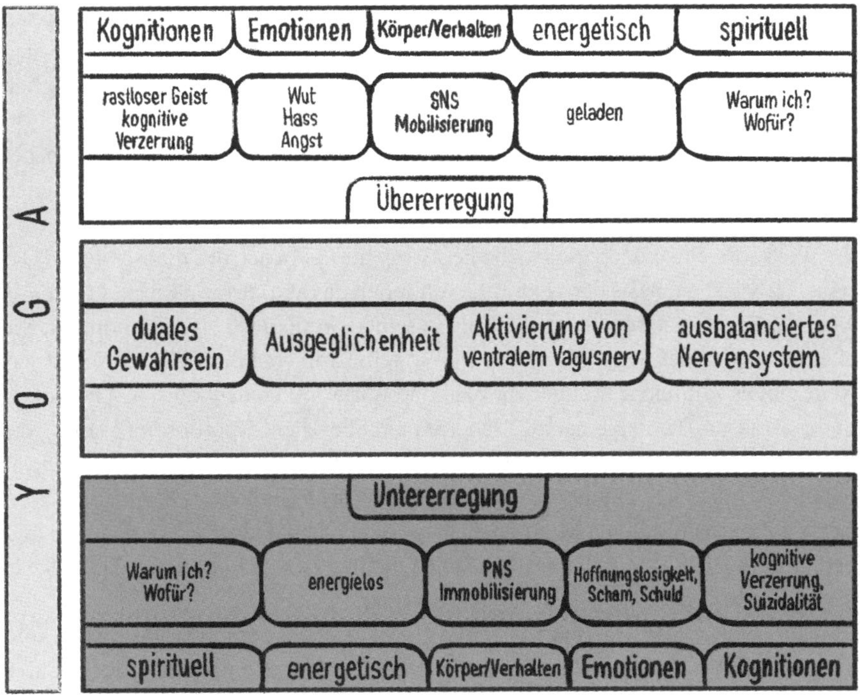

Abb. 28.3: Yoga und das autonome Nervensystem (angepasst und erweitert nach Lutz 2021)

73 World Health Organization (1948). Summary reports on proceedings minutes and final acts of the International Health Conference held in New York from 19 June to 22 July 1946. Verfügbar unter: https://apps.who.int/iris/handle/10665/85573

Da alle fünf Elemente miteinander verbunden sind, beeinflussen sie sich natürlich auch gegenseitig: Geht es einem Menschen emotional nicht gut (er ist ängstlich, traurig, wütend usw.), so hat dies selbstverständlich Einfluss auf seine Gedanken, seine Physiologie (in allen Körpersystemen), aber auch auf seine energetische und spirituelle Verfassung. Dabei wird der energetische Zustand oft mit Sätzen beschrieben wie »Bei mir ist die Luft raus«, oder »Ich hätte in die Luft gehen können« »Ich bin auf 180« oder »Ich muss mit Volldampf arbeiten«. Der Mensch kann aber auch »unter Hochspannung stehen« oder einfach »geladen sein«. So hat ein depressiver Mensch eben einen gedrückten Energiehaushalt (und macht übrigens lediglich halb so viele spontane Bewegungen wie ein nichtdepressiver). Jemand, der voller Wut oder Rage ist, hat dagegen zu viel Energie und bewegt sich sehr viel oder auch deutlich schneller. Die Alltagssprache bietet etliche Beschreibungen für den energetischen Zustand eines Menschen.

Was die spirituelle Ebene betrifft, so berichten die Klienten gerade in Umbruch- oder Krisensituationen oft von einer Suche nach Sinnhaftigkeit in ihrem Leben. Sie fragen sich: »Wofür das Ganze?«, »Warum passiert es gerade mir?«, und glauben, »von Gott bestraft zu werden« oder «von Gott oder allen guten Geistern verlassen zu sein«, und meinen, dass »das Ganze doch keinen Sinn hat«. Oft stellen sie sich immer und immer wieder die berühmte »Warum-Frage«. Geht es einem Menschen – aus welchem Grund auch immer – körperlich (über längerer Zeit) nicht gut, so hat das früher oder später Auswirkungen auf seine seelische Verfassung. Befindet er sich gerade in einer Sinnkrise, so macht sie sich auch auf den anderen vier Ebenen bemerkbar.

Wie kaum ein anderer Ansatz bedient Yoga alle 5 Ebenen des menschlichen Daseins. Dabei ist die Basis der Yoga-Interventionen das autonome Nervensystem. Als einer der Ersten hat Bessel van der Kolk in seinen Studien nachweisen können, wie effektiv Yoga in der Behandlung von PTBS[74] sein kann (van der Kolk 2015). Mittlerweile gibt es zahlreiche Studien, die die hohe Wirksamkeit der yogischen Praktiken in der (Trauma-)Therapie nachweisen können: über die Körperposen (Asanas), die Atemtechniken (Pranayama) bis hin zu den Auswirkungen von Meditation (Dhyana) und Achtsamkeit auf die Gehirnwellen. Mit Yogapraktiken (z. B. Atmung) können wir innerhalb weniger Minuten die Physiologie und dadurch den mentalen und den emotionalen Zustand eines Menschen verändern. Und genau an dieser Stelle begegnen sich Yoga und die Ego-State-Therapie.

Laut Woltemade Hartman ist ein Ego-State eine »neurophysiologische und psychologische Manifestation der autonomen Nervensystemreaktion auf positive und/oder negative Lebenserfahrungen oder Reize« (Hartman 2020). Ausgehend vom oben erwähnten bio-psycho-sozial-spirituell-energetischen Krankheitsmodell könnte man die Definition auch um die zwei Dimensionen (Spiritualität und energetische Ebene) erweitern und von Ego-States auch als »neurophysiologisch-

74 Posttraumatische Belastungsstörung.

energetisch-spirituelle Manifestationen des autonomen Nervensystems« sprechen.

Was heißt dies aber genau, und welche Konsequenzen hat es für die Anwendung der Yoga-Interventionen in der Arbeit mit der Ego-State-Therapie?

28.5 Das menschliche Nervensystem

Die Neurophysiologie befasst sich mit dem Funktionieren des menschlichen Nervensystems. Dieses kann (auch durch Trauma bedingt) bei Menschen in unterschiedlich stabilem Zustand sein. Das menschliche Nervensystem setzt sich zusammen aus dem zentralen Nervensystem, das wiederum aus dem Gehirn und dem Rückenmark besteht, und dem peripheren Nervensystem. Das Letztere unterteilt sich in das somatische (muskel-skelettales) System sowie das autonome (bzw. vegetative) Nervensystem, das wiederum aus dem Sympathikus und dem Parasympathikus besteht (s. Abb. 28.4).

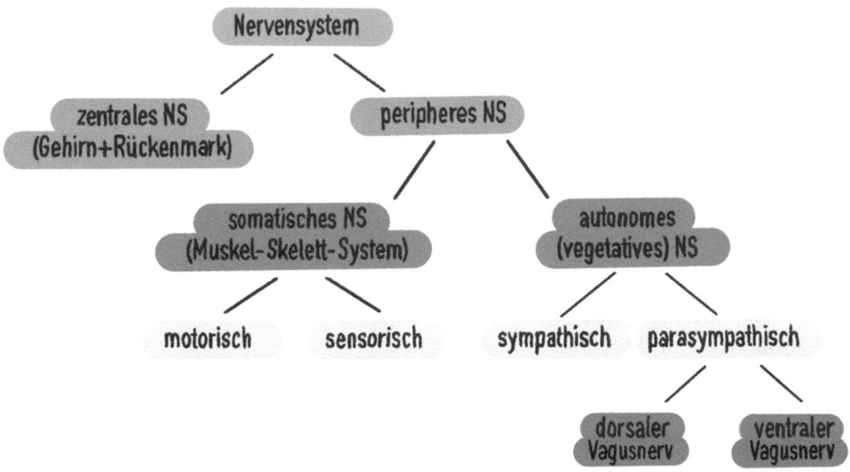

Abb. 28.4: Die Zweige des Nervensystems

Die beiden Zweige des autonomen Nervensystems (ANS) ergänzen sich sehr gut: Der Sympathikus lässt sich dabei mit dem Gaspedal für unseren Körper vergleichen. Er gibt uns Kraft und Energie, die wir einerseits brauchen, um den Alltag zu bewältigen, andererseits liegt seine zweite Funktion darin, Kräfte in Situationen zu mobilisieren, die sich für uns *gefährlich* anfühlen – Situationen, in denen wir kämpfen oder fliehen müssen. Ähnlich verhält es sich mit dem Parasympathikus: Auch er hat zwei Jobs in unserem Körper zu erfüllen. Zum einen ist er der »Verjüngungszweig« des autonomen Nervensystems, zuständig u. a. für die Verdauung und die Entspannung (weshalb er oft mit der Bremse verglichen wird), andererseits – in Situationen, in denen wir uns extrem bedroht fühlen bzw. in Lebensgefahr sind –

unterstützt uns der Parasympathikus mit Reaktionen, die sich für den Betroffenen zwar extrem schlimm anfühlen, die jedoch lebensrettend sein können. Gemeint sind damit die *lebens*gefährlichen Situationen, in denen ein Mensch sich in einer ausweglosen Situation befindet (ohne die Möglichkeit, zu fliehen oder zu kämpfen), in der die einzige Überlebenschance darin liegt, die *lebensgefährliche* Situation gewissermaßen zu verlassen, sei es durch die Dissoziation, die körperliche Anästhesie, die Ohnmacht, »Flucht in die Psychose«, um einige wenige Beispiele zu nennen. Diese Fähigkeit des Parasympathikus – einerseits, für die Entspannung zu sorgen, andererseits, uns in die Ohnmacht zu schicken – verdanken wir dem Hauptbestandteil des Parasympathikus, dem sogenannten Vagusnerv.

In seiner 1994 erstmalig publizierten Polyvagaltheorie beschreibt Stephen Porges (2010) den Vagusnerv als den wichtigsten Teil des Parasympathikus. Dieser (zehnte) kraniale Nerv, übrigens der längste im menschlichen Körper, versorgt und innerviert fast alle unsere inneren Organe und besteht aus zwei Teilen: dem ventralen und dem dorsalen. Der ventrale Vagusnerv (VVN) innerviert vieles, was sich oberhalb des Zwerchfells befindet: das Herz, die Lungen, die Bronchien etc. Er hat viele Verästelungen im Kehlkopf- und Gesichtsbereich (inklusive Augenmuskulatur und Innenohr) und – durch die Myelinschicht ermöglicht – eine besonders schnelle Erregungsleitung von und zum Gehirn. Anders ist es beim phylogenetisch älteren Teil des Vagusnervs, dem dorsalen Zweig (DVN), der sich unterhalb des Zwerchfells befindet. Durch die fehlende Myelinschicht ist die Erregungsleitung hier deutlich verlangsamt. Dabei betont Porges, dass der ventrale Vagusnerv (VVN) immer dann »online«, d. h. aktiv ist, wenn wir uns sicher, geschützt, geborgen und mit anderen Menschen verbunden fühlen. Aus diesem Grund wird der ventrale Vagusnerv als das System der sozialen Verbundenheit bezeichnet (Social Engagement System, Porges 2010).

Fehlt die Sicherheit im Leben eines Menschen, ist die Aktivität des ventralen Vagusnervs deutlich reduziert. Die Führung des autonomen Nervensystems übernimmt entweder der Sympathikus (SNS) oder der dorsale Zweig des Parasympathikus. Das ist oft bei traumatisierten Klienten vorzufinden. Wie kommt es jedoch zu dieser »Umschaltung«? Was ermöglicht die Prädominanz einer der drei neuronalen Plattformen? Die Basis dafür ist die sogenannte Neurozeption (Porges 2010), die Fähigkeit des autonomen Nervensystems, sowohl die Umgebung als auch das Körperinnere auf Zeichen der Sicherheit bzw. der Unsicherheit pausenlos abzuscannen und zu überprüfen. Es ist gewissermaßen ein Alarmsystem unseres Körpers. Diese Analogie besagt, dass die Neurozeption durchaus auch Falschsignale senden kann, d. h., Gefahren dort wittert, wo sich keine befinden – *Fehl*alarme eben!

Dies bedeutet, dass das autonome Nervensystem auch neutrale Reize als gefährlich wahrnehmen kann mit der Folge, dass entweder der Sympathikus oder der dorsale Zweig des autonomen Nervensystems die Führung in unserem Körper mit allen dazugehörenden Konsequenzen auf allen Ebenen des menschlichen Daseins (inklusive aller Körpersysteme) übernimmt. Dieses Phänomen ist vielen Therapeuten aus der Arbeit mit traumatisierten Klienten bekannt. Man macht sprichwörtlich »aus einer Mücke einen Elefanten« oder »malt den Teufel an die Wand«. Die Neurozeption hat sich geirrt! Abhängig von den Erfahrungen (v. a. den traumatischen), die ein Mensch in seinem Leben gemacht hat, abhängig vom Zustand seines autonomen Nervensystems, abhängig von den zur Verfügung stehenden äußeren und inneren Ressourcen kann sich eine der drei neuronalen Plattformen häufiger zeigen und stärker herausbilden als die anderen. So kann zum Beispiel bei einem Menschen, der viel Angst und körperliche Gewalt in seiner Kindheit erlebt hat (oder Zeuge davon war), ein ängstliches neurophysiologisches Muster herausbilden mit der Konsequenz, dass seine Neurozeption besonders darin »trainiert ist«, vieles in der Umgebung durch die »Angstbrille« wahrzunehmen. Bezogen auf das oben genannte BPSSE-Modell ist dieser Zustand sichtbar auf allen fünf Ebenen:

Kognitiv kann es zum Gedankenkarussell oder rasenden Gedanken kommen, einer Unfähigkeit, einen klaren Gedanken zu fassen, *physiologisch* zu einer sehr starken inneren Unruhe, einer sehr unruhigen und schnellen Atmung, starken Muskelverspannungen in verschiedenen Körperteilen, zu *Gefühlen* von Angst oder Panik (oder auch von unterdrückter Wut). Auch auf der *sozialen* Ebene zeigen sich entsprechende Auswirkungen: Diese Menschen ziehen sich häufig zurück oder erleben Schwierigkeiten in der Beziehungsgestaltung, da das Nervensystem in sozialen Interaktionen sich in einem Schutzmodus befindet.

Auch die *energetische* und die *spirituelle* Ebene sind davon betroffen: Für diese Menschen kann sich eine Situation oft wie »zum Weglaufen« anfühlen, die unterdrückte Angst und/oder Wut sind mit einer sehr hohen energetischen Ladung verbunden. Bei solchen Menschen kommt es zu einer Überaktivierung des Sympathikus (er wird immer wieder »trainiert«) mit der Folge, dass die Aktivierung des Entspannungsnervs (dorsaler Zweig des Vagusnervs) unterdrückt wird. Diesen Menschen fällt es schwer, sich zu entspannen. Mit anderen Worten: Ein neuer Ego-State hat das Licht der Welt erblickt und wird sich, im Alltag durch bestimmte Trigger hervorgelockt, immer durch eine Übererregung (sympathisches Nervensystem) zeigen – anders wiederum als bei jemandem, der durch die inneren oder äußeren Reize (aufgrund seiner Biografie inklusive präverbale und transgenerative oder kollektive Traumata) eine Überaktivierung vom dorsalen Zweig des Vagusnervs aufweist.

Bezogen auf das BPSSE-Modell würde so jemand von einer »Leere im Kopf« sprechen, der Körper würde kaum Spannung zeigen, die Körperhaltung wäre eingesackt, die Stimme leise, die Atmung deutlich verlangsamt. Entsprechend würde sich eine solche Person auch emotional präsentieren: in einem depressiven, resignierten Zustand, traurig oder gar verzweifelt. Energetisch wäre bei diesem Klienten »die Luft raus«, er würde davon berichten, »keine Energie zu haben«. All das sind Attribute einer Überaktivierung vom dorsalen Zweig des autonomen Nervensystems, der dorsalen Abschaltung (dorsaler Vagusnerv). Auch das kann zur Folge haben, dass ein entsprechender Ego-State sich »etabliert«. Dabei ist es wichtig, anzumerken, dass die Prädominanz einer neuronalen Plattform keinesfalls immer zu einem

Shutdown, also einer Abschaltung der anderen beiden Plattformen führen muss. Meistens ist ein neuronaler Schaltkreis (der ventrale Vagusnerv, der Sympathikus oder der dorsale Vagusnerv) in der *Über*aktivierung mit einer gleichzeitigen reduzierten Aktivität der anderen Kreise verbunden. Hier spricht man von den sogenannten hybriden Zuständen: So kann beispielsweise der ventrale Vagusnerv eine gleichzeitige Aktivierung mit dem Sympathikus aufweisen (in der Regel ist das der Fall, wenn wir z. B. joggen oder tanzen bzw. mit anderen spielen). Auf das Yoga bezogen findet das immer beim Ausführen einer Pose (Asana) statt. In solchen Fällen stellt der Sympathikus dem Körper die nötige Energie bereit, um die Yoga-Stellung einzunehmen. Durch die Präsenz der anderen, uns wohlgesinnten Menschen in der Gruppe oder des Therapeuten im Einzelsetting ist gleichzeitig auch der ventrale Vagusnerv eingeschaltet. Ein anderer hybrider Zustand entsteht dann, wenn es zu einer gleichzeitigen Einschaltung des ventralen und des dorsalen Vagusnervs kommt: Dies findet zum Beispiel dann statt, wenn eine Mutter ihr Kind stillt, oder beim Austausch von Intimität zwischen zwei Personen oder, auf das Yoga bezogen, während der Meditation.

Sehr zutreffend beschreibt Stephen Porges die neuronalen Plattformen mithilfe einer Ampelmetapher (s. Abb. 28.5): Geht es einem Menschen gut, sendet seine Neurozeption (sein körpereigenes Alarmsystem) Zeichen der Sicherheit, seine Neurophysiologie befindet sich wortwörtlich «im grünen Bereich«, der ventrale Vagusnerv ist eingeschaltet. Fühlt sich jemand (begründet oder unbegründet) unsicher, so wird seine Funktion herunterreguliert, mit der Folge, dass der Sympathikus sich einschaltet und den Menschen auf Kampf oder Flucht vorbereitet. Die Ampel steht

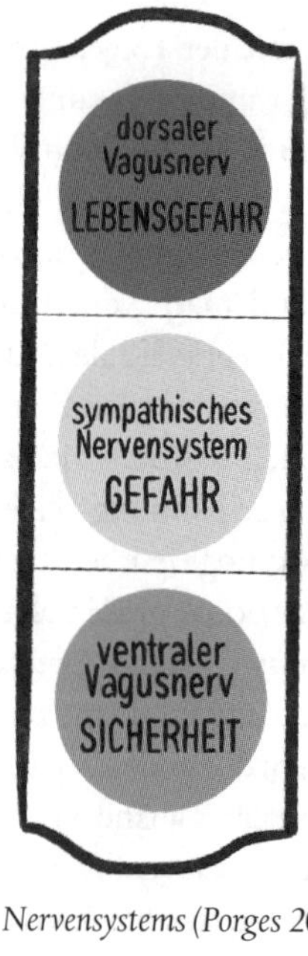

Abb. 28.5: Die Ampel des autonomen Nervensystems (Porges 2010)

auf Gelb. Ist die Situation jedoch noch bedrohlicher, hat das autonome Nervensystem innerhalb von Millisekunden realisiert, dass sowohl Kampf als auch Flucht chancenlos sind und der Mensch in einer *lebens*gefährlichen Lage ist: In diesem Fall übernimmt der dorsale Zweig des Vagusnervs die Führung, die anderen neuronalen Schaltkreise sind deutlich weniger aktiv. Die Ampel steht auf Rot (Porges 2010).

Die Polyvagaltheorie bietet uns Therapeuten eine hervorragende Orientierung, den Zustand eines Klienten genau einschätzen und passend dazu die optimalen (Yoga-)Interventionen anbieten zu können.

Darüber hinaus hilft diese Theorie, gerade in der Anwendung der Ego-State-Therapie die Entstehung der verschiedenen Ego-States leicht zu identifizieren und zu beschreiben. Demnach sind die ressourcenreichen Anteile immer im »grünen Bereich«, die symptom- oder traumaassoziierten Anteile hingegen werden der Aktivierung des Sympathikus oder des dorsalen Vagusnervs (Parasympathikus) zugeschrieben: Die Ampel kann auf Gelb oder Rot (auch jeweils dauerhaft) geschaltet sein. Erlebt ein Mensch bereits in der Kindheit (viele) Traumata, kann dies entweder zu einer Chronifizierung in der Aktivierung des Sympathikus oder des Parasympathikus führen. In beiden Fällen würden wir von maladaptiven Bewältigungsstrategien sprechen, die jedoch für die Betroffenen über die Jahre zu einer Art »Baseline« auf allen Ebenen des Daseins geworden sind. Das Ziel der Therapie soll dann darin liegen, einen neuen Referenzpunkt, eine neue Baseline entstehen zu lassen. Ein »Reset«, ein Neustart im autonomen Nervensystem ist notwendig. Dies geschieht unter anderem durch die Interventionen, die auf die Aktivierung der afferenten Neuronen (das heißt solchen, die Informationen aus den Sinnesorganen erhalten und diese an das zentrale Nervensystem weiterleiten) ausgerichtet sind. Und das kann Yoga so gut.

Es stellt sich die Frage: Welche Implikationen hat dieses Wissen für die Anwendung der psychotherapeutischen Yoga-Interventionen in der Ego-State-Therapie?

28.6 Psychotherapeutisches Yoga, die Polyvagale Theorie und das ABBA-Modell

Was tut ein Mensch, wenn sein Haus brennt? Was tut ein Mensch, wenn er auf einem Schiff ist, das droht zu sinken? Er versucht so schnell wie möglich, das brennende Haus oder das sinkende Schiff zu verlassen. Genau das tun Menschen, die traumatisiert werden. Sie verlassen ihren Körper, d. h. sie dissoziieren, sie legen sich eine muskuläre Panzerung zu, um ihn nicht zu spüren, werden aus dem gleichen Grund ohnmächtig, um nur einige wenige Reaktionen zu nennen. Mit »Sprachtherapien«, selbst wenn sie traumabezogen sind, erreichen wir diese Klienten nicht. Man therapiert an den Ursachen vorbei.

Die Auswertung vieler Studien der letzten Jahre, die sich mit der Wirksamkeit der sogenannten »Redetherapien« im Traumakontext befasst haben, ist recht ernüchternd: Die Mehrzahl der Klienten bricht diese Therapien ab, andere wiederum behalten eine Restsymptomatik (auch wenn sie nicht dem vollen Bild einer PTBS entspricht), noch andere erleben eine Verschlimmerung, die sogar manchmal eine Hospitalisierung notwendig macht. Ganz nach dem Motto: »Reden reicht nicht.« Kein Wunder, dass die körperpsychotherapeutischen Ansätze sich einer steigenden Popularität erfreuen, die mittlerweile gerade, was das Yoga betrifft, auch durch solide Studien untermauert ist (van der Kolk 2015). Diese bescheinigen Yoga in der Behandlung von vielen psychischen Krankheitsbildern, PTBS inklusive, einstimmig eine hohe Wirksamkeit. Yoga wirkt und Yoga hilft!

Was macht aber Yoga so hilfreich? Wie kaum eine andere Therapieform wirkt Yoga ganzheitlich, erfasst alle Ebenen des menschlichen Daseins (siehe das bereits durch mich postulierte BPSSE-Modell), was »Sprachtherapien« nicht ausreichend tun. Yoga-Interventionen sind in ihren Wirkungen holistisch und deshalb als sogenannte Bottom-up- und Top-down-Prozesse zu sehen. Auch wenn viele Yoga hauptsächlich als Sport oder als eine nette Freizeitbeschäftigung ansehen, so ist Yoga doch viel mehr als das. Yoga ist eine Lebensart – eine, die mit allen Mitteln, die ihm zur Verfügung stehen, dem Menschen helfen sollte, in seine Mitte zu kommen. Kein Wunder, dass man mittlerweile von *Yogatherapie* (Mohan 2014) spricht. Welche Psychotherapieform kann nachweisen, bereits innerhalb von wenigen Wochen (mit lediglich einer Stunde pro Woche) anatomische und funktionale Veränderungen im Gehirn zu bewirken (van der Kolk 2015)? Yoga kann das und auch noch viel mehr. Dabei helfen alle Yoga-Interventionen dem Menschen, in die eigene Mitte, d. h. in einen ausbalancierten, kohärenten Zustand des autonomen Nervensystems zu kommen, und im Weiteren vollziehen sich die Yoga-Interventionen in diesem Bereich der Mitte.

Dies ist besonders gut im Konzept des Toleranzfensters von Daniel Siegel (entwickelt in den 1990er-Jahren, s. Siegel 2006) zu beobachten (s. Abb. 28.6). Die auf den Zustand des Klienten zugeschnittenen Yoga-Interventionen ermöglichen es, (manchmal innerhalb kürzester Zeit) den Klienten aus der dorsalen Abschaltung oder der sympathikotonen Erregung in seine Mitte, in seinen Lebensfluss des optimalen Funktionierens und der Selbstregulierung zurückzuführen.

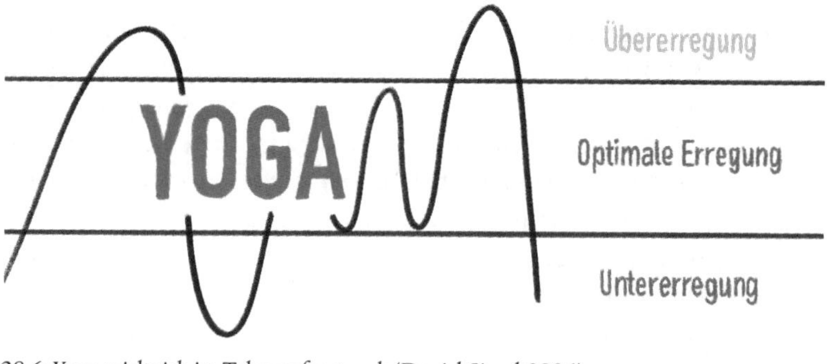

Abb. 28.6: Yoga spielt sich im Toleranzfenster ab (Daniel Siegel 2006)

Diesen Zustand kann man bekannterweise besonders schnell über die Atemtechniken (Pranayama) erreichen, über die in den letzten Jahren so viel geforscht und geschrieben wurde. Es ist allgemein bekannt, dass unsere Emotionen unsere *Atmung* beeinflussen: Bei Angst, Wut oder Rage ist die Atmung z. B. besonders schnell. Ist jemand in einem depressiven Zustand, so ist die Atmung laut Pierre Philippot (2002) deutlich verlangsamt. Wenn also die Emotionen die Atmung verändern, so sollte man über die mittels Yoga-Interventionen (Pranayama) veränderte Atmung ebenfalls die Emotionen sehr schnell beeinflussen können und man kann es auch.
Die Atmung steht uns immer zur Verfügung. Befindet sich ein Klient bzw. ein Ego-State in der sympathikotonen Erregung, so kann der Therapeut dem Klienten unter anderem anbieten, seine *Aus*atmung zu betonen, d. h., etwas länger aus- als einzuatmen. Dies bewirkt, dass der Parasympathikus aktiviert wird, denn dieser ist an die Ausatmung gekoppelt. Bei einem depressiven Klienten, dessen Parasympathikus ohnehin zu aktiv ist, würde man dagegen eine umgekehrte Technik vorschlagen: die Verlängerung der Einatmung, die den Sympathikus aktiviert. Wird die Atmung idealerweise auch mit Bewegung kombiniert (Asanas), so aktiviert man nicht nur hervorragend den Vagusnerv und stärkt die Herzratenvariabilität (HRV), die gerade bei den traumatisierten Klienten deutlich reduziert ist, sondern unterstützt die Klienten auch und vor allen Dingen darin, in der eingenommenen Körperhaltung für wenige Atemzüge mit dem Ziel zu verbleiben, dass sie die Fähigkeit entwickeln, auch unangenehme oder bisher über sehr lange Zeit gemiedene körperliche Missempfindungen und andere Reaktionen auszuhalten und dadurch das Toleranzfenster zu erweitern und demzufolge die Resilienz zu steigern. Werden die Körperhaltungen kombiniert mit der Atmung immer und immer wieder geübt, verdrahten sich dank der Neuroplastizität des Gehirns die neuronalen Netzwerke anders: Es entstehen neue, gesunde »Autobahnen« im Gehirn.

Neben der Atmung gibt es noch etwas, was sich jederzeit und überall hervorragend zur Regulierung des autonomen Nervensystems eignet und wodurch man einen bedürftigen – sei es symptom- oder traumaassoziierten – Ego-State unterstützen kann. Gemeint ist dabei die *Bewegung*. Diese, am besten in Kombination mit der Atmung, ist in der Lage, innerhalb kürzester Zeit die Physiologie des bedürftigen Persönlichkeitsanteils zu verändern und zugleich durch das regelmäßige Üben den Klienten darin zu unterstützen, dass er seinen Körper wieder auf eine behutsame Art bewohnen kann. Ein traumatisierter Klient vermeidet es aus gutem Grund – oft über Jahrzehnte –, den eigenen Körper zu spüren und ihn wahrzunehmen. In seinem Körper ist das Trauma mit allen seinen Folgen eingebrannt. Er ist ein Ort des Schreckens. Yoga hilft sehr effektiv, den behutsamen Weg wieder zurück in den Körper zu finden und ihn nicht mehr als Ort des Grauens und des Terrors zu erleben. Dabei verfolgt Yoga das Ziel, die beiden Zweige des autonomen Nervensystems in einen ausbalancierten, kohärenten Zustand zu bringen und den Klienten mit all seinen Ego-States darin zu unterstützen, sicher zwischen den verschiedenen neuronalen Schaltkreisen zu navigieren. Darüber hinaus bekommt die psychotherapeutische Arbeit dadurch eine neue Dimension, dass sie die auf die Energie eines Menschen ausgerichteten Yoga-Interventionen einbezieht – wie die Arbeit mit den Energiezentren des Körpers (Chakren) oder mit den Tönen (Mantras).

Während die »Sprachtherapien« hauptsächlich den Neokortex regulieren und dadurch lediglich eine Top-down-Intervention sind, die mit nur 20 % der Bahnen des Vagusnervs den Körper erreichen, ist es Yoga durch die oben genannten Interventionen (aber auch durch die Asanas, durch Pranayama u. v. m.) möglich, zusätzlich eine Bottom-up-Kaskade im Körper auszulösen und damit auch die 80 % der Nervenbahnen des Vagusnervs, nämlich die afferenten Bahnen, zu aktivieren. So ist der Vagusnerv in der Tat der wichtigste Kanal dieser Top-down- und Bottom-up-Kommunikation. Arbeiten Therapeuten hauptsächlich mithilfe der Sprache und der verbalen Interventionen, so kann keinesfalls von einer ganzheitlichen Therapie die Rede sein. Psychotherapeutisches Yoga dagegen ist ganz klar eine Körper-Geist-Therapie (body-mind therapy).

Noch zwei weitere Komponenten sollen an dieser Stelle nicht unerwähnt bleiben: (1) die Qualität der therapeutischen *Beziehung*, die durch die Anwendung von Yoga eine andere Tiefe erfährt, und (2) die Fähigkeit des Klienten, durch die Anwendung der Yoga-Interventionen gewissermaßen einen sogenannten inneren Heiler entstehen zu lassen. Damit ist die Fähigkeit des Klienten gemeint, eine Art »Zeugen-Bewusstsein« zu entwickeln, also die Fähigkeit, sich des eigenen Zustands bewusst zu sein und mit ihm »nicht zu verschmelzen«. Es geht also um das Entwickeln der Achtsamkeit bzw. des dualen Gewahrseins. Wenn man bedenkt, dass die meisten Traumata durch Menschen verursacht werden, so kann man nicht genug betonen, wie wichtig die Qualität der therapeutischen Beziehung ist. Es mag für manche an dieser Stelle befremdlich klingen, wenn ich sage, dass ein Therapeut seine Klienten lieben sollte. Was ich damit meine, ist die Arbeit aus und mit dem Herzen: Das Herz produziert das stärkste elektromagnetische Feld, das sich um den Körper herum ausbreitet und laut Studien zuverlässig die sogenannte Herzkohärenz bewirkt. Sein elektromagnetisches Feld ist stärker als das des Gehirns! Vielleicht ist sogar die Synchronizität, die zwischen zwei Herzen in einer Therapiesitzung entstehen sollte, neben der Fähigkeit, sich zu erden, die wichtigste Grundlage der Heilung. Dabei ist die Kohärenz viel mehr als nur Entspannung. Sie steht für einen Zustand der Flexibilität des autonomen Nervensystems und ist zugleich ein Zustand der Einheit unter den Ego-States.

An dieser Stelle sei noch folgende Reflexion gestattet: Psychotherapeutin zu sein, ist für mich kein Beruf. Es ist eine Art »bezahlte Freundschaft«. Wenn man bedenkt, welches Privileg es ist, von einem fremden Menschen oft als erste und manchmal als einzige Person die intimsten Dinge und nicht selten Jahrzehnte lang gehütete Geheimnisse erzählt zu bekommen, wie soll man dann diesem Menschen nicht anders als mit Liebe begegnen? So manches Mal ist die heilende Qualität dieser therapeutischen Beziehung sogar wichtiger als die Worte oder die Interventionen, die man als Therapeut vorschlägt. Es geht schlicht und einfach darum, für den Klienten immer und immer wieder einen heilenden, mit Liebe erfüllten Herzraum zu kreieren. Und wie wir ja schon erfahren haben, ist die oben erwähnte Herzkohärenz immer über die Atmung zu erreichen.

Noch etwas scheint mir an dieser Stelle sehr relevant zu sein und die Wichtigkeit der liebevollen und nicht professionell distanzierten, therapeutischen Beziehung zu betonen: Es ist die oft unvorstellbare Einsamkeit vieler traumatisierter Klienten, die sie schon während und dann nach dem traumatischen Geschehen erleben. Das verloren gegangene Gefühl der Verbundenheit mit anderen müssen wir daher wiederherstellen. Wir als Therapeuten bauen eine Brücke dahin.

Die *Atmung*, die *Bewegung*, die liebevolle therapeutische *Beziehung* und immer wieder das sanfte Hineinführen des Klienten in den eigenen Körper sowie die Anwendung der weiteren Yoga-Elemente wie Meditation, Arbeit mit den Tönen und Energiezentren u. v. m. unterstützen den Klienten stets dabei, eine Art Beobachterperspektive einzunehmen mit der Fähigkeit, im Hier und Jetzt zu sein und ein duales Gewahrsein sowie eine neue *Achtsamkeit* sich selbst gegenüber zu entwickeln. Die oben genannten Elemente habe ich im *ABBA-Modell* zusammengefasst (s. Abb. 28.7).

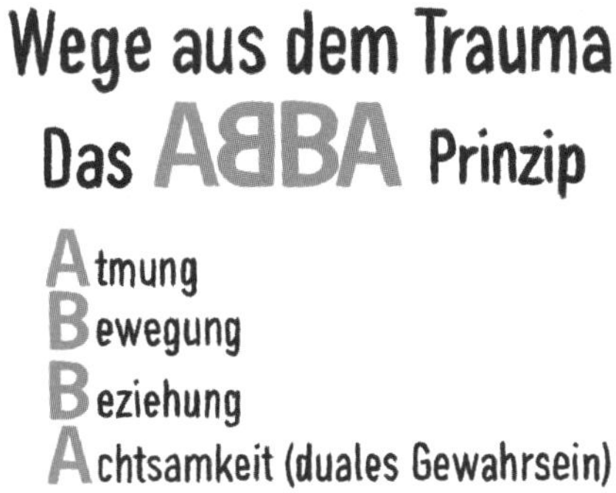
Wege aus dem Trauma
Das ABBA Prinzip
Atmung
Bewegung
Beziehung
Achtsamkeit (duales Gewahrsein)

Abb. 28.7: Das ABBA- Modell

Die Heilung kann also erst dann beginnen, wenn der traumatisierte Klient (d. h., sein traumatisierter Ego-State) lernt, sein Alarmsystem – also seine Neurozeption – dafür zu nutzen, sich des Zustands seines möglicherweise traumatisierten Ego-States bewusst zu sein. Erkennt er selbst die Zeichen seiner Über- oder Unteraktivierung, kann er die bisherigen Abläufe im Körper verändern und neue, gesunde Schaltkreise entwickeln. Dabei wird wie oben schon erwähnt die optimale neuronale Regulation des autonomen Nervensystems und demzufolge auch der anderen Körpersysteme inklusive des endokrinen oder des Immunsystems hauptsächlich durch die Aktivierung des ventralen Vaguskomplexes gefördert und auch erreicht – und zwar mittels bestimmter Bewegungen, Haltungen, Atemübungen, Mantra-Rezitationen oder Meditation. So gesehen kann man beim Yoga von einem neuronalen Training sprechen.

Eine weitere, sehr wertvolle Eigenschaft des Yoga liegt darin, dass es all das anbietet, was schon in der ersten Phase der Traumatherapie (Sicherheit) so wichtig ist, woran laut Studien die »Sprachtherapien« oft scheitern: dem Klienten genügend Instrumente und Interventionsmöglichkeiten anzubieten, die ihm einen erfolgreichen und zugleich behutsamen Zugang zu verloren gegangenen Fähigkeiten eröffnen – zur Erdung, zum Grenzensetzen sowie zu Gefühlen der Sicherheit und Stabilität. Regelmäßig angewendet – also nicht nur in jeder Therapiesitzung (z. B. am Anfang, am Ende oder bei sichtbarer Veränderung des Arousalzustandes eines Klienten), sondern auch in Form von Hausaufgaben – führen Yogapraktiken laut Studien zu anatomischen und funktionalen Veränderungen im Gehirn. So kommt es zum Beispiel bereits nach wenigen Wochen Meditation zu einer sinkenden Aktivität der Amygdala, die bekanntermaßen bei den meisten traumatisierten Klienten überaktiv ist. Innerhalb von wenigen Wochen Yogapraxis vergrößert sich der Hippocampus, der bei Traumatisierten oft verkleinert ist. Die Liste der wünschenswerten Veränderungen, die teilweise innerhalb sehr kurzer Zeit mit Yoga erreicht werden können, ließe sich noch weiter verlängern. Kein Wunder also, dass man Yoga(-Therapie) zu dem sich sehr dynamisch entwickelnden Bereich der komplementären und integrativen Gesundheitspflege (Complementary and Integrative Health Care, CIH) rechnet.

28.7 Psychotherapeutisches Yoga und die Ego-State-Therapie: ein Dream-Team

Alle oben genannten Interventionen lassen sich mit sämtlichen Therapieformen kombinieren. Die Ego-State-Therapie ist eine von ihnen. Wie an anderen Stellen in diesem Buch schon mehrmals erwähnt wurde, beschreibt die Ego-State-Therapie die Persönlichkeit eines Menschen als eine Vielfalt, die aus verschiedenen Anteilen bzw. Facetten (Ego-States bzw. Ich-Zuständen) besteht. Die Verbreitung der Ego-State-Therapie ist mit zwei Personen besonders stark verbunden: dem Ehepaar John G. und Helen H. Watkins, die in ihrem bereits 1997 erschienenen Buch die theoretischen und praktischen Grundlagen für die Anwendung der Ego-State-Therapie gelegt haben (Watkins u. Watkins 2008). Die Ego-States entstehen oft in der Kindheit, jedoch ist es durchaus möglich, dass sich z. B. durch einschneidende, traumatische Erlebnisse auch im Erwachsenenalter noch neue Ego-States herausbilden. Jeder Anteil, jeder Ego-State ist laut Woltemade Hartman (2023, persönliche Mitteilung) eine neurophysiologische und eine psychische Manifestation des autonomen Nervensystems und als Reaktion auf positive oder negative Lebenserfahrungen und Reize entstanden. Auch haben sie eine neurobiologische und eine »Gehirn-Geschichte«, also eine eigene Story zu erzählen. Damit ist gemeint, dass jeder Ego-State in der Persönlichkeit eines Menschen seine eigene Biografie, seine eigene Lebensgeschichte und seinen eigenen Leidensweg hat. Ein Ego-State kann auch eine Krankheit in sich tragen (symptomassoziiert sein). Je nach Grad der Traumatisierung kann es sein, dass die Anteile den Zustand einer starken Dissoziation (innere Fragmentierung) in der Persönlichkeit verursachen.

Das oberste Ziel der Ego-State-Therapie sollte es sein, auf möglichst allen Ebenen des menschlichen Daseins (BPSSE-Modell) den Zustand der inneren Kohärenz wiederherzustellen. Es geht um die Kohärenz im eigenen autonomen Nervensystem und auch unter seinen Anteilen. Auf dem Weg dorthin spielt jedoch der Körper die Hauptrolle (und nicht das Gehirn bzw. der präfrontale Kortex). Der Körper ist die Hauptebene der Heilung. Vollzieht sich die Heilung hier, u. a. durch die Entladung der gespeicherten Trauma*energie,* so erfasst sie automatisch auch die anderen Ebenen. Infolgedessen entsteht ein Zustand der Kohärenz nicht nur im Körper und in allen seinen Systemen sowie auf den anderen Ebenen (Kognitionen, Emotionen usw.), sondern auch unter seinen Ego-States als Manifestationen des autonomen Nervensystems. Der Mensch fühlt sich wieder ganz (interessanterweise bedeutet das Wort »Yoga« so viel wie Einigung, Einheit oder Einssein). Auf dem Weg der Heilung spielen die in der Ego-State-Therapie so wichtigen Indikatoren der Selbstregulation eine ganz zentrale Rolle (siehe Lebensflussmodell auf der vorderen Umschlagklappe).

Betrachtet man das Lebensflussmodell von Woltemade Hartman und die übergeordneten *Therapieziele,* die sich dort auf der rechten Seite im Lebensfluss befinden, so ist es nicht schwer zu erkennen, dass sie sich alle ohne Ausnahme mit psychotherapeutischen Yoga-Interventionen bestens unterstützen ließen: von der Selbstregulation bis hin zu dem erwünschten Flow-Zustand.

Nicht anders verhält es sich mit den *Selbstregulatoren* (links im Bild). Sie alle sind gewissermaßen die Domäne des Yoga. Es ist unmittelbar einsichtig, dass Yoga bestens den ersten Selbstregulator – den Körper – im Fokus hat, aber auch die Propriozeption (an zweiter Stelle erwähnt) gehört zu den unglaublichen Stärken von Yoga.

Propriozeption wird dabei als die Fähigkeit definiert, den eigenen Körper im Raum bzw. die Stellungen der einzelnen Körperteile zueinander, aber auch deren Spannungen wahrzunehmen, sowie die Fähigkeit, sich im Raum zu orientieren. Leider sind die propriozeptiven Fähigkeiten vieler traumatisierter Klienten oft stark eingeschränkt. Dies kann u. a. die Folge von Sport- oder Autounfällen, Stürzen oder auch erlebten Naturkatastrophen sein. Oft fehlt diesen Klienten die Fähigkeit, sich im Raum zu orientieren, oben von unten, links von rechts oder vorne von hinten zu unterscheiden. Das sanfte Trainieren der propriozeptiven Fähigkeiten ist eine unglaubliche Stärke der yogischen Praktiken.

Betrachtet man die weiteren Selbstregulatoren wie Emotionen oder die Beziehungen, so kann auch hier psychotherapeutisches Yoga den therapeutischen Prozess sehr gut unterstützen. Wie bereits oben erwähnt kommt es durch die Regulierung der Atmung immer auch zwangsläufig zu einer Regulierung der Emotionen. Die Vielfalt der Atemtechniken macht es möglich, passend zum Zustand eines Ego-States (sei es in der dorsalen Abschaltung oder in der sympathikotonen Erregung) eine sehr präzise Intervention einzusetzen. Über diese wird die amygdalische Route direkt mit der Wirkung angesprochen, dass sich der emotionale Zustand des Klienten (und des gerade aktiven traumatisierten oder symptomassoziierten Ego-States) innerhalb weniger Minuten verändert. Übrigens: Auch die Asanas erfüllen und dienen diesem Zweck. Laut Embodiment-Studien nach Maja Storch (2010) beeinflusst eine willentlich eingenommene und eine Weile gehaltene Körperstellung (z. B. der bekannte Krieger oder die Baumübung) ebenfalls unsere Emotionen. Dabei soll nicht unerwähnt bleiben, dass das emotionale Leben eines Menschen stark mit der Motilität (den inneren Bewegungen) seines Körpers verbunden ist, und diese wiederum hängt direkt mit dem Energiefluss im Körper zusammen. Kommt es also zu Störungen im Energiefluss, z. B. durch Traumata, so entstehen im Körper Blockaden (Holdings), die innere wie äußere Bewegungen deutlich einschränken können. Um diese Einschränkungen aufzulösen, sind die Yoga-Interventionen (z. B. die Asanas) sehr hilfreich.

Beim nächsten Selbstregulator, den *Beziehungen*, wird während der Sitzung durch das gemeinsame Praktizieren von Yoga (Asanas, Atemtechniken, Anwendung von Tönen, Meditation u. v. m.) der therapeutischen Beziehung eine neue Qualität hinzugefügt. Sie erfährt eine Tiefe, die durch Sprachtherapien nur schwer zu erreichen ist. Wenn in der Arbeit mit einem Ego-State die o. g. Interventionen erfolgreich zum Einsatz gekommen sind, bleibt dies nicht ohne Auswirkungen auf den nächsten Selbstregulator, das *Verhalten*. Ein traumatisierter Klient (bzw. ein Ego-State), der in der Lage ist, den Zustand seines autonomen Nervensystems quasi »aus der Vogelperspektive« zu beobachten, statt mit seinen Emotionen zu verschmelzen, und der zugleich weiß, wie er sich selbst regulieren kann, wird sich früher oder später auch anders verhalten und mit potenziellen Triggern anders umgehen.

Wie kann Yoga den weiteren Selbstregulator, *die Sinne*, unterstützen? Viele der yogischen Praktiken befassen sich mit unseren Sinnesorganen: so z. B. über die Anwendung von Mantras (Tönen), die Augenübungen (Augen-Yoga), aber auch die Anwendung der bereits mehrfach genannten Asanas, die einen Klienten darin unterstützen, einen sicheren Zugang zu seinem Körper zu erlangen. Das permanente Schulen und Trainieren der exterozeptiven Fähigkeiten dient dem Ziel, die Sinnesempfindungen neu zu justieren. Auch die Arbeit mit den Körperenergien, deren Zentren im Yoga als Chakras bezeichnet werden und bei traumatisierten Klienten ebenfalls Holdings aufweisen, d. h. die Traumaenergie halten können, dient demselben Ziel.

Bewegt man sich eine Ebene weiter in Richtung *Gedanken bzw. Kognitionen*, so sind auch hier die Auswirkungen von Yoga von unschätzbarem Wert. Diese verändern sich automatisch nicht nur durch die gewandelten Emotionen (Wechselwirkung), sondern sie lassen sich auch genauso wirksam durch die Anwendung von Mantras und durch Meditation modifizieren. Beides hat letztendlich Einfluss auf das, was Daniel Siegel (2012) als *Mindsight* bezeichnet: eine fokussierte Aufmerksamkeit auf unser Innenleben, die uns hilft, die eigenen Gedanken, Gefühle und den eigenen Geisteszustand zu reflektieren und sich dessen einfach bewusst zu sein –

eine Fähigkeit, die den meisten traumatisierten Klienten aus gutem Grund nicht sehr vertraut ist.

Als weiteren Selbstregulator nennt Woltemade Hartman zu Recht die *Präsenz*. Auch dies ist die absolute Domäne von Yoga. Gerade durch die Atmung, die immer nur im Hier und Jetzt stattfinden kann, aber auch durch die Vielfalt der Erdungs- und Zentrierungstechniken wird die Fähigkeit der traumatisierten Klienten unterstützt, im augenblicklichen Moment zu leben. Traumabedingt ist dieser Abschnitt – das »Jetzt« – auf der Zeitachse der Klienten deutlich unterrepräsentiert. Die traumatisierten Klienten leben eben nicht »im Hier und Jetzt«. Das dauernde Feuern der Amygdala führt dazu, dass sie mit den Dämonen der Vergangenheit zu kämpfen haben oder voller Angst in die Zukunft blicken. Psychotherapeutisches Yoga bringt die Klienten behutsam in die Gegenwart zurück, und erwiesenermaßen ist dabei die Atmung in Verbindung mit der Bewegung die einfachste Möglichkeit.

Für den Gründer der Bioenergetik, Alexander Lowen, »ist ein Mensch die Summe seiner Lebenserfahrungen, die alle in die Persönlichkeit aufgenommen und im Körper strukturiert – eingebaut werden« (Lowen 2020). Dem Gedanken folgend lässt sich zu Recht sagen, dass durch die Veränderung der Körperstruktur (u. a. durch das Auflösen der Traumaenergie aus den Holdings) sich auch die Persönlichkeit eines Menschen verändert. Dem posttraumatischen Wachstum sind »Tür und Tor geöffnet«. Sein *Embodiment* (der 10. Selbstregulator im Lebensflussmodell) hat sich verändert. Um erfolgreich mit traumatisierten Klienten arbeiten zu können, müssen wir also die körperliche Ebene unbedingt mit einbeziehen. Der Körper muss in der Therapie zu Wort kommen. Und seine Sprache, die Körpersprache, ist die Sprache der Empfindungen, die durch sanfte Interventionen entwickelt werden muss.

An dieser Stelle setzen die psychotherapeutischen Yoga-Interventionen ein. Basierend auf dem Lebensflussmodell kann man also festhalten, dass wir alle die sogenannten ressourcenvollen Ego-States haben, aber auch die sogenannten symptomassoziierten oder sogar traumatisierten oder (traumaassoziierten) Ego-States. Dabei befinden sich die symptomassoziierten Ego-States meistens im Zustand der sympathikotonen Erregung mit allen dazugehörenden Symptomen (starke muskuläre Anspannung, hoher Blutdruck oder Puls, schnelle Atmung u. v. m.), anders als die traumatisierten Ego-States, die sich oft in der Untererregung, d. h. im Zustand der dorsalen Abschaltung mit allen entsprechenden Symptomen befinden (fehlende Muskelspannung, niedriger Blutdruck, zusammengesackte Körperhaltung u. v. m.).

Spätestens an dieser Stelle müsste dem Leser klar sein, dass ein Klient, der sich sehr oft in der Überaktivierung des Sympathikus befindet, andere (körperliche) Interventionen benötigt als ein solcher, der überwiegend im Zustand der Untererregung (dorsaler Abschaltung) ist. Und genau an dieser Stelle begegnen sich die beiden Partner des Dream-Teams: die Yoga-Interventionen und die Ego-State-Therapie; denn die Yoga-Interventionen können »passgenau und maßgeschneidert« zu dem Zustand des jeweiligen Ego-States oder der Gesamtpersönlichkeit ausgesucht werden. Dazu gehören nicht nur die Atemtechniken und Asanas, sondern auch die

Anwendung von Tönen, die Arbeit mit den Energiezentren u. v. m. Die häufige Wiederholung der Yoga-Interventionen kann man gewissermaßen von einem neuronalen Training bzw. von einem Reset im autonomen Nervensystem und gleichzeitig der Ego-States sprechen. Das Trauma wird dort behandelt, wo es seine Spuren hinterlassen hat.

Das bereits Gesagte lässt sich mit folgender Grafik verdeutlichen (s. Abb. 28.8):

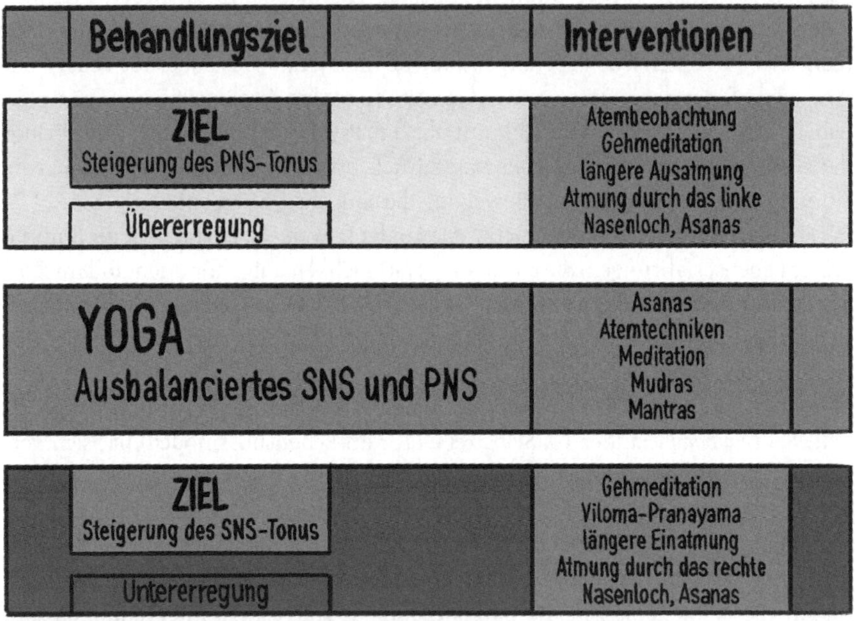

Abb. 28.8: Yoga-Interventionen in der Ego-State-Therapie

28.8 Beispiele für die Anwendung der psychotherapeutischen Yoga-Interventionen in der Ego-State-Therapie

Fallvignette 1

Herr K., 62 Jahre alt, Ingenieur, berufstätig, verheiratet, zwei Töchter, Einzelkind. Er berichtet in der ersten Stunde von sehr häufigen Panikattacken und Angstzuständen, die es ihm mittlerweile unmöglich machen, seinem Beruf nachzugehen. Er sei über zwei Monate in einer Kur gewesen, diese habe ihm zwar gutgetan, an der Häufigkeit und der Intensität der Panikattacken habe sich jedoch nicht viel geändert. Herr K. gab an, bereits seit vielen Jahren unter der Symptomatik zu leiden. Auch seine Mutter sei schon immer sehr ängstlich und über Jahre hinweg in psychiatrischer Behandlung gewesen. Sie habe jahrelang hochdosiert Fluoxitin erhalten, an ihrer Symptomatik habe sich auch nicht viel verändert.

Herr K. berichtet davon, schon immer unter dem Wunsch der Mutter, eine besonders symbiotische Beziehung zu ihm haben zu wollen, sehr gelitten zu haben. So habe sie auch nach seinem durch das Studium bedingten Auszug aus dem Haus darauf bestanden, dass er sie regelmäßig besucht. Schon in seiner frühesten Kindheit sei sie immer mit allen ihren Sorgen inklusive der Unstimmigkeiten mit dem Ehemann zu dem Klienten gekommen, der nicht in der Lage war, sich dem zu entziehen. Er habe es einfach ertragen und ausgehalten. Nach dem erfolgreich abgeschlossenen Studium habe er angefangen, in einem Ingenieurbüro zu arbeiten. Schon damals, trotz seiner Erfolge, habe er sich dort extrem unsicher gefühlt und, ähnlich wie seine Mutter, mit der medikamentösen Behandlung angefangen (Fluoxitin). Das Medikament habe er über viele Jahre eingenommen, es habe dabei Phasen gegeben, in denen es nicht hilfreich gewesen sei. In solchen habe er von der behandelnden Psychiaterin andere Präparate bekommen, die jedoch noch deutlich weniger hilfreich waren, sodass er wieder auf das Fluoxitin zurückgegriffen habe. Vor drei Jahren seien für ihn aus unerklärlichen Gründen die Panikattacken so häufig geworden, dass er seine Arbeitszeit habe reduzieren müssen, anschließend sei er lange Zeit krankgeschrieben gewesen und nun habe er die zweimonatige Kur hinter sich gebracht.

Im Erstgespräch schildert er ebenfalls, wie stark er sich sozial zurückgezogen habe, es bestünden lediglich telefonische Kontakte zu einem Arbeitskollegen, Hobbys habe er keine, er sei froh, mit seiner Frau zu Hause sein zu können und »seine Ruhe« zu haben. Nun habe man ihm empfohlen, eine ambulante Therapie zu beginnen. Da er bereits mehrere Therapien gemacht habe und diese nicht viel geholfen hätten, glaube er nicht, dass es dieses Mal anders sein werde, aber er möchte nichts unversucht lassen.

Nachdem ich den Klienten im Rahmen der Psychoedukation über das Konzept der Ego-State-Therapie (inklusive des Lebensflussmodells), über die Polyvagaltheorie, das bio-psycho-sozial-spirituell-energetische Konzept sowie die Interventionen aus dem Yogabereich informiert hatte und der Klient sich der Therapieplanung gegenüber offen und reserviert-neugierig gezeigt hatte, fingen wir zunächst mit Erdungsübungen an. Diese sind dem Klienten anfänglich gar nicht leichtgefallen. Geübt darin, den kleinsten körperlichen Missempfindungen oder auch den Atemschwierigkeiten immer mit Angst, körperlicher Verkrampfung und Gedankenrasen zu begegnen, war es für den Klienten (seinen ängstlichen Ego-State) anfänglich eine echte Herausforderung, im Zustand der höheren sympathikotonen Aktivierung zu verbleiben, um auch den Angstabfall beobachten zu können.

Durch die Einwilligung des Klienten, auch die Ateminterventionen im Liegen auszuprobieren, zeigte sich bereits in der ersten Stunde eine deutliche Entspannung, die er auch selbst wahrnehmen konnte. Dabei sollte er in der liegenden Position seine beiden Hände zunächst für wenige Sekunden auf den Unterbauch, danach auf sein Zwerchfell und anschließend auf seinen Brustkorb legen und sich erlauben, die eingeatmete Luft in den jeweiligen Bereich hinzulenken (yogische Vollatmung in drei Räumen). Mithilfe der Audioaufnahme der Übung mit seinem Handy hat der Klient diese Übung häufiger für sich zu Hause wiederholen können. Auch weitere yogische Atemtechniken haben sich beim Klienten als besonders hilfreich erwiesen: einerseits die kohärente Atmung, bei der die Ausatmung länger ausfällt als die Einatmung, aber auch das Atmen durch das linke, bei gleichzeitig geschlossenem rechtem Nasenloch. Mit beiden Techniken, die den Parasympathikus aktivieren, ließ sich der ängstliche Anteil direkt ansprechen und recht schnell beruhigen. Die Atemtechniken wurden mit dem Klienten konsequent immer zu Beginn und am Ende der Stunde für etwa 5 Minuten praktiziert. Darüber hinaus wies ich den Klienten bei sichtbarer Aktivierung während der Therapiestunde darauf hin, für wenige Minuten ebenfalls eine der Techniken anzuwenden.

Im weiteren Verlauf der Therapie stimmte der Klient, ermutigt durch die Erfolge, auch dem Einsatz der Asanas zu. Hierzu haben sich vor allen zwei Asanas für den ängstlichen Anteil als besonders hilfreich erwiesen: die Kriegerpose, in der es dem Klienten möglich war, immer länger zu verweilen, sowie die »Katze-Kuh-Übung« (siehe unten), bei der sowohl im Sitzen als auch im Stehen die zunächst gebeugten Arme nach vorne ausgestreckt werden. Gefragt nach einem Wort oder Satz, der zu dieser Bewegung passen würde, sagte der Klient: »Geh weg.« Zum ersten Mal ist ihm also klar geworden, wie einnehmend (und den Atem wegnehmend) sich die Mutter Jahrzehnte lang ihm gegenüber verhalten hat und wie er voller Angst, ihr Widerworte zu geben, das alles über sich hat ergehen lassen. Da die Angstsymptomatik hauptsächlich mithilfe dieser Interventionen immer weniger im Mittelpunkt stand, wurde der Klient darin unterstützt, die jahrzehntelang eingenommene Medikation nach Absprache mit der Ärztin zu reduzieren. Bestätigt durch seine Erfolge hatte er gleichzeitig angefangen, längere Wanderungen mit seiner Frau zu unternehmen, alte soziale Kontakte wieder aufzunehmen und auch neue zu knüpfen.

Im Rahmen der stufenweise erfolgenden Wiedereingliederung in den Arbeitsprozess nach einer längeren Erkrankung ist der Klient innerhalb von 2 Monaten auf seine ursprüngliche Stundenzahl (volle Stelle) gekommen, und das Fluoxitin konnte er komplett absetzen. Die Anwendung der Asanas als Bottom-up-Interventionen einerseits, aber auch die Arbeit mit den Atemtechniken (top-down) andererseits haben sich hierzu als eine sehr schnelle und nachhaltig wirkende Kombination im Sinne des ganzheitlichen Ansatzes erwiesen.

Zusammenfassend lässt sich festhalten, dass die psychotherapeutischen Yoga-Interventionen sehr gezielt und erfolgreich bei (verschiedenen) Ego-State-Kategorien anwendbar sind.

Fallvignette 2

Eine 57-jährige Frau P., Ärztin, geschieden, ein jüngerer Bruder (54 Jahre), drei erwachsene Kinder (25, 23 und 18 Jahre). Die Klientin wird mir von einem Kollegen mit der Verdachtsdiagnose posttraumatische Belastungsstörung überwiesen. Im Aufnahmegespräch schildert die Patientin ihre seit Jahren bestehende ausgeprägte

Schlafstörung, einen »durchlässigen Darm«, die Unfähigkeit, sich zu entspannen, häufige Kopfschmerzen, Flashbacks im Alltag, Unfähigkeit, »Nein« zu sagen, sowie seit Jahrzehnten bestehende körperliche Anästhesie (die Unfähigkeit, den eigenen Körper wahrzunehmen). Sie gibt ebenfalls an, mittlerweile ausgeprägte Konzentrationsschwierigkeiten und starke Lustlosigkeit im Alltag zu verspüren. Im Aufnahmegespräch fällt die starke innere Unruhe der Klientin auf, es ist ihr auch kaum möglich, den Blickkontakt zu halten. Sie wechselt oft die Sitzhaltung, ihre Augen sind sehr unruhig und scannen ununterbrochen den Raum. Vor Kurzem sei bei ihr auch ADHS diagnostiziert worden. Demnächst soll eine medikamentöse Behandlung anfangen. Darüber hinaus gab Frau P. auch an, kein gesundes Selbstwertgefühl zu haben, sie sei zwar beruflich erfolgreich, jedoch fest davon überzeugt, dass sie fachlich absolut inkompetent sei. Biografisch berichtet sie davon, in einem »kalten« Elternhaus aufgewachsen zu sein: Die Mutter sei nur an den schulischen Leistungen der Tochter interessiert, der Vater sei sehr bestrafend gewesen. Sie gab an, von ihm mehrfach geschlagen, aber auch häufiger unsittlich im Genitalbereich berührt worden zu sein. Dies habe sich innerhalb von mehreren Jahren immer wieder mit Wissen der Mutter wiederholt. Beide Eltern leben noch, seit einiger Zeit sei der Kontakt zu beiden (besonders zum Vater, den sie lange Zeit gehasst habe) etwas besser geworden. Die Klientin berichtet davon, als Studentin unter Magersucht und später unter Bulimie gelitten zu haben. Aus diesem Grund sei sie damals über mehrere Monate in stationärer Behandlung gewesen. Sie achte zwar immer noch darauf, was sie esse, eine Essstörung sei es aber nicht mehr.

Wie in der obigen Fallvignette habe ich auch mit dieser Klientin im Rahmen der Psychoedukation die Polyvagaltheorie, das Lebensflussmodell, das bio-psycho-sozial-spirituell-energetisches Krankheitsmodell sowie die Entstehung der Ego-States in der Biografie eines Menschen und die Möglichkeiten einer körperpsychotherapeutischen Herangehensweise inklusive Yoga-Interventionen erörtert. Da die Klientin ausdrücklich an Yoga-Interventionen in der Psychotherapie interessiert war und in der Vergangenheit Yoga praktiziert hatte, war ihre Motivation für das Anwenden der Yoga-Tools von Anfang an gegeben. Bereits im Erstgespräch fiel auf, dass sie bei der Schilderung ihrer Biografie immer wieder dissoziierte und sehr abwesend wirkte. Auch für sie, wie für viele traumatisierte Klienten, war es bezeichnend, dass sie nicht in der Lage war, den eigenen körperlichen Zustand zu beschreiben, Vieles konnte sie nicht in Worte fassen. Das veranlasste mich, bereits bei der Anamneseerhebung die Klientin einige Male mit dem Vorschlag zu unterbrechen, eine kurze Atemübung zu machen (ein bis zwei Minuten mit längerer Einatmung). Dem hat sie glücklicherweise immer zugestimmt – so auch am Ende der Stunde, sodass ich die Klientin in einem möglichst regulierten Zustand des autonomen Nervensystems entlassen konnte. Dies wurde fortan eine regelmäßige Praxis sowohl zu Beginn als auch am Ende jeder Therapiestunde.

Entsprechend dem Wunsch der Klientin, u. a. die belastenden Erinnerungen aus der Kindheit in Form von inneren Bildern zu bearbeiten, erfolgte zunächst in der vorbereitenden Stabilisierungsphase neben der Aktivierung der ressourcenreichen Ego-

States – die mit dem Handy der Klientin als eine Übung für zu Hause aufgenommen wurden – auch die Yoga-Interventionen, in denen sie im Sitzen (später auch im Stehen) dabei angeleitet wurde, sich über die Fußsohlen, die Sitzbeinhöcker, aber auch den Rücken zu erden und die Unterstützung und den Halt des Bodens bzw. der Rückenlehne zu spüren. Dabei sollte sie mit ihrer Wahrnehmung durch ihren Körper gehen und versuchen, mit diesem Kontakt aufzunehmen. Um dabei die yogische Vollatmung (die Bauchatmung) zu unterstützen, erhielt die Klientin (beim Üben im Sitzen) ein Kissen als Hilfe für ihren Rücken.

Die Erdungsübungen im Stehen fanden barfuß statt, dabei arbeiteten wir auch mit Gewichten in Form von Yoga-Bolstern, die auf die Fußrücken der Klientin gelegt wurden. Dies verstärkte das Gefühl der Verbindung mit dem Boden noch weiter. Alternativ wurden manchmal auch die Klötze genutzt: Hierzu stand die Klientin im Wechsel mit nur einem Fuß auf dem Klotz, das andere Bein wurde dabei schwungvoll aus der Hüfte nach vorne und nach hinten bewegt (siehe folgende Skizzen[75]).

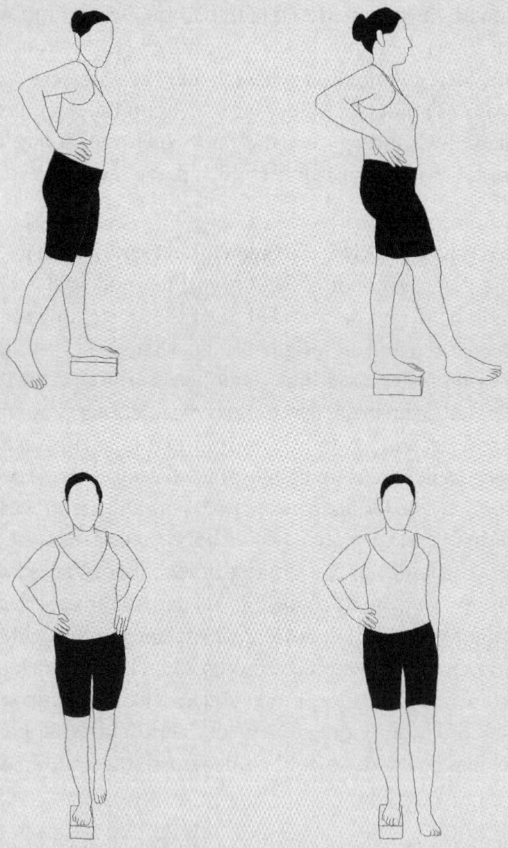

75 Zeichnungen aller Posen angefertigt von Victoria Schumacher.

Bevor sie sich mit dem anderen Bein auf den Klotz gestellt hat, wurde die Klientin aufgefordert, die Empfindungen in beiden Füßen zu vergleichen. Diese so einfachen Übungen waren für sie eine wahre Entdeckung – genauso wie eine weitere, die zur Unterstützung der Vollbauchatmung dienen sollte: Hier schlug ich der Klientin, die immer eine stark nach vorne gebeugte Körperhaltung mit einem eingezogenen Kopf zeigte, vor, einen langen Stock hinter dem Rücken unter die Oberarme einzuklemmen und in dieser Haltung eine Weile zu verbleiben (siehe Bilder unten). Auch von dieser Übung profitierte die Klientin enorm, nicht zuletzt auch deshalb, weil sie sie sehr oft zu Hause durchführte.

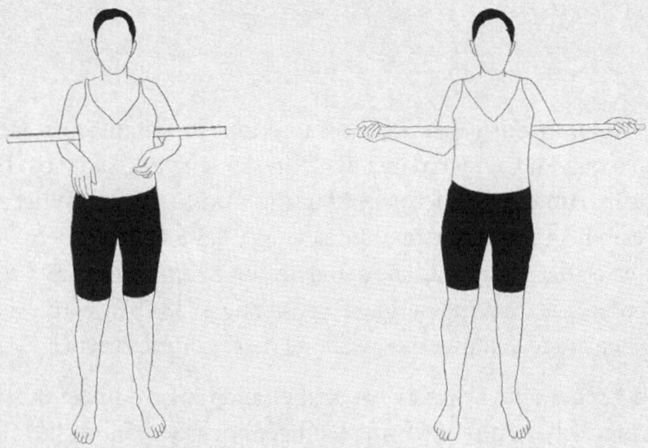

Nach der vorbereitenden Phase der Stabilisierung begannen wir entsprechend dem Wunsch der Klientin mit dem Durcharbeiten des traumatischen Materials aus der Kindheit (korrigierende Erfahrung, Zugang zum Trauma, Phase 2 des SARIA-Modells[76]). Hier kamen sehr deutlich die »Holdings« (Bereiche im Körper mit der eingefrorenen Traumaenergie) zum Vorschein: Die sichtbare Erstarrung der Klientin im Sitzen, die Unfähigkeit, sich zu bewegen, und gleichzeitig Mikrobewegungen, die unter anderem in den Oberschenkeln sichtbar waren, wurden aufgegriffen. Ich ermutigte die Klientin, dem körperlichen Impuls freien Lauf zu geben, um dadurch die unterdrückte Traumaenergie (endlich) aus dem Körper abfließen zu lassen. Dies erfolgte einerseits, indem die Klientin (der kindliche Anteil) eine Weile spontane Laufbewegungen im Sitzen durchführte, andererseits sprach sie von dem Impuls, mit aller Kraft sowohl ihre Arme als auch die Beine ausstrecken zu wollen: ein Impuls, den ihr kindlicher Ego-State unterdrücken musste, wenn der Vater sie immer wieder unsittlich berührte und sie sich nicht wehren konnte. Für diesen kindlichen Anteil hat sich die »Katze-Kuh-Übung« aus dem Yoga (siehe Bilder unten) als besonders hilfreich erweisen.

76 *Safety* (Sicherheit und Stabilisierung), *Access to trauma* (Zugang zum Trauma), *Resolving and restabilization* (Auflösen der traumatischen Erfahrung), *Integration* (Integration der Persönlichkeit), Alltagstauglichkeit.

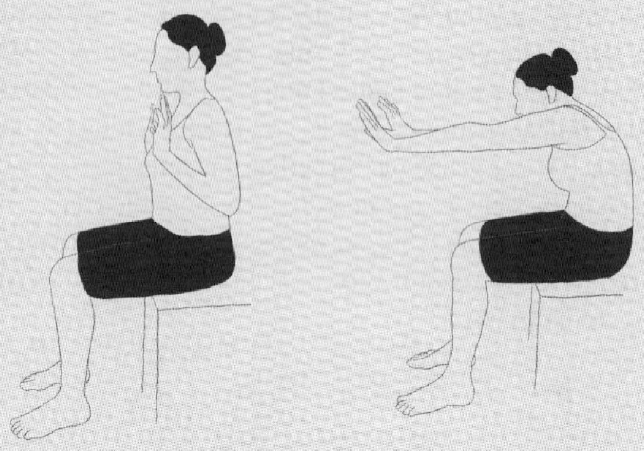

Während die Klientin mir gegenüber saß und unsere Handflächen sich berührten, schob sie mich weg und sprach dabei den Ton »U« lang und laut aus. Dieser wird in der Yogalehre dem untersten Energiezentrum, dem sogenannten Wurzel-Chakra, zugeordnet. Dieses liegt am untersten Ende der Wirbelsäule (Steißbein). Bei traumatisierten Klienten ist das Wurzel-Chakra und dessen Energie beeinträchtigt: Die Fähigkeit, sich zu erden, die diesem Energiezentrum zugeschrieben wird, ist stark gestört. Diese Übung begleitete den therapeutischen Prozess immer wieder.

Dabei kamen körperliche Erinnerungen, aber auch innere Bilder aus der Kindheit, das heißt des kindlichen Anteils, immer häufiger hoch: So konnte die Klientin mittlerweile ganz klare Unterschiede zwischen den Empfindungen auf ihrer linken und der rechten Körperhälfte beschreiben. Dies war stets mit dem Bild des Vaters verbunden, der offensichtlich in der Kindheit beim Betreten ihres Zimmers sich von ihrer linken Seite genähert. Hierzu wurde u. a. mit dem Blick und dem Fokus auf den kindlichen Anteil mit einem Drehasana gearbeitet: Im Stuhl sitzend und mit einem nach rechts gedrehten Oberkörper und einer stabilen Erdung, visualisierte die Klientin auf dieser Seite ihre ressourcenvollen Anteile, um anschließend ihre ressourcenvollen Anteile (inklusive des aktuellen, auf das Hier und Jetzt ausgerichteten Ichs), verbunden mit einer Drehung des Oberkörpers zur linken Seite und einer tiefen Ausatmung, »mitzunehmen« und sie dem visualisierten Vater gegenüberzustellen. Diese Intervention hat sich für den kindlichen Ego-State der Klientin als sehr mächtig, unterstützend und hilfreich erwiesen, auch diese Intervention hat den therapeutischen Prozess häufiger begleitet. Wegen der Holdings im Bauch- und Darmbereich – sehr oft mit Verstopfung verbunden – übte ich mit der Klientin weitere Dreh-Asanas ein, viele davon im Liegen. Diese hat die Klientin häufiger auch zu Hause für sich im Rahmen der Hausaufgaben durchgeführt.

Von diesen hat die Klientin sehr stark profitiert. Über die Zeit (nach etwa 3 Monaten) berichtete sie von spürbaren Veränderungen in Bezug auf ihre Darmtätigkeit. Die Verdauung normalisiert sich langsam. Durch die regelmäßige Anwendung der Atemübungen berichtete sie auch von einem deutlich besseren Schlaf: Die Einschlaf- sowie Durchschlafstörungen waren nicht mehr die Regel, sondern traten nur noch in Verbindung mit beruflichen Stresssituationen auf. Aus dem Repertoire der Yoga-Interventionen hat sich auch die Krieger-Pose (siehe Bild unten) für die Klientin als besonders hilfreich erweisen. Dabei wurde sie gebeten, auf ihre Kognitionen, die beim Halten der Pose auftauchten, zu achten. In dem Zusammenhang wurde ihr sehr klar und spürbar, dass sie durch ihre jahrzehntelang gebeugte, in sich zusammengesackte Körperhaltung durchaus die destruktiven Kernüberzeugungen in Bezug auf sich selbst zusätzlich verstärkt hat (Embodiment).

Zum Zeitpunkt, als ich dieses Kapitel verfasst habe, lief die Therapie immer noch. Die Sitzungsfrequenz von einmal pro Woche konnten wir aufgrund des stabilen Zustandes der Klientin mittlerweile auf monatliche Sitzungen reduzieren. Die Klientin beschreibt sich als selbstsicherer, souveräner und gelassener. Die Flashbacks treten nur noch sporadisch auf, viele der körperlichen Beschwerden (v. a. die Magen- und Darmproblematik, aber auch die Schlafstörung) finden nur noch in Verbindung mit starkem akuten Stress statt. Sie profitiert auch von der medikamentösen Behandlung der ADHS. Die Klientin hat sich entschieden, die Eltern nicht mehr mit ihren Kindheitserlebnissen zu konfrontieren und sie zur Rede zu stellen: »Sie sind jetzt schon so alt, das würde jetzt nichts ändern.«

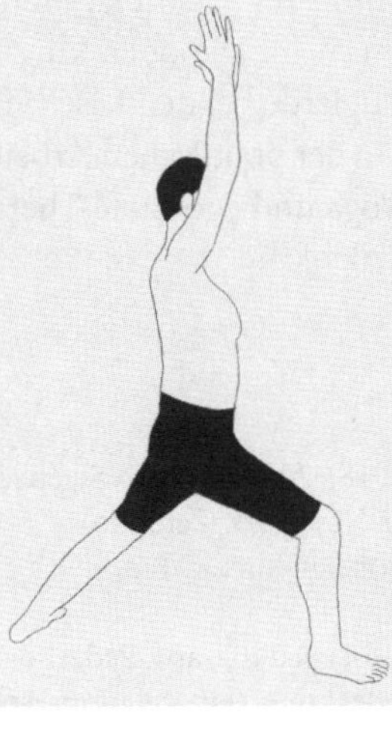

Auch im oberen Fall lässt sich leicht erkennen, wie unterstützend die Yoga-Interventionen von Anfang an für die Klientin waren. Entscheidend dabei war, dass die Yoga-Übungen stets mit dem kindlichen Anteil (Ego-State) als korrigierende Erfahrung auch mehrmals durchgeführt wurden. Darüber hinaus hat sich die Psychoedukation die für den Therapieerfolg als ausschlaggebend erwiesen.

28.9 Diskussion

Im vorliegenden Kapitel habe ich versucht, die Leser auf die Anwendung von Yoga-Interventionen in der Psychotherapie neugierig zu machen. Yoga hilft und Yoga wirkt und es kann als sehr wirksame Interventionsstrategie eine entscheidende Rolle sowohl in der Trauma-, aber auch der Ego-State-Therapie spielen. Dieses jahrtausendealte Wissen, das seit Jahren in vielen Studien beforscht wird, lässt sich mit großem Gewinn in der Arbeit u. a. mit traumatisierten Klienten und damit verbundenen Ego-States einsetzen. Die Vielfalt der Tools von Atemtechniken über Asanas, Meditation, Arbeit mit Tönen (Chanten) bis hin zu einem breiten Spektrum an Interventionen, die mit Energie arbeiten (Mudras, Arbeit mit den Chakren), ermöglicht es, passend zu dem Zustand des autonomen Nervensystems eines Klienten bzw. seiner Ego-States die wirksamen Übungen auszuwählen. Auch wenn die Zahl der sehr guten Studien, die die Wirksamkeit der Yoga-Interventionen belegen, stetig wächst, so sind selbstverständlich weitere evidenzbasierte Studien nötig. Diese sollen nicht nur traumatisierte Klienten im Fokus haben, sondern auch Klienten mit anderen psychischen, aber auch psychosomatischen Störungen wie Ängsten, Depressionen, chronischen Schmerzen, Asthma, Bluthochdruck, Magen-Reizdarm-Syndrom, Schlafstörungen u. v. m. Die oben kurz skizzierten Vignetten wecken hoffentlich nicht nur die Neugierde bei den Leser:innen, sondern ermutigen auch, die eine oder andere Übung in der praktischen Arbeit auszuprobieren.

Psychotherapeutisches Yoga und Ego-State-Therapie können mit Sicherheit als Dream-Team bezeichnet werden!

28.10 Literatur

Davidson, R. a. D. Goleman (2018): Altered traits. Science reveals how meditation changes your mind, brain and body. New York (Penguin).

Engel, G. L. (1977): The need for new medical model: a challenge for biomedicine. *Science* 196: 129–136.

Gilbert, P. (2013): Compassion focused therapy. Paderborn (Junfermann).

Hanrieder, T. (2016): Die Entdeckung der Religion. Spiritualität und Glauben werden relevant für die globale Gesundheitspolitik. *WZB Mitteilungen* 126: 10–12. Verfügbar unter: https://bibliothek.wzb.eu/artikel/2016/f-19943.pdf [4.5.2025].

Hartman, W. (2020): Seminarunterlagen des Ego-State-Therapie Curriculums.

Heyes, S. C., K. D. Strosahl u. K. G. Wilson (2004): Akzeptanz und Commitment Therapie. Ein erlebnisorientierter Ansatz zur Verhaltensänderung. München (CIP-Medien).

Kabat-Zinn, J. (2011): Gesund durch Meditation. Das vollständige Grundlagenwerk zu MBSR. München (Barth).

Keleman, S. (1985): Emotional anatomy. Berkeley/California (Center Press).

Kurtz, R. (2021): Hakomi. Eine körperorientierte Psychotherapie. Die Grundlagen der Hakomi-Methode. Lichtenau (Probst).

Levine, P. A. (2011): Sprache ohne Worte. Wie unser Körper Trauma verarbeitet und uns in die innere Balance zurückführt. München (Kösel).

Lowen, A. (2020): Bioenergetik. Reinbek/Hamburg (Rowohlt).

Lutz, J. (2021): Trauma healing in the Yoga zone. Edinburgh (Handspring).

Mohan, A. G (2014): Yoga-Therapie. Petersberg (Via Nova).

Ogden, P., K. Minton u. C. Pain (2010): Trauma und Körper. Ein sensumotorisch orientierter psychotherapeutischer Ansatz. Paderborn (Junfermann).

Philippot, P., G. Chapelle a. S. Blairy (2002): Respiratory feedback in the generation of emotion. *Cognition & Emotion* 16 (5): 605–627.

Pierrakos, J. (1987): Core Energetic. Zentrum deiner Lebenskraft. Essen (Synthesis).

Porges, S. (2010): Die Polyvagal-Theorie. Neurophysiologische Grundlagen der Therapie. Emotionen, Bindung, Kommunikation & ihre Entstehung. Paderborn (Junfermann).

Reich, W. (1969): Die Funktion des Orgasmus. Die Entdeckung des Orgons. Sexualökonomische Grundprobleme der biologischen Energie. Köln (Kiepenheuer & Witsch).

Segal, Z. V., J. M. G. Williams u. J. D. Teasdale (2008): Die Achtsamkeitsbasierte Kognitive Therapie der Depression. Ein neuer Ansatz zur Rückfallprävention. Tübingen (DGVT).

Siegel, D. (2006): Wie wir werden, die wir sind. Neurobiologische Grundlagen subjektiven Erlebens. Die Entwicklung des Menschen in Beziehungen. Paderborn (Junfermann).

Siegel, D. (2012): Mindsight. Die neue Wissenschaft der persönlichen Transformation. München (Goldmann).

Storch, M. et al. (2010): Embodiment. Die Wechselwirkung von Körper und Psyche verstehen und nutzen. Bern (Hans Huber).

Van der Kolk, B. (2015): Verkörperter Schrecken. Traumaspuren in Gehirn, Geist und Körper und wie man sie heilen kann. Lichtenau (Probst).

Watkins, J. G. u. H. H. Watkins (2008): Ego-States – Theorie und Therapie. Ein Handbuch. Heidelberg (Carl-Auer), 2. Aufl.

29 Ego-State-Therapie meets Psychodrama: Ego-State-Therapie-Psychodrama-Therapie (EST-PD) als integratives kombinationstherapeutisches Modell zur Behandlung komplexer Traumafolgestörungen

Dagmar Meyer-Anuth

Abstract

Dieser Beitrag stellt ein innovatives, integratives Modell zur Behandlung komplexer Traumafolgestörungen vor, das Ego-State-Therapie und Psychodrama-Therapie kombiniert (EST-PD). Die zentrale Fragestellung lautet, wie man beide Verfahren synergetisch nutzen kann, um tiefgreifende Heilungsprozesse auf kognitiver, emotionaler und körperlicher Ebene zu ermöglichen. Argumentiert wird, dass Psychodrama die szenische Außenbearbeitung und Ego-State-Therapie die innere Integration fragmentierter Selbstanteile ermöglichen und sich so ein komplementäres Zusammenspiel ergeben kann, das im Einzel- und Gruppensetting wirksam umsetzbar ist. Eine Fallstudie zeigt die praktische Anwendung und den therapeutischen Verlauf bei einer Patientin mit einer komplexen Traumafolgestörung. Es wird gezeigt, dass die Kombination beider Verfahren zu tieferer Affektregulation, zu Ich-Integration und zu symptomatischer Entlastung führt. Die Schlussfolgerung lautet, dass EST-PD ein vielversprechender multimodaler Therapieansatz mit hoher Praxisrelevanz, aber auch mit großer Herausforderung ist. Für die Forschung ergeben sich daraus Impulse zur systematischen Untersuchung integrativer Methoden sowie zur Wirkfaktorenanalyse kombinierter Gruppen- und Einzeltherapien in der Traumabehandlung.

Schlüsselwörter: Ego-State-Therapie, Psychodrama-Therapie, komplexe Traumafolgestörung, Integration von Therapieansätzen, strukturelle Dissoziation, Ich-Fragmentierung, szenische Traumabearbeitung, multimodale Psychotherapie, Gruppen- und Einzeltherapie

29.1 Einführung

Psychische Traumatisierungen – insbesondere komplexe, anhaltende Traumata – stellen hohe Anforderungen an die Psychotherapie. Betroffene leiden häufig unter langanhaltenden Folgen wie z. B. posttraumatischen Belastungssymptomen, intensiven Affektzuständen, somatischen Reaktionen oder einer Fragmentierung des Selbst durch Dissoziation. Traumabedingte Störungen und ihre Behandlung haben sich deshalb zu einem zentralen Forschungsgebiet in der Psychologie und in den Neurowissenschaften entwickelt, die im Ergebnis zeigen können, dass spezielle therapeutische Ansätze erforderlich sind (van der Kolk et al. 2014).

Einzelne Therapieverfahren greifen alleine immer nur unterschiedliche Aspekte des Traumas auf. So ermöglicht etwa die klinische Psychodrama-Therapie als handlungsorientierte Gruppentherapieform eine szenische Verarbeitung traumatischer Erlebnisse, während die Ego-State-Therapie als teils hypnotherapeutisch orientierte »Teile-Arbeit« die innere Fragmentierung adressiert. Integrative Ansätze können demgegenüber immer synergetische Möglichkeiten einer umfassenderen und ganzheitlichen Behandlung von Traumapatienten in Aussicht stellen (Shapiro 2001).

Dieses Kapitel stellt deshalb eine gezielte Integration von Psychodrama- und Ego-State-Therapie vor, um die Stärken beider Ansätze in einer ganzheitlichen Traumatherapie zu vereinen. Im Folgenden werden zunächst die theoretischen Grundlagen und die jeweiligen Methoden im Überblick skizziert. Anschließend liegt der Schwerpunkt auf der detaillierten Darstellung eines integrativen Therapiekonzepts, das die Psychodrama- und Ego-State-Therapie für traumatisierte Patienten verbindet. Dargestellt werden eine konzeptionelle Integration der beiden Therapieverfahren, ein Phasenmodell der Behandlungsplanung sowie die Anwendung in einem sowohl integrativen als auch kombinationstherapeutischen Setting mit Einzel- und Gruppenpsychotherapie, die praktische therapeutische Interventionen beschreibt.

Anschließend stelle ich eine klinische Fallstudie vor. Vorzüge und Herausforderungen dieses integrativen Ansatzes werden diskutiert, bevor abschließend ein Fazit die Ergebnisse bündelt.

29.2 Theoretische Grundlagen

Psychodrama-Therapie

Die Psychodrama-Therapie wurde vom österreichisch-amerikanischen Psychiater Jacob L. Moreno begründet und ist als eine der ersten Gruppentherapieformen historisch verankert (Moreno 1946). Theoretisch basiert das Therapieverfahren auf der Rollen-, Spontaneitäts- und Kreativitätstheorie. Moreno geht davon aus, dass sich das Selbst in unterschiedlichen sozialen Rollen ausdrückt (z. B. als Elternteil, Partner, Beziehungsperson) und dass psychische Gesundheit mit Flexibilität und Kreativität in diesen Rollen einhergeht. Spontaneität wird als heilender Faktor betrachtet, als Fähigkeit, angemessen und kreativ auf neue oder alte Situationen zu reagieren. Einschränkungen der Spontaneität (etwa durch Angst oder erstarrte Rollen) gelten als Ursache psychischer Probleme (ebd.).

Zentrales Vorgehen in diesem Therapieverfahren ist das therapeutisch gesteuerte Handeln in einem Bühnensetting. Erleben und Verhalten der Patienten werden szenisch dargestellt, z. B. durch Rollenspiele oder symbolische Nachstellungen wichtiger Lebensereignisse, statt nur verbal berichtet zu werden. Unbewusste Konflikte und Emotionen agieren die Klienten unmittelbar aus, um sie bewusst verarbeiten zu können. In der Psychodrama-Therapie werden definierte Rollen vorgegeben. Es gibt den Protagonisten (den Patienten als spielende Hauptperson), den Therapeuten als Leiter des therapeutischen Geschehens sowie die Hilfs-Ichs. Ein Hilfs-Ich ist ein Mitspieler, der die inneren Anteile des Protagonisten verkörpert. Kern der Psychodrama-Therapie ist laut Bender und Stadler die »handelnde und szenische Darstellung des Erlebens und Verhaltens, durch die mittels Erkennen und Verändern von Rollen unbewusste Motive aufgedeckt und bearbeitet werden« (Bender u. Stadler 2011).

Wie bereits erwähnt beruht Morenos Konzept auf der Annahme, dass Spontaneität und Kreativität als heilende Kräfte wirken können. Durch die freie Improvisation in neuen Rollen entstehen korrigierende Erfahrungen, die zur Auflösung erstarrter psychischer Muster beitragen können (Moreno 1946). Zudem erhebt und utilisiert dieses Verfahren soziometrische Prozesse innerhalb der Therapiegruppe. Dies meint die Erhebung und Fokussierung der Beziehungsdynamiken in Gruppen, die analysiert ebenfalls erhebliche therapeutische Effekte entfalten (Moreno 2001).

Die Forschung zur Psychodrama-Therapie bei Traumata zeigt gemischte, aber tendenziell positive Ergebnisse. Eine türkische Studie fand, dass eine Psychodrama-Gruppe mit Terroropfern deren depressive Symptome signifikant senken konnte, wenngleich die PTBS[77]-Symptomatik in diesem kurzen Rahmen statistisch nicht deutlich zurückging (Gümüş u. Deniz 2020). Andere Berichte beschreiben jedoch Verbesserungen bei PTBS-Symptomen durch Psychodrama-Therapie – insbesondere, wenn sie als Ergänzung zu anderen Therapieformen eingesetzt wird. Besonders in der Traumatherapie hat sich das Psychodrama als kreativer, körper- und erlebensorientierter Ansatz einen Platz erarbeitet (Giacomucci a. Marquit 2020). Es ermöglicht den Patienten, traumatische Szenen in einem sicheren Rahmen nachzuspielen, Gefühle auszuagieren und neue Bewältigungsmöglichkeiten zu erproben. So können zum Beispiel Trauma-Überlebende ihrem früheren Peiniger in einer gespielten Szene das unausgesprochene Leid mitteilen oder schützende Figuren an ihre Seite stellen, was im echten Leben nicht möglich war. Die entstandene kathartische Erfahrung und das Neuschreiben der eigenen Geschichte (*re-storying*) tragen zur Traumaauflösung bei, sodass die Psychodrama-Therapie signifikante Symptomreduktionen ermöglichen kann (ebd.). Die Psychodrama-Therapie kann als Verfahren der

77 Posttraumatische Belastungsstörung.

Traumabehandlung allerdings kein Alleinstellungsmerkmal beanspruchen. Somit ergibt sich die Notwendigkeit, das psychodramatische Therapieverfahren mit seinen Ressourcen für die Traumabehandlung mit anderen Verfahren zu verknüpfen, die dann zusammen höhere Evidenz und Synergien aufweisen können.

Ego-State-Therapie

Die Ego-State-Therapie wurde von John G. Watkins und Helen Watkins (1997) auf psychoanalytischer Grundlage entwickelt. Sie basiert auf der Annahme eines multizentrischen Selbst, d. h., die Persönlichkeit besteht aus verschiedenen Ich-Zuständen (Ego-States), die autonome Gefühls- und Verhaltensmuster repräsentieren.

Diese Ich-Anteile werden durch Lebensereignisse geformt (z. B. kindliche Prägungen, Traumata, Introjekte wichtiger Bezugspersonen) und im Inneren als relativ eigenständige Persönlichkeitsanteile neuronal gespeichert und in der Persönlichkeit repräsentiert. Die zentrale Annahme der Ego-State-Therapie nach Hartman[78] ist, dass Bindungs- und Beziehungserfahrungen der Biografie (somit auch Traumatisierungen) im autonomen Nervensystem gespeichert werden. Als weitere Argumentation wird hierzu die Polyvagaltheorie von Stephen Porges hinzugezogen (Porges 2001, 2007). Dieser ist ein bedeutender, wenn auch nicht unkritisierter Beitrag zum Verständnis der menschlichen Physiologie und des Verhaltens im Kontext von Stress und sozialer Interaktion (Grossmann u. Walz 2024).

Traumatische Erlebnisse führen häufig zu einer dissoziativen Abspaltung bestimmter Anteile – etwa eines verletzten, stark beschädigten Ich-Anteils, eines wütenden Beschützers oder eines erstarrten Opfer-Anteils. Die Ego-State-Therapie setzt genau hier an. Ihr Ziel ist es, die Kommunikation und Kooperation zwischen diesen Ich-Anteilen, die alle potenziell schützend oder sinnvoll als Teil des Nervensystems und der Gesamtpersönlichkeit angesehen werden, zu verbessern und sie in einem inneren Team wieder zu integrieren.

Die Ego-State-Therapie arbeitet nach dem SARIA-Modell. Das SARIA-Modell ist ein strukturierendes 5-Phasen-Modell innerhalb der Ego-State-Therapie, das insbesondere bei der Arbeit mit traumatisierten Patienten zur Anwendung kommt. Maggie Phillips und Claire Frederick (2007) haben es ursprünglich als SARI-Modell entwickelt, um das therapeutische Vorgehen bei komplexer Traumatisierung zu ordnen, Hartman erweiterte es schließlich zum SARIA-Modell (Fritzsche u. Hartman 2019).

Methoden der Ego-State-Therapie umfassen Dialoge mit inneren Figuren, die Arbeit mit dem leeren Stuhl (jeder Stuhl repräsentiert einen Anteil, auf den sich Ich-Zustände der Patienten setzen und aus dessen Perspektive sprechen können), bewusste Ressourcenaktivierung (Stärkung gesunder, ressourcenreicher Anteile) sowie häufig auch hypnotherapeutische Strategien zur Aktivierung verborgener Ich-Zustände.

78 Nach W. Hartman (persönl. Kommunikation, 2025).

Wichtig sind die Technik des inneren sicheren Ortes oder die Suche nach Helfer-States, die das Alltags-Ich stärken können. Für das Alltags-Ich, oft auch »Ich im Hier-und-Jetzt« oder »exekutives Ich« genannt, ist dabei meistens zunächst Integrationsarbeit notwendig, damit dieser Teil später im Therapieverlauf stabil genug sein kann, um innere Aufträge zu erfüllen oder als Moderator zu fungieren.[79] In der Traumatherapie erweist sich die Ego-State-Methode als äußerst hilfreich, um die häufig bei Trauma vorkommende innere Zersplitterung zu bearbeiten (Seibold 2011).

Durch die direkte Ansprache der traumatisierten Anteile in Gegenwart starker beschützender Anteile kann das traumatische Material schonend verarbeitet werden, ohne den Patienten zu überwältigen. So kann etwa ein missbrauchter Kind-Anteil im geschützten Rahmen der Therapie dem Alltags-Ich und dem Therapeuten von seinem Erleben berichten, während ein innerer Beschützer für Sicherheit sorgt. Die traumatische Erinnerung wird dabei in das Bewusstsein geholt, aber durch die Beziehung zu den Anteilen und zwischen den Anteilen neu kontextualisiert, was einer inneren Nachsozialisation gleichkommt (Watkins u. Watkins 1997).

Die Ego-State-Therapie wird vor allem im Einzelsetting angewandt. Insgesamt ist der Ansatz ressourcenorientiert und oft körperbasiert (z. B. die Arbeit mit Körperempfindungen der Anteile oder therapeutisch intendierten Berührungen), um traumatische Erfahrungen auch nonverbal zu lösen.

Vergleich der Methoden

Die Psychodrama-Therapie und die Ego-State-Therapie entstammen unterschiedlichen Traditionen und zeigen auf den ersten Blick erhebliche methodische Kontraste. Psychodrama-Therapie ist primär eine gruppentherapeutische Methode mit Betonung auf Interaktion und Körperausdruck in realen Szenen. Sie bedient sich konkreter Theaterelemente: Rollenspiel auf der Bühne, Einbezug von Mitspielern sowie Bewegungs- und Raumeinsatz. Emotionen werden im Außen ausgedrückt und soziale Beziehungen simuliert. Dadurch eignet sich die Psychodrama-Therapie besonders, um zwischenmenschliche Traumadynamiken (z. B. Täter-Opfer-Konfrontation) sichtbar und verarbeitbar zu machen. Die Atmosphäre im Gruppensetting ermöglicht zudem das Lernen am Modell sowie die gegenseitige Unterstützung unter den Teilnehmern.

Demgegenüber ist die Ego-State-Therapie ursprünglich eine Einzeltherapie, die ihre Wurzeln in der Psychoanalyse und im tiefenpsychologisch fundierten Ansatz hat und häufig mit klinischer Hypnose kombiniert wird. Sie fokussiert sich auf das Innenleben und die intrapsychische Dynamik. Die »Szene« spielt sich in der Imagination oder im Zwiegespräch mit dem Therapeuten ab, während verschiedene Ego-States nacheinander in den Vordergrund treten. Anstatt externe Mitspieler einzusetzen, schlüpft hier der Patient selbst (ggf. mithilfe des Therapeuten) in unterschiedliche Ich-Anteile. Die Kommunikation erfolgt oft verbal oder durch imaginäre Bilder. Körperliche Aktion tritt im Vergleich zum Psychodrama weniger hervor.

79 Nach W. Hartman (persönl. Kommunikation, 2025).

Trotz dieser Unterschiede bestehen wichtige Parallelen: Beide Ansätze betrachten die Persönlichkeit als Vielfalt unterschiedlicher Aspekte (Rollen bzw. Ego-States) und nutzen diesen Umstand therapeutisch. Sowohl Psychodrama-Therapie als auch Ego-State-Therapie arbeiten erlebnisorientiert und verlassen die reine Gesprächsebene zugunsten szenischen bzw. anteilsbezogenen Arbeitens. In beiden Methoden ist zudem die Beziehungsgestaltung zentral: In der Psychodrama-Therapie schafft die Gruppe gemeinsam mit dem Therapeuten einen sicheren äußeren Raum. Im Ego-State-Ansatz werden ein sicherer innerer Raum und eine vertrauensvolle Therapeut-Patient-Beziehung betont. Inhaltlich ergänzen sich die Verfahren der Traumatherapie. Die Psychodrama-Therapie liefert mächtige Techniken, um traumatische Situationen realitätsnah aufzuarbeiten und dem Körpergedächtnis Ausdruck zu verleihen, während die Ego-State-Arbeit sicherstellt, dass die inneren Anteile ausreichend stabilisiert werden und das Erlebte ins psychische Gesamtsystem integriert werden kann.

Anders ausgedrückt: Die Psychodrama-Therapie öffnet den Weg zu tiefem emotionalen Durchleben, während die Ego-State-Therapie einen haltenden Rahmen bietet, in dem die fragmentierten Selbstanteile kooperieren, um dieses Durcharbeiten zu bewältigen. Ein Vergleich der Zielsetzungen zeigt ebenfalls Komplementarität: Die Psychodrama-Therapie strebt die Steigerung von Spontaneität und Rollenflexibilität an, was traumatisierten Menschen hilft, aus starren Angstreaktionsmustern auszubrechen. Die Ego-State-Therapie zielt auf die Integration und innere Harmonie der Persönlichkeitsanteile ab, die nötig sind, um traumainduzierte innere Spaltungen und Freeze-Zustände zu überwinden.

Beide Ziele – spontane Lebensführung im psychodramatischen Sinne und innerer Zusammenhalt im Sinne der Ego-State-Therapie – sind für die Traumaüberwindung bedeutsam. Somit lassen sich der psychodramatische und der Ego-State-Ansatz nicht als konkurrierend, sondern als komplementär betrachten. Ihre große Synergie liegt in einem integrativen Therapiekonzept, das der folgende Abschnitt ausführlich darlegt.

29.3 Integratives Therapiekonzept: EST-PD-Therapie

Das vorgestellte integrative Konzept verbindet die aktionsorientierten Techniken der Psycho-Drama-Therapie mit der strukturierten Teilearbeit der Ego-State-Therapie, um Traumapatienten einen vielseitigen Heilungsprozess zu ermöglichen. Im Zentrum steht der Ansatz, dass äußeres szenisches Arbeiten und inneres Teile-Arbeiten simultan oder abwechselnd in einer Kombinationstherapie aus Einzel- und Gruppensetting eingesetzt werden – je nach Erfordernis der Therapiephase. Hierzu werden zunächst die konzeptionellen Grundlagen dieser Integration, danach das phasenorientierte Vorgehen und anschließend konkrete therapeutische Interventionen dargelegt. Ein derart integriertes Vorgehen wird durch Forschungen zur Wirksamkeit kombinierter Ansätze in der Psychotherapie gestützt (Shapiro 2001; van der Kolk et al. 2014).

Konzeptionelle Integration

Konzeptionell stützt sich der vorgestellte integrative Ansatz auf die Gemeinsamkeiten in der Theoriebasis der Psychodrama- und der Ego-State-Therapie. Beide Verfahren gehen davon aus, dass menschliches Erleben in unterschiedlichen Ich-Zuständen oder Rollen organisiert ist. Moreno (1946) beschrieb bereits das Konzept, die Persönlichkeit bestehe aus vielfachen sozialen Rollen, die je nach Situation hervortreten. Die Ego-State-Theorie formuliert ähnlich, dass die Persönlichkeit aus verschiedenen Ich-Anteilen zusammengesetzt ist (Watkins u. Watkins 1997).

Integration bedeutet hier mehreres: erstens die therapeutische Integration zweier Methoden, zweitens die Integration zweier Settings (Einzel- und Gruppentherapie) und drittens die psychische Integration der abgespaltenen Selbstanteile beim Patienten. Diese Ebenen greifen ineinander.

Konkret nutzen wir das Konzept der »inneren Bühne« – ein Bild, das in beiden Ansätzen verankert ist (in der Psychodrama-Therapie real, in der Ego-State-Arbeit als innere Imagination). Auf dieser inneren Bühne lassen sich die Ego-States aus psychodramatischer Perspektive als Hilfs-Ichs betrachten. Der Integrationsansatz besteht nun darin, die innere Bühne nach außen zu verlagern: Aus einer Ego-State-Perspektive werden innere Konflikte und Dialoge zwischen Persönlichkeitsanteilen (Ego-States) mithilfe psychodramatischer Inszenierung sichtbar und bearbeitbar. Beispielsweise könnte ein Patient im Einzelsetting aufgefordert werden, zwei Stühle aufzustellen – einen für seinen verletzten kindlichen Ego-State und einen für seinen kritischen Ego-State – und diese beiden Anteile im Wechsel zu verkörpern (was einer Mini-Psychodrama-Szene entspräche). Die bereits vom Ego-State-Verfahren adaptierte Leere-Stuhl-Technik ist nämlich eine genuin psychodramatische Intervention. Hartman berichtete mir in einem persönlichen Gespräch, Helen Watkins habe dies anerkannt. Sie habe erwähnt, dass sie die Leere-Stuhl-Technik von Moreno übernommen und in ihre Ego-State-Arbeit integriert habe. In einem Gruppensetting können jetzt andere Gruppenmitglieder als lebende Repräsentanten bestimmter Ego-States des Protagonisten agieren. So könnten z. B. zwei Mitpatienten in die Rollen des »traumatisierten Kindes« und des »Beschützers« schlüpfen, während der Protagonist als Alltags-Ich mit beiden abwechselnd spricht. Diese Vorgehensweise beruht auf dem Prinzip des externen Rollentauschs zur Bearbeitung innerer Dissoziation, wie es Krüger (2024) beschrieben hat: Durch fokussierten Wechsel zwischen verschiedenen Ego-States und Handlungsorten – etwa Beobachter, Opfer, Täter oder Sicherer Ort – kann der Patient schrittweise die zuvor fragmentierten Anteile auch über verschiedene Zeit- und Raumebenen verbinden und wieder metakognitive Kontrolle über das Geschehen gewinnen. Dies geschieht zum Beispiel durch die psychodramatische Intervention des »Spiegelns« (wobei der Patient als Protagonist aus der Szene herausgenommen und gemeinsam mit dem Therapeuten in eine Außenperspektive versetzt wird). Von dort aus kann er als Beobachter die noch einmal ablaufende Szene kommentieren und den personifizierten Ego-States Handlungsanweisungen geben. Die psychodramatische Intervention des Spiegelns ist dabei nicht gleichbedeutend mit dem »Beobachter-State« in der Ego-State-Therapie.[80]

Während in der klassischen Psychodrama-Therapie meist reale Personen oder Erinnerungsfiguren (z. B. der tatsächliche Täter aus der Vergangenheit) gespielt werden, erweitert der integrative Ansatz das Repertoire um innere Figuren (z. B. den eigenen ängstlichen Anteil).

Psychodramatische Techniken wie Rollentausch, Doppeln und Spiegeln lassen sich unmittelbar auf Ego-States anwenden: Der Patient kann etwa durch Rollentausch die Perspektive seines Angreifer-Ichs einnehmen, um die Funktion des Täter-Introjekts zu verstehen, oder ein Hilfs-Ich (Therapeut oder Mitpatient) agiert als »Doppel« seines sprachlosen, verletzten Anteils und verleiht ihm eine Stimme. Theoretisch basiert diese Integration auch auf neuropsychologischen Überlegungen. Traumata sind oft in der rechten Hirnhälfte oder im körperlichen Gedächtnis verankert, wohingegen die sprachliche Verarbeitung linkshemisphärisch erfolgt. Die Kombination aus psychodramatischer Aktion, die die rechte Gehirnhälfte aktiviert, und verbaler Innenschau, die linkshemisphärisch abläuft, fördert eine bilaterale Verarbeitung des traumatischen Materials und begünstigt die vollständige Integration des Erlebten.

Zudem erfüllt dieser integrative Ansatz das Prinzip der doppelten Sicherheit: Einerseits schafft die Ego-State-Arbeit einen sicheren inneren Rahmen (z. B. durch starke innere Helfer-Anteile). Andererseits schafft die Psychodrama-Arbeit durch methodische Elemente wie das Containment, das »schützende Doppel« oder die Beobachterposition während der Spiegeltechnik auf der Bühne äußere Sicherheit.

Konzeptuell werden also Sicherheitsstrukturen auf beiden Ebenen verankert, damit eine Konfrontation mit Traumainhalten überhaupt erst möglich wird. Zusammenfassend ermöglicht die integrative Konzeption eine gleichzeitige Bearbeitung der inneren Dynamik (Beziehungsarbeit zwischen Selbstanteilen) und der äußeren Erlebnisverarbeitung (Durchleben der Szenen). Dies schafft eine Brücke zwischen der inneren und der äußeren Realität des Patienten, was oft eine Voraussetzung dafür ist, dass tiefgreifende Veränderungen stattfinden können.

Phasenmodell des integrativen Ansatzes EST-PD-Therapie

Strukturell arbeitet der vorgestellte Ansatz im Setting der Kombinationstherapie mit je einer Einzelstunde pro Woche und einer wöchentlichen, wahlweise auch 14-tägigen Doppelstunde Gruppenpsychotherapie. Wie bei jedem seriösen Traumatherapiekonzept folgt auch der hier entwickelte integrative Ansatz einem phasenorientierten Vorgehen, um den Prozess steuerbar und sicher zu gestalten. Es lehnt sich an das 3-Phasen-Modell nach Pierre Janet, Judith Herman u. a. an (Janet 1889; Craparo et al. 2022; Reddemann 2004).

80 Persönl. Gespräch zwischen der Autorin und W. Hartman 7/2025.

Demnach gliedert sich die Behandlung von Traumafolgestörungen in drei Hauptphasen: Stabilisierung, Traumabearbeitung und Integration (mitunter um einen Abschnitt »Wiederaufbau/Neubeginn« ergänzt).

Warum der Psychodrama-Therapie ein 3-Phasen-Modell zugrunde liegt

Auch im Psychodrama, das ursprünglich keine festgelegte Phasenstruktur kannte, wird heute häufig ein drei- oder mehrphasiges Vorgehen empfohlen, besonders in der Arbeit mit traumatisierten Menschen (Hudgins 2002). Dies steht in enger Verbindung mit den Erkenntnissen aus der Ego-State-Therapie und verwandten traumatherapeutischen Ansätzen (z. B. EMDR[81]).

Die drei Phasen im psychodramatischen Setting sind:

1) Stabilisierungs- und Aufwärmphase
   - Ziel: Aufbau von Vertrauen, Sicherheit und Gruppenkohärenz
   - Methoden: Rollenspiele zu Ressourcen, Körperübungen, Soziometrie, Arbeit mit Symbolen
   - Wichtig: Die Patienten sollen sich emotional regulieren können, bevor sie in tiefergehende Prozesse gehen.
2) Aktionsphase
   - Hier werden zentrale Szenen aus der Lebensgeschichte des Protagonisten inszeniert.
   - dosierte, gut gerahmte Konfrontation mit traumatischen Inhalten
   - Der Therapeut unterstützt die Reorientierung durch Doppelungen, Rollentausch, Spiegelungen und eine klare Strukturierung.
3) Integrationsphase
   - Reflexion und Verarbeitung des Erlebten, oft mit Rollenaustausch oder symbolischen Abschlussinterventionen
   - Ziel: Das neu gewonnene Erleben soll verankert, die Selbstwirksamkeit gestärkt und das Ich reorganisiert werden.

Eine Gegenüberstellung des SARIA-Modells mit dem 3-Phasen-Modell für die Psychodrama-Therapie zeigt, dass in der psychodramatischen Therapie alle Phasen des SARIA-Modells berücksichtigt werden:

- *strukturelle Parallelen*: Beide Modelle gliedern den therapeutischen Prozess in aufeinander aufbauende Phasen mit klarer Funktion: Stabilisierung – Konfrontation – Integration
- *methodische Unterschiede*: Ego-State-Therapie arbeitet stärker imaginativ und verbal, Psychodrama primär szenisch und körperlich
- *gemeinsames Ziel:* ein sicherer, geordneter Prozess zur schonenden Traumaverarbeitung und nachhaltigen Selbstintegration

81 Eye Movement Desensitization and Reprocessing.

Das Fazit der Gegenüberstellung zeigt strukturelle Parallelen: Beide Verfahren wollen einen sicheren, geordneten Prozess zur schonenden Traumaverarbeitung und nachhaltigen Selbstintegration ermöglichen. Das EST-PD-Konzept kombiniert die innere Strukturarbeit der Ego-State-Therapie mit der äußeren Handlungskraft der Psychodrama-Therapie. Es schafft einen sicheren, klar gegliederten Rahmen für die schrittweise erfolgende Traumaverarbeitung, fördert Selbstintegration, Beziehungskompetenz und Selbstwirksamkeit im Einzel- wie im Gruppensetting. Die folgende Gegenüberstellung erklärt, warum dem EST-PD-Konzept das 3-Phasen-Modell zugrunde liegt.

<table>
<tr><th>5-Phasen-SARIA-Modell der Ego-State-Therapie</th><th>3-Phasen-Psychodrama-Modell</th><th>Funktionen</th></tr>
<tr><td>S – Stabilisierung
Aufbau von Sicherheit, Etablierung und Bestätigung eines schützenden Alltags-Ichs, Arbeit mit Ressourcen und Affektregulation</td><td>Aufwärmphase, Stabilisierung und Aktivierung
Aufbau der Vertrauensbildung in der Gruppe, Soziometrie, Ressourcen-Rollenspiele, Körperübungen</td><td>Beide Modelle beginnen mit einer stabilisierenden Phase zum Schutz vor Überwältigung und Dissoziation sowie mit der Arbeit mit ressourcenorientierten Ego-States und dem Aufbau der Fähigkeit zur Affektregulation.</td></tr>
<tr><td>A – Aktivierung
Kontaktaufnahme mit verletzten Ego-States, Annäherung an traumatische Inhalte unter therapeutischer Kontrolle</td><td rowspan="2">Aktionsphase
szenische Darstellung traumatischer Erfahrungen in einem geschützten Setting, Rollenarbeit mit Unterstützern und Antagonisten; Rollenreflexion, Feedback aus der Gruppe, Perspektivenwechsel durch Doppeln und Spiegeln; Unterscheidung von damals und heute; Reorientierung im Hier-und-Jetzt, Aktivierung gesunder Ich-Anteile</td><td rowspan="2">Beide Phasen ermöglichen einen vorsichtigen Zugang zu belastendem Material – imaginativ bei SARIA, szenisch im Psychodrama. Reorientierung wird in der Psychodrama-Therapie durch szenisches Spiel unter Einsatz psychodramatischer Techniken (vor allem Spiegeln und Rollentausch) erreicht.</td></tr>
<tr><td>R – Rehabilitation, Transformation
Reassoziation, Rehabilitation, innere Transformation und innere korrigierende Erfahrung. Unterscheidung von damals und heute</td></tr>
<tr><td>I – Integration
innere Abstimmung der Anteile, Neuzusammenstellung des Selbst; Reorientierung im Hier-und-Jetzt.</td><td rowspan="2">Integrationsphase
symbolische Abschlüsse, Ritualisierung, Rollentausch, Gespräche mit Anteilssymbolen;
Nachklangphase/Follow-up (optional),
Alltagsbezug, Anschlussinterventionen, Rückblick auf vorherige Sitzungen</td><td rowspan="2">Feedback aus der Gruppe (Sharing) und therapeutische Metaebenen (Reflexion und Prozessanalysen) werden erarbeitet.
Ziel ist in beiden Modellen die Integration des Erlebten in das Selbst- und Lebenskonzept.
Anpassung an das reale Leben bildet den Abschluss in beiden Modellen; im Psychodrama oft informell, in der EST strukturiert.</td></tr>
<tr><td>A – Anpassung (Adaptation)
Übertragung der Therapieergebnisse in den Alltag, Förderung von Selbstfürsorge, Selbstregulation und Alltagsbewältigung</td></tr>
</table>

Tab. 29.1: Gegenüberstellung Phasenmodelle SARIA und 3-Phasen-Psychodrama-Modell

Phase 1: EST-PD – Sicherheit und Stabilisierung

Zu Beginn der Therapie steht der Aufbau von Sicherheit im Vordergrund. Dies bezieht sowohl äußere Sicherheit (die therapeutische Beziehung, die Gruppe als sicherer Ort, die Klärung der aktuellen Lebensumstände des Patienten) als auch innere Stabilisierung ein. Letzteres wird insbesondere mithilfe der Ego-State-Therapie im Einzelsetting erreicht. Der Patient erlernt im Rahmen der Psychoedukation Selbstregulationstechniken und Stabilisierungsübungen. Ressourcenreiche Ego-States – z. B. ein selbstregulierender, kompetenter Anteil oder tröstende Imaginationsfiguren – werden aktiviert und dem verletzlichen traumatisierten Anteil zur Seite gestellt. Ein gängiges Vorgehen ist dabei auch die Installation eines inneren sicheren Ortes, an dem sich die Persönlichkeitsteile sammeln können, sowie im psychodramatischen Setting die Bündelung der Beobachter- und Spiegelfunktion für das Alltags-Ich, das lernen kann, den therapeutischen Prozess bewusst mitzutragen. In dieser Phase werden im Gruppensetting außerdem psychodramatische Ressourcenübungen eingesetzt, allerdings, ohne direkt in die Traumabearbeitung zu gehen. Zum Beispiel kann man in der Gruppe eine Stärkungsszene inszenieren: Der Protagonist stellt eine Situation dar, in der er sich geborgen und mächtig gefühlt hat, oder Mitspieler verkörpern nacheinander positive innerliche Helfer (etwa einen »Mut-Geber« oder einen »Schutzengel«). Solche szenischen Interventionen unterstützen die Affektregulation und erhöhen das Vertrauen in die eigene Handlungsfähigkeit.

Wichtig ist, dass in dieser Behandlungsphase keine Traumakonfrontation erfolgt, sondern vielmehr Stabilisierungsübungen vermittelt werden. Dies sind u. a. der Aufbau imaginativer Schutzräume sowie das Erlernen von Notfall-Skills, Entspannungsverfahren, Atemübungen und körperorientierten Übungen. Auch die verbale Psychoedukation spielt in dieser Phase eine sehr große Rolle.

Der integrative EST-PD-Ansatz profitiert hier von der Ego-State-Therapie, die dem Patienten oft rasch ein Gefühl der Selbstkontrolle gibt, indem er mittels innerer Dialoge Einfluss auf seine Symptome nehmen kann – z. B., einen überflutenden Flashback-Anteil zu beruhigen. Der Abschluss der ersten Phase wird erreicht, wenn der Patient eine ausreichende innere Stabilität und Distanzierungsfähigkeit aufgebaut hat: Er weiß um seine Ressourcen und sicheren Orte, symptomatische Intrusionen sind besser handhabbar, und alle maßgeblichen Ego-States signalisieren Zustimmung, den nächsten Schritt zu wagen, getreu dem Motto: »Alle Teile sind an Bord.«

Phase 2: Traumabearbeitung (Konfrontation und Durcharbeitung)

In dieser zentralen Phase der Traumatherapie geht es um die behutsame Konfrontation mit traumatischen Erinnerungen und deren emotionale Verarbeitung. Hier kommen die Kerntechniken beider Ansätze und die dadurch im EST-PD-Ansatz erzielte große Synergie am deutlichsten zur Geltung. Ausgangspunkt ist typischerweise die Identifikation eines bestimmten traumatischen Ereignisses oder eines Aspekts davon, der bearbeitet werden soll. Dies geschieht in enger Abstimmung mit den identifizierten Ego-States. Folgendes Beispiel beschreibt die Vorgehensweise:

Der Therapeut fragt in den Einzelstunden das innere Team – bzw. der Patient selbst erspürt und benennt dies –, ob z. B. der kindliche Trauma-Anteil bereit ist, etwas von seiner Erinnerung zu zeigen, und ob die schützenden Anteile genügend Kraft mobilisieren können, um kindliche Anteile jetzt zu unterstützen. Sind die Zustimmung und die ausreichende Stabilisierung vorhanden, kann die szenische Bearbeitung beginnen. Im Einzelsetting könnte dies in Form einer imaginativen inneren Konfrontation geschehen: Der Patient versetzt sich – begleitet vom Therapeuten und idealerweise in Hypnose – in die traumatische Situation zurück, aber dieses Mal eben in Begleitung seines Therapeuten und seiner Helfer-Ego-States. Vor allem die wiederkehrende Verbalisierung der Begleitung durch den Therapeuten ist von zentraler Bedeutung für Reframing und Neukontextualisierung. Das Hier-und-Heute grenzt sich damit vom Dort-und-Damals ab. Der Therapeut leitet den Patienten an, das Geschehen wie einen Film ablaufen zu lassen und gleichzeitig im Alltags-Ich beobachtend dabeizubleiben. Dies entspricht der psychodramatischen Doppelperspektive, wie sie später auch im Gruppensetting angewandt wird. Gegebenenfalls werden die Ich-Anteile in der Imagination positioniert, z. B.:

»Stell dir vor, einer deiner Helfer-Anteile steht jetzt neben dem Kind und hält schützend seine Hand über dich. Welcher Anteil könnte das sein? Ich bin auch die ganze Zeit bei dir. Wir machen das zusammen.«

Zusätzlich wird diese innere Szene psychodramatisch im Gruppensetting inszeniert: Der Patient (Protagonist) stellt mit den Mitspielern die Schlüsselszene nach. Der ursprüngliche Ablauf wird jedoch durch weitere Rollen beeinflusst. So könnte ein Gruppenmitglied als Hilfs-Ich Täter spielen, ein anderes den kindlichen Anteil des Protagonisten, während den der reale Protagonist zunächst in der Spiegelposition die Rolle des Beobachters der Szene übernimmt. Der Therapeut achtet streng auf Überforderungssignale und signalisiert auch hier beständig das gemeinsame Vorgehen: »Ich bin die ganze Zeit an deiner Seite«. Die Abgrenzung des Hier-und-Heute vom Dort-und-Damals wird dadurch im emotionalen Erleben des Patienten manifestiert. Sollte der Patient Gefahr laufen, von Retraumatisierung überwältigt zu werden (z. B. beginnende Dissoziation oder Panik), wird die Szene sofort unterbrochen oder modifiziert. Hier zahlt sich die vorangegangene Stabilisierung aus und wird in ihrer Bedeutsamkeit sehr sichtbar: Der Patient kann mithilfe seiner inneren Anteile oder mit Unterstützung des Therapeuten und der Gruppe jetzt die zuvor gelernten Selbstregulationstechniken einsetzen und im optimalen Fall im Szenenprozess bleiben, ohne erneut zum Opfer seiner Gefühle zu werden.

Schritt für Schritt wird das Traumamaterial so durchgearbeitet. Der Patient durchlebt die erstarrten Gefühle – wie z. B. Schmerz, Angst, Wut, Ohnmacht oder Trauer – in den psychodramatischen Szenen, die durch die Psychodrama-Technik ermöglicht werden, während das Ego-State-Gerüst dafür sorgt, dass er dabei nicht allein ist, sondern innere Unterstützung erfährt. Die enorme Synergie beider Verfahren im integrativen EST-PD-Ansatz entfaltet hier ihre ganze Kraft.

Charakteristische Elemente der beschriebenen integrativen EST-PD-Therapie als Kombinationstherapie sind insbesondere das Abschließen offener Handlungen. Im integrativen Setting einer psychodramatischen und Ego-State-orientierten Vorgehensweise kann der Patient nun im geschützten Als-ob-Rahmen das tun, was er damals nicht tun konnte. Durch diese simultane innere und äußere Verarbeitung wird das traumatische Gedächtnis neu vernetzt: Aus dem stummen, isolierten, nur körperlich erinnerten Schrecken wird ein erzählbares, mit Therapeut und Gruppenteilnehmern geteiltes Erlebnis, das dadurch seinen zerstörerischen Einfluss nach und nach verliert. Wichtig ist, dass diese Konfrontationsarbeit dosiert erfolgt. Der integrative EST-PD-Ansatz nutzt hier das Konzept der Titrierung aus der Ego-State-Therapie (Fritzsche u. Hartman 2019). Phase 2 kann sich je nach Schweregrad der Traumata über viele Sitzungen erstrecken. Sie erfordert vom Therapeuten hohe Flexibilität, wann eher psychodramatisch-kreativ vorzugehen ist und wann in die Ego-State-Struktur (Dialog, Imagination) zurückgewechselt werden muss. Am Ende der Phase 2 steht idealerweise, dass die zentralen traumatischen Erinnerungen erfolgreich durchlebt und transformiert wurden. Der Patient hat entscheidende neue Erfahrungen gemacht, z. B. »Mein Kind-Ich war nicht schuld am Geschehen« oder »Ich konnte mich wehren, wenigstens im Nachhinein« und empfindet eine deutliche Erleichterung der zuvor überwältigenden Symptome.

Phase 3: Integration und Neuorientierung

In der Abschlussphase geht es darum, die in Phase 2 gewonnenen Erkenntnisse und Veränderungen in die Gesamtpersönlichkeit sowie in den Alltag zu integrieren. Hier verbindet sich das psychodramatische Prinzip des Abschlussrituals mit dem Ego-State-spezifischen Prinzip der inneren Einigung. Zunächst wird in den Einzelstunden auf der inneren Ebene geprüft, wie die Ego-States nun zueinander stehen. Oft haben die psychodramatischen Konfrontationsprozesse auch die inneren Beziehungen zwischen den Ego-States verändert. Etwa konnte ein zerstörerischer Täterintrojekt-Anteil »umgepolt« oder beruhigt werden; der kindliche Anteil fühlt sich nicht mehr allein; Beschützer dürfen sich zurücklehnen. Diese Veränderungen werden im Einzelsetting in einer inneren Teamsitzung, idealerweise unter Einsatz klinischer Hypnose, reflektiert. Dies geschieht imaginativ im Gespräch mit dem Therapeuten oder szenisch mithilfe der Gruppe. Jeder wesentliche Anteil bekommt Raum, um auszudrücken, wie er den Prozess erlebt hat und was er nun braucht. Ziel ist es, ein harmonischeres Miteinander aller Persönlichkeitsanteile zu etablieren und offene Konflikte zu klären. Beispielsweise könnte der zuvor misstrauische Wächter-Anteil jetzt erkennen, dass das Zulassen der traumatischen Erinnerung hilfreich war, und dem Alltags-Ich mehr Führung überlassen. Auf der äußeren, szenischen Ebene werden zudem häufig Abschlussinterventionen durchgeführt – ein wichtiger Schritt im Psychodrama. Dazu zählen Rituale des Abschiednehmens vom Trauma.

Der Patient könnte etwa in einer symbolischen Handlung den »Geistern der Vergangenheit« Lebewohl sagen – im Gruppenpsychodrama z. B., indem er einen Brief an den Täter schreibt und diesen im Spiel an ein imaginäres Publikum verliest, oder eine Abschiedsrede an seine Vergangenheit und seine Kindheit verliest, die nun vorbei ist. Solche Handlungen besiegeln psychisch das Ende der Opferrolle und markieren den Übergang in einen neuen Lebensabschnitt als Neubeginn. Ein weiteres Element der Integration ist die Zukunftsorientierung und die Rollenübernahme im Alltag. Hier knüpft der Ansatz an Morenos Rollentheorie an. Der Patient soll nun die Rolle des »Trauma-Überlebenden« verlassen und neue, gesunde Rollen (wieder) einnehmen können, etwa die Rolle des Selbstwirksamen, des Vertrauenden usw. Praktisch kann dies durch Rollentraining erfolgen: In probenden Szenen übt der Patient z. B. Konfrontationen im Alltag wie Nein-Sagen zu übergriffigen Personen oder erkundet positive Rollen – etwa in den psychodramatischen Gruppenstunden Szenen, in denen er erfolgreich eine Herausforderung meistert, um das Vertrauen in die eigenen Fähigkeiten zu stärken. Die Ego-State-Perspektive unterstützt dies in den Einzelstunden, indem sie sicherstellt, dass alle inneren Anteile bei diesen Veränderungen mit einbezogen werden. Eventuelle Vorbehalte (manche Anteile klammern sich an alte Überzeugungen) werden in internen Dialogen besprochen und ausgeräumt.

Zusammengefasst dient Phase 3 dazu, die therapeutischen Gewinne zu konsolidieren. Der Patient erlebt sich nun idealerweise als integrierte Persönlichkeit: Die traumatischen Erlebnisse sind erinnert, aber als Vergangenheit eingeordnet. Die Anteile, die einst im Konflikt oder in Isolation standen, arbeiten nun als Team. Das ursprünglich »zerbrochene Ich« ist wieder weitgehend ganz. Objektiv zeigt sich dies z. B. in deutlich reduzierten Dissoziations- und Intrusionssymptomen, verbesserter Affektregulation und sozialer Funktionsfähigkeit. Die Therapie kann mit einem gemeinsamen Abschluss enden, der im integrativen Setting oft sowohl ein inneres Bild (etwa, dass alle Ego-States sich an einem sicheren Ort versammeln und den Therapeuten verabschieden) als auch ein äußeres Ritual (z. B. das Überreichen eines Symbols der Heilung in der Gruppe) umfasst.

29.4 Fallstudie

Die Fallstudie beschreibt zusammengefasst den psychotherapeutischen Behandlungsverlauf einer 35-jährigen Patientin mit zunächst komplexem somatoformen und psychischen Beschwerdebild, das sich im Verlauf der Behandlung jedoch diagnostisch als komplexe Traumafolgestörung herausstellte. Die Patientin wurde über zwei Jahre hinweg in meiner tiefenpsychologisch fundierten Praxis mit dem von mir entwickelten EST-PD-Ansatz behandelt. Integrativ habe ich die Ego-State-Therapie, die Hypnotherapie und die psychodramatische Gruppentherapie eingesetzt.

Anamnese

Die Patientin stellte sich sechs Monate nach einem stationären, somatisch bedingten Klinikaufenthalt erstmals in meiner Praxis vor. Sie klagte über regelmäßige Panikattacken, Schlafstörungen, depressive Verstimmung, Rückzugstendenzen sowie ausgeprägte körperliche Erschöpfung.

In der somatischen Anamnese berichtete sie von mehrfachen Klinikaufenthalten aufgrund rezidivierender Hypoglykämien. Trotz eingehender Diagnostik fand sich zunächst keine organische Ursache. Die Patientin wurde jedes Mal entlassen, zum Teil unter dem Verdacht eines Münchhausen-Syndroms (F68.1), jedoch ohne gesicherte Diagnose. Erst bei einem erneuten Zusammenbruch wurde eine seltene Erkrankung der Bauchspeicheldrüse (Insulinom) diagnostiziert. Die Patientin wurde notoperiert und musste infolge intraoperativer Komplikationen intensivmedizinisch versorgt werden. Während der Intensivphase erlebte sie eine Sprachunfähigkeit bei klarem Bewusstsein. Ich hatte den Verdacht, es könnte sich um einen Zustand nach extremer Retraumatisierung handeln.

Diagnostik

Die Diagnostik erfolgte testpsychologisch mit BDI-II, SKID-I und BSI, sowie in probatorischen Gesprächen und ergab folgende Diagnosen gemäß ICD-10: Panikstörung (F41.0G), depressive Episode mittelgradig (F32.1G), Zustand nach Retraumatisierung im Rahmen eines medizinischen Traumas (nicht als ICD-10-Diagnose klassifiziert, jedoch therapeutisch bedeutsam).

Die Patientin zeigte deutliche Symptome einer psychischen Retraumatisierung infolge des medizinischen Geschehens während der Intensivbehandlung sowie aufgrund der Behauptung, sie sage die Unwahrheit (Zuschreibung des Münchhausen-Syndroms). Insbesondere den Zustand der Sprachlosigkeit bei gleichzeitig vollem Bewusstsein habe ich als hoch dissoziativ und retraumatisiert gewertet. Ich nahm an, dass dieser Zustand möglicherweise zu einer Wiederaktivierung früherer kindlicher Ohnmachtserfahrungen im familiären Kontext geführt haben könnte.

Biografische Anamnese

In der biografischen Exploration berichtete die Patientin von massiven Gewalterfahrungen in der Herkunftsfamilie. Ihr Vater habe regelmäßig den älteren Bruder blutig geschlagen. An eigene Gewalterfahrungen konnte sie sich zunächst nicht erinnern. Sie berichtete von einer Kindheit in einer emotional distanzierten, kontrollierenden Familienatmosphäre mit viel Angst. Die Patientin arbeitet als Kinderkrankenschwester in einer Kinderklinik im Schichtdienst.

Behandlungsplan

Die Behandlung sah vor, tiefenpsychologisch fundiert unter Einbezug folgender Methoden zu arbeiten: Ego-State-Therapie im Einzelsetting, psychodramatische Gruppenpsychotherapie sowie Hypnotherapie zur Unterstützung der Ego-State-Therapie.

Erste Phase der Therapie: Stabilisierung und Beziehungsaufbau

Die erste Phase der Ego-State-Therapie im Einzelsetting konzentrierte sich auf Psychoedukation und Sicherheit, auf innere Orientierung und auf den Aufbau einer tragfähigen therapeutischen Beziehung: den Aufbau eines sicheren inneren Ortes und die Einführung sog. »Innenregisseure« in psychodramatischen Gruppensitzungen mithilfe der Spiegeltechnik als Spiegelbeobachter-States, Entwicklung von Kommunikationsmöglichkeiten zwischen Ich-Anteilen, körperzentrierte Ressourcenaktivierung, Notfall-Skills und Imaginationsübungen zur Selbstberuhigung. Im Ergebnis stabilisierte sich die Patientin emotional. Im geschützten therapeutischen Raum erinnerte sie sich zunehmend auch an eigene Gewalterfahrungen in der Kindheit sowie an sexuelle körperliche Übergriffe durch den Vater.

Zweite Phase der Therapie: Exploration der Ego-States, Traumabearbeitung und Integration

Die strukturierte Exploration der inneren Anteile erfolgte nach Hartman (2019):

1) Kontaktaufnahme mit ressourcenreichen Ego-States: »die professionelle Aufmerksamkeit« (berufliches Funktionieren als Kinderkrankenschwester), »die Fürsorgliche« (Empathie mit den kleinen Patienten) sowie »der Hund Buddy« (die Patientin hatte aktuell einen Hund, der eine mächtige Ressource für sie war)
2) Erkennung traumatisierter Ego-States: »die erstarrte Kleine im Badezimmer« (im Dort-und-Damals), »die Sprachlose auf der Intensivstation« (im Hier-und-Heute)
3) Identifikation von kritischen und introjizierten Ego-States: »die Stimme des Vaters«, »die Anklägerin«
4) Einführung eines »inneren Teams« zur Koordination
5) szenische Inszenierung der Ego-States mit Hilfs-Ichs in der psychodramatischen Gruppentherapie zur besseren Wahrnehmung einer Außenperspektive und Distanzierung

In der psychodramatischen Gruppentherapie konnte die Patientin mittels Spiegeltechnik und Rollentausch die Konflikte zwischen den Ego-States externalisieren. Dies förderte das Verständnis der inneren Dynamiken, insbesondere der Trennung zwischen Täterintrojekten und authentischen Ich-Anteilen.

Im weiteren Verlauf der Therapie wurden gezielt traumatische Inhalte in Ego-State-orientierten Einzelstunden und in psychodramatisch orientierten Gruppenstunden mit dem Ziel der schrittweise erfolgenden Integration der dissoziierten Ego-States bearbeitet. Methodisch arbeiteten wir hierzu in der Ego-State-Arbeit mit inneren Bildern, in den Gruppensitzungen psychodramatisch mit szenischer Rekonstruktion traumatischer Ereignisse. Dabei ließen sich folgende Ego-States bearbeiten und integrieren:

- *die Kleine im Badezimmer* als früh traumatisierter Kindanteil nach Gewalt und Missbrauch durch den Vater
- *die Sprachlose auf der Intensivstation* im überwältigten Zustand nach der Operation
- *die Erstarrte* im Zustand der Dissoziation in Panikmomenten – hier war es besonders wichtig, die Integration durch den Einsatz körpertherapeutischer Berührungselemente zu ermöglichen
- *die Stimme des Vaters,* die als Täterintrojekt identifiziert und in psychodramatischen Szenen mit Unterstützung der Gruppenmitglieder durch Rollentausch, Doppel- und Spiegeltechnik entmachtet werden konnte

Therapieverlauf

Im weiteren Verlauf stabilisierten sich die Affekte der Patientin deutlich. Die Panikattacken traten seltener auf; die depressive Stimmungslage hellte sich unter therapeutischer Begleitung und medikamentöser Unterstützung auf. Die Patientin entwickelte neue Handlungsspielräume sowohl im beruflichen als auch im privaten Bereich. Erste Schritte der Neuorientierung, z. B. Reduktion der Nachtdienste, Anmeldung zu einer beruflichen Weiterbildung wurden unternommen.

Protokollierung von zwei Sitzungen mit der Patientin

Um die bislang überwiegend theoretisch ausgelegten Beschreibungen des EST-PD-Ansatzes und der geschilderten Fallstudie mit der Patientin im therapeutischen Alltag nachvollziehbarer abzubilden, folgen hier zusammengefasste und verkürzte Auszüge aus der Dokumentation einer EST-basierten Einzelsitzung und einer PD-basierten Gruppensitzung mit der in der Fallstudie geschilderten Patientin. Beide Sitzungen fanden im letzten Drittel der Therapie statt.

Zusammenfassung der Dokumentation der Ego-State-Einzelstunde in Hypnose (therapeutisch geleitetes Konfrontationsszenario) mit Erläuterungen der therapeutischen Interventionen

Thema: Kontakt und Konfrontation mit dem Ego-State *die Anklägerin* – Begegnung mit dem Vater

Setting: EST-Einzeltherapie, Patientin in hypnotherapeutischer Trance (zuvor hypnotherapeutisch eingeleitete Stabilisierung, bewusstseinsklar, affektzugänglich)

Ziel: Dialog zwischen *der Anklägerin* und dem inneren Bild des Vaters und damit die Auflösung von Aggression und Schuld gegen das eigene Selbst. Das Alltags-Ich »die professionelle Aufmerksamkeit« soll als Innenregisseur fungieren.

Methode: Hypnotherapie, Ego-State-Therapie: Parallel zur Ego-State-Arbeit und zur gruppenpsychotherapeutischen Psychodrama-Therapie habe ich mit der Patientin kunsttherapeutisch gearbeitet. Die Patientin konnte ihre Erinnerungen oft nicht in Worte fassen. Sie hat dann Bilder für ihre Erinnerungen gemalt. Der beschriebenen Sitzung lag diese Zeichnung der Patientin zur Missbrauchssituation zugrunde (s. Abb. 29.1).

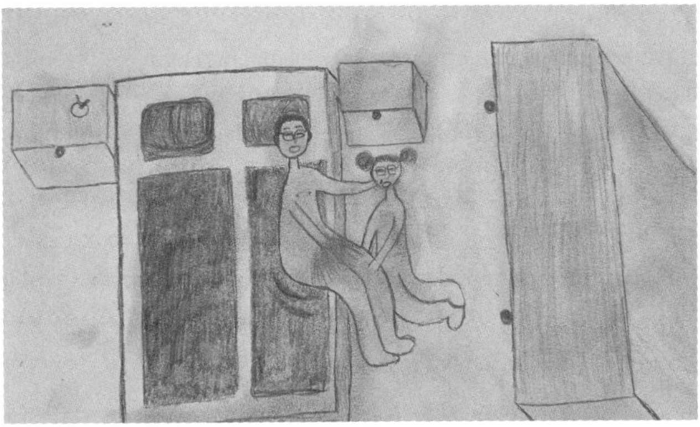

Abb. 29.1: Das Geheimnis[82]

Therapeutin (Th, spricht mit *der professionellen Aufmerksamkeit*) Sie sind jetzt an Ihrem sicheren inneren Ort. Und dort spüren Sie die Präsenz *der Anklägerin.* Lassen Sie sie bitte ganz nah kommen. Vielleicht spüren Sie, wo sie im Körper wohnt?

Die Arbeit mit hypnotherapeutisch erleichtertem Zugang zum inneren Raum dient der Affektregulation und der Erhöhung der Imaginationsfähigkeit. Der sichere Ort ist ein zentrales Instrument zur Affektberuhigung, Stabilisierung und Abgrenzung traumatischer Inhalte.

Patientin (P) Ja. Sie steht rechts neben mir. Aufrecht. Ganz kalt. Wütend. Aber ruhig.

Th Ich frage mich, was passiert, wenn Sie sie einladen würden, sich auszusprechen? Sie darf dem Vater vielleicht sagen, was lange ungesagt geblieben ist. Sie brauchen sie nicht zu kontrollieren. Ich bleibe bei Ihnen.

Die direkte Einladung zur Expressivität stellt einen sicheren Rahmen zur Entlastung und Externalisierung kritischer Affekte dar. Besonders bei introjizierten Täteranteilen oder Selbstanklägern ist die Möglichkeit zur verbalen Entäußerung zentral.

82 Schriftl. vorliegende Erlaubnis zur Veröffentlichung der Zeichnung unter Wahrung der Anonymität (vom 12.7.2025).

P (als *die Anklägerin* mit objektiv veränderter Stimme) Du hast ihr wehgetan. Du hast sie missbraucht. Immer wieder. Du hast meinen Bruder verprügelt, und sie hat es gesehen. Du warst der Riese. Und sie war allein. Du hast geschrien. Und ich … ich habe zugesehen. Ich bin die Stimme, die dich hasst! Du sollst wissen, dass du ihr Leben vergiftet hast. Und du hast sie benutzt. Für deine widerlichen Bedürfnisse. Sie musste da knien und du hast ekelhafte Sachen gemacht.

Der Ego-State die Anklägerin *übernimmt jetzt eine schützende, aggressive Funktion, die sich nicht mehr gegen das eigene Selbst, sondern gegen den Täter richtet. Ihre Integration erfordert die Anerkennung ihrer Loyalität, aber auch die Transformation ihrer destruktiven Energie in eine konstruktive Schutzfunktion.*

Th Ich wäre neugierig zu erfahren, was er macht, wenn Sie Ihren Blick auf ihn richten …?

P Er sagt nichts. Er ist groß, dunkel. Er schaut mich an. Ich habe keine Angst.

Th Ah, wirklich? Das ist aber sehr interessant. Sie haben also die Macht in dieser Szene. Was passiert wohl, wenn Sie ihm sagen würden, was Sie brauchen?

P Ich will, dass du verschwindest. Dass du endlich aufhörst, ihr zu folgen. Du bist alt, kraftlos. Deine Zeit ist vorbei.

Stille, die Atmung der Patientin wird ruhiger.

Th Oh, und da war ja auch noch *die Kleine im Badezimmer* … Mich würde sehr interessieren, ob sie wohl noch da ist.

P Ja … sie ist immer noch da … in der Ecke. Sie hat die Knie angezogen. Ich kann mich nicht dahin bewegen. Ich … ich komme nicht an sie ran.

Th Ach so … ja, das ist ja auch sehr bemerkenswert. Ich wäre neugierig, was Sie hindert? Können Sie das sagen?

P Sie sieht mich nicht. Als wäre ich Luft. Ich kann schreien, aber sie hört mich nicht … Ich kann sie nicht retten. Sie vertraut mir nicht.

In der Ego-State-Arbeit ist es nicht immer möglich, in einer Sitzung sowohl Täterintrojekte zu konfrontieren als auch verletzte Anteile zu versorgen. Dieses Setting fokussiert sich auf die Entlastung durch Anklage, ohne die traumatisierte Kindheitsszene zu überfordern.

Th Ah. Nun, alles hat seine Zeit. Für heute haben wir hier eine kleine Grenze gesehen, aber Sie konnten *die Anklägerin* sprechen lassen. Das ist toll. Und wir haben Sie gesehen – mitfühlend und kraftvoll. Die Rettung *der Kleinen* war noch nicht möglich – aber wir wissen jetzt, dass sie immer noch im Badezimmer ist. Und sie weiß, dass wir versuchen, zu ihr zu kommen.

Es kann nicht oft genug betont werden, wie wichtig es für den Patienten ist, dass der Therapeut im »wir« bleibt. Es folgte die Ausleitung aus der Trance mit sanfter Reorientierung.

Diese Sitzung legte den Grundstein für den Ausdruck der unterdrückten Wut und für eine gleichzeitige Veränderung ihrer Wendung gegen das eigene Selbst. Die Patientin erlebte sich in einer mächtigen Rolle gegenüber dem Täter. Die »Rettung« des kindlichen Anteils blieb zunächst unerreichbar, war jedoch ein therapeutisch bedeutsamer Zwischenschritt für eine später folgende psychodramatische Gruppensitzung.

Zusammenfassung der Dokumentation der späteren psychodramatischen Gruppenstunde

Thema und Ziel: Die Kleine im Badezimmer retten und an einen sicheren Ort bringen

Setting: Gruppentherapie mit acht Teilnehmenden, Psychodramabühne, Patientin als Protagonistin; drei Hilfs-Ichs aus der Gruppe übernehmen Rollen in der Szene (s. Abb. 29.2)

Methoden: psychodramatischer Szenenaufbau mit Rollentausch-, Doppel- und Spiegeltechnik; kunsttherapeutische Intervention: Die Patientin zeichnete zwischen den Sitzungen ihre Erfahrungen aus den Einzel- und Gruppenstunden auf.

TH Sie haben in einer der letzten Einzelstunden etwas Wichtiges gesehen. Heute können wir gemeinsam einen Schritt weitergehen. Wollen Sie *die Kleine im Badezimmer* auf die Bühne holen?

P (nickt) Ja. Ich will sie holen.

TH Wählen Sie dann bitte eine Mitspielerin für *die Kleine*, jemanden für *den Vater* und jemanden, der Sie spielt in Ihrem Alltags-Ich, *der professionellen Aufmerksamkeit.*

Patientin wählt drei Gruppenmitglieder. Die Bühne wird symbolisch eingerichtet: eine Tür aus Stühlen, ein Badezimmerbereich mit einem Teppich, ein Fenster als Fluchtpunkt.

Szenische Darstellung:

P (als Beobachterin zusammen mit der Therapeutin in der Spiegeltechnik) Sie sitzt da … ganz eng an der Wand. Da kommt der Vater rein, laut, wütend. Ich sehe sie, aber ich bin draußen.

TH Darf ich etwas fragen? Was ist, wenn Sie hineingehen würden, einen Rollentausch mit Ihrem heutigen Ich, *der professionellen Aufmerksamkeit* machen würden?

Patientin tauscht den Platz mit dem Hilfs-Ich und steht nun als Alltags-Ich in der Szene. Das Hilfs-Ich *Vater* steht schimpfend im Hintergrund.

P (als *Alltags-Ich*) Ich sehe dich, Kleine. Ich bin da.

HILFS-ICH (als *die Kleine*) Du kannst nichts machen. Er ist überall.

TH Darf ich vorschlagen, dass wir ein Doppel für Sie nutzen? (Patientin stimmt zu. Frage in die Gruppe:) Wer möchte der Erwachsenen ein Doppel geben? (Jemand aus der Gruppe meldet sich als Doppel-Hilfs-Ich.)

HILFS-ICH (als *Doppel*) Ich weiß, wie es sich anfühlt, nicht gerettet zu werden. Aber ich bin nicht mehr klein. Ich kann die Tür nach weg-von-hier aufmachen. Ich kann mit dir weggehen.

Die Technik des Doppels ermöglicht, unausgesprochene Gedanken der Protagonistin empathisch einzubringen. Dies fördert die Affektregulation, kognitive Reframing-Prozesse und Selbstermächtigung.

P (nimmt Satz auf) Ich kann die Tür aufmachen. Ich bin nicht mehr klein.

TH Darf ich vorschlagen, dass wir einmal spiegeln und beide in die Beobachterrolle wechseln? Wir schauen uns die Szene noch einmal zusammen von außen an. Sie sind nicht mehr alleine. Wir machen das beide und zusammen mit der ganzen Gruppe.

P verlässt kurz mit mir die Bühne und übernimmt die Rolle des Beobachter-Ichs in der psychodramatischen Spiegeltechnik. Sie sieht die Szene zwischen *dem Alltags-Ich* und *der Kleinen* von außen.

Bei der psychodramatischen Technik des Spiegelns wird die Szene durch die Hilfs-Ichs weitergespielt, während die Protagonistin als Beobachterin von außen eine neue Perspektive erhält. Dies ermöglicht Distanzierung, Integration und Neubewertung.

P (nach kurzer Stille) Ich sehe, dass sie stark ist. Sie macht die Tür auf. Sie nimmt das Kind an die Hand. Das Kind zittert. Aber es geht mit.

TH Dann möchte ich vorschlagen, dass Sie wieder in Ihre Alltagsrolle gehen. Können Sie das Kind übernehmen und mit der Kleinen weggehen?

Patientin kehrt auf die Bühne zurück und nimmt die Hand des Kindes.

P Ich nehme dich mit. Du bist nicht mehr alleine. Wir gehen jetzt an unseren sicheren Ort.

TH Ah, okay. Darf ich fragen, wohin der Weg führt?

P An unseren sicheren Ort. Es gibt Licht. Eine Decke. Und meinen Hund. Alles ist warm. Und niemand kommt rein.

HILFS-ICH (*als Kleine*) Darf ich da mit dir bleiben?

P Ja. Du darfst bleiben. Solange du willst.

TH (zur Gruppe) Ich frage mich, was diese Szene jetzt noch braucht?

GRUPPENTEILNEHMERIN Vielleicht dürfen wir alle mitgehen. Damit sie nicht mehr allein ist.

TH Wer möchte als Ressource noch mitgehen? Vielleicht als Schutz, als Wärme oder was Sie sonst geben möchten?

Drei Gruppenmitglieder stellen sich symbolisch als Schutzfiguren hinter *die Kleine*. Hier wird die Identifikation von Gruppenteilnehmern mit der Szene, die nicht Protagonisten sind, aber dennoch sehr von der Sitzung für die eigenen Themen profitieren, gut sichtbar. Dies wurde später im Sharing-Prozess aufgegriffen.

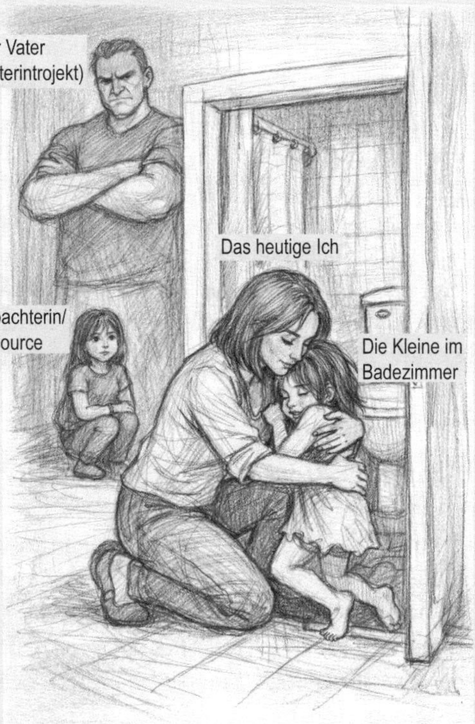

Abb. 29.2: Psychodramatische Szene: Die Rettung der Kleinen im Badezimmer[83]; diese Zeichnung stellt eine therapeutische Szene aus einer Gruppensitzung dar. Die Rollen sind entsprechend ihrer therapeutischen Funktion beschriftet. Die Darstellung dient der Veranschaulichung struktureller Ego-State-Arbeit im Gruppensetting.

Nachbesprechung (Sharing-Runde)

P Ich konnte sie wirklich sehen. Nicht nur innerlich, sondern als echte Person. Und ich konnte sie berühren. Es ist das erste Mal, dass ich sie nicht mehr nur als inneres Bild sehe, sondern als echte Person, als jemanden, der mir vertraut.

Th Das ist ein Wendepunkt. Die Szene ist abgeschlossen. Sie haben etwas vollbracht, was allein nicht möglich war. Mit der Kraft der Gruppe, mit der Kraft Ihres heutigen Ichs.

Im Anschluss reflektierten die anderen Gruppenmitglieder aus den Hilfs-Ich-Rollen darüber, an welchen Punkten sie mit eigenen Themen in Berührung gekommen waren. Hieraus ergaben sich für diese Gruppensitzung weitere Szenen mit anderen Patienten.

83 Die Patientin fertigte diese Skizze nach der Gruppensitzung mit KI an. Die Beschriftungen der Hilfs-Ichs erfolgten durch mich. Die schriftliche Erlaubnis der Patientin zur Veröffentlichung dieser Zeichnung liegt mir zum 12.7.2025 vor. Die Patientin möchte anonym bleiben.

Die Kombination aus Rollenspiel, szenischem Dialog und symbolischer Integration am Sicheren Ort ermöglichte die Transformation eines bisher unerreichbaren Selbstanteils. Die Gruppenresonanz mit Ressourcen-Ichs wirkte stabilisierend und stärkte das neue Selbstbild.

Therapieergebnis

Im Verlauf der multimodalen Behandlung – bestehend aus tiefenpsychologisch fundierter Einzeltherapie, Ego-State-Therapie, hypnotherapeutischen Interventionen sowie psychodramatischer Gruppentherapie – zeigte die Patientin eine signifikante psychische Stabilisierung und eine strukturelle Reintegration dissoziierter Selbstanteile.

Zentrale Fortschritte waren:

- Affektstabilisierung und Reduktion von Panikattacken durch den Aufbau innerer sicherer Orte und Ressourcen
- Konfrontation mit Täterintrojekten (insbesondere in Form *der Anklägerin*) unter therapeutischer Anleitung, wodurch Schuld- und Ohnmachtsgefühle externalisiert und bearbeitet werden konnten
- Exploration und Integration verletzter Ego-States, u. a. *der Kleinen im Badezimmer* und *der Sprachlosen auf der Intensivstation*, mittels szenischer Arbeit, Reparenting und Gruppenresonanz
- Stärkung des Alltags-Ichs
- durch Rollentausch, Doppel- und Spiegeltechnik in der Gruppe, wodurch die Patientin Kontrolle, Handlungskompetenz und Fürsorglichkeit gegenüber sich selbst erleben konnte
- nachhaltige Verbesserung der affektiven Regulation, des Selbstwerts und der beruflichen Handlungsfähigkeit

Die Patientin entwickelte am Ende der Therapie ein klareres Selbstbild, konnte erstmals Mitgefühl für eigene kindliche Anteile empfinden und hatte ein funktionales inneres »Team« aufgebaut, das ihr auch im Alltag Halt bot. Die traumatischen Erfahrungen wurden nicht nur erinnert, sondern auch strukturell in ihr Selbstkonzept integriert, was einen zentralen Marker nachhaltiger Traumaverarbeitung darstellt.

29.5 Diskussion

Vorteile und Herausforderungen der integrativen EST-PD-Methode

Abschließend sollen die Stärken einer integrierten Ego-State-Psychodrama-Therapie sowie mögliche Schwierigkeiten und deren Lösungsansätze betrachtet werden.

Insgesamt bietet die Verbindung beider Ansätze große Chancen und Synergien für die Behandlung komplexer Traumafolgestörungen, erfordert jedoch auch Achtsamkeit bei der Durchführung.

Vorteile der Integration

Bei dem vorgestellten Ansatz EST-PD handelt es sich um einen ganzheitlichen Heilungsansatz: Die Kombination beider Methoden ermöglicht es, Traumata auf verschiedenen Ebenen anzugehen – kognitiv, emotional, körperlich und sozial sowie auf verschiedenen Ebenen von Raum und Zeit. Die psychodramatische Gruppentherapie bringt konkretes Handeln in der realen Außenwelt ins Spiel, während die einzeltherapeutisch orientierte Ego-State-Therapie die innere Psyche und damit die Innenwelt mit ihren Gedanken, Gefühlen, Körperempfindungen und inneren Bildern gezielt bearbeitet. Beide Ansätze ergänzen sich durch hohe Synergie. Dieser ganzheitliche Zugang kann tiefer wirken als eine der beiden Einzelmethoden, da sich traumatische Erfahrungen unter dem Einsatz beider Methoden umfassender verarbeiten lassen.

Der psychodramatische Ansatz liefert dabei die aktive Erfahrungsintensität in der Realität, die es dem Patienten erlaubt, alte Muster tatsächlich in vivo zu durchleben und umzuwandeln sowie Ich-Anteile nicht nur imaginativ, sondern sicht- und berührbar zu erleben. Die Ego-State-Therapie liefert den Strukturrahmen und die Sprache, um traumatische Erlebnisse innerlich einzuordnen und die Beteiligung aller Persönlichkeitsanteile sicherzustellen.

In einem integrierten Behandlungsverfahren beider Methoden entsteht ein dynamischer Prozess, in dem sich Aktion und Reflexion abwechseln. Durch die Kombination von Einzel- und Gruppentherapie werden die Vorteile beider Formen genutzt. In der Gruppe entstehen Gemeinschaftsgefühl, Lernmöglichkeiten von anderen und vor allem die Kraft der Mitspieler im psychodramatischen Setting, was im Einzelsetting überhaupt nicht erreichbar wäre. In der Einzeltherapie erhält jeder Patient auf der anderen Seite maßgeschneiderte Unterstützung und einen sicheren Hafen zur Erarbeitung und Ausdifferenzierung seiner Ego-States. Beide Verfahren erhöhen die Gesamtwirkung der Therapie. Therapeuten haben damit einen breiten Methodenkoffer zur Hand. Je nach Therapiephase und Patient kann man flexibel Methoden auswählen. Wenn ein Patient an einem Tag nicht bereit ist für eine psychodramatische Szene in der Gruppe, kann man trotzdem über innere Teilearbeit mit dem Ego-State-Verfahren produktiv weiterarbeiten. Wenn Gespräche in der Ego-State-Therapie festgefahren sind, kann man spontan eine Psychodrama-Sequenz einsetzen. Die Anpassungsfähigkeit des EST-PD-Ansatzes erhöht die Chance, auch schwierige Therapieabschnitte zu bewältigen, weil man weiterhin einen anderen Zugang versuchen kann.

Durch das stete Zusammenspiel beider Verfahren – innere Anteile ansprechen und im Außen agieren – kommt es oft zu einer sehr nachhaltigen und tiefgreifenden Integration der Persönlichkeitsanteile. Die Erfahrungen sind nicht nur intellektuell verstanden, sondern auch emotional durchlebt und vor allem im Körperausdruck gefestigt. Das fördert Neuroplastizität und neue Verknüpfungen im Gehirn, die alte Traumata-Netzwerke überschreiben können. Patienten, die ich im EST-PD-Verfahren behandelt habe, berichten häufig, dass sie sich nach einer solchen Therapie »vollständiger« und »echter« fühlen und dass sie verstreute Stücke ihres Selbst wieder eingesammelt hätten. Der innere Zusammenhalt (Selbstkohärenz) steigt deutlich an.

Besonders vorteilhaft im EST-PD-Ansatz ist, dass die Gruppe als zusätzliches und eigenes Heilelement wirkt. Die Gruppenteilnehmer werden zu Mit-Therapeuten: Durch das Rollenspielen verleihen sie dem Protagonisten Stimme und Kraft. Durch Feedback in der psychodramatischen Sharing-Phase teilen Sie Weisheit, Mitgefühl und einen tieferen Austausch in den Sitzungen, was das soziale Netz der Patienten kräftigt. Das Gefühl, anderen helfen zu können, indem man z. B. ihre inneren Anteile spielt, kann für traumatisierte Menschen selbst im Sinne des Helferselbstwertes enorm heilsam sein. Die Identifikation mit der gespielten Hilfs-Ich-Rolle eines anderen Mitpatienten und die damit einhergehenden Übertragungs- und Projektionsprozesse für die eigenen Ego-States sind ein weiterer außerordentlich bedeutsamer Anteil an den therapeutischen Prozessen aller Gruppenteilnehmer. So profitieren alle Gruppenmitglieder von jeder Sitzung, selbst wenn sie nicht als Protagonist im Mittelpunkt stehen.

Herausforderungen, Kritik und Lösungsansätze

Herausfordernd für das dargestellte Verfahren sind mehrere Aspekte:

Zum einen sind dies die Koordination und die Planung. Die Organisation einer kombinierten Einzel- und Gruppenbehandlung mit zwei sehr komplexen Verfahren für viele traumatisierte Patienten erfordert deutlich mehr Aufwand. Es müssen Termine für beide Verfahren sowie für alle an einer Gruppe beteiligten Patienten koordiniert werden. Eine klare Therapieplanung zu Beginn ist notwendig, bleibt jedoch eine beständige Herausforderung, um für alle an einer Gruppentherapie beteiligten Patienten festzulegen, wie oft Einzel- und Gruppensitzungen für jeden Patienten therapeutisch sinnvoll sind und abgestimmt stattfinden sollen. Außerdem sind die Patienten in die Planung einzubeziehen.

Eine weitere Schwierigkeit stellen Anfangshemmungen bei Patienten in einer Gruppe dar. Nicht jeder Patient ist sofort bereit, sich in einer Gruppe zu öffnen oder sich gar auf eine psychodramatische szenische Darstellung vor anderen einzulassen. Es kann zu Scham, Angst oder Misstrauen kommen: »Wer sind die anderen?«, »Was denken die anderen von mir?«, »Ich will nicht vor Fremden weinen oder mein Innerstes nach außen kehren«. Hier sind eine gründliche Vorbereitung der Patienten im Einzelsetting und ein behutsames Vorgehen in der Gruppe notwendig. Der Therapeut muss im Einzelfall vorab mit dem Patienten dessen Besorgnisse besprechen und vielleicht in den ersten Gruppensitzungen unaufdringliche, spielerische Übungen durchführen, bei denen niemand zu viel von sich preisgeben muss – beispielsweise anfangs eher ressourcenorientierte oder fiktive Rollenspiele, bei denen es darauf ankommt, Erfolge zu erzielen. Wenn ein Teilnehmer die Erfahrung macht, in der Gruppe etwas geteilt zu haben und dafür Akzeptanz zu ernten, schwindet die Scham. Die Vertraulichkeit muss von Anfang an betont und aktiv von allen in einem Vertrauensvertrag zugesichert werden. Manche Patienten benötigen vielleicht ein paar zusätzliche Einzelsitzungen, um sich dann doch in die Gruppe zu wagen – das sollte man respektieren. Geduld und positives Feedback sind hier zentral. Der Zeitaufwand ist für ein kombiniertes Verfahren zu Beginn der Behandlungen deutlich höher.

Neben diesen strukturellen Herausforderungen müssen auch emotionale Überwältigungen und Trigger in der Gruppe bewältigt werden können. Intensive psychodramatische Arbeit kann starke Emotionen auslösen, nicht nur beim Protagonisten, sondern auch bei Zuschauern mit ähnlichen Erfahrungen. Die Gefahr von Retraumatisierung oder Dissoziationen besteht, wenn keine ausreichende Struktur und Hilfestellung vorhanden sind. Der Therapeut muss deshalb den Einsatz der bereits erwähnten Sicherheitsmechanismen beherrschen: Containing, Doppeltechnik, Pausen und Time-outs, Nachbesprechungen sowie Stabilitäts- und Sicherheitsübungen sind in der Therapiegruppe obligatorisch. Der Therapeut muss die Gruppe ständig überwachen, z. B. darauf achten, ob jemand als Zeichen für Dissoziation glasige Augen bekommt, um früh gegenzusteuern. Zusätzlich müssen alle Gruppenpatienten vorab in der Stabilisierungsphase darin trainiert werden, sich selbst beruhigen zu können. Falls dennoch jemand heftig getriggert wird, könnte ein Co-Therapeut oder ein vorbereiteter Peer ihn für kurze Zeit aus dem Raum begleiten, um draußen mit ihm Atemübungen zu machen oder klar zu sprechen, während die Gruppe drinnen ggf. pausiert. Nach sehr aufwühlenden Sitzungen sollte ein individueller Check durch den Therapeuten erfolgen (z. B. abends ein kurzer Anruf: »Wie geht es Ihnen jetzt?«). Durch solche Maßnahmen wird gewährleistet, dass starke Emotionen zwar zugelassen, aber auch wieder eingefangen werden. Insgesamt sorgt ein strukturiert-phasierter Ansatz (s. Abschn. »Phasenmodell des integrativen Ansatzes EST-PD-Therapie«, S. 883) dafür, dass zur Zeit der Traumaexposition genügend Ressourcen zur Verfügung stehen, um die Belastung auszuhalten.

Ebenfalls kritisch ist die Ungleichzeitigkeit der Entwicklung. In einer Gruppe schreitet nicht jeder gleich schnell voran. Manche sind vielleicht schon bereit, ihr Trauma detailliert zu besprechen, während andere noch in der Stabilisierungsphase stecken. Das kann zu Frustration oder Neid führen (»Warum darf er schon, ich noch nicht?«, »Die anderen kommen viel schneller voran als ich«). Der Lösungsansatz hierfür ist die aktive Moderation der Erwartungen und Vergleiche durch den Therapeuten. Er muss erklären, dass Traumaheilung kein Wettlauf ist und dass jeder seinen eigenen Weg hat. In der Planung muss er darauf achten, die Reihenfolge der Protagonisten für intensives Arbeiten klug zu gestalten. Vielleicht beginnt man mit einem mittelschweren Thema eines »fortgeschrittenen« Gruppenmitglieds, damit andere sehen, wie die therapeutische Arbeit abläuft, ohne dabei Gefahr zu laufen, retraumatisiert zu werden. Gleichzeitig gibt man den noch nicht so weit integrierten Teilnehmern andere Rollen, sodass sie trotzdem beteiligt sind, z. B. als hilfreicher Ego-State in einer Szene einer anderen Person. Dabei lernen sie implizit sehr viel. Im Einzelsetting kann der Therapeut individuell Frust auffangen und die Geduld stärken. Außerdem hilft es, Erfolge jeder Art wertzuschätzen: Nicht nur »XY hat sich heute seinem Trauma gestellt« gilt als Erfolg, sondern auch: »YZ hat heute in der Runde offen gesagt, dass er schlecht geschlafen hat, weil er Albträume hatte; das ist ein großer Vertrauensbeweis.« Solche kleinen Schritte sichtbar zu machen, hält alle im Boot.

Kritisch zu werten sind bei diesem integrierten Ansatz folglich neben den hohen organisatorischen und strukturellen Herausforderungen auch die hohen Anforderungen an den Therapeuten. Die Leitung einer solchen integrativen Therapie erfordert vom Therapeuten breite Kompetenzen in der Gruppenpsychotherapie, der Psychodramatechnik, der Ego-State-Kommunikation, der Traumatologie und der Hypnotherapie. Es kann anspruchsvoll sein, ständig zwischen Methoden zu wechseln und parallel die Dynamik der Gruppe und die Innenwelt der Einzelnen im Blick zu behalten. Ein Lösungsansatz kann hier der Einsatz eines Co-Therapeuten im Gruppensetting sein. Idealerweise leiten zwei Therapeuten die Gruppe gemeinsam, die sich in ihren Fähigkeiten ergänzen, z. B. einer mit Schwerpunkt auf Psychodrama-Therapie, der andere mit Schwerpunkt auf Ego-State-/Traumatherapie. Zusammen können sie die Konzentration während der Sitzung auf die Bühne bzw. die Gruppenmitgliederbetreuung lenken.

Wichtig sind regelmäßige Supervisionssitzungen, um die eigenen Eindrücke zu verarbeiten, blinde Flecken aufzudecken und neue Ideen zu sammeln. Fortbildung in beiden Ansätzen ist ebenfalls notwendig, z. B. spezielle Workshops zur Anwendung der Ego-State-Therapie in Gruppen oder zur Arbeit mit traumaspezifischem Psychodrama. Moderne traumazentrierte Psychodrama-Modelle wie das *Therapeutic Spiral Model* (TSM) nach Kate Hudgins (Kellermann a. Hudgins 2000) oder das *Relational Trauma Repair Model* nach Dayton (2005) integrieren Sicherheitsstrukturen, z. B. ein Containment-Doppel, das Prinzip der langsamen Annäherung und eine stärkere Einbindung psychoedukativer Elemente. Außerdem hilft es, Feedback aus der Gruppe einzuholen. Was brauchen die Teilnehmer mehr oder weniger, um als Therapeut nicht einseitig vorzugehen?

Eine weitere Herausforderung ist die Verwaltung von Grenzen und Rollen. In einem solchen multimodalen Setting muss klar geregelt sein, wer welche Rolle innehat (Einzeltherapeut vs. Gruppentherapeut, therapeutischer Leiter vs. Co-Therapeut) und wie etwaige Grenzen gehandhabt werden – z. B., wenn ein Gruppentherapeut auch einmal Einzelgespräche führt oder umgekehrt. Patienten könnten irritiert sein, ob sie beiden Therapeuten gleichermaßen trauen können, oder es entsteht eine Abhängigkeit von einer Person. Der Lösungsansatz ist hier, Transparenz und Rollenklarheit von Anfang an sicherzustellen: »Ich leite die Gruppe; mein Kollege macht die Einzelstunden. Wir stimmen uns eng ab.«

Mit guter Teamarbeit und Weiterbildung lassen sich die hohen Anforderungen meistern. Wenn ein Therapeut beide Settings leitet, ist das hinsichtlich des Informationsflusses einfacher, erfordert jedoch neben der sicheren Handhabung der hohen Komplexität, dass Übertragung und Gegenübertragung genau beobachtet werden. Gruppenleitung vs. Einzelbindung kann unterschiedliche Beziehungsmomente für die Patienten schaffen. Auch hier helfen Supervision und Intervision im Team, solche Feinheiten zu steuern.

29.6 Fazit

Trotz der genannten Herausforderungen bietet der integrative Einsatz von Psychodrama und Ego-State-Therapie in einem multimodalen Setting ein äußerst wirkungsvolles Therapieangebot für Traumapatienten. Die Kombination ermöglicht es, sowohl die innere zerrissene Welt der Betroffenen zu ordnen und zu heilen als auch im geschützten zwischenmenschlichen Raum neue Erfahrungen von Unterstützung und Handlungsfähigkeit zu machen. Entscheidend sind eine sorgfältige phasenorientierte Struktur, eine klare Absprache zwischen Einzel- und Gruppenanteilen für die Behandlung sowie flexible, kreative Interventionen, die auf den Patienten zugeschnitten sind. Bei guter Durchführung überwiegen die Vorteile. Viele Patienten schaffen es, durch diesen integrativen Ansatz ihr Trauma nicht nur intellektuell zu verarbeiten, sondern auch ganzheitlich zu überwinden. Sie integrieren die traumatischen Erlebnisse in ihre Lebensgeschichte, ohne weiterhin davon beherrscht zu werden, und entdecken neue Rollen und Möglichkeiten für ihre Zukunft. Die Therapeuten wiederum erleben die Arbeit oft als bereichernd, da die Methodenvielfalt und die sichtbaren Fortschritte der Patienten im Gruppenprozess ihnen ebenfalls positives Feedback geben. Insgesamt stellt das vorgestellte Konzept einen praxisnahen Leitfaden dar, der Therapeuten dabei helfen kann, zwei bewährte Methoden synergetisch zu vereinen und so Traumaheilung auf mehreren Ebenen gleichzeitig zu fördern.

Für die Forschung ergeben sich daraus Impulse zur systematischen Untersuchung integrativer Methoden sowie zur Wirkfaktorenanalyse kombinierter Gruppen- und Einzeltherapien in der Traumabehandlung.

29.7 Literatur

Bender, W. u. C. Stadler (2011): Psychodrama-Therapie. Grundlagen, Methodik und Anwendungsgebiete. Stuttgart (Schattauer).

Craparo, G., F. Ortu u. O. van der Hart (2022): Pierre Janet wiederentdecken. Trauma, Dissoziation und ein Brückenschlag zur Psychoanalyse. Gießen (Psychosozial).

Dayton, T. (2005): The living stage. A step-by-step guide to psychodrama, sociometry and group psychotherapy. Deerfield Beach (Health Communications).

Fritzsche, K. u. W. Hartman (2019): Einführung in die Ego-State-Therapie. Heidelberg (Carl-Auer), 4. Aufl.

Giacomucci, S. a. I. Marquit (2020): The effectiveness of trauma-focused psychodrama in the treatment of PTSD in inpatient substance abuse treatment. *Frontiers in Psychology* 11 (896). DOI: 10.3389/fpsyg.202.00896.

Grossmann, P. u. D. Walz (2024): Polyvagal: Die schöne Theorie und die hässlichen Fakten. *Psychotherapie* 29 (2): 163–174.

Gümüş, F., u. M. Deniz (2020): The effect of psychodrama on the frequency of posttraumatic stress disorder, anxiety and depressive symptoms in patients with social trauma: 9-month follow-up study. *Journal of Academic Research in Nursing* 6(3): 402–415.

Hudgins, M. K. (2002): Experiential treatment for PTSD. The therapeutic spiral model. New York/NY (Springer).

Janet, P. (1889): L'automatisme psychologique. Essai de psychologie expérimentale sur les formes inférieures de l'activité humaine. Paris (Alcan).

Kellermann, P. F. a. M. K. Hudgins (eds.) (2000): Psychodrama with trauma survivors. Acting out your pain. London (Jessica Kingsley).

Krüger, A. (2024): Diagnostischer Prozess und Grundprinzipien traumatherapeutischer und trauma-sensibler Arbeit [DVD]. Müllheim (Auditorium Netzwerk).

Moreno, J. L. (1946): Psychodrama, Vol. 1. New York/NY (Beacon House).

Moreno, J. L. (2001): Psychodrama und Soziometrie. Essentielle Schriften. Köln (Edition Humanistische Psychologie), 2. Aufl.

Phillips, M. u. C. Frederick (2007): Handbuch der Hypnotherapie bei posttraumatischen und dissoziativen Störungen. Heidelberg (Carl-Auer).

Porges, S. W. (2001): The polyvagal theory: phylogenetic substrates of a social nervous system. *International Journal of Psychophysiology* 42 (2): 123–146.

Porges, S. W. (2007): The polyvagal perspective. *Biologische Psychologie* 74 (2): 116–143.

Reddemann, L. (2004): Psychodynamisch imaginative Traumatherapie. PITT. Das Manual. Stuttgart (Pfeiffer).

Reddemann, L. (2017): Imagination als heilsame Kraft. Ressourcen und Mitgefühl in der Behandlung von Traumafolgen. Stuttgart (Klett-Cotta), 20. Aufl.

Seibold, R. (2011): Ego-State-Therapie in der Psychotraumatologie. *Journal für Psychologie* 19 (3): 20–25.

Shapiro, F. (2001): Eye Movement Desensitization and Reprocessing (EMDR). Basic principles, protocols, and procedures. New York (Guilford).

Van der Kolk, B. A. et al. (2014): The body keeps the score. Brain, mind, and body in the healing of trauma. New York (Penguin).

Watkins, J. G. u. H. H. Watkins (1997): Ego states. Theory and therapy. New York/NY (W. W. Norton).

30 Alte Liebe rostet nicht – »A perfect match«: Von der besonders glücklichen Verbindung zwischen Ego-State-Therapie und Erickson'scher Hypnotherapie

Susanne Hausleithner-Jilch

Abstract

In der Fülle der Methoden, mit denen sich die Ego-State-Therapie wirkungsvoll kombinieren lässt, scheint die klassische Erickson'sche Hypnotherapie allmählich in den Hintergrund zu treten. Dabei sind es die Werkzeuge der klinischen Hypnose, die das Arbeiten mit Ego-States besonders effektiv machen.

Es ist eine bekannte Tatsache, dass manche Ego-States sich erst im Zustand der Trance zeigen. Viele Werkzeuge der Hypnotherapie wie bewusstes Einsetzen von Dissoziation/Assoziation oder Zeitregression/Zeitprogression ermöglichen besonders verantwortungsvolles Arbeiten mit den inneren Anteilen und das wirksame Erleben emotionaler sowie auch körperlicher Neuerfahrungen. In diesem Artikel soll anhand einiger Beispiele sexuell traumatisierter Menschen gezeigt werden, wie wirkungsvoll das verschränkte Arbeiten von Erickson'scher Hypnotherapie und Ego-State-Therapie ist.

Schlüsselwörter: Milton Erickson'sche Hypnotherapie, Ego-State-Therapie, Arbeiten mit der Zeitachse, Utilisieren der Ressourcen, Arbeiten mit den Sinnessystemen, korrigierende Erfahrung

30.1 Einleitung: Alte Liebe rostet nicht – »a perfect match«

Dass Hypnotherapeuten und Hypnotherapeutinnen[84] gerne Geschichten erzählen, ist bekannt. Auch zum Titel »A perfect match« gehört natürlich eine Geschichte, sie stammt aus »Anatevka«, im Original »Fiddler on the Roof« – einem Musical, dem

84 Um die Sprache so geschlechtersensibel wie nur möglich zu verwenden und zugleich den Text wenigstens ein bisschen lesbarer zu gestalten, benutze ich abwechselnd weibliche und männliche Formen, manchmal auch beide Formen zusammen, und füge das unvermeidliche »Das andere Geschlecht ist jeweils mitgemeint« hinzu.

die Geschichte von »Tewje, der Milchmann« von Scholem Alejchem (erschienen in acht Teilen zwischen 1894 und 1916) zugrunde liegt. Der Dialog, der mich zu diesem Titel inspiriert hat, findet zwischen zwei Dorfbewohnern Anatevkas statt. Da ich den Dialog auf Englisch im Kopf habe, gebe ich ihn auch so wieder, auch weil ich denke, dass der Wortwitz in diesem Dialog bei der deutschen Übersetzung ver liert.

Die Personen, zwischen denen das Gespräch stattfindet, sind Awram, der Buchhändler, und Jente, die Heiratsvermittlerin. Jente kommt zu Awram, der eine Frau für seinen Sohn sucht, und es entspinnt sich folgender Dialog:

> Jente: »Awram, I have a perfect match for your son!«
> Awram: »Who is it?«
> Jente: »Rachel, the shoemaker's daughter!«
> Awram: »Rachel??? But she can hardly see, she's almost blind!«
> Jente: »So what, Awram ... is your son so much to look at? The way she sees and the way he looks, it's a perfect match!«

Natürlich bin ich nicht der Meinung, dass Erickson'sche Hypnotherapie und Ego-State-Therapie deshalb so gut zusammenpassen, weil ihre Unzulänglichkeiten einander ergänzen, vielmehr denke ich, dass sie deshalb so gut kombinierbar sind, weil ihre jeweiligen Stärken dazu führen, dass sich so eine besonders effektive und kraftvolle Therapiemethode entwickeln konnte, die die Stärken beider Methoden noch potenziert.

30.2 Eine Bemerkung zu Beginn

Wenn in diesem Beitrag die Meinung vertreten wird, dass Hypnose wesentlich zum Gelingen des Therapieerfolgs beiträgt, so ist damit selbstverständlich nicht gemeint, dass andere Methoden weniger wirksam sind, sondern vielmehr, dass es schade ist, dass die Wirksamkeit der hypnotherapeutischen Methode nicht mehr so häufig genutzt wird.

Wenn wir den Zustand der Trance sehr weit fassen als Zustand fokussierter Aufmerksamkeit, dann ist natürlich jeder therapeutische Prozess ein Tranceprozess – ganz gleich, ob wir Externalisierungstechniken wie Arbeit mit Stühlen oder Symbolen verwenden oder ob wir auf die Prozesse im Körper oder im Gespräch auf ein Thema fokussieren. Und Hypnotherapie besteht ja auch nicht ausschließlich darin, eine Trance an die andere zu reihen, vielmehr ist es unter anderem eine besondere Art zu kommunizieren, die diese Methode so effektiv sein lässt.

Wenn ich in diesem Beitrag im Folgenden den Begriff Hypnotherapie verwende, dann meine ich ausschließlich die Hypnotherapie von Milton Erickson, die nicht nur die klinische Hypnose umfasst, sondern auch das sehr differenzierte Arbeiten mit der Sprache: verbale und nonverbale Kommunikation, indirekte Kommunikation, das Arbeiten mit Symbolen und Ritualen sowie das Arbeiten mit therapeutischen Geschichten und Metaphern.

Häufig wird aber auf den Zustand einer tieferen Trance verzichtet, was meiner Erfahrung nach zur Folge hat, dass sich einerseits manche Ego-States erfolgreich verstecken können oder in einen Freeze-Zustand gehen, auch wenn sie sich in Verhaltensweisen, somatischen Beschwerden oder scheinbar unerklärlichen emotionalen Zuständen äußern. Andererseits hat es zur Folge, dass das, was wir korrigierende Erfahrung oder emotionale Neuerfahrung nennen, nicht den gleichen intensiven Erlebnischarakter hat wie das, was wir in einem Zustand der tieferen Trance erfahren. Denn das Erleben der inneren Wirklichkeit in Hypnose ist besonders lebendig und es ist umso lebendiger, je mehr Sinnesmodalitäten angesprochen werden und je reichhaltiger diese Sinnesqualitäten sind. Daher gehen Erlebnisse, die wir in der Hypnose erfahren, weit über die kognitive Ebene hinaus. Es lohnt sich also durchaus, mit intensiveren, tieferen Tranceprozessen zu arbeiten, und nicht selten erlebt man dabei Überraschungen.

Fallvignette: Birgit

Bei Birgit geht es nicht um ein sexuelles Trauma, sie ist einer ganzen Reihe schwerer Belastungen ausgesetzt. Birgit ist als freischaffende Künstlerin alleinerziehend, ihre finanzielle Situation ist immer wieder prekär, vom Vater ihres Kindes kommt wenig Unterstützung, und seit einigen Jahren leidet sie an einer schweren Krankheit. Mich beeindrucken ihr Ideenreichtum und ihr Mut, mit dem sie sich dem Leben stellt, und besonders beeindruckt mich, was sie trotz ihrer schwierigen Situation ihrem Kind an Ressourcen zur Verfügung stellt.

Wir arbeiten mit Ego-States, und Birgit kann sich sehr gut auf tiefere Tranceprozesse einlassen.

In einer Stunde äußert sie den Wunsch, mit einem besonderen inneren Anteil Kontakt aufzunehmen. Sie ist davon überzeugt, dass einer ihrer Ego-States eine Kämpferin ist.

Als wir am Begegnungsort angelangt sind und ich die Frage stelle, ob es möglich ist, dass diese Kämpferin zum Begegnungsort kommt, kommt nicht die strahlende, kraftvolle junge Frau, die Birgit sich vorgestellt hat, sondern es kommt eine erschöpfte, abgekämpfte Frau, die am Ende ihrer Kräfte ist. Es ist schnell klar, dass dies zwar ein Ressourcen-State ist, der Birgit über lange Jahre geholfen hat, mit ihren schwierigen Lebensbedingungen zurechtzukommen, aber es ist auch klar, dass diese Kämpferin eine müde Kriegerin ist, die jetzt selbst Unterstützung, Ruhe und Erholung braucht. Diese Begegnung hilft Birgit, zu verstehen, dass sie die Kämpferin nicht noch weiter belasten darf; dass sie Bereiche in ihrem Leben, wo es sich gar nicht lohnt zu kämpfen, die aber viel Kraft kosten, auf ein Minimum reduzieren muss.

Für mich ist das ein sehr eindrucksvolles Beispiel dafür, dass wir im Trancezustand zu Einsichten kommen, die wir außerhalb der Trance nicht haben; dass wir da manches klarer erkennen können, was wir uns sonst gern schönreden – oder auch umgekehrt: dass wir Ressourcen dort finden, wo wir Defizite vermutet haben. Innere Anteile sind oft anders, als wir sie uns vorgestellt haben, wenn unser bewusstes Denken in den Hintergrund tritt. Ich bezweifle, dass Birgits erschöpfte Kämpferin sich außerhalb der Trance so deutlich gezeigt hätte, auch wenn sie sich natürlich schon lange in körperlichen Symptomen bemerkbar gemacht hat. Außerhalb der Trance hätte Birgit wahrscheinlich das Bild der starken Kämpferin aufrechterhalten, und sie wäre vielleicht weit über deren Grenzen gegangen mit vermutlich dramatischen gesundheitlichen Folgen.

Fallvignette: Lisa

Lisa ist eine junge Frau, die im Kindergartenalter als sehr hübsches Kind für Werbeaufnahmen gecastet wurde. Die Dreharbeiten dauerten jeweils einige Stunden, die Mutter brachte Lisa hin, ließ sie aber dort dann allein, und in dieser Zeit kam es immer wieder zu sexuellen Übergriffen auf Lisa. Sie ist bereit, sich auf die Arbeit mit inneren Anteilen einzulassen. In der Therapieeinheit, in der ich mit ihr die Trance »Innere Stärke« mache, bei der sehr oft ein Zugang zu einem tiefen inneren Wesenskern gefunden wird, taucht bei ihr ein Bär auf, der wegläuft und sehr wütend ist. Der Bär läuft in den Wald und ruft ihr im Weglaufen zu, er hat genug davon, immer stark sein zu müssen, sie solle ihren Kram alleine machen.

Das war natürlich nicht das, was ich erwartet habe, als ich Kontakt zur »inneren Stärke« herstellen wollte. Aber wenn statt eines inneren Wesenskerns ein Bär auftaucht, der eher als Ego-State einzustufen ist, muss man sich natürlich flexibel darauf einstellen. Das ist aber ein weiteres Beispiel dafür, dass in einem Trancezustand oft mit Überraschungen zu rechnen ist und wir nicht immer Kontakt zu den Anteilen bekommen, von denen wir im Vorhinein vermutet haben, dass sie auftauchen werden.

30.3 Wichtige hypnotherapeutische Werkzeuge in der Ego-State-Arbeit

Das Herzstück der Ego-State-Arbeit ist die sogenannte korrigierende Erfahrung, man kann es auch emotionale und körperliche Neuerfahrung auf der Erlebnisebene nennen. Diese korrigierende Erfahrung bedeutet eine ressourcenorientierte Veränderung schwieriger Lebenssituationen im inneren Erleben. Es ist eine Neukonstruktion belastender emotionaler, kognitiv-mentaler und auch körperlicher Erinnerungen, um so Erlebnismuster zu verändern.

Die korrigierende Erfahrung beginnt schon bei der Gestaltung der Beziehung zwischen Therapeutin und Klientin. Aus Untersuchungen weiß man, dass diese Beziehung zentral für den Therapieerfolg ist (Wampold, Imel u. Flückiger 2018). Eine gelungene Therapeut-Klient-Beziehung ist bereits eine erste korrigierende Erfahrung. Die korrigierende Erfahrung geschieht hier einerseits durch die Resonanzbeziehung zwischen der Therapeutin und dem Klienten und andererseits durch den Raum, der zur Verfügung gestellt wird. In der Hypnotherapie geschieht die korrigierende Erfahrung – die Veränderung der inneren Realität, die Veränderung des inneren Erlebens – außerdem mithilfe hypnotherapeutischer Techniken wie zum Beispiel Zeitregression/Zeitprogression, Zeitverzerrung, Dissoziation/Assoziation, Anästhesie, Analgesie, Amnesie, positive und negative Halluzinationen.

Aus der Fülle der hypnotherapeutischen Werkzeuge, die man auch in der Ego-State-Therapie anwenden kann, gehe ich im Zusammenhang mit den Fallbeispielen besonders auf die folgenden vier ein:

- Amnesie
- Utilisation von Ressourcen
- Arbeiten mit den Sinnessystemen und
- Arbeiten mit der Zeitachse

Posthypnotische Amnesie

Fallvignette: Anna

Anna kommt das erste Mal zu mir, als sie 15 Jahre alt ist. Sie wird mir von der Kinder- und Jugendanwaltschaft vermittelt. Der Grund dafür, dass sie Psychotherapie in Anspruch nehmen will, ist eine wiederkehrende Missbrauchserfahrung mit einem Verwandten, zu dem immer noch Kontakt besteht. Die Mutter negiert zwar nicht, dass es da massive Grenzüberschreitungen gab, bagatellisiert diese jedoch und weigert sich, den Kontakt zu diesem Verwandten einzustellen.

Zu dieser traumatischen Erfahrung kommen weitere schwierige Bedingungen in Annas Biografie. Bis zum 6. Lebensjahr lebt Anna bei ihrer Oma in einem Balkanstaat, die Mutter arbeitet in Wien. Als die Mutter Anna nach Wien holt, gibt es einen gewalttätigen Stiefvater, der zeitweise bei Anna und ihrer Mutter wohnt, nach einiger Zeit aber dann aus deren Leben verschwindet, sodass die nun alleinerziehende Mutter durch berufsbedingte Nachtdienste Anna immer wieder nachts allein lassen muss.

In dieser ersten Phase der Therapie geht es vorrangig darum, Sicherheit und Stabilität herzustellen – im Außen und im Inneren. Das ist eine besondere Herausforderung, da der Täterkontakt weiterhin besteht – allerdings ist Anna mit 15 Jahren schon in der Lage, die Begegnungen zu vermeiden. Wir arbeiten also an ihren Ressourcen und an Strategien, wie es gelingen kann, sich in der nächsten Zeit wirkungsvoll zu schützen.

Anna hat den Wunsch, zunächst die Schule abzuschließen und dann einen Job zu finden, um von daheim ausziehen zu können. Bis dahin will sie die traumatischen Erlebnisse nicht ständig im Kopf haben. Aus diesem Grund sperren wir ihre Erinnerungen daran in einen Tresor. Zu diesem Tresor hat sie Zugang, wenn sie es möchte bzw. wenn es für sie wichtig ist.

Wir beenden damit diesen ersten Teil der Therapie. Anna ist stabil genug, um ihre mittelfristigen Ziele (Beenden der Schule, Job, eigene Wohnung) verwirklichen zu können.

Wenn man die Tresortechnik oder ähnliche postanamnestische Suggestionen verwendet, ist es meiner Erfahrung nach wichtig, dass man zugleich auch die Möglichkeit schafft, diesen Prozess wieder rückgängig zu machen. Es kann manchmal quälend sein, wenn man weiß, dass man vor vielen Jahren Erinnerungen, erlebte Szenen, Emotionen weggesperrt hat, und findet nun zu einem späteren Zeitpunkt, an dem man sich für die Auseinandersetzung mit diesen Inhalten stark genug fühlt, keinen Zugang mehr dazu. Also baut man am besten in die Trance bereits die Möglichkeit ein, den Tresor wieder zu öffnen und die Erinnerung wieder zu finden. Das kann dadurch geschehen, dass die Person, die Inhalte in einem Tresor oder etwas Ähnlichem verschließt, selbst den Schlüssel verwahrt oder den Code kennt bzw. eine Art Schatzkarte besitzt, die den Weg zu den zunächst weggesperrten oder vergrabenen Inhalten weist.

Utilisation von Ressourcen

Ein Merkmal Erickson'scher Hypnotherapie ist die Utilisation der Ressourcen, die die Menschen mitbringen. Es gilt, einzutauchen in deren Welt und das, was sich für sie vertraut anfühlt und sie stärkt, für die Therapie zu nutzen. Die Vorschläge, die wir machen, oder die Metaphern, die wir in der Trance benutzen, sind meist dann besonders wirkungsvoll, wenn sie aus der Welt unserer Klienten und Klientinnen stammen. Es ist nicht so wichtig, ob ich Bilder und Geschichten aus der Natur oder ob ich technikaffine Metaphern verwende, ob ich musikalische Metaphern gebrauche oder solche, die mit Kunst, Theater, Tanz oder auch Sport zu tun haben – wesentlich ist, dass diese Bilder in den Klientinnen und Klienten etwas zum Schwingen bringen. Menschen, die den ganzen Tag am liebsten in der Bibliothek verbringen, können vielleicht mit Gartenmetaphern wenig anfangen, wobei es natürlich auch Ausnahmen gibt.

Ein Beispiel für die Utilisation von inneren Ressourcen ist die Verwendung von Ressourcenorten im therapeutischen Prozess. Häufig sucht und findet man zu Beginn der Therapie einen Wohlfühlort, einen Kraftort, einen sicheren Ort – Orte, die man später gut als Tranceeinleitung und zur Trancevertiefung nehmen kann. Außerdem ist es wichtig, einen Ort zu haben, an den man sich zurückziehen kann, wenn die innere Arbeit zu anstrengend oder zu beängstigend wird.

Ebenso wichtig sind Helferfiguren (meist positive Objekt-Introjekte), die bei der Stabilisierung helfen und die man später zusammen mit den Ego-States gut für die korrigierende Erfahrung brauchen kann. Wenn es bei manchen Menschen noch keine wirklich kraftvollen Ressourcen-States gibt, sind die inneren Helfer bedeutsam; sie sind so gut wie immer zu finden, und sie können die eventuell noch zu schwachen Ressourcen-States dabei unterstützen mutiger und kräftiger zu werden.

Man utilisiert also äußere und innere Ressourcen (reale oder imaginierte Orte, reale oder imaginierte Helferwesen). Diese Ressourcen sind essenziell, um Sicherheit und Stabilität aufzubauen, und sie sind eine wichtige Vorbedingung für die Arbeit mit bedürftigen, belasteten oder traumatisierten Ego-States.

Fallvignette: Anna (Fortsetzung)

Anna kommt nach einigen Jahren wieder. Ihr Leben fühlt sich nun stabil an, und sie möchte jetzt an ihren traumatischen Erlebnissen arbeiten. Sie hat einen Job, mit dem sie ihre Lebenshaltungskosten bestreiten kann, eine eigene Wohnung, einen Freund, mit dem sie eine gute und liebevolle Beziehung hat, und sie arbeitet als Künstlerin an verschiedenen Projekten. Sie hat eine sehr fantasievolle, künstlerische Seite, und es fällt ihr leicht, in einen sehr tiefen Trancezustand zu gelangen, in dem sie Zugang zu ihrer Fantasie und Kreativität hat. Sehr oft findet sie in der Trance originelle Lösungen für die jeweiligen Probleme, manchmal hat sie nach der Trance eine Teilamnesie.

Ihre Ego-States sind sehr charaktervoll, es gibt eine Antreiberin; eine Wächterin, die sie vor Verletzungen schützt; eine Beschützerin, die auftaucht, wenn ihr jemand zu nahekommt; eine Programmiererin, die eine Situation bewerten und sie umprogrammieren kann; und es gibt ein 5-jähriges ängstliches Kind.

Bei Anna ist es fast nicht notwendig, Vorschläge zu machen; wenn sie einmal in Trance ist, schöpft sie aus ihrem reichen Innenleben. Ihre inneren Helfer sind ein Licht, ein Seil, eine Kugel und Flügel. Das Licht ist zuständig für ihren Geist, es stärkt und beschützt sie; die Flügel stehen für Kreativität und Mut, und sie sind auch für den Bewegungsapparat zuständig; die Kugel ist für den Körper zuständig, besonders für die Organe und ebenso für Heilung. Später kommt noch das Feuer dazu.

Die Therapie mit Anna findet in drei Phasen statt. Die erste Phase beginnt mit 15 und dauert etwa zwei Jahre, bis sie stabil genug ist, um die nächsten Jahre ohne Therapie auszukommen und ihr Leben so zu verändern, dass sie in der zweiten Phase mit der Traumaarbeit beginnen kann. Bei der zweiten Phase ist sie Mitte 20 und ihr ausdrücklicher Wunsch ist es, sich jetzt mit ihren traumatischen Erlebnissen auseinanderzusetzen. Wir beginnen mit der Ego-State-Therapie und finden neben ihren inneren Helfern einige wichtige innere Anteile. Danach ist auf Annas Wunsch wieder eine Therapiepause angesagt. In der letzten Phase, einige Jahre später, beginnen wir dann, die traumatischen Szenen zu verändern.

Das ist nicht bei allen Klientinnen so, dass es so lange Pausen zwischen den einzelnen Therapiephasen gibt, aber für Anna ist es genau das richtige Tempo. Zwischendurch probiert sie Eye Movement Desensitization and Reprocessing (EMDR) aus und kommt jedes Mal in einen sehr instabilen Zustand, wo es ihr wirklich schlecht geht. Sie merkt, dass diese Methode speziell für sie nicht geeignet ist, weil das Tempo in diesem Prozess viel zu schnell für sie ist. Sie spürt wirklich gut, was ihre individuelle Verarbeitungsgeschwindigkeit ist, und nimmt sich die Zeit, die sie braucht.

Arbeiten mit den Sinnessystemen

Das Arbeiten mit den Sinnessystemen gehört zu den nützlichsten Werkzeugen der Hypnotherapie. Einerseits ist das Nachfragen nach dem, was unsere Sinne wahrnehmen, also was gesehen, gehört, gerochen, geschmeckt und im Körper gespürt wird, ein Mittel zur Trancevertiefung und damit ein Mittel zur Vertiefung der Erlebnisebene. Je mehr Sinne aktiviert werden können, desto intensiver ist das innere Erleben, desto realer fühlen sich die inneren Erlebnisse an. Andererseits kann man mit dem bewussten Einsetzen der Nah- und Fernsinne steuern, ob sich jemand in einer assoziierten oder in einer dissoziierten Position befindet.

Es kommt immer wieder vor, dass Menschen schnell in eine traumatische Situation, die sie einmal erlebt haben, hineinrutschen und dann überwältigt sind von den Sinneseindrücken und Emotionen, die da auftauchen. In diesem Fall ist es sinnvoll, zunächst in eine so weit entfernte Position (Beobachterposition) zu gehen, dass man die Szene nur sehen und hören kann (Fernsinne). Wenn auch das noch zu intensiv ist, ist es sinnvoll, noch weiter weg zu gehen, sodass die Szene nur noch mit den Augen wahrzunehmen ist. Wenn man dann die Szene mit Ressourcen angereichert und verändert hat, kann man sich der Szene wieder annähern, indem man die Nahsinne durch gezieltes Ansprechen nach und nach aktiviert und sich auf diese Art von der Beobachterposition wieder auf die Erlebnisebene begibt. Dieses Hin- und Herpendeln zwischen dissoziierter Position, also Beobachterposition, und assoziierter Position ist selbstverständlich auch mehrere Male möglich, oft auch notwendig.

Bekannt ist das Arbeiten mit der Bildschirmtechnik, bei der man meist in der dissoziierten Position bleibt. Hier arbeitet man nur mit den Fernsinnen (visuell und auditiv), die man in ihrer Qualität verändern kann (heller – dunkler, lauter – leiser usw.). Ebenso kann man aber andere Bilder verwenden: Man kann zum Beispiel einen Film drehen, bei denen man als Regisseur oder Regisseurin Anweisungen gibt. Die Regieposition ist eine dissoziierte Position und außerdem eine, in der man die Kontrolle hat. Man kann als Regisseurin aber auch vorübergehend in eine der Rollen schlüpfen, weil man den Schauspielern zeigen will, wie sie die Rolle zu spielen haben, und man kann sich mit der Szene, der Körperhaltung, den Körpergefühlen und den dazugehörigen Emotionen assoziieren. Auch hier ist ein mehrmaliger Wechsel zwischen der dissoziierten und assoziierten Position meist sinnvoll.

Bei Menschen, die wenig mit Kino, aber viel mit Theater anfangen können, wird man dann im Sinn der Utilisation von Ressourcen diesen Menschen eher einladen, sich vorzustellen, dass er als Regisseur mit den Schauspielerinnen ein bestimmtes

Stück auf der Bühne probt. Die Vorgangsweise ist hier wie beim Filmdreh: Man kann von der Kontrollposition als Regisseur ab und zu in die Rolle einer Schauspielerin schlüpfen – um zu zeigen, wie die Rolle zu spielen ist – und dann wieder zurück auf den Regieplatz gehen. Meiner Erfahrung nach ist das eine besonders effektive und zugleich schonungsvolle Methode, um Traumasituationen zu verändern. Die Regieposition ist eine gestaltende Position.

Besonders dann, wenn man vorschlägt, es könnte sich um Regietheater handeln, wo die Regisseurin eine wesentliche Rolle hat: Nicht die werkgetreue Wiedergabe ist das Ziel, sondern die Interpretation des Regisseurs oder der Regisseurin. Das Stück wird verändert, aus anderer Perspektive gesehen. Unter Umständen erarbeiten Regisseure gemeinsam mit den Schauspielern und Schauspielerinnen das veränderte Stück. Diese Methode ist also besonders gut geeignet, um korrigierende Erfahrungen vorzunehmen. Man kann diese Theaterszenen in einer klassischen Trance (Dialogtrance) erleben, man kann aber auch diese Szenen (ähnlich wie im Psychodrama) spielen und ist auf diese Art dann auch sogleich auf der Erlebnisebene.

Mit Jugendlichen wird man eventuell ein Videospiel spielen. Da ist es ohnehin so, dass man aktiv ins Geschehen eingreift. Der Spieler ist hier allerdings viel mehr Teil des Geschehens, und es hängt von seiner Schnelligkeit und Geschicklichkeit ab, wie es weitergeht. Hier ist es wahrscheinlich sinnvoll, eine Stopptaste zu installieren, mit der man das Spiel anhalten kann, um strategische Überlegungen anzustellen, wie es weitergehen soll.

Fallvignette: Sandra

Sandra ist 30 Jahre alt und als junges Mädchen vom Stiefvater missbraucht worden. In den ersten Stunden haben wir viele Ressourcen gefunden: einen sicheren Ort, ihre innere Stärke, die Oma als innere Helferin sowie zwei Ressourcen-Ego-States: die Mutige und die Mitfühlende. Nach dieser Ressourcenarbeit möchte sie zu einer Traumaszene hingehen. Wir nähern uns zunächst von außen, ich bitte sie, an einem weiter entfernten Platz zunächst stehen zu bleiben, sie wird aber sofort in die Szene hineingezogen und davon überwältigt. Sie ist zugleich erstarrt und innerlich hoch aktiviert, und es ist ihr nicht möglich, mithilfe von Atemübungen in einen ruhigeren Zustand zu kommen. Es ist aber möglich, dass sie in Begleitung ihrer inneren Stärke auf meine Einladung hin wieder aus der Szene herausgeht und so weit weggeht, wie es nur möglich ist. Als Sinn ist jetzt nur noch der Sehsinn aktiv. Ich biete ihr an, so weit weg zu gehen, dass sie die Szene nur noch so wahrnimmt, als würde sie ein Fernglas verkehrt herum halten. Ziemlich rasch kann sie sich beruhigen. Ich frage sie, was das Mädchen in dieser Szene braucht, und sie hat sehr viele Ideen, wie sich mithilfe der Mutigen, der Mitfühlenden und der Oma die Szene positiv verändern ließe. Während die Oma das 8-jährige Mädchen in der Traumaszene in den Arm nimmt und die Mitfühlende sich neben sie setzt, übernimmt es die Mutige, den Stiefvater aus dem Zimmer zu werfen. Als wir uns der veränderten Szene nähern, spürt sie wieder Angst, körperliche Anzeichen von Panik, wenn auch die Erstarrung fast nicht mehr zu spüren ist.

Also gehen wir wieder in die Beobachterposition. Von außen kann sie gut einschätzen, was die 8-Jährige noch braucht: Sie soll noch zusätzlich von einem Löwen und einem Bären beschützt werden. Der Bär bleibt bei dem Mädchen, der Mitfühlenden und der Oma auf der Bank sitzen. Der Löwe unterstützt die Mutige dabei, den Stiefvater nicht nur aus dem Zimmer zu werfen, sondern ihn auch weit wegzusperren, wo er kein Unheil mehr anrichten kann. Wir pendeln ein paarmal hin und her zwischen dieser Szene und der Beobachterposition, bis auch in der Szene selbst, also in der assoziierten Position, die Veränderung spürbar und gut aushaltbar ist.

Arbeiten mit der Zeitachse: Zeitregression – Zeitprogression

Veränderung belastender Szenen, korrigierende Erfahrung

Das Arbeiten mit der Zeitachse spielt einerseits eine Rolle, wenn man zu einer Szene in der Vergangenheit geht, um sie zu verändern (korrigierende Erfahrung, emotionale und körperliche Neuerfahrung), aber auch, wenn man in der inneren Vorstellung zu einer Szene in der Zukunft geht, um zu erleben, wie sich die Veränderung auswirkt.

Eine Möglichkeit, sich auf der Zeitachse zu bewegen, ist die Affektbrücke von John und Helen Watkins. Das ist eine Technik, die Emotionen, körperliche Zustände und Symptome als Brücke zu Erlebnissen in einer anderen Zeit benutzt, um dann dort Veränderungen vorzunehmen.

Körperliche Symptome eignen sich sehr gut, um mithilfe der Affektbrücke oder somatischen Brücke zu einer bedeutsamen Szene in der Biografie zu gelangen, die man dann verändert. Beispielsweise nimmt man Bauchschmerzen als Ausgangspunkt und schlägt vor, über eine Brücke oder Straße zu gehen, die aus genau diesen Bauchschmerzen besteht, und lässt sich überraschen, zu welcher Szene und an welchen Ort man hinkommt, um dort dann eine korrigierende Erfahrung zu erleben. Die folgende Fallvignette möge das Arbeiten mit der Affektbrücke veranschaulichen.

Fallvignette: Felix

Felix leidet seit Längerem unter Angstzuständen, die sich auf der körperlichen Ebene durch ein Engegefühl in der Brust ausdrücken. Ich schlage ihm vor, über eine Straße oder Brücke zu gehen, die aus Elementen dieser Enge gebaut ist. Er entscheidet sich für die Brücke und sieht eine enge, wackelige Hängebrücke über einer Schlucht vor sich. Er überquert die Schlucht und landet am anderen Ende der Hängebrücke im Klassenzimmer seiner Schulklasse, in die er als 13-Jähriger ging und in der er schlimme Mobbingerfahrungen gemacht hat. In diesem Klassenzimmer sitzt sehr verängstigt der 13-jährige Felix und wartet auf die nächsten Gemeinheiten seiner Mitschüler. Wir holen seinen Ressourcen-Ego-State dazu, einen Karatekämpfer, und einen inneren Helfer, den Tiger Shir Khan. Die beiden positionieren sich nun links und rechts von Felix und signalisieren durch ihre Präsenz und ihre Körperhaltung, dass sie den 13-jährigen Felix sicher beschützen werden. Als die zwei Mitschüler hereinkommen, die Felix am meisten quälen, richtet sich der Karatekämpfer noch mehr auf, und Shir Khan knurrt. Felix spürt, dass sein Brustkorb sich weitet und dass er jetzt besser durchatmen kann. Die beiden Mitschüler bleiben stehen, drehen sich um und gehen auf ihre Plätze. Wir verweilen noch ein wenig bei der Szene und vertiefen das Gefühl der Weite, erst dann gehen wir über die Brücke zurück, die er jetzt als stabiler und sicherer wahrnimmt.

In Annas Fall konnte ich auf die Affektbrücke verzichten, weil sie sehr schnell bei den traumatischen Szenen landete. Dort machten wir einfach eine Zeitregression auch ohne die Metapher der Brücke oder Straße. Wir gingen einfach zu einer Szene, die sie als 5-Jährige erlebt hat.

Fallvignette: Anna (Fortsetzung)

Nachdem wir genügend Ressourcen-States und innere Helfer gefunden haben, beginnen wir damit, Szenen aus ihrer Kindheit zu verändern. Die Szene sucht sich Anna im Vorgespräch aus. Es ist eine Szene der 5-jährigen Anna mit ihrem Stiefvater, der ihre Grenzen nicht respektiert, als sie gerade duscht. Er zieht einfach den Duschvorhang weg und schaut sie an. In der Trance geht die erwachsene Anna mit ihren Helfern (Licht, Kugel, Flügel und Feuer) in die Szene hinein. Sie stellt sich mit dem Feuer vor die Tür und beschützt so die 5-Jährige. Am Ende der Szene bleibt die Kugel (die für den Körper und für Heilung zuständig ist) bei der 5-jährigen Anna.

Wenn wir mit Neukonstruktionen der inneren Wirklichkeit beginnen, schlage ich der Klientin vor, mit einer unangenehmen, aber nicht allzu schlimmen Szene zu beginnen, also nicht mit den schwer traumatisierenden Szenen. Ich erkläre vorher die Methode so gut wie möglich und sage, der Sinn ist, beim ersten Mal einfach nur einmal auszuprobieren, wie gut es funktioniert, eine Szene zu verändern. Es geht beim ersten Mal nur darum zu überprüfen, ob wir noch etwas brauchen: Eventuell ist der sichere Ort noch sicherer zu gestalten, oder es braucht noch mehr oder andere innere Helfer, oder die Ressourcen-States müssen noch gestärkt werden. Ich erkläre auch, dass bei dieser Veränderung der Szenen die Erlebnismuster im Inneren verändert werden – dass man auf der kognitiven Ebene nach wie vor weiß, was geschehen ist, aber es fühlt sich anders an, im besten Fall neutral. Für die meisten Menschen ist es sehr wichtig, dass sie danach noch wissen, wie es in der eigenen Erinnerung war, da es ja Teil ihrer Biografie ist, und in der Regel wollen sie nicht, dass da etwas gelöscht wird. Aber es ist sehr erleichternd, wenn diese Muster nicht mehr automatisch aufpoppen, weil die neuronalen Verknüpfungen sich verändert haben.

Wir beginnen also mit relativ harmlosen Szenen und überprüfen, ob noch etwas gebraucht wird. Wenn ja, arbeiten wir wieder an den Ressourcen; wenn alles passt, nehmen wir uns die nächste Szene vor, die dann schon ein bisschen unangenehmer sein darf.

Bei einem einmaligen traumatischen Ereignis kann manchmal wirklich eine einzige korrigierende Erfahrung genug sein. Meist ist es aber bei Missbrauch so, dass es viele Szenen gab, die auf unterschiedliche Art grenzüberschreitend waren. In solchen Fällen braucht es häufig mehrere korrigierende Erfahrungen, wenn auch in der Regel nicht so viele, wie in der äußeren Realität stattgefunden haben. Aber meist ist eine Reihe von emotionalen und körperlichen Neuerfahrungen nötig, um eine dauerhafte positive Veränderung herbeizuführen.

Fallvignette: Anna (Fortsetzung)

Die nächste Szene, die Anna bearbeiten möchte, ist eine, die sie in der Schule erlebt hat, kurz nachdem sie nach Österreich gekommen ist. Sie hat erst begonnen, Deutsch zu lernen, und als die Lehrerin sie an die Tafel ruft, um etwas vorzulesen, verwechselt Anna die Buchstaben und spricht das Wort falsch aus, woraufhin die Kinder der Klasse sie auslachen und die Lehrerin nicht einschreitet. Die Scham und das Gefühl des Alleingelassenseins ist nach drei Jahrzehnten noch sehr lebendig.

Nach der üblichen Tranceeinleitung gehen wir mit einigen ihrer inneren Helfer zu dieser Schulszene. Anna nimmt das Licht, die Kugel und das Feuer mit, und wir erzählen der Lehrerin, welche Folgen dieses Auslachen bei einem Kind in Annas Situation hat, wie schlimm das für sie ist. Die erwachsene Anna erklärt das der Lehrerin, und die inneren Helfer unterstützen sie dabei. Die Lehrerin versteht das und unterstützt jetzt die kleine Anna. Wenn ab jetzt ein Kind etwas Gemeines sagt, wird der kränkende Satz ins Feuer geworfen und kommt als Zauberspruch zurück (mit einer positiven Affirmation wie z. B. »Anna, du bist etwas ganz Besonderes«, »Anna, du bist ein mutiges Mädchen«).

Bei Anna ist von meiner Seite nicht viel Input nötig. Sie ist einerseits eine sehr intelligente junge Frau, die viel über Trauma gelesen hat und Zusammenhänge gut begreift, andererseits helfen ihr ihre Fantasie und Kreativität, meist recht schnell Lösungen zu finden, wobei sie die Veränderungen auch immer im Körper wahrnimmt. Ab und zu schlage ich etwas vor wie zum Beispiel, dass man der Lehrerin wahrscheinlich erklären muss, was so eine beschämende Situation anrichtet. Die Lehrerin ist schon älter und wahrscheinlich hat sie die neueren Erkenntnisse der Traumaforschung noch nicht mitbekommen. Aber danach kommen wieder alle Ideen, was weiter geschehen muss, damit es für die kleine Anna gut wird, von Anna selbst.

Als Nächstes möchte Anna die vielen schmerzhaften Abschiedsszenen verändern. Da sie die ersten Lebensjahre bis zum Schuleintritt bei der Oma in einem Land auf dem Balkan verbringt, die Mutter immer wieder kommt und dann wieder wegfährt, ohne dass Anna wirklich versteht, warum diese Trennungen notwendig sind, sind es viele, viele tränenreiche Abschiede, die Anna in den ersten sechs Lebensjahren erlebt. Die erwachsene Anna (die Anna im Hier und Jetzt) geht mit der Kugel und dem Licht zu der kleinen Anna, die so unendlich traurig ist. Der kleinen Anna wird die Situation erklärt, und dieses Erklären macht einen großen Unterschied für die kleine Anna, und sie darf sich jetzt auch drauf freuen, was kommt. Das Urvertrauen wird repräsentiert durch die Kugel und das Licht, die Anna durch ihre Hand auf der Brust spüren kann.

Wir bleiben im Großen und Ganzen bei der Aufarbeitung von Annas traumatischer Kindheit und Jugend, aber zwischendurch kommt sie mit Themen, die in ihrem gegenwärtigen Leben präsent sind und zum Teil mit ihrer Beziehung zu tun haben. Es geht um Verlustängste, Panikattacken, Wunsch nach Kontrolle und zugleich um die Sehnsucht danach, vertrauen zu können. Sie erzählt auch von sehr impulsiven emotionalen Ausbrüchen ihrem Freund gegenüber, die sie sich oft nicht erklären kann, weil die Beziehung gut und liebevoll ist.

Anna versteht, dass all das mit ihren frühen Erlebnissen zu tun hat. Wir machen weiter mit den emotionalen und körperlichen Neuerfahrungen, nehmen uns aber keine bestimmte Szene aus ihrer Kindheit vor, die wir verändern wollen, sondern nehmen als Ausgangspunkt ein Thema, das gerade im Vordergrund steht – zum Beispiel die Explosionen, wie sie sie nennt.

In dieser sehr spannenden Stunde spielt die Wächterin als Ego-State eine wichtige Rolle. Anna sieht in der Trance eine Szene, in der die Wächterin sich in einem Raum befindet, wo es mehrere Schubladen gibt. Wenn die Wächterin sie öffnet, dann entweicht mit viel Druck der Inhalt dieser Schubladen, was sich dann wie eine Explosion anfühlt. Die Lösung, die Anna findet, ist genial: Die Wächterin lässt die Schubladen ein bisschen offen. So entsteht kein Druck und das, was in den Schubladen drinnen ist, kann ganz langsam entweichen und lässt sich nach und nach integrieren. Einige Schubladen bleiben aber noch zu. Anna sagt, sie wird es spüren, wann es an der Zeit ist, die nächste Schublade zu öffnen.

Anna hat oft von der vorhergehenden Stunde keine Erinnerung, aber es gibt erkennbare Veränderungen. In der Stunde nach der Schubladentrance zum Beispiel erzählt Anna das nächste Mal, dass es seitdem keine Explosionen mehr gegeben hat.

Der Therapieverlauf ist insgesamt unglaublich spannend. Anna geht es nach solchen Stunden stetig besser, bis dann wieder eine Verschlechterung eintritt, die sie entweder an einem Beziehungsthema oder an körperlichen Symptomen festmachen kann. An körperlichen Symptomen treten Schmerzen und Verspannungen auf, die wir dann in einer weiteren Stunde als Ausgangspunkt nehmen. Anna interpretiert die Verschlechterung so, dass die Wächterin eine weitere Schublade geöffnet hat.

Anna geht wieder in einen tiefen Trancezustand. Als ich frage, wer mit dem Thema Schmerzen und Verspannung zu tun hat bzw. wer Anna da helfen kann, kommen das Licht, die Kugel, die Flügel, die Wächterin und die Programmiererin. Die Programmiererin sagt, es muss etwas umprogrammiert werden. Die Wächterin hat einen Schlüssel, der an Annas Rücken gesteckt wird. Dadurch fließt ganz viel Nebel heraus; dieser Prozess wird die nächsten Tage und Wochen andauern. Danach kann die Programmiererin mit dem Umprogrammieren beginnen, und dann kann der Schlüssel wieder abgezogen werden.

Die körperlichen Symptome haben sich nach dieser Stunde schnell gebessert.

Relativ spät beschäftigen wir uns mit den Szenen, in denen Anna als Jugendliche die schlimmen Missbrauchserlebnisse hatte. Es gibt ja in Annas Biografie viele andere schwierige Bedingungen und Erfahrungen, und sie hat ein gutes Gespür für Tempo und Zeitpunkt. Meist frage ich zu Beginn der Stunde, was gerade präsent ist. Wenn es Themen sind, die sie aktuell beschäftigen oder belasten, dann nehmen wir diese als Ausgangspunkt. Wenn es gerade nichts gibt, das sich in den Vordergrund drängt, dann frage ich sie, wo sie weitermachen möchte, oder schlage etwas vor.

Als wir uns der Szene mit dem Missbrauchstäter, einem Onkel von Anna, nähern wollen, nimmt Anna die Flügel, das Licht, die Kugel und die Programmiererin mit. Wir gehen zu der 11-jährigen Anna. Die inneren Helfer und die Programmiererin beginnen gleich damit, die 11-jährige Anna zu unterstützen. Der Onkel wird in einen Fremden verwandelt, und die erwachsene Anna geht mit der 11-Jährigen zur Polizei, die ihnen sofort glaubt. Die Polizei sperrt diesen nun Fremden weit weg, hoch oben auf einen Berg, wo es ein Lager für Menschen wie ihn gibt.

Mich beeindruckt, wie konsequent und unbeirrt Anna ihren Weg geht. Ihre Fähigkeit, tiefe Trancezustände zu erreichen und auf metaphorischer Ebene Lösungen zu finden, ist beachtlich. Sie nimmt sich die Zeit, die sie für die Veränderungen braucht, und vertraut auf ihr Unbewusstes, dass es zum jeweils geeigneten Zeitpunkt ein Zeichen gibt, wenn der nächste Schritt fällig ist.

Fallvignette: Kaja

Kaja wurde über viele Jahre immer wieder von einem Freund der Eltern missbraucht. Kaja kann sich gut auf Tranceprozesse einlassen, und wir können die Erlebnisse sehr gut aufarbeiten. Kaja lebt in einer Kleinstadt, und es ist nicht auszuschließen, dass sie den Freund der Eltern einmal auf der Straße trifft. Für diesen Fall möchte sie sich so gut wie möglich vorbereiten und schützen können. Wir aktivieren also ihre Ressourcenanteile (die tapfere Kaja und die coole Kaja) und den inneren Helfer, der sie da am besten unterstützen kann. Als sie in Kontakt mit ihren Ressourcenanteilen ist und den Löwen, ihren inneren Helfer, neben sich spürt, setzen wir einen Körperanker (indem sie ihre Hand an die Seite des Beines legt, neben dem sich der Löwe befindet), den sie leicht aktivieren kann.

Beim nächsten Mal machen wir eine Zeitprogression und beamen uns in eine mögliche Situation in der Zukunft, wo sie diesem Mann auf der Straße begegnet. Mithilfe des Körperankers kann sie gut die coole Kaja aktivieren und den Löwen dicht neben sich spüren. Mit diesem inneren imaginierten zukünftigen Erleben gewinnt sie die Zuversicht, dass sie so eine Situation auch in der äußeren Realität meistern wird.

Man kann diese Zeitprogression entweder durch eine Zeitmaschine kreieren oder durch den Blick in eine Kristallkugel. Eine Zeitprogression kann gegen Ende eines therapeutischen Prozesses sinnvoll sein. Wenn wir eine positive Situation, die in der Zukunft liegt, in der Trance erlebt haben, macht uns das zuversichtlich und gelassen, weil wir sie im Inneren schon erlebt und gespürt haben.

30.4 Diskussion

Wie aus den ersten Beispielen (Birgit und Lisa) ersichtlich ist, zeigen sich in einem Trancezustand oft innere Anteile, die man sich anders vorgestellt hat, oder man erlebt Überraschungen, weil sich die Ego-States ganz anders verhalten als vermutet. Bei einem weiteren Fall meiner Praxis ist bei einer jungen Frau in der Trance ein kleines Kind aufgetaucht, das nicht gesprochen hat. Auf mein vorsichtiges Nachfragen hat dieser sehr verängstigte kindliche Ego-State dann fast unhörbar geflüstert: »Ich darf nix sagen.« Auch hier bezweifle ich, dass sich dieses Kind außerhalb einer Trance mit einer so deutlichen Botschaft gezeigt hätte. Die Fallbeispiele zeigen einerseits, wie gut man Zugang zu den inneren Anteilen bekommt, wenn man mit Trancezuständen arbeitet, und andererseits kann man erkennen, wie gut sich die hypnotherapeutischen Werkzeuge mit der Ego-State-Therapie kombinieren lassen.

Klassiker wie der sichere Ort, innere Helfer, die Tresorübung, die Bildschirmtechnik und das Ankern haben auch in andere Therapieformen Eingang gefunden. All diese Möglichkeiten an Trancen, die uns da zur Verfügung stehen, sowie das Arbeiten mit Zeitregression, Zeitprogression, Utilisieren der Ressourcen, Arbeiten mit den Sinnessystemen, bewusstes Einsetzen von anamnestischen Suggestionen wie in den Fallbeispielen beschrieben finden wir im hypnotherapeutischen Spektrum.

Anhand des Falls von Sandra kann man gut nachvollziehen, wie man mithilfe der Sinnessysteme zwischen dissoziierter und assoziierter Position hin- und herwechseln kann. Bei Anna wiederum sieht man gut, wie man mithilfe ihrer Ressourcen und der Zeitregression die belastenden und traumatischen Szenen verändern kann. Wie man Zeitprogression sinnvoll einsetzt, sieht man im Beispiel von Kaja.

Der Einsatz dieser Techniken der klinischen Hypnose macht die Arbeit mit den Ego-States besonders effizient.

Anhand der Fallbeispiele konnte gezeigt werden, wie wichtig der Wechsel von der kognitiven Ebene auf die Erlebnisebene ist. Es wird deutlich, dass dort tiefgreifende Erfahrungen stattfinden, die sowohl das Sinnessystem, die körperlichen Wahrnehmungen als auch die Emotionen betreffen. Ebenso lassen sich manche Überzeugungen und Zuschreibungen auf diese Art verändern.

Einen besonderen Platz im Spektrum der Therapieformen, die man gut mit der Ego-State-Arbeit verbinden kann, nehmen also jene Therapien ein, die es Menschen ermöglichen, leichter von der kognitiven Ebene (Gesprächsebene) auf die Erlebnisebene zu kommen. Denn nur auf der Erlebnisebene sind tiefgreifende Neuerfahrungen möglich. Zu diesen Therapieformen gehören die körperorientierten Psychotherapierichtungen, sämtliche kreative psychotherapeutische Verfahren, wie z. B. Mal- und Gestaltungstherapie, das Psychodrama und alle imaginativen Therapieformen wie eben die klinische Hypnose. Diese Therapieformen lassen sich besonders gut mit Ego-State-Therapie kombinieren, und durch diese erlebnisorientierten Therapieformen ist es besonders gut möglich, Ego-States zu aktivieren.

Das Psychodrama zum Beispiel lädt auf besonders lebendige und spielerische Art Menschen auf die Erlebnisebene ein. Von Moreno, der in den Spielen der Kinder auf den Straßen Wiens die therapeutische Wirkung erkannt hat, wurde es ursprünglich als Gruppentherapie konzipiert, wird aber heute in Form des Monodramas auch im Einzelsetting angewandt (Moreno 1924; Pruckner 2001). Die Kombination von Psychodrama und Ego-State-Therapie bietet viele kreative Möglichkeiten, die zu entdecken sich lohnt.

Dass die Hypnotherapie nach Milton Erickson ein Therapieansatz ist, bei dem sich die Abenteuer im Kopf abspielen, ist Milton Ericksons besonderer Biografie geschuldet. Er hat durch seine Lähmung nach der Polioerkrankung erfahren, dass die inneren Vorstellungen ganz reale Auswirkungen auf den Körper haben, und in Folge dieser Erfahrungen hat er die Erickson'sche Hypnotherapie entwickelt.

In diesem Spektrum der Möglichkeiten, Menschen auf die Erlebnisebene einzuladen, kombinieren viele Ego-State-Therapeuten und -Therapeutinnen die Ego-State-Therapie mit anderen Methoden. Die körperorientierten Verfahren haben in den letzten Jahren prominente Fürsprecher bekommen, sicherlich zu Recht, aber ich finde es sehr schade, dass die Hypnotherapie dadurch fast verdrängt wurde und man oft auf die feinen Möglichkeiten, die die Hypnotherapie von Milton Erickson bietet, verzichtet. Meiner Erfahrung nach macht die Kombination dieser beiden Methoden eine Therapie besonders wirkungsvoll, und es ist die Lebendigkeit und Leichtigkeit dieser Methoden, die das Arbeiten damit so erfüllend macht.

Der spielerische Umgang, den die Erickson'sche Hypnotherapie mit der Teilearbeit pflegt, ist bei der Ego-State-Therapie ein bisschen strukturierter. Gleich ist bei beiden aber die Offenheit gegenüber den individuellen Entwicklungsmöglichkeiten der Klientinnen und Klienten. Es wird wenig vorgegeben, jeder Weg ist individuell, es gibt Ideen und Überlegungen, aber keine starren theoretischen Konstrukte. Und ganz im Sinn von Milton Erickson nicht den Menschen an die Methode, sondern die Methode an den Menschen anzupassen, sollte das die Leitlinie für die Kombination verschiedener Methoden mit der Ego-State-Therapie sein: Für manche Menschen ist der körperorientierte Zugang der passende, für andere der spielerische oder künstlerische, und für manche ist es der Zugang, bei dem man mithilfe der klinischen Hypnose in die Welt des Unbewussten eintaucht. Aber wie schon zu Beginn betont: Einige Ego-States zeigen sich erst in einem Zustand der Trance, und mit den feinen Methoden der Erickson'schen Hypnotherapie kann man besonders gut mit den inneren Anteilen arbeiten.

Wenn im Titel steht: »Alte Liebe rostet nicht«, dann ist damit gemeint: Die Ego-State-Therapie und die klinische Hypnose haben sich vor vielen Jahren schon sehr glücklich zusammengefügt, und dieser Beitrag soll ein Plädoyer dafür sein, diese glückliche Verbindung immer wieder lebendig werden zu lassen – weil sie wie füreinander gemacht sind: »A perfect match«.

30.5 Literatur

Drexler, K. (2017): Ererbte Wunden heilen. Therapie der transgenerationalen Traumatisierung. Stuttgart (Klett-Cotta).

Fritzsche, K. (2009): Praxis der Ego-State-Therapie. Heidelberg (Carl-Auer).

Fritzsche, K. (2021): Ego-State-Therapie bei Traumafolgestörungen. Handbuch für die Praxis. Heidelberg (Carl-Auer).

Fritzsche, K. u. W. Hartman (2010): Einführung in die Ego-State-Therapie. Heidelberg (Carl-Auer).

Peichl, J. (2012): Hypno-analytische Teilearbeit. Ego-State-Therapie mit inneren Selbstanteilen. Stuttgart (Klett-Cotta).

Peichl, J. (2018): Integration in der Traumatherapie. Vom Opfer zum Überlebenden. Stuttgart (Klett-Cotta).

Peichl, J. (2023): Jenseits der therapeutischen Beziehung. Was wirkt in Hypnotherapie und hypnotherapeutischer Teiletherapie? Heidelberg (Carl-Auer).

Revenstorf, D. u. B. Peter (2009): Hypnose in Psychotherapie, Psychosomatik und Medizin. Manual für die Praxis. Berlin (Springer), 2. Aufl.

Scaer, R. (2005): Das Trauma-Spektrum. Verborgene Wunden und die Kraft der Resilienz. Lichtenau (Probst).

Van der Kolk, B. (2021): Verkörperter Schrecken. Traumaspuren in Gehirn, Geist und Körper und wie man sie heilen kann. Lichtenau (Probst).

Watkins, J. u. H. Watkins (2008): Ego-States – Theorie und Therapie. Ein Handbuch. Heidelberg (Carl-Auer).

Zanotta, S. (2018): Wieder ganz werden. Traumaheilung mit Ego-State-Therapie und Körperwissen. Heidelberg (Carl-Auer).

30.6 Weitere Quellen[85]

Alejchem, S. (1970): Tewje, der Milchmann. Frankfurt a. M. (Suhrkamp).
Moreno, J. L. (1924): Das Stegreiftheater. Potsdam (Kiepenheuer).
Pruckner, H. (2001): Das Spiel ist der Königsweg der Kinder. Psychodrama, Soziometrie und Rollenspiel mit Kindern. München (Szenario).
Wampold, B. E., Z. E. Imel u. C. Flückiger (2018): Die Psychotherapie-Debatte. Was Psychotherapie wirksam macht. Göttingen (Hogrefe).

85 Was für die Neffen von Donald Duck »Das schlaue Buch« ist, ist für uns Hypnotherapeutinnen das Manual, das dankenswerterweise Burkhard Peter und Dirk Revenstorf herausgegeben haben – eine Sammlung von Beiträgen, die wirklich so gut wie jede Frage beantworten. Mittlerweile gibt es schon wieder eine neue, verbesserte Auflage. Aus diesem Grund verzichte ich auf die Nennung all der wunderbaren Bücher, die es noch auf dem Gebiet der Hypnotherapie gibt, denn die Liste würde den Rahmen hier sprengen. Was die weiteren Bücher betrifft, die ich hier nenne, so ist auch das nur eine kleine Auswahl der Bücher, die mich inspiriert haben.

31 State-fokussiertes EMDR: Ein neuer Ansatz zur Kombination von Ego-State-Therapie und EMDR

Enayatollah Shahidi

Abstract

Die Behandlung von komplexen bzw. von Entwicklungs- und Bindungstraumata verlangt vom Kliniker ein spezielles bifokales Vorstellungsvermögen, nämlich die Fähigkeit, sowohl die komplexe Struktur der Innenwelt des Patienten als auch die neurobiologischen Wege zu erkennen, über die Heilung stattfindet. Die Arbeit mit Menschen, die tiefgreifende traumatische Ereignisse durchlebt haben, bedeutet, sich mit einem Persönlichkeitssystem zu beschäftigen, das auf Überleben ausgelegt ist, oftmals jedoch auf Kosten persönlichen Wohlbefindens und Wachstums.

Laut Knipe (2018) verläuft Standard-EMDR bei einfachen Traumata oft reibungslos, stößt bei der Behandlung komplexer, dissoziierter Teile, wie sie bei komplexen posttraumatischen Belastungsstörungen (kPTBS) auftreten, jedoch auf Blockaden (Abwehrmechanismen). Bei der Anwendung von EMDR sind mir wiederholt Patienten begegnet, die bestimmte Phasen der Therapie nicht durchlaufen konnten. Ich habe festgestellt, dass dies manchmal auf die Aktivierung bestimmter traumaassoziierter Ego-States zurückzuführen ist, die blockierende Überzeugungen, Erinnerungen und/oder Unsicherheiten hervorrufen.

In diesem Beitrag wird State-fokussiertes EMDR (SF-EMDR) als neuer integrativer Ansatz vorgestellt, der speziell zur Überwindung dieses Hindernisses bei Personen mit komplexen Traumata entwickelt wurde. SF-EMDR basiert auf zwei Säulen: (1) der Ego-State-Therapie (EST), die den Rahmen für das Aufspüren der verschiedenen Ego-States des Patienten als Teile der inneren Architektur bildet, und (2) *Eye Movement Desensitisation and Reprocessing* (EMDR), das als leistungsstarkes neurobiologisches Instrument zur Aufarbeitung der in den Teilen gespeicherten Traumata dient.

Schlüsselwörter: Ego-State-Therapie (EST), Eye Movement Desensitisation and Reprocessing (EMDR), State-fokussiertes EMDR (SF-EMDR), SARIA-Modell

31.1 Einleitung

Die Ego-State-Therapie (EST) bietet einen Rahmen für die innere Architektur des Patienten und basiert auf dem Grundprinzip, dass die Persönlichkeit kein Monolith ist, sondern eine vielfältige, dynamische Anordnung unterschiedlicher Teile oder Ego-States. EST ist die Anwendung von Einzel-, Familien- und Gruppentherapietechniken zur Lösung von Konflikten zwischen den Ego-States, die eine Familie des Selbst innerhalb eines einzelnen Individuums bilden (Watkins a. Watkins 1997). Ego-States sind von Haus aus adaptiv. Wie in der Literatur definiert, sind Ego-States Segmente des Selbst, die während der normalen Entwicklung zu adaptiven Zwecken differenziert wurden (ebd.).

Auf der anderen Seite bietet EMDR (*Eye Movement Desensitisation and Reprocessing*), das auf dem Modell der adaptiven Informationsverarbeitung (*Adaptive Information Processing,* AIP) basiert, ein leistungsfähiges und präzises Werkzeug zum Wiederaufbau und zur Reparatur von Strukturen, die durch Traumata geschwächt wurden.

Dieser Beitrag richtet sich an erfahrene Kliniker, die mit diesen Methoden vertraut sind und über die einfache Kombination von Techniken hinausgehen möchten, um eine wirklich nahtlose und synergetische Integration zu erreichen. Daher enthält er keine detaillierten Anleitungen für eine phasenweise EMDR-Behandlung oder ein vollständiges Protokoll der Ego-State-Therapie. Stattdessen stellt er einen neuen, integrierten Ansatz vor, den ich SF-EMDR nenne, was für *State-Focused Eye Movement Desensitisation and Reprocessing* (bzw. »State-fokussiertes EMDR«) steht. Der Schwerpunkt liegt auf der praktischen Anwendung moderner Konzepte, mit einem Übergang von der Theorie zur klinischen Praxis. Bei SF-EMDR wenden wir die EMDR-Therapie nicht nur auf die Gesamtperson an, sondern bei Bedarf auch auf einzelne Ego-States. Wir werden untersuchen, was, warum und wann wir intervenieren sollten, wobei wir uns auf ein differenziertes Verständnis von Dissoziation, Neurobiologie und den Beziehungsdynamiken innerhalb der Persönlichkeitsstruktur stützen.

Zu diesem Zweck werde ich die acht Standardbehandlungsphasen des EMDR um das SARIA-Modell (Sicherheit/Stabilisierung, Zugang/Aktivierung, Restrukturierung/Auflösung, Integration, Anpassung an den Alltag) ergänzen. Woltemade Hartman entwickelte das SARIA-Modell als umfassendes Fünf-Phasen-Modell für die Ego-State-Therapie (Hartman 2025). Schließlich werde ich anhand erweiterter Fallvignetten zeigen, wie dieser integrative Ansatz uns ermöglicht, die schwierigsten klinischen Fälle mit einem Maß an Sicherheit, Präzision und Wirksamkeit anzugehen, das keine der beiden Methoden allein erreichen kann. Dieser Leitfaden zielt nicht nur darauf ab, Symptome zu lindern bzw. zu reduzieren, sondern auch eine tiefe, dauerhafte Integration der Persönlichkeit zu fördern.

31.2 Der Motor der Heilung: AIP-Modell und EMDR-Mechanismus

Im Zentrum der EMDR-Therapie steht das Modell der adaptiven Informationsverarbeitung (AIP), das erstmals von Francine Shapiro (2018) vorgestellt wurde. Dieses Modell geht davon aus, dass das menschliche Gehirn über ein angeborenes biologisches System verfügt, um Lebenserfahrungen in adaptiven Erinnerungsnetzwerken zu verarbeiten und zu speichern. Wenn eine Person eine negative Erfahrung macht, wird in der Regel das Informationsverarbeitungssystem aktiviert. Funktioniert das System korrekt, werden geeignete Assoziationen gebildet. Nützliche Informationen werden gelernt und mit dem entsprechenden Affekt abgespeichert, sodass sie für die zukünftige Verwendung zur Verfügung stehen (Shapiro 2018).

Ist das System jedoch blockiert oder ein schweres Trauma verursacht ein Ungleichgewicht, werden die Informationen so im Gehirn gespeichert, wie sie zum Zeitpunkt des Ereignisses wahrgenommen wurden (ebd.). Folglich werden die Wahrnehmungen, Emotionen und Körperempfindungen in einer State-spezifischen Form verkapselt gespeichert (ebd.). Mit anderen Worten: Sie stecken fest. Das Problem ist also nicht die Erinnerung selbst, sondern die dysfunktionale Art und Weise, in der sie gespeichert wird. Wird ein bestimmter Ego-State getriggert, werden diese unverarbeiteten Fragmente aus der Vergangenheit erneut erlebt.

Man vermutet, dass die prozeduralen Elemente der EMDR-Therapie einen physiologischen Zustand anregen, der das Informationsverarbeitungssystem fördert (ebd.). Durch Aktivieren des Trauma-Erinnerungsnetzwerks mittels bilateraler Stimulation (BLS) ermöglicht EMDR, dass dysfunktionale Erinnerungen mit adaptiveren, korrigierenden Informationen verknüpft werden, die bereits in anderen neuronalen Netzwerken vorhanden sind. Die Verarbeitung der Erinnerung, die die Umwandlung der dysfunktional gespeicherten Erfahrung in eine adaptive Lösung beinhaltet, führt zur Wiederaufnahme der normalen Informationsverarbeitung und -integration (ebd.). Dadurch können Erinnerungen verarbeitet (oder »verdaut«) werden, sodass der Patient oder der Ego-State, mit dem wir arbeiten, über seine Erinnerungen zwar informiert, aber nicht von ihnen kontrolliert wird (ebd.).

Obwohl der genaue Mechanismus noch untersucht wird, liefern mehrere Theorien überzeugende Erklärungen. Die Theorie der Arbeitsgedächtnisbelastung geht davon aus, dass Dual-Tasking die Lebendigkeit der Erinnerung mindert und so eine weniger störende Form der Rekonsolidierung ermöglicht (ebd.). Shapiro stützt sich auf andere Forschungsergebnisse und stellt klar, dass BLS eine natürliche Orientierungsreaktion hervorruft, die einen beruhigenden Zustand induziert, der der Verarbeitung förderlich ist. Gleichzeitig verstärken die bei EMDR verwendeten Augenbewegungen die interhemisphärische Kommunikation, die zur Integration dieser Gedächtnisfunktionen notwendig ist (ebd.). Augenbewegungen könnten mit denselben neurobiologischen Mechanismen in Verbindung stehen, die während des REM-Schlafs auftreten, um die Erinnerungsverarbeitung zu erleichtern (ebd.). Unabhängig vom konkreten Mechanismus ist das klinische Ergebnis, dass das Gehirn seine adaptive Verarbeitungskompetenz wiedererlangt.

31.3 Die Architektur der Persönlichkeit: Eine moderne Sichtweise auf Ego-States

Bevor wir mit einer Therapie beginnen, müssen wir uns darüber klar werden, wer tatsächlich anwesend ist. Das Konzept der Ego-States ist für diese Arbeit von zentraler Bedeutung und verlangt, unsere Sichtweise der Persönlichkeit von einer einzigen, einheitlichen Entität hin zu einem dynamischen, relationalen System zu verändern (Watkins a. Watkins 1997). Dabei handelt es sich nicht einfach um Metaphern, sondern um eigene psychobiologische Entitäten, die jeweils ihre eigene Geschichte, Anschauung und Daseinsberechtigung haben. Ein Ego-State lässt sich als ein organisiertes System von Verhalten und Erfahrung definieren, dessen Elemente durch ein gemeinsames Prinzip miteinander verbunden sind und das von anderen States durch mehr oder weniger durchlässige Grenzen getrennt ist (ebd.).

Um SF-EMDR effektiv anzuwenden, ist ein differenziertes Verständnis der Persönlichkeitsstruktur unerlässlich. Das Konzept der Ego-States geht über einfache Bezeichnungen für Stimmungen hinaus; es beschreibt separate, organisierte und wiederkehrende Muster neuronaler Aktivität, die den Kern der Persönlichkeit bilden. Während die beiden Watkins Ego-States als Strukturen betrachteten, sah Paul Federn (der Begründer des Ego-States-Konzepts) sie als Energien. Wir können beide Blickweisen kombinieren und dabei das Augenmerk auf den Energiefluss richten, insbesondere in der somatischen Arbeit (Hartman 2024).

Die Entstehung eines Teils: Von der Differenzierung zur Dissoziation

Um die innere Welt des Patienten zu verstehen, müssen wir zwischen normaler Differenzierung und pathologischer Dissoziation unterscheiden. Dabei betrachten wir Differenzierung als normal und Dissoziation als pathologisch. Der Unterschied ist gradueller Natur (Watkins a. Watkins 1997).

In einem relativ sicheren Leben entwickeln sich unsere Teile über einen natürlichen Differenzierungsprozess, doch ein Trauma verändert alles. Ist eine Erfahrung zu überwältigend, als dass das System damit umgehen kann, erstarrt der Differenzierungsprozess. Durch Dissoziation vollbringt der Verstand ein wahres Überlebenswunder: Er schottet das Unerträgliche ab. Die Grenzen zwischen den States werden undurchlässig und schaffen amnestische Barrieren, die verhindern, dass überwältigender Schmerz das Bewusstsein überflutet (ebd.). Das Ereignis wird nicht wirklich vergessen; vielmehr isoliert sich ein Teil der Person, um die volle Last dieses Moments des Schreckens, des Schmerzes oder der Hilflosigkeit zu tragen.

Diese amnestische Barriere scheint derjenigen ähnlich zu sein, die Ernest Hilgard in seiner Neo-Dissoziations-Theorie der Hypnose vorgestellt hat. Hilgard (1977) postulierte, dass der Geist über ein zentrales Kontrollsystem verfügt, das verschiedene kognitive und verhaltensbezogene Subsysteme verbindet. Er glaubte, dass diese Subsysteme durch Tranceinduktion von der zentralen Exekutivkontrolle isoliert werden und autonom hinter einer amnestischen Barriere operieren könnten (ebd.). Diese Ähnlichkeit könnte erklären, warum Hypnose das beste Werkzeug ist, um unbewusste Ego-States zu entdecken und mit ihnen zu arbeiten.

Neurobiologie und Eigenschaften von Ego-States

Jeder Ego-State ist eine psychobiologisch eigenständige Einheit. Könnten wir sie kartografieren, würden wir wahrscheinlich unterschiedliche Muster neuronaler Aktivität, hormoneller Reaktionen und Signaturen des autonomen Nervensystems beobachten (Hartman 2025). Jeder Ego-State hat sein eigenes spezifisches Atemmuster, seinen eigenen Muskeltonus und sein eigenes ANS[86]-Profil.

Ego-States sind neurophysiologische und psychische Manifestationen der Reaktionen des autonomen Nervensystems auf positive und/oder negative Lebensereignisse (Hartman 2024). Auf Basis der Polyvagaltheorie (Porges 2011; Dana 2020) können wir verstehen, dass beim Triggern des Nervensystems die Neurozeption des Individuums als sein internes Überwachungssystem anspringt. Wiederholt vorkommende oder bedeutende Situationen, die bestimmte neurozeptive Reaktionen hervorrufen, führen zur Entwicklung spezifischer Ego-States. Es gibt drei unterschiedliche autonome Kreisläufe:

- *ventral-vagal:* Der ventral-vagale Zustand ist der Ort der Sicherheit und Verbundenheit (Dana 2020). Mit anderen Worten: Es gibt States der sozialen Interaktion, der Sicherheit und der Verbundenheit. Ressourcenreiche Ego-States befinden sich hauptsächlich in diesem Bereich.
- *sympathisch:* Dies sind States der Kampf-oder-Flucht-Mobilisierung (Porges 2011). Symptomassoziierte Ego-States wie Angst und destruktive Ego-States wie Wut sind Ausdruck dieser Überlebensenergie mit hohem Erregungslevel.
- *dorsal-vagal:* Dies sind States der Immobilisierung, Erhaltung und Abschaltung (Porges 2011). Traumaassoziierte Ego-States befinden sich oft hier und halten die Erstarrungsreaktion des kollabierten Systems.

Ego-States zeichnen sich durch ein bestimmtes Alter, eine somatische Signatur und eine positive Schutzabsicht aus. Was ist damit gemeint?

- *Ein bestimmtes Alter:* States haben oft ein bestimmtes Alter, typischerweise das Jahr ihrer Entstehung oder das Jahr, in dem ihr Einfluss am größten war. Dies ist nicht nur symbolisch. Es ist das Ergebnis davon, dass die gesamte Umwelt

86 ANS: autonomes Nervensystem.

aus der Perspektive dieser Entwicklungsstufe wahrgenommen wird. Ein im Alter von fünf Jahren entstandener Ego-State erlebt die Welt tatsächlich wie ein fünfjähriges Kind.

- *Ein somatisches Reaktionsmuster:* Jeder Ego-State hat auch ein einzigartiges körperliches Reaktionsmuster. Der emotionale Teil wird oft als Körperempfindung erlebt, als Engegefühl in der Brust etwa, als Kloß im Hals oder als Druck im Magen (Fisher 2017).
- *Eine positive Schutzabsicht:* Dies ist das wichtigste klinische Prinzip. Es gibt keine schlechten oder »bösen« Ego-States. In diesem Modell zielen alle Ego-States darauf ab, der Person zu helfen, dass sie überleben kann (ebd.).

31.4 Funktionen und Rollen der States

Wenn wir die Innenwelt eines Patienten erforschen, erkennen wir, dass sie wie eine kleine Gemeinschaft funktioniert. In der klassischen Ego-State-Therapie kategorisieren wir die einzelnen States nach ihrer Entstehung und Funktion (Watkins a. Watkins 1997). Das Verständnis dieser Rollen ist für unsere Fallkonzeption und für die Ausrichtung unserer therapeutischen Strategie von entscheidender Bedeutung (Fisher 2017). Auch für die Ausrichtung der integrativen SF-EMDR- Therapie sind die Rollen wesentlich.

Mit anderen Worten: Der State-fokussierte EMDR-Ansatz, der über das klassische EMDR hinausgeht, ermöglicht es uns, verschiedene Ego-States zu identifizieren, respektvoll mit ihnen zu kommunizieren, ihren Beschwerden zuzuhören, ihre Rollen anzuerkennen und letztlich ihre Erinnerungen neu zu verarbeiten, um therapeutische Hindernisse zu überwinden und einen sicheren Übergang in den ventral-vagalen Zustand zu erleichtern.

Der exekutive State / das Selbst

Der exekutive State/das exekutive Selbst ist der Ego-State, der zum derzeitigen Moment präsent und mit Energie ausgestattet ist. Er befasst sich mit der Umgebung und ist derjenige, der die Außenwelt erlebt (Watkins a. Watkins 1997). Im Kontext von SF-EMDR besteht unser klinisches Ziel darin, sicherzustellen, dass diese exekutive Position von dem anpassungsfähigsten, reifsten Teil der Persönlichkeit eingenommen wird, der in anderen Modellen häufig als »funktionaler Erwachsener« bezeichnet wird. Aus polyvagaler Perspektive entspricht dieser State dem ventral-vagalen Zustand der sozialen Interaktion und Sicherheit. In einem traumatisierten System ist dieser Teil oft erschöpft, abgekoppelt oder mit Abwehrrollen vermischt.

Ressourcenreiche Ego-States

Laut Hartman (2024) sind dies die gesunden, anpassungsfähigen Teile der Persönlichkeit, oft als ressourcenreiche States bezeichnet, die unsere Stärken, Talente und positiven Erfahrungen bergen. Diese States sind im ventral-vagalen Komplex verankert. Bei SF-EMDR greifen wir aktiv auf diese States zu, um ihre Stärken zu nutzen und verletzte Bereiche im Rahmen der Übung zum sicheren/ruhigen State und der Ressourcenentwicklung und -installation in Phase 2 anzugehen.

Symptomassoziierte Ego-States

Dies sind die defensiven, wehrhaften und schützenden Teile der Persönlichkeit, die das Symptom (z. B. Angst, Perfektionismus, Kontrolle) tragen – als ein Mittel, mit der Umwelt zurechtzukommen und die Aktivierung des Traumas zu verhindern. Wir müssen davon ausgehen, dass jedes Symptom die Aktivierung einer Überlebensreaktion widerspiegelt (Fisher 2017). Sie agieren in erster Linie in einem chronischen regulierten sympathischen Zustand der Mobilisierung. Ihre tiefste Angst ist Kontrollverlust, der den Schmerz freisetzen könnte, den die traumaassoziierten States in sich bergen. Die Symptome sind nicht das Problem. Sie sind Versuche, das Problem zu lösen (ebd.).

Traumaassoziierte Ego-States

Dies sind die verletzten Teile der Persönlichkeit, die das ungelöste Trauma in sich tragen. Sie sind oft in der Zeit eingefroren und beinhalten unter anderem unverarbeitete Angst, Scham und Trauer. In der Regel befinden sie sich im dorsal-vagalen Zustand der Immobilisierung (Zusammenbruch/Abschaltung) oder extremer sympathischer Angst (Porges 2011). Unser oberstes Ziel ist es, sie zu erreichen, ihre Geschichte zu bezeugen und sie zusammen mit anderen Ego-States zu integrieren.

Destruktive Ego-States

Wenn das System bedroht ist oder das Trauma getriggert wird, werden diese hochenergetischen States aktiviert. Sie führen zu extremen Verhaltensweisen (Wutanfall, Selbstverletzung, Sucht). Aus polyvagaler Sicht stellen sie eine extreme sympathische Mobilisierung (Kampf/Flucht) oder einen verzweifelten Versuch dar, autonome States gewaltsam zu verändern. Obwohl ihr Verhalten destruktiv ist, steht dahinter die Absicht, das System zurückzusetzen oder den unerträglichen Schmerz des traumaassoziierten States um jeden Preis zu betäuben.

Introjekte

Unabhängig von traumaassoziierten States sind Introjekte die Einverleibung einer anderen Person in das Selbst (Watkins a. Watkins 1997) und manifestieren sich häufig als internalisierte Repräsentanzen von Missbrauchstätern oder überkritischen Bezugspersonen (ebd.). Introjekte sind Verinnerlichungen externer Bezugspersonen (Fritzsche u. Hartman 2016). Als Manifestationen der ANS-Reaktion werden sie Teil des Selbst, jedoch auf pathologische Weise. Das Introjekt bewahrt die Werte und Normen des externen Objekts und fungiert oft als innerer »Verfolger«, der die Einhaltung dieser Werte und Normen um jeden Preis sicherstellen will (ebd.).

31.5 Neurobiologie der Sicherheit: Das Toleranzfenster

Das *Toleranzfenster* (Siegel 1999) bietet einen neurobiologischen Rahmen, der heute als unverzichtbar für die Durchführung einer sicheren und wirksamen Traumatherapie angesehen wird. Es bezeichnet den optimalen Erregungszustand, in dem wir Informationen verarbeiten und die Herausforderungen des Lebens mit Flexibilität und Präsenz angehen können. Innerhalb dieses Fensters können wir unsere Emotionen fühlen, ohne überwältigt zu werden. Wir können klar denken und haben Zugriff auf unsere Ressourcen.

Es ist wichtig, zu wissen, dass nicht nur der Patient als Person, sondern auch jeder Ego-State sein eigenes Toleranzfenster hat. Das heißt, ein Ego-State kann ein recht großes Toleranzfenster haben, ein anderer dagegen ein sehr begrenztes.

Das *Hyperarousal* (sympathisch) bezeichnet aktivierte, ungeordnete Energie. Es handelt sich um die Kampf-oder-Flucht-Reaktion, die sich in Form von Angst, Panik, Wut, intensiver emotionaler Reaktivität usw. äußert.

Das *Hypoarousal* (dorsal-vagal) ist der Bereich der Immobilisierung und der metabolischen Erhaltung (Hartman 2024). Er steht für die »Erstarrungs-und-Abschaltungs«-Reaktion, die durch Taubheit, Dissoziation, Affektverflachung und Zusammenbruch gekennzeichnet ist.

Ein Trauma zerstört dieses Fenster oder engt es zumindest gefährlich ein. Das traumatisierte Nervensystem lernt, dass die Welt unsicher ist, sensibilisiert den entsprechenden Ego-State für Hinweise auf Bedrohung und drängt den Patienten oder den entsprechenden Ego-State ständig aus dem Bereich heraus, in dem er sich gut fühlen würde.

Das Toleranzfenster als therapeutisches Ziel

Die ersten, vorbereitenden Phasen von SF-EMDR konzentrieren sich ausschließlich darauf, den Ego-States und damit dem Patienten zu helfen, ihr Toleranzfenster zu erweitern. Jede Erdungstechnik und jede Containment-Strategie dient als

Werkzeug, um ihre Fähigkeit zu stärken, mit ihrer inneren Erfahrung präsent zu bleiben. Während der aktiven Traumaverarbeitung besteht unsere wichtigste Aufgabe als Therapeuten darin, als menschlicher Anker für das Nervensystem unserer Patienten zu fungieren. Wir sollten ihnen als externer Regulator dienen. Unsere ruhige Präsenz, unser aufmerksames Zuhören und unsere rhythmische Atmung sind nicht nur Soft Skills, sondern wirkungsvolle neurobiologische Interventionen zur effektiven Co-Regulation von Emotionen über verschiedene Ego-States hinweg.

Wir beobachten kontinuierlich die Position der Ego-States unserer Patienten im Verhältnis zu ihrem jeweiligen Toleranzfenster. Gibt es Änderungen in der Atemfrequenz? Verändert sich ihre Körperhaltung? Wird ihr Blick starr? Diese Signale zeigen an, ob sie sich der Grenze nähern. Unsere Fähigkeit, diese subtilen Hinweise zu erkennen und mit Empathie darauf zu reagieren, indem wir unterstützende Einwebungen anbieten oder die BLS unterbrechen, um uns neu zu erden, ist die Kunst, den Ego-State in dem Raum zu halten, in dem Integration stattfinden kann (s. Abb. 31.1).

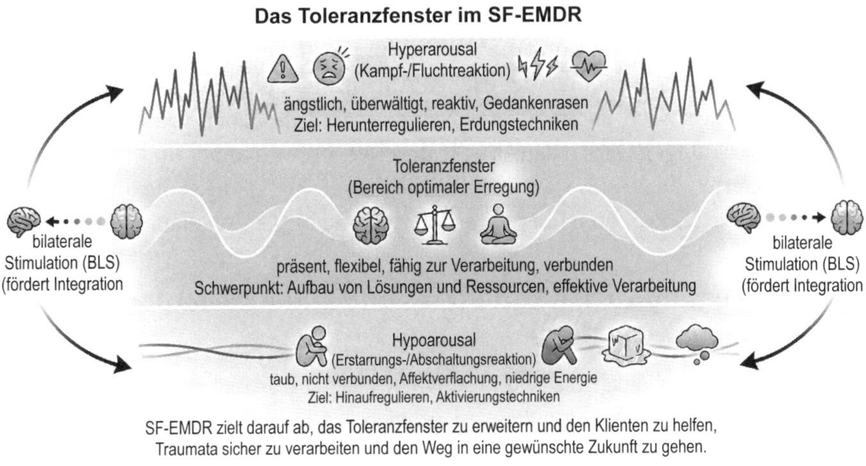

Abb. 31.1: Das Toleranzfenster im State-fokussierten EMDR

31.6 Das SARIA-Modell: Ein Rahmen für die integrative Behandlung

Das acht Phasen umfassende Standard-EMDR-Protokoll bietet einen umfänglichen Behandlungsplan (Shapiro 2018), der Kliniker durch die einzelnen Schritte führt. Nun ist die Innenwelt eines komplex traumatisierten Patienten oder eines seiner Ego-States eine dynamische, vielschichtige Landschaft. Um sich darin effektiv zurechtzufinden, brauchen wir mehr als nur eine Landkarte; wir brauchen einen Kompass. Das SARIA-Modell dient als dieser Kompass und liefert Prinzipien, die uns in jeder Phase des Prozesses leiten, sowie die Flexibilität, die diese Arbeit erfordert. Es beschreibt fünf verschiedene Behandlungsphasen (Hartman 2024).

Aufbauend auf dem klassischen SARI-Konzept (Phillips a. Frederick 1995) erweiterte Woltemade Hartman (2024) das Modell zu SARIA, indem er eine wichtige fünfte Phase hinzufügte, die »Anpassung an den Alltag«, um sicherzustellen, dass die Integration erfolgreich in das tägliche Leben übernommen wurde und für künftige Unabhängigkeit gesorgt ist.

Phase 1: Sicherheit und Stabilisierung (S – *Safety/Stabilisation)*

Diese Phase konzentriert sich darauf, gemeinsam einen Rückzugsort zu schaffen und den Patienten Selbstregulationsfähigkeiten beizubringen, darunter Selbsthypnose, um ihnen zu helfen, ihr Nervensystem zu beruhigen. Dies ist der Hauptschwerpunkt in den Anfangsphasen von SF-EMDR. In der EMDR-Phase 2 etablieren wir den ruhigen/sicheren State der Patienten und implementieren durch Einladen ressourcenreicher Ego-States die Ressourcenentwicklung und -installation. Dazu gehört die interne und externe Sicherheitsstabilisierung.

Die innere Sicherheit umfasst die Kartierung des inneren Systems, die Stärkung der ressourcenreichen Teile und die Erweiterung des Toleranzfensters. Die externe Sicherheit besteht aus der therapeutischen Allianz und der physischen Umgebung. Wichtig ist, dass auch das regulierte Nervensystem des Therapeuten eine Rolle spielt. Unser ruhiger Gesichtsausdruck, unsere Stimme/Tonfall und unsere kongruenten Gesten dienen als starke biologische Sicherheitssignale, die direkt an das Nervensystem des Patienten übertragen werden und die Co-Regulation erleichtern.

Phase 2: Zugang zu den Ego-States und ihre Aktivierung (A – *Accessing/Activating)*

Sobald eine Sicherheitsgrundlage geschaffen ist, geht es darum, Zugang zu bestimmten States zu finden und diese zu aktivieren. Diese Phase entspricht in erster Linie der dritten Phase von EMDR, in der wir den Patienten einschätzen, um Zielerinnerungen zu identifizieren, einschließlich der – aber nicht beschränkt auf die – frühesten (prägenden), jüngsten und verstörendsten Erinnerungen.

Zugang im SF-EMDR zu finden ist ein heikler Prozess. Dies kann das respektvolle Einladen und Befragen von Ego-States, insbesondere von symptom- und trauma-assoziierten States, umfassen, damit diese ihre Erfahrungen teilen. Wir können die Affekt- oder somatische Brücke einsetzen, um den bestimmten State, der die Erinnerung hält, zu identifizieren und zu befragen. Obwohl die Techniken unter Hypnose wirksamer sind, kann der Therapeut sie auch ohne Tranceinduktion anwenden.

Phase 3: Umstrukturierung und Auflösung des Traumas (R – *Restructuring/Resolving)*

An Phase 2 schließt sich die der Umstrukturierung an, die den aktiven Verarbeitungsphasen (4 und 5) bei EMDR entspricht, während derer das Erinnerungsnetzwerk durch bilaterale Stimulation (BLS) neu verarbeitet wird.

Es scheint wie ein Tanz der Regulierung, bei dem der Therapeut den Ego-States hilft, dissoziierte Erfahrungen zu verarbeiten. Durch bilaterale Stimulation und kognitives Einweben der einzelnen States transformieren wir Traumareaktionen, restrukturieren die Kognition des Patienten, lösen belastende Emotionen auf und befreien den Körper von unangenehmen Empfindungen. Dies führt in der Regel zu einem Wert von null auf der Skala des subjektiven Belastungsgrads (*Subjective Units of Disturbance,* SUD) und einem Wert von 7 auf der Skala der Stimmigkeit der Kognition (*Validity of Cognition,* VoC).

Phase 4: Integration (I – *Integration)*

Integration ist das Ergebnis einer effektiven Verarbeitung der Ego-States. Das Trauma ist in einem eingefrorenen State gespeichert, isoliert innerhalb seines eigenen neuronalen Netzwerks und unfähig, sich mit anderen adaptiven Informationen zu verbinden (Shapiro 2018). Diese Phase entspricht den EMDR-Phasen 6 und 7. Die Verarbeitung bewirkt eine Verbindung zwischen dem isolierten Erinnerungsnetzwerk und dem allgemeinen adaptiven Informationsverarbeitungssystem des Gehirns (ebd.). Während der neurobiologischen Integration verbindet sich das isolierte, festgefahrene und eingefrorene Erinnerungsnetzwerk mit breiteren, adaptiven Netzwerken im Gehirn (ebd.). Maladaptiv verarbeitete Erinnerungen werden neuverarbeitet, der Energiefluss wird wiederhergestellt – und macht die Vergangenheit lediglich zur Vergangenheit.

Phase 5: Anpassung an den Alltag und posttraumatisches Wachstum (A – *Adjustment)*

Die letzte Phase, die Anpassung, entspricht der EMDR-Phase 8. Dies ist das greifbare Ergebnis der therapeutischen Arbeit in der realen Welt und verantwortlich für die Anpassung an den Alltag und posttraumatisches Wachstum. Symptomassoziierte Teile werden von ihren Abwehrfunktionen befreit und übernehmen neue, gesündere Funktionen – ein Prozess, den Hartman (2024) als Weg zu posttraumatischem Wachstum und echter Anpassung an den Alltag beschreibt.

31.7 Moderne EMDR-Anwendungen im SF-EMDR

Um diesen integrativen Ansatz wirklich zu beherrschen, müssen wir über ein grundlegendes Verständnis von EMDR hinausgehen und die spezifischen, nuancierten Werkzeuge anwenden, die für die Navigation durch komplexe, dissoziierte Systeme am effektivsten sind. Diese Techniken sind die praktische Umsetzung der Prinzipien des SARIA-Modells in Bezug auf Zugang und Regulation.

Die Kunst der Zielidentifikation: Die Ursache finden

Bei komplexen Traumata zeigen sich die mit dem Trauma verbundenen Ego-States oft eher in einem diffusen Gefühl der Belastung als in einem klaren, einzelnen Traumaereignis, was es schwierig macht, bestimmte Zielerinnerungen auszumachen. In solchen Fällen empfehle ich, gemäß dem unten beschriebenen Ablaufplan vorzugehen. Er umfasst eine typische biopsychosoziale Anamnese und passt das Tempo der Bereitschaft des entsprechenden Ego-States an. Er ist darauf ausgelegt, vergangene, gegenwärtige und zukünftige Zielerinnerungen zu identifizieren, die für das vorliegende Problem relevant sind. Der Therapeut setzt direkte Befragung, die Float-Back-Technik und/oder die Affektbrücke ein, um Erfahrungen im Erinnerungsnetzwerk des Patienten ausfindig zu machen, die seine aktuellen Symptome beeinflussen (EMDR Institute 2023a). Dies hilft dem Therapeuten auch dabei, Prioritäten für die Aufarbeitung von Erinnerungen zu setzen und die Auflösung der relevanten Ego-States zu verfolgen.

Vorstellungsgrund

In der klinischen Praxis identifizieren der Patient oder ein Ego-State des Patienten und der Therapeut gemeinsam das anstehende Problem. Wir können mit den folgenden Sätzen beginnen:

- »Bitte erzählen Sie mir von dem aktuellen Problem, an dem Sie arbeiten möchten.«
- »Welche Erfahrungen haben Sie in letzter Zeit gemacht, die dieses Problem veranschaulichen?«

Wir werden aktuelle Erfahrungen nutzen, um auf das maladaptiv gespeicherte Netzwerk zuzugreifen und verwandte vergangene Erfahrungen durch direkte Befragung, Float-Back oder Techniken wie die Affektbrücke zu identifizieren. Das Ziel ist es, einige Erinnerungen hervorzurufen, darunter die frühesten (prägenden), die jüngsten und die schlimmsten, basierend auf der Toleranzschwelle des Ego-States.

In der klinischen Praxis können direkte Fragen Erinnerungen aufdecken, die bereits im Bewusstsein vorhanden sind. Methoden wie Float-Back und Affektbrücke greifen in der Regel auf Erinnerungen außerhalb des unmittelbaren Bewusstseins zu und werden je nach Toleranzfenster des Patienten mit Vorsicht eingesetzt. Außerdem nutzen wir Hypno-Techniken, um einzelne Ego-States, die mit markanten Erinnerungen, Ereignissen und Lebenssituationen verbunden sind, zu identifizieren, Zugang zu ihnen zu bekommen und sie zu aktivieren.

Direkte Befragung

Der Therapeut kann direkte Fragen stellen. Erfassen Sie die Erinnerungen des Patienten, einschließlich einer kurzen Beschreibung und des Alters, das mit jeder Erinnerung verbunden ist. Die folgenden Fragen können dabei helfen:

- »Haben Sie jemals andere Erinnerungen gehabt, die sich so anfühlen?«
- »Erinnern Sie sich an eine frühere Zeit, in der Sie sich so gefühlt haben?«
- »Was ist mit der frühesten Erinnerung mit dem gleichen Gefühl?«
- »Können Sie sich an diejenige erinnern, die Sie am meisten belastet hat?«

Float-Back-Technik

Die Float-Back-Technik ist ein hochwirksamer Ansatz, um relevante Erinnerungen aufzudecken, die einem aktuellen Problem zugrunde liegen und dem Patienten nicht bewusst sind (EMDR Institute 2023a). Identifizieren und notieren Sie die Schlüsselerinnerung (früheste Erinnerung), die jüngste Erinnerung und die belastendste Erinnerung. Ich betrachte diese Technik auch als eine Form von therapeutischer Zeitreise oder Zeitregression. Der Therapeut kann die Technik nach einer Tranceinduktion anwenden. Die folgenden Aussagen und Fragen können dabei helfen, den Prozess voranzubringen:

- »Ich möchte Sie bitten, diese jüngste Erfahrung noch einmal zu durchleben.«
- »Behalten Sie diese Erinnerung im Hinterkopf und suchen Sie das Bild, das den schlimmsten Teil dieser jüngsten Erfahrung darstellt.«
- »Achten Sie auf die negativen Gedanken oder Überzeugungen, die Sie über sich selbst haben, wenn Sie diese Erinnerung jetzt abrufen.«
- »Fühlen Sie die Emotionen, die Sie dabei empfinden.«
- »Wo spüren Sie sie in Ihrem Körper?«
- »Während Sie sich auf das Bild, die negativen Gedanken, Emotionen und Körperempfindungen konzentrieren, lassen Sie Ihre Gedanken zu früheren Zeiten in Ihrem Leben zurückwandern, in denen Sie sich vielleicht ebenso gefühlt haben, und achten Sie darauf, welche Erinnerungen dabei auftauchen.«
- »Achten Sie auf die Erinnerungen, die an die Oberfläche kommen.«

Um weitere Erinnerungen, insbesondere aus der frühen Kindheit, aufzudecken, wiederholen Sie diese Aussagen so lange, bis keine weiteren Erinnerungen mehr auftauchen:

»Während Sie sich auf diese Erfahrung konzentrieren, achten Sie auf frühere oder andere Erinnerungen, die möglicherweise auftauchen, einschließlich Kindheitserinnerungen.«

Hier wechseln wir zur EST:

- »Wie alt sind Sie, wenn Sie sich in dieser Erinnerung befinden?«
- »Wer ist der Teil, der dies erlebt?«

Affektbrücke

Zur Affektbrücke, die erstmals 1971 von John Watkins vorgestellt wurde, gehört, sich auf die Emotion zu konzentrieren und sie bis zu ihrem Ursprung zurückzuverfolgen (Watkins 1971).

Wenn die Float-Back-Technik keine Ergebnisse bringt und der Patient ausreichend stabil ist, sollte eine Affektbrücke in Betracht gezogen werden, der sich ausschließlich auf Emotionen konzentriert. Der Therapeut kann die folgenden Sätze verwenden, vorzugsweise unter Hypnose, um die Erinnerungen des spezifischen Ego-States auszumachen:

- »Lassen Sie uns noch einmal zu dieser jüngsten Erinnerung zurückgehen. Während Sie daran denken, achten Sie darauf, welche Emotionen Sie gerade empfinden.«
- »Lassen Sie nun Ihre Gedanken in eine frühere Zeit zurückgehen, in der Sie sich möglicherweise genauso gefühlt haben, und achten Sie auf alle Erinnerungen, die dabei auftauchen.«

Häufig beobachten wir Konflikte zwischen den inneren Anteilen unserer Patienten, die durch unverarbeitete Traumata verstärkt werden. Anstatt zu versuchen, einen Friedensvertrag auszuhandeln, agieren wir wie investigative Journalisten und fragen jeden Anteil:

»Was ist dir widerfahren, dass du so denkst oder fühlst?«

Durch solche Fragen lassen sich manchmal Erinnerungen aufdecken (Knipe 2018), die zur extremen Haltung einzelner Ego-States beigetragen haben. Diese definieren wir dann als separate Aufarbeitungsziele. Damit haben wir nun nicht nur die EMDR-Ziele an sich identifiziert, sondern auch die Ego-States, die sie halten.

Somatische Brücke

Die somatische Brücke, eine Modifikation der Affektbrücke (Watkins 1971), nutzt Körperempfindungen, um Zugang zu dissoziierten States zu erhalten. Die Technik wurde von Woltemade Hartman verfeinert und weiterentwickelt, sie bildet heute einen wesentlichen Teil der somatischen Anwendungen der Ego-State-Therapie (Hartman 2024).

Die somatische Brücke ist eine spezielle Technik, um Zugang zu dissoziierten oder verdrängten Ego-States zu erhalten. Es handelt sich um einen Bottom-up-Ansatz, d. h., er nutzt Körperempfindungen als primären Einstiegspunkt, um die traumatische Erinnerung zu lokalisieren, anstatt mit einem kognitiven Bericht oder einer einzelnen Emotion zu beginnen. Er ist eine Weiterentwicklung der klassischen Affektbrücke (Watkins a. Watkins 1997), die auch in modernen somatischen Traumatherapien zum Einsatz kommt.

Der Therapeut kann die folgenden Sätze verwenden, vorzugsweise unter Hypnose, um die Erinnerungen des Patienten zu dokumentieren:

- »Während Sie nun an diese aktuelle Erinnerung denken, achten Sie darauf, wie sich das in Ihrem Körper anfühlt.«
- »Lassen Sie Ihre Gedanken in eine Zeit zurückwandern, in der Ihr Körper sich vielleicht genauso gefühlt hat, und achten Sie auf alle Erinnerungen, die dabei auftauchen.«

Hier ein Leitfaden zur somatischen Brücke:

1) *das Symptom identifizieren:* Der Ego-State konzentriert sich auf eine aktuelle Körperempfindung (z. B. Engegefühl in der Brust, Knoten im Magen oder Kopfschmerzen).
2) *Intensivieren und beschreiben:* Der Therapeut bittet den State, die Empfindung detailliert zu beschreiben (Form, Farbe, Temperatur, Textur, Bewegung etc.), um das somatische Bewusstsein zu schärfen.
3) *die Brücke anwenden:* Der Patient wird angeleitet, sich mittels dieser spezifischen Körperempfindung zurückzubeamen an einen früheren Zeitpunkt, speziell in den Moment, als sie zum ersten Mal auftrat oder am massivsten/bedeutendsten war.
4) *den Ego-State aktivieren:* Der Therapeut fragt: »Wer ist der Teil, der dieses Gefühl in sich trägt?« Dies lockt den spezifischen Ego-State hervor, der in dieser somatischen Erinnerung eingefroren ist.

Vorteile der somatischen Brücke:

- *Umgehen kognitiver Abwehrmechanismen:* Viele Traumaopfer können ihre Geschichte rein verstandesmäßig betrachten (»Ich weiß, dass ich missbraucht wurde«), sind jedoch von den emotionalen Auswirkungen abgekoppelt. Der Körper behält jedoch die Erinnerung und speichert oftmals Erinnerungen, die das Bewusstsein blockiert hat.
- *präverbales Trauma:* Diese Technik ist sehr effektiv, um Zugang zu sehr jungen Anteilen (Säuglings-/Kleinkind-States) zu erhalten, die keine Worte (explizite Erinnerung), das Trauma aber als implizite somatische Erinnerung gespeichert haben.
- *Sicherheit:* Sie verankert den Ego-State im Körper und verhindert, dass man sich in einer Erzählung verliert, die keine Lösung bietet.

Ausrichtung auf repräsentative Ereignisse

Wenn die prägende Erinnerung für jeden Ego-State nicht ein einzelnes Ereignis ist, sondern ein langer, intensiver Kampf wie beispielsweise jahrelange emotionale Vernachlässigung oder das Leben mit einem Narzissten, können wir nicht die gesamte Situation auf einmal angehen. Vielmehr nutzen wir repräsentative Ereignisse, um sie in händelbare Einzelteile zu zerlegen (Knipe 2018). Wir fragen nach dem schlimmsten Teil, dem ersten Mal oder dem letzten Mal, an das sie sich erinnern, so gefühlt zu haben. Wir können auch ein repräsentatives Beispiel erbitten (ebd.).

Dann konzentrieren wir uns auf dieses eine händelbare Fragment. Auf diese Weise beginnen wir mit der Aufarbeitung der abträglichen negativen Informationen, die in unserem Gedächtnis gespeichert sind (ebd.).

31.8 Die Kunst der Regulation: Moderne Verarbeitungsstrategien

Der Kern einer effektiven SF-EMDR-Arbeit ist die Fähigkeit, das Unerträgliche zu regulieren. Für die meisten vulnerablen Patienten kann sich das Standard-EMDR-Protokoll wie der Versuch anfühlen, aus einem Feuerwehrschlauch zu trinken. Wir brauchen Strategien, um den Fluss auf ein händelbares Maß zu verlangsamen. Es gibt einige grundlegende Techniken, um intensive Affekte zu bewältigen und jeden Ego-State innerhalb seines Toleranzfensters zu halten (EMDR Institute 2023b).

Titrieren

Wenn der Patient überfordert ist, kann die Verarbeitung nicht fortgesetzt werden (Shapiro 2018). Peter Levine (2010) definiert Titrieren als das vorsichtige Herantasten an die niedrigste Stufe der überlebensbasierten Erregung, um eine Retraumatisierung zu verhindern und sicherzustellen, dass der Patient Stabilität aufbaut, anstatt überfordert zu sein.

Titrieren beinhaltet, sich mit traumatischem Material in kleinen, überschaubaren Dosen auseinanderzusetzen, anstatt das System mit der gesamten Erinnerung auf einmal zu überfluten. Es ist die Kunst, die Exposition zu regulieren, und besonders wichtig, wenn ein verletzlicher oder traumatisierter Ego-State die intensiven Emotionen des Ereignisses nicht ertragen kann.

Bei SF-EMDR beinhaltet die Technik eine Verkürzung (*nicht* eine Verlangsamung). BLS stellt auf eine weniger aktivierende Methode um oder wechselt zu einer solchen, wie z. B. abwechselndes taktiles Klopfen. Anstelle eines vollständigen Augenbewegungs-Sets mit 35 Durchgängen könnte der Therapeut beispielsweise nur 10-15 Durchgänge nutzen und dann eine Pause einlegen, um sich mit dem Patienten und dem Ego-State, mit dem wir arbeiten, auszutauschen.

Pendeln

Levine verwendet den Begriff Pendeln, um die Verlagerung der Aufmerksamkeit zwischen ressourcenreichen States (Sicherheit/Ruhe) und aktivierten States (Trauma/Beschwerden) zu beschreiben. Dieses Oszillieren ermöglicht es den Ego-States des Patienten, traumatische Energie in kleinen Wellen abzubauen, anstatt überflutet und überwältigt zu werden. Während Trauma bedeutet, erstarrt zu sein oder festzustecken, geht es beim Pendeln um den natürlichen organismischen Rhythmus von Kontraktion und Expansion (Levine 2010). Mit anderen Worten: Es geht darum, sich aus der Starre zu befreien, indem man, möglicherweise zum ersten Mal, (durch inneres Spüren) erkennt, dass diese Gefühle, wie schrecklich sie auch sein mögen, sich ändern können und auch ändern werden.

Bei SF-EMDR beinhaltet diese Technik, den Ego-State zu bitten, dass er sich während eines kurzen BLS-Sets auf eine unangenehme Körperempfindung, z. B. Druck auf der Brust, konzentriert und ihn dann anzuweisen, dass er seine Aufmerksamkeit während des nächsten Sets ganz auf seine ruhigen Hände (eine vorab festgelegte Ressource) richtet. Dieser rhythmische Wechsel zwischen körperlichen Symptomen und ressourcenreichen/ruhigen States hilft, die Belastbarkeit des Nervensystems aufzubauen, und verhindert, dass es überfordert wird.

Kontinuierliches Verankern von Gegenwartsorientierung und Sicherheit

Ist der Patient überwältigt und die Verarbeitung kann nicht fortgesetzt werden, muss der Therapeut das duale Aufmerksamkeitsbewusstsein aufrechterhalten (Shapiro 2018). Ein wirksames Mittel, um dieses Ziel zu erreichen, besteht darin, dem Patienten zu helfen, dass er in der Gegenwart verankert bleibt. Knipe entwickelte mit der Methode der kontinuierlichen Verankerung von Gegenwartsorientierung und Sicherheit *(Constant Installation of Present Orientation and Safety,* CIPOS) einen strukturierten Ansatz, das duale Aufmerksamkeitsbewusstsein in stark dissoziierten Teilen aufrechtzuerhalten (Knipe 2018).

Zunächst müssen wir konkrete Anzeichen für Sicherheit in der Gegenwart identifizieren. Wir bitten das exekutive Selbst des Patienten oder seinen aktuellen Ego-State, etwas im Raum oder im Gesicht des Therapeuten auszumachen, das dem Patienten einen Hinweis darauf gibt, derzeit in Sicherheit zu sein. Wir bezeichnen dies als gegenwärtige Sicherheit *(present safety)*. Dann bitten wir den Patienten oder einen einzelnen Ego-State, das Trauma ganz kurz zu berühren, d. h., das Bild des verstörenden Ereignisses für einen Moment aufzurufen. Anschließend wechselt der Therapeut zu Sicherheit und fordert den Patienten auf, dieses Bild sofort wieder zu verwerfen, den Therapeuten (oder das Sicherheitsobjekt) anzusehen und sich vollkommen auf die Tatsache zu konzentrieren, dass er jetzt hier und in Sicherheit ist. Der Therapeut bittet ihn, die beunruhigende Erinnerung im Hinterkopf zu lassen oder auf einem Regal zu platzieren, während er seine volle Aufmerksamkeit auf den gegenwärtigen Moment richtet. Sobald er sich auf die Sicherheit im gegenwärtigen Moment konzentriert, setzt der Therapeut eine kurze Reihe schneller BLS (in der Regel 10–20 Durchgänge) ein, um Verbindung zur Gegenwart herzustellen.

Obwohl die Anwendung schneller BLS-Sets kontraintuitiv erscheinen mag, da der Therapeut Sicherheit herstellt (was normalerweise langsames Klopfen erfordert), argumentiert Knipe dahingehend, dass der Patient die Verbindung zwischen Sicherheit und Störung aktiv verarbeitet, weshalb wir das Gehirn des Patienten in der Gegenwart aktiv und wachsam halten müssen. Ist der Patient oder der jeweilige Ego-State übererregt und muss eher beruhigt als gestärkt werden, kann der Therapeut das Tempo verlangsamen. Die Standardanweisung lautet jedoch, schnell vorzugehen, um sicherzustellen, dass der Patient verbunden und engagiert bleibt. Es ist wichtig, zu beachten, dass die BLS *ausschließlich* dann stattfinden, wenn der Patient auf das Sicherheitsobjekt blickt, und *niemals* dann, wenn er auf das Trauma schaut. Wir verstärken die Rückkehr, nicht die Exposition. Hier das Skript:

- »Bitte blicken Sie sich jetzt in Ruhe hier in diesem Raum um. Schauen Sie sich die Wände, die Möbel oder auch mich an. Gibt es etwas Bestimmtes, das Sie sehen, das Ihnen ohne jeden Zweifel sagt, dass Sie hier in diesem Raum sind und dass das schlimme Ereignis gerade nicht stattfindet?« (Warten Sie, bis der Patient einen Gegenstand identifiziert hat, z. B. einen Stuhl oder Ihr Gesicht.) »Gut! Konzentrieren Sie sich auf diesen Gegenstand (Stuhl/Gesicht). Während Sie ihn betrachten, nehmen Sie ganz bewusst wahr, dass Sie hier sind und dass Sie in Sicherheit sind.«
- »Stellen Sie sich jetzt die traumatische Erinnerung als ein Buch vor, das in einem Regal auf der anderen Seite des Raumes steht oder vielleicht ganz weit hinten in Ihrem Gedächtnis versteckt ist. Es ist da, aber Sie sind nicht dort. Sie sind hier bei mir.«
- »Nun werde ich Sie bitten, einen kurzen Blick auf diese Erinnerung zu werfen, nur für ein paar Sekunden – so, als würden Sie eine Tür ganz kurz öffnen und umgehend wieder schließen –, und dann sofort Ihren Blick wieder auf ... (den Stuhl/mein Gesicht) zu richten und sich darauf zu konzentrieren, hier zu sein.«
- »Sind Sie bereit? Berühren Sie die Erinnerung.« (Geben Sie maximal 1–2 Sekunden Zeit.) »Okay, stopp! Stellen Sie sie weg. Schauen Sie wieder auf ... (den Stuhl/mein Gesicht). Sind Sie hier?« (Patient nickt.) »Gut. Konzentrieren Sie sich darauf, dass Sie jetzt in Sicherheit sind.« Sobald der Patient wieder da ist und sich sicher fühlt, führt der Therapeut 10–20 schnelle BLS-Durchgänge durch, während sich der Patient auf die Sicherheit konzentriert.
- »Atmen Sie tief durch. Als Sie gerade auf den Stuhl/auf mich geschaut haben: Hatten Sie da das Gefühl, wirklich ganz hier zu sein?« (Wenn erfolgreich:) »Großartig! Machen wir es noch einmal. Wir bringen Ihrem Gehirn bei, dass Sie diese Erinnerung berühren und in die Sicherheit zurückkehren können.«

Somatosensorisch begrenzte Verarbeitung (sanftes Titrieren)

Ist der Patient überwältigt, kann der Therapeut eine somatosensorisch begrenzte Verarbeitung *(Somatosensory Restricted Processing)* anregen, indem er ihn anweist, sich auf einen einzigen Erinnerungskanal zu konzentrieren, beispielsweise auf Körperempfindungen (Shapiro 2018). Um die Verarbeitung besser handhabbar zu machen, können wir ein sanftes Titrieren durchführen, indem wir es auf einen einzigen somatosensorischen Kanal beschränken. Dieser Ansatz eignet sich für Ego-States, die von Emotionen überflutet werden. Wir beginnen etwa mit einem somatischen oder sensorischen Kanal und setzen dann die Verarbeitung der Zielerinnerung für den speziellen Ego-State fort. Nachdem der Ego-State eingeladen wurde, sagt der Therapeut:

- Somatisch zuerst: »Lassen wir die Geschichte, die Bilder und die Emotionen für einen Moment beiseite. Wir konzentrieren uns ausschließlich auf die Verkrampfung in Ihrem Magen und arbeiten ausschließlich mit dieser Körperempfindung.«
- Sensorisch zuerst: »Anstatt sich an den gesamten Autounfall zu erinnern, konzentrieren Sie sich auf das Quietschen der Reifen. Wir werden die BLS ausschließlich auf dieses Geräusch anwenden – so lange, bis die dadurch verursachte Belastung nachlässt.«

Indem wir die Fragmente nach und nach verarbeiten, machen wir die Erfahrung für die einzelnen Ego-States besser bewältigbar und erleichtern letztlich die Integration.

Die Kraft des kognitiven Einwebens (KE)

Kognitives Einweben *(Cognitive Interweaving)* ist eine kurze Intervention, die darauf abzielt, Verarbeitungsblockaden in einem Ego-State zu lösen. Im SF-EMDR dient sie als Präzisionsinstrument (EMDR Institute 2023b). Kognitives Einweben ist eine proaktive, interaktive Strategie, die während der Aufarbeitungsphasen eingesetzt wird, wenn die adaptive Verarbeitung eines Teils ins Stocken geraten ist (Shapiro 2018). Sie stimuliert entweder bereits vorhandene Informationen oder liefert neue Informationen und Perspektiven. Gut getimtes kognitives Einweben kann die fehlenden Informationen bereitstellen, die der Ego-State des Patienten benötigt, um die adaptive Verarbeitung fortzusetzen. »Kognitiv« bezieht sich auf jede aktive Intervention, die die Aufarbeitung erleichtern soll, also klinische Aussagen, Fragen, Anweisungen und nonverbale Hinweise des Therapeuten.

Zwar kann jeder Ego-State des Patienten auf Blockaden stoßen, doch treten diese am ehesten bei Teilen mit komplexen klinischen Erscheinungsbildern auf. In solchen Fällen kann der Zugriff auf adaptive Erinnerungsnetzwerke eine Herausforderung darstellen. Defizite können durch einen Mangel an Informationen, eine schlimme Kindheit und emotionale oder somatische Dysregulation entstehen. Die spezifische Intervention hängt von mehreren Faktoren ab, darunter der jeweilige festgefahrene Ego-State, das, was der Therapeut über die Kognitionen des Patienten weiß, Einstimmung, klinisches Verständnis des blockierenden Materials und die therapeutische Beziehung. Gerät die Neuverarbeitung in einem Ego-State ins Stocken, bieten Sie kognitives Einweben an, vorzugsweise in Form einer Frage, um einen Perspektivwechsel anzuregen. Wird es akzeptiert, sagen Sie: »Beobachten Sie das einfach« und setzen die BLS fort.

KE-Kategorie	Zweck	Beispiele für Einwebungen
Verantwortung/ Mangelhaftigkeit	die Last der Schuld von einem trauma-assoziierten Ego-State nehmen	• »Ich möchte direkt mit diesem kleinen Kind sprechen. Ich frage mich, ob es Aufgabe eines Kindes sein kann, mit Problemen oder Emotionen von Erwachsenen umzugehen. Wie sehen Sie das?« • »Waren Sie ein ›böses‹ Kind oder ein misshandeltes Kind?«
Sicherheit/ Verletzlichkeit	das Nervensystem beruhigen, das in einer vergangenen Bedrohung feststeckt	• »Schauen Sie mir in die Augen. Atmen Sie mit mir. Entspannen Sie Ihren Körper. Das war damals. Jetzt, hier in diesem Raum, bei mir, sind Sie vollkommen sicher.«
Kontrolle/Entscheidungsfreiheit	den erstarrten State der Hilflosigkeit überwinden	• »Ich verstehe, dass Sie sich in dieser Erinnerung machtlos gefühlt haben. Aber Sie scheinen nicht mehr dieses hilflose Kind zu sein, oder? Was können Sie als der starke Erwachsene, der Sie heute sind, für dieses kleine Kind tun oder zu ihm sagen?«
Verbundenheit/ Zugehörigkeit	Bindungsverletzungen wie Einsamkeit heilen	• »Lassen Sie den verängstigten Teil in sich jetzt Ihre Gegenwart spüren. Lassen Sie ihn wissen, dass Sie da sind, dass Sie ihn niemals alleinlassen werden. Ist es nicht fantastisch, sich verbunden zu fühlen?«

Tab. 31.1: Kognitives Einweben (KE)

Das wesentliche dieser Methode liegt nicht darin, sich diese Kategorien zu merken, sondern darin, mit unserem ganzen Wesen zuzuhören und zu spüren, nach welcher Wahrheit sich das System des Patienten in diesem Moment sehnt.

31.9 Jenseits der Desensibilisierung: Zukunftssimulation und systemische Integration

Der letzte, wesentliche Schritt besteht darin, den Ego-States zu helfen, sich in diese neue, weniger belastende Realität einzufinden. Dazu gehören die Zukunftssimulation und die systemische Integration.

Die Zukunftssimulation als neurologischer Probelauf

Die Zukunftssimulation *(future template)* ist nicht nur eine schnelle Überprüfung, sondern ein umfassender Probedurchlauf für ein neues Leben (EMDR Institute 2023b). Es wird angenommen, dass Lernen aus Veränderungen der synaptischen Verbindungen besteht (Shapiro 2018). Das Ziel ist es, das neue Verhalten in das Leben des Patienten zu integrieren und ihn so zu befähigen, jeweils angemessen zu reagieren (ebd.).

- somatische Phase: »Stellen Sie sich eine Situation in der nahen Zukunft vor, in der das alte Muster wieder auftauchen könnte, z. B. ein Familienessen nächste Woche.«

- Stellen Sie die innere Mannschaft zusammen: »Ich möchte den ressourcenreichen Teil von Ihnen einladen, der jetzt ein starkes Selbstwertgefühl empfindet. Denken Sie an … [positive Kognitionen, PK] und laden Sie auch Ihren ehemaligen Teil ein, der es immer allen recht machen wollte und nun die neue Rolle des weisen Grenzen-Setzers übernimmt.«
- Starten Sie den Probelauf: »Lassen Sie uns nun den Film von diesem Abendessen ansehen. Sehen Sie sich selbst ankommen, ruhig und geerdet. Sehen Sie Ihre kritische Tante Kommentare abgeben. Anstatt sich kleinzumachen, achten Sie auf den Teil von sich, der Grenzen setzt. Sehen Sie sich selbst lächeln und hören Sie sich sagen ›Das ist eine interessante Sichtweise‹ und wechseln Sie dann gänzlich unaufgeregt das Thema. Sehen Sie sich, wie Sie dieses Abendessen stolz und völlig unversehrt verlassen. Beachten Sie, wie viel besser Sie sich jetzt fühlen.«
- Verankern Sie das Bild mit BLS: »Während Sie dieses Bild des Erfolgs im Kopf behalten, lassen Sie uns ein paar Augenbewegungen durchführen, um diesen neuen angemessenen Pfad in Ihrem Gehirn zu stärken.«

Systemische Integration

Die Verarbeitungssitzung ist beendet, doch die Integrationsarbeit geht weiter. Wir könnten in Trance alle Ego-States an einen runden Tisch bitten, wo der neu geheilte Ego-State mit den anderen Teilen kommunizieren kann. Er kann den schützenden Ego-States für ihre Dienste danken. Dies ist ein kraftvoller, heilender Akt. Für einen schützenden Ego-State, der seit Jahrzehnten zuverlässig funktioniert, kann eine formelle Zeremonie ein wichtiger Meilenstein sein.

»Ich nehme mir einen Moment Zeit, um dich als den extremst wachsamen Teil zu ehren. Du bist seit bald 30 Jahren ohne einen einzigen freien Tag im Dienst. Wir danken dir für deinen Einsatz und würdigen deine Bemühungen. Jetzt ist Zeit für deinen wohlverdienten Ruhestand.«

Anschließend können wir ihn fragen, welchem neuen, erholsameren Hobby er sich nun widmen oder welche neue Rolle er gerne übernehmen möchte.

Gerade wenn sie in ein Ego-State-Framework integriert werden, geben diese modernen EMDR-Techniken dem Kliniker ein starkes und anpassungsfähiges Instrument an die Hand, um komplexe Entwicklungstraumata voller Zuversicht und mit Expertise anzugehen. Die resultierende Veränderung ist nicht nur kognitiver Natur, sondern auch tief im Körper verankert und nachhaltig.

31.10 Das SF-EMDR-Protokoll in einem neuen Licht

Hier untersuchen wir die Kombination der acht EMDR-Phasen mit der Ego-State-Therapie. Dabei handelt es sich nicht um eine strenge Abfolge von Techniken, sondern um eine reibungslose Zusammenführung von AIP-Modell, SARIA-Modell und den Heilungsmechanismen, die dem Nervensystem innewohnen. Wie bereits erwähnt werden keine Einzelheiten zur EMDR-Therapie aufgeführt.

SARIA-Phase 1: Sicherheit und Stabilisierung – EMDR-Phasen 1 und 2: Anamnese und Vorbereitung

Dies ist der wichtigste und oft auch längste Teil der Reise. Hier etablieren wir das Sicherheitsnetz für das SARIA-Modell. Die Ego-State-Therapie ist hier nicht nur eine Ergänzung, sondern die primäre Methode. Wir erheben nicht einfach nur eine Anamnese, sondern kartieren die ressourcenreichen Ego-States. Gemeinsam schaffen wir sichere Rahmenbedingungen als Grundlage für alle weitere Arbeit. Hier vermitteln wir Erdungsfähigkeiten, die in stürmischen Zeiten der Verarbeitung als Rettungsinseln dienen (Shapiro 2018; EMDR Institute 2023a). Dieser Abschnitt enthält hilfreiche Informationen zu Sicherheit und Stabilisierung im Rahmen des SARIA-Modells.

SARIA-Phase 2: Zugang und Aktivierung – EMDR-Phase 3: Einschätzung

Diese Phase markiert den Übergang vom Sicherheitsaufbau der ersten Phase zum aktiven Zugang zu traumatischem Material. Je genauer wir hier arbeiten, umso größer sind die Sicherheit und Wirksamkeit der nachfolgenden Verarbeitung. Ziel ist, das neuronale Netzwerk zu aktivieren, das mit den Zielerinnerungen jedes Ego-States verbunden ist, ohne das gesamte System der Bedrohungsreaktionen zu triggern. Bevor er mit dem formalen Bewertungsskript beginnt, sollte der Kliniker eine kurze interne Checkliste erstellen:

- Sind die Ego-States verfügbar?
- Haben wir die Erlaubnis der relevanten Ego-States?
- Sind die Zielerinnerungen angemessen identifiziert?

Anschließend werden im State-spezifischen Einschätzungsprotokoll Informationen aus der Perspektive der relevanten Ego-States gesammelt.

Baustein	Leitsätze
Zugangs-State und Bild	»Lassen Sie uns Ihren jungen, ängstlichen Teil einladen, der das unangenehme Ereignis erlebt hat. Was ist das schlimmste Bild von diesem Ereignis?«
negative Kognition (NK)	»Wenn Sie dieses Bild betrachten, welche negativen Gedanken haben Sie gerade über sich selbst?«
positive Kognition (PK)	»Lassen Sie nun Ihr mutiges Selbst sich um den jungen, ängstlichen Teil in dieser Situation kümmern. Was möchten Sie, dass es der junge Teil über sich selbst denkt?«
Stimmigkeit der Kognition *(Validity of Cognition,* VoC)	»Kehren wir zu dem jungen Teil zurück. Wenn dieser Teil die Anwesenheit Ihres mutigen Selbst spürt: Wie wahr erscheinen ihm diese Worte [die PK] gerade, auf einer Skala von 1 ›völlig falsch‹ bis 7 ›völlig zutreffend‹?«
Emotionen	»Wenden wir uns noch einmal diesem jungen Teil zu: Welche Emotionen empfindet er gerade, wenn er dieses Bild vor Augen hat?«

Baustein	Leitsätze
subjektiver Belastungsgrad (*Subjective Units of Disturbance*, SUD)	»Wie belastend ist es in diesem Moment für diesen jungen Teil, auf einer Skala von 0 ›vollkommen neutral‹ bis 10 ›schlimmster Zustand, den Sie sich vorstellen können‹?«
Körperempfindung	»Wo spürt dieser Teil die Störung in seinem Körper? Achten Sie auf die Stelle und auf die Art der Empfindung.«

Tab. 31.2: State-spezifisches Einschätzungsprotokoll

SARIA-Phase 3: Umstrukturierung und Auflösung – EMDR-Phasen 4 und 5: Desensibilisierung und Verankerung

EMDR-Phase 4 (Desensibilisierung)

Dies ist der Kern der Arbeit, in der die adaptive Informationsverarbeitung die Integration der verschiedenen Ego-States ermöglicht. Während der Durchführung der BLS sollten wir sicherstellen, dass der Patient innerhalb seines Toleranzfensters bleibt. Wir beobachten den Körper des Patienten, hören seinen Worten zu und nehmen Veränderungen in seinem Nervensystem wahr. Wenn bei der Aufarbeitung ein Ego-State blockiert oder wirr erscheint, nutzen wir unseren Methodenkoffer und passen Tempo, Richtung oder Art und Weise der BLS an.

Um eine festgefahrene Überzeugung eines Ego-States zu lösen, bieten wir sorgfältig abgestimmtes kognitives Einweben an. Durch unsere co-regulierende Präsenz und den Rhythmus der BLS sorgen wir für eine Rettungsleine zurück in die Sicherheit. Mit jeder Rückkehr wird ein Teil des Traumas neuverarbeitet, integriert und aufgelöst. Wir setzen diesen Prozess fort, bis die Störung vollständig aufgelöst ist und der SUD-Wert null erreicht (Shapiro 2018).

Anleitung:

»Gut. Ich möchte, dass Sie dieses Bild, die negativen Worte ›Ich bin hilflos‹, die unerwünschte Emotion und das Gefühl in Ihrem Bauch gleichzeitig festhalten. Folgen Sie nun mit Ihren Augen meinen Fingern. Halten Sie Ihren Kopf dabei ruhig und achten Sie darauf, was passiert. Folgen Sie weiter meinen Fingern.«

Ich empfehle, die ersten BLS-Sets etwas kürzer als üblich zu halten, d. h. jeweils 20 bis 25 BLS. Dies erleichtert es dem Therapeuten, die Reaktion des Systems einzuschätzen und die Verarbeitung anzupassen, ohne über das Toleranzfenster hinauszugehen.

Nach jedem BLS-Set folgt für jeden Ego-State die Aufforderung:

»Was nehmen Sie wahr?«

Der Therapeut achtet auf Veränderungen allen Bereichen – kognitiv, affektiv, somatisch, imaginär und Gedächtniskanal – und fördert den Heilungsprozess, indem er sagt:

»Bleiben Sie dabei.«

(EMDR Institute 2023b).

EMDR-Phase 5 (Verankerung)

Sobald der SUD null erreicht, müssen wir den Samen für die neue adaptive Überzeugung, die positive Kognition (PK) legen. Indem wir die Erinnerung und die PK zusammenhalten, verwenden wir BLS-Sets, um sie in das Nervensystem einzuweben und dieses neue Wachstum zu fördern, bis es sich für den Ego-State, mit dem wir arbeiten, tief und unerschütterlich wahr anfühlt (VoC von 7). Der Therapeut wird bei jedem Ego-State sowie beim Patienten (Ansammlung von Ego-States) deutliche Veränderungen beobachten.

Der Therapeut beurteilt, ob der angesprochene Ego-State weiterhin an der ursprünglichen positiven Kognition festhält oder es vorzieht, sie zu modifizieren. Er weist an:

»Rufen Sie sich das ursprüngliche Ereignis in Erinnerung, halten Sie es zusammen mit … [PK] fest und folgen Sie meinen Fingern.«

Das primäre Ziel besteht darin, die Stimmigkeit der Kognition in demjenigen Teil, der gerade behandelt wurde, so lange zu überprüfen, bis ein solider Wert von 7 erreicht ist.

Stagniert der VoC-Wert, liegt dies oft an einer blockierenden Überzeugung oder an einer Erinnerung, die ein anderer Ego-State getriggert hat. Unterbrechen Sie den Prozess und fragen Sie:

- »Gibt es irgendeinen Teil von Ihnen, der Einwände hat?«
- »Gibt es irgendeinen Teil von Ihnen, der etwas sagen möchte?«
- »Gibt es irgendeinen Teil von Ihnen, der jetzt gerade eine bestimmte Emotion erlebt?«

Wenn auch nur ein Teil nicht mit dem gesamten therapeutischen Prozess mitgeht, könnte es sein, dass wir das EMDR-Protokoll für diesen Teil ab Phase 3 neu beginnen müssen.

SARIA-Phase 4: Integration – EMDR-Phasen 6 und 7: Körpertest und Abschluss

In diesen letzten Phasen werden die Verarbeitungsergebnisse gefestigt und für die Anwendung in der realen Welt vorbereitet. Dies markiert den Übergang von der Integration zur Anpassung im SARIA-Modell.

EMDR-Phase 6 (Körpertest)

Ein eindeutiger Körpertest ist für eine vollständige Verarbeitung unerlässlich (Shapiro 2018; EMDR Institute 2023b). Wir bitten den Patienten oder den spezifischen Ego-State, den Körper auf verbleibende Störungen zu scannen. Wenn wir welche feststellen, verwenden wir BLS-Sets, um sie zu lösen.

Anleitung:

»Gut. Halten Sie die Erinnerung und diese positive Überzeugung zusammen. Machen wir nun einen Ganzkörpertest. Ich möchte alle Teile von Ihnen fragen, ob irgendwo noch Spuren von Unbehagen vorhanden sind.«

Alle verbleibenden unangenehmen Empfindungen werden direkt mit BLS so lange behandelt, bis der Körper frei ist.

EMDR-Phase 7 (Abschluss)

Diese Phase sorgt dafür, dass der Patient die Sitzung in einem ausgeglichenen Zustand verlässt, was das Gefühl von Sicherheit stärkt (Shapiro 2018; EMDR Institute 2023b). Am Ende jeder Sitzung müssen wir sicherstellen, dass das System stabil und gehalten ist. Ist die Arbeit noch nicht abgeschlossen, setzen wir eine Erdungstechnik ein (Shapiro 2018). Der Patient wird darauf hingewiesen, dass die Verarbeitung nach der Sitzung fortdauern kann. Neue Erkenntnisse, Träume oder Erinnerungen können auftauchen, während das adaptive Informationsverarbeitungssystem neue Verbindungen aufbaut (ebd.).

Im Sinne der EST beenden wir die Sitzung immer damit, dass wir ausdrücklich alle relevanten Ego-States überprüfen, insbesondere die symptom- und traumaassoziierten States. Wir beenden jede Sitzung immer damit, dass wir den Ego-States für ihren Mut und ihre Mitarbeit danken.

Das Containment-Skript ist dabei unerlässlich:

»Unsere Zeit für heute ist um. Wir legen diese Erinnerung und alle damit verbundenen Gefühle nun in den Container, den wir zu diesem Zweck geschaffen haben. Sie müssen sie diese Woche nicht mit sich herumtragen.«

Wir bedanken uns auch direkt bei den Teilen:

»Ich möchte allen Anteilen danken, die heute teilgenommen haben. Ganz besonderer Dank gilt den ressourcenreichen Ego-States (namentlich nennen), die diese schwierige Arbeit ermöglicht haben.«

SARIA-Phase 5: Anpassung an den Alltag und posttraumatisches Wachstum – EMDR-Phase 8: Neubewertung und Zukunftssimulation

Zu Beginn der nächsten Sitzung überprüfen wir unsere Fortschritte. Wir beurteilen, ob sich die positiven Ergebnisse in den Alltag des Patienten Eingang gefunden haben, und bestätigen, dass nun adaptive Verhaltensweisen vorhanden sind (ebd.). Wir überprüfen SUD und VoC des ursprünglichen Ziels und befragen den Patienten zu den Ego-States:

»Wie haben sich die Teile, mit denen wir gearbeitet haben, in der vergangenen Woche entwickelt?«

Wir können positive Veränderungen in den Ego-States auch einschätzen, indem wir sie direkt einladen, über sich selbst zu sprechen. Wir suchen nach Anzeichen von Autonomie im Leben des Patienten – beispielsweise: neue Entscheidungen treffen, gelassener reagieren, mit dem Erfüllen von Aufgaben beginnen und neuen Frieden erfahren.

31.11 Fallvignetten

Die folgenden erweiterten Fallvignetten veranschaulichen die Anwendung des SF-EMDR-Protokolls und beleuchten den klinischen Entscheidungsprozess innerhalb des SARIA-Rahmens.

Fallvignette 1: Der ängstliche Erfolgsmensch

Vorgeschichte

David, ein 42-jähriger Software-Ingenieur, litt unter einem schweren Imposter-Syndrom und hochfunktioneller Angst. Nach äußeren Maßstäben war er sehr erfolgreich, lebte jedoch in ständiger Angst, als inkompetent entlarvt zu werden. Er arbeitete 70 Stunden pro Woche, überprüfte seine Arbeit akribisch und vermied es, Aufgaben zu delegieren, was zu Burn-out und Spannungen in seiner Ehe führte. Seine Anamnese ergab, dass er in einer Familie aufgewachsen war, die akademische und berufliche Leistungen über alles stellte. Liebe und Lob waren an Leistungen geknüpft. Sein Vater, ein fordernder Chirurg, war oft emotional distanziert, wurde aber lebhaft und kritisch, sobald es um schulische Leistungen ging. Seine Mutter war zwar herzlicher, ordnete sich jedoch ihrem Mann unter und bekräftigte die Botschaft, dass man nur dann der Beste sein könne, wenn man sein Bestes gebe. David lernte früh, dass sein Wert und seine Sicherheit an seine Leistungen geknüpft waren. Es gab keine signifikanten »BIG T«-Traumata[87], sondern eher ein allgegenwärtiges, entwicklungsorientiertes Umfeld, in dem sein Wert an Bedingungen geknüpft war.

87 In der EMDR-Therapie bezieht sich »Big T«-Trauma auf schwerwiegende, einmalige traumatische Ereignisse, die das Leben oder die körperliche Unversehrtheit einer Person bedrohen. Diese Ereignisse erfüllen in der Regel die diagnostischen Kriterien für PTBS im DSM-5 – wie Naturkatastrophen, Kriegshandlungen, Vergewaltigung oder schwere Unfälle. In diesem Zusammenhang werden sie von »kleinen T«-Traumata unterschieden, zu denen negative Erfahrungen wie Demütigung, Vernachlässigung oder Mobbing gehören, obwohl diese klinisch ebenso bedeutsam sein können.

Arbeitshypothese: Fallkonzeption

Aus Perspektive der Ego-State-Therapie und SF-EMDR wurde Davids Problem wie folgt konzeptualisiert:

- *das exekutive Selbst:* David hat ein kompetentes, intelligentes und fähiges exekutives Selbst, das seine Karriere und sein Familienleben steuert. Gemäß SF-EMDR-Terminologie muss dieser ressourcenreiche State gestärkt werden, bevor Ziele mit Bezug auf andere Ego-States angegangen werden können. Derzeit wird seine Exekutivfunktion durch den wehrhaft-abwehrenden Einfluss eines schützenden symptomassoziierten Ego-States behindert.
- *der symptomassoziierte Ego-State (wehrhafter Teil):* Der perfektionistische Teil wird als symptomassoziierter Ego-State identifiziert. Dies ist ein eigenständiger Ego-State, der mit erhöhter sympathischer Erregung agiert. Sein Zweck ist abwehr- und überlebensorientiert: Er treibt David an, unermüdlich zu arbeiten, um Zurückweisung zu vermeiden. Im SF-EMDR würdigen und erkennen wir die positive Absicht dieses States an (Sicherheit durch Leistung), betrachten sein Verhalten jedoch als klinisches Symptom (Überarbeitung/Angst).
- *der traumaassoziierte State (verletzter Teil):* Dies ist der traumaassoziierte Ego-State, der im Alter von etwa neun Jahren entstand. Dieser Ego-State trägt die emotionale und physische Last der ursprünglichen Bindungsverletzungen, insbesondere das Gefühl, ausschließlich für seine Leistung geliebt zu werden. Er enthält die negative Kognition »Ich bin wertlos«. Dieser State ist das primäre Ziel der Aufarbeitung, da er die prägende Erinnerung an vorbehaltliche Wertschätzung trägt.
- *die klinische Dynamik (State-fokussierte Interaktion):* Die Pathologie resultiert aus einem Mangel an Integration sowie Konflikten zwischen den States. Der symptomassoziierte State bleibt überwachsam; wann immer der traumaassoziierte State getriggert wird (z. B. durch die Gefahr des Scheiterns), aktiviert der symptomassoziierte State sofort extremes Arbeitsverhalten, um den Schmerz zu unterdrücken.
- *therapeutisches Ziel:* State-fokussiertes EMDR zielt zunächst darauf ab, das funktionale exekutive Selbst zu stabilisieren, mit dem symptomassoziierten State ein Einverständnis zu erzielen (unter Berücksichtigung seiner Schutzfunktion) und dann den traumaassoziierten State zu aktivieren und mit ihm zu arbeiten, um Integration und eine adaptive Lösung zu erreichen.

Therapeutische SF-EMDR-Interventionen

Die Therapiesitzungen mit David entwickelten sich systematisch und konzentrierten sich durchgehend auf die Ego-States und das SARIA-Modell. Dieser Behandlungsplan räumt Sicherheit und der Erlaubnis des schützenden Ego-States Priorität ein, bevor man versucht, Zugang zu dem verletzten State zu bekommen; so wird Widerstand vermieden und eine Überflutung verhindert.

SARIA-Phase 1: Sicherheit und Stabilisierung – EMDR-Phasen 1 und 2: Anamnese und Vorbereitung

Die Anamnese wurde mit State-fokussierter Awareness durchgeführt, wobei auf das »Wer« hinter dem »Was« geachtet wurde. Dies offenbarte schnell die klinische Dynamik zwischen Davids kompetentem exekutiven Selbst und einem unbarmherzigen symptomassoziierten State (im Folgenden als *der Perfektionist* bezeichnet).

EMDR-Phase 2 war der Sicherheit gewidmet. Nachdem ich das exekutive Selbst geerdet und stabilisiert hatte, konzentrierte ich mich darauf, eine therapeutische Allianz mit dem symptomassoziierten State aufzubauen, um die Abwehrbarrieren zu senken.

Therapeutischer Dialog mit dem symptomassoziierten State:

> »Ich möchte den Teil von Ihnen kennenlernen, der dafür sorgt, dass jedes Detail perfekt ist. Er ist der Motor Ihres Erfolgs und arbeitet unermüdlich daran, Sie vor Kritik zu schützen. Ich verstehe, dass es sein Job ist, Sie davor zu bewahren, jemals wieder dieses grauenvolle Gefühl von Scham zu empfinden. Ich frage mich, ob er wohl bereit wäre, als Consultant mit uns zusammenzuarbeiten. Unser Ziel ist es nicht, ihn loszuwerden, sondern gemeinsam die Wunde zu heilen, die er geschützt hat, damit Sie nicht rund um die Uhr in höchster Alarmbereitschaft sein müssen.«

SARIA-Phase 2: Zugang und Aktivierung – EMDR-Phase 3: Einschätzung

Ich nutzte eine Affektbrücke, um eine Verbindung zur Zielerinnerung herzustellen. Ausgehend von seinem heutigen Gefühl, »Ich bin ein Hochstapler«, gelangte David zurück zu einer lebhaften Erinnerung aus seinem neunten Lebensjahr: Sein Vater wies ihn auf kleinere Fehler in einem Schulprojekt hin. Ich betrachtete dies als die prägende Erinnerung.

Ich aktivierte die Zielerinnerung aus Perspektive des traumaassoziierten States (des 9-jährigen Jungen).

- Bild: das strenge, kritische Gesicht seines Vaters
- negative Kognition (NK): »Ich hätte es besser machen sollen.«
- positive Kognition (PK): »Ich habe mein Bestes gegeben.«
- Stimmigkeit der Kognition (VoC): 1 von 7
- Emotionen: Scham, Traurigkeit
- SUD: 8 von 10
- Körperempfindung: flaues Gefühl im Bauch

SARIA-Phase 3: Umstrukturierung – EMDR-Phasen 4 und 5: Desensibilisierung und Verankerung

Während der bilateralen Stimulation (BLS) hielt ich ständigen Kontakt zum inneren System, um eine Überflutung zu verhindern und für duales Aufmerksamkeitsbewusstsein zu sorgen.

Duales Aufmerksamkeitsbewusstsein und State-Check: Ich nutzte die Metapher des Konferenztisches, um Davids exekutives Selbst präsent und in einer Beobachterposition zu halten. Nach einigen BLS-Sets legte ich eine Pause ein, um sicherzustellen, dass das Schutzsystem ruhig blieb:

> »Lassen Sie uns einfach beim Perfektionisten nachfragen. Wie geht es ihm damit? Fühlt er sich sicher genug, um weiterzumachen?«

Diese simple Geste des Respekts sorgte dafür, dass der schützende State mit dem Prozess verbunden blieb.

- State-fokussierte kognitive Einwebung (KE): Als die Scham hochkam, bot ich kognitive Einwebungen an, die sich direkt an den traumaassoziierten State richteten.
- Verantwortungs-KE: »War es denn Ihre Aufgabe als 9-Jähriger, die Perfektionsstandards eines Chirurgen zu erfüllen? Oder wäre es nicht Aufgabe Ihres Vaters gewesen, Ihre Bemühungen und Ihre Freude zu sehen?«
- Ergebnis: Nach dem nächsten Set berichtete David: »Es war nicht meine Aufgabe, mein Vater war dafür verantwortlich.« Der SUD sank deutlich.
- Selbstmitgefühls-KE: Die wirkungsvollste Intervention bestand darin, das exekutive Selbst in die Erinnerung zu führen, um das verletzte Kind direkt anzusprechen: »Du hast das großartig gemacht. Ich bin so stolz auf dich.«
- Ergebnis: Der SUD sank auf 0 von 10.

Ich konzentrierte mich darauf, die positive Kognition (»Ich habe mein Bestes gegeben«) innerhalb des traumaassoziierten States zu stärken. Ich setzte BLS-Sets ein, um die Erinnerung mit dieser neuen adaptiven Überzeugung zu verknüpfen, bis der VoC einen stabilen Wert von 7 erreichte.

SARIA-Phase 4: Integration – EMDR-Phasen 6 und 7: Körpertest und Abschluss

Anschließend leitete ich David an, einen Body-Scan durchzuführen. Wenn der Therapeut vermutet, dass einzelne Ego-States noch somatische Empfindungen halten, kann er diese einladen, einen eigenen Körpertest durchzuführen.

> »Ich lade Sie ein, Ihre Aufmerksamkeit auf Ihren Körper zu richten und alle im Körper verbliebenen Gefühle wahrzunehmen.«

David bemerkte eine leichte Anspannung in seinen Schultern und ein flaues Gefühl im Magen. Ich widmete diesen Empfindungen mehrere Durchgänge BLS, bis der Körper vollständig klar war.

Am Ende der Verarbeitungssitzung führte ich einen formellen Abschluss durch, um die Stabilität des Systems sicherzustellen. Ich führte ein Nachgespräch mit Davids exekutivem Selbst und brachte den States gegenüber explizit meine Dankbarkeit zum Ausdruck:

> »Ich möchte dem 9-jährigen Teil für seinen Mut danken, diese Erinnerung geteilt zu haben, und ein besonderer Dank geht an den Perfektionisten, der diese Heilung ermöglicht hat.«

SARIA-Phase 5: Anpassung an den Alltag und posttraumatisches Wachstum – EMDR-Phase 8: Neubewertung und Zukunftssimulation

Für ein bevorstehendes Mitarbeitergespräch nutzte ich die Technik der Zukunftssimulation. David visualisierte, wie er selbstbewusst in den Termin ging, sich das Feedback anhörte, ohne dass es seine Scham triggerte, und aus seinem exekutiven Selbst heraus über seine Erfolge sprach. Dies wurde mit BLS verankert.

Rollentransformation: Entscheidend war, dass der Perfektionist bereitwillig eine neue Rolle als »Vorstand Qualitätsmanagement« annahm.

Ergebnis

Davids Arbeitszeiten gingen deutlich zurück. Er berichtete, dass sein innerer Kritiker weniger streng geworden sei. Jetzt sei er eher ein Berater, und er könne selbst entscheiden, ob er auf ihn hören wolle oder nicht. Das Kerngefühl von Scham verschwand, und das gesamte innere System gewöhnte sich an eine neue, ausgewogenere Funktionsweise.

Fallvignette 2: Der wütende Saboteur

Vorgeschichte

Maria, eine 28-jährige Grafikdesignerin, kam wegen eines schmerzhaften Musters von Beziehungsabbrüchen zur Therapie. Sie beschrieb, dass sie sich immer wieder leidenschaftlich verliebe, doch sobald sich die Beziehung einer ernsthaften Bindung nähere, würde sie von blinder Wut überwältigt. Sie provozierte Streitigkeiten, erhob Anschuldigungen und sabotierte schließlich die Beziehung, was sie selbst am Boden zerstört und verwirrt zurückließ. In ihrer Vorgeschichte gab es die traumatische Scheidung ihrer Eltern, als sie sechs Jahre alt war. Ihr Vater verließ sie oft abrupt nach lautstarken Auseinandersetzungen und brach immer wieder sein Versprechen, sie zu besuchen, sodass sie stundenlang vergeblich auf ihn wartete. Ihre Mutter war emotional nicht verfügbar. Maria lernte, dass die Abhängigkeit von anderen unerträgliche Schmerzen verursachte.

Arbeitshypothese: Fallkonzeption

- *das exekutive Selbst:* Maria besitzt ein reifes exekutives Selbst, das kreativ, intelligent und beziehungsorientiert ist. Dieser State sehnt sich nach Intimität, ist jedoch derzeit nicht in der Lage, die exekutive Kontrolle zu behalten, wenn das Bindungstrauma getriggert wird, und wird häufig vom schützenden System regelrecht »gekidnappt«.
- *der symptomassoziierte State (wütender Teil):* Der wütende Teil ist als starker symptomassoziierter State auf Abwehr gepolt. Dieser State ist durch hohe sympathische Erregung (Kampfreaktion) gekennzeichnet. Sein schützendes Ziel besteht darin, Beziehungen präventiv zu zerstören, sobald Verletzlichkeit auf-

kommt, um so zu verhindern, dass das System den unerträglichen Schmerz des Verlassenwerdens durchlebt. Im SF-EMDR betrachten wir diese Wut nicht als Charakterfehler, sondern als Überlebensstrategie, um Sicherheit vor Ablehnung zu gewährleisten.

- *der traumaassoziierte State (verletzter Teil):* Dies ist ein verletzter State, der etwa im Alter von sechs Jahren entstand. Dieser Teil trägt die unverarbeitete affektive und somatische Last des prägenden Ereignisses, die Trauer, die Angst und Hilflosigkeit über den Weggang ihres Vaters. Er trägt die negative Kognition »Ich bin es nicht wert, dass man bei mir bleibt«.
- *die klinische Dynamik (State-fokussierte Interaktion):* Das klinische Bild ist eine Abwehrschleife. Wenn das exekutive Selbst Beziehung sucht, löst es unbeabsichtigt den Bindungsschrei des traumaassoziierten States aus. Der symptomassoziierte State nimmt diese Verletzlichkeit als Lebensbedrohung wahr und bricht sofort in wehrhafte Wut aus, um die Beziehung abzubrechen.
- *therapeutisches Ziel:* das exekutive Selbst stabilisieren, mit dem symptomassoziierten State Einverständnis erzielen und mittels SF-EMDR den traumaassoziierten State neu verarbeiten, sodass der wütende Teil seine Rolle transformieren kann.

Therapeutische SF-EMDR-Interventionen

Die therapeutische Arbeit mit Maria erforderte eine stark strukturierte Anwendung des SARIA-Modells, die speziell auf die Bewältigung ihrer volatilen inneren Dynamik zugeschnitten war. Angesichts der explosiven Natur ihrer Abwehr legte der Behandlungsplan den Schwerpunkt auf die Stabilisierungsphase, um eine echte Allianz mit dem aggressiven symptomassoziierten State zu schmieden. Diese klare Priorisierung stellte sicher, dass der anschließende Zugang zum traumaassoziierten State erfolgen konnte, ohne das gewohnheitsmäßige Muster defensiver Sabotage des Systems auszulösen.

SARIA-Phase 1: Sicherheit und Stabilisierung – EMDR-Phasen 1 und 2: Anamnese und Vorbereitung

Die anfängliche Anamnese (Phase 1) identifizierte schnell den mächtigen symptomassoziierten State (den wütenden Teil) als einen wichtigen Akteur im inneren System.

Phase 2 erforderte eine deutliche Konzentration auf den Aufbau einer therapeutischen Allianz mit diesem State. Ohne das Vertrauen eines derart vehementen Beschützers wäre es nicht sicher und ineffektiv gewesen fortzufahren. Ich etablierte daher Erdungsressourcen für das exekutive Selbst und einen starken Container, den der wütende Teil als stabil genug empfand, um auch intensive Gefühle aufzunehmen.

Therapeutischer Dialog mit dem symptomassoziierten State:

> »Dieser wütende Teil ist wie ein wildgewordener Wachhund. Er hat Sie davor bewahrt, jemals wieder dieses hilflose kleine Mädchen zu sein. Ich habe großen

Respekt vor seiner Kraft und möchte ihm für seine Dienste danken. Wie wäre es, wenn wir gemeinsam die Wunde heilen könnten, die er bewacht, damit er endlich zur Ruhe kommen kann?«

SARIA-Phase 2: Zugang und Aktivierung – EMDR-Phase 3: Einschätzung

Mit ausdrücklicher Zustimmung des Beschützers nahm ich Kontakt zu dem traumaassoziierten State der 6-Jährigen auf. Die identifizierte Zielerinnerung war Maria, die am Fenster stand und auf ihren Vater wartete.

- Bild: die leere Straße vor dem Fenster
- negative Kognition (NK): »Ich bin es nicht wert, dass man bei mir bleibt.«
- positive Kognition (PK): »Ich bin Liebe und Engagement wert.«
- Stimmigkeit der Kognition (VoC): 1 von 7
- Emotionen: Angst, Traurigkeit, Hilflosigkeit
- SUD: 10 von 10
- Körperempfindung: eine schmerzende Leere in ihrer Brust

SARIA-Phase 3: Umstrukturierung – EMDR-Phasen 4 und 5: Desensibilisierung und Verankerung

Ein Vorgehen gemäß Standardprotokoll wäre für Marias System zu überwältigend gewesen. Daher entschied ich mich für somatosensorisch begrenzte Verarbeitung (sanftes Titrieren), eine SF-EMDR-Intervention, die speziell dafür entwickelt wurde, Patienten innerhalb ihres Toleranzfensters zu halten.

Somatosensorisch begrenzte Verarbeitung (sanftes Titrieren)

Somatischer Kanal:

»Lassen Sie uns noch nicht in die gesamte Erinnerung eintauchen. Konzentrieren Sie sich einfach auf dieses schmerzende Gefühl von Leere in Ihrer Brust.«

Ich nutzte BLS mit ausschließlicher Konzentration auf die somatische Empfindung, bis deren Intensität von 9 auf 5 gesunken war. Erst danach gingen wir zum visuellen Kanal über:

> »Gut. Konzentrieren wir uns jetzt nur auf das Bild der leeren Straße.«

Arbeiten mit dem symptomassoziierten State

Während eines besonders intensiven BLS-Sets ballte Maria die Fäuste. Ich unterbrach die Verarbeitung sofort, um auf die zunehmende sympathische Aktivierung einzugehen:

> »Schauen wir einmal, wie es dem wütenden Teil geht. Er scheint in Wallung zu kommen. Danken wir ihm für seine Wachsamkeit und fragen wir ihn, was er jetzt gerade braucht, um sich sicher zu fühlen.«

Diese direkte Kommunikation ermöglichte es dem symptomassoziierten State, sich zu beruhigen und in den Hintergrund zu treten.

Machtorientierte Einwebungen

Als die Hilflosigkeit des traumaassoziierten States zum Vorschein kam, verwendete ich eine kognitive Einwebung, die sich darauf konzentrierte, Macht zurückzugewinnen und die fehlende Erfahrung nachzuliefern:

> »Lassen wir Ihr starkes Selbst zu dem kleinen Mädchen am Fenster gehen und sich zu ihr setzen. Was sollte sie ihrem Vater sagen, was sie damals nicht sagen konnte?«

Sobald der SUD null erreichte, verankerte ich die positive Kognition »Ich bin Liebe und Engagement wert« direkt in den 6-jährigen traumaassoziierten State, indem ich BLS-Sets anwendete, bis der VoC stabil bei 7 lag.

SARIA-Phase 4: Integration – EMDR-Phasen 6 und 7: Körpertest und Abschluss

Bei dem systemumfassenden Körpertest fühlten sich Marias exekutives Selbst und der geheilte Kind-State unbelastet, doch der wütende Teil berichtete von einer »pulsierenden Energie« in den Armen. Ich befragte den symptomassoziierten State dazu, der bestätigte, dass es sich um verbliebene Kampfenergie handelte. Ich arbeitete mit einem kurzen BLS-Set an diesem somatischen Überrest, bis er sich in einen Zustand der Ruhe auflöste.

Der Abschluss der Sitzung war ein entscheidender Moment, um innerliches Vertrauen aufzubauen. Ich bestätigte das exekutive Selbst und sprach dem System meinen Dank aus:

> »Ich danke der 28-jährigen Maria, die jetzt bei mir ist, dafür, dass sie bis jetzt so viele Dinge gemeistert hat. Danke an die tapfere Kleine, dass sie ihren Schmerz geteilt hat, und ein großes Dankeschön an den wütenden Teil, dass er dem Prozess vertraut und alle beschützt hat.«

SARIA-Modell Phase 5: Anpassung an den Alltag und posttraumatisches Wachstum – EMDR-Phase 8: Neubewertung und Zukunftssimulation

Um Maria zu helfen, sich auf das Gefühl der Verletzlichkeit bei einem bevorstehenden Date vorzubereiten, setzte ich die Zukunftssimulation ein. Sie stellte sich vor, wie sie zusammen mit ihrem »grenzensetzenden Teil« (der neuen, adaptiven Rolle des wütenden Teils) ruhig ein Bedürfnis ihres exekutiven Selbst ausdrückte.

Ergebnis

Maria baute erfolgreich ihre erste stabile Beziehung auf. Sie berichtete, dass sie immer noch einen Funken Wut verspüre, wenn sie sich unsicher fühlte, beschrieb dies jedoch als »eine Warnleuchte auf dem Armaturenbrett, nicht mehr als Kidnapper am

Steuer«. Sie kann dieses Signal nun nutzen, um sich mit ihrem jüngeren Ich abzustimmen und das zugrunde liegende Bedürfnis anzusprechen.

Fallvignette 3: Der körperlich Leidende

Vorgeschichte

Robert, ein 55-jähriger Veteran im Ruhestand, wurde nach einer Fibromyalgie-Diagnose von seinem Rheumatologen zur Therapie überwiesen. Er berichtete von lähmenden, ausgedehnten Schmerzen, chronischer Müdigkeit und deutlicher Alexithymie (Gefühlsblindheit). Seine medizinischen Beurteilungen waren sämtlich uneindeutig. Er war duldsam, zurückhaltend und beschrieb seine Schmerzen rein physisch: »ein Schraubstock in meinen Schultern«, »heiße Eisenstangen in meinem Rücken«. Zu seinem Hintergrund gehörten 20 Jahre Militärdienst und eine Kindheit in der Arbeiterklasse, was bei ihm einen stoischen Gleichmut gefördert hatte. Er leugnete, während des Militärdienstes ein spezielles Trauma erlebt zu haben, und blieb emotional von seiner Familie distanziert.

Arbeitshypothese: Fallkonzeption

- *exekutives Selbst:* Robert besitzt ein stoisches, verantwortungsbewusstes exekutives Selbst, das sein tägliches Leben über strenge Routinen und emotionale Unterdrückung organisiert. Dieser State ist in praktischen Angelegenheiten sehr funktional, agiert jedoch mit einem hohen Maß an Distanziertheit, um Stabilität zu gewährleisten.
- *symptomassoziierte States (der stoische Soldat):* ein starker symptomassoziierter State, der eine defensive Funktion erfüllt. Seine Hauptaufgabe besteht darin, emotionale Abschottung durchzusetzen. Er betrachtet Emotionen als Bedrohung für das Überleben und nutzt Alexithymie als primären Abwehrmechanismus. Im SF-EMDR betrachten wir die chronische Anspannung und Panzerung nicht nur als Symptome, sondern als aktive Schutzbemühungen dieses States, um das System geschlossen zu halten.
- *traumaassoziierte States (verletzter Teil):* ein traumaassoziierter, erstarrter, präverbaler State, der den unverarbeiteten Schrecken eines Kampfeinsatzes in sich trägt, bei dem er unter feindlichem Beschuss festsaß, während sein Kamerad tödlich verwundet wurde. Dieser Ego-State hält die immobilisierte Energie der Erstarrungsreaktion.
- *klinische Dynamik (State-fokussierte Interaktion):* Fibromyalgie wird hier als lang anhaltende körperliche Manifestation des Konflikts zwischen diesen States verstanden. Der traumaassoziierte State hält die eingefrorene Energie. Der symptomassoziierte State (der stoische Soldat) unterdrückt bewusst jede Verbindung zwischen diesem Schmerz und seiner emotionalen Quelle, um einen Zusammenbruch des Systems zu vermeiden.

- *therapeutisches Ziel:* die Erlaubnis des symptomassoziierten States zu erhalten, auf die somatische Geschichte zuzugreifen, wobei der Körper als Brücke zum traumaassoziierten State genutzt wird.

Therapeutische SF-EMDR-Interventionen

Die therapeutische Arbeit mit Robert erforderte eine strikt bottom-up-orientierte Anwendung des SARIA-Modells, das vom Körper zum Geist führt. Der Behandlungsplan sah vor, somatische Ressourcen aufzubauen und mit dem starren symptomassoziierten State zu verhandeln, um die physische Auflösung des Traumas zu ermöglichen, ohne die Abwehrmechanismen des Systems zu überfordern.

SARIA-Phase 1: Sicherheit und Stabilisierung – EMDR-Phasen 1 und 2: Anamnese und Vorbereitung

Aufgrund von Roberts Alexithymie konzentrierte sich die Anamnese in Phase 1 auf seine körperlichen Symptome und seinen Militärdienst. Dabei zeigte sich, dass der stoische Soldat der symptomassoziierte State war.

Die EMDR-Phase 2 zielte darauf ab, eine respektvolle Allianz mit diesem Teil aufzubauen und somatische Ressourcen zu etablieren. Ich identifizierte seine Hände als einen relativ ruhigen Bereich seines Körpers, der als wichtiger Ankerpunkt dienen würde.

Therapeutischer Dialog mit dem symptomassoziierten State:

> »Hallo, Soldat! Du hast deine Mission erfüllt. Du hast Robert heil nach Hause gebracht. Das ist ein Erfolg. Mein Job ist es, Fachmann auf einem medizinischen Stützpunkt zu sein. Ich brauche die Erlaubnis des Soldaten, um dorthin Zutritt zu bekommen und bei der Versorgung von Wunden zu helfen, die äußerlich nicht sichtbar sind. Der Soldat kann dabei Wache stehen und die gesamte Operation überwachen.«

Dieses Verhandeln ist eine direkte EST-Anwendung, bei der der Beschützer als eine gültige und respektierte Instanz behandelt wird, deren Zusammenarbeit unerlässlich ist.

SARIA-Phase 2: Zugang und Aktivierung – EMDR-Phase 3: Einschätzung

- Um Zugang zum traumaassoziierten State zu erhalten, nutzte ich eine somatische Brücke. Hier ist das Skript:

> »Lassen Sie uns jetzt nicht nach einer Erinnerung suchen, sondern uns nur auf den Schmerz selbst konzentrieren. Auf den Schraubstock in Ihren Schultern. Was würde er sagen?«

Robert antwortete:

> »Er hat keine Worte. Er ist einfach wie festgenagelt.«

Das Wort »festgenagelt« löste die Verbindung. Die Einschätzung wurde für diesen präverbalen, somatischen State angepasst.

- Bild: das Gefühl des »Schraubstocks in den Schultern«
- negative Kognition (NK): »Ich bin gefangen und hilflos« (Verbalisierung des gefühlten Empfindens)
- positive Kognition (PK): »Ich habe jetzt die Kontrolle.«
- Stimmigkeit der Kognition (VoC): 1 von 7
- Emotionen: Robert berichtete zunächst »nichts, nur Schmerzen«.
- SUD: 9 von 10 (bewertet als Schmerzintensität)
- Körperempfindung: der intensive, erdrückende Druck, »festgenagelt« zu sein

SARIA-Phase 3: Umstrukturierung – EMDR-Phasen 4 und 5: Desensibilisierung und Verankerung

Die Verarbeitung erfolgte hochgradig titriert und konzentrierte sich ausschließlich auf den Körper.

Somatosensorisch begrenzte Verarbeitung (somatischer Kanal)

Ich nutzte somatosensorisch begrenzte Verarbeitung und bezog das Ziel nur auf das körperliche Gefühl, festgenagelt zu sein. Da das Ziel somatisch war, wählte ich abwechselndes taktiles Klopfen als primäre BLS-Methode.

Pendeln mit BLS

Ich integrierte Pendeln in die SF-EMDR-Arbeit. Nach einigen Sets taktiler BLS auf das Gefühl des Festgenageltseins (Belastung) wies ich Robert an, sich auf seine ruhigen Hände (Ressource) zu konzentrieren, und führte ein weiteres kurzes Stimulations-Set durch. Diese Hin- und Herbewegung verhinderte, dass das Nervensystem überfordert wurde.

Arbeit mit dem symptomassoziierten State

Als sich die eingefrorene Energie zu lösen begann und Robert anfing zu zittern, legte ich eine Pause ein, um den Beschützer zu beruhigen:

> »Robert, lassen Sie uns beim stoischen Soldaten nachfragen. Lassen Sie ihn wissen, dass dieses Zittern Teil der Freisetzung von altem Kampfstress durch den Körper ist. Es ist ein Zeichen von Heilung, nicht ein Zeichen von Kontrollverlust.«

Diese Beteuerung war wichtig, um zu verhindern, dass das System die Freisetzung unterband.

Als die Schmerzintensität (SUD) bei null lag, verankerte ich die positive Kognition »Ich habe jetzt die Kontrolle«. Dies wurde erreicht, indem Robert sich seine Schultern und seinen Rücken als leicht und beweglich vorstellte. Ich kombinierte dies mit einigen BLS-Sets, bis der VoC 7 erreichte.

SARIA-Phase 4: Integration – EMDR-Phasen 6 und 7: Körpertest und Abschluss

Ich lud den symptomassoziierten State ein, sich direkt am Körpertest zu beteiligen:

> »Soldat, lass uns eine letzte Patrouille durch den Körper machen, um sicherzustellen, dass alles in Ordnung ist.«

Der Körpertest deckte einen letzten Spannungsherd in seinem unteren Rücken auf, den ich mit BLS bearbeitete, bis er verschwunden war.

Am Ende der Sitzung würdigte ich die neue Rolle des Teils:

> »Der stoische Soldat hat bei der Überwachung dieser Operation hervorragende Arbeit geleistet. Der Bereich ist sicher. Er kann nun bis zu unserer nächsten Sitzung in Parade-Ruheposition stehen, wachsam, aber nicht in höchster Alarmbereitschaft.«

SARIA-Phase 5: Anpassung an den Alltag und posttraumatisches Wachstum – EMDR-Phase 8: Neubewertung und Zukunftssimulation

Mit dem Rückgang der somatischen Aufladung kamen Emotionen zum Vorschein. Ich half Robert, sie zu benennen, und verband die Tränen mit der Trauer um seinen Kameraden. Der symptomassoziierte State verwandelte sich und wurde zu einer Quelle der Disziplin und Resilienz, ohne sämtliche Emotionen unterdrücken zu müssen.

Ergebnis

Roberts Fibromyalgie-Schmerzen gingen um mehr als 70 % zurück. Er fing an, nachts durchzuschlafen. Die bedeutendste Veränderung betraf seine Beziehungen. Er war in der Lage, zu seiner Frau »Ich liebe dich« zu sagen und es auch wirklich so zu meinen und eine emotionale Bindung zu seinen Kindern aufzubauen. Die Heilung des somatischen traumaassoziierten States führte zu einer systemischen Anpassung, die sein gesamtes Leben veränderte.

31.12 Diskussion

Die zentrale Prämisse dieses Beitrags ist, dass die wirksame Behandlung komplexer Traumata mehr erfordert als nur ein robustes Verarbeitungs-Tool; sie erfordert eine präzise Navigationskarte. Während das Modell der adaptiven Informationsverarbeitung (AIP) den neurobiologischen Motor für die Verarbeitung traumatischer Erfahrungen liefert, zeigt die klinische Praxis, dass dieser Motor oft ins Stocken gerät, wenn er auf unterschiedliche Ego-States eines traumatisierten Persönlichkeitssystems trifft. Die Kombination von Ego-State-Therapie (EST) und EMDR, die ich als State-fokussiertes EMDR (SF-EMDR) bezeichne, schließt diese Lücke, indem sie die notwendige Struktur zur Steuerung des Motors bereitstellt.

Für den EMDR-Therapeuten ist es von Vorteil, diese Methoden zu kombinieren, da Standard-EMDR-Protokolle in der Regel auf eine Erinnerung abzielen, d. h. auf das, was passiert ist. Im Gegensatz dazu zielt SF-EMDR auf den spezifischen Ego-State ab, der diese Erinnerung hält, d. h. auf denjenigen, der sie erlebt hat. Indem der Kliniker anerkennt, dass die Persönlichkeit kein Monolith ist, sondern ein dynamisches System von Teilen des Selbst, die sich aus Anpassungsgründen differenziert haben, kann er Widerstand nicht als Hindernis, sondern als Schutzfunktion eines bestimmten Ego-States betrachten. Diese Sichtweise ermöglicht es dem Therapeuten, ressourcenreiche Ego-States zu stärken und die positive Schutzabsicht von symptomassoziierten States zu würdigen, bevor er versucht, auf die verletzten, traumaassoziierten States zuzugehen. Dies verhindert eine Überflutung, wie man sie bei komplexen Fällen häufig beobachtet.

Ich bezeichne diesen Ansatz als State-fokussiertes EMDR, um zu betonen, dass der Ego-State bei Einschätzung und Interventionen die zentrale Rolle spielt. Diese spezifische Nomenklatur spiegelt die Notwendigkeit wider, den Patienten und alle seine unterschiedlichen inneren Anteile während der gesamten Therapie innerhalb des neurobiologischen Toleranzfensters zu halten.

Das SF-EMDR-Framework nutzt für diese Integration das SARIA-Modell, das als Kompass dient und sicherstellt, dass die wirkungsvollen EMDR-Interventionen auf den entsprechenden Ego-State und in der richtigen Reihenfolge angewendet werden.

31.13 Fazit

State-fokussiertes EMDR stellt eine zentrale Weiterentwicklung für Kliniker dar, die komplexe sowie Entwicklungs- und Beziehungstraumata behandeln. Durch Kombinieren der strukturellen Klarheit der Ego-State-Therapie mit der Verarbeitungskompetenz des EMDR geht dieser Ansatz Blockaden an, die in der Praxis häufig auftreten. Er ermöglicht es dem Kliniker, weit über die Standardtherapie hinauszugehen und sich mit der grundlegenden Organisation der Persönlichkeit zu befassen.

Letztlich verwandelt SF-EMDR den therapeutischen Prozess von einem Kampf mit resistenten Fällen in ein kooperatives Verhandeln mit den verschiedenen Ego-States. Indem er einen sicheren Zugang schafft und die eingefrorenen Erinnerungen, die in traumaassoziierten States gespeichert sind, nach und nach neu verarbeitet, geleitet der Therapeut – unter Berücksichtigung der Rollen symptomassoziierter States – den Patienten in Richtung Integration. Das Ergebnis ist die Wandlung von einem System, das auf Überleben und Abwehr ausgerichtet ist, zu einem System, das zu posttraumatischem Wachstum und einer echten Anpassung an den Alltag fähig ist.

31.14 Literatur

Dana, D. (2020): Polyvagal exercises for safety and connection. 50 client-centered practices. New York, NY (W. W. Norton).

EMDR Institute (2023a): EMDR basic training. Weekend 1 manual. Teheran, Iran (EMDR Institute, Inc.).

EMDR Institute (2023b). EMDR basic training. Weekend 2 manual. Teheran, Iran (EMDR Institute, Inc.).

Fisher, J. (2017): Healing the fragmented selves of trauma survivors. Overcoming internal self-alienation. London (Routledge).

Fritzsche, K. u. W. Hartman (2016): Einführung in die Ego-State-Therapie. Heidelberg (Carl-Auer), 3., überarb. Aufl.

Hartman, W. (2024): Ego State Therapy International. Standards and guidelines. Verfügbar unter: https://www.woltemadehartman.com.

Hartman, W. (2025): Introduction to ego state therapy. Seminar 2. 24.–27.4.2025. Online Seminar, Teheran, Iran.

Hilgard, E. R. (1977): Divided consciousness. Multiple controls in human thought and action. New York, NY (John Wiley & Sons).

Knipe, J. (2018): EMDR toolbox. Theory and treatment of complex PTSD and dissociation. New York, NY (Springer), 2nd ed.

Levine, P. A. (2010): In an unspoken voice. How the body releases trauma and restores goodness. Berkeley, CA (North Atlantic).

Phillips, M. a. C. Frederick (1995): Healing the divided self. Clinical and Ericksonian hypnotherapy for post-traumatic and dissociative conditions. New York, NY (W. W. Norton).

Porges, S. W. (2011): The polyvagal theory. Neurophysiological foundations of emotions, attachment, communication, and self-regulation. New York, NY (W. W. Norton).

Shapiro, F. (2018): Eye movement desensitization and reprocessing (EMDR) therapy. Basic principles, protocols, and procedures. New York, NY (Guilford), 3rd ed.

Siegel, D. J. (1999): The developing mind. How relationships and the brain interact to shape who we are. New York, NY (Guilford).

Watkins, J. G. (1971): The affect bridge: A hypnoanalytic technique. *International Journal of Clinical and Experimental Hypnosis* 19 (1): 21–27. DOI: org/10.1080/00207147108407148.

Watkins, J. G. a. H. H. Watkins (1997): Ego states. Theory and therapy. New York, NY (W. W. Norton).

32 Ego-State- und hypnosystemische Therapie: Eine neue Synthese für innovative Behandlungskonzepte

Stefanos Gkaitatzis

Abstract

Die Synthese der hypnosystemischen Therapie (HST, Schmidt 2017) mit der Ego-State-Therapie (EST, Watkins u. Watkins 2019) eröffnet eine innovative Möglichkeit für die psychiatrische und psychotherapeutische Behandlung – nämlich, Klient:innen zugleich lösungsorientiert und fokussiert auf ihre Ziele hin zu begleiten und jede therapeutische Intervention sowie jede therapeutische Frage im Hinblick auf ihre Zieldienlichkeit zu prüfen und dabei gleichzeitig alten, noch immer stark spürbaren seelischen Wunden und Verletzungen einen sicheren und stabilen Raum zur Versorgung zu bieten. Das ist nicht nur innovativ, sondern ein essenzielles Angebot für eine gründliche und nachhaltige therapeutische Arbeit. Die Verflechtung der klassischen Hypnose nach Milton H. Erickson (Rossi 2022) mit der Systemischen Therapie wurde im deutschsprachigen Raum insbesondere durch Gunther Schmidt geprägt, der für diesen integrativen Ansatz den Begriff der hypnosystemischen Therapie (HST) einführte. Die HST stärkt mit ihrer zielfokussierten, konstruktivistischen Haltung, Denkweisen und dem dazugehörigen Wissen (de Shazer u. Dolan 2022) die Selbstwirksamkeit der Klient:innen und eröffnet zugleich eine Metaperspektive – ohne dabei das Ziel der Klient:innen, seine Wirkung und seine Einbettung im jeweiligen Systems[88] aus dem Blick zu verlieren (Schmidt 2013). Die EST (Watkins u. Watkins 2019) auf der anderen Seite integriert und ermöglicht gezielt ressourcenreiche, symptomassoziierte, konflikthafte oder dissoziierte Ego-States durch eine erlebensaktivierende, beziehungsfokussierte Arbeit. Gerade die Verbindung beider Ansätze ist besonders wirksam und nachhaltig. Dabei kommen sowohl Top-down-Techniken (kognitive und narrative Umstrukturierung) als auch Bottom-up-Techniken zum Einsatz (körperorientierte Regulation, Levine 2010), und zugleich werden die Herkunftskontexte der Klient:innen mit einbezogen (Schweitzer u. von Schlippe 2012,2016). Dadurch entstehen Veränderungen nicht nur auf der Ebene erster Ordnung (Symptomlinderung), sondern auch auf der Ebe-

88 Mit innerem System ist die innere Welt der Klient:innen gemeint, in der alle inneren Anteile, Ich-Zustände und inneren Stimmen ihren Platz haben. Das äußere System umfasst hingegen die sozialen und kulturellen Bezugsrahmen der Klient:innen, wie Partnerschaften, Familie, Religion oder andere Systeme, in denen sie in Bezogenheit leben.

ne zweiter Ordnung – indem die Systeme, in denen die Klient:innen leben, aktiv einbezogen und in die therapeutische Arbeit integriert werden (Retzlaff 2021). So entsteht ein therapeutischer Raum, der Sicherheit, Kohärenz und kreative Lösungsräume fördert (Siegel 2012) – essenzielle Voraussetzungen für nachhaltige Veränderungsprozesse in der psychotherapeutischen wie auch in der psychiatrischen Arbeit (Ruf 2013).

Schlüsselwörter: Ego-State-Therapie (EST), hypnosystemische Therapie (HST), hypnosystemische Ego-State-Therapie (HSEST), Systemische Therapie, Erickson'sche Hypnose, Polyvagaltheorie

32.1 Einleitung

In diesem Beitrag lade ich Sie ein, gemeinsam mit mir die integrative Arbeit der hypnosystemischen Therapie (HST) und der Ego-State-Therapie (EST) im psychiatrisch-psychotherapeutischen Kontext zu erkunden. Ich bezeichne dieses Modell als hypnosystemische Ego-State-Therapie (HSEST). Um sich die HSEST klarer und greifbarer vorstellen zu können, werden wir uns inhaltlich auf wesentliche Aspekte beschränken müssen. Gleichzeitig möchte ich Ihnen einen anregenden Einblick in die Vielfalt und Wirkkraft dieses Ansatzes geben. Deswegen werde ich den Beitrag in drei thematische Schwerpunkte gliedern.

Im ersten Teil richte ich den Fokus auf die *Einzelarbeit* mit Klient:innen. Hier zeige ich exemplarisch, wie HSEST in Einzeltherapie einfließt. Danach schlagen wir die Brücke zur Arbeit im *Mehrpersonensetting (MPS)*[89] und betrachten die Anwendung der HSEST in Paar- und Familiensettings. Schließlich möchte ich zeigen, wie sich HSEST im *psychiatrischen Kontext* bewährt – also in der Begleitung von Klient:innen, die neben der Psychotherapie auch psychopharmakologische Unterstützung in Anspruch nehmen (Fischer u. Riedesser 2009).

Es ist mir bewusst, dass ich in diesem Rahmen weder alle Methoden der HST noch der EST ausführlich darstellen oder vollständig miteinander verknüpfen kann. Mein Ziel ist es vielmehr, anhand konkreter Beispiele (und auch einer Skizze[90]) zu zeigen, welches Potenzial in der HSEST liegt und wie sie sich in der Praxis lebendig und wirksam umsetzen lassen.

---

89 MPS: Mehrpersonensetting meint therapeutische Kontexte, in denen mehrere Personen gleichzeitig in den Prozess einbezogen sind – z. B. Paare, Familien oder andere bedeutsame Bezugspersonen der Klient:innen.

90 Um die Identität meiner Klientin zu schützen: Die Skizze ist eine veränderte Zeichnung aus den Sitzungen mit meiner Klientin. Skizzen dienen mir als Werkzeug, besonders am Anfang jeder Sitzung. Zwei Aspekte sind dabei für mich besonders wichtig: Erstens unterstützen die Skizzen mich und die Klient:innen dabei, gemeinsam auf eine Metaebene zu gehen. Zweitens ermöglichen sie es, innere Prozesse unmittelbar sichtbar und externalisiert darzustellen. So entsteht ein gemeinsamer Blick sowohl auf das »Problem« als auch auf das »Ziel«. Diese Arbeitsweise ist inspiriert durch die Ansätze von Manfred Prior (aus dem Seminar: *Punkt, Punkt, Komma, Strich – fertig ist die Lösungssicht*).

Wir bewegen uns dabei entlang folgender drei Schwerpunkte:

- HSEST im Einzelsetting: Prozessverständnis (wofür, wie-für[91])
- HSEST im MPS-Setting
- HSEST im psychiatrischen Kontext

Besonders wichtig ist es mir, an dieser Stelle meine Dankbarkeit auszudrücken – gegenüber der klassischen Psychiatrie, der hypnosystemischen Therapie und der Ego-State-Therapie sowie den wissenschaftlichen Fachdisziplinen, aus denen sie hervorgegangen sind. Ohne sie würde ich nicht so denken und handeln, wie ich es heute tue. Ich weiß auch, dass viele Kolleg:innen Elemente der HSEST längst auf intuitive Weise oder integrativ in ihre Arbeit einfließen lassen – vielleicht, ohne sie so zu benennen oder als eigenes Konzept zu begreifen. Umso mehr freue ich mich, diesen Ansatz in meinem Buchbeitrag sichtbarer und erfahrbarer zu machen.

32.2 Zwei Welten, die eine Polyphonie ergeben – die Kunst der Verbindung

Bevor wir tiefer eintauchen, möchte ich Sie mitnehmen auf die Spur, wie sich in mir die Idee formte und woher die Begeisterung kam, HST und EST zu einem neuen Ganzen zu verschmelzen. Was mich an der hypnosystemischen Ego-State-Arbeit (HSEST) so fasziniert (und vielleicht wird es Ihnen beim Lesen ähnlich ergehen), ist ihre besondere Beweglichkeit: das ständige Pendeln zwischen spürbarer Nähe und liebevoller Distanz, zwischen emotionaler Tiefe, körperlicher Resonanz und einem Überblick über das Ganze – zwischen dem verletzlichen Menschsein und einer weiten, systemischen Metaperspektive. Es ist ein Fluss, ein lebendiges Spiel zwischen Top-down- und Bottom-up-Bewegungen.

Diese Vielschichtigkeit erfordert ein feines Gespür, ein inneres Balancieren – ähnlich wie bei einem guten Gin Tonic: Es braucht die richtige Dosierung beider Komponenten und dann noch ein paar Gewürze dazu, damit ein stimmiger Cocktail entsteht. So empfinde ich die Magie der HSEST: Einerseits eröffnet sie uns die Möglichkeit, mit der lösungsorientierten Brille das Ziel der Therapie aus Sicht der Klient:innen im Raum spürbar werden zu lassen und es vor dem inneren Auge lebendig zu erleben – und dabei den Blick auf das übergeordnete Ziel nicht zu verlieren sowie jeden therapeutischen Schritt an der Zieldienlichkeit auszurichten. Und wenn sich Klient:innen in verletzten Anteilen verlieren, haben wir gleichzeitig die Möglichkeit, aus diesen Ego-States heraus zu agieren – den Raum zu halten; da zu bleiben; gemeinsam Schmerz, Ohnmacht, Verzweiflung auszuhalten, ohne zu drängen; und dann, ganz behutsam, Schritt für Schritt korrigierende Erfahrungen anzubieten.

91 Die Wie-für-Frage ist ein von Mechthild Reinhard entwickeltes Konzept. Dabei geht es auch um die Art und Weise, was für eine Hilfe gut ist – also um die Form selbst.

Wir erleben, wie es möglich wird, nah an den Klient:innen zu sein, im direkten, dichten Kontakt – den Atem zu spüren, den Puls an der Halsschlagader zu sehen, die Pupillenerweiterung zu bemerken – und dennoch gleichzeitig auf die Metaebene aufzusteigen. Manchmal begleiten wir den Prozess, manchmal führen wir aber sanft. Für mich ist genau das eine essenzielle therapeutische Fähigkeit der HSEST: ein lebendiger Cocktail aus Präsenz, Haltung und Methode, Kohärenz in Inhalt und Form.

Diese Art zu arbeiten erinnert mich an eine Erzählung Homers: Mit der HSEST bewegen wir uns zwischen der sterblichen Welt und dem Olymp der Götter. Wir sind wachsam im Hier und Jetzt, richten gleichzeitig den Blick auf das Ganze, suchen nach Lösungen; und steigen, wenn es nötig ist, tief in die Unterwelt hinab, berühren dort Persephone oder andere verlorene Seelen, um sie zurück ins Leben zu holen. Diese Bewegungen zwischen den Welten zeigen sich nicht nur im Außen, sondern auch im Inneren der Menschen. Auf der inneren Bühne, wenn wir sie mit dem freudianischen (Freud 2001) Blick betrachten, ermöglicht die HSEST ein spürbares Wechselspiel zwischen *Ich*, *Es* und *Über-Ich*. Mit allen gleichzeitig zu arbeiten, sie in einen lebendigen Dialog zu bringen, ist für mich eine therapeutische Kunst: das manchmal verletzte *Es* abzuholen, das rigide *Über-Ich* zu beruhigen – und zwischen beiden eine heilsame *Ich*-Balance anzubieten.

Diese Haltung ist nicht allein aus Theorie entstanden; sie ist gewachsen aus der Arbeit mit Klient:innen, insbesondere in jenen Momenten, in denen Hypnosystemik oder Ego-State-Arbeit an ihre jeweiligen Grenzen zu stoßen schienen. Ich erlebe die hypnosystemische und die Ego-State-Therapie wie Yin und Yang. Die eine schließt die andere nicht aus – sie ergänzen sich auf tiefgreifende Weise.

Ich habe immer wieder erlebt, dass manche Klient:innen auf die konstruktivistische Ebene der klassische Hypnosystemik mitunter verunsichert oder gar ängstlich reagieren. Die Verantwortung für das eigene Leben gleich zu Beginn der Therapie zu übernehmen und ihre »Re-Konstruktion« der Wirklichkeit zu prüfen, kann für viele befreiend sein – für andere jedoch überfordernd, besonders dann, wenn sie stark mit verletzten Anteilen identifiziert sind und alte Wunden noch spürbar im Raum stehen. In solchen Momenten bietet die Ego-State-Therapie einen tragenden Boden – als nähme die Göttin Athene menschliche Gestalt an, um dem sterblichen Odysseus den Weg zu weisen. Durch direkten Kontakt, strukturierende Begleitung und korrigierende Beziehungserfahrungen kann EST Halt und Sicherheit schenken. Ihre klare Struktur und oft besonders deutliche Haltung bringen etwas ein, das der Hypnosystemik (zumindest aus meiner Sicht) guttut.

Andererseits, in der Tiefe, wo Worte oft verstummen und nur noch das Spüren bleibt, beginnt die Suche nach Sinn. Auf dem sicheren Boden der Ego-State-Arbeit entsteht oft der Impuls zurückzublicken – dorthin, wo das Leid seinen Ursprung nahm. Und so wenden sich manche Klient:innen (wie Orpheus) der Vergangenheit zu, in der Hoffnung, dort das zu finden, was ihnen im Jetzt fehlt. Viele Klient:innen (und auch manche Therapeut:innen) suchen in Momenten tiefen Leids und starker

Identifikation mit verletzten Ego-States nach greifbaren, konkreten Erklärungen: *Woher könnte dieses Leid stammen? Mit was steht das in Verbindung? Was bedeutet es?* Oft bleibt ihnen nichts anderes, als sich auf die Vergangenheit zu konzentrieren – in der Hoffnung, dort Antworten zu finden, um dem gewünschten inneren Ziel näherzukommen. Und genau dort – in der Vergangenheit, in der »unteren Welt«, bei den verletzten und verlorenen Ego-States liegt die Kraft und Magie der EST. Mit ihnen zu arbeiten, sie zu würdigen und behutsam korrigierende Erfahrungen einzuflechten, kann ein heilsamer Weg sein.

Doch wie alles im Leben gilt auch hier: Es gibt keine Antwort, die für alle gilt. Nicht jede korrigierende Erfahrung führt unmittelbar zu Klarheit oder zum Ziel. Manchmal versorgen wir eine Wunde, und das Ziel bleibt dennoch unklar. Hier kommt die Stärke der Hypnosystemik ins Spiel: HST bereichert die Ego-State-Arbeit mit ihrer Metaperspektive, ihrer Leichtigkeit, ihrer Lösungsorientierung und ihrem konstruktivistischen Geist. Sie lädt uns ein, die Selbstverantwortung der Klient:innen zu achten, ihre innere Weisheit zu nutzen – ohne sie dauerhaft in die Vergangenheit zu führen. Stattdessen rücken (zirkuläre) Fragen in den Vordergrund, die helfen, Sinn neu zu gestalten. Die Wurzeln der Autopoiesis nach Maturana und Varela (1980) empfinde ich dabei wie das Schwert von Artus für die Ego-State-Therapie: Nicht alle können es aus dem Stein ziehen, aber wer es schafft, spürt seine Kraft. Dieses Vertrauen in die Selbstorganisation, in die innere Weisheit, ist für mich eine Form von therapeutischer Magie, die der Ego-State-Therapie neue Dimensionen eröffnet. Nicht zuletzt bringt die Einbeziehung von Paar- und Familiensystemen eine weitere, wertvolle Dimension in die Ego-State-Arbeit – ein Feld, das noch viel Entwicklungspotenzial in sich trägt.

32.3 Grundlagen und Konzepte

Hier möchte ich die grundlegenden Konzepte und die zentralen Säulen dieses Modells klarer darstellen. Wofür? Damit wir – Sie als Leser:in und ich als Autor – von Anfang an eine gemeinsame Sprache sprechen. Ein guter Ausgangspunkt dafür ist ein Blick auf die therapeutischen Wurzeln, aus denen die HSEST hervorgegangen ist. Denn dieses Modell ist keine Neuschöpfung aus dem Nichts, sondern eine lebendige Verbindung bewährter Ansätze, gewissermaßen eine Brücke zwischen therapeutischen Traditionen und modernen Erkenntnissen. Zu diesen Grundlagen zählen unter anderem die Erickson'sche Hypnose, die Ego-State-Therapie, »klassische« systemische Konzepte für die Arbeit mit komplexen sozialen Systemen, neurowissenschaftliche Erkenntnisse (u. a. auch die Polyvagaltheorie) über die Bedeutung von Sicherheit und Bindung (Porges 2023) sowie die interpersonelle Neurobiologie der Persönlichkeitsentwicklung.

Da gerade die Brücke zwischen Ego-State-Therapie und hypnosystemischen Ansätzen den Kern dieses Beitrags bildet, möchte ich an dieser Stelle keine Wiederholung bereits bekannter Inhalte liefern. Stattdessen lade ich Sie ein, gemeinsam mit mir den Blick darauf zu richten, *wie* sich diese beiden Richtungen im Rahmen der HSEST sinnvoll, wirkungsvoll und praxisnah miteinander verweben lassen.

Um jedoch ein gemeinsames Verständnis für die Grundbausteine dieses Modells zu schaffen, scheint es mir hilfreich, zumindest kurz auf jene therapeutischen Ansätze einzugehen, aus denen sich die HSEST speist. Ich werde dies bewusst reduziert und fokussiert tun – nicht mit dem Anspruch auf Vollständigkeit, sondern mit dem Ziel, die für unser Thema relevanten Elemente hervorzuheben.

Die Hypnose von Milton Erickson und die Ego-State-Therapie

In den anderen Beiträgen dieses Buches werden die Erickson'sche Hypnose (Erickson u. Rossi 1979) und die Ego-State-Therapie bereits ausführlich dargestellt. Beide therapeutische Kunstformen werden dort präzise beschrieben und lebendig veranschaulicht. Genau deshalb verzichte ich hier bewusst darauf, sie erneut im Detail zu erklären.

Die »klassische« Systemische Therapie

Sehr vereinfacht gesagt gehört die Systemische Therapie zu den bedeutendsten psychotherapeutischen Ansätzen, die den Menschen nicht isoliert betrachten, sondern stets als Teil eines lebendigen, dynamischen Beziehungsgeflechts (Simon 2019). Psychische Probleme werden dabei nicht als rein innerpsychische Phänomene verstanden, sondern als Ausdruck von Wechselwirkungen innerhalb eines sozialen Systems (Minuchin 2015). Sie entstehen – und werden oft auch dort aufrechterhalten – im Kontext der Beziehungen, in denen ein Mensch lebt.

Ein Bild, das ich gerne dafür verwende:

> Wenn an einem Baum ein großes Blatt beginnt, seine Farbe zu verändern und »krank« zu werden, wäre es wenig sinnvoll, nur das Blatt zu behandeln. Viel entscheidender ist die Frage: Was braucht der Baum als Ganzes? Fehlt es an Licht? Ist der Boden erschöpft? Gibt es zu viel oder zu wenig Wasser? Erst wenn wir den gesamten Organismus im Blick haben, wird eine nachhaltige Lösung möglich.

Ein weiterer zentraler Gedanke der Systemischen Therapie ist die Haltung, dass Symptome nicht primär als Defizite oder Störungen zu verstehen sind, sondern als sinnvolle Anpassungsversuche des Systems – um mit inneren oder äußeren Herausforderungen zurechtzukommen. Lassen Sie uns ein Beispiel betrachten:

> Stellen wir uns eine Familie vor, die stark von klassisch-katholischen Werten geprägt ist. In dieser Familie erlebt ein junger Mann eine starke Anziehung zu gleichgeschlechtlichen Menschen. Diese Empfindung bringt ihn in eine massive innere

Ambivalenz: Einerseits möchte er zu sich selbst stehen, andererseits hat er gelernt, dass Homosexualität eine Sünde sei. In dieser Spannung könnte er, unbewusst, eine depressive Symptomatik entwickeln. Die Depression wäre in diesem Fall nicht einfach ein Ausdruck von »Störung«, sondern ein Lösungsversuch, um mit der als unlösbar erlebten inneren Zerrissenheit umzugehen. Würden wir in der Therapie ausschließlich mit dem jungen Mann arbeiten und ihn bei seinem Coming-out begleiten – ohne das Familiensystem mit einzubeziehen –, könnten schwerwiegende Folgen entstehen, nicht nur für ihn selbst, sondern auch für andere Familienmitglieder. Zum Beispiel könnte sein Coming-out in einer hoch angespannten familiären Dynamik zu einer depressiven Episode oder sogar einem Suizidversuch bei einem Angehörigen führen.

Solche komplexen Zusammenhänge machen deutlich, wie essenziell es ist, in diesen Kontexten mit besonderer Sorgfalt und systemischer Präzision vorzugehen. Für mich bedeutet das: einerseits den jungen Mann achtsam auf seinem Weg zu begleiten und gleichzeitig die Familie behutsam in diesen Prozess mit einzubeziehen. Dabei arbeite ich, inspiriert von Peter Levine, mit einem bewusst titrierten[92] Vorgehen: Schritt für Schritt, dosiert und gut reguliert.

Aus dieser systemischen Perspektive führt der Weg direkt zum Verständnis psychischer Störungen innerhalb der hypnosystemischen Ego-State-Therapie (HSEST). Hier schließt sich der Kreis: Denn die HSEST betrachtet psychische Probleme nicht als feste, pathologische Zustände, sondern als dynamische, selbstorganisierte Muster – geformt durch die Art und Weise, wie Menschen gemeinsam mit ihren inneren und äußeren Systemen ihre Realität erleben und gestalten. Diese Muster entstehen im Zusammenspiel von sensorischen, emotionalen und kognitiven Prozessen; und sind tief eingebettet in unser implizites Gedächtnis und unsere körperlichen Reaktionen.

Das HSEST-Verständnis psychischer Störungen

Das Verständnis psychischer Störungen innerhalb der HSEST basiert auf der Annahme, dass psychische Probleme nicht als feste, objektive Zustände existieren.[93] Stattdessen verstehen wir sie als dynamische, selbstgeschaffene Muster und Konstruktionen, die sich aus der Art und Weise ergeben, wie Menschen, gemeinsam mit ihren Systemen, ihre Realität wahrnehmen, erleben und bewerten. Diese Muster sind das Ergebnis komplexer Wechselwirkungen zwischen verschiedenen Ebenen

92 »Titriert« beschreibt in der Traumatherapie nach Peter Levine einen Ansatz, bei dem belastende Inhalte oder Prozesse in sehr kleinen, gut dosierten Schritten bearbeitet werden. Ziel ist es, das Nervensystem nicht zu überfordern, sondern eine schrittweise Integration zu ermöglichen. Dieses behutsame, achtsame Vorgehen ist ein zentraler Bestandteil der somatischen Traumatherapie.
93 G. Schmidt, aus der Fortbildung »Klinische Hypnose«, M. E. G. Heidelberg (KliHyp) – Fortbildungsseminar B1.

des Erlebens: sensorisch, emotional, körperlich und kognitiv – stets miteinander verwoben.

Ein wesentlicher Teil dieser Musterbildung geschieht auf unbewusster Ebene, insbesondere im Bereich des impliziten Gedächtnisses[94] (Großhirn), das eng mit dem limbischen System[95] und dem Hirnstamm[96] verknüpft ist. Das implizite Gedächtnis speichert emotionale und körperliche Erfahrungen, ohne dass diese bewusst erinnert werden müssen (van der Kolk 2015). Besonders intensive emotionale Erlebnisse, die stark über das limbische System verarbeitet werden, können über diese unbewussten Netzwerke unsere Ego-States formen. Das limbische System spielt eine Schlüsselrolle in der Regulation von Emotionen und beeinflusst maßgeblich, wie wir Erlebnisse bewerten und welche emotionalen Reaktionen ausgelöst werden. Der Hirnstamm, als einer der entwicklungsgeschichtlich ältesten Teile unseres Gehirns, steuert grundlegende physiologische Reaktionen und sichert unser Überleben.

An dieser Stelle fließt in mein Verständnis auch die Familientherapie ein: Innere und äußere Systeme sind eng miteinander gekoppelt. In klassischen Familiensystemen finden wir oft eine Art innere Rollenverteilung: Der Vater wird zum »Großhirn«, die Mutter übernimmt die Funktion des »limbischen Systems«, und die Kinder agieren aus dem »Hirnstamm« heraus. Gemeinsam erzeugen sie eine geteilte Realität – eine fortlaufende Rekonstruktion von Welt und Bedeutung.[97] Weil diese Muster tief in den unbewussten, emotionalen und physiologischen Schichten des inneren (und äußeren) Systems verankert sind, ist es oft schwierig, sie durch rein kognitive Ansätze zu verändern (Schmidt 2017). HSEST-Interventionen setzen deshalb sowohl in der Einzeltherapie als auch in Mehrpersonensettings gezielt an diesen unwillkürlichen und unbewussten Prozessen an. Sie laden zu neuen Erlebnismustern ein, regen korrigierende Erfahrungen an und eröffnen die Möglichkeit, bestehende innere und äußere Muster neu zu verhandeln.[98] So lässt sich das Zusammenspiel zwischen bewusstem und unbewusstem Erleben nachhaltig verbessern.

Diese Perspektiven auf Systemische Therapie, Erickson'sche Hypnose und Ego-State-Therapie bilden das theoretische Fundament der HSEST. Doch Theorie allein genügt nicht; sie muss erlebt, hinterfragt und mit Leben gefüllt werden. Ich sage

94 Das implizite Gedächtnis speichert Erfahrungen, ohne dass wir uns aktiv daran erinnern müssen. Es umfasst vor allem körperlich-emotionale Erinnerungen, die unser Handeln und Fühlen unbewusst prägen. Besonders frühe und prägende Erlebnisse sind hier verankert.

95 Das limbische System ist ein evolutionär älterer Bereich des Gehirns, der für die emotionale Bewertung von Erlebnissen zuständig ist. Es spielt eine zentrale Rolle bei der Entstehung von Gefühlen und beeinflusst, welche Bedeutung wir Situationen zuschreiben.

96 Der Hirnstamm ist der älteste Teil unseres Gehirns, er ist verantwortlich für grundlegende Überlebensfunktionen wie Atmung, Herzschlag oder Fluchtreaktionen. In Stress- oder Gefahrensituationen übernimmt der Hirnstamm oft die Kontrolle – lange, bevor wir bewusst nachdenken können.

97 Schmidt, G. aus der Fortbildung »Klinische Hypnose«, M. E. G. Heidelberg (KliHyp) – Fortbildungsseminar B1.

98 Ebd.

immer zu meinen Klient:innen: Eine gute Therapie zeigt sich für mich daran, dass sie sich in dein eigenes Leben gut einfügen lässt.

Auch mein eigener Weg zur HSEST war nicht nur von Theorien geprägt, sondern auch von persönlichem Erleben. Die Suche nach einer wirklich integrierenden therapeutischen Haltung begann nicht nur in einem Lehrbuch, sondern auch in den vielfältigen Erfahrungen, die ich selbst mit Menschen gemacht habe – und mit mir selbst. Diese Konzepte bilden das Fundament der HSEST: ein Fundament, auf dem wir gemeinsam weiterdenken können. Aber wie das mit Fundamenten so ist: Sie tragen nur dann wirklich, wenn man weiß, *wofür* man darauf stehen will. Deshalb möchte ich Sie einladen, mit mir einen Schritt weiterzugehen – dorthin, wo für mich persönlich alles begann: nicht mit einem Konzept, sondern mit einer Erfahrung.

Hintergrund: Stefanos, und wie er sich die Welt erklärt

Als ich meine fachärztliche Weiterbildung in der Psychiatrie in Berlin absolvierte, spürte ich von Anfang an eine große Liebe und Anziehung zu diesem Fach. Einerseits bereitete es mir Freude, das klassische wissenschaftliche Wissen über das Gehirn und seine chemisch-neuronalen Wirkmechanismen zu erlernen (Möller, Laux u. Deister 2009). Doch noch mehr berührte mich der direkte Kontakt zu den Menschen – gemeinsam mit ihnen diesen Raum zu gestalten und im echten Dialog zu sein (Platon 1992). Schon damals zog es mich fast magisch in die Gespräche mit den Klient:innen. Ihre Erfahrungen berührten mich, machten mich neugierig und gaben meiner Arbeit Sinn. Gemeinsam zu forschen, zu verstehen, was in ihnen vorgeht, und herauszufinden, was hilfreich sein könnte, war für mich essenziell. Hier fand ich meine zweite Liebe: die Psychotherapie.

Viele Menschen denken, dass Psychiatrie und Psychotherapie nicht zusammenpassen – als wären sie ein zerstrittenes Ehepaar. Tatsächlich erleben viele Klient:innen den Besuch beim Psychiater als kurze Medikamentenbesprechung, oft nicht länger als 15 Minuten. Auch ich machte zu Beginn meiner Ausbildung die Erfahrung, dass viele Kolleg:innen und Oberärzt:innen die Psychotherapie eher als Randthema oder gar als überflüssig betrachteten. Doch für mich gehören beide Bereiche zusammen: wie Noten, die erst in der richtigen Kombination eine Melodie ergeben – eine Melodie, die man mit beiden Händen spielt. Diese innere Haltung, diese tiefe Überzeugung, dass echte Heilung im Dialog und in der gemeinsamen Erforschung individueller Erfahrungen entsteht, brachte mich früh dazu, über den Tellerrand der klassischen Psychiatrie hinauszuschauen. Ich begann, mich zu fragen, was meine eigene Geschichte, meine kulturellen Wurzeln und meine bisherigen Erfahrungen mit meiner therapeutischen Haltung zu tun haben.

Meine ersten Lebensjahre verbrachte ich nicht in Deutschland (seit dem 17. Lebensjahr lebe ich hier). Diese Tatsache habe ich nie als Nachteil empfunden, sondern sie von Anfang an in eine hilfreiche Begleiterin verwandelt. In der Arbeit mit Klient:innen entwickelte ich eine Haltung der Neugier. Ich wollte verstehen, wie sie und ihre Familien in diesem Land denken, fühlen und funktionieren. Ich war vorsichtig mit meiner Expertise und zurückhaltend mit schnellen Ratschlägen. Für diese Seite von mir – oder besser gesagt: für diesen neugierigen inneren Anteil (meinen neugierigen Ego-State) – bin ich bis heute dankbar. Ich lehne mich bewusst an ihn an.

Die Welt, in der ich geboren bin, ist stark geprägt vom Wert des familiären Zusammenhalts. In Griechenland und Nordmazedonien spielt die Familie eine zentrale Rolle. Es ist dort üblich, dass jemand nicht allein zum Arzt geht, sondern von mindestens einem Familienmitglied begleitet wird. Deshalb war es für mich immer fremd, ausschließlich mit einer einzelnen Person zu arbeiten, ohne ihr Umfeld zu berücksichtigen. Vielleicht war es genau diese Prägung, die mich von Anfang an zu therapeutischen Ansätzen hingezogen hat, die den Menschen nicht isoliert betrachten, sondern in seinem gesamten Beziehungsgefüge. Vor diesem Hintergrund begann ich nach meiner tiefenpsychologisch fundierten Ausbildung sofort eine Weiterbildung in Systemischer Therapie. Später, während meiner Zeit in der Klinik, durfte ich eng mit Gunther Schmidt und Mechthild Reinhard zusammenarbeiten und lernte dort den hypnosystemischen Ansatz kennen. Nach und nach begann ich, hypnosystemisch zu denken – nicht nur im Kopf, sondern mit jeder Zelle meines Körpers auch die Haltung spürend. Die Erickson'sche Hypnose wurde für meine systemische Pflanze zum nährenden Boden. All das theoretische Wissen, das ich bis dahin gesammelt hatte, konnte ich nun konkret erleben, spüren und direkt anwenden. Ich lernte, hypnosystemisch zu jonglieren und diesen Ansatz kreativ in die klassische Psychiatrie und Psychotherapie zu integrieren.

Später in meiner beruflichen Entwicklung absolvierte ich bei Kyriaki Polychroni die Ausbildung in der Emotionsfokussierten Paartherapie (EFT). Diese Erfahrung vertiefte meinen Blick auf Bindung, Resonanz und emotionale Kommunikation – nicht nur in der Paarbeziehung, sondern auch im therapeutischen Prozess insgesamt. Gleichzeitig beobachtete ich, dass auch die Systemische Therapie in Deutschland zunehmend den Fokus auf Einzeltherapie legte und sich damit mehr und mehr von ihrer ursprünglichen Ausrichtung, dem Arbeiten mit ganzen Familiensystemen, entfernte.

Psychiatrie, tiefenpsychologisch fundierte Psychotherapie, Systemische, hypnosystemische Therapie sowie Emotionsfokussierte Paartherapie – diese fünf Säulen wurden für mich zu meinem persönlichen Erechtheion[99] – meine Karyatiden. Doch ich spürte, da fehlt die sechste Säule … Als ich dann durch Woltemade Hartman (Fritzsche u. Hartman 2016) zum ersten Mal mit der Ego-State-Therapie in Kontakt kam, spürte ich, dass meine Suche einen Sinn ergab. Mein inneres Erechtheion be-

99 Das Erechtheion ist ein antiker Tempel auf der Athener Akropolis, bekannt für seine einzigartige Architektur. Besonders berühmt sind die Karyatiden – sechs weibliche Figuren, die als tragende Säulen den Tempel stützen. In diesem Bild steht jede Karyatide symbolisch für eine tragende Säule in meiner therapeutischen Entwicklung. Die Metapher verbindet meine kulturellen Wurzeln mit meiner persönlichen und fachlichen Entwicklung als Therapeut.

kam die fehlende Karyatide, die es zum stabilen Stehen brachte. Es berührte mich zutiefst, mit den Klient:innen direkt in Kontakt mit ihren Ego-States zu treten, in ihre innere »Matrix« einzutauchen – in hypnotischer Arbeit mit diesen Ego-States zu sprechen, korrigierende Beziehungsarbeit anzubieten und so eine Neuverhandlung des inneren Systems zu ermöglichen. Ja, ich verbinde Ego-State-Arbeit mit klinischer Hypnose und genau dabei erlebe ich *»einen Unterschied, der für mich den Unterschied macht«* (Bateson 1972).

Gleichzeitig wurde mir aber auch bewusst, dass die Ego-State-Therapie (zumindest in der Form, wie ich sie kennengelernt hatte) an gewisse Grenzen stieß. Und genau dort, wie ein fehlendes Puzzlestück, fügte sich die hypnosystemische Haltung ein. Wie ich oben bereits beschrieben habe und wie ich es bis heute erlebe, liegt die Ergänzung der Hypnosystemik innerhalb der Ego-State-Therapie für mich vor allem in der Fähigkeit, das Individuum nicht nur in seinen Inneren zu betrachten, sondern zugleich als Teil eines größeren Gefüges. Die Verbindung zwischen innen und außen, zwischen innerer Dynamik und sozialer Bezogenheit wird hier deutlich spürbar. Metaperspektive, Leichtigkeit, Lösungsorientierung und ein konstruktivistischer Geist: All das bringt die hypnosystemische Sichtweise mit sich. Sie lädt uns dazu ein, die Selbstverantwortung und die innere Weisheit der Klient:innen zu nutzen, ohne sie dauerhaft in die Vergangenheit zu führen. Eingebettet in das Konzept der Autopoiesis entdeckte ich hier eine echte Quelle für persönliches und professionelles Wachstum – in mir selbst, aber auch in der Verbindung dieser beiden Konzepte.

Eine Brücke zwischen Ego-State-Therapie und Hypnosystemik zu schlagen, bedeutete für mich nicht nur, zwei wirksame Ansätze miteinander zu verweben, sondern auch, eine neue Tiefe in meiner psychiatrischen und therapeutischen Haltung zu finden.

32.4 HSEST im Einzelsetting

Prozessverständnis

Die Wofür-Frage

Oft stellen wir als Ärzt:innen oder Therapeut:innen die Frage: »Warum sind Sie zu mir gekommen?« Selbst wenn wir es unbewusst tun, leitet diese Frage unsere Klient:innen oft in eine Problemtrance. Sie lädt dazu ein, in der eigenen Biografie nach Erklärungen zu suchen – Geschichten zu konstruieren, die das aktuelle Leiden verständlich machen sollen. Doch weder wir als Therapeut:innen noch die Klient:innen selbst können je mit Sicherheit wissen, warum dieses Leid wirklich entstanden ist. In den allermeisten Fällen greifen viele Faktoren ineinander. So werden alte, oft dysfunktionale Bilder reaktiviert, die nachweislich Einfluss auf die aktuelle Gefühlslage haben. Doch bringt uns das tatsächlich weiter? Ein anschauliches Bild dazu:

Stell dir vor, du bist Taxifahrer:in. Ein Klient steigt ein, und du fragst ihn:
»Warum sind Sie in mein Taxi gestiegen?«
Der Klient beginnt zu erzählen:
»Ich war bei Freunden zum Abendessen. Sie haben mich eingeladen, weil es mir seit der Trennung von meiner Frau vor einem Monat schlecht geht. Das Abendessen war schön, aber jetzt, wo ich hier sitze, fühle ich mich wieder miserabel. Ich wollte nach Hause, aber ich bin unsicher, ob das eine gute Idee ist ...«
Nach einer Stunde stellt ihr fest: Ihr steht immer noch am Taxistand. Ihr habt gemeinsam die Vergangenheit bereist, den »Film« seines Lebens angeschaut. Doch, wohin die Reise eigentlich gehen soll, ist weiterhin unklar. Jetzt stell dir vor, du würdest stattdessen fragen:
»Wofür sind Sie in mein Taxi gestiegen?«
Diese Frage richtet den Blick nach vorne, auf ein mögliches Ziel. Der Klient könnte antworten:
»Ich möchte zu einer Bar, um jemanden kennenzulernen. Ich bin seit einem Monat Single ...«
Daraufhin fragst du:
»Können Sie mir die Adresse der Bar nennen? Dann fahren wir los – und Sie können mir unterwegs gern mehr erzählen.«
Jetzt gibt es eine klare Richtung, einen gemeinsamen Fokus, und gleichzeitig bleibt Raum für die Geschichte.

Was bedeutet das für uns als Therapeut:innen oder Ärzt:innen? Genau wie im Taxi-Beispiel ist es zentral, die Ziele der Klient:innen zu kennen. Die HST versteht die therapeutische Aufgabe als die einer Begleitung: gemeinsam den Weg zu erforschen, Optionen sichtbar zu machen und Wahlmöglichkeiten anzubieten. Welche Richtung die Klient:innen dann tatsächlich einschlagen, ist ihre Entscheidung – nicht die der Therapeuten. Denn wir können nicht wissen, welches Ziel wirklich stimmig ist, da wir weder in ihren Körpern noch in ihren Systemen leben. Jedes System, ob inneres (z. B. innere Anteile, Ego-States, innere Stimmen) oder äußeres (Familie, Arbeitswelt, Religion) ist einzigartig.

Natürlich hat auch die »Warum-Frage« ihre Berechtigung. Sie kann helfen, die aktuelle Situation greifbarer zu machen. Fragen wie »Warum ist es so, wie es ist?« oder »Könnte das mit etwas in Verbindung stehen?«, wie Woltemade Hartman es formuliert, laden ein, die innere Erzählwelt der Klient:innen zu erkunden (Fritzsche u. Hartman 2016). Welche Narrative prägen die eigene Realität? Welche inneren Gespräche laufen ab? Welche Ereignisse sind bewusst präsent, und welche Glaubenssätze wirken im Hintergrund – im Inneren wie im Äußeren? Doch wenn wir nur auf dieser Ebene bleiben, kann genau das die Leidensposition ungewollt verfestigen. Unser autonomes Nervensystem hört nämlich mit und reagiert entsprechend (Levine 2011). Überspitzt gesagt: Bleiben wir ausschließlich im »Warum«, besteht die Gefahr, dass wir ungewollt eine Retraumatisierung oder eine weitere Fragmentierung fördern.

Die »Wie-für«-Frage

Ein zentraler Schritt ist für mich die »Wie-für«-Frage, ein Konzept, das Mechthild Reinhard geprägt hat. Diese Frage lädt Klient:innen ein, sich aktiv zu positionieren:

> »In welcher Form (wie) kann ich dich als Ärzt:in oder Therapeut:in auf deiner Entwicklungsreise begleiten?«

Zurück zum Taxi-Beispiel:

> »Möchten Sie den direkten Weg nehmen oder lieber eine Route mit Umwegen, um unterwegs mehr Zeit für Gespräche zu haben? Möchten Sie hinter mir sitzen, diagonal hinter mir oder direkt neben mir?«

Solche Fragen stärken die Selbstwirksamkeit der Klient:innen und helfen ihnen, aus der Opferrolle herauszutreten. Jede Entscheidung, die wir über ihre Köpfe hinweg treffen, verstärkt unbewusst die alte, leidvolle Position der Ohnmacht.[100] Ziel ist es, gemeinsam einen Raum zu schaffen, in dem wieder Wahlfreiheit spürbar wird.

Fallvignette: Petra

> Petra meldete sich per Mail bei mir und bat um einen Termin. Sie erzählte, dass sie gerade eine dreimonatige systemische Reha abgeschlossen habe und seit zwei Monaten wieder zu Hause sei. Bereits in ihrer Mail schrieb sie, dass es ihr seit der Rückkehr zunehmend schlechter gehe und sie sich nun eine ambulante therapeutische Begleitung wünsche.
>
> In unserem ersten Treffen – nachdem wir uns etwas Zeit genommen hatten, um ein erstes Gefühl füreinander zu bekommen – fragte ich sie:
>
> »*Wofür* kommst du zu mir, Petra?«
>
> Daraufhin begann sie, mir von ihrem Leid zu erzählen. Sie berichtete von bedrückter Stimmung, Antriebslosigkeit, Überforderungsgefühlen, Durchschlafstörungen, negativen Zukunftsgedanken und einem deutlichen Interessenverlust. Gleichzeitig sagte sie, dass es ihr in der Reha zumindest zeitweise besser gegangen sei. Besonders die Arbeit mit dem Anteile-Modell habe ihr geholfen, mehr in ihrem »aktuellen Ich«[101] zu bleiben und nicht so leicht in ihre »leidenden Seiten« abzurutschen. Doch seit sie wieder zu Hause sei, spüre sie, dass ihr das immer weniger gelingt. Sie erzählte weiter,

100 G. Schmidt, aus der Fortbildung »Klinische Hypnose«, M. E. G. Heidelberg (KliHyp) – Fortbildungsseminar B1–B9.

101 Ich belasse hier bewusst die Wortwahl, die die Klientin selbst verwendet hat (auch wenn sie weder in der Ego-State- noch in der hypnosystemischen Therapie in dieser Form üblich ist). Die Formulierung »aktuelles Ich« erscheint, aus meiner Perspektive, als eine kreative Synthese zentraler Elemente aus beiden therapeutischen Ansätzen. In der Ego-State-Therapie wird häufig vom »Alltags-Ich« (engl. *executive ego state*) gesprochen, während in der hypnosystemischen Therapie eher das Konzept des »Steuerungs-Ichs« im Vordergrund steht. Sie klingen zunächst unterschiedlich, tragen für mich jedoch eine sehr ähnliche Tiefe in sich. Dieses Thema ist so bedeutend, dass es eine Auseinandersetzung verdient, die über den Rahmen dieses Beitrags hinausgeht – und dennoch unbedingt weiterer Betrachtung würdig ist.

dass sie vor vier Wochen wieder angefangen habe zu arbeiten und dass ihr die Arbeit sogar Freude bereite. Doch nach der Arbeit fehle ihr jegliche Kraft für die Familie.[102]

Außerdem berichtete sie, dass sie vor der Reha in einem anderen Job gearbeitet habe, wo es heftige Konflikte mit einer Vorgesetzten gegeben habe. Diese Auseinandersetzungen hätten zu einer Dekompensation geführt, woraufhin sie den Job kündigte und in die Reha ging.

Während Petra sprach, fiel mir auf, wie sie immer tiefer in ihren Stuhl rutschte, ihr Oberkörper sich mehr und mehr nach vorne beugte. Ihre Stimme wurde leiser, ihr Gesicht blasser. Der Blickkontakt, den wir im ersten Kennenlernen aufgebaut hatten, war verschwunden – stattdessen wurde der Boden ihr neuer Gesprächspartner. Die Luft im Raum fühlte sich schwer an; auch in mir.

Mit echtem Mitgefühl und einem sanften Lächeln sagte ich:

> »Danke, Petra, dass du mich so ausführlich mitgenommen hast in das, was gerade in dir vor sich geht.«

Dabei beugte ich mich leicht nach vorne, um wieder ihren Blick zu suchen.

> »Und gleichzeitig, Petra«, fuhr ich fort, »ist das die Antwort auf die Warum-Frage, die ich nicht gestellt habe. Ich habe ›Wofür?‹ gefragt. Du kommst ja nicht nur zu mir, weil es dir schlecht geht. Du kommst, weil du dir etwas wünschst. Weil du etwas verändern willst. Und genau darauf zielt meine Frage: Wofür bist du hier? Was soll am Ende unserer Zusammenarbeit für dich herauskommen?«

Petra hielt für einen Moment inne. Dann sagte sie:

> »Ich möchte lernen, meine Grenzen rechtzeitig zu setzen – nicht erst, wenn es zu spät ist. Und ich möchte lernen, meine Bedürfnisse klar zu kommunizieren.«

Während sie das aussprach, richtete sich ihr Körper langsam auf. Ihr Kopf hob sich, wir fanden wieder Blickkontakt. Mit einer tiefen Ausatmung sanken ihre Schultern spürbar nach unten. Um ein bisschen Leichtigkeit zurückzubringen, fügte ich schmunzelnd hinzu:

> »Ich hoffe, ich bin ein angenehmerer Gesprächspartner als der Boden.«

Petra lachte, und ich erwiderte ihr Lachen.

An diesem Punkt nahm ich mir bewusst Zeit, um Petra zu erklären, was Therapie für mich bedeutet und wie ich unsere Zusammenarbeit verstehe: als Kooperation auf Augenhöhe. Ich sagte ihr, dass ich Therapie auch als Mittel zum Zweck betrachte. Jeder Schritt, den wir hier gemeinsam gehen, soll sie ihrem Ziel näherbringen. Ich lud sie ausdrücklich ein, alle meine Angebote kritisch zu prüfen und mir immer eine ehrliche Rückmeldung zu geben, ob etwas hilfreich ist oder nicht.

102 Um die Komplexität zu reduzieren, lasse ich in diesem Beispiel die Familiensitzungen bewusst außen vor – auch wenn sie für den Genesungsprozess eine große Rolle spielten.

Wir setzten das Gespräch fort und pendelten dabei immer wieder zwischen dem aktuellen Zustand (»Ist-Zustand«) und dem angestrebten Ziel (»Soll-Zustand«).[103] Ich fragte Petra auch, woran sie merken würde, dass wir am Ziel angekommen sind: Was würde sich in ihrem Körper anders anfühlen (Auswirkung nach innen)? Welche Veränderungen wären in ihrer Familie und an ihrem Arbeitsplatz spürbar (Auswirkung nach außen)? Wer aus ihrem Umfeld könnte sie dabei unterstützen und wie genau (Einbeziehung des Systems)? Außerdem erkundigte ich mich, ob sie bereits kleine Unterschiede in ihrem Alltag bemerkt – Veränderungen, die darauf hindeuten, dass sich etwas in die gewünschte Richtung bewegt (Unterschiedsbildung)[104].

Gemeinsam überprüften wir auch ihre Selbstwirksamkeit[105] in Bezug auf das formulierte Ziel. Zum Ende der Sitzung fragte ich Petra:

> »In welcher Form kann ich dich aktuell am besten unterstützen? Was würde dir gerade wirklich guttun?«

Sie antwortete, dass sie die Skulpturarbeit (Satir et al. 1995) in der Reha als sehr hilfreich erlebt habe; ebenso wie die Zeichnungen, die ich während unseres Gesprächs angefertigt hatte (s. Abb. 32.1). Sie sagte:

> »Ich habe das Gefühl, dass Sie mich dadurch viel besser verstehen und dass Sie mein Inneres wirklich abbilden können.«

Was mich neugierig machte, war die Tatsache, dass Petra, obwohl sie sehr reflektiert wirkte, keine klare innere Erklärung dafür hatte, warum die Konflikte im alten Job so tief in sie hineingedrungen waren – bis hin zur Dekompensation. Wir beendeten die Sitzung und vereinbarten einen neuen Termin. Trotz meines klaren kognitiven Verständnisses spürte ich nach der Sitzung, dass mir körperlich etwas fehlte – ein Gefühl von Unrundheit blieb zurück.

Beim nächsten Treffen schlug ich Petra vor, gemeinsam eine innere Reise zu machen. Sie stimmte zu, und ich leitete eine Trance zur Stärkung innerer Ressourcen (Essenz[106]) an. Petra konnte wieder Kontakt zu alten, fast vergessenen Ego-States von sich aufnehmen. Sie war berührt und spürbar entspannter.

---

103 Leiden entsteht aus der Diskrepanz zwischen Ist- und Soll-Zustand (G. Schmidt aus der Fortbildung »Klinische Hypnose«, M. E. G. Heidelberg, Seminar B1-B8). Je stärker sich diese beiden Zustände überlappen, desto weniger Leiden wird empfunden.

104 Unterschiedsbildung lenkt die Aufmerksamkeit weg vom Leid – hin zu den ersten kleinen Veränderungen. Die Frage »Was tust du anders, wenn es dir besser oder schlechter geht?« stärkt die Selbstwirksamkeit. Petra erlebt sich weniger ausgeliefert (»Es passiert mit mir«) und kann stattdessen ihr eigenes Verhalten reflektieren. Das aktiviert den präfrontalen Kortex, die Schaltzentrale für bewusstes Denken und Handeln. Dadurch eröffnen sich neue Möglichkeiten. Eine davon lautet: die Antworten direkt in den Körper zurückführen (»Und wo im Körper spürst du das? Wie fühlt sich das an?«).

105 Je höher die Selbstwirksamkeit, die Änderungsmotivation und der Leidensdruck, desto größer die Wahrscheinlichkeit, das gewünschte Ziel zu erreichen. Ist die Selbstwirksamkeit sehr gering, empfehle ich, zunächst nach einer »zweitbesten« Lösung zu suchen – bevor man gemeinsam in einer Sackgasse landet.

106 W. Hartman, aus der Ausbildung zur Ego-State-Therapie, Seminar 1–8.

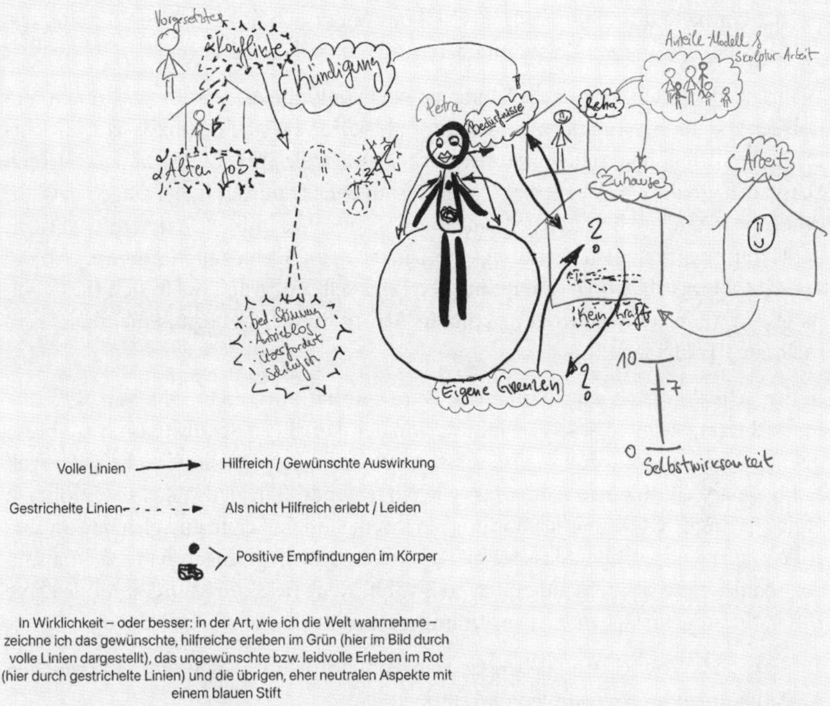

Abb. 32.1: Petra, erste Sitzung

In der dritten Sitzung schlug ich vor, mit dem Familienbrett zwei Skulpturen aufzustellen (Satir et al. 1995): eine für die belastende Situation im alten Job und eine für die ideale Lösung in ihrer inneren Wunschwelt. Petra stellte die Figuren zügig auf, dann standen wir nebeneinander und betrachteten das Bild. Auf meine Frage, was ihr auffalle, sagte Petra, dass sie sich in der Situation mit ihrer damaligen Chefin völlig übersehen gefühlt habe. Wir setzten uns wieder, und ich fragte sie, ob sie Lust hätte, noch einmal eine kleine Reise nach innen zu machen. Sie nickte. Diesmal leitete ich eine Trance ein, in der ich jene Seite einlud, die sich von der Chefin nicht gesehen gefühlt hatte. Nach behutsamem Kontaktaufbau mit dem Ego-State fragte ich:

> »Kannst du mir sagen … Vertraue mir, ich bin bei dir … könnte das, was wir hier aufgestellt haben, mit irgendetwas aus Petras Vergangenheit in Verbindung stehen?«

Stille …

Dann begann Petra zu weinen. Ihre Stimme veränderte sich – sie klang plötzlich jünger, fast kindlich.[107]

107 Veränderungen der Stimme in Trancezuständen sind dabei nichts Ungewöhnliches.

> »Ja! Ich halte das nicht mehr aus. Ich bin in der Schule … auf der Toilette. Die Mädchen aus meiner Klasse mobben mich. Ich will das nicht mehr …«

Während sie sprach, zog sie die Schultern hoch, kniff die Augen fest zusammen und hob schützend ihre Hände vors Gesicht – als würde sie sich instinktiv vor unsichtbaren Angriffen schützen. Ihr ganzer Körper sprach die Sprache des damals erlebten Schmerzes. In diesem Moment war die Vergangenheit spürbar in der Gegenwart angekommen, und wir betraten gemeinsam vorsichtig diesen alten, verletzten Raum. In der Hypnose öffnete sich vorsichtig eine Tür, eine Tür zu einer alten, lange verschlossenen Mobbingerfahrung – ein Raum, den Petra selbst offenbar tief in sich vergraben hatte, um weiterfunktionieren zu können. Schritt für Schritt begann hier unsere gemeinsame Traumaarbeit.

In der Reflexion nach der Sitzung war Petra spürbar überrascht von dem, was sich in der Sitzung zeigte. Diese Verbindung von der damaligen Schulsituation zu ihrem heutigen Erleben im Job hätte sie selbst bewusst nie hergestellt. Gleichzeitig ergab es für sie auf einmal tiefen Sinn, fast wie ein fehlendes Puzzleteil, das sich plötzlich einfügt. Ich sah, wie sich Erleichterung auf ihrem Gesicht zeigte und gleichzeitig eine stille Traurigkeit darüber, dass sie all das so lange allein getragen hatte. Damals, in der Schule, hatte sie niemandem davon erzählt. Auch bei ihrer Mutter fand sie keine Unterstützung. Im Gegenteil: Die Stimme ihrer Mutter war sofort wieder da:

> »Sei kein Weichei. Das Leben ist kein Ponyhof. Du musst lernen, mit solchen Situationen klarzukommen und stark zu sein.«

Diese Sätze waren wie kleine tätowierte Wahrheiten tief in ihr gespeichert. Doch in diesem Moment, in unserer gemeinsamen Arbeit, wurde klar: Es war nicht Schwäche, die sie damals zeigte. Sondern die zutiefst menschliche Sehnsucht nach Schutz, nach Geborgenheit, nach Halt. Und genau hier, an dieser Stelle, begann etwas Neues.

32.5 HSEST im Mehrpersonen-Setting

Das Arbeiten im Mehrpersonen-Setting (MPS, Stierlin 2001) erfordert aus systemischer Sicht und auch aus meiner therapeutischen Haltung heraus eine ganz eigene Art zu denken, zu fragen und zu handeln. Die Fragen, die wir in solchen Sitzungen nutzen, sind keine zufälligen oder beliebigen Fragen, sondern präzise eingesetzte Werkzeuge. Sie werden mit Sorgfalt und Fingerspitzengefühl ausgewählt und gestellt.

Systemische Fragen, zu denen auch die zirkulären Fragen gehören, verwandeln die Beteiligten in aufmerksame Beobachter:innen ihres eigenen Systems. Sie laden sie ein, ihre eigene Rolle in den wechselseitigen Dynamiken zu erkennen und sich nicht nur als passive Betroffene, sondern als aktive Mitgestaltende des Systems zu begreifen. Diese Fragen helfen, die gemeinsam erzeugte Wirklichkeitskonstruktion sichtbar zu machen: als ein Muster von Beziehungen und Bedeutungszuschreibungen, das die Beteiligten oft unbewusst erschaffen haben. Besonders spannend ist dabei: Systemische Fragen öffnen den Blick für die Beziehungen zwischen den Akteur:innen innerhalb des Systems und sie machen die oft unsichtbaren Denk- und Handlungsmuster greifbar. So wird das scheinbar Unveränderliche nicht länger als feststehend erlebt, sondern als dynamisches Muster, das sich verändern lässt. Ein Muster, das irgendwann einmal funktional war, um eine bestimmte Herausforderung zu bewältigen, und das gleichzeitig heute oft genau dieses System in seiner Starrheit festhält.[108]

Gerade hier entfalten systemische Fragen ihre besondere Kraft: Sie machen Beziehungsmuster bewusst, laden zur Reflexion ein und eröffnen so die Möglichkeit, diese Muster nicht nur zu erkennen, sondern aktiv zu verändern.[109] Ein zentraler Aspekt dieser Fragen ist die Einladung, die eigene Innenperspektive für einen Moment zu verlassen und das Geschehen von einer Außenperspektive zu betrachten. Dies ist wie eine kleine »therapeutische Kamerafahrt«, die es ermöglicht, das eigene System einmal aus der Vogelperspektive zu sehen (Metaebene; s. Tomm 1988). Ein klassisches Beispiel für diese Art des Fragens wäre:

»Angenommen, deine Mutter säße jetzt hier mit uns, was würde sie über die Situation sagen oder denken?«

Durch solche Fragen wird die Wahrnehmung erweitert: weg vom Tunnelblick hin zu einer vernetzten Großhirnaktivität, die verschiedene Perspektiven gleichzeitig halten kann. Das öffnet nicht nur den Raum für Reflexion, sondern auch für die Entdeckung neuer Bedeutungen, die bisher unbewusst waren. Darüber hinaus sind systemische Fragen ein sehr wirksames Werkzeug, um implizite Annahmen – die oft stillschweigend als »Wahrheit« gelten – sichtbar zu machen, sie zu hinterfragen und ggf. behutsam zu dekonstruieren. Ziel ist nicht, die alten Bedeutungen einfach aufzulösen, sondern neue, flexiblere Denk- und Handlungsspielräume zu schaffen, in denen die Beteiligten sich freier bewegen können[110] – nur (und auch nur dann), wenn solche Impulse und Fragen wirklich zieldienlich für unsere Klient:innen sind.

Doch wie lässt sich diese systemische Weite und Flexibilität mit der tiefen inneren Arbeit der Ego-State-Therapie verbinden? Und was bedeutet das konkret für Mehrpersonen-Settings, in denen innere und äußere Systeme gleichzeitig in Bewe-

108 Oft bleiben Probleme bestehen, weil Systeme in alten Mustern verharren – Mustern, die vor 10, 20 oder mehr Jahren notwendig, vielleicht sogar überlebenswichtig waren. Doch was damals hilfreich war, ist heute oft nicht mehr zeitgemäß. Statt Orientierung und Halt zu geben, wirken diese Muster inzwischen eher einschränkend oder sogar belastend.

109 Der Fokus verschiebt sich dabei weg von starren *Ist*-Fragen – also von linearem, kausal-mechanistischem Denken – hin zu dynamischen *Wo*-Fragen und hypothesengestützten Fragen. Fragen wie »Wofür ist das hilfreich?«, »Wozu dient es?«, »Wohin könnte es sich entwickeln?«, »Woran würde man den Unterschied bemerken?«. Solche Fragen öffnen Möglichkeitsräume und laden zu einer flexibleren, prozesshaften Sichtweise ein.

110 G. Schmidt, aus der Fortbildung »Klinische Hypnose«, M. E. G. Heidelberg (KliHyp) – Fortbildungsseminar B1–B8.

gung kommen? Genau diese Frage möchte ich im folgenden Fallbeispiel gemeinsam mit Ihnen erforschen.

Fallvignette: Frank und Carl[111]

Frank und Carl waren beide erfolgreiche Anwälte in ihrem jeweiligen Spezialgebiet. Frank stammt aus Deutschland, Carl aus Montevideo, Uruguay. Vor etwa drei Jahren lernten sie sich in Argentinien kennen. Frank war damals im Auftrag seiner deutschen Firma für ein wichtiges Projekt nach Argentinien entsandt worden, während Carl zeitgleich für seine damalige Firma aus Uruguay an einem anderen bedeutenden Projekt arbeitete. Schon am ersten Abend, an dem sie sich begegneten, spürten beide eine starke Anziehung, eine Liebe, die sie tief berührte. Sie entschieden sich, gemeinsam nach Deutschland zu ziehen und zu heiraten. Nach etwa zweieinhalb Jahren meldeten sich die beiden für eine Paartherapie an. Seit rund sechs Monaten häuften sich die Streitigkeiten und Verletzungen, und beide wünschten sich dringend wieder mehr Nähe, Verständnis und Liebe füreinander.

Erste Sitzung

Nachdem wir uns kennengelernt und eine sichere, vertrauensvolle Arbeitsbeziehung aufgebaut sowie die Kooperationsbedingungen geklärt hatten, bat ich die beiden, gemeinsam mit ihren Körpern eine Skulptur aufzustellen – eine Körperskulptur, die ihr Ziel verkörpert: »mehr Nähe, Verständnis und Liebe füreinander« *(Ziel-Skulptur)*. Zunächst tasteten sie sich vorsichtig heran, probierten verschiedene Positionen aus. Schließlich umarmte Frank Carl und Carl umarmte Frank. Frank war einige Zentimeter kleiner als Carl, sodass ihre Münder fast auf gleicher Höhe waren. Beide sind etwa 1,90 Meter groß.

Ich lud die beiden ein, die Augen zu schließen und für einen Moment die Aufmerksamkeit nach innen zu richten, in ihre Körper hineinzuspüren und zu lauschen, was sich dort zeigt. Ich bat sie, nicht direkt zu antworten, sondern erst einmal nur zu spüren, was die Körper von sich aus preisgeben. Ich stellte Fragen wie:

»Welche Bilder tauchen auf?«

»Wenn diese Skulptur eine Melodie hätte, welche wäre es?«

»Wenn sie einen Duft hätte, wonach würde sie riechen?«

Wir ließen uns Zeit. Nach dem Auflösen der Skulptur nahmen wir wieder Platz, und beide teilten ihre Erlebnisse. Alte, fast vergessene Ressourcen tauchten auf. Erinnerungen an die ersten gemeinsamen Momente wurden wieder lebendig. Frank sagte, er habe den Duft von Lilien wahrgenommen – genau die Blumen, die damals in ihrem Hotelzimmer standen, in jener ersten Nacht. Carl erinnerte sich an das Lied, das damals in der Hotelbar lief: Nina Simones »I wish I knew how it would feel to be free«. Ein Lächeln erschien auf beiden Gesichtern, und sie sahen sich an – warm, weich und verbunden.

111 Die Therapie wurde auf Englisch geführt. Einige Begriffe lasse ich bewusst im Original, um die Authentizität der Arbeit zu bewahren.

Ich lud sie ein, die Skulptur noch einmal innerlich vor sich zu sehen, diesmal wieder mit geschlossenen Augen. Ich spielte den Song ab und öffnete meine kleine Schatzkiste mit ätherischen Ölen. Ich ließ sie am Lilien-Öl riechen. Der Duft, die Musik und die Körpererinnerung verstärkten den Trancezustand und verankerten die Ressourcen und die Bindung zwischen den beiden tiefer im Körpergedächtnis. Ganz am Ende fragte ich:

»Würde sich, aus dieser Position heraus, euer Verhalten verändern? Zu euch selbst, zueinander oder auch zu Familie und Freunden? Wenn ja, wie?«

Auch hier ließen wir uns Zeit, und die Antworten kamen langsam aus dem Spüren heraus.

Zum Abschluss bat ich sie, eine zweite Skulptur aufzustellen: diejenige, die ihre *aktuelle Situation* widerspiegelt. Dies ging sehr schnell: Frank setzte sich auf den Boden, weit links im Raum. Carl stand etwa 1,5 Meter entfernt, den Blick nach außen, durchs Fenster. Frank sah direkt zu Carl, fast betend. In dieser Position wirkte Frank kleiner. Nicht nur körperlich, sondern auch innerlich. Wieder bat ich sie, die Augen zu schließen, sich in die Position hineinzuversetzen und nach innen zu spüren. Welche Bilder tauchen hier auf? Welche Geräusche oder Gerüche?

Nach einigen Minuten lösten wir die Skulptur wieder auf und reflektierten gemeinsam. Frank erzählte, dass plötzlich »Fire on Fire« von Sam Smith in ihm auftauchte – ohne dass er es gleich deuten konnte. Carl hingegen sagte:

»Ich habe weder ein Lied noch einen Geruch. Eher ein Bild, als wären wir beide in einem Vakuum gefangen.«

»Kein Wunder, dass im Vakuum keine Musik spielt«, sagte ich mit einem Augenzwinkern.

Ich lud sie ein, sich neugierig mit mir auf die Suche nach einem passenden Geruch für dieses Vakuum zu begeben. Beide schnupperten sich durch meine Öle und wählten Geranien. Als ich fragte, was dieser Geruch für sie bedeutet, sagte Frank:

»Unser erster großer Streit war bei meinen Eltern. Meine Mutter liebt Geranien …«

Ich bat sie, die belastende Skulptur noch einmal aufzustellen – diesmal mit geschlossenen Augen und dem Song »Fire on Fire« im Hintergrund. Ich reichte ihnen erneut das Geranien-Öl. Carl zuckte zurück, brach die Skulptur ab:

»Boah … das halte ich nicht aus!«

Ich respektierte seine Reaktion und gab die Deutung: Sein Nervensystem wurde schlichtweg überflutet. Es war zu viel, zu schnell.

Wir setzten uns, stabilisierten uns gemeinsam und pendelten uns langsam zurück in den Lebensfluss.[112] Erst danach bat ich Frank, eine typische Streitsituation aus der letzten Woche zu beschreiben – eine, die sich genau so angefühlt hat wie die belas-

112 Lebensflussmodell von W. Hartman, aus der Ausbildung »Ego-State-Therapie«, Seminar 1.

tende Skulptur. Mit Frank erforschte ich durch Bottom-up-Techniken[113], was damals in seinem Körper passiert war. Anschließend tat ich das Gleiche mit Carl. Es stellte sich heraus, dass Frank sich in solchen Momenten zutiefst unverstanden fühlte, nicht gesehen, nicht gehört. Er beschrieb das Gefühl, als würde er in eine Ecke gedrängt, ohne Ausweg. In seinem linken Unterbauch spürte er ein stechendes Ziehen »wie ein Messer«, sagte er. Dieses Gefühl war für ihn nicht einfach nur unangenehm, sondern löste tief im Inneren eine massive Bedrohung aus. Sein ganzer Körper schaltete um auf Alarm.

> »Es ist, als wäre ich wieder ein kleiner Junge«, sagte Frank leise. »Einer, der für jedes falsche Wort, für jede Träne, für jedes ›Zuviel-Sein‹ durch Liebesentzug bestraft wird.«

In diesen Momenten tauchte ein altbekanntes Verhalten auf: Aus Angst, die Verbindung zu verlieren, versprach Frank alles Mögliche – Dinge, die er gar nicht halten konnte. Hauptsache, die Nähe blieb bestehen. Hauptsache, er wurde nicht »ausgeschlossen«.[114]

Carl hingegen spürte in diesen Streitsituationen ein starkes Brennen in seiner Herzgegend: heiß, fast schneidend, wie Feuer auf empfindlicher Haut. Auch für Carl war dieses Körpergefühl kein harmloses Unwohlsein, sondern ein klares Warnsignal.

> »Wenn du mich wirklich lieben würdest, würdest du mich nicht belügen. Und du würdest keine Versprechen machen, von denen wir beide wissen, dass du sie nicht einhalten kannst. Einmal – okay. Aber immer wieder?«,

sagte Carl mit fester Stimme. Mir war wichtig, hier innezuhalten. Ich wollte meine Hypothese überprüfen: Handelte es sich um Ego-States oder um States of Mind? Um das mit den beiden gemeinsam herauszufinden, fragte ich:

> »Frank … Carl … könnte das, was ihr mir schildert, mit etwas in eurem Leben in Verbindung stehen oder hat das nur mit der aktuellen Streitsituation zu tun?«

Frank überlegte lange. Schließlich sagte er:

> »Nein, das ist kein neues Gefühl. Das kenne ich, und zwar sehr gut. Seit ich ungefähr neun Jahre alt war, hat mein Vater mir immer wieder gesagt, wie dumm und wertlos ich bin. Er war enttäuscht von mir, weil er sich einen ›richtigen Jungen‹ gewünscht hatte – und nicht so einen ›Mädchen-Jungen‹ wie mich. Ich wollte unbedingt gesehen und geliebt werden. Also habe ich versucht, ihm alles recht zu machen, alles zu tun, um seine Anerkennung zu bekommen – selbst wenn ich dafür Versprechen machte, die ich nicht halten konnte.«

113 Somatic Experiencing nach Levine 2010.

114 Das ist ein klassisches Beispiel über ein altes Ego-State. Ego-States beschreiben klar abgegrenzte innere Anteile, die in früheren Lebensphasen entstanden sind – meist durch intensive, oft überfordernde Erfahrungen – und die sich in aktuellen Situationen wieder »einschalten«, wenn sie sich an ähnliche Erlebnisse erinnert fühlen. Ego-States sind wie innere Persönlichkeitsfragmente, die eine eigene Geschichte, eigene Bedürfnisse und eine eigene innere Logik haben. State of the Mind dagegen beschreibt eine momentane Stimmung oder einen Gefühlszustand, der sich aus der aktuellen Situation ergibt (zwei Definitionen von W. Hartman aus der Ausbildung zur Ego-State-Therapie, Seminar 1–8).

Während Frank sprach, liefen ihm Tränen über die Wangen. Carl hörte still zu, sichtbar berührt. Zum ersten Mal in unserer Sitzung drehte Carl sich vollständig zu Frank, streckte die Hand aus und legte sie sanft auf Franks Arm. Sein Blick war weich, seine Augen glänzten. Mir war es wichtig, diesen Moment zu würdigen. Ich beugte mich nach vorne und mit leiser zarter Stimme sagte ich:

»Frank, es tut mir wirklich leid, dass du das erleben musstest.«

Nach einer kleinen Pause führte ich fort:

»Danke, dass du uns diese verletzliche und so wichtige Tür geöffnet hast. Das ist ein zentraler Schlüssel.«

Ich wandte mich zu Carl:

»Darf ich dich fragen, was diese Information mit dir macht?«

Carl antwortete:

»Es macht mich traurig. Es berührt mich sehr und ehrlich gesagt macht es mich auch wütend. Wütend auf seinen Vater. Gleichzeitig verstehe ich jetzt besser, warum Frank so sehr kämpft, wenn wir streiten. Er kämpft nicht nur um uns, er kämpft auch gegen diese alte Angst von damals.«

Dann fügte Carl etwas sehr Persönliches hinzu:

»Ich bin ohne Vater aufgewachsen. Meine Mutter musste sich allein um uns sechs Kinder kümmern. Da war kein Platz für Schwäche. Wir mussten früh lernen, für uns selbst zu sorgen. In meiner Familie galt der Satz: ›Don't tell me that you love me – show it to me. How? By not hurting me. And if you hurt me, don't do it again. If you do, you don't love me! Words don't matter – actions do.‹«

In diesem Moment wurde für mich klar: Carl hatte Franks Verhalten immer wieder durch diese Linse betrachtet. Wenn Frank Dinge versprach, die er nicht einhalten konnte, war das für Carl nicht einfach eine Enttäuschung – es war ein Liebesverrat, ein direkter Beweis, dass Frank es mit seiner Liebe nicht ernst meint. Und aus diesem Schmerz heraus zog sich Carl zurück, verschloss die Schlafzimmertür und verweigerte jeglichen Kontakt. Genau dieses Rückzugsverhalten wiederum traf bei Frank den wunden Punkt seiner Kindheit – die Erfahrung, durch Cut-off und Liebesentzug bestraft zu werden. Damit war der »Tango der Ego-States«[115] zwischen den beiden vollständig sichtbar geworden: Franks kleiner Junge kämpfte verzweifelt um Verbindung, während Carls Beschützer-Teil (der gelernt hatte, sich selbst zu versorgen) aus Enttäuschung, Wut und Angst vor Verletzung die Tür schloss. Jeder triggerte den anderen – ein Kreislauf, der sich selbst verstärkte (Johnson 2019).

115 In der Emotionsfokussierten Paartherapie (EFT) sagen wir, dass jede Paardynamik dem Tanzen eines Tangos ähnelt. Wenn ich laut werde und einen Schritt nach vorne mache, muss mein Partner bzw. meine Partnerin einen Schritt zurück machen und leise werden. Wir nutzen den argentinischen Tanz als Metapher, um Paaren ihre Dynamik deutlich vor Augen zu führen. Laut werden provoziert den anderen Partner, sich zurückzuziehen, und andersherum (stammt von Sue Johnson, Gründerin der EFT). Ich habe hier eine Brücke zwischen EFT und Ego-State-Therapie geschlagen.

Auch bei Carl bedankte ich mich von Herzen für diese so wichtige und berührende Information. Gleichzeitig verband ich diese direkt mit Frank. Ich wollte wissen:

> »Frank, wusstest du von diesem Hintergrund? Wusstest du auch, dass Carl – wenn er wütend, enttäuscht und voller Angst vor Verletzung ist – sich zurückzieht und sich im Zimmer einschließt?«

Frank schüttelte den Kopf:

> »Nein, so habe ich das nie gesehen.«

In seinem Gesicht las ich Überraschung und Mitgefühl.

Zum Abschluss der Sitzung lud ich die beiden ein, noch einmal zwischen den beiden Skulpturen – der *Ziel-Skulptur* (Nähe, Verständnis, Liebe) und der *Ist-Skulptur* (Distanz, Rückzug, Hilflosigkeit) – hin und her zu pendeln. Wofür? Um die kluge Weisheit ihrer Körper direkt zu nutzen: Welche Impulse, welche Lösungen würden sich zeigen, wenn die Körper diese beiden Pole spüren und dazwischen wandern dürfen? Langsam, mit gespannter Neugier, gingen wir gemeinsam diesen Weg. Frank und Carl nahmen sich Zeit, tasteten sich vor, wechselten von der einen zur anderen Position – hin und her, vier- oder fünfmal. Dann hielt Carl inne. Er legte die Hand auf seinen Bauch und sagte:

> »Ich spüre da so einen angenehmen Druck. Irgendwie habe ich Lust, wieder mehr Zeit mit Frank zu verbringen: einfach rausgehen, spazieren, Eis essen. So wie früher.«

Frank lachte spontan auf, fast erleichtert, und nahm den Vorschlag mit offenem Herzen an. Auch ich lächelte.

> »Und wie wäre es, wenn wir bei diesen Momenten euer Lied der Verbundenheit spielen – Nina Simone?«, fragte ich.

Beide nickten – mit diesem ganz besonderen Lächeln, das Paare haben, wenn sie sich wieder erinnern, warum sie sich einmal gefunden haben.

Zweite Sitzung

Als Frank und Carl zur zweiten Sitzung kamen, spürte ich direkt eine andere Atmosphäre zwischen den beiden. Sie wirkten ruhiger miteinander, fast wie zwei Menschen, die sich gerade erst neu kennengelernt haben – vorsichtig, neugierig und ein bisschen hoffnungsvoll.

Sie erzählten, dass sie sich in den letzten zwei Wochen bewusst Zeit füreinander genommen hatten. Spaziergänge im Park, ein spontanes Eisessen, ein Abend, an dem sie gemeinsam Musik hörten. Alles kleine, unscheinbare Momente, aber Momente mit Verbindung. Beide hatten die »Nina Simone«-Playlist sogar selbst weitergeführt. Gemeinsam suchten wir nach »den Unterschieden, die den Unterschied machen« (Bateson 1972). Was genau war diesmal anders gewesen? Beide bemerkten: Es war nicht die große Paartherapie-Technik, es war die Haltung. Sie waren weniger voreinander geflüchtet, hatten weniger geredet und mehr gespürt – mehr beobachtet, wie der andere atmet, sich bewegt, schweigt oder lächelt.

In diesem guten Kontakt wagte ich ein Experiment. Ich lud die beiden ein, ihre Beziehung einmal als einen gemeinsamen Organismus zu betrachten.

> »Stellt euch vor, eure Beziehung wäre eine Person – ein lebendiger Körper mit einem eigenen Nervensystem.«

Beide schauten mich neugierig an. Ich erklärte:

> »Jede eurer Handlungen, jede eurer Gesten, jedes eurer Worte wirkt direkt auf dieses Beziehungswesen, auf sein Nervensystem. Mal bringt ihr es in Aufregung, mal in Entspannung, mal in Erstarrung.«[116]

Frank und Carl waren fasziniert und baten mich, mehr zu erzählen. Also nahm ich mir Zeit und führte sie ein in die Welt der Polyvagaltheorie (Porges 2023). Ich malte eine »Leiter« auf, mit dem Lebensfluss oben, dem Sympathikus in der Mitte (Kampf- und Fluchtmodus) und dem dorsalen Vagus unten (Rückzug und Erstarrung; Dana 2018). Gemeinsam überlegten wir:

> »Wo befindet sich euer Beziehungswesen aktuell auf dieser Leiter?«

Beide waren sich einig: Meistens hängt es im Sympathikus fest – Streit, Vorwürfe, Verteidigung. Und wenn es zu viel wird, rutscht es nach unten, in den Rückzug, in die Kälte, in das Schweigen.

Genau hier setzten wir an: Was könnten die beiden gemeinsam tun, um ihr Beziehungswesen wieder in den Lebensfluss zu bringen? Welche kleinen Gesten, welche Worte, welche Berührungen hätten die Kraft, dieses Wesen zu beruhigen und zu nähren? Plötzlich waren Frank und Carl nicht mehr nur zwei Männer in einer Krise. Sie wurden zu »Eltern« ihrer eigenen Beziehung. Diese Perspektive brachte Leichtigkeit und Verantwortungsgefühl zugleich. Es wurde spielerisch und gleichzeitig ernsthaft.

Dritte Sitzung

In dieser Sitzung wollte ich gezielt arbeiten – wie eine Nadel, die präzise eingesetzt wird. Ich fragte die beiden, ob es für sie in Ordnung sei, wenn ich heute nur mit einem von ihnen arbeite – während der andere zuschaut und beobachtet, was das in ihm auslöst. Beide waren einverstanden, und Carl bat darum, als Erster dran zu sein.[117] Ich bat Frank, sich mit Abstand hinter uns zu setzen – als stiller Beobachter. Er bekam einen Block und einen Stift und die Einladung aufzuschreiben, was das Zuschauen in ihm auslöst.

Ich fragte Carl, ob er sich vorstellen könnte, mit mir eine innere Reise anzutreten – hinein in seine eigene innere Welt. Er nickte. Ich lud ihn ein, die Augen zu schließen, einen tiefen Atemzug zu nehmen und allmählich den Kontakt nach innen zu richten. Wir ließen die Geräusche des Raumes leiser werden, die Welt draußen verschwamm ein wenig, und er fokussierte seine Aufmerksamkeit mehr und mehr nach innen.

116 Ladder of Life: W. Hartman, aus der Ausbildung zur Ego-State-Therapie, Seminar 1–8.
117 Siehe dazu hinten im Abschnitt »Diskussion« (s. S. 994).

Ich führte Carl in einen Trancezustand, in dem wir gemeinsam seine inneren Ressourcen aufsuchten – jene inneren Orte und Ego-States, die ihm Kraft, Sicherheit und Orientierung schenken. Fast unmittelbar tauchte eine Seite auf, die sich »the friendship« nannte. Ich ließ Carl spüren, wie sich *the friendship* anfühlt, wie diese Seite in seinem Körper spürbar wird; ob sie nah oder fern ist, ob sie eher leuchtet, vibriert oder einfach ruhig da ist. *The friendship* fühlte sich für Carl warm an, fast wie eine weiche Decke, die sich schützend um seine Schultern legt. Ich nahm mir Zeit, eine tragfähige therapeutische Beziehung zu dieser inneren Seite aufzubauen, als ein echtes Gegenüber. Mir war wichtig, *the friendship* zu würdigen und einzuladen, sich noch mehr zu zeigen. Parallel unterstützte ich Carl dabei, auch seine eigene Verbindung zu dieser Seite zu spüren.

Ich fragte *the friendship*, ob sie Frank kennt oder Teile von Frank. *The friendship* nickte sofort und lächelte. Ja, sie mag Frank sehr. Sie fühlt sich wohl in seiner Nähe und sehnt sich nach mehr Kontakt zu ihm, sagte sie. Ich ankerte und verstärkte die Beziehung zu Frank. Dann fragte ich, ob *the friendship* auch einen Anteil in Carl kennt, der die Botschaft trägt: »Show me love – don't tell me. Actions count, not words.« Die Antwort kam vorsichtiger, aber ebenfalls klar: Ja, da gibt es eine Seite.

Ich lud diese Seite vorsichtig ein, mit großem Respekt und ohne Druck im Kontakt zu mir zu treten. Nach einer Weile zeigte sich eine weitere innere Gestalt: Sie nannte sich »Clara« (wie Carls Mutter).[118] Ich spürte direkt die Schwere, die mit dieser Seite verbunden war und gleichzeitig die Sehnsucht, die sich darin versteckte. Ich begann, mit *Clara* behutsam eine therapeutische Beziehung aufzubauen. Ich stellte mich ihr vor, ließ sie spüren, dass ich Interesse an ihr habe; dass es hier nicht darum geht, sie wegzumachen, sondern darum, ihr zuzuhören, ihre Geschichte zu hören, ihre Funktion im inneren System zu würdigen (Peichl 2012). Langsam begann *Clara* zu erzählen – mit einer Stimme, die fast ein Echo aus Carls Kindheit war. *Clara* sehnte sich nach Nähe, nach dem Gefühl, gesehen zu werden, nach Schutz und Geborgenheit. Gleichzeitig war da diese unerschütterliche Überzeugung: »Niemand wird mir das jemals geben können. Ich muss stark sein. Ich muss selbst dafür sorgen.«

Ich nahm mir Zeit, mit Carl und *Clara* genau diesen Punkt zu erforschen: Woher kommt dieser Glaubenssatz? Wie alt ist er? In welchen Momenten war dieser Satz hilfreich, überlebenswichtig? Und wofür ist er auch heute noch wichtig? Wir würdigten diese innere Haltung, wir erkannten die Intelligenz dieses Schutzes an.[119] Schritt für Schritt begann ich mit *Clara* und Carl eine behutsame Bottom-up-Arbeit[120]. Ich lud *Clara* ein, nicht nur zu sprechen, sondern direkt in den Körper zu spüren: Wo sitzt die Sehnsucht nach Nähe? Wie fühlt sich die Angst vor Verletzung an? Gibt es Bilder dazu? Bewegungsimpulse? Erinnerungsfetzen? Wir arbeiteten in kleinen, gut titrierten Schritten, immer mit einem Fuß in der Ressource und einem Fuß in der Herausforderung.[121]

---

118 Hier zeigt sich ein Mutter-Introjekt.

119 Nur wenn *Clara* (Ego-States allgemein) sich wirklich gesehen fühlt in ihrer Notwendigkeit, wird sie überhaupt bereit sein, sich zu bewegen und zu integrieren.

120 Somatic-Experiencing-Technik nach Levine.

121 Pendulation in der Traumatherapie nach Levine.

Dann stellte ich neugierig die Frage:

> »Gibt es vielleicht innerhalb von Carl noch eine andere Seite, die *Clara* dieser Geborgenheit schenken könnte? Vielleicht *the friendship?*«

Clara wurde still. Ich ließ die Stille wirken. Nach einer Weile kam eine zarte Bewegung, eine Art inneres Nicken.

> »Ja … vielleicht.«

Behutsam forschten wir weiter: In welcher Form könnte *the friendship* für *Clara* da sein? Braucht es Worte, Berührung, Schutz, Zeit?[122]

Parallel hielt ich immer den größeren Bogen im Blick: Welche Bedeutung hat diese innere Bewegung für die äußere Beziehung – für Frank und Carl? Ist es möglich, dass auch Frank (oder eine Seite von Frank) einen Beitrag leisten kann? Ist *Clara* bereit, sich ein kleines Stück in diese Richtung zu öffnen? Oder hat sie eventuell Befürchtungen, was passieren könnte, wenn Carl und Frank sich näherkommen würden? Zögerlich, fast flüsternd, kam die Antwort:

> »Das wäre schön … wenn Frank das machen könnte. *Aber* ich habe Angst, dass er mich dann alleinlässt.«

Hier wurde er sehr deutlich: Wir haben es mit einer echten Ambivalenz zu tun – mit einem tiefen inneren Konflikt zwischen Sehnsucht und Schutz. Also führte ich eine neue Pendelarbeit ein: zwischen dem inneren Bild von Geborgenheit und dem inneren Bild von Verlassenwerden. Ich ließ die Körperempfindungen spürbar werden, lud Carl ein, die Bewegungen zwischen diesen beiden Polen zuzulassen, ohne sich zu zwingen, irgendwo anzukommen. So entstanden erste therapeutische Unterschiede – kleine, aber spürbare Veränderungen im inneren Erleben. Der Schutzpanzer wurde nicht aufgebrochen, sondern von innen heraus etwas aufgeweicht.

Gleichzeitig verlor ich nie den Blick für die Beziehungsdynamik zwischen den beiden. Denn die innere Bewegung in Carl hatte immer auch eine Wirkung auf die äußere Beziehung zu Frank und umgekehrt. Jede kleine neue Erfahrung im Inneren öffnet eine Tür im Außen. Über Top-down-Impulse[123] half ich Carl, diese neuen Erfahrungen auch bewusst zu integrieren (McRae et al. 2012).

Wir beendeten die Sitzung, indem wir *Clara, the friendship* und Carl bewusst verabschiedeten – mit dem Angebot, dass wir jederzeit wieder Kontakt aufnehmen kön-

122 Diese feinen Abstimmungen sind für mich essenziell, weil jede innere Seite ihre eigene Sprache und Dynamik hat.

123 Bei der Top-down-Regulation nutzen wir bewusst die »obere Etage« des Gehirns – vor allem den Neokortex, der für logisches Denken, Sprache und Bewertung zuständig ist. Ziel ist es, den Klienten aus dem überwältigten, autonomen Zustand zurück ins Hier und Jetzt zu begleiten. Dafür setzen wir beruhigende Strategien ein, kombiniert mit kognitiver Umstrukturierung: Gedanken und innere Bilder werden hinterfragt, neu bewertet und in einen neuen, hilfreichen Kontext gestellt. So entsteht nach und nach eine neue, bewusst gestaltete Erzählung (»Re-Storying«), die dem Erlebten eine neue Bedeutung gibt und die Handlungsmöglichkeiten erweitert. Dabei spielen Zeit, Ort, Person und Neukontextualisierung eine essenzielle Rolle (von W. Hartman aus der Ausbildung zur Ego-State-Therapie, Seminar 1–8, 2024).

nen. So wurde die innere Arbeit nicht abgehackt oder abgeschlossen, sondern eingebettet in eine fortlaufende, respektvolle Forschungsreise.

Vierte Sitzung

Zu Beginn der vierten Sitzung reflektierten wir gemeinsam, welche Auswirkung die Arbeit bisher gehabt hatte – sowohl bei Carl als auch bei Frank. Beide beschrieben die Erfahrung als tief bewegend. Besonders Frank war berührt von der Entdeckung von *the friendship* und von der Erkenntnis, dass er oft nicht mit Carl selbst gestritten hatte, sondern mit *Clara*. Auch die Streitdynamik hatte sich verändert. Die explosive Eskalation war ausgeblieben. Beide berichteten von mehr Stille – aber diesmal keine kalte Stille, sondern ein raumgebende Stille. Carl beschrieb, dass er sich besser verstehe und mehr in seiner »Carl«-Rolle als in der Chefrolle. Und nicht von seinen Emotionen (und Anteilen) leiten zu lassen.

Nun war Frank an der Reihe. Carl trat in die Beobachterrolle. Auch mit Frank aktivierte ich zuerst eine ressourcenvolle Seite – eine kraftvolle Seite, die ihn stützt. Dann stiegen wir tiefer ein, bis wir zum 9-jährigen Frank kamen. Der kleine Junge, der so oft enttäuscht wurde, der sich verbiegen musste, um seinem Vater zu gefallen. Hier arbeitete ich auf zwei Ebenen: direkt mit dem inneren System von Frank und gleichzeitig mit der Beziehung zwischen den inneren Anteilen von Frank und Carl, genau wie bei der Arbeit mit Carl.

Fünfte Sitzung

In der letzten Sitzung reflektierten wir gemeinsam die bisherigen Erfahrungen. Beide sprachen davon, dass die großen, dramatischen Kämpfe ausgeblieben waren. Stattdessen spürten sie mehr Bewusstheit. Sie fühlten sich ihren Emotionen weniger ausgeliefert und mehr verbunden mit ihren inneren Anteilen.

Besonders berührte mich, als Carl sagte:

> »Jetzt weiß ich, dass ich manchmal nicht mit Frank streite, sondern mit dem 9-jährigen Frank. Und Frank streitet manchmal nicht mit mir, sondern mit *Clara*. Es fühlt sich an, als würde der 9-jährigen Frank mit *Clara* streiten …«

Diese Erkenntnis war kein rein kognitiver Aha-Moment, bei beiden war eine Erleichterung spürbar, fast eine körperliche Entlastung. Die inneren Anteile waren nicht länger isolierte Schatten im Hintergrund. Sie wurden Teil des Gesprächs, sichtbar, hörbar, mit einbezogen. So konnten Frank und Carl immer häufiger miteinander sprechen – statt aus ihren verletzten Ego-States heraus zu kämpfen.

Resümee

Was mich an dieser gemeinsamen Reise mit Frank und Carl am meisten berührt hat, war zu sehen, wie sie sich nicht nur wieder *miteinander* verbunden haben, sondern auch *mit sich selbst* - mit den Teilen in ihnen, die so lange im Schatten gestanden hatten. Aus zwei Männern, die immer wieder in denselben Schmerz hineingestolpert waren, wurden zwei Forscher ihres eigenen Tanzes.

Ihr »Beziehungsmensch«, der zu Beginn so müde, so erschöpft wirkte, bekam Schritt für Schritt neue Nahrung, nicht durch große Lösungen, sondern durch kleine Momente, in denen sie einander neu sehen konnten – nicht perfekt, aber echter, lebendiger, menschlicher. Und genau darum geht es für mich: nicht darum, dass es keinen Streit mehr gibt, sondern dass der Streit uns nicht länger voneinander trennt und dass wir mitten im Streit einen Weg zurück in die Verbindung finden. Mit diesem Bild verabschiedete ich mich von Carl und Frank. Wir alle wussten, dass diese Therapie zwar zu Ende war, aber die eigentliche Reise von beiden jetzt erst begann.

32.6 HSEST im psychiatrischen Kontext

Bevor ich konkret darauf eingehe, wie und wofür ich die HSEST in meiner psychiatrischen Arbeit nutze, möchte ich zuerst mein persönliches Verständnis der modernen Psychiatrie erläutern – denn genau aus diesem Verständnis heraus ergibt sich, warum die HSEST für mich eine so wertvolle Ergänzung ist. Als Psychiater:innen verfügen wir über eine spezialisierte Expertise im Bereich der Psyche und des Gehirns. Wir haben gelernt, die Psyche gewissermaßen als *Dienerin* des Gehirns zu betrachten, als würde die Psyche dem Gehirn »blind« folgen. In dieser klassisch-psychiatrischen Logik liegt der Fokus oft auf einer linearen Ursache-Wirkungs-Kette: Wenn wir die richtigen Botenstoffe im Gehirn wieder ins Gleichgewicht bringen, wird sich auch die Psyche beruhigen. In diesem Denkmodell wird das Gehirn als Hauptmotor psychischer Beschwerden betrachtet.

Aus meiner langjährigen Erfahrung als Psychiater, hypnosystemischer Experte, Ego-State-Therapeut und Familientherapeut bin ich jedoch immer wieder an die Grenzen dieses Denkglaubens gestoßen. Ich habe erkannt, dass diese Sichtweise, so plausibel und wissenschaftlich fundiert sie auch erscheint, zu kurz greift (Schmidt 2017). Denn was hier leicht verloren geht, ist die Einsicht, dass Menschen keine isolierten, monolithischen Wesen sind. Wir bestehen nicht nur aus einem »Ich«, sondern aus einer Vielzahl innerer Stimmen, Anteile und Erlebenswelten, die miteinander in Beziehung stehen (Siegel 2022). Diese inneren Netzwerke stehen wiederum in direkter Wechselwirkung mit unseren äußeren Lebenssystemen – mit Familie, Partnerschaft, Arbeit, Kultur und Gesellschaft (von Schlippe u. Schweitzer 2012; Siegel 2012).

Wenn wir als Psychiater:innen diese inneren und äußeren Beziehungsdynamiken übersehen oder ausblenden, laufen wir Gefahr, Klient:innen auf eine mechanische Funktionseinheit zu reduzieren und uns selbst in die Rolle von Expert:innen zu drängen, die »wissen«, was für die Klient:innen gut ist. Doch genau hier entsteht oft ein fatales Missverständnis: Gut gemeinte Interventionen oder klare medikamentöse Empfehlungen können sich für Klient:innen wie ein Übergriff anfühlen, weil sie vielleicht nicht zu den inneren und äußeren Bedürfnissen des jeweiligen Systems passen (Schmidt 2017). Diese kritische Haltung gegenüber einer rein biologisch-mechanistischen Psychiatrie entwickelte sich bei mir nicht nur in meiner eigenen therapeutischen Arbeit, sondern auch während meiner Zeit in der SysTelios Klinik, wo ich fünf Jahre lang als stellvertretender Chefarzt tätig war. Dies ist eine private

Klinik mit systemischem und hypnosystemischem Schwerpunkt. Die Klinik geht in Kooperation mit Klient:innen, die mit sehr unterschiedlichen Anliegen kommen. Grundlage ist eine gemeinsame Verständigung: Wir besprechen zunächst alle Bedingungen der Zusammenarbeit, und erst, wenn beide Seiten – die Klient:innen und wir als Klinik – damit einverstanden sind, beginnt der gemeinsame Weg. Ein Teil meiner Aufgabe dort war es, Klient:innen nicht nur psychotherapeutisch, sondern auch psychiatrisch zu begleiten.

Interessant war für mich immer wieder zu beobachten, welche Erwartungen allein das Wort »Psychiatrie« auslöst. Viele Klient:innen – geprägt von transgenerationalen Geschichten, Medien oder früheren Erfahrungen – erwarteten, dass ich ihnen Medikamente »verordne«. Dieses Wort *verordnen* hat für mich im Laufe der Jahre ein sehr starkes Bild bekommen: Es zeigt eine:n Psychiater:in, der bzw. die »über« den/die Klient:in entscheidet und bestimmt, was gut für sie ist. Genau diese Haltung lehne ich ab, nicht nur in Bezug auf meine psychiatrische, sondern in meiner gesamten therapeutischen Haltung. Denn für mich sind Klient:innen keine defekten Maschinen, die ich repariere, sondern lebendige, selbstbestimmte Systeme (von Schlippe u. Schweitzer 2015). Meine Aufgabe sehe ich darin, diese Systeme zu unterstützen, sich selbst besser zu verstehen und die für sie passenden Schritte zu finden – nicht darin, über sie zu bestimmen.

Ich sehe jede psychiatrische Sitzung (genau wie jede psychotherapeutische Sitzung) als einen Kooperationsprozess. Wir haben ein gemeinsames Ziel: die Klient:innen näher an das heranzubringen, was sie sich für ihr Leben wünschen. Psychopharmaka sind dabei für mich ein mögliches Werkzeug – eines von vielen. Ob wir es nutzen, entscheiden wir gemeinsam. Die fachliche Verantwortung, ein Medikament sorgfältig auszuwählen, liegt selbstverständlich bei mir. Hier bringe ich meine medizinische Expertise ein. Gerade diese Haltung, die die Klient:innen nicht entmündigt, sondern sie aktiv in die Gestaltung ihrer Behandlung einbezieht, passt für mich perfekt zur HSEST. Denn die Therapieform lehrt uns, dass Veränderung am nachhaltigsten gelingt, wenn Menschen in Verbindung mit sich selbst stehen. Und genau hier entsteht die Brücke zwischen Psychiatrie, Psychopharmakotherapie und HSEST.

Wie genau ich diese Verbindung in der Praxis herstelle und warum die HSEST für mich in der modernen Psychiatrie so wertvoll ist, das möchte ich im nächsten Abschnitt anhand eines konkreten Beispiels zeigen.

Fallvignette: Mimi

Eines Tages erhielt ich in der SysTelios Klinik einen Anruf eines Kollegen aus einer der therapeutischen Gruppen. Er informierte mich, dass eine Klientin aus seiner Gruppe gern mit mir sprechen würde, explizit in meiner Funktion als Psychiater. Es ging um die Frage einer möglichen Pharmakotherapie. Ich organisierte einen Termin für den nächsten Tag.

Erste Sitzung

Am nächsten Morgen betrat Mimi meinen Raum. Eine junge, sehr hübsche Frau, 28 Jahre alt. Sie wirkte fein, fast zerbrechlich, doch mit einem wachen, klugen Blick. Sie stellte sich mit einem warmen Lächeln vor:

»Ich bin Mimi.«

Wir nahmen uns Zeit zum Ankommen. Nachdem wir uns kennengelernt hatten, erzählte sie mir ausführlich, *wofür* sie in der Klinik war. Behutsam öffnete sich die Tür zu dem Anliegen, weshalb sie heute mit mir sprechen wollte. Sie berichtete von massiven Ein- und Durchschlafstörungen, von einer bedrückten Stimmung, die sie tagsüber oft kaum atmen ließ. Sie hatte sich immer mehr zurückgezogen, fühlte sich morgens lustlos, und selbst ihr Appetit war fast verschwunden – das sei vor einem halben Jahr noch ganz anders gewesen. Ihr Hausarzt hatte ihr damals schon ein Medikament empfohlen, doch sie hatte das nicht gewollt.

»Ich wollte es allein schaffen«,

sagte sie. Aber jetzt, hier in der Klinik, dachte sie anders darüber. Sie war bereit, etwas auszuprobieren.

Bevor wir weiter über Medikamente sprachen, hielt ich inne. Eine Sache war mir sehr wichtig.

»Mimi, lass uns ein bisschen langsamer machen. Ich habe das Gefühl, wir müssen auf etwas ganz Wesentliches schauen, bevor wir über Medikamente reden.«

Sie sah mich neugierig an.

»So, wie ich es verstanden habe, sagtest du, du wolltest es allein schaffen, stimmt's?«

Mimi nickte etwas neugierig und verwundert.

»Und jetzt willst du Medikamente nehmen. Für mich klingt es, als ob das für dich bedeutet, dass du versagt hast. Als ob Medikamente eine Art Kapitulation wären. Stimmt das?«

Mimi lächelte schüchtern und nickte:

»Ja, so fühlt es sich tatsächlich an.«

Ich erwiderte:

»Dann lass uns genau da ansetzen. Ich möchte ungern mit dir über Medikamente sprechen, solange dieser Satz im Raum steht. Der Satz, scheint mir, macht dich kleiner – er schwächt dich. Ich würde dir gern ein anderes Bild anbieten: Wie wäre es, wenn wir die Medikamente nicht als Kapitulation, sondern als Krücke sehen? Eine Krücke, die dir hilft und dich wieder auf dem Weg der Besserung unterstützt – eine unterstützende Möglichkeit; nicht die einzige, aber eine hilfreiche; nicht gegen dich, sondern für dich. Wie fühlt sich dieses Bild an?«

Mimi überlegte kurz und sagte dann:

»Das gefällt mir viel besser.«

Mit dieser neuen Haltung öffnete sich der Raum für das eigentliche Gespräch.

Wir forschten gemeinsam: Wofür möchte Mimi die Medikamente nehmen? Was genau sollen sie für sie bewirken? Was für eine Hilfe erwartet sie von den Medikamenten? Ich lud sie dafür zu einer kleinen inneren Reise ein:

> »Stell dir vor, du wärst Mutter und du würdest mit deiner kleinen Tochter zu mir kommen. Diese Tochter schläft seit sechs Monaten schlecht, hat keine Lust mehr zu spielen, wirkt bedrückt und müde. Würdest du ihr Medikamente geben? Oder würdest du dir selbst als Mutter etwas wünschen, weil du inzwischen auch so erschöpft bist, dass du keine Kraft mehr hast, sie gut zu begleiten?«

Mimi dachte einen Moment nach. Dann sagte sie:

> »Ich würde eher mir selbst etwas verschreiben lassen, damit ich erst mal wieder schlafen kann, damit ich Kraft tanken kann, um morgens geduldig und liebevoll für meine Tochter da zu sein. Dann könnte ich auch schauen, was eigentlich mit ihr los ist, welche Bedürfnisse hinter ihren Symptomen stehen. Aber ich würde sie nicht einfach mit Medikamenten ruhigstellen.«

In diesem Moment war mir klar: Mimi hatte sich selbst ihre Antwort gegeben. Es ging nicht darum, die Symptome direkt zu betäuben – es ging darum, die innere Mutter zu stärken, damit sie für die »innere Tochter« sorgen kann. Damit zeigte sich für mich auch die Richtung: Wir brauchten keine hochkomplexe Dauermedikation. Wir suchen nach einem Schlafmittel.

Ich nahm mir Zeit, Mimi die verschiedenen Optionen bildhaft mit meinem Lieblingsbild zu erklären: den »Bienen und Blümchen«.[124] Wir schauten gemeinsam, welche Art von Medikamenten es gibt, wie sie wirken und was die Blümchen gerne mögen. Mimi entschied sich bewusst für ein pflanzliches Präparat. Wir setzten es für die Nacht fest an, mit der klaren Vereinbarung: Nächste Woche besprechen wir gemeinsam, welche Wirkung es hatte.

Zweite Sitzung

Ich hatte das Glück, eng mit dem therapeutischen Team von Mimi zusammenzuarbeiten. Deshalb wusste ich, dass ihr Therapeut bereits intensiv mit ihren inneren Anteilen arbeitete und dass Mimi diese Arbeit als sehr hilfreich erlebte. Sie berichtete mir in der nächsten Sitzung, dass sie eine leichte, minimale Verbesserung ihres Schlafs bemerkt hatte – noch keine große Veränderung, aber etwas war anders. Ich fragte sie, welche Auswirkung dieser erste kleine Effekt auf ihr inneres System hatte. Wie war es für ihre Anteile, dass »Mama Mimi« ein bisschen besser ausgeschlafen war? Mimi lächelte:

---

124 Bienen und Blümchen ist ein Bild, das ich gerne nutze, wenn ich mit Klient:innen über Psychopharmaka spreche. Es soll die komplexe Biochemie des Gehirns auf eine einfache, spielerische Weise veranschaulichen. Die Bienen stehen für die Botenstoffe: die kleinen, fleißigen Boten, die im Gehirn von Nervenzelle zu Zelle hüpfen, um Nachrichten zu überbringen. Die Blümchen sind die Rezeptoren: die feinen Empfangsstellen an den Zellen. Mit diesem Bild möchte ich Klient:innen zeigen: Medikamente sind keine Fremdsteuerung von außen, sondern können, richtig eingesetzt, das innere Gleichgewicht unterstützen.

»Mama Mimi hat mehr Kraft. Und die nutzt sie, um sich um die depressive Tochter-Seite zu kümmern. Ich kann sie besser spüren, besser hören, ihre Bedürfnisse besser sehen.«

Ich fragte weiter:

»Gibt es eine Seite in dir, die gegen die Medikation ist? Die vielleicht Sorge hat?«

Mimi wurde still. Nach ein paar Minuten sagte sie:

»Ja. Meine starke Kämpferin ist sehr skeptisch. Sie wacht nachts auf und sagt mir im Traum: ›Du Schwächling!‹«

Doch Mimi spürte noch mehr:

»Eigentlich hat sie Angst«, fügte sie hinzu. »Angst, dass ich die Kontrolle verliere. Wenn ich schlafe, könnten all die schlimmen Erinnerungen aus meiner Kindheit hochkommen.«

Ich bat Mimi um Erlaubnis, diese wertvolle Information an ihren Therapeuten weiterzugeben.

Wir ließen die Medikation unverändert und vereinbarten ein weiteres Treffen für die Woche darauf. Gleichzeitig nahm ich sofort Kontakt mit ihrem Therapeuten auf und gab ihm die Botschaft der Kämpferin weiter. Ich bat ihn, gemeinsam mit Mimi genauer hinzuschauen: Was genau befürchtet die Kämpferin? Was hat sie erlebt? Welche Rolle spielt sie im inneren System und was braucht sie, um ein Teil von Mimis Heilung zu werden? Der Therapeut bestätigte mir später, dass sie tatsächlich an genau diesem Punkt arbeiteten: Alte, verdrängte, unbewusste Gewalterfahrungen drangen nach oben – Erinnerungen, die lange gut versteckt waren. Zum Glück war auch dieser Kollege in Ego-State-Therapie ausgebildet, sodass sie gemeinsam sicher durch diese Wellen navigieren konnten.

Weiterer Verlauf

Schon wenige Wochen später hörte ich vom Team, dass Mimi große Fortschritte gemacht hatte. In unserem nächsten Treffen strahlte sie, ganz anders als beim ersten Mal. Sie erzählte, dass ihre Kämpferin mittlerweile nicht mehr gegen sie kämpfte, sondern an ihrer Seite stand, als eine Art innere »rechte Hand«, die Mimi half, klare Grenzen zu setzen und sich zu schützen. Auch die traumatisierten, verletzten Seiten wurden Schritt für Schritt in ihr System integriert – gesehen, versorgt und gewürdigt. Mit dieser inneren Neuordnung begann auch im Außen eine Veränderung: Mimi traute sich wieder mehr zu, sie öffnete sich vorsichtig, Schritt für Schritt. Ihre Augen bekamen mehr Glanz, ihre Haltung wurde weicher und offener. Nach sechs Wochen konnten wir die Medikation langsam ausschleichen. Das Team arbeitete parallel mit ihrer Familie. So wuchsen auch im äußeren System mehr Halt und Verständnis. Mimi blieb stabil, und nach acht Wochen konnte sie gestärkt und mit einem neuen inneren Team nach Hause entlassen werden.

32.7 Diskussion

Zunächst ist es mir wichtig, in Form einer Übersichtstabelle (s. Tab. 32.1) einen Versuch zu wagen, die Hauptsäulen (sowie die Gemeinsamkeiten) der hypnosystemischen Therapie (HST) und der Ego-State-Therapie (EST) deutlicher sichtbar zu machen. Ziel ist es, die jeweiligen Schwerpunkte und Wirkprinzipien in ihren Gemeinsamkeiten herauszustellen. Mir sind selbstverständlich auch die Unterschiede zwischen diesen beiden Kunstformen bewusst, doch für diese Tabelle möchte ich mich bewusst auf die Gemeinsamkeiten konzentrieren – um deren ressourcenvolle Kraft in den Vordergrund zu stellen. Beim Blick auf die Tabelle erstaunt es mich selbst, wie viele Gemeinsamkeiten Ego-State-Therapie und hypnosystemische Ansätze miteinander teilen – mehr, als man zunächst vermuten würde.

Ich betrachte diesen Vergleich wie eine Partnerschaft, in der die Partner aus unterschiedlichen Kulturen stammen. Ihre Gemeinsamkeiten bilden eine tragfähige Basis, während die Unterschiede – so herausfordernd sie manchmal auch erscheinen – letztlich die neu entstehende Gemeinschaft bereichern, statt sie zu schwächen.

Gleichzeitig bringt eine solche Tabelle mit ihrem Vergleich eine gewisse Komplexität mit sich; und gleichzeitig eine Schönheit, weil beide Ansätze in der klassischen Hypnose wurzeln.

Mir ist bewusst, dass ich mit dieser Darstellung auch eine gewisse Verletzlichkeit öffne und Kritik einlade. Und dennoch – oder gerade deshalb – hoffe ich, dass durch diesen Versuch die Haupthaltung der HSEST Ihnen als Leser:innen nähergebracht werden kann: eine Haltung von Kongruenz in Inhalt und Form.[125]

Im Anschluss werde ich, anhand der drei zuvor beschriebenen Fallbeispiele, den HSEST-Ansatz konkreter und detaillierter erläutern. Entlang der Fallgeschichten von Petra, Carl & Frank sowie Mimi wollen wir gemeinsam erkunden, wo die HSEST effektiv ist und wo sie an ihre Grenzen stößt. Denn genau in der lebendigen Verbindung von Haltung, Methode und der konkreten Anpassung an Person, System und Situation beginnt diese Arbeit für mich, zur Kunstform zu werden – eine Kunst, die sich nicht nur im Tun zeigt, sondern auch im bewussten Lassen, im Lauschen und im gemeinsamen Forschen. Eine Kunstform, die eine Kohärenz in Inhalt und Form bekommt (Schmidt 2013; Antonovsky 1997).

125 Im Gespräch mit Woltemade Hartman und Nora Daniels-Wredenhagen konnte ich einige meiner bisherigen Perspektiven überprüfen, neue Sichtweisen des zeitgenössischen Hypnosystemik- sowie des Ego-State-Ansatzes aufnehmen und habe versucht, diese in die Gegenüberstellung zu integrieren.

Aspekte	Hypnosystemik (HST)	Ego-State-Therapie (EST)
Grundverständnis	Beide Ansätze gehen davon aus, dass wir komplexe Systeme sind. Unser inneres System ist aus inneren Anteilen bzw. Ego-States gebaut.	
Entstehung	Innere Anteile entstehen aus Erfahrungsmustern und überlebensnotwendigen Strategien. Sie tauchen (meist unbewusst und durch Bedeutungszuschreibung) im Hier und Jetzt wieder auf.	Ego-States sind neurophysiologische und psychische Manifestationen des Nervensystems, als Reaktion auf positive oder negative Lebenserfahrungen, die sich zu stabilen Mustern im inneren System entwickeln können. Sie können aus früheren und aktuellen Erfahrungen entstehen und sind überlebensnotwendige defensive Reaktionen des Nervensystems. Sie tauchen meist unbewusst auf.[126]
Funktion	Beide Ansätze verstehen die inneren Anteile bzw. Ego-States als adaptive, defensive Reaktionsweisen des inneren Systems auf spezifische Kontexte und Lebensreize. Sie dienen uns als Überlebensstrategien.	
somatische Marker	In den inneren Anteilen bzw. Ego-States sind Emotionen, Kognitionen, Erinnerungen und Körperzustände gespeichert.	
Status im Erleben und Metapher	Innere Anteile sind Bedürfnisträger mit veränderbaren Zuständen. Hier werden Metaphern wie »inneres Team«, »inneres Parlament«, »inneres Orchester«, »innerer Zoo« usw. genutzt.	Ego-States sind Bedürfnisträger und veränderbare Selbstzustände und sie erscheinen als autonome Systeme mit eigenen Mustern. Metaphern: Das innere System wird als demokratische Bühne mit Transformation, Aushandlung und Integration verstanden.
Integration	Integration sowie Veränderung werden durch Anerkennen der Entstehung, Überprüfung alter Glaubenssätze, Öffnen neuer Bedeutungsräume, Stärkung von Ressourcen und Selbstwirksamkeit unterstützt.	Integration wird durch Beziehungsgestaltung, Konsensbildung, Dialog zwischen Ego-States, Kombination von Bottom-up- und Top-down-Techniken zur Transformation, innere Kohärenz, Stärkung von Ressourcen und Selbstregulation angestoßen.
therapeutische Strategie[127]	Therapeut:in regt neue innere Erfahrungsräume an, durch Sprache, Bilder, Körperarbeit und Metaphern. Ziel: Selbstwirksamkeit, Verantwortungsübernahme und Wahlmöglichkeiten anzubieten	Therapeut:in interagiert im direkten und indirekten Dialog mit Ego-States, integriert Bottom-up- und Top-down-Techniken, durch körperorientierte Strategien und Metaphern. Ziel: Selbstregulation, Selbstwirksamkeit und Funktionsfähigkeit im Alltag stärken und befestigen
Fokus	Würdigung, Sicherheit, Annahme, Selbstorganisation, Wahlfreiheit, Ressourcenaktivierung, Stärkung der Selbstwirksamkeit	Sicherheit, Selbstregulation, innere Kohärenz, Integration, Flow, Beziehungsgestaltung, Selbstwirksamkeit und Funktionsfähigkeit im Alltag

Tab. 32.1: HST versus EST

126 Aus dem Interview mit W. Hartman vom August 2025.
127 Beide Ansätze betonen die zentrale Bedeutung einer tragfähigen, herznahen und vertrauensvollen therapeutischen Beziehung.

Zum Fall von Petra

Der eigentliche Therapiebeginn (selbstverständlich, nachdem ein erstes Kennenlernen stattgefunden hat) besteht bei der HST (und damit auch in der HSEST) darin, gemeinsam mit den Klient:innen (in diesem Fall mit Petra) ein klar formuliertes *Ziel* zu definieren. Dieser Schritt ist nicht bloß formell, sondern Ausdruck einer grundlegenden Haltung: Bevor wir mit Interventionen arbeiten, klären wir, *wofür* wir überhaupt gemeinsam hier sitzen. Denn jede Intervention (sei es eine Frage, eine Trance, eine imaginative Übung oder Skulptur-Arbeit) ist nur dann sinnvoll, wenn sie für unsere Klient:innen *zieldienlich* ist. Das ist ein wesentlicher Kern der HSEST. Wofür tun wir das? Damit Veränderung nicht beliebig geschieht; sie braucht Richtung, Sinn und vor allem die Zustimmung des inneren Systems unserer Klient:innen.

Petras formuliertes Ziel lautete:

> »Ich möchte lernen, meine Grenzen rechtzeitig zu setzen – nicht erst, wenn es zu spät ist. Und ich möchte lernen, meine Bedürfnisse klar zu kommunizieren.«

Wenn wir das Ziel gemeinsam positiv[128] formuliert haben und es realistisch verankert und im Sinne der *Selbstwirksamkeit* überprüft ist, stellt sich in der HSEST die nächste Frage: *Wie-für* soll der Weg dorthin aussehen? Wir geben den Klient:innen die Wahl und die Verantwortung zurück, selbst zu entscheiden: Ist es für mich hilfreich, zunächst in die Vergangenheit zu schauen – auf mögliche Auslöser und unverarbeitete Erfahrungen –, um dort korrigierende Erlebnisse zu verankern?

Oder: Fühlt es sich stimmiger an, lösungsorientiert nach vorn zu gehen und neue Schritte direkt im Hier und Jetzt zu entwickeln? In der Praxis zeigt sich oft: Es geht nicht um ein Entweder-oder, sondern um ein lebendiges Hin- und Herpendeln – zwischen Vergangenheit und Zukunft, zwischen Ressourcenaktivierung, Traumaintegration sowie einer konstruktivistischen Re-Strukturierung der inneren Deutungsmuster und unserer Realität. Diese Bewegung entfaltet oft die größte Wirksamkeit.

Gleichzeitig halte ich es für essenziell, bevor überhaupt etwas im therapeutischen Raum geschieht, ein bis zwei Sitzungen der Ressourcenaktivierung zu widmen: Im Fall von Petra war es für mich zentral, die gesamte Therapie mit der Stärkung und dem Wiederaufbau von Ressourcen zu beginnen. Petra kam mit einem Rucksack voller Leid, Erschöpfung und Selbstzweifel. Wäre ich direkt in die Bearbeitung der Symptome oder Traumata eingestiegen, hätte ich ihr System womöglich noch weiter destabilisiert.

Stattdessen sehe ich die Arbeit mit Petra wie die Pflege einer Pflanze: Eine Pflanze braucht Licht, guten Boden und Wasser, um wachsen zu können. Aber wenn zu viel Staub auf den Blättern liegt, kann sie das Licht gar nicht richtig aufnehmen. Genau

128 Unser Gehirn kann mit Negationen wie »kein«, »nicht« oder »ohne« nur schwer umgehen. Wenn wir uns innerlich das Ziel setzen: *»Ich will keine Angst haben«*, bleibt oft genau das im Fokus – *die Angst*. Das Gehirn übersetzt es unbewusst als: *»Ich will Angst haben«* (Prior 2016).

darum ging es in den ersten Sitzungen mit Petra: erst einmal vorsichtig den Staub abwischen; alte, ressourcenreiche Ego-States wieder sichtbar machen; ihre inneren Diamanten (längst vergessen oder überlagert) ans Licht holen und wieder zum Leuchten bringen.[129] Erst wenn diese inneren Kraftquellen zugänglich sind, können neue Erfahrungen, die wir therapeutisch anbieten, wirklich aufgenommen werden. Diese Haltung, nicht direkt ins Problem zu springen, sondern zunächst den Boden vorzubereiten, sehe ich als eine Kernqualität der HSEST.

Im Fall von Petra war es für mich auch besonders eindrücklich, wie sich – fast wie von selbst – die Tür zwischen einer alten Verletzung und dem aktuellen Leid öffnete. In diesem Moment, da sich das Thema so klar zeigte, entschied ich mich, ohne direkte Rückfrage, mit einer traumaorientierten EST-Intervention fortzufahren (und nicht Petra zwischen Traumaarbeit und lösungsorientierter Arbeit abwägen zu lassen). Ich folgte dem Impuls, dem inneren System von Petra zu vertrauen.

Nach dieser korrigierenden Erfahrung (inklusive einer neuen somatischen Verankerung im autonomen Nervensystem) überprüften wir gemeinsam, ob und wie sich diese Sitzung auf ihr Ziel ausgewirkt haben könnte. Zwei Wochen später berichtete sie:

> »Ich spüre meine Bedürfnisse klarer – und es fällt mir viel leichter, meine Grenzen zu setzen.«

Zum Fall von Carl und Frank

Ganz anders zeigte sich die Dynamik bei Carl und Frank. Hier wurde für mich ein weiteres Element der HSEST spürbar, nämlich die Integration der Emotionsfokussierten Paartherapie (EFT). Inspiriert von Sue Johnsons Vorgehen und Lehre will ich hier auf die Säulen der EFT Bezug nehmen:

Carls Anteil (CA) zeigt sich in Konfliktsituationen als klassischer *Withdrawer* – ein Rückzieher. Wenn es emotional intensiv wird, fährt CA seine Emotionen vollständig herunter. Er zieht sich wortlos zurück, verlässt den Raum oder schließt sich in ein Zimmer ein. Oft bleibt er tagelang im Rückzug, spricht nicht mehr – nicht nur mit Frank, sondern auch innerlich mit sich selbst. CA wird kalt, wie eingefroren. Ich beschreibe das meinen Klient:innen gern mit dem Bild einer Schildkröte, die sich in ihren Panzer zurückzieht, um sich zu schützen. Im Panzer ist es zwar eng, aber sicher. Franks Anteil (FA) dagegen übernimmt in den gleichen Momenten die Rolle des *Pursuers* – des Drängenden. FA kann innerlich nicht abschalten. Wenn die Verbindung zu Carl brüchig wird, schläft FA schlecht, grübelt ununterbrochen, schreibt Nachrichten oder klopft an die Tür. FA sucht verzweifelt nach Kontakt. Ich nutze hier oft das Bild einer aufgeregten Kobra, die ständig zischelt und beißt, weil sie die Distanz nicht erträgt. Dieser Tanz zwischen CA und FA ist das, was ich oben (in der Fallvignette von Frank und Carl) als *Tango* beschrieben habe. In diesem

129 W. Hartman, Skript zu »Innere Stärke«, aus der Ausbildung zur Ego-State-Therapie, Seminar 1–8.

Ansatz ist es unsere therapeutische Aufgabe, dem Withdrawer (CA) zu helfen, wieder ein Gefühl von Sicherheit in sich zu verspüren – so, dass er sich vorsichtig aus seinem Panzer herauswagt und den Kontakt wieder aufnehmen kann. Gleichzeitig helfen wir dem Pursuer (FA), weicher zu werden, weniger zu attackieren, mehr zu fühlen, was hinter dem Drängen eigentlich steckt: Angst vor Verlust und ein tiefes Bedürfnis nach Verbundenheit. Nur wenn die Schildkröte sich sicher genug fühlt, den Kopf aus dem Panzer zu strecken, und die Kobra lernt, nicht sofort anzugreifen, entsteht Raum für einen neuen Tanz – einen Tanz, der Nähe, Vertrauen und echte Begegnung ermöglicht.

Um eine sehr lebendige Beziehung im Raum entstehen zu lassen, arbeite ich oft nur mit einem Partner, während der andere zuschaut. Frank und Carl saßen nicht nur nebeneinander, sondern wurden zu Zeugen der inneren Welt des jeweils anderen. Diese Form der Arbeit schafft nicht nur Nähe, sondern auch ein tiefes Gefühl von Wirklich-gesehen-Werden (Johnson 2019). Gerade in den verletzlichsten Momenten, wenn Ego-States sprechen, die sich sonst nur im inneren Monolog oder in den unsichtbaren Dynamiken eines Streits zeigen, entsteht hier eine Intimität, die Worte allein kaum erzeugen könnten. Auch in diesem Fall ist es ein essenzieller Teil der therapeutischen Arbeit, jeden Schritt mit der Zieldienlichkeit für das Paar zu verknüpfen und in den Prozess zu integrieren. Das Ziel des Paares lautete, wieder »mehr Nähe, Verständnis und Liebe füreinander« zu entwickeln. Gerade das Wort »wieder« ist in diesem Satz von zentraler Bedeutung: Die hypnosystemische Therapie (HST) geht davon aus, dass die gewünschten Ziele unserer Klient:innen nur deshalb existieren können, weil sie diese Zustände irgendwann in ihrem Leben (sei es auch nur für Sekunden oder Minuten) bereits erlebt und gespürt haben.[130] Anders gesagt: Ich kann mir kein Schnitzel wünschen, wenn ich noch nie eines gesehen habe.

Diese innere Erfahrung, dieses feine Unterschiedserleben, ist Ausdruck einer tiefen, impliziten Weisheit im System der Klient:innen – und für uns als Therapeut:innen eine essenzielle Ressource. Sie erleichtert unsere Arbeit nicht nur, sondern sie ermöglicht sie überhaupt erst: Indem wir uns auf bereits vorhandene innere Erfahrungsspuren beziehen, können wir in Resonanz mit dem gehen, was die Klient:innen als stimmig, lebendig oder heilsam erinnern (auch wenn es ihnen im Moment vielleicht nicht bewusst zugänglich ist). Auf genau dieser Säule ruht auch die HSEST: Sie integriert diese Grundhaltung der inneren Verankerung von Zielzuständen.

Ein lebendiger, heilsamer Raum braucht auch Sicherheit und Schutz – ein Raum, in dem das, was gesagt und gezeigt wird, nicht gegen sie selbst oder gegen andere verwendet werden kann. Nur in einem solchen Rahmen kann Intimität entstehen und bestehen bleiben. Als Therapeut sehe ich es als meine Verantwortung, klare Vereinbarungen mit dem Paar zu treffen. Es braucht die Sicherheit, dass all die sen-

130 G. Schmidt, aus der Fortbildung »Klinische Hypnose«, M.E.G. Heidelberg (KliHyp) – Fortbildungsseminar B1–B8.

siblen Informationen, die sich in diesen Sitzungen zeigen, niemals später im Streit gegen den anderen verwendet werden dürfen. Wenn verletzliche innere Prozesse instrumentalisiert werden, verliert die Therapie ihren sicheren Boden. Dieses klare Aushandeln von Schutzräumen gehört für mich unmittelbar zur HSEST-Haltung dazu. Sicherheit ist die Basis jeder tiefgreifenden Veränderung (Dana 2018).

Ein weiteres Element, das sich in diesem Fall zeigte, war die Arbeit mit Skulpturen: die Gegenüberstellung von *Ist*- und *Ziel*-Skulptur[131]– nicht nur über das »Wofür« zu sprechen, sondern dieses »Wofür« körperlich, haptisch und räumlich sichtbar zu machen. Die Klient:innen verlassen dabei die rein kognitive Ebene und erleben mit allen Sinnen, wohin die Reise gehen soll. Die Therapie wird hier sinnlich erfahrbar, spürbar, greifbar und lebendig (Levin 2011). Genau diese sinnliche Dimension, die alle Ebenen (von unten nach oben und wieder von oben nach unten) gleichzeitig einbezieht, macht die HSEST für mich so lebendig und kohärent.

Zum Fall von Mimi

Auch im Fall von Mimi zeigen sich mehrere Facetten, die mir besonders am Herzen liegen und für die HSEST essenziell sind:

Medikamente

Medikamente sind auch nur Mittel zum Zweck: Sie dienen uns und unseren Klient:innen als unterstützendes Werkzeug, um dem angestrebten Ziel näherzukommen. Nicht als »Retter«, sondern als mögliche Hilfe auf dem Weg. Nicht im Sinne von »Ich schaffe das nicht allein, also brauche ich Medikamente«, sondern vielmehr: »Ich bin selbstwirksam und ich entscheide mich bewusst dafür, eine Medikation zu nehmen, die mir hilft, vorübergehend mehr Abstand zu meiner leidvollen Seite zu gewinnen. Dadurch gewinne ich mehr Raum, um meinen Bedürfnissen nachzuspüren und sie zu erforschen.« Denn Medikamente können zwar Symptome lindern, aber sie liefern keine Antwort auf das darunterliegende Bedürfnis. Und jedes Symptom ist auch ein Träger von Bedürfnissen – und genau deshalb ist es so wichtig, hinzuschauen: Was liegt hinter dem Symptom? Welches Bedürfnis zeigt sich darin? Eine Medikation kann diesen Prozess nicht ersetzen. Die eigentliche therapeutische Arbeit beginnt dort, wo die Sprache des Symptoms anfängt.

Auch die Überprüfung unserer therapeutischen Maßnahmen (sei es psychotherapeutisch oder pharmakologisch) auf ihre Auswirkungen im inneren System und im sozialen Umfeld der Klient:innen ist von zentraler Bedeutung. Im Fall von Mimi wurde das besonders deutlich: Hätten wir nicht überprüft, ob es in ihrem inneren System (in einem Ego-State) Widerstand gegen die Medikation gibt, hätte das ernsthafte Konsequenzen haben können. Aus meiner Erfahrung kann ein Ego-State, der sich gegen die Wirkung eines Medikaments stellt, diese blockieren oder sogar ins

131 G. Schmidt, modifizierte Form der Skulpturarbeit von Satir.

Gegenteil verkehren. In der Praxis erleben wir dann sogenannte »paradoxe Wirkungen«. Oder die Medikation zeigt einfach keine Wirkung.

Was wir in Mimis Fall zusätzlich auch getan haben: Wir haben das Familiensystem aktiv mit einbezogen. Ein zentrales Element der HSEST ist für mich die Integration des Lebenssystems. Jede Verbesserung oder Verschlechterung im Erleben eines Menschen hat direkte oder indirekte Auswirkungen auf das System, in das er eingebettet ist. Dabei gibt es zwei zentrale Punkte, die wir aus systemischer Sicht beachten sollten:

1) Ich habe in meiner Praxis häufig erlebt, dass die Verbesserung der Symptomatik eines Familienmitglieds zu einer Verschlechterung bei einem anderen führen kann (Erklärung: Es kommt zur Störung des Gleichgewichts im gesamten System). Denn jedes lebendige System strebt nach *funktioneller* Homöostase. Wenn keine funktionelle Lösung zur Verfügung steht, können auch Symptome zur Homöostase beitragen (dann handelt es sich um eine *dysfunktionale* Homöostase, aber trotzdem um eine Homöostase). Das gibt eine Art von Stabilität und quasi Sicherheit. Beispiel zum Verständnis: Ein Paar streitet sehr oft und viel. Sie drohen mit Scheidung. Das Kind entwickelt (unbewusst) ein Problem, woraufhin das Paar zusammenbleibt und sich auf das Kind fokussiert, um eine Lösung zu finden. Sie streiten nicht mehr, und die Trennung ist erst einmal vom Tisch. Wird ein Symptom aufgelöst, ohne gemeinsam mit dem System zu klären, was stattdessen Halt geben kann, entsteht häufig ein unbewusster Widerstand gegen Veränderung. Deswegen ist Folgendes enorm wichtig:
2) Der Kontext, in dem unsere Klient:innen leben – also ihr Heim- und Beziehungssystem –, muss mitgenommen und einbezogen werden, nicht nur als Beobachtungsfaktor, sondern als aktiver Mitgestalter: Wie kann das Umfeld dazu beitragen, dass das Ziel erreicht wird? Wenn dieser Schritt ausbleibt, kann es passieren, dass der Heimkontext (ohne bewusste Absicht) auf die innere Bremse tritt und den therapeutischen Fortschritt behindert.

Rollen

Ein anderer Aspekt ist die klare Benennung von Rollen. Bei Mimi hätte sehr schnell eine Rollendiffusion entstehen können, eine Vermischung meiner psychiatrischen und therapeutischen Rolle. Genau diese Rollenklarheit wurde für mich zum Schlüssel. Aus welcher inneren Haltung, aus welcher Rolle gehe ich in Kontakt mit Mimi? Diese Frage war zentral. In der Arbeit war es mir deswegen besonders wichtig, dass Mimi nicht nur als Klientin in meiner psychiatrischen Sprechstunde erschien, sondern dass die therapeutische Arbeit bewusst in den Händen meines Kollegen lag. Diese klare Trennung schützt nicht nur die Klientin und mich selbst, sondern schafft auch einen sicheren, klaren Rahmen – die notwendige Voraussetzung, um einen kooperativen Raum zu eröffnen, in dem Heilung geschehen kann. Diese Rollentrennung ist für mich keine starre Grenze, sondern eine Form von Transparenz, die Orientierung gibt. Und gleichzeitig (wenn ich psychiatrisch *und* psychotherapeutisch mit Klienten arbeite) bleibe ich in beiden Rollen ich selbst – als ganzer Mensch. Genau in dieser bewussten Bewegung zwischen klarer Rollenschärfe und meinem eigenen lebendigen Menschsein zeigt sich für mich die Magie der HSEST – eine Magie, die entsteht, wenn hochkomplexe innere und äußere Systeme in einem dreidimensionalen Raum miteinander in Resonanz gehen.

Besonders wertvoll war es in der Arbeit mit Mimi, dass mein therapeutischer Kollege ebenfalls in der HSEST ausgebildet war. So konnte ich sicher sein, dass meine psychiatrischen Interventionen in einen therapeutisch sicheren Raum eingebettet wurden – und dass umgekehrt die Informationen aus den therapeutischen Sitzungen in meine psychiatrische Arbeit einfließen konnten. Genau diese Form von interdisziplinärer Kooperation sehe ich als Modell für die Zukunft: eine Zusammenarbeit, in der sich verschiedene Fachlichkeiten nicht widersprechen, sondern sich ergänzen, getragen von einer gemeinsamen Haltung, die Klient:innen nicht als Objekte betrachtet, sondern als lebendige, sich selbst organisierende Systeme – mit all ihren inneren Anteilen, ihren Körpern, ihren Geschichten und ihren Beziehungen.

Diese drei Fälle – Petra, Carl und Frank sowie Mimi – zeigen für mich exemplarisch, dass die HSEST kein festgelegtes Verfahren ist, sondern eine Haltung, die sich in jedem Moment neu erfindet. Wer uns gegenüber sitzt, welches System sich zeigt, welche Rolle von uns gefragt wird – all das formt die Arbeit. Diese Flexibilität entsteht aber nicht aus Beliebigkeit, sondern aus einer tiefen Kohärenz in Inhalt und Form. Die innere Haltung bleibt klar und tragend, während die konkrete Form sich immer wieder kreativ anpasst. Genau diese Verbindung aus klarer Haltung und lebendiger Offenheit macht die HSEST für mich zu einer Form von Kunst, die nicht in Konzepten erstarrt, sondern in jedem Moment aus dem echten Kontakt geboren wird: von Moment zu Moment, von System zu System, von Mensch zu Mensch.

32.8 Würdigung der Breite von HSEST

In diesem Text habe ich mich ganz bewusst dafür entschieden, die Kunst der Reduktion anzuwenden. Statt jede Facette der hypnosystemischen Ego-State-Therapie (HSEST) ausführlich zu erklären, habe ich mich darauf konzentriert, einen appetitanregenden Ausschnitt zu präsentieren – eine Kostprobe, die nicht sättigen soll, sondern neugierig macht.

Mir ging es nicht darum, eine vollständige Landkarte der HSEST auszubreiten, sondern darum, die Atmosphäre dieser Arbeit spürbar werden zu lassen: die lebendigen Begegnungen, die inneren Bewegungen, das feine Pendeln zwischen Sprache und Körper – mit all seinen Sinnesorganen und inneren Kunstwerken. All das lässt sich nicht in Aufzählungen pressen. Es braucht Erleben, Berührung – diese kleinen, fast unscheinbaren, aber spürbaren Momente, die in einer Sitzung plötzlich Türen öffnen. Genau solche Momente wollten wir hier sichtbarer machen.

Die HSEST lebt von ihrer Vielfalt. Von der Fähigkeit, sich zwischen inneren und äußeren Systemen zu bewegen, zwischen kognitivem Verstehen und körperlichem Spüren, zwischen biografischer Aufarbeitung und zukunftsgerichteter Neugestaltung. All das ist Teil dieser Haltung – auch wenn ich in diesem Text nicht jeden Aspekt benennen konnte. Selbstverständlich umfasst die HSEST weit mehr, als ich hier skizzieren konnte.

Doch wer sich tiefer mit dieser Arbeit befasst, wird auf eine reiche therapeutische Landschaft stoßen – eine Landschaft, in der sich unterschiedliche Haltungen, Modelle und Methoden miteinander verweben. Dazu gehören, um nur einige zu nennen:

- die Liebe zur menschlichen Beziehung, die die Grundlage jeder echten therapeutischen Arbeit ist[132]
- die Überzeugung, dass jeder Mensch die notwendigen Ressourcen für seine Heilung bereits in sich trägt, auch wenn sie manchmal tief verborgen liegen (Schmidt 2013)
- das Verständnis, dass Leiden oft aus einer inneren Diskrepanz entsteht – zwischen dem, was ist, und dem, was wir uns sehnsüchtig wünschen. Eine Ist-Soll-Diskrepanz[133]; eine Spannung zwischen bewusst und unwillkürlich/unbewusst; ein ständiger Tanz zwischen zwei Kräften, die sich manchmal mehr bekämpfen als verbinden
- In der unbewussten Ebene verlieren Logik und Rationalität oft ihre Bedeutung. Hier gelten andere Gesetze (eher die Regeln von Traum, Symbol und Bildsprache). Ich stelle es mir vor, wie eine Ebene, wie eine innere *Matrix* oder wie das, was hinter dem Spiegel ist: Alles kann, nichts muss. Realität wird hier fluide (Watkins u. Watkins 2019).
- die Einbettung in eine konstruktivistische Perspektive, die uns erinnert: Wir konstruieren unsere Wirklichkeit in jeder Sekunde neu, mit Aufmerksamkeitsfokussierung. Dorthin, wo wir uns aufmerksam fokussieren, erzeugen wir ein Erlebnis in uns (ebd.). Was wir für »Realität« halten, entsteht aus Wahrnehmung, Deutung und Interpretation (Schmidt 2013, Watzlawick 2006). Durch unsere Sprache versuchen wir dann, diese weiterzugeben und zu verfestigen (White a. Epston 1990).
- Und genau hier fügt sich ein weiteres Puzzleteil ein: die feine Arbeit mit Sprache und Narrativen. Jedes Wort, das wir wählen, hat eine Wirkung – stärkend oder schwächend. Unsere Worte bilden unsere Geschichten ab, die wir uns selbst über unser Leben erzählen. Und diese Geschichten wiederum formen unsere Identität.

132 Platons ἔρως ἡ τοῦ ἀγαθοῦ ὁρμή (»Die Liebe ist das Streben nach dem Guten«) (Platon 1999).
133 G. Schmidt, aus der Fortbildung »Klinische Hypnose«, M. E. G. Heidelberg (KliHyp) – Fortbildungsseminar B1–B8.

- Ein weiterer zentraler Aspekt ist die Homöostase des Gesamtsystems. Jedes lebendige System strebt nach Gleichgewicht – nach einem inneren Zustand der Balance. Dieses Gleichgewicht lässt sich vergleichen mit einer demokratischen Gemeinschaft, in der alle inneren Anteile, alle Ego-States, sich gegenseitig mit Respekt und Fürsorge begegnen und gemeinsam zur Aufrechterhaltung der Homöostase beitragen. Jeder Anteil und Ego-State übernimmt dabei Verantwortung durch aktives Handeln ebenso wie durch achtsame Beobachtung. Diese Fähigkeit zur Beobachtung – und zur Beobachtung der eigenen Beobachtung (von Foerster 1993) – entspricht der Kybernetik zweiter und dritter Ordnung, wie sie in der klassischen Systemischen Therapie beschrieben wird (ebd.).
- Die HSEST wäre unvollständig ohne das Wissen um unser autonomes Nervensystem. Ob wir es bewusst hören oder nicht: Unser Körper hört immer mit (Levine 2011). Er spricht in Empfindungen, Reflexen und Affekten. Die Polyvagaltheorie, das dreiteilige Gehirn und die Arbeit mit aktiven Körperdialogen sind essenzielle Bestandteile dieser therapeutischen Landkarte (Porges 2010).
- Und dann gibt es noch eine weitere tragende Säule: die Frage der Verantwortungsübernahme (Simon 2023). Jeder Mensch, jede Klient:in, jede Familie trägt Verantwortung für den eigenen Heilungsprozess. Gleichzeitig tragen auch wir Therapeut:innen Verantwortung: dafür, dass wir den Raum mit Sicherheit und Liebe halten; dafür, dass wir die Prozessebene im Blick behalten und den Fokus immer wieder auf das Ziel richten. In dieser geteilten Verantwortung entsteht echte Kooperation.
- Und nicht zuletzt die zentrale Frage: Wie verstehen wir eigentlich Prozesse? Was passiert da zwischen Symptom, Grundbedürfnis und Selbstverantwortung? Wie können wir diesen Prozess so gestalten, dass er nicht nur lösungsorientiert, sondern auch sinnstiftend wird?

Diese Liste ist lang und dennoch unvollständig. Aber genau darin liegt für mich der Reiz. Die HSEST ist kein starres Verfahren, das man Punkt für Punkt abarbeitet. Sie ist eine lebendige Haltung, die sich in jedem Kontakt neu formt und sich mit dem Menschen weiterentwickelt, der uns gegenübersitzt. Und genau diese Lebendigkeit wollte ich in den Vordergrund stellen – nicht die Theorie, sondern die gelebte Praxis.

Ich schlage Ihnen vor, diesen Text nicht als Lehrbuch zu verstehen, sondern als eine Einladung – eine Einladung dazu, neugierig zu werden: auf die kleinen Momente, in denen sich das große Ganze spiegelt; auf die Kunst, komplexe innere Prozesse mit einfachen, klaren Fragen sichtbar zu machen; und auf die Freude, mit Klient:innen gemeinsam zu forschen, zu spüren, sich zu »irren« und gemeinsam wieder neue Wege zu entdecken. Denn genau darin liegt für mich die wahre Essenz der HSEST: in der Kunst der lebendigen Begegnung.

32.9 Ein ehrlicher Blick auf die Grenzen der HSEST

So sehr ich die HSEST liebe und täglich lebe: Auch sie ist keine Allheilmittel. Jede Methode, jede Kunstform hat ihre Grenzen. Und gerade die hohe Flexibilität, die sie bietet, kann in manchen Kontexten Unsicherheit erzeugen. Für mich ist das keine Schwäche, sondern eine Einladung zur stetigen Reflexion und zur dynamischen Weiterentwicklung.

Die HSEST verlangt von uns Therapeut:innen eine innere Beweglichkeit, die weit über das Anwenden einzelner Techniken hinausgeht. Es gibt keine festen Abläufe, die man einfach abarbeitet. Jede Sitzung entsteht im Kontakt mit den Klient:innen neu und aus dem lebendigen Prozess heraus. Genau diese Freiheit macht die HSEST für erfahrene Therapeut:innen so lebendig. Für Anfänger:innen kann genau diese Freiheit jedoch auch eine Überforderung bedeuten.

Besonders im klassischen psychiatrischen Kontext stößt die systemische Haltung, die die HSEST so stark prägt, immer wieder an unsichtbare Grenzen. In medizinisch geprägten Settings, die klare Diagnosen, Kategorien und Leitlinien bevorzugen, wirkt ein hypnosystemischer Blick – der auf Augenhöhe forscht, statt von oben zu diagnostizieren –, leicht zu *weich*, zu *vage* oder zu *wenig greifbar*. Für manche erscheint er nicht »medizinisch« genug. In einem System, das auf klare Ursache-Wirkungs-Ketten baut, erscheint die HSEST manchmal wie ein bunter Vogel im grauen Raum: für die einen eine erfrischende Inspiration, für die anderen eine irritierende Störung.

Ein weiterer Punkt, der mir sehr am Herzen liegt, ist die starke Betonung von Eigenverantwortung. Für viele Klient:innen, die in belasteten Familiensystemen aufgewachsen sind oder schwere Traumatisierungen erlebt haben, ist die Einladung zur Eigenverantwortung nicht automatisch eine Erleichterung. Manchmal wirkt sie eher wie eine Überforderung – fast wie ein Vorwurf, besonders dann, wenn der innere Boden noch sehr brüchig ist und die Klient:innen sich selbst als ohnmächtig oder ausgeliefert erleben. Hier braucht es ein feines Gespür und ein sensibles Mitgehen, statt vorschnell auf Autonomie zu drängen. Wir sprechen von »Pacing« (Rossi 2022) – dem achtsamen Mitschwingen im Tempo des Systems. Eigenverantwortung wird dabei nicht als Druckmittel, sondern als liebevolle Einladung verstanden, die immer wieder geprüft und angepasst wird.

Auch die Ego-State-Therapie selbst wirft Fragen auf, die mein Interesse wecken. Wir sprechen von Ich-Anteilen bzw. Ego-States als Persönlichkeitsfragmenten. Woltemade Hartman definiert sie als neurophysiologische und psychologische Manifestationen des autonomen Nervensystems, die im Kontext positiver oder negativer Lebenserfahrungen entstehen. Diese Sichtweise, die Ego-States als Ausdruck neurophysiologischer Reaktionen unseres Nervensystems zu betrachten, schlägt zugleich eine Brücke zu verwandten Konzepten wie der Polyvagaltheorie. Auch sie versucht, psychisches Erleben auf der Ebene des autonomen Nervensystems zu verorten. Die kritischen Diskussionen rund um die Polyvagaltheorie bleiben für mich genauso spannend. Welche Teile (medizinisch, wissenschaftlich) davon sind wirklich gut belegt? Und wo erzählt uns diese Theorie vielleicht mehr über unsere Sehnsucht nach Verständlichkeit als über die Neurobiologie, so wir sie aktuell kennen? Für mich gehört es zur HSEST-Haltung, genau diese Ambivalenzen nicht zu vermeiden, sondern sie als Teil einer lebendigen Forschung zu umarmen.

Dazu kommt die Frage nach der wissenschaftlichen Fundierung (von Schlippe u. Schweitzer 2015). Die hypnosystemische Arbeit, wie sie vor allem durch Gunther Schmidt geprägt wurde, speist sich vor allem aus praxisnahem Erfahrungswissen. Sie entstand in Sitzungsräumen, nicht in Labors. Das sagt nichts über ihre Wirksamkeit aus. Es bedeutet aber, dass wir im wissenschaftlichen Diskurs oft mehr erklären müssen, warum wir so arbeiten, wie wir arbeiten. Die klassischen evidenzbasierten Methoden, die aus reduktionistischen Forschungslogiken stammen, tun sich schwer mit einer Therapieform, die sich konsequent als Arbeit mit hochkomplexen, lebendigen Systemen versteht. Umso mehr freue ich mich, dass wir langsam neue Forschungswege bauen – solche, die systemisch denken, die nicht lineare Kausalitäten suchen, sondern die Sprache lebender Systeme ernst nehmen. Die Brücke zwischen dieser neuen Systemforschung und der klassischen Evidenzmedizin ist noch im Bau, aber genau diese Baustelle bleibt für mich eine der spannendsten (Haken u. Schiepek 2010).

All diese Fragen, Widersprüche und offenen Punkte machen die HSEST für mich nicht weniger wertvoll, im Gegenteil. Genau diese Ecken und Kanten holen mich immer wieder zurück in eine Haltung der Demut – nicht als allwissender Experte, sondern als neugieriger Mit-Forscher, gemeinsam mit meinen Klient:innen, mit den Teams, mit mir selbst. Und genau diese Haltung ist es, die die HSEST für mich so lebendig hält.

32.10 Ein Blick in die Zukunft

Wenn ich auf die Zukunft der HSEST blicke, dann sehe ich weit mehr als eine Methode, die sich in psychotherapeutische oder psychiatrische Settings einfügt. Für mich ist sie eine Haltung, die Brücken schlägt – zwischen Disziplinen, zwischen Menschen, aber auch zwischen den inneren Systemen von Klient:innen und Therapeut:innen.

Gerade die klassische Medizin, und damit auch die Psychiatrie, könnte enorm davon profitieren, sich diese Haltung zu eigen zu machen: eine Haltung, die Körper, Psyche und soziale Systeme nicht trennt, sondern sie als lebendiges, eng verwobenes Geflecht begreift; eine Medizin, die nicht nur Medikamente verordnet oder sich auf schnelle Ja-/Nein-Fragen beschränkt, sondern die sich traut, Lebenssysteme in ihrer ganzen Tiefe und Komplexität zu erforschen, mit Verstand, Herz und Gespür.

Ich stelle mir eine Fachwelt vor, die die Weisheit aller Beteiligten miteinander verknüpft – nicht hier die Ärzt:innen, dort die Therapeut:innen und irgendwo am

Rand die Pflege, sondern ein echtes, lebendiges Miteinander; eine Runde, in der nicht über Klient:innen gesprochen wird, sondern mit ihnen; eine Runde, in der die Klient:innen selbst, gemeinsam mit ihren inneren Anteilen und ihrem äußeren System, selbstverständlich mit am Tisch sitzen. In dieser Runde haben nicht nur die Worte der Fachleute Gewicht, sondern auch die Bilder, Metaphern und inneren Bewegungen der Klient:innen. Die eigene Sprache ihres Körpers, die Resonanzen aus ihren Familien, die Worte, die vielleicht noch gar nicht gefunden sind. Genau diese Vielfalt macht die Runde für mich vollständig. Denn echte Kooperation bedeutet für mich, dass Klient:innen nicht nur »Fälle« sind, über die wir beraten, sondern aktive Mitgestalter:innen ihres eigenen Weges – auf Augenhöhe, mit Respekt für ihre eigene innere Weisheit.

Doch der eigentliche Entwicklungssprung der HSEST liegt für mich noch an einem anderen Ort: in der Tiefe jeder einzelnen Begegnung. Denn sobald wir mit Klient:innen arbeiten, entsteht ein neues, gemeinsames System. Klient:innen bringen ihre Anteile mit, ihre inneren Stimmen, ihre verletzten oder ressourcenreichen Seiten. Und wir selbst sitzen ihnen nicht neutral gegenüber. Auch wir bringen unsere eigene innere Welt mit, unsere Anteile, unsere Geschichte.

In genau dieser lebendigen Resonanz, wo mein inneres Team mit dem inneren Team des Klienten in Kontakt geht, liegt für mich die eigentliche Magie der HSEST. Es ist kein Werkzeugkasten, den ich auspacke, sondern ein Raum, in dem ich selbst mitwirke – berührbar, spürbar, wachsam für das, was zwischen uns entsteht. Aus dieser Perspektive heraus wird die HSEST viel mehr als ein methodisches Konzept. Sie wird zu einer Haltung, die sich in jeder Begegnung zeigt. In der Therapie, in Visiten, in Teamsitzungen – überall dort, wo wir uns trauen, nicht nur die Klient:innen zu betrachten, sondern auch uns selbst als Teil des entstehenden Systems zu erkennen. Genau darin liegt für mich die große Zukunft der HSEST, als Brücke zwischen den Disziplinen in der Medizin und Psychotherapie; als Brücke zwischen den Welten von Körper, Geist, Seele und den lebenden Systemen, in die wir eingebettet sind; und als Brücke, die sich nach innen und nach außen spannt – in die Innenwelt unserer Anteile und gleichzeitig in die Beziehungswelt, die wir gemeinsam mit unseren Klient:innen gestalten, eine Welt, die uns einlädt zur eigenen Reise nach Ithaka – eine lange, bewusste Reise zu uns selbst, eine Reise, auf der wir uns auf allen Ebenen bewegen: kognitiv, körperlich, emotional und spirituell, bewusst und unbewusst, nicht als Flucht, sondern als bewusste Hinwendung, nicht als Ziel, sondern als Weg, der sich beim Gehen entfaltet.

32.11 Literatur

Antonovsky, A. (1997): Salutogenese. Zur Entmystifizierung der Gesundheit. Tübingen (Dgvt).

Bateson, G. (1972): Steps to an ecology of mind. Collected essays in anthropology, psychiatry, evolution, and epistemology. San Francisco (Chandler).

Dana, D. (2018): Die Polyvagal-Theorie in der Therapie. Den Rhythmus der Regulation nutzen. Lichtenau (Probst), 1. Aufl.
De Shazer, S. u. Y. Dolan (2022): Mehr als ein Wunder. Lösungsfokussierte Kurztherapie heute. Heidelberg (Carl-Auer), 8. Aufl.
Erickson, M. H. a. E. L. Rossi (1979): Hypnotherapy. An exploratory casebook. New York (Irvington).
Fischer, G. u. P. Riedesser (2009): Lehrbuch der Psychotraumatologie. Stuttgart (UTB), 4. Aufl.
Foerster, H. von (1993): KybernEthik. Berlin (Merve).
Freud, S. (2001): Gesammelte Werke in 18 Bänden. Frankfurt (S. Fischer).
Fritzsche, K. (2024): Ego-State-Therapie bei Traumafolgestörungen. Handbuch für die Praxis. Heidelberg (Carl-Auer), 2., erw. Aufl.
Fritzsche K. u. W. Hartman (2016): Einführung in die Ego-State-Therapie. Heidelberg (Carl-Auer), 4. Aufl.
Haken, H. u. G. Schiepek (2010): Synergetik in der Psychologie. Selbstorganisation verstehen und gestalten. Göttingen (Hogrefe), 2., korr. Aufl.
Johnson, S. (2019): Halt mich fest. Sieben Gespräche über lebenslange Liebe. Paderborn (Junfermann), 2. Aufl.
Levine, P. A. (2011): Sprache ohne Worte. Wie unser Körper Trauma verarbeitet und uns in die innere Balance zurückführt. München (Kösel), 12. Aufl.
Maturana, H. R. u. F. J. Varela (1980): Autopoiesis and cognition. The realization of the living. Dordrecht (D. Reidel Publishing Company).
McRae, K. et al. (2012): Bottom-up and top-down emotion generation: Implications for emotion regulation. *Social Cognitive and Affective Neuroscience* 7 (3): 253–262.
Minuchin, S. (2015): Familie und Familientherapie. Theorie und Praxis struktureller Familientherapie Freiburg (Lambertus), 11. Aufl.
Möller, H.-J., G. Laux u. A. Deister (2009): Psychiatrie und Psychotherapie. Stuttgart (Thieme), 4. vollst. überb. Aufl.
Peichl, J. (2012): Die inneren Trauma-Landschaften. Borderline – Ego-State – Täter-Introjekt. Stuttgart (Klett-Cotta), 2. Aufl.
Peichl, J. (2017): Innere Kinder, Täter, Helfer & Co. Ego-State-Therapie des traumatisierten Selbst. Stuttgart (Klett-Cotta), 8. Aufl.
Platon (1992): Πολιτεία [Politeia] (»Der Staat«, Bd. 1). Athen (Kaktos).
Platon (1999): The Symposium. London (Penguin Classics).
Porges, S. W. (2010): Polyvagal-Theorie. Neurophysiologische Grundlagen der Therapie. Emotionen, Bindung, Kommunikation & ihre Entstehung. Paderborn (Junfermann), 2. Aufl.
Porges, S. W. (2023): Die Polyvagal-Theorie und die Suche nach Sicherheit. Lichtenau (Probst), 5. Aufl.
Prior, M. (2016): MiniMax-Interventionen. 15 minimale Interventionen mit maximaler Wirkung. Heidelberg (Carl-Auer), 13. Aufl.
Retzlaff, R. (2021): Systemische Therapie – Fallkonzeption, Therapieplanung, Antragsverfahren. Ein praktischer Leitfaden. Heidelberg (Carl-Auer), 1. Aufl.
Rossi, E. L. (Hrsg.) (2022): Gesammelte Schriften von Milton H. Erickson. Heidelberg (Carl-Auer), 3. Aufl.
Ruf, G. D. (2013): Einführung in die systemische Psychiatrie. Heidelberg (Carl-Auer), 1. Aufl.
Satir, V. et al. (1995): Das Satir-Modell. Familientherapie und ihre Erweiterung. Paderborn (Junfermann), 4. Aufl.

Schlippe, A. von u. J. Schweitzer (2012): Lehrbuch der systemischen Therapie und Beratung I. Das Grundlagenwissen (Vandenhoeck & Ruprecht), 3. Aufl.
Schlippe, A. von u. J. Schweitzer (2015): Lehrbuch der systemischen Therapie und Beratung II. Das störungsspezifische Wissen (Vandenhoeck & Ruprecht), 6. Aufl.
Schmidt, G. (2013): Einführung in die hypnosystemische Therapie und Beratung. Heidelberg (Carl-Auer), 5. Aufl.
Schmidt, G. (2017): Liebesaffären zwischen Problem und Lösung. Hypnosystemisches Arbeiten in schwierigen Kontexten. Heidelberg (Carl-Auer), 7. Aufl.
Siegel, D. J. (2012): Mindsight. Die neue Wissenschaft der persönlichen Transformation. München (Goldmann).
Siegel, D. J. (2020): The developing mind. How relationships and the brain interact to shape who we are. New York (Guilford), 3. Aufl.
Siegel, D. J. (2022): IntraConnected. MWe (Me + We) as the integration of self, identity, and belonging. New York, USA (W. W. Norton), unverk. Aufl.
Simon, F. B. (2019): Einführung in die (System-)Theorie der Beratung. Heidelberg (Carl-Auer), 2. Aufl.
Simon, F. B. (2023): Einführung in Systemtheorie und Konstruktivismus. Heidelberg (Carl-Auer), 10. Aufl.
Stierlin, H et al. (2001): Das erste Familiengespräch. Stuttgart (Klett-Cotta), 8. Aufl.
Tomm, K. (1988): Interventive interviewing: Part III. Intending to ask lineal, circular, strategic or reflexive questions? *Family Process* 27 (1): 1–15.
Van der Kolk, B. (2015): The Body keeps the score. Mind, brain and body in the transformation of trauma. London (Penguin).
Watkins, J. G. u. H. H. Watkins (2019): Ego-States – Theorie und Therapie. Ein Handbuch. Heidelberg (Carl-Auer), 4. Aufl.
Watzlawick, P. (2006): Die erfundene Wirklichkeit. Wie wissen wir, was wir zu wissen glauben? Beiträge zum Konstruktivismus. München (Piper).
White, M. a. D. Epston (1990): Narrative means to therapeutic ends. New York (W. W. Norton), 1. Aufl.

33 Ego-State-Therapie und Gruppenpsychotherapie mit Jugendlichen: eine kraftvolle Kombination

Fabian Schneider

Abstract

Vieles spricht in der heutigen Zeit für die Gruppenpsychotherapie, insbesondere bei Jugendlichen. Gunther Schmidt bezeichnet Gruppenpsychotherapie treffenderweise als »Kompetenztreibhaus« (Schmidt 2022). Im hier vorgestellten Modell wird eine systemische Grundhaltung, orientiert am Konzept der komplementären Entwicklungsaufgaben von Jugendlichen und Eltern, mit der Ego-State-Therapie kombiniert. Interventionen aus der Ego-State-Therapie werden von Jugendlichen und ihren Eltern gut angenommen und entfalten im Gruppenkontext eine effektive Wirkung, die Ressourcen fördert und das Verständnis von Symptomen sowie deren Auflösung ermöglicht. Außerdem leistet die Identifikation von Ego-States und deren Integration einen wertvollen Beitrag zu den Themen Identität und Selbstbewusstsein, die viele Jugendliche beschäftigen. Die therapeutische Haltung der interaktiven Co-Regulation ist dabei entscheidend. In diesem Artikel werden praktische Erfahrungen und Fallvignetten zu Interventionen aus der Ego-State-Therapie im Gruppensetting mit Jugendlichen dargestellt.

Schlüsselwörter: Gruppenpsychotherapie mit Jugendlichen, Ego-State-Therapie, Systemische Therapie, interaktive Co-Regulation, komplementäre Entwicklungsaufgaben von Jugendlichen und Eltern, ressourcenreiche Ego-States

33.1 Einführung

In der hier dargestellten, seit 2019 praktizierten Gruppenpsychotherapie hat sich die Ego-State-Therapie als eine effektive Bereicherung erwiesen. Ego-State-Therapie wird von Jugendlichen im Gruppensetting nicht nur gut angenommen; sie bietet auch für viele spezifische Probleme, die Jugendliche in der Gruppenpsychotherapie thematisieren, hilfreiche Lösungsansätze. Durch die Kontaktaufnahme mit ressourcenreichen Ego-States profitieren Jugendliche und ihre Familien. In ihren Feedbacks zur Fragestellung, was ihnen in der Gruppenpsychotherapie geholfen hat und was sie sich zukünftig wünschen, spielen Interventionen aus der Ego-State-Therapie eine große Rolle.

33.2 Der systemische Rahmen

Die Wirksamkeit von Gruppenpsychotherapie ist belegt. In einer Übersicht über metaanalytische Studien, die Primärstudien zum Vergleich von Einzel- und Gruppentherapie zusammenfassten, ergab sich sowohl störungsspezifisch als auch störungsübergreifend eine vergleichbare Wirksamkeit beider Formate (Barkowski et al. 2016). Strauß und Mattke (2018, S. 3) sehen eine positive Zukunftsperspektive für Gruppenpsychotherapie:

> »Wir gehen davon aus, dass Gruppen nicht nur aus ökonomischen Gründen, sondern auch aufgrund ihres großen Potenzials, das wissenschaftlich zunehmend fassbarer wird (vgl. Burlingame et al. 2004, 2013), eine positive Zukunft haben werden und bei der Behandlung vieler Störungsbilder bzw. in vielen Anwendungsbereichen noch sehr an Bedeutung gewinnen werden.«

In der Gruppenpsychotherapie entfalten sich zahlreiche Wirkfaktoren: interpersonales Lernen, Perspektivenvielfalt, Ressourcenfeedback, Solidarität, Wir-Gefühl, Training sozialer Kompetenzen, Gruppenkohäsion, Entstigmatisierung, das Erwecken von Hoffnung und die Erfahrung der eigenen Kompetenzen (Yalom 2021; Dust 2024). Viele Jugendliche nehmen Gruppenpsychotherapie besser an als Einzeltherapie, wahrscheinlich aufgrund der oben genannten Effekte.

König (2018, S. 25) beschreibt gruppendynamische Grundlagen von Gruppenpsychotherapie:

> »Die Besonderheit der Gruppe gegenüber der einzeltherapeutischen Situation besteht darin, dass nicht nur eine Beziehung für die therapeutische Arbeit zur Verfügung steht (die zu einem Therapeuten), sondern multiple Beziehungen, die zudem noch strukturell differenziert sind: in den Leiter einerseits, in die anderen Gruppenmitgliedern andererseits. Damit entsteht eine Analogie zur familiären Rollendifferenzierung von Eltern (Leiter) und Geschwistern (Gruppenmitglieder).«

Das Salz in der Suppe der Gruppenpsychotherapie ist das nur bedingt steuerbare Eigenleben, das jede Gruppe entfaltet (ebd., S. 27 f.):

> »Nach diesem Verständnis ist Gruppe als soziales System nicht linear von außen steuerbar, sondern verarbeitet Einflüsse oder Interventionen ihrer Umwelt autonom, d. h. nach ihren je eigenen Modalitäten. Sie tut dies zwar innerhalb eines gegebenen Rahmens kultureller sozialer Muster und Normen, bildet dabei jedoch durch die vielfältigen inneren Abstimmungsprozesse zwischen ihren Mitgliedern eine spezifische Dynamik bei der Verarbeitung von Umwelteinflüssen aus. Gerade darin liegen das Eigenleben und das Entwicklungspotential einer Gruppe, aber eben auch ihre Eigenwilligkeit und partielle Unberechenbarkeit. […] Bei einer Gruppengröße von fünf Personen gibt es zehn mög-

liche Zweierbeziehungen, bei zehn Personen schon 45. Berücksichtigt man auch die Wechselseitigkeit von Beziehungen (die Beziehung von A zu B ist eine andere als die von B zu A) und die unterschiedlichen Kombinationen von Dyaden, Triaden etc., so liegt in einer Fünfergruppe die Zahl aller möglichen Beziehungen bei 75, bei zehn Mitgliedern schon über 5000.«

Das hier dargestellte Modell einer systemischen Gruppenpsychotherapie für Jugendliche beiderlei Geschlechts zwischen 14 und 18 Jahren (Schneider 2025) ist störungsübergreifend, fortlaufend und lösungsorientiert und bezieht die Familien durch regelmäßige Eltern-, Familien- und Geschwistergespräche eng mit ein (s. Abb. 33.1).

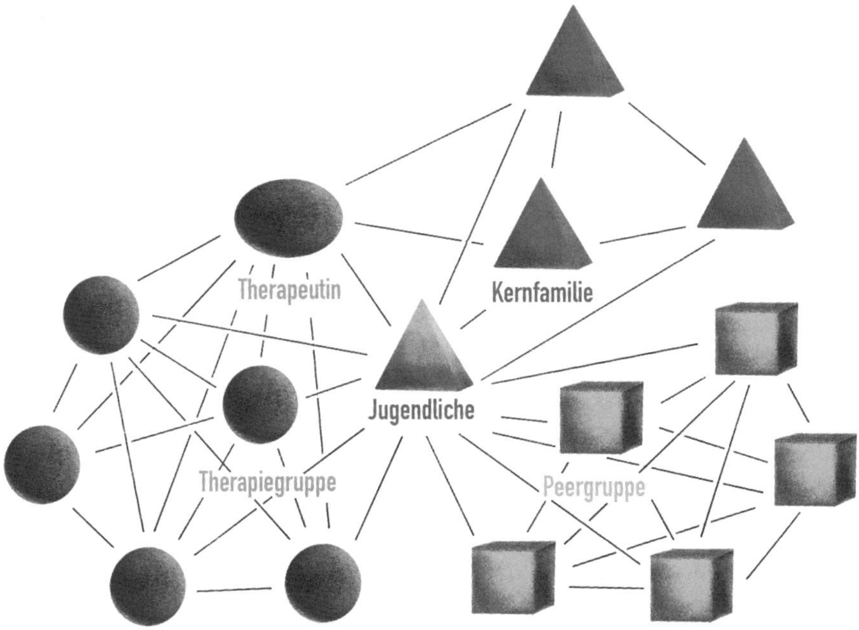

Abb. 33.1: Die Jugendliche und die Gruppenpsychotherapeut:in im Kontext der Familie, der Therapiegruppe und der Peergruppe (©Victoria Schumacher)

Das Leitthema der Gruppen- und Familiengespräche ist das Konzept der komplementären Entwicklungsaufgaben von Jugendlichen und Eltern nach Wilhelm Rotthaus. Demzufolge vollzieht sich die Entwicklung als familiäre Koevolution. Das Verhalten eines Familienmitglieds beeinflusst die anderen und umgekehrt, wie bei einem Mobile, bei dem die Bewegung eines Teils die Positionen der anderen Teile verändert. Rotthaus (2025, S. 51) beschreibt dies wie folgt:

> »Aus systemischer Sicht erfolgt die Bewältigung der Entwicklungsaufgaben von Kindern, Jugendlichen und jungen Erwachsenen einerseits und von Eltern andererseits in einem wechselseitig eng aufeinander bezogenen Prozess.«

Beide Seiten müssen persönliche Entwicklungsschritte in Beziehung zueinander vollziehen. Diese Betrachtung des Geschehens als Koevolution unterscheidet sich deutlich von der in der Literatur dominierenden Sichtweise, nach der elterliches Handeln als mehr oder weniger gezielte Förderung der Entwicklungsaufgaben der Kinder, Jugendlichen und jungen Erwachsenen angesehen wird.

Autonomie als zentrale Entwicklungsaufgabe der Adoleszenz erfordert daher von Jugendlichen und Eltern gleichermaßen eigenständige Entwicklungsschritte. Während bei Jugendlichen die Intensivierung der Beziehungen zu Gleichaltrigen eine Voraussetzung für eine erfolgreiche Ablösung vom Elternhaus ist, stehen Eltern vor der Herausforderung, die langjährige Familienzentrierung aufzugeben und sich mit dem nächsten, mehrere Jahrzehnte dauernden Lebensabschnitt sowie dem sogenannten »empty nest« auseinanderzusetzen.

Das Ziel der Gruppenpsychotherapeut:innen ist es, den lebendigen Dialog in der Gruppe zu fördern. Denn diesem kommt eine entscheidende Bedeutung für das gegenseitige Verständnis zwischen Menschen, für die Beziehungsgestaltung und für die Korrektur automatischer Denkfehler zu. Bohm (1998, S. 32–33) definiert Dialog wie folgt:

> »›Dialog‹ kommt vom griechischen Wort dialogos. Logos heißt ›das Wort‹ oder auch ›Wortbedeutung, Wortsinn‹. Und dia heißt ›durch‹ – nicht ›zwei‹. Ein Dialog kann von einer beliebigen Anzahl von Leuten geführt werden, nicht nur von zwei. Sogar ein Einzelner kann einen gewissen Dialog mit sich selbst pflegen. Wesentlich ist, dass der Geist des Dialogs vorhanden ist. Die Vorstellung oder das Bild, das diese Ableitung nahelegt, ist das eines freien Sinnflusses, der unter uns, durch uns hindurch und zwischen uns fließt. Das macht einen Sinnstrom innerhalb der ganzen Gruppe möglich, aus dem vielleicht ein neues Verständnis entspringen kann. Diese Einsicht ist etwas Neues, das zu Beginn möglicherweise noch gar nicht vorhanden war. Sie ist etwas Kreatives. Und dieser untereinander geteilte Sinn ist der ›Leim‹ oder ›Zement‹, der Menschen und Gesellschaften zusammenhält.«

Durch systemische Gesprächstechniken wie die Reihum-Technik und den Expertenrat (Schneider 2025, S. 37–77), ähnlich dem Reflecting Team (Andersen 1990), gelingt es der Psychotherapeut:in, alle Jugendlichen in das Gruppengespräch einzubeziehen und so die Gruppenkohäsion zu fördern. Ein entscheidender Vorteil der Gruppentherapie ist die Perspektivenvielfalt, die in einer Gruppe ungleich höher ist als in der dyadischen Beziehung zwischen Therapeut:in und Patient:in in einer Einzeltherapie. Zudem sind Ratschläge Gleichaltriger häufiger an der Lebensrealität Jugendlicher orientiert als die einer deutlich älteren Therapeut:in. Ein weiterer wertvoller Effekt entsteht dadurch, dass die Jugendliche, die ein anderes Gruppenmitglied berät, aus der Rolle der Patient:in in die Rolle der kompetenten Helfer:in wechselt.

33.3 Die Haltung der interaktiven Co-Regulation

Die Haltung der Psychotherapeut:in orientiert sich am Konzept der interaktiven Co-Regulation (Schwartz u. Maiberger 2020). Die Praxis der interaktiven Co-Regulation ermöglicht es, den Jugendlichen ein Gefühl der Sicherheit zu vermitteln und damit den Teil des autonomen Nervensystems zu aktivieren, der Kontakt und soziale Interaktion ermöglicht. Das Konzept der Co-Regulation stammt aus der Erforschung der Interaktion zwischen Eltern und Kindern. In der Psychotherapie beschreibt Co-Regulation einen Prozess, bei dem die Therapeutin aktiv daran beteiligt ist, durch reziproke Interaktion mit den Klient:innen diesen dabei zu helfen, ihre Emotionen zu regulieren. Erfolgreiche Co-Regulation führt bei der Patient:in zu einem Gefühl von Sicherheit und ist heilungsfördernd.

Porges und Porges (2023, S. 104) beschreiben Co-Regulation als grundsätzliches menschliches Bedürfnis:

> »Aus Sicht der Polyvagal-Theorie geht es bei der sozialen Interaktion um die Förderung der Co-Regulation. Damit ist gemeint, dass unser Körper imstande sein muss, im Kontakt mit anderen Menschen Hinweise zur Sicherheit sowohl zu senden als auch zu empfangen. Sind wir dazu in der Lage, können wir unser Nervensystem so steuern, dass wir Zustände erreichen, die Gesundheit, Entwicklung und Regeneration fördern.«

Die Haltung der interaktiven Co-Regulation erfordert eine neue Struktur der Gruppensitzung, jenseits von Manual oder therapeutischer Abstinenz (s. Abb. 33.2). Eine manualisierte Struktur hat den Nachteil, dass die tagesaktuellen Themen der Jugendlichen zu wenig Raum finden, wohingegen die Haltung der therapeutischen Abstinenz zu wenig Schutz vor aversiven Gruppendynamiken bietet. Um interaktive Co-Regulation zu praktizieren, balancieren die Therapeut:innen ständig ihre Rolle zwischen der Förderung der Autonomie der Gruppe einerseits und einer schutzbereitenden, steuernden Führungsrolle andererseits.

Dafür hat sich folgendes Vorgehen in der Gruppenpsychotherapie bewährt: Nach dem Eingangsritual fragen die Therapeut:innen die Gruppenmitglieder, welche Themen sie in die Gruppe einbringen wollen. Die Häufigkeit, mit der Themen von den Jugendlichen angesprochen werden, variiert je nach Gruppenkonstellation, Gruppendynamik und Charakter der Teilnehmenden. Themen, die aus der Gruppe kommen, haben Priorität. Wollen die Teilnehmenden aber keine eigenen Themen besprechen, gestalten die Therapeut:innen die Sitzung anhand der von ihnen vorbereiteten Inhalte und Interventionen aus der Systemischen Therapie oder der Ego-State-Therapie, die zu den aktuellen Themen der jeweiligen Gruppenkonstellation passen. Die Therapeut:innen üben also keinen Druck auf die Gruppe aus, eigene Themen zu präsentieren, was Widerstand in der Gruppe hervorrufen würde, sondern fördern die Jugendlichen phasenweise mit ihren eigenen Interventionen.

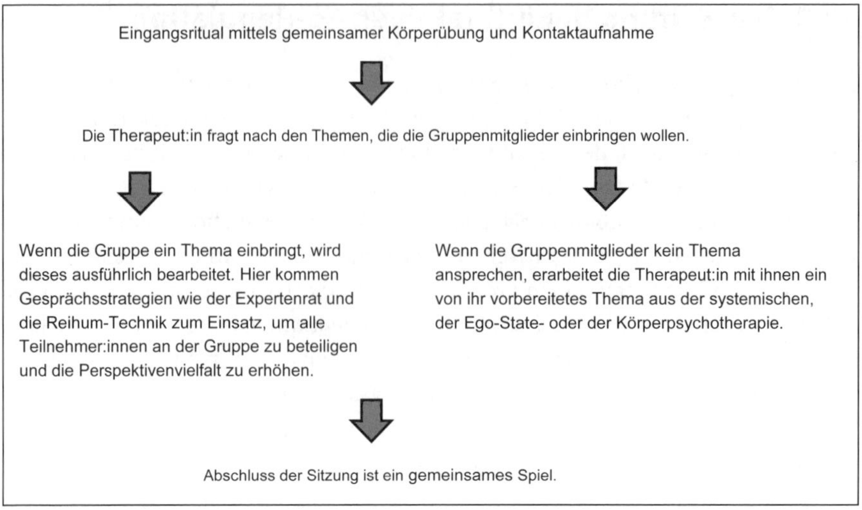

Abb. 33.2: Die Struktur der Gruppensitzung

33.4 Die Verbindung von Ego-State-Therapie und Systemischer Therapie

Ego-State-Therapie lässt sich gut in einen systemischen Rahmen integrieren. Schon Watkins und Watkins (2019, S. 147) beschrieben eine Parallele zwischen Ego-State- und Familientherapie:

> »Das Ziel der Familientherapie besteht darin, dass die Familienmitglieder normal miteinander interagieren. Der Therapeut interagiert nur mit einem Familienmitglied, solange es nötig ist, um eine gewisse Veränderung zu erreichen. Dasselbe gilt auch für den therapeutischen Umgang mit Ich-Zuständen.«

Auch die Parts-Party (deutsch: Teile-Party), die Virginia Satir in den 60er-Jahren des letzten Jahrhunderts entwickelte, zeigt, dass die Idee von verschiedenen inneren Teilen schon damals im systemischen Denken angelegt war (Satir et al. 2011, S. 195–219). Bei der Parts-Party werden in einer Gruppe mit mehreren Teilnehmer:innen die inneren Teile einer Person repräsentiert, die in ihrer Interaktion innere Konflikte bearbeiten soll.

In der mehrjährigen Praxis des hier dargestellten Gruppenpsychotherapie-Modells hat sich gezeigt, dass sich Systemische Therapie und Ego-State-Therapie gut ergänzen. Erfahrungsgemäß sind Jugendliche offen für das Modell von verschiedenen Seiten der Persönlichkeit, haben oft eine kreative Vorstellungskraft und lassen sich auf Tranceinduktion gut ein.

33.5 Wie die Therapeut:innen das Ego-State-Modell in die Gruppe einführen

Das Ego-State-Modell kann man der Gruppe auf unterschiedliche Weise nahebringen. Ein naheliegender Zugang ist das Thema Selbstbewusstsein. Viele Jugendliche nennen als Therapieziel eine Verbesserung ihres Selbstbewusstseins. Hier können die Therapeut:innen anknüpfen und mit den Jugendlichen erarbeiten, dass es für ihr Selbstbewusstsein förderlich ist, sich ihrer starken und kompetenten Seiten bewusst zu werden. An dieser Stelle werden dann ressourcenreiche Ego-States eingeführt.

Ein weiterer Zugang ist das Thema Identität, das gerade in der Adoleszenz eine Rolle spielt. Was macht mich aus? Welche starken und schwachen Seiten habe ich? An dieser Stelle kann der Ego-State »innerer Kern« oder das »authentische Selbst« kontaktiert werden, der die grundlegenden Charaktereigenschaften und Überzeugungen repräsentiert, die einen Menschen von Geburt an ausmachen.

Fast alle Jugendlichen kennen den Film *Alles steht Kopf. Teil 1*[134]. Dieser Film zeigt auf anschauliche Weise fünf verschiedene innere Anteile eines Mädchens und deren lebendige Interaktionen. Zwar werden diese Anteile im Film als die Gefühle Freude, Traurigkeit, Angst, Wut und Ekel bezeichnet, aber die Therapeut:innen können hier leicht eine Brücke bauen, indem sie den Jugendlichen erklären, dass es sich bei Ich-Anteilen nicht um Gefühle handelt, sondern um Teile der Persönlichkeit mit jeweils eigenen Gefühlen, Denkweisen, Einstellungen, Empfindungen und Zuständen des autonomen Nervensystems. Und schließlich bietet sich auch der Zugang über Symptome oder unangenehm erlebte Gefühle und Erlebniszustände an, die sich den Jugendlichen aufdrängen oder als belastend empfunden werden. Allerdings sollten vorher ressourcenreiche Ich-Anteile identifiziert worden sein, die man dann mit einem symptom- oder traumaassoziierten Anteil in Kontakt bringen kann, um diesen zu stabilisieren. Werden Symptome berichtet, können die Therapeut:innen anbieten, diese einem Ich-Zustand zuzuordnen. Sie können erfragen, wann die Patient:in zum ersten Mal in ihrem Leben ein solches Erlebnis hatte. Sodann können sie der Patient:in anbieten, sich vorzustellen, dass ein Anteil ihrer Persönlichkeit dieses Erleben hervorruft, und anschließend mit diesem Kontakt aufzunehmen. Ziel ist es, den Anteil kennenzulernen, seine Bedürfnisse und seine Funktion zu identifizieren und ihn mit den anderen Anteilen in Kontakt zu bringen.

33.6 Die Kontaktaufnahme mit der »inneren« Stärke in der Gruppe

Das Konzept der »inneren Stärke« stammt ursprünglich von Frederick und McNeal (2023) und wurde von Woltemade Hartman weiterentwickelt. Im Folgen-

134 Engl. Originaltitel: *Inside out*, erschienen 2015, Regie: Pete Docter, Ronlado del Carmen, Drehbuch: Pete Docter, Meg LeFauve, Josh Clooney.

den beschreibe ich, wie im Gruppensetting die innere Stärke als eine der wichtigsten ressourcenassoziierten Ego-States mittels Tranceinduktion eingeführt wird. Dabei können die Therapeut:innen sich an dem folgenden Text orientieren, einer für Jugendliche modifizierten Version der Vorlage von Fritzsche und Hartman (2023, S. 47–49). Sie sollten aber möglichst frei sprechen und nicht ablesen, da Sie so eine bessere tranceinduzierende Wirkung erzielen. Wenn möglich, sollten die Therapeut:innen aktuelle Themen oder Eigenschaften der Jugendlichen in den Text integrieren, um ihn zu individualisieren. Dies erhöht seine suggestible Wirkung.

Zunächst geben die Therapeut:innen in der Gruppe ein Kästchen mit kleinen »Edelsteinen« herum, aus dem sich jede:r Jugendliche einen Stein aussucht, den er oder sie während der geleiteten Trance in der Hand hält und danach mit nach Hause nimmt. Später können die Jugendlichen den Stein in die Hand nehmen, wenn sie mit ihrer inneren Stärke Kontakt aufnehmen wollen. Anschließend fragen die Therapeut:innen die Jugendlichen, ob sie die Übung im Sitzen oder im Liegen durchführen wollen. Manchen unruhigen Jugendlichen gelingt es in der liegenden Position besser, zur Ruhe zu kommen. Hierzu werden Isomatten und Kopfkissen ausgegeben.

Wenn alle eine angenehme sitzende oder liegende Position gefunden haben, leiten die Therapeut:innen die Trance mithilfe der sogenannten Trichtertechnik als Induktionstechnik (Hartman 2025) ein. Dabei bedienen sich die Therapeut:innen einer verlangsamten »Kaugummisprache« und machen immer wieder kleine Pausen, um die Trance zu intensivieren. Zunächst werden die Jugendlichen aufgefordert, den Kopf ganz langsam nach links und dann nach rechts zu drehen, um die Raumumgebung genau zu beobachten. Nach einer Weile nehmen sie dann gemeinsam einen tiefen Atemzug und atmen lange aus. Anschließend wird der Fokus der Aufmerksamkeit nach innen auf die eigene Atmung und den sich dabei hebenden Brustkorb und den Bauch gelenkt.

Anschließend wird folgender Text zur Kontaktaufnahme mit der inneren Stärke gesprochen:

> »Ich möchte euch bitten, euch einen Moment Zeit zu nehmen … und euch einen angenehmen, schönen Ort vorzustellen, an dem ihr jetzt gerne wärt und eine Weile allein sein könnt … Ich werde diesen Ort euren Sicheren Ort nennen … dieser Ort soll für euch ausschließlich mit Positivem in Verbindung gebracht werden … Es kann ein Ort eurer Fantasie sei, oder ein Ort, an dem ihr früher einmal wart, zum Beispiel im Urlaub, oder ein Ort aus eurem alltäglichen Leben, oder ein Ort aus einem Film … Sollte euch irgendetwas an diesem Ort stören, so könnt ihr den Ort einfach so weit verändern, dass das Störende nicht mehr da ist … oder ihr könnt euch auch einen anderen Ort aussuchen, falls sich der zuerst aufgetauchte als nicht brauchbar erweist … Nehmt euch die Zeit, die ihr braucht, um euch euren Sicheren Ort vorzustellen! (Pause)
>
> Wenn ihr euren Sicheren Ort gefunden habt, nickt bitte kurz, damit ich sehe, dass ich weitermachen kann … (Pause)
>
> Nehmt euch nun einen Moment Zeit, um euch an eurem sicheren Ort wohlzufühlen und die angenehme Atmosphäre aufzunehmen … Ihr könnt euch vorstellen, dass

eure Körper diese angenehme Atmosphäre so aufnehmen, wie sie die Wärme der Sonne spüren, wenn sie auf eure Haut scheint … und ihr könnt euch auch vorstellen, dass diese angenehme Wärme durch euren Körper fließt, sodass euer ganzer Körper etwas davon abbekommt …

Und als Nächstes lade ich euch ein, auf Entdeckungsreise durch euren Körper zu gehen und eine Stelle zu finden, an der ihr dieses Gefühl der Sicherheit spürt … und diese Stelle kann auch eine klitzekleine sein, zum Beispiel eine Fingerspitze oder eure Nasenspitze … Nehmt euch einen Moment Zeit, dieses Gefühl der Sicherheit an dieser Körperstelle zu spüren … (Pause)

Stellt euch nun vor, dieser Sichere Ort wäre ein Treffpunkt, an dem ihr euch mit jemandem treffen könntet … Der Treffpunkt kann direkt an diesem Ort sein oder auch etwas abseits oder ein ganzes Stück entfernt … (Pause) … An diesem Sicheren Ort habt ihr nun die Gelegenheit, einem Teil von euch selbst zu begegnen, einem sehr wichtigen Teil eurer Persönlichkeit … und diesen Teil möchte ich ›innere Stärke‹ nennen …

Vielleicht gibt es für euch noch eine passendere Bezeichnung für diesen Teil eurer Persönlichkeit, wie etwa inneres Licht, innere Kraft, innerer Tiger, innerer Bär, innerer Krieger, innere Schönheit oder eine andere Bezeichnung … Für diese Übung jetzt werde ich den Begriff der inneren Stärke verwenden … und während ihr einfach wahrnehmen könnt, was auftaucht, werde ich euch etwas über eure innere Stärke erzählen … (Pause)

Jeder Mensch besitzt einen solchen Anteil … Dieser Teil von euch ist seit eurer Geburt da … und auch, wenn es manchmal schwierig für euch sein sollte, ihn zu spüren, … denn die innere Stärke ist nicht immer im Vordergrund … oft ist sie im Hintergrund … und manchmal fühlt es sich an, als sei sie nicht mehr da oder noch nie da gewesen … aber dieser Teil ermöglicht es euch, weiterzuleben … Hindernisse oder Krisen zu überwinden und Stress auszuhalten, wann immer ihr damit zu tun habt … Die innere Stärke zeigt sich auch in Situationen, in denen ihr einen wichtigen Schritt schafft, Erfolge feiert, euch über etwas freut oder stolz auf euch seid, wie zum Beispiel, wenn ihr eine Prüfung in der Schule bestanden oder ein Tor geschossen habt … Aber manchmal sind es auch gerade die unscheinbaren, kleinen Situationen, in denen die innere Stärke zum Vorschein kommt – manchmal natürlich auch die besonderen … (Pause)

Während ihr jetzt an eure innere Stärke denkt, könnt ihr darauf achten, welche Bilder … oder Gefühle … welche Gedanken … oder Erinnerungen … welche Körperempfindungen … oder Hoffnungen … in euch auftauchen … (Pause) … das kann ein starkes, großes Tier sein … oder eine Fantasiegestalt aus einem Film, einem Manga oder einem Computerspiel … oder ein großer Baum mit vielen Zweigen und tiefen Wurzeln … oder ein schöner Duft … oder eine schöne Naturlandschaft … oder ein fast vergessenes Körpergefühl …

Das, was jetzt bei euch auftaucht, ist eine Brücke zu eurer inneren Stärke … durch das, was jetzt auftaucht, könnt ihr mit eurer inneren Stärke in Kontakt treten … und ihr könnt dabei den Stein, den ihr in eurer Hand haltet, spüren und mit diesem Stein in Verbindung zu eurer inneren Stärke treten, wann immer ihr sie braucht … Nehmt euch jetzt Zeit, um mit eurer inneren Stärke in Kontakt zu sein … (Pause) … ihr könnt euch jetzt vorstellen, wie sich euer Körper diese innere Stärke, die jetzt ganz da ist, gut einprägt … (Pause)

Und wenn ihr in Zukunft mit eurer inneren Stärke in Kontakt treten wollt, werdet ihr feststellen, dass ihr dies ganz einfach könnt, … indem ihr euren Stein umfasst und euch an diese Bilder, Gedanken, Gefühle und Körperempfindungen erinnert … Und wenn ihr dies tut, werdet ihr wieder mit eurer inneren Stärke in Kontakt sein … (Pause)

Und wenn ihr mit diesem Teil eurer Persönlichkeit in Kontakt seid, werdet ihr euch zuversichtlich fühlen ... wie wenn euch ein hilfreicher Mensch oder ein gutes Tier begleitet ... wie voller Kraft, weil ihr euch sicher seid, dass ihr alle Fähigkeiten habt, die ihr wirklich braucht, um Schritte in die Richtung zu gehen, in die ihr gehen wollt, ... egal, wie groß die Schwierigkeiten in eurem Leben sind ... und um eure Ziele zu erreichen ... und um zu erleben, dass eure Träume in Erfüllung gehen ... (Pause)

Wenn ihr mit diesem Teil von euch in Kontakt seid, werdet ihr euch ruhiger und optimistischer fühlen ... und der Zukunft hoffnungsvoll entgegensehen ... (an dieser Stelle werden Themen, die die Gruppenmitglieder in letzter Zeit thematisiert haben, eingeflochten, beispielsweise: ihr werdet Mut statt Ängsten empfinden, eure Gedanken werden klarer werden, ihr werdet euch die Pausen gönnen, die ihr braucht, um neue Kraft zu schöpfen, ihr werdet schöne Träume statt Albträume haben) ... (Pause) ...

Und in den nächsten Tagen werdet ihr merken, dass ihr eurem Leben gelassener und optimistischer gegenübersteht ... ihr werdet feststellen, dass ihr zu jeder Zeit in eurem Leben mit eurer inneren Stärke in Kontakt treten könnt ... indem ihr einen Moment die Augen schließt oder euren Stein in die Hand nehmt ... und das Bild, das Gefühl oder die Körperempfindung eurer inneren Stärke wieder in euch hervorruft ... und euch daran erinnert, dass ihr alle Fähigkeiten in euch habt, die ihr wirklich braucht ... (Pause) ...

Und je häufiger ihr auf diese Weise mit eurer inneren Stärke in Kontakt tretet, umso mehr werdet ihr eurem Selbst, eurer Intuition, eurem Bauchgefühl und euren Gefühlen vertrauen ... und umso mehr werdet ihr euch von ihnen führen lassen.

Eure innere Stärke geht jetzt wieder, und ihr kommt wieder in den Raum der Praxis zurück. Öffnet die Augen und schaut euch im Raum um. Lasst uns darüber sprechen, wie euer Kontakt zu eurer inneren Stärke für euch war!«

Nach der Übung werden die Jugendlichen gefragt, wie es ihnen in der Trance ergangen ist und welche Bilder sie für die innere Stärke gefunden haben. In der Regel gelingt es fast allen Jugendlichen, mit ihrer inneren Stärke Kontakt aufzunehmen. Wenn es aber doch einmal vorkommt, dass sich eine Teilnehmerin oder ein Teilnehmer nicht auf die Trance einlassen kann, sollten die Therapeut:innen die jeweilige Person entlasten und erklären, dass es ganz normal sei, dass dies nicht immer auf Anhieb gelinge.

Bei den regelmäßigen Feedbacks der Gruppenteilnehmer:innen zur Gruppentherapie erfreuen sich angeleitete Trancen zur Kontaktaufnahme mit ressourcenassoziierten Ich-Anteilen großer Beliebtheit.

Fallbeispiel zur inneren Stärke

Eine 15-jährige Patientin kam im Anschluss an einen Klinikaufenthalt anlässlich ihres dritten Suizidversuchs durch Tabletteneinnahme in die Gruppenpsychotherapie. Sie besuchte parallel eine Einzeltherapie bei einer anderen Psychotherapeutin, die sie jedoch im weiteren Verlauf beendete, weil ihr die Gruppentherapie besser gefiel. Bis zum Klinikaufenthalt hatte sie bei ihrer schizophrenen Mutter gelebt und zog danach zu ihrem Vater. Zur Mutter hatte sie den Kontakt abgebrochen. Das Jugendamt hatte in der Familie eine sozialpädagogische Familienhilfe eingerichtet, mit der der Therapeut regelmäßig in Kontakt stand.

In der Gruppentherapie brauchte die Jugendliche zunächst viel Zeit, um sich öffnen zu können. Dann bereicherte sie die Gruppe immer wieder mit wertvollen Ratschlägen und übernahm dabei häufig eine sozialkompetente Rolle. Bei den Themen Mobbing und Umgang mit Konflikten in Freundschaften zeigte sich, dass sie über ausgesprochene Ressourcen verfügte.

In einer Gruppensitzung wurde nach der oben beschriebenen Methode Kontakt mit der inneren Stärke aufgenommen. Die sechs Jugendlichen konnten sich gut auf die Tranceinduktion einlassen. Anschließend teilten sie im gemeinsamen Feedback ihre Erfahrungen. Die Patientin berichtete, dass es ihr gelungen sei, mit ihrer inneren Stärke Kontakt aufzunehmen und dass sie Padmé Amidala aus Star Wars sei. Sie habe ihr geraten, nicht aufzugeben und weiterhin zu versuchen, regelmäßig in die Schule zu gehen.

Im weiteren Verlauf der Gruppentherapie wurde wiederholt auf die innere Stärke Bezug genommen. Die Patientin berichtete, dass es ihr gelang, mit ihr in Kontakt zu treten, wenn sie morgens Schwierigkeiten hatte, aufzustehen und in die Schule zu gehen.

Im regelmäßigen Feedback zur Gruppentherapie wünschten sich drei Jugendliche für die Zukunft vom Therapeuten weitere geleitete Trancen zu ihren inneren Anteilen.

33.7 Die Kontaktaufnahme mit dem »inneren Ratgeber« in der Gruppe

Der »innere Ratgeber« ist ein Ego-State, der bei allen Arten von Problemen und Fragen zurate gezogen werden kann. Das Konzept des inneren Ratgebers stammt ursprünglich von Frederick und McNeal (2023) und wurde von Woltemade Hartman weiterentwickelt. Auch hier können die Therapeut:innen die sogenannte Trichtertechnik als Induktionstechnik verwenden (s. S. 1016).

Zunächst haben wir, wie im vorigen Abschnitt bei der Kontaktaufnahme mit der inneren Stärke beschrieben, den sicheren Ort aufgesucht. Anschließend wird folgender Text zur Kontaktaufnahme mit dem inneren Ratgeber gesprochen:

»Stellt euch nun vor, dieser Sichere Ort wäre ein Treffpunkt, an dem ihr euch mit jemandem treffen könntet … Der Treffpunkt kann direkt an diesem Ort sein oder auch etwas abseits oder ein ganzes Stück entfernt … (Pause) … An diesem Sicheren Ort habt ihr nun die Gelegenheit, einem Teil von euch selbst zu begegnen, einem sehr wichtigen Teil eurer Persönlichkeit, … und diesen Teil möchte ich ›innerer Ratgeber‹ nennen …

Jeder Mensch besitzt einen solchen inneren Anteil. Er ist weise, freundlich und kennt euch sehr gut … Und er hat euch schon öfters geholfen, wenn ihr nicht weiterwusstet und über ein Problem nachgegrübelt habt …

Lasst euren inneren Ratgeber in der Weise auftauchen, in der er spontan entsteht, und akzeptiert ihn so, wie er jetzt ist … Der innere Ratgeber kommt in sehr unterschiedlicher Weise vor: als Frau oder als Mann, als freundliches Tier, als Vogel, als Kugel aus Licht, als Freundin, als Verwandte, als religiöse Figur, als Fantasiegestalt, beispielsweise aus einem Film, einer Serie, einer Geschichte, einem Märchen, einem Manga, einem Computerspiel oder einem Comic … Ich werde jetzt eine kleine Pause von zwanzig Sekunden machen, damit ihr euren inneren Ratgeber in Ruhe finden könnt … (Pause)

Akzeptiert euren inneren Ratgeber so, wie er euch erscheint, solange er freundlich und mitfühlend ist … Ihr werdet in der Lage sein, sein Mitgefühl mit euch zu spüren … (Pause)

Ladet euren inneren Ratgeber ein, sich dort, an eurem sicheren Ort, mit euch wohlzufühlen … und fragt ihn nach seinem Namen …

Akzeptiert, was kommt … (Pause)

Wenn ihr so weit seid, erzählt ihm von eurem Problem oder der schwierigen Situation, die ihr erlebt habt … Fragt ihn jede Frage, die ihr dazu habt … Nehmt euch alle Zeit, die ihr braucht … (Pause)

Hört nun sorgfältig auf die Antwort eures inneren Ratgebers! Wie ihr es bei einem weisen Buddha, einem uralten Häuptling, einem religiösen Oberhaupt oder einer großen Meisterin tun würdet … Oder ihr habt einfach das Gefühl, dass euch die Botschaft auf irgendeine andere Art und Weise übermittelt würde … (Pause)

Erlaubt eurem inneren Ratgeber, auf jede Art mit euch zu kommunizieren, der euch natürlich erscheint und für euch persönlich gut passt …

Und wenn ihr noch mehr Fragen habt, unterhaltet euch so lange mit eurem inneren Ratgeber, bis ihr das Gefühl habt, alles gelernt zu haben, was ihr dieses Mal lernen könnt …

Stellt eure Fragen und seid offen für die Antworten! Bedenkt sorgfältig, was euch euer innerer Ratgeber rät … (Pause)

Während ihr sorgfältig über das nachdenkt, was euch euer innerer Ratgeber geraten hat, stellt euch vor, wie euer Leben aussähe, wenn ihr den Rat, den ihr bekommen habt, annehmen und in die Tat umsetzen würdet … (Pause)

Seht ihr irgendwelche Probleme oder Hindernisse, das zu tun? … Falls ja, welche sind es? Und wie könntet ihr am besten mit ihnen umgehen? … Falls notwendig, fragt euren inneren Ratgeber, der immer noch bei euch ist, um Hilfe! … (Pause)

Wenn ihr alle eure Fragen mit dem inneren Ratgeber geklärt habt, bedankt euch nun bei ihm dafür, dass er sich mit euch getroffen hat! … Und bittet ihn, euch die sicherste und einfachste Methode zu nennen, wie ihr in Zukunft wieder in Kontakt mit ihm treten könnt … Denn ihr könnt, wann immer nötig, zu ihm Kontakt aufnehmen und euch seinen Rat anhören …

Eure innere Stärke geht jetzt wieder, und ihr kommt wieder in den Raum der Praxis zurück. Öffnet die Augen und schaut euch im Raum um. Lasst uns darüber sprechen, wie euer Kontakt zu eurer inneren Stärke für euch war!«

Im folgenden Fallbeispiel wird der Einsatz des inneren Ratgebers im Kontext der Gruppenpsychotherapie bei einer Patientin mit Traumafolgestörungen geschil dert:

Fallbeispiel zum inneren Ratgeber

Eine 16-jährige Patientin kam in die Therapie, weil sie unter den Folgen eines chronischen Traumas zwischen ihrem 6. und 10. Lebensjahr litt. Außerdem befand sie sich seit drei Jahren in einer chronischen Mobbingsituation in der Schule.

Zunächst fand ein Gespräch mit dem Vertrauenslehrer, der Schulsozialarbeiterin sowie der Mutter bezüglich der Mobbingsituation statt, das leider wenig erfolgreich verlief, da die Lehrer überraschenderweise für die Täter:innen Partei ergriffen. Die Patientin wollte am Gespräch nicht teilnehmen, da sie annahm, dass es nicht erfolgreich verlaufen würde. Der Therapeut riet ihr anschließend, die Schule zu wechseln, da die Lehrer sich nicht für sie engagieren wollten, aber sie entschied sich, auf der Schule zu bleiben, da sie nicht kurz vor dem Abitur auf eine andere Schule wechseln wollte. Nachdem einige der Mobbingtäter:innen die Schule am Ende des Schuljahres verlassen hatten, stabilisierte sich die Situation.

Parallel wurden die Traumata mittels EMDR und Ego-State-Therapie bearbeitet. Hier konnte das bis dato dominante Gefühl, nicht in Sicherheit zu sein, wenn sie die elterliche Wohnung verließ, durch die zunehmende Überzeugung ersetzt werden, dass sie in der Lage war, sich – wenn notwendig – Hilfe zu holen. Der Patientin, die bis dahin weitgehend sozial isoliert lebte, gelang es schrittweise, einen Freundeskreis aufzubauen und sich regelmäßig in ihrer Freizeit mit ihren Freundinnen zu treffen.

Nach einem Jahr Einzeltherapie ermutigte sie der Therapeut, in die Gruppentherapie zu wechseln, da die Themen, die sie aktuell belasteten, überwiegend mit ihrer sozialen Integration in der Schule zusammenhingen. Zu diesem Zeitpunkt gab sie als Feedback auf die Frage, was ihr bisher in der Therapie am meisten geholfen habe, Folgendes:

»… dass ich Freundinnen gefunden habe und mich mit ihnen treffe.«

Obwohl sie im Vorfeld bezüglich der Gruppe sehr skeptisch war, entschied sie sich nach einem Schnuppertermin, die Gruppentherapie zu besuchen. Der Therapeut hatte ihr vorab versichert, dass er die Einzeltherapie fortführen werde, sollte sie sich gegen die Gruppentherapie entscheiden.

Ihr Behandlungsauftrag für die Gruppentherapie lautete, sie wolle sich im Alltag weniger schämen und selbstbewusster werden. Sie beschrieb, unter ausgeprägten Schamgefühlen zu leiden, wenn sie ihre Wohnung verließ. Dieses Thema thematisierte sie in der Gruppe, ohne die Traumavorgeschichte offenzulegen. Die anderen Jugendlichen äußerten Solidarität mit ihr bezüglich der Problematik, und auch andere Gruppenmitglieder erzählten, dass sie unter Schamgefühlen litten. Für die Patientin war diese Erfahrung sehr hilfreich, da sie ihr zeigte, dass sie nicht die Einzige mit einem solchen Problem war.

Auf Anraten des Therapeuten, Sport zu treiben, trat die Patientin einem Boxverein bei und beschrieb eine positive Wirkung des Boxens auf ihr Selbstbewusstsein.

Nachdem die Gruppe bereits mit der inneren Stärke gearbeitet hatte, führte der Therapeut gemeinsam mit sechs Jugendlichen die oben beschriebene Kontaktaufnahme mit dem inneren Ratgeber durch. Die Gruppe konnte sich gut auf die Tranceinduktion einlassen. Im anschließenden Feedback berichtete die Patientin, dass ihr innerer Ratgeber eine alte, weise Frau sei. Diese habe ihr geraten, sich abzulenken, wenn die Schamgefühle aufträten – beispielsweise, indem sie mit ihrer Mutter oder einer ihrer Freundinnen Kontakt aufnehme, etwa per WhatsApp-Nachrichten oder Anruf.

Nach einem Jahr Gruppentherapie, also insgesamt zwei Jahre Einzel- und Gruppentherapie, beendete die Patientin nach ihrem Abitur die Psychotherapie und bewarb sich um einen Studienplatz. In ihrem abschließenden Feedbackbogen gab sie Folgendes an:

- Was hat dir aus der Gruppenpsychotherapie am meisten geholfen?

  »Die Meinung anderer über das eigene Problem zu hören.«

- Was ist in der Zeit, in der du Gruppenpsychotherapie gemacht hast, in deinem Leben besser geworden?

  »Ich bin offener geworden und habe mich meinen Ängsten öfter gestellt. Jetzt geht es mir auf einer Skala von 1–10 (1 = schlecht, 10 = gut) ›8‹. Als ich mit der Gruppenpsychotherapie anfing, ging es mir auf einer Skala von 1–10 ›3‹.«

- Hast du deiner Meinung nach aktuell einen guten Freundeskreis?

  »Ja.«

- Würdest du einem Freund/einer Freundin empfehlen, auch eine Gruppenpsychotherapie zu machen, wenn er/sie ähnliche Probleme hätte, wie du sie damals hattest?

  »Ja.«

- Möchtest du sonst noch etwas sagen?

  »Ich fand es gut, dass Sie nie lockergelassen haben und stets versucht haben, uns die positiven Seiten des Problems/der Situation zu zeigen.«

33.8 Zusammenfassung und Diskussion

Ego-State-Therapie ist ein fester Bestandteil des hier vorgestellten Modells einer systemischen Gruppenpsychotherapie mit Jugendlichen. Die Gruppenteilnehmer:innen bewerten die Methode als hilfreich und fordern ihre weitere Anwendung in der Gruppenpsychotherapie ein. Ego-State-Therapie lässt sich gut in Gruppenpsychotherapien der in Deutschland von den Krankenkassen anerkannten Verfahren (Verhaltenstherapie, tiefenpsychologisch fundierte Psychotherapie, Psychoanalyse und Systemische Therapie) integrieren und ergänzt diese wirkungsvoll. Nicht nur bei der Behandlung von Ängsten, Zwängen, depressiven Symptomen, Schuldgefühlen, zwischenmenschlichen Konflikten, Beziehungs- und Bindungsthemen, Prokrastination und Leistungsdruck, sondern auch bei Traumafolgestörungen, psychosomatischen und dissoziativen Symptomen sowie nichtpsychotischen Wahrnehmungsstörungen bietet Ego-State-Therapie – kombiniert mit körpertherapeutischen Ansätzen – neue Behandlungsmöglichkeiten, die die klassischen Therapieverfahren entscheidend bereichern.

Gruppenpsychotherapien sind unter den ambulanten Psychotherapien in Deutschland trotz gleicher Effektivität im Vergleich zu Einzeltherapien laut Studienlage massiv unterrepräsentiert. In der Ausbildung von Psychotherapeut:innen fristet die Gruppenpsychotherapie leider ein Schattendasein. Letzteres sollte sich dringend ändern, da der Nachwuchs der Schlüssel für eine größere Verbreitung gruppenpsychotherapeutischer Angebote ist. Für approbierte Gruppenpsychotherapeut:innen liegen die Hürden, die Zulassung zur Gruppenpsychotherapie nachzuholen, recht hoch, was viele davon abschreckt, diese nachträglich zu erwerben. Hier sollten die Psychotherapeutenkammern den Zugang erleichtern.

Ego-State-Therapie sollte in die Ausbildungsangebote für Gruppenpsychotherapeut:innen integriert und ihre Anwendung wissenschaftlich erforscht werden. Wir sollten Formate entwickeln und weitervermitteln, wie sich die Ego-State-Therapie im Gruppensetting anwenden lässt.

Ein Meilenstein zur Vernetzung und Inspiration der deutschen Gruppenpsychotherapeut:innen wäre ein regelmäßiger, mehrtägiger, verfahrens- und methodenübergreifender Therapiekongress für die Gruppenpsychotherapie in Deutschland. Darüber hinaus sollten Gruppenpsychotherapien bei Jugendlichen häufiger Gegenstand wissenschaftlicher Studien sein.

33.9 Literatur

Andersen, T. (Hrsg.) (1990): Das reflektierende Team. Dialoge und Dialoge über die Dialoge. Dortmund (Modernes Lernen).

Andreas, S. (1994): Virginia Satir. Muster ihres Zaubers. Paderborn (Junfermann).

Barkowski, S. et al. (2016): Wie wirksam ist Gruppenpsychotherapie im Vergleich zu Einzelpsychotherapie? *Gruppenpsychotherapie und Gruppendynamik* 52 (2): 142–155.

Bohm, D. (2021): Der Dialog. Das offene Gespräch am Ende der Diskussionen. Stuttgart (Klett-Cotta).

Bohne, M., M. Ohler, G. Schmidt u. B. Trenkle (Hrsg.) (2022): Reden reicht nicht!? Bifokal-multisensorische Interventionsstrategien für Therapie und Beratung. Heidelberg (Carl-Auer), 3. Aufl.

Burlingame, G. M., A. Joyce a. B. Strauss (2013): Small group treatment. Evidence for effectiveness and mechanisms of change. In: M. J. Lambert (ed.): Bergin & Garfield's Handbook of psychotherapy and behavior change. New York (Wiley), 6th ed., pp. 640–689.

Burlingame, G. M., K. R. MacKenzie a. B. Strauss (2004): Small group treatment. Evidence for effectiveness and mechanisms of change. In: M. J. Lambert (ed.): Bergin & Garfield's Handbook of psychotherapy and behavior change. New York (Wiley), 5th ed., pp. 647–696.

Dust, J. (2024): Ressourcenaktivierung in der Gruppenpsychotherapie. *Psychotherapie Aktuell* 4: 26–29.

Frederick, C. a. S. McNeal (2023): Inner strengths. Contemporary psychotherapy and hypnosis for ego-strengthening. London (Routledge).

Fritzsche, K. u. W. Hartman (2023): Einführung in die Ego-State-Therapie. Heidelberg (Carl-Auer), 5. Aufl.

Hartman, W. (2025): Ausbildungsunterlagen des Ego-State-Therapie Curriculums.

König, O. (2018): Gruppendynamische Grundlagen. In: B. Strauß u. D. Mattke (Hrsg.): Gruppenpsychotherapie. Lehrbuch für die Praxis. Berlin (Springer), 2., korr. Aufl.

Porges, S. W. u. S. Porges (2023): Sicherheit und Heilung finden. Die Polyvagal-Theorie in unserem Leben. Körper und Gehirn vor Traumata und Ängsten schützen. Lichtenau (G. P. Probst).

Rotthaus, W. (2025): Bezogene Bewältigung der Entwicklungsaufgaben von Kindern, Jugendlichen, jungen Erwachsenen und ihren Eltern. *Kontext* 56 (1): 51–63.

Satir, V. et al. (2011): Das Satir-Modell. Familientherapie und ihre Erweiterung. Paderborn (Junfermann), 4. Aufl.

Schmidt, G. (2022): Die Gruppe als Kompetenztreibhaus – Zur hypnosystemischen Gruppenpsychotherapie. In: C. C. Unterholzer u. H. Gröger (Hrsg.): Handbuch der systemischen Gruppentherapie. Ansätze, Methoden, Zielgruppen, Störungsbilder. Heidelberg (Carl-Auer), S. 64–79.

Schneider, F. (2025): Systemische Gruppenpsychotherapie mit Jugendlichen. Eine Kombination mit Ego-State- und Körperpsychotherapie. Heidelberg (Carl-Auer).

Schwartz, A. u. B. Maiberger (2020): EMDR-Therapie und Somatische Psychologie. Interventionen zur Verstärkung der Verkörperung bei der Traumabehandlung. Lichtenau (Probst).

Strauß, B. u. M. Mattke (2018): Gruppenpsychotherapie. Lehrbuch für die Praxis. Berlin (Springer), 2., korr. Aufl.

Watkins, J. G. und H. H. Watkins (2019): Ego-States – Theorie und Therapie. Ein Handbuch. Heidelberg (Carl-Auer), 4. Aufl.

Yalom, I. D. (2021): Theorie und Praxis der Gruppenpsychotherapie. Ein Lehrbuch. Stuttgart (Klett-Cotta).

Über die Autor:innen

Sophie-Charlotte A. Adler, M.Sc., Psychologin, Hypnosetherapeutin und systemische Psychotherapeutin i. A.; eigene Praxis in Berlin und Pirmasens; spezialisiert auf die therapeutische Arbeit mit veränderten Bewusstseinszuständen; entwickelte die Ketamin-assistierte Hypnotherapie (KAH); bietet ein KAH-Ausbildungsprogramm sowie Supervision für Ärzt:innen, Psycholog:innen und Therapeut:innen an (gemeinsam mit Dirk Revenstorf); berät Kliniken bei der Umsetzung der Ketamintherapie.

Ashkan Anbarzadeh, M.Sc.; klinischer Psychologe in eigener Praxis in Mashhad, Iran; Ausbildung in Ego-State-Therapie (Woltemade Hartman und Ego State Therapy International); Ausbildung in klinischer Hypnose und EMDR; Ausbildungsassistent bei Ego State Therapy International; Organisation von Ego-State-Therapie-Ausbildungen im Iran.

Ulrike Arras, M.Sc., M.Sc.; Physiotherapeutin; freie Psychologin in eigener Praxis in Krefeld; Weiterbildungen in Ego-State-Therapie und klinischer Hypnotherapie; Supervisorin, Trainerin, für Ego-State-Coaching und -Counseling; Seminar- und Dozententätigkeit.

Lucia Anna Biberacher, Dr. phil.; promovierte Wirtschaftspsychologin mit Schwerpunkt auf internationaler Personal- und Führungskräfteentwicklung in der Automobil- und IT-Branche, wissenschaftliche Expertise in ethikorientierter Führung sowie Beziehungsgestaltung in Coaching und Beratung; systemische Coachingausbildung (Universität Regensburg); Ausbildung in Ego-State-Therapie (Woltemade Hartman); aktuell in einer Managementfunktion eines IT-Unternehmens mit Fokus auf Mitarbeiterentwicklung im Umfeld von High-Performern tätig; Gründerin und Geschäftsführerin eines Coachinginstituts mit Schwerpunkt auf nachhaltige Führung sowie persönliche und berufliche Entwicklung.

Marlene Biberacher, Dipl.-Soz.-Päd.; Traumafachberaterin/Traumapädagogin (DeGPT/FVTP); Dozentin mit dem Schwerpunkt Traumafachberatung und Traumapädagogik, Supervisorin und Autorin; Mitbegründerin und Gesellschafterin des Traumainstituts Süddeutschland; Implementierung des Ego-State-Ansatzes in TIS-Weiterbildungen für Traumaberatung und Pädagogik; regelmäßig mit Beiträgen auf internationalen Ego-State-Therapie-Konferenzen vertreten.

Nadine da Cal, MA Clin Psych; Studium der klinischen Psychologie in Südafrika; spezialisiert auf psychologische Betreuung von Kindern und Jugendlichen, mit besonderem Schwerpunkt auf Kriseninterventionen im Bereich der psychischen Gesundheit und Traumatherapie; Ausbildungen in Ego-State-Therapie und EMDR; derzeit in Jersey tätig, wo sie das Crisis and Assessment Team innerhalb des Dienstes für psychische Gesundheit von Kindern und Jugendlichen klinisch leitet und verwaltet.

Gordon Emmerson, Prof., Ph.D.; entwickelte seine eigene therapeutische Methode, die Ressourcen-Therapie, die er seither praktiziert und unterrichtet, u. a. in Deutschland, Österreich und der Schweiz; Autor mehrerer Bücher, u. a.: *Ressourcen-Therapie. Die Einführung* (2019).

Elzette Fritz, D.Ed Psych; M.Ed Psych; B.Ed Psych; HED; BA; Schulpsychologin in eigener Praxis in Südafrika; Fellow Director des Milton Ericksonian Institute of South Africa (MEISA); Ausbildung in Erickson'scher Hypnotherapie und Ego-State-Therapie; international akkreditierte Ego-State-Therapeutin, Trainerin und Supervisorin; integriert expressive Kunstansätze in die Ego-State-informierte, traumafokussierte Praxis; hält Vorträge, betreut und leitet Workshops im In- und Ausland.

Thomas Frodl, Prof. Dr. med.; Facharzt für Psychiatrie und Psychotherapie; Klinikdirektor, Universitätsklinik für Psychiatrie, Psychotherapie und Psychosomatik, Universitätsmedizin Aachen, RWTH Aachen; Ausbildung in EMDR und Ego-State-Therapie; Supervisor in Verhaltenstherapie.

Yoshikazu Fukui, M.A.; Professor für Psychologie an der Konan-Universität, Kobe, Japan; klinischer Psychologe mit Spezialisierung auf Trauma und Dissoziation; Gründer und Leiter von Ego-State-Therapie Japan und Vorstandsmitglied von Ego-State-Therapy International; Übersetzer ins Japanische und Herausgeber der japanischen Ausgaben wichtiger Werke zur Ego-State-Therapie von John und Helen Watkins sowie Gordon Emmerson.

Stefanos Gkaitatzis, Facharzt für Psychiatrie und Psychotherapie; zertifizierter systemischer Berater und Therapeut/Familientherapeut (DGSF); systemischer Supervisor sowie zertifizierter Ego-State-Therapeut; aktuell tätig in eigener Praxis für systemische, hypnosystemische und Ego-State-Therapie sowie Emotional Fokussierte Therapie in Frankfurt am Main; zudem europaweit in Lehre, Fortbildung und Supervision tätig.

Cynthia Good, M.S., L.M.H.C.; Psychotherapeutin, Supervisorin, Beraterin, Ausbilderin und Autorin mit Sitz in Washington; Zertifizierungen in Ego-State-Therapie, EMDR, klinischer Hypnose und perinataler psychischer Gesundheit; spezialisiert auf die integrative Behandlung von komplexen Traumata und Dissoziationen; Mitglied des Beirats für Ego-State-Therapie Nordamerika.

Silke Großbach, Dipl.-Psych.; niedergelassen als Psychologische Psychotherapeutin (TP); Ausbildungen in Integrativer Gestalttherapie, klinischer Hypnotherapie

(MEG), Ego-State-Therapie sowie körperorientierten Verfahren; Leiterin des Hamburger Institut für Traumatherapie (HIT); Ausbilderin für Ego-State-Therapie (EST und ESCC); Referentin national und international; Vorstandsmitglied von EST-DE und EST-I.

Carel Hattingh, M.A. Clin. Psych.; klinischer Psychologe, Supervisor, Referent und Ausbilder in Sydney, Australien; spezialisiert auf klinische Hypnose, Ego-State-Therapie und somatische Ansätze bei Trauma und Dissoziation; Gründungspräsident des Australian Institute of Clinical Hypnosis and Psychotherapy (AICHP); Direktor des Ericksonian Institute of Sydney, Australien; registrierter Somatic-Experiencing-Practitioner; ausgebildet in EMDR.

Susanne Hausleithner-Jilch, Psychotherapeutin mit eigener Praxis in Wien; Ausbildung in Klientenzentrierter Psychotherapie; Weiterbildungen in und Lehrtrainerin für Klinische Hypnose, Kurz- und Hypnotherapeutische Konzepte für die Arbeit mit Kindern und Jugendlichen und Ego State Therapie; Vorstandsmitglied der Milton Erickson Gesellschaft Austria (Mega).

Ursula Helle, Dr. med.; Ärztin für Psychotherapie in eigener Praxis in München; wissenschaftliche Leiterin am ITEM-Institut für Trauma- und Ego-State-Therapie München; Ausbildungen in Psychotraumatherapie, Ego-State-Therapie, Somatic Experiencing, Hypnotherapie und EMDR; Ausbilderin in Ego-State-Therapie.

Florian Huber, Dr. phil.; Studium der Philosophie und Psychologie; Inhaber des Ego-State-Coaching Instituts Chiemsee; tätig in eigener Praxis im Chiemgau; hält Vorträge und Workshops; Arbeitsschwerpunkt: Ego-State-Arbeit mit körperpsychotherapeutischen Elementen.

Verena König; Traumatherapeutin, Seminarleiterin, Podcasterin und Autorin; Heilpraktikerin und Heilpraktikerin für Psychotherapie; Ausbildungen in Systemischer (Paar-)Therapie und Aufstellungsarbeit sowie psychotraumatologische Weiterbildungen wie Ego-State-Therapie, Trauma Touch, EMDR, Brainspotting und Polyvagal-Informed Practice; Gründerin und Leiterin der König Weiterbildungen GmbH; bietet Seminare und Weiterbildungen für Therapeuten und Coaches, sowie fundierte Online-Kurse für Traumabetroffene an.

Birte Köster, Dipl.-Psych.; psychologische Psychotherapeutin in eigener Praxis; Ausbildung in Hypnotherapie bei der DGH und Ego-State-Therapie u. a. bei Woltemade Hartman; Supervisorin für Ego–State-Therapie.

Margarethe Kruczek-Schumacher, Dipl.-Psych.; Psychotherapeutin; ausgebildet in VT, psychologischer Schmerztherapie, Hypnotherapie, Sexualtherapie, energetischer Psychotherapie (Level 2 Trainer), Somatic Experiencing, SOMA, Bodynamic, systemischer Beratung, EMI; Ausbilderin und Supervisorin für Ego-State-Therapie sowie Ego-State-Counselling und -Coaching; Supervisorin für VT und psychologische Schmerztherapie; wingwave-Lehrtrainerin; Coach; Begründerin und Trainerin des Curriculums Psychotherapeutisches Yoga (PTY); Privatpraxis in Köln; Leiterin des KITA-Instituts (Kölner Institut für traumatherapeutische Anwendungen) sowie des wingwave Instituts Cologne; Autorin und Coautorin von Büchern und Fachartikeln; Referentin auf Kongressen national und international.

Wendy Lemke, M.S.; klinische Psychologin, Beraterin und Pädagogin mit Sitz in Minnesota, USA; spezialisiert auf Traumata, dissoziative Störungen, Ego-State-Therapie und klinische Hypnose; Mitglied der American Society of Clinical Hypnosis und der International Society of Trauma & Dissociation; Mitbegründerin von Ego State Therapy North America; unterrichtet und hält Kurse online und international.

Susanne Leutner, Dipl.-Psych.; psychologische Psychotherapeutin; Praxis für Psychotherapie (TP), Ego-State-Therapie Institut Rheinland mit E.Cronauer; Ausbildungen in EMDR, PITT, Hypnotherapie, Ego-State-Therapie, Th. d. Strukturellen Dissoziation; Gesprächs- Familien- und Kindertherapeutin; Ausbilderin/Trainerin Ego-State-Therapie; Supervisorin PTK NRW und EMDR Europe; Mitglied im EMDR-Europe Board; Gründungsmitglied von EST-DE und EST-I. Dozentin in Fort- und Weiterbildung national und international.

Jörg Marr, Dr. med.; Facharzt für Psychiatrie und Psychotherapie mit tiefenpsychologisch-fundierter Ausbildung; Weiterbildungen u. a.: Klinische Hypnose, Katathym Imaginative Psychotherapie (KIP), Katathym Imaginative Psychotraumatherapie (KIPT), Psychodynamisch Imaginative Traumatherapie (PITT), Behutsame Trauma-Integration (TRIMB), Ego-State-Therapie, Enaktive Traumatherapie und SOMA-Embodiment; akkreditierter Ego-State-Therapie-Supervisor (Woltemade Hartman Institut); aktuell tätig in eigener Praxis als Ärztlicher Psychotherapeut und Hypnotherapeut mit dem Schwerpunkt Traumatherapie.

Shirley A. McNeal, Ph.D., ABPP; klinische Psychologin (i. R.); Ausbildung in Hypnotherapie an der San Francisco Academy of Hypnosis und in Ego-State-Therapie bei John und Helen Watkins; Referentin auf zahlreichen nationalen und internationalen Konferenzen.

Dagmar Meyer-Anuth, Dipl.-Psych., Dipl.-Päd.; Psychologische Psychotherapeutin; Ausbildungen in Tiefenpsychologie und Psychoanalyse, sowie in Psychodrama-Therapie bei Ella Mae Shearon, in Hypnotherapie bei Walter Bongartz und in Ego-State-Therapie bei Woltemade Hartman; international zertifizierte Ego-State- und Psychodrama-Therapeutin; Ausbilderin und Supervisorin für Psychodrama-Therapie, Ego-State-Therapie und Hypnotherapie; Sportpsychologin (DOSB) für Leistungssportler; Organisationsberaterin und Supervisorin für Führungskräfte in Medien, Verwaltung und Wirtschaft; hält deutschlandweit Vorträge und Workshops; tätig in eigener Praxis in Bonn.

Adriana-Daniela Müller, Dipl.-Psych.; approbierte Psychologische Psychotherapeutin (VT) in eigener Praxis; ausgebildet u. a. in Psychotraumatherapie, Hypnotherapie (MEG), Ego-State-Therapie (Woltemade Hartman/ Kai Fritzsche), SOMA Embodiment, Paartherapie (EAPT); Gründerin und Leiterin des »SO-EST-Instituts« – Soester Institut für Ego-State-Therapie und Resilienz-Entfaltung; nationale und internationale Supervisorin und Trainerin für Ego-State-Therapie sowie Ego-State-Coaching & -Counselling (ESCC); Vorstandsmitglied von Ego-State Deutschland (EST-D); Referentin auf nationalen und internationalen Fachkongressen sowie Dozentin in der Fort- und Weiterbildung.

Claudia Müller-Quade, Dipl.-Psych., Dipl.-Soz.-Päd.; klinische Psychologin in eigener Praxis und Ausbilderin für Ego-State Therapie in Wiesbaden; Leiterin des Wiesbadener Trauma Institut-international; Ausbildungen in systemischer Therapie, Ego-State-Therapie bei Woltemade Hartman sowie in klinischer Hypnose (MEG) und anderen Verfahren.; Vorstandsmitglied von Ego-State Deutschland (EST-D).;Referentin auf Kongressen national und international.

Joy Nel; Schulpsychologin in eigener Praxis in Johannesburg, Südafrika; Doktorandin in Schulpsychologie an der Universität Pretoria; betreut Masterstudierende der Psychologie an der Universität Johannesburg; Dozentin für Psychotherapie und Psychopathologie an der SACAP; Supervisorin an der SACAP; Co-Direktorin des Milton H. Erickson Institute of South Africa (MEISA); Ausbildung in Hypnotherapie und Ego-State-Therapie; integriert expressive Kunsttherapie und naturbasierte expressive Kunsttherapie in die Arbeit mit Kindern und neurodivergenten Klienten; bietet Schulungen für Berater und Psychologen an; Autorin von psychotherapeutischen Kindergeschichten; hält Vorträge und Workshops in Südafrika.

Sandra Paulsen, Ph.D.; internationale Dozentin, Autorin und Illustratorin zu EMDR und komplexen Traumata, einschließlich Dissoziation und präverbalen Traumata in der Bindungsphase; Mitglied der International Society for the Study of Trauma and Dissociation; führt intensive Traumabehandlungen auf Bainbridge Island, Washington, durch.

Jochen Peichl, Dr. med; FA für Psychotherapie und Psychosomatische Medizin, Psychiatrie und Neurologie; Ausbildung als Psychoanalytiker, Psychodramatherapeut und Gruppentherapeut; Weiterbildung in EMDR-Therapie, Ego-State-Therapie bei Woltemade Hartman und Hypnosystemischer Therapie bei Gunther Schmid und Bernhard Trenkle. Gründer des Instituts für hypno-therapeutischen Teilearbeit und Ego-State-Therapie in Nürnberg. Veröffentlichungen u. a.: *Einführung in die hypnosystemische Teiletherapie* (2019), *Jenseits der therapeutischen Beziehung. Was wirkt in Hypno-*

therapie und hypnotherapeutischer Teiletherapie? (2023), *Grandiosität und Bescheidenheit – die zwei Gesichter des Narzissmus* (2025).

Olivier Piedfort-Marin, Ph.D.; Psychologe und Psychotherapeut in eigener Praxis in Lausanne, Schweiz; spezialisiert auf die Diagnose und Behandlung von komplexen posttraumatischen Belastungsstörungen und dissoziativen Störungen; Präsident von EMDR Europe und Ehrenpräsident der AFTD (Französischsprachige Gesellschaft für Trauma und Dissoziation).

Fabian Schneider, Dr. med.; Kinder- und Jugendpsychiater und -psychotherapeut; Gruppenpsychotherapeut; Ausbildungen in Verhaltenstherapie, Systemischer Therapie, EMDR und aktuell laufend in Ego-State-Therapie; niedergelassen in eigener Praxis in Köln Veröffentlichungen u. a.: *Systemische Gruppenpsychotherapie mit Jugendlichen. Eine multimethodische Kombination mit Ego-State- und Körperpsychotherapie* (2025).

Fred Schouwink, D.Ed Psych.; Schulpsychologe in eigener Praxis in Johannesburg, Südafrika, und als Schulpsychologe an einer weiterführenden Schule tätig; Arbeitsschwerpunkt: Ego-State-Therapie und traumainformierte Praxis, Integration der Ego-State-Therapie und der Polyvagaltheorie in der Arbeit mit Jugendlichen; Dozent, Ausbilder, Supervisor und Berater im pädagogischen und klinischen Kontext; regelmäßiger Referent auf internationalen Konferenzen.

Enayatollah Shahidi, M.D., Ph.D.; Arzt und klinischer Psychologe in eigener Praxis in Teheran, Iran; Gastdozent an der Universität Teheran; Berater/Supervisor EMDR-Europe und Ausbilder für CBT, Hypnotherapie und Ego-State-Therapie; Gründungspräsident von EST Iran und EMDR Iran; Sekretär/Schatzmeister im Vorstand der ISH (International Society of Hypnosis); President-Elect Asiatische Hypnosegesellschaft.

Joosten Theermann, M.Sc. Klinische Psychologie; Schulpsychologe; Assistent für Ego-State-Therapie bei EST International und EST/ESCC Deutschland; Referent auf internationalen Kongressen; Supervisor am Woltemade Hartman Institute; Sprecher des Ego State Therapy International Youth Committee; Mitorganisator der Ego-State-Impulse-Webinarreihe.

Silvia Zanotta, Dr.; Psychotherapeutin für Kinder, Jugendliche und Erwachsene in Zürich, kombiniert verschiedene Therapieansätze wie Ego-State-Therapie und Hypnose mit somatischen Methoden der Traumaheilung; Ausbilderin in Somatischer Ego-State-Therapie in verschiedenen europäischen Ländern; Gründerin und Co-Leiterin des Ego-State-Therapie-Instituts Schweiz; Dozentin an der Zürcher Hochschule für Angewandte Psychologie; internationale Veröffentlichungen zu Traumatherapie, u. a.: *Wieder ganz werden. Traumaheilung mit Ego-State-Therapie und Körperwissen* (5., überarb. Aufl. 2026).

Über den Herausgeber

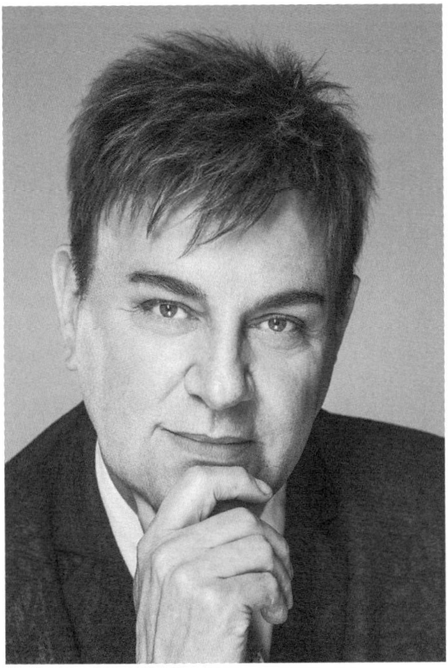

© Danie Bester

Woltemade Hartman, Ph.D.; klinischer Psychologe und Psychologischer Psychotherapeut in eigener Praxis in Pretoria, Südafrika; Ausbildungen in Hypnotherapie an der Ericksonian Foundation in Phoenix, Arizona, in Ego-State-Therapie bei John und Helen Watkins sowie in Polyvagaltheorie, EMDR, EMI, EdxTM, Impacttherapie, Achtsamkeitsansätzen und Traumatherapeutischem Yoga; international akkreditierter Soma- und Somatic-Experiencing-Therapeut; Ausbilder in Hypnotherapie und Ego-State-Therapie; Gründer und Direktor des Milton H. Erickson Institutes in Südafrika (MEISA); Dozent für die deutsche Milton H. Erickson Gesellschaft (MEG), die Milton Erickson Gesellschaft Austria (MEGA), die deutsche Gesellschaft für Hypnose und Hypnotherapie (DGH) und die Schweizer Ego-State-Vereinigung; hält weltweit Vorträge und Workshops; ausgezeichnet mit dem Early Career Award for Innovative Contributions to Hypnosis (2009) und mit dem John and Helen Watkins Award for Clinical Excellence in Ego State Therapy für seinen herausragenden Einsatz bei der weltweiten Verbreitung von Ego-State-Therapie als Lehrender und Mentor sowohl von Ego-State-International (ESTI, 2023) als auch von der Internationalen Gesellschaft für Hypnose (ISH, 2024).